"十二五"国家重点图书出版规划项目

现代麻醉学

MODERN ANESTHESIOLOGY

第4版

下册

主 编

邓小明　姚尚龙　于布为　黄宇光

编 委

（以姓氏笔画为序）

于布为　王国林　邓小明　古妙宁　刘 进
李文志　杨拔贤　张 宏　岳 云　姚尚龙
郭曲练　黄宇光　景 亮　熊利泽　薛张纲

主 审

庄心良　曾因明　陈伯銮

主编助理

倪 文　袁世荧　薛庆生　易 杰

人民卫生出版社

图书在版编目(CIP)数据

现代麻醉学,(全2册)/邓小明等主编.—4版.—北京:
人民卫生出版社,2014

ISBN 978-7-117-18928-6

Ⅰ.①现… Ⅱ.①邓… Ⅲ.①麻醉学 Ⅳ.①R614

中国版本图书馆 CIP 数据核字(2014)第 079909 号

人卫社官网	www. pmph. com	出版物查询,在线购书
人卫医学网	www. ipmph. com	医学考试辅导,医学数据库服务,医学教育资源,大众健康资讯

现代麻醉学
第 4 版
(上、下册)

主　　编:邓小明　姚尚龙　于布为　黄宇光
出版发行:**人民卫生出版社**（中继线 010-59780011）
地　　址:北京市朝阳区潘家园南里 19 号
邮　　编:100021
E - mail:pmph @ pmph. com
购书热线:010-59787592　010-59787584　010-65264830
印　　刷:三河市宏达印刷有限公司（胜利）
经　　销:新华书店
开　　本:889×1194　1/16　　总印张:158　　总插页:8
总 字 数:4910 千字
版　　次:1987 年 10 月第 1 版　　2014 年 7 月第 4 版
　　　　　2019 年 12 月第 4 版第 7 次印刷（总第 34 次印刷）
标准书号:ISBN 978-7-117-18928-6/R·18929
定价（上、下册）:349.00 元

打击盗版举报电话:010-59787491　E -mail:WQ @ pmph. com
（凡属印装质量问题请与本社市场营销中心联系退换）

主审简介

庄心良，《现代麻醉学》（第 3 版）第一主编，上海交通大学附属第一人民医院麻醉科教授。曾任中华医学会麻醉学分会副主任委员，上海市医学会麻醉学专科分会主任委员，上海市麻醉质控中心主任委员，《中华麻醉学杂志》副总编等职。长期从事临床麻醉和基础实验研究，在针刺镇痛，肌松药临床应用与机制研究，硬膜外阻滞对全身血流分布影响，细胞离子通道的药理学研究，麻醉深度监测及肺泡表面活性物质的替代治疗等方面，发表学术论文 240 篇，主编和参编《实用麻醉学》、《当代麻醉学》等 10 余部，曾获中国医师协会麻醉分会"麻醉终身成就奖"等奖项。

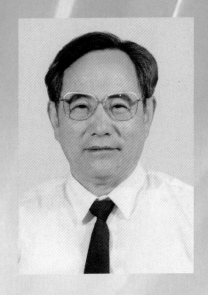

曾因明，《现代麻醉学》（第 3 版）第二主编，徐州医学院终身教授、徐州医学院麻醉学院名誉院长、江苏省麻醉医学研究所所长。曾任中华医学会麻醉学分会副主任委员、江苏省医学会麻醉学分会主任委员等，现任中华医学会《国际麻醉学与复苏杂志》总编、全国高等医学院校麻醉学专业教材编审委员会主任委员、江苏省麻醉科医疗质量控制中心主任等职务。2009 年荣获"第三届中国医师协会麻醉学医师终身成就奖"和"中华医学会麻醉学分会突出贡献奖"。

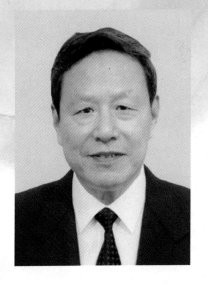

陈伯銮，《现代麻醉学》（第 3 版）第三主编，河北省人民医院麻醉科教授。曾任中华医学会麻醉学分会第六、七届委员、常委，河北省麻醉学分会主任委员。《中华麻醉学杂志》第二至九届编委，《国外医学·麻醉学与复苏杂志》副主编。从医 55 年，致力于临床麻醉与抢救危重病人一线工作。发表学术论文 130 余篇，就麻醉对呼吸功能及药物对肺血管平滑肌能力影响进行了专题研究。主编《临床麻醉药理学》、《现代麻醉学》等专著。

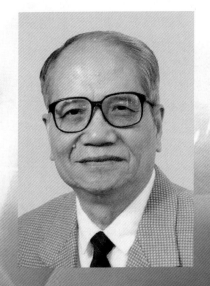

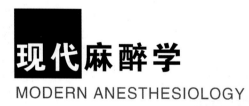

现代麻醉学

MODERN ANESTHESIOLOGY

作者名单 (以姓氏笔画为序)

姓名	单位	姓名	单位
丁正年	南京医科大学附属第一医院	刘 进	四川大学华西医院
于布为	上海交通大学医学院附属瑞金医院	刘 宿	第三军医大学第三附属医院
于永浩	天津医科大学总医院	刘金东	徐州医学院附属医院
于金贵	山东大学齐鲁医院	刘保江	山西医科大学第一医院
马 虹	中国医科大学附属第一医院	米卫东	中国人民解放军总医院
马正良	南京大学医学院附属鼓楼医院	江 伟	上海交通大学附属第六人民医院
王天龙	首都医科大学宣武医院	许 幸	北京大学第一医院
王东信	北京大学第一医院	严 敏	浙江大学医学院附属第二医院
王志萍	江苏省无锡市人民医院	杜冬萍	上海交通大学附属第六人民医院
王英伟	上海交通大学医学院附属新华医院	李士通	上海交通大学附属第一人民医院
王国林	天津医科大学总医院	李天佐	首都医科大学附属北京同仁医院
王保国	北京三博脑科医院	李文志	哈尔滨医科大学附属第二医院
王海云	天津医科大学总医院	李文献	复旦大学附属眼耳鼻喉科医院
王祥瑞	上海交通大学医学院附属仁济医院	李金宝	第二军医大学第一附属医院
王莹恬	上海交通大学附属第一人民医院	李恩有	哈尔滨医科大学附属第一医院
王焱林	武汉大学中南医院	杨拔贤	北京大学人民医院
仓 静	复旦大学附属中山医院	杨承祥	中山大学附属佛山医院
方向明	浙江大学医学院附属第一医院	连庆泉	温州医科大学附属第二医院
邓小明	第二军医大学第一附属医院	余剑波	天津市南开医院
古妙宁	南方医科大学南方医院	闵 苏	重庆医科大学附属第一医院
左明章	卫生部北京医院	宋子贤	河北医科大学第四医院
石学银	第二军医大学第二附属医院	张 卫	郑州大学第一附属医院
龙 村	中国医学科学院阜外心血管病医院	张 宏	中国人民解放军总医院
田 鸣	首都医科大学附属北京友谊医院	张励才	徐州医学院附属医院
田玉科	华中科技大学同济医学院附属同济医院	张秀华	中国医学科学院北京协和医院
冯 艺	北京大学人民医院	张 莹	上海交通大学附属第一人民医院
朱 彪	复旦大学附属中山医院	陈绍辉	中国医学科学院北京协和医院
朱文忠	第二军医大学第一附属医院	易 杰	中国医学科学院北京协和医院
朱科明	第二军医大学第一附属医院	罗爱伦	中国医学科学院北京协和医院
庄心良	上海交通大学附属第一人民医院	岳 云	首都医科大学附属北京朝阳医院

姓名	单 位	姓名	单 位
赵 晶	中国医学科学院北京协和医院	郭曲练	中南大学湘雅医院
赵国栋	广东省人民医院	郭向阳	北京大学第三医院
赵雪莲	上海交通大学附属第一人民医院	容俊芳	河北省人民医院
赵嘉训	山西省医学会	黄文起	中山大学附属第一医院
侯 炯	第二军医大学第一附属医院	黄宇光	中国医学科学院北京协和医院
俞卫锋	第二军医大学第三附属医院	崔晓光	哈尔滨医科大学附属第二医院
闻大翔	上海交通大学医学院附属仁济医院	梁伟民	复旦大学附属华山医院
姜 虹	上海交通大学医学院附属第九人民医院	韩如泉	首都医科大学附属北京天坛医院
类维富	山东大学齐鲁医院	景 亮	东南大学附属中大医院
祝胜美	浙江大学医学院附属第一医院	程卫平	首都医科大学附属北京安贞医院
姚尚龙	华中科技大学同济医学院附属协和医院	傅志俭	山东省立医院
袁世荧	华中科技大学同济医学院附属协和医院	鲁开智	第三军医大学第一附属医院
钱燕宁	南京医科大学第一附属医院	曾因明	徐州医学院附属医院
倪 文	第二军医大学第一附属医院	熊利泽	第四军医大学第一附属医院
徐世元	南方医科大学珠江医院	熊源长	第二军医大学第一附属医院
徐礼鲜	第四军医大学口腔医学院	缪长虹	复旦大学附属肿瘤医院
徐军美	中南大学湘雅二医院	薛庆生	上海交通大学医学院附属瑞金医院
徐建国	解放军南京军区总医院	薛张纲	复旦大学附属中山医院
徐美英	上海市胸科医院	薛富善	中国医学科学院北京整形外科医院
徐铭军	首都医科大学附属北京妇产医院	戴体俊	徐州医学院附属医院

参编作者名单 (以姓氏笔画为序)

丁　明　丁志刚　丁冠男　万　里　万　磊　王　云　卞金俊　叶　治

史琪清　朱　斌　乔　青　刘长明　刘华琴　刘志勇　刘怀琼　刘俊杰

刘晓宇　孙　瑗　李　平　李　清　李修良　李斌本　应诗达　汪正平

沈　杰　宋海波　张　东　张　旭　张　军　张　兵　张　惠　张诗海

张俊杰　张俊峰　张富军　陈向东　武玉清　武庆平　杭燕南　易　斌

罗　艳　岳立辉　周仁龙　郑　艇　孟　岩　赵　欣　赵　磊　赵延华

段世明　侯跃东　姜　好　贾丽洁　贾辰飞　徐蓉蓉　徐嘉莹　高　学

郭悦平　席宏杰　黄　舜　曹　俊　崔　涌　蒋　豪　蒋懿斐　廖　旭

漆　红　穆东亮　魏　威　魏　蔚

第1版序

祖国医药里,虽早有"迷蒙药"和"麻药"的报道,前者相当于"全麻",后者为"局麻",但由于文字记载铁失或失真,不论药名、炮制、用法和用量都还有待稽考核实。

麻醉药在临床上的常规使用,从乙醚、氯仿、可卡因和普鲁卡因算起,至今不到150年。

麻醉学在这150年间的变革很多,列举其卓著的项目有:

(1)麻醉脱离外科而自成专业。当外科医师兼顾麻醉时,一般把麻醉的维持交给中技人员,不免进步慢、事故多,改由专业医师掌握,设想和改进就多而且快。

(2)麻醉方法曾一度尽可能采用局麻浸润、神经阻滞或(和)蛛网膜下腔阻滞,手术受到一定的限制。到了本世纪40年代,吸入和静脉全麻药的品种增多,麻醉辅助药广泛地应用,全麻才逐渐压倒局麻,使胸腔、腹腔和神经外科等手术更安全而且方便;并从仅用一种吸入全麻药逐渐发展到静吸复合全麻和全凭静脉全麻。肌松药的使用,为全麻提供了更有利的条件。

(3)由于全麻药及其辅助药的作用范围广,体内许多重要器官的功能都可直接或间接地受到影响,因此很自然临床麻醉工作者不仅要懂得内、外、妇、儿等一般临床医学知识,还应重视解剖、生理、生化和药理等基础医学知识。麻醉期间对病人情况的深入了解,还得应用时代先进的边缘学科知识,包括统计、微量分析、自控遥控、参数处理以及电子计算机等。

(4)在现阶段局麻或全麻的程度或深度,不仅要依据体征、呼吸和血压的描记、心电图、脑电图,以及应激反应的情况作出"质"的评定;遇有危急情况,还得要有"量"的指示,如血气参数、血药浓度以及肌松等的量变作为佐证。此外当然还留有些问题,主要是学科在发展和前进中的问题,至今迟疑未决。如:麻醉应否分科分专业,甚至分化成其他专业,如复苏、急症抢救和重危医学等。

显然,麻醉学是一门必不可少的临床学科。麻醉工作者不仅需要学识渊博,而且还必须技术优良,掌握灵活,也就是麻醉工作者既懂科学,又有技艺。本书分基础理论、临床麻醉以及复苏和监测三大部分,既谈理论,更重实践,要求理论与实践能密切结合,是一本较深入而详细的麻醉学参考书。

麻醉专业人员的培养,一般说来,都得经过在校学习、临床见习、专业训练以及从事科研等阶段,这在国外是比较一致的。在校学生的学习,教课者要能提纲挈领,本书对麻醉作全面的介绍,内容较多,不妨删繁就简,选择重点章节作为讲课中参考来源。临床见习,也就是实习医师阶段,本书对麻醉用具和操作,以及抢救中紧急处理,作了重点的介绍,值得参阅。外科住院医师来到麻醉科轮转,本书中有关麻醉前准备,麻醉的选择、操作的步骤和方法,以及可能发生的意外和并发症及其处理的内容,值得细读。麻醉专业的住院医师训练,则应将本书列为指定必读的参考书,一般可随着日常医疗业务上的需要,不是从头看起,而是分章分节地细看,并应加以记忆,在一年内读完。麻醉上的任何一项操作和措施,包括给氧、用药、穿刺、插管、描记以及意外的预防等等,都得知晓和熟悉其原则性的理论指导,违背了原则就难免犯错误,本书对此非常重视,使读者能有深刻的体会和收获。至于主治医师,包括那些主要在做科研工作的,都应该有能力辅导低年资医师阅读本书,解答疑难,并进一步按时代进展作出正确评价。

　　总之,本书各章都能解释详明,由浅入深,是切合临床实用的一部大型参考书,是我国麻醉学发展史上的里程碑之一。

吴　珏

1985 年 1 月 25 日

回顾既往 瞻望未来<small>(代序)</small>

　　我国有悠久的麻醉和复苏历史,但作为现代麻醉学科,只是在新中国建立之后才逐步得到发展。不幸的是,正在蓬勃发展的麻醉学科又遭到了十年动乱的挫折。可喜的是,在此之后又在新的起点上逐年做出了新的成绩,直到1984年底,不论在麻醉学科的深度和广度上都呈现出新的面貌,有些临床和科研成果也已接近或赶上国际先进水平。但就全国而言,发展还很不平衡,特别是有不少单位干部队伍的数质量与仪器配备同所担负的任务还不相适应。这不仅阻碍了麻醉学科本身的发展,也影响了整个医学科学的进展。众所周知,麻醉学科的工作早已走出了手术室。即使在手术室内,麻醉人员不但要为手术创造良好的条件,并且承担着病人的安危;何况内、外、妇、儿等各科病人的抢救与复苏,常须麻醉医师参与。正如本书绪论中所说,麻醉学实质上是一种深而广的综合学科,它要求从事麻醉专业的人员了解从数、理、化到基础医学和临床医学,以至其他有关边缘学科的各种知识和技能。我们要面向世界和未来,就应该采取有力的措施,切实解决我国麻醉学科当前存在的一些主要问题,特别是人才问题,麻醉学科的建制与编制问题,仪器与药物问题,以及书刊出版问题。

　　新中国成立以来,麻醉专业书籍虽续有专著,但为数有限,且有的又已绝版。自1979年成立麻醉学会以来,麻醉刊物虽相继问世,但作为全面、系统的现代麻醉学论著,至今尚缺如。麻醉专业人员苦无既有基础理论又有临床实际的书可读。本书的问世,给各级麻醉专业人员的培养和提高提供了一本比较全面而又比较现代的专业读物。这对我国的麻醉事业和整个医学的发展必将起到促进作用。此书可能有缺点或(和)不足之处,但当再版时,相信必能得到充实与改进。

　　回顾既往,既光荣又坎坷。瞻望未来,任重而路远。切盼齐心协力,上下同心,为祖国的麻醉和医学事业的现代化锐意改革,奋起直追,以尽早全面赶超国际先进水平。

中国医学科学院心血管研究所　尚德延

1985年1月8日于北京

第4版前言

1983年6月,《现代麻醉学》(第1版)第一次编委会召开,拉开了我国麻醉学领域里的一部标志性著作编写的序幕。近30年来,《现代麻醉学》作为国内麻醉学领域标志性的权威著作,经两次再版,累计发行数十万册,伴随着几代中国麻醉医师的成长,见证了中国麻醉学事业的蒸蒸日上与蓬勃发展。在老一辈麻醉学大家们的努力下,如今《现代麻醉学》的影响力堪比中国版的《米勒麻醉学》,其在我国麻醉专业人员心目的地位与影响力,无可争辩地居国内众多麻醉学专业书籍之首,已成为麻醉医师成长的良师益友。近年来,随着科学技术的快速发展,麻醉学理论与实践均日新月异,而第3版的《现代麻醉学》距今已出版了10年,诸多内容已经不适合现代麻醉学理论与临床需求。为了顺应麻醉学科发展的需要,延续经典书籍的辉煌,麻醉学同道们迫切需要《现代麻醉学》再版的呼声也越来越高。

《现代麻醉学》第1至3版是凝聚着我国麻醉学专家心血和自主知识产权的鸿篇巨著,其中主编刘俊杰、赵俊、庄心良、曾因明、陈伯銮为此书的编撰付出了艰辛的努力与毕生的心血。前辈们的重托以及广大麻醉学同道的期望,让我们新一届主编与编委们深感责任重大。在本次再版的编写过程中,我们得到了众多麻醉学前辈特别是前任主编庄心良、曾因明、陈伯銮等教授无私的关怀、大力的支持与鼓励以及许多细致的指导。在此,衷心地向支持关心本书修订编写的麻醉学前辈们致以最崇高的敬意!

本次再版编委成员是从国内麻醉学界知名度较高、学术造诣较深的众多专家中遴选而出,经过专家以及单位推荐,由人民卫生出版社以及主编聘任。本届编委成员都是临床一线业务骨干,他们精力充沛、思维敏锐,基础理论扎实,临床实践经验丰富,而且均主持或参与编写过多部大型专业书籍,可谓是人才济济,精英荟萃。2011年8月全体编委和主审以及主编助理在河北省石家庄市召开了"《现代麻醉学》(第4版)修订编写工作会议",会议详细讨论确定了修订编写原则、各章节内容及深度、编写进度、交叉审稿方式与流程等,以保证成书各部分内容的编写质量,避免编写内容重复、前后观点矛盾等可能出现的问题;会议决定邀请目前国内在麻醉学临床和科研方面饶有建树的近百位专家亲自执笔编写,以确保编写质量。正是这次会议,使全体编委与作者能够理清思路,齐心协力,克服时间、空间上的诸多困难,稳步推进编写工作,保证了《现代麻醉学》再版修订编写工作的如期顺利完成。

本版《现代麻醉学》参考前3版的编排目录,将全书分为7篇:绪论、麻醉生理学、麻醉药理学、临床监测、临床麻醉、危重病医学和疼痛医学,共118章。虽然全书编排体例与前一版有相似之处,但是各章节在具体内容上对近年来麻醉学发生的巨大变化进行了全面的阐述与补充,其中涉及章名更改25章、内容有交叉的16章合并为8章、新增11章、删除1章。在此版中,对于已被广泛接受的经典内容,如"麻醉生理学"、"麻醉药理学"等,我们限制了原有篇幅,保留精华,增加了一些新的内容,并仔细核对了相关数据的准确性;对于近年来临床发展迅速的技术,如"麻醉深度监测"、"气道管理技术"等,我们在介绍基本概念和原理的基础上,补充了许多新理论、新技术;此外,根据现代医学的发展和当前麻醉临床与科研的需要,增加了一些章节来讨论麻醉学相关的新问题,新增章节包括:第 6 章"模拟患者教学",第 8 章"麻醉中的伦理与法律问题",第 9 章"麻醉学科的前沿问题",第 36 章"心电图",第 40 章"肾功能监测",第 41 章"神经功能监测",第 67 章"机器人手术麻醉",第 84 章"精神病患者的麻醉",第 97 章"冠状动脉综合征",第 101 章"急性肝功能障碍"以及第 111 章"危重患者的镇静与镇痛"。当然,由于新的基础研究和临床试验证据层出不穷,书籍的编写、出版具有时间的滞后性,因此我们并非一味求新,而是以介绍目前得到广泛认可的原则性观点为主。随着时间的推移,本书中描写的某些概念、理论、技术方法或药物应用等很有可能发生新的变化,请读者们注意领会文字的核心思想,而不要拘泥于个别细节。

现代计算机和信息技术飞速发展为本次再版的编写提供了极大的便利,尽管如此,文字的工作量仍是非常之大。初稿完成后,在编委交叉审稿的基础上于 2012 年 10 月在上海召开了"《现代麻醉学》(第 4 版)定稿会",按统一标准将稿件质量评级并给出详细的修改意见,对于不甚理想的稿件甚至不惜组织重写。在基本定稿之后,我们还专门组织人员对全书内容,尤其有关数据和单位等进行了仔细的校对,规范书中涉及的医学名词,消除编写过程中的笔误现象。严格控制编写质量的目的,是维持《现代麻醉学》一贯以来的准确性和权威性,不辜负麻醉学广大同道的关心和信任,让其仍成为麻醉工作者的必备参考书。但是尽管做出了大量的工作,由于全书内容繁杂、参编人员学识水平所限以及编写时间不能无限延长等原因,书中难免仍存在诸多不妥甚至错误之处,恳请广大读者提出批评指导意见。本书有些图片来源于网络及其他参考书,但一直未能联系到版权人,希望版权人看到本书后与我们联系,在此表示感谢!

现代医学的发展对麻醉学科提出了新的挑战和要求,如何转变观念,努力把麻醉学科建设成为现代医学领域的关键学科和医院的枢纽与平台学科,已经成为人们的共识。《现代麻醉学》30 年来伴随着中国麻醉学的日新月异,为我国麻醉学的发展起到推波助澜的作用。我们有理由相信,中国麻醉学科未来必将不断传承,越发创新,担当使命。谨此,在《现代麻醉学》新版完成之际,我们对参与修订编写本书的所有作者表示诚挚的谢意与崇高的敬意! 正是这个团队的精诚合作和共同努力保障了本书的质量。同时感谢主编助理倪文教授以及长海医院孟岩医师、项明琼医师等的不懈帮助和无私奉献,他们花费大量时间与精力用于本书修订的审稿与校对;感谢邹文漪医师负责整理整个稿件,并负责与诸位作者和人民卫生出版社编辑联系交流。感谢人民卫生出版社窦天舒主任、贾晓巍主任和尚军编辑及其团队对本书修订再版的大力支持,正是他们一丝不苟、严谨细致的编辑工作才使本出书更倾向于圆满。最后感谢所有一直关心本书再版的前辈、专家和广大读者们!

邓小明　姚尚龙　于布为　黄宇光

2014 年 1 月

第1版前言

在现代化的进程中,传播信息和更新知识是至关重要的工作。作为近代新兴学科的麻醉学,举凡临床工作的变革、科学研究的进展以及新技术新方法的开发等项目,发展都极其迅速,变化也很多样。面临如此高速发展和频繁更新的学术局面,麻醉工作者对本专业(及其有关的)书籍的渴求,当不难理解。近些年来有关麻醉学的专著虽也已有相当数量,但由于种种原因,还难满足客观需求。《现代麻醉学》的出版,显然会受到广大读者的欢迎。

《现代麻醉学》的作者,都是经过审慎选聘,对各项专题既有丰富的实践经验,又有深厚理论修养的同志。这样便保证了该书的质量和水平。因此,作者们在内容上的求新、在写作上的求准以及力求理论结合实际的精神,已经充满字里行间。在定稿之前,每稿无不经过反复讨论和修改,确已达到细致入微的程度。作为多作者的论著,宜忌观点上的彼此矛盾和内容方面的前后重复,否则即有增添读者的困惑之虑。《现代麻醉学》的作者们已经重视此一问题,在编写过程中进行过反复核审,力求前后贯穿、浑然一体。迄今麻醉学的多作者专著还不多,经验还有待探索;相信《现代麻醉学》的许多编写经验将会为今后的工作提供借鉴。

在我国麻醉学的文库中,我们高兴地看到又增加了《现代麻醉学》这样一部博硕的专卷。作者们虽只论述了麻醉学的专业知识,并未直接触及作者们对专业的热爱以及精心传播专业知识的热情,但读后却不致对此无所体会的。换言之,《现代麻醉学》不仅为读者提供了可贵的专业知识,而且也将予读者以精神上的激励。

祝贺《现代麻醉学》为我国麻醉学作出的贡献!

谢 荣

1985 年 1 月 24 日于北京

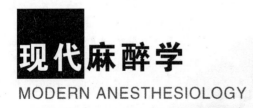

现代麻醉学

MODERN ANESTHESIOLOGY

第2版前言

当完成第2版《现代麻醉学》修订任务的时候,如释重负,心情难以平静。作为从事近半个世纪的麻醉科学工作者,不仅亲身经历和体验着我国麻醉学的进步和发展,而且《现代麻醉学》也基本代表了我国麻醉学的水平和现状。《现代麻醉学》的组织编写,是我国麻醉学界的一件大事,它是与我国麻醉学的发展紧密联系在一起的!

50年代吴珏教授的《临床麻醉学》及谢荣教授的《麻醉学》先后问世,对促进我国麻醉事业的建设和专业人才的成长起了很大作用。60年代两书再版,以其精湛的内容而风靡海内。70年代编写的《实用麻醉学》,出版后仍受到广大读者的欢迎,可惜这些书都未能得到再版。1983年1月11日人民卫生出版社编辑部,根据广大读者的需要,向全国发出了征询函,希望组织编写一本具有我国水平的麻醉学著作,具体征询了以下意见:①你认为国内哪个单位或某人作为主编合适;②需要多少人的作者队伍,推荐哪些同志编写;③这次编写工作如何组织比较可行。不久编辑部就收到各地的回信,经过整理归纳大家的意见,确定组织全国的专家学者编写一部麻醉学。参考各地推荐的作者名单,编辑部决定组成一个相对年轻力壮而适当照顾地区分布的班子组成编委会,共有8名成员即史誉吾、庄心良、刘俊杰、陈伯銮、应诗达、郑斯聚、赵俊、曾因明。其中最高年龄61岁(1人),50~59岁(4人),最低年龄49岁(3人)。经过充分的准备以后于1983年6月7~11日在北京人民卫生出版社召开了麻醉学第一次编委会,会议由人民卫生出版社王兵主任主持,贾同彪社长讲了话。会议回顾了近年来麻醉专业的迅速发展与广大专业人员的要求,认为在近期内编写一本能够反映现代麻醉理论与技术进步,具有我国麻醉特点的麻醉学是非常必要的。经过详细的讨论,确定该书的性质为高级参考书,特别是供高年医师参考阅读之用。编委会邀请我国麻醉学界先辈及知名专家吴珏、尚德延、谢荣、谭蕙英、金士翱、李德馨担任该书的评阅工作,编委会推荐刘俊杰、赵俊担任主编,即开始编委会的工作。首先就编书的指导思想、特点、编写内容、估计字数、预计进度和编委分工与编审程序等进行了充分的讨论,制定了详细的编写计划,推荐编写的作者。会议认为麻醉学的内容基本上包括三个方面,即基本理论、临床麻醉和复苏重症监测治疗等。要求本书能够反映现代麻醉学的新理论、新知识、新技术,又能反映我国麻醉的特点和专业水平。编写过程中应注意理论与实践相结合,具有科学性、系统性和实用性,以达到有较高学术价值而又能指导临床实际的麻醉学专著。

麻醉学的编写是一个庞大、复杂而又精密的系统工程,从1983年6月召开第一次编委会开始启动,到1987年10月《现代麻醉学》的出版,整整经历了四年多的时间,这期间先后在北京、桂林、徐州等地召开过四次编委会,还有两次是利用其他会议,在大连、南昌召开了部分编委参加的编委会。本书参考了国内外麻醉学专著如Miller R D,Gray T C,Collin V J,山村秀夫、吴珏、谢荣等学者的权威著作和大批参考文献,首先根据麻醉学的进展和国内麻醉学的现状,拟定出全书编写的框架结构,同时从全国推荐具有一定学术水平,学有专长和写作能力的作者,发出征求意见函,经过约半年的书信往来反复磋商,于1983年12月18~25日在北京召开了第二次编委会,制定出编写题纲(章节细目),落实编写人员。在编写过程中编委要针对章节内容的重复和重要的遗漏进行调整,例如通过全书两个系统(呼吸和循环系统),从基础理论、临床麻醉和复苏监测治疗三个方面的内容进行纵横平衡、协调理顺,使之既互相衔接又各有侧重。对全书的书写格式、医学名词、药物剂量和计量单位进行统一规范,便于读者参考应用。1984 年 5 月 25~29 日在桂林召开第三次编委会,对全书稿件进行了初审,认为大部分稿件基本上符合要求并具有一定水平,对少数稿件进一步作了加工修改或补充。1985 年 2 月 3 日在徐州召开了第四次编委会,会议的中心任务是对全书定稿,要求全部书稿、图表达到出版要求的齐、清、定。最后于 1985 年 3~4 月由主编、部分编委、绘图人员和编辑同志的共同参与下通过定稿。这本最后定名为《现代麻醉学》的专著从最初设计为 74 章扩充为 95 章,参与编写的作者从最初全国推荐的 20 人(分布全国 11 个省市)最后增加至 34 人(分布全国 16 个省市)共计 197 万余字于 1987 年 10 月出版发行。

这是我国第一部全国性集体编写的麻醉学专著,在人民卫生出版社的大力支持与帮助下,通过广泛的征求意见受到全国广大麻醉工作者的热情支持,经过全体编委编辑同志们的同力合作,全体参与编写的专家学者的辛勤耕耘,而获得的丰硕果实。本书在 1990 年被评为全国优秀科技图书一等奖,在人民大会堂举行了发奖大会,江泽民总书记在致评奖委员会的信中,表示衷心的祝贺并希望广大科技工作者和科技出版工作者再接再励努力创新,不断提高科技图书的著作水平和出版质量,为促进科技进步,建设有中国特色的社会主义作出更大贡献。

《现代麻醉学》(第 1 版)出版以来,承全国同道雅爱,一再印刷发行,仍未能满足读者求索。

近年来,麻醉学在理论和实践上有许多重要进展,亟需在第 1 版的基础上再版修订。

读者不难发现:第 2 版在前版基础上新增了不少章节;对大多数旧有章节进行了大幅度修改;许多章节也增加了新内容。

我们仍沿第 1 版的编辑方针:《现代麻醉学》是一部高级参考书,主要对象是麻醉界的中、青年医师。故而力求理论上讲深讲透,实践上反映国内外临床上成熟的经验,推荐当前的流行的处理方案。由于照顾到我国麻醉队伍参差不齐,水平殊异,故编写中仍遵从由简入繁,从浅入深原则,循序渐进地介绍,以利于广大基层同道学习。

第 1 版问世以来,我国麻醉事业有很大发展,从业人数倍增。当前我国既有系统的从麻醉专业本科学制到大学毕业后的硕士、博士培养教育;广大的在职人员也有"毕业后教育"的迫切愿望,故第 2 版增加了麻醉学教育和科学研究的有关内容。

第 2 版基本上采用"中华人民共和国法定计量单位"。为了适应读者深刻的旧制印象,有些计量单位采用新旧并列的过渡方式,另外,少数章节中引用的旧参考资料,尤其是有些说明图表,骤难更改。

本版增加了少数学有专长的老专家,尤为可贵的是还收纳了一些新生力量,分布虽不够均衡,可能尚有些跨世纪的新秀未能罗致,但本版已开始注意到向此工作方向努力。

感谢全体编著者的支持,编委们的辛苦,编辑秘书的努力,本版历经两年编辑完成,虽未臻完善,但我们已尽了最大的努力,缺点和错误尚希广大读者批评指正。

本书插图少数沿用旧图,一些新图由同济医科大学协和医院彭晓兰、刘楚建设计描绘,一并致谢。

刘俊杰　赵俊
1996 年 4 月 7 日

第3版前言

自《现代麻醉学》再版至今又已过了5年,麻醉学科与其他学科一样都处在迅速发展之中。近年来,基础医学如分子生物学、免疫学和遗传学,以及与麻醉学密切相关的生理、药理、病理学等学科的进步,为麻醉学理论和临床工作提供了广阔的发展空间。面临新科学、新理论和新技术的挑战,为适应麻醉专业发展的需要,势必要进一步修订和充实《现代麻醉学》一书。由知识渊博、专业造诣精深的刘俊杰教授和赵俊教授继续主持第3版修订工作,才是众望所归。但两位教授高瞻远瞩,为了扶掖晚辈、加速麻醉专业队伍的培养,一再辞谢主编的工作,并以极大的热情关切这次修订工作,并给予很大的鼓励、支持和指导,我们深受感动并致以最衷心的感谢。

人民卫生出版社考虑到本书编写工作的连续性,应能承上启下、继往开来,所以把第3版的修订工作就托付给原编委会中相对较年轻的我们三人。尽管我们从事麻醉专业工作已40余年,但因学浅才疏,实感难以承担如此之重任。人民卫生出版社在经过广泛听取各方面的意见后,决定聘请国内负有盛名、学有所长的11位专家学者参加本书的编委会工作,大大加强了第3版编委会的组织力量,为这次修订工作提供了学术和组织上的保证,使此书的再版工作得以顺利的运转。

本书的出版得益于来自全国各高等医学院校和临床医院70余位作者的热心参与,他们都是具有20年以上丰富的医学教研工作经验,博学多能的主任医师或教授,多数人同时担任着博士生、硕士生导师的工作。他们是国内麻醉专业队伍中的中流砥柱,各有所长。他们的学术创作、学术体会将在不同的章节内得以呈现,为本书的内容增添了不少的光彩。这也反映出我们的麻醉专业队伍人才辈出,青出于蓝而胜于蓝,一定会创造出更加兴旺发达的明天。

我们努力去实现第3版编委会制定的编写要求,以期能较全面系统地介绍具有21世纪水平的医学科学和麻醉学理论以及临床知识与技能。尽管全书从原131章压缩为116章,但无论在篇幅上,还是知识覆盖面上,尤其对基础理论和相关的边缘学科知识都有了较大的拓展。临床麻醉部分不仅注意到新技术的进展,同时着重于以人为本的实用性。鉴于国内在危重病人的监护治疗方面有了迅速的发展,ICU的设置不仅在数量上增长,而且管理工作也日臻完善。本书尽可能反映出国内外学术界在这方面所取得的新成就、新理论。此外,对疼痛治疗的基础理论、镇痛和急慢性疼痛治疗诸方面内容,以及对围手术期和分娩疼痛的临床评估和治疗的基本方法进行了详尽的介绍。麻醉科建设、麻醉质量管理、人才培养和科研工作是麻醉学科的重要工作,希望能引起读者对这方面工作的重视和关切。

尽管全书含有400余万的文字叙述和500余幅图表说明,但仍难全面概括麻醉专业有关的理论知识和技能。有的内容偏重于理论上的叙述,但在文字上还不够深入浅出,进一步结合临床工作仍有拓展的余地。

由于受知识水平和文字修养所限,使本书内容的编排以及编辑工作还不能做到十分地严谨,同时在章节间还可能存在一些内容重复或遗漏的问题,这多少会影响到内容的系统性和先进性的表述,为此,我们感到心存遗憾。

本版第一次编委会的组织工作是于 2000 年 9 月开始启动的,至今已两年有余了。在即将出版之际,我们由衷的感谢全体编者的辛勤劳动,编委们的关切与支持。老一辈专家们的帮助和具体指导使我们难以忘怀,尤其李德馨教授不辞辛苦,日夜兼程地复审了数以十余万字的稿件。这些老教授的德才风范永远是我们学习的榜样。我们还得感谢李士通、容俊芳和李军三位助理以及张莹博士等同志,他们为本书统稿编辑工作付出了大量的心血和时间。

在此,我们殷切地希望广大读者对本书的缺点和错误不吝赐教和指正。

庄心良　曾因明　陈伯銮

2002 年 12 月

目　录

上　册

第一篇　绪　论

第二篇　麻醉生理学

第三篇　麻醉药理学

第四篇　临　床　监　测

第五篇　临　床　麻　醉

下　　册

第六篇　危重病医学

第七篇 疼 痛 医 学

第61章 腹部和泌尿生殖系统手术的麻醉

　　腹部手术可以按手术部位分为上腹部手术、下腹部手术及经会阴部手术;也可根据系统科室分为普外科手术、妇科手术和泌尿科手术。腹部手术在临床上最为常见,手术和麻醉的数量也居首位,其麻醉原则也与其他手术相同,即在保证患者安全、无痛和舒适的前提下提供最佳手术操作条件,配合手术进行,协助患者平稳度过围手术期。本章首先总体讨论腹部重要脏器的神经支配、手术麻醉的特点和要求以及常用的麻醉方法,然后分别论述各科常见手术的麻醉注意事项。

第1节 总 论

一、腹部重要脏器的神经支配

(一) 腹腔内脏器官受交感神经和副交感神经的双重支配

　　1. 交感神经的低级中枢位于脊髓颈$_8$~腰$_3$节段的灰质侧角,节前神经纤维起自侧角细胞。其周围部分包括椎旁节、椎前节及由神经节发出的分支和神经丛。交感神经干位于脊椎两侧,由神经节和节间支相互连接而成。交感神经节总数为22~25个。神经节内为多极细胞,节后纤维起自该细胞。

　　2. 内脏大神经起自脊髓胸$_{4~10}$节段,终止于腹腔动脉根部的腹腔节,有一小部分纤维终止于主动脉肾节和肾上腺髓质。内脏小神经起自脊髓胸$_{10~12}$节段,有节前纤维穿过膈角终止于主动脉肾节。内脏最小神经起自胸$_{12}$节段,与交感神经干一并进入腹腔,终止于主动脉肾节。由腹腔神经节、主动脉肾节等发出的节后纤维分布至肝、胆、胰、脾、肾等实质器官和结肠左曲以上的肠管。腰交感干由4~5对腰节组成,左右交感干之间以横的交通支相连。节上的分支有腰内脏神经,起自腰段侧角的节前纤维,穿过腰节后终止于腹主动脉丛及肠系膜丛等处,其节后纤维分布于结肠左曲以下的肠管和盆腔脏器,部分纤维随血管分布至下肢。盆腔神经丛来自骶$_{2~3}$骶节和尾节所发出的节后纤维。

　　3. 副交感神经的低级中枢位于脑干的副交感神经核及骶部$_{2~4}$节段灰质副交感核。节前纤维起自延髓迷走神经背核和骶部副交感神经核。迷走神经后干的腹腔支参与肝丛、胃丛、脾丛、胰丛、肾丛及肠系膜上下丛的组成,各丛分别沿同名血管分支达相应脏器。结肠左曲以下肠管和盆腔脏器受骶$_{2~4}$副交感节前纤维分支组成的直肠丛、膀胱丛、前列腺丛、子宫阴道丛等支配。

　　4. 重要腹腔内脏的神经支配详见表61-1。在结肠左曲以上肠管和肝、胆、胰、脾等脏器手术时,椎管内麻醉要阻滞内脏神经交感神经支时,阻滞平面应达胸$_4$~腰$_1$,但迷走神经支不可能被阻滞。而结肠左曲以下肠管和盆腔脏器的手术,阻滞平面达胸$_8$~骶$_4$时,交感神经和副交感神经可同时被阻滞。内脏牵拉反应与此类神经有密切关系,为消除牵拉结肠左曲以上肠胃等内脏的反应,可辅用内脏神经局麻药封闭或应用镇痛镇静药。

(二) 泌尿生殖系统的神经支配与麻醉阻滞所需的范围

　　泌尿生殖系统器官位于腹腔、盆腔、腹膜后及会阴部,由交感神经和副交感神经支配。

表 61-1　腹腔内重要脏器的自主神经支配

器 官	神经	沿内脏神经的传入径路	节前纤维
胃、小肠、结肠左曲以上	交感	腹腔丛→内脏大、小神经→胸$_6$~腰 1,脊髓后角	胸$_6$~腰$_1$,脊髓侧角
	副交感	迷走神经→延髓束核	迷走神经背核
降结肠、直肠	交感	腰内脏神经和交感干骶部分支,到达腰$_{1~2}$脊髓后角	胸$_{12}$~腰$_3$脊髓侧角
	副交感	肠系膜下丛,盆丛→盆内脏神经→骶$_{2~4}$脊髓后角	骶$_{2~4}$副交感核
肝、胆、胰	交感	腹腔丛→内脏大小神经→胸$_{4~10}$脊髓后角	胸$_{4~10}$脊髓侧角
	副交感	迷走神经→延髓束核	迷走神经背核

1. 肾和肾上腺　肾交感神经来自胸$_8$~腰$_1$节段的节前纤维脊神经,肾上腺的交感神经来自胸$_5$~腰$_1$脊神经。两者的副交感神经来自迷走神经分支。牵引肾区脏器可刺激膈神经丛,反射性引起肩部酸痛不适。

2. 输尿管　其交感神经起源于胸$_{10}$~腰$_2$节段。迷走神经分布于输尿管的上中段,下段由骶神经的副交感神经支配。输尿管中下段的神经支与精索、附睾神经有联系。

3. 膀胱　其交感神经来自胸$_{11}$~腰$_2$节段,通过腹下神经丛支配膀胱;副交感神经来自骶$_{2~4}$脊神经。

4. 睾丸、附睾、精索　交感神经来自胸$_{10}$~腰$_2$脊神经。睾丸的副交感神经来自迷走神经,附睾来自骶$_{2~4}$脊神经。

5. 阴茎、阴囊　其感觉神经由骶神经支配。

6. 子宫、卵巢　卵巢的交感神经来自胸$_{10}$脊神经,子宫体的交感神经来自胸$_{10}$~腰$_2$脊神经,子宫颈的感觉神经由骶$_{2~4}$神经支配。

泌尿生殖系统的神经支配见表 61-2。

表 61-2　泌尿生殖系统与邻近器官的
内脏神经支配

肝:胸$_{1~3}$	膀胱体部:胸$_{11}$~腰$_2$
脾:胸$_{2~4}$	膀胱颈部:骶$_{2~4}$
膈肌腹侧面:胸$_{10~12}$	前列腺:胸$_{11}$~腰$_2$,骶$_{2~4}$
肋骨膜(11、12 肋):胸$_{10~12}$	睾丸:胸$_{10}$~腰$_2$
肾:胸$_8$~腰$_1$	精索:胸$_{10}$
输尿管:胸$_{10}$~腰$_2$	直肠:骶$_{2~4}$
腹膜:胸$_{11}$~腰$_2$	子宫体:胸$_{10}$~腰$_2$
卵巢、输尿管:胸$_{10}$	子宫颈:骶$_{2~4}$

泌尿生殖系统手术所需要的麻醉阻滞范围见表 61-3。

表 61-3　泌尿生殖系手术所需要的麻醉阻滞范围

手术部位	阻滞范围
肾	胸$_5$~腰$_2$
输尿管	上部:胸$_5$~腰$_2$
	下部:胸$_{10}$~骶$_4$
妇科经腹手术	胸$_8$~骶$_4$
妇科经阴道手术	胸$_{12}$~骶$_4$
膀胱	胸$_{10}$~骶$_4$
前列腺	胸$_{10}$~骶$_4$
睾丸	胸$_{10}$~骶$_4$
妇科根治手术	胸$_6$~骶$_4$

二、腹部手术麻醉的特点和要求

（一）腹部外科手术主要为腹腔内脏器质性疾病的手术,这些脏器的主要生理功能包括:消化、吸收、代谢;清除有毒物质和致病微生物;参与机体免疫功能;分泌多种激素调节消化系统和全身生理机能。腹腔内脏器的器质性疾病必然导致相应的生理功能紊乱及全身营养状态恶化。为保证手术麻醉的安全性,减少术后并发症,麻醉前应根据患者的病理生理改变以及伴随疾病的不同,积极调整治疗,以改善全身状况,提高患者对手术和麻醉的耐受性。

（二）胃肠道疾病常伴有呕吐、腹泻、消化液潴留等症状,可导致大量体液丢失、细胞内外液的水和电解质锐减、酸碱平衡紊乱及肾功能损害。纠正上述紊乱是消化道手术麻醉前准备的重要内容之一。

（三）消化道肿瘤、溃疡或食管胃底静脉曲张,可继发大出血,除表现为呕血、便血外,胃肠道可贮留大量血液,失血量难以估计。麻醉前应根据血红蛋白、血细胞比容、尿量、尿比重、血压、脉率、脉压、中心静脉压等指标补充血容量和细胞外液量,并作好大量输血的准备。

（四）胆道疾病多伴有感染、阻塞性黄疸和肝损害，麻醉时应注意肝肾功能的维护、出凝血异常及自主神经功能紊乱的防治。

（五）腹部外科以急腹症为多见，如胃肠道穿孔、腹膜炎、急性胆囊炎、化脓性阻塞性肝胆管炎、胆汁性腹膜炎及肝脾肠破裂等，病情危重，需急诊手术，麻醉前往往无充裕时间进行综合性治疗。急腹症手术麻醉的危险性、意外以及并发症的发生率均比择期手术为高。急腹症麻醉的关键是麻醉医师应尽可能在术前短时间内对病情作出全面估计和准备，选择适合于患者的麻醉方法和麻醉用药，以保证患者生命安全和手术顺利进行。

（六）肥胖、严重腹胀、大量腹水、巨大腹内肿瘤患者，当术中排出大量腹水及搬动和摘除巨大肿瘤时，腹内压容易骤然下降而发生血流动力学及呼吸的明显变化，麻醉医师应依据病情做好防治，并避免发生缺氧、二氧化碳蓄积和休克。

（七）腹内手术中牵拉内脏易发生腹肌紧张、鼓肠、恶心、呕吐和膈肌痉挛，不仅影响手术操作，且易导致血流动力学剧变、增加患者痛苦。因此，良好的肌肉松弛是腹部手术麻醉不可忽视的问题。

（八）胃液、血液、胆汁、肠内容物都有被误吸的可能。一旦发生，可导致急性呼吸道梗阻、吸入性肺炎或肺不张等严重后果，麻醉时应采取有效的预防措施。

（九）为便于盆腔深部和经阴道、尿道、直肠操作，要求麻醉有充分的镇痛和肌肉松弛，注意特殊体位如头低位、截石位对呼吸、循环及血流动力学的影响，预防周围神经和肌肉长时间受压迫而损伤。

（十）妇科患者以中老年女性为多，常可并存有高血压、心脏病、冠心病、糖尿病、慢性支气管炎等疾病，或继发贫血、低蛋白血症和电解质紊乱，麻醉前应予治疗和纠正。妇科麻醉除宫外孕、会阴部外伤、子宫穿孔、卵巢囊肿扭转外，大多属择期手术，麻醉前应做好充分准备。

（十一）泌尿系统疾病可伴有肾功能损害、水、电解质和酸碱失衡、心血管系统、代谢以及造血系统的病理改变，麻醉医师应熟悉各种麻醉药物和麻醉方法对肾功能的影响。

（十二）泌尿外科手术中，小儿与老年人均占相当比例，如小儿以膀胱尿道畸形矫正，老年人以前列腺手术为常见，麻醉医师应掌握和熟悉小儿及老年人麻醉特点。泌尿外科手术常需取特殊体位，应重视其对呼吸、循环的影响。

（十三）泌尿外科手术时，可经常遇到一些并发症，如前列腺和膀胱全切术中可遇到大量出血、渗血；肾手术中可发生胸膜损伤导致气胸或肾蒂附近腔静脉意外撕裂导致大出血；肾癌特别是右侧肾癌手术中易发生癌栓脱落造成肺栓塞；肾肿瘤探查中可出现癌栓脱落造成肺栓塞或可出现原因尚不明的持续性低血压，麻醉时应对上述意外有充分思想准备。

三、腹部手术常用的麻醉方法

腹部手术患者具有年龄范围广，病情轻重不一及并存疾病不同等特点，故对麻醉方法与麻醉药物的选择，需根据患者全身状况、重要脏器损害程度、手术部位和时间长短、麻醉设备条件以及麻醉医师技术的熟练程度做综合考虑。

（一）局部麻醉

适用于短小手术及严重休克患者。可用的局麻方法有局部浸润麻醉，区域阻滞麻醉和肋间神经阻滞麻醉。腹腔内手术中还可行肠系膜根部和腹腔神经丛封闭，该法较安全，对机体生理影响小，但阻滞不易完善，肌松不满意，术野显露差，故使用上有局限性。

（二）椎管内麻醉

脊麻适用于下腹部及肛门会阴部短小手术，起效迅速，脊麻后尿潴留发生率较高，应常规放置导尿管。连续硬膜外阻滞痛觉阻滞完善，腹肌松弛满意，对呼吸、循环、肝、肾功能影响小，因交感神经被部分阻滞，肠管收缩，手术野显露较好，麻醉作用不受手术时间限制，并可用于术后镇痛，故是较理想的麻醉方法，不足之处是无法完全消除内脏牵拉反应。腰硬联合麻醉兼具两者的优势，为腹部手术常用的麻醉方法之一。

（三）全身麻醉

静脉麻醉适合于妇科人流术、取环术、胃肠镜检查和泌尿科经尿道膀胱电切等短小操作。随着麻醉设备条件的改善，全身麻醉在腹部手术的选用日益增加，特别是某些上腹部手术，如全胃切除、腹腔镜手术、右半肝切除术、胸腹联合切口手术以及休克患者手术，均适于选用全身麻醉。加之一次性双管喉罩通气道的日益发展，许多下腹部手术，如妇科、泌尿科手术、甚至腹腔镜胆囊切除术等均可采用刺激小、耐受好的喉罩实施气道管理，使患者舒适安全地完成手术。由于患者情况不同，重要器官损害程度及代偿能力的差异，麻醉药物选择与组合应因人而异。目前常用方法有：静吸复合全麻、神经安定镇痛复合麻醉、硬膜外阻滞与全麻复合麻醉等。

第2节 普外科常见手术的麻醉

一、胃肠道手术的麻醉

（一）麻醉前准备

1. 胃肠道疾病，特别是恶性肿瘤患者，术前多有营养不良、贫血、低蛋白血症、浮肿、电解质异常和肾功能损害。麻醉前应尽力予以调整，以提高患者对手术、麻醉的耐受性，减少术后并发症。

2. 消化道溃疡和肿瘤出血患者多伴有贫血和低白蛋白血症，若为择期手术，必要时应予小量多次输血或补充白蛋白。

3. 消化道疾病发生呕吐、腹泻或肠内容物潴留，最易发生水、电解质及酸碱平衡紊乱，出现脱水、血液浓缩、低钾血症，上消化道疾病易出现低氯血症及代谢性碱中毒，下消化道疾病可并发低钾血症及代谢性酸中毒等。长期呕吐伴有手足抽搐者，术前术中应适当补充钙和镁。

4. 为避免麻醉中呕吐、误吸及有利于术后肠功能恢复，胃肠道手术宜常规行胃肠减压。

5. 麻醉前用药需根据麻醉方式和病情而定。对饱胃及可能呕吐者，应避免用药量过大，以保持患者的意识和反射。

（二）麻醉处理

1. 胃十二指肠手术 硬膜外阻滞可经胸$_{8\sim9}$或胸$_{9\sim10}$间隙穿刺，向头侧置管，阻滞平面以胸$_4\sim$腰$_1$为宜。为清除内脏牵拉反应，进腹前可适量给予镇痛镇静药。上腹部手术的阻滞平面不宜超过胸$_3$，否则胸式呼吸被抑制，膈肌代偿性活动增强，可影响手术操作。此时，如再使用较大量镇痛镇静药，可显著影响呼吸功能而发生缺氧和二氧化碳蓄积，甚至发生意外。因此，麻醉中除应严格控制阻滞平面外，应加强呼吸监测和管理。当前腹部手术最为常用的麻醉方法为全麻，宜选择麻醉诱导快、肌松良好、清醒快的麻醉药物。肌松药的选择及用药时间应合理掌握，需保证进腹探查、深部操作、冲洗腹腔及缝合腹膜时有足够的肌肉松弛，注意药物间的相互协同作用，加强呼吸、循环、尿量、体液等变化和维护水、电解质、酸碱平衡的管理。

2. 结肠手术 右半结肠切除术选用连续硬膜外阻滞时，可选胸$_{11\sim12}$间隙穿刺，向头侧置管，阻滞平面控制在胸$_6\sim$腰$_2$。左半结肠切除术可选胸$_{12}\sim$腰$_1$间隙穿刺，向头侧置管，阻滞平面需达胸$_6\sim$骶$_4$。进腹探查前宜先给予适量辅助药，以控制内脏牵拉反应。选择全麻使用肌松药时，应注意其与抗生素和其他麻醉等药物的协同不良反应，如呼吸延迟恢复等。结肠手术前常需多次清洁洗肠，故应注意血容量和血钾的变化。严重低钾血症可导致心律失常，术前数小时应复查血钾，并密切监测心电图的变化。

3. 直肠癌根治术的麻醉 手术需取截石位，经腹会阴联合切口，选用连续硬膜外阻滞时宜用双管法。一点取胸$_{12}\sim$腰$_1$间隙穿刺，向头置管；另一点经腰$_{3\sim4}$间隙穿刺，向尾置管。先经低位管给药以阻滞骶神经，再经高位管给药，使阻滞平面达胸$_6\sim$骶$_4$，麻醉中适量应用辅助药即可满足手术要求。麻醉中应注意体位改变对呼吸、循环的影响，游离乙状结肠时多需采用头低位，以利于显露盆腔，此时应注意呼吸通气情况，并常规吸氧。术中出血可能较多，要随时计算出血量，并给予及时补偿。随着腹腔镜手术的快速发展以及患者对诊疗要求的提高，大多胃肠道手术已采用全身麻醉，并在手术过程中采取动、静脉穿刺，实时监测血压、中心静脉压及血气、血红蛋白，指导麻醉药物应用、呼吸参数调节及补液输血量。

（三）麻醉后注意事项

1. 腹部手术结束，需待患者各项生命体征稳定后方可送回术后恢复室或病房。麻醉医师须亲自检查呼吸、血压、脉搏、四肢末梢温度颜色及苏醒程度，向主管手术医师和值班护士交待清楚后，方可离开患者。

2. 患者尚未完全清醒或循环、呼吸功能尚未稳定时，应加强对呼吸、血压、中心静脉压、脉搏、尿量、体温、意识、皮肤颜色温度等监测，并给予相应处理。术后应常规给予氧疗，以预防术后低氧血症。

3. 麻醉手术后应立即进行血常规、血细胞比容、电解质、血气分析等检查，并依检查结果给予相应处理。

4. 持续静脉补液，手术当天的输液量，成人为

3500 ~ 4000ml,如术中有额外出血和体液丢失,应根据出量予以补充调整。

5. 术后可能发生出血、呕吐、呃逆、尿潴留和肺部并发症,须予以重视和防治。

二、肝胆手术的麻醉

(一) 麻醉前准备

1. 重点应检查心、肺、肝、肾功能。对并存疾病特别是高血压病、冠心病、肺部感染、肝功能损害、糖尿病等应给予全面的内科治疗。

2. 胆囊、胆道疾病多伴有感染;胆道梗阻多有阻塞性黄疸及肝功能损害,麻醉前都要给予消炎、利胆和保肝治疗。阻塞性黄疸可导致胆盐、胆固醇代谢异常,维生素 K 吸收障碍,致使维生素 K 参与合成的凝血因子减少,发生出凝血异常,凝血酶原时间延长。麻醉前应给予维生素 K 治疗,使凝血酶原时间恢复正常。胆道疾患术前慎用吗啡类镇痛药。

3. 血清胆红素升高者,在腹部外科多为阻塞性黄疸,术前应加强保肝治疗,术中术后应加强肝肾功能维护,预防肝肾综合征的发生。

4. 阻塞性黄疸的患者,自主神经功能失调,表现为迷走神经张力增高,心动过缓。麻醉手术时更易发生心律失常和低血压。

5. 胆囊、胆道疾病患者常有水、电解质、酸碱平衡紊乱、营养不良、贫血、低蛋白血症等继发性病理生理改变,麻醉前均应作全面纠正。

(二) 麻醉选择及处理

胆囊、胆道手术,可选择全身麻醉、硬膜外阻滞或全麻加硬膜外阻滞下进行。硬膜外阻滞可经胸$_{8~9}$或胸$_{9~10}$间隙穿刺,向头侧置管,阻滞平面控制在胸$_{4~12}$。胆囊、胆道部位迷走神经分布密集,且有膈神经分支参与,在游离胆囊床、胆囊颈和探查胆总管时,可发生胆-心反射。患者不仅出现牵拉痛,而且可引起反射性冠状动脉痉挛、心肌缺血导致心律失常,血压下降。应采取预防措施,如局部神经封闭、应用哌替啶及阿托品或氟芬合剂等。吗啡、芬太尼可引起胆总管括约肌和十二指肠乳头部痉挛,而促使胆道内压上升达 2. 94kPa(300mmH$_2$O)或更高,持续 15 ~ 30 分钟,且不能被阿托品解除,故麻醉前应禁用。阿托品可使胆囊、胆总管括约肌松弛,麻醉前可使用。胆道手术可促使纤维蛋白溶酶活性增强,纤维蛋白溶解而发生异常出血。术中应观察出

凝血变化,遇有异常渗血,应及时检查纤维蛋白原、血小板,并给予抗纤溶药物或纤维蛋白原处理。

阻塞性黄疸常伴肝损害,应禁用对肝肾有损害的药物,如氟烷、甲氧氟烷、大剂量吗啡等,三个月内曾用过氟烷麻醉者,也应禁用氟烷。恩氟烷、异氟烷和七氟烷亦有一过性肝损害的报道。麻醉手术中因凝血因子合成障碍,毛细血管脆性增加,也促使术中渗血增多。但临床观察并未发现不同麻醉方法对肝功能及凝血因子有不同的影响。

胆道外科患者,病情与体质差异极大,肥胖体型者逐年增多,麻醉选择与处理的难度也各异。肝脏手术出血凶猛,应做好动静脉穿刺,实时监测,指导药物应用和补液输血。

(三) 麻醉后注意事项

(1) 术后应密切监测血压、脉搏、呼吸、尿量、尿比重,持续鼻导管吸氧,直至病情稳定。按时检查血红蛋白、血细胞比容及电解质、动脉血气分析,根据检查结果给予调整治疗。

(2) 术后继续保肝、保肾治疗,预防肝肾综合征。

(3) 对老年人、肥胖患者及并存气管、肺部疾病者,应防治肺部并发症。

(4) 胆总管引流的患者,应计算每日胆汁引流量,注意水、电解质补充及酸碱平衡。

(5) 危重患者和感染中毒性休克未脱离危险期者,麻醉后应送术后恢复室或 ICU 进行严密监护治疗,直至脱离危险期。

三、脾脏手术的麻醉

(一) 麻醉前准备

1. 脾脏是人体血液储存和调节器官,有清除和调节血细胞及产生自身免疫抗体的功能。原发性或继发性脾功能亢进患者,多有脾肿大、红细胞、白细胞、血小板减少和骨髓造血细胞增生。麻醉医师应在麻醉前全面了解病史及各种检查结果。评估围手术期风险,做好相应准备。

2. 严重贫血,尤其是溶血性贫血者,应输新鲜血。有肝损害、低蛋白血症者,应给予保肝及多种氨基酸治疗。有血小板减少、出凝血时间及凝血酶原时间延长者,应小量多次输新鲜血或浓缩血小板,并辅以维生素 K 治疗。择期手术患者应待贫血基本纠正、肝功能改善、出血时间及凝血酶原时间恢复正常

后再行手术。

3. 原发性脾功能亢进者除有严重出血倾向外,大都已长期服用肾上腺皮质激素和 ACTH。麻醉前除应继续服用外,尚需检查肾上腺皮质功能代偿情况。

4. 有粒细胞缺乏症者常有反复感染史,术前应积极防治。

5. 外伤性脾破裂除应积极治疗失血性休克外,应注意有无肋骨骨折、胸部挫伤、左肾破裂及颅脑损伤等并存损伤,以防因漏诊而发生意外。

(二) 麻醉选择与处理

1. 无明显出血倾向及出凝血时间、凝血酶原时间已恢复正常者,可选用连续硬膜外阻滞。麻醉操作应轻柔,避免硬膜外间隙出血。凡有明显出血者,应弃用硬膜外阻滞。选择全麻时需考虑有无肝损害,可用静脉复合或吸入麻醉。气管插管操作要轻巧,防止因咽喉及气管黏膜损伤而导致血肿或出血。

2. 麻醉手术处理的难度主要取决于脾周围粘连的严重程度。游离脾脏、搬脾、结扎脾蒂等操作,手术刺激较大,有发生意外大出血的可能,麻醉医师应提前防治内脏牵拉反应并做好大量输血准备。巨大脾脏内储血较多,有时可达全身血容量的 20%,故手术中禁忌脾内注射肾上腺素,以免发生回心血量骤增而导致心力衰竭。

3. 麻醉处理中要密切注意出血、渗血情况,维持有效循环血量。渗血较多时,应依情使用止血药和成分输血。

4. 麻醉前曾服用激素的患者,围手术期应继续给予维持量,以防肾上腺皮质功能急性代偿不全。

(三) 麻醉后注意事项

(1) 麻醉后当天应严密监测血压、脉搏、呼吸和血红蛋白、血细胞比容的变化,严防内出血和大量渗血,注意观察膈下引流管出血量、继续补充血容量。

(2) 加强抗感染治疗。已服用激素者,应继续给予维持量。

四、门脉高压症手术的麻醉

(一) 门脉高压症主要病理生理特点

门静脉系统是腹腔脏器与肝脏毛细血管网之间的静脉系统。当门静脉的压力因各种病因而高于 $2.45kPa(25cmH_2O)$ 时,可表现一系列临床症状,统称门脉高压症。其主要病理生理改变为:①肝硬化及肝损害;②高动力型血流动力学改变:容量负荷及心脏负荷增加,动静脉血氧分压差降低,肺内动静脉短路和门、肺静脉间分流;③出凝血机能改变:有出血倾向和凝血障碍,原因为纤维蛋白原缺乏、血小板减少、凝血酶原时间延长、第Ⅴ因子缺乏、血浆纤溶蛋白活性增强;④低蛋白血症,腹水,电解质紊乱,钠和水潴留,低钾血症;⑤脾功能亢进;⑥氮质血症,少尿,稀释性低钠血症,代谢性酸中毒和肝肾综合征。

(二) 手术适应证的选择

门脉高压症手术麻醉的适应证,主要取决于肝损害程度、腹水程度、食管静脉曲张程度及有无出血或出血倾向。为做好手术前评估准备和降低死亡率,我国特有的武汉分级将门脉高压症的肝功能情况归纳为三级,因我国肝硬化多由肝炎所致,故增加了转氨酶一项。见表61-4。Ⅲ级肝功能患者不适于手术麻醉,应力求纠正到Ⅰ或Ⅱ级。Ⅰ、Ⅱ级术后死亡率约为 5%,Ⅲ级者死亡率甚高。

表 61-4　门脉高压症患者的肝功能分级

	肝功能分级		
	Ⅰ 级	Ⅱ 级	Ⅲ 级
胆红素(μmol/L)*	<20.5	20.5~34.2	>34.2
血清白蛋白(g/L)	≥35	26~34	≤25
凝血酶原时间延长(S)	1~3	4~6	>6
转氨酶			
金氏法(u)	<100	100~200	>200
赖氏法(u)	<40	40~80	>80
腹水	(−)	少量,易控制	大量,不易控制
肝性脑病	(−)	(−)	(+)

* μmol/L÷17.1=mg/dl

门脉高压症麻醉危险性增加的界限为:黄疸指数大于40u;血清胆红素大于20.5μmol/L;血浆总蛋白量小于50g/L;白蛋白小于25g/L;A/G小于0.8;GPT、GOT大于100u;磺溴酞钠(BSP)潴留试验大于15%;吲哚菁绿(ICG)消失率小于0.08。为探讨肝细胞功能的储备能力,糖耐量曲线试验有一定价值,90~120分钟值如高于60分钟值者,提示肝细胞储备力明显低下,麻醉手术死亡率极高。

使用综合性检查结果来判断门脉高压症的预后,为麻醉临床提供更为客观的科学依据。详见表61-5。

表61-5 门脉高压症的预后判断分类

	预后分类			
	Ⅰ	Ⅱ	Ⅲ	Ⅳ
有效肝血流量(ml/min)	>600	600~400	400~300	<300
肝内短路率(%)	<15	30~40	30~40	>40
肝静脉血氨法(μg/dl)	<65	65~80	80~100	>100
BSP潴留率(%)	<10	10~30	30~35	>35
ICG消失率	>0.01	0.1~0.08	0.08~0.04	<0.04
术后生存率(%)	91.5	79.4	51	14.3

(三)麻醉前准备

门脉高压症多有程度不同的肝损害。肝脏为主要代谢、解毒的器官,麻醉前应重点针对其主要病理生理改变,做好改善肝功能、出血倾向及全身状态的准备。

1. 增加肝糖原,修复肝功能,减少蛋白分解代谢:给高糖、高热量、适量蛋白质及低脂肪饮食,总热量应为125.5~146.4kJ(30~35kcal/kg)。必要时可静脉滴注葡萄糖胰岛素溶液。对无肝性脑病者可静脉滴注相当于0.18g蛋白/(kg·d)的合成氨基酸。脂肪应限量在50g/d以内。为改善肝细胞功能,还需用多种维生素,如复合维生素B、维生素B$_6$、维生素B$_{12}$、维生素C等。

2. 有出血倾向者可给予维生素K和其他止血药,以纠正维生素K相关因子缺乏引起的凝血功能障碍和出凝血时间及凝血酶原时间。纤维蛋白原、凝血酶原或X因子在体外半衰期较稳定,麻醉前可用新鲜全血或新鲜冰冻血浆来补充。

3. 腹水直接反映肝损害的严重程度,大量腹水还直接影响呼吸、循环和肾功能,应在纠正低蛋白血症的基础上,采用利尿、补钾措施,并限制液体入量。根据2009年美国肝病研究学会腹水治疗指南(AASLD),张力性腹水患者在单次放腹水5L是安全的。在腹腔穿刺术后可不必输注胶体。但静脉白蛋白的(8g/L腹水)补充是不可忽视的。而在最新2010版欧洲肝脏研究学会(EASL)发表的《肝硬化腹水指南》中,将腹水分为3度。对使用利尿剂和穿刺引流治疗作出更详细的指标。但这两个学会都建议,在大量放腹水时应进行补充白蛋白治疗。

4. 凡伴有水、电解质、酸碱平衡紊乱者,麻醉前应逐步纠正。

(四)麻醉选择与处理

肝脏是多种麻醉药代谢的主要场所,而多数麻醉药都可使肝血流量减少。麻醉选择与处理的主要原则是选用其最小有效剂量。应使收缩压维持在80mmHg以上,否则肝脏将丧失自动调节能力,并可加重肝细胞损害。

1. 麻醉前用药 大量应用阿托品或东莨菪碱可使肝血流量减少,一般剂量时则无影响。镇静镇痛药均在肝内代谢,门脉高压症时分解代谢延迟,可导致药效增强、作用时间延长,故应减量或避用。

2. 麻醉药 氧化亚氮在无缺氧的情况下,对肝脏无直接影响。氟烷使肝血流量下降约30%,部分患者术后可有谷-丙转氨酶(glutamate pyruvate transaminase,GPT/ALT)一过性升高,因此原有肝损害或疑有肝炎者宜禁用。恩氟烷是否存在肝损害,尚未定论,但用药后一周内GPT可上升至100u以上,故最好避用。异氟烷、七氟烷在体内降解少,对肝功能影响轻微,可考虑选用。肝损害时血浆蛋白量减少,应用巴比妥类药时,因分解代谢减缓,使血内游离成分增加,药效增强,但睡眠量巴比妥类对肝脏尚无影响。氟哌利多,芬太尼虽在肝内代谢,但麻醉常用量尚不致发生肝损害,可用于门脉高压症手术的麻醉,但对严重肝损害者应酌情减量。

3. 肝硬化患者的胆碱酯酶活性减弱,使用琥珀酰胆碱时,其作用可增强,易发生呼吸延迟恢复,应用维库溴铵时可无影响。

4. 酯类局麻药由血浆胆碱酯酶分解,酰胺类局麻药都在肝内代谢。由于血浆内胆碱酯酶均来自肝脏,肝硬化患者应用局麻药可因其分解延缓,易于蓄积,故禁忌大量使用。

5. 麻醉处理要点 包括:①维持有效循环血量:通过 ECG、有创血压、脉搏、SPO$_2$、中心静脉压、尿量等监测,维持出入量平衡,避免血容量不足或过多,预防低血压和右心功能不全,维护肾功能。此外,麻醉中可通过血气分析、电解质检查、测定血浆及尿渗透浓度,及时纠正水、电解质和酸碱失衡;②保持血浆蛋白量:低蛋白血症患者麻醉时应将白蛋白提高到 25g/L 以上,不足时应补充白蛋白,以维持血浆胶体渗透压和预防间质水肿;③维护血液氧输送能力:须保持血容量、每搏量、血细胞比容、血红蛋白及氧解离曲线的正常。心功能正常者,为保持有效循环血量,宜使血细胞比容保持在30%左右,以降低血液粘滞度,保证最佳组织灌流。为确保氧的输送能力,对贫血者可输浓缩红细胞;④补充凝血因子:麻醉前有出血倾向者,应输用新鲜血或血小板,缺乏由维生素 K 相关凝血因子者,可补充维生素 K 和输新鲜冰冻血浆。麻醉中一旦发生异常出血,应及时查各项凝血功能,作针对性处理;⑤处理大量出血:门脉高压分流术中,出血量在 2000ml 以上者并非少见,可采用血液回收与成分输血,适量给予血浆代用品,输血、输液时应注意补充细胞外液、纠正代谢性酸中毒、充分供氧及适量补钙;⑥保证镇痛完善,避免应激反应。

五、急腹症患者的麻醉

急诊手术中以急腹症最常见,急诊麻醉中急腹症约占 82.6%。其特点是发病急、病情重、饱胃患者比例大,继发感染或出血性休克者多,麻醉前准备时间紧,难以做到全面检查和充分准备。麻醉危险性、意外发生率及麻醉手术后并发症均较择期手术高。

(一) 麻醉前准备

1. 麻醉医师必须抓紧时间进行术前访视,重点掌握全身状况、神志、体温、循环、呼吸、肝及肾功能,追问既往病史、麻醉手术史、药物过敏史、禁食或禁饮时间。根据检查,选定麻醉方法和药物,做好意外防治措施。

2. 对并存血容量不足、脱水、血液浓缩、电解质及酸碱失衡或伴严重合并疾病以及继发病理生理改变者,根据血常规、血细胞比容、出凝血时间、血型、心电图、X 线片、血气分析、血清电解质、尿常规、尿糖、尿酮体等检查结果,进行重点处理或纠正。

3. 对休克患者必须施行综合治疗,待休克改善后再行麻醉,但有时由于病情发展迅速,应考虑在治疗休克的同时进行紧急麻醉和手术。治疗休克应重点针对脱水、血液浓缩或血容量不足进行纠正,并纠正电解质与酸碱失衡以改善微循环和维持血压,收缩压维持在 80mmHg 以上,血细胞比容在 30% 以上,重要脏器的血流灌注和肾功能尚可维持。术前要备足浓缩红细胞和新鲜冰冻血浆,以便于麻醉中进一步补足血容量。

4. 饱胃、肠梗阻、消化道穿孔、出血或弥漫性腹膜炎患者,麻醉前必须进行有效的胃肠减压。麻醉诱导方式需根据患者有无饱胃及气管插管难易程度而定。急症饱胃者(如进食,上消化道出血,肠梗阻等),为防止发生反流误吸,可酌情选用清醒表插管。

5. 剧烈疼痛、恐惧和躁动不安必然促使儿茶酚胺释放,加重微循环障碍,促进休克发展,故麻醉前在不影响呼吸、循环和保持意识存在的前提下,可用一定的术前药,剂量不易掌握,应少量分次给予。

(二) 麻醉选择及处理

1. 胃、十二指肠溃疡穿孔 除应激性溃疡穿孔外,多有长期溃疡病史及营养不良等变化。腹膜炎患者常伴剧烈腹痛和脱水,部分患者可继发中毒性休克。在综合治疗休克取得初步纠正的基础上,可慎用硬膜外阻滞,但需小量分次用药,严格控制阻滞平面。麻醉中继续纠正脱水、血液浓缩和代谢性酸中毒,防治内脏牵拉反应。对严重营养不良、低蛋白血症或贫血者,术前宜适量补血或血浆。麻醉后重点预防肺部并发症。

2. 上消化道大出血 食管静脉曲张破裂、胃肠肿瘤或溃疡及出血性胃炎,经内科治疗 48 小时仍难以控制出血者,常需紧急手术。麻醉前多有程度不同的出血性休克、严重贫血、低蛋白血症、肝功能不全及代谢性酸中毒等。术前均需抗休克综合治疗,待休克初步纠正后可选用全身麻醉或连续硬膜外阻滞。麻醉中应根据血压、脉搏、脉压、尿量、中心静脉压、血气分析、心电图等监测情况,维护有效循环血容量,保持收缩压在 90mmHg 以上,维持呼吸功能,避免缺氧和二氧化碳蓄积,纠正酸碱失衡,使尿量在

30ml/h 以上。

对出血性休克或持续严重出血的患者,宜选用气管内插管全麻。麻醉维持可选用对心肌和循环抑制轻的依托咪酯、γ-羟丁酸钠、氯胺酮、咪哒唑仑、芬太尼、氧化亚氮及肌松药等。有肝、肾损害者注意维护肝、肾功能。

3. 急性肠梗阻或肠坏死　无继发中毒性休克的患者,可选用连续硬膜外阻滞。有严重脱水、电解质、酸碱失衡、腹胀、呼吸急促、血压下降、心率增快的休克患者,选择气管内插管全麻更为安全。麻醉诱导及维持过程中应强调预防反流误吸,继续进行抗休克综合治疗,维护心、肺、肾功能,预防呼吸窘迫综合征(ARDS)、心力衰竭和肾功能衰竭。输血输液时,应掌握剂量与速度、胶体与晶体比例,以维持生理需要的血红蛋白量与血细胞比容。麻醉后需待患者完全清醒、呼吸交换正常、循环稳定、血气分析正常后,方可停止呼吸治疗。

4. 急性坏死性胰腺炎　循环呼吸功能稳定者,可选用连续硬膜外阻滞。已发生休克经综合治疗无效者,应选用对心血管系统和肝肾功能影响小的药物进行全身麻醉。麻醉中应针对病理生理特点进行处理:①因呕吐、肠麻痹、出血、体液外渗往往并存严重血容量不足,水、电解质紊乱,应加以纠正;②胰腺酶可将脂肪分解成脂肪酸,与血中钙离子起皂化作用,因此患者可发生低钙血症,需加以治疗;③胰腺在缺血、缺氧情况下可分泌心肌抑制因子(如低分子肽类物质),因此抑制心肌收缩力,甚至发生循环衰竭,应注意防治;④胰腺炎继发腹膜炎,致使大量蛋白液渗入腹腔,不仅影响膈肌活动,且使血浆渗透压降低,容易诱发肺水肿,呼吸功能减退,甚至发生ARDS,麻醉中应在血流动力学指标监测下,输入血浆代用品、血浆和全血以恢复有效循环血量,纠正电解质紊乱及低钙血症,同时给予抗生素治疗。此外,应注意呼吸管理、维护肝功能、防治 ARDS 和肾功能障碍。

六、类癌综合征患者的麻醉

(一) 类癌综合征的主要病理生理特点:

1. 见于胃肠道、胆、胰、甲状腺、肺、支气管、前纵隔、卵巢、睾丸等部位。发生率占类癌患者的18%。

2. 其病理生理改变主要由于色氨酸代谢紊乱,分泌 5-羟色胺、缓激肽、组胺等血管活性物质所造成。类癌综合征患者在麻醉中易促使神经节阻滞药的作用增强,致血压下降、支气管痉挛、高血糖、肠蠕动亢进。5-羟色胺可通过血脑屏障对中枢神经系统产生抑制作用,使麻醉苏醒延迟。缓激肽可引起严重血管扩张、毛细血管通透性增加和血压下降。

3. 临床表现主要有:皮肤潮红、毛细血管扩张,以面部、颈和胸部明显,多次发作后肤色呈紫绀状,眼结膜有毛细血管扩张和水肿,血压下降,极度乏力,腹泻呈水样及脂肪样大便,每日多达 20～30 次,可导致营养不良、水、电解质失衡、心内膜、心包膜、胸膜、腹膜纤维组织增生,出现三尖瓣、肺动脉瓣狭窄或关闭不全,最终发生心力衰竭,严重支气管痉挛可导致窒息。

(二) 麻醉前准备

1. 对疑有类癌综合征的患者要全面检查。对原发病灶部位、肝损害及其程度和心功能代偿情况等做重点检查和全面估价。

2. 手术前应对类癌综合征发作的患者试用 5-羟色胺拮抗剂、缓激肽拮抗剂以及皮质类固醇等进行试探性治疗,找出有效治疗药物和剂量,以供麻醉处理时参考使用。

3. 改善全身状况和营养不良,纠正水、电解质失衡。手术前禁用含有大量色氨酸的饮料和食物(如茶、酒、脂肪及某些蔬菜),禁忌挤压肿瘤以防诱发综合征发作。

4. 保持患者镇静,避免交感-肾上腺系统兴奋,麻醉前用药宜适当增量。

(三) 麻醉选择和处理

1. 吗啡、硫喷妥钠、右旋糖酐、多黏菌素 B 等,可增加肠色素颗粒细胞膜的通透性,或使泵作用发生改变而促使 5-羟色胺分泌增加,故应禁用。

2. 琥珀酰胆碱的去极化作用可增高腹内压,筒箭毒碱的神经节阻滞和组胺释放作用可诱发血压严重波动和支气管痉挛,故应慎用。

3. 因类癌分泌的活性物质直接作用于神经末梢与靶细胞的交接处,由此引起类癌综合征发作,各种麻醉包括局麻、神经阻滞、脊麻或硬膜外阻滞中都可能发作。因此在麻醉管理中应提高警惕,尽量避免能导致血压下降和呼吸抑制的各种影响因素。

4. 神经安定药、抗组胺药可降低肠色素颗粒细胞膜的通透性,并阻滞 5-羟色胺、组胺的作用,故类癌综合征手术可选用神经安定镇痛麻醉或静脉复合麻醉,肌松药中可选用泮库溴铵或维库溴铵等无组胺释放作用的药物。

5. 麻醉力求平稳,诱导期避免各种应激反应和儿茶酚胺释放因素,控制适当的麻醉深度。手术挤压肿瘤、变动体位、缺氧、二氧化碳蓄积、低血压等因素都会促使类癌的活性物质(5-羟色胺及缓激肽)分泌增加,应严密监护。选用气管内插管有利于供氧和维持呼吸道通畅,一旦出现支气管痉挛,可立即施行正压辅助呼吸,故适用于类癌手术患者的麻醉。

6. 麻醉中一旦发生缓激肽危象而导致严重低血压时,应禁用儿茶酚胺类药,后者可增加缓激肽合成,低血压可更加严重,必要时应选用甲氧胺、间羟胺或血管加压素(VIP),最好选用 5-羟色胺、缓激肽和组胺的拮抗药及激素,补足有效循环血量,纠正水、电解质及酸碱失衡。对并存心肌、心瓣膜损害的类癌患者,应注意防止增加右心负荷,正确掌握输血、输液速度与总量,注意尿量,坝防心力衰竭。

第3节 泌尿科常见手术的麻醉

一、泌尿系经腹手术的麻醉

泌尿系疾病多伴有肾功能障碍。慢性肾功能障碍者可继发高血压、尿毒症、贫血、低蛋白血症、水电解质及酸碱失衡以及心、肺、肝、内分泌等器官的病理改变,麻醉前应加以治疗。肾、输尿管、膀胱及前列腺手术可选用椎管内麻醉。小儿先天性泌尿系畸形手术可在基础麻醉下施行硬膜外或骶管阻滞。需胸腹联合切口、摆放特殊体位或病情禁用椎管内麻醉者,可酌情应用喉罩或气管插管全麻。肾动脉狭窄继发肾性高血压施行肾血管成形、人工血管置换或自体肾移植手术者,可选用椎管内麻醉或全身麻醉再结合肾脏局部降温。需阻断腹主动脉的肾血管手术,为保护肾、脊髓和肠道等功能,可选用 30 ~ 32℃全身降温。

肾脏手术种类虽多,但麻醉管理则基本相同。硬膜外阻滞范围至少达胸$_6$ ~ 腰$_2$,上界最好达胸$_4$。为减轻牵拉肾脏及肾蒂的反应,需提前使用镇痛镇静药,目前全身麻醉更为常用。手术中可能损伤胸膜造成气胸、损伤肾动静脉或下腔静脉发生大出血或肾癌癌栓脱落造成肺栓塞等。此类严重并发症可能突然发生心搏骤停,麻醉医师应提高警惕,做好各项急救复苏准备,并向家属详细说明麻醉手术中可能发生的风险。

膀胱肿瘤施行膀胱全切、回肠代膀胱术是泌尿科手术时间较长、创伤大、出血多的手术,如果管理不当,手术后期有可能发生创伤出血性休克,应做好大量输血准备,同时要输注适量平衡液以补充细胞外液,纠正酸中毒,补充钙剂,防治大量输血并发症。该类患者麻醉时可行急性等容血液稀释或高容血液稀释。

前列腺摘除术的麻醉中要重点注意摘除前列腺后短时间内的大量快速失血,少数患者可出现纤维蛋白溶解致创面异常渗血,其原因可能与挤压前列腺释放纤溶酶原激活物,促使纤维蛋白溶解酶原转变为纤维蛋白溶解酶所致。一旦明确诊断后,应立即给予氨基己酸 4 ~ 5g 和纤维蛋白原治疗,若失血量严重,可补充新鲜血和血浆。

肾血管成形或人工血管置换手术的麻醉处理,应以控制肾性高血压或高血压危象以及维护肾功能和心血管功能为重点,使用降压药应严格控制降压幅度,以避免心、脑、肝、肾等重要脏器缺血、缺氧性损害。

二、经尿道手术的麻醉

膀胱镜检查、输尿管逆行造影和经尿道膀胱肿瘤切除术时间较短,可在静脉或吸入麻醉下进行。经尿道前列腺切除术(TURP)可采用椎管内麻醉阻滞或全身麻醉。椎管内麻醉阻滞平面达到 T_{10} 即可满足手术需求,与全麻相比,能减少深静脉血栓的发生率,并有利于更早地发现 TURP 综合征和膀胱穿孔等并发症。TURP 综合征是指术中前列腺组织的静脉窦开放,大量灌洗液吸收入血后,导致的液体超负荷、低钠血症、血浆渗透压降低、溶血、电解质紊乱等一系列症状体征,治疗不及时可进一步发生脑水肿和肺水肿,危及生命。液体吸收量主要取决于灌注压力、静脉压力以及手术持续时间和手术创面大小,麻醉过程中应密切观察患者生命体征、神志情况、监测血气和电解质,早期发现问题早做处理。治疗原则是通过袢利尿剂排出过多的水,限制液体入量,防止电解质紊乱、低氧血症和组织灌注不良。当前应用的钬激光技术可以缩短手术时间、组织损伤小、减少灌注液的吸收,从而减少此类并发症的发生。

三、外阴手术的麻醉

尿道、阴茎、阴囊、睾丸、会阴部手术通常时间较

短,可选用腰麻,其操作简便、阻滞完善,也可根据具体情况放置硬膜外导管或采用较为舒适的喉罩全麻。

肾上腺手术的麻醉处理参见第79章。肝肾移植的麻醉处理参见第65章。腹腔镜手术对呼吸循环的影响及麻醉处理参见第66章。

第4节 妇科常见手术的麻醉

一、经腹手术的麻醉

(一) 子宫及附件切除术

该类手术患者多为中、老年人,可能伴有循环或呼吸系统疾病,且因长期失血而常有贫血,各器官因慢性贫血可能有不同程度损害,应重视麻醉前纠正。如血红蛋白低于70g/L,应做认真处理,待80g/L以上方可麻醉。一般可选择椎管内麻醉,如预计手术困难或需做淋巴结清扫时,为提高患者舒适度宜选择全身麻醉。老年患者合并心、肺疾病者应常规进行心电图及呼吸功能监测,维持血压、心率稳定,注意血容量动态平衡,防止心脏负荷增加,维持正常通气量,注意保护肾功能。该类手术除术前贫血或术中渗血较多者外,多数不需输血。

(二) 巨大卵巢肿瘤切除术

麻醉的难易程度与肿瘤大小有直接关系。巨大肿瘤可引起:①膈肌上抬,活动受限,胸廓内容积明显缩小,通气受限,患者可能长期处于低氧和二氧化碳蓄积状态,又因肺舒缩受限,易并发呼吸道感染和慢性支气管炎,因此麻醉前应常规检查肺功能及动脉血气分析,必要时行抗炎治疗;②巨大肿瘤可能压迫腔静脉、腹主动脉,使回心血量减少,下肢淤血浮肿,心脏后负荷增加;又因腔静脉长期受压,逐步形成侧支循环,可使硬膜外间隙血管丛扩张淤血,麻醉前应常规检查心电图、超声心动图,了解心功能代偿程度,硬膜外穿刺、置管应谨防血管损伤,用药量应减少1/3~1/2;③巨大肿瘤压迫胃肠道,可致患者营养不良,消瘦虚弱,继发贫血、低蛋白血症和水、电解质代谢紊乱,麻醉前应尽可能予以纠正。

麻醉方法和药物的选择应根据心肺功能代偿能力全面权衡。凡有呼吸、循环代偿不全而手术切口在脐以下的中等大小肿瘤,可选用连续椎管内麻醉或全身麻醉。巨大肿瘤促使患者难以平卧者,如属良性囊肿,麻醉前可试行囊肿穿刺缓慢放液,同时经

静脉补血浆或代血浆,然后选用全身麻醉。

术中探查、放囊内液及搬动肿瘤等操作过程中,要严密监测生命体征,尤其是血压,放液速度宜慢,搬出肿瘤后应立即作腹部加压,以防止因腹内压骤然消失,右心回血量突然增加,导致前负荷增高而诱发急性肺水肿,另一方面又可能因为腹主动脉的压迫突然解除,后负荷突然降低而导致血压骤降、心率增快。因此,手术中要准确判断心脏前后负荷的增减,及时调节血容量平衡。麻醉后需待呼吸循环稳定、意识清醒后,再送回术后恢复室。

(三) 子宫肌瘤剔除术及异位妊娠切除术

此类手术患者年龄较轻,合并症较少,椎管内麻醉基本能完成开腹手术。随着腹腔镜手术的飞速发展,当前该类手术多经腹腔镜完成,因此应用喉罩全麻更为常用。

二、经阴道手术的麻醉

(一) 阴式子宫切除术、肌瘤剔除术及阴道壁修补术

此类手术需用截石位,椎管内麻醉操作后要重视体位摆放及其对呼吸、循环的影响。另外,此类手术常需局部注射肾上腺素等收缩血管并反复多次牵拉宫颈,应注意处理药物引起的血压高、心率快和迷走神经反射引起的心率减慢。阴式子宫肌瘤剔除手术时间较长,渗血、出血较多,术前应认真改善全身情况,术中根据失血量及时输血补液。手术可以选用较为简便的椎管内麻醉,也可采用全麻,应用刺激较小的喉罩通气道。

(二) 宫腔镜检查与手术

宫腔镜能直接检查宫腔形态及宫内病变,优点为直视、准确、减少漏诊,并可取材活检,提高诊断准确性。许多妇科疾病可进行宫腔镜手术治疗。

1. 宫腔镜检查特点 膨宫介质基本要求为膨

胀宫腔,减少子宫出血和便于直接操作。常用的有:①二氧化碳:其折光系数为 1.00,显示图像最佳,气和出血可影响观察效果。有气栓的危险,已很少使用;②低粘度液体:有生理盐水,乳酸林格氏液和 5% 葡萄糖等。因其粘度低,易于通过输卵管,检查操作时间过长,可致体液超负荷,故用连续灌流更安全;③高粘度液体:有 32% 右旋糖酐-70 和羟甲基纤维素钠液等。因粘度高,与血不融视野清晰。罕见情况有过敏,用量过大会导致肺水肿和出血性子癜,甚至引起肺栓塞。

2. 麻醉选择　宫腔镜下手术,根据不同情况可选用全身麻醉或椎管内麻醉,由于大多数宫腔镜手术时间较短且术后疼痛少见,多采用喉罩通气道实行全麻,无需肌松药,患者舒适度高、减少了迷走神经紧张综合征的发生率且恢复较快。

迷走神经紧张综合征源于敏感的宫颈管,受到扩宫刺激传导至 Frankenshauser 神经节、腹下神经丛、腹腔神经丛和右侧迷走神经,而出现恶心、出汗、低血压、心动过缓,严重者可致心跳骤停。宫颈明显狭窄和心动过缓者尤应注意预防。阿托品有一定预防和治疗作用。

3. 麻醉管理　除常规监测与输液外,主要应注意膨宫介质的不良反应与可能发生的并发症。麻醉手术后,应送到麻醉恢复室,常规监测心电图、血压、脉搏血氧饱和度。以 CO_2 为膨宫介质者,术后可取头低臀高位 10 ~ 15 分钟可预防术后肩痛。以晶体液为介质者应注意有无体液超负荷或水中毒问题。待一切生命体征平稳后,方可离开麻醉恢复室。

（三）宫颈椎切、无痛人流及取环术

此类短小手术可于静脉麻醉下进行,给予适量镇静镇痛药,呼吸管理很重要,根据时间长短可保留自主呼吸,也可轻巧置入喉罩进行机械通气。

三、妇科急症手术的麻醉

妇科急症手术包括宫外孕破裂、卵巢囊肿蒂扭转、阴道宫颈撕裂伤等,最常见的为宫外孕破裂,常需急症手术。麻醉处理主要取决于失血程度,麻醉前要对患者的失血量和全身状态做出迅速判断,并做好大量输血准备,应对失血性休克。休克前期时,估计失血量约为 400 ~ 600ml;如已达轻度休克,失血量约为 800 ~ 1200ml;中度休克时失血量约为 1200 ~ 1600ml;重度休克时失血量约为 2000ml 左右。休克前期或轻度休克时可在输血输液基础上,谨慎选用小剂量椎管内麻醉;中度或重度休克,经综合治疗无好转者,应酌情选用对心血管抑制较轻的依托咪酯、γ-羟丁酸钠、氯胺酮、琥珀酰胆碱等药物实施插管全麻。诱导时要严防呕吐误吸,麻醉中要根据失血量及时进行自体血回输,补充浓缩红细胞和新鲜冰冻血浆、代血浆和平衡液,并纠正代谢性酸中毒,维护肾功能。麻醉后应继续严密观察,预防感染及心、肺、肾的继发性损害。

（左明章　黄舜）

参 考 文 献

1. D. L. Brown. Spinal, Epidural, and Caudal Anesthesla. In: Miller's Anesthesia. 7 ed. Ed. : R. D. Miller, L. I. Eriksson, L. A. Fleisher, J. P. Wiener-Kronish, W. Young. Churchill Livingstone, Philadelphia. 2010, 1611-1638.

2. Bjoraker D. G. Abdominal and Major vascular Surgery. In: Anaesthesia. Editors: W. S. Nimmo, G. Smith, Blackwell Scientific Publications, Oxford. 2010, 726-744.

3. S. P. Fischer, A. M. Bader, B. J. Sweizer, Evaluation. Preoperative, Miller's. In, Anesthesia, 7 ed. Ed. : R. D. Miller, L. I. Eriksson, L. A. Fleisher, J. P. Wiener-Kronish, W. Young. Churchill Livingstone, Philadelphia. 2010, 1001-1066.

4. M. A. Lee, C. S. Yuan, J. Moss, Complementary and Alternative Therapies. In: Miller's Anesthesia. 7 ed. Ed. : R. D. Miller, L. I. Eriksson, L. A. Fleisher, J. P. Wiener-Kronish, W. Young. Churchill Livingstone, Philadelphia. 2010, 957-966.

5. ASA Practice Guidelines for Preoperative Fasting and the Use of Pharmacologic Agents to Reduce the Risk of Pulmonary Aspiration: Application to Healthy Patients Undergoing Elective Procedures: An Updated Report by the American Society of Anesthesiologists Committee on Standards and Practice Parameters. Anesthesiology, 2011, 495-511.

6. D. M. Rothenberg, C. J. O'Connor, K. J. Tuman, Anesthesia and the Hepatobiliary System. In: Miller's Anesthesia. 7 ed. Ed. : R. D. Miller, L. I. Eriksson, L. A. Fleisher, J. P. Wiener-Kronish, W. Young. Churchill Livingstone, Philadelphia. 2010, 2135-2153.

7. J. L. Joris. Anesthesia for Laparoscopic Surgery. In: Miller's Anesthesia. 7 ed. Ed. : R. D. Miller, L. I. Eriksson, L. A. Fleisher, J. P. Wiener-Kronish, W. Young. Churchill Livingstone, Philadelphia. 2010, 2185-2202.

8. Taylor, E. Feinstein, R. White, P. F. Soper, N. Anesthetic Management of Abdominal Surgery Anesthesiology, 1992, 76 [4]:541-543.

9. Akca, O. Lenhardt, R. Fleischmann, E. Treschan, T. Greif, R. Fleischhackl, R. Kimberger, O. Kurz, A. Sessler, D. I. , Anes-

thetic Management of Abdominal Surgery. Acta Anaesthesiol Scand,2004,48[7]:894-898.

10. Zhang HW,Chen YJ,Cao MH,Ji FT. Anesthetic Management of Abdominal Surgery. Am Surg,2012,78(1):107-110.

11. Ortiz,J. Suliburk,J. W. Wu,K. Bailard,N. S. Mason,C. Minard,C. G. Palvadi,R. R. ,Anesthetic Management of Abdominal Surgery. Reg Anesth Pain Med,2012,37(2):188-192.

12. Ogunnaike,B. O. Jones,S. B. Jones,D. B. Provost,D. Whitten,C. W. ,Anesthetic Management of Abdominal Surgery Anesth Analg. 2002,95(6):1793-1805.

13. Perilli,V. Sollazzi,L. Bozza,P. Modesti,C. Chierichini,A. Tacchino,R. M. Ranieri,R. ,Anesthetic Management of Abdominal Surgery Anesth Analg. 2000,91(6):1520-1525.

14. Talab,H. F. Zabani,I. A. Abdelrahman,H. S. Bukhari,W. L. Mamoun,I. Ashour,B. B. Sadeq,S. I. El Sayed,Anesthetic Management of Abdominal Surgery. Anesth Analg. 2009,109(5):1511-1516.

15. Valenza,F. Vagginelli,F. Tiby,A. Francesconi,S. Ronzoni,G. Guglielmi,M. Zappa,M. Lattuada,E. Gattinoni,L. ,Anesthetic Management of Abdominal Surgery Anesthesiology. 2007,107(5):725-732.

16. Pelosi,P. Gregoretti,C. ,Anesthetic Management of Abdominal Surgery. Best Pract Res Clin Anaesthesiol. 2010,24(2):211-225.

17. Lobo,D. N. ,K. A. Bostock,K. R. Neal,et al. Anesthetic Management of Abdominal Surgery Lancet,2002,359:1812-1818.

第62章 产科麻醉

第1节 孕妇妊娠期生理改变

妊娠期孕妇的生理发生了显著改变,随着妊娠时间的推移,这些改变更加显著,特别是高危产妇,这些生理改变会对麻醉产生影响。作为麻醉医师,除了要掌握麻醉方面的专业知识和技能外,还应该掌握孕妇妊娠期的生理改变、病理产科以及麻醉方法和药物对母体、胎儿的影响等方面的知识,尽最大所能保障母婴的安全。

妊娠期全过程从末次月经第一日开始计算,平均280天,即40周。临床上分为三个时期:13周末之前称为早期妊娠,第14~27周末称为中期妊娠,第28~40周末称为晚期妊娠。

分娩全过程是从开始出现规律宫缩至胎儿胎盘娩出为止,简称总产程。第一产程又称宫颈扩张期,是指从开始出现间歇性5~6分钟的规律宫缩,到宫口开全的一段时间。初产妇需11~12小时;经产妇需6~8小时。第二产程又称胎儿娩出期,是指从宫口开全到胎儿娩出的这段时间。初产妇需1~2小时;经产妇通常数分钟即可完成,但也有长达1小时者。第三产程又称胎盘娩出期,是指从胎儿娩出到胎盘娩出的时间,通常需5~15分钟,不超过30分钟。

一、循环系统

妊娠期间,由于新陈代谢负担增加、循环血量增加及内分泌的改变,使得母体在血容量、血流动力学及心脏方面都发生较大变化,以适应胎儿生长发育及分娩的需要。

(一)心脏改变

妊娠期间心电图发生典型改变。从妊娠第8~10周开始,心率逐渐加快,34~36周时达高峰,以后逐渐下降。单胎妊娠心率一般可增加10~15次/min,心脏容量可增加10%左右。妊娠后期心电图检查有电轴左偏,这与心脏沿长轴旋转有关。有些孕妇在Ⅲ导联出现Q波和T波倒置,Q波在深吸气后可减小,T波在深吸气后倒置减轻或转为直立。AVF导联一般无Q波。上述心电图改变均可于产后消失。另外,妊娠期还可能出现房性或室性期前收缩等心律失常表现。

妊娠期高动力性循环使心音加强,肺动脉瓣区和心尖区出现2~3级收缩期吹风样杂音。有时因肺动脉生理性扩张,在肺动脉瓣区可出现吹风样舒张期杂音,酷似肺动脉瓣关闭不全的杂音,但产后即消失。妊娠后期,因子宫增大,横膈上升,可使心脏向左前方移位,大血管轻度扭曲,心尖部可产生收缩期杂音及肺动脉瓣第二心音亢进,但心电图正常。

(二)妊娠期血流动力学改变

妊娠期间心排血量有所增加,开始于妊娠第5周,并于妊娠早期末增加35%~40%。在妊娠中期,心排血量继续增加直至接近比非妊娠妇女心排血量大50%的水平。妊娠晚期,心排血量维持此水平不变。

心排血量取决于心率和每搏量。心排血量最初的变化可归因于妊娠第4~5周心率的加快。至妊娠早期末心率加快可高于基线15%~25%,并且在妊娠后期基本维持此水平。每搏量于妊娠的第5~8周可增加约20%,而到了妊娠中期末可增加25%~

30%,并且保持此水平直至分娩。每搏量的增加与雌激素升高有关。因为妊娠期间孕酮和雌二醇可引起血管平滑肌松弛以致血管扩张,外周血管阻力下降约20%。外周血管阻力的下降可使收缩压和舒张压下降,心率和心脏每搏量反射性地升高,从而导致心排血量的增加。

妊娠期间,左室舒张末容量增加,而收缩末容量保持不变,从而导致射血分数增大。妊娠期间的中心静脉压、肺动脉舒张压和肺毛细血管楔压都在非孕时的正常值范围内。

怀孕期间心排血量的增加可导致子宫、肾脏以及四肢的灌注增加。流向脑部和肝脏的血流无变化。足月妊娠时孕妇皮肤血流量接近非妊娠水平的3~4倍,导致皮肤温度升高。肾脏血浆流量于妊娠16~26周增加80%,但在足月妊娠时降至高于非妊娠水平的50%。

(三)分娩期和产褥期血流动力学改变

与分娩前的心排血量相比,第一产程初期的心排血量增加约10%,第一产程末约增加25%,第二产程增加约40%。子宫收缩期间,约300~500ml血液可从绒毛间隙流入中心循环(相当于自体输血);子宫内压力增加迫使血液从绒毛间隙流向相对畅通的卵巢静脉流出系统。产后由于腔静脉受压解除、下肢静脉压减小和孕妇血管容量下降的共同作用使心排血量增加。心排血量在产后24小时下降至分娩前水平,在产后12~24周恢复到孕前水平。分娩结束后心率迅速下降,并在产后两周时恢复到孕前心率水平,而在之后的几个月内心率较孕前水平稍低。

(四)血压改变

体位、孕龄以及产次均可影响孕妇的血压测量值。坐位时血压高于卧位。侧卧位时,70%的孕妇血压测量值可下降10%,8%的孕妇血压可下降30%~50%。仰卧位时可出现仰卧位低血压综合征,但改变体位后好转。舒张压比收缩压下降程度更大,舒张压早在妊娠中期时即可下降近20%。

血压的改变与全身血管阻力的改变是一致的。全身血管阻力在妊娠早期时下降,于妊娠20周时降至最低点(下降35%),而在妊娠后期升高。全身血管阻力的下降,是由低阻力血管床(绒毛间隙)的发育以及前列腺素、雌二醇和孕酮作用所致的血管扩张引起的。

妊娠期间上肢静脉压无改变,下肢静脉压于妊娠后期升高,在卧位和坐位时更加明显,可由0.98kPa（10cmH_2O）增加到2~3kPa（20~30cmH_2O）。下肢静脉压升高的主要原因是由于机械性压迫所致,这里包括增大的子宫在骨盆入口上方压迫下腔静脉,以及胎头在骨盆侧壁处压迫髂静脉。故在进行中心静脉压测量时应从上腔静脉测量,以避免因增大的子宫压迫而导致下腔静脉测量值偏高。

二、血液系统

(一)血容量变化

自妊娠第6周起,母体血容量开始增多,孕32~34周时达高峰,约增加40%~45%,妊娠34周后,血浆容量基本稳定或稍有减少。妊娠末期,孕妇循环血容量大部分用于妊娠子宫的血液灌注。胎儿和母体产生的激素可使孕期血浆容量升高。另外,在血管紧张度下降情况下,血浆容量的增加是维持适当血压的一种生理反应。雌激素可升高肾素活性,从而通过肾素-血管紧张素-醛固酮系统增加钠的吸收和水的潴留。其机制可能是由于胎儿肾上腺产生了雌激素的前体脱氢表雄酮。孕酮也能增加醛固酮的分泌。这些改变导致血浆中肾素活性和醛固酮水平产生明显升高,同时也使钠潴留和身体水分总量显著升高。分娩前应适当控制液体的输入量,否则可能会增加水、钠潴留,增加心脏负担,不利于产后恢复。

自孕6~8周母体血容量开始增加,孕32~34周时达高峰,约增加40%~45%,平均增加1450ml。其中血浆增加约1000ml,因血浆增加多于红细胞增加,血液相对稀释。

(二)红细胞

血细胞比容降至31%~34%,血小板减少10%~20%,这是因为血浆的增长速度要明显高于红细胞及血小板,导致相对性的贫血。孕妇储备铁约500mg,为适应红细胞增生及胎儿成长和孕妇各器官生理变化的需要,容易缺铁。

(三)白细胞

从妊娠7周起开始增加,至妊娠30w时达高峰,主要为中性粒细胞增多,淋巴细胞增多不明显,而单核细胞和嗜酸性细胞几乎无改变。

(四)血浆蛋白

妊娠初期血浆白蛋白浓度从4.5g/dl下降至3.9g/dl,而到足月时下降为3.3g/dl。妊娠初期球蛋白下降10%,之后的整个妊娠期均呈上升趋势,直至足月时,球蛋白较孕前水平升高 10% 。妊娠期间白蛋白/球蛋白比值(白/球比)从 1.4 下降至 0.9,血浆总蛋白浓度约从 7.8g/dl 下降至 7.0g/dl 。妊娠期间母体胶体渗透压减小近 5mmHg 。妊娠初期血浆胆碱酯酶浓度下降约 25% 并保持此水平直至妊娠末期。

(五)凝血功能

妊娠期血小板的更新、聚集以及纤维蛋白溶解增强。因此,妊娠时血管内凝血加快,但属于代偿状态。

妊娠期间凝血因子亦发生改变(表 62-1)。大多数凝血因子浓度的升高、凝血酶原时间和部分凝血活酶时间的缩短、纤维蛋白肽 A 浓度的增加以及抗凝血酶Ⅲ浓度的降低,均提示凝血系统的激活。血栓弹力图的改变也提示妊娠处于高凝状态。

表 62-1　足月妊娠时凝血和纤溶参数

浓度升高的因子:
Ⅰ因子(纤维蛋白原)、Ⅶ因子(转变加速因子)、Ⅷ因子(抗血友病因子)、Ⅸ因子(抗血友病因子 B)、Ⅹ因子(Stuart ~ Prower 因子)、Ⅻ因子(Hageman 因子)

浓度不变的因子:
Ⅱ因子(凝血酶原因子)、Ⅴ因子(促凝血球蛋白原)

浓度下降的因子:
Ⅺ因子(凝血酶原激酶前身物)、ⅩⅢ因子(纤维蛋白稳定因子)

其他参数:
凝血酶原时间:缩短 20%
部分凝血活酶时间:缩短 20%
血栓弹力图:高凝状态
纤维蛋白肽 A 浓度:升高
抗凝血酶Ⅲ浓度:降低
血小板计数:不变或减少
出血时间:不变
纤维蛋白降解物浓度:升高
纤溶酶原浓度:升高

妊娠期血浆纤维蛋白原比非孕期增加约 50% ~ 75% ,孕末期可达 400 ~ 500mg/dl 。红细胞表面负电荷改变,红细胞沉降率加快。妊娠期纤维蛋白溶酶增加,优球蛋白溶解时间延长,表明纤溶活性降低,分娩后纤溶活性迅速增高。

从分娩开始的产后第一天内,血小板计数、纤维蛋白原、Ⅷ因子和纤溶酶原迅速下降,同时抗纤维蛋白溶解活性增加。产后第一天凝血时间仍然缩短,血栓弹力图仍然为高凝状态。产后 3 ~ 5 天,纤维蛋白原浓度和血小板计数升高,这些改变可以解释为何产褥期血栓并发症高发。产后两周后,凝血功能恢复到怀孕前状态。

三、呼 吸 系 统

妊娠早期已出现肋膈角增宽,肋骨向外扩展,使胸腔前后径及横径各增加 2cm ,胸周径增加 5 ~ 7cm 。妊娠后期子宫增大,腹压增高,使横膈抬高约 4cm ,但胸腔总体积无缩小。

从妊娠早期开始,喉黏膜、鼻黏膜和口咽黏膜毛细血管就开始充血,并且在整个妊娠期间充血加剧。孕妇出现呼吸浅快可能是因为鼻充血。

妊娠 12 ~ 38 周的孕妇 Mallampati 分级为Ⅳ级的比例升高 34% 。呼吸道的血管充血可导致口腔、鼻咽、喉部及气管黏膜的水肿。呼吸道水肿可致困难插管,且黏膜较易破损。有上呼吸道感染、先兆子痫、输液过多、妊高征以及在第二产程时用力分娩的孕妇,其呼吸道水肿更为明显。

怀孕期间,孕妇肺功能最明显的变化是功能残气量(functional residual capacity,FRC)的变化。在妊娠期间,FRC 减少了 20% 左右。这主要是由于子宫增大导致膈肌上抬所致。FRC 的减少使孕妇氧的储存能力明显减少。潮气量(V_T)增加 40% ,分钟通气量增加 50% 。通气量增多使孕妇动脉 $PaCO_2$ 减低 15% 左右,HCO_3^- 减少 15% 左右,动脉血氧分压(PaO_2)轻度增高,氧合血红蛋白离解曲线右移,这有利于氧在组织中的释放。

孕妇氧耗增加约 20% ~ 50% 。储氧能力的减少和氧耗的增加使孕妇更容易发生缺氧。在分娩期间,特别是第一和第二产程,由于疼痛难忍,孕妇的分钟通气量和氧耗量骤增,比非妊娠妇女增高约 300% ,导致孕妇出现低二氧化碳血症($PaCO_2$ 降至 20mmHg 或更低),pH 值升高(pH 7.55)。呼吸性碱中毒可使血管收缩,影响胎儿血供。另外,在宫缩的间歇期,由于疼痛缓解,血中低 $PaCO_2$ 可使孕妇呼吸减弱,可导致低氧,对孕妇和胎儿不利。

四、消 化 系 统

(一)解剖学改变

随着妊娠进展,胃肠道受增大子宫的推挤,使盲肠、阑尾移向腹腔的外上方；妊娠后期子宫压迫直肠，可加重便秘，并可因静脉血流淤滞而出现痔疮；至妊娠晚期，胃向左上方膈肌顶部推移，并且胃的轴线较其正常的水平位向右旋转近45度，形成程度不等的水平位。由于胃肠道解剖位置的改变，使急腹症的体征发生变异，易导致临床诊断上的困惑。胃的位置改变使得大多数孕妇的腹段食管移位至胸腔。这就导致可防止胃内容物反流的食管下段高压区（LEHPZ）压力降低，同时孕酮也可使LEHPZ松弛。约30%~50%的女性在妊娠期间出现胃食管反流症状。

（二）胃肠动力改变

整个妊娠期间液体和固体的胃排空并无改变。妊娠期间食管蠕动和小肠运输减慢。这些胃肠动力的改变与胎盘分泌大量孕酮引起全身平滑肌普遍松弛有关。这种抑制效应也可能是妊娠期间孕酮使血浆胃动素浓度下降而产生的间接作用。此外，分娩时的疼痛、焦虑也会明显影响胃的排空能力。分娩孕妇进食后8~24小时行超声检查，发现41%的孕妇胃内还存留固体食物，而非妊娠妇女进食后4h胃内就找不到固体食物。另外，妊娠妇女的胃内压增加，而食管下段高压区压力降低。所有这些都增加了发生反流、误吸的危险性。

（三）胃酸分泌

在怀孕期间，由于胎盘分泌的促胃酸激素的水平升高，孕妇胃酸的分泌增加。

五、内分泌和代谢

（一）垂体

妊娠期垂体的体积和重量均增加，体积约比妊娠前增加20%~40%，重量几乎增一倍。垂体前叶增大1~2倍，分泌垂体泌乳素的嗜酸细胞增多、增大，形成所谓的"妊娠细胞"。这种生理性增大可能导致头痛，也可压迫视神经交叉而致双颞侧偏盲，产后10天左右随着垂体的缩小而恢复。

垂体的这种改变增加了垂体前叶对出血的敏感性。因此，产后出血性休克常使垂体前叶供血不足或形成血栓，造成增生、肥大的垂体前叶发生坏死，而出现席汉综合征（Sheehan's syndrome）。垂体后叶的血液供应直接来自动脉，它不受低血压的影响。临床麻醉时应避免较长时间的低血压，必要时应及时使用升压药，以避免给产妇带来不可逆转的后遗症。

（二）甲状腺

妊娠期间由于甲状腺滤泡和血管增生使得甲状腺增大50%~70%，造成甲状腺1、2度肿大者占30%~40%。受大量雌激素影响，肝脏产生的甲状腺素结合球蛋白增加，可导致妊娠初期三碘甲状腺原氨酸（T_3）和甲状腺素（T_4）浓度升高50%，并且持续整个妊娠期。妊娠期血浆总T_3和T_4的浓度虽然升高，但游离T_3（FT_3）和游离T_4（FT_4）的血浆浓度却基本保持在正常范围之内，甚至有轻度下降。故孕妇通常无甲状腺功能亢进表现。

妊娠初期促甲状腺激素浓度下降但此后立即恢复到非妊娠水平，并在此后的妊娠期内不发生进一步改变。妊娠期甲状腺对血浆中碘的摄取量增加。因此，妊娠期应增加饮食中碘含量。

（三）甲状旁腺

呈生理性增生，激素分泌增加，钙离子浓度下降，临床上多见低钙血症。

（四）胰腺

妊娠期间胰岛增大，β细胞数目增多。妊娠中期血浆胰岛素水平开始增高，妊娠末期达高峰，葡萄糖耐量试验显示，胰岛素水平较非孕期明显增高。但由于妊娠期产生的胎盘生乳素、雌激素和孕激素等有拮抗胰岛素的功能，因此血糖水平下降缓慢，恢复延迟。因胰腺对葡萄糖的清除能力降低，故孕妇靠增加胰岛素的分泌来维持体内糖代谢。孕妇的空腹血糖与非孕妇相似或稍低，如果胰岛的代偿功能不足，不能适应这些改变，则将于妊娠期首次出现糖尿病，称为妊娠期糖尿病。

（五）肾上腺

孕期肾上腺皮质的形态无明显改变，但由于妊娠期雌激素增加，血清皮质醇浓度亦增加，说明孕期肾上腺皮质激素处于功能亢进状态。

肾上腺分泌的皮质醇及醛固酮等激素从孕12周开始增加，到妊娠末期达非孕期的3~5倍，半衰期延长，清除率降低。妊娠期间由于雌激素水平升高，引起肝合成皮质类固醇结合球蛋白（CBG）浓度增加一倍。升高的CBG可使血浆皮质醇浓度在妊娠初期末升高1倍，而到足月时可升高2倍，在妊娠末期的最后几天，未结合的、具有代谢活性的皮质醇浓度为非妊娠水平的2.5倍。游离皮质醇增加是由其产生增加和清除率下降所致。与蛋白结合的皮质类固醇受CBG增加和血清白蛋白下降的影响。通常在糖皮质激素浓度较低时就可使CBG结合能力饱和。妊娠期间倍他米松清除率升高，这很可能是由于它可通过胎盘酶代谢。

肾上腺髓质所产生的肾上腺素和去甲肾上腺素都无改变,但到临产后这两种激素可因对子宫收缩的应激反应而增多。

(六) 代谢

妊娠初期基础代谢率稍下降,妊娠中期逐渐增高,妊娠晚期可增高15%~25%。氧耗量增加20%~30%,主要供子宫血管营养区域所用。

妊娠期糖代谢变化显著,在皮质激素及胎盘生乳素抑制胰岛功能的影响下,外周葡萄糖利用率降低,肌肉糖原储备量减少,血糖升高,餐后高血糖持续时间长。由于肾小球滤出的糖量超过肾小管回吸收量,约20%~30%的孕产妇可有间断性尿糖现象。近年,对孕期饥饿低血糖的发生有了进一步的认识。非孕妇饥饿后血糖浓度平均为3.6mmol/L(66mg/dl),而孕妇为3.3mmol/L(60mg/dl)。禁食48小时后,孕妇的血糖浓度下降更剧,可低于2.2mmol/L(40mg/dl),最后可出现酮尿,麻醉管理上应予以重视。高位椎管内麻醉和全麻可能掩盖低血糖症状,应特别引起注意。

妊娠期蛋白质代谢增强,但仍保持正氮平衡。由于生理性血液稀释,血浆总蛋白可降低13%,平均为62.5g/L,导致胶体渗透压下降,易发生水肿。

妊娠期分泌的大量甾体类激素对水和电解质的潴留起重要作用。妊娠期水的交换面积扩大,在母体与胎儿之间发生大量水及电解质代谢,其特点是总体液量增加伴随等渗的盐潴留。妊娠期水潴留主要发生在组织间隙。

六、中枢神经系统

孕妇对局麻药物和全麻药物的敏感性都增高,因此对麻醉药的用量需求比非妊娠妇女要低,但其机制尚未完全清楚。

妊娠期氟烷和异氟烷的最小肺泡有效浓度分别降低25%和40%。有人认为这是妊娠时孕妇体内各种激素水平发生了改变所致。还有人认为,孕妇吸入麻醉药的MAC值的降低是由于孕妇内啡肽系统发生了改变,导致孕妇对疼痛的耐受力升高。

对于蛛网膜下腔麻醉或硬膜外麻醉,局麻药减少30%~50%的用量,就可达到理想的平面。一般认为,由于妊娠妇女腹腔压力增大,硬膜外静脉怒张,从而使硬膜外和蛛网膜下腔的间隙减小,导致局麻药的用量减少。虽然脊柱发生的解剖学和力学方面的改变可能是导致此现象发生的原因之一,但是在妊娠初期还未发生明显的力学改变时就发现孕妇对于局麻药的需求量减少。

第2节 产科麻醉药理学

围产期药理学涉及三个最重要部分:母亲、胎盘、胎儿。三者相互作用,影响妊娠期间的药物应用。

一、母 体 因 素

药物到达胎盘交换部位依赖于渗入到绒毛间隙的子宫血流率。到达绒毛间隙药物的子宫动脉内浓度依赖以下因素:总剂量、给药途径、麻醉药物中存在肾上腺素、母体代谢与排泄、母体蛋白结合、母体的pH与药物的pKa。

(一) 剂量

无论何种给药途径,增加用药剂量会增加母体动脉血药浓度,结果也会增加胎儿的血药浓度。

(二) 注射部位

静脉给药时血药浓度峰值最高。骶椎硬膜外注射局麻药比腰椎硬膜外注射在母体内的血药浓度峰值高,而腰椎硬膜外、外阴、颈部侧面注射局麻药后母体的血药浓度相似。

(三) 佐剂

肾上腺素能降低母体利多卡因、甲哌卡因血药浓度峰值的30%~50%,而对布比卡因、依替卡因的影响很小。

(四) 个体药动学

妊娠相关疾病,如先兆子痫,可能会因肝脏代谢障碍和肝血流的减少而导致母体麻醉药的血药浓度较高,对于一些肝清除率较高的药物,如利多卡因,尤其如此,因其代谢对肝血流因素更敏感。

蛋白结合对胎盘转运麻醉药物的潜在影响目前知之甚少。严重先兆子痫引起的母体血浆蛋白水平的降低,可能会使进入胎儿体内的麻醉药增多。但胎盘对具有不同蛋白结合力的药物的转运能力尚不确定。局麻药的血浆蛋白结合力因不同药物及其浓度不同而不同,利多卡因和甲哌卡因的结合率分别为50%和70%,布比卡因和依替卡因的结合率为95%。妊娠可能降低某些药物的蛋白结合。例如,妊娠期间,布比卡因血浆蛋白结合力下降。在评价局麻药蛋白结合意义时,药物-蛋白解离率也很重要。

药物的pKa是其处于50%离子化时的pH值。由于大多数局麻药的pKa在7.6~8.9之间,这与机体生理状态下的pH值很接近。母体和胎儿血液pH值改变可使药物离子化程度及其胎盘转运发生变化。胎儿酸中毒时可发生一种称为"离子障"的现象,因为胎儿血pH值降低使碱性局麻药(如利多卡因)离子化程度高,这种现象可能是病态胎儿药物蓄积的原因。

二、胎 盘 因 素

对孕妇进行的药物治疗中,许多药物都可以通过胎盘,从而对胎儿产生远期效应。在对孕妇用药后,一定量的药物将通过胎盘进入胎儿血液循环。药物通过以下三条途径透过胎盘屏障:简单扩散、主动转运和胞饮作用。药物通透性取决于多种因素,包括分子量大小、蛋白结合率、脂溶性、母体血药浓度和母体及胎儿血pH值。药物到达绒毛间隙后,单位时间内转运量可用散公式来表示,其表达式为:

$$Q/t = K \times A \times (C_m \sim C_f)/D$$

Q/t为跨膜通透率,K为扩散系数,A为可进行物质交换的半透膜表面面积,$C_m \sim C_f$为母体和胎儿血液循环中药物浓度梯度,D为膜的厚度。

大分子物质较难通过胎盘屏障,小于500D的分子易通过。大多数用于孕妇的药物都是小分子量物质,因此很容易通过胎盘到达胎儿血液循环。脂溶性高的药物也同样易于穿过胎盘屏障。离子化程度高、脂溶性低的药物(如非去极化肌松药)很难透过胎盘屏障。

三、胎 儿 因 素

一旦药物透过胎盘,胎儿对药物的摄取、分布、代谢、排泄决定药物的清除和生理作用。

(一)摄取

胎儿对药物的摄取取决于胎儿血液中药物(包括溶解于血浆中的药物和与红细胞及血浆蛋白结合的药物)的可溶性、胎儿向绒毛间隙的血流量及分布、以及流回胎儿血液中的药物浓度。另外,母体和胎儿的血液间的pH梯度也影响药物的平衡浓度。

1. 药物的蛋白结合 胎儿的总蛋白量较少,对多种药物(例如某些局麻药、苯巴比妥、哌替啶等)的蛋白结合力均低于母亲,因此血浆中的游离药物相对更多。当游离药物血浆水平一样时(达到平衡),胎儿的总血药浓度低于母亲。

2. 药物的脂溶性和解离度 高度脂溶性药物(例如布比卡因和依替卡因)被胎儿组织大量吸收,降低了胎儿血浆药物浓度。胎儿的pH对决定药物的离子化程度很重要。当胎儿发生酸中毒时,弱碱类药物(例如局麻药、阿片类药物)的离子化程度升高,不易通过胎盘返回母体,结果造成胎儿血浆中药物蓄积。这种现象称为"离子障"(ion trapping)。

3. 脐血流量 足月时的脐血流量约为600ml/min,占胎儿心排血量的50%。脐血流量减少时,胎儿~母亲血药浓度的比值增加,但药物经胎盘转运的速度减慢。

(二)分布

胎儿循环独特(图62-1),能够极大地改变药物的分布,药物在脐静脉和脐动脉中的浓度有显著差异。脐动脉血药浓度是胎儿脑内浓度的真实反映。胎儿组织对药物的摄取受血液循环分布的影响,灌注丰富的器官组织(例如脑、心脏和肝脏)中药物浓度较高。窒息和酸中毒可使胎儿的循环分布发生变化,更多的心排血量灌注脑、心脏和胎盘会进一步增加脑、心脏和肝脏对药物的摄取。

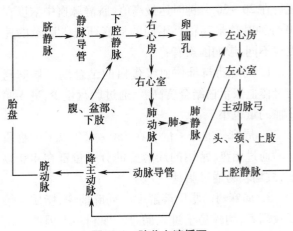

图62-1 胎儿血液循环

（三）代谢和清除

从胎盘经脐静脉进入胎体的药物，约有50%进入肝脏被逐渐代谢，其余部分则从静脉导管经下腔静脉进入体循环，待到达脑循环时药物已经稀释，因此，脑组织中麻醉药浓度已相当低。但胎儿与新生儿血脑屏障的通透性高，药物较易通过，尤其在呼吸抑制出现 CO_2 蓄积和低氧血症时，膜通透性更增大。

胎儿肝的重量为体重的4%（成人为2%）。近年来发现胎儿肝内的细胞色素P450，与NADPH-细胞色素C还原酶、葡萄糖醛酸转移酶的活性等与成人无显著差异，因此肝脏对药物的解毒功能无明显差别。

胎儿与新生儿的肾小球滤过率差，对药物排泄能力比成人低，并相对缓慢。肾小球滤过率为成人的30%～40%，肾小管排泄量比成人低20%～30%，尤其对巴比妥类药排泄缓慢。

四、母体用药对胎儿和新生儿的影响

母亲用药对胎儿和新生儿的作用包括：药物的直接影响，因子宫胎盘血流量、子宫张力和收缩力以及产程和分娩方式的变化而造成的间接影响。麻醉药和麻醉性镇痛药都有不同程度的中枢抑制作用，且均有一定数量通过胎盘进入胎儿血液循环。因此，在用药时必须慎重考虑用药方式、剂量、用药时间以及胎儿和母体的全身情况。如果胎儿在药物抑制高峰时刻娩出，则有可能发生新生儿窒息，对早产儿更应慎重。

（一）局麻药

局麻药注入硬膜外间隙，母体静脉血局麻药浓度可在20～30分钟时达最高值，脐静脉血中浓度在30分钟时达最高值。不同的局麻药进入胎盘的速度也不同，影响因素有：

1. 局麻药与母体血浆蛋白的结合度　局麻药与母体血浆蛋白结合度高者，通过胎盘量少，进入胎儿血的量也小。

2. 局麻药的分子量　在350～450以下的物质容易通过胎盘，常用的局麻药的分子量都在400以下，故均较易通过胎盘。

3. 局麻药的脂质溶解度　局麻药中，脂质溶解度较高者，均较易于进入胎盘。如利多卡因溶解度为30.2，较易通过胎盘。

4. 局麻药在胎盘中的分解代谢　酰胺类局麻药如利多卡因、布比卡因，大部分在肝脏经酶的作用而失活，不被胎盘分解；其代谢过程也远较酯类局麻药缓慢。因此大量用酰胺类局麻药的不良反应较酯类者多，但由于前者作用可靠，渗透性强，作用时间较长，不良反应尚不多，故仍被普遍用于产科。

酯类局麻药如普鲁卡因、氯普鲁卡因、丁卡因等，大多经血浆或肝内假性胆碱酯酶水解，也在胎盘内水解，因此移行至胎体的量少，故较安全。

局部浸润普鲁卡因时，3～5分钟即可通过胎盘，但对胎儿呼吸及子宫收缩均无影响。利多卡因注入硬膜外间隙3分钟后，胎儿血内的浓度约为母血浓度的1/2，加用肾上腺素可降低母胎血内浓度，但不能延缓透过胎盘的速率。

布比卡因：化学结构和药理作用与丙胺卡因类似，作用维持时间长，胎儿娩出时脐血内浓度约相当于母血的30%～40%。

罗哌卡因：该药作用强度大于布比卡因，对运动神经阻滞弱于布比卡因，蛋白结合率95%，毒性作用特别是心脏毒性作用小，0.125%以下的浓度可产生感觉阻滞而不产生运动神经阻滞，是产科镇痛较理想的局部麻醉药。

（二）麻醉性镇痛药

麻醉性镇痛药如吗啡、哌替啶、芬太尼等，都极易透过胎盘，且对胎儿产生一定的抑制。

1. 哌替啶　全身用药仍然是分娩镇痛的常用药物。常用剂量为25～50mg静脉注射或50～100mg肌内注射，作用维持3～4小时。

哌替啶易于通过胎盘，静脉注射后1分钟即出现在胎儿血液中、6分钟即在母亲和胎儿间达到平衡；改用肌内注射，脐静脉的哌替啶出现较延迟，浓度也较低。哌替啶的活性代谢物去甲哌替啶可在胎儿体内发生蓄积。哌替啶和去甲哌替啶在新生儿体内的半衰期明显延长（分别为20小时和60小时）。

哌替啶有促进宫缩作用，但子宫肌张力不降，宫缩频率及强度增加，故可使第一产程缩短。可能与其镇痛以及加强皮质对植物神经调整功能等作用有关。新生儿一旦出现呼吸抑制，可用丙烯吗啡0.1～0.25mg经脐静脉注入以对抗。

哌替啶及其代谢物作用于胎儿可导致心率变异性降低和呼吸运动减弱；作用于新生儿可导致新生儿抑制，表现为Apgar评分降低、出现持续呼吸的时间延迟和神经行为功能异常等。作用有明显的剂量依赖性，并与注药～分娩时间间隔有关。产妇肌内注射 50～100mg 哌替啶 1 小时之内或 4 小时之后分娩的新生儿较少受到抑制,而在给药后 2～3 小时期间分娩的新生儿易发生抑制。

2. 吗啡 新生儿的呼吸中枢对吗啡的敏感性很高,等效剂量的吗啡引起的新生儿呼吸抑制多于哌替啶。由于吗啡用于分娩镇痛时起效慢、作用时间长而新生儿抑制的发生率高,已被哌替啶或芬太尼替代。

3. 芬太尼 用于分娩镇痛的常用剂量为 25～50 μg 静脉注射,峰效应在 3～5 分钟内出现,作用时间约 30～60 分钟。

芬太尼经胎盘转运的速度很快。达到平衡后母亲血药浓度是胎儿的 2.5 倍。

芬太尼静脉镇痛可导致胎儿抑制,表现为短暂的胎动减少、呼吸动作消失和胎儿心率变异性降低。分娩早期单次静脉注射常规剂量芬太尼一般不会对新生儿造成不良影响,但反复静脉用药可能导致新生儿抑制。

芬太尼静脉镇痛还可能导致母亲镇静和呼吸抑制,从而间接影响胎儿和新生儿。

4. 瑞芬太尼 强效的超短效的 μ 阿片受体激动剂,其血浆清除和作用消退迅速,半衰期仅有 1.3 分钟,所以持续应用不产生蓄积。在提供良好分娩镇痛的同时对胎儿和新生儿无明显副作用。瑞芬太尼在产科中的应用还需进一步研究。

5. 阿片拮抗剂 纳洛酮可通过胎盘到达新生儿,改善新生儿对二氧化碳的通气反应,但对新生儿的神经行为评分没有改善。纳洛酮能改变新生儿循环中的脑啡肽和内啡肽的含量,后两者在新生儿对感觉刺激和应激的适应以及循环稳定的维持方面都有重要作用。因此,除非有与母亲应用麻醉性镇痛药有关的呼吸抑制,一般不推荐新生儿用纳洛酮治疗。

(三)全身麻醉药

1. 氯胺酮 一种 NMDA 受体拮抗剂,可引起分离麻醉,常用于伴有血容量降低、哮喘的孕妇,有轻微的呼吸抑制作用,并能使动脉血压升高 10%～25%,禁用于高血压患者。除了在分娩时应用外,25～50 μg 的氯胺酮可用于椎管内麻醉阻滞不全时辅助剖宫产。1968 年用于产科,具有催产、消除阵痛增强子宫肌张力和收缩力的作用。对新生儿无抑制,偶可引起新生儿肌张力增强和激动不安(有的报道占 2%)。氯胺酮静脉注射 1.5mg/kg 可作为全麻诱导,或在胎头娩出时静脉注射 0.25mg/kg,或

在会阴侧切时静脉注射 0.6～0.7mg/kg。氯胺酮禁用于有精神病史、妊娠中毒症或先兆子宫破裂的孕妇。

2. 丙泊酚 具有诱导迅速、维持时间短、苏醒迅速的优点。和哌替啶联合使用,给予 25～50mg 可防止呕吐。该药可透过胎盘,大剂量使用(用量超过 2.5mg/kg)可抑制新生儿呼吸。丙泊酚在母体静脉使用后 1～2 分钟出现在胎儿血中,15 分钟之内达到平衡。该药说明书强调:妊娠期丙泊酚除用作终止妊娠外,不宜用于产科麻醉。也有人报道:丙泊酚用于剖腹产有许多优点,患者迅速苏醒,未引起新生儿长时间抑制。但丙泊酚无论用于全麻诱导或维持,很多产妇发生低血压,故应慎重。哺乳期母亲用后对新生儿安全尚有顾虑。

3. 依托咪酯 依托咪酯是咪唑羧化物,常用的麻醉诱导剂量(0.3mg/kg)对心肺功能影响小。依托咪酯水解迅速、所用时间短,注射时疼痛发生率高,易发生不自主肌肉收缩,还可以抑制新生儿皮质醇的合成,因此较少用于剖宫产。

4. 硫喷妥钠 1936 年始用于产科,迄今仍用于分娩第二期,不影响子宫收缩,可迅速通过胎盘,但胎儿的摄取量与母体所用剂量不呈正比关系。本药用于妊娠期的半衰期比非妊娠期者长 2～3 倍。健康新生儿的 Apgar 评分与所用剂量及脐静脉血中的药物浓度无直接相关。大剂量硫喷妥钠可能抑制新生儿呼吸,故应限制剂量不超过 7mg/kg。因胎儿窒息而需作急症剖腹产时由于巴比妥类药对脑似有保护作用,故仍可考虑本药作麻醉诱导。

(四)吸入麻醉药

1. 氧化亚氮 氧化亚氮是产科麻醉最常用的吸入性麻醉药。可迅速透过胎盘,母胎间的血浓度差约为 55%～91%,且随吸入时间延长而成比例增加。氧化亚氮对母体的呼吸、循环、子宫收缩力有增强作用,使宫缩力与频率增加。用于产科多取半紧闭法作间歇吸入,可在分娩第一期末宫缩前 20s～30s 吸入。使用高浓度氧化亚氮时,应警惕缺氧的发生。氧化亚氮用 3L/min,O₂ 用 3L/min,氧化亚氮浓度最高不超过 70%。

2. 卤化剂 小剂量卤化剂如:异氟烷(0.75%)、氟烷(0.5%)、地氟烷(2%～4%)及恩氟烷(1.0%)与氧化亚氮联合吸入可使氧化亚氮浓度由 70% 降至 50%。卤化剂有以下优点:减少产妇术后不良记忆;允许高浓度氧气吸入;增加子宫血流量;不增加子宫出血;对新生儿抑制作用不明显。孕 8～12 周

孕妇与非孕妇相比异氟烷 MAC 下降28%。氟烷对宫缩抑制较强,恩氟烷和异氟烷次之。剖宫产麻醉的维持采用高浓度上述吸入麻醉药,会明显抑制宫缩,导致胎儿取出后宫缩不良,增加手术出血量。因此,最好使用较高浓度的氧化亚氮复合较低浓度的恩氟烷和异氟烷。临床研究表明,50%氧化亚氮复合小于1%恩氟烷和异氟烷,麻醉效果较好,对宫缩影响轻,对新生儿无明显影响。

(五) 肌肉松弛药

1. 琥珀酰胆碱　其脂溶性低,且可被胆碱酯酶迅速分解,故在常用剂量时,极少向胎儿转运,新生儿体内亦无此药。但用量在300mg 以上或一次大量使用,仍会转运至胎儿,3.5min 后即可与母血浓度相平衡。动物实验已证明琥珀酰胆碱可向胎儿转运。如果孕妇胆碱酯酶活性异常,使用琥珀酰胆碱后,偶可引起母子呼吸抑制。

2. 筒箭毒碱　过去认为其胎盘通透率很小。近年在剖腹产麻醉中的研究表明,静脉注入后2分钟脐血中即可出现,6～10分钟后,脐血浓度为母血浓度的10%。临床反复大量使用筒箭毒碱可引起母子均无呼吸,但可用抗胆碱酯酶药拮抗。

3. 泮库溴铵　分子量较大,临床研究表明也可透过胎盘,但临床上未见有异常情况。

4. 新型非去极化肌松药　近年来新的非去极化肌松药逐年增加,其中以阿曲库铵和维库溴铵或可做为"标准"药。哌库溴铵和杜什氯铵为较新的肌松药。此后开发的以短效见长的美维松和中效的罗库溴铵,使临床用药有更多的选择。上述药物都是高度水溶性药,故不易(并非完全不能)通过脂质膜屏障,如胎盘屏障。产科使用的理想肌肉松弛药应具有:起效快,持续时间短,很少通过胎盘屏障,新生儿排除该药迅速等。阿曲库铵的理化特点接近上述条件,它是大分子量的季铵离子,脂溶性低,50%与蛋白结合,所以通透胎盘屏障受限。有的作者观察,给剖宫产的产妇使用阿曲库铵 0.3mg/kg,肌松满意,作用持续时间短,仅微量通过胎盘,胎～母间比值为12%,娩出新生儿 Apgar 评分正常,只有出生后15分 NAcs 评分(神经学和适应能力计分)55%正常。45%较差,说明使用阿曲库铵后的新生儿自主肌肉张力较差,表现为颈部屈肌和伸肌主动收缩力较差。生后15分钟时仍有残存肌松现象,这对不足月的早产儿应以注意。

第3节　自然阴道分娩麻醉

有许多因素影响妇女在分娩过程中所体验的疼痛程度,包括心理准备、分娩过程中的情感支持、过去的经验、患者对生产过程的期望,以及缩宫素的作用。胎位异常(例如枕后位)可能也会促使早期的分娩痛更剧烈。然而,毫无疑问的是,对于大多数妇女来说,分娩和剧烈疼痛是相伴的,并且往往超出预料。

在第一产程中,疼痛刺激主要由子宫产生。宫缩可能导致子宫平滑肌缺血,最终导致缓激肽、组胺和5-羟色胺释放。此外,子宫下段和子宫颈的伸展延长可以刺激机械性刺激感受器。这些有害刺激由伴随交感神经的感觉神经纤维传入。它们经由子宫颈部及下腹部的神经丛进入腰部交感丛。这些刺激进入 T_{10}、T_{11}、T_{12} 和 L_1 节段。随着第二产程的到来和会阴部的牵拉,躯干传入神经纤维通过会阴神经将冲动传导到 S_2、S_3、S_4 水平。

有多种分娩镇痛方式可供选择,包括心理助产法、经皮电神经刺激(TENS)、吸入性镇痛药、全身使用阿片类药物、神经干阻滞。其他区域麻醉技术例如,骶部或子宫颈周围阻滞应用不广泛。

一、经皮电神经刺激

1977 年,瑞典的医师将经皮电神经刺激应用于分娩镇痛。方法是将两个电极板放置产妇的背部 T_{10}～L_1 的位置,以 40～80Hz 的频率,5～40mA 强度的电刺激进行镇痛,它还可通过提高痛阈、暗示及分散疼痛注意力的作用原理缓解产痛,除了对胎心监护有干扰的缺点外无任何副作用,但其镇痛有效率仅为25%。一般认为经皮电神经刺激(TENS)通过限制种属传递在脊髓背角突触前水平抑制疼痛从而减轻疼痛。电刺激优先激活低阈值的有髓神经。传入抑制效应通过阻断脊髓背角胶状质中靶细胞的冲动来抑制疼痛在无髓鞘小 C 型纤维中的传播。TENS 还能增强内啡肽和强啡肽的中枢释放。

二、吸入性镇痛法

1. 氧化亚氮　氧化亚氮(N_2O)具有溶解度低

(1.4)和气/血分配系数低(0.47)的特性,因此吸入后可迅速达到肺与脑中浓度的平衡,可作为吸入性分娩镇痛的首选吸入气体。在临床实践中,吸入10次或吸入45秒一定浓度的氧化亚氮,即可达到最大镇痛的效果,而且排除快,在体内无蓄积。应用方法为麻醉机以 $N_2O:O_2=50\%:50\%$ 混合后,在第一产程和第二产程产妇自持麻醉面罩放置于口鼻部,在宫缩前20~30秒经面罩作深呼吸数次,待产痛明显减轻消失时,面罩即可移去。于第一产程和第二产程间歇吸入。

2. 恩氟烷和异氟烷 恩氟烷(enflurane)和异氟烷(isoflurane)与 N_2O 相比具有更强的分娩镇痛效果,但即使吸入较低的浓度,也可使产妇产生镇静作用并减弱子宫收缩强度。

三、全身使用阿片类药物

全身使用镇痛剂是吸入性麻醉方法用于分娩镇痛的替代方法。使用最多的药物是阿片类药物,可用于产程早期或椎管内阻滞禁忌的产妇,全身阿片类药物使用越来越少,是由于若干药物选择或剂量使用不当会造成产程镇痛效果不完善或对母婴产生不良反应。

最常用的分娩镇痛的阿片类药物包括哌替啶(pethidine)、芬太尼(fentanyl)、阿芬太尼(alfentanil)、苏芬太尼(sufentanil)、瑞芬太尼(remifentanil)。

四、椎管内神经阻滞法

椎管内阻滞包括硬膜外阻滞和蛛网膜下腔阻滞两种方法,前者还包括骶管阻滞。

1. 骶管阻滞 主要用于第二产程以消除会阴痛。用药容积如超过15ml,约有81%产妇的阻滞平面可达 T_{11} 水平,由此可达到无痛宫缩的效果。据Hingson等人对1万例病例的总结,疼痛完全消失者占81%,部分消失者占12%,失败者占7%。骶管阻滞的缺点为用药量大;穿刺置管易损伤血管或误入蛛网膜下腔,发生局麻药中毒者较多,可能影响宫缩频率和强度,阻滞平面达 $T_{7~8}$ 水平时,尤易使宫缩变弱。此外,因盆底肌肉麻痹而无排便感,不能及时使用腹压,延长第二产程。

2. 连续硬膜外阻滞 较常用于分娩止痛,有一点穿刺和两点穿刺置管两种。一点穿刺置管法:穿刺腰3~4或腰4~5间隙,向头置管3cm。两点穿刺法一般选用腰1~2穿刺,向头置管3cm,和腰4~5穿刺,向尾置管3cm,上管阻滞 T_{10}~L_2脊神经,下管阻滞 $S_{2~4}$ 脊神经,常用1%利多卡因或0.25%布比卡因,在胎儿监测仪和宫内压测定仪的监护下,产妇进入第一产程先经上管注药,一次4ml,以解除宫缩痛。于第一产程后半期置管注药,一次3~4ml(含1:20万肾上腺素),根据产痛情况与阻滞平面可重复用药。只要用药得当,麻醉平面不超过胸10,对宫缩可无影响。本法经母儿血气分析,Apgar评分与神经行为检查研究,证实与自然分娩相比较无统计学差异。本法对初产妇和子宫强直收缩、疼痛剧烈的产妇尤为适用。用于先兆子痫产妇还兼有降血压和防抽搐功效,但局麻药中禁加肾上腺素。本法禁用于原发和继发宫缩无力,产程进展缓慢,以及存在仰卧位低血压综合征的产妇。本法用于第二产程时,因腹直肌和提肛肌松弛,产妇往往屏气无力,由此可引起第二产程延长,或需产钳助产。因此,在镇痛过程中应严格控制麻醉平面不超过 T_{10},密切观察产程进展、宫缩强度、产妇血压和胎心等,以便掌握给药时间、用药剂量和必要的相应处理。具体施行中还应注意以下要点:①注药时间应在宫缩间隙期和产妇屏气停歇期。②用药剂量应比其他患者减少1/2~2/3。③置入硬膜外导管易损伤血管,由此可加快局麻药吸收而发生中毒反应或影响麻醉效果,故操作应轻巧。④应严格无菌操作,防止污染。⑤禁用于合并颅内占位病变或颅内压增高等产妇。穿刺部位感染,宫缩异常,头盆不称及骨盆异常,前置胎盘或有分娩大出血可能者也应禁用。

3. 脊麻 由于腰穿后头痛和阻滞平面不如硬膜外阻滞易控,除极少数医院外,甚少在产科镇痛中施用脊麻。近年来有人提倡用细导管行连续脊麻,认为可克服上述缺点;但细管连续脊麻失败率较高,有个别报道存在永久性神经损害的危险。

4. 可行走的分娩镇痛 随着分娩镇痛研究的进展,目前倡导的分娩镇痛为在镇痛的同时在第一产程鼓励产妇下床活动,可以缩短第一产程并降低剖宫产率。

具体方法为:①单纯硬膜外阻滞:使用0.1%~0.0625%的布比卡因或罗哌卡因,局麻药中加入芬太尼2μg/ml,持续硬膜外泵入,8~12ml/h。②脊麻硬膜外联合阻滞法:当宫口开至2cm时采用脊麻连硬外配套装置,于$L_{2~3}$脊间隙行硬膜外穿刺,用26G腰穿针经硬膜外针内置入穿破硬脊膜,见脑脊液后注入2.5mg罗哌卡因,25μg芬太尼或苏芬太尼10μg,撤腰穿针置入连硬外导管,约1小时左右,经硬膜外导管持续泵入0.0625%的布比卡因或罗哌卡因加2μg/ml芬太尼液,每小时8~12ml,直至第二产程结束。产程中可加入PCA装置以克服镇痛中的个体差异。该法对产妇运动神经无阻滞,在第一产程可下床活动。

五、局部神经阻滞法

此种镇痛方法由产科医师实施,主要包括宫颈旁阻滞(paracervical block)和会阴神经阻滞(pudendal nerve block)或会阴浸润阻滞(perineal infiltration)。

1. 宫颈旁阻滞 胎儿心动过缓是宫颈旁阻滞最常见的并发症。其主要原因为反射性胎心过缓、胎儿中枢神经系统或心肌抑制、子宫收缩性加强和子宫或脐动脉血管收缩。

2. 会阴神经阻滞和会阴浸润阻滞 在第二产程,产痛主要来自于阴道下段及会阴体的扩张。因此,会阴神经阻滞对第二产程镇痛效果显著。只适用于出口产钳的助产操作,但对中位产钳操作、产后宫颈修补术及宫腔探查术的局部麻醉效果较差。

会阴浸润阻滞麻醉只适用于会阴侧切及阴道修补术。

第4节 剖宫产麻醉

最开始,剖腹产是作为一种抢救孕妇和胎儿的紧急分娩方式,只有在非正常情况下才使用。但是随着医疗技术水平的提高,世界各地的剖腹产率都有升高的趋势。目前国内剖宫产率越来越高,其原因可包括胎儿原因、产妇原因、头盆原因及社会原因,其中以胎儿原因最为多见。常见的剖宫产指征为滞产、头盆不称、多胎妊娠、臀位、先露异常、胎儿窘迫以及剖宫产史等。

一、术前评估

大多数产科手术属急症性质,麻醉医师首先应详细了解产程经过,对母胎情况做出全面估计;了解既往病史,药物过敏史及术前进食、进饮情况。除了一般的病史采集外,还应关注孕妇保健以及相关的产科病史、麻醉史、气道情况、妊娠后心、肺功能、基础血压等,椎管内麻醉前还应检查背部穿刺部位的情况。在解释操作步骤和可能发生的并发症后,获得患者的知情同意。

化验检查血、尿常规,肝、肾功能,出凝血时间。对患有妊娠相关高血压、HELLP综合征和其他凝血障碍相关疾病拟行椎管内麻醉的患者,尤其要关注血小板计数和凝血功能检查。

麻醉医师应与产科医师就胎儿的宫内状况,术前要进行相互沟通。

胃动力和胃食管括约肌功能的减退以及胃酸分泌过多使产妇具有较高的反流误吸的风险,所以无论是否禁食,所有产妇均应视为饱胃患者。

二、术前准备

1. 要充分认识产科麻醉具有相对较高的风险,妊娠期间呼吸、循环都发生了一系列的改变,特别是心血管系统改变最大。产妇入院后,对估价有手术可能者尽早开始禁食禁饮,并以葡萄糖液静脉滴注维持能量。临产前给予胃酸中和药。对饱胃者,应设法排空胃内容物。如有困难,应避免采用全麻;必须施行者,应首先施行清醒气管内插管,充气导管套囊以防止呕吐误吸。对先兆子痫、子痫及引产期产妇或有大出血可能的产妇,麻醉前应总结术前用药情况,包括药物种类、剂量和给药时间,以避免重复用药的错误。并做好新生儿急救及异常出血处理的准备。

2. 麻醉前应准备好麻醉机、吸氧装置和相应的麻醉器械和药品,以应对潜在的并发症,如插管失败、呼吸抑制、低血压、镇痛效果不佳及呕吐等。

3. 不论选择哪种麻醉方法,麻醉后都应尽量保持子宫左侧移位。

三、麻醉选择

剖宫产麻醉方式没有一成不变的模式,麻醉方式的选择取决于手术指征、手术的紧急程度、孕妇的要求及麻醉医师的判断,包括全麻和区域麻醉,即蛛网膜下腔阻滞、硬膜外腔阻滞、蛛网膜下腔与硬膜外腔联合阻滞。

(一) 硬膜外阻滞

为近年来国内外施行剖腹产术的首选麻醉方法。止痛效果可靠,麻醉平面和血压的控制较容易,控制麻醉平面不超过胸$_8$,宫缩痛可获解除,宫缩无明显抑制,腹壁肌肉松弛,对胎儿呼吸循环无抑制。

硬膜外阻滞用于剖腹产术,穿刺点多选用腰$_{2~3}$或腰$_{1~2}$间隙,向头或向尾侧置管3cm。局麻药常选用1.5%~2%利多卡因或0.5%布比卡因。用药剂量可比非孕妇减少1/3。

和脊麻相比,硬膜外阻滞需要使用大剂量局麻药才能达到剖宫产手术所需阻滞的平面。在剖宫产术中,经由硬膜外途径给予大量局麻药具有潜在的毒性,且孕妇硬膜外血管常处于充盈状态,穿刺置管应小心,以免误入血管。硬膜外导管有移动的可能,因此即使采用负压回抽试验也不能完全排除导管进入蛛网膜下腔或血管的可能。有多种措施可以减少局麻药中毒的危险。首先在注药前应回吸,然后给与试验剂量(如2%利多卡因3~5ml)并观察产妇的反应;其次应分次给药;最后应选择更安全的药物(如氯普鲁卡因和利多卡因)或较新的酰胺类局麻药(如罗哌卡因和左旋布比卡因)。

局麻药中添加少量芬太尼(2μg/ml)或苏芬太尼(0.5μg/ml)有助于改善麻醉效果。可乐定也用来添加至硬膜外局麻药中,但常产生镇静、心动过缓以及低血压。硬膜外已经置管行分娩镇痛的患者,拟行急诊剖宫产时,可直接利用原导管有效地实施硬膜外麻醉。

为预防仰卧位低血压综合征,产妇最好采用左侧倾斜30°体位,或垫高产妇右髋部,使之左侧倾斜20°~30°,这样可减轻巨大子宫对腹后壁大血管的压迫,并常规开放上肢静脉,给予预防性输液。在平卧位时约有90%临产妇的下腔静脉被子宫所压,甚至完全阻塞,下肢静脉血将通过椎管内和椎旁静脉丛及奇静脉等回流至上腔静脉。因此,可引起椎管内静脉丛怒张,硬膜外间隙变窄和蛛网膜下腔压力增加。平卧位时腹主动脉也可受压,从而影响肾和子宫胎盘血流灌注,妨碍胎盘的气体交换,甚至减损胎盘功能。有报道约50%产妇于临产期取平卧位时出现"仰卧位低血压综合征",表现为低血压、心动过速、虚脱和晕厥。

(二) 蛛网膜下腔阻滞(脊麻)

在剖宫产手术中实施蛛网膜下腔阻滞有许多优点:起效快,阻滞效果良好,并且由于局麻药使用剂量小,发生局麻药中毒的几率小,通过胎盘进入胎儿的剂量也相应减少。另外,蛛网膜下腔阻滞失败率较低,不会造成局麻药意外血管内注射,或大量注入蛛网膜下腔造成全脊麻。脊麻的缺点包括麻醉时间有限和容易出现低血压。

脊麻最常使用的药物是重比重布比卡因(布比卡因用10%葡萄糖溶液稀释),常用剂量为6~10mg,起效时间为1.5~2小时,和大多数剖宫产所需时间相当。尽管增加脊麻用药量可以升高阻滞平面,但超过15mg,低血压的发生率明显升高及麻醉平面过于广泛。低血压可通过预先给与一定量的液体(500ml林格液)、子宫移位(通常是左移)以及准备好麻黄碱等升压药来预防。阻滞平面的高低与产妇身高、体重等因素有一定关系,尤其是与局麻药剂量呈明显的正相关。患者体位可采用侧卧位或坐位,对于肥胖产妇,坐位是蛛网膜下腔穿刺的最佳体位。而重比重药物比等比重药物更容易预测阻滞平面的高度,而且麻醉医生也可以通过改变手术床位置来调整平面高度。

在剖宫产中,有时尽管阻滞平面已经很高(T$_4$),但仍有部分产妇会产生不同程度的内脏不适,尤其是当产科医生牵拉子宫时。局麻药中加入少量麻醉性镇痛药如芬太尼(15~25μg)、苏芬太尼、吗啡(0.1~0.25mg)等能减少术中牵拉不适的发生。用药后要加强监护以防止迟发性呼吸抑制的发生。

(三) 联合蛛网膜下腔和硬膜外麻醉

蛛网膜下腔与硬膜外腔联合麻醉(combined spinal-epidural anesthesia, CSEA)综合了蛛网膜下腔阻滞和硬膜外阻滞各自的优点。该法发挥了脊麻用药量小,潜伏期短,效果确切的优点,又可发挥连续硬膜外阻滞的灵活性,具可用于术后镇痛的优点。由于腰麻穿刺针细(26G),前端为笔尖式,对硬脊膜损伤少,故脊麻后头痛的发生率大大减少。产妇脊麻用药量为非孕妇的1/2~2/3即可达到满意的神经阻滞平面(T$_8$~S)。近年来,CSEA已广泛用于剖宫产手术的麻醉中。

穿刺点常选择L$_2$~L$_3$,使用"针过针"技术,由硬膜外穿刺针进入硬膜外腔后,经该穿刺针置入长带侧孔的微创性腰穿针直至刺破蛛网膜,见脑脊液自动流出,证明穿刺成功。注入局麻药后,退出穿刺针,头侧方向置入硬膜外导管3~5cm,,必要时可从硬膜外腔给药,以实施连续硬膜外麻醉或 PCEA 术后镇痛。

(四) 全麻

尽管近几十年来在剖宫产中使用全麻已经明显减少,但少数情况下仍需施行全麻,包括产妇大出血、凝血功能障碍、威胁胎儿生存,或是产妇拒绝区域麻醉。全麻的优点包括可消除产妇紧张恐惧心理、诱导迅速,较少发生血压下降和心血管系统不稳定,能够保证呼吸道通畅并控制通气。适用于精神高度紧张的产妇或合并精神病、腰椎疾病或感染的产妇。其最大缺点为容易呕吐或反流而致误吸,甚至死亡。此外,全麻的操作管理较为复杂,要求麻醉者有较全面的技术水平和设备条件,麻醉用药不当或维持过深有造成新生儿呼吸循环抑制的危险,难以保证母儿安全,苏醒则更须有专人护理,麻醉后并发症也较硬膜外阻滞多;因此,全麻一般只在硬膜外阻滞或局部浸润麻醉有禁忌时方采用。

目前较通用的全麻方法为:硫喷妥钠(4～5mg/kg)、琥珀酰胆碱(1～1.5mg/kg)静脉注射,施行快速诱导插管,继以 50%～70% 氧化亚氮加 0.5% 异氟烷维持浅麻醉,必要时应用肌松药。手术结束前5～10 分钟停用麻药,用高流量氧"冲洗"肺泡以加速苏醒。产妇完全清醒后,拔出气管插管。

防止胃液反流及误吸的措施有:①气管插管迅速有效;②插管前避免正压通气;③气管插管时压迫环状软骨(sellick 手法);④待患者完全清醒、喉反射恢复后拔管。

现不提倡常规应用非去极化肌松药原因如下:①非去极化肌松药可影响琥珀酰胆碱作用,使其起效时间延迟、作用时间缩短、作用强度减弱,增加气管插管的难度;②研究表明非孕妇女由于肌束收缩食管下段压升高大于胃内压,防止反流的食管下段压力因肌束收缩而升高;③孕妇腹肌张力下降,胃内压力不会因肌束收缩而升高;④孕妇由于孕激素水平高、肌纤维成束收缩较少,琥珀酰胆碱所致的肌痛也较少发生。

插管失败或插管困难是麻醉相关性孕妇死亡的首要原因。假声带黏膜毛细血管充血,要求在孕妇中需要选用较小号的气管插管。对于大多数孕妇来说,最好选用 6.5 或 7.0 号带套囊的气管插管。经鼻插管或插入鼻胃管,均可能导致出血。

第 5 节　高危妊娠产科的麻醉

妊娠期有某些病理因素,可能危害孕产妇、胎儿、新生儿或导致难产者,称为高危妊娠。高危妊娠几乎包括了所有的病理产科。而与麻醉关系密切的高危妊娠,主要为各种妊娠并发症和并存症。

一、产前出血的麻醉

产前出血是指怀孕 28 周后,产前发生阴道出血。最常见的原因是前置胎盘、胎盘早剥等。产妇失血过多可致胎儿宫内缺氧,甚至死亡。若大量出血或保守疗法效果不佳,必须紧急终止妊娠。

(一) 胎盘早剥

胎盘早剥是在胎儿娩出前正常位置的胎盘,部分或全部从子宫壁剥离,其发生率为 1.3%～1.6%。临床表现可能为阴道流血和子宫紧张,由于血液积聚在胎盘之后往往低估了出血的程度。根据剥离的程度分为轻、中、重三级。胎盘剥离时可能发生 DIC,而且剥离程度较大时,其发生率可增加到 30%,可致胎儿死亡。

(二) 前置胎盘

孕 28 周后,胎盘附着于子宫下段,其下缘甚至达到或覆盖宫颈内口,低于胎先露部,称为前置胎盘。前置胎盘可致妊娠晚期大量出血而危及母儿生命,是妊娠期的严重并发症。可分为完全性前置胎盘,胎盘组织完全覆盖宫颈内口;部分性前置胎盘,胎盘组织部分覆盖宫颈内口;边缘性前置胎盘,胎盘边缘到达宫颈内口,未覆盖宫颈内口。前置胎盘多见于多产妇,尤其是有剖宫产术史者。

典型症状是妊娠期间无痛性阴道出血。出血能自行停止者,可以保守治疗;对于持续流血者,为了母体安全应终止妊娠。出血量不多或非活动性出血的产妇,可选择腰麻或硬膜外麻醉。

(三) 产前出血的麻醉处理

1. 麻醉前准备　由于前置胎盘和胎盘早剥的孕产妇易发生失血性休克、DIC 等并发症,因此此类患者麻醉前应注意评估循环功能状态和贫血程度。除检查血常规、尿常规、生物化学检查外,应重视血小板计数、纤维蛋白原定量、凝血酶原时间和凝血酶原激活时间检查,并做 DIC 过筛试验。警惕 DIC 和急性肾功能衰竭的发生,并予以防治。

2. 麻醉选择和管理 前置胎盘和胎盘早剥多需急诊手术和麻醉,准备时间有限,病情轻重不一,禁食禁饮时间不定。因此应该在较短的时间内作好充分准备,迅速做出选择。麻醉选择应依病情轻重,胎心情况等综合考虑。凡母体有活动性出血,低血容量休克,有明确的凝血功能异常或DIC,全身麻醉是较安全的选择。如果胎儿情况较差要求尽快手术,也可选择全身麻醉。如果母体、胎儿情况尚好,则可选用椎管内阻滞。

麻醉管理的注意事项包括:①全麻诱导注意事项同上。②大出血产妇应开放两条以上静脉或行深静脉穿刺置入单腔或双腔导管,监测中心静脉压。记录尿量,预防急性肾功能衰竭,并做出对应处理。③防治DIC 胎盘早剥易诱发DIC。围麻醉期应严密监测,积极预防处理。对怀疑有DIC倾向的产妇,在完善相关检查的同时,可预防性地给予小剂量肝素,并输入红细胞、血小板、新鲜冰冻血浆以及冷沉淀物等。④产妇和胎儿情况正常时可选择椎管内麻醉。

二、产 后 出 血

产后出血量超过500ml称为产后出血。产后出血的原因包括子宫弛缓无力、胎盘滞留、妊娠产物滞留、产道损伤和子宫内翻等。通常情况下,经阴道分娩的失血量约为250~400ml,剖宫产手术的失血量为500~1000ml,实际失血量通常会被低估。因此对可能出现产后出血的孕妇需做好如下准备:

1. 做好凝血异常和大出血的准备 应开放两条静脉或行深静脉穿刺置入单腔或双腔导管,监测中心静脉压(CVP)。

2. 预防急性肾功能衰竭 记录尿量,如少于30ml/h,应补充血容量,如少于17ml/h应考虑有肾衰的可能。除给予呋塞米外,应检查尿素氮和肌酐,以便于相应处理。

3. 防治DIC 胎盘滞留时胎盘绒毛和蜕膜组织可大量释放组织凝血活酶进入母体循环,激活凝血系统导致DIC。麻醉前、中、后应严密监测,积极预防处理。

三、妊娠合并心血管疾病的麻醉

(一)先天性心脏病

妊娠合并心脏病是对麻醉医生技能的一种挑战。妊娠及分娩加重了心血管系统的负担,为避免心血管系统遭致损害,麻醉医生必须清楚妊娠过程中心脏病的本质及其发展过程、产时及产褥期的正常生理变化、各种麻醉药对心血管系统的影响以及处理急症并发症的常用方法。

患有心血管疾病产妇的预后一般都与其心功能状态有关(如表62-2)。在重症肺动脉高压和明显左心室功能不全的病例,妊娠具有非常高的风险。心功能1或2级产妇的分娩死亡率低于1%,而心功能3或4级可高达5%~15%。围生期胎儿死亡率也与产妇心功能有关,心功能3或4级产妇围生期胎儿死亡率高达20%~30%。

表62-2 纽约心脏病学会的心功能分级

分级	活 动 能 力	症状和体征
1级	可从事一般体力活动	无症状(症状指:疲劳、心悸、呼吸困难和心绞痛)
2级	体力活动轻度受限	静息时无症状,一般体力活动可诱发症状
3级	体力活动明显受限	静息时无症状,轻度体力活动即可诱发症状
4级	不能从事任何体力活动	静息时即出现症状,并且任何活动可能导致不适或症状加重

先天性心血管病(congenital cardiovascular diseases,简称"先心病")是孕龄妇女合并的主要心血管疾病,约占60%~80%。随着近年复杂先心病早期诊断和治疗的进步,重症先心病患者存活到孕龄的人数成倍增加。儿童时期成功的手术,可使先心病患者的心血管功能恢复正常。能被手术修复的心脏畸形有:房间隔缺损(atrial septal defect,ASD)、室间隔缺损(ventricular septal defect,VSD)、动脉导管未闭(patent ductus arteriosus,PDA)、法洛四联症、大血管转位和三尖瓣闭锁。

但是,经常有些孕妇就诊或临产时,其先心病畸形并未纠正或仅部分纠正,甚至在妊娠前从未发现有先心病,妊娠后才出现先心病的症状和体征,这些患者的产科和麻醉处理可能更具挑战性和复杂性。

1. 左向右分流（非发绀）型先心病　对于左向右分流（非发绀）型先心病包括 ASD、VSD 或 PDA 等心血管畸形。

产妇的处理原则如下：①应尽早由内科医师提供心血管系统诊断和治疗建议；②应于临产前收住院，密切监护，以免自然临产的应激导致心血管功能恶化；③自然分娩时，应尽早进行硬膜外或其他镇痛方法，以免疼痛应激引起儿茶酚胺水平升高和外周血管阻力增加，左向右分流加重，导致肺动脉高压和右心室衰竭；④在无痛分娩或剖宫产时，硬膜外麻醉优于腰麻，应逐渐追加用药，以延缓硬膜外麻醉的起效过程，因为交感神经阻滞，外周血管阻力骤然降低的体循环低血压，可能使无症状的左向右分流逆转为低氧血症的右向左分流，从而危及母胎安全；⑤围产期密切监测产妇心血管功能，必要时采取有创动脉压和中心静脉压监测；胎儿娩出即刻是对产妇心血管功能的最大考验，之前慎用胶体扩容，有心功能不全迹象时可采取限液、强心和利尿处理；⑥产妇应接受持续吸氧治疗，密切监测血氧饱和度，因为轻度低氧血症即可使肺血管阻力增加，导致分流方向逆转的可能；同时，也要避免高碳酸血症和酸中毒等导致肺血管阻力增加的因素；⑦静脉输液或用药时，应避免将空气注入静脉，因为，即使少量空气经畸形缺损进入体循环，也可能导致栓塞发生；⑧亦应重视胎儿的监测。

2. 右向左分流（发绀）型先心病　右向左分流（发绀）型先心病包括艾森曼格综合征、法洛四联症等。

艾森曼格综合征（Eisenmenger's syndrome）是一组先天性心脏病发展的后果。ASD、VSD、PDA 等先天性心脏病，可由原来的左向右分流，由于进行性肺动脉高压发展至器质性肺动脉阻塞性病变，出现右向左分流，皮肤黏膜从无青紫发展至有青紫时，即称为艾森曼格综合征。

艾森曼格综合征的麻醉处理原则包括：①维持足够的外周血管阻力，慎用椎管内麻醉，尤其腰麻；②维持相对稳定的血容量和回心血量，避免主动脉～腔静脉受压（仰卧综合征）；③预防疼痛、低氧血症、高碳酸血症和酸中毒，以免引发肺血管阻力的进一步增加；④避免全麻期间心肌的抑制。

法洛四联症（tetralogy of Fallot）是联合的先天性心脏血管畸形，本病包括室间隔缺损，肺动脉口狭窄，主动脉右位（骑跨于缺损的心室间隔上）和右心室肥厚，其中前两种畸形为基本病变，本病是最常见的紫绀型先天性心脏病。

法洛四联症的麻醉原则包括：①避免任何可能导致外周血管阻力降低的因素，否则将加重右向左分流；②维持足够的血容量和静脉回流，在右心功能欠佳的情况下，需要高充盈压增强右心室射血，以确保充足的肺动脉血流；③自然分娩早期应用硬膜外镇痛，有助于预防肺血管阻力增加，避免右向左分流的不良后果；④需剖宫产时，硬膜外麻醉应逐渐起效，预防"仰卧综合征"，避免血流动力学的剧烈波动；⑤慎用单次腰麻，因其外周血管阻力的骤然降低可导致分流逆转和低氧血症；⑥全麻原则基本同艾森曼格综合征。

（二）心脏瓣膜病

心脏瓣膜病（valvular heart disease）是以瓣膜增厚、粘连、纤维化、缩短为主要病理改变，以单一或多个瓣膜狭窄和（或）关闭不全为主要临床表现的一组心脏病。最常累及二尖瓣，约占心脏瓣膜病的70%，二尖瓣合并主动脉瓣病变占20%～30%，单纯主动脉瓣病变为2%～5%，而三尖瓣和肺动脉瓣病变极为少见。

1. 二尖瓣狭窄（mitral stenosis）　主要由风湿热引起，多见于青壮年，男女之比为1∶(1.5～2)；风心病二尖瓣狭窄约占25%，二尖瓣狭窄并关闭不全约占40%。二尖瓣狭窄的血流动力学异常是由于舒张期左心房流入左心室的血流受阻。其临床症状表现为呼吸困难、咯血、咳嗽。孕前无症状的二尖瓣狭窄患者可耐受妊娠；孕前有症状并存在肺淤血的产妇，胎儿娩出即刻心脏前负荷骤然增加，极易导致急性左房衰竭以及严重肺水肿发生，使围生期死亡的风险明显增加。

麻醉处理原则：①维持较慢心率；②维持窦性节律，有效地治疗急性心房纤维性颤动；③避免主动脉-腔静脉受压，维持静脉回流和肺动脉楔压（PCWP），在预防肺水肿的基础上最大限度提高左室舒张末容积（LVEDV）；④维持一定的外周血管阻力；⑤避免肺血管阻力增加的诱因，如：疼痛、低氧血症、高碳酸血症和酸中毒。

2. 二尖瓣关闭不全（Mitral regurgitation）　二尖瓣关闭不全的常见原因是风湿热，导致左室收缩时血液返回左房。

二尖瓣关闭不全的主要病理生理变化是收缩期左室血液反流至左房，造成收缩期左房压升高和心排血量降低。以左房和左室扩大为特征，急性二尖瓣关闭不全时，导致左房容量过负荷，即左室收缩时将血液泵回顺应性不佳的左房,前向心排血量降低,代偿性外周血管收缩;随后肺淤血、肺水肿,肺动脉压持续升高,进一步发生右心衰竭。慢性二尖瓣关闭不全导致左房逐渐扩大和顺应性增加,以"缓解"返流的血液;左房扩大后,导致心房纤维性颤动机会增加,心房纤维性颤动的发作可引起心悸症状;长期、严重的二尖瓣关闭不全可导致左房压升高和肺淤血。

麻醉处理原则:①避免外周血管阻力增加;②维持心率正常或稍微增加;③尽量维持窦性节律,有效治疗急性心房纤维性颤动;④避免主动脉-腔静脉受压,维持回心血量,预防中心血容量增加;⑤避免全麻期间的心肌抑制;⑥避免疼痛、低氧血症、高碳酸血症和酸中毒等增加肺血管阻力的因素。

3. 主动脉狭窄(aortic stenosis,AS) 主动脉瓣狭窄可多年无症状,直到瓣口直径缩小到正常的1/3时(正常主动脉瓣口面积是2.6~3.5cm²),才出现明显的血流动力学变化。轻度AS患者能较好地耐受妊娠期心血管系统变化和血容量的增加。在严重病例,对妊娠期间心血管系统需求增加的补偿能力有限,可能发展为呼吸困难、心绞痛甚至晕厥。重症AS产妇的产后死亡率高达17%,而围生期胎儿死亡率接近20%。

麻醉处理原则是:①维持正常心率和窦性节律;②维持足够的外周血管阻力;③维持血管内容量和静脉回流量;④避免主动脉~腔静脉受压;⑤避免全麻期间心肌抑制。

麻醉方法:①中到重度AS是单次腰麻的相对禁忌;②连续硬膜外麻醉可采用缓慢诱导的方式,适当晶体液扩容,使患者有充足的代偿或适应时间;③腰麻联合硬膜外麻醉(CSE)可采用小剂量腰麻,硬膜外补充的方法,使麻醉效果更完善,也保证了血流动力学的稳定;④全麻时,可选用依托咪酯和阿片类药物进行诱导;而硫喷妥钠可抑制心肌,氯胺酮可致心动过速,不宜作为诱导用药。全麻维持用药应避免心肌抑制和降低外周血管阻力。

4. 主动脉关闭不全(aortic insufficiency,AI) 在孕龄妇女比主动脉瓣狭窄更常见,75%患者由风湿热引起,风湿性AI常伴有二尖瓣病变。左室舒张期主动脉瓣不能关闭,将导致主动脉血向左室反流,左室容量过负荷,久之,导致左室扩张和肥厚。AI产妇通常完全能耐受妊娠,因为:①妊娠会适当增加孕妇心率,可缩短舒张期血液反流的时间;②妊娠的外周血管阻力降低,有利于前向血流,由此减少血液反流量;③妊娠的血容量增加有助于维持足够的心脏充盈压。

麻醉处理原则是:①维持心率正常或稍微增加;②避免外周血管阻力增加;③避免主动脉-腔静脉受压;④避免全麻期间的心肌抑制。

麻醉方法:①硬膜外麻醉可用于阴道或剖宫产分娩。临产早期采用硬膜外麻醉,可避免疼痛应激导致的外周血管阻力增加,从而避免出现急性左室容量超负荷;AI产妇不能耐受心动过缓,应注意预防并及时治疗。②在上述原则基础上进行全麻,可选用短效瑞芬太尼用于剖宫产的全麻维持。

四、糖 尿 病

妊娠前已有糖尿病的患者被称为糖尿病合并妊娠;妊娠前糖代谢正常或有潜在糖耐量降低,妊娠期才出现或发现糖尿病的称为妊娠期糖尿病。妊娠糖尿病的相关因素有:高龄孕妇、肥胖、家族糖尿病史以及孕妇有死胎、新生儿死亡、胎儿畸形或巨大胎儿病史。

(一) 妊娠对糖尿病的影响

妊娠后参与胰岛素反馈调节的激素(胎盘促黄体激素、胎盘生长激素、皮质醇、黄体酮)水平增加,外周靶组织对胰岛素逐渐产生耐受,以利于孕妇向胎儿提供葡萄糖、氨基酸等营养物质。如果孕妇不能自身代偿胰岛素的缺失量,就可能导致妊娠糖尿病,分娩后多数产妇葡萄糖耐量可恢复正常,但是,由此可能成为2型糖尿病的高发人群。自然或剖宫产分娩后,胎盘的反馈调节性激素作用消失,胰岛素需求会逐渐恢复到孕前水平。

(二) 糖尿病对孕妇和胎儿的影响

糖尿病合并妊娠或妊娠糖尿病都易发生妊娠高血压和羊水过多,并增加剖宫产率。糖尿病合并妊娠患者的剖宫产率可增加3~10倍,而妊娠糖尿病产妇的剖宫产率增加1.5倍。糖尿病合并妊娠孕妇的早产发生率增加2~3倍。

(三) 麻醉处理

妊娠糖尿病的特殊病理生理及所伴的并发症对麻醉医师确保分娩、剖宫产过程中顺利平稳、母婴安全提出挑战。

1. 术前评估 首先,术前评估要充分:确定糖尿病的类型、围产期药物治疗情况,有无伴发先兆子痫、肾功能不全及病态肥胖、心功能是否受损等。严格的体格检查还包括气道评估及神经系统检查以排除自主神经及外周神经病变。

（1）气道评估：不论孕妇是否伴糖尿病，其困难插管的发生率较一般人群高。但糖尿病患者还伴有一些其他的气道问题，如青少年型糖尿病孕妇，28%出现小关节、颈椎及寰椎齿样关节活动受限，且还伴其他表现如微血管并发症、身材矮小、发育延迟等。

（2）自主神经及周围神经病变：伴自主神经功能不全的患者表现为血压容易波动、区域麻醉后严重的低血压或循环不稳定，全麻诱导时亦可出现类似情况。因此需预防性补液、应用血管活性药物及放置合适的体位以防止动脉~下腔静脉受压，减少低血压的发生或持续时间。

周围神经病可表现为远端肢体感觉或运动缺失，而区域麻醉亦可出现这些症状，因此对于此类患者应于手术前详细记录感觉或运动缺失的程度及范围。另外，阴道分娩及剖宫产时均应防止不良体位所致的神经损伤。

2. 麻醉期间的管理　糖尿病产妇剖宫产腰麻或硬膜外麻醉期间，在确保母体血糖控制满意，应用乳酸林格液预扩容和及时纠正低血压的前提下，一般不会导致新生儿酸中毒。由于部分糖尿病产妇妊娠期子宫胎盘功能欠佳，无论采用硬膜外麻醉或腰麻，首先应注意维持血流动力学稳定，以确保胎儿安全。

在产程早期，可应用小量阿片类药以缓解疼痛，但必须注意阿片类药易透过胎盘引起新生儿呼吸抑制，尤其多发于应用麻醉药后即刻即娩出的胎儿，硬膜外麻醉和硬膜外复合腰麻可较好的缓解疼痛，对胎儿影响小，可安全有效的用于产科麻醉。近期有报道，硬膜外和硬腰联合可使孕妇血糖降至危险低限，因此分娩过程中要监测血糖。

糖尿病合并妊娠的患者通常易发感染。由于糖尿病是非妊娠患者发生硬膜外脓肿的高危因素，因此在所有产妇（特别是糖尿病患者）的椎管内麻醉期间都应严格采用无菌操作技术。

总之，对糖尿病孕妇剖宫产实施麻醉时要考虑以下几点：

（1）诱导好的脊麻或硬膜外麻醉是很安全的，但要注意避免低血压和葡萄糖液体快速输注。

（2）诱导前用不含葡萄糖液体进行快速补液。

（3）适当静脉注射麻黄碱治疗低血压。对糖尿病产妇，轻微的低血压也不能很好地耐受。

（4）从麻醉诱导起始时，就常规将子宫左侧移位。潜在的糖尿病可使子宫和胎盘血流减少。

（5）若行全麻，资料显示新生儿结局较好。

（6）全麻时，需维持葡萄糖液体的输注及监测葡萄糖浓度，特别是持续注射胰岛素或外科手术时间延长时。

（7）手术后，必要时可给予小剂量胰岛素。胰岛素需求暂时性减少之后可出现血糖的快速升高。因此，在此阶段应合理地应用胰岛素和仔细监测血糖水平。

3. 麻醉监测

（1）除血压、心电图、脉搏氧饱和度外，危重产妇应行有创监测以了解中心静脉压等循环变化。

（2）加强呼吸管理，避免缺氧和 CO_2 蓄积。

（3）监测尿量以了解肾功能状态。

（4）及时测定血糖，随时调整静脉胰岛素用量。

五、甲状腺功能亢进（甲亢）

甲状腺功能亢进是由多种原因引起的甲状腺激素分泌过多所致的一组常见内分泌疾病。主要临床表现为多食、消瘦、畏热、多汗、心悸、激动等高代谢症候群，以及不同程度的甲状腺肿大和眼突、手颤、颈部血管杂音等为特征，严重的可出现甲亢危象、昏迷甚至危及生命。

（一）妊娠对甲亢的影响

受胎盘激素的影响，妊娠期甲状腺处于相对活跃状态，甲状腺体积增大，给甲亢的诊断带来一定困难。妊娠期免疫抑制加强，病情可能有所缓解，但产后免疫抑制解除，甲亢可能会加重。甲亢控制不当的孕妇，分娩或手术时的应激、疼痛刺激、精神心理压力、劳累、饥饿、感染以及不适当的停药，均可能诱发甲状腺危象的发生。

（二）甲亢对妊娠的影响

重症或经治疗不能控制的甲亢，由于甲状腺素分泌过多，抑制腺垂体分泌促性腺激素的作用，容易引起流产、早产，甲亢患者代谢亢进，不能为胎儿提供足够的营养，胎儿生长受限，低体重儿出生率高。妊娠期停药或服药不足，甲亢症状会加重。甲亢治疗药物可通过胎盘进入胎儿，可能导致胎儿甲低，新生儿甲状腺功能异常。另外，有些药物对胎儿可能有致畸作用。

（三）甲亢产妇影响麻醉处理

要点：①高动力性心血管活动和心肌病的可能，②甲状腺增大使气道受阻，③呼吸肌无力，④电解质异常。

1. 分娩镇痛　甲亢产妇临产时，精神通常处于紧张状态，对产痛可能更敏感，因此分娩镇痛十分重要。硬膜外麻醉应是首选镇痛方法，在镇痛同时对交感神经系统和甲状腺功能亦能起到控制作用。

2. 剖宫产的麻醉　在控制欠佳的甲亢产妇行剖宫产时，椎管内麻醉应作为首选，如有禁忌时可采用全身麻醉。理论上，甲亢患者术前用药慎用阿托品。硬膜外麻醉时，局麻药液中不要加用肾上腺素，低血压时避免应用α肾上腺受体激动剂（去氧肾上腺素）纠正。甲亢患者糖皮质激素储备相对不足，应采取补充治疗。应避免应用导致心动过速的药物，如：氯胺酮、阿托品、泮库溴铵。硫喷妥钠可能有抗甲状腺作用，可用于全麻诱导药的首选。Graves患者多患有突眼征，全麻时应对角膜重点保护。在甲亢产妇可采用术前深度镇静的方法，但是，此方法有母体过度镇静、误吸和新生儿抑制的风险。

3. 甲状腺危象的预防和治疗　术前充分准备可最大限度降低围手术期甲状腺危象的风险。术前准备的目的是使患者甲状腺功能维持正常。紧急手术时，在控制甲状腺功能的基础上，应该做好处理围手术期甲状腺危象的准备。

六、病态肥胖

由于社会中肥胖的盛行，肥胖孕产妇可能是产科麻醉医生遇到的最常见的高危患者。肥胖可增加妊娠期死亡的风险。高龄和高血压、糖尿病、血栓性疾病以及感染发生率的增加均构成肥胖产妇围生期死亡的高危因素。妊娠期肥胖的定义有多种：①孕前BMI大于29kg/m^2，②妊娠期体重≥200磅（91kg），③妊娠后体重增加>20%。

1. 对肺功能的影响　体重超标时能量消耗、氧耗、二氧化碳产生均增加。①肺动力学：胸壁增厚使通气时需要消耗更大的能量来产生吸气动作，氧耗成本随体重而增加。常见以浅快呼吸通过降低潮气量尽可能减少能量消耗。多数病态肥胖孕妇妊娠期PaCO$_2$可正常，但肺功能储备降低。②肺容量：潮气量、功能残气量、呼气储备量、肺活量、吸气储备量、肺总量和最大分钟通气量在病态肥胖患者都减少。

③氧合作用：极度肥胖患者肺弥散能力降低，胸壁顺应性降低和腹部肥胖促使肺下部的气道闭合，通气主要在顺应性好的肺上部进行，肺血流状况正好相反，从而导致通气血流比率失调和低氧血症。

2. 对心血管的影响　肥胖患者的血容量和心排血量增加，心脏指数可正常，心排血量增加主要是每搏量的增加。肥胖患者多伴有高血压，BMI>30kg/m^{2}时高血压发生率增加3倍。肥胖、左室肥厚的高血压产妇，其左室收缩功能虽正常，但舒张功能多异常，说明存在左室舒张功能不全的容量过负荷，并需要通过有效的利尿治疗，以减少过多的血容量。

3. 对胃肠道的影响　病态肥胖患者加上妊娠因素，发生胃内容物反流和肺误吸的风险进一步增加。

4. 对内分泌的影响　肥胖是糖尿病的易发人群，肥胖病患者妊娠期间通常存在胰岛素相对不足。

肥胖产妇多伴有内科疾病，需要尽早进行麻醉前评估。①脉搏氧饱和度可用来评估产妇氧合状态；②血气分析对肥胖产妇通气状态的评估很重要；③先兆子痫患者须检查血小板计数；④除非血压袖带的长度>上臂周长的20%，否则产妇血压的测量会高于其实际血压。在慢性高血压或先兆子痫以及围生期需监测动脉血气的患者，可放置动脉导管直接测压并方便监测动脉血气。

对于自然分娩的产妇，硬膜外镇痛是肥胖产妇分娩镇痛的优先选择；腰麻联合硬膜外镇痛也可用于病态肥胖产妇的分娩镇痛，但需注意蛛网膜下腔注入阿片类药物有导致产妇呼吸抑制的风险，单纯应用低浓度局麻药即可达到满意的分娩镇痛。

在病态肥胖产妇，剖宫产有增加产妇和胎儿致病和致命的风险，对麻醉的挑战在于椎管内麻醉穿刺的困难和气道控制的难度，以及胃内容物反流和肺误吸的风险。肥胖可能导致脊麻后难以预测的广泛局麻药扩散，故肥胖产妇对局麻药的需求量降低。与脊麻相比，硬膜外麻醉的优点包括：①能适时调节局麻药的剂量，②降低低血压的发生率，③减轻运动神经阻滞的呼吸影响，④麻醉时间不受限制。肥胖可影响硬膜外局麻药的扩散，阻滞平面与BMI和体重呈正比，而与身高无关。病态肥胖产妇完全能耐受高平面感觉神经阻滞，在感觉阻滞平面过高产妇，并不一定出现明显的呼吸窘迫感，但应予以关注。病态肥胖产妇进行剖宫产全麻时，困难插管的发生率高达33%。而且，曾经成功气管插管的患者，并不能保证此次插管就顺利。麻醉医师应事先准备好喉镜、不同型号喉镜片和气管导管、经环甲膜穿刺和切开器械、以及经气管通气的器械。另外,也可利用可视或纤维喉镜在产妇清醒下进行气管插管。清醒下置喉镜和插管刺激时,儿茶酚胺释放和血压升高,可导致原有高血压恶化,并对子宫血流产生不利影响,因此,插管前有效的表面麻醉极其重要。麻醉前气道评估基本正常的产妇,如果无禁忌证可行全麻快速诱导,方法是:全麻前有效的预吸氧去氮,因为,肥胖患者在诱导的呼吸暂停期更易出现低氧血症,可在诱导前深呼吸100%氧3分钟或30秒内最大吸气100%氧4~5次,即可预防插管期间呼吸暂停的低氧血症。

第6节 麻醉并发症

一、低 血 压

足月产妇处于仰卧位时会出现血压下降、心动过速及股静脉压升高,这是由于妊娠子宫压迫下腔静脉导致静脉回流降低及心排血量降低所致,也被称作"仰卧位低血压综合征"。许多麻醉药及椎管内麻醉产生的交感神经抑制作用可导致血管扩张,进一步降低静脉回流,加重低血压。低血压的发生率和严重程度取决于阻滞平面的高低、产妇的体位以及是否采取了预防性措施。如果发现和处理及时,产妇的一过性低血压与产妇和胎儿的死亡无关。

孕妇出现低血压后,麻醉医生应及时扩容、改变体位,必要时给予血管加压药。

1. 扩容 对剖宫产产妇在区域麻醉前可输入达10ml/kg的晶体液,以增加血管内容量。含糖液不应用于扩容,可能导致产妇和胎儿高血糖症,随之产后发生新生儿低血糖。在新生儿酸碱状态方面使用乳酸林格液和0.9%的氯化钠似乎并无差别。然而一些人更喜欢用胶体液预扩容,因为其血管内半衰期更长。使用胶体也存在风险,少数患者可能出现过敏反应,瘙痒发生率升高。

2. 变化体位 腰麻下行剖宫产的产妇可能由于交感神经阻断和静脉回流下降而经历低血压,尤其同时存在下腔静脉压迫时。预防主动脉腔静脉压迫很重要,向左侧倾斜手术台15°~30°,或者右臀下放置楔形物会缓解大多数孕妇的主动脉腔静脉压迫。但是这些做法不一定绝对有效,麻醉医生必须高度关注孕妇及胎儿的体征。

3. 使用血管加压药 仅凭静脉输液不足以预防腰麻后低血压,子宫左倾进一步降低了腰麻后低血压的发生率,在此基础上辅用预防性血管加压药取得了最好的效果。同时具有α和β作用的激动剂(如麻黄碱)使子宫胎盘血流得以更好的恢复。

二、困 难 插 管

产科麻醉中呼吸道管理是一个非常重要的问题。大多数麻醉相关性死亡是由于困难气道导致的低氧血症。最常见的呼吸不良事件是插管失败。妊娠导致的体重增加、胸廓增大以及咽喉水肿等体格因素会增加气管内插管的难度。妊娠产妇插管失败的处理措施如图62-2。

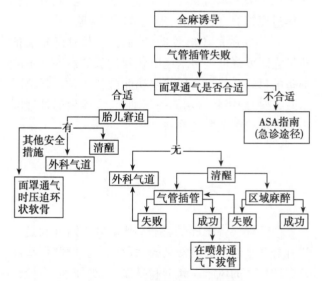

图62-2 孕妇插管失败的处理措施

三、胃内容物反流与误吸

妊娠期间胃功能受到机械性刺激与激素的双重影响,导致胃排空延长、酸性产物增加、胃~食管反流发生率高,胃内容物反流进入咽喉部而可能发生误吸。肺误吸是一种复杂的疾病,可导致化学性肺炎、细菌性肺炎或气道阻塞性肺不张。胃内容物中的盐酸成分可对支气管组织造成最严重的损伤。

（一）禁食要求

美国麻醉医生学会产科麻醉分会指南推荐产妇可在分娩期间直至麻醉诱导前 2 小时内饮用适量的清亮液体。择期剖宫产的妇女进行麻醉或镇痛操作之前 6~8 小时不应摄入固体。

（二）预防用药

没有一种药物或食物被认为在预防误吸时更有效。预防误吸的理想药物应当是快速起效、增加胃排空速度、增加胃 pH 值，而同时减少胃容量。推荐应用非特异性抗酸剂、H_2 受体拮抗剂或多巴胺受体拮抗剂。静脉内给予甲氧氯普安可明显加快行择期剖宫产孕妇的胃排空。昂丹司琼是另一种常用于辅助预防误吸的止吐药。与甲氧氯普胺相比，给予 4mg 昂丹司琼的孕妇发生恶心呕吐更少且满意度更高。

（三）诊断

诊断肺误吸时常比较困难。对于那些有风险的患者应当保持高度警惕。最明显的体征应当是口咽部存在胃内容物，尤其在应用喉镜检查时可见。患者可能发生心动过速、青紫、哮鸣、呼吸急促、低血压及呼吸困难。胸部 X 线检查的典型表现为弥漫性片状浸润，患者表现出肺泡-动脉氧张力梯度增加及吸氧后亦无改善的低 PaO_2。

（四）处置方法

如果采用全麻，应当进行环状软骨压迫下快速顺序诱导直至确认插管。预吸氧的理想方法是使患者呼吸 100% 氧气或者按潮气量通气 3 分钟或者让易合作的患者在新鲜气体流量为 5L/min 时进行 8 次深呼吸，最好让肥胖患者处于头高位。诱导时使用丙泊酚是最佳选择。除非存在禁忌，琥珀酰胆碱因其快速起效及可创造良好的插管条件成为首选的肌松剂，至少需要 0.6mg/kg 的剂量才可进行插管。如果禁忌使用琥珀酰胆碱时，应用罗库溴铵>0.6mg/kg 作为替代。

（五）治疗

尽管采取了以上预防措施，误吸仍然会发生。如果患者发生中度至重度的误吸，或误吸了固体，应当立即应用带套囊的气管内导管进行插管。插管后，建议重复进行吸引以移除颗粒性物质。不再推荐进行支气管肺泡灌洗，因其可加压使颗粒物质深入肺内部且可进一步损伤肺组织。患者应当在足够的吸入氧浓度下进行至少 8h 的机械通气。如果病情需要可采用持续气道正压通气。不再推荐常规给予抗生素及类固醇进行治疗。持续监护患者的动脉血气、胸部 X 线及临床状态。

四、椎管内麻醉剖宫产的神经并发症

区域麻醉导致神经损伤的危险因素包括神经缺血（推测与应用血管收缩药或患者长时间低血压有关），放置穿刺针或导管时损伤神经，感染，局麻药的选择。另外，患者术中体位摆放不当、手术敷料包扎过紧及手术创伤造成的神经损伤也常常被归咎于区域麻醉。

引起神经并发症的影响因素包括以下几点：

（一）局麻药

虽然大多数临床浓度与剂量的局麻药不损伤神经，但是长期接触、大剂量及/或高浓度的局麻药可造成永久性神经损伤。局麻药神经毒性的差异取决于 pKa、脂溶性、蛋白结合率。局麻药浓度越高、脊神经接触药物时间越长则局麻药的毒性反应越强。注射速度对于局麻药浓度也有很大影响，推注速度越快则药物在脑脊液中形成涡流而易于被更快地稀释。先前已存在的神经状况可使患者更易受到局麻药的毒性作用影响。

（二）神经缺血

如果合并血管解剖变异、硬膜外血管破裂出血、注药压力增高，可能造成麻醉后下胸段和腰段脊髓缺血坏死。硬膜外血流可受肾上腺素的影响，应用含有肾上腺素的局麻药理论上可导致外周血管缺血，因其造成脊髓前动脉及节段性动脉持续收缩，而出现相应节段的脊髓血流中断或血栓形成，脊髓缺血缺氧，尤其可见于患有微血管疾病的患者。另外，神经元长时间接触高浓度的局麻药可以引起神经元血流减少，如果加入肾上腺素可进一步延长脊神经与局麻药的接触时间而加剧血流障碍。扩大的血肿也可造成神经缺血，神经受压的严重性取决于血肿的体积。

（三）麻醉操作

麻醉操作可导致对脊髓或脊神经的机械性损伤。硬膜外穿刺操作不当时，穿刺针可损伤脊髓或脊神经，并可形成脊髓内或椎管内血肿。穿刺针如刺穿硬膜外血管则可导致硬膜外腔血肿，注射气体过多则导致气肿，均可压迫神经。腰穿针可能触及马尾神经，出现一过性麻木或放电样感觉，对神经的损伤较轻微，临床较多见而极少出现后遗症。

（四）既往病史

妊娠前已患有糖尿病的孕妇可能已合并有外周神经损害，进行区域麻醉可能加剧已有的神经损害。患有腰椎椎管狭窄、腰椎椎间盘突出和黄韧带肥厚的孕妇，如长时间处于截石位可造成对脊神经的压迫或牵拉，使神经外膜及其营养血管血流中断造成神经营养性退变，重者可导致神经纤维肿胀。此类孕妇对局麻药的毒性作用及血管收缩药导致的神经缺血更加敏感。应用更低浓度或更少量的局麻药可减小局麻药毒性反应的风险。在妊娠晚期巨大而坚硬的胎头持续压迫腰骶神经干，脊柱的过度前屈可导致过度牵拉或压迫脊神经根，耻骨联合分离，坐骨神经受压等。在产前产妇可能仅表现为下肢轻微麻木或无症状，但是此时已经存在神经损伤的潜在基础，进行区域麻醉可能加剧神经损伤，表现为闭孔神经综合征、股神经痛、阴部神经和生殖股神经剧痛。

椎管内麻醉剖宫产的神经并发症临床表现包括以下几点：

（一）神经根或神经干损伤

神经受到局麻药直接毒性、穿刺针损伤、压迫、牵拉、缺血及完全横断的伤害。穿刺针的直接创伤可导致严重的神经损伤，尤其是当穿刺针刺穿神经束膜进入神经束。穿刺针针尖或硬膜外导管刺激神经时患者多描述为一过性麻木感，而如果刺入脊髓、神经根或神经干内则患者表现为剧烈的神经疼痛。麻醉后患者可出现脊神经功能异常，严重者可出现脊髓横断性损害。腰椎管狭窄或胎头压迫所导致的神经根或神经干损伤，多表现为一支或多支脊神经、或某神经干的功能障碍，表现为一侧下肢麻木、感觉迟钝或无力、股神经痛、耻骨联合痛、会阴部痛等。机械性损伤可表现为一支或数支脊神经支配区域感觉缺失，单侧或双侧下肢肌肉运动异常，严重时可表现为双侧横断性截瘫等。

（二）短暂神经综合征

局麻药及其他化学性毒性损害的表现主要有短暂神经综合征（transient neurological symptoms，TNS），应用各种局麻药时均可见，骶尾部可能是对局麻药比较敏感的部位，脊髓背根神经元兴奋引起肌肉痉挛，在接受腰麻后 4~5 小时腰背部可出现中度或剧烈的疼痛，放射向臀部和小腿，也可伴随有感觉异常，但无明显运动和反射异常，一般 7 天内均可恢复，不遗留感觉运动障碍。

（三）马尾综合征

马尾综合征（cauda equina syndrome，CES）表现为低位脊神经根损伤的症状，可出现直肠、膀胱功能障碍，会阴部感觉异常及下肢运动麻痹等。

五、椎管内麻醉的其他并发症

（一）硬脊膜穿刺后头痛（postdural puncture headache，PDPH）

PDPH 病因是复杂的，最常见的原因是脑脊液从刺破的硬脊膜不断流出造成脑脊液的压力降低所致；另一个原因可能为颅内血管扩张。其典型症状为由平卧位转为坐位或直立位时出现剧烈头疼，尤其在咳嗽或突然活动时疼痛加剧，在平卧位时疼痛缓解。PDPH 可在穿刺后立即发生，也可发生在数日后，据统计，最常见是在穿刺 48h 内发生，大多数头疼在 7d 内即可自行缓解。

（二）全脊麻

全脊麻是罕见但非常严重的并发症，多由硬膜外麻醉的大剂量局麻药误入蛛网膜下腔所致，或由于硬膜外导管移位误入蛛网膜下腔所致。临床表现为注药后迅速出现广泛的感觉和运动神经阻滞，意识不清、双侧瞳孔扩大、呼吸停止、肌无力、低血压、心动过缓甚至室性心律失常或心搏骤停等。

（赵　晶）

参 考 文 献

1. 丰有吉，沈铿. 妇产科学. 第 2 版. 北京：人民卫生出版社，2010.
2. 庄心良，曾因明，陈伯銮. 现代麻醉学. 第 3 版. 北京：人民卫生出版社，2008.
3. 曲元，黄宇光. 临床麻醉系列丛书—妇产科麻醉分册. 北京：北京大学医学出版社，2011.
4. Harirah HM, Donia SE, Nasrallah FK, et al. Effect of gestational age and position on peak expiratory flow rate: a longitudinal study. Obstet Gynecol, 2005, 105(2): 372-376.
5. Wong CA, Loffredi M, Ganchiff JN, et al. Gastric emptying of water in term pregnancy. Anesthesiology, 2002, 96(6): 1395-1400.
6. Fok WY, Chan LY, Wong JT, et al. Left ventricular diastolic function during normal pregnancy: assessment by spectral tissue Doppler imaging. Ultrasound Obstet Gynecol, 2006, 28(6): 789-793.
7. Adams JQ, Alexander AM Jr. Alterations in cardiovascular physiology during labor. Obstet Gynecol, 1958, 12(5): 542-549.
8. Dayal P, Murata Y, Takamura H. Antepartum and postpartum

acid-base changes in maternal blood in normal and complicated pregnancies. J Obstet Gynaecol Br Commonw, 1972, 79 (7):612-624.

9. Clark SL, Cotton DB, Lee W, et al. Central hemodynamic assessment of normal term pregnancy. Am. J. Obstet. Gynecol, 1989, 161(6 Pt 1):1439-1442.

10. Robson SC, Hunter S, Moore M, et al. Haemodynamic changes during the puerperium: a Doppler and M-mode echocardiographic study. Br J Obstet Gynaecol, 1987, 94 (11): 1028-1039.

11. Iwasaki R, Ohkuchi A, Furuta I, et al. Relationship between blood pressure level in early pregnancy and subsequent changes in blood pressure during pregnancy. Acta Obstet Gynecol Scand, 2002, 81(10):918-925.

12. Toledo P, McCarthy RJ, Hewlett BJ, et al. The accuracy of blood loss estimation after simulated vaginal delivery. Anesth. Analg, 2007, 105(6):1736-1740.

13. Abboud TK, Sarkis F, Hung TT, et al. Effects of epidural anesthesia during labor on maternal plasma beta-endorphin levels. Anesthesiology, 1983, 59(1):1-5.

14. Miller RD. Miller's Anesthesia, 7th ed. 2009.

15. Ranta P. How can we inform pregnant patients about obesteria anesthesia. ESA Refresher Course Lectures, 1999.

16. Closten B. Controversies in Obstetric anesthesia. Anesth-Analg, 1998, 3(suppl):32.

第63章　创伤患者的麻醉

随着工业和交通现代化的发展,创伤患者日趋增多,创伤已成为全球范围内的五大死亡原因之一。根据"中国统计年鉴2010"的数据显示,2009年仅交通事故伤达238 351起,死亡57 759人,伤275 125人,直接财产损失达91 436.8万元。由此可见,创伤给社会造成了巨大损失,对人民生命健康构成巨大威胁。

因为大多数创伤患者需要立即急诊手术,病情的严重和复杂程度很不一致,临床医师又常常无法获得患者的完整病史(包括合并症),加上难以预期的结果,因此可以说,对创伤患者的急救处理和麻醉管理是一项难度较高的工作。为此,首先要了解严重创伤的病理生理变化;其次是掌握创伤患者的病情评估和处理措施;最后是选择合适的麻醉方法和药物,以及预防和治疗术中和术后的并发症。

第1节　创伤性休克的病理生理

休克是因组织氧供不足而引起的全身性疾病,包括低灌注引起的原发性细胞损伤以及由此而引起的继发性炎症反应,是导致创伤患者死亡超过半数之原因,其中40%的患者死于急性失血,而超过10%的患者死于休克后引起的多器官功能障碍综合征(MODS)。

一、创伤性休克的病因

凡是造成全身氧输送、氧摄取和利用受损的任何因素都可导致休克的发生,表63-1列举了创伤患者导致休克的常见原因。尽管失血是导致创伤性休克最为常见的原因,但是休克往往是多种因素共同作用的结果。比如,胸外伤患者可能同时合并出血、张力性气胸、心脏填塞,这些因素都可引起全身低灌注,从而共同促发休克的发生。此外,患者的潜在合并症也可能是休克的重要促发因素,糖尿病和心肌缺血导致氧输送下降,酗酒、合并症的治疗药物可能导致机体低灌注状态,从而削弱机体正常的代偿机制。

表 63-1　创伤患者导致休克的病因

病　因	病理生理
气道梗阻或肺损伤	氧不能输送到血液循环
张力性气胸	减少回心血量
心脏填塞	减少回心血量
失血	血氧容量下降
	血容量不足
心脏损伤	心脏泵功能障碍
脊髓损伤	血管异常舒张
	心脏泵功能障碍
中毒	细胞代谢衰竭
	血管异常舒张
脓毒症	细胞代谢衰竭
	血管异常舒张

二、创伤性休克的病理生理机制

在创伤性失血早期,甚至是在低灌注还未进展到细胞缺血阶段时,机体就开始启动局部和全身性的代偿反应。受损血管收缩限制出血,而侧支血管扩张增加缺血组织血流。创伤后疼痛、失血和大脑皮质反应激活神经内分泌系统,增加心脏的变时和变力效应,将血流从缺血耐受性血管床分流到中心循环。这种体液的再分布效应使机体在血管内容量大量丢失的情况下仍能够维持心、脑等重要脏器的血流灌注。但这种体液的分流也是导致再灌注损伤的潜在原因。强烈收缩的血管床突然恢复血流时,可能释放大量局部积聚的毒性代谢产物进入中心循环,引起心功能障碍或心律失常。

休克的重要标志是组织细胞低灌注。当低灌注引起的氧输送下降超过细胞的代偿范围时,就会导致组织细胞功能障碍,进而促发炎症级联反应(图63-1)。炎症反应一旦启动,便成为一种独立于初始促发因素而发展的疾病过程,这就是为什么在创伤出血后,即使出血得到控制而且患者恢复到正常生命体征和正常血流灌注时,却仍可能死于 MODS 的原因。

特定器官系统对创伤性休克的反应也有其特殊方式(表63-2)。

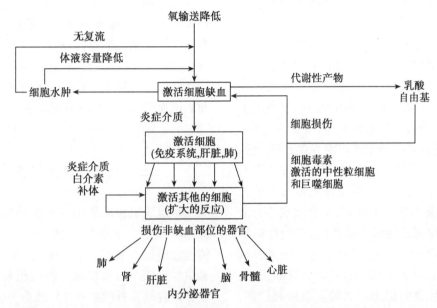

图63-1　休克级联反应(shock cascade)。机体局部的一个器官的缺血将激发全身性炎症反应,该反应甚至会在充分复苏后仍持续存在,这就是严重失血性休克导致多器官功能障碍的病理生理学基础

表63-2　机体各器官系统对缺血的反应

器官系统	中度缺血	重度缺血
中枢神经系统	焦虑,随后嗜睡	昏迷,细胞凋亡
心血管系统	血管收缩	心肌缺血
	心率增快,心排血量增加	心律失常
肺	呼吸频率增加	V/Q 失调
		ARDS(如果患者存活)
肾	细胞冬眠	急性肾小管坏死
胃肠道	肠梗阻	梗死
		屏障功能丧失
肝	葡萄糖释放增加	无复流(no reflow)
		再灌注损伤
		合成功能丧失
造血系统	无	血细胞生成下降
		免疫功能受损

因为脑和脊髓的无氧代谢储备功能非常有限，含氧血流中断数分钟就会导致永久性神经损害。当氧供降低时，部分脑细胞可处于一定程度的冬眠（hibernation）状态并降低脑代谢率，这可以解释失血性休克进展过程中意识水平的变化：正常、激动、嗜睡、昏迷。血流完全中断的脑组织会发生细胞坏死和脑梗死，而缺血部位则发生细胞凋亡。脑是机体对缺氧最为敏感的器官，机体将尽最大可能调动全身的代偿机制来维持脑的血流灌注，所以休克复苏后存活的患者几乎不会出现永久性神经功能损伤，除非在脑内存在局部脑血流障碍（如脑卒中或直接脑损伤）。

心脏功能在休克早期代偿性增强，表现为心率增快、心肌收缩力增强和冠脉血流增加。与脑一样，除非氧输送完全停止，否则心脏很少会成为低灌注的前哨损伤器官。创伤患者如果出现心肌缺血的表现（如血肌钙蛋白升高、心电图 ST 段改变等）则提示直接的心脏损伤（心脏挫伤）或潜在的严重冠脉疾病。然而，随着休克的病情进展，代谢性酸中毒对心肌的抑制作用，以及快速大量液体复苏引起的低温、贫血和低钙血症等因素的作用，常会出现心力衰竭。由于血管的收缩是能量依赖性的，进行性的缺血将最终导致血管系统衰竭，即使快速输注复苏液体也会发生对肾上腺素无反应的异常血管舒张，这也是致死性急性休克的标志。如果失血得到控制，患者存活转入 ICU，全身炎症反应综合征或脓毒血症毒素释放也可能导致心力衰竭。

由于肺毛细血管是血液循环的下游过滤器（downstream filter），因此肺也是缺血时易受炎症产物侵害的器官之一。免疫复合物和细胞因子在肺毛细血管的积聚会导致中性粒细胞和血小板聚集、毛细血管通透性增加、肺组织结构破坏和急性呼吸窘迫综合征（ARDS）。在创伤性休克患者中，肺通常是 MODS 的前哨受损脏器。

肾脏和肾上腺在休克时最早发生神经内分泌改变，产生肾素、血管紧张素、醛固酮、皮质醇、红细胞生成素和儿茶酚胺。在低血压时，肾脏通过选择性收缩血管、肾髓质和肾皮质部血液的自身调节以维持肾小球滤过率。持续性低血压会导致细胞能量下降、尿浓缩功能丧失，继而出现斑片状细胞坏死、肾小管上皮细胞坏死和肾衰竭。

肠道是受低灌注影响最早的脏器之一，并且可能是 MODS 的主要促发因素。休克早期即可出现强烈的血管收缩，并且常导致"无复流"现象（即使在体循环恢复的情况下仍然存在）。肠细胞的死亡会破坏肠黏膜的屏障功能从而导致细菌向肝脏、肺移位，进而可能导致 ARDS。肝脏具有复杂的微循环，已证实在休克恢复期间会受到再灌注损伤。肝细胞新陈代谢活跃，在缺血性炎症反应和血糖调节方面发挥重要作用。休克后出现的肝脏合成功能衰竭甚至可能致命。

骨骼肌在休克期间代谢并不活跃，而且耐受缺血缺氧的能力强于其他器官。当出血促发外周血管收缩但还不至于威胁中心循环时，创伤患者能够维持正常的神志和生命体征。但是在外周组织却不断积累着氧债（oxygen debt），大量骨骼肌持续性的缺血会产生大量乳酸、自由基及炎症介质，最终成为促发全身炎症反应综合征的重要因素。骨骼肌细胞持续性缺血还会导致细胞内钠离子和游离水增加，从而加剧血管内及组织间液的消耗。

三、创伤性休克的临床转归

从组织氧供需平衡的角度分析，创伤性休克的临床转归主要分为 4 种（图 63-2）。在出血初期，机体通过增加心率和心肌收缩力，提高心排血量代偿氧供的降低。如果出血迅速被控制，液体复苏恢复血管内容量并补偿血管外体液丢失，那么将如图 63-2A 所示，不会对机体造成长期影响。如果失血较严重或持续时间较长，机体需要通过收缩外周和内脏血管予以代偿。尽管能够维持重要器官的氧供，但是这种机制本身是不可靠的，因为在组织中会积累氧债，这类患者必须尽快诊断并控制出血。如果不能尽快有效地控制出血，其临床转归将如图 63-2B 所示，最终将死于急性失血性休克。严重的全身性低灌注可引起血管舒张并对血管活性药物失去反应，导致血管系统衰竭，出现创伤致死性三联症（lethal triad）：低温、酸中毒和凝血功能障碍。此时休克将导致不可逆性损伤，患者最终死于心力衰竭。图 63-2C 和图 63-2D 都是在病情还未进展到急性不可逆性阶段前控制住了出血。一旦出血被控制，液体复苏就可恢复血管内容量和微循环灌注。但是，如果休克的严重程度足以激活易感机体的炎症反应，即可促发全身炎症反应综合征（SIRS）和 MODS。创伤复苏后的器官功能障碍往往开始于肺，表现为 ARDS，急性肾衰竭也较常见；胃肠功能受损表现为肠梗阻和不能耐受肠内饮食；血糖不稳定和凝血因子活性下降提示肝功能障碍;持续性贫血和复发性脓毒血症表明骨髓功能障碍或衰竭。SIRS 的发生及 MODS 的程度是年龄、创伤的程度和性质、治疗的特异性、患者的基因易感性、患者的合并症等诸多因素相互作用的结果。一部分患者(如图 63-2C

所示)在恢复全身循环灌注后,心排血量增加产生氧供的超射,伴随局限性可恢复的器官功能障碍。而另一部分患者(如图 63-2D 所示),器官功能障碍更为严重,伴随反复的脓毒血症,患者最终将死于呼吸衰竭和复发性脓毒性休克。

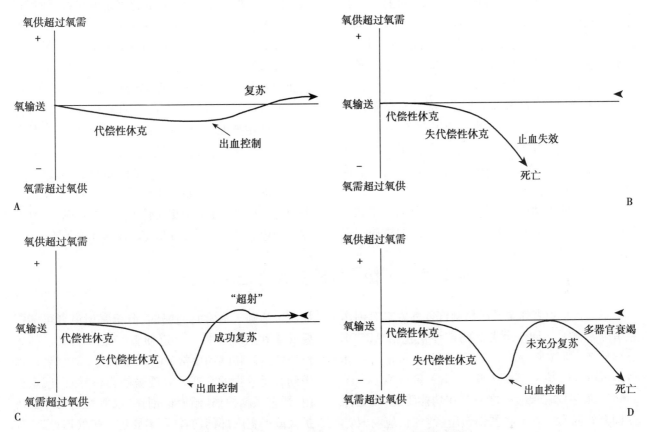

图 63-2 从组织氧供需平衡角度评价失血性休克的临床转归
A. 图表示失血在机体可代偿范围内,机体仅存在轻微的组织缺血;B. 图表示患者严重失血超过机体代偿范围,引起全身性缺血,患者在急诊室或手术室死于急性休克;C. 图表示患者失血最终得到控制并存活,复苏成功,氧供恢复,但由于患者的高动力循环可引起氧供超射(overshot);D. 图表示患者失血虽然得到控制并存活,但失血性休克引起的炎症反应过于严重,组织氧供未能恢复,患者在数天-数周后在 ICU 死于 MODS

四、创伤性休克的诊断

由于休克的后果非常严重,尽快诊断并尽早治疗对改善创伤性休克患者的临床转归至关重要。首先必须明确创伤的性质:任何高能量创伤(高处坠落、机动车相撞、枪伤和工业爆炸等)都可能导致休克的发生。其次,患者的意识状态改变也非常重要:随着休克病情的进展,患者的意识可发生正常-焦虑-激动-嗜睡-昏迷的渐进性改变。再次,早期的生命体征对诊断也有帮助:休克患者的早期表现有面色苍白、外周湿冷伴冷汗、脉搏细弱和脉压降低等。表 63-3 列举了休克的早期临床表现,一旦发现任何

一个上述表现,应尽快通过实验室检查明确具体病因(如血流的机械梗阻、出血和脊髓损伤等)。

表 63-3 休克的早期症状和体征

存在大量失血或长骨骨折等明显损伤
焦虑,继而进展为嗜睡和昏迷
苍白,冷汗
皮肤弹性降低
低血压合并脉压降低
心动过速
指脉搏氧饱和度无法显示
气管插管后呼气末二氧化碳分压降低(晚期和严重休克的表现)
对标准剂量的镇痛药或麻醉药异常敏感或引起低血压

反映组织低灌注的实验室检查是早期诊断休克的可靠指标。动脉血的碱剩余（base deficit）或呼吸因素校正后的 pH 值可用于估计休克的严重程度。血乳酸含量是诊断休克的另一敏感指标。因为乳酸从循环中清除的速度要比酸中毒纠正慢，所以血乳酸水平是反映休克严重程度和持续时间的可靠指标。入院时的血乳酸水平是预测严重创伤患者临床预后的敏感指标，乳酸从循环中的清除速率则可反映创伤患者的复苏效果和质量。即使存在大量失血，机体通过代偿也能维持正常的生命体征，所以代谢性酸中毒或血乳酸升高就是反映低灌注的最早和最敏感指标。同样，术后早期的 ICU 患者，生命体征稳定但血乳酸持续升高，就应该怀疑是否存在隐匿性低灌注综合征（如未发现的代偿性休克），可能需要采取更为积极的液体治疗策略。

尽管有些方法可用于持续监测休克的程度和对治疗的反应，但是目前还没有较为理想的措施。混合静脉血氧饱和度已被证明与灌注密切相关，并且能够对全身的灌注变化快速反应，但是需要放置中心静脉导管或肺动脉导管。持续监测胃黏膜 pH 值（gastrictonometry）可敏感反映患者的全身灌注状态的变化，但是该监测仪过于笨重，使用不便，定标困难，并且需要较长时间才可获得稳定的平衡，所以目前基本被弃用。通过快速评估舌下二氧化碳浓度（sublingual carbon dioxide concentration）的简单方法也正在被开发利用，但还未获得广泛应用。易损骨骼肌组织近红外线血氧测定仪（near-infrared tissue oximetry）可能是目前较有前途的监测方法，该方法无创且使用方便，肌肉的组织氧饱和度与混合静脉血氧饱和度密切相关。该监测方法已经被用于指导创伤患者在 ICU 的复苏并获得了较好的结果。

考虑到创伤患者的生理差异较大，生命体征的动态变化趋势比其绝对值更有价值，因此动态持续性监测和密切观察患者对治疗措施的反应尤为重要。

第2节 创伤患者的病情评估及处理

迅速评估患者伤情及尽早制订复苏方案对创伤患者非常重要。创伤患者的初期评估包括 ABCDE 五项检查，即气道（airway）、呼吸（breathing）、循环（circulation）、功能障碍（disability）和暴露（exposure）。如果前三项检查之一存在功能障碍，则必须立即开始复苏。对于严重创伤患者，评估应与复苏同步进行，不能因为评估而延误对患者的复苏。应假定所有创伤患者都存在颈椎损伤、饱胃和低血容量，直至确定诊断，麻醉处理过程中也必须予以考虑。气道、呼吸和循环三个方面稳定后还必须要对患者进一步检查和评估，包括从头到脚的全面体检，神经功能评估（Glasgow 昏迷评分、运动和感觉功能的评估），实验室检查（血型和交叉配血试验、血细胞计数、血小板计数、凝血功能、电解质、血气分析、血糖、肾功能和尿常规等）、ECG 和影像学检查（胸片、颈椎 X 线、CT、MRI、超声检查等），目的在于发现初步评估中可能遗漏的隐匿性损伤，评估初步处理的效果，并为进一步处理提供方向。

一、气 道

（一）气道评估

建立和维持气道通畅是初步评估的首要步骤。

如能讲话则气道常是通畅的，但无意识患者可能需要气道和通气支持。气道梗阻的显著征象包括鼾声、咕噜音、喘鸣和反常呼吸。对于无意识患者应考虑到有无异物的存在。有呼吸停止、持续性气道梗阻、严重颅脑损伤、颌面部创伤、颈部贯通伤伴血肿扩大或严重胸部创伤者，则需要进一步气道处理，如气管插管、环甲膜切开或气管切开术。

如果患者清醒，且无颈部疼痛或触痛，则不太可能有颈椎损伤。以下五种情况提示潜在的颈椎不稳定：①颈部疼痛；②严重的放射痛；③任何神经系统的症状和体征；④沉醉状态；⑤当场失去意识。一旦怀疑有颈椎不稳定，则应避免颈部过度后仰和过度轴向牵引，当进行喉镜操作时应由助手协助稳定头部和颈部（manual in-line stabilization，MILS）。

喉部开放伤可能合并颈部大血管出血、血肿或水肿引起的气道梗阻、皮下气肿和颈椎损伤。闭合性喉部损伤表现可不明显，但可能存在颈部捻发音、血肿、吞咽困难、咯血或发音困难。如果能看清喉头结构，则可在清醒状态下尝试局麻下用直接喉镜或纤维支气管镜插管。如果面部或颈部损伤不允许气管插管，则应考虑局麻下气管切开。上呼吸道创伤引起的急性梗阻需紧急环甲膜切开或气管切开。

（二）气道管理

如果对患者维持气道完整性的能力有任何怀疑

时,则应建立确实可靠的人工气道。首先必须充分评估是否存在困难气道,对于已知或预期困难气道的创伤患者,如果能够配合,病情稳定,建议选择纤维支气管镜引导下的清醒插管术。对于无困难气道的创伤患者,快速序贯诱导下的经口气管内插管是最为常用的气道管理方法。但如果患者因颌面创伤造成口咽部有较多血液时,则不宜使用纤维支气管镜。

对疑有颈椎损伤的存在自主呼吸的患者,可选择经鼻插管,但这可能会增加误吸的风险。颌面中部和颅底骨折的患者禁用经鼻插管。

麻醉诱导后发生未预期的困难气道,可使用喉罩(LMA)保持通气,然后再采用可视喉镜、纤维支气管镜等尝试气管内插管,必要时行紧急气管造口术。

在对创伤患者进行气道管理的过程中,始终应注意对颈椎的保护和反流误吸的预防。

对已经施行气管内插管的患者,通过听诊双肺呼吸音、监测呼气末二氧化碳分压及纤维支气管镜检查来确认气管导管的正确位置,确保气管内导管通畅,通气和氧合充分。

二、呼　　吸

通过观察有无发绀、辅助呼吸肌运动、连枷胸、穿透性胸壁损伤,听诊双侧呼吸音,触诊有无皮下气肿、气管移位和肋骨骨折,进行肺、膈肌和胸壁的评估。张力性气胸、大量胸腔积血和肺挫伤是导致肺通气功能严重受损的三大常见原因,应尽快加以明确。有呼吸困难的患者应高度警惕张力性气胸和血胸的发生,胸腔闭式引流术可能要在X线片确诊之前紧急放置。正压通气可能会使张力性气胸恶化并迅速导致循环衰竭,所以创伤患者的呼吸和气体交换情况应在气管插管后或开始正压通气时进行再评估。正压机械通气降低回心血量,导致低血容量患者低血压,所以休克患者在刚开始机械通气时,应该采用低潮气量和慢呼吸频率的呼吸模式,然后根据患者的血流动力学状态和耐受情况再逐渐调整呼吸机参数。

三、循　　环

(一)评估循环状态

创伤性休克患者早期最突出的矛盾是血容量不足,也是造成全身性生理紊乱的主要原因,纠正低血容量、维持循环稳定必须与气道处理同时进行。根据心率、脉搏、血压、意识及外周灌注的变化可初步判断循环系统状态。美国外科医师学会(American College of Surgeons)将急性出血分为4级(表63-4)。

表63-4　急性出血的分级

症状与体征	分　　级			
	I	II	III	IV
失血量(%)	15	15~30	30~40	>40
失血量(ml)	750	750~1500	1500~2000	>2000
脉率(bpm)	>100	>100	>120	>140
血压	正常	正常	降低	降低
脉压	正常或增高	降低	降低	降低
毛细血管充盈实验	正常	阳性	阳性	阳性
呼吸频率(bpm)	14~20	20~30	30~40	>35
尿量(ml/h)	≥30	20~30	5~15	无尿
意识状态	轻度焦虑	焦虑	精神错乱	精神错乱或昏迷

除症状和体征外,还可根据创伤的部位和性质判断出血量。如骨盆骨折可失血1500~2000ml;一侧股骨骨折可失血800~1200ml;一侧肱骨骨折失血达200~500ml;而一侧胸肋膈角消失可失血500ml;血胸失血可达1000~1500ml;腹腔内出血可达1500~2000ml,如伴有后腹膜血肿及复合创伤,甚至多达3000ml等。

(二)静脉通路

检查已建立的静脉通路以保证通畅,至少应开放两条大孔径静脉通路。腹部损伤和可疑大静脉破裂的患者,静脉通路应建立在膈肌平面以上。如果怀疑上腔静脉、无名静脉或锁骨下静脉梗阻或破裂,应将静脉通路建立在膈肌平面以下。如果外周静脉置管失败,则考虑中心静脉穿刺置管,颈内静脉、锁骨下静脉、股静脉可供选择,但对于可疑颈椎损伤的患者,应避免使用颈内静脉或颈外静脉通路。对已经中心静脉置管的患者(通常是从急诊室带入手术室),必须确认导管的位置正确。

(三) 容量复苏

1. 损伤控制性复苏策略　一旦确定了休克的诊断就应该尽快开始容量复苏治疗,创伤复苏治疗能否取得最终的成功则取决于出血的原因是否得到纠正。但是明确失血原因并控制出血的过程需要花费一定的时间(诊断性检查、开放补液通路、建立有创监测、转运入手术室和麻醉诱导等)。在这段时间里,液体治疗就好比向一个底部有漏洞的大容器内不断倾倒液体一样,所以这段时间是复苏治疗最为复杂、最为关键也是最容易被临床医师误解的阶段。在这个阶段,复苏的目标仅仅在于支持患者的生理功能,而不是一定要使患者的生理功能恢复到正常标准。对仍在活动性出血的患者过于积极地追求所谓的"复苏终点"(endpoints of resuscitation),则可能加重患者潜在的病理生理状态,并且使最终的治疗更为困难。因此,对于严重创伤性休克患者的治疗,应该采取损伤控制性复苏策略(damage control resuscitation,DCR)(表63-5)。DCR 的目的在于尽量减少医源性的复苏损伤,预防已存在的创伤性休克和凝血功能障碍的恶化,并最终有效控制出血。一旦获得有效的止血,接下来的目标就是迅速逆转休克,纠正低凝状态,补充血管内容量缺失,维持合适的氧供和心排血量,从而达到减少损失、改善创伤患者预后的最终目的。

2. 容许性低血压复苏策略　尽管高级创伤生命支持指南(advanced trauma life support,ATLS)一直倡导静脉快速输注液体,但是该治疗策略对仍在活动性出血的患者却是有害的。低血压是受损血管形成早期凝血的关键因素,快速输注大量晶体液在提高血压的同时有可能冲刷掉已经形成的血凝块,导致再出血,随之引起生命体征的进一步恶化。此外,初期复苏最常使用的等张晶体液通过稀释凝血因子和血小板、降低血粘度及低温而进一步加重失血。已有临床试验证实,对仍在活动性出血的患者采用容许性低血压复苏策略(permissive hypotensive resuscitation scheme)要比过度积极的液体治疗(ag-

gressive fluid therapy)更具优势。因此,液体应该小剂量使用,以能够维持稍低于正常的血压(一般收缩压维持在 90mmHg)为治疗目标,直至出血得到有效控制。在临床上通常可以看到下面的现象:一旦控制出血,机体通过所谓的自身复苏(autoresuscitation)机制,血压往往就会逐渐恢复正常,患者对麻醉药和镇痛药的耐受性也会不断改善。

表 63-5　损伤控制性复苏原则
(damage control resuscitation principles,DCR)

- 迅速确定引起创伤性凝血功能障碍的高危因素(预测可能的大量输血)
- 容许性低血压
- 尽快控制出血
- 预防和治疗低温、酸中毒及低钙血症
- 减少晶体液的使用,避免血液稀释
- 按 1:1:1 单位的比例尽早输注浓缩红细胞(RBCs)、血浆和血小板
- 如有条件可使用冰冻血浆(thawed plasma)和新鲜全血
- 合理使用凝血因子产品(rFⅦa)和含纤维蛋白原的血制品(纤维蛋白浓缩物,冷沉淀)
- 使用新鲜的 RBCs(保存时间 <14d)
- 如有条件可使用血栓弹力图指导血液制品和止血剂(抗纤溶剂和凝血因子)的使用

3. 复苏液体的选择　输注液体的性质和液体的量同等重要。目前可供使用的各种静脉补液都存在各自的优缺点(表63-6),麻醉医师应该根据临床需要权衡利弊后合理选择使用。

(1) 晶体液:复苏时究竟应该输注何种液体一直存在着争议。通过回吸收体液进入毛细血管以部分恢复血管内容量是机体对失血的代偿机制,但往往引起组织间液的缺失。输注晶体液,如等张 0.9% 生理盐水(NS)或乳酸林格液(LR),可补充血管内容量和组织间隙容量。但是,目前还没有足够的相关临床资料比较输注 NS 和 LR 对临床结局的影响。LR 轻度低渗,如果大剂量输注可能对脑外伤患者有害。LR 包含 3mmol/L 的钙,传统上认为 LR 不宜用于稀释浓缩红细胞(RBCs)或与之共同输注。但有部分研究者对该观点提出了不同的看法。有研究显示,RBCs 以 2:1(RBCs:LR)比例稀释后在 37℃ 下孵育 2 小时也未见血凝块产生,使用 LR 将 RBCs 稀释到 35%(血细胞压积,Hct)也不会降低血液通过标准 170μm 过滤器的速度。输注 LR 后,肝脏将乳酸根转化为碳酸氢根能够增加机体对酸的缓冲力。输注大剂量 NS(大于 30ml/kg)将会导致高氯性酸中毒。与乳酸性酸中毒不同,高氯性酸中毒

的阴离子间隙正常合并氯离子浓度升高。晶体液对凝血系统的影响比较复杂。使用晶体液将血液稀释20%~40%时,由于抗凝血因子稀释和血小板激活,会导致高凝状态。当稀释度达到60%,晶体液和胶体液都会导致低凝状态。分别输注 NS 和 LR 治疗未控制出血的失血性休克动物,结果显示 NS 减轻高凝状态并增加失血量。在腹主动脉瘤修补术的患者

中分别输注 NS 和 LR,结果显示输注 NS 的患者碳酸氢盐、血小板和血液制品的使用量增加,但是临床结局却无明显差异。在腹部大手术患者中分别输注 NS 和 LR,对凝血功能监测指标也无明显差异。在大多数临床医学中心,NS 主要用于脑外伤患者和与血液制品共同输注时使用,LR 则用于其他的大多数情况。

表 63-6　失血性休克复苏的液体种类

液　体	优　点	缺　点
等张晶体液		
0.9%生理盐水	价廉 与血液相容性好	稀释血液成分 高氯性代谢性酸中毒
乳酸林格液	价廉 生理性电解质复合液	稀释血液成分 含钙可能使库血凝固
勃脉力 A	价廉 生理性电解质复合液	稀释血液成分
胶体		
白蛋白	快速扩容	昂贵 未证明有益 稀释血液成分
羟乙基淀粉溶液	快速扩容	一代产品可导致凝血功能障碍 未证明有益 稀释血液成分
高张盐水	快速扩容 改善创伤性脑损伤的临床结局	快速升高血压可加重出血 稀释血液成分
浓缩红细胞(RBCs)	快速扩容 增加氧供	昂贵且来源有限 需要交叉配血 输血相关性肺损伤 病毒传播
血浆	快速扩容 替代凝血因子	昂贵且来源有限 需要交叉配血 输血相关性肺损伤 病毒传播
新鲜全血	快速扩容 携氧 **包含凝血因子和血小板** 早期复苏的理想液体	较难获得 病毒检测需要时间

(2)胶体液:需要手术的创伤患者,究竟选用胶体液还是晶体液进行复苏仍无定论。对复苏液体类型的选择取决于液体对凝血功能和代谢率的影响、微循环功能改变、容量分布和器官功能状态(如肾功能和内脏灌注)。既往对晶胶之争的关注点主要集中于临床结局,但更多的证据显示临床病死率并不是评估容量治疗方案是否理想的正确指标,而

器官灌注、器官功能、炎症反应、免疫功能及伤口愈合等评估指标可能更为合适。与晶体液相比,胶体液具有更强的血浆容量扩充作用。胶体液增加血浆胶体渗透压,有助于维持血管内容量,同时可减轻重要脏器(如肺、心和脑)的组织水肿。术中输注胶体已被证明可改善预后、缩短住院时间,其可能原因在于减轻组织水肿、恶心、呕吐和疼痛。Hextend(以平

衡盐为溶剂的6%羟乙基淀粉）的血浆半衰期超过30小时，发挥相同程度的容量扩充效应所需要的液体总量较少，并且组织水肿的程度也较轻。

Hextend 在脑外伤患者中应用可能有益。在严重脑损伤猪动物模型中，与输注 LR 复合甘露醇相比，以 Hextend 作为单一的复苏治疗液体，阻止颅内压升高和维持脑灌注压的作用相似，但 Hextend 可显著改善脑组织的氧分压和神经功能预后，所需要的液体总量减少，并且未观察到对凝血功能的不良作用。与 NS 相比，在脓毒性休克动物模型中使用 Hextend 进行容量复苏，可减轻代谢性酸中毒，延长生存时间。

与晶体液相比，大多数胶体液在相对较低的稀释度下就会造成凝血功能障碍。胶体液可不同程度地抑制自然发生的血小板激活和高凝状态。Hespan（以 NS 为溶剂的6%羟乙基淀粉）已被证明对凝血功能具有不良影响，如血小板聚集受损、I 型 vW 综合征。Hextend 不抑制血小板功能，可能因为其溶剂中包含2.5mmol/L 的二水氯化钙。一项关于围手术期液体治疗的随机双盲试验结果显示，LR 导致高凝状态，Hespan 导致低凝状态，而 Hextend 对凝血功能的影响则最小。

已有部分研究比较了胶体液或晶体液对组织氧分压的影响。在择期行腹部大手术的患者中，尽管血流动力学和氧合状态相似，与输注 LR 相比，采用低分子量的羟乙基淀粉（平均分子量为130kDa，取代级为0.4）进行容量治疗可显著提高肌肉组织的氧分压（其可能原因在于羟乙基淀粉减轻内皮细胞水肿、改善了微循环功能），并且组织氧分压在术中进行性改善且一直持续到术后第一天清晨。

已有研究针对不同容量治疗方案是否会影响腹部大手术的老年患者的炎症反应和内皮细胞激活进行了评价。患者随机分为 LR 组、NS 组和130/0.4 羟乙基淀粉组，各组分别输注不同的液体维持中心静脉压在8~12mmHg。结果显示，尽管各组的血流动力学状态相似，但炎症反应、内皮细胞损伤和激活的指标，晶体液输注组则显著高于130/0.4 羟乙基淀粉输注组。

单纯采用晶体液进行容量复苏可能会降低血浆胶体渗透压，增加自由水从血管内向组织间隙的转移，导致组织水肿。因此，大量输注晶体液引起的胶体渗透压的降低就有可能导致肺间质水肿等肺部并发症。在一项512例入院24小时内需要手术治疗的创伤患者的前瞻性研究结果显示，与 Hextend 相比，使用晶体液进行容量复苏，并不延长术后机械通气的持续时间，也不会增加术后肺泡-动脉氧分压梯度和氧合指数，两组患者中病死率均较低，这表明两种液体治疗方案在维持组织稳态方面效果相当。

（3）高张溶液：高张溶液应用于各类危重患者的相关研究已经有20余年。静脉输注高张盐溶液可将细胞内和细胞间的水再分布进入血管内，产生超过本身输注容量的扩容效应。因此，高张盐溶液的扩容效应要比等张溶液更为有效、更为持久。在高张盐溶液中加入胶体液将会进一步增加其扩容效应的程度和持续时间。在30分钟内分别输注包含6%右旋糖酐的7.5%高张盐溶液（4ml/kg）和 LR（25ml/kg），二者的扩容峰值效应相似（约为7ml/kg）。但是，在30分钟后右旋糖酐-高张盐溶液的扩容效应是 LR 的三倍（5.1±0.9ml/kg vs 1.7±0.6ml/kg）；在2小时后，每毫升右旋糖酐-高张盐溶液和 LR 的输入液在血管内的存留量则分别为0.7ml 和0.07ml。失血性休克的局部缺血性细胞会发生肿胀，吸收水、氯和钠离子，静息动作电位消失，采用高张溶液复苏比采用等张溶液能够更好地恢复细胞的正常容量、电解质平衡和静息动作电位。高张溶液复苏可使细胞水肿引起的毛细血管腔狭窄恢复到正常管径，而 LR 复苏则不能。此外，高张溶液在恢复血管内容量和血流动力学功能的同时可降低血管外容量、减轻组织水肿。采用 LR 进行容量治疗，在输注结束时和输注结束后2小时血管外容量分别增加输入容量的60%和43%；但是采用右旋糖酐-高张盐溶液进行容量治疗时，在输注结束和输注结束后2小时血管外容量则分别降低输入容量的170%和430%。在脑损伤合并肺水肿的患者中，高张盐溶液降低组织水含量的作用要优于甘露醇。在合并低血压的创伤患者中，入院前先输注250ml 7.5%的高张溶液，然后按常规进行液体复苏，结果显示，与输注 LR 相比，输注单剂量的高张溶液可改善血压、降低液体需用量，增加出院的存活率（尤其是格拉斯哥昏迷评分小于8分的患者）。目前看来，尽管高张晶体液具有扩容、减轻水肿、抗炎和免疫调节等优点，但是现有的临床证据还不足以充分证明在创伤患者中使用高张溶液进行复苏要优于等张溶液。

4. 容量治疗方案的制订　麻醉医师必须对患者可能需要的液体总量有一个合理预测，据此制订复苏计划，以使患者在复苏结束时能够维持合理的血液成分。一般来讲,根据对最初液体治疗的血流动力学反应,可将创伤患者分为三类(表 63-7):①对液体治疗有反应;②对液体治疗有短暂反应;③对液体治疗无反应。

表 63-7　ATLS 休克分类(低血压患者对快速输注 500ml 等张晶体液的反应)

休克分类	对快速输注 500ml 等张晶体液的反应	临床意义
有反应	血压增加并持续改善血压	无活动性出血 不需要输血
有短暂反应	血压升高,随后又变为低血压	活动性出血 应该考虑早期输血
无反应	血压无改善	必须排除其他的休克原因 —张力性气胸 —心包压塞 —高危脊髓损伤 可能活动性出血,合并持续性或严重的低灌注 立即输血,考虑尽早输注血浆和血小板

　　许多休克患者在治疗开始时出血已经停止,比如单纯性股骨骨折的患者。这类患者在受伤的当时失血 800～1200ml,通过外周血管的强烈收缩、出血腔周围肌肉组织的限制作用及正常的凝血反应,出血在入院前就能够自动得到控制。只要所输注的液体不至于过量而冲洗掉血凝块或快速逆转局部的血管收缩,在整个过程中患者都能够始终维持血流动力学稳定。可逐步输入晶体液以补充细胞水肿和血管外转移所导致的体液丢失,并根据实验室检查结果决定所需要的浓缩红细胞(RBCs)和凝血因子的准确剂量。

　　存在进行性、活动性出血的患者(比如严重脾或肝破裂、大动脉或静脉穿透伤)将表现为对液体治疗有短暂反应。识别并明确诊断此类患者至关重要,因为有效控制出血的速度与这类患者的临床预后强烈相关。在积极止血的过程中,如果能够避免发生创伤致死性三联症并维持组织灌注,此类患者复苏成功的可能性非常大。对液体治疗有短暂反应的患者,其出血量不少于一个循环血量(成人约 5000ml),必定需要输血。对于存在活动性出血但仍有一定程度代偿的创伤患者来说,过度输注晶体液是最具风险的。一旦确诊,一开始就应该尽量控制非血制品的使用(尽管出血量是在 ATLS 所推荐的 2000ml 阈值之下),并尽可能维持有效血液成分。未经交叉配血的 O 型 RBCs 可安全使用,并且在大多数大型医院也能够立刻获得,在开始复苏时应该积极使用。为了维持凝血功能和替代因广泛或多发创伤引起的内在丢失,早期使用血浆和血小板也是必要的。如图 63-3 所示,即使不用其他任何液体,仅采用 RBCs、血

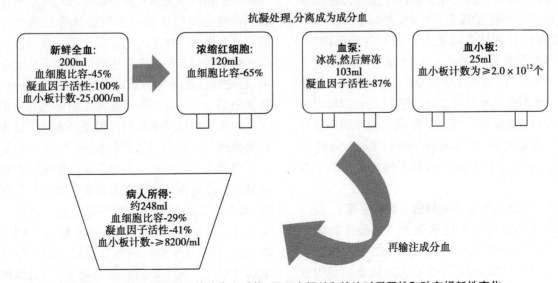

图 63-3　一单位新鲜全血的分离和重构,显示在捐献和输注时稀释性和贮存损耗性变化

浆和血小板按1:1:1单位比例输注的补液方案也并不能充分维持血液成分。此时唯一有效方法就是使用新鲜全血,以避免在成分血制备和贮存过程中导致的内在丢失和稀释,但是在大多数创伤中心不易获得新鲜全血。

对输液无反应的患者,往往是因为活动性出血时间较长,已经耗竭了机体的代偿,或者创伤严重以至于患者在到达急诊室前已存在重度休克,这类患者可表现为以下特征:低温、尽管已经液体治疗仍存在低血压和代谢性酸中毒,入院第一个血常规报告示血红蛋白降低、凝血酶原时间延长。尽管积极诊断和治疗,这类患者的病死率仍相当高,不过也有少量患者能够存活。除了以RBCs和血浆等比例输注并采用上述的容许性低血压复苏策略之外,还必须即刻注重对凝血功能的支持。应尽早输注适量8~10U的冷沉淀和1~2U的单采血小板以提供凝血底物;应用单剂量的重组活性Ⅶ因子(FⅦa,100μg/kg)以激活血管损伤部位的凝血;输注碳酸氢钠可暂时逆转代谢性酸中毒,改善心脏功能和提高FⅦa的反应速度。尽管这种复苏策略还未得到前瞻性研究的证实,但却是美国军方和几大创伤中心目前所使用的方案,在这些极端危重患者的风险/获益比评估中也证明该方案是合理的。

(四)体温

维持创伤患者的体温是麻醉医师的重要职责。低温是创伤致死性三联症之一,持续性低温可导致酸中毒和凝血功能恶化。保持体温该方案比患者已经低温后再恢复体温更为容易,所以在复苏的整个过程中都应该关注创伤患者的体温问题。所有的补液都应加温,如果预期大容量输血应使用快速输液加温系统。尽可能覆盖患者体表,若要暴露患者体表,则应在患者到达手术室之前提前将室温调高。对流空气加热系统(forced air heating system)可对手术野之外的任何体表部位主动加温,因此强烈推荐使用。所有术野灌洗液都应加温后使用,外科医师也应知晓患者的体温情况。低温的出现也是对创伤患者采用损伤控制性策略(damage control maneuvers)的指征,其目的在于尽量缩短病情不稳定患者的手术时间。

(五)凝血功能及水电解质与酸碱平衡

除了维持创伤患者的携氧能力和凝血功能之外,麻醉医师还必须精心调整患者的血浆生化成分。由于酸中毒和枸橼酸的作用,在大量输血患者中也常发生低钙血症。尽管全身的钙储备最终足以抵消

这种影响,但是过快的大量输血,机体来不及代偿就会存在低钙血症的风险。在复苏过程中应定期检测血清电解质,如有必要可补钙(0.5~1.0mg,3~5分钟以上静脉注射)。对输液无反应性的低血压患者也应关注低钙血症问题,如果怀疑该诊断,可经验性予以补钙。大量或快速输注0.9%的生理盐水可引起高氯性代谢性酸中毒,应避免使用,可考虑使用乳酸林格液或勃脉力A溶液。高钾血症偶尔会在输注陈旧性RBCs时出现,但是导致高钾血症更为常见的原因却是低灌注、酸中毒和复苏失败。如果发生高钾性心律失常,应采用胰岛素、葡萄糖和钙剂积极治疗。复苏所使用的液体主要是血制品或等张晶体液,所以其他电解质紊乱在大容量复苏时并不常见。

创伤患者常发生应激相关性高血糖。既往认为创伤患者能够耐受高血糖,可让机体自身逐渐纠正而无需特殊治疗。但是已有研究表明严格控制血糖水平(低于10mmol/L)有利于降低术后感染的发生率,所以目前推荐采用静脉间断或持续输注常规胰岛素的方法治疗创伤性高血糖。

关于特异性促炎或抗炎药物在早期复苏中的作用尚不明确。已证实重组人类活化蛋白C治疗重症脓毒症无效。明确炎症级联反应全过程并掌握如何有效调控炎症反应的具体环节将是一个巨大挑战,因为影响患者伤口愈合和创伤恢复的理想炎症状态会受到患者的年龄、基因背景、营养状态和创伤发生时间等诸多因素的影响而存在较大差异。炎症调控治疗目前是创伤和重症治疗领域最为激动人心的研究热点,仍有可能为未来的临床实践带来变革。

在创伤性休克的复苏过程中,低血压、液体复苏和创伤性脑损伤的相互作用是非常值得关注的问题。许多失血性休克的患者常合并一定程度的脑损伤。脑损伤患者的脑灌注压降低将会导致致命性后果,容许性低血压复苏策略在这类患者中的应用就受到限制,因此,有研究者推荐在脑外伤合并创伤性休克的患者中维持较高的目标血压和给予更为积极的机械通气。然而,长时间过度积极的液体复苏也会导致出血恶化并产生其他问题,因此尽快止血仍是最佳治疗途径。脑外伤患者应避免使用低张晶体液,因为存在增加细胞水肿和脑容量的风险。高张晶体液具有扩容、减轻水肿、抗炎和免疫调节等效果,已有较多关于高张晶体液应用于脑外伤患者中的研究报道。大多数研究结果显示,如果以颅内压的控制、神经损伤的生化指标、炎症反应或淋巴细胞

激活作为观察指标,高张晶体液比等张晶体液更具优势,但是最近的一项大样本随机对照临床试验则表明,高张晶体液并不能改善脑外伤患者6个月时的神经功能预后和患者的存活率,并且所有的这些研究都未包括脑外伤合并未控制的失血性休克患者。

总之,理解创伤性休克的病理生理,麻醉医师能够优化复苏治疗的策略,从而使患者获得最佳临床转归。尽快诊断休克并积极治疗失血至关重要。早期液体复苏的目标在于维持略低于正常的血压,并应强调维持正常的血液成分和生化指标,对于需要大量输血的创伤患者则予以RBC、血浆和血小板治疗,对于严重休克并存在生理失代偿的患者则必须采取更为积极的治疗措施,使用碳酸氢钠、冷沉淀和FⅦa因子以快速恢复有效的凝血功能。一旦出血停止,可通过监测组织灌注的实验室指标指导进一步的复苏治疗。将来治疗的方向在于通过直接调控全身炎症反应,使严重创伤快速恢复,并减少MODS的发生。

(六) 血管活性药物的使用

对低血容量休克使用血管收缩药物以代替补充血容量是绝对禁忌的。当血压很低甚至测不到,而又不能及时大量快速补充液体时,为了暂时升高血压、维持心、脑血流灌注,以预防心搏骤停,可以使用少量血管活性药物。

四、功能障碍(神经学)评估

可采用AVPU(awake,verbal response,painful response,and unresponsive,AVPU)对神经学功能进行快速的初步评价,情况许可也可采用Glasgow昏迷评分进行更为详细的定量评估。由于创伤患者的神经系统病情可迅速发生恶化,应动态进行再评估。如果发生意识水平的改变,应立即对患者的氧合和循环功能状态进行再评估。

五、暴　露

为全面检查伤情,需将患者完全暴露,包括将衣服脱除,翻身检查后背,从头到脚检查是否存在可见的损伤或畸形。但如果疑有颈椎或脊髓损伤,则应采取线性制动措施。

第3节　麻醉处理

创伤患者的麻醉可根据创伤部位、手术性质和患者情况选用神经阻滞、椎管内阻滞或全麻。椎管内阻滞适于下肢创伤手术,对有严重低血容量甚至休克患者,禁用蛛网膜下腔阻滞;在补充血容量的前提下,慎用连续硬膜外阻滞。全麻则适于各类创伤患者。但是,不能绝对肯定某种麻醉药或麻醉技术较其他药物或方法更优越,麻醉方法的选择决定于:①患者的健康状况;②创伤范围和手术方法;③对某些麻醉药物是否存在禁忌,如氯胺酮不适用于颅脑外伤患者;④麻醉医师的经验和理论水平。

一、神经阻滞在创伤患者中的应用

对一些创伤范围小、失血少的患者,神经阻滞有一定的优点,如可以降低交感神经张力、减轻应激反应、减少术中出血和术后深静脉血栓形成,患者在手术期间保持清醒状态,有利于神经功能和意识状态的判断,并有助于术后镇痛。至于是否选用神经阻滞,麻醉医师则应根据手术要求和所选麻醉方法的禁忌证决定。原则上对于循环不稳定、有意识障碍、呼吸困难或凝血功能差的患者,忌用神经阻滞。

二、全麻诱导与维持

对于严重创伤患者,麻醉药物的治疗指数非常低。同样的患者,如果是创伤后,其所谓的"安全"诱导剂量也可能造成致命性危险。对于稳定的创伤患者麻醉诱导与一般择期手术患者无明显区别,而对低血容量的多发伤患者则要警惕。不管选择哪种药物,休克患者麻醉处理的关键就是小剂量分次给药。常用的静脉麻醉药及其常用剂量见表63-8。

(一) 硫喷妥钠

可降低脑氧代谢率($CMRO_2$)、脑血流量(CBF)、颅内压(ICP),适用于颅脑创伤而血容量基本正常和循环功能稳定的患者,但该药能使心肌抑制和血管扩张而致低血压,故宜小剂量分次静注。

表 63-8 常用的创伤麻醉诱导药物

药物	标准剂量 （mg/kg）	创伤剂量 （mg/kg）	血压	脑灌注压
硫喷妥钠	3～5	0.5～2.0	降低	降低或稳定
依托咪酯	0.2～0.3	0.1～0.2	稳定	增加
氯胺酮	1～2	0.5～1.0	稳定	稳定或降低
丙泊酚	1.5～2.5	0.5～1.0	降低	降低或稳定
咪达唑仑	0.1～0.2	0.05～0.1	稳定	稳定或降低
芬太尼	3～10μg/kg	1～3μg/kg	稳定	稳定
苏芬太尼	0.5～1.0μg/kg	0.1～0.5μg/kg	稳定	稳定

* SBP<60mmHg 的昏迷患者,不需给予诱导剂

（二）依托咪酯

对心血管影响轻微,能降低 $CMRO_2$、CBF、ICP,增加脑灌注压（CPP）,因此适用于休克或循环功能不稳定的创伤患者及伴有颅脑外伤的多发伤患者。依托咪酯的问题包括注射部位刺激痛和肌痉挛,可以通过静注利多卡因、小剂量咪达唑仑（1～2mg）和肌松剂快速起效来减轻这些不良反应。虽有单次静注依托咪酯后抑制肾上腺皮质功能的报道,但这种抑制作用的时间短且不完全,临床意义尚存在争论。

（三）氯胺酮

该药一方面因神经末梢去甲肾上腺素的释放引起收缩压增高和心率增快,而另一方面对高交感神经活性的患者,因使心肌收缩力降低而致血压下降,以及增加 $CMRO_2$、CBF、ICP,故不适用于颅脑外伤或伴有高血压、心肌损伤的创伤患者。

（四）丙泊酚

其心肌抑制作用与硫喷妥钠相似,因此应减少剂量小心慎用,对于严重创伤患者,即使已充分复苏,丙泊酚的诱导剂量也大为减少。该药可降低 $CMRO_2$、CBF、ICP。

（五）咪达唑仑

小剂量咪达唑仑能提供良好的镇静、遗忘和抗焦虑作用。对心血管功能无影响,因此小剂量分次静注常用于清醒性镇静,包括清醒气管内插管,该药能使 ICP 降低。

（六）芬太尼和苏芬太尼

芬太尼对血流动力学或血管的作用较小,与镇静药结合使用有协同作用。对高交感张力的患者,该药可使心率减慢和血压下降,给予芬太尼一个负荷剂量后,以 0.02～0.10μg/（kg·min）

静注可获得稳定的血浆（镇痛）浓度,并使吸入麻醉药 MAC 降低约 50%。苏芬太尼类似芬太尼,但作用时间长,静注的剂量为 0.003～0.01μg/（kg·min）。

（七）吸入麻醉剂

所有吸入麻醉剂均可引起剂量相关性的血压降低[由于血管张力和（或）心排血量的改变],也可产生与剂量相关的 CBF 增加,后者可导致 ICP 增高,即使是异氟烷扩张脑血管作用最小,但对严重 ICP 增高的患者,也应避免使用。因为心排血量降低,而肺通气量相对增加,休克患者吸入麻醉剂的肺泡浓度上升较快,动脉分压也会升高,可能加大其心肌抑制作用。

吸入麻醉剂一般用于全麻维持。N_2O 有加重气胸或颅脑积气的危险,因此不适用急性多发伤患者;七氟烷起效和苏醒迅速,对气道无刺激作用,可用于麻醉诱导;地氟烷血气分配系数最低（0.42）,并且在体内几乎无代谢（0.02%）,尤其适用于长时间手术的麻醉维持;恩氟烷有一定的肾毒性作用,对于长时间手术或肾功能障碍的患者使用受限;异氟烷有较强的扩张周围血管的作用,但对心排血量、心率和心律影响小。

（八）肌松药

由于琥珀酰胆碱可引起颅内压增高以及高钾血症致心律失常（包括心搏骤停）,故对严重多发伤或眼外伤者禁用。可选用非去极化肌松药,如维库溴铵对心血管影响甚微;罗库溴铵的起效时间（3 倍 ED_{95} 剂量）接近琥珀酰胆碱;阿曲库铵有一定的组胺释放和降血压作用,一般避免用于低血容量休克的患者;泮库溴铵为长效肌松药,有使心率增快作用等,应根据患者具体情况选用。

（九）术中知晓的预防

创伤患者由于循环功能不稳定、对麻醉药的耐受力降低、麻醉药的有效剂量差异性较大，因此在麻醉维持的过程中有发生知晓的可能性，尤其是在经过积极复苏，患者的血流动力学状态逐渐改善，患者对麻醉药的耐受性有所恢复时，如果不对麻醉深度作相应调整，就更有可能发生术中知晓，应注意预防。对于严重创伤的患者，间断给予小剂量氯胺酮（每15分钟静注25mg），通常患者可以耐受，且可减少术中知晓的发生，特别是当使用低浓度吸入麻醉剂时（小于0.5MAC）。此外，适当合用辅助药物也有助于预防术中知晓，比如咪达唑仑1mg间断静注和东莨菪碱0.3mg。

三、术 中 监 测

创伤患者应有基本的无创监测，包括ECG、无创血压、中心体温、脉搏血氧饱和度、呼气末CO_2监测及尿量监测等。呼气末CO_2监测结合动脉血气分析对判断循环容量状况很有帮助。$P_{ET}CO_2$与$PaCO_2$的差值代表了肺泡死腔的变化，而后者又可反映出血容量的改变。对于严重创伤或循环不稳定的患者，宜采取有创监测，包括直接（桡）动脉穿刺测压、CVP及肺动脉楔压等。有条件情况下监测每搏量变异（SVV）有助于指导容量治疗。此对伤情严重程度的判断和衡量治疗措施是否有效均具有重要价值。

第4节 特殊创伤的麻醉处理

一、颅脑和脊髓创伤

对任何伴有意识改变的创伤患者都应怀疑有脑损伤。可用Glasgow昏迷评分动态评价意识状态。

需要立即外科手术的常见损伤包括：硬膜外血肿、急性硬膜下血肿及部分贯穿性脑损伤和凹陷性颅骨骨折。可保守治疗的损伤包括颅底骨折和颅内血肿。颅底骨折常表现为眼睑青紫（熊猫眼），有时青紫可达乳突部位（Battle征），并合并脑脊液鼻漏。脑损伤的其他表现包括烦躁、惊厥和颅神经功能障碍（如瞳孔反射消失）。典型的库欣三联症（高血压、心动过缓和呼吸紊乱）表现较晚且不可靠，通常预示脑疝的出现。单纯性脑损伤很少引起低血压。怀疑有持续性颅脑损伤的患者不应给予任何术前用药，因为术前用药可改变患者的意识状态（如镇静、镇痛药）或影响神经功能评估（如抗胆碱药可引起瞳孔散大）。

脑损伤常因脑出血或水肿而并发颅内压升高。控制颅内压可联合采用限制液体（除非存在低血容量性休克）、利尿（如甘露醇0.5g/kg）、巴比妥类药和过度通气（$PaCO_2$ 28～32mmHg），后两项措施常需要给患者气管插管，气管插管也可避免因气道保护性反射降低引起的误吸。利多卡因或芬太尼可减轻高血压或心动过速等气管插管反应。清醒插管会引起颅内压急剧升高。颅底骨折的患者经鼻插管或插鼻胃管可能造成筛板穿孔和脑脊液感

染。轻度头高位可改善静脉回流，降低颅内压。激素在颅脑损伤中的作用尚存争议，多数研究认为具有其副作用或并无益处。应该避免使用可升高颅内压的麻醉药（如氯胺酮）。如果存在高血糖，应予胰岛素治疗。

脑损伤部位脑血流的自身调节通常受损，高血压可加重脑水肿，升高颅内压；但一过性低血压可导致局部脑缺血。一般来说，脑灌注压应该维持在60mmHg以上。

严重颅脑损伤者可因肺内分流和通气/血流比例失调而易发生动脉低氧血症，其原因包括误吸、肺不张或对肺血管的直接作用。颅内高压时交感神经活性增强，患者易发生肺水肿。

脊髓损伤后生理功能紊乱的程度与脊髓损伤的平面相关。在搬动患者和气管插管过程中要特别小心以免加重损伤。颈椎损伤可能涉及膈神经（$C_{3~5}$）而导致呼吸暂停。肋间肌麻痹可使肺储备功能降低，咳嗽功能减弱。高位胸椎（$C_{1~4}$）损伤时，心脏丧失交感神经支配，导致心动过缓。急性高位脊髓损伤可发生脊髓休克，其特征是损伤平面以下的容量和阻力血管的交感张力丧失，表现为低血压、心动过缓、反射消失和胃肠功能麻痹。这类患者的低血压需要积极的液体治疗，但是急性期过后，血管张力的恢复可能导致肺水肿的发生。有报道认为损伤后48小时内使用琥珀酰胆碱是安全的，但48小时后应用可能出现致命性高钾血症。短期大剂量应用糖皮质激素治疗（甲泼尼龙30mg/kg，继以5.4mg/（kg·h）持续输注23小时）可改善脊髓损伤患者的

神经预后。损伤平面高于 T_5 时可出现自主反射功能亢进(autonomic hyperreflexia),但在急性期处理起来也并不困难。

二、颌面部创伤

相当大的外力才能造成颌面部骨折,因此,颌面部骨折通常伴发其他创伤,如颅内和脊髓创伤、胸部创伤、心肌挫伤和腹腔内出血。口腔或鼻腔的活动性出血、破碎的牙齿、呕吐物或舌咽损伤会阻塞呼吸道并使气道管理更加复杂。颌面部的解剖完整性破坏通常影响面罩正压通气和气管插管的操作。急性行环甲膜切开或气管造口术可能会挽救患者的生命。

大多数面部骨折移位需要在全麻下进行修复。许多软组织损伤可在局麻下进行治疗,但儿童通常需要全麻。维持气道的通畅是最基本的要求,诱导时可行清醒下经鼻插管,或行局麻下气管切开术。

三、颈 部 创 伤

颈部损伤可表现为颈椎损伤、食管撕裂伤、大血管损伤和气道损伤。气道损伤可表现为梗阻、皮下气肿、咯血、发音障碍和低氧血症。维持气道是这类患者需要注意的首要问题。创伤急救时,建立外科气道或在气道开放缺损处直接插管可挽救患者生命。出现气道断裂时,让患者自主呼吸吸入挥发性麻醉剂如七氟烷进行麻醉诱导应该有效。颈部大静脉损伤时必须在下肢建立静脉通路。

四、胸 部 创 伤

胸部创伤会严重危害心肺功能,导致心源性休克或缺氧。单纯性气胸是指气体在脏层和壁层胸膜间积聚。单侧肺萎陷导致严重的通气/血流比失调和缺氧。胸壁叩诊呈过清音,呼吸音减弱或消失,胸片示肺萎陷。气胸患者禁用笑气,因其可加重气胸。气胸的处理包括放置胸腔闭式引流管。引流管出现持续大量引流气体提示可能有大支气管损伤。

张力性气胸是空气通过肺或胸壁上存在的类似于单向活瓣的损伤部位进入胸膜腔造成的,空气在吸气时进入胸膜腔,而呼气时空气则不能逸出,结果导致患侧肺完全萎陷,纵隔和气管向对侧移位。正压通气时单纯性气胸可能发展为张力性气胸,引起静脉回流和健侧肺的膨胀功能的损害。临床表现为患侧呼吸音消失、叩诊过清音、气管向健侧移位和颈静脉怒张。用14G套管针(长度为 3～6cm)在锁骨中线第二肋间穿刺胸腔,可将张力性气胸变为开放性气胸,紧急缓解张力性气胸对呼吸循环功能的影响,但最终仍需放置胸腔闭式引流。

多发性肋骨骨折可危害胸廓功能的完整性,导致连枷胸。这类患者会因为广泛肺挫伤或血胸而加重缺氧。血胸与气胸的鉴别点是血胸的叩诊为浊音。与血胸一样,纵隔积血也可导致失血性休克。有大量咯血时则需用双腔气管导管隔离患侧肺,以免血液流入健侧肺。当双腔气管导管置入困难时,可使用带有支气管阻塞装置的单腔气管导管。存在大支气管损伤时也需单肺隔离通气。有双侧支气管漏或无法实现肺隔离时可选用高频通气,高频通气气道压力较低,有利于减少支气管漏气。经损伤的支气管漏出的气体可进入开放的静脉,引起肺或其他部位的气体栓塞,所以必须尽快确定漏气位置并予以控制。多数支气管断裂处位于距隆突 2.5cm 以内。

心包压塞是致命性胸部损伤,必须尽早诊断。如果无法进行快速超声扫描(FAST scans)或床旁超声检查,患者存在 Beck 三联症(颈静脉怒张、低血压和心音低沉)、奇脉(自主吸气时血压降低大于 10mmHg)等临床表现时也有助于诊断。心包穿刺引流可暂时缓解症状。心包压塞的最终治疗方法是开胸手术。心包压塞患者麻醉处理的关键是保护心肌的变力、变时作用和保证心脏的前负荷。因此,麻醉诱导最好选用氯胺酮。心脏或大血管的贯穿伤需立即手术探查,不得延误。术中反复搬动心脏会导致心动过缓和严重低血压。

心肌挫伤的诊断可依据心肌缺血(ST 段抬高)的心电图表现、心肌酶升高(肌酸激酶同工酶、肌钙蛋白)及超声检查结果异常。经胸壁超声心动图检查可表现为室壁运动异常。心肌挫伤患者易发生心律失常(如心脏传导阻滞和室颤等)。心肌损伤的症状得到改善前,应推迟择期手术。

胸部创伤可合并的其他损伤包括主动脉横断或切割伤、左锁骨下动脉撕裂、主动脉瓣或二尖瓣破裂、创伤性膈疝和食管断裂。主动脉横断往往好发于严重减速伤,部位常在左锁骨下动脉的远侧,胸片的典型表现为纵隔增宽,常合并第一肋骨骨折。

五、腹 部 创 伤

严重创伤患者都应疑有腹部损伤。首诊时有20%的腹内损伤患者无腹痛或腹膜刺激征(腹肌强直、压痛或肠梗阻),可能有大量腹腔积血(如肝、脾损伤)而体征很轻。腹部创伤通常分为贯通伤(如枪伤或刀刺伤)和非贯通伤(如减速伤或挤压伤)两类。

腹部贯通伤通常可在腹部或下胸部找到明显的穿入点,最易损伤的器官是肝脏。患者可分为三类:①无脉搏;②血流动力学不稳定;③生命体征稳定。无脉搏和血流动力学不稳定的患者(给予1~2L液体复苏仍然不能使收缩压维持在80~90mmHg)应紧急行剖腹探查术,通常存在大血管或实质脏器的损伤。稳定患者如果有腹膜炎或内脏膨出的临床征象者也应尽快行剖腹探查术。血流动力学稳定的贯通伤如无腹膜炎体征,则需仔细评估,以避免不必要的剖腹探查术。腹腔内损伤的显著体征包括:X线胸片示膈下游离气体、鼻胃管出血、血尿和直肠出血。血流动力学稳定患者的进一步评估措施包括:体检、局部伤口探查、诊断性腹腔灌洗、快速超声检查、腹部CT扫描或诊断性腹腔镜探查。

腹部钝挫伤是腹部创伤患者首要的病因,也是导致腹内损伤的首要原因。脾撕裂或破裂最为常见。对血流动力学不稳定的腹部钝挫伤患者,快速超声检查一旦有阳性征象就应立即手术。如果不稳定血流动力学患者快速超声检查结果呈阴性或可疑,就应该寻找有无其他部位出血或非出血性休克的原因。腹部顿挫伤血流动力学稳定患者的处理取决于快速超声检查的结果,快速超声检查结果呈阳性时,进一步实施腹腔镜还是剖腹术常取决于腹部CT的结果;如果快速超声检查的结果呈阴性,则需要连续观察,应进行一系列检查并复查快速超声检查。

创伤患者腹腔打开后,由于腹腔出血(和肠扩张)的填塞作用丧失,可出现严重低血压。术前准备应与容量复苏(包括液体和血液制品)同步进行,尽量争取时间尽早控制出血。应避免使用笑气,以免加重肠扩张。留置胃管可防止胃扩张,疑有颅底骨折时应改为经口置胃管。腹部创伤涉及血管、肝、脾或肾损伤、骨盆骨折或腹膜后出血时,应提前做好大量输血的准备。大量输血引起的高钾血症同样致命,也必须积极治疗。

腹部大出血有时需填塞出血区域和(或)钳闭腹主动脉,直至找到出血点和液体复苏能够补偿血液丢失。长时间主动脉钳闭可导致肝脏、肾脏、肠道缺血损伤;有时还可导致下肢骨筋膜室综合征,最终引起横纹肌溶解和急性肾衰竭。液体复苏的同时,在主动脉钳闭前输注甘露醇和袢利尿剂能否预防肾衰竭尚存争议。通过快速输液装置进行液体和血制品容量复苏,尽快控制出血并缩短钳闭时间则可降低此类并发症的发生。

创伤本身及液体复苏引起的进行性肠管水肿可能妨碍手术结束时的关腹。腹肌过紧强行关腹则会增加腹内压,产生腹腔间隔室综合征(abdominal compartment syndrome),引起肾脏、脾脏缺血。即使肌肉完全松弛,也会严重影响氧合与通气功能,随后出现少尿和无尿。这种情况下,应该开放腹腔(但要覆盖无菌敷料)48~72小时,直至水肿消退,再考虑二期关腹。

六、四 肢 创 伤

肢体损伤也可能是致命性的,因为可能涉及血管损伤和继发性感染等并发症。血管损伤可导致大量失血并严重威胁肢体的存活。例如,股骨骨折的隐性失血可达800~1200ml,而闭合性骨盆骨折隐性失血量更多,甚至引起低血容量性休克。治疗延迟或体位放置不当会加重骨折移位和对神经血管的压迫。脂肪栓塞常发生于骨盆骨折和大的长骨骨折,在创伤后1~3天引起肺功能不全、心律失常、皮肤瘀点和意识障碍。脂肪栓塞的实验室检查表现为血清脂肪酶升高、尿中有脂肪滴和血小板减少。

骨筋膜间隙综合征可发生在肌肉内大血肿、挤压伤、骨折和断肢伤的患者。筋膜间隙内压力升高伴有动脉压降低会造成缺血、组织缺氧和进行性肢体肿胀。必须尽早行筋膜切开减压术以挽救患者。

挤压伤可引起肌红蛋白尿,早期纠正低血容量及碱化尿液有助于防止急性肾脏衰竭。

第5节 术中和术后并发症

一、术中并发症

(一) 创伤性凝血功能障碍和急性创伤-休克凝血功能障碍

创伤性凝血功能障碍(traumatic coagulopathy)是发生于严重创伤患者中的一种低凝状态。创伤性凝血功能障碍与多重因素相关并且会随着时间延长而进展。创伤后的低灌注通过增强抗凝功能和纤溶活性(通过激活的蛋白C产物和组织纤溶酶原激活物的增加,纤溶酶原激活物抑制物和凝血酶激活的纤溶抑制因子的降低)导致凝血功能障碍。这个特定的过程现在也被称为急性创伤-休克凝血功能障碍(acute coagulopathy of trauma-shock,ACoTS)。数学模型研究已经证实由大量输注晶体液和RBCs产生的稀释作用会加重休克引起的低凝状态。低温、低钙和酸中毒将进一步恶化凝血功能障碍。研究已经证实,入院时低凝状态的程度是创伤患者大量输血和死亡的独立相关因素。因为出血导致的死亡发生非常迅速,通常在受伤后6小时内,所以尽快明确凝血障碍并积极治疗有利于改善患者的预后,这也是损伤控制性复苏策略的中心目的之一,近期回顾性研究结果也支持这一概念。严重创伤患者通常以显著出血伴随凝血功能障碍为主要临床表现,但是随着时间的延长,该过程会转变或进展为弥散性血管内凝血(disseminated intravascular coagulation,DIC),尤其是合并脓毒症时。创伤性凝血功能障碍与DIC存在着本质不同,创伤性凝血功能障碍是一种多因素相关的低凝状态,而DIC则是由促凝血酶原激酶的释放和继发于炎症反应的弥散性血管内皮细胞损伤所引起的高凝状态。由于二者的治疗方法不同,所以有必要对其进行鉴别诊断。但是这两种过程都可表现为活动性出血,并且标准凝血功能检查(PT/APTT、纤溶酶原和血小板计数)也不能准确区分,所以鉴别诊断比较困难。血栓弹力图(thromboelastography,TEG)则可应用于区分创伤性凝血功能障碍和DIC。

(二) 低温

低温是指中心体温低于35℃。轻度低温为32~35℃,中度低温为28~32℃,重度低温为28℃以下。多数患者在送达手术室前已存在低温,因此低温对于创伤患者而言几乎是不可避免的。同时麻醉又可进一步损害机体的体温调节机制,全麻可降低体温调控阈值和减少皮肤血管收缩,肌松剂可抑制寒战反应等,所有这些因素均可使患者在麻醉期间的体温进一步降低。

多年来人们对低温的不良作用已有足够的了解和重视。通常认为低温最主要的作用是引起外周血管收缩、诱发心律失常、产生心脏抑制、寒战、增加氧耗、增加血液黏稠度、影响微循环灌注、降低酶活性、影响凝血机制等。有报道称创伤患者如果中心体温低于32℃,病死率达100%。因此,在创伤性休克患者复苏时,应采取多种措施避免低温的发生。

然而,低温作为脑保护的措施已广泛应用于临床,在心脏和大血管手术、肝脏手术中低温保护作用更为人们熟知。新的研究显示,低温能改善休克动物的存活率。当采用中度低温复苏时,即使不输液、不吸氧,休克动物的存活率亦有改善。Wladis等报道,在失血性休克中,正常体温动物动脉血氧分压无明显变化,而低温动物的PaO_2由10.3kPa上升至16.4kPa。Meyer等研究了休克复苏中中度低温的作用,表明低温可降低心脏的代谢需要,维持心血管功能和心肌灌注,同时还可避免失血性休克期间发生的心动过速反应、左室功能降低和呼吸频率增加等。由于心排血量稳定和每博量增加,在休克后期能维持心脏功能。在整个低温过程中,尽管心率和呼吸频率过低,但心血管功能与基础比较改变不大。

对于休克到底应采用常温复苏还是低温复苏尚存在争议,目前对低温休克复苏研究尚处于初期阶段,有许多问题有待深入研究,如低温的程度、低温的持续时间等。此外,创伤患者并发的意外低温和用于器官功能保护的治疗性低温尽管都存在中心体温数值的降低,但却有着本质区别。前者是创伤对机体体温调控机制的削弱,伴随大量的体热丢失,低温往往是反映创伤严重程度的重要指标;而后者则是在充分考虑低温不良作用的基础上人工诱导的低温,其主要目的在于发挥低温的治疗作用,并同时尽量减少低温的不良反应。

二、术后并发症

严重创伤患者常因低血容量导致组织灌注不足

或凝血功能障碍,术后常可并发呼吸功能不全及肾功能衰竭等并发症。

(一) 急性呼吸窘迫综合征

术后发生 ARDS 是创伤患者的严重并发症之一。多发性创伤、严重创伤、低血压、入院 1 小时内输入全血 1500ml 以上、误吸、脂肪栓塞和 DIC 等因素均可导致 ARDS(见表 63-9)。80% 以上的复合伤伴有胸部外伤,大多数严重外伤患者都有呼吸异常,呈现低氧血症和过度通气。据统计,因急性呼吸衰竭导致死亡者,占所有外伤后期死亡总数的 1/3。而一旦发生急性呼吸衰竭,其病死率高达 30% ~ 50%,故应重视预防、早期诊断和正确处理。

ARDS 是多器官功能障碍的肺部表现。它的预防措施与 MODS 相同(如减少或避免组织缺血)。ARDS 的治疗以支持为主,如采用保护性肺通气策略等。

表 63-9　创伤导致全身炎症反应综合征和急性呼吸窘迫综合征的触发因素

低灌注的严重程度和持续时间("dose" of shock)
- 通过最大乳酸水平预测
- 通过乳酸恢复到正常的清除速率预测

所输用的血液制品数量

创伤相关性病情
- 长骨干骨折(脂肪/骨髓栓塞)
- 创伤性脑损伤
- 误吸
- 胸部钝挫伤和直接损伤

高龄

可能的合并症
- 糖尿病
- 冠心病
- 慢性阻塞性肺病
- 自身免疫性疾病

患者的基因易感性

(二) 急性肾脏衰竭

是创伤后的主要并发症之一,其病死率可达 50% ~90%。麻醉医师必须意识到严重外伤者发生肾衰竭的潜在危险性。创伤出血造成血容量不足和低氧血症,挤压伤引起的肌红蛋白增高,伴有肾、膀胱、尿道外伤的复合伤、麻醉手术对肾灌注和肾小球滤过率的影响,ADH 和醛固酮分泌使肾小管再吸收增加,及抗生素的使用,均可能引起急性肾衰竭。初期肾衰竭是可逆的,迅速处理创伤性休克可使肾衰竭发生率明显降低。急性肾衰竭常表现为少尿或无尿,但多尿性肾衰竭也并非少见。出现少尿时应首先排除血容量不足,不适当地使用利尿剂将进一步加重低血容量和肾衰竭。

(三) 感染和 MODS

外伤后几天或几星期内死亡者称为后期死亡,大约占所有外伤死亡的 1/5,其中 80% 死于感染或创伤后 MODS。快速、完全的复苏有助于减少感染和 MODS 的发生,术后充分的代谢、营养支持可提高此类患者的生存率。

随着 SIRS 概念的提出及对各种炎性介质、细胞因子、炎性细胞的深入研究,人们对 MODS 发病机制的认识也由 70 年代的损伤→感染→全身性感染→MOF 转变为:损伤→机体应激反应→SIRS→MODS→MOF。临床治疗也有望从以往的以器官或系统为中心,转变为将患者和疾病看作一个整体而进行整体性的治疗。治疗措施也将从过去单纯的支持治疗发展到将来的病因性治疗与支持治疗相结合。

(江伟　张俊峰)

参 考 文 献

1. Morgan GE Mikhail MS Murray MJ eds. Clinical Anesthesiology. 4th ed. New York NY:McGraw-Hill,2005.

2. Miller RD. Anesthesia. 6th ed. Phliadephia:Churchill Livingstone,2005.

3. Dutton RP. Trauma Anesthesia. The ASA Refresher Courses in Anesthesiology,2008,36(1):33-43.

4. Smith CE. Trauma Anesthesia. Cambridge University Press,2008.

5. Cherkas D. Traumatic hemorrhagic shock:advances in fluid management. Emerg Med Pract,2011,13(11):1-19.

6. Ertmer C,Kampmeier T,Rehberg S,et al. Fluid resuscitation in multiple trauma patients. Curr Opin Anaesthesiol,2011,24(2):202-208.

7. Spinella PC,Holcomb JB. Resuscitation and transfusion principles for traumatic hemorrhagic shock. Blood Rev,2009,23(6):231-240.

8. Peter FD,Theodore AA,Keith HB,et al. Clinical anesthesia procedures of Massachusetts General Hospital. 7th ed. Lippincott Williams & Wilkins,2007.

第64章 矫形外科手术的麻醉

随着矫形外科学的发展，其学科内涵也越来越丰富，从新生儿到高龄老年患者，从单纯的外伤骨折到复杂的脊柱畸形，各手术领域对麻醉的要求也越来越高。由于矫形外科手术患者的特殊性，麻醉医师面临的主要问题包括困难气道、出凝血机制异常、大量输血输液、止血带的使用、骨粘合剂的使用、术后严重疼痛、深静脉血栓以及脂肪栓塞等方面。麻醉医师除了掌握常规的麻醉方法外，还需要熟练掌握困难气道的处理、血液保护、休克的紧急处理、疼痛治疗等技术。另外，对术中的体位、体液平衡、末梢血供以及一些矫形外科手术特殊的并发症也应引起足够的重视。

第1节 术前访视

矫形外科手术患者的手术部位、手术方式等存在较大差异，并且年龄跨度大，常有并存疾病，这些都必然使机体产生相应的病理生理改变。术前应充分了解患者的一般情况、重要器官功能状态、外科疾病已产生的影响，了解手术的方式、体位、手术创伤程度、出血的情况及术中是否进行特殊操作（如"唤醒试验"）等，对患者做出正确的麻醉前评估和术前准备，这样不仅可协助术者进一步做好术前准备，而且对选择麻醉方式和药物、术中治疗、术中监测提供依据。术前应注意下列具体问题。

一、心血管系统

矫形外科手术患者年龄跨度大，老年患者多数合并有高血压、冠心病、心律失常等内科疾病。术前需了解患者既往病史及发作情况，目前服用的药物种类及效果，有无服用抗凝药物，以及目前的心功能和运动耐量。一般来说，高血压患者的择期手术均应在高血压得到一定程度的控制后进行，心肌梗死后6个月内不宜行择期手术。有房颤或房扑

的患者多患有风湿性心脏病、冠心病、高血压或甲亢等，心排血量受到影响，麻醉风险明显增高，需控制心室率在80次/min左右，避免心肌耗氧增加。

先天性畸形，如脊柱侧弯的患者，可能合并有心脏畸形，术前需完善相关检查，详细评估患者心功能，选择合适的手术时机。

二、呼 吸 系 统

1. 气道评估 由于矫形外科患者自身疾病的特点，如颈椎骨折、颈椎间盘突出、类风湿关节炎、强直性脊柱炎、严重的脊柱侧弯等，所以气道评估在术前访视时尤为重要。术前应了解患者颈椎活动度、张口度，根据评估结果选择相应的气管插管方式，提高麻醉的安全性。预计有插管困难的患者术前应准备好充分的插管用具，必要时采用清醒插管、经纤维支气管镜引导插管、甚至气管切开以保证患者气道通畅。

2. 呼吸道感染 对于高位截瘫、长期卧床或者胸廓畸形的患者，由于护理不便或者胸廓活动受限，

术前可能存在呼吸道感染。对于急性感染,应在感染控制1~2周后行择期手术。而对于短时间感染不能控制的或者不行手术固定没有办法进行护理的患者也可考虑在抗感染的同时进行手术。合并慢性肺疾病如气管炎、肺气肿的患者对手术和麻醉的耐受能力降低,术中术后有可能发生肺功能不全应了解术前有无肺部感染,是否急性发作,同时行肺功能检查,尽可能改善患者肺部的情况。患者的预后与术中的呼吸管理和术后的呼吸支持都有密切关系。

三、肝、肾功能和电解质

矫形外科手术本身对肝脏功能的影响小。但是,对于术前有肝脏疾病和(或)肝脏功能已有损害者,围手术期使用的各种药物、术中术后可能出现的缺血以及缺氧都可能加重肝脏损害。

一般情况下,管理得当的椎管内麻醉比全身麻醉对肾功能影响小而且短暂,多数情况全麻下对肾功能的抑制也是短暂可逆的。但是矫形外科患者,术前若存在低血压、休克,可能使肾脏血流灌注急剧下降,再加上肌红蛋白的大量释放可能造成肾小管损害。对术前有肾功能损害者,术前用药、术中麻醉药物的种类及其剂量的选择要慎重,同时需注意经肾脏代谢的药物半衰期延长而导致药物作用时间延长或出现严重的副作用。

骨髓瘤、骨癌、甲状旁腺功能亢进均可能使血钙升高,脊柱结核、截瘫长期卧床可有低钙血症,故矫形外科患者术前血电解质的检查除钾、钠、氯外,还应检查血钙。

四、内分泌系统

老年患者可能并存糖尿病,术前应了解糖尿病的类型、病程、有无并发症、治疗情况。术前血糖水平应控制在正常稍高水平,避免出现低血糖,围手术期应强调预防和控制感染。

脊柱结核的患者若合并肾上腺结核,常表现出肾上腺皮质功能不全的征象。有自身免疫系统疾病、哮喘或股骨头无菌坏死的患者,由于长期服用激素,可能引起继发性皮质功能紊乱,术前必须了解其肾上腺皮质功能,必要时恢复激素用药,以防术中、术后出现皮质功能不全。

五、神 经 系 统

矫形手术患者术前可能存在各种神经系统的损伤或功能不全,术中、术后可能因各种原因影响神经系统的功能。术前需了解有无感觉或运动障碍,了解四肢肌力情况,了解椎体和其他骨骼病变应力改变和成角的情况,以及术中特殊体位是否可能引发神经血管损伤等情况。

六、其 他 方 面

了解患者的发育和营养状况,营养不良患者术前尽可能补充营养。低血容量或贫血患者术前应尽可能纠正。对于高血红蛋白患者,适当的血液稀释有利于组织的氧供和血流的通畅。

了解患者术前有无使用影响凝血功能的药物,评估发生术后深静脉血栓及肺栓塞的风险。

第2节　矫形外科患者的某些特殊问题

一、类风湿关节炎

类风湿关节炎的患者由于全身多处关节僵硬,可能出现以下问题:①腕关节的屈曲畸形以及桡动脉壁的钙化,影响桡动脉穿刺;②颈椎关节炎的融合屈曲给颈内静脉穿刺带来困难;③颞下颌关节滑膜炎可限制患者的下颌活动度和张口度,关节损害累及环杓关节可能引起声带活动度下降,导致声门狭窄,给气管插管带来影响;④寰枢椎的不稳定,除了影响颈椎活动度给气管插管带来一定困难外,急性寰枢椎半脱位会导致脊髓压迫,甚至压迫椎动脉引起四肢瘫痪或是猝死。

类风湿关节炎患者的关节外表现也应引起麻醉医师的关注,包括:①心脏表现如急性限制性心包炎,可引起呼吸困难、右心衰竭;②患者可能发生肺弥漫性间质性纤维化并伴有肺炎,表现为进行性呼吸困难和慢性咳嗽,对任何矫形外科手术,这些患者均为高危人群;③患者可能发生其他自身免疫系统疾病,如干燥综合征,术中应注意保持患者眼部湿润。

类风湿关节炎患者长期使用药物治疗,这些药物可能带来的副作用也应警惕,主要有:①免疫抑制剂,如甲氨蝶呤、柳氮磺胺吡啶等有增加感染的风险,行关节置换的患者需特别注意;②非甾体类抗炎药可能引起消化道溃疡、肾功能不全以及凝血功能障碍,而糖皮质激素则可能引起骨质疏松、高血糖、肾上腺皮质功能不全,围手术期可能需要继续使用激素。

二、强直性脊柱炎

强直性脊柱炎是从腰骶部逐渐向头侧进展性的中轴韧带的骨化,最终导致整个脊柱僵硬。颈部不能活动的患者,椎骨往往已经融合,施行椎管内麻醉很困难,甚至不可能,应选用全身麻醉。对于颈部活动度尚可的患者,椎骨的融合可能不完全,可尝试实施椎管内麻醉。此类患者一般颈椎和颞下颌关节活动严重受限,全麻气管插管困难,很多患者需要在清醒状态下使用纤维支气管镜进行气管插管。强直性脊柱炎患者胸廓顺应性下降,肺功能受限制,术中应加强呼吸管理。在患者清醒时先确定好最合适的手术体位。

强制性脊柱炎骨骼外表现包括主动脉瓣关闭不全、心脏传导异常、虹膜炎、肺上叶纤维性肺大疱病变及胸腔积液等。

三、脊 柱 侧 弯

脊柱侧弯主要包括特发性、非特发性及神经源性脊柱侧弯。除了患者脊柱的畸形外,麻醉医师还需关注脊柱畸形对其他系统的影响。

重度颈椎及胸椎侧弯患者常合并有困难气道,而呼吸功能的损害是脊柱侧弯患者所共有的临床表现,肺功能检查常提示不同程度的、以限制性通气功能障碍为主的肺功能减退。对侧弯 Cobb 角大于60°且有限制性通气功能障碍者,术前应加强锻炼,积极改善肺功能。必要时还可术前先进行颅环牵引,以软化呼吸肌的僵直度。

先天性脊柱畸形患儿可能合并心脏畸形,术前应常规行心电图、超声心动图等检查,以明确患者是否伴有心脏病变。其中 EF 值和肺动脉压力的高低对评定心功能有重要意义。肺动脉高压伴右心功能不全的患者麻醉风险极大,麻醉手术中有发生心力衰竭的可能。仅存在肺动脉高压的患者,应在术前锻炼肺功能,改善氧供,减轻右心负荷。

神经源性脊柱侧弯患者在幼儿时期,可能出现进行性神经肌肉病变,术前应详细进行神经系统检查。

第3节 术 前 准 备

一、精神体格方面的准备

术前访视时应与患者及其家属沟通,取得患者的信任,给予患者关怀、安慰、解释,缓解患者的紧张、焦虑。麻醉前应尽力改善患者的全身情况,加强营养,纠正贫血,改善患者的心功能、肺功能,适时停用抗凝药物等。

二、麻醉前用药

矫形外科患者术前多数存在严重疼痛,加重了患者的焦虑和恐惧,所以麻醉前用药的目的应为缓解患者焦虑、减少呼吸道分泌物、减轻疼痛。应根据患者情况、拟施麻醉方法和拟用麻醉药物来确定术前用药的种类,用药时间和给药途径。一般术前晚可给予镇静安定抗焦虑药或催眠药,以消除紧张情绪,保证较好的睡眠。手术前0.5~1小时可给予镇静催眠药,术前有疼痛者可使用麻醉性镇痛药。

三、麻醉前药品和物品的准备

1. 血制品的准备 术前应根据手术方式及患者自身状况估计手术出血量,做好交叉配血。对于估计出血较多的手术,除备浓缩红细胞外,还应备大量血浆、一定数量的血小板,甚至需准备各种凝血因子制品等,术前要再次确认血制品已准备充足。

2. 药物的准备 除准备常用的麻醉药品和急

救药品外,还应根据患者的特殊情况准备一些术中可能要用的治疗药物,如血管活性药、抗心律失常药、止血药等。

3. 设备准备　不管是全身麻醉还是非全身麻醉,麻醉机必须常规准备;气管插管设备也应常规准备,对于估计插管困难的患者则要多准备一些插管用具:常用喉镜包括各种尺寸及不同式样的镜片(Macintosh 或 Miller),各种尺寸的气管内导管,管芯和插管钳,纤维光学插管器械(可视喉镜、光棒及纤支镜),逆行插管器具,喉罩及食管气管联合导管,环甲膜切开或气管切开术器具;吸引器也应备用。除常规的监测设备外,大型矫形外科手术还应准备直接动脉测压、中心静脉压、体温的监测设备;对预计有大出血的患者准备好保温的设备;需监测神经功能的手术还应准备神经功能监测设备等。手术室的除颤设备也应备用。

第4节　矫形外科手术的体位

矫形外科手术按照手术部位和手术方式对体位有不同要求。不合适的体位可导致术后发生多种问题。

颈椎后路手术、坐位肩部手术、侧卧位全髋置换术和俯卧位腰椎手术等,由于手术区在心脏平面以上,可能出现空气栓塞,当手术中发生不易纠正的循环抑制时,应考虑到空气栓塞的可能。

俯卧位需要注意气道的保护,防止气管导管扭曲、脱落,防止头垫对眼部周围软组织的直接压迫,患者的固定架必须仔细安置,注意四肢和颈部的位置,避免过度伸展和屈曲。可在上胸部放置腋垫来缓解对腋动、静脉的压迫,在改变体位时尤其要注意。

类风湿关节炎、强直性脊柱炎及脊柱侧弯患者的手术体位是非常重要的,这些患者术前常有关节活动受限,安置体位时除了考虑手术需要,还要考虑患者自身的情况,最好在术前患者清醒时就确定好恰当的手术体位。

第5节　矫形外科手术的麻醉选择

矫形外科手术可采用区域阻滞、全身麻醉或两者复合麻醉,主要决定于患者的全身状况、手术时间及方式、麻醉医师的技能和习惯以及患者和手术医师的要求等。区域阻滞的优点包括:对呼吸循环抑制轻,有利于患肢血供,减少静脉血栓形成的可能,便于安放体位,术后镇痛效果也佳。采用长效局麻药或者留置导管行外周神经阻滞可达到完善的术后镇痛,但需注意减轻术中患者的恐惧和焦虑。联合使用神经阻滞和浅全麻(如用喉罩通气),不仅具有区域阻滞的优点,还能确保气道通畅和充分镇静。神经阻滞存在不完善和失败的可能,麻醉前须考虑到补救措施。对区域阻滞失败或有区域阻滞禁忌证的患者、复杂手术的患者及大多数小儿患者应选用全身麻醉。

对于术前应用抗凝剂的患者,椎管内麻醉有发生硬膜外血肿的风险,美国区域麻醉学会发表的关于使用抗凝剂与区域麻醉的会议共识性推荐意见认为:全量使用抗凝剂是区域麻醉的禁忌证。因此推荐如下:使用常规剂量的低分子肝素后与实行椎管内阻滞的间隔时间应为12小时,拔除硬膜外导管应在最后一次使用肝素后至少8~12小时及下次使用肝素前1~2小时进行。

第6节　几种主要矫形外科手术的麻醉

一、脊柱矫形手术的麻醉

主要指强直性脊柱炎、特发性脊柱侧弯及非特发性脊柱侧弯(如先天性脊柱侧弯、神经源性脊柱侧弯)等。先天性脊柱畸形常在幼儿时就发现,可能合并有其他脏器的畸形。神经源性脊柱侧弯患者则可能在幼儿时期出现进行性神经肌肉病变。行脊柱矫形手术的患者术前要认真评估气道和心肺功能,完善肺功能检查及心脏彩超检查,明确有无肺功能失代偿、右心功能不全,结合临床表现和手术范围综合评估患者能否耐受麻醉手术。

准备作术中唤醒的患者,术前需训练患者如何配合唤醒试验。一般要求:听到唤其名,尽可能全身不动,立即动足趾。脊柱矫形往往手术时间长,术中出血量大,术前应确认备血,准备好晶体、胶体、血管活性药物及抢救药物。

脊柱后路矫形手术采用俯卧位,气管内插管全身麻醉便于气道管理,维持术中稳定,减少术后并发症。气管内插管应选用弹簧导管,避免术中体位变动造成导管打折。手术期间应常规监测血压、心率、心电图及尿量,应行动脉置管直接测压观察麻醉手术过程中的血压波动,行深静脉穿刺置管以备术中大量输血输液。安放患者体位时要注意气管导管的位置,在满足手术暴露需求的同时不影响患者的生理功能。

由于患者术中需行躯体感觉诱发电位(SSEP)或运动诱发电位(MEP)监测甚至唤醒试验,因此麻醉用药宜选用短效和速效药。由于大部分吸入麻醉剂对诱发电位监测有影响,故监测或者唤醒试验期间宜采用全凭静脉麻醉,可选用阿片类药物、氯胺酮、丙泊酚及右美托咪啶,术中可以使用肌松监测仪进行肌松监测,指导肌松药物的使用。

术中应注意血液保护,可运用抗纤溶药物及行控制性降压减少血液丢失,同时采用术前自体血储存、术中等容血液稀释及使用血液回收机回收血液。术中需及时复查血气,维持电解质和酸碱平衡,术中采取有效的保温措施也是十分必要的。术后应及时给予镇痛治疗,可采用静脉自控镇痛。

二、颈椎手术的麻醉

实施颈椎手术的主要疾病是颈椎损伤、肿瘤、结核、关节炎、椎管狭窄等,并发症发生率较高。

术前评估要特别注意以下几个问题:①患者的合并疾病;②脊髓的功能。如术前已有脊髓损伤,术前应评估患者的脊髓功能和呼吸功能,判断患者是否有足够的呼吸肌力量来保证通气和氧合;③气道评估。包括张口度、甲颏距离、颞颌关节关节活动度、特别是要确定患者颈椎自主的屈伸活动范围。对于术前已有脊髓功能异常的患者,气管插管时尽可能不要变更患者头颈的位置,尤其要避免颈部向后过伸。对于寰枢椎半脱位者还要明确其是前脱位还是后脱位,前脱位者避免屈颈,而后脱位者则避免颈部后伸。结核患者应了解有无咽后壁脓肿。急诊外伤患者还应注意有无合并颅脑外伤以及是否饱胃。

颈椎手术应尽可能在全身麻醉下进行,便于气道管理,有颈椎不稳、骨折、颈椎严重畸形、严重骨质疏松、估计经口明视插管困难的患者最好用纤支镜插管。一般无特别情况可用经口明视插管,但避免过度屈曲颈部。

颈椎手术的入路有前路及后路两种方式。前路手术包括经口入路、外侧咽后入路以及前外侧入路,可以显露颅颈交界区、寰椎、C_{2-3}椎间盘,但前路手术野周围血管及神经丰富,包括颈动脉、颈静脉、喉返神经、喉上神经、星状神经节、脊神经根以及气管和食管,手术过程中应高度重视。手术器械的牵拉和刺激,术中可能引起脊髓和脊神经水肿,这些都可能引起喉头水肿,术后可能引起缺氧、CO_2蓄积、呼吸机依赖而导致拔管困难。

颈椎后路手术主要有:颈后路椎板切除减压术、椎板成形术和颈后路椎板减压、内固定术。手术区域同样有丰富的血管和神经,另外椎板切除减压后会破坏颈椎稳定性,有的可产生"鹅颈畸形"。手术过程常需坐位或俯卧位,前者增加了空气栓塞的机会,而后者眼部容易受压。

对于颈椎手术的麻醉管理,应注意以下几点:①气道管理:颈部手术区域邻近气管,术中应注意防止气管导管受压、打折、变形,尤其是俯卧位手术;②体位改变:气管插管应注意尽量不要改变头颈位置,改变体位及搬动头颈部时需外科医师在场,保持患者头颈与躯干中轴方向一致,避免颈椎扭曲或移位,而加重损伤发生或加重脊髓功能损伤;③麻醉深度:术中应维持适当的麻醉深度,麻醉过浅可能增加出血,如患者发生体动容易损伤脊髓,而麻醉过深后血压下降可能导致脑组织和脊髓供血不足引起损伤;④术中监测:对于脊髓损伤的患者,内脏刺激引起的自主神经功能亢进可能引起心脑血管意外,而迷走神经的功能优势会引起小气道明显收缩变窄、分泌物增加,可能出现阻塞性通气功能障碍,术中要密切观察患者的呼吸系统及心血管系统变化。部分患者还应监测脊髓功能。

术后应注意颈部制动,苏醒期应注意加强患者的呼吸道管理,尤其高位颈前路手术因牵拉气管易造成喉水肿。术前已有高位截瘫患者,呼吸支持治疗时间长者应及时建立人工气道,预防肺部感染和肺不张;术后应给予足够的镇痛,防止疼痛引起的高血压及术后躁动;当患者达到完全清醒、循环稳定、体温正常,呼吸功能恢复满意,主动咳嗽排痰的能力恢复,估计喉水肿已基本消退,可考虑拔除气管导管。拔管后需送 PACU 监护,密切观察有无气道梗阻、切口渗血压迫气管等,以确保气道通畅。如有喉头水肿征象,应尽早再次插管,避免缺氧。

三、腰椎间盘突出手术的麻醉

腰椎间盘突出症是矫形外科常见病和多发病,本病可发生于任何年龄,临床表现为腰腿痛和运动功能障碍,有马尾神经损害者,可影响大小便,严重者可致截瘫。术前应了解患者目前能否胜任日常体力劳动,是否长期卧床。如患者术前已有下肢运动功能及大小便障碍,术前应向患者解释,尽量避免使用椎管内麻醉,以免加重病情。麻醉方式选择上,局部麻醉、蛛网膜下腔阻滞麻醉适用于后路单纯髓核摘除术。硬膜外阻滞麻醉时术中一旦出现触及神经根,立即出现下肢的躲避反应,适用于手术时间不是太长,操作不是太复杂的椎间盘手术。而对于时间较长较复杂的椎间盘手术或患者一般状况较差宜采用全身麻醉。宜选用带钢丝的气管导管,以防俯卧位导管打折。

四、其他脊柱手术的麻醉

常见的脊柱手术还包括脊柱肿瘤手术、脊柱结核手术以及椎管狭窄的手术。大多数手术要在全麻下完成,术前需注意气道评估,尤其是颈部手术的患者。术中患者的体位安置尤其重要,大部分患者手术中需采用俯卧位,胸腰段的前路手术常采用侧卧位,安置体位要注意保护气管导管,防止导管脱出或打折。

一些脊柱手术术中出血较多,术前应实施动脉穿刺监测血压,行深静脉穿刺置管以备大量输血、输液,术中密切监测患者血压及尿量,注意血液保护,也可适当使用控制性降压减少术中出血。

为了防止神经功能受损,脊柱手术可能会实施唤醒试验或者行诱发电位监测,麻醉维持需注意选择合适药物并适时调节给药速度。

对合并有神经肌肉疾病、先天性心脏病及严重肺功能不全的患者,术后可能需要长时间的机械通气支持,应在 ICU 进行监测和镇痛。

五、骨盆或骶骨的麻醉

骶骨和骨盆手术包括骨盆骨折、骶骨和骨盆肿瘤手术。这些手术存在出血多、手术难度大、并发症多、围手术期死亡率较高等特点。

对于肿瘤患者,术前需了解肿瘤的大小,骨质破坏的程度以及是否压迫周围脏器,患者有无营养不良、贫血,是否进行过放、化疗以及放、化疗对全身情况的影响。骶骨肿瘤的患者术前如行血管栓塞术则可能有发热,服用镇痛药物患者应了解是否有药物依赖和成瘾等。

骨盆骨折的患者术前要注意是否有失血性休克,有无贫血,有无临近脏器如尿道、膀胱及直肠损伤,有无合并其他部位的骨折,是否有长期卧床史,有无合并肺部感染及发生深静脉血栓的风险。

对于操作简单、出血较少且手术时间较短的骨盆骨折,可选择连续硬膜外麻醉,但腰骶神经丛应完全阻滞,患者才不会有牵拉反应。蛛网膜下腔阻滞可有效保证麻醉效果,消除牵拉不适感,因此可选择腰-硬联合阻滞,注意术前存在血容量不足的患者应在麻醉前补充容量。对于严重骨盆骨折或肿瘤患者,由于手术范围广、创伤大、出血多,应选择全身麻醉。另外,如手术采用侧卧位或俯卧位,椎管内麻醉患者往往耐受时间有限,呼吸道管理也存在困难,也宜选择全身麻醉。选择弹簧气管导管,妥善固定,防止摆放体位时气管导管滑脱。体位摆放妥当后,应再次检查气管导管的位置是否恰当、固定是否牢固。

根据手术大小估计术中出血量,术前适量备血。为减少术中出血,一般可在术前 24～48 小时内进行髂内动脉栓塞术。术中除常规的血压、心电图、脉搏血氧饱和度、体温及出入量等监测外,预计出血多的患者必须做有创动脉血压和中心静脉压(CVP)的监测。对巨大骶骨肿瘤或术前患有心血管疾病的患者,有条件时可考虑放置 Swan-Ganz 漂浮导管,术前应备好血管活性药物和抢救药品。为减少出血量,可采用必要的血液保护措施。术中可使用控制性降压技术,适当使用止血药物,围手术期应监测凝血功能,并做好输血输液加温以及患者保温加温的工作。

若手术累及骨盆大血管或神经,可在足趾上监测 SpO_2 以观察下肢循环情况。由于此类患者为发生脂肪栓塞及深静脉血栓的高危人群,如术中观察到脉搏血氧饱和度和呼气末二氧化碳分压突然下降及心率增快等情况,应考虑到发生肺栓塞的可能。

1415

六、全髋关节置换术的麻醉

大多数行髋关节置换的患者合并骨性关节炎、股骨头坏死或类风湿关节炎等疾病。由于多数患者为老年患者,常伴有全身疾病,心肺状况差,同时术前长期卧床可能导致肺部感染、深静脉血栓等并发症。对于类风湿关节炎及强直性脊柱炎的患者,术前访视还要注意患者的并存疾病状态,注意评估气道。

对于年龄不大、一般状况较好、术前无严重并发症的全髋关节置换手术患者可选择连续硬膜外阻滞或蛛网膜下腔阻滞,近年来多选择用腰-硬联合阻滞,有助于减少术中及术后并发症的发生。考虑到术中患者长时间侧卧及清醒时的紧张心理等因素,椎管内麻醉时应给患者适当镇静。大多数全髋置换术取侧卧位,术中要注意患者的体位安置。术中除了常规监测外,还可根据患者病情行有创动脉压力监测。手术过程中的主要危险包括骨水泥反应、出血、静脉血栓、肺栓塞等。在手术关键步骤要注意监测患者生命体征的变化。

七、全膝关节置换术的麻醉

该类手术患者的病情与全髋关节置换的患者相似,合并较多基础疾病。该类手术均在仰卧位下完成。术中由于使用止血带出血不多,对于耐受性较好的患者可以用椎管内麻醉或外周神经阻滞辅以镇静下完成手术。术中也应该注意防止骨水泥反应、止血带反应及血栓栓塞。

由于术中采用止血带,术中失血较少,但是术后引流每侧平均达 500～1000ml,因此,术后要注意监测患者引流量及生命体征的变化,直到伤口引流量减少。另外,膝关节置换术后疼痛剧烈,良好的术后镇痛有助于术后早期功能锻炼,减轻关节粘连,促进关节功能的恢复。可采用硬膜外、股神经或腰丛置管以及关节腔注射等方式实施镇痛。

由于膝关节炎通常为双侧,一次行双侧膝关节手术可免去两次住院的麻烦,但围手术期的管理更为复杂,术中应加强血流动力学监测,术后需进行密切监护,提供满意的镇痛。Urban 等建议:对于年龄 ≥75 岁、ASA 评分Ⅲ级以上、有活动性缺血性心脏病、EF<40%、慢性阻塞性通气功能障碍(COPD)、肾

功能不全、肺动脉高压、病态肥胖等疾病的患者不应同时行双侧膝关节置换。

八、四肢手术的麻醉

大多数上肢手术根据是否上止血带和手术部位可在不同径路的臂丛神经阻滞、外周神经阻滞或局部静脉麻醉下完成。单独经肌间沟臂丛阻滞也可满足肩关节手术,若切口延到腋窝可补充皮下局部麻醉药浸润。应注意肩关节手术多采用"沙滩椅"体位,手术区在心脏平面以上,可能会发生空气栓塞。肱骨近端手术可行高位臂丛或颈、臂丛神经联合阻滞。若手术操作复杂或创面大,要求肌松良好,选用全身麻醉更安全适合。对于肱骨中段或远端手术,臂丛神经阻滞通常可满足手术麻醉要求,可以单纯肌间沟法阻滞,也可肌间沟联合腋路。肘部手术可采用肌间沟或腋路臂丛神经阻滞,若增加肌皮神经阻滞可使肘关节桡侧部位镇痛更完全。尺桡骨手术一般选用经肌间沟和(或)腋路臂丛神经阻滞,必要时可添加肘部尺神经、桡神经阻滞,使神经阻滞效果更完善。腕部手术临床上还是多采用经腋路臂丛神经阻滞,有时也采用经肌间沟臂丛神经阻滞。手掌、手指手术的麻醉原则上神经阻滞位置应由远心端开始,分步实施。如单纯手指的简单手术,采用指根神经阻滞即可,手掌(背)简单手术在腕部尺桡神经阻滞条件下即可顺利完成。双上肢同时手术的患者选用全身麻醉。

下肢手术患者术前的一般状况及手术的复杂程度差异很大,需要根据患者的具体情况加以选择,如全身麻醉、椎管内麻醉、外周神经阻滞等。一般来说,如果没有禁忌证,椎管内麻醉可适用于所有的下肢矫形手术。腰-硬联合麻醉结合了腰麻和硬膜外麻醉各自的优点,特别适用于下肢矫形手术患者。如果使用止血带,麻醉阻滞范围需包括到 $T_{10} \sim L_5$。术后留置硬膜外导管还可提供有效的术后镇痛,但一定要与手术医师协调好术后是否使用抗凝药及使用时间,以免发生硬膜外血肿。外周神经阻滞也是一种常用的麻醉方法,主要有腰丛神经阻滞、坐骨神经阻滞和股神经阻滞。膝关节镜手术可在门诊手术室进行,采用股神经阻滞联合关节内注射局部麻醉药的方法即可满足手术需要。单纯足部手术可采用踝关节处阻滞或坐骨神经阻滞。踝部手术可采用坐骨神经阻滞,需要在大腿上止血带的手术必须同时

作股神经和股外侧皮神经阻滞;也可采用神经阻滞或神经阻滞与全身麻醉联合应用的方法。

九、矫形外科显微手术的麻醉

显微手术的特点为手术时间长,要求手术野清晰和稳定,保持良好的末梢血供。术前对于失血过多的患者应积极纠正低血容量,尽可能明确手术部位关节、软组织和神经受损情况,便于选择正确的麻醉方法。

一般来说,区域阻滞麻醉可满足大部分四肢手术要求,同时,神经阻滞后手术区域血管扩张,对局部组织血供和血管吻合及再通十分有利。上肢可选用臂丛神经阻滞、腕部尺桡神经阻滞、指根神经阻滞等,下肢可根据手术时间选用硬膜外阻滞或腰麻,有些简单的掌(指)血管和(或)神经、肌腱吻合术甚至

可在局麻下完成。注意局麻药中不应加肾上腺素。如合并其他部位严重创伤,且全身情况差时,宜选用全身麻醉。

不论选择何种麻醉方式,术中应注意以下几点:①麻醉作用完善,避免疼痛引起血管的痉挛,精神过于紧张的患者可静脉辅助镇痛、镇静剂,确保吻合神经、血管时患者安静无体动;②良好的血管扩张有利于精确缝合以提高手术成功率;③麻醉时间能根据手术需要而延长;④术前术中失血多的患者,应及时充分补充晶、胶体液,改善末梢循环,慎用收缩血管的药物来提升血压;⑤为确保所吻合的血管血流通畅,术中局部血管定时用含肝素的生理盐水冲洗,尽量不要全身使用抗凝剂;⑥术后持续镇痛有利于血管的舒张及患者手术创面恢复。因手术时间长,应防止局部压迫引起的组织损伤、神经麻痹、关节强直和疼痛。

第7节　手术中的特殊管理

一、控制性降压

参见第86章。

二、液体管理及血液保护

矫形外科手术中出血几乎贯穿整个手术过程,失血量较多,而且是全血。对于一些中小手术,只要补充胶体、晶体液即可维持血流动力学稳定。但在一些时间长、出血多的手术,如先天性脊柱侧弯、强直性脊柱炎、髋关节置换等,失血量多,而且速度快,在手术过程中应该:①开放大静脉,以备快速输液;②按患者实际情况输入晶体液、胶体液;③成分输血,维护出凝血机制的稳定;④连续监测血压和评估血容量;⑤及时监测出、凝血机制;⑥做好输血输液加温以及患者保暖加温工作。

血液保护(blood conservation)是指保护和保存患者的血液,减少丢失、破坏和污染。矫形外科血液保护方法很多,外科新技术如关节镜、胸腔镜、椎间盘镜等微创手术和电凝、冷冻手术(cryosurgery)、选择性动脉栓塞等技术应用减少了患者的创伤程度和失血。术中使用的一些方法,如使用血管收缩药局部浸润、增加麻醉深度、抬高手术部位、止血带使用

等可有效减少术中失血。术前自体血贮存、血液稀释、血液回收、控制性降压、抗纤溶药物等在术中单独或结合使用也是常用血液保护的方法。

1. 术前自体血储存是目前血液保护比较理想的方法　该方法既能补充术中失血,维持氧供,又能减少异体血的输入,节约用血,减少各种细菌、病毒等微生物感染的风险。其适应证包括:①估计术中大出血的择期矫形手术,对术中预计失血可能超过循环血量的15%者,术前有计划地做好自体储血;②异型和稀有血型;③不愿输异体血的患者。而患者一般情况差、存在贫血、造血功能障碍及严重心、肺、肾功能障碍者不宜行自体血储存。

2. 血液稀释(hemodilution,HD)　HD是使血管内血容量中细胞成分相对或绝对减少,从而达到节约用血的技术方法之一。血液稀释技术的适应证包括:①复杂的大型骨科手术、特发性脊柱侧弯矫形术、强直性脊柱炎矫形术等,年龄18~60岁;②术前肺通气及弥散功能正常,心功能Ⅰ~Ⅱ级,肝、肾及凝血功能正常;③Hct>35%,Hb>120g/L;④估计失血量>800mL;⑤不接受异体血的患者或稀有血型患者;⑥红细胞增多症包括真性红细胞增多症和慢性缺氧造成的红细胞增多。禁忌证:①贫血,Hct在30%以下;②低蛋白血症;③凝血功能障碍;④高颅压;⑤存在器质性病变。

围手术期血液稀释主要有2种形式:①急性等

容量血液稀释（acute normovolemic hemodilution, ANH）；②急性高（超）容量血液稀释（acute hypervolemic hemodilution，AHH）。ANH实施方法：在全麻诱导后、手术开始前，从动脉或静脉放出血液，同时由另一条静脉通路输入抽血量的2倍晶胶液（1：1或1：2）或3倍晶体液，一般Hct控制在不低于25%，ANH可采集血液的预计量可按以下公式计算：

$$采集量 = 患者总血容量 \times (稀释前Hct值 - 稀释后预期Hct值)/稀释前后Hct的平均值$$

采集的血液保存在ACD保存液中，在室温下可安全保存6小时，如超过6小时应冷藏并在24小时内回输，在手术结束或术中需要输血时，回输采集的血液。回输的顺序同取血时相反，即先收集到的血后回输。

一般来讲，ANH使血液黏滞度下降，有利于微循环，血流重新分布，心肌和脑血流增加。对冠心病患者和老年患者施行ANH时必须慎重；血液稀释后血氧含量降低，需保证足够的心排血量以及足够的组织氧供；血液稀释导致血液中凝血因子、血小板等含量减少，可能引起凝血机制的障碍；血液稀释还可导致血浆蛋白浓度下降，需注意防止组织水肿以及肺水肿的发生。

而AHH则是在麻醉后，快速输入15～20ml/kg的晶、胶体溶液扩充血容量。

$$扩容量（V）ml = [HCT（扩容前值） - HCT预计（扩容后值）]/HCT（扩容前值) \times 7\% \times 体重（kg）；扩容量（V）ml为胶体液$$

AHH较ANH操作简便，但节约用血的效力较差，对麻醉深度要求比ANH高。由于血容量快速扩张，使容量负荷增加，血压升高，因此对于心、肺功能不全的患者需谨慎使用。容量扩张导致单位体积内凝血因子和血小板减少，影响凝血功能；此外，Hct进行性下降，可能会造成患者术后低氧。临床上，血液稀释技术还可以与其他血液保护技术联合应用，如控制性降压术、人工氧载体等，以提高血液保护的作用。

3. 血液回收技术可分非洗涤式和洗涤式血液回收。目前多用洗涤式回收，但回收过程中，有相当一部分红血球遭到破坏，同时血浆成分、血小板等也受到损失。应该注意大量回输后凝血机制的改变和胶体渗透压的维持。

矫形外科手术中，合理使用止凝血药可以减少围手术期血液丢失。常用药物为抑肽酶和六氨基己酸。氨甲环酸的使用可以减少髋关节置换术患者的出血量、血管栓塞性并发症的发生以及死亡率，目前越来越收到广泛关注。

三、术中神经功能监测

对于复杂的脊柱手术，由于脊柱撑开牵引、椎弓根钉的安放和骨减压操作均可能造成脊髓或神经的损伤，因此术中常需要监测诱发电位和（或）进行唤醒试验。

术中诱发电位监测主要包括体感诱发电位（SSEP）和运动诱发电位（MEP），其测定受诸多因素的影响，如各种麻醉药物、低血压、低体温等。尤其值得注意的是，挥发性麻醉药和地西泮可影响SSEP的可靠性。MEP监测能特异性地反应皮质脊髓束的功能，特别是联合SSEP进行监测，能大大提高手术监测的敏感性和特异性。静脉麻醉药如丙泊酚以及麻醉性镇痛药不会影响SSEP信号，阿片类药物、氯胺酮及咪达唑仑对MEP的影响最小，但丙泊酚可抑制MEP，而氯胺酮可减轻丙泊酚的这种抑制作用，术中肌松药的使用也会影响MEP的监测。因此，术中最佳的维持用药可能是阿片类药物、小剂量氯胺酮及丙泊酚。目前已有文献报道术中使用瑞芬太尼及右美托咪啶实现术中无肌松的麻醉维持。

由于受到诸多因素的影响，SSEP无法检测到脊髓前部损伤，因此，唤醒试验仍然是目前最可靠的监测脊髓受损的方法。要实施唤醒试验，必须提前做好充分准备。如果吸入小剂量挥发性麻醉药，则在唤醒前1小时停用。4个成串刺激（TOF）恢复2～3个肌颤搐即足以使患者移动足趾。不推荐拮抗肌松药或镇痛药以加速唤醒，否则患者躁动可造成受伤或仪器损坏。一旦观察到满意的活动，再加深麻醉，并重新固定患者体位。俯卧位进行唤醒试验时应确保气管导管的固定和安全。

详细内容可参阅第41章。

第8节　术后镇痛

矫形外科手术创伤较大,疼痛剧烈。疼痛程度取决于手术部位和范围。术后镇痛应遵循以下基本原则:①对估计术后疼痛较剧烈的患者,应在麻醉药作用消失前,预先给药进行镇痛;②应用镇痛药前,应观察和检查手术局部情况,明确疼痛发生的原因;③在镇痛方法和药物的选择上应考虑安全、有效、对机体影响最小且简便易行等方面;④镇痛药物应先选择非麻醉性镇痛药和镇静药联合使用,用药应遵循最低有效浓度原则,注意个体差异;⑤在确保镇痛效果的同时,尽量延长给药时间,但不宜超过48h。

一、术后镇痛的常用药物及方式

可参阅第115章的有关内容。

二、各种矫形手术后镇痛方法

1. 脊柱手术术后镇痛　可采用非甾体类抗炎药预先镇痛,术后应用阿片类药物如鞘内一次性注药或PCIA镇痛。

2. 四肢手术后镇痛　术后镇痛方法多采用多模式镇痛,如外周神经阻滞＋PCIA、关节腔注射＋PCIA或PCEA。外周神经阻滞一般上肢可行臂丛神经阻滞,下肢则可行坐骨神经或股神经阻滞。

3. 关节置换术后镇痛　一般可采用外周神经阻滞＋PCEA、外周神经阻滞＋PCIA、连续腰麻镇痛和口服给药等镇痛方法。

经上述镇痛处理仍感疼痛难忍者,应排除其他并发症导致的疼痛,如脊柱手术后的血肿压迫、四肢手术后石膏固定是否过紧、有无缺血等,切忌盲目追加镇痛药,造成误诊或漏诊,导致严重不良后果。

第9节　围手术期并发症

一、止血带问题

止血带普遍应用于四肢矫形外科中,使手术野清晰、出血减少,便于手术的操作。止血带的压力一般高于收缩压100mmHg,止血带持续时间一般不宜超过1.5小时。时间大于2小时可导致短暂的肌肉功能障碍,甚至外周神经的永久性损伤,严重的会导致横纹肌溶解症。

（一）止血带反应的临床表现及诊断

1. 循环血量增多,心脏前负荷加大　多发生于上止血带前驱血时,一般情况下这种变化没有显著性意义,但对于心功能较差的患者,可能无法耐受双侧肢体同时驱血带来的中心静脉压和动脉血压的增加。

2. 止血带痛　上止血带数分钟后就有可能产生,这种疼痛的产生可能和无髓鞘的C神经纤维有关。随着时间的延长止血带痛逐渐加重。非全麻患者主诉为一种烧灼样胀痛,全麻患者则表现为心率加快、血压升高和出汗。不同的麻醉方式对止血带痛的反应不同。抑制止血带痛效果最好的是

全身麻醉,其次为腰麻、硬膜外麻醉、局部静脉麻醉。

3. 局部组织细胞缺血、缺氧　长时间使用止血带可引起局部血供阻断,缺血缺氧产生细胞内酸中毒,导致细胞膜结构破坏,且随着止血带充气时间的延长（>60min）,血管内皮完整性受损,导致组织水肿。而长时间的神经轴索缺氧和神经过度受压会导致不可逆性神经损害。

4. 松止血带时因为循环容量的相对减少、中心静脉压下降,患者多有心率增快、血压下降的表现。同时缺血肢体累积产生的代谢产物进入循环系统后可导致$PaCO_2$、$ETCO_2$、血乳酸和血K^+的升高。在清醒的患者,这种改变会导致患者分钟通气量的增加,甚至出现不规则呼吸。

另外,止血带可能诱发下肢深静脉血栓的形成。即使在微创手术如膝关节镜手术中,松止血带时通过经食管超声也发现了亚临床肺栓塞（微小栓子）。因此在松止血带时要密切观察患者生命体征的变化。

（二）防治措施

鉴于止血带在外科手术中的普遍应用以及止血

带反应的普遍存在,使用止血带时应遵循以下原则:

1. 上肢止血带止血压力限值为 300mmHg,下肢限值 600mmHg,每隔 1 小时(上肢或下肢)放松 2~3 分钟;放松期间,应用指压法暂时止血。寒冷季节时应每隔 30 分钟放松一次。

2. 上止血带部位超过 2 小时者,应更换比原来较高部位。术中要有、上松止血带的书面记录,注明止血带开始使用的时间和部位。

3. 使用止血带时,先将毛巾、棉絮等置于肢体表面,避免止血带和皮肤直接接触。紧急情况下,可将裤管和袖口卷起,止血带缚在其上。一般以不能扪及远端动脉搏动和出血停止为加压终点。

4. 为避免神经、血管挤压伤,止血带不宜过窄。

除了严格控制止血带的使用时间和压力外,还可以通过术中使用甘露醇和氧自由基清除剂来减少并发症的发生。有文献报告静脉麻醉药丙泊酚、咪达唑仑、氯胺酮、右美托咪啶等均有减轻肢体缺血再灌注损伤的作用。

二、脂 肪 栓 塞

脂肪栓塞(fat embolism,FE)是指脂肪进入人体血液循环,可伴或不伴有临床症状,是一种病理诊断。脂肪栓塞综合征(fat embolism syndrome,FES)是机体对体循环中脂肪的生理性反应,其临床表现包括呼吸系统、神经系统、血液系统和皮肤方面的症状和体征。关于脂肪栓塞的机制尚有争议,一种学说认为是骨折后破坏释放出的脂肪颗粒经髓腔血管破口进入循环系统;另一种学说则认为是骨折后脂肪代谢异常,使循环中的游离脂肪酸生成乳糜微粒。

(一)临床表现及诊断

脂肪栓塞的临床表现轻重不一。轻者症状轻微,常被忽视,重者可突发意识障碍、呼吸困难和循环衰竭。更为常见的是起病缓慢,发生于创伤后 1~3 天。可表现为:①呼吸系统:呼吸急促、胸闷、发绀、咳嗽,听诊可闻及水泡音等,呼吸衰竭较常见;肺部 X 线检查可发现典型的"暴风雪样改变";②神经系统:表现为头痛、烦躁、精神错乱及昏迷等;MRI 检查发现沿着脑组织血管边缘有多发性点状损害;③出血点:多分布在颈部、肩部、腋下、前胸和腹部等皮下疏松部位,眼睑和结膜也可出现;④心血管系统:心率增快;心电图显示心肌缺血和急性肺心病改

变;⑤发热:38℃ 以上即有诊断意义,多发生于伤后 48h 以内;⑥泌尿系统:肾脏栓塞可在尿内查出脂肪滴,严重者可引起急性肾脏衰竭。

诊断主要采用改良 Gurd 标准,即三项主要标准(至少一项):神经系统症状,呼吸功能不全以及皮下淤点;次要标准(至少四项),包括发热、心动过速、黄疸、视网膜改变、肾功能不全;实验室检查特点:脂肪巨球蛋白血症(必需标准)、贫血、低血小板、血沉加快。诊断需具备至少 1 项主要标准加 4 项以上次要标准,同时有脂肪巨球蛋白血症的证据。

(二)防治措施

迄今为止,脂肪栓塞尚无有效的特异性治疗方法,支持治疗主要是维持水电解质和酸碱的平衡、加强营养物质和热量的补充、广谱抗生素的应用以及对症治疗;针对低氧血症应给予氧疗,重者需应用人工呼吸机辅助呼吸;积极补充有效血容量,纠正低血容量性休克;使用脱水利尿剂以及镇静剂以减轻脑水肿,早期应用大剂量激素可有效抑制炎症渗出,减轻水肿。

对于脂肪栓塞的预防,要注意手术操作轻柔,术中应用止血带时注意缓慢放松止血带,搬动和转运患者要确实做到轻稳。及时适当地输血补液,防止低容量休克的发生。对于高危患者,应密切观察,做到早发现、早治疗。

三、骨水泥及骨水泥植入综合征

(一)骨水泥简介

骨水泥(bone cement)是一种用于填充骨与植入物间隙或骨腔,并具有自凝特性的医用生物材料,因其部分物理性质以及凝固后的外观和性状与建筑和装修用的白水泥相似,故而得名。1960 年英国 Charnley 首次系统地将自凝型聚甲基丙烯酸甲酯(polymethylmethacrylate,PMMA)材料从齿科引入到矫形外科髋关节置换手术中。此后,以 PMMA 为代表的骨水泥材料因具有易塑形、室温下固化快以及结构坚硬等特点,作为骨植入体被逐渐广泛地应用于人工关节固定、骨缺损充填和多种骨折的固定等各种矫形外科手术中。

50 多年来,骨水泥在材料学方面以及应用技术方面等已取得了长足的进步,目前临床上可供选择的骨水泥种类和品牌已达数十种,但尚未出现任何一种完全"理想的"骨水泥。不同种类的骨水泥在

材料学上不断完善的主要着眼点在于骨黏合剂的强度、黏性、毒性、组织相容性、可降解性以及对骨生长的影响等。依据其组成成分的不同,主要可以分为以下几类:①聚甲基丙烯酸甲酯类骨水泥(PMMA);②磷酸钙类骨水泥(calcium phosphate cement,CPC);③磷酸镁骨水泥(magnesium phosphate cement,MPC);④氪石骨水泥(kryptonite bone cement,KBC);⑤其他特殊用途的骨水泥等。

1. 聚甲基丙烯酸甲酯类骨水泥　PMMA 于 1927 年由 Hill 和 Crawfold 发明,是由甲基丙烯酸甲酯(MMA)的均聚物或共聚物与 MMA 单体组成的室温自凝材料。其商品包装中包括两个部分的灭菌包装:一是 PMMA 颗粒(或粉末),含有约 10% 的不透 X 线的硫酸钡或氧化锆、1% 二甲基苯酰(DMPT)引发剂和微量的过氧化苯酰抑制剂(BP);另一部分是 MMA 单体的液体,含有 3% DMPT 和减少 MMA 单体自发聚合的微量 BP。虽然目前市售的 PMMA 骨水泥品种繁多,但几十年来其主要成分和理化性质并无根本性的差异,主要的差别在于所含有的激活剂、阻抑剂、显影剂、抗生素、抗癌药、色素及骨粒等的不同。

由于在粉剂中含有聚合引发剂,液体剂中含有激活剂,因而骨水泥的聚合反应及固化过程中不要额外的加热和加压。影响其固化时间的主要因素决定于:品牌、环境温度、湿度以及单体与粉末的配比等。

PMMA 骨水泥从两种组分开始混合到完全固化可以分为四个时相:湿砂期、黏丝期、面团期和固化期。

需要强调的是,PMMA 骨水泥不是胶,本身并不具有黏合性质,其与骨质和假体之间并无化学连接,其固定作用主要因靠微观绞锁(micro-interlock)和容量充填(bulk-filling)两种作用机制而实现。要实现微观绞锁须满足三个条件:①骨表面保留缝隙(骨小梁或微孔);②骨水泥低黏性;③维持适当的加压。而要实现满意的容量充填效果也需满足以下条件:①彻底清除髓腔;②髓腔表面无明显出血;③均匀充分地填充腔隙。因此,该类骨水泥在使用技术上(调制和填充技术)业已经历了三代的发展(表 64-1),目前提倡以上世纪 90 年代后发展起来的第三代技术进行规范操作。

表 64-1　PMMA 骨水泥技术的演进

	第一代 (20 世纪 70 年代中期以前)	第二代 (20 世纪 70～90 年代)	第三代 (20 世纪 90 年代以后)
骨床准备	有限的骨床准备	注射器冲洗髓腔/干燥	脉压冲洗髓腔
植入方式	手工植入面团期骨水泥	骨水泥枪	骨水泥枪
加压方式	手指加压	骨水泥加压器	骨水泥加压器
混合方式	手工混合	手工混合	真空混合

PMMA 骨水泥因易成型、黏结性能好、结构强度较大以及价格相对便宜等优点,仍是目前临床上极为常用的种类,但其本身也具有明显的、难以克服的缺点:①成分与骨组织完全不同,生物相容性差;②骨水泥与骨组织界面有纤维组织生长,形成厚的组织结合膜,不能与骨表面形成良好的结合;③较易发生骨水泥植入综合征(详见下文),部分原因可能与聚合反应过程中释放的单体有关;④聚合反应的热效应对周围组织可能造成损伤;⑤体内不可降解,长时间后的老化或破裂可能造成远期植入体的无菌性松动等。为了提高其生物相容性,近年来已有将具有生物活性的无机或纤维增强的高分子骨黏合剂加入 PMMA 的研究,但总体效果并不理想。因而研制和采用新型的生物活性良好的骨水泥代替 PMMA 已成为大势所趋。

2. 磷酸钙类骨水泥　CPC 又称自固化磷酸钙,是一种具有自固化性能的非陶瓷型羟基磷灰石类人工骨材料,1985 年由 Brown 等研制成功。它有固相粉末和固化液以一定比例混合制成。其固相粉末由一种或多种磷酸钙盐构成,如磷酸氢钙、无水磷酸氢钙、磷酸二氢钙、无水磷酸二氢钙、磷酸三钙和磷酸四钙等,还可以加上一些氟化物、无机物和生长因子等;固化液常用稀磷酸液或磷酸盐溶液,也可以是蒸馏水、血浆、甘油藻酸钠等。上述两种组分混合后,形成易塑形的浆体,在短时间内及较低的温度(室温或体温)下自行固化,最终形成与骨组织的无机成分和晶相结构相似的生成物—磷灰石。

CPC 应用于矫形外科有多种优点,包括:具有良好的组织相容性和骨传导性、生物安全性高、不会产生有毒物质、能任意塑形、自行固化过程中释放热量低以及可自行降解等。另外,可注射性 CPC 还具有良好的可注射型、骨传导性和快速成骨性能。

CPC 在矫形外科的骨缺损和骨折治疗中,主要用于松质骨丰富的骨折部位,如桡骨远端、胫骨平台、髋骨、跟骨、脊柱椎体等。其良好的可注射性使其尤其适用于微创外科技术。

但 CPC 本身亦具有自身难以克服的缺点,使其目前仍难以完全取代 PMMA 骨水泥,主要包括:①其抗压力和抗张力等力学性能较差,不能用于承重部位;②脆性大,抗水溶性差,黏结性能较低,不能广泛用于骨折等常见硬组织损伤,尤其是不能用于皮质骨;③不同种类的 CPC 的可注射性差异明显,普通的 CPC 尚不能满足矫形外科微创外科手术的要求;④降解速度慢,难以与机体自身骨修复过程同步。

3. 磷酸镁骨水泥 MPC 是由氧化镁、磷酸盐、缓凝剂及固化液混合制备的一种反应型骨黏结材料。其主要优点在于:①黏结强度大于传统的 CPC,可以对细小的非负重区域的骨折片进行直接黏合;②生物相容性好,可与周围的骨质紧密结合;③无明显的细胞毒性和遗传毒性;④材料可降解,动物实验发现其在体内的降解速度与骨折的愈合速度一致,对全身和局部组织的电解质影响小。

但其力学性能仍较差,不能用于负重部位骨折的黏结,其抗水溶性性能和黏结强度仍有待于提高,这些都限制了其在矫形外科手术中的广泛使用。

4. 氰石骨水泥 KBC 是一种较新型的无任何毒性的骨黏合剂,主要由三种成分组成:一种是粉末状的磷酸钙,另两种均为液体剂型,都含有来自蓖麻油的脂肪酸。两种液体之一是顶聚物,含有异氰酸基团和甘油三酯,另一种是甘油醇。两种液体混合后会发生固化反应,同时产生二氧化碳;而碳酸钙粉末则能提高凝固物的孔隙率、增加其机械强度。上述三种组分混合后数分钟即可形成黏稠物,约 15 分钟可任意塑形,数小时后则完全固化。其固化物中充满了直径 $0.1 \sim 0.7mm$ 的孔隙,其强度与结构均与骨骼十分相似。数月后骨组织将通过这些孔隙彼此相连接,KBC 最终也成为骨骼的一部分。

KBC 是截至目前为止与骨组织最为相近的人工黏合材料,具有无发热反应、强度高、重量轻、黏结性能和骨传导性良好、可降解以及操作简便等特点,有望成为一种应用前景广泛的医用黏合材料。

5. 其他 如上所述,目前尚无任何一种骨水泥达到了理想状态,因而多种新型骨水泥仍在不断研制和开发中。例如:①为增加骨水泥的强度,可以在其中添加一些纤维材料,如碳纤维、玻璃纤维、聚乙烯和钛纤维等;②研制新型的陶瓷骨水泥,以减少聚合热等,但目前价格仍昂贵,难以广泛使用;③加用抗生素的骨水泥,以提高局部部位的抗感染能力。

(二)骨水泥植入综合征

1. 概述 骨水泥植入综合征(bone cement implantation syndrome,BCIS)是使用 PMMA 类骨水泥后所特有的一种较常见而严重的并发症,是骨水泥型人工髋关节置换术(cTHR)中及术后致死、致残的最重要原因,目前尚缺乏统一的定义。一般可定义为:在使用骨水泥的手术中,骨水泥或假体植入、假体复位、止血带放气等时刻发生的以低氧血症、低血压和(或)意料之外的意识消失为特征的临床综合征。

现已明确,BCIS 的发生并非仅局限于 cTHR 术中,但以此类手术中最常见而严重。由于对 BCIS 的定义、诊断和分级标准等仍存在很大的争议,加上 PMMA 类骨水泥的种类及品牌繁多,因而文献报道中,其发病率和病死率也存在较大的差异。据报道,在股骨头置换和 cTHR 术中心搏骤停的发生率可高达 $0.5\% \sim 10\%$,而 BCIS 的病死率达 $0.1\% \sim 4.3\%$,是此类手术麻醉中需要高度重视的严重并发症。

2. 发病机制 BCIS 的发病机制目前仍未完全明了。既往曾认为 PMMA 类骨水泥中 MMA 单体的心血管毒性作用是主要的致病因素;但后续的研究已证实,BCIS 的发生与循环中 MMA 单体的关系并不大。首先,研究发现使用骨水泥后术中测得的循环中单体的峰值浓度远低于动物实验的结果;另外,动物实验中静脉注射 5 倍于常规剂量的单体并未能引出任何心血管并发症;当注射剂量增加到 100 倍常规剂量时方能导致心搏骤停;MMA 单体进入体循环后可很快被清除,血液中的峰值浓度持续时间仅约 3 分钟;再则,在股骨髓腔内注入骨水泥可诱发低血压等 BCIS 的表现,而在髋臼侧使用骨水泥则无明显的全身性影响。

目前较为一致的观点认为,BCIS 的发生涉及局部和全身性的多种复杂机制,常见的包括栓塞学说、骨水泥毒性学说以及脂质介质学说等。其中尤以栓塞学说,即脂肪、骨髓或空气进入循环后造成的肺栓塞或心肌梗死为最主要的发病机制。其总体发病机制可以总结如下:

如前所述,PMMA 骨水泥混合后会发生聚合热反应,其产热主要出现在面团期和固化期。而现代骨水泥使用技术认为,采用低黏度骨水泥和加压注入固定技术可以获得最佳的微观绞锁效果,以达到人工假体与骨之间的最大稳定性。因此,将面团期的骨水泥采用加压方法(手工或骨水泥枪)注入骨髓腔后,骨水泥会发生释热、膨胀,使骨髓腔内的压力急剧升高(可达 600mmHg)。过高的压力和热效应损伤可破坏髓腔内静脉,使骨水泥、空气、局部血栓和骨髓腔内容物(脂肪、组织碎屑等)等经静脉进入体循环。这些栓塞物不仅可栓塞肺血管,导致梗阻、肺动脉高压、通气/血流比失调和呼吸功能障碍外,还可能经未闭合的卵圆孔、房间隔缺损或室间隔缺损等通道造成反常性体循环栓塞,如脑栓塞等。有研究发现,在 cTHR 术中放置食管超声探头(TEE),可在右心见到一些大小不等的超声反射波,提示栓子的存在,大者直径可达 5cm。在 BCIS 死亡患者的尸检中也在可在肺血管中见到脂肪和骨髓成分的栓子。

除上述机械性栓塞因素外,机体的免疫炎症反应亦同时被继发性激活,出现全身性炎症反应综合征(SIRS),导致全身性损伤的出现;同时,进入循环的 MMA 可以激活补体系统,使凝血酶增加,促进纤维蛋白形成或血小板活性增加,增加血栓形成的风险。另外,过敏反应或类过敏反应也可能是 BCIS 的重要发病机制之一,机体血清中 C3a 和 C5a 水平升高,过敏毒素(如组胺)释放增加,进一步加重循环功能障碍。

在相关的免疫炎症反应学说中,目前明确两种内源性大麻素—花生四喜乙醇胺(ANA)和花生四烯酸甘油(2-AG)是参与 BCIS 发病的重要脂质介质,它们具有强烈的血管扩张作用。

3. 高危因素　影响 BCIS 的因素较多,根据回顾性的研究,其主要高危因素包括:

(1)高龄和女性:老年患者中长管骨中的红骨髓多为黄骨髓所代替,脂肪含量相对增加,并伴有骨质疏松,术中骨髓腔中的脂肪更易被挤压入血。回顾性研究发现,BCIS 多发生于超高龄(>80 岁)的患者,且女性多于男性。

(2)术前存在心肺脑等重要器官系统严重合并症的患者:此类患者的循环和呼吸等系统储备能力往往较低,易出现严重的并发症。

(3)髋部骨折或脊椎椎体成形术的患者:多数报道认为髋部骨折患者行 cTHR 与肺栓塞和猝死之间具有显著的相关性。另外,脊柱椎体由于静脉结构呈网状分布,壁薄,交互构成无静脉瓣的椎内和硬膜外静脉丛,如采用 PMMA 类骨水泥作椎体成形术,则可能更易发生 BCIS。

(4)长时间使用皮质激素的患者:此类患者易出现脂质代谢异常,骨髓腔内出现大量脂肪沉积。

(5)骨恶性肿瘤或转移瘤患者:这些患者的骨髓腔中可能存在于静脉相通的异常通道,使栓子更容易进入血液循环。

4. 临床表现　临床上 BCIS 的发生及预后受多种因素的影响,如骨水泥的种类和品牌、手术的创伤程度、手术时间、骨水泥操作的规范性以及患者术前的合并症状态等,因而其临床表现和严重程度往往存在较大的差异性。依据病情的轻重缓急的不同,其常见的临床表现包括:不同程度的低氧血症、低血压、心律失常、肺动脉高压、凝血功能障碍、支气管痉挛、心肌梗死、意识障碍,乃至心搏骤停等。

临床上心血管系统的表现常发生在置入 PMMA 类骨水泥后的 30 分钟以内,其中以一过性的动脉血氧分压下降最为常见,轻症患者可在 10 分钟内自行恢复,严重时可以持续至术后 48 小时或更长时间(ARDS)。采用部位麻醉的患者,最早出现的症状可能是呼吸困难和(或)意识状态改变。发生低血压者相对较少见,一般不超过 cTHR 手术患者的 5%,多发生于具有一个或多个高危因素的患者。采用全身麻醉的患者,最早出现的症状可能是呼气末二氧化碳分压下降,应及时加以识别和处理。

患者心血管系统的变化反映在血流动力学监测上多为平均动脉压(MAP)、每搏量(SV)和心排血量(CO)下降;体循环阻力(SVR)可以升高或下降;肺循环阻力(PVR)和肺动脉压(PAP)可以升高,严重时使右心室射血分数下降。

5. 预防　尽管 BCIS 的发生存在明显的高危因素,但就某一个体患者而言,其发生、严重程度及预后仍属难以预料,且其治疗尚缺乏理想的方法,因而采取多种综合性的预防措施就显得极为重要。

(1)术前措施:术前应与术者密切交流患者的病情,并评估患者的状态,综合判断是否使用骨水泥以及选择不同手术和麻醉方法对患者的利弊。对于高危患者,可以考虑采用非骨水泥手术的方式。对于高龄以及存在严重心肺等合并症的患者,术前积极而"理想化"的治疗有助于增加患者围手术期的耐受力。

(2)麻醉相关预防措施:①选择适宜的麻醉方法。尽管尚无明确的证据表明麻醉技术对 BCIS 的严重程度有影响,但动物实验提示,在相同的肺栓塞水平下,吸入麻醉将造成更剧烈的血流动力学变化。采用腰-硬联合麻醉,并将麻醉平面控制在 T_{10} 以下可更好地兼顾麻醉效果与麻醉安全。②避免使用氧化亚氮,以免增加空气栓塞的风险。③在骨水泥植入前,尤其是对于高危患者,应常规增加吸入氧浓度,避免血容量不足,以期减轻 BCIS 发生的严重程度。④高危患者围手术期应加强循环功能监测。常规的中心静脉压(CVP)监测虽然可能有助于进行容量判断和指导血管活性药物的使用,但其并不能及时准确地反映 CO、PAP 以及 PVR 等的变化。可以酌情采用 TEE 或 Swan-Ganz 导管监测。⑤适当使用血管活性药物,有研究提示,在骨水泥植入过程中常规使用低剂量的肾上腺素可能有利。

(3) 手术相关预防措施:Parvizi 等的大样本回顾性研究发现,适当改进骨水泥的使用技术可以使 BCIS 的病死率下降约 1/3。这些措施包括:骨髓腔冲洗、骨水泥植入前充分止血、尽量缩短植入假体的长度以及髓腔开孔减压等。这些观念已在矫形外科领域被广泛接受。

其他与手术相关的预防措施还包括:①在不影响骨水泥作用的前提下,充分混合,尽量降低其混合后的温度,减少 MMA 单体的吸收量;另外,与在正常大气压下混合相比,在部分真空环境中混合骨水泥亦可能降低 BCIS 发病率和严重程度;②使用骨水泥枪和逆向注入技术可以使骨髓腔内的压力分布更加均匀,可能有助于降低 BCIS 的发病率;③高危患者预防性地放置下腔静脉过滤器可以有效预防肺动脉栓塞并发症,但目前仍需进一步权衡这种手术创伤的利弊和效价比等。

6. 治疗 BCIS 目前尚无特异性的治疗,仍以对症和支持治疗为主,主要措施包括:

(1) 可疑出现 BCIS 的患者常规将吸入氧浓度增加至 100%,并持续至术后。针对患者的情况,积极采取呼吸支持治疗,维持适当的通气和氧合功能。

(2) 出现严重循环功能障碍的患者,可经验性地采取针对急性右心功能衰竭的措施进行治疗。

(3) 积极进行容量和液体复苏,除 CVP 监测外,应酌情果断采取更积极的有创监测手段,如 TEE 或 Swan-Ganz 导管监测等。

(4) 适当使用血管活性药物:目前有关使用纯 α 受体激动剂和使用混合性肾上腺素能受体激动剂何者更适宜的问题,尚存争议。CVP 监测虽然不能直接反映 PAP 的变化,但在选择使用影响心肌收缩力的药物时仍可能有利。理想的方法是在直接监测

CO、PAP 或 PVR 的情况下,选择最理想的血管活性药。

(5) 在处理循环功能障碍时,应牢记要针对病因学选择药物。对于存在右心功能不全和血管扩张的患者,α_1 受体激动剂应列为一线治疗用药。在明确存在前负荷下降的情况下,再着手进行容量复苏。

当患者出现严重的低血压、甚至心搏骤停时,如尚未建立必要的循环功能监测,此时经验性地使用肾上腺素可能要优于使用纯 α 受体激动剂和多巴胺等药物,有助于提高复苏成功率。

(6) 根据具体病情,采用其他必要的药物,如支气管扩张剂、糖皮质激素以及治疗凝血功能障碍的药物和制剂等。

四、深静脉血栓形成与肺栓塞

深静脉血栓形成(deep venous thrombosis,DVT)是指血液在深静脉腔内不正常的凝结,是矫形外科患者围手术期常见的并发症。下肢深静脉血栓发生率很高,严重者影响患者的工作能力,甚至致残,该病可继发致命性的肺栓塞,成为围手术期死亡的主要原因。

血栓可在手术期的血流瘀滞期间形成。深静脉血栓形成的机制包括:血管损伤、高凝状态以及静脉血流缓慢。围手术期深静脉血栓形成的高危因素包括:高龄(>60岁)、女性、肥胖(体重指数 >30kg/ m^2)、有血栓栓塞的既往史、长期卧床、癌症、既往血液高凝状态。DVT 的发生还与手术类型、时间、体位、术中使用止血带以及麻醉方式有关。

(一) 临床表现及诊断

本病一般无自觉症状,有症状者主要表现为肢体疼痛、肿胀及浅静脉曲张,全身反应不明显。单凭临床表现诊断困难,需结合实验室检查和影像学检查,包括凝血功能,D-二聚体以及多普勒超声检查。其中多普勒超声可反复检查,其诊断率可达 90%,故为临床首选。

(二) 防治措施

术后预防深静脉血栓形成的措施有间歇气体压迫下肢,活动足部,早期下床活动,手术后当天就开始给予阿司匹林或华法林等。术后 6h 就开始使用低分子肝素对预防深静脉血栓有效,也不增加出血;术后 24h 再延迟性使用则效果下降。对于易发生深

静脉血栓的高危患者,可在术前安置腔静脉过滤器。深静脉血栓一经确诊,应立即开始溶栓疗法,血栓形成超过3天才溶栓者往往效果不佳,同时应用抗凝治疗6~8周。有适应证的患者也可考虑手术取栓。

第10节　小儿矫形外科手术的麻醉

小儿矫形外科涉及的疾病包括先天性畸形、创伤、感染、骨病、肿瘤等。手术麻醉的风险往往不单来自骨科疾病的本身,还主要与小儿本身的病理生理状况有关。要求从事小儿麻醉的医师熟悉小儿的病理生理学、心理学、生理学和药理学等,还要有极高的责任心,和较高的临床技能。

术前要仔细评估患儿的心理生理状态,和患儿努力建立彼此信赖的关系。详细了解骨科疾病的情况,对于先天性畸形的患者,要注意是否合并有其他畸形。还要了解手术的体位、创伤大小、出血情况等。询问患儿出生及喂养情况,目前有无发热、上呼吸道感染、哮喘发作,控制或处理如何。对于体温38℃以上,有上呼吸道感染,严重心肺功能不全的患儿,择期手术需要延期。术前需向家长强调术前禁食禁水的重要性。

由于小儿患者配合度差,局麻在小儿麻醉中应用比较少。周围神经阻滞可以复合全麻或镇静应用于内固定取出、四肢骨折等手术。对于配合度较高的小儿实施简单下肢手术也可选择椎管内麻醉,蛛网膜下腔阻滞可按年龄或脊柱长度用药。需注意小儿脊髓终止位置较成人低,穿刺部位限于 L_{3-4} 或 L_{4-5} 间隙。骶管阻滞是小儿最常用的区域阻滞技术,与全麻复合可以减少全麻药的用量,术后还有镇痛作用,苏醒期平稳。全身麻醉是小儿麻醉最常用的方法,短小手术也可选择全身麻醉+面罩通气或者全身麻醉+喉罩通气。药物选择方面七氟烷是安全可靠的吸入麻醉诱导药,丙泊酚、氯胺酮和咪达唑仑、芬太尼、瑞芬太尼都可选择,鉴于琥珀酰胆碱引起的一些相关并发症引起人们的重视,FDA提出该药在小儿患者中相对禁忌,可以选用罗库溴铵、维库溴铵、阿曲库铵或顺式阿曲库铵。

小儿患者术中监测尤为重要,常规监测包括心电图、无创血压、脉搏血氧饱和度及呼气末二氧化碳,术中注意小儿的容量和呼吸管理,另外对于小儿要特别重视体温的监测。

(马正良　倪文)

参 考 文 献

1. Miller RD (ed). Anesthesia. 7th ed. Philadephia:Churchill Living Stone,2010,2241-2260.
2. 徐启明. 临床麻醉学. 第2版. 北京:人民卫生出版社,2005.
3. 岳云主译. 摩根临床麻醉学. 第4版. 北京:人民卫生出版社,2007.
4. Horlocker TT,Wedel DJ,Benzon H,et al. Regional anesthesia in the anticoagulated patient:Defining the risk. Regional Anesthesia and Pain Medicine,2003:172-197.
5. Monica MM,Brull SJ. Spinal anesthesia. Current Opinion in Anaesthesiology,2005,18:527-533.
6. Urban MK,Chisholm M,Wukovits B. Are postoperative complications more common with single-stage bilateral (SBTKR) than with unilateral knee arthroplasty:Guidelines for patients scheduled for SBTKA. Hospital for Special Surgery J,2006,2:78-82.
7. Reilley TE,Terebuh VD,Gerhardt MA. Regional anesthesia techniques for the lower extremity. Foot Ankle Clin,2004,9(2):349-372.
8. Bala E,Sessler DI,Nair DR,et al. Motor and somatosensory evoked potentials are well maintained in patients given dexmedetomidine during spine surgery. Anesthesiology,2008,109(3):417-425.
9. Wu CL,Cohen SR,Richman JM,et al. Efficacy of postoperative patient-controlled and continuous infusion epidural analgesia versus intravenous patient-controlled analgesia with opioids. Anesthesiology,2005,103:1079-1088.
10. Salerno A,Hermann R. Efficacy and safety of steroid use for postoperative pain relief:Update and review of themedical literature. J Bone Joint Surg (Am),2006,88(6):1361-1372.
11. Al-Metwalli RR,Mowafi HA,Ismail SA,et al. Effect of intra-articular dexmedetomidine on postoperative analgesia after arthroscopic knee surgery. Br J Anaesth,2008,101(3):395-399.
12. Hill J,Treasure T. Reducing the risk of venous thromboembolism (deep vein thrombosis and pulmonary embolism) in inpatients having surgery:summary of NICE guidance. BMJ,2007,334:1053.

第65章 器官移植麻醉

第1节 总 论

我国的器官移植临床应用始于20世纪60年代,首例肾移植施行于1972年,首例肝移植于1977年,首例心脏移植于1978年。经过40多年的艰难曲折的发展,现在已经与世界先进水平接轨,我国已成为继美国之后的全球器官移植的第二大国。随着免疫学研究的日益深入,高效免疫抑制剂的广泛应用以及手术、麻醉技术的不断改进,移植后的死亡率显著降低,移植器官1年和5年的存活率都获得了极大的提高,现在器官移植已成为各种生命器官功能衰竭终末期的有效治疗方法。

一、移植免疫学

除了自体移植外,所有早期的器官移植手术全部以失败告终,使人们认识到在手术之外还有一个重要的因素决定移植器官的存活。20世纪40年代,英国动物学家Medawar实验研究证实了器官移植排斥的本质是受体的免疫系统对供体的组织器官的免疫应答,发现并指明了器官移植中排斥反应的免疫学本质,开创了移植免疫学这一免疫学分支。

引起移植排斥反应的抗原称为移植抗原或组织相容性抗原。移植抗原包括主要组织相容性抗原(major histocompatibility antigen,MHC抗原)、次要组织相容性抗原(minor histocompatibility antigen,mHA抗原)、血型抗原及其他内皮细胞抗原,其中MHC抗原是移植排斥反应最主要的抗原。移植免疫反应是移植物抗原引起的免疫应答反应,同时涉及体液免疫与细胞免疫,并与天然免疫有很强的相关性。

移植抗原通常可激活受体内的T细胞,导致受体对移植物的排斥更强烈。除受体免疫细胞外,供体的免疫细胞也参与了各种免疫应答,从而激活大量的T细胞,引起强烈的排斥反应。

MHC抗原在人类也被称为人类白细胞抗原(human leucocyte antigen,HLA),HLA作为人体组织细胞的遗传学标志在移植免疫应答过程中发挥重要作用,是导致移植物排斥的主要移植抗原。HLA的生物学功能主要是参与抗原的识别、加工和递呈,其他作用均由其抗原递呈功能衍生而来。

(一)移植排斥反应的免疫学机制

1. 超急性排斥反应的免疫学机制 超急性排斥反应一般发生在移植物血液循环恢复后几分钟至数小时,是排斥反应中最剧烈的一种类型,这是一种不可逆的损伤,任何免疫抑制药物都无效,其机制是典型的体液免疫反应,但亦有细胞免疫的参与。超急性排斥反应一般认为是由于受者体内有预存抗体,包括抗移植物抗体、ABO血型抗体、抗血管内皮细胞抗体和HLA抗体等。有过反复输血、妊娠或再次接受移植患者,体内常具有IgG或IgM类抗体,一旦这些抗体与移植物的移植抗原结合,激活补体,导致炎性细胞浸润,血小板黏附聚集,凝血酶原的激活形成血栓,导致移植物缺血、坏死。

2. 急性排斥反应的免疫学机制 急性排斥反应是移植物排斥反应中最常见的一种类型,一般发生于移植术后几周或半年内。大约90%的急性排斥反应是细胞免疫反应介导的,以T细胞活化而产生迟发性变态反应,移植物内有大量淋巴细胞、巨噬细胞浸润,细胞毒性T淋巴细胞(cytotoxic lymphocyte,

CTL)，自然杀伤细胞(natural killer cell,NK)都可直接杀伤靶细胞，引起组织损伤。近年来研究发现，急性排斥反应中 5%~10% 的病例是由体液免疫介导的，可出现特征性的急性血管性排斥，其机制为受者体内产生针对血管内皮细胞同种抗原的 IgG 类抗体，通过补体依赖的细胞毒作用，导致移植物内血管坏死。若能及时诊断治疗，大多数可缓解。急性排斥反应临床上发生率很高，其临床表现取决于供受体之间组织相容性程度以及移植术后的免疫抑制治疗方案和诱发因素，如诊断及时、治疗得当，绝大多数可逆转。

3. 慢性排斥反应的免疫学机制　多发生在移植术后数月或数年之后，主要临床表现为移植物功能渐进性减退。目前的免疫抑制剂都不能预防和治疗慢性排斥反应的发生和归转，是目前国内外公认的影响移植物长期存活的主要因素。其主要机制由免疫学和非免疫学因素所致，而且与非特异性的组织损伤关系更为密切，因而又称之为慢性移植物失功能。慢性排斥反应是急性排斥反应反复发作的结果，体液免疫和细胞免疫都直接介导了排斥反应的全过程。

慢性排斥反应与非免疫学因素尤其是组织退行性病变有关，其诱发因素为供者年龄过大、高脂血症、糖尿病晚期、巨细胞病毒感染、移植物缺血再灌注损伤、免疫抑制剂的毒副作用等。随着对慢性排斥反应的进一步认识，多数学者认为应改称"慢性移植物失功能"。

4. 移植物抗宿主反应(graft versus host reaction, GVHR)的免疫学机制　通常所指的排斥反应是宿主抗移植物反应(host versus graft reaction, HVGR)，移植物抗宿主反应(GVHR)是由移植物中的特异性淋巴细胞识别宿主抗原而发生的一种反应，这种反应一旦发生，非常凶险并且难以逆转，不仅导致移植失败，还可以给受者造成严重后果。GVHR 所引起的疾病称为移植物抗宿主病(graft versus host disease, GVHD)，往往导致受者多器官功能障碍。移植物抗宿主反应多发生于同种骨髓移植者，也可见于脾、胸腺和小肠移植中，偶尔在新生儿大量输血时发生。GVHR 发生的主要原因是供受者间的 MHC 和 mHA 不符，而移植物中丰富的免疫活性细胞则将受者细胞视为非己抗原，对其发生免疫应答，而此时患者的免疫状态极度低下。移植物的 T 细胞可分泌细胞因子，除了本身具有细胞毒性外，还可激活 NK 细胞和 CTL 高效应细胞直接发挥细胞毒作用，在受者

淋巴组织中增殖并产生一系列损伤性效应。GVHR 分为急性与慢性两型。急性型多见，多发生于移植后 3 个月以内，患者出现肝脾肿大、高热、皮疹和腹泻等症状；虽是可逆性变化，但死亡率较高；慢性型由急性型转变而来，患者呈现严重的免疫失调，表现为全身消瘦，多个器官损害，以皮肤和黏膜变化最突出，患者往往因严重感染或恶液质而死亡。

(二) 免疫耐受及获得性免疫耐受

一直以来，移植物的长期存活率并没有显著提高，现在的免疫抑制方案对临床急性排斥反应和慢性排斥反应的作用也有限，而且抑制排斥反应的免疫抑制药物具有广泛的免疫抑制作用。因此在不使用广谱免疫抑制药物的情况下获得稳定持久并且特异的免疫无应答状态一直是移植免疫研究的终极目标，也是临床移植的实际需要。

传统意义上的免疫耐受是指一种抗原特异性的无反应状态，而这种无反应状态并不影响受者对相关抗原的免疫应答效应。因此，免疫耐受是指对供体移植物耐受，而对来自第三方的移植物仍然保持排斥能力。现在已知移植耐受是一个多因素的过程，多种细胞参与其中，如 B 细胞、T 细胞等，这些细胞参与耐受状态的诱导和维持，特别是 T 细胞耐受对移植物来说最为重要。

多数学者认为，排斥和耐受是一个动态平衡的概念，建立经典的同种异基因免疫耐受是一个主动的、逐步的和高度调控的过程，主要通过其他来源的抗原如造血干细胞；或者通过促进克隆清除、克隆无能的治疗方案来诱导耐受，如共刺激分子阻断。最终获得稳定的免疫耐受的过程一般分为三个相关的时期：耐受的诱导阶段、移植抗原的忽视阶段和免疫耐受的维持阶段，在不同的阶段有不同的机制参与其中。

(三) 常用免疫抑制剂

免疫抑制剂是指可以降低机体对抗原物质反应性的化学或生物制剂，其在器官移植的发展中占有极其重要的地位，对器官移植患者的长期存活以及移植物保持良好功能都起着极其重要的作用。免疫抑制剂应用的最终目的是使受体耐受移植物，并对感染和肿瘤有免疫应答。理想的免疫抑制剂应具有很好的选择性和特异性，即诱导受体对移植物的特异性免疫耐受，而不是全面的免疫抑制。免疫抑制剂的分类目前尚无定论，根据药物作用机制不同大致可分为以下五大类：

1. 糖皮质激素　糖皮质激素对免疫反应的许

多环节都有抑制作用,包括影响巨噬细胞吞噬及处理抗原、破坏参与免疫活动的淋巴细胞、干扰补体参与免疫反应,抑制免疫反应引起的炎症反应等。器官移植中最常用的是泼尼松(prednisone,Pred)、泼尼松龙(prednisolone)、氢化可的松(hydrocortisone)和甲泼尼龙(methylprednisolone,MP)。糖皮质激素可静脉或口服应用,是抗排斥反应治疗的第一线药物。抗排斥反应冲击治疗时,每日静脉滴注 MP 500 ~ 1000mg,连续使用 3 天。常与硫唑嘌呤、坏孢素联合应用,形成免疫抑制"三联疗法"。糖皮质激素的主要不良反应几乎可见于机体的各个系统,急性不良反应包括:中枢神经系统症状,如躁狂或抑郁、失眠等;水钠潴留;诱发或加重糖尿病、感染、消化道溃疡及高血压;影响伤口愈合。长期用药的副作用有库欣综合征、痤疮、多毛、儿童发育迟缓、白内障、骨骼肌肉疾病、感染增加等。

2. 抗代谢药物 主要包括吗替麦考酚酯(Mycophenolatemofetil,MMF,商品名为 Cellcept,骁悉)、硫唑嘌呤(Azathioprine,Aza)、环磷酰胺(Cyclophosphamide,CTX)。

MMF 口服吸收迅速,生物利用度高,在体内经水解代谢活化,非竞争性抑制单磷酸次黄嘌呤脱氢酶,阻断鸟嘌呤核苷酸合成,从而发挥其对淋巴细胞的免疫抑制效应,T 淋巴细胞和 B 淋巴细胞均显著受其影响。其最显著的效应是可逆转大剂量糖皮激素治疗无效的顽固性排斥反应。MMF 应于术后 72 小时内应用,每次 1g,每日 2 次,空腹口服,该药不宜与硫唑嘌呤合用。主要不良反应为胃肠道症状、出血性胃炎、白细胞减少及病毒感染。

硫唑嘌呤是 6-巯基嘌呤(6-MP)的衍生物,Aza 进入体内在肝内酶作用下首先在细胞内转化为 6-MP,进一步通过数种途径转化为活性代谢物 6-硫代次黄嘌呤核苷酸,整合入细胞内 DNA 分子中,从而干扰了细胞内嘌呤核苷合成和代谢以及 RNA 合成和功能,使细胞染色体破裂。Aza 主要作用于 T 淋巴细胞或 B 淋巴细胞克隆的增殖期,也作用于细胞分化过程。Aza 对初次免疫反应呈强有力的抑制作用,但对再次反应几乎无任何作用,故其适用于预防移植术后排斥反应的发生,对于已经发生的排斥反应则无治疗价值。临床上一般在手术当日按每日 3 ~ 5mg/kg 给药,口服或静脉注射,术后 1 周内减至每日 1 ~ 3mg/kg 维持。药物剂量调节主要依据外周白细胞计数,当计数 $< 5 \times 10^9$/L 时则应停药,肝、肾功能异常者应尽早减量。若为活体亲属供肾移植,则

应提前 2 ~ 3 天开始给药。主要的毒副作用包括骨髓抑制、脱发、感染、肝功能损害及致癌作用等。与肌肉松弛剂同时应用时,可以拮抗箭毒、d-筒箭毒碱和泮库溴铵等非去极化肌肉松弛剂的作用。

环磷酰胺在肝内细胞色素 P450 作用下裂解转化为活性物质,干扰正常的有丝分裂过程,阻断淋巴细胞的生长发育,从而阻止 T 细胞和 B 细胞的分化,并抑制抗体产生。临床常用剂量为 2 ~ 3mg/(kg·d)。其不良反应主要是骨髓抑制、白细胞减少、出血性膀胱炎、间质性肺纤维化。由于其不良反应大,效果并不具有优势,故很少用于实质性器官移植术后。

3. 钙调神经蛋白抑制剂(Calcineurin inhibitor,CNI) 主要包括环孢素(Cyclosporin A,CsA)和他克莫司(Taacrolimus,FK506)。

CsA 是从真菌属 Tolypocladium inflatum gams 中提取的抗真菌代谢物,是一个含 11 个氨基酸的环多肽。它的临床应用大大提高了各种器官移植的成功率,从而开创了器官移植新纪元——CsA 时代。CsA 对排斥反应过程中起重要作用的某些 T 淋巴细胞亚群具有高度特异性的抑制作用,从而防止排斥反应的发生。CsA 进入细胞内,在 Ca^{2+} 协同作用下与胞浆蛋白异构酶结合,灭活了细胞内神经碱钙,阻止白介素 2(Interleukin-2,IL-2)基因增强因子区调节蛋白的合成,从而抑制 T 淋巴细胞合成和释放 IL-2,同时也抑制了 IL-3、IL-6、IL-7、巨噬细胞移动抑制因子等淋巴因子的合成。CsA 对 T 和 B 细胞的活性都有抑制作用,但它突出的作用是抑制辅助性 T 细胞(Helper T cells,T_h)合成,并通过抑制 T_h 细胞的功能间接影响 B 淋巴细胞产生抗体的功能。CsA 可口服或静脉给药,移植术前 4 ~ 12 天及术后第 1 ~ 2 天静脉滴注 4 ~ 5mg/(kg·d),每天一次单剂量持续使用至术后可口服 CsA 为止。口服首次剂量为 8 ~ 14mg/(kg·d),持续使用 1 ~ 2 周后根据患者的血肌酐和血液 CsA 浓度减量,每周减少 5% 直至维持量为 2 ~ 6mg/(kg·d)。主要的毒副作用包括肾毒性、肝毒性、感染、高血压、恶性病变、神经系统并发症和内分泌并发症等。

他克莫司是从土壤真菌 Streptomyces tsukubaensis 的肉汤培养基中分离出的一种大环内酯类抗生素,有极强的免疫抑制作用,其免疫抑制特性与 CsA 类似。它能抑制 T_h 释放 IL-2 和细胞毒性 T 细胞(CTL)增殖,抑制细胞和体液免疫反应及移植物抗原刺激的 T 淋巴细胞增殖。口服用药时,肝移植受者初始剂量为 0.10 ~ 0.20mg/(kg·d),肾移植受者

为 0.15~0.30mg/(kg·d);静脉用药时,肝移植受者初始剂量为 0.01~0.05mg/(kg·d),肾移植受者为 0.05~0.10mg/(kg·d)。主要毒副作用为肾毒性、神经毒性、肿瘤、感染、高血压和高血糖等。

4. 西罗莫司作用靶抑制剂 主要包括西罗莫司(Sirolimus,SRL)和依维莫司(Everolimus,商品名为 Afinitor)。

西罗莫司又称雷帕霉素(Rapamycin),主要通过作用于雷帕霉素作用靶(mTOR),阻断 T 淋巴细胞及其他细胞由 G_1 期至 S 期的进程,阻断 T 淋巴细胞和 B 淋巴细胞钙依赖性和钙非依赖性信号传导通路。SRL 作用的模式是阻断共刺激途径的信号传导,抑制多种细胞因子的基因转录,但不能抑制早期 T 细胞活化,也不减少 IL-2 的合成和释放。SRL 临床单一用药方案:首次服用 15mg 的负荷剂量,以后 10mg 每日一次口服,根据血药浓度调整剂量。由于 SRL 半衰期较长,不需要每天监测其血药浓度。主要不良反应相对较少,无肾毒性和神经毒性,可能出现高脂血症、血小板减少、白细胞减少、皮炎等。

依维莫司是 SRL 的衍生物,其作用机制与 SRL 相似,半衰期较短,但生物效能更高。依维莫司口服后吸收快速,需要 1 日服药 2 次,其剂量为 1.5~3mg/(kg·d)。目前其仍处于Ⅲ期临床试验阶段。

5. 生物制剂 包括多克隆抗体(抗淋巴细胞血清、抗淋巴细胞球蛋白、抗胸腺细胞球蛋白)、单克隆抗体(OKT3、达利珠单抗、巴利昔单抗)等。

多克隆抗体与淋巴细胞表面的抗原结合后,通过补体介导的或诱导抗体依赖的细胞毒性,引起淋巴细胞溶解破坏或者被网状内皮细胞吞噬,使免疫反应活性细胞,尤其是 T 淋巴细胞减少而发挥其免疫抑制效应。停药后,循环中的 T 细胞数目逐渐回升,而 T 细胞增殖反应仍处于抑制状态。

抗淋巴细胞球蛋白(Anti-Human Lymphocyte Immunoglobulin,ALG)用药方案:皮试阴性后,将 ALG200mg 稀释于生理盐水中(1~2mg/ml),经中心静脉导管缓慢给药,每日 1 次,持续静脉滴注 4~6 小时,给药期限为 5~14 天。严禁经外周静脉给药以防止发生血栓性静脉炎及血栓形成。主要不良反应包括超敏反应、血清病、出血倾向、严重感染等。

抗胸腺淋巴细胞球蛋白(Anti-Human Thymocyte Immunoglobulin,ATG)皮试阴性后,将 ATG 50mg 稀释于生理盐水中(100ml),经中心静脉导管缓慢给药,每日 1 次,持续静脉滴注 6~8 小时,给药期限为 10~14 天。主要不良反应包括超敏反应、血清病、

血小板减少、严重感染等。

OKT3 具有显著的免疫抑制治疗效果,可迅速有效地抑制初次排斥反应及逆转经大剂量糖皮质激素或 ALG 治疗反应不佳的难治性排斥反应,显著提高移植物的存活率。目前 OKT3 确切的作用机制尚未完全明了,一般认为其与循环中的 T 淋巴细胞结合后通过调理化作用使之被单核-吞噬细胞系统吞噬清除,同时与 T 细胞结合使之表面抗原成分改变,变为免疫无反应性淋巴细胞,还有的是通过抗 T 细胞受体 TCR/CD3 复合物提供活化信号,导致 T 细胞程序化裂解、死亡。临床用药方案:一旦确诊为急性排斥反应,立即给予 5mg OKT3 静脉注射,连续应用 7~14 天;预防治疗成人剂量为 5mg/d。主要不良反应包括:细胞因子释放综合征又称为全身流感样综合征、呼吸循环障碍、过度免疫抑制、增加感染和肿瘤发生等。

(四)HLA 配型与器官移植

器官移植的成功有赖于对移植免疫学的充分认识,器官移植前对供受者间 HLA 配型以其在器官移植中所处的重要地位而成为许多移植中心常规考量的要素。

临床上一般采用供受者 ABO 血型配对原则,在一般情况下仍以血型相同移植为好,尽量避免血型不相容的器官移植;还要进行受者群体反应性抗体监测、供受者交叉配型等。最为关键的是供受者间 HLA 配型,HLA 作为人体组织细胞的遗传学标志,在抗原识别、提呈、免疫应答与免疫调控、破坏外来抗原靶细胞等方面发挥着重要的作用,是导致移植排斥反应的主要组织相容性抗原。确定器官移植供受者 HLA 配型的标准是器官、组织移植组织配型的前提和基础。1987 年美国器官分配联合网(United Network for Organ Sharing,UNOS)制定了强制性的 HLA-A、B、DR 六抗原配型标准,此后 HLA 六抗原配型标准正式在美国各移植中心实行;至 1990 年,UNOS 对 HLA 六抗原配型标准进行修改,即把 HLA 表现型为纯合子的供受者包括在内,如供受者的表现型均为 HLA-A2、B46、DR17(3),被视为六抗原相配;1995 年 UNOS 又将原来的 HLA-A、B、DR 六抗原相配标准修改为 HLA-A、B、DR 六抗原无错配标准(0 AgMM),这也是目前国际上普遍采用的配型标准。

虽然有学者对 HLA 配型的临床价值表示怀疑,以及新型免疫抑制剂如他克莫司和雷帕霉素等开发应用使移植物的短期存活率有所提高,但近年来随

着研究者对各种器官移植与 HLA 配型之间的关系进行了大样本的回顾性和前瞻性研究,结果显示在某些器官移植中,HLA 相容性程度越高,其移植物的存活率越高,说明 HLA 配型对器官移植的重要性是不容置疑的。目前结果较为肯定的是肾移植与 HLA 配型之间的关系,HLA 相容的程度越高,肾移植后移植肾的存活率也越高,尤其是 HLA-DR 抗原相配对肾移植者最为重要;在活体肾移植中,应尽量选择 ABO 血型相同以及 HLA 相配程度高的供受体;骨髓移植对 HLA 配型的要求更高,除要求 HLA-A、B、DR 抗原相配外,HLA-C、HLA-DP 抗原的影响也不容忽视;心脏移植、肝脏移植、胰腺移植等实质性器官移植除考虑 ABO 血型相容性外,也应考虑和重视 HLA 配型的临床意义。在心脏移植中,HLA 抗原分布的差异对组织相容性及心脏移植存活率的影响目前还不十分清楚,但是最新研究结果表明,HLA 配型是影响心脏移植存活率的独立因素,尤其是 HLA-DR 相容性与心脏移植长期存活率具有强相关性,其次是 HLA-B 抗原,而 HLA-A 抗原的作用则较小;受移植数量较少、供体器官保存时间等非免疫因素的影响,HLA 配型对肺移植的影响尚无大样本的临床研究,一般认为与心脏移植相似。有研究表明,HLA-DR 抗原相容可减少肺移植的急性排斥反应发生率;在肝移植中有关 HLA 相容性程度对肝移植排斥反应和移植物存活的影响长期以来都存在争论,多数学者认为 HLA 配型对肝移植的预后没有明显影响,虽然肝移植在移植免疫方面有别于其他器官与组织,但仍然是一种不可忽视的重要因素,在条件允许的情况下,临床上还是应该按 HLA 配型选择供受体;有关 HLA 配型对胰腺和胰岛移植排斥反应和移植物存活率影响的相关研究报道不多,有人认为胰腺是人体内抗原性最小的器官,但不能因此认为 HLA 配型对胰腺移植意义不大。

二、器官移植术面临的主要问题

(一) 全身情况低下

由于疾病的长期损害,患者常存在一个或多个器官功能障碍,继发病变多,ASA 分级多为 Ⅳ～Ⅴ级,对各种麻醉方法和药物耐受性较差。同时全球范围内器官移植重者优先的原则被不断推广,移植手术时受体病情有不断加重的趋势,这增加了受体的围手术期风险,对麻醉管理也提出了更高的要求。

还有,近年来老年和小儿接受器官移植的比例不断上升,移植受体年龄的极端化也使麻醉需要更多的个体化管理。

(二) 手术影响

器官移植手术创伤大,手术时间长,容易导致患者呼吸、循环剧烈变化,可诱发或加重其他器官功能衰竭以及水、电解质和酸碱平衡紊乱。同时器官移植种类、术式不断翻新和多器官联合移植的广泛应用,使麻醉管理更加复杂。

(三) 感染和排斥反应

为防止超急性排斥反应,术前、术中及术后均需采用免疫抑制治疗,可使患者抵抗力下降,极易并发感染。因此,麻醉过程的一切操作都应严格遵循无菌操作原则。

(四) 移植器官功能

移植器官的功能是否能及时恢复是手术成败的关键,除与供体器官缺血时间,尤其是除了热缺血时间和器官的保存方式有关外,与手术和麻醉处理也有一定关系。同时,器官移植供体短缺问题日渐突出,许多过去认为不适合的供体现在也被采用,这种扩大标准的供体应用也在一定程度上增加了手术和麻醉的风险。

(五) 器官短缺和活体移植手术供体安全问题

目前器官移植面临的最大问题就是供体器官奇缺。统计数据显示,中国每年有近 100 万终末期肾病患者,其中相当一部分人需做肾移植,但中国 2011 年全年进行的肾移植手术还不到 4000 例。另外,中国每年有 30 万终末期肝病患者需做肝脏移植,但 2011 年肝脏移植总数还不足 1500 例。因供体器官短缺问题持续存在,目前亲属活体器官移植的比例迅速上升。活体器官移植最受争议的地方在于供者的安全性问题。供体作为健康人群,需充分尊重其生命价值,以使供体失去劳动能力甚至失去生命为代价来实施活体器官移植术不符合伦理原则。保障供者的生命安全是亲属活体器官移植手术和麻醉的基本前提,应尊重和保护供者的生命自主权,决不能以牺牲一个健康的生命来换取另一个生命的健康。

三、麻醉实施原则

(一) 麻醉前准备

由于器官移植大多属于急诊手术,患者的术前准备和检查可能不尽完善,也存在术前临时更换受体的可能;同时,终末期患者的病情瞬息万变,这都增加了移植手术和麻醉的风险。麻醉医师术前应全面详细了解患者的病史、身体状况,仔细阅读分析相关会诊意见和各项重要检查报告,全面评估患者的全身各器官的功能状态,客观评定 ASA 分级,预测麻醉和手术危险程度,估计手术耐受性并参与手术前讨论。麻醉医师还应注意患者所接受的特殊治疗,如肾透析者应在移植手术前12～24小时透析以纠正内环境紊乱、合并心力衰竭者如何使用心脏正性肌力药物等。麻醉医师要做好麻醉选择和麻醉前用药,麻醉选择以既能保证患者安全,又有利于手术操作为原则。术前各种麻醉物品均应灭菌处理。麻醉医师必须掌握移植术中各种特殊药物的用药方法和注意事项。

(二) 麻醉实施及术中管理

1. 麻醉诱导和维持　麻醉诱导以平稳为原则,麻醉维持则以适当的麻醉深度、足够的镇痛和肌肉松弛、过程平稳为原则。诱导或维持用药应避免使用对移植器官有毒副作用的药物。

2. 免疫抑制剂的应用　根据各类器官移植的具体要求以及手术医师的意见,麻醉医师应按时、定量给予免疫抑制剂治疗。

3. 术中管理　应保持患者呼吸道通畅,维持呼吸、循环稳定以及水、电解质与酸碱平衡,同时密切观察各监测指标的变化,仔细分析,及时发现各种异常情况和突发事件并作相应处理;详细、准确地记录手术重要步骤与时间。在熟悉手术主要步骤及特点的基础上,预计可能发生的变化,做好大失血和快速输血的准备,并采取相应的预防和治疗措施。

4. 术中监测　包括 ECG、有创动脉血压、中心静脉压、SpO_2、体温、动脉血气分析、血电解质、尿量、呼气末 CO_2 浓度、麻醉深度及其他各种特殊监测项目(如肺动脉压、肺毛细血管楔压、经食管心脏超声、心排血量等),详细记录各项监测结果。

(三) 术后管理

1. 保持周围环境消毒及空气灭菌。

2. 早期、持续应用抗感染和免疫抑制治疗。

3. 加强各项监测,保持呼吸、循环稳定,纠正酸碱失衡及电解质紊乱,及时诊断和治疗排斥反应。

4. 术后保留气管内插管者,早期应用呼吸机辅助呼吸,患者清醒后,尽早拔除气管导管,减少呼吸机治疗相关的并发症。

5. 完善的术后镇痛可以减少术后并发症的发生。

6. 尽快恢复移植器官的功能,缩短初期无功能的时间。

四、供体的麻醉

(一) 活体供体的麻醉

术前应详细询问病史,仔细体检以及完善各项术前检查,客观评价各器官功能,评估患者对手术及麻醉的耐受性,尤其要评价失去整个或部分器官后对机体的影响。麻醉选择以保证供体安全、不损害供体器官功能以及有利于手术操作为原则,可采用全麻和(或)连续硬膜外麻醉,麻醉用药应避免使用对移植器官有毒副作用的药物。

(二) 尸体供体的麻醉

目前选用的供体一般是脑死亡的患者。在宣布脑死亡至取器官的这段时间,应尽量维持和改善呼吸和循环功能,施行气管内插管通气,维持正常的 PaO_2 和 $PaCO_2$。器官摘除术本身不需要麻醉药,但有时供体因脊髓反射性兴奋,可出现肌肉收缩、心率加快和血压增高等反应,妨碍供体器官的摘除,可酌情给予少量肌松药、芬太尼或硝普钠,以利供体器官的摘除,同时要避免使用强效血管收缩药物。

第2节　肾移植术麻醉

对于终末期肾脏疾病的患者,以手术植入一个健康的肾脏来治疗肾功能衰竭的方法,称为肾脏移植。自 1954 年 Murry 首次运用肾移植的方法治疗终末期肾脏疾病患者以来,临床发展迅速,目前已成为最常见的和存活率最高的一种器官移植,而且其手术方式及麻醉方法均已比较成熟,已经成为许多医学中心的常规手术并且日益安全。与透析相比,

肾移植明显提高终末期肾功能衰竭患者的存活率、减少合并症、改善患者生活质量。20 世纪 90 年代的一项研究指出,肾移植的死亡率为 0.03% ,但是随着等待肾移植手术患者的增加、等待时间的延长、患者的病情有加重趋势以及扩大标准的供体使手术及麻醉的管理更加复杂。

一、肾移植的适应证和禁忌证

（一）肾移植的适应证

原则上任何肾脏疾患引起的不可逆转性肾功能衰竭，经一般治疗无明显效果（如血尿素氮持续在35.7mmol/L以上，血肌酐707~884μmol/L以上，肌酐清除率低于5~10ml/min），而需透析治疗来维持生命，均是肾移植的适应证。但是受者年龄与移植效果有明显的相关性，一般12~50岁效果较好，近年来年龄范围有所扩大，但对老年人应严格控制，术前应排除冠心病、脑血管疾病等合并症。

（二）肾移植的禁忌证

1. 明确的转移性肿瘤；
2. 顽固性心力衰竭；
3. 慢性呼吸衰竭；
4. 严重血管病变；
5. 严重的泌尿系先天畸形；
6. 进行性肝脏疾病；
7. 全身严重感染、活动性结核病灶；
8. 凝血功能紊乱；
9. 精神病。

此外，患有溃疡病者，移植前要治愈；陈旧性结核病灶，移植后易激活，要慎重；乙型肝炎表面抗原（HbsAg）阳性患者，虽不列为禁忌，但选择时要慎重。

二、供肾的保存

安全有效地保存器官是器官移植手术成功的先决条件，其目的是最大限度地减少缺血对离体器官造成的各种损伤，使离体的组织和器官保存最大的活力。目前国内临床供肾一般多采用单纯低温灌洗保存法。器官联合冷灌洗切取后，将分离的肾脏迅速保存在冷保存液内，使保存温度保持在1~4℃，放入盛有冷灌注液的灭菌塑料袋中，置入冰桶或冰箱中运输。

器官保存液的组成应满足以下五个要求：①减少由于低温保存导致的细胞水肿；②防止细胞的酸化作用；③防止灌洗液保存过程中细胞间隙的膨胀；④防止再灌注过程中氧自由基的损伤；⑤提供再生高能磷酸化合物的底物。目前常用的器官保存液根据其成分不同可分为：仿细胞内液型（EC液、HTK液、UW液、WMO-Ⅱ液等）、仿细胞外液型（IGL保存液、Celsior液、HC-A液、ST液等）、血浆类溶液、载氧保存液和非体液型保存液。

肾脏离体保存效果不仅与保存液种类和冷缺血时间有关，而且与保存操作的其他方面也关系密切。除了灌注压力、温度外，提倡适量灌注，通常灌注液用量平均每个肾脏200~500ml为宜，灌注压为13.3kPa（100mmHg）左右。对于亲属活体供肾，则灌注液用量更少，通常每个肾脏为100~150ml。另外，供肾经摘取、灌注、修整及保存，至恢复肾血流之前，必须始终保存在1~4℃肾保存液中。近来国外多采用持续低温机器灌注保存法，据报道可显著延长供肾的保存时间，但存在价格昂贵、操作复杂等缺点。目前还有深低温冷冻保存、生理温度器官保存等方法，但都尚处于试验摸索阶段。

三、麻醉前评估和准备

（一）麻醉前评估

肾移植术受者绝大多数为慢性肾功能衰竭患者，特别是晚期尿毒症患者，病情复杂，内环境不稳定，常合并严重贫血、高血压、心血管疾病、低蛋白血症及水、电解质和酸碱平衡紊乱、脂类代谢异常、凝血功能障碍和严重水肿等许多复杂情况，并可累及全身各个系统（表65-1），这些合并症增加了终末期肾功能衰竭患者的麻醉风险、围手术期死亡率和术后并发症。为了麻醉及手术的安全，麻醉医师术前应充分了解患者的疾病状态及程度、合并症和重要脏器的功能，术前充分准确地评估和准备，对手术和麻醉中可能出现的问题要有充分的估计，选择科学合理的麻醉方式和适当的麻醉药物，降低麻醉风险、减少围手术期可能出现的并发症和意外，努力改善患者的预后和术后的生活质量，尽可能使患者处于最佳状态。

（二）麻醉前准备

1. 充分透析 拟行肾移植的患者应作规律透析，以改善氮质血症，纠正水、电解质紊乱，保持酸碱平衡，治疗各种并发症，以改善全身情况，增加对手术和麻醉的耐受力，以利于麻醉的实施和术中管理。无论是血液透析还是腹膜透析并不影响移植效果。肾移植术前1天一般需加透析一次，使血钾降至5mmol/L以下，血清肌酐降到353~618μmol/L之间。透析后必须清楚地知道最后一次透析的超滤量、患者的净容量状态、血细胞比容、电解质水平等，以便于术中的麻醉管理和液体治疗。

表 65-1　终末期肾脏疾病的病理生理变化

全身各系统	影　　响
神经系统	周围神经病变
	昏睡→昏迷
血液系统	贫血
	红细胞寿命缩短
	血小板功能障碍
	氧合血红蛋白解离曲线的 P_{50} 值改变
心血管系统	充血性心力衰竭（CHF）
	心包炎
	高血压
	心律失常（电解质异常）
	毛细血管脆性增加
呼吸系统	胸腔积液
	肺水肿
运动系统	全身肌肉无力
	肾性骨病
	转移性钙化
消化系统	痛风，软骨钙质沉着病
	恶心、呕吐
	肠梗阻
	胃、十二指肠或结肠溃疡
内分泌系统	胰腺炎
	糖耐量异常
皮肤系统	瘙痒
	大量色素沉着
免疫系统	细胞免疫功能下降

2. 禁食　肾功能衰竭患者，特别是晚期尿毒症患者，胃排空时间延长（300～700分钟），并且整个消化系统都存在问题，如食管炎、胃炎、十二指肠炎以及肝炎、消化道出血等，因此慢性肾功能衰竭患者肾移植前禁食时间至少20小时以上。

3. 纠正严重贫血　肾功能衰竭患者，尤其是晚期尿毒症患者血红蛋白较低，术前可应用叶酸、多种维生素及促红细胞生成素改善贫血，必要时间断输新鲜血液，一般可将血红蛋白升至70g/L左右。

4. 控制高血压和改善心功能　慢性肾功能衰竭并高血压患者术前2周应进行抗高血压基础治疗，严重高血压患者治疗应持续到术前。心功能不全失代偿患者手术危险大，术前应积极治疗，除减轻心脏前后负荷（如限制水盐摄入、利尿、血管扩张药、床边透析）外，还应加强心肌收缩力，宜用洋地黄治疗。

5. 麻醉前用药　麻醉前用药可酌情考虑，适当的镇静剂可消除患者的焦虑情绪，避免患者因紧张、恐惧引起的交感兴奋出现的高血压、心动过速等情况，但应注意避免出现呼吸和循环的抑制。

四、麻　醉　选　择

（一）麻醉药物的选择

麻醉药物的选择原则：不经肾排泄或少量经肾排泄；对肾没有直接毒性；体内代谢产物对肾无毒性作用；不减少肾血流量和滤过率。

1. 吸入麻醉药　体内无机氟可引起肾小管损害导致多尿性肾功能衰竭，尿浓缩能力下降及进展性氮质血症。血浆无机氟浓度在 $50\mu mol/L$ 以内，对肾功能影响很小。可选用异氟烷、恩氟烷、氟烷或氧化亚氮，禁用肾毒性强的甲氧氟烷。异氟烷几乎无代谢产物，可防止血管痉挛，对缺血的肾脏还有保护作用，因此可作为无肾患者理想的吸入麻醉剂。七氟烷的代谢产物可能有肾毒性，但无对照研究证实七氟烷对移植肾安全有害，亦没有绝对证据表明七氟烷有肾脏毒性。

2. 静脉麻醉药　首选丙泊酚和芬太尼，也可用硫喷妥钠、咪达唑仑、依托咪酯、苏芬太尼、瑞芬太尼、氟哌利多等。丙泊酚大部分经过肝脏代谢，终末期肾功能衰竭的患者丙泊酚的药代动力学没有明显变化，对肾功能无不良影响，既可用于麻醉诱导，也可用于麻醉维持。芬太尼排出主要依靠肝脏代谢，只有约10%的原形经肾脏排出，尿毒症患者对芬太尼的药代动力学没有明显的改变。瑞芬太尼作用时间非常短暂，其代谢产物虽经肾脏清除但活性较低，亦可安全地应用于此类患者。

3. 肌肉松弛药　肌肉松弛药的血清蛋白结合率不高，因而蛋白结合率在肾功能衰竭患者中的改变不会明显影响肌松药作用，但影响肌松药的药代动力学，因此肌松药作用时间可能延长。首选阿曲库铵、顺式阿曲库铵、罗库溴铵或维库溴铵，慎用琥珀胆碱。阿曲库铵、顺式阿曲库铵由 Hoffman 方式降解和血浆胆碱酯酶消除，因而它们的作用时间不受肝肾功能影响，是肾功能衰竭患者可选择的非去极化肌松药。虽然琥珀酰胆碱可使血清钾水平增高约 0.6mmol/L，但这种程度的升高一般患者都可耐受，因此琥珀酰胆碱并非终末期肾功能衰竭患者的绝对禁忌。

4. 局麻药 可用利多卡因、罗哌卡因或布比卡因，均不宜加肾上腺素，以防导致恶性高血压。另外还要避免局麻药过量所致的毒性反应。

（二）麻醉方法的选择

肾移植手术的麻醉可选择全身麻醉，椎管内麻醉包括连续硬膜外麻醉、腰硬联合麻醉、全麻复合硬膜外麻醉等方式。无论何种方式的麻醉，都要以保证患者无痛、肌肉松弛、经过舒适平稳和无并发症为原则。

1. 全身麻醉 国外大多数医院一般都选择全身麻醉，目前国内很多医院也采用全麻。因为全身麻醉能确保患者呼吸道通畅，充分供氧，能够提供良好的肌松和选择适当的麻醉深度来满足各种手术条件要求，麻醉安全效果确切，患者感觉舒适。但全身麻醉对麻醉机、监测设施、麻醉医师的水平要求较高，同时对全身生理干扰相对较大，术后肺部感染等并发症较多。

2. 椎管内麻醉 是目前国内肾移植术的主要麻醉方法，连续硬膜外麻醉肌肉松弛，麻醉用药品种较少，对机体应激反应相对较小。特别适合慢性肾功能衰竭合并心衰以及肺部疾患的肾移植患者。硬膜外麻醉术后肺部并发症及血栓形成、栓塞的并发症较全身麻醉少，麻醉费用低廉。能提供较满意的术后镇痛，同时对改善或维持移植肾功能起到重要作用。但不能确保麻醉效果，遇病情突变或麻醉效果欠佳，麻醉管理较为被动，宜立即改为气管插管静吸复合麻醉。有凝血功能障碍或伴有严重贫血、低血容量或肾功能衰竭未经透析治疗的急症肾移植术患者均不宜选用椎管内麻醉。腰硬联合麻醉起效迅速、肌松完善、麻醉药用量少，显著提高了麻醉的可靠性，但是对循环影响较大，可能会发生长时间的低血压。

五、麻 醉 实 施

（一）全身麻醉

1. 全麻诱导 可采取快速静脉诱导气管插管，诱导时一般要求：平均动脉压不低于 13.3kPa（100mmHg），不高于基础血压 20%；无呛咳、无躁动；脉搏血氧饱和度不低于 95%；呼气末二氧化碳分压在正常范围内。为了减轻气管时的应激反应，除常规麻醉诱导用药外，可通过喉麻管注入 1% 地卡因 1~2ml 行气管表面麻醉。避免血压下降的方法有：纠正术前低血容量（诱导前输液等），使中心静脉压维持在正常范围内；诱导药如丙泊酚、依托咪酯、咪达唑仑、芬太尼等，给药速度不宜太快，可在麻醉深度监测下序贯用药。肌肉松弛药可选用起效较快的罗库溴铵，对于血钾正常的患者也可谨慎使用琥珀酰胆碱行气管插管。肾移植手术多数是急诊手术，可能禁食时间不够，尤其是伴有糖尿病的患者，有胃排空延迟的问题，所以应做好针对反流误吸的应急准备工作。术前可给予澄清的非颗粒性抗酸药以增加胃内 pH 值，麻醉快诱导时采用按压环状软骨的方法也可以防止反流和误吸的发生。

2. 全麻维持 维持阶段的麻醉管理包括麻醉的深度控制、肌肉松弛度监测、呼吸和循环功能的调控、与手术步骤的配合等，必须有机地结合综合考虑，并进行针对性的处理。目前，全麻维持一般多采用异氟烷（吸入浓度为 0.5%~2%）、氧化亚氮、芬太尼等。肌松药采用阿曲库铵、顺式阿曲库铵或维库溴铵。瑞芬太尼代谢迅速，在体内无蓄积，适合持续静脉注射，能够维持术中循环状态的稳定。氧化亚氮有增加肠胀气的可能，特别是在小儿应避免使用。

术中血压的维持与手术操作环节如术中、髂内外动脉的分离、髂总血管的阻断、移植肾与受体血管的吻合和开放有关。一般阻断髂总动脉血管后外周循环阻力增加，心脏后负荷加重，心肌耗氧增加；另外，如阻断髂总静脉可减少静脉回流，反射性引起交感神经兴奋而引起心率加快、血压升高。因此，肾血管的阻断前宜适当加深麻醉以抵消因髂总血管的阻断引起的病理生理改变；另一方面，植入肾血管开放后外周循环阻力骤然减小，血压下降。还应密切注意移植肾血管开放后血液渗漏情况。因此，移植肾血管开放前宜加快输液和减浅麻醉辅以适当的血管活性药物，以防因移植肾血管开放后引起的血流动力学改变。有学者推荐：在移植肾血流复通前，使收缩压达 18.7kPa（130mmHg），必要时用多巴胺[2~5μg/（kg·min）]升压，中心静脉压保持在 1.54~1.74kPa（11.5~13.05mmHg）。但有时移植肾血流恢复后，供肾素释放，可引起血压升高。对术中出现严重高血压者，可使用硝普钠控制性降压。

（二）连续硬膜外麻醉

1. 穿刺点 多采用两点穿刺，上管穿刺点选择

$T_{11\sim12}$ 或 T_{12} 和 L_1 间隙,向头侧置管;下管穿刺点选择 $L_{2\sim3}$ 或 $L_{3\sim4}$ 间隙,向尾侧置管。也有选择一点法,T_{12} 和 L_1 间隙穿刺,向头侧置管。

2. 麻醉平面　手术部位包括皮肤切口、髂窝部血管分离和吻合、盆腔部操作、供肾输尿管与受体膀胱吻合。因此,麻醉范围应覆盖下腹部和盆腔。上限 T_{10} 以上,不超过 T_6,否则血压会产生剧烈波动,下限至 S_5。

3. 局麻药浓度　上管麻醉平面需满足肌松,局麻药需用较高浓度:如利多卡因为 1.5% ~ 2%、丁卡因为 0.2% ~ 0.3%、布比卡因为 0.75%、罗哌卡因 0.75%,但均不应加肾上腺素,因局麻药内加肾上腺素可使肾血流量减少 25%,还可使血压增高。下管麻醉平面不需满足肌松,只需满足镇痛,宜用较低浓度。两管结合应用可降低局麻药用量,减少局麻药中毒发生率。术中可适量使用咪达唑仑或右美托咪定进行镇静,以消除患者术中的紧张焦虑,但此时要注意面罩吸氧,以防缺氧对肾的损害。

（三）腰麻硬膜外联合麻醉

1. 穿刺点　一般采用两点法,先在 T_{12} 和 L_1 间隙穿刺,向头侧置入硬膜外导管;然后在 $L_{3\sim4}$ 间隙行蛛网膜下腔穿刺注射局麻药。

2. 麻醉平面　一般使用 0.5% 重比重的布比卡因行蛛网膜下腔麻醉,使麻醉平面控制在 $T_6 \sim T_8$ 以下,术中根据麻醉平面下降情况通过硬膜外导管适时适量追加局麻药,进行硬膜外阻滞。

3. 麻醉管理同连续硬膜外麻醉,需要严格的无菌操作以防止蛛网膜下腔感染,同时对循环、呼吸、麻醉平面的调控应更加精准。

六、术中管理

术中管理应注意下述几点:

1. 机械通气宜轻度过度通气,使二氧化碳分压（$PaCO_2$）维持在 32 ~ 35mmHg 之间,通气量不足出现的呼吸性酸中毒可加重高钾血症,而过度通气导致的呼吸性碱中毒使氧合血红蛋白解离曲线左移减少了组织供氧,对贫血患者更为不利。

2. 围手术期保证肾的组织灌注和供需氧平衡是保证术后肾功能正常的一个关键。在移植过程中既要避免心脏抑制和(或)血管扩张出现的低血压,又要防止交感神经活动亢进而导致的肾血管过度收缩。术中最好将血压维持在术前水平,特别是在血管吻合完毕开放血流前,不宜低于术前血压的 85%。如发生低血压,一般通过扩充容量来治疗,而较少使用收缩性血管活性药物,以防止肾血管的过度收缩进而降低肾灌注和肾小球滤过率。必要时可静脉滴注多巴胺,以使移植肾有足够的灌注压。

3. 肾移植手术主张在肾移植血管吻合时开始扩容治疗,维持足够的血管容量可增加肾血流,改善移植肾灌注,减少肾小管坏死,提高早期移植肾功能。扩容治疗应适时适度,只有移植肾动脉开放、供体肾功能恢复后潴留在体内的液体才能排出体外,因此应根据具体情况如术前情况、术中出血量、血流动力学监测指标等综合考虑。补液时应注意晶体液与胶体液的比例。术中扩容首选晶体液,一般情况下单纯晶体液即能满足肾移植手术的要求,常选用平衡盐溶液。失血过多时需输注胶体如白蛋白、羟乙基淀粉,如果患者贫血或合并冠心病和糖尿病则应适当输注新鲜血液。避免过多补液,注意通过密切监测中心静脉压来加强术中输液的控制。

4. 移植肾循环建立后,应重新记录尿量,如尿量偏少或无尿,可静脉注射呋塞米、甘露醇或钙通道阻滞药维拉帕米。甘露醇在液体扩容同时治疗的情况下能降低移植后的肾小管坏死,还可防止肾皮质缺血、减轻肾小管梗阻。在开放血管后立即给予 250ml 甘露醇可以降低术后急性肾功能衰竭和透析的发生率,但禁用于无尿型患者,以免发生容量超负荷而发生心力衰竭。

5. 终末期肾功能衰竭患者常患有高钾血症,术中应注意尽量减少含钾溶液的使用。围手术期应进行血气分析以指导纠正酸中毒和电解质紊乱。即使血清钾正常仍有可能发生心律失常,低钠可加重酸中毒和钾的毒性。严重的代谢性酸中毒会降低外周血管对血管活性药物的敏感性,使血压难以提升,同时也会导致肌松药作用时间延长。如遇高血钾时应立即处理,可给予葡萄糖酸钙或碱性药物如 5% 碳酸氢钠,后者还有助于移植肾的功能改善。

6. 移植肾血管吻合开放前,依次给予甲泼尼龙 6 ~ 8mg/kg 静脉注射、呋塞米 100mg 缓慢静脉滴注,以及环磷酰胺 200mg 静脉滴注。若血压偏低时,给少量多巴胺静脉滴注,必要时可追加,使血压维持在较术前血压略高的水平。需要注意的是,肾剂量的多巴胺并没有对移植肾有明显的保护作用,临床上应减少使用。

7. 麻醉中常规监测血压、心电图、脉氧饱和度、中心静脉压、体温、呼气末二氧化碳浓度、血气分析和电解质测定等。术中维持较高的 CVP（12 ~ 14mmHg）可降低术后发生器官衰竭的可能。对于有严重的心血管及肺部疾病、术前控制不佳的高血压患者应行有创动脉压监测，特殊患者如严重冠心病、左心功能不全、肺动脉高压的患者，最好监测肺动脉压、肺毛细血管楔压，必要时监测经食管心脏超声。忌将血压袖带缚在动静脉造瘘的上肢，以免造成血管梗死。

七、术 后 处 理

肾移植术后的各项常规处理工作繁琐而又系统、细致，包括：血管开放后内稳态的调节；全身重要脏器功能的维持；适当的呼吸支持治疗；加强各项监测；完善的术后镇痛；抗感染、免疫抑制等相关的外科处理；移植肾功能的评价和管理；及时诊断和治疗排斥反应等。

1. 术后应将患者置于专科监护室的空气层流病房，并由专人护理，加强消毒隔离以预防感染，必要时可使用强效广谱抗生素。密切监测患者的生命体征，包括血压、脉搏、呼吸、体温、氧饱和度、尿量等，注意可能出现的活动性出血、肺部感染、移植肾破裂、尿瘘等并发症。定期检查血常规、肾功能和血生化等。

2. 免疫抑制剂治疗 术后应当立即给予免疫抑制治疗。目前大多数移植中心选用一种 CNI（环孢素 A 或普乐可复），联合一种抗代谢类药物（骁悉、硫唑嘌呤）以及激素来预防排斥反应，称为标准的"三联"免疫抑制方案。一旦急性排斥反应诊断明确，应即刻给予积极的抗排斥治疗，延迟治疗必将危及移植肾的功能甚至患者的生命。目前抗排斥治疗主要是糖皮质激素冲击治疗，ALG、ATG 或 OKT3 生物治疗，FK506 等方案。

3. 观察移植肾功能的恢复 90% 以上的移植肾在恢复血循环后 1 ~ 60 分钟受者开始排尿。术后早期部分患者会出现多尿现象，可能会导致低钾、低钠、严重脱水等并发症，应严密注意水、电解质平衡，严格记录出入量，维持血浆胶体渗透压在正常范围，必要时给予白蛋白。有一些移植中心推荐在肾移植术后 24 小时通过输液将 CVP 维持在 12 ~ 14mmHg，有利于术后移植肾功能的恢复。若出现少尿现象，首先应考虑全身血容量不足，可短时间内增加输入液量，适时使用利尿剂，密切观察尿量的变化。如果经过上述处理尿量仍不增加而血压有上升趋势，则应减慢或停止输液，进 步查找原因。如果移植肾早期仍无功能，应及时施行血液透析治疗。要注意防止酸碱失衡及电解质紊乱，尽量维持血压高于正常水平以利于肾灌流，必要时可静脉滴注多巴胺以增加肾血流。

4. 术后镇痛 积极完善的术后镇痛可显著降低手术麻醉后因疼痛导致的应激反应，避免出现的高血压、心动过速等情况，可显著提高患者术后的舒适度，有利于移植肾功能的恢复，对于合并有糖尿病、缺血性心脏病、脑血管疾病的患者尤为有利。可根据具体情况选用硬膜外或者静脉患者自控镇痛（PCA）。

八、肾移植后患者的麻醉

肾移植术后的患者需要长期使用免疫抑制剂进行治疗，其间若须进行其他手术（如眼科或者外周血管手术等），围手术期要特别注意防治感染及药物之间的相互影响（特别是免疫抑制剂和麻醉用药）。由于大多数肾移植患者术后使用环孢素 A 维持治疗，而其具有较强的肾毒性，因此麻醉应尽量避免使用具有肾毒性或潜在肾毒性（如恩氟烷等）的药物。麻醉药物的选择应该尽量考虑不依赖肾脏排泄的药物如阿曲库铵、顺式阿曲库铵等。还应努力避免降低移植肾血流灌注和肾小球滤过率下降的状况出现，如长时间的低血压、缺氧等。另外环孢素 A 可使移植的肾易受损害，因此麻醉中应密切观察尿量。术后应尽早拔除气管导管及导尿管，积极防治感染（尤其是伤口、尿路、呼吸道的感染）。

第3节　肝移植麻醉

各种病因引起的终末期肝病经各种治疗无效者，通过手术方式植入一个健康的肝脏，使肝功能得到良好的恢复，称为肝移植术，这也是目前治疗终末期肝脏疾病唯一有效的方法。

1963 年 3 月 1 日在美国丹佛市，肝脏移植的先驱者 Starzl 率先为一例先天性胆道闭锁患儿进行了原位肝移植，这也是世界上首例人体肝移植，揭开了人类肝移植的序幕。但因当时手术技术还欠成熟，免疫抑制剂的局限,移植效果并不理想。Absolon 于次年将异位肝移植引入临床。在这一时期全球共施行肝移植术 18 例,其中原位 12 例,异位 6 例,最长存活 34d。随着麻醉和监测手段的进步及免疫治疗学的发展,肝移植患者获得长期存活,截至 1977 年全球共施行 318 例次肝移植,术后存活 1 年以上者日益增多,长期存活达 7 年,此为肝移植应用阶段。随着外科技术的不断完善,特别是 1979 年环孢素的出现彻底改变了临床移植的面貌,使肝移植的存活率从 30% 提高到 70% 以上。因此,1983 年美国国立卫生研究院正式确认了肝脏移植是终末期肝病的最佳治疗方法。

国内肝移植的开展历经曲折,尤其是 2000 年以后我国的肝移植得以迅猛发展。目前在国内很多移植中心,肝移植已经成为一种常规手术,手术成功率已达 95%,肝移植后的 1 年存活率为 85%～90%,5 年存活率超过 70%。我国人口众多,又是病毒性肝炎的高发区,现有肝病患者或各类肝炎病毒携带者千万计。每年死于终末期肝病在各种疾病中排在第五位。因此每年有大量的患者需要接受肝移植。但是因供体短缺、医疗费用等原因,越来越多的患者在等待期间因肝衰竭或其他并发症而死亡。在此背景下,活体供肝移植(living donor liver transplantation,LDLT)以及劈裂式肝移植的开展为解决这一难题提供了新的选择,成为肝移植发展史的又一里程碑。

随着整个生命科学和临床医学的进一步发展,肝移植必将进入一个新时代,作为在肝脏移植中伴有重要角色的麻醉医师有必要提前做好理论、临床以及传统麻醉观念的改变等,尽快适应肝脏移植麻醉的要求,提高肝脏移植的总体质量。

一、终末期肝病的病理生理和处理

(一) 急性肝功能衰竭

急性肝功能衰竭(fulminant hepatic failure,FHF)又称暴发性肝衰竭,指无既往肝病史的患者在发病 8 周内出现的以肝性脑病为主的急性肝功能失代偿表现。FHF 的病因很多,包括病毒感染、药物中毒、Wilson 病;在中国则主要是乙型肝炎。FHF 的主要死因是脑水肿和脓毒症。对 FHF 的保守治疗包括重症监护和呼吸机辅助通气、降低颅内压(intracranial pressure,ICP)等,对于病情危重者非移植手术治疗效果极差,肝移植几乎是唯一能够挽救患者生命

的有效治疗手段。

急性肝功能衰竭最主要的问题在于神经方面的损害。80% 的急性肝功能衰竭患者伴有脑水肿和颅内高压,进而可形成脑疝,死亡率约 90%,是急性肝功能衰竭致死的首要原因。超过 40% 的患者在术前会出现颅内压显著性的升高,约 25% 的患者会表现为去大脑姿势、惊厥等。急性肝功能衰竭伴颅内压升高的患者脑血流增加明显,其机制主要为谷氨酸在脑组织内的积聚,以及 NO 合酶活性的增强。目前的研究认为,在急性肝功能衰竭的患者,氨是导致颅内压升高的中心环节。氨在星型细胞中被分解为谷氨酰胺,而谷氨酰胺作为一种高渗性化合物在急性肝功能衰竭患者体内的聚集可能会损伤星形胶质细胞,从而导致脑水肿。急性肝功能衰竭患者的脑血流的自身调节能力丧失,在暴发性肝功能衰竭时,如能维持满意的血压,可减少或避免脑水肿的发生,减轻脑的损害。如果 ICP 升高后,经过反复甘露醇治疗和超滤仍然得不到控制,90% 以上的患者将在 12h 内死亡。故急性肝功能衰竭伴颅内高压的患者,在术前、术中必须采取有效的措施控制 ICP。治疗颅内高压除了标准方法以外,早期研究显示分子吸附再循环系统(molecular adsorbents recirculating system,MARS)可能有助于降低颅内压和提高脑灌注压。MARS 是为暴发性肝功能衰竭或慢性肝功能衰竭急性失代偿而设计的肝脏支持系统,也被称为人工肝,能够清除体内毒性、改善全身血管阻力和平均动脉压,从而改善重要脏器功能降低死亡率。

凝血功能障碍常为暴发性肝功能衰竭最后的也是最严重的表现,主要原因有:肝内凝血因子的合成减少、维生素 K 吸收障碍、血小板减少和功能障碍、纤维蛋白溶解、弥散性血管内凝血等。常表现为出血,往往危及生命,可根据凝血功能检查结果适当纠正。

急性肝功能衰竭时,心血管功能常不稳定,表现为低血压和心律失常。低血压可继发于出血、低血容量、感染、颅内高压等。呼吸系统可表现为低氧血症、过度通气和肺水肿等。据统计,约有 33% 的患者发生肺水肿,甚至在无左心衰的情况下也可发生,而呼吸性酸中毒常出现在疾病晚期。维持循环和呼吸功能稳定十分必要。

急性肾功能衰竭是急性肝功能衰竭最常见的死亡原因。约 30%～75% 的急性肝功能衰竭患者发生肾功能衰竭,常预示预后差。肾功能衰竭的原因 50% 为功能性衰竭,低尿钠、低渗尿而肾细胞学正

常。急性肾小管坏死亦占50%，表现为高尿钠、等渗尿及肾小管坏死，可能与严重肝细胞坏死，库普弗细胞不能清除内毒素有关。此外，利尿剂使用不当或胃肠道出血导致有效循环血容量降低也可引起肾功能衰竭。尿量和血清肌酐浓度是监测肾功能的良好指标。如出现肾功能衰竭，可考虑透析治疗。

急性暴发性肝功能衰竭常出现代谢紊乱，如低钠血症、水潴留、低钾血症、低钙血症和低镁血症。低钾血症时，肾氨基酸产物增加。约40%的成人患者和40%以上的小儿患者在急性肝功能衰竭时出现低血糖症。低血糖昏迷可加重肝性脑病，并可引起不可逆的脑损害。酸碱平衡失常与肝脏损害的严重程度有关，包括呼吸性碱中毒和代谢性酸中毒。后者是乳酸、丙酮酸盐、乙酰乙酸盐、枸橼酸盐、琥珀酸盐、延胡索酸和游离脂肪酸等堆积所致。术前应尽力维持内环境稳定。

急性肝功能衰竭如伴门脉高压，患者可出现腹水、脾功能亢进、血小板减少、静脉曲张出血及伴发的再生障碍性贫血、胰腺炎和抗感染能力减弱等。

目前关于肝移植治疗FHF的疗效报道，多中心有一定的差别，1年存活率波动在40%～92%，这可能与所选患者的个体差异和致病因素不同有关；同时，移植前患者肝性脑病和脑水肿的严重程度也可影响术后的存活率。近期大量研究表明，与保守治疗相比，肝移植治疗FHF效果切实可行，而且效果明显更佳。

（二）慢性肝功能不全

慢性肝功能不全可导致门脉高压和显著的肾、心、肺、红细胞生成、凝血和内分泌功能等障碍。

慢性肝病引起的脑病常提示脑组织潜在的病理生理学改变，慢性肝病晚期常可见脑电图的变化。慢性肝功能衰竭时，脑血流基本维持正常，脑血流的自身调节机制仍然存在，但在部分患者，由于调节下限的升高，脑血流的自身调节机制亦被削弱。在肝移植术中，突然的血流动力学变化容易出现脑灌注不足甚至是脑缺血。肝性脑病是慢性肝病造成的神经功能降低的一种可逆性疾病，这时体内代谢紊乱是多方面的，脑病的发生可能是多种因素综合作用的结果。但含氮物质如蛋白质、氨基酸、氨、硫醇的代谢障碍，和抑制性神经递质的积聚可能起主要作用。脂肪代谢异常，特别是短链脂肪酸增多也起重要作用；糖和水、电解质代谢紊乱及缺氧可干扰脑的能量代谢而加重脑病。电解质紊乱、缺氧、败血症和消化道出血是肝性脑病的常见诱因。谷氨酰胺作为

一种高渗性化合物，它在急性肝功能衰竭患者体内的聚集可能会损伤星形胶质细胞，从而导致脑水肿，而慢性肝病患者体内也会发生类似的聚集，但由于机体的代偿作用，很少发生脑水肿。

有相当多的终末期肝病患者会出现肾功能不全，包括肾外性氮质血症、肝肾综合征（hepatorenal syndrome，HRS）、急性肾小管坏死和急性肾功能衰竭。肝肾综合征是肝衰竭患者发生功能性肾功能衰竭最常见的病因，其典型特征是尿钠小于<10mmol/L和（或）钠清除率<1%。HRS必须在排除原发性肾病、蛋白尿、血容量不足以及诱发肾灌注不足的血流动力学因素后方可确诊。目前HRS的发病机制尚不明确，可能的机制是有效循环血量减少，同时内皮素释放增加导致肾小球入球小动脉收缩、一氧化氮和交感神经系统和肾素-血管紧张素系统兴奋性增加等，使肾血管收缩，肾血流减少。肾外性氮质血症和肝肾综合征时的尿液检查结果相似，两者必须通过测定心脏充盈压和尿量对输液治疗的反应加以区分。如是急性肾功能衰竭，可通过测定排钠系数证实，同时尿液检查可发现管型和细胞碎片。对某些慢性肝功能障碍合并急性肾功能衰竭者，可考虑施行肝肾联合移植。肾前性氮质血症对适宜的补液处理反应良好，肾功能可能得到改善，尿量增加；而肝肾综合征只有进行肝移植才能逆转肾功能及电解质异常。如有可能应尽量避免使用对肾脏有损伤作用的抗生素和用于疾病诊断的造影剂。

慢性肝病可导致特征性的心肺功能改变。70%的终末期肝病患者心血管系统往往会发生高排低阻性血流动力学改变，包括高动力循环状态并体循环血管阻力降低，表现为心排血量明显增加、外周阻力降低以及较低动脉压力。肝脏清除血管舒张物质能力的减低、血管活性物质未经肝脏代谢而直接通过旁路回到血液中是这种病理生理改变最可能的机制。而一氧化氮和环鸟苷酸则被认为是引起外周血管阻力降低的主要介质。由于此时常存在低血容量，所以心排血量和心脏充盈压是评价血管内容积更好的指标。腹水不利于心脏充盈，可降低心排血量，通过放腹水可改善静脉回流，使心排血量增加。肝硬化患者常合并有心肌病，肝硬化性心肌病在一般情况下因循环阻力下降而无明显表现，但当心排血量增加或循环阻力增高（如应用升压药）时，会出现心力衰竭。值得注意的是，目前肝脏移植的年龄限制有所放宽，这使得围手术期缺血性心脏病的评估变得越来越重要。多数严重冠脉狭窄的患者可

预先接受经皮冠状动脉血管成形术（percutaneous transluminal coronary angioplasty，PTCA）。也有少数患者病情较重不宜行 PTCA，而应与心血管专家协商，确定是否应在行肝移植前先行冠状动脉旁路移植术。对危重患者禁忌肝移植。

慢性肝病相关性肺部并发症包括：限制性通气障碍、通气/血流比失调、肺内分流、肺动脉高压和肝肺综合征。低氧血症在慢性肝病时很常见，多由肺血管系统紊乱合并肺实质病变引起，主要是肺毛细血管前血管床舒张导致弥散-灌注障碍。肝硬化患者因气道过早闭合导致通气-灌注比例失调是引起低氧血症的另一个因素。其他可致低氧血症的原因包括：大量的胸水压缩肺组织而影响氧合、腹水干扰膈肌运动使通气受限等。不伴有腹水或肺脏内在病变的低氧血症常提示肝肺综合征（hepatopulmonary syndrome，HPS），其特点是直立性低氧血症（动脉血氧分压 <70mmHg，从仰卧位到坐立位 PaO_2 下降 >30mmHg），可能的发生机制包括肺内动静脉短路肺内分流、通气/血流比例失调和（或）肺泡弥散障碍。大部分患者的肝肺综合征在肝移植后会得到缓解，但在某些患者其低氧血症仍持续存在。急性呼吸窘迫综合征（Acute respiratory distress syndrome，ARDS）在晚期肝病的并发症中最为凶险。怀疑由脓毒血症引起时须做支气管灌洗和病变肺段的拭子培养，明确病原菌，并给予相应的治疗。有 2% 的慢性肝病患者发生肺动脉高压，肺动脉高压诊断需要以下三个标准：①平均肺动脉压 >25mmHg；②肺动脉血管阻力 >240（dyne·s）/cm^5；③肺毛细血管楔压 <15mmHg。肺动脉高压并不是肝移植的绝对禁忌证，尤其是那些对血管扩张药有反应的患者。某些严重肺动脉高压患者在进行长期扩血管治疗后成功地进行了肝脏移植手术。

慢性肝病常伴有红细胞生成障碍，其原因很多，包括急（慢）性出血、脾功能亢进、慢性炎症和红细胞形态异常。有研究报道，慢性肝病患者血浆容量可扩增 10%~20%。

凝血机制障碍是慢性肝功能不全时值得注意的重要问题。其病因众多，主要有：凝血因子合成减少、凝血蛋白合成异常、维生素 K 缺乏、纤维蛋白溶解活性增强及弥散性血管内凝血等。除Ⅷ因子外，其他所有凝血因子的减少与肝脏疾病的严重程度相关。尽管慢性肝病时血浆纤维蛋白原水平常常是正常的，但其结构多异常，因此凝血酶原时间多延长。凝血酶原时间是反映肝脏疾病时凝血功能障碍最好

的指标，能反映肝脏合成凝血因子的能力、维生素 K 缺乏的程度和循环中凝血抑制因子的活性水平。在慢性肝病患者，血浆纤维蛋白溶酶原激活物水平的升高也常提示纤溶活性增强。越来越多的证据认为，终末期肝病对患者的凝血纤溶系统影响远不能用单一凝血功能障碍来解释，常常有一些患者是凝血功能障碍和高凝血状态并存。许多因术中广泛肺动脉栓塞而致患者死亡的病例报道足以证明高凝状态的危害。近期一些研究认为，终末期肝病患者同时存在凝血功能障碍和抗凝血功能障碍。两者在大多情况下维持一种低水平的脆弱平衡。单方面增强或减弱凝血或纤溶都可能破坏这种脆弱平衡。单纯凝血功能障碍可以补充凝血因子纠正，而凝血和抗凝功能障碍并存则提醒在保持凝血因子的同时，应注意监控和防止血栓的形成。另外，有些终末期肝病本身有高凝状态，如原发性硬化性胆管炎等。脾功能亢进可使血小板破坏增多致血小板数量减少，乙醇对骨髓的抑制或叶酸盐缺乏将加重血小板减少血症；同时血小板的质量也下降，可能是由于血小板体积减小、血栓素 A_2 产生障碍、胆固醇含量改变、不良性纤维蛋白原血症及纤维蛋白与纤维蛋白降解产物比率增高等原因所致。检测指标中，凝血酶原最能反映肝凝血因子的合成能力。一般认为，输血治疗宜在手术室进行，术前不必为纠正潜在性的凝血功能异常而输血。手术开始前适当补充维生素 K 和新鲜冰冻血浆可减少术中失血。

门脉高压被认为是慢性肝病"最严重的后遗症"。一般认为门静脉压 >10mmHg 即为门脉高压、多由肝硬化造成。如压力超过 16mmHg，则出血和死亡率明显增加。主要表现为侧支静脉形成、食管静脉曲张出血和腹水等。出血常因曲张的静脉糜烂或破裂所致，临床多用加压素和奥曲肽治疗。此外，硝酸甘油合用加压素治疗对门脉高压所引起的并发症有改善作用。当其他措施无效时，也可用三腔二囊管填塞压迫止血。普萘洛尔可降低肝静脉楔压，因此有些学者建议用它预防曲张的静脉出血。临床上还可用硬化治疗和手术控制静脉曲张出血。现在也有用经颈静脉肝内门脉系统分流术（transjugular intrahepatic portosystemic shunt，TIPS）治疗门脉高压和食管出血。这种手术方式于 1969 年由 Rosch 等提出，其优点在于能应用于病情很危重的患者。1982 年 Clapinto 等首次将之施行于人，用以控制出血和降低门脉压力。

腹水的出现常提示慢性肝病的预后不良。腹水

患者通常都要限制水、钠的摄入并行利尿治疗,特别是使用螺内酯和呋塞米,使患者易出现水、电解质的失衡。因此,慢性肝病患者常发生低血容量、低钠、低镁、氮质血症、低钾或高钾、代谢性碱中毒或酸中毒。

慢性肝病的患者常有胃排空延迟、药物代谢减慢。尽管终末期肝病患者血液中的球蛋白对药物的结合力增加,使患者对某些药物如肌松药敏感性下降,但对大多数药物而言其敏感性往往是增加的。由于患者体内药物分布容积增加、药代动力学减慢,许多药物如阿片类药物、利多卡因和普萘洛尔,其作用时间延长。

二、肝移植适应证及禁忌证

(一) 适应证

近年来随着肝移植工作的不断深入,肝移植的适应证也在不断变化,恶性病变所占比重逐渐减少,良性病变所占比重不断增加。原则上,所有终末期肝病用其他各种内外科方法不能治愈、预计在短期内无法避免死亡者,都是肝移植的适应证。严重的黄疸、胆汁淤积、肝脏合成功能明显受损、难治性静脉曲张出血和难以控制的肝性脑病等经内科治疗和手术治疗无效时即可考虑肝移植术。小儿接受肝移植者以胆道闭锁最多见。对年龄超过 4 个月患胆道闭锁并肝脏硬变的大婴儿,推荐肝移植作为主要治疗措施。在我国,肝脏的原发性恶性肿瘤目前仍是主要的适应证之一,但随着肝移植在我国的迅速发展和临床经验的不断积累,越来越多的终末期良性肝病将成为肝移植的主要适应证。表 65-2 列举了适于肝移植的疾病。

(二) 禁忌证

对于肝移植的禁忌证,世界上一些大的移植中心并不完全相同,大体分为绝对禁忌证和相对禁忌证两类。一般认为,肝移植的绝对禁忌证是指患者在一定的临床情况下,肝移植的疗效或预后极差而不应该成为治疗方式予以选择。肝移植的相对禁忌证是指患者在一定的临床情况下,肝移植可能会产生高的并发症和死亡率,但在某些情况下亦可取得满意的长期存活率。

肝移植的绝对禁忌证包括:肝胆以外的难以控制的全身性感染或难以根治的恶性肿瘤、存在难以控制的感染(包括真菌、细菌、病毒感染)、难以戒除

的酗酒或吸毒者、除肝以外的重要器官如心、肺、肾功能不全或衰竭(不排除此类患者可以行多脏器联合移植的可能性)、艾滋病病毒感染者或活动性肺结核患者、有难以控制的心理变态或精神病、持续性低氧血症,HBsAg 和 HbeAg 均为阳性的肝硬化患者及对肝移植无充分理解者(小儿除外)。

表 65-2 肝移植的适应证

成人/儿童	婴儿/儿童
肝硬化	肝硬化
原发性胆汁性肝硬化	Alagille 综合征
慢性活动性肝炎	胆道闭锁
隐源性肝硬化	慢性活动性肝炎
继发性胆汁性肝硬化	隐源性肝硬化
原发性硬化性胆管炎	Caroli 病
酒精性肝硬化	新生儿肝炎
暴发性肝病	先天性肝纤维化
病毒性肝炎	代谢紊乱
药源性肝病	α_1-抗胰蛋白酶缺乏
毒蕈中毒	Wilson 病
代谢性肝病	酪氨酸血症
Wilson 病	糖原贮积症
糖原贮积症	Byler 病
血色素沉着症	海蓝组织细胞综合征
卟啉症	新生儿非溶血性黄疸
遗传性草酸盐沉积症	Gancher 病
α_1-抗胰蛋白酶缺乏	半乳糖血症
肝静脉梗阻	卟啉症
静脉闭塞性疾病	神经髓鞘磷脂蓄积症
无转移的肝细胞癌及胆管癌	家族性高胆固醇血症
血管肉瘤	Wolman 病
	肝胆管恶性肿瘤

相对禁忌证主要包括:受者年龄超过 65 岁的患者、曾经复杂肝胆道手术或上腹部复杂手术者(特别是右上腹部)、既往有精神病史、慢性酒精中毒者(戒酒不够半年者)、腹主动脉瘤、无并发症的糖尿病、HbeAg 阳性或 DNA 阳性或有活动性病毒复制的慢性乙型肝炎患者、肝门静脉血栓或栓塞者。

三、术 前 评 估

由于肝脏具有各种复杂的功能,终末期肝病可

累及全身众多的系统、器官,这些患者往往表现为恶病质,且合并肝功能衰竭、多器官功能不全、肝性脑病以及严重代谢紊乱综合征等。肝脏疾病的病情发展和移植手术本身都会使患者发生巨大的病理生理改变,而这些都给麻醉实施造成了极大的困难,因此麻醉医师术前对患者全身各个器官系统进行全面准确的评估是非常必要的。手术和麻醉术前评估要重点关注循环和呼吸系统的功能,这与肝移植围手术期的死亡率密切相关。同时术前肾功能不全会增加肝移植术后并发症的发生率和死亡率,术前对患者的肾功能再次评估非常重要。

国外一些大的肝移植中心用于评估受者和手术预后的标准主要包括 Child-Turcotte-Pugh 肝功能分级(CTP)、UNOS(United Network for Organ Sharing)分级及终末期肝病模型(the model for end-stage liver disease,MELD)评分等。术前肝功能不全的严重程度将直接影响术后患者的恢复。Child 根据肝脏疾病时可能异常的临床和生化参数评分,把手术危险性分为三级,后来 Pugh 等在此基础上进行了修改。其分类方法见表 65-3。

表 65-3　肝脏疾病患者接受手术的危险性 Pugh-Child 分级

临床或生化改变	根据异常程度评分		
	1	2	3
肝性脑病	无	1~2 期	3~4 期
腹水	无	轻度	中度
胆红素(mg/100ml)			
非原发性胆汁性肝硬化	1~2	2~3	>3
原发性胆汁性肝硬化	1~4	4~10	>10
白蛋白(g/100ml)	3.5	2.8~3.5	<2.8
凝血酶原时间(延长秒数)	1~4	4~6	>6
营养不良状况	轻度	中度	严重

分级:A,5~6 分,手术危险性小
　　　B,7~9 分,手术危险性中
　　　C,>9 分,手术危险性大

虽然这种分级不够全面,但对肝病患者接受手术时的预后判断具有指导意义。一般需肝移植治疗的患者多属 B 或 C 级。

MELD 评分与血清肌酐、血清胆红素和国际标准化比率(INR)相关,计算公式为 MELD 评分 = 9.6×ln(血清肌酐 mg/dl)+3.8×ln(胆红素 mg/dl)+11.2×ln(INR)+6.4,MELD 评分的分值范围为 6~40 分(>40 分者计为 40 分)。目前认为,对于病因和严重程度不同的终末期肝病患者,MELD 评分是预测短期生存率的可靠方法,并能有效评价移植患者等待供肝期间的死亡率及预测患者移植术后的死亡率。有研究表明,MELD 评分在评估患者短期存活时间较 CTP 评分准确,但 MELD 评分不能反映终末期肝病的常见和重要并发症之一的肝肺综合征的病情。因此 2005 年底美国肝病学会编写的肝移植患者评估指南仍将 CTP>7 分和 MELD>10 分同列为可以考虑肝移植的条件。

因为供体短缺的问题,绝大多数终末期肝病患者从最后的评估和诊断性检查到肝移植手术可能会有很长的等待时间,因此所有病例都应视为急诊手术(活体肝移植除外)。应重点对最近的一次检查所发现的病理生理学改变进行详细的体格检查,所有的检查包括心脏超声、肺功能、肾功能等都应在肝移植术前准备期完成。

四、监测和麻醉处理

(一)药物的代谢

肝脏疾病患者对药物的反应和健康人是不同的,故必须对药物的作用进行监测。一般采用滴定法检测药效。低蛋白血症导致与蛋白结合的药物减少,血浆游离的药物增多而使药物作用增强。血浆药物代谢和清除率的变化随肝脏血流的变化和肝细胞色素 P_{450} 系统的活性改变而变化。但肝内靠结合方式进行生物转化的代谢途径受影响较小,有些药物,如吗啡、丙泊酚等,正常剂量也可以被患者很好地耐受。如果患者合并肾功能衰竭,肾脏清除和排泄药物的能力将受到影响,更加会延长药物的作用时间。有时,因为水钠潴留,药物的分布容积增加,为了达到药效,往往首次剂量较大。药物选择还要考虑肝病的类型,因为不同的肝病导致不同类型的肝脏功能障碍。总之,对这类患者的用药须仔细观察和监测,为达到满意的临床效果,应对剂量进行滴定。

(二) 术前用药

术前应充分考虑麻醉相关的因素和麻醉的选择。术前用药应注意以下方面:对饱胃患者应用雷尼替丁、胃复安或质子泵拮抗剂;术前有脑病并发症者应禁用苯二氮䓬类药物;凝血障碍的患者应禁止肌肉内注射等。

(三) 术中监测

除常规监测如心电图(Ⅱ导联和 V_5 导联)、血压、脉搏血氧饱和度、体温、呼吸功能、尿量、麻醉深度、肌松监测以外,还应监测有创动脉压、中心静脉压和肺动脉压。有条件者也可进行连续心排血量监测和经食管超声心动图。必须注意到终末期肝病患者常有食管静脉曲张,应防止放置探头导致的食管静脉破裂出血的危险。手术麻醉过程中对患者进行快速的实验室检查非常重要,能够及时准确地指导麻醉医师进行精确调控患者的生理功能。重点检查患者的凝血功能、血红蛋白、血电解质(血钙、血钾)、血糖、酸碱平衡、血浆渗透压、动脉血气分析和肾功能等。Sonoclot 和血栓弹性描记图(TEG)也可用来评价凝血过程,能对肝移植术中凝血和纤溶状况及时监测,对帮助或指导肝移植期间的成分输血和止血疗法起着重要的作用(图 65-1)。颅内压监测对有脑水肿的患者是有益的,但也增加了颅内出血的风险。可通过经颅骨超声多普勒测定脑血流,或脑室置管测 ICP;通过颈静脉球部和脑动脉血氧饱和度了解术中脑代谢以及术后脑代谢,监测颅内氧分压了解脑功能情况。

(四) 麻醉方法

1. 静吸复合全身麻醉

(1) 麻醉诱导用药:由于患者术前禁食时间较短,并常伴有胃排空减慢,反流误吸危险较高,因此要当作饱胃处理。麻醉诱导一般使用苏芬太尼或芬太尼,复合丙泊酚或依托咪酯加琥珀酰胆碱行快速诱导气管插管。患者的外周血管阻力低且容量相对不足,麻醉诱导时可能出现长时间严重的低血压,因此麻醉诱导时应缓慢注药,积极适当补液,常常需要使用小剂量的血管收缩药物(如去氧肾上腺素)来维持血压。

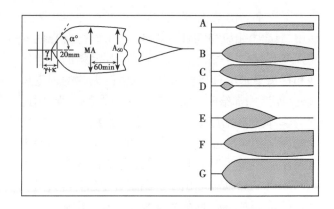

图 65-1 血栓弹力图各参数的意义及分析

①γ(反应时间):开始凝血的时间,正常约为 6～8 分钟。表示促凝血酶原激酶形成率。如延长,常表示凝血因子缺乏,需输新鲜冰冻血浆(FFP)

②γ+κ(凝血时间):从 TEG 记录开始到振幅达 20mm 时的时间,表示血凝块形成的速度。α角常用来表示凝血形成速率,正常时大于 50°。如 α 角异常,则表示血小板功能、纤维蛋白原以及内源性凝血途径异常,输冷沉淀(凝血因子Ⅷ)可纠正

③MA(最大振幅):是评价血小板功能最好的指标,正常为 50～70mm

A:术前凝血功能异常。γ延长、MA 和 α 角变小

B:在无肝前期,输入 FFP 和血小板后,凝血功能改善

C:在无肝期,MA 进行性减小,可能是纤溶作用增加

D:在无肝前期和无肝期,典型的纤维蛋白溶解征象

E:移植肝再灌注时的纤维蛋白溶解作用

F:用 Amicar 处理后,纤溶状况明显改善。MA、α 角和 r 得到恢复

G:凝血功能恢复正常,表示新肝功能良好

(2) 麻醉维持用药:吸入挥发性麻醉药和空氧混合气体同时联合使用阿片类药物的平衡麻醉方法,可以保持术中血流动力学的稳定。联合使用阿片类药和苯二氮䓬类药,以及使用丙泊酚全凭静脉麻醉的方法,都可作为肝移植麻醉维持的方式。除氟烷以外,其他吸入性麻醉药都可安全使用,而异氟烷最为常用,地氟烷虽可用但价格稍高。七氟烷因在肝脏代谢增加肝脏负担,很少使用。应避免使用 N_2O,因其易于产生肠腔胀气,无肝期前可能增加肠腔淤血和循环不良。一些研究表明,苏芬太尼存在某种程度的肝外代谢,芬太尼、苏芬太尼、阿芬太尼和瑞芬太尼都可以用于肝移植手术的麻醉。

(3) 肌肉松弛药:一般来说肝移植麻醉时肌松药选用阿曲库铵和顺式阿曲库铵比选择维库溴铵更合适,因为阿曲库铵和顺式阿曲库铵主要经过 Hoffman 裂解,无需经过肝脏代谢和肾脏清除,而肝移植患者维库溴铵的 PK/PD 发生了很大变化。而术中使用维库溴铵则可通过肌松恢复情况来判断移

植肝的功能状况。如果手术过程中有肌松监测,所有的非去极化肌松药如罗库溴铵、哌库溴铵等都可以放心使用。

2. 静吸复合麻醉辅以硬膜外阻滞　静吸复合麻醉是西方广泛采用的麻醉方法,国内有主张使用静吸复合麻醉加硬膜外麻醉。如术前无明显凝血功能障碍的患者,可于胸 7 ~ 8 间隙行硬膜外穿刺置管,行硬膜外阻滞再复合静吸麻醉。该方法的优点在于减少全身麻醉药用量,使麻醉更趋稳定安全,还可提供术后镇痛。但肝移植患者围手术期可能发生严重凝血功能障碍而发生硬膜外血肿,应严格选择适应证。

(五)术中管理

肝移植手术一般分为三个阶段:无肝前期、无肝期和新肝期。无肝前期指手术开始至下腔静脉阻断。无肝期始于下腔静脉阻断止于肝门静脉血流开放。新肝期也称再灌注期,从肝脏的血液循环重新建立到手术结束。每一阶段的病理生理特点不同,麻醉医师都应根据具体情况调整各器官功能,预防并发症。

1. 无肝前期　此期内手术医师主要是游离肝脏,麻醉医师主要处理因失血引起的心排血量减少、血压下降以及快速输血引起的高钾、低钙等并发症。造成该期失血增加的原因有上腹部手术史、严重门脉高压、曲张静脉破裂、再次移植等。手术搬动肝脏时,由于暂时阻断静脉回流,可致低血压,同样开腹后大量腹水被过快吸出也会导致低血压。因此在此期,充分补液至关重要,一般选用胶体液。对于可能伴有腔静脉或肝静脉血栓的患者,在无肝前期游离肝脏时可能会导致栓子脱落,出现肺动脉栓塞、严重的肺动脉高压和右心衰竭,应密切观察,及时发现并妥善处理。对患者的管理重点应放在凝血功能状况的评价上,运用血栓弹性描记仪监测凝血功能,并采集血液标本送实验室进行检测。除非有过多的失血,否则不应过度纠正凝血障碍。一些抑制纤溶的药物如氨甲环酸、氨基乙酸等可减少出血量。DDAVP 是一种结构类似于加压素的合成药物,可以促使Ⅷ和 von Willebrand 因子的释放,起到加强凝血的功能。手术早期开始利尿治疗既有利于术中液体管理,对无肝期相对缺血的肾脏也有一定的保护作用。可选用多巴胺、甘露醇和呋塞米,目前尚难确定哪一种药物对肝移植中对肾功能保护最好。

2. 无肝期　手术可以采取标准术式或背驼式肝移植。采用标准术式时,要完全阻断肝动脉、门静脉、肝下下腔静脉和肝上下腔静脉。而背驼式肝移植保留受体的肝后下腔静脉,在无肝期部分或全部阻断下腔静脉。由于下腔静脉被阻断,血流动力学发生剧烈变化引起回心血量减少,心排血量减少,内脏和下腔静脉压力增加,肾灌注压降低,严重的酸中毒,体循环动脉压降低伴心率增快。背驼式肝移植因仅部分阻断下腔静脉,可减少血流动力学的剧烈波动。为减轻无肝期血流动力学的剧烈波动,在进入无肝期前应该给予一定量的液体负荷,但要防止输血输液过多导致开放大血管后回心血量剧增而出现的心力衰竭和肺水肿。充血水肿的肝脏和肠道在再灌注期对外科手术操作来说非常棘手。必要时应用小剂量的血管收缩药如去氧肾上腺素来维持血压稳定。如果无肝期需要大量输血,应预防枸橼酸和血中钙离子结合而导致的严重的低钙血症。无肝期时因无肝脏的产热、冰冷供肝的置入、大量输血输液以及长时间大面积的腹腔暴露都可使中心温度下降 2 ~ 3℃。低温可导致患者心律失常、凝血功能障碍、肾功能不全以及心肌收缩力降低。应采取积极的保温措施如电热毯、空气加温系统、输血输液加温系统等来维持患者的体温。无肝期应该经常进行实验室检测,特别是在准备移植肝血管开放前应对血电解质、酸碱平衡、容量状况及凝血功能重新进行检测、评估和及时处理。

很多肝脏移植中心在无肝期可能会采用静脉-静脉转流技术(venous-venous bypass, VVBP),把股静脉和门静脉的血引流到腋静脉、锁骨下静脉或颈静脉,然后回流到上腔静脉。VVBP 应用的优点在于,它能够增加血流动力学稳定、改善无肝期各器官特别是肾脏的灌注压、改善腹腔脏器的静脉回流、减少输血输液降低代谢障碍和减少肺水肿的发生;它的缺点是可使体温进一步降低并增加空气栓塞及血栓形成的危险。虽然绝大多数医学中心并没有常规采用 VVBP,但对于某些合并有严重的心脏疾病、血流动力学明显不平稳的患者建议使用 VVBP。

3. 新肝期　新肝期最危险的时刻是移植肝血管开放后即刻,在瞬间或几分钟内常发生剧烈的血流动力波动,可能会出现严重的低血压、高钾血症、严重的酸中毒、体温过低和凝血功能障碍,有时甚至出现心搏骤停。再灌注综合征是指肝门静脉再灌注5min 内体循环血压下降30%,肺动脉压力升高并持续 1 分钟以上,其特征为平均动脉压、全身血管阻力及心肌收缩力降低,而肺血管阻力和肺毛细血管充盈压却升高。严重的低血压通常在 5 ~ 10 分钟内就可缓解,但有时持续时间较长,需要使用正性肌力药物和加快输液。再灌注综合征的原因很多,主要的因素包括移植肝和体内释放的各种因子如内源性血管活性肽等、高钾血症、低温(主要是心室内壁低温)、酸血症、高渗状态、低钙血症、血管内和左室容量的急剧增加等。

预防再灌注综合征方法有:①在进入新肝期前纠正低钙血症,提高碱剩余值(BE);②适当增加血容量和提高平均动脉血压;③纠正和预防低体温;④通过肝下腔静脉放出一定量供肝和门静脉内的血液;⑤调整通气参数,维持 $PaCO_2$ 在正常水平;⑥尽量减少无肝期时间。

在移植肝血管开放前,外科医师为减轻再灌注综合征经常会用稀释白蛋白液冲洗供肝,有时还会经肝下下腔静脉放血冲洗以期减轻淤滞在体内的毒性物质。放血冲洗可能导致低血压,因此应积极补充丢失的血液。再灌注综合征的治疗可用血管收缩药(如去氧肾上腺素)和肾上腺素能受体激动剂(如肾上腺素),逐渐增加剂量可以维持平均动脉压在一定的水平及增强心肌收缩力。随着移植肝的再灌注和血流动力学的稳定,肝脏呈现粉红色表示灌注良好。

再灌注期可能出现凝血功能紊乱而导致出血或广泛渗血,主要原因是供肝内残余的肝素释放、凝血因子的稀释和消耗、血小板聚集、内源性肝素样物质生成等。可借助血栓弹性描记仪或 Sonoclot 来评估凝血功能状态并指导治疗。对于活体肝移植、劈裂式肝移植或辅助性半肝移植,因供肝创面较大可导致创面出血比较严重,应仔细止血。可以输注新鲜冰冻血浆、血小板、冷沉淀、凝血酶原复合物、纤维蛋白原等来纠正凝血障碍,以使手术能够得到良好的止血。如果检测出纤维溶解亢进,可以用氨甲环酸、氨基己酸等抗纤溶药物拮抗;如怀疑残余肝素作用可用鱼精蛋白拮抗。

新肝期因供肝内糖原分解释放葡萄糖以及手术的应激反应、术中应用糖皮质激素、大量输血等原因,可能出现一过性的血糖升高。轻度的一过性的血糖升高通常不需要处理,但是如果血糖水平超过12mmol/L就应积极处理,可皮下或静脉应用胰岛素,尤其是有中枢神经系统并发症的患者。

(六)输血、输液

液体管理也许是肝移植麻醉中最具有挑战性的部分,终末期肝病的患者在术前可能已经存在严重的内环境紊乱和容量异常状态,部分患者可能合并

有肾功能不全、肝肾综合征、脑水肿等问题,这些都是麻醉医师面临的棘手问题。术中液体管理的目的在于尽量维持基本正常的血容量和凝血功能、水电解质及酸碱平衡、内环境稳定、红细胞正常的携氧能力。

围手术期液体管理应根据患者的具体情况、临床需要、监测指标和实验室检查结果来指导输血、输液。随着手术技术的提高,术中失血量明显减少,对快速输血系统的依赖程度也显著降低。但应开放至少两条大口径的静脉通路,采用简单的输液加压装置和输液管道的加温设备以构成简易的快速输血系统是必要的。患者如需要大量快速输血,可用快速输血装置(如 Haemonetics 公司的快速输血系统)。

晚期肝病患者内脏和体循环血管扩张,有效动脉血容量下降,术中补液以胶体为主,如5%的白蛋白或人造血浆代用品,胶体液应按照血容量的需要补充,严格以 CVP 和 PAWP 的变化指导输液。输入的液体最好不含乳酸,因为患者肝功能严重不良,对乳酸的降解能力降低有可能形成乳酸性酸中毒。使用渗透性利尿剂和袢利尿剂可使患者有足够的尿量,运用多巴胺也有利于尿的形成。对无尿的患者,可持续运用静脉血液透析去除多余的容量,但对输血输液应更加严格地控制。

肝功能衰竭的患者对枸橼酸的代谢能力受损,因此应严密监测血浆钙离子的水平。肝移植术中输入大量含有枸橼酸的血液制品会导致枸橼酸中毒,出现严重的低钙血症,引起心肌抑制、低血压以及凝血功能障碍。如发现有低钙血症,可静注氯化钙10mg/kg 或葡萄糖酸钙予以纠正。

应根据实验室检测的指标如血红蛋白、血细胞比容、PT/INR、血小板计数、纤维蛋白原等结果,结合 TEG 或 Sonoclot 对凝血功能的监测结果来选择成分输血。术中血红蛋白应维持在 90~100g/L 以上,但在无肝期尽可能不输库血,必要时可先将库血中的红细胞经红细胞回收机洗涤浓缩后再输入,以减缓酸中毒、高血钾和低血钙的发生。大量输血,包括输血浆能导致输血相关性急性肺损伤(Transfusion-related acute lung injury,TRALI),加之促使肺动脉压增加可导致术后早期发生肺水肿。术中自体血回收可明显减少肝移植患者对库血的需要量,也提高了处理急性大出血的效率,但对恶性肿瘤患者此技术禁用。

(七)控制性低中心静脉压

在肝移植中为达到减少手术出血和输血的目的,

控制性低中心静脉压（controlled low central venous pressure，CLCVP）正在被很多麻醉医师所采用。CLCVP技术是指手术中通过麻醉及其他手段将中心静脉压控制在正常水平以下，通常是在3~5cmH₂O水平，同时维持动脉收缩压大于或等于90mmHg及心率稳定，从而使手术中出血量明显减少的技术。目前CLCVP技术多辅助用于肝叶切除术，以减少术中出血和输血，改善术后结局。终末期肝病的患者常合并有不同程度的门脉高压和CVP升高，部分患者术前CVP可能高达20cmH₂O以上。通过控制性地降低CVP可以增加肝静脉回流、减轻肝脏淤血，在无肝前期可减少游离肝脏时的出血量，在新肝期可以避免移植肝因肝瘀血导致的肝肿胀。

为达到CLCVP的目的，一方面要限制液体的输入和使用利尿剂，另一方面可应用如硝酸甘油等扩张血管的药物，还可通过加深麻醉如增大异氟烷的吸入浓度来达到扩张血管的目的。降低CVP时难免会出现低血压，为维持正常血压，可以应用血管活性药物增加CO或SVR。应用CLCVP时应注意可能出现的并发症，包括肾功能损害、静脉空气栓塞等。

五、肝移植患者的术后监测及管理

肝移植手术结束后，应将患者送入加强医疗病房（ICU）。在ICU对患者的生命体征进行严密观察，包括心电图、直接动脉压、中心静脉压、血气及水电解质平衡状况、尿量、体温、腹腔引流量及颜色等的改变。

1. 呼吸系统的支持 严密消毒隔离，如果没有明显的呼吸功能障碍和气道阻塞现象，移植的新肝功能良好，血流动力学稳定，血气监测提示呼吸功能良好，一般24h内可拔除气管导管。如果术前患者有明显的全身衰竭，气管插管时间可以适当延长。应加强雾化吸入及胸部理疗，以防发生肺不张及肺炎。国外的一些移植中心报道在手术室术后即刻拔除气管导管，术后并发症很少。

2. 镇痛 与其他腹部大手术相比，肝移植患者术后对镇痛药的需求明显减少。可经静脉应用阿片制剂或曲马多行PCA，如已放置硬膜外导管，可经硬膜外导管注入局部麻醉药行PCEA，但应注意可能出现的硬膜外血肿及感染的风险。

3. 肾功能的维护 肝移植术前可能有包括肝肾综合征在内的肾功能不全，术后肾功能不全发病率也较高。对肾功能的影响因素包括：与终末期肝病有关的肾功能不全、复杂的肝移植手术、术后肝功能状态差、抗排斥和抗感染使用的肾毒性药物以及感染等并发症。其中术中主要因素是血液动力学的重大改变导致的肾脏低灌注损伤或肾脏淤血。要注意尿量的观察，尿量保持在1~2ml/（kg·h）以上。如尿量低于此水平，应注意血容量是否正常，血容量不足时应予以纠正。在血容量正常时发生少尿，可应用肾脏剂量多巴胺，3~10μg/（kg·min），以提高肾血流的灌注，也可以给予呋塞米。新肝功能不全可持续滴注前列腺素E₁以改善肝功能，同时也可使肾血管扩张。血管加压素类似药物特利加压素（terlipressin）或鸟氨酸加压素（omipressin）可激活动脉壁平滑肌细胞V₁受体，使内源性血管收缩系统活性接近正常，同时增加肾血流量、GFR、尿量以及尿钠，使肾功能得到改善。

4. 抗感染治疗 肝移植手术创伤大，患者术前一般情况均较差，手术后感染是影响肝移植患者存活的主要因素。特别是患者接受大剂量强效的免疫抑制剂控制排斥反应的条件下，更是易发感染的特有因素。早期及时预防感染，发生感染及时有效治疗，严格做到消毒隔离及各种无菌操作，定时将痰液及引流液进行培养并做药敏试验，针对性使用抗生素。

5. 加强代谢支持 终末期肝患者常伴有营养不良和肌肉消耗。肝移植手术患者机体处于高代谢状态，每天消耗机体蛋白约100g，手术结束72小时后可开始静脉内营养（TPN），可根据情况给予流质饮食，并逐渐恢复正常饮食。

6. 免疫抑制治疗 与其他移植相同，肝移植术前及术后近期使用抗CD25单克隆抗体，术中及术后近期大剂量糖皮质激素冲击，常规使用CsA（FK506）+MMF（或Sirolimus，Aza）+糖皮质激素三联联合用药。

第4节 心脏移植术的麻醉

对于多种病因导致的终末期心脏病和各种内、外科治疗方法均无效的心力衰竭，心脏移植是唯一有效的治疗方法。人类原位心脏移植是以异种移植开始的。1964年美国Hardy首次将猩猩的心脏移植人人的胸腔但只搏动了 1h。1967 年是临床心脏移植的开端，南非的 Barnard 成功地进行了首例人类心脏移植而永载史册。我国的心脏移植始于 1978 年，也是亚洲最早开展心脏移植的国家。虽然目前心脏移植的规模远落后于肝移植和肾移植，但在过去的十年已经取得巨大突破。近 20 年来，因外科手术和麻醉技术的改进，免疫抑制剂的更新，心脏移植患者的存活率和生活质量不断提高。现在国际上心脏移植手术成功率达到 90% 以上，1 年存活率达到 80% 以上，5 年存活率约为 70%，十年存活率约为 45%，而十五年存活率约为 23%。心脏移植后患者的生活质量是衡量心脏移植的有效性和有益性的重要指标。研究表明，80% 的患者具有全身体力活动能力，50% ~75% 的存活者再就业。心脏移植已成为挽救终末期心脏患者生命的唯一有效方法。心脏移植分为原位心脏移植和异位心脏移植，目前多采用原位心脏移植。

一、适应证和禁忌证

虽然心脏移植是治疗多种病因导致的终末期心脏病和各种内、外科治疗方法均无效的心力衰竭的唯一有效的治疗方法，但是并非所有这些患者都能有机会接受心脏移植手术，心脏移植有相对和绝对的禁忌证。

（一）适应证

经正规而系统的内、外科治疗无效，预计心功能难以维持其存活 1 年，其他脏器无严重损伤的患者都是心脏移植的适应证。包括 60 岁以内的，各种原因导致的终末期心力衰竭，或者顽固性心律失常严重影响生存质量，不适合手术矫正的复杂先天性心脏畸形。过去年龄曾是相对禁忌，但 60 岁以上其机体各种器官功能良好，无明显的全身动脉硬化征象仍可作为心脏移植的候选人。目前心肌病，包括扩张型心肌病、限制性心肌病仍为心脏移植主要的受者，其次为各种治疗无效的冠心病患者。第三位为复杂先天性心脏病及失去手术矫正治疗时机的先天性心脏病，还有少部分瓣膜心脏病、心肌内膜纤维变性、难以切除的心脏肿瘤等。

（二）禁忌证

心脏移植是特殊的手术，其禁忌证不仅和受者本身病情有关，还和供心匹配及国情、法律有关。

绝对禁忌证包括急性严重感染性疾病；不能治疗的恶性肿瘤；人类免疫缺陷病毒（HIV）阳性；肺动脉压增高（肺动脉收缩压>70mmHg，平均压>60mmHg，肺血管阻力>6 ~ 8U/m²）；活动性消化道溃疡；严重结缔组织病；严重的糖尿病；近期脑梗死或脑出血；多器官衰竭；出血性疾病；不能配合治疗和耐受手术；服用毒品或酗酒；有精神障碍；人类淋巴细胞毒性抗体阳性者。

相对禁忌证包括超高龄或 1 个月以内的新生儿；心肌炎急性发作期；近期肺梗死者。

二、供体选择及供体心脏的 摘取和处理

（一）供体选择的标准

心脏移植的配型要求 ABO 血型匹配，这也是唯一的实验室依据。心脏移植无活体移植的可能性，移植心均来源于脑死亡供者，同时对供受者胸腔体积匹配有一定要求。因为心肌对缺血缺氧十分敏感，供心缺血缺氧安全时限仅为肝、肾的一半，所以如果供心因运输问题超过安全时限（一般约为 4 ~5 小时）必须放弃心脏移植手术以避免术后低心排量等致命性并发症。心脏移植供者的年龄是重要因素，一般不超过 40 岁，我国目前仍以青年供心为原则，而国外因供心紧缺，有些移植中心将供心年龄放宽到 50 岁。供、受者体重相差应不超过 20%，对于扩张型心肌病的患者供体体重可以比受体体重大50%，婴幼儿甚至可以超过 200%。对肺血管阻力高的受体可选择大的供心，以防止术后发生急性右心衰竭。对心脏移植供者应行常规全身检查和心肺检查，以保证供心质量，同时要求供心无心脏病史、心功能正常、无心跳骤停、未做过心内注射。

（二）供体心脏的摘取和处理

心脏是最不耐受缺血的器官，因此供心的摘取要求迅速，供心保护的首要关键是以最快速度使供心停止搏动和降低温度。摘取供心时，应避免损伤窦房结及其传导系统，并防止供心污染。供心的保护措施应针对心肌结构的保护、能量状态的保护和能量资源的保护。供心取出后应立即放入含 4℃生理盐水或停搏液的双层无菌塑料袋内，然后放在装有冰块的箱内冷藏运送，供心保存的方法有单纯低温浸泡法和持续灌注法，约可安全保存 4 ~6小时。

三、受体麻醉及术中管理

心脏移植的成功率在很大程度上有赖于现代麻醉技术及心肺转流方法的进步，围手术期的麻醉管理将直接影响移植成败。近年来受体年龄限制不断放宽，老年患者常合并其他疾患，很多患者既往接受过心脏手术，特别是重者优先的供体分配原则也使患者的病情越来越重，这些都增加了术中风险，使麻醉管理更加复杂。

（一）患者的术前准备

1. 心脏移植受者术前检查包括常规血液学检查和生化检查、胸片、超声心动图、心电图、左右心导管检查、血型鉴定、组织分型、常规口腔、肛周检查等。如果患者在接受心脏移植时已是心力衰竭晚期，则应加强监护，常规使用强心、利尿、扩血管治疗，酌情使用升压药。极其危重者术前应考虑主动脉球囊反搏（IABP），甚至左心辅助装置。

2. 因为免疫抑制剂环孢素 A 一般在移植前口服，所以应当对受者做饱胃处理，预防可能出现的误吸，合并肾功能不全者可酌情减量。心脏移植手术属于急诊手术，因此应在最短时间内对受体进行充分的评估，麻醉小组应与外科小组保持密切联系，供体心脏一旦确定可供移植，即可开始受体的麻醉诱导。

3. 一般在麻醉前可不用镇静药，以避免对极差的心功能产生抑制作用。但对于精神紧张、焦虑者麻醉前可适当使用小剂量的咪达唑仑、肌注吗啡或东莨菪碱。

（二）术中监测

常规监测包括心电图、脉搏血氧饱和度、呼吸功能、有创动脉血压、中心静脉压、温度、尿量监测等。有条件的也可进行连续心排血量（CCO）、混合静脉血氧饱和度和经食管超声心动图监测（TEE）。肺动脉导管可在麻醉诱导前或诱导后置入，在静脉插管前将肺动脉导管退至上腔静脉，置入无菌的塑料套内，在 CPB 结束后再放回原处。应注意严格无菌操作原则，避免感染。还应注意在置入肺动脉导管时可能出现心律失常，引起血流动力学的剧烈波动。对于心排血量极差或心腔显著增大的患者，肺动脉导管可能置入比较困难，此时可将导管退到上腔静脉，在 CPB 停止后再次置入，有时也可在手术医师手法协助下顺利置入肺动脉。经食管超声心动图无创、操作简便，可提供一些其他监测手段不能提供的

信息，可以发现供心有无结构上的异常，还可对体外循环前后的心脏功能进行评估。

（三）麻醉诱导

供体心脏一旦确定可供移植后，即可开始受体的麻醉诱导。诱导前应建立大口径的静脉通路以便输血输液。为避免误吸可采用静脉快诱导插管，气管插管时应严格遵循无菌操作。麻醉诱导应选用对心血管影响小的药物如苏芬太尼、依托咪酯、维库溴铵等，尽量维持血流动力学的稳定。需要注意，心脏移植的受体大多病情危重、耐受性很差，并且血液循环缓慢，药物起效时间往往延迟，因此应注意根据监护参数缓慢注射诱导药物。麻醉诱导时应准备好血管活性药物如去氧肾上腺素、阿托品、异丙肾上腺素、β 受体阻滞剂等，避免出现后负荷增加、回心血量减少、心肌收缩力下降、心率过高或过低，还应避免缺氧、高碳酸血症和酸中毒。

（四）麻醉维持

麻醉维持可选择静吸复合麻醉或全凭静脉麻醉，以麻醉性镇痛药如苏芬太尼、芬太尼加肌松药为主。吸入麻醉药异氟烷、七氟烷、地氟烷可降低外周血管阻力，有助于维持心排血量，还有一定程度的心脏保护作用。而氧化亚氮对终末期的心脏有明显的抑制作用，还可能升高肺动脉压加重右心衰竭，故一般不用于心脏移植手术的麻醉。

（五）手术要点和术中管理

1. 心脏移植的体外循环基本方法与心脏直视手术类似，区别是主动脉插管应尽量靠近无名动脉起始处，上下腔静脉插管尽量靠近静脉开口处的右房外侧壁或直接腔静脉插管，注意不要损伤窦房结。

2. 为尽可能缩短供心的缺血时间，供心送至手术间时，受体应已开始并行循环并降温至 32℃ 左右，最后确定供心可采用后，即刻降温至 28℃ 左右，行完全体外循环。对于既往有心脏手术病史的患者，术中游离心脏时间会明显延长，还有发生大出血的可能。采用低压低流量转流技术，流量维持在 40ml/（kg·min），保持 MAP 30~60mmHg（4~8kPa）。术中可使用一些抑制纤溶的药物如氨基己酸、氨甲环酸等来减少出血量。开放升主动脉阻滞钳之前，静注甲泼尼龙 500mg 以预防超急性排斥反应。

3. 移植后的心脏是去神经支配的，心率对血流动力学变化的反应消失，通过交感/迷走神经间接作用于心脏的药物也失去作用。对于 CPB 后心率减慢的治疗包括安装心脏起搏导线临时心脏起搏、静

脉持续输注直接作用于心脏的药物如异丙肾上腺素或肾上腺素。调整并维持心率在 90 ~ 110 次/min。当供心恢复理想的心跳、直肠温度恢复到 36℃ 以上以及心电图正常后可停止体外循环。

4. 心脏移植早期可能发生心脏功能障碍,表现为体外循环不能停机、心排血量减低或需要使用大剂量的血管活性药物支持,这与供心缺血时间过长以及再灌注损伤有关。停机及其后几小时内,可能发生急性右心功能不全、肺动脉高压,治疗原则应维持动脉血压保证右心的血流灌注,提高右心收缩力和降低肺动脉阻力。如果心脏移植后出现严重的右心室衰竭,且保守治疗无效,可以考虑使用心室辅助装置。左心功能不全并不多见,一旦出现可导致顽固性的低血压,治疗一般选用正性肌力药物如多巴酚丁胺、多巴胺和肾上腺素。

5. 有些患者术前就有一定程度的肺动脉高压,移植后心排血量骤然增加、肺血管痉挛、肺血管栓塞以及缺氧和高碳酸血症都可进一步增高肺动脉压力。治疗包括保持充分的氧合和良好的通气,使用一些非选择性的血管扩张药(如硝酸甘油、前列腺素 E_1 和前列环素等)以及磷酸二酯酶抑制剂(氨力农、米力农),但应注意对体循环血压的影响。选择性的肺血管扩张剂在治疗心脏移植后肺动脉高压有其特殊疗效,吸入一氧化氮和伊洛前列素可在肺血管床被迅速代谢,对体循环影响较小。

6. 心脏移植术后心律失常比较常见,包括室上性和室性心律失常,一般常规抗心律失常药物有效。

7. CPB 后可能出现肾功能损害,患者可出现少尿、肌酐升高,特别是那些术前已经有肾功能不全的患者,或者术前有慢性低心排、使用环孢素以及术前应用造影剂的患者。治疗主要是维持足够的前负荷和心排血量,可使用大剂量的利尿剂。

8. 心脏移植手术麻醉期间应尽量保持血电解质如钾、镁、钙等在正常范围,可通过反复的实验室生化检查来指导治疗。低血钾比较常见,特别是那些术前长期服用利尿剂的患者;另外,CPB 后尿量过多也可引起低血钾。低钾血症者易发生心律失常,如心室期前收缩、室性心动过速等。可通过静脉补钾使血清钾维持在 3.5 ~ 5.0mmol/L。低镁血症也可出现心律失常,特别是在血钾正常时出现的心律失常应考虑低镁血症(血清镁<0.08mmol/L),可通过输注硫酸镁来纠正。在大量输入含枸橼酸的库血可出现低钙血症,应积极补充氯化钙或葡萄糖酸钙。

四、术 后 处 理

(一)术后受者应送入无菌、隔离的监护室,有条件的可准备层流病房。转送过程中必须继续监测心电图和血压,并持续静滴正性肌力药。

(二)早期应用呼吸机辅助呼吸,患者清醒后,尽早拔除气管插管。机械通气一般在 12 ~ 24 小时之间,常规加用 PEEP($5cmH_2O$),避免长时间高浓度的氧气吸入,一般吸入氧浓度在 50% ~ 60% 之间。注意加强气道的管理和护理,避免肺部感染等并发症。

(三)常规监测心电图、动脉血压、中心静脉压,有条件的持续监测 PCWP 及 CCO,病情稳定后尽早拔除有创监测导管。

(四)因供心经过一段时间缺血后功能受损严重,术后可能出现低心排综合征,心脏移植患者术后应常规持续应用血管活性药物特别是正性肌力药物如多巴酚丁胺、多巴胺和肾上腺素,以增加心排血量,改善循环。对于药物治疗效果不佳的低心排,可考虑应用主动脉球囊反搏。所有输注的药物都应标签清晰,用微量泵注入并保持管道通畅,严禁在输药管道上注射其他药物,避免循环的剧烈波动。

(五)术后常见的并发症有:①感染:是心脏移植术后最常见的并发症,在引起感染的病原体中,细菌占 40%,病毒占 44%(其中巨细胞病毒占 18%),真菌和原虫各占 9% 和 7%。②出血:心脏移植术后出血比较多见,与吻合口漏血、长时间 CPB、鱼精蛋白中和不够或肝素反跳等有关,应注意胸腔、纵隔引流量,改善凝血功能,必要时紧急开胸止血。③排斥反应:包括超急性、急性和慢性排斥反应,最可靠的诊断方法是心内膜活检术。④移植心脏冠状动脉粥样硬化性心脏病(GCAD):其病因尚不完全清楚,一般认为与排斥反应和免疫抑制有关。⑤恶性肿瘤及其他免疫抑制相关性疾病,如痛风、骨质疏松病等。其中,感染和排斥反应是主要的早期致死因素,应积极防治,常用措施如下:

1. 常规早期、持续应用抗生素、抗病毒及抗真菌药物治疗,并定期进行咽拭子、痰、血、尿和大便细菌培养和药敏试验,根据结果调整用药。

2. 常规给予 CsA、Aza、MP 组成的免疫抑制"三联疗法",也可应用 FK506、OKT$_3$、ALG 等药物。

3. 术后常规经右颈内静脉穿刺行心内膜活检,术后 2 个月内每 5 ~ 7 天 1 次,2 个月后改为 2 周 1

次,半年后改为 1 个月 1 次。一旦急性排斥反应确诊,应给予甲泼尼龙 500mg/d 冲击治疗 3 天。

4. 术后应禁吃高脂食物,坚持降脂和抗血栓药物治疗。

五、异位心脏移植

异位心脏移植术是保留患者自身有病变的心脏,而将供心与之并列缝接,供心成为患者的子心脏。1975 年 Barnard 首次进行了异位心脏移植,将供心并列移植于受体心脏一侧,术后 2 个心脏相互支持,共同维持患者的全身循环,属于辅助性移植,可分为左心并列和全心并列移植。由于异位心脏移植术手术较复杂,术后并发症较多,且不易术后活检,只有在个别特殊情况下才考虑施行此种手术。目前仅在少数移植中心开展,只占心脏移植的 1% 左右。长期临床实践研究表明并列异位心脏移植比原位心脏移植并无明显优势。

与原位心脏移植相比,异位心脏移植有以下优点:①受体心脏能在术后早期供心发生心功能不全或排斥反应时辅助供心维持循环;②适用于肺动脉高压患者;③可不用体外循环。其缺点在于以下几点:手术操作复杂;供心占据了右侧胸腔和纵隔的部分空间;受体本身的心腔内易形成血栓,需长期抗凝治疗;自身心脏的萎缩成为一个潜在的累赘;不能用心内膜活检方法观察供心的排斥反应。异位心脏移植的供心切取和受体术后处理与原位心脏移植相似。

六、心脏移植患者再手术的麻醉

随着心脏移植手术的广泛开展和远期存活率的显著提高,越来越多的心脏移植患者可能会接受一些与心脏移植无关的手术,也有因心脏移植的并发症而需要手术治疗。由于移植心脏具有无神经支配等特点,此类患者的麻醉处理应格外小心。

(一)移植心脏的特点

1. 移植心脏无神经支配,但 Frank-Starling 张力反射机制基本不受影响。

2. 静息状态下的心率为 90～120bpm,心排血量基本正常;而在运动或者应激状态下,去神经支配的心脏不能通过神经反射起作用,而是随着血液循环中儿茶酚胺的增加,慢慢地增强心肌收缩力,并刺激心率增加来满足心排血量增加的需要。运动后心肌收缩力的下降和心率的恢复也是缓慢的。

3. 因为移植心脏失神经支配,所以直接作用于受体的肾上腺素能药物如肾上腺素、异丙肾上腺素等一般可产生正常效应,而通过间接作用产生效应的药物如阿托品、多巴胺、间羟胺等其效应下降或无效,抗迷走神经的药物对窦房结的兴奋性和房室传导不产生作用。

4. 由于失去压力感受器反射,移植心脏对低血容量缺乏应激反应能力,在早期就容易出现明显的低血压。随着内源性儿茶酚胺的释放,再出现反应性高血压。

5. 移植心脏容易发生各种类型的心律失常,尤其是室性心律失常,在应激或运动的情况下发生率增加。心律失常的发生与移植心脏失迷走神经支配、对血液中儿茶酚胺高敏性、继发心肌缺血以及移植心脏排斥反应等相关。常规的抗心律失常药物一般都可缓解。异位心脏移植后可出现两种不同的 QRS 波群,并出现收缩压和舒张压的变化。

6. 移植的心脏容易发生缺血性心脏病,特别是移植术后 3 年发生率显著升高。移植心脏冠脉狭窄呈多发性、弥漫性,并且病情进展迅速,常与排斥反应、病毒感染等因素有关。由于移植的心脏失神经支配,所以常起病隐匿,患者一般不出现心绞痛的症状,可能出现如乏力、恶心等非特异性症状,有的可能出现充血性心力衰竭。可通过心电图、心脏超声、冠脉造影、冠脉 CTA 等进行诊断。

(二)麻醉处理

心脏移植患者再手术的麻醉与一般心脏患者手术相似,但应注意以下几点:

1. 细致全面的术前评估和准备,了解是否存在移植心脏的排斥反应、免疫抑制剂的使用情况以及对肝肾功能的影响、全身特别是肺部感染情况、凝血功能状态等。

2. 患者应充分补液,避免因对血容量缺乏应激反应能力而出现低血压,对容量的监测和维持非常重要。在选择椎管内麻醉时应严格控制适应证和麻醉平面,防止出现严重的低血压和心动过缓。

3. 在使用对心血管系统有影响的药物前,应对其作用方式、具体用法及已知的移植心脏反应特点有详细了解。

4. 加强监测,除常规血压、心率、脉搏氧饱和度等项目以外,必要时应监测直接动脉测压、中心静脉压,特殊患者还可放置肺动脉导管或行 TEE 监测。

5. 在选择麻醉药物时应尽量避免可能出现血管扩张、减慢心率的药物。因移植的心脏失神经支配而应激反应能力不足,即使在浅麻醉、刺激强烈的时候也不会及时出现心血管反应,传统习惯上根据血压、心率来间接反映麻醉深度的做法存在很大的偏差,应行科学、客观的麻醉深度监测如 BIS、Nacotrend、AEP 等。

第5节 肺移植和心肺联合移植术的麻醉

1963 年美国 James Hardy 为一位左侧肺门部鳞癌、右侧肺气肿的 A 型患者进行了首例人同种异体肺移植手术,供肺为 B 型尸体供肺,术后 18 天受者死于肾功能衰竭及营养不良,随后的尸检并未发现排斥反应。此后直至 1983 年的约 20 年间,全球大约进行了 40 例肺移植,但没有 1 例长期存活,受体主要死因包括移植肺无功能、肺部感染、排斥及气道并发症,肺移植一直处于一个低潮阶段。1983 年后,随着肺保护、手术技术、免疫抑制、感染的诊断与处理及排斥反应等方面的进步,肺移植进入了一个崭新的阶段。目前全球每年完成的肺移植例数超过 2000 例,1 年和 6 年存活率分别达 70% 和 40%,肺移植已成为终末期肺疾病有效的治疗方法。狭义的肺移植包括单肺移植和双肺移植,而广义肺移植包括心肺联合移植。双肺移植又分为双肺整块移植和序贯式双肺移植(序贯行双侧单肺移植),而序贯式双肺移植不需要体外循环、术后并发症少、成功率高,目前已经取代了整体双肺移植。双肺移植成为近年来的主流,占全部肺移植的 70%,而单肺移植的比例下降至约 30%。我国肺移植起步较早,但进展缓慢。与国际水平相比,无论是移植数量还是长期存活率都存在巨大的差距。

一、肺移植的适应证和禁忌证

(一) 适应证

经药物或其他内外科治疗方法均无效,病情进行性恶化的终末期肺疾病患者,可以考虑进行肺移植手术。目前肺移植的主要适应证包括:①慢性阻塞性肺病(COPD);②特发性肺纤维化和非特异性肺炎;③肺囊性纤维化和其他原因导致的支气管扩张;④原发性肺动脉高压和埃森曼格综合征;⑤结节病;⑥肺淋巴管平滑肌瘤;⑦胶原血管病相关性肺纤维化;⑧α1 抗胰蛋白酶缺乏性肺气肿;⑨嗜酸性肉芽肿;⑩肺尘埃沉着症(如石棉肺、矽肺)等。目前观点认为,与单肺移植相比,双肺移植手术更安全,受体远期肺功能的改善以及长期存活率更高。目前在国际上很多移植中心,双肺移植有取代单肺移植的趋势。

(二) 禁忌证

肺移植的绝对禁忌证包括:不可治愈的慢性肺外感染性疾病;进展期恶性肿瘤;不能介入或搭桥手术治疗或左室功能受损的冠心病;严重肝、肾功能不全;严重的胸壁和(或)脊柱畸形;吸毒、酗酒等。

肺移植的相对禁忌证包括:高龄(65 岁以上);临床状况危急或不稳定(休克、机械通气或 ECMO 支持);存在严重器官功能不全、预期效果不佳;病态肥胖;其他未导致器官发生终末期损害的情况(如糖尿病、高血压、消化性溃疡等);有胸部手术史者。

二、供体选择及供肺的摘取和处理

(一) 供体选择的标准

供、受体 ABO 血型匹配;年龄<55 岁;胸部 X 线片清晰;既往无肺部疾病、胸部外伤及手术史;无全身性疾病、肿瘤和传染病等;无误吸或脓毒症的证据;供肺气体交换正常,在 $FiO_2 = 1.0$,PEEP = $0.49kPa(5cmH_2O)$ 时,$PaO_2 \geqslant 40kPa(300mmHg)$;支气管镜检正常,未见感染性分泌物;痰培养未见病原菌;与受者体型匹配;吸烟史<20 包/年。

(二) 供肺的切取和处理

尸体供肺采用心肺联合切取法,在切取和保存过程中要保持膨肺,避免误吸和肺不张。对脑死亡的供体应尽量维持和改善其血流动力学及呼吸功能,采用利尿和 PEEP 通气防止肺水肿。与顺行肺动脉灌洗方法相比,单支肺动脉灌洗加支气管动脉灌洗可能更有助于供肺灌注和保存。

因合适的供肺短缺,目前也有一些移植中心开展活体肺移植手术。对于胸腔较小的受体可接受大体积供者的部分肺叶也可获得满意的疗效,也有同一受者分别接受两个供体肺叶而获得成功的报道。

理想的心肺保存液要求能够防止灌洗期间肺间

质水肿,抑制细胞内水肿、酸中毒和防止氧自由基对细胞和组织的损伤。肺动脉灌注前先静注前列腺素能有效扩张肺血管,清除肺血管对冷灌注液的收缩反应,提高灌注的效果。膨肺使供肺维持了一定的有氧代谢,保护了肺泡表面活性物质,有利于肺血管灌注,但过度充气会增加再灌注损伤,导致急性肺功能障碍。供肺取出后应立即放入装有 4℃ Euro-Collins 液(或 UW 液、LPD 液)的无菌塑料袋中,外面再套双层无菌塑料袋密封后放入装有冰块的冷藏箱内运送,可安全保存约 4~6 小时。

三、麻醉及术中管理

(一) 患者的术前评估和术前准备

拟施行肺移植的患者呼吸功能处于衰竭状态,难以维持机体内环境稳定,麻醉影响、手术刺激会使机体内环境更趋紊乱,按传统的标准,此类患者属于麻醉禁忌。因此,麻醉医师术前对患者终末期肺部疾病程度以及其他器官的功能不全或衰竭应有全面详细的了解,重点了解受者目前肺功能情况、运动耐量以及对氧气的依赖程度。

1. 术前检查包括常规检查如血常规、血生化、肝肾功能、凝血功能、心电图、心脏超声心动图等以外,还应重点检查肺功能、肺通气灌注扫描、纤维支气管镜、心导管检查、病原学检查和免疫学检查等。

2. 术前制定严格的呼吸功能锻炼计划,改善肺功能,提高运动耐量,增进机体抵抗力和恢复能力,促进术后咳嗽、排痰。

3. 患者术前常用的氧疗、吸入性支气管扩张剂、糖皮质激素和血管活性药物应继续维持至术前。

4. 不用或少用麻醉前用药,以避免对呼吸产生抑制作用,必要时给予地西泮或咪达唑仑以及东莨菪碱肌注。

(二) 术中监测

除常规监测如心动图、血压、脉搏氧饱和度、呼吸功能、凝血功能、体温、尿量、麻醉深度监测等以外,有创动脉血压、中心静脉压和肺动脉压也用于肺移植手术。纤维支气管镜在肺移植麻醉中必不可少,除了双腔气管导管对位以外,还可用于检查气管吻合口有无狭窄或出血以及吸痰、吸血。有条件的可应用 CCO 和混合静脉血氧饱和度监测及 TEE 监测。

(三) 麻醉诱导和维持

大约在供体到达手术间前 1h,患者开始麻醉。

必须注意的是此类患者普遍比较衰竭、麻醉耐受性差、氧储备少、血液循环缓慢,麻醉诱导时容易出现低血压和缺氧状态。麻醉诱导和维持与心脏移植手术相似,诱导可选用芬太尼、苏芬太尼、依托咪酯以及泮库溴铵或维库溴铵等药物,在可靠的监测指导下,采用小剂量、缓慢注射的方法。肺移植患者肺泡气体交换功能障碍、氧储备低,在麻醉诱导时应提高吸入氧浓度,并延长去氮给氧时间。

肺移植需要单肺通气,一般可选择插入左侧双腔管,便于对位、通气和吸痰,术后需改为单腔管以便于管理。也可插入支气管堵塞导管,上述操作均应在纤维支气管镜辅助下进行,插管时应严格遵循无菌操作。如果患者术前有大量浓痰,可先插入单腔管,吸引干净后再更换为双腔管。

麻醉维持的关键在于保持心肌正常的收缩力,避免外周循环阻力及肺动脉压力的增加。可选择静吸复合或者全凭静脉麻醉,吸入性麻醉药耐受性较好,而且还有一定的扩张肺血管的作用,但氧化亚氮不应作为选择。

虽然全身麻醉复合硬膜外麻醉可减少术中麻醉药用量,缓解术后疼痛,有利于肺功能的恢复,但因麻醉平面过高可能导致长时间严重的低血压;同时,肺移植手术过程中有时需要使用体外循环,体外循环中使用的肝素可能导致硬膜外血肿的发生,所以应慎重考虑使用。

(四) 术中麻醉管理

肺移植手术的麻醉管理除了涉及普通胸科手术的麻醉管理如单肺通气、液体管理、循环管理以外,还有其一些独特的地方需要注意。

1. 肺移植患者术前肺功能严重受损,如何在术中依靠单肺维持全身氧合,避免二氧化碳蓄积是麻醉管理的重点。一般采用小潮气量(5~8ml/kg)、快频率(15~20 次/min)的通气模式,避免气道压力过高导致气压伤如张力性气胸。虽然长时间的纯氧可能加重肺的再灌注损伤,但在严重缺氧时还是应该使用。吸入性麻醉药可抑制缺氧性肺血管收缩反应而加重低氧血症,故应降低其使用浓度。如果单肺通气时出现顽固性低氧血症经积极处理无缓解,可与外科医师协商暂时实行双肺通气,必要时应考虑使用体外循环。肺移植患者对二氧化碳积蓄耐受性较强,一般不需要控制在正常范围。

2. 在肺移植过程中一般不需要体外循环,但术前体外循环的装置必须准备妥当,体外循环的管理与其他手术基本类似。虽然体外循环可以降低肺再灌注损伤,但却增加了出血和输血量,对预后也将产生不利影响。某些肺移植,如活体供肺肺移植手术以及严重的肺动脉高压患者,常需要体外循环支持。在体外循环结束前,移植肺应缓慢逐渐膨肺,避免压力过高导致压力性损伤。

3. 肺移植手术中,移植肺容易发生肺水肿,应避免过量输液。液体管理原则是量出而入,以胶体液为主,保障循环稳定,术中一般维持正常或偏少的血容量,保持肺部"干燥"。术中发生低血压时应正确判断是心功能不全还是低血容量所致,两者治疗迥然不同,术中可根据 CVP、PCWP 以及 TEE 监测来指导输液或强心治疗。如果容量过低出现低血压,可以使用血管活性药物治疗。研究表明,肺移植术中输液量越少,术后移植肺功能恢复越好,但也要注意避免因限制性输液造成的术中、术后肾功能不全。

4. 肺移植患者术前常存在肺动脉高压及右心室肥厚,当术中阻断一侧肺动脉时另一侧肺动脉压力更高而右心室负荷更重,手术医师在完全阻断肺动脉前应试行阻断以判断患者的反应。麻醉医师应密切监测 CVP、肺动脉压力及心排血量。肺动脉高压的治疗包括避免低氧和高碳酸血症、维持正常体温、使用血管扩张剂(如硝酸甘油、硝普钠)或选择性肺动脉扩张剂(如吸入一氧化氮、伊洛前列素)等。严重的肺动脉高压治疗无效时需要体外循环。

5. 移植肺再灌注时可释放大量血管活性物质引起低血压,因可能同时出现肺动脉高压和右心衰竭而进一步加重低血压,所以是肺移植麻醉管理的一个关键时刻。再灌注肺损伤可能表现为肺水肿、移植肺缺血性损伤、输血性损伤、去神经化和淋巴引流障碍以及排斥反应等,出现持续性低氧血症、肺动脉高压和心排血量下降、气道分泌物显著增加及肺出血等。肺移植再灌注时可实施控制性降压(收缩压 80 ~ 90mmHg)、应用正性肌力药物、小潮气量、低吸入氧浓度、吸入一氧化氮、输血和利尿剂等。急性肺损伤经积极处理后大多在数小时内好转,但严重者可考虑应用体外膜肺氧合治疗。

6. 移植肺再灌注前麻醉医师应将无菌吸痰管插入气管或支气管,将分泌物和血性液体吸引干净。移植肺再灌注后,应手法缓慢膨肺,检查气管吻合口有无漏气,但应注意压力不应超过 25cmH$_2$O。随后改为机械通气,采用压力控制模式,宜用 5 ~ 8cmH$_2$O(0.49 ~ 0.78kPa)的呼气末正压通气(PEEP),防止肺萎陷和再灌注肺水肿,气道峰压控制在 16 ~ 22cmH$_2$O(1.57 ~ 2.16kPa)。应避免长时间的纯氧吸入以防止移植肺损伤,一般调节 FiO$_2$≤0.6,应维持 PaO$_2$>70mmHg。再灌注后,移植肺顺应性低,容易受到正压通气的压力损伤。如果患者残余的肺顺应性较高合并气道梗阻容易引起残余肺的肺泡过度膨胀、内源性的 PEEP,从而导致右心室血液回流障碍出现低血压,此种情况下应慎用 PEEP。如果供肺与受体残余肺顺应性差别过大,则应考虑用两台呼吸机进行双肺同步分别通气的方法以改善气体交换。在恢复机械通气后,可出现气管痉挛及肺过度膨胀,这与组胺、缓激肽或前列腺素等物质在移植肺内的清除率降低有关。可雾化吸入异丙肾上腺素或 β$_2$-肾上腺能兴奋药,也可用氨茶碱。

7. 感染是肺移植手术主要的并发症之一,也是移植手术失败的主要因素,围手术期除了严格注意无菌原则外,还应早期使用广谱抗生素。

四、术后管理及并发症处理

1. 肺移植手术结束后应将双腔气管导管更换为单腔气管导管,术后将患者送入层流病房或者无菌、独立的隔离监护室,在转送过程中加强监护,避免低氧血症和循环功能障碍。

2. 肺移植术后应常规机械通气,一般采用容量控制模式(VCV),潮气量 12ml/kg ~ 15ml/kg、PEEP 3 ~ 5cmH$_2$O,气道峰压控制在 40cmH$_2$O 以下以避免吻合口破裂,调整 FiO$_2$ 使 PaO$_2$ 维持在 70mmHg(9.3kPa)以上。术后早期拔管有利于肺功能的恢复,减少并发症。早期拔管的适应证为:移植肺功能良好;PaO$_2$/FiO$_2$≥300mmHg、PaCO$_2$≤60mmHg;无明显再灌注损伤;血流动力学平稳;体温正常;未使用大剂量的正性肌力药物。一般术后 24 ~ 72 小时拔除气管插管,拔管后立即给予 40% ~ 70% 的面罩给氧。应加强肺部的护理,并采取经常翻身拍背、雾化吸入、促进排痰等措施防止肺部并发症。

3. 常规监测心电图、动脉血压、中心静脉压、PCWP 和 SpO$_2$、尿量等,拔管后应定时作血气分析直至患者呼吸状态平稳。每日早晚常规行床边 X 线胸片检查,了解肺部及胸腔情况。术后第三天应行纤支镜检查,了解吻合口情况,并可协助吸痰,还可以进行肺泡灌洗或活检,但应严格注意纤支镜的消毒以防增加感染几率。

4. 肺移植术后早期易发生肺水肿，以术后 8 ~ 12 小时内最为明显，以后逐渐减轻。术后要严格限制液体输入，可根据 PCWP 来决定液体入量，特别是术后48h 内要尽量负平衡以减轻容量负荷。联合输血、补充胶体液以及使用利尿剂和血管活性药物来维持正常的血压和适当的尿量。如果患者出现肺动脉高压，可采取扩血管的药物，如硝酸甘油、硝普钠、PGE_1 等，选择性的肺血管控制剂如吸入一氧化氮等对体循环血压影响较小。

5. 术后应早期、大剂量、持续使用广谱抗生素，并根据痰、血、尿和大便培养和药敏试验结果调整用药。巨细胞病毒感染也是肺移植术后常见的感染类型，可针对性地采取抢先治疗的方式，早期应用特效的抗病毒药物。

6. 肺移植手术后急性排斥反应的发生率远高于肝、肾、心等其他脏器，因此应采取更强的免疫抑制治疗，目前普遍采用包括环孢素+硫唑嘌呤+糖皮质激素的常规免疫抑制"三联疗法"，也可应用FK506、OKT_3、ALG 等药物。由于激素影响支气管吻合口的愈合，一般在术后早期几天应用糖皮质激素对吻合口的愈合影响不大，但应尽早改为口服用药并逐渐减量。发生急性排斥反应时应给予 MP ~ 1000mg/d 冲击治疗 3 天。

7. 常见并发症：①胸腔内出血。②血管吻合口并发症：主要是血管吻合口狭窄或扭曲，患者可出现肺动脉高压、肺水肿、呼吸困难等症状，治疗主要包括内科保守治疗、介入治疗和再次手术。③支气管吻合口并发症：包括气道吻合口坏死和裂开、狭窄、肉芽组织增生、支气管软化、支气管瘘和感染等，预防措施主要为针对高危因素对症处理，包括加强代谢支持，预防低蛋白血症，积极抗感染，加强气道雾化、排痰，保持呼吸道通畅，尽可能缩短呼吸机的使用时间，正确合理地预防排斥反应等。④感染：移植肺的感染率明显高于其他移植器官，是肺移植患者长期存活的主要威胁。诊断方法包括痰培养、支气管镜检查、支气管肺泡灌洗和剖胸活检等。⑤闭塞性细支气管炎综合征(bronchiolitis obliterans syndrome, BOS)：是肺和心肺联合移植术后一个主要的并发症，影响大约 1/3 受者的 3 年存活率以及大多数受者的 5 年存活率，是导致肺移植晚期死亡的主要原因。包括免疫因素和非免疫因素在其发展过程中都起作用，特别是非免疫因素中的革兰阴性菌定植是一个重要的危险因素。⑥自体肺并发症包括支气管源性恶性肿瘤和肺部感染在单肺移植受者中发

生率至少占25%，是导致肺移植受者死亡的另一个重要原因，对于单肺移植受者应引起高度重视，并注意术后长期随访。⑦排斥反应：急性排斥反应本身不会导致死亡，却是决定长期存活的主要因素，也是慢性排斥反应发生发展的最显著高危因素；而慢性排斥反应是影响肺移植术后长期存活的主要障碍。闭塞性细支气管炎是慢性排斥反应的组织学特征。经支气管镜肺活检仍然是诊断肺移植急性排斥反应的金标准。

五、心肺联合移植术

心肺联合移植是将供体健康的心脏和双侧或单侧肺脏同时植入受体胸腔，取代受体终末期病变的心脏和肺。1968 年 Cooley 为 1 例完全房室间隔缺损并肺动脉高压、肺炎的患儿施行了首例心肺联合移植术。近年来，肺移植和心内直视手术趋向技术成熟、疗效提高以及适应证放宽，但因供体心肺来源短缺等因素，心肺联合移植手术的年例数逐渐减少。与单纯的肺移植和心脏移植相比，心肺联合移植仍有其独特的优点，如切除心肺的全部病变，避免残留肺引起的感染、肺通气/血流灌注不平衡，保留冠状动脉和支气管动脉的侧枝循环，有利于气管吻合口愈合等。

心肺联合移植手术主要针对那些内科无法治疗，并且不能依靠常规心脏、肺手术或单纯心脏、肺移植矫治的心肺疾病，如单纯肺动脉高压、Eisenmeiger 综合征、难以矫治的复杂性先天性心血管畸形、后天性心脏病伴不能治愈的肺实质或血管病变、肺实质性疾病合并心力衰竭等。心肺联合移植的供体选择和处理与心脏移植基本相同，但供体选择更严格也更加困难。

心肺联合移植的麻醉诱导和维持与心脏移植和肺移植基本相同，但受者同时存在不同程度的心血管及呼吸衰竭，全身受影响的脏器可能更多，病情更加危重，因此麻醉风险和处理的难度可能更大。心肺联合移植需要体外循环辅助。术后最好有心室辅助装置或 ECMO 的准备。心肺联合移植的术中及术后处理可参考心脏移植术和肺移植术。

植入的心肺呈去神经支配状态。去神经肺脏表现为咳嗽反射消失和黏液纤毛系统受损，肺部分泌物蓄积易致感染。移植心脏失去交感和副交感神经调节，表现为受者的心率、心肌收缩力及冠脉管径均

不受正常的自主神经的调控,并且右心室舒张期顺应性下降,必须提高灌注压以保证心排血量。心肺联合移植术后早期容易出现不同程度的窦房结功能紊乱,多表现为窦性心动过缓,多数可短期内恢复,但少部分患者需要安装永久性起搏器。心肺联合移植术后几乎不可避免地出现不同程度的肺水肿,主要与肺的缺血再灌注损伤、淋巴系统被破坏及手术创伤等因素有关,应限制性输液,合理应用利尿剂。术后常见并发症包括出血、感染、排斥反应、气道吻合口并发症和 BOS 等。

第6节 脾脏移植术的麻醉

脾脏是人体最大的实质性免疫器官,能产生多种免疫成分,如抗血友病球蛋白(AHG)、某些抗恶性肿瘤因子及各种免疫球蛋白、补体、调理素等,同时脾脏还参与抗肿瘤免疫以及免疫耐受,还参与凝血因子的合成。以往认为脾脏并非人体生命必需器官,因此脾脏外科多集中在脾脏切除术。脾切除后由于上述免疫成分缺乏,脾切除后的凶险性感染(over whelming post-splenectomy infection,OPSI)和脓毒症的发病率明显高于正常人,由此引起了人们对脾脏或脾组织移植的兴趣。将同种脾细胞、组织或带血管全脾移植于自体或另一人体内,以获得脾的功能来治疗相应的疾病,称为脾移植。自 1910 年 Carrel 首次报道带血管蒂全脾移植以来,临床发展较快。目前脾移植包括自体脾组织片移植、自体带血管脾移植,同种异体带血管脾移植、脾细胞输注移植和脾片移植。我国的脾移植研究及临床应用在国际上处于领先水平,特别是脾移植例数和存活时间都保持着世界最佳纪录。本节扼要介绍同种异体带血管脾移植的麻醉处理。

一、概 述

(一) 供体的选择

年轻、健康、无脾脏病变,血型及免疫学与受者相配。供脾取自脑死亡者,应尽量使热缺血时间不超过 5 分钟。供脾取自亲属者,取脾应在全麻下进行,保证组织血流充分,氧合良好。

(二) 适应证

目前脾移植术的最主要适应证为重型甲型血友病患者;此外,晚期肝癌患者、各种原发性和转移性肿瘤、免疫缺陷性疾病和先天性免疫缺陷、丙种球蛋白缺乏症及戈谢病(Gaucher's disease)等亦可试行脾移植治疗。

(三) 禁忌证

脾移植的禁忌证包括:已伴全身转移、出现生命器官功能不全的晚期癌症;严重肝、肾功能损害;全身严重感染或活动性结核病;溃疡病活动期;严重心、肺功能不全及糖尿病伴有并发症;精神病等。

(四) 手术特点

脾移植术与肾移植术相似,一般移植于左侧腹膜外或腹股沟区的腹膜内,将患者的髂内动脉或其分支与供脾的脾动脉行端端吻合;髂总静脉与供脾的脾静脉行端侧吻合。

二、麻醉前准备

脾移植患者术前病情不同,麻醉前准备工作也不尽相同。同种异体脾移植供、受者血型需相同,HLA 配型尽量相符。术前 3 天开始进行免疫抑制治疗,口服环胞素 A 5~8mg/(kg·d),加硫唑嘌呤 1~2mg/(kg·d)。如系活体亲属供脾,供者可做预处理,以环孢素 A、泼尼松和抗淋巴细胞球蛋白等处理,可以杀灭脾内免疫活性细胞,以减轻排斥反应和移植物抗宿主反应。

甲型血友病患者术前一天输注外源性抗血友病球蛋白(AHG)400~800 单位或冷沉淀 300~400 单位。凝血因子用量的确定常以 1ml 血浆内含 1U 凝血因子为凝血因子活性计算 100%,剂量按体重(kg)×0.4×所需Ⅷ因子浓度计算,间隔 12 小时再输 1 次,将Ⅷ因子凝血活度(FⅧ:C)提高到 60%,以使手术正常进行,减少手术创面渗血。少量输入新鲜血,可使患者的血浆 AHG 水平维持在保证手术安全的范围内。肿瘤患者可输冻干血浆,复方氨基酸和高渗葡萄糖液等,以增强患者对手术的耐受力。术前应进行常规实验室检查,包括血电解质、肝肾功能、生化检查等。重点进行凝血功能的检查,包括 PT、APTT、血浆Ⅷ因子浓度、血栓弹力图及血小板计数等全套凝血机制检查。对于终末期肝病的受者应针对疾病的病理生理学特点进行相应的术前检查及准备。

三、麻　醉　管　理

1. 应以防止麻醉操作导致损伤出血和严格无菌操作为原则。麻醉前用药宜采取口服方式,尽量避免肌肉注射。常选用气管内插管静吸复合麻醉,气管导管要柔软、稍细,操作应尽量轻柔,避免口腔、咽喉部损伤出血。应避免经鼻气管内插管,以防出现难以控制的鼻腔出血。同时应注意防止因体位摆放不当导致的损伤、出血。对肝癌患者应选用对肝功能影响小的药物。麻醉诱导和维持与肝移植术相同。尽量避免选用连续硬膜外麻醉。

2. 术中应严密监测心率、心电图、有创动脉血压、中心静脉压、尿量、体温,并重点监测凝血功能。保持呼吸道通畅,及时补充血容量,维持循环稳定。手术过程中可监测血浆Ⅷ:C 浓度,通过输注新鲜血浆或浓缩Ⅷ因子,使其维持在 30%~50% 之间。开放吻合血管前静脉滴注甲泼尼龙 500mg 及环磷酰胺 200mg。

3. 术毕拔管时应防止患者呛咳,吸引呼吸道分泌物时,负压不宜过高。

四、术　后　管　理

(一)　一般处理

1. 抗生素:常规选用强效的抗生素,临床上一般使用第三代头孢菌素 3~5 天,另外要求严格消毒隔离,加强呼吸道管理。

2. 止血药物;使用一般止血药物如止血敏、止血芳酸、维生素 K;若术中渗血较多则可用立止血、纤维蛋白原和弥凝等。

3. 肛门排气进食前,要注意水、电解质的补充,视病情进行静脉营养支持治疗。

4. 严密监测Ⅷ因子凝血活性,甲型血友病患者脾移植术后 3~5 天,移植脾产生Ⅷ:C 可能不高,须补充外源性Ⅷ因子或冷沉淀,以防止创面出血。

(二)　免疫抑制治疗

恢复进食前应用甲泼尼龙 500mg/d,加环磷酰胺 100mg/d,静脉注射。开始饮食后口服"免疫三联":泼尼松(Pred)50~100mg/d,硫唑嘌呤(Aza)50~75mg/d,环胞素 A(CsA)8~10mg/(kg·d)。

(三)　术后并发症的处理

主要有①血管吻合口血栓形成;②腹腔内出血与感染;③移植脾功能亢进;④移植脾蒂扭转;⑤排斥反应:主要表现为发热,移植脾区疼痛、压痛,AHG 水平降低。一旦出现排斥反应,应立即采取免疫冲击治疗:甲泼尼龙(MP)500mg/d,连用 3~5 天;抗 T_3 单克隆抗体 OKT$_3$ 5~10mg/d,连用 8~10 天。术后排斥反应不能阻抑时,应及时切除移植脾。

第 7 节　胰腺移植术的麻醉

胰腺移植是指将带有血管并有活力的胰腺全部或节段体尾部移植给另一个体,使受者获得其所缺乏的胰腺内分泌功能。在胰腺移植之前或胰腺移植的同期植入肾脏称为胰肾联合移植。目前胰腺移植类型主要包括单纯胰腺移植(pancreas transplantation alone, PTA)、肾移植后胰腺移植(pancreas after kidney transplantation, PAK)和胰肾联合移植(simul-taneous pancreas-kidney transplatation, SPK)。成功的胰腺移植能够为受者维持正常的糖代谢功能并可以阻止和逆转糖尿病的并发症,胰肾联合移植则能够同时治疗糖尿病及糖尿病性肾功能衰竭。自 1966年美国明尼苏达州立大学的 Kelly 和 Lillehei 首次进行胰腺移植以来,这项技术发展迅速,已经成为治疗Ⅰ型糖尿病和部分Ⅱ型糖尿病有效的方法。国际胰腺移植登记处和美国器官资源共享网(UNOS)资料

显示,SPK 占 80%,PAK 占 13%,PTA 仅 7%。20 世纪 90 年代中期以来,胰腺与胰肾联合移植的受者及移植胰存活率稳步提高,SPK、PAK 和 PTA 三类移植受者 1 年的存活率都超过 95%,受者 3 年存活率超过 90%;移植胰 1 年存活率 SPK 明显高于 PAK 和 PTA,分别为 84.9%、78.6% 和 78.9%。我国胰腺移植虽然起步较晚,但发展迅速,目前受者 1 年存活率及移植胰 1 年存活率均超过 90%。

一、胰腺移植适应证和禁忌证

(一)　适应证

国际公认Ⅰ型糖尿病伴终末期肾功能衰竭是胰肾联合移植的标准适应证。对于糖尿病肾病,美国

移植中心建议,当肌酐清除率(CCr)<40ml/min时实施胰肾联合移植(SPK);而在欧洲,基于对器官短缺等因素的考虑,大多数移植中心较严格地将CCr<20ml/min的患者列入胰腺移植的轮候名单。胰肾联合移植一般选择尿毒症已在透析的糖尿病患者,对于血清肌酐达200~500μmol/L的透析患者,尤其是出现下列情况时也是胰肾联合移植的适合对象:①严重视网膜增殖病变、或激光治疗无效;

②胰岛素治疗难以控制的血糖;③需要超常规剂量胰岛素才能控制血糖;④严重神经性疼痛。Ⅱ型糖尿病伴终末期肾功能衰竭也是胰肾联合移植的适应证。

(二)禁忌证

在术前检查完成后,必须对检查结果进行全面、细致的综合评估,并根据胰肾联合移植的禁忌证严格筛选受者(表65-4)。

表65-4 胰肾联合移植的禁忌证

绝对禁忌证	相对禁忌证
全身活动性感染(包括结核)	年龄<18岁或>60岁
溃疡病未治愈	近期视网膜出血
活动性肝炎	有症状的脑血管或外周血管病变
恶性肿瘤未治疗或治愈未满1年	过度肥胖或超过标准体重150%
艾滋病病毒阳性	HBsAg(+)、HcBAb(+)而肝功能正常
难治性心力衰竭或左室EF<40%	严重血管病变
近期心肌梗死	癌前病变
呼吸系统功能不全	
近期进行性周围肢端坏死、卧床不起	
严重胃肠免疫病、不能服用免疫抑制剂	
伴有精神或心理异常,或依从性差	
嗜烟者、酗酒或吸毒者	

二、供体选择和供胰的保存处理

对于脑死亡的尸体胰腺供者,宜选择40岁以下、无器质性功能障碍和各种感染性疾病、无吸毒酗酒史、无长时间低血压及大剂量血管收缩药的使用,无胰腺损伤、畸形和病变等。在等待器官摘取和器官摘取的过程中需要进行一系列的呼吸和循环的支持,尽量减轻供移植器官的功能损害。心脏死亡的供体,供肾和供胰热缺血时间不得超过30min。

目前也有少量的活体亲属胰腺供者,须有严格的筛查标准,术前应对供者进行严格的身体、心理及社会适应性的评估,确定合适、安全和健康的候选供者,在完全知情同意的前提下再进行医学评估。活体部分胰腺切除术按照胰腺切除的常规进行,可进行开放手术,也可采取腹腔镜活体供胰切除术。

切取和灌注完成的供胰置入无菌密封容器内,采用简单保存法放入1~4℃的UW或HTK保存液。

三、麻 醉 实 施

(一)术前评估和准备

糖尿病患者由于胰岛素的绝对或相对分泌不足而出现糖、脂肪和蛋白质代谢障碍,其特征是慢性的高血糖伴有碳水化合物、脂肪和蛋白质代谢的异常,可发生酮症酸中毒或高渗性昏迷而危及生命。糖尿患者均会出现全身微血管和大血管病变,终末期糖尿病患者常伴有各种并发症,如冠心病、高血压、脑梗死、糖尿病肾病、周围神经和自主神经病变、视网膜病变等。糖尿病常伴有凝血因子含量增高及活性增强,血栓弹力图多呈高凝状态,血小板黏附聚集性增强,血粘度增高,这都增加了围手术期血栓形成的几率,特别是移植胰血栓形成。

由于终末期糖尿病往往已经伴有多器官系统的慢性损害,可出现多种并发症,如尿毒症等,这对糖尿病原有的一些并发症又起到了进一步促进、发展的作用,形成恶性循环,使患者的病情更加复杂。晚期糖尿病患者具有易感性以及全身血管病变和组织修复能力减弱等特点,这些都增加了移植手术的风险性和并发症的发生率。因此术前应根据患者糖尿病的严重程度和重要器官损害程度及伴随疾病进行全面检查、仔细评估。术前检查应包括常规的实验室检查、血生化、凝血功能、心电图、心脏超声心动图、外周神经传导速度、眼底检查等。对于有心绞痛症状的患者应行冠脉造影检查或CTA,根据冠脉病变程度进行相应的治疗。针对胰腺功能的检查包括近期血糖检查记录、糖化血红蛋白测定、胰岛素及C肽释放试验等。

在等待移植手术期间,应该对患者加强营养支持治疗,改善全身状况,纠正低蛋白血症、贫血和负氮平衡;对于合并尿毒症的患者进行透析治疗,严格控制水、盐摄入,控制高血压,改善心血管和呼吸系统功能;术前应严格控制血糖,治疗合并症,胰岛素的治疗应个体化,血糖控制的目标是空腹血糖7.1mmol/L(140mg/dl),餐后2小时血糖11.1mmol/L(200mg/dl)以下,但要防止低血糖的发生。如果术前血糖能控制在正常水平,则术中经过较平稳,生化及代谢不会发生紊乱,手术效果也比较好,否则术中循环代偿功能较差,血压不稳定,血糖持续升高,即使加大胰岛素剂量亦难以控制,最后导致酮症酸中毒死亡,因此,术前准备十分重要。在全身情况没有改善、血糖没有控制好,尤其酮症未完全纠正以前,最好不要急于施行胰腺移植手术。

(二) 术前用药

胰岛素依赖型糖尿病患者中,胃轻度麻痹是一个经常被忽略的并发症,这些患者麻醉诱导时容易发生反流误吸。Reissell-E等在麻醉诱导时测量胃液量和胃液pH值时发现,糖尿病患者胃液分泌量明显多于非糖尿病患者。与对照组相比,胃肠动力药西沙必利对胃液分泌量和术后胃肠运动并无明显作用,而术前使用H_2受体拮抗剂(如法莫替丁)、质子泵抑制剂(如洛赛克)、制酸药(如胃舒平)等可防止误吸。

术前使用镇静药应持谨慎态度,咪达唑仑、阿片类制剂在尿毒症患者血浆中游离浓度增加,可能导致严重的中枢抑制;同时,阿片类制剂可引起胃排空延迟,使误吸的发生率增加。但阿托品或东莨菪碱宜常规应用,它可降低迷走神经张力,减少呼吸道分泌物,有利于保持气道通畅。同时术前用药应尽量不使用肌肉注射,因为糖尿病终末期肾功能衰竭患者凝血机制存在障碍,使注射部位易发生血肿,可由静脉途径给药。

(三) 术中监测

可根据糖尿病患者的情况和并发症特点,有针对性地加强监测。除常规监测如心电图、血压、脉搏氧饱和度、呼吸功能、凝血功能、体温、尿量、麻醉深度监测等以外,有创动脉血压、中心静脉压和肺动脉压也用于胰肾联合移植手术。有条件的可应用连续心排血量CCO和混合静脉血氧饱和度监测和经食管超声心动图监测。在手术期间监测血糖非常重要,在手术前应监测血糖基础值,胰移植前每小时测1次血糖,胰血管开放后第1小时内每隔15~30分钟测1次,1小时以后每小时测1次。根据血糖水平调节胰岛素的用量。术中还可以检测血清中的胰岛素含量和C肽浓度,了解移植胰的功能状态。

(四) 麻醉选择和管理

胰腺移植或胰肾联合移植的麻醉可选择全身麻醉和(或)连续硬膜外麻醉,术中麻醉管理原则在于:尽可能减少各种伤害性刺激所引起的应激反应和代谢紊乱,维持血流动力学稳定和重要脏器的血流灌注,正确使用胰岛素,严格控制血糖,保持水、电解质、酸碱平衡,防止酮症酸中毒。

国内部分医疗单位倾向于选择连续硬膜外阻滞或全身麻醉复合连续硬膜外麻醉来进行胰肾联合移植手术或胰腺移植手术,可以减少术中麻醉用药,术后早期拔管,还可以进行术后硬膜外镇痛。椎管内麻醉能够阻断伤害性刺激向中枢的传导,减少手术过程中的生理功能紊乱,减轻应激反应,对控制高血糖有利,还能减少术后肺部感染、血栓形成、栓塞等并发症。椎管内麻醉能够阻滞交感神经和运动神经,如果麻醉平面过高容易出现低血压、心动过缓和呼吸抑制,不能够根据手术要求灵活地调控血压,对心脏和移植的胰腺、肾脏血流灌注不利。此类患者常伴有高血压、冠心病、外周神经和自主神经病变,有的患者还可能有凝血功能障碍、围手术期进行抗凝治疗,因此对硬膜外麻醉的选择应根据适应证慎重考虑。糖尿病患者免疫功能下降,易发感染,如果选择椎管内麻醉应严格遵循无菌的原则。如果进行椎管内麻醉,应减少局麻药的用量,严格控制麻醉平面,避免低血压。局麻药中禁止加入肾上腺素,以避免对胰岛素释放的抑制作用和加重局部神经的缺血性损害。

全身麻醉是多数医疗单位进行胰肾联合移植或胰腺移植首选的麻醉方法,全麻能够提供完善的肌松、充分的镇痛,并且便于灵活调控。目前临床上常用的一些麻醉药对血糖无明显影响,可根据患者的情况包括心肺功能、肾功能等科学、合理地选择麻醉用药。麻醉诱导一般选择用芬太尼或苏芬太尼、丙泊酚、阿曲库铵或顺式阿曲库铵等，诱导时应力求平稳，避免缺氧和二氧化碳蓄积，同时还应注意可能出现的误吸和反流。

目前临床上常用的吸入性麻醉药如异氟烷、七氟烷、地氟烷等对糖代谢影响较小，特别是异氟烷和地氟烷，在体内代谢率较低，对肾功能影响较小，都可用于麻醉的维持。全凭静脉麻醉也可用于麻醉维持，但应注意丙泊酚等对心血管的抑制作用出现的低血压。肌松药的选择应考虑到肾脏的功能，阿曲库铵、顺式阿曲库铵由 Hoffman 方式降解和血浆胆碱酯酶消除，因而它们的作用时间不受肝肾功能影响，是胰肾联合移植患者可选择的非去极化肌松药。如果有 TOF 等肌松监测，其他非去极化肌松药也可作为麻醉选择用药。

四、麻醉中管理要点

1. 术中影响血糖的因素很多，若不能控制术中血糖水平则可能会影响胰岛细胞功能恢复和增加术后感染，影响术后伤口愈合，还可导致酮血症、电解质紊乱、加重神经损害及渗透性利尿引起的血容量减少等，因此，术中对血糖的监测十分重要。麻醉诱导前应常规测定血糖，胰腺移植前每小时测 1 次血糖，胰腺血管开放后第 1 小时内每 15 ~ 30 分钟测 1 次血糖；1 小时以后改为每小时测 1 次血糖，根据血糖水平调整胰岛素剂量，努力将血糖水平控制在 4 ~ 6mmol/L（见表65-5）。

表65-5 血糖水平和胰岛素的用量

血糖（mmol/L）	胰岛素用量（u/h）
>13.9	3
11.1 ~ 13.8	2.5
8.3 ~ 11.0	2.0
6.7 ~ 8.2	1.5
5.6 ~ 6.6	1.0
3.9 ~ 5.5	0.5
<3.9	0.2

2. 术中血糖的调控除了控制高血糖，还应避免低血糖。术中除非血糖低于 3.3mmol/L，一般输不含糖的平衡液。有些学者提出每小时输注 10g 葡萄糖，但临床上大多主张每小时输 5g 葡萄糖[2.4mg/(kg·min)]。

3. 术中钾的补充必须根据血钾的测定值来决定。糖尿病大多合并低血钾，术中输注胰岛素后血清钾转移至细胞内可使之加重。但手术创伤和术中输血等又可使血钾浓度增高，尤其是移植物血管开放时可能出现瞬间的高血钾，导致室性心律失常甚至心搏骤停。因此术中应加强对血钾的监测，补钾要谨慎，同时做好治疗高血钾的准备。

4. 接受胰肾联合移植或胰腺移植的患者常伴有高血压、心脑血管疾病、自主神经病变、肾功能衰竭等情况，术中血流动力学可能会发生剧烈波动，应密切监测，及时调控，合理应用血管活性药物，保持血流动力学及呼吸功能稳定。液体治疗的原则可参照肾移植部分内容。

5. 胰肾联合移植或胰腺移植手术一般时间较长，腹腔大面积的暴露，加上术中输液较多，可能出现体温的显著下降，术中应加强体温监测，并采取积极的保温措施如电热毯、空气加温系统、输血输液加温系统等来维持患者的体温。

6. 胰腺是血供低压力区，同时糖尿病患者血小板活性增强，血液处于高凝状态，术后容易发生移植胰腺血栓形成，术中应加强对患者凝血功能的调控，避免不必要的或过量输入凝血物质。在移植手术前就可以开始预防性肝素抗凝治疗，术中可静脉滴注 40% 的低分子右旋糖酐 250ml，术后可改为阿司匹林或潘生丁等抗凝剂。

7. 免疫抑制剂在术前就开始使用，一般术前24h 可应用巴利昔单抗（舒莱）20mg，术中用甲泼尼龙 500mg，环磷酰胺 200mg。

五、术 后 处 理

1. 胰肾联合移植的患者通常有多个器官的功能损害或衰竭，术后应转入 ICU 病房治疗。密切监测患者的生命体征，包括血压、心电图、脉搏氧饱和度、体温、呼吸、CVP、尿量等；术后早期每 2 ~ 4 小时测 1 次血糖，恢复饮食后，测三餐前后手指血糖；三餐前及餐后 2 小时可监测尿糖和尿酮体；术后 1 周内每日测 4 次血、尿淀粉酶，以后每日 1 次；每日测空肠造瘘管引流液淀粉酶 1 ~ 2 次；术后早期每日 2 次检查血常规和血生化，1 周后每日 1 次；凝血功能监测、动脉血气等。

2. 术后进行呼吸机辅助治疗，争取早期拔管。

拔管前注意吸引呼吸道分泌物,鼓励患者咳嗽排痰,防止误吸。

3. 维持水、电解质、酸碱平衡,在移植胰腺功能未恢复前,继续胰岛素替代治疗,控制血糖。

4. 预防性应用广谱抗生素,重点防治下尿路感染。血肌酐水平恢复正常或接近正常后可静脉注射更昔洛韦,预防 CMV 感染。

5. 因糖尿病本身病变的特殊性及伴存的并发症,胰腺及胰肾联合移植免疫抑制剂的选择比单纯肾移植更加复杂。环孢素不能提高移植胰腺的存活率,因此不再是胰腺移植的首选用药,而 FK506 和

MMF 已经成为 SPK 的常规免疫抑制用药。

6. 胰肾联合移植术后并发症:胰肾联合移植的患者因术前病情复杂,手术创伤大、术后免疫抑制剂的使用较强等原因,术后发生并发症的几率明显高于其他器官移植。常见的并发症有术后腹腔出血、排斥反应、移植胰胰腺炎、胰瘘与胰漏、移植胰血栓形成、腹腔感染和代谢并发症等。

7. 预防和治疗高凝、血栓形成等术后并发症。警惕免疫抑制药所致的严重损害反应。

8. 术后给予硬膜外或静脉内患者自控镇痛(PCA)。

第8节 小肠移植的麻醉

小肠移植是指将一定长度或全部的异体小肠通过血管吻合、肠道重建的方式移植给因解剖和(或)功能性原因导致小肠解剖结构缺如和(或)消化、吸收功能丧失,需要依靠营养支持维持生命的患者,并通过免疫抑制剂等一系列治疗措施使移植肠在患者体内有功能地存活,进而依靠移植小肠维持患者生命,甚至恢复劳动能力的医疗技术,是治疗短肠综合征或肠衰竭的理想方法。1959 年,来自美国 Minnesota 大学的 Lillehei 施行了首例犬自体全小肠移植,开创了小肠移植的先河。然而,在 20 世纪 70 年代开始应用于临床的全胃肠外营养(total parenteral nutrition,TPN),在客观上也延缓了人们对小肠移植临床应用探索的紧迫性,使小肠移植研究停顿了近 15 年。

小肠是富含淋巴组织的高度免疫源性器官,肠腔内含有大量微生物,因此,小肠曾一度被视为器官移植的禁忌器官。因而,临床小肠移植的成功开展成为了器官移植发展历史上最重要的里程碑之一。随着免疫抑制剂环孢素(CsA)的临床应用,终于有了成功的小肠移植的临床病例。从 1988 年首例成功的临床小肠移植算起,经过 20 多年的发展,小肠移植已成为临床标准的治疗方式,尤其是 2003 年以来,外科技术、免疫抑制方案、排斥反应的监测与治疗、感染防治等主要技术的进步,使得小肠移植术后生存率大大提高。目前,小肠移植的三种分类已有了明确定义:①单独小肠移植:移植物中必须包含小肠,但不含肝脏和胃;②肝小肠联合移植:移植物中包含小肠和肝脏,但不含胃;③腹腔多器官簇移植:移植物中包含小肠和胃,可以包含肝脏,称为全腹腔多器官簇移植;也可以不包含肝脏,称为改良腹腔多

器官簇移植。我国临床小肠移植较国际上起步略晚,南京军区总医院于 1994 年成功完成了国内首例成人单独小肠移植,开创了我国小肠移植的新纪元。

一、小肠移植的适应证和禁忌证

小肠移植被认为是治疗不可逆转肠衰竭的合理方法,目前国际上儿童约占小肠移植患者总数的 2/3 以上,其适应证主要是先天性畸形为主,主要包括:①短肠综合征:病因常为坏死性小肠结肠炎、腹壁裂、肠扭转、小肠闭锁和外伤等;②肠运动功能障碍:病因常为假性肠梗阻和先天性巨结肠等;③肠细胞功能障碍:病因常为家族性微绒毛萎缩、肠上皮发育不良和自身免疫性肠病等;④肠道肿瘤:病因常为家族性息肉病和炎性假瘤等。

对于成人来说,小肠移植的适应证主要包括:①短肠综合征:肠闭锁、肠扭转、坏死性小肠结肠炎、外伤、血栓症缺血导致的小肠梗死及克罗恩病等,肠大部分切除后导致的短肠综合征;②肠吸收功能不全:微绒毛包涵体病、分泌性腹泻、自身免疫性肠炎、放射性肠炎等;③肠运动功能不全:全小肠粘连致长期慢性肠梗阻、假性肠梗阻、小肠肌细胞及神经细胞病变;④系膜根部肠肿瘤或癌及家族性息肉病。

小肠移植的禁忌证与其他器官移植的禁忌证一样,如恶性肿瘤、活动性感染、精神病、对内科治疗的依从性差、艾滋病等。

对于依靠静脉营养维持生命的患者,当临床上出现以下情况时应考虑实施小肠移植:中心静脉通路的丧失、感染引起的致命性的多系统器官衰竭、持

续且进行性加重的黄疸等肝损害。

在 2001 年 5 月召开的第 7 届国际小肠移植会议上,对于 TPN 和小肠移植的关系形成的共识是:肠衰竭患者能耐受营养支持者,首选营养支持;不能耐受营养支持、病情继续恶化者,选择肠移植或肝小肠联合移植。至 2005 年 7 月第 9 届国际小肠移植会议时,对于 TPN 和小肠移植的关系有了重新认识,对不可逆的肠衰竭患者应尽早行小肠移植。随着小肠移植疗效的提高,对于肠功能衰竭患者的治疗,正如同慢性肾功能衰竭患者治疗措施——血液透析和肾移植关系一样,小肠移植正从过去不可逆肠衰竭、TPN 支持失败患者的救命治疗措施,转变为与 TPN 相比,能显著提高生活质量的治疗手段。

二、供体的选择及处理

小肠移植供体的选择与其他脏器移植相似,目前供体小肠多来源于血流动力学稳定、ABO 血型相符的脑死亡供者,排除条件包括严重的腹腔脏器缺血、肝功能明显异常(ALT、AST>500U/L)、血清乳酸盐及乳酸明显升高(>5mmol/L)或需要使用大剂量血管加压药支持。活体小肠移植的供者一般选择患者的直系亲属,ABO 血型相符,淋巴毒实验阴性,群体反应性实验阴性,身体健康,无明显脏器病变及慢性系统性疾病,并排除传染性疾病等。

活体小肠移植具有组织相容性好、排斥反应轻、供肠术前准备充分、术后感染率低、热缺血时间短、手术时间主动等优点,但也受供肠肠道长度限制、外科技术要求更高、供者安全保障等条件限制。

小肠血管的终末支直动脉间没有吻合支,如果抗凝和灌注不充分,在终末支形成的血栓会导致术后部分移植肠的缺血坏死以及穿孔,所以在移植肠血管离断前就要对供体进行抗凝治疗,以保证移植肠内的血液处于抗凝状态,保证灌注的效果和预防血栓的形成。

小肠黏膜对缺血的耐受性差,有效保存时间远短于肝、肾等其他器官,黏膜缺血 30 分钟即可出现结构损害。目前保存小肠的方法主要有持续或间歇性血管灌注、搏动式或重力式血管灌注、常温或低温灌注等。目前使用的保存液主要是 UW 液、EC 液等,一般以 4℃ 的 UW 液应用最广。现在也有在保存液中加入氨基酸缓冲液、全氟碳、谷氨酰胺、ATP

及 IL-6 等,为小肠黏膜上皮细胞提供能量,减轻小肠组织的损伤,促进小肠黏膜上皮细胞的增生,减轻再灌注损伤。

三、麻醉实施

(一) 术前评估和准备

对拟进行小肠移植的患者,术前要详细地询问病史,重点了解导致小肠广泛切除的原发疾病的诊断、既往手术史、营养支持方式及时间、感染病史、重要脏器功能等。术前检查包括常规的检查如心电图、胸片、腹部超声、消化道内窥镜检查等,实验室检查包括血常规、血生化、凝血功能、血电解质、血气分析、血脂、乳酸、血氨等项目。术前准备工作还包括对残存的消化道功能进行评估、主要血管影像学检查、免疫状态、微生物学检查以及患者营养状况指标的检查等。术前还应做肠道清洁准备,口服肠道不吸收的抗生素如丁胺卡那霉素及抗真菌药物来清除肠道病原菌。

小肠移植患者术前通常已经接受了长期的 TPN,大多伴有 TPN 合并症,如频繁的感染、进行性肝损害和肝衰竭、中心静脉闭塞、骨代谢障碍和脱水等。长期 TPN 导致的肝脏损害被普遍认为是最致命的 TPN 并发症,50% 接受连续 TPN 治疗的成人和儿童将最终发生肝脏损害。尤其值得关注的是,肝脏损害持续存在的大多数患者在发生肝脏损害的 1 年内死亡。中心静脉导管的插管部位有血栓形成、反复发生导管相关性的脓毒症、脱水、肾结石和电解质紊乱,都是 TPN 的常见并发症。术前评估和准备工作应针对 TPN 的主要并发症进行。此类患者术前开放外周和中心静脉通道可能比较困难,必要时可在超声及血管造影的帮助下进行。

(二) 术前用药

因接受小肠移植的患者以青少年居多,合适的术前用药可有效地缓解紧张、焦虑情绪。一般可根据患者情况给予咪达唑仑和抗胆碱能药物,为预防误吸,有时也可应用抗酸剂。

(三) 术中监测

小肠移植的患者通常一般情况较差,手术时间较长,术中出血输液较多,容易发生水、电解质、酸碱平衡的紊乱,可根据患者的情况和并发症特点,有针对性地加强监测。除常规监测如心电图、血压、脉搏氧饱和度、呼吸功能、有创动脉血压、中心静脉压、凝血功能、体温、尿量、麻醉深度等以外,肺动脉压监测有时也用于小肠移植手术。有条件的可应用连续心排血量和混合静脉血氧饱和度监测和经食管超声心动图监测。血生化检查除血电解质、酸碱、肾功能以外,还可检测血浆胶体渗透压、乳酸水平等。

(四)麻醉选择和管理

小肠移植因手术创伤较大、时间较长、术中出血较多等原因,麻醉一般都选择气管插管全身麻醉,有助于维持血流动力学平稳和保证充分的氧合。也有报道全身麻醉复合连续硬膜外麻醉,可以减少术中全身麻醉用药,术后早期拔管,有助于减少术后肺部感染、血栓形成、栓塞等并发症,还可以进行术后硬膜外镇痛。

麻醉诱导与其他器官移植麻醉相仿,尽量选择对肝、肾功能影响较小的药物,根据患者的一般情况缓慢注射,注意保持血流动力学稳定和防止反流、误吸。

麻醉维持与普通全身麻醉无明显区别,因腹腔粘连可能比较严重,腹腔内分离操作需要完善的肌肉松弛和充分的镇痛,可在肌松监测如 TOF 以及麻醉深度监测如 Nacrotrend、BIS 等指引下调整麻醉用药。静吸复合麻醉或全凭静脉麻醉都可用于麻醉的维持,但要注意维持血流动力学的稳定,满足重要脏器的血流灌注。

对于一般情况较好的单纯小肠移植患者,待呼吸循环稳定,意识恢复后可考虑拔除气管导管,面罩吸氧回监护病房。对于情况较差的,或者接受肝肠联合移植的患者应带气管导管回监护病房,继续进行呼吸机辅助呼吸。

活体亲属小肠移植的供者麻醉与普通全身麻醉相似,保证供者的生命安全是手术和麻醉的前提条件和关键。

四、麻醉中管理要点

1. 小肠移植手术患者如果既往有腹部手术史或腹腔感染史,腹腔粘连可能比较严重,手术分离时可能出现大出血,出现血流动力学的剧烈波动。在血管重建时需要部分阻断腹主动脉出现血压突然升高,开放血管时又会出现严重的低血压,麻醉医师应密切观察手术步骤,采取相应的预防处理措施,维持循环的稳定。

2. 手术开放移植肠血管,是术中血流动力学最

不稳定的时期。因移植小肠血管迅速充盈和渗血而有大量血液流失,另一方面,移植肠血管床内的酸性代谢产物、残留的保存液和防治再灌注损伤的异搏停等可能进入血管,加上肠血管开放前使用前列腺素 E_1 等血管扩张药,血压迅速下降,并有明显代谢性酸中毒。

3. 长期 TPN 的患者可出现肝脏受损,如果行肝肠联合移植或腹腔多器官簇移植,术中麻醉管理更加复杂、艰巨,可参考本章有关肝移植部分的内容。

4. 液体治疗在小肠移植麻醉中非常重要。此类患者术前长期营养不良,存在不同程度的脱水、低蛋白血症和电解质紊乱。术中液体管理应根据患者具体情况、临床需要、监测指标和实验室检查结果来指导输血、输液,术中补液应注意晶体和胶体的比例,以胶体液为主,防止输液过多导致肠道水肿、术后肠道吻合口瘘等并发症;此类患者一般有肝功能受损,对乳酸的代谢清除能力降低,如果输注含乳酸的液体有可能加重乳酸性酸中毒;小肠移植术中如果输入大量含有枸橼酸的血液制品会导致枸橼酸中毒,出现严重的低钙血症,导致心肌抑制、低血压以及凝血功能障碍,如发现有低血钙,可静注氯化钙或葡萄糖酸钙予以纠正;小肠移植患者,由于术前肠道准备致大量的消化液流失,可能出现低钾血症,但移植肠血管开放后又将出现大量的钾进入循环,因此应经常监测血钾浓度,根据结果正确处理。

5. 移植小肠再灌注后可能出现持续性的外渗液体增加,导致血容量不足、移植小肠水肿、电解质紊乱和代谢性酸中毒,可充分补充血容量、白蛋白等胶体、碳酸氢钠,并维持电解质在正常范围。

6. 小肠移植或肝肠联合移植手术时间较长,腹腔大面积的暴露,加上术中输液较多,可能出现体温的显著下降,术中应加强体温监测,并采取积极的保温措施如电热毯、空气加温系统、输血输液加温系统等来维持患者的体温。

7. 应根据实验室检测的指标如血红蛋白、血细胞比容、PT/INR、血小板计数、纤维蛋白原等结果,结合 TEG 或 Sonoclot 对凝血功能的监测结果来选择成分输血,术中血红蛋白应维持在 90~100g/L 以上。有时为防止移植小肠出现血栓形成,常需要适当的抗凝治疗,如应用小剂量的肝素或低分子右旋糖酐,但应注意手术创面的渗血。

8. 为防止移植小肠的血管痉挛、增加小肠的血流量,在移植肠血管开放时可静脉滴注前列腺素 E_1

$0.05 \sim 0.5\mu g/(kg \cdot h)$。前列腺素 E_1 还可以减轻小肠再灌注损伤，减少血小板的黏附聚集，改善移植小肠功能等优点，但应注意对体循环的影响而出现的低血压。

9. 肠道手术可发生菌群易位出现菌血症或败血症，尤其是移植肠的缺血再灌注损伤、肠道通透性增加和使用免疫抑制剂，术后发生严重全身感染的可能性很大，因此术中应严格无菌操作，并且预防性地应用广谱、强效的抗生素；小肠及肠系膜富含淋巴细胞，移植术后发生排斥反应的几率极高。在开放供移植肠血管前应给予 FK506、甲泼尼龙和环磷酰胺。

五、术 后 处 理

1. 小肠移植或肝肠联合移植的患者一般全身情况较差，手术时间很长，术后应加强监护和对症支持治疗，维持水、电解质、酸碱平衡。密切监测患者的生命体征，包括血压、心电图、脉搏氧饱和度、呼吸、CVP、尿量等，采取积极的保温措施，防止低体温。

2. 一般患者术后仅需面罩或鼻前庭吸氧，对于带气管导管回病房进行呼吸机辅助治疗的患者，应争取早期拔管。拔管前注意吸引呼吸道、口腔分泌物，防止误吸。

3. 术后早期加强营养监测，观察移植肠造口肠液性状和流出量。手术后生命体征稳定便可开始经胃肠外营养（parenteral nutrition，PN），并早期开始经胃肠道营养（enteral nutrition，EN），开始给予短肽类制剂，密切观察 EN 期间有无呕吐、腹胀和腹泻。逐渐增加 EN 液量，相应减少 PN 液的量，并由短肽类预消化的制剂转换成含有膳食纤维的完整的蛋白 EN 制剂。最终患者可经口进食，相应减少 EN 与 PN 液的量，并最终摆脱 PN。

4. 预防性应用广谱、强效的抗生素，重点防治肺部和腹腔感染。血肌酐水平恢复正常或接近正常后可静脉注射更昔洛韦，预防 CMV 感染。

5. 小肠移植急性排斥反应的发生率高达 87.8%，慢性排斥反应的发生率也有 30% ~ 50%，并且缺乏特异性症状，可通过移植小肠内镜检查和组织活检来协助诊断。目前采用 Campath 1H 诱导后、单用低剂量 FK506、无肾上腺皮质（激素）维持方案已被全球最主要小肠移植中心所采用。

6. 小肠移植后感染的发生率高达 90% ~ 100%，并且小肠移植术后死亡患者中 50% 是因为感染，小肠移植术后抗生素的应用应按照"重拳出击、全面覆盖"的原则；小肠移植较其他实体器官移植更易发生 CMV 感染，而且具有较高的病死率；EB 病毒感染和 EB 病毒感染相关的移植后淋巴增殖性疾病是导致小肠移植失败的另一个重要原因。常见的并发症还有术后腹腔出血、排斥反应、肠瘘、腹腔感染等。

7. 移植肠系膜血管容易发生血栓形成，导致肠缺血坏死。术后常用肝素、低分子肝素、低分子右旋糖酐来进行抗凝治疗，并持续 10 天以上。以后可改为口服抗凝剂，包括阿司匹林、双嘧达莫等。必须注意经常监测凝血功能，防止抗凝过度导致出血。

8. 术后可给予硬膜外或静脉内患者自控镇痛（PCA）。

（万里 田玉科）

参 考 文 献

1. Miller RD（ed）. Anesthesia. 7th ed. New York：Churchill livingstone，2009.

2. 夏穗生. 中华器官移植医学. 南京：江苏科学技术出版社，2011.

3. 庄心良，曾因明，陈伯銮. 现代麻醉学. 第 3 版. 北京：人民卫生出版社，2008.

4. 龚非力. 医学免疫学. 第 3 版. 北京：科学出版社，2009.

5. 卿恩明. 器官移植术与组织移植术麻醉学. 北京：人民卫生出版社，2004.

6. 陈实，石炳毅. 临床技术操作规范·器官移植分册. 北京：人民军医出版社，2008.

7. Yves Ozier，John R. Klinck. Anesthetic management of hepatic transplantation. Current Opinion in Anaesthesiology，2008，21：391-400.

8. Zorica Jankovic，Chunda Sri-Chandana. Anaesthesia for renal transplantation. Recent developments and recommendations. Current Anaesthesia & Critical Care，2008，19：247-253.

9. Liu LL，Niemann CU. Intraoperative management of liver transplant patients. Transplant Rev（Orlando），2011，25（3）：124-129.

10. Castillo M. Anesthetic management for lung transplantation. Curr Opin Anaesthesiol，2011，24（1）：32-36.

11. Nissen P，Frederiksen HJ，Secher NH. Intraoperative hemodynamic monitoring during liver transplantation：goals and devices. Minerva Gastroenterol Dietol，2010，56（3）：261-277.

12. Baxi V，Jain A，Dasgupta D. Anaesthesia for renal transplan-

第65章　器官移植麻醉

tation:an update. Indian J Anaesth,2009,53(2):139-147.

13. Blasco LM, Parameshwar J, Vuylsteke A. Anaesthesia for noncardiac surgery in the heart transplant recipient. Curr Opin Anaesthesiol,2009,22(1):109-113.

14. Baez B,Castillo M. Anesthetic considerations for lung transplantation. Semin Cardiothorac Vasc Anesth,2008,12(2):122-127.

15. Feltracco P,Serra E,Barbieri S,et al. Anesthetic concerns in lung transplantation for severe pulmonary hypertension. Transplant Proc,2007,39(6):1976-1980.

16. Planinsic RM. Anesthetic management for small bowel transplantation. Anesthesiol Clin North America, 2004, 22 (4): 675-685.

第66章 内镜手术麻醉

内镜的出现和发展推动了临床医学的巨大进步,通过内镜能顺利地检查食管、胃、小肠等整个上消化道,以及直肠、乙状结肠、降结肠、横结肠、升结肠、回盲部甚至末端回肠等下消化道,也能对泌尿道、呼吸道、阴道子宫、耳鼻咽喉科等疾病做详尽而准确的检查。加之内镜检查安全、准确,绝大多数患者都能接受,而且在肉眼观察的同时可进行活体病理学和细胞学检查,故适应证相当广泛。

经内镜手术或在内镜辅助下手术较传统的直视手术而言,有创伤小、对机体内环境干扰轻、手术并发症和死亡率低、住院时间短和节省医疗费用等优点,随着设备仪器的进步和对患者解剖、病理生理认识的不断更新,内镜手术的临床应用日趋增多,应用范围也越来越广泛,包括呼吸道、消化道、泌尿道内手术,胸腔、腹腔、关节腔内、子宫腔等自然体腔内手术,还有人工制造的腔隙如纵隔、甲状腺、经腹膜外疝修补和前列腺切除、肾和肾上腺手术等。

内镜或微创手术并不等于危险性小,除了在内镜下施行的手术种类和范围不断增加,而且手术涉及的人群也不断扩大,认为不宜施行内镜手术的人群越来越少,因而内镜手术所涉及的患者病情和全身情况差别也不断增大,内镜手术同时存在潜在性的组织器官或神经血管损伤,以及有特殊体位和特殊处理如人工气腹等要求,对机体的生理干扰可能更大,所以有关内镜手术的麻醉研究也越来越多。

第1节 腹腔镜检查和手术的麻醉

一、概　述

腹腔镜临床应用有近50年的历史,最初用于妇科疾病的诊断,腹腔镜下胆囊切除术的开展使其临床应用范围迅速增加,逐步扩展到胃肠、肝胆、脾、肾脏等手术。妇产科腹腔镜除用于诊断外,也可用于手术治疗,包括输卵管妊娠胚胎清除术、输卵管切除术、卵巢巧克力囊肿囊液抽吸、腹腔和盆腔粘连松解、输卵管伞端成形术、输卵管造口及吻合术、输卵管通液、卵巢肿瘤切除术、浆膜下子宫肌瘤剔除术和子宫切除术、以及绝育术等。随着操作技术的进步,接受腹腔镜手术的患者群体也发生了变化,由原来一般情况较好的青年女性患者为主,逐渐发展到各种年龄层次、病情轻重不一的患者,包括小儿、老年人、孕妇和危重患者。

腹腔镜手术时麻醉所遇到的主要问题是人工气腹和特殊体位对患者病理生理造成的干扰,常使麻醉处理复杂化,一般情况好的患者能够较好耐受人工气腹和特殊体位变动,而危重患者对于由此而引起的呼吸和循环干扰的适应力就较差。某些腹腔镜手术持续时间难以预计,有时内脏损伤未能及时发现,失血量较难估计等也增加麻醉处理的难度。

腹腔镜手术的禁忌证包括急性弥漫性腹膜炎,或合并肠梗阻者,膈肌疝,腹部巨大肿物,中晚期妊娠者,结核性腹膜炎或腹腔及肠粘连,凝血机制障碍和血液病,休克状态,或身体过于衰弱者等,过度肥胖者腹腔穿刺和人工气腹的建立较难成功,腹腔容积的减小也影响手术的成功率。但是随着技术的进步,其适应证不断扩大。

二、人工气腹对生理功能的影响

(一) 人工气腹对呼吸的影响

二氧化碳气腹是目前腹腔镜手术人工气腹的常规方法,其对呼吸的影响较大,包括呼吸动力学改变、肺循环功能影响、二氧化碳吸收导致的呼吸性酸中毒等。

1. 通气功能改变　人工气腹造成的腹内高压引起膈肌上移,胸肺顺应性可减小30%~50%,为保证足够的肺泡通气量,必须相应提高通气压,但是,人工气腹建立并稳定后,胸肺顺应性一般不会再受体位和潮气量调节的影响,所以术中持续监测胸肺顺应性和呼吸压力-容量环的形态,仍可及时发现导致呼吸道压力增高的并发症,如支气管痉挛、气管导管滑入支气管、肌松程度改变和气胸等。人工气腹时膈肌抬高引起的功能残气量减少和气道压力上升引起的通气/血流分布异常也同时发生,但腹内压14mmHg伴头高或头低位10°~20°不会明显影响生理死腔,对无心血管疾患的患者也不增加肺内血右向左的分流。

2. $PaCO_2$ 上升　人工气腹可引起 $PaCO_2$ 升高 15%~30%,主要有两方面的原因,一是胸肺顺应性下降导致的肺泡通气量下降,但更重要的是二氧化碳通过腹膜的快速吸收。所吸收的二氧化碳约占机体二氧化碳总排出量的20%~30%。二氧化碳排出量和 $PaCO_2$ 的增加是逐步的,这与体内组织中可以储存大量的二氧化碳有关。二氧化碳吸收与其分压差、弥散性能、腹膜面积和腹膜血流灌注情况有关,腹内压力的增高仅仅引起二氧化碳分压的轻微上升,而压力升高对腹膜血流灌注影响更多(包括心排血量下降和血管受压),所以在腹压增高对二氧化碳的吸收起延缓作用,手术结束腹腔压力下降后,残留的二氧化碳吸收加快,能引起一过性二氧化碳增加,加之组织内潴留的二氧化碳逐渐释放进入血液,所以术后短期内 $PaCO_2$ 仍会偏高,此时麻醉、肌松药的残留作用对呼吸仍有抑制,故应注意呼吸监测和支持。

疏松的结缔组织相对于平滑而致密的腹膜有更高的二氧化碳吸收能力,因此在盆腔淋巴清扫这类有大面积疏松组织暴露或者肾脏、前列腺和腹股沟疝等需要造成人工腔隙的手术中,$PaCO_2$ 增高更会明显。经侧腹膜外制造人工腔隙行肾脏手术时,呼气末二氧化碳平均上升约13mmHg(2~35mmHg),

中心静脉压平均上升8.6mmHg(2~16mmHg),而前列腺手术时,由于头低位更甚,中心静脉压上升可达11~23mmHg。这样长时间可能引起颅内压增加,必要时需采用利尿等脑保护措施。

$PaCO_2$ 增高的其他原因包括腹压增高、体位影响、机械通气、心排血量减少等可导致肺泡通气/血流比例失调和生理死腔量增加,尤其在肥胖和危重患者。麻醉深度不足引起的高代谢、保留自主呼吸时的呼吸抑制也是原因之一。二氧化碳气肿、气胸或气栓等并发症则可导致 $PaCO_2$ 显著升高。

$PaCO_2$ 升高引起酸中毒,对器官功能有一定影响,但随着对容许性高二氧化碳的研究和临床应用,目前对 $PaCO_2$ 升高的容许范围已明显大于以往的认识水平,维持 $PaCO_2$ 在60~80mmHg不会对机体造成明显损害,而为了维持 $PaCO_2$ 正常所采用的大潮气量和高气道压的危害可能更大。人工气腹引起的 $PaCO_2$ 升高一般通过增加肺泡通气量10%~25%即可消除。

呼气末二氧化碳分压($PetCO_2$)监测可间接反映 $PaCO_2$,正常情况下两者之间相差3~6mmHg,即 $PetCO_2$ 小于 $PaCO_2$ 约3~6mmHg,这主要是由于呼出气中除有肺泡气外,还有部分死腔气,在呼气末虽然主要是肺泡气,但仍混有小量的死腔气,尤其是肺泡死腔增大的患者,死腔气中不含二氧化碳,所以对呼出气的二氧化碳起到稀释作用,导致 $PetCO_2$ 小于 $PaCO_2$。肺泡弥散功能的障碍一般对肺泡气和动脉二氧化碳分压差影响较小。二氧化碳气腹后,虽然 $PetCO_2$ 和 $PaCO_2$ 之间的平均差值无显著变化,但不同患者个体差异很大,危重患者尤其是术前呼吸功能不全的患者,两者差值增大,例如ASA Ⅱ~Ⅲ级患者,两者差值明显高于ASA Ⅰ级的患者,可达10~15mmHg,所以有人认为用 $PetCO_2$ 代表 $PaCO_2$ 时应谨慎,必要时行动脉血气测定。

(二) 腹腔镜手术对循环功能的影响

腹腔镜手术对循环功能造成影响的原因有气腹、患者体位、高二氧化碳血症、麻醉等影响,其中最主要的是二氧化碳气腹和体位。气腹压力超过10mmHg者可影响循环功能,表现为心排血量下降、高血压、体循环和肺循环血管张力升高,以及迷走神经张力增高和心律失常,其影响程度与气腹压力高低有关。

1. 心排血量的变化　虽有心排血量不变或增加的报道,但多数情况下心排血量下降,下降程度大约10%~30%,正常人均可耐受。心排血量是否充足,比较简单的监测方法是混合静脉血氧饱和度和血乳酸,若正常说明机体无缺氧现象发生,表明心排血量能够满足机体氧供需平衡的需要。心排血量下降多发生在人工气腹建立时的充气期,心排血量下降程度与充气速度有关,也与机体的循环容量状态相关,当机体处于正常循环容量时,心排血量的下降幅度较小,而当循环容量欠缺时,则可引起明显下降。在胃、胆囊等头高位手术时,体位的改变会加重心排血量的下降。心排血量减少的原因很多,下腔静脉受压导致静脉回流减缓甚至间歇停顿,下肢瘀血,回心血量减少,心室舒张末期容积减小是主要原因之一。但由于胸腔内压增高,心室舒张末期压力并不低,右房压和肺动脉压也不低,所以这些平时能够反映心脏容量负荷的指标在人工气腹状态下意义有限,其数值有时不能正确反映当时真正的循环功能变化。手术中由于应激等因素的影响,引起心血管系统兴奋,心排血量一般能恢复到正常水平。扩容和头低位能帮助预防和改善回心血量。

2. 外周血管阻力的变化 气腹时外周血管阻力增高,一方面是心排血量下降引起交感功能兴奋的结果,但可能还有其他原因的参与,如患者体位,头低位时外周阻力低于头高位。外周阻力升高可用具有扩血管作用的麻醉药如异氟烷或直接血管扩张药,α_2受体兴奋药右美托咪定可减轻血流动力学改变和麻醉药用量。外周阻力升高除机械性因素外,神经内分泌因素也参与其中,儿茶酚胺、肾素-血管紧张素、加压素等系统在人工气腹时均兴奋,但仅加压素升高与外周阻力升高在时间上是一致的。

3. 对局部血流的影响 下肢静脉血流淤滞并不能随气腹持续时间延长而改善,理论上增加了血栓形成的可能性,但研究报道血栓发生率未见升高。腹腔镜胆囊手术时肾血流、肾小球滤过率和尿量在二氧化碳气腹后均降低约50%,也低于开腹胆囊手术。气腹放气后,尿量明显增加。腹腔内脏血流由于二氧化碳的扩血管作用对抗了压力引起的血流下降,所以总的结果是影响不大。脑血流因二氧化碳的作用而增加,维持二氧化碳正常,气腹和头低位对脑血流的不良影响较小,但颅内压升高。眼内压变化不大。

4. 高危心脏患者的循环变化 轻度心脏病患者在腹腔镜手术中的循环功能变化与健康人差别不大,但术前心排血量低、中心静脉压低、平均动脉压高和外周阻力高的患者血流动力学变化较大,所以主张术前适当扩容,硝酸甘油、尼卡地平和多巴酚丁胺有一定帮助。因外周阻力的不良影响占主要因素,尼卡地平的选择性扩张动脉的作用可降低外周阻力而较少影响回心血量。腹腔镜手术后的心血管功能恢复至少需要一小时,所以术后早期充血性心衰的发生仍有可能。在高危患者用较低的腹腔压力并减慢充气速度是最重要的。

5. 心律失常 虽然高二氧化碳可引起心律失常,但腹腔镜手术中心律失常的发生与二氧化碳的关系尚难肯定。快速腹膜膨胀、胆道牵拉等刺激引起迷走神经亢进是心律失常原因之一,可导致心动过缓甚至停搏,服用 β 阻滞药的患者或麻醉过浅者更易发生。处理包括腹腔放气减压、应用阿托品、加深麻醉等。心律失常还可继发于血流动力学紊乱,少见的原因还包括气栓等。

（三）特殊体位的影响

腹腔镜手术通常遵循手术部位处于高位的原则来调节体位,如胆囊切除取头高位,子宫切除取头低位。对呼吸的影响主要是头低位加重对膈肌的挤压,使肺容量减少,功能残气量进一步下降,气道压力上升,严重时可干扰到肺内气体交换。对循环功能的影响主要是头高位时回心血量减少,心排量降低,腹内压增高更加重其效应,易引起体位性低血压,需要及时补充体液容量,同时下肢静脉回流减缓,增加深静脉血栓形成风险;头低位增加颅内压和眼内压,如果为改善呼吸合并应用 PEEP,则影响更大,长时间会引起球结膜水肿,脑血液回流障碍等;截石位要防止腿部血流不畅和血栓形成。

（四）特殊腹腔镜手术技术

用惰性气体充气建立人工气腹可避免二氧化碳吸收引起的副作用如呼吸性酸中毒和心血管刺激作用等,但不能排除腹腔内压力高的影响,而且发生意外性气栓后后果严重。

非注气性腹腔镜手术是通过悬吊牵拉腹壁而暴露腹腔内手术部位,无腹内高压的副作用,但显露程度有限,结合腹壁悬吊和低压注气能明显改善显露程度。

三、腹腔镜手术的常见并发症

了解术后并发症的发生和发展过程,可帮助及时发现和处理并发症。妇科腹腔镜手术的历史较长,积累的病例和经验也较多,手术后死亡率约为万分之一到十万分之一,严重并发症为 0.2% ~ 1%,

其中 30%～50% 为腹腔脏器损伤,出血等血管方面的并发症占 30%～50%,烧伤占 10%～20%。腹腔镜胆囊切除术的死亡率是妇科腹腔镜手术的 10 倍左右,约 1% 的腹腔镜胆囊手术患者需改行开腹手术。脏器穿孔发生率 0.2%,总胆管损伤 0.2%～0.6%,出血 0.2%～0.9%。腹腔镜胆囊手术较轻的手术并发症多于开腹手术,但全身并发症如术后肺部感染等低于后者。

1. CO_2 皮下气肿　人工气腹时发生 CO_2 皮下气肿是最常见的并发症。多数是由于建立人工气腹时穿刺针没有穿通腹膜进入腹腔,针尖仍停留在腹壁组织中,注入的气体进入腹壁各层之间的空隙,即形成气肿。检查可见腹部局限性隆起,腹部叩诊鼓音不明显,肝浊音界不消失。这类气肿一般不会引起严重的不良后果,亦无需特殊处理,这也是人工气腹常用二氧化碳的原因之一。但皮下气肿严重时,可导致建立人工气腹失败,影响手术的进行。CO_2 皮下气肿多为建立人工气腹过程中注气失误造成;也有些情况是难以避免的,如疝修补或盆腔淋巴结清扫,必须人为造成软组织间的人工空腔,则皮下气肿必然发生;膈肌裂孔修补术中气体可经过纵隔形成头颈部皮下气肿。发生皮下气肿后,二氧化碳的吸收很快,$PaCO_2$ 显著升高,导致二氧化碳呼出增多,这种情况下依靠调节潮气量往往不能有效的降低 $PaCO_2$,所以术中若出现 $PetCO_2$ 在平台期后再次出现显著升高而增大潮气量仍不能很快使其恢复者,应怀疑 CO_2 皮下气肿的可能。此时手术体位往往决定了 CO_2 的主要聚集部位,头高位时应及时检查胸颈部,头低位时为腹股沟和阴囊处。二氧化碳吸收的速度也与压力有关,必要时可适当减低气腹压力,以减少二氧化碳吸收,若发生严重 $PaCO_2$ 升高,一般措施不能纠治时,应暂停手术,停止气腹后 $PaCO_2$ 升高可在短时间内消除。发生 CO_2 皮下气肿者,术终应等待 $PaCO_2$ 恢复正常后再拔除气管导管,但少量的皮下气肿并不是拔管的禁忌证。

2. 纵隔气肿、气胸、心包积气　脐带残存结构可能导致腹腔与胸腔、心包腔相通或其间结构薄弱,膈肌裂孔存在或手术撕裂等均可能导致腹腔二氧化碳进入胸腔、纵隔和心包;或腹膜外气肿延至纵隔。纵隔气肿范围大时后果严重,表现为呼吸气促,心传导障碍及自发气胸,甚至休克或心跳骤停。此时,应立即停止手术,穿刺排气。

气胸的原因除了腹腔气体经过胸腹腔之间的上述薄弱结果漏入胸腔外,手术中为保证通气量而增大通气压力造成的肺大泡破裂也是气胸原因之一。两种类型的气胸表现和处理有一定差别,二氧化碳漏入胸腔造成的气胸,二氧化碳吸收面积增大,吸收显著加快,$PetCO_2$ 升高明显;而肺大泡破裂的气胸,$PetCO_2$ 不增加,还有可能减低。这是因为从肺泡进入胸腔的气体是肺泡气,其二氧化碳含量较低,血液不会从胸腔气中吸收二氧化碳。

因胸膜吸收二氧化碳的速度很快,在停止充气后,漏入胸腔内的二氧化碳在 30～60 分钟内会全部自行吸收,不需行胸腔引流;而肺大泡破裂的气胸,胸腔内气体为呼吸的气体,不易被吸收,而且因为肺泡破裂口的存在,会有气体持续进入胸腔,所以应行胸腔闭式引流,单次胸腔抽气可能作用不大。

气胸量较小和压力较低时,对循环影响可能不大,低氧血症也不多见,张力性气胸时循环干扰明显。术中气胸诊断以听诊为主,术者经腹腔镜观察两侧膈肌位置和运动情况的差异也有助于诊断,气胸的确诊一般依靠 X 线检查。发现气胸后,应立即停止氧化亚氮麻醉,调整呼吸参数防止缺氧,并经常与术者保持联系,尽可能减低人工气腹压力。非肺大泡破裂引起的气胸可加 PEEP,肺大泡引起者禁用 PEEP。

3. 气管导管进入支气管　人工气腹导致膈肌上升,气管隆突同时上升,气管导管可进入支气管,在盆腔手术采用头低位时可发生,胆囊手术采用头高位时也有报道。主要表现为 SpO_2 下降和气道压升高,短时间内可能不会发生缺氧表现,仅仅坪压升高需与气腹造成的坪压升高相鉴别,导管进入支气管因同时也存在人工气腹,所以坪压升高更明显。

4. 气栓　气体进入血管内则形成气栓。清醒患者可出现呛咳,胸痛,严重时引起呼吸循环障碍,大量气栓可致猝死。

以往认为腹腔镜手术中气栓发生率低但后果严重,腹腔镜和宫腔镜同时进行时发生率增加。早期的研究报道二氧化碳气栓的发生率差别很大,一组近 50 万例腹腔镜手术,气栓发生率约为 0.001%,但也有报道 0.015%,总体死亡率 28%。但有学者在腹腔镜全子宫切除术中,采用 TEE 监测右房和右室时发现,气泡的阳性率达到 100%,不过多并未引起明显血流动力学改变,仅 2 例出现 $EtCO_2$ 下降超过 2mmHg。因此可以认为在腹腔镜手术中,在组织分离和离断时,少量的高压气体进入静脉系统的现象是普遍存在的,但是由于气体量不大,多无明显临床症状。在一组 403 例侧腹膜外腔镜肾手术中,用 TEE 监测发现气栓 69 例(17.1%),其中小气栓 13.1%,中等气栓 3.5%,大量气栓 0.5%。

严重气栓一般发生在人工气腹建立时,多为注气针误入血管所致,可能为误入腹壁血管,也有误穿内脏的可能,尤其在有既往腹腔手术史的患者。也有报道气栓发生在手术后期。二氧化碳溶解和弥散性能好,且能被血红蛋白、血液碳酸氢盐结合,小的气栓能很快消失,这也是气腹常用二氧化碳的原因之一。二氧化碳注入血管的致死量约为空气的 5 倍。有人用体重 35kg 的犬试验,静脉注入二氧化碳 300ml 致死,如果类推到人,相当于体重 70kg 的人 600ml 二氧化碳可致死。另有人用体重 10 余千克的犬,静脉注射致死的二氧化碳量相当于成人 1750ml 用量。用 1.2ml/(kg·min)的速度连续静脉注射二氧化碳,可导致 60% 的动物死亡。因多系气体大量注入血管,所以症状凶险,表现为气体存留于腔静脉和右房导致回心血量减少,循环衰竭。气体可能撑开卵圆孔进入左心,尤其体循环栓塞。空气栓塞常见的支气管痉挛和肺顺应性变化在二氧化碳栓塞时少见。

气栓的诊断对及时处理是非常关键的,少量气栓(0.5ml/kg 空气)可引起心脏多普勒声音改变和肺动脉压力升高,大量气栓(2ml/kg)可发生心动过速、心律失常、低血压、中心静脉压升高、心脏听诊有"磨坊"样音、发绀、右心扩大的心电图改变等,虽然经食管超声或胸前多普勒、肺动脉漂浮导管对诊断有主要价值,但在腹腔镜患者很少作为常规使用。SpO_2 可发现缺氧,$PetCO_2$ 可因肺动脉栓塞、心排血量减少和肺泡死腔增加而下降,但又可因为 CO_2 的吸收而表现为早期升高。经中心静脉导管抽出气体可诊断气栓,但其比例不高。

气栓的治疗包括:发现气栓后应立即停止充气、气腹放气;采取头低左侧卧位,使气体和泡沫远离右心室出口,减少气体进入肺动脉;停吸氧化亚氮改用纯氧,以提高氧合并防止气泡扩大;增加通气量以对抗肺泡死腔增加的影响;循环功能支持;必要时插右心导管或肺动脉导管抽气,已有体外循环用于治疗大量气栓成功的报道,可疑脑栓塞者建议高压氧舱治疗。

5. 其他并发症 包括血管损伤、呕吐、反流误吸等,较为少见。气腹并不增加胃-食管压差,所以反流危险并不增加,且有减少的报道。血管损伤主要见于腹壁血管损伤、腹膜后大血管损伤和脏器血管损伤。如有较大血管损伤常来不及抢救而危及生命。一旦发生大量出血及血肿增大者应立即剖腹手术,少量出血及小血肿应严密观察。

四、腹腔镜手术的麻醉处理

(一) 术前评估

腹腔镜手术患者的术前评估主要应判断患者对人工气腹的耐受性。人工气腹的相对禁忌证包括颅内高压、低血容量、脑室腹腔分流术后等,也有钳夹分流导管后行腹腔镜手术的成功报道。心脏患者应考虑腹内压增高和体位要求对血流动力学的影响,一般对缺血性心脏病的影响程度比对充血性或瓣膜性心脏病轻。虽然手术中腹腔镜手术的影响大于开腹手术,但术后影响以腹腔镜手术为轻,所以应综合考虑。腹内压增高对肾血流不利,肾功能不全的患者应加强血流动力学管理,并避免应用有肾毒性的麻醉药物。由于术后影响轻,呼吸功能不全的患者应用腹腔镜手术更具优势,但术中管理困难加大。术前用药应选择快速起效和恢复的药物以适应于腹腔镜手术术后恢复快的特点,术前应用非甾类抗炎药有利于术后镇痛,可乐定等能减轻术中应激反应。

(二) 麻醉选择

腹腔镜用于诊断时,可采用局麻,腹腔镜下手术,多选用全身麻醉或硬膜外麻醉。

1. 全身麻醉 腹腔镜手术选用气管内插管控制呼吸的全身麻醉最为常用和安全。麻醉的诱导和维持原则与一般手术的全身麻醉相同。对心血管功能较差的患者应避免应用直接抑制心肌的麻醉药,选择扩血管为主的麻醉药如异氟烷更为有利。氧化亚氮理论上可以引起肠胀气,影响手术视野;同时其进入血管的速度是氮气的 34 倍,发生严重气栓的风险较高,因此在腹腔镜手术中的应用存在顾虑,但临床尚未发现氧化亚氮直接影响预后的证据。丙泊酚的快速清醒特点和较少的术后副作用使其应用较多。各种阿片类镇痛药在腹腔镜手术中都有广泛应用,但是考虑到腹腔镜手术关腹时间很短,短效的瑞芬太尼更容易满足快速清醒和快速转运的要求。良好的肌松有助于提供更大的手术空间,但尚无证据表明必须加大肌肉松弛药用量以提供比一般开腹手术更深度肌松。腹膜牵张能增加迷走神经张力,术前应给予阿托品,术中也要做好随时应用阿托品的准备。

全麻保留自主呼吸的方法安全性较难保证,包括呼吸功能不全和呕吐、误吸,约三分之一的死亡患者与这种麻醉方法有关。在短小手术,可用喉罩辅助通气,但腹内压增高后气道压一般也超过20mmHg,喉罩有漏气的问题,所以喉罩也限于较瘦的健康患者。人工气腹期间通气量一般应增加15%~25%,以保持呼气末 CO_2 在 35mmHg 以下。COPD、有自发性气胸病史等患者应已增加呼吸频率为主来加大通气量。

2. 部位麻醉　硬膜外麻醉用于输卵管结扎等妇产科腹腔镜手术有较多报道,但要求患者一般情况好、能合作、人工气腹的腹腔内压力要尽量低、手术技术要求也高,所以仍不能作为主要的麻醉方法。胆囊手术则因为牵拉膈肌,麻醉平面要达到 T_4~T_5,而且腹腔脏器受操作影响,往往患者有明显不适,要求镇静。高平面的硬膜外麻醉、人工气腹、镇静和特殊体位的综合影响,往往使上腹部腹腔镜手术的硬膜外麻醉应用受限。

(三) 术中监测

由于人工气腹等因素对呼吸和循环有较大影响,术中和术后必须有相应的有效监测,以及时发现生理功能的紊乱。术中监测主要包括动脉压、心率、心电图、SpO_2、呼气末 CO_2。呼气末 CO_2 监测在腹腔镜手术中尤其重要,一方面可以避免术中高二氧化碳血症的发生,另一方面在有大量气栓发生时,呼气末 CO_2 相比其他常规监测手段更易及早发现。心血管功能不稳定的患者,需中心静脉压和肺动脉压监测,必要时监测血气,因有心脏或肺疾病的患者呼气末 CO_2 和动脉 CO_2 可能存在较大差异。体温监测在腹腔镜手术中有特别意义,二氧化碳在腹内的湿化是个吸热过程,在气腹过程中会通过腹膜吸收大量热量,尤其在长时间的腹腔镜手术中对体温的影响更加明显。

(四) 术后处理

腹腔镜手术对循环的干扰可持续至术后,包括外周阻力升高和循环高动力状态,这些变化对心脏病患者有较大影响。呼吸的干扰也可持续到术后,包括高二氧化碳和低氧,所以要常规吸氧。术后另一常见问题是恶心呕吐发生率较高,应加强预防和处理。

1. 术后疼痛　开腹手术患者主诉的疼痛主要为腹壁伤口疼痛,而腹腔镜手术后患者疼痛主要为内脏性疼痛,如胆囊切除术后有胆道痉挛性疼痛,输卵管手术后有盆腔痉挛性疼痛,肩部疼痛不适多有膈肌受牵拉有关,术后24h内80%患者有颈肩部疼

痛。二氧化碳气腹所引起的术后疼痛比氧化亚氮气腹重,术中二氧化碳用量,气腹峰压,二氧化碳气化导致的低温等都与术后疼痛相关,其可能的机制包括腹壁牵拉,二氧化碳气腹导致腹腔环境酸化,低温等刺激腹腔内神经末梢。腹腔残余二氧化碳加重术后疼痛,所以应尽量排出。临床实验也证实,在手术结束时主动吸引膈下残余气体相比自然排气可以显著减轻术后肩部疼痛和腹部疼痛,减少术后镇痛药的用量。疼痛治疗方法一般均有效,包括镇痛药、非甾体类抗炎药、胸部硬膜外阻滞等。于右侧膈下腹腔内注射局麻药(0.5%利多卡因或0.125%布比卡因 80ml,含肾上腺素)可防止腹腔镜下盆腔小手术后的肩痛,但对腹腔镜胆囊切除术术后的肩部疼痛效果不理想。

胆囊切除术患者,腹腔镜手术的术后应激反应低于开腹手术,表现为 C 反应蛋白和白介素-6(IL-6)低,高血糖等代谢反应和免疫抑制也较轻。但是内分泌激素的反应方面两者无明显差别,如皮质醇和儿茶酚胺等。复合硬膜外麻醉方法并不能减轻全身麻醉下腹腔镜手术的应激反应,其原因可能为腹腔镜手术的应激反应有腹膜牵张、循环紊乱、呼吸改变等多种因素引起。术前应用 α_2 受体兴奋药可减轻腹腔镜手术时的应激反应。

2. 术后呼吸功能　腹腔镜手术术后对呼吸功能的影响比开腹手术轻,包括术前 COPD、吸烟、肥胖、老年等患者,但这些患者呼吸功能影响仍较正常人严重。腹腔镜妇产科手术的术后肺功能影响比胆囊切除术轻。术后硬膜外镇痛并不能改善腹腔镜胆囊切除患者的术后肺功能。

3. 恶心呕吐　腹腔镜手术术后恶心呕吐的发生率较高,达40%~70%,术中应用阿片类增加其发生率,而丙泊酚、5-羟色胺3(5-HT3)受体拮抗剂和地塞米松能减少其发生。

五、特殊患者的腹腔镜手术麻醉

(一) 孕妇

孕妇腹腔镜手术常为阑尾切除和胆囊切除。妊娠曾被认为是腹腔镜手术的绝对禁忌证,近年来,随着此类手术的开展,腹腔镜相对传统开腹手术的优势逐渐显现,包括术后疼痛减轻,呼吸和胃肠功能恢复快,早期即可起床活动,缩短住院时间等。但是孕妇行腹腔镜手术也有其特殊的风险,如子宫,胎儿的

损伤;二氧化碳吸收导致的胎儿酸中毒;母体术中心排量降低和子宫胎盘血流量降低等。

妊娠早期是胎儿器官生成的关键阶段,考虑麻醉药物和手术操作的潜在伤害和致畸作用,除非紧急手术,手术时间应尽量推迟,避免此阶段。术前镇静药一般可以选择不用,如需使用,可考虑苯二氮䓬类,并酌减剂量,避免对胎儿的过度抑制。抗胆碱能药可以选择不通过胎盘的格隆溴铵。在手术中,麻醉药物的选择和使用应遵循维持母体稳定的血流动力学状态,避免子宫胎盘血流减少,防止母体和胎儿缺氧,以及胎儿早产和流产的原则。文献报道均显示在孕 4~32 周,腹腔镜手术不危及正常妊娠过程,但一般认为在孕 12~23 周流产和早产可能性最小,同时腹腔空间也较大,便于手术操作,大于 24 周的

手术必要时可应用抑制子宫收缩的药物;通过调整气腹穿刺针、镜鞘等位置可以防止对增大的妊娠子宫损伤的危险;腹腔内压增加和二氧化碳对胎儿有一定影响,包括胎儿酸中毒、心率和血压增高,但程度较轻,且术后很快恢复,主要是二氧化碳的影响,而不是腹压高的作用。用氧化亚氮气腹胎儿的这些变化则消失。术中胎儿监测可用经阴道超声。孕妇术中机械通气可调节到动脉二氧化碳在正常值的低限。

(二) 小儿

小儿腹膜面积相对于成人较大,二氧化碳吸收更快,但一般也是 15 分钟左右达高峰,其后吸收缓慢。人工气腹对循环和呼吸功能的影响小儿与成人相近。研究报道小儿阑尾切除术用腹腔镜或开腹手术,术后恢复和疼痛等无差别。

第2节 胸腔镜手术的麻醉

内镜技术的进展也使胸腔镜得到广泛应用。胸腔镜检查和治疗可用于胸膜、肺及食管疾病的诊断及估计病变范围、活检获取病理学诊断,治疗上用于肺切除、激光肺大泡切除、食管手术、心包剥除、交感神经切除、纵隔内肿块切除以及一些脊髓手术,组织损伤比常规手术小。早期的胸腔镜操作时间相对较短,随着胸腔镜手术的不断发展,手术种类变的愈加复杂。用于治疗心包疾病或心包填塞的手术,还可以通过食管超声心动图帮助指导下完成。胸腔镜手术其创伤虽小,但手术时间较长,术中随时有可能转为剖胸手术。胸腔镜手术的麻醉和监测也与剖胸术相似。胸腔镜检查者,常为高危患者,心血管并发症发生率较高。

嗽是否有效,其用力肺活量(FVC)至少为潮气量的三倍。如果最大通气量(MVV)比预计值低 50%,则提示术后依赖呼吸机的可能性增加,产生术后肺不张及感染的可能性增加。用支气管扩张药治疗能改善呼气峰流速的患者,术前应给予支气管扩张药。

术前检查还包括血液生化、心电图、血气分析,有条件可进行 CT 或 MRI 检查。遇有下气道有类似单向活瓣的病变,即吸气时气体易于进人,呼气时难以呼出,则全麻忌用氧化亚氮,以免增大含气腔的体积,导致呼吸和循环功能障碍。

术前用药一般可给予短效苯二氮䓬类药,以解除术前忧虑,但要防止术毕苏醒延迟。给抗胆碱能药物以拮抗术中心动过缓和涎液分泌。此外应继续患者心血管及呼吸系统的常规用药,注意控制术前支气管痉挛。对胰岛素依赖型患者静注胰岛素-葡萄糖溶液。

一、麻醉前准备注意事项

麻醉前应明确患者的全身状况,尤其对剖胸术可能较大的患者,术前应按照不低于剖胸术患者的要求准备。注意患者有无冠心病及其严重程度,是否存在心律失常、左室功能障碍、低氧血症、糖尿病及肾功能不全等有关内科情况。肺功能障碍,不能耐受强体力活动的患者,耐受单肺通气麻醉比想象的情况要好,血流动力学较为稳定,但与肺功能正常的患者仍有较大差别。

评估呼吸系统功能包括病史、体检、测试运动耐量,常规胸部 X 线摄片及肺功能试验。注意患者咳

二、麻醉方法选择

根据手术种类和范围、患者病情和精神状态的不同,胸腔镜手术可以选择局麻、区域神经阻滞或单肺通气全身麻醉。

(一) 部位麻醉

局部浸润麻醉自胸壁到壁层胸膜进行逐层浸润,是提供镇痛最简单的方法,但不少患者因阻滞不全而不适。肋间神经阻滞或胸部硬膜外阻滞可提供

更为完善的手术操作条件。辅以同侧星状交感神经节阻滞,可抑制肺门操作刺激引起的咳嗽反射。局麻的患者清醒,维持自主呼吸,术后能及时咳嗽。即使有些患者术前心肺功能受损,多数仍能够耐受局麻和自主呼吸条件下的胸腔镜检查,较少发生心律失常、缺氧和二氧化碳蓄积,但仍应吸入高浓度氧气以防止气胸的影响。自主呼吸患者侧卧位开胸,由于反常呼吸和纵隔移位可影响气体交换,因此仍限用于短时间和较简单的手术。胸膜腔开放后空气进入,肺部分萎陷,可提供足够的视野和操作空间,人工注入气体造成正压以扩大空间并无必要,而且有一定危险。

(二)　全身麻醉

大多数胸腔镜检查以全麻更为合适,间歇正压通气可减轻纵隔移位与防止反常呼吸,应选用双腔支气管插管以便术侧肺排气,也可在直视下扩张肺,以及便于观察有无漏气及胸膜粘连。可以硫喷妥钠,依托咪酯或丙泊酚诱导,肌松药可根据手术时间长短给予。可以吸入麻醉或持续静滴丙泊酚维持麻醉。阿片类用以提供镇痛或辅以麻醉,区域阻滞合用全麻则可允许较浅麻醉和提供术后镇痛。术中要采用单肺通气以减少对术野的干扰,因而要了解单肺麻醉及有关并发症。

单肺通气多用左侧双腔支气管导管,因置入容易,安全性较大,即便根据临床征象认为双腔管位置是正确的,纤维支气管镜检查仍发现48%的患者放置错误。即使位置正确,术中还有25%的患者可发生下侧肺通气困难或难以完全隔离两肺。现认为用纤维支气管镜核实导管位置为宜,改为侧卧位后还要再次核实。气囊堵塞式的单腔单肺通气导管(Univent)临床上用于胸腔镜检查更为方便,定位和调节均较简便。

在单肺通气过程中,流经非通气侧肺的血流实际是分流部分,通气侧肺能排出足够的二氧化碳以代偿非通气肺,因正常血氧已近饱和而不能摄入更多的氧,因而低氧血症常见,高二氧化碳血症较轻。

在单肺通气过程中,到上侧非通气肺的血流降低,其原因包括重力、手术干扰、存在于上侧肺的疾病以及缺氧性肺血管收缩,此外,萎陷性肺血管阻力增大,也使血流转向下侧通气肺。

单肺通气具有低氧血症的危险,因此呼吸管理很重要,一般认为要维持动脉血氧饱和度大于90%,吸入氧浓度应增加至50%以上,单肺通气的潮气量并不一定要减少,既往主张的低潮气量高频率通气,因通气效率差而较少应用,但应用正常潮气量通气时要严密监测气道压。如果通气有问题,应以纤维支气管镜检查双腔管位置是否正确。当低氧血症持续,应予分侧肺通气。重建双侧肺通气仍是改善氧合的最快速的方法。

缺氧是胸腔镜手术麻醉单肺通气过程中最常见并发症,原因除分流因素外,气管导管位置不当也是常见原因之一;其次在长时间手术过程中,下肺易发生肺间质水肿,从而进一步减少气体交换。手术损伤和出血并发症并不多见,但一旦发生出血量较大,因此术前宜有快速输血的准备。双腔支气管套囊过度充气致支气管破裂也可偶见。很多并发症需要剖胸处理,增加剖胸术危险性的因素有吸烟、高龄、冠心病、术前体重降低、肥胖、肺功能不良及麻醉的持续时间。

无论何种胸腔内镜检查,不论是在镇静及局麻或全麻下进行,基本监测是必要的,包括心电图、动脉血压和持续脉搏氧饱和度测定。在全麻过程中还应有二氧化碳监测,小儿应有体温监测。

三、术　后　处　理

胸腔镜手术术后疼痛轻,呼吸功能障碍发生率低。然而仍需防止可能发生的并发症。术后鼓励患者深呼吸,头高位及早期活动。胸背叩击及体位引流以促进分泌物排出。

第3节　支气管镜检查和手术的麻醉

支气管镜操作分为两大类:以诊断为目的称为诊断性支气管镜;以治疗为目的称为治疗性支气管镜,有时可同时兼有。诊断方面主要用于气管、支气管疾病的病因诊断,获取病理活检,或肺疾患需作肺泡灌洗检查者,或收集下呼吸道分泌物做细菌学检查者。治疗方面对有大量脓性分泌物而无力咳嗽或引起肺不张者,可作协助吸痰;支气管或肺内化脓性病变(如肺脓肿)需行局部冲洗及注药者;肺癌患者需行局部瘤体注药、激光照射、冷冻、加温等治疗者;清除支气管内异物;或对咯血患者需行局部止血治疗。

支气管镜有硬质金属支气管镜和软质纤维支气管镜两种。虽然目前金属支气管镜检查已多为纤维支气管镜所取代,但它仍然保留用作小儿气管内异物取出,插入气管扩张器以及气道内肿瘤切除等手术。

一、纤维支气管镜检查的麻醉

纤维支气管镜可经鼻腔或经口腔插入气道,大部分患者可在镇静和表面麻醉下进行,全麻主要用于小儿以及在清醒状态下不能忍受操作的成人。镇静常合用苯二氮䓬类和阿片类药,持续静滴丙泊酚也可安全用于镇静。经鼻作支气管镜检查时,鼻黏膜表面局麻药加血管收缩药,可减少黏膜损伤出血的危险,表面麻醉完成后,在插入纤维支气管镜前,可于鼻腔内滴入 3~5ml 液体石蜡,对减少黏膜出血和损伤有很大帮助,但应在表面麻醉后应用液体石蜡,一方面保证麻醉效果,同时能减少滴入液体石蜡引起的不适或恶心;气管黏膜表面麻醉也可有效地通过气道、环甲膜穿刺来完成。黏膜对局麻药的吸收较为迅速,要注意局麻药过量导致的全身毒性反应。

全麻的患者,纤维支气管镜可以通过气管导管专用转角接头的密封圈插入气管内,机械通气仍可照常进行,只是气管导管内存在支气管镜,使通气腔隙减小,增加了流经气管导管气流的阻力,因此,气管插管时应选用尽可能粗的气管导管,麻醉的维持也仍可用吸入麻醉。纤维支气管镜检查也常用肌松药和控制呼吸,以减少气管黏膜刺激引起的呛咳反射。

在清醒镇静和麻醉的患者,喉罩气道(LMA)也可用作纤维支气管镜插入的通路,虽然喉罩气道内腔比气管导管大,但当插入支气管镜后需控制呼吸时,仍需注意可能增加的气流阻力。

另一种纤维支气管镜检查的方法可用于自主呼吸的患者,即通过连接于麻醉面罩的转角接头或经过改良面罩上的另一开孔(PatrIsyracuse 面罩)将支气管镜插入上呼吸道。这一方法可避免在气管导管或喉罩气道通气间隙减少的问题,但因为面罩的密闭性能较差,在控制呼吸的患者应用受到限制。

二、金属支气管镜检查

与纤维支气管镜不同,金属支气管镜可产生剧烈的黏膜刺激,压迫周围软组织,并需要颈椎尽量向后伸展,因此常需在全麻下进行,在小儿尤其如此。

患者能通过纤维支气管镜周围呼吸或可以通过其周围通道进行机械通气,而金属支气管镜,患者必须经支气管镜内腔呼吸或通过此腔进行机械通气。如果气管镜检查在全麻下进行,则需要麻醉医师与内镜操作医师共同负责保持患者气道的通畅。在检查过程中,必须维持足够的氧供及排出 CO_2。

麻醉方法:金属支气管镜检查一般在全身麻醉与保留自主呼吸的条件下进行,吸入纯氧、间歇静脉注射 γ 羟基丁酸钠、依托咪酯、硫喷妥钠或丙泊酚等,并配合小剂量芬太尼均可达到目的。除短时间手术外,较为常用的方法是在单次注入丙泊酚和芬太尼后,继而持续静注丙泊酚,可提供支气管镜检查满意的麻醉,患者术中不会觉醒,循环维持相对较平稳,术后恢复也很快。自主呼吸患者进行金属支气管镜检查,因麻醉不充分引起的喉头痉挛或支气管痉挛较多,麻醉过深可引起的通气不足等并发症,因此可采用静脉麻醉药、肌松药及间歇肺通气的麻醉方法,逐渐加深吸入麻醉药如七氟烷或逐渐加大静脉麻醉药如丙泊酚维持麻醉。应用文氏效应通气的支气管镜最好在全凭静脉麻醉下进行,因为吸入麻醉药的利用率较低,麻醉维持较难稳定,且呼出气直接排入手术室,对手术室环境的污染严重。

在全麻下支气管镜检查前,先行气管内喷入局麻药,可以预防支气管镜拔出后的喉头痉挛。但也有报道支气管镜检查前用4%利多卡因进行喉头表面麻醉未见有好处,而且抑制咳嗽反射也并非必需,尤其是于支气管镜检查术后易发生出血或过多分泌物更应保留有效的咳嗽反射。

金属支气管镜检查引起的血流动力学变化类似于直接喉镜及气管插管所引起的反应,只是程度上较强且持续时间较久。硫喷妥钠麻醉后,支气管镜检查会显著增加心率、收缩压和舒张压。加入小剂量阿片类药可部分控制其血流动力学反应。另有人用超短作用的 β 受体阻滞药艾司洛尔(esmolol)来消除支气管镜检查与支气管内插管的反应,有较好的预防和治疗循环亢进的作用。

婴幼儿作金属支气管镜检查时,比较以七氟烷加 N_2O 及以氟烷加 N_2O 麻醉诱导和维持,发现七氟烷组诱导和恢复期均较短,并发症也较少,尤其是心律失常和喉痉挛少见。

用于金属支气管镜检查的肌松药有多种,其选择决定于预期操作时间的长短,短效非去极化肌松药美维库铵可以代替去极化肌松药琥珀胆碱在短时间操作选用。如预期支气管镜操作时间较长或决定继续进行剖胸手术时,可选用中、长效非去极化肌松药。

麻醉与肌松的患者可用不同的方法维持气体交换:①持续吹氧,暂停呼吸时通过插入气道深部的导管持续快速吹入氧气,可维持患者短时间的氧合,但可逐渐发展成高二氧化碳血症及呼吸性酸中毒。②通过支气管镜通气,即通过支气管镜近端侧面的开口,与麻醉机或通气系统相连接,氧气和麻醉气体得以持续流入,也可以间断控制呼吸。支气管镜通气的主要缺点是操作过程中去除目镜,可致通气中断,时间过长难免逐渐导致呼吸性酸中毒。③通过支气管镜的文氏效应通气,即利用压缩氧连接在支气管镜近端,通过一根置于腔内并与其长轴平行的细管将氧气吹入,周围空气同时被卷吸,进入支气管镜内产生足以吹张肺的空氧混合气,这一装置不用关闭支气管镜的开口端,不会干扰肉眼观察或经支气管镜插入所需器械,且可维持给氧,但也会产生二氧化碳蓄积。其近端必须保持开放,以便卷入外周空气和排出呼出气体,否则,将导致严重肺气压伤。④应用高频通气,连接于支气管镜的侧孔,可进行持续通气,不但可保证足够的氧供,也不会发生二氧化碳蓄积。

三、术后处理

支气管镜检查术后除按照一般全麻后原则处理外,其特殊性在于气道内操作后发生术后气道梗阻的危险明显增加,气道内出血、分泌物潴留、气道黏膜损伤水肿均可导致梗阻。这些导致梗阻的因素在术后一段时间内可持续存在,甚至逐步加重,所以必须继续监测和吸入纯氧,保证充足的氧供。必要时,直接喉镜下吸去上呼吸道分泌物和血液,除去支气管镜后,以面罩、咽喉通气道、喉罩或插入气管导管以保证通气满意。非去极化肌松药的残余作用必须用抗胆碱酯酶药拮抗。活检后患者宜取病肺在下位,直至咳嗽反射完全恢复,以保护健侧肺不受污染。

支气管镜检查的并发症以金属硬质支气管镜后较为多见,其后果也较为严重。

1. 损伤　损伤牙齿或假牙和口腔软组织。对上、下气道的直接损伤可导致出血、水肿,危及气道通畅,黏膜穿破可致皮下气肿、纵隔气肿或张力性气胸,以上并发症尤多见于金属支气管镜检查或支气管镜活检,必要时,需紧急手术修补损伤组织。

出血多由于活检后局部撕裂,术后痰中少量带血一般不予处理,出血多者可用1∶2000肾上腺素溶液2~4ml经支气管镜注入局部止血,仍不能止血者,可给予静脉滴注垂-体后叶素,必要时考虑手术。

气胸主要由肺活检所引起,发生率在1%~6%,少量气胸不需特殊处理,可自行吸收,量大压缩肺发生呼吸困难时可行抽气治疗,个别需闭式引流排气。

2. 生理干扰　支气管检查过程中,心律失常很常见,插入支气管镜引起迷走神经反射可产生心动过缓,可能需要静注抗胆碱药物,其他可由于手术刺激导致产生儿茶酚胺释放,可导致心动过速。缺氧与高碳酸血症也可能引起心律失常,在给予抗心律失常药之前,应加强通气予以纠正。

3. 喉、支气管痉挛　多发生在支气管镜插入声门时,因支气管哮喘患者的气道反应性增高,故喉、支气管痉挛的发生率高,咽喉部充分表面麻醉,如操作前先行环甲膜穿刺麻醉,可减少支气管痉挛的发生。出现支气管痉挛后应立即拔出支气管镜,即刻停止内镜操作,并充分清除呼吸道分泌物,用支气管扩张剂如舒喘灵气雾剂或静脉滴注氨茶碱、糖皮质激素,吸氧,必要时气管插管及人工通气。

拔管后引起上呼吸道梗阻,最常见原因为喉痉挛或喉头水肿,情况紧急需及时诊断、果断处理。

4. 局麻药反应　可由于局麻药过量或体质因素而发生过敏反应或中毒,以地卡因多见,故目前多主张用利多卡因。出现局麻药反应后,应立即终止给药,并给予吸氧、保持呼吸道通畅、镇静安定类药物应用及其他对症处理。

第4节　其他内镜检查或手术的麻醉

一、纵隔镜检查

（一）术前准备

纵隔镜检查的目的主要是诊断纵隔内病变的范围和淋巴结活检,胸腺瘤切除也可应用纵隔镜。纵隔镜多是通过颈部插入胸骨柄后,沿气管前壁和侧壁钝性分离,进入主动脉弓后方,到达气管隆突。既往有纵隔镜检查病史者为绝对禁忌,其他相对禁忌证包括上腔静脉综合征、气管严重移位、脑血管病变、胸主动脉瘤等。由于 CT 和 MRI 诊断技术的发展，纵隔镜在诊断方面的使用已逐步减少。

纵隔病变的患者可有不同的临床表现，术前访视应全面了解。可能无症状，仅于常规胸部 X 线检查时发现纵隔内肿块；可能存在呼吸困难，近来有所加重，可出现呼吸及平卧困难；上腔静脉阻塞，面部肿胀发绀；干咳及喘鸣提示病变可能累及气管；肌无力提示可能合并胸腺瘤及肌无力综合征。

（二）麻醉注意事项

纵隔镜检查常压迫大血管，特别是以右颈部入路多见，可导致静脉回流障碍和动脉受压，颈总动脉及锁骨下动脉血流降低，其中以右侧头臂干受压最多见，采用右上肢测量血压和血氧饱和度可及时了解动脉受压情况，但此时右上肢的血压变化或脉搏波改变不能完全反映全身情况，所以主张左侧肢体同时测量血压，以监测全身情况。因有大量出血需紧急剖胸解除压迫及快速输血的可能，术前宜开通两条大静脉通路。由于上腔静脉有受压可能，开放的静脉应有一条在下肢。

纵隔镜检查有引起气管压迫的可能，术中宜持续监测气道压力，及时了解气道是否受压，同时要以较低的压力达到氧合及正常二氧化碳排出，降低胸内压力有利于静脉回流。

纵隔镜检查可在镇静及局麻下进行，但一般都选用全身麻醉控制呼吸。全麻既能抑制喉与气管的反射，防止体动和呛咳，减少静脉损伤后气栓的可能性，并有利于及时处理严重并发症如大出血等。

无症状的患者，先给氧，继而静注丙泊酚诱导，气管内喷给利多卡因作表面麻醉或静脉利多卡因减轻应激反应，给予短效肌松药，气管内插入弹簧加固的加强型气管导管，控制呼吸，也可应用短效阿片类药。

静脉压已显著升高的患者，机械通气时应尽量控制气道压，以免过高的气道压气进一步减少静脉回心血量。头高位有利于降低静脉充盈，但气栓危险性增大。如存在呼吸道阻塞或肌无力综合征，首选局麻下清醒插管，必要时可在声门表面麻醉后，吸入麻醉诱导，在深麻醉下插入加固的气管导管。

麻醉维持一般用非去极化肌松药及氧化亚氮、挥发性麻醉药，进行间歇正压通气。在肌无力患者，非去极化肌松药剂量应减少，并监测肌松。七氟烷起效快，恢复快，可考虑选用。术后应拮抗肌松药残余作用，继续给纯氧吸入，适时拔去气管导管，继续常规监测。

纵隔镜术后出血的危险仍然存在，应持续监测

生命体征，纵隔内血肿可压迫动静脉血管、气管乃至心脏，出现相应的表现，需及时处理。

（三）并发症

纵隔镜检查可能引起的并发症包括出血、气胸、喉返神经损伤、空气栓塞、压迫血管、主动脉受压反射性心动过速、压迫右颈总动脉引起偏瘫、右锁骨下动脉受压后桡动脉搏动消失、感染、肿瘤扩散等。术中一旦发现气道或血管受压，必须立即通知手术者，退出或改变纵隔镜的位置。

最严重并发症为穿破血管发生大出血，一般先在纵隔腔内以浸有肾上腺素的纱布填塞止血，出血继续则需剖胸手术止血，输血输液最好经下肢的大静脉输给，主动脉受压后易发生心动过缓，静脉给予阿托品治疗。应重点了解可能发生的气栓，一旦发生，患者应置头低左侧卧位，并根据情况加以处理。

二、胃 镜

（一）术前准备

胃镜检查均使用纤维胃镜，刺激较轻，多数可在表面麻醉和适当镇静下进行，检查前的准备工作很重要，准备不充分可能导致检查失败。很多患者对胃镜检查心存疑虑，有恐惧感，故需耐心说明，主要包括以下内容：①内镜可直接观察到病变，尤其能够发现早期病变，对可疑或不能肯定的病变可以通过内镜取材作病理检查以明确诊断；②内镜检查一般损伤小，疼痛程度轻；③检查和取活组织对健康无损害等。术前做好必要的解释工作，一般可取得患者的良好配合。

胃镜检查也有一定的生理影响，严重心脏病如严重心律失常、心肌梗死活动期及重度心功能障碍；严重肺部疾病如哮喘、呼吸功能障碍不能平卧者；食管、胃、十二指肠穿孔的急性期；急性重症咽喉部疾患内镜不能插入者；腐蚀性食管胃损伤的急性期常被列为禁忌。此外明显的食管静脉曲张、高位食管癌、高度脊柱弯曲畸形者，有心脏、肺等重要脏器功能不全者，有出血倾向，高血压未被控制者应慎重考虑。

胃镜检查术前禁食至少 6 小时，在空腹时进行检查，否则胃内存有食物则影响观察。如患者有胃排空延迟或幽门梗阻禁食时间应延长。

（二）麻醉处理

检查时患者左侧卧位于检查床上，以利于口腔分泌物引流和防止呕吐误吸。一般能够合作的患

者,咽部表面麻醉即可,目的是减少咽部反应,使置入内镜顺利。咽部喷雾法或麻醉糊剂吞服法均比较简单,麻醉糊剂主要成分为丁卡因。检查前可使用镇静药以消除紧张,应用山莨菪碱或阿托品及解痉灵减少胃肠蠕动。

胃镜检查经多年临床实践和应用,有较高的安全性,但也会发生一些并发症,严重者甚至死亡。严重并发症者 0.01%~0.1%。包括心肺意外、严重出血及穿孔等,一般并发症有下颌关节脱位、喉头痉挛、咽喉部感染或咽后脓肿及全身感染等。

(三) 并发症

1. 心脏意外 胃镜检查发生心脏意外主要指心绞痛、心肌梗死、心律失常和心搏骤停。受检者心电监测,有 33%~35% 的患者出现房性期前收缩、室性期前收缩、心房颤动等心律失常。原有心肌缺血、慢性肺疾病及检查时患者紧张、焦虑、憋气、挣扎都有可能诱发心脏不良事件。因为绝大多数内镜检查是安全的,故一般不行心电监护,但在特殊情况下有必要作心电监护,一旦发生严重并发症,应立即停止检查并给予急救。

2. 肺部并发症 胃镜检查时会出现低氧血症,一般多为轻度,原因为检查时内镜部分压迫呼吸道,引起通气障碍,或患者紧张摒气。必要时需应用利多卡因局麻或全身麻醉时使用肌肉松弛药。

3. 穿孔 食管或胃穿孔是胃镜检查的严重并发症之一,其后果严重,甚至可致死亡。胃镜检查时食管出现穿孔,最主要的症状是剧烈的胸背部疼痛,纵隔气肿和颈部皮下气肿,以后出现胸膜渗液和纵隔炎,X 线检查可以确诊。胃和十二指肠发生穿孔会出现腹痛、腹胀、发热等继发气腹和腹膜炎表现。一旦出现穿孔宜行手术治疗。

4. 出血 胃镜检查活检,多数不会引起大量出血,下列情况有可能引起大出血:①活检损伤黏膜内血管;②原有食管胃底静脉曲张等病变;③患者有出血性疾病者;④检查过程中患者出现剧烈呕吐动作。出血可经内镜给药,如去甲肾上腺素生理盐水、凝血酶等,亦可采用镜下激光、注射药物治疗。保守治疗无效需行手术止血。

三、食管镜检查

(一) 术前准备

食管镜检查可用于诊断,尤其是癌肿的诊断,也可用于治疗,如去除异物或食管曲张静脉内注射硬化剂等。通常用纤维食管镜进行检查与治疗,但纤维食管镜不能用于异物去除,也不能用于小儿。

接受食管镜检查的患者多数为老年患者,常合并其他疾病,可因吞咽困难而失水,需要补给液体。因为药物可能停留在食管病灶近端而引起干呕,因此应避免术前用药,口服抗酸药也很少应用,必要时可考虑静脉注射降低胃液分泌和增加胃排空的药物。

(二) 麻醉注意事项

食管镜检查中的主要问题为梗阻病灶近端可能有液体、血液和固体食物的贮积,有可能产生反流误吸,麻醉处理时应足够重视。

成人食管镜检查绝大多数可在表面麻醉加适当镇静下完成,静脉注射镇静药咪达唑仑,气管及食管上端进行表面麻醉。

全麻可用快速诱导,压迫环状软骨防止反流,但需注意压迫环状软骨并不能有效控制内容物反流,且在浅麻醉时这一操作本身有可能引起内容物的反流。偶尔需要全侧卧位,以减少插入气管导管前食管内液体或固体物质反流及误吸。金属食管镜可压迫气管导管,气管内插管应选用弹簧钢丝加固的导管,并移向口腔左侧固定,以便食管镜的插入,术中给予短效非去极化肌松药,以防止咳嗽等动作引起并发症如食管穿孔。

麻醉维持通常以氧化亚氮和挥发性麻醉药维持,并应用间歇正压通气。可持续静注丙泊酚,也可选用静注阿片类药。术中监测 ECG 可发现心律失常,气道压必须持续监测,以及时发现因气管导管受压所致的通气功能障碍。

术后应拮抗肌松药的残余作用,给予纯氧,直至自主呼吸恢复,一般于头低左侧卧位拔去气管导管,防止反流误吸。术后 12 小时内禁饮食,有的延迟至 24 小时后,以静脉输液补给营养和维持水电平衡。

四、结肠镜检查

结肠镜检查常见于原因不明的下消化道出血或长期大便潜血阳性而未能发现上消化道病变者;慢性腹泻或大便规律改变者;腹部发现包块 X 线、B 超、CT 等怀疑结肠肿瘤者或转移性腺癌寻找原发病灶;低位肠梗阻原因末明者,结肠镜能发现结肠癌、回盲部结核等病因。对肠套叠及乙状结肠扭转可进行内镜下复位;纤维结肠镜治疗如息肉电切等。

结肠镜检查多选用静脉麻醉,以丙泊酚复合小剂量芬太尼最为常用,术后苏醒迅速。术中应持续吸氧,因检查时不会干扰到患者的呼吸道,一般无需气管内插管。

五、纤维胆道镜检查

胆道镜检查术常用于术中肝内、外胆道的检查,术中可以直观地看到肝内胆管和胆道黏膜,并且可以取病理组织做检查。如为结石,可通过取石网将肝内、外胆道结石取出。也可于术后,经过 T 管的窦道进入肝内外胆道以取残余结石,一般给予适当镇静即可。有报道术中胆道镜检查时心脏骤停,考虑为胆心反射所致,术前应用阿托品,术中持续检查心电图有助于预防和及时发现心血管的不良反应。

六、宫　腔　镜

宫腔镜放入宫腔内,可直接观察官腔内部结构和病变,不仅能及时、准确地诊断,同时还可行手术治疗,如宫内异常节育器取出、宫腔粘连分离、子宫纵隔切开术、黏膜下子宫肌瘤切除等。

禁忌做宫腔镜检查的情况有中等量以上的子宫出血;生殖道急性和亚急性炎症;近期有子宫穿孔或子宫修补史;妊娠;已确诊的宫颈癌或宫体癌等。

术前准备包括详细询问病史,注意有无心脏病及过敏史。宫腔镜检查一般不需麻醉,宫腔镜手术时根据手术难易选择椎管内麻醉或全麻。椎管内麻醉包括脊麻、硬膜外麻醉或骶管阻滞。一般较短的手术,全麻可采用静脉麻醉,小剂量咪达唑仑、丙泊酚和芬太尼联合应用效果确切,术后苏醒迅速。较长时间的手术可行插管全身麻醉,术中静脉或吸入麻醉维持,应用肌松药有助于防止患者体动造成子宫穿孔等并发症。

宫腔镜检查的常见并发症包括:

1. 机械性损伤　宫颈撕裂或子宫穿孔。一旦发生损伤,应立即停止操作。如出血少,可给宫缩剂和抗生素观察,对出血多者,疑有邻近脏器穿孔,应立即行腹腔镜检查或剖腹探查。

2. 出血　术后少量出血属正常情况,术后大出血常因颈管裂伤、子宫收缩不良、止血不彻底等引起,可通过宫缩剂、止血药、明胶海绵塞入宫腔或重新电凝、激光止血。

3. 水中毒　宫腔镜应用大量灌流液时,液体被吸收入血液循环,可导致血容量过多及低钠血症,严重者表现为急性左心衰和肺水肿。为预防其发生,术中应采取有效低压灌流,控制手术时间。一旦发生水中毒,应立即停止手术,给予吸氧、利尿剂、纠正低钠等电解质失调。

七、鼻内镜检查

鼻窦内镜是用以直接观察鼻腔、鼻窦及鼻咽部的一种内镜,用于诊断与治疗鼻腔、鼻窦疾病。禁忌证包括急性鼻炎、鼻窦炎;妇女月经期、妊娠期;严重的心、肺、血管疾病或血液病。电视纤维鼻咽喉镜镜体细,可弯曲,可进行无痛检查及一些小手术,也可将喉镜的尖端部通过声门进入到气管与主支气管,主要检查有无炎症、异物、狭窄及新生物。

鼻内镜检查的麻醉多选用气管内插管全身麻醉,以保证气道通畅。出血是常见并发症,多次鼻息肉摘除术或鼻窦重复手术最易发生,其次为出血倾向的病变,较大量的出血对手术进程可造成困难,严重出血可直接危及患者生命。电灼与填充为最好的止血方法。对出血倾向病变,如出血性息肉尽快切除肿物出血即可停止。其他并发症包括脑脊液鼻漏,眶内损伤与视力障碍,鼻泪管损伤、眶周皮下气肿等。

八、关　节　镜

关节镜检查和手术目前主要用于膝关节腔疾病的诊断和治疗,其麻醉与一般下肢手术相同,脊麻和硬膜外阻滞均可成功应用,由于手术期间要求较好的肌松,全麻需应用肌肉松弛药。

(李士通　张俊杰)

参 考 文 献

1. Frederik Keus, Jolanda de Vries, Hein G. Gooszen, et al. Laparoscopic versus small-incision cholecystectomy: Health status in a blind randomised trial. Surg Endosc, 2008, 22(7):1649-1659.

2. Bal S, Reddy L, Parshad R, et al. Feasibility and safety of day

care laparoscopic cholecystectomy in a developing country. Postgrad Med J,2003,79(931):284-288.

3. Bures E,Fusciardi J,Lanquetot H,et al. Ventilatory effects of laparoscopic cholecystectomy. Acta Anaesthesiol Scand,1996, 40:566.

4. Casati A,Valentini G,Ferrari S,et al. Cardiorespiratory changes during gynaecological laparoscopy by abdominal wall elevation:comparison with carbon dioxide pneumoperitoneum. Br J Anaesth,1997,78:51.

5. Lemaire BMD, Van Erp WFM. Laparoscopic surgery during pregnancy. Surg Endosc,1997,11:15.

6. Sato K,Kawamura T,Wakusawa R. Hepatic blood flow and function in eldely patients undergoing laparoscopic cholecystectomy. Anesth Analg,2000,90:1189.

7. Conacher D,Soomro N.A,Rix D. Anaesthesia for laparoscopic urological surgery. Br J Anaesth,2004,93 (6):859-864.

8. Eun Young Park,Ja-Young Kwon,Ki Jun Kim. Carbon Dioxide Embolism during Laparoscopic Surgery. Yonsei Med J, 2012,53(3):459-466.

9. Hong JY,Kim WO,Kil HK. Detection of subclinical CO_2 embolism by transesophageal echocardiography during laparoscopic radical prostatectomy. Urology,2010,75:581-584.

10. Magrina JF. Complications of laparoscopic surgery. Clin Obstet Gynecol,2002,45:469-480.

11. Lee P,Mathur PN,Colt HG. Advances in thoracoscopy:100 years since Jacobaeus. Respiration,2010,79(3):177-186.

12. Fischer GW,Cohen E. An update on anesthesia for thoracoscopic surgery. Curr Opin Anaesthesiol,2010,23(1):7-11.

13. El-Dawlatly AA,Al Kattan K,Hajjar W,et al. Anesthetic implications for video assisted thoracoscopic thymectomy in myasthenia gravis. Middle East J Anesthesiol,2005,18(2): 339-345.

14. Rodríguez-Panadero F. Medical thoracoscopy. Respiration, 2008,76(4):363-372.

第67章 机器人手术麻醉

第1节 机器人手术系统的历史和发展

一、手术机器人系统的历史

19世纪,医学先驱,现代腹部外科学之父,奥地利医师 Theodor Billroth 打开了患者的腹腔,开创了腹部外科学,这种传统的开腹(开胸)手术被称为是第一代外科手术。20世纪80年代,以腹腔镜技术为标志的微创手术取得突破性进展,在许多外科学领域已经或正在取代传统的开腹(开胸)手术,成为多种手术的标准术式,因此,也被称为第二代外科手术。进入21世纪,以"达芬奇(da Vinci)"为代表的手术机器人系统用于临床,其全新的理念和技术优势被认为是外科学发展史上的又一次革命,也预示着第三代外科手术时代的来临。随着手术机器人的普及使用,麻醉机器人和其他医学机器人正在进入临床,人类社会也将步入机器人医学的全新时代。

"机器人"一词来源于剧作家 Capek 于1921年创作的戏剧"Rossum's Universal Robots"。这个单词源自捷克语"robota",表示奴隶的劳动。1940年,伴随着工业操作手的发明,使得制作能够从事一件事情的真正意义的机器人成为可能。1950年代的越南战争使得美国国防部门迫切的需要能够用于提供战地手术的远程医疗技术,从而挽救大部分因无法及时得到治疗,失血过多而死亡的士兵生命。1980年代,美国宇航中心发明了遥控操作,确保地球上的人类能够操作空间飞行器,这为研发能够手术的机器人提供了技术保证。1980年代后期,随着微创手术的开展,美国斯坦福研究院的科学家开始寻找能够弥补内镜技术缺陷的新型方法。他们在

1990年发展了在内镜手术中够远程控制和立体观察的设备。上述的医学和机械、空间技术、信息通讯学的发展使得手术机器人从幻想变成了现实,世界上第一个医用机器人(Puma 560)也在1985年用于临床,精确实施了神经外科的活检手术。

1994年,美国加州 Computer Motion 公司首先推出了"伊索(Automated Endoscopic System for Optimal Positioning, AESOP)"外科机器人装置,这也是世界第一台帮助手术医师和护士进行手术的腹腔镜操作外科机器人装置。随后该公司又推出了第一台具有7个自由度的外科机器人,即"宙斯(ZEUS)"机器人外科手术系统(图67-1)。2001年9月7日,雅克马斯库克斯教授及其手术团队在美国纽约为法国斯特拉斯堡的一位患者实施胆囊切除术,手术持续45分钟,这是世界上第一次通过大西洋海底光纤的远程通讯技术和机器人外科手术系统结合进行的远程手术。

可以被远程控制的机器人手术系统在诞生初就引起了美国国防部门的重视,他们设想美国创伤医师能够使用这种技术通过卫星救治战场上的伤员。但是由于传入和传出信号的问题,这个项目随后被发现不合乎实际。但是这些研发工作促成了"达芬奇"手术机器人的诞生,1995年,受美国国防部门资助的 Intuitive Surgical 公司研发成功了"达芬奇(da Vinci)机器人手术系统"。之所以命名为达芬奇,是因为历史学家发现这位文艺复兴时期伟大的发明家、画家和哲人在对人体解剖学的研究成果基础上,于1495年左右制作了世界首个机器人模型。

美国食品药品管理局(FDA)在2000年7月批

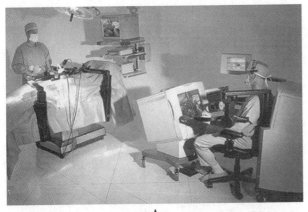

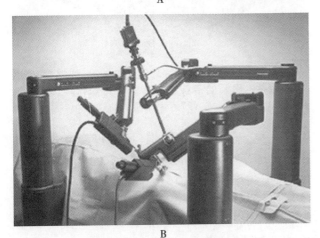

图 67-1　"宙斯"机器人手术系统
A 图为手术医师通过机器人实施远程控制操作，
B 图为"AESOP"手术机械臂

品牌，也是目前唯一得到 FDA 批准用于临床的手术机器人，其使用范围已经涵盖泌尿、普外、心胸、妇科、口腔头颈、骨科、神经外科等多领域的许多手术种类。

二、"达芬奇"手术机器人的特点

达芬奇手术机器人系统主要由 3 个部分组成：①主控台（surgeon console）；②摄像臂、机械臂和手术器械构成的移动平台（robotic cart）；③三维成像视频影像平台（3D Vision system）。

"达芬奇"手术机器人系统提供了传统腹腔镜外科手术所不具备的优势：①远程控制（telemanipulative）；②三维影像（3D vision）；③动作校正（motion scaling）；④智能动作（intuitive movements）；⑤视线浸入（visul immersion）；⑥抖动过滤（tremor filtration）。其图像更清晰，可以放大 10～15 倍。"EndoWrist"仿真手腕器械可以提供 7 个自由度的活动，模拟人手指的灵活性。它扩展了外科医师的手术手段，有效缩短腔镜手术的学习曲线。并且，由于手术医师在坐姿下操作，有利于长时间复杂的手术。目前，该系统主要集中在欧美发达国家。第三代高清"达芬奇"机器人手术系统代表当今手术机器人最高水平，其三维视野的 1080i 高分辨率，10 倍放大，双主控台（a dual console system）系统，如同飞行驾驶中的主飞行员和副飞行员，更有利于外科医师的手术配合、辅助和教学工作（图 67-2～图 67-5）。

准"达芬奇"机器人手术系统用于外科腹腔镜手术，2001 年准其用于前列腺手术，2002 年准其用于二尖瓣成形手术，2006 年准其用于冠状动脉旁路移植手术。2003 年研发"宙斯"手术机器人的 Computer Motion 公司和 Intuitive Surgical 公司合并。自此，"达芬奇"成为世界上最主要的手术机器人

由于"达芬奇"手术机器人系统具有可控性强、操作精细、手术视野良好、术者劳动强度降低、不易

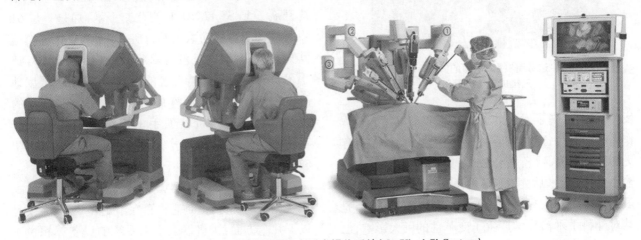

图 67-2　"达芬奇"新型双人手术操作系统（da Vinci Si System）

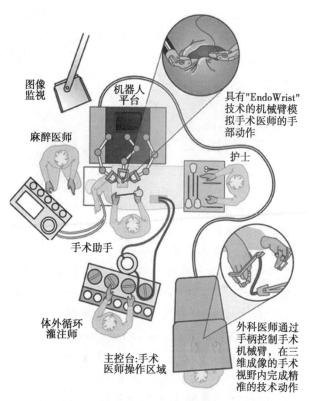

图 67-3 使用"达芬奇"机器人手术的手术室布局

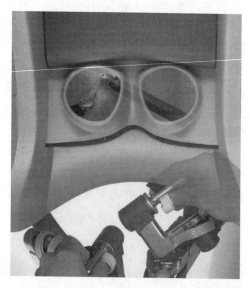

图 67-4 "达芬奇"手术医师的操作手柄和立体三维成像手术视野

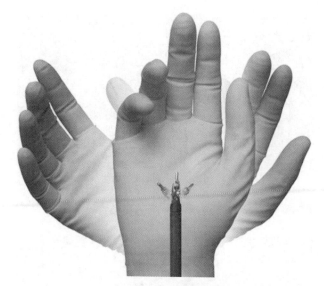

图 67-5 "EndoWrist"仿真手腕机械钳(能够实时模拟手术医师的手腕和手指的旋转动作,活动具有7个自由度)

疲劳,从而提高了术者的工作效率和准确度。该操作系统同时具备微创外科手术的优点,即手术操作更加精细准确、减轻手术创伤、减少出血和异体血的输血量、降低术后疼痛,促进患者的术后康复等。虽然手术机器人只有短短的十几年发展历史,但是其对外科手术治疗学产生了变革性的巨大影响,已经有一些类型的机器人手术被指南收录而成为常

规的手术方式。有资料报道,到 2012 年 4 月 30 日为止,"达芬奇"手术机器人系统在全球销售 2226 台,其中美国共装备 1615 台,欧洲 379 台,亚洲 150 台。截至 2012 年 6 月 30 日,中国大陆地区有"达芬奇"机器人 14 台,香港有 7 台。全球已经有 20 多万例的"达芬奇"机器人手术病例,并且机器人手术例数每年还在快速的增加,不断与其他新型的微创检查、手术结合,形成了更多更新的"杂交"手术方式。

利用最新型的"达芬奇"机器人手术系统将经脐单孔腹腔镜技术(Laparoendoscopic single-site surgery,LESS)与经自然腔道内镜手术(Natural Orifice transluminal surgery,NOTES)技术整合,形成了微创外科该领域最新颖的杂交手术。2012 年,美国克利夫兰医学中心使用"达芬奇"机器人手术系统开展了 LESS 和 NOTE 的杂交手术,通过一位 61 岁女性的阴道成功取出其肾脏,并作为供体移植给其兄弟,手术顺利且没有术后并发症,由于 NOTES 手术具有尽可能保持患者的生理功能,最大限度地降低手术创伤和术后疼痛,促进术后自然恢复的优势,因此,通过机器人手术系统开展的 NOTES 手术可能成为未来机器人手术发展的新方向(图 67-6)。

"达芬奇"手术机器人虽然具有传统手术方式无法比拟的优势,但是它也存在不足和缺陷,主要是以下几个方面:①机器人手术系统的设备体积过于庞大,自重超过半吨。安装,调试比较复杂,在使用

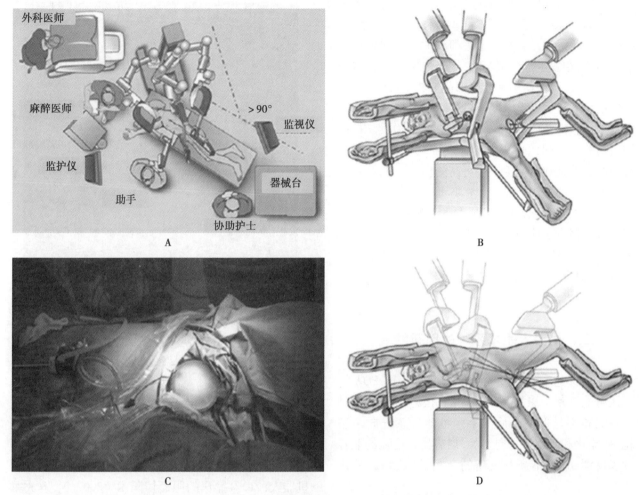

图67-6　"达芬奇"机器人手术系统开展的 LESS 和 NOTES 杂交手术图例
A 图为手术布局,B 和 D 图为患者的体位示意图,C 图为通过脐周和阴道置入机器人的操作臂

过程中可能会发生各种机械故障,如死机等,这会影响到术者的操作;②医师和系统的配合需要长时间的磨合,手术前的准备和手术中更换器械等操作耗时较长,患者在手术室内等待和停留的时间也相应延长;③价格昂贵,机器购置费用高,维修费用高。最新的"达芬奇"机器人系统售价约 200 万美金。国内对第三代四臂"达芬奇"手术机器人的总体引进购置费用在 2000 万以上。手术成本高,机器人手术中专用的操作器械每用 10 次就需要强制性更换,而且更换一套操作器械需要花费 2000 美元。患者的支付成本增加;④目前的"达芬奇"机器人手术系统还缺乏能够模拟手术医师触摸手感的功能,因此也发生了"达芬奇"机器人误伤非手术组织的医疗差错,甚至给患者带来严重的危害;⑤目前医院使用的手术机器人大多是"达芬奇"系统,该产品对软件的技术垄断不利于使用单位对其功能的再开发,也限制了机器人手术系统的竞争性

发展。

此外,目前的机器人手术也有适应证,并非适合所有的患者。对于合并严重心肺系统疾病、晚期肿瘤、过度肥胖等患者是不适合的。还没有临床资料证明使用机器人辅助的大型复杂手术患者术后能够达到优良的长期转归。关于机器人手术、腹腔镜微创手术,以及传统开腹的手术治疗方式对于患者术后转归影响的比较还缺乏有效的大样本、随机、对照、多中心研究结果来证实。也有学者认为"达芬奇"机器人手术系统存在宣传过度的成分。这种新颖的手术方式与传统手术之间的争议话题也在学术刊物和媒体报道中层出不穷。正因为机器人手术系统一直保持着快速迅猛的发展速度,对于它的质疑和争辩也一直存在,这也促进了该系统的不断更新进步。

就麻醉医师而言,机器人手术的开展也给临床麻醉带来了许多新的课题和挑战。由于机器人手术

系统可能会占据麻醉医师的工作空间,甚至严重遮盖患者的头面部,因此麻醉医师在术中很难接触到患者。麻醉医师需要和手术医师和护士一同经过严格的训练,在发生危机情况时,能够快速从患者体内撤离机器人系统,使得麻醉医师能够在1min内开展紧急抢救。机器人手术期间患者需要保持特殊的体位、长时间麻醉手术、CO_2气腹(气胸)、CO_2蓄积、神经损伤等特殊问题也给麻醉管理带来了新的挑战,对于麻醉管理和监测提出了更高的标准。随着新型机器人手术的开展,麻醉手术期间相关的并发症也会相应增加。因此,麻醉医师需要不断总结,及时更新掌握机器人手术麻醉的管理原则与规范,确保患者安全,为发挥机器人手术的优势,提高患者手术治疗效果、促进疾病预后,提供支撑和保障作用。

三、机器人手术系统的创新发展

虽然,"达芬奇"手术机器人是目前美国FDA唯一认可能够用于患者手术治疗的机器人系统,但是其缺陷和不足促使今后的手术机器人系统向小型化、智能化和实用性方向发展,创造具有更强的兼容性和反馈功能,不断开发新的产品,降低临床使用成本。

美国华盛顿大学的科技人员已经研发了一种新型的手术机器人系统——"乌鸦"机器人手术系统(Raven Robotic surgical system)。和"达芬奇"机器人手术系统相同的是,该系统也是受到美国国防部门资助支持研发的产品。但是不同之处在于其体型小、售价低。更为重要的而是其正在开发能够模拟手术医师的手感触觉的功能。其软件数据源开放,适合研究人员对其进行编程,因此能够支持不同的手术环境,甚至是和传统的开腹手术联合使用。虽然其还没有获得美国FDA的批准用于患者手术治疗,但是美国多家手术机器人研究所已经开始联合开发该产品。"乌鸦"手术机器人系统有望成为具有适合远程医疗、微创和开腹等多种手术环境,适合教学和培训的多用途机器人手术系统(图67-7)。

四、我国手术机器人系统的发展

国内机器人手术系统的研发和临床使用始于21世纪初。2000年,解放军海军总医院与北京航空

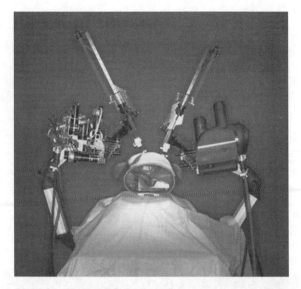

图67-7 由华盛顿大学研发的"乌鸦"机器人手术系统

航天大学合作,通过局域网进行了远程外科手术的初步探索。2003年9月由北京的海军总医院神经外科专家通过计算机网络遥控远在600公里外的机器人"黎元"为沈阳一名脑出血患者成功手术,标志着我国研发的首例异地遥控机器人手术的顺利完成。2003年深圳罗湖区人民医院利用机器人(AESOP)辅助完成腹腔镜胆囊切除术、卵巢囊肿切除术等手术。2004年深圳人民医院完成大陆地区首例机器人(Zeus)操作的胆囊切除术。2007年,解放军总医院首次将"达芬奇"机器人手术系统引入中国大陆地区,并完成了首例全机器人心脏手术,在其后的5年多时间里,该医院开展了500多例多种类型的心脏手术,栖身亚洲乃至世界机器人心脏手术领域的领先地位。上海交通大学医学院附属瑞金医院于2010年开展"达芬奇"机器人胰腺切除手术,在两年多时间里完成了120多例,在亚洲地区位居领先地位。2010年7月天津大学、南开大学和天津大学总医院联合研制的"妙手A(MicorHand A)"微创外科手术机器人系统被认为是国内首次研制成功并拥有自主知识产权的手术机器人。国内开展手术机器人研发的还有第三军医大学新桥医院与中科院沈阳自动化研究所联合研发的用于脊柱微创手术的机器人系统。

虽然国内机器人手术系统的研发和临床使用时间短,但是已经有的"达芬奇"手术机器人手术系统覆盖了心脏、肺、颅脑、腹部、妇科、泌尿、脊柱、五官科等多个领域,取得了让世界同行瞩目的成绩。随着中国医学的国际化发展,中国经济社会的进步,预期今后会有更多的机器人手术系统用于临床。

第 2 节　机器人手术的麻醉管理

对于临床麻醉而言,机器人手术虽然是全新的手术方式,但是因为其基础源自传统的内镜微创手术,因此其麻醉管理策略与以往的腔镜手术麻醉管理相似,但也有其独特的地方。机器人手术麻醉更需要严格的术前评估和准备、精确的术中监测和管理、快速优质的恢复与转归。

一、术前评估和准备

目前的"达芬奇"手术机器人主要在表 67-1 所列的领域开展手术治疗。一般而言,对于下列患者而言,使用机器人手术需要慎重。

表 67-1　目前临床已经开展的"达芬奇"机器人手术种类

学科	手术种类
泌尿外科	根治性前列腺切除术、肾盂成形术、膀胱切除术、肾切除术、输尿管重建术
妇科	子宫切除术、肌瘤挖除术、阴道骶骨固定术
普外科	胆囊切除术、Nissen 胃底折叠术、Heller 贲门失弛缓手术、胃改道术、供体肾切除术、肾上腺切除术、脾切除术、胰腺切除术、肠道切除术
心脏科	乳内动脉分离术 房颤消融术 二尖瓣成形术 冠状动脉旁路手术 心脏肿瘤切除 先心病手术(动脉导管结扎、房间隔缺损、室间隔缺损修补术)
耳鼻喉科	口腔、喉咽肿块切除、喉成形术、甲状腺切除术等

1. 术前合并心、肺疾病或功能障碍的患者　由于机器人手术期间患者需要维持特殊体位(如头低脚高的过度屈氏体位, steep trendelenburg's position)长达数小时,加之长时间的气腹(气胸),会严重影响患者的生理机能,对于术前存在心血管系统疾患的患者可能无法耐受。因此对于存在这类疾患的患者需要慎重选择,对于术前就有严重的功能损伤甚至失代偿者,建议选择传统的开腹手术。

2. 过度肥胖的患者　过度肥胖(BMI > 30kg/m²)一方面会影响机器人手术期间手术区域的暴露和手术操作,另一方面,其此类患者的生理功能,尤其是呼吸和循环系统在术中也容易出现失代偿状况,以及与机器人手术相关的外周神经损伤。因此,在手术选择时需要慎重。当然也有过度肥胖患者成功接受"达芬奇"机器人手术的报道。

3. 病变范围大,侵犯其他临近组织的患者　机器人手术起初适用于良性病变的切除。由于其操作精细、解剖结构分辨清晰,因此也开始逐渐扩展到肿瘤患者的手术治疗。但是,由于目前的机器人缺乏外科医师的触摸感,对于侵犯相邻组织的肿瘤,因为边界不清,可能会导致周围正常组织的损伤,或是切缘病变残留。这给机器人的手术操作带来不便。因此,病变范围过大,或者是肿瘤侵犯周围组织者可以考虑传统手术或者是非手术的治疗方式。

4. 青光眼和颅脑病变的患者　CO_2 气腹和或头低体位会加剧眼内压及颅内压的增加,恶化青光眼及颅内病变,甚至造成围手术期的脑卒中。此类患者不适合机器人手术。此外,由于机器人手术所需要的长期间气腹和头低体位会导致视神经压迫、缺血,头面部充血,眼周组织肿胀,严重者会发生术后失明,因此对于术前存在眼科疾病的患者选择也需慎重,加强评估。

5. 合并血栓性疾病的患者　术前存在的血栓可能会因为手术操作或者是气腹、体位的影响而脱落,严重者发生肺栓塞,危急生命。对于术前服用抗血小板药物的心脏介入治疗术后患者,需要邀请心脏科医师评估术前停抗血小板药物的风险,并在术前一周停用这类药物,或使用阿司匹林替代治疗。

6. 解剖异常的患者　病变组织的先天解剖变异不利于术者操作,影响手术效果。对于过去接受过腹腔或者是胸腔手术的患者,可能存在组织的粘连,这也影响手术操作,因此需要通过影像学检查评价手术的难易程度。

随着手术机器人的发展,上述慎用的范围也会随之调整,手术机器人与传统的手术方式,或其他技术的联合、杂交会使得更多的患者能够受益于这类先进的手术方式。

年龄不是机器人手术的禁忌证,已经有很多高龄患者成功接受机器人手术的病例报道。机器人在小儿外科手术中也有很大的发展,已经开展了心脏手术、喉咽口腔等多种手术。

机器人手术的患者术前准备除了一般的常规内容外,还需要注意以下内容:①术前晚使用低分子量肝素预防围手术期的血栓形成。皮下注射低分子量肝素能够减少术中术后的血栓形成及危害,这些内容主要针对存在血栓高危因素的患者;②术前预防性服用制酸剂,降低胃酸浓度,减少术中胃液反流以及其造成的不良影响;③术前服用轻泻液,排空肠道的粪便和积气,从而使得术中的操作空间能够更好的显露,并且也可以降低手术误伤肠道的风险和危害;④术前建立鼻胃管和导尿管,减轻胃肠张力和增加盆腔手术的空间。

二、麻醉管理与监测

1. 麻醉方法 麻醉管理主要是采用全身麻醉的方法。可以联合使用外周神经阻滞技术,减轻术后疼痛,如机器人胸科手术时使用手术侧的椎旁神经阻滞技术。随着机器人单孔腹腔镜手术和经自然孔道腔镜手术的开展,椎管内麻醉和麻醉镇静术的麻醉方法也有报道。不论使用何种麻醉方法,都要求做到充分快速的保障患者的生命安全、麻醉镇痛效果全面、促进患者术后康复和转归。

2. 麻醉维持 全身麻醉的维持一般主张使用吸入麻醉技术,如代谢较快的地氟烷、七氟烷。这是由于吸入麻醉的特点非常适合长时间机器人手术的要求。也有持续使用背景剂量的瑞芬太尼维持基础抗伤害性感受(镇痛)的方法。静脉持续输注静脉麻醉药物也可用于麻醉维持,适合于手术时间短的患者,但是需要注意长时间手术,以及在肥胖患者的体内的药物蓄积作用。

3. 体动反应 机器人辅助手术要求术中患者绝对无体动反应。此外,肌肉松弛也有助于建立安静稳定的手术空间。因此,可以采用连续输注的方式使用中、短效肌肉松弛药物,保证手术期间无体动反应。大型手术、老年患者、合并疾病影响神经肌肉阻滞效果的患者,需要建立肌肉松弛深度的监测,避免肌松药物的不合理使用和术后肌松残余效应。

4. 术中输液 机器人手术患者的术中输液目的是维持有效循环血容量和血流动力学稳定,维护重要脏器的灌注,增加组织的氧供,降低心肌氧耗。手术前的液体补充可以避免因麻醉和手术气腹、体位等因素导致的相对血容量降低对于患者循环功能

的不利影响。气腹本身会导致外周血管阻力增加,下腔静脉回心血流量减少,心排量降低,而气腹撤除后,内脏的机械压力去除后血液再分布,这些都会影响血流动力学的稳定。对于机器人心脏和胸科手术而言,由于单侧气胸、心功能受限、以及手术创伤,因此需要注意容量过负荷造成的局部组织肿胀。对于长时间气腹和过度头低位的前列腺手术,术中输液,尤其是晶体液的容量不能过度,以避免过度输液加重患者头面部的肿胀以及相关的喉头、气管水肿,当手术结束,气腹解除及患者恢复正常体位后,需要适度加快输液,维持循环血容量的稳定。

此外,术中输液应该选择外周粗大的静脉,静脉通路妥善固定,避免术中脱落。对于机器人输尿管、膀胱、前列腺手术,术中尿量不能成为判断补液量的依据。需要结合患者血流动力学指标综合判断。

5. 手术体位 机器人手术的体位多有特殊要求,屈氏体位本身会给循环、呼吸、内分泌等多个组织脏器功能产生不利影响(表 67-2)。泌尿外科、妇科等机器人手术还需要过度的屈氏体位(头低 $30° \sim 45°$,甚至更高)。这会抑制并降低心排量,同时造成上肢的静脉压力增加,不利于血液回流,颅内压力增加,颜面部肿胀。相反,头部升高的反屈氏体

表 67-2　CO_2 气腹和屈氏体位对于
患者生理功能的影响

组织系统	生 理 功 能
心血管系统	↑体循环阻力
	↑平均动脉压
	↑心肌氧耗
	↓肾脏、门静脉、脾脏血流
呼吸系统	↑通气-血流比例失衡
	↑功能残气量
	↓肺活量
	↓顺应性
	↑气道峰压
	肺充血和水肿
	高碳酸血症,呼吸性酸中毒
中枢神经系统	↑颅内压
	↑脑血流量
	↑眼内压
内分泌	儿茶酚胺释放
	肾素-血管紧张素系统激活
其他	静脉空气栓塞
	神经损伤,尤其是臂丛神经损伤
	气管导管移位
	面部和气道水肿

位可能会影响脑组织的正常灌注,此时血压不能过低,否则会影响术后苏醒速度。下肢弯曲的截石体位也不利于下肢血液回流和灌注,甚至诱发静脉血栓的形成。此外,对于屈氏体位的患者,需要做好防护,避免发生患者术中体位移动。

6. 有创监测　虽然机器人手术麻醉管理没有要求必须做桡动脉穿刺监测直接动脉压和深静脉穿刺监测中心静脉压力,但是对于合并心肺和其他系统疾病、术中可能会出现心血管循环指标剧烈波动、长时间手术等,还是需要积极建立有创监测。由于机器人装置的位置,导致麻醉医师近距离观察接触患者的空间被压缩。因此,所有的有创性监测部位要妥善固定,避免出现导管脱落的不良事件。此外,由于术中患者体位的变动,有创监测的传感器零点位置也需要相应变动,一般放置在剑突水平面的心脏位置,对于侧卧位患者,可以消除上肢位置不同导致的测量误差。

7. 低血压和低氧血症　机器人手术过程中,长时间的气腹会使膈肌上移,可能会压迫内脏,降低其顺应性,抑制心脏的舒张功能,减少下肢静脉的回心血流量,导致有效血容量降低和低血压,这在术前容量不足的患者中尤为突出。此时心率可以增加,也可以不变。对于老年患者,严重的低血压会诱发心率减慢,心排量减低,影响了心肌的灌注,心电图ST段波形的观察分析能够及时发现心肌缺氧。如果不及时处理会产生严重的心血管事件。此时可以通过使用血管活性药物,液体的血容量填充等方式维持循环功能的稳定。

气腹、气胸、以及单肺通气会增加气道阻力,增加功能残气量,加剧肺通气血流比例失调,严重者会出现低氧血症。此时可以通过提高吸入氧气浓度、降低气道阻力、呼气末持续正压通气、非通气侧肺的持续增压通气,降低 CO_2 气腹压力和流量等策略应对。严重者可以暂停手术,等待严重受损的循环呼吸功能纠正后再继续手术操作。如果始终不能改善者,可以改变手术方式,使用对循环呼吸功能影响较小的传统开腹(胸)手术。

外周脉搏氧饱和度监测的部位不能用于耳垂和头面部,这是因为长时间气腹和过度的头低位,会造成头面部静脉血增加,影响测量数值的准确性。

8. 麻醉镇静深度　机器人手术期间严重的通气血流比例失调和单肺通气可能会影响吸入麻醉药物的吸收和排除,导致麻醉深度的波动。此外,高碳酸血症导致脑内的 CO_2 浓度增加、体位变动、静脉麻醉药物的长时间持续推注所产生的药物蓄积等,这些效应都会影响麻醉镇静深度的监测。有学者认为 CO_2 也是一种药物,血中过高的 CO_2 浓度,即高碳酸血症会降低脑电双频指数的数值。因此,长时间的机器人手术,建议使用麻醉镇静深度监测,维持术中合理的麻醉镇静深度,避免药物的过量和蓄积,从而实现精确麻醉,降低术后并发症,保证术后的快速恢复。

9. 体温监测和维护　所有的手术麻醉都存在患者体温降低的威胁,机器人手术尤其重要,其发生术中低体温的几率更高。这是由于温度较低的 CO_2 持续吹入机体,以及手术时间过长所致。因此术中需要严密监测和积极维持正常的体温,使用保温毯和暖风机,将肢体覆盖完全,使用输液加温装置,避免体温丧失。

10. 气管导管移位　机器人手术期间在体位改变和或建立 CO_2 气腹后,气管导管的位置可能会出现移动,如膈肌上移导致气管导管滑入一侧主支气管或顶触压迫隆突,严重者甚至会出现气管损伤。其预防措施是妥善固定好气管导管,准确记录刻度,术中通过监测气道阻力、呼气末 CO_2 压力波形、双肺的呼吸音听诊等手段密切观察是否发生了导管的移位,避免患者体位移动导致的气管导管位置改变。术中也要观察气管导管套囊的压力,避免压力过大对气道造成的损伤。

11. 外周组织和神经损伤　机器人手术会产生或者是加重外周组织的压迫及神经损伤,这对于糖尿病等外周循环功能损伤的患者而言更为重要。长时间的特殊体位会造成或加重肩、肘、臀、膝、腘、下肢等处的软组织压迫、神经病变,甚至导致永久的运动和或感觉功能的神经损伤。肢体抬高、长时间的压迫、肥胖会导致下肢的筋膜室综合征,致其缺血损伤。因此在手术期间需要严格保护,避免过度压迫、缺血损伤和神经病变。

12. 血栓形成　由于机器人手术时间长,体位特殊,加之循环的剧烈波动,下肢血流不畅,可能会导致深静脉血栓的形成和(或)脱落。对于存在先天性卵圆孔未闭的患者,血栓会播散全身,不但影响到脑功能,严重者发生肺栓塞危急生命安全。在围手术期,乃至术后 20d 内均可以发生血栓形成。预防措施包括下肢使用弹力袜或者是连续间断的机械压迫,促进下肢血液回流,加强监测,对于血栓形成的高危患者预防性使用低分子量肝素,术后早期的被动肢体活动,经食管的连续超声心动图、呼气末二氧化碳压力波形监测等都能够及时发现严重的血栓危害。

机器人手术期间的空气栓塞也有报道，主要是手术失误造成的血管破裂、血窦开放，气体大量进入循环系统，或者是特殊体位造成的静脉压力过低，空气进入静脉系统等。这些都需要在手术期间严密观察和积极预防。一般而言，CO_2 在组织中的溶解度高，能够被快速吸收，虽然不易形成危害严重的气栓，但是大量 CO_2 直接进入血管，也不利于循环和呼吸等生理功能的维护。

13. 气腹损伤　机器人辅助手术期间所使用的气腹压力多较传统腹腔镜手术的气腹压力高，虽然它可以更好的暴露手术区域，便于机械手的操作，但是，随之带来的气腹损伤是不容忽视的威胁和挑战。气腹损伤除了高碳酸血症对循环、呼吸、内分泌等功能的影响外，还表现在气腹的机械压迫对于内脏组织灌注的干扰，气腹所并发的皮下气肿、纵隔气肿、心包气肿的危害，气腹建立初期气腹针对肠腔血管的穿刺损伤。

对于长时间手术和术前存在肝、肾等重要腹腔脏器功能损伤高危因素的患者，需要关注气腹对于这些重要脏器血供的影响，尤其是肾脏的缺血性损伤。近年来，术后急性肾功能损伤越来越受到临床的重视，其主要病因是手术期间的缺血和或再灌注损伤。因此，对于长时间较高压力的气腹（20mmHg），需要及时监测并早期预防可能发生的术后急性肾功能损伤。气腹并发皮下气肿的发生率非常高，尤其是长时间手术，呼气末 CO_2 在半小时内超过 50mmHg 者，多数有皮下气肿发生。虽然皮下气肿时限短暂，可以吸收消除，但是皮下气肿能够并发纵隔气肿，甚至是心包气肿，这些对于患者的循环和呼吸功能产生严重的不利影响，需要仔细观察及时处理。气腹针的穿刺损伤偶有发生，和操作者的经验、以及患者的低体重有关，如果损伤部位是下腔静脉或腹主动脉，则会危及患者的生命安全。

14. 口腔黏膜、眼结膜以及角膜的损伤　长时间机器人手术可能会出现胃液的反流，加之头低体位，胃内的酸性液体会灼伤口腔黏膜、眼结膜和角膜，并且由于机器人手术的特点，患者头部可能会被手术铺巾遮蔽不能接近，因此不能够及时观察。此外，机器人的机械臂也可能会损伤患者的头面部组织。避免这类损伤的主要方法有：持续的胃肠吸引减压、口腔填塞纱条、眼睛的封闭保护等，并且要尽可能暴露头面部，及时发现可能出现的损伤。为了保障患者的手术安全，需要及时移除机器人手术设备，保证麻醉医师可以更快的接触患者的头面部，实施抢救方案。

三、术后恢复与转归

机器人手术结束后，患者多在麻醉后苏醒室苏醒，对于长时间及大型手术患者需要进入 ICU 观察。由于机器人手术的微创特点，患者期望术后能够尽快的恢复，回归家庭和工作。麻醉管理上需要采取多模式预防，避免术后并发症的出现。其在麻醉后苏醒室的管理方面需要重视以下几个方面：

1. 术后呼吸困难　机器人手术气腹或气胸压力高，长时间的过度头低位会，加重头面部组织的水肿，气管和声门也不例外。临床发现患者拔管后再次出现呼吸困难的原因可能是气管和声门的水肿，严重者需要再次气管插管。因此，对于术后出现明显的眼周组织肿胀者，可能会合并气道水肿，声门和舌体的肿胀，此时拔管需要小心，应该在组织水肿消除后，患者呼吸功能恢复正常后，方可拔除气管导管。在拔除气管导管前，需要释放导管套囊内的气体，避免加重损伤。

2. 术后躁动和谵妄　长时间的机器人手术患者术后躁动和谵妄发生率较高，这是由于手术期间 CO_2 大量溶解在组织内，其排出速度相对缓慢。此外，通过过度通气法将 CO_2 快速排出体外，会相对收缩脑血管，降低脑血流量，不利于吸入麻醉药物排除体外，这些都是术后躁动和谵妄的原因。因此，术后仍然需要通过控制通气或辅助通气，将体内过多的 CO_2 排出体外，避免快速过度通气导致的矫枉过正。

术后疼痛，患者对胃管、导尿管或引流管的不适也是躁动的重要因素，可以通过使用镇痛镇静的药物预防和纠正。术后早期导尿管、引流管的拔除也是降低术后躁动谵妄的有效手段。

对于严重躁动着，需要排除喉头、气道肿胀导致的呼吸困难，以及纵隔气肿、术中气胸导致的肺不张、甚至是心包积气等严重并发症。

3. 术后出血　机器人手术本身不会导致大量出血，但是由于对血管走行解剖判断的失误，以及目前的机器人缺乏外科医师手指的触摸感，因此，有机械臂误伤血管造成大出血的报告，在一定的气腹压力下，小的血管可以暂时关闭，当气腹压力解除、缝合欠佳、未完全封闭的血管会再次出血，此时如果还是采用机器人腹腔镜技术做术后探查,则可能会影响出血点的寻找。有报道指出术后出血的部位来自于放置摄像头、手术机械臂等器械进入腹膜的部位,因此需要手术医师做到严密止血。

4. 术后疼痛　机器人手术因为切口小,术后疼痛较传统开腹手术轻,尤其是新型的经自然腔道手术。但是患者对微创手术的期待,以及对术后快速恢复的要求,使得其术后镇痛的要求更高。可以采用多模式镇痛的方式,联合外周区域神经阻滞技术、手术切口的局麻药物浸润等技术治疗术后疼痛。如机器人胸科和心脏手术可以采用椎旁神经阻滞,有研究认为其效果优于硬膜外术后镇痛,或者是胸膜腔注射局麻药物等。对于气腹手术,术后 CO_2 没有排出完全的情况下,也会引起患者术后的肩背部疼痛,此时可以使用非甾体类抗炎镇痛药物。

第3节　各专科机器人手术及其麻醉管理

一、机器人辅助心脏手术

近年来,机器人辅助心脏手术发展迅速,从瓣膜修补成形、置换,到冠状动脉旁路移植术,几乎涵盖了大部分的心脏手术操作,表67-3列出了近年开展的机器人辅助心脏手术种类,这些手术在我国也陆续开展,其中比较多的是冠状动脉旁路移植术、瓣膜修补术,以及先心病手术等。

表 67-3　目前已经开展的机器人心脏手术种类

房间隔缺损修补术
二尖瓣修补成形术
动脉瓣修补或置换术
左侧或右侧乳内动脉分离
——端口冠状动脉旁路移植术
——全内镜下冠状动脉旁路移植术(TECAB)
——小切口冠状动脉旁路移植术(MIDCAB)
——杂交手术(冠状动脉旁路移植术+血管支架成形术)
房颤消融术
心脏内肿瘤切除术
胸膜心包开窗术
动脉导管未闭结扎术
无名动脉的阻断术(避免压迫气管)
经心房的法洛四联症修补术
心脏起搏电极植入
再次心脏手术的组织松解

1. 冠状动脉旁路移植术

(1) 手术方式和特点:1998 年,Loulmet DF 医师首先报道了在心脏停跳条件下成功开展的完全腔镜冠状动脉旁路移植术(Totally Endoscopic Coronary Artery Bypass,TECAB),通过十多年的发展,机器人辅助冠状动脉移植术也从起初复杂的心脏停跳操作和单支冠状动脉血管移植,发展到如今能够在跳动的心脏上完成多支冠脉旁路移植、并且建立了双人远程操作、同期结合经皮冠状动脉介入支架成形治疗(PCI)的杂交技术。此种手术的发展历程大致可以总结为三个阶段(图 67-8)。

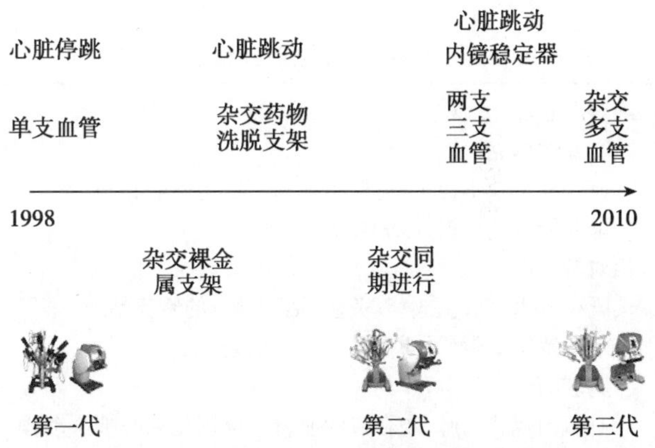

图 67-8　机器人辅助全腔镜冠状动脉旁路手术的发展过程

机器人辅助的冠状动脉旁路移植术包括:先通过机器人辅助取乳内动脉,再通过胸壁的微创小切口行冠脉移植术(minimally invasive direct coronary artery bypass,MIDCAB),以及由机器人操作的完全内镜冠状动脉旁路移植术(TECAB)。这两类技术都没有过去劈开胸骨的剧烈损伤性操作,因此能够降低术后胸骨不连、感染、疼痛等严重并发症。

MIDCAB 和 TECAB 手术期间有心脏停跳和心脏不停跳两种方法。心脏停跳法需要建立体外循环,在主动脉根部放置主动脉内阻断球囊,或者是直接经胸阻断升主动脉。心脏停跳法的优点是血管吻合能够做到更加精密准确,由于心脏停跳和肺萎陷因此操作空间扩大,在吻合多支冠脉,尤其是心脏后壁的冠脉血管时,翻动心脏不会带来血流动力学紊乱之忧。其不足之处在于体外循环对凝血功能的干扰作用强,术后凝血功能障碍的发生几率较高,但是其与心脏跳动冠脉旁路移植术比较,它们在术后神经系统和肾功能损伤,以及远期转归方面均没有显著差异。

随着内镜稳定器的使用,机器人辅助 TECAB 手术能够在跳动心脏上实施。该技术降低了因为体外循环导致的凝血功能损伤。因为创伤更小,患者术后恢复时间缩短,但是由于心脏搬动带来的循环功能剧烈变化,给麻醉管理带来了巨大的挑战。为了扩大内镜的操作空间,以及降低血流动力学的剧烈波动,也有术者采用了心脏跳动和部分体外循环相结合的方法。

并非所有的患者都适合接受机器人辅助的冠状动脉旁路移植术,其临床禁忌证见表 67-4。因此在术前评估患者的时候,需要严格判断其是否有禁用或者是慎用的合并疾病,避免将不合适的患者纳入这类手术治疗中。

表 67-4 机器人辅助冠脉动脉旁路手术的禁忌证

绝对禁忌证
心源性休克
血流动力学不稳定,近期心梗和不稳定性冠心病
肺功能严重受损、COPD、结核、哮喘

相对禁忌证
既往手术、创伤、放疗、炎症、结核导致的胸膜粘连
手术范围受限(严重肥胖、心脏明显扩大)
胸腔畸形
心肌内冠状动脉,吻合口的血管重度钙化和心脏跳动操作时目标血管过小(直径<1mm)
心脏停跳操作中的升主动脉直径>35mm,以及明显的腹主动与髂动脉处的动脉粥样硬化
急诊手术

(2)麻醉管理要点

1)麻醉方式:机器人辅助冠状动脉旁路移植术采用全身麻醉,双腔支气插管,右侧单肺通气,左肺塌陷。患者体位为左侧抬高30°。胸外除颤电极板和心电图电极片与机器人机械臂置入区域间隔一段距离。左侧持续吹入 CO_2 造成气胸,萎陷肺部,从而暴露更多的操作空间,一般持续吹入 CO_2 的压力为 5～10mmHg。在腔镜下取骨骼化的左侧乳内动脉(left internal mammary artery,LIMA),如果需要取双侧 IMA,可以在腔镜下打开纵隔胸膜先取右侧 IMA,再取 LIMA。

2)食管超声心动图(TEE):TEE 作为机器人辅助心脏手术的常规监测目,其应用领域较多,一般用来监测导管放置的位置是否准确,以及评价手术治疗效果,心肌功能状态等等,其具体作用见表 67-5。

3)肺动脉漂浮导管:机器人冠脉旁路移植术,尤其是非停跳手术,需要放置肺动脉漂浮导管,实施评价心肌功能状态和机体的氧供耗水平,并且可以指导血管活性药物的正确使用,以及术后心功能的实时监测。

表 67-5 机器人心脏手术中 TEE 的作用价值

明确诊断和手术治疗效果
确定动脉和静脉体外循环导管的放置位置
发现主动脉置管和钳夹导致的主动脉夹层
冠状静脉窦逆灌注入心肌停跳液
发现主动脉隔绝导管的移位
评价心室功能
指导脱离体外循环
评价手术治疗效果

4)单肺通气:单肺通气可以使用左侧支气管插管,也可以使用左支气管封堵管,使用后者可以开放封堵管,是左侧肺内气体尽可能的排出,创造手术操作空间。

二氧化碳的气胸和单肺通气期间的低氧性肺血管收缩等会加重低氧血症以及高碳酸血症,从而造成肺血管收缩,压力增加,通气血流比例失调。

当单肺通气期间出现严重的低氧血症(外周末梢血氧饱和度低于90%),除了提高吸入氧浓度到100%外,还可以在通气侧肺使用呼气末正压通气模式同时,再对非通气侧肺施以 5～15cmH_2O 的持续正压通气(CPAP),或者以根据能够增加氧分压并且不影响手术操作为原则选择最佳的 CPAP 压力数值。对于单肺通气无法纠正的低氧血症或者是患者不能耐受者,可以改变手术方式,或者是使用体外循环。

5)体外循环:通过超声在右侧颈根部近锁骨处探寻到颈内静脉,置入 16G 导管,另外在右侧腹股沟处开放股静脉和股动脉,分别插管。通过股静脉和颈内静脉的下腔引流管和上腔引流管将血液引入体外循环,并经股动脉进入体内。在放置静脉引流管的时候需要注意使用 TEE 监测,确认导管位于心脏的腔静脉开口处,从而保证较高的引流量。对于存在外周动脉粥样硬化的患者,可以采用经腋动脉或经胸的主动脉灌注方式。经股动脉灌注的体外循环方式可能会产生动脉损伤、动脉阻塞和主动脉夹层的并发症,主动脉夹层的发生率虽然低,但是危险度非常高。

6）维持血流动力学稳定：机器人心脏手术的麻醉管理的关键是维持稳定有效的血流动力学和组织氧供,尤其是在单肺通气期间。体位、CO_2 蓄积、心脏移动等都因素会影响血流动力学的稳定,可以通过补充胶体溶液填充血容量、适当使用去氧肾上腺素、去甲肾上腺素等血管活性药物,维持循环稳定,通过 TEE 监测和肺动脉漂浮导管将血压调控在维持心肌氧供耗最佳状态,避免心肌缺氧和耗氧增加。

手术期间需要通过桡动脉穿刺直接测定动脉血压,对于使用主动脉阻断球囊者,需要双侧桡动脉穿刺,通过左右侧桡动脉压力的差别比较,判断球囊是否移位阻断了无名动脉,如有无名动脉阻断,则会出现右侧桡动脉压力的明显下降。

7）术后转归：和传统手术比较,机器人辅助的冠脉搭桥术有利于患者的术后恢复。Kon 等报道机器人辅助冠脉搭桥患者术后 1.8 个月就能够回归正常生活,而开胸心脏停跳的 CABG 术患者术后 4.4 个月才能回归正常生活。

关于机器人辅助冠脉搭桥手术患者的术后中期和长期转归的数据还缺乏。一项包括 106 例患者的回顾性调查发现,在采用机器人辅助的全内镜冠脉搭桥术时,多支病变的冠状动脉血管搭桥手术的风险较高,其术后死亡率和严重并发症发生率均较单支血管的内镜搭桥术明显增加,当然这也与其疾病自身的严重程度有关。

2. 二尖瓣成形术　机器人手术首先应用于二尖瓣手术,并且在二尖瓣成形术中已经取得了良好的中短期效果,虽然还没有长期转归的病例调查,但是机器人视野深、灵活、高效、清晰、微创的手术方式,使得这类手术变的更加简便、更具可重复性。

二尖瓣成形术的体位要求和冠状动脉旁路手术有所不同,患者取右侧胸腔抬高 $20° \sim 30°$ 的仰卧位。左侧单肺通气,右侧吹入 CO_2 气胸,右侧乳后肋间隙置入机械臂。

其体外循环也是在 TEE 指导下,从经右颈内静脉的上腔和经股静脉的下腔引流,通过体外循环从股动脉回到体内,也可以通过胸部主动脉或腋动脉灌注体内。

手术结束后,通过 TEE 评价瓣膜修复效果和心腔排气情况。

3. 先心病纠正、房颤消融及心脏肿瘤等手术　机器人被用于大量先心病的手术。其中小儿的动脉导管未闭结扎术、房间隔缺损、室间隔缺损等都取得了良好的效果。机器人房颤消融术和心脏肿瘤手术也处于起步阶段,其治疗效果和患者术后转归还需要考察。

这类手术的麻醉管理与冠状动脉旁路移植术相近,所不同的是患者体位为右侧胸腔抬高的仰卧位。左侧单肺通气。体外循环和 TEE 监测等同二尖瓣成形术。

二、机器人辅助胸科手术

机器人辅助胸科手术的种类主要是胸腺切除术、纵隔肿瘤摘除术、食管切除术、肺叶切除术等。

1. 机器人辅助胸腺切除术　接受胸腺或者是纵隔手术的患者可能有重症无力的症状,因此需要重视患者的肌张力和肌松阻滞程度。

手术采用全身麻醉的方式。多采用左侧的支气管插管。患者体位是左侧或者是右侧的一侧胸廓抬高 $30°$ 的半侧卧位,位于上方的上肢要求尽可能背离躯体,从而暴露手术区域。但是要预防上肢过度外展导致的臂丛神经损伤。机器人装置位于患者的头侧,其手术机械臂通过一侧平腋中线的肋间隙,以及平锁骨中线肋间隙进入胸腔。为了暴露手术野,需要向手术侧持续吹入 CO_2,并保持 $10 \sim 15mmHg$ 的压力。这些处理可能会给患者带来严重的低血压,并抑制静脉血回流,加之单肺通气的影响,这些会增加患者的气道阻力,可能会发生通气肺叶的气压伤,因此有采用压力限制的通气模式,发挥一定的肺保护作用。

2. 机器人辅助肺叶切除术　机器人辅助肺叶切除术已经开展 10 多年了,虽然临床证实其安全有效,但是目前有关它和传统胸腔镜手术比较的研究结果,还不支持其具被独特的临床优势。

这类手术通常需要患者保持类似侧卧位的姿势(如图 67-9),胸腔处于最高处,头部和下肢降低,这样能够满足手术的要求,但是显然不利于静脉血的回流,容易发生血流缓慢和血栓形成。

麻醉方式依然多选择左侧单肺通气的全身麻醉方式。手术侧的肺要求绝对萎陷,对于气道解剖异常者,也可以在纤支镜引导下使用支气管阻塞管。麻醉医师对于这类手术需要随时准备其手术方式转为传统的开胸术式。在术后镇痛方面,有将 0.5% 布比卡因通过导管注射在胸膜下,从而能够浸润第 $2 \sim 8$ 段的肋间隙(图 67-10)。

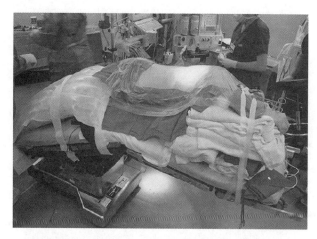

图 67-9　接受机器人辅助的肺叶切除术患者体位。要求尽可能让手术部位位于最高处，下肢降低，这样体位会影响下肢的静脉回流

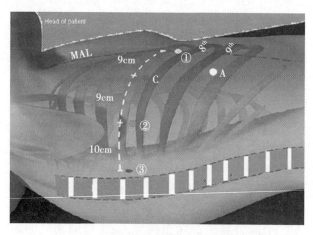

图 67-10　机器人辅助肺叶切除术时机械臂置入位置图示。A 为牵引臂，C 为摄像臂

3. 机器人辅助食管切除手术　对于早期没有扩散的食管肿瘤是可以采用机器人手术方式。患者的体位也多是左侧卧位，并且患者向俯卧姿势倾斜 45°。

麻醉方式为全身麻醉，监测桡动脉压。由于手术和体位的因素，术中可能会遇到低氧血症的情况，气道压力过高导致通气侧肺组织损伤，采用压力限制通气模式能够显著抑制通气侧气压伤的发生，使得气道阻力降低，维持气道压在 20～30mmHg 之间，保证患者安全。

三、机器人辅助普外科手术

机器人辅助的普外科手术主要是胃肠道手术、胰腺切除手术、以及肝脏切除手术等。

1. 机器人辅助胰腺切除手术　胰腺由于解剖结构复杂、血供丰富，手术度高，因此在微创手术治疗领域发展缓慢，其腹腔镜手术也多用于胰体尾部切除。机器人手术系统也仅在近 10 年内应用于该领域，而国内学者在此方面做了很多突出性的工作，上海交通大学医学院附属瑞金医院在两年多的时间内完成了 120 例以上的这类机器人辅助手术，达到亚洲领先水平。

位于胰腺颈部或者是接近胰腺体部的肿瘤，由于其解剖位置的关系，恶性肿瘤一般行胰十二指肠切除术或远端胰腺切除术，从而达到保证切缘和根治性目的，但是对于一些良性或交界性肿瘤，如黏液囊腺瘤，实体假乳头瘤等而言，如行胰十二指肠切除术或胰体尾切除术，则会牺牲非常多的正常胰腺组织，影响胰腺的内、外分泌功能，这样会使围手术期以及远期胰腺并发症发生率上升，如术后糖尿病发生率上升。借助"达芬奇"机器人手术系统辅助完成的胰腺中段切除术(robotic-assisted central pancreatectomy，RACP)，其内镜下吻合、消化道重建的效果优于常规的腹腔镜技术。甚至可能达到比传统手术更好的效果。

这类手术麻醉管理需要注意手术体位和手术时间。

患者通常采取分腿头高脚低体位(轻度反屈氏体位)，右侧抬高 30°，右臂悬挂 90°。在脐孔周围穿刺建立气腹，脐孔置入机器人镜头，在腹部相应位置置入操作臂和辅助臂。

这类手术由于时间长。美国匹兹堡医学中心报道的 64 例 RACP 平均手术时间是 425 分钟。在全身麻醉药物选择方面，需要避免使用容易蓄积的麻醉药物。新型吸入麻醉药物如七氟烷或地氟烷适合于长时间手术的麻醉维持。对于肥胖患者，由于七氟烷的脂溶性较高，长时间吸入也会导致药物在脂肪内蓄积，导致术后苏醒延迟。

手术期间需要维持循环稳定，避免长时间的低血压。由于患者处于头高位，低血压不利于颅脑的灌注。

围手术期还需要预防血栓的形成，长时间气腹会影响下肢血液的回流，同时特殊的下肢体位需要严密预防血栓的形成和脱落，避免肢体的剧烈移动和血压波动，严密观察呼气末二氧化碳数值和波形的变化，及时发现可能出现严重后果的肺栓塞。

2. 机器人辅助胃肠和胆囊手术　机器人辅助

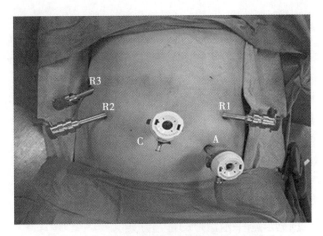

图 67-11　机器人辅助胰腺中段切除术时镜头和操作臂的放置位置

的胃肠手术,以及胆囊手术麻醉管理也基本同一般的腹腔镜手术。所不同的是,这几类手术时,机器人庞大的体积会占据患者的头部空间,影响麻醉医师对患者的观察(图 67-12 为"达芬奇"机器人辅助的普外科和胸科手术时手术室布置图)。对于这类手

术,在麻醉诱导时,需要预防可能发生的胃液返流误吸。术中 CO_2 气腹压力不要超过 20mmHg。术中需要维持良好的肌松条件,保证患者不发生体动反应。

四、机器人辅助妇科手术

2005 年美国 FDA 批准"达芬奇"手术机器人系统用于妇科手术。适合腹腔镜的妇科手术都适合机器人手术系统,如:子宫切除术、子宫肌瘤挖除术、卵巢囊肿剥除术、盆腔淋巴结清扫术、以及盆腔脏器脱垂等盆底组织重建手术等。其中盆底由于位置较深,空间狭窄,因此更适合机器人操作。机器人的另外一个优势体现在一些要求放大和精细缝合的手术,如:输卵管吻合术、阴道穹隆脱垂手术等。机器人辅助的阴道-骶骨固定术因其解剖上比较困难,需要广泛缝合,被认为是阴道穹隆脱垂手术的金标准

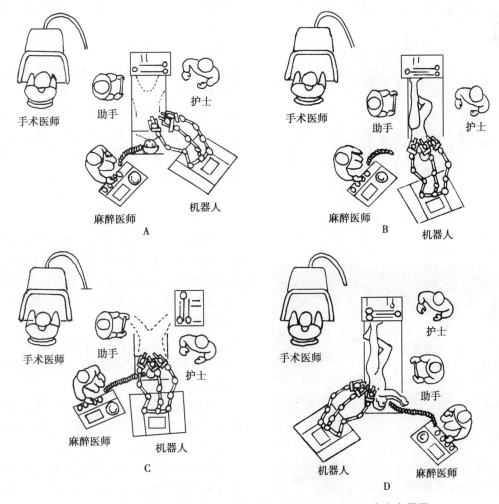

图 67-12　"达芬奇"机器人辅助的普外科和胸科手术时手术室布置图
A. 胆囊切除术;B. 左肺叶切除术;C. 胃切除术或 Nissen 胃折叠术;D. 胰腺切除术

手术。

此外,妇科手术患者也存在肥胖和合并糖尿病等不利于传统开腹手术的疾病,此时使用机器人辅助手术,可以降低术后并发症,促进患者的术后恢复。

妇科的机器人手术对于患者体位也有特殊要求,一般采用背低的截石体位,全身麻醉后,两腿分开截石位,并且尽可能地把手术床放到最低,头低30°,最大限度地移除腹腔内的肠道,暴露盆腔。手术前需要给患者肩垫,妥善固定,防治手术期间患者体位下滑移动。机器人系统放置在患者的两腿之间,也有放置在一侧者(图67-13,图67-14)。

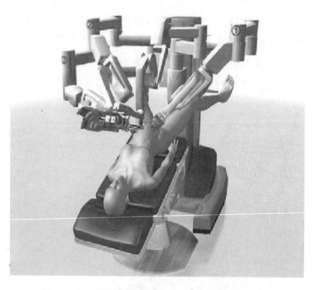

图67-13 "达芬奇"机器人手术系统用于妇科手术时患者的体位

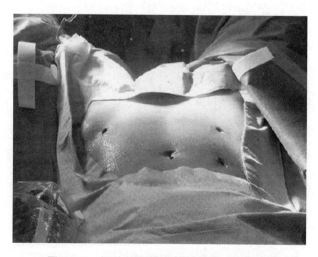

图67-14 妇科机器人手术系统的机械臂放置进入体内的位置

五、机器人辅助泌尿外科手术

"达芬奇"机器人手术在泌尿外科领域取得了极大的成功,它克服了传统手术创伤大、出血多的弊端,利用机器人视野清晰、操作灵活的特点,对于前列腺根治性切除术、输尿管成形术等多类手术的效果优良,并且患者的术后并发症与住院时间都明显的缩短,术后转归质量显著提高。美国开展的前列腺癌根治术有近80%是通过机器人完成的,并成为了前列腺癌手术治疗的首选方案。

1. 机器人辅助前列腺切除术(robotic-assisted laparoscopic prostatectomy,RALP) 前列腺癌是世界卫生组织2008年报告的全球男性所患肿瘤的第二位,因肿瘤死亡的第六位。前列腺根治术是最能体现机器人手术优势的术种。据美国生产"达芬奇"机器人的 Intuitive Surgical 公司统计:2010年全球完成机器人辅助前列腺切除术98 000例,并且数量每年都在不断的增加。机器人能够清楚呈现组织、器官的解剖构造和神经血管束的走行,精密地分离特点有利于淋巴结清扫,准确的缝合保证了吻合的高质量。手术中精确保留前列腺侧筋膜,有利于减少手术对患者术后性生活的影响。术后的病理检查和随访都显示了良好的肿瘤切除效果,机器人辅助手术较传统手术出血更少,异体输血量也显著降低,同时术后并发症的发生率较传统开腹手术而言显著降低。但是就综合术后并发症和住院时间计算的总体费用而言,机器人辅助手术费用仍然较高。

对接受机器人前列腺根治术的患者术前评估,除了常规内容外,还需要重点关注患者是否存在严重的心肺系统疾患。由于机器人手术要求的长期间气腹及特殊体位,对于术中心肺生理功能的影响可能使得部分患者不能耐受。美国心脏学会指南认为术前存在心绞痛、近期心肌梗死、心力衰竭、明显的心率失常和瓣膜性疾病的患者需要取消或者延迟机器人手术。

术前是否存在青光眼、眼球肿胀、疼痛、听神经损伤、颅内占位等疾病或症状也是必须评估的内容。研究发现当机器人前列腺根治术的屈氏体位放置60分钟后,眼球内压力较基础值增加了13mmHg。美国麻醉医师协会在2011年报道了3例接受过这类手术的患者术后发生永久失明的病例。因此,对于术前存在眼科疾或症状的患者,需要邀请眼科医师会诊,做出更加客观的评估。

肥胖会给机器人手术带来无法克服的困难。一般而言,对于BMI低于$30kg/m^2$的患者可以接受机器人辅助前列腺根治手术,对于严重肥胖的患者,在手术期间由于其无法耐受体位和CO_2气腹导致的生理功能变化,或者是术者暴露困难,手术操作受限时,这些都会使其更改为传统的开腹手术治疗方式。

该手术麻醉期期间主要的挑战是对过度屈氏体位,CO_2气腹和长时间手术所带来的并发症的预防。

机器人辅助的前列腺根治术要求患者保持过度屈氏体位和截石位,保持30°~45°甚至更高的头低位(过度屈氏体位),同时双下肢下垂的截石体位,手术中要求CO_2气腹压力达到15mmHg左右,从而能够充分暴露手术区域,保证术者操作。手术时间可能会长达6~10小时,这些因素相加,对患者的生理功能会产生巨大的影响。

屈氏体位造成膈肌上移,患者的肺顺应性和功能残气量降低、死腔量增加、气道阻力提高。资料显示:过度头低(45°)的屈氏体位和CO_2气腹使气道峰压和平台压增加50%,肺顺应性降低68%。因此,欧洲内镜手术协会推荐屈氏体位的患者CO_2气腹压力不能超过12mmHg,以减轻其对肺顺应性的影响。

屈氏体位和CO_2气腹对循环的影响主要是动脉血、外周阻力和中心静脉压、肺动脉压的增加。心率和心排量数值变化的报道结果不一致,有增加,也有降低的研究结果。不论变化如何,大部分患者是能够承受上述这些循环和呼吸功能的变化。

机器人辅助前列腺根治术术中补液量不能过度,否则会加重气道、喉头的水肿,及眼结膜和眼眶周围、头面部的肿胀。有作者将这类手术的术中补液量控制在1500~2000ml左右。但是也需要防止术中液体限制导致的术后低血压、术后少尿和肾功能受损等并发症。

由于泌尿外科的机器人手术区域是在后腹膜。后腹膜对CO_2的吸收较腹腔更为迅速。气腹导致的高碳酸血症和对呼吸循环功能的影响也更明显。术中需要通过血气分析调整呼吸参数,从而控制血中CO_2过度升高,也有学者认为血中的CO_2本身就是一种药物,影响呼吸循环功能,以及其他药物的作用效果。随着手术时间的延长,加之屈氏体位影响,呼气末CO_2浓度与动脉血的CO_2分

压差值也显著增加,但两者之间还保持了显著的相关性。

机器人辅助前列腺根治术的体位可能会造成肢体的神经损伤。其中截石体位对腓总神经的压迫损伤最常见,有报道0.3%的患者会出现感觉功能降低,4500例患者中会有1例出现下肢运动功能减弱。股神经支配的运动功能、闭孔神经、坐骨神经的感觉和运动支均会受损。其中运动功能受损的发生率相对较低。过度的屈氏体位会带来臂丛神经损伤。Deras等报道过一例长时间"达芬奇"机器人手术后出现了双侧前臂的横纹肌溶解症。Manny等报道179例这类手术的患者术后有6例出现了下肢神经损伤的症状,其受损的神经可能是腓总神经、股神经外侧皮支和闭孔神经。Galyon等报道了一例经历6小时过度屈氏体位的机器人手术患者术后出现三侧肢体的筋膜室综合征的病例,其手术总时间为12小时,其双下肢筋膜室的压力分别是60mmHg和51mmHg,左侧上肢的压力在25~30mmHg,患者术后4个月才恢复。这些病例提示,长时间的机器人辅助前列腺根治术需要格外关注下肢血供、以及感觉运动功能的变化。在患者肩背部放置靠垫,以及采用"X"型的绑带将患者的肩与对侧的髋部固定,可以降低头低位压迫导致的臂丛神经损伤(图67-15)

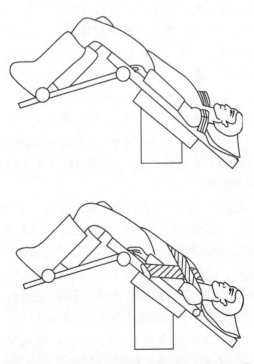

图67-15 过度屈氏体位时肩背部垫靠枕和"X"型绑带固定患者肩和对侧髋部能够降低臂丛神经损伤

手术期间气腹针损伤也需要注意,有回顾性研究调查了 696 502 例腹腔镜手术,发现气腹针损伤的病例是 1575 例,发生率为 8%,有损伤血管者,也有损伤空腔脏器者,有报道气腹针直接损伤下腔静脉和腹主动脉者。因此,在气腹操作期间,麻醉医师需要严格关注循环和呼吸功能的变化,及时发现可能出现的意外。

机器人辅助前列腺根治术期间还需注意静脉空气栓塞的发生。通过经食道超声心动图实时监测证实机器人辅助前列腺根治术时,血液中的空气栓塞发生几率远远低于传统的经耻骨前列腺癌根治术(前者是 38%,而开腹手术的发生率为 80%)。这可能与机器人手术时,患者的静脉压力增加,以及 CO_2 更容易被组织吸收,并且经肺排出体外有关。但是由于机器人过度屈氏体位,气栓可能会影响远端肢体的血液供应。手术期间出现血管意外损伤后,依然会出现大量气体入血产生气体栓塞的可能,此时可以通过血压和呼气末 CO_2 波形的观察,评价气栓的影响。严重者可以采用降低气腹压力,左侧卧位和经右颈内静脉抽取栓塞的气体等应对措施。虽然机器人辅助前列腺手术的空气栓塞比较少见,对机体循环系统影响有限,但是对于那些术前合并多种疾病的前列腺癌患者而言,还是需要高度重视麻醉医师还需时刻面对 RALP 期间可能发生手术失败。其原因可能系机器人的器械故障,也可能是患者对于特殊体位、CO_2 气腹和长时间手术不能耐受,也有"达芬奇"机械手误判损伤血管和周围正常组织等。对于发生影响患者生命安全的并发症,要求手术器械能够在一分钟内移出体内,保证麻醉医师的及时抢救。随着手术例数的增多、细致的术前评估和更新升级的手术仪器及软件等,RALP 手术失败的几率也在降低。

机器人辅助前列腺根治术术后还需要注意可能出现的气道和声门的水肿。有报道这类手术术后气道水肿和术后呼吸功能窘迫的发生率在 0.7%。手术期间,麻醉医师需要经常检查气管套囊的压力,是否漏气。对于长时间的屈氏体位手术,需要监测气管导管套囊的压力,使其数值低于 $30cmH_2O$。

RALP 术后患者会发生皮下气肿、纵隔气肿甚至气胸、心包积气等并发症。肥胖、老年、长时间手术,以及呼气末 CO_2 超过 $50mmHg$ 者容易发生。通过 CT 扫描在传统腹腔镜手术中调查,发现患者皮下气肿的发生几率为 56%,而有 70% 的患者在手术结束后仍然残留气腹,腹腔压力增加,有可能从先天性的腹膜筋膜缺损处进入胸腔,发生气胸。皮下气肿也可发展成为纵隔气肿。对于张力性气胸,可以通过呼吸音减轻,氧饱和度降低和血流动力学改变来综合判断,其确诊需要结合胸片。对于严重者需要闭式引流。

RALP 患者术后疼痛,尤其是术后第一天的疼痛较传统手术显著降低。术后疼痛主要包括切口痛、内脏痛和肩背痛,由于机器人微创手术,使得前两者显著降低,但是很多患者术后仍然主诉肩背部疼痛,这可能与气腹导致腹腔内的 CO_2 没有完全排出体外有关。有学者发现手术期间使用低气腹压力($10mmHg$,而不是通常使用的 $14mmHg$)能够显著降低患者术后肩部疼痛。麻醉医师在手术结束时仍然保持患者头低 $30°$ 的屈氏体位,并且控制呼吸、扩张肺,也有助于 CO_2 排出体外,降低术后肩痛。局部使用的局麻药、非甾体类抗炎镇痛药也有助于缓解术后的肩痛。

RALP 术后深静脉栓塞并发肺栓塞是此类手术患者术后死亡的主要原因。其深静脉血栓的发生率低于 0.5%,而传统开腹前列腺癌根治术的发生率为 2.5%(图 67-16)。吸烟、前列腺体积大、手术时间长等因素均会增加发生术后深静脉血栓的风险。对于无深静脉血栓危险因素的患者,可以鼓励其早期活动而非使用预防性药物治疗,而对于存在深静脉血栓危险因素的患者,术后可以联合使用预防性药物、间断加压设备和穿弹力袜等措施来预防静脉

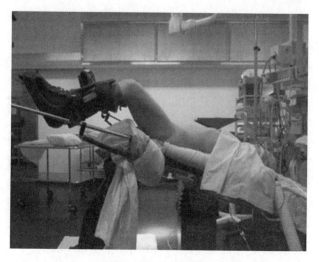

图 67-16　机器人辅助的前列腺根治性切除术患者的过度屈氏体位和截石体位

血栓的形成与危害。

2.机器人辅助膀胱癌根治术 机器人辅助膀胱癌根治术最大的优点是失血少,患者术后疼痛少,恢复快,住院时间短。麻醉管理也是气管插管的全身麻醉,术中吸入药物维持麻醉。患者体位是头低45°的过度屈氏体位,同时双下肢截石位。术中需要维持体温在正常范围,避免长时间特殊体位导致的外周神经及肌肉损伤。

六、机器人辅助口腔、喉颈部手术

机器人辅助的口腔、喉颈部手术近十年来在耳鼻喉科取得了快速的发展。"达芬奇"机器人手术系统首先被FDA批准用于口腔、咽喉的良性病变手术治疗,其优势在于清晰的手术视野对分辨舌咽神经、舌下神经和舌神经舌动脉等非常有利,手术更加精确。已经开展了扁桃体切除术、舌部分切除术、喉头切除术、以及治疗睡眠呼吸暂停症(OSAHS)的声门上成形术和悬雍垂腭咽成形术,并且取得了良好的手术效果。"达芬奇"机器人甲状腺手术也在近两年逐步开展起来。通过腋窝入路的手术能够满足

美容的要求,同时机器人在狭小空间里精巧的操作和对血管淋巴结的处理更具有独特的优势。此外,机器人辅助口腔、喉颈部手术也开始用于儿童手术治疗中。

这类手术在麻醉管理上,需要注意患者的体位和手术室仪器放置、患者的术后拔管时机、以及甲状腺手术CO_2充气的并发症等。

由于"达芬奇"机器人体积大,在开展口腔、喉颈手术的时候,麻醉医师和麻醉机是位于患者脚的方向。麻醉医师需要确保监护仪器和静脉液体的连接正确且不易脱落。麻醉方法主要是全身麻醉为主。气管插管和一般麻醉没有差别,对于使用激光的手术,需要用抗激光的专用气管导管。气管插管应当使用视频喉镜,以保证不损伤口腔和咽喉的病变组织。插管成功后,气管导管要妥善固定。麻醉维持可以使用全凭静脉麻醉方法。机器人手术期间,手术室光线减弱,这可能会干扰麻醉医师对患者的观察。手术结束后,部分口腔和咽喉手术的患者需要保留气管导管1~2小时,此时仍需要维持镇静。对于机器人辅助的甲状腺手术,如果使用CO_2暴露手术野,需要注意可能发生的纵隔气肿(图67-17,图67-18)。

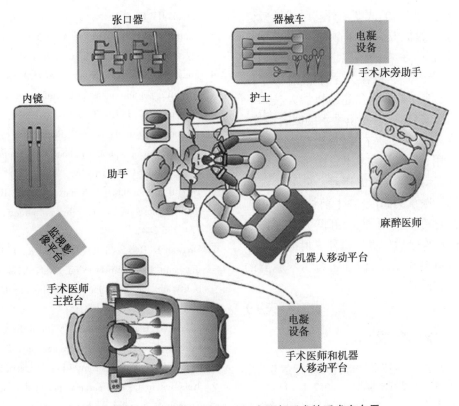

图67-17 "达芬奇"机器人口腔、喉颈部手术的手术室布局

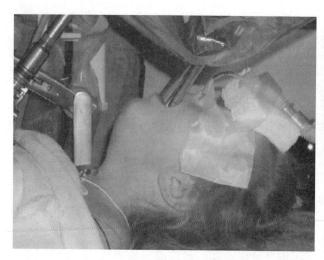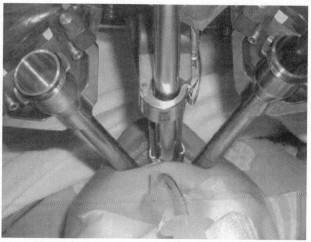

图 67-18　"达芬奇"机器人用于小儿的喉头重建术图片

七、机器人辅助骨科及神经外科手术

机器人辅助的神经外科手术主要用于颅脑的立体定位导航手术，以及脊髓病变的定位与放射介入治疗。其定位精准，并且不会损伤周围正常组织。

麻醉管理采用全身麻醉，维持患者术中无体动反应。

机器人用于骨科手术的临床起始于兽医保罗给狗施行的髋关节置换手术。现在的机器人手术系统对髋关节置换时股骨髓腔的测量精度是人类的 10 倍，因此能够更可靠的辅助手术实施，降低术后并发症。在膝关节置换时，机器人辅助手术增加了人工关节对合的精度，提高了手术质量。

第 4 节　机器人手术及其麻醉管理的发展方向

机器人手术已经切实的改变了外科手术治疗学的发展轨迹。今后的机器人手术领域将会更加广泛，更加普及。机器人手术的模拟培训也将成为外科医师培养的重要内容。机器人手术已经向小型化、智能化方向发展。随着单孔腔镜机器人技术的临床应用，以及其与自然孔道腔镜手术的联合杂交，结合新型的三维超声定位技术，以及机器人手术在儿童中的扩大应用，机器人手术不仅给外科学带来变革，也推动了临床麻醉实践的进步。麻醉医师必须立足于围手术期医学的高度，在术前评估、术中管理和术后随访治疗方面更新理念，麻醉方案要做到更细致、更精确，也许今后发展的机器人麻醉技术才能更准确的配合机器人手术，保证患者手术麻醉的安全、舒适和优质转归。

（薛庆生）

参 考 文 献

1. 美中互利医疗有限公司.达芬奇最新装机概况.达芬奇之友——达芬奇外科手术系统新闻期刊,2012,1(14):27.

2. 杨明,高长青.机器人心脏手术的应用现状.中国微创外科杂志,2012,12:586-593.

3. Kaouk JH, Khalifeh A, Laydner H, et al. Transvaginal hybrid natural orifice transluminal surgery robotic donor nephrectomy: first clinical application. Urology 2012, 80: 1171-1175.

4. Foust RA, Kant AJ, Lorincz A, et al. Robotic endoscopic surgery in a porcine model of the infant neck. Journal of Robotic Surgery, 2007, 1:75-83.

5. Darlong V, Kunhabdulla N, Pandey R, et al. Hemodynamic changes during robotic radical prostatectomy. Saudi J Anaesth, 2012, 6(3): 213-218.

6. Bonatti J, Schachner T, Bonaros N et al. Robotically assisted totally endoscopic coronary bypass surgery. Circulation 2011, 124: 236-244.

7. Dhawan R, Roberts JD, Wroblewski K, et al. Multivessel beating heart robotic myocardial revascularization increase morbidity and mortality. Journal of Thoracic Cardiovascular Surgery 2012, 143: 1056-1061.

8. Abood GJ, Can MF, Daouadi M, et al. Robotic-Assisted Minimally Invasive Central Pancreatectomy: Technique and Outcomes. Journal of Gastrointestinal Surgery, 2013.

9. Robotics in general surgery: personal experience in a large community hospital. Archives of Surgery 2013, 138: 777-784.

10. Hong JY, Kim JY, Choi YD, et al. Incidence of venous gas

embolism during robotic-assisted laparoscopic radical prosta-tectomy is lower than that during radical retropubic prosta-tectomy. British Journal of Anaesthesia,2010,105:777-781.

11. Chauhan S,Sukesan S. Anesthesia for robotic cardiac surgery: an amalgam of technology and skill. Annals of Caridiac An-aesthesia,2010,13:169-175.

12. Oliveiia CM,Nguyen HT,Ferraz AR,et al. Robotic surgery in otolaryngology and head and neck surgery:a review. Mini-mally Invasive Surgery,2012.

13. Robotics in general surgery:personal experience in a large community hospital. Archives of Surgery, 2013, 138: 777-784.

14. Chi JJ,Mandel JE,Weinstein GS,et al. Anesthetic consider-ations for transoral robotic surgery. Anesthesiology Clin, 2010,28:411-422.

15. Chatti C,Corsia G,Yates DR,et al. Prevention of complica-tions of general anesthesia linked with laparoscopic access and with robot-assisted radical prostatectomy. Progres en Un-logie,2011,21:829-834.

16. Marengo F,Larrain D,Babilonti L,et al. Learning experience using the double-console da Vinci surgical system in gyne-cology:a prospective cohort study in a University hospital. Arch Gynecol Obstet,2012.

17. Qian Zhan,Xia-Xing Deng,Bo Han,et al. Robotic-assisted pancreatic resection:a report of 47 cases. The International Journal of Medical Robotic and Computer Assisted Surgery, 2012.

18. Steenwyk B,Lyerly Ralph. Advancements in robotic assisted thoracic surgery. Anesthesiology Clin,2012,30:699-708.

19. Steenwyk B,Lyerly Ralph. Advancements in robotic assisted thoracic surgery. Anesthesiology Clin,2012,30:699-708.

20. Bonatti Johannes. Robotically assisted totally endoscopic cor-onary bypass surgery. Circulation,2011,124:236-244.

21. David LJ,Liza E. Robotic-assisted cardiac surgery. Interna-tional Anesthesiology Clinics,2012,50:78-89.

22. Gainsburg DM. Anesthetic concerns for robotic-assisted lapa-roscopic radical prostatectomy. Minerva Anestesiol, 2012, 78:596-604.

23. Phong SVN,Koh LKD. Anaesthesia for robotic-assisted radi-cal prostatectomy:considerations for laparoscopy in the tren-delenburg position. Anaesth Intensive Care, 2007, 35: 281-285.

24. Choi EM,Na S,Choi SH,et al. Comparison of volume-con-trolled and pressure-controlled ventilation in steep trendelen-burg position for robot-assisted laparoscopic radical prosta-tectomy. Journal of Clinical Anesthesia,2011,23:183-188.

第68章　非住院患者手术麻醉

20世纪初,一位美国麻醉医师 Ralph Waters 在爱荷华州 Sioux 市开设了一家门诊麻醉诊所,为牙科及小型外科手术提供麻醉,这即是现代独立门诊麻醉中心的雏形。非住院患者手术麻醉(亦称门诊手术麻醉)的正式发展是在 1984 年,当年美国麻醉医师学会门诊麻醉分会(society for ambulatory anesthe-sia,SAMBA)成立,毕业后的门诊麻醉专科训练制度也开始建立。在过去的 40 年中,随着微创手术技术的提高以及速效、短效麻醉药物和麻醉技术的发展,发达国家门诊手术发展迅速,门诊手术占所有择期手术量的比例从 10% 上升到 70% 以上。门诊手术给患者、医疗服务提供者、第三方付款者和医院都带来诸多益处,可以将医院资源消耗减到最低。

门诊手术的优点包括:患者乐于接受,尤其是老年人和儿童;不需要依赖医院的病床;使择期手术的安排具有弹性;并发症发生率和死亡率低;感染的发生率低;呼吸系统并发症的发生率低;能及时治疗更多的患者;减少等待手术的患者数量;总的手术花费较少;术前检查和术后用药更少。有研究表明,97%接受过门诊手术的患者愿意再次接受门诊手术,而手术后需要住院的患者仅占 1%,需要再次就诊者不足 3%。然而,一些特殊的术后处理常需患者短期住院。输血或静脉输注抗生素一般在手术当天完成,而现代护理学的发展很快会使在家中接受输血或静脉使用抗生素成为可能,对门诊手术将更有促进作用。

第1节　门诊手术患者的选择

适合门诊进行的外科手术应该是对术后生理的影响尽可能小、并发症尽可能少的手术。由于外科手术技术的迅速发展和微创外科技术的进步,现在已经有很多种类的手术可以在门诊开展。微创甲状腺切除术、阴式子宫切除术、异位输卵管妊娠切除术、卵巢囊肿切除术、腹腔镜胆囊切除术、腹腔镜下肾上腺切除术、脾切除术和肾切除术、子宫切除术等。与传统的住院手术相比,门诊手术能够促进恢复,降低医疗费用。术后可能发生外科并发症的患者或需要进行大量输液、长时间固定不动和非胃肠道使用镇痛治疗的患者则应住院治疗。

一、手 术 时 间

最初,门诊手术时间限制在 90 分钟之内,因为

早期的研究表明,手术和麻醉时间是术后并发症和延迟出院以及术后急诊再入院的强预测指标。但近年来,3 ~ 4 小时的外科手术也已经逐渐成为门诊手术的常规操作。

二、患者的特点

大多数日间手术患者应该为 ASA I ~ II 级,然而随着麻醉和手术技术的进步,越来越多的"医学上稳定"的 ASA III 级(甚至一些IV级)患者,只要在术前病情得到良好控制达 3 个月及以上,麻醉手术并发症发生率也可以降到很低。Warner 等进行的一项大型前瞻性研究中,24% 的门诊手术患者是 ASA III级,而这些患者的并发症发生率并不比 ASA I 或 II 级者更高。因此,不要孤立地看患者的 ASA 分

级,应综合手术的类型、麻醉技术等因素,判断患者是否适合行门诊手术。

尽管有人质疑年龄过大或过小的患者(大于70岁和小于6个月)是否可以接受门诊手术,但单纯年龄并不能作为门诊患者选择的障碍。众多研究均未发现门诊麻醉后恢复时间或并发症发生率与年龄相关,甚至所谓的极高龄患者(>100岁)也不应仅仅因为其年龄就拒绝为其行门诊手术。早产婴儿(妊娠时间<37周)在全身麻醉下接受微创手术后,呼吸暂停的风险增高,但对于多大年龄后就不再有这种高风险至今尚无定论。

因此,由于能够接受门诊手术的患者和手术的范围不断扩大,患者的情况越来越复杂,术前评估和术前准备应更加予以重视,以减少不必要的住院和推迟手术。术前评估对减少患者的焦虑以及确保合理的术前用药是必要的,术前评估可在麻醉科门诊进行。

三、门诊手术的禁忌证

因术后并发症增加而不适于门诊手术的患者主要有:

1. 可能威胁生命的严重疾病,并且未得到有效的控制(如不稳定性心绞痛、症状性哮喘)。

2. 病理性肥胖伴有呼吸系统功能或血流动力学改变。

3. 药物治疗 单胺氧化酶抑制剂、急性药物滥用。

4. 早产的婴儿,孕龄加出生后年龄不足60周者。

5. 在手术当晚没有成人负责照顾的患者。

表 68-1 适合门诊手术的手术操作

专 科	手 术 类 型
牙科	拔牙术、牙齿修复术、面部骨折
皮肤科	皮肤病损切除术
普外科	活检术、内窥镜手术、肿块切除术、痔切除术、疝修补术、腹腔镜手术、静脉曲张手术
妇产科	子宫颈活检术、扩张和诊刮术、宫腔镜、腹腔镜、息肉切除术、输卵管结扎术、阴式子宫切除术
眼科	白内障摘除术、睑板腺囊肿切除术、鼻泪管探查术、斜视矫正术、测眼压
骨科	前交叉韧带修复术、关节镜、拇囊炎切开术、腕管松解术、金属器械拆除、麻醉下手法复位
耳鼻喉科	腺样体切除术、喉镜检查、乳突切除术、鼓膜切开术、息肉切除、鼻中隔成形术、扁桃体摘除术、鼓室成形术
疼痛科	化学性交感神经切除术、硬膜外阻滞术、神经阻滞术
整形科	基底细胞癌切除术、唇裂修补术、吸脂术、乳房整形术、耳成型术、瘢痕切除术、鼻整形术、植皮术
泌尿外科	膀胱手术、包皮环切术、膀胱镜检查、碎石术、睾丸切除术、前列腺活检术、输精管吻合术

第2节 术 前 评 估

一、术 前 访 视

由于接受门诊手术的患者病情日趋复杂,术前评估也越来越重要。各医院都应该根据自己的条件制定术前评估方法。在麻醉医师访视患者之前使用计算机问卷的方法省时又有效。计算机化的问卷或列表可以使病史采集过程自动化,标出可能存在的问题,提出进一步检查的建议。外科医师也可以利用这一系统,选择实验室检查,又可作为病史摘要提供给麻醉医师。

术前访视的另一个重要原因是减少患者的焦虑。有研究证明,术前麻醉医师对患者的访视比应用巴比妥类药物能更有效地减少患者的焦虑。外科医师或麻醉医师派发有关手术和麻醉知识的小册子、录音和影像资料也可以减少患者的焦虑。

二、术 前 评 估

术前评估的目的是发现患者并存的疾病及需要进行的进一步诊断和治疗,确定需应用的特殊麻醉方法以及识别出麻醉手术后并发症风险高的患者。在所评估的病史、体格检查和实验室检查中，病史是最重要的。研究表明，单纯从病史中取得的资料就可以做出86%的诊断，经体格检查后可以得出另外6%的诊断，仅有8%的诊断需要进行实验室检查或是放射学检查。长期药物治疗的患者（如服用降血压药物、抗精神病类药物、抗凝药等），有些近期用药能显著影响麻醉管理，应引起重视。

全麻下施行浅表手术的"健康"患者，男性患者一般无需行实验室检查，女性患者只需要进行血红蛋白或是血细胞比容检查。对患有高血压、糖尿病等慢性疾病的患者，需要检查血糖和电解质。难以解释的血红蛋白低于10g/dl者，应作进一步检查，减少围手术期并发症发生率和死亡率。椎管内麻醉或神经阻滞，术前应检查出凝血功能。拟在全麻下行无明显出血风险的"健康"择期手术患者，术前进行的实验室检查见表68-2。

表68-2　不同年龄患者推荐的实验室检查

年龄	男　　性	女　　性
≤40	无	妊娠试验(不能排除妊娠时)
40～49	心电图	血细胞比容、妊娠试验
50～64	心电图	血细胞比容或血红蛋白
65～74	血红蛋白或血细胞比容	血红蛋白或血细胞比容
	心电图、血浆尿素氮、血糖	心电图、血浆尿素氮、血糖
≥75	血红蛋白或血细胞比容、心电图	血红蛋白或血细胞比容、心电图
	血浆尿素氮、血糖、胸片	血浆尿素氮、血糖、胸片

三、术前禁食指南（nil per os，NPO 指南）

为减少术中误吸的危险，常规要求患者在术前至少禁食6~8小时。在禁食一夜后，50%的患者有中到重度的饥饿感，44%的患者有中到重度的口渴感，14%的年轻女性患者血糖浓度显著降低。而研究表明，清流质在胃内存留的半衰期是10~20分钟，如果在择期手术前2小时口服清流质，麻醉诱导时胃内容物的容量比禁食的患者更少。禁食的门诊患者，手术前2小时口服150ml水不会增加胃内容量。甚至在手术前2~3小时口服150ml咖啡或橙汁也不会对成人的胃内容量和pH值产生明显影响。同样，与常规禁食相比，儿童随意饮用清流质直至手术前2小时，最后一次饮水限制在240ml以内，可以既减少患儿的饥饿感和口渴感而又不会对胃内容物产生任何不良影响。术前口服3ml/kg苹果汁能减少胃内容量和酸度，爱好饮用咖啡的患者在术日晨饮用咖啡还可减少术后头痛的发生率。美国一项全国性调查表明，69%的麻醉医师已经改变了他们的NPO方案，允许儿童术前饮用清流质，41%的麻醉医师改变了他们对成人的禁饮方案。除非患者有胃排空延迟或术前应用阿片类药物，否则不宜禁

食10~16小时。加拿大麻醉医师协会也推荐在择期手术3h之前不限制患者饮用清液体，对术前禁食、禁水的要求变得不再非常严格。重要的是，麻醉诱导前充足的体液（术前2~3小时饮清流质或静脉输注液体）可显著降低术后疼痛、眩晕、口渴、恶心等副作用的发生率。延长禁食时间只会增加患者的不适而没有益处（详见第85章）。

四、术 前 准 备

良好的术前准备使门诊手术更安全、更容易被患者和医务人员接受。术前准备的目的是减少门诊手术的风险、改善手术的预后和减少患者及其家属对整个手术经过的恐惧感。术前准备包括使用药物或非药物的方法减少患者焦虑、使用药物减少术后并发症的风险。

（一）非药物准备

由于将要接受麻醉的患者可出现心理紧张、焦虑，患者焦虑水平在手术前1周就开始升高，直至确信已经顺利恢复时才会恢复到正常水平。焦虑的原因最常见的是由于患者担心会在手术中发生疼痛、手术后不能醒来以及手术后的疼痛、恶心和呕吐。过于焦虑会导致术后恢复减慢、镇痛药和镇吐药用

量增加。良好的术前访视与准备则可以减少或避免患者焦虑状态。研究表明,术前与麻醉医师充分沟通过的患者术后恢复较快而且镇痛药用量较少。

术前的非药物准备具有经济、无不良反应、患者乐于接受等许多优点,如患者能主动配合,通过术前指导,术后疼痛也能相应下降。术前访视的时间也很关键,研究显示,只有术前在手术室外进行的访视才能明显减轻焦虑,术前通过录像资料对围手术期事件进行解说也可有效减轻焦虑。通过游戏性的书籍、小册子、电视节目进行术前教育对小儿患者尤其有益,可以减轻患儿的焦虑和手术后的行为改变,特别是对于1~4岁的儿童更为有效。术前准备还应该包括:用书面和口头的方式告知患者到达时间和地点、合适的穿戴、禁食的要求、手术后发生的变化、术后对驾驶车辆的限制、以及需要一位成人在围手术期护送和陪伴患者。

(二) 药物准备

门诊患者使用术前药物的主要指征与住院患者相同,包括解除焦虑、镇静、镇痛、遗忘、降低迷走神经张力、预防术后恶心呕吐和吸入性肺炎。但门诊患者在术后要回到家中,故术前用药不能影响术后的恢复及出院。合理地选择术前药能减少术中麻醉药的用量和降低术后恶心呕吐的发生率,减少术后副作用,从而加快出院。

1. 抗焦虑和镇静药 作为术前用药使用时,镇静-催眠药能减少焦虑和术中麻醉药的用量,故而能改善术后的恢复。最常用的药物是巴比妥类和苯二氮䓬类药物,随着剂量的增加,会产生抗焦虑、镇静的效果甚至使意识丧失。巴比妥类在门诊麻醉中并不常用。目前苯二氮䓬类药是最常用的药物,丙泊酚也有减少焦虑的特性。

(1) 苯二氮䓬类:苯二氮䓬类药物作为术前用药已有很长时间,其抗焦虑和遗忘作用在门诊麻醉中同样有效。地西泮是最常用的苯二氮䓬类药,但咪达唑仑以其消除半衰期较短和手术后恢复较快的特点成为门诊麻醉时的最佳选择。咪达唑仑为水溶性药物,分布半衰期7.2分钟,消除半衰期2.5小时(2.1~3.4小时),老年人可延长到5.6小时,肥胖人可延长到8.4小时,用药的剂量应随年龄的增加而减少。为了达到术前使用咪达唑仑的目的,用药时间应该最迟在诱导前5分钟。儿童口服0.5mg/kg咪达唑仑10~15分钟后,就可以安静地与其父母分开,同时也不会延长术后恢复时间。对于老年患者,术前静脉推注咪达唑仑0.5~1mg对智力和精神

运动恢复无不良影响。如果术前访视时患者有明显焦虑,可以在手术日晨和手术前60~90分钟口服苯二氮䓬类药物,但必须有可负责的成人陪同患者到手术中心。入手术室时出现明显焦虑的患者,常用静脉注射咪达唑仑1~3mg。副作用是呼吸和心血管抑制,偶会发生恶心,尤其是患有心脏病的老年人,血压下降的幅度可达到20%~35%,并可能伴有呼吸暂停。在注射咪达唑仑后血氧饱和度的下降也有报道,所以静脉使用苯二氮䓬类药物时都应该常规吸氧。

(2) α_2-肾上腺素受体激动剂:α_2-肾上腺素受体激动剂能减少手术中麻醉药和镇痛药的用量,产生镇静的效果、降低麻醉时的心率和血压。口服可乐定可作门诊手术的术前药。但对老年患者,由于其可产生术后残留镇静作用,故不宜使用。相比之下,右旋美托咪啶(dexmedetomidine)时效更短,选择性更强,在门诊麻醉中优势更明显。尽管其血流动力学作用较强,可能会限制其作为术前药的应用,但由于其可以减少术中麻醉药和镇痛药的用量,因而可作为有效的术中辅助药。

2. 镇痛药

(1) 阿片类镇痛药:除非患者有急性疼痛,否则不推荐常规使用阿片类镇痛药作为术前用药。术前联合使用阿片类药物会增加术后恶心呕吐的发生率,导致门诊术后出院延迟。诱导前静脉注射阿片类药物可以迅速控制手术前的焦虑,减少麻醉诱导药的用量,提高术后镇痛效果。但是,如果主要目标是减轻焦虑,则应当使用镇静抗焦虑药物。

(2) 非甾体类抗炎药(NSAIDs):围手术期使用NSAIDs已经得到了广泛的研究。在控制急性疼痛方面,其效果尚不及阿片类药物,但作为辅助药则具有增强阿片类药效、减少其用量的效果。如与阿片类药物以及区域麻醉合用作为平衡镇痛的一部分,NSAIDs能改善早期恢复、减少并发症、使患者离院时间提前。对于很多小手术,术前使用NSAIDs能减少术后阿片类药物的用量。为将手术区出血的可能性以及胃黏膜和肾小管的毒性减至最小,以高选择性的环氧合酶-2(COX-2)抑制剂代替经典的非选择性NSAIDs已成为围手术期NSAIDs选择的趋势。

3. 预防恶心和呕吐的药物 术后恶心呕吐(PONV)是全麻后常见的并发症,也是患者对门诊手术经历不满意的原因之一。影响术后恶心呕吐发生率的因素很多,包括患者的体型、健康状态、性别、是否怀孕、月经周期、手术类型、麻醉时间、术前容量

情况、麻醉药和镇痛药、术后的低血压和年龄等(表68-3)。Apfel 等把女性、不吸烟、晕动症或 PONV 病史以及术后阿片类镇痛药的使用定为最主要的风险因素,具备 0、1、2、3、4 个预测因素的患者出现 PONV 的几率分别为 10%、20%、40%、60% 和 80%。PONV 风险评估及防治指南见图 68-1。Eberhart 等把手术时间>30 分钟、年龄>3 岁、斜视手术、PONV 史或直系亲属 PONV 史定为儿童 PONV 的主要风险因素,具备 0、1、2、3、4 个预测因素的患者出现 PONV 的几率分别为 9%、10%、30%、55% 和 70%(有关 PONV,请详见第 85 章)。

表 68-3　与围手术期恶心呕吐相关的常见因素

患者相关因素
　年龄、性别、已有疾病(如糖尿病)、晕动症或 PONV 病史、吸烟史、焦虑水平以及并发疾病(如病毒感染、胰腺疾病)

麻醉相关因素
　术前用药、阿片类镇痛药、诱导和维持麻醉药、拮抗药、胃胀、体液容量不足、残留交感神经阻断

手术相关因素
　手术操作、手术时间、胃肠道积血、强迫经口进食、阿片类镇痛药、过早活动(体位性低血压)和疼痛

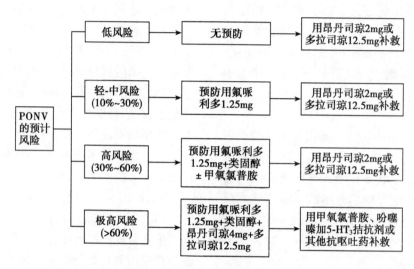

图 68-1　PONV 风险评估及防治

(1)丁酰苯类药物:以氟哌利多为代表,因有拮抗多巴胺受体的作用而具镇吐效果,主要用于预防和治疗 PONV。门诊麻醉的研究表明,不管是儿童还是成人,小剂量氟哌利多都有很好的止吐效果。大剂量的氟哌利多(>20μg/kg)能加强术后的镇静,可能会延迟患者恢复和离院的时间。小于 10μg/kg 剂量的氟哌利多与大剂量在止吐方面同样有效而不会延长恢复时间。所以麻醉诱导后应选择最低有效剂量的氟哌利多预防呕吐。

(2)酚噻嗪类药物:酚噻嗪类药物的镇吐效应机制也是阻断多巴胺受体的化学作用区。异丙嗪用于治疗恶心和呕吐已有多年,尤其是治疗阿片类药物导致的恶心和呕吐。常用剂量是 0.5 ~ 1.0mg/kg,在斜视手术中,异丙嗪 0.5mg/kg 静脉注射或肌肉注射用于控制儿童各种原因的术后呕吐,效果明显优于氟哌利多。但异丙嗪能导致低血压和恢复期的昏睡状态,延迟离院时间,还可能产生锥体外系症状,故门诊很少应用这类抗吐药。

(3)胃动力药:甲氧氯普胺(胃复安)和多潘利酮(吗丁啉)都能增加胃和小肠动力,增加食管括约肌的张力。胃复安 20mg(或是 0.2mg/kg)静脉注射能有效预防 PONV。由于胃复安是短效药物,应在手术即将结束时使用以保证术后早期的效果。联合使用胃复安(10 ~ 20mg,iv)和小剂量氟哌利多(0.5 ~ 1.0mg,iv)比单用氟哌利多(1mg)更有效。

(4)抗胆碱能药物:传统使用抗胆碱能药物的目的是减少唾液分泌、降低迷走神经张力。东莨菪碱的中枢神经作用能有效地控制晕动病。术前使用贴皮制剂能有效减少术后恶心和呕吐的发生,但必须在术前 8 小时使用;而且不良反应较多,包括口干、嗜睡、散瞳和神志模糊;也不宜用于 60 岁以上的患者,从而限制了东莨菪碱贴剂在门诊麻醉中的应用。

(5)抗组织胺药物:苯海拉明和羟嗪是作用于呕吐中枢和前庭传导通路的抗组织胺类药物。可用于预防术后恶心和呕吐,其在预防和治疗晕动病及接受中耳手术患者的术后恶心呕吐方面尤为有效,也能成功地减少斜视手术后的呕吐。在麻醉诱导时给予羟嗪 0.5mg/kg,能在手术后 24 小时内明显减

少呕吐,而不会延迟离院时间。

(6) 5-羟色胺拮抗剂:昂丹司琼是高度选择性的 5-HT$_3$ 受体拮抗剂,常用于治疗化疗导致的恶心和呕吐,成人半衰期约 3.5 小时,儿童较短而在老年人较长(平均 7.9 小时)。昂丹司琼通过阻滞中枢和外周的 5-HT$_3$ 受体而有效地预防门诊手术后的恶心和呕吐。由于昂丹司琼的时效很短,所以应在临近手术结束前使用,以减少在恢复室的镇吐药用量。小剂量的昂丹司琼(1~2mg)与较大剂量(4~8mg)相比,用于预防患者离院后的 PONV 效果较差。0.625mg 氟哌利多与 4mg 昂丹司琼相比,二者的疗效和离院时间相同,但氟哌利多的性价比更高。昂丹司琼 4mg 用于控制术后恶心呕吐的效果优于胃复安。8mg 的效果优于氟哌利多 1.5mg 和胃复安 10mg。但昂丹司琼的价格限制了在门诊麻醉中的常规应用。头痛是其最重要的不良反应,还可能引起腹泻、便秘、镇静和一过性的肝酶轻度升高,但没有其他镇吐剂的镇静、烦躁以及锥体外系效应。

另一项研究比较了昂丹司琼和安慰剂的效果,无效时采用胃复安 20mg 静脉注射或羟嗪 25mg 静脉注射补救,结果昂丹司琼减少术后恶心的效果与安慰剂相似。

(7) 其他化合物:地塞米松 4~8mg 静注可高效预防 PONV,单独或与其他药物联合使用均有效。吸氧对于减少门诊术后 PONV 似乎无效。

(8) 非药物技术:针灸和指压疗法可复合用于预防 PONV,并具有一定疗效。对于术前使用阿片类药物接受妇科小手术的患者,针灸可以明显减少术后的恶心和呕吐。

4. 预防误吸 预防性用药防止吸入性肺炎是门诊手术麻醉有争议的话题。早期研究表明,门诊患者误吸的风险较高,因为多数门诊患者胃内容物大于 25ml,pH<2.5。而近期研究表明,与择期手术患者相比,门诊禁食患者误吸的风险并不增加。对于没有特殊风险的患者,误吸的发生率<1/35 000,不主张常规应用制酸药物。对于有明显误吸风险的患者(如妊娠、硬皮病、膈疝、放置鼻胃管和病理性肥胖),术前应使用 H$_2$ 受体拮抗剂。

(1) H$_2$ 受体拮抗剂:H$_2$ 受体拮抗剂可通过减少胃酸分泌而有效升高胃液 pH 值,降低胃内容物容量。西咪替丁在服用后 60~90 分钟起效,至少维持 3 小时。与西咪替丁相比,雷尼替丁的保护时间长,不良反应少,经静脉给药起效时间快,保护效果更好。雷尼替丁的药效是西咪替丁的 4~6 倍,但消除半衰期相似(2~3 小时)。新型 H$_2$ 受体拮抗剂有法莫替丁和尼扎替丁,法莫替丁的作用强度是雷尼替丁的 7.5 倍、西咪替丁的 20 倍。

(2) 质子泵抑制剂:奥美拉唑抑制胃 H$^+$-K$^+$-ATP 酶产生胃酸,半衰期 0.3~2.5 小时。代谢产物同样具有活性,能同 H$^+$-K$^+$-ATP 酶进行不可逆的结合。在术前夜用奥美拉唑 80mg,胃内容量不变而胃内容物的 pH 值升高。奥美拉唑与西咪替丁一样,也抑制细胞色素 P450,减少依赖细胞色素 P450 代谢的药物代谢。

(3) 术前禁食禁饮指南(NPO 指南):见前。

第3节 麻醉方法

在选择门诊手术麻醉方法时要考虑麻醉的质量、安全性、效率、设备和药物的费用等。理想的门诊麻醉方法应该是起效迅速平稳、能在手术中提供遗忘和镇痛、恢复期短、不良反应少。另外,不同麻醉医师和患者的偏好也决定麻醉方法的选择。各种麻醉方法均可用于门诊手术,各有优缺点,目前尚无统一而理想的门诊麻醉方法。全身麻醉仍是患者和手术医师最偏好的技术。尽管椎管内阻滞是下肢和下腹部手术的常用麻醉技术,但因其术后残留运动和交感神经阻滞,用于门诊手术可能延迟出院。外周神经阻滞可使术后阿片类镇痛药的用量减至最低,因此越来越多的门诊病例接受局部神经阻滞联合静脉镇静,即所谓的监测下麻醉(monitored anes-thesia care,MAC)。门诊麻醉所需的麻醉、监护和复苏设备与住院患者一样。标准的门诊手术术中监测包括胸前听诊器、心电图、无创血压、脉搏氧饱和度,全身麻醉需进行呼气二氧化碳监测。

一、全身麻醉

全身麻醉在国外是最常用的门诊麻醉方法,国内也渐趋增多。在制定麻醉方案时,除了要考虑术中的管理外,还要考虑患者在恢复室的特点、术后恶心呕吐及疼痛治疗。全麻药物的选择对于患者术后在 PACU 的留治时间影响很大,甚至还决定患者能否在手术后当天离院。

少数短于 15 分钟的小儿手术,不需要在术中静脉用药以及静脉输液(如鼓膜切开术和眼科检查),可不建立静脉通路。但手术时间较长、禁食时间超过 15 小时的患儿,应该建立静脉通路以便于维持体液容量和血糖的稳定及围手术期用药。小儿门诊麻醉诱导时是否允许患儿家长在场虽然有争议,但越来越多的麻醉医师持赞同观点。美国约 50% 的麻醉医师允许患儿家长于麻醉诱导时在场,绝大多数家长能保持冷静和支持,使麻醉诱导顺利进行。但必须选择适当的家长,之前对他们进行必要的解释和宣教,并能在医师的要求下及时离开。

此外,术后的一些并发症,比如嗜睡和头晕,常常与脱水有关。使用加温湿化器以及被动保温保湿装置能进一步减少在手术中的体液和热量的丢失。

(一)麻醉药物

随着中短效静脉麻醉药、吸入麻醉药、肌松药和镇痛药越来越多,短小手术变得更加安全、也更易于为门诊患者所接受。全身麻醉诱导一般使用起效快的静脉麻醉药,丙泊酚由于恢复质量高,已经基本取代了巴比妥类和苯二氮䓬类药物用于麻醉诱导。而最常用的麻醉维持方法是联合使用吸入麻醉药及氧化亚氮。氧化亚氮和溶解度低的吸入麻醉药如七氟烷或地氟烷合用使全麻的起效和恢复更加迅速。虽然既往有研究表明氧化亚氮的使用与术后恶心呕吐有关,但近来的研究又否定了氧化亚氮的这种不良反应。

1. 丙泊酚　已成为门诊麻醉诱导的较好选择。丙泊酚的消除半衰期是 1~3 小时,其苏醒质量比其他绝大多数的静脉麻醉药好,术后发生 PONV 的机会较少,并有镇吐作用。丙泊酚诱导后使用吸入麻醉药维持,术后恢复时间比用硫喷妥钠或依托咪酯短。在儿童中的恢复时间差别也很明显:丙泊酚诱导的患儿的恢复时间、离院时间均明显短于氟烷和硫喷妥钠诱导的患儿,且术后恶心的发生率也低。丙泊酚引起的静脉注射痛和不适感的发生率较高,注射前即刻给予利多卡因(成人 40mg,iv)或混合给予可减轻疼痛。选择较粗大的静脉或事先给予阿片类药物也可减轻丙泊酚注射痛。

2. 吸入麻醉药　门诊麻醉维持中应用也非常广泛。这些药物的摄取和消除迅速,因此麻醉深度容易调节,使得患者恢复快、出院早。地氟烷和七氟烷是较新型的卤代烃类吸入麻醉药,血气分布系数低,恢复更加迅速,因此更适合门诊麻醉使用。与地氟烷不同,七氟烷没有气道刺激性,可以进行平稳的吸入诱导。当儿童需要迅速诱导时,吸入诱导是首选的方法。在老年患者中,七氟烷诱导比丙泊酚诱导血流动力学更加稳定。吸入麻醉药麻醉恢复早期的呕吐发生率比丙泊酚高,而延迟出现的 PONV 多与术后应用阿片类药物有关。从降低成本的角度考虑,吸入麻醉药物维持优于丙泊酚-阿片类药物技术。

门诊手术麻醉中氧化亚氮使用的问题一直存在争论,原因是一般认为使用氧化亚氮后呕吐发生率较高。但很多研究表明氧化亚氮能成功用于门诊手术麻醉,麻醉维持加用氧化亚氮能减少吸入麻醉药的用量,恢复更迅速,成本更低。尽管氧化亚氮因增加中耳内压力和胃肠道内压力,有增加术后呕吐发生率的风险,但大量腹腔镜手术患者的研究表明,丙泊酚-氧化亚氮麻醉比单纯丙泊酚麻醉患者恢复略快,术后呕吐没有差异,从而认为氧化亚氮不是术后恶心呕吐的根本原因,仍可作为门诊手术吸入麻醉的选择药物之一。

3. 氯胺酮　是一种独特的具有镇静镇痛作用的静脉麻醉药,既可以用于麻醉诱导又可以用于麻醉维持。但氯胺酮有明显的"拟精神病"作用,术后早期 PONV 发生率高。小剂量(10~20mg,iv)氯胺酮可在丙泊酚诱导麻醉中用以替代强效阿片类药物。门诊手术中辅助静注氯胺酮 75~150μg/kg 可减少骨科手术后的阿片类药物的用量。

4. 咪达唑仑　尽管门诊也有采用咪达唑仑(0.2~0.4mg/kg,iv)进行麻醉诱导,但与丙泊酚相比,它起效慢,恢复也较迟。所以,若采用咪达唑仑行麻醉诱导,手术结束时应给予氟马西尼拮抗,患者术后可及时苏醒。

5. 依托咪酯　依托咪酯(0.2~0.3mg/kg)也被用于较短门诊手术的全身麻醉诱导和维持。由于其副作用如 PONV 发生率高、肌阵挛以及短暂性肾上腺皮质功能抑制,其应用应限于临床上需要血流动力学稳定的患者。

6. 阿片类镇痛药　麻醉诱导期间使用阿片类镇痛药可降低气管内插管引起的自主神经反应,麻醉维持中给予镇痛药则可以减少或消除术中疼痛刺激引起的自主神经反应。芬太尼是最常用的阿片类药物。阿片类药物能减少术中镇静药物的用量,使恢复更加迅速,还能减少丙泊酚注射时的疼痛和不自主运动反应。小剂量强效镇痛药(芬太尼 1~2μg/kg,阿芬太尼 15~30μg/kg,苏芬太尼 0.15~

0.3μg/kg)能减轻喉镜置入及气管内插管时的心血管反应。与吸入麻醉相比,麻醉中使用短效镇痛药物时,患者恢复较快。阿芬太尼起效迅速,作用时效较短,尤其适合于门诊麻醉。

瑞芬太尼是一种超短效的阿片类镇痛药。全凭静脉麻醉时,瑞芬太尼比芬太尼能更好抑制手术刺激产生的反应,麻醉诱导时给予1μg/kg瑞芬太尼较芬太尼能更有效地抑制喉镜和气管内插管所致的血流动力学反应。值得注意的是,使用瑞芬太尼时,术后较早就需要使用镇痛药。

半合成的阿片激动拮抗剂(如布托啡诺、纳布啡)因对呼吸的抑制作用更小,在门诊手术中可能比强效的阿片受体激动剂更好,但需注意这些药物的镇痛效果有封顶效应。全麻中非甾体类抗炎药不能提供很好的镇痛作用。

7. 肌松药 短时间的浅表手术,一般不需要使用肌肉松弛剂,部分患者需要使用超短效的肌松药帮助完成气管内插管或在手术中提供肌松。去极化肌松药琥珀酰胆碱在门诊麻醉中一般用于完成气管内插管和提供短时间的深度肌松。麻醉后肌痛是常见的并发症,而且肌痛可能比手术本身的疼痛更加强烈,持续时间一般2~3天,也可达4天以上。非去极化肌松药米库氯铵,可以取代琥珀酰胆碱用于气管内插管,而且不引起术后肌痛。米库氯铵的恢复时间比琥珀酰胆碱长15分钟,但一般情况下并不需要进行拮抗。单次注射米库氯铵0.15mg/kg,起效时间约为3.5分钟,使用更大的剂量,起效会更快。罗库溴铵起效时间与琥珀酰胆碱接近,也可用于气管内插管。

即使是短小手术,使用短效的非去极化肌松药(如顺式阿曲库铵、米库氯铵)后神经肌肉阻滞也能很快逆转。所以,性价比较高的方案为使用琥珀酰胆碱进行气管内插管,随即在维持期少量(4~8mg)追加米库氯铵。这一肌松药方案可使短小腹腔镜手术后肌松拮抗药的使用减至最小。

8. 拮抗药 尽管阿片类药物有严重的不良反应,但由于拮抗剂纳洛酮可引起恶心呕吐、肺水肿甚至心律失常,故并不常规用于拮抗。氟马西尼能迅速逆转苯二氮䓬类药物的中枢作用,是高度特异性的药物,但价格昂贵,也不适于常规使用;而且使用氟马西尼拮抗后,有可能会发生再镇静现象。中效的非去极化肌松药常需要拮抗,最常使用的是新斯的明和艾宙酚。拮抗剂可影响术后恶心呕吐的发生率,使用新斯的明较使用艾宙酚患者恶心呕吐的发生率高。

(二)气道管理

气管内插管会导致术后咽喉痛、声嘶。除非存在误吸的高危因素,一般门诊手术患者多不需要进行气管内插管。喉罩的并发症要远少于气管内插管,故喉罩的应用越来越多。

喉罩可以在没有使用肌松剂的情况下顺利放置,免除插管时所需要的肌松药。与气管内插管相比,它对心血管的刺激小,咳嗽发生率较低,麻醉药的需要量减少,声嘶和咽喉痛也减少。使用喉罩能使患者迅速恢复到基础状态,但喉罩不能保护气道防止异物进入,不能用于有反流、误吸危险及有上呼吸道出血的患者。

二、区域麻醉

区域麻醉与局部麻醉在门诊手术中已经使用很久,区域麻醉可以避免全麻的很多并发症,减少术后护理的工作量,缩短术后恢复时间,在手术后早期能提供完善的镇痛。

硬膜外麻醉、脊麻、骶管阻滞、臂丛及其他周围神经阻滞、局部浸润麻醉均可用于门诊手术。完成神经阻滞的时间比全麻诱导时间长,并有一定比例的阻滞不完善,所以建议在麻醉准备室完成区域阻滞以避免不必要的手术等待时间。当采用区域麻醉时,患者术后的疼痛较少,在符合其他离院的标准时,手术肢体可能仍有麻木。此时,该肢体必须用吊带充分保护,避免引起伤害。

(一)脊麻

脊麻简便、效果确切,但并发症较多。最常见的并发症是脊麻后头痛(PDPH)和背痛。虽然使用更细(≤25G)的笔尖式穿刺针后头痛的发生率有所减少,但增加了麻醉失败率。

在门诊麻醉中通常使用短效局麻药(如利多卡因)以保证麻醉时效的可控性和可预测性。一般推荐使用等比重的利多卡因(2%)或联合使用轻比重的利多卡因和小量的阿片类药物。芬太尼能加强感觉阻滞而不会对运动阻滞造成影响,加快患者的完全恢复,但皮肤瘙痒的发生率升高。门诊麻醉中也可以使用布比卡因进行脊麻,但仅限于手术时间在2~3小时之上的手术。在患者离院前,必须保证运动功能已经完全恢复。要重视脊麻后低血压,一旦发生应及时处理。婴儿脊麻后低血压的发生率低于成人。

脊麻穿刺针的大小和外形对减少脊麻后头痛很重要。Sprotte 和 Whitacre 穿刺针比 Quincke 针对腰部硬膜的损伤小,可进一步减少硬膜穿刺后头痛的发生率。小于27G 的穿刺针增加穿刺的难度,使阻滞失败率增加,且在脊麻穿刺时常需用导引针。小于45岁的患者脊麻后头痛的发生率高于45岁以上的患者。

脊麻后应进行及时随访,明确有无严重的头痛发生。如果卧床休息、镇痛药、口服补液不能有效解除患者的头痛,应该将患者收入院进行静脉补液治疗或硬膜外腔注射自体血或生理盐水治疗。由于门诊患者在手术后的活动量多于住院患者,有时会成为选用脊麻的顾虑,但卧床休息并不能减少脊麻后头痛的发生率,有报道早期走动还可减少脊麻后头痛的发生。

(二)硬膜外麻醉

硬膜外麻醉起效较慢,有局麻药注入血管和蛛网膜下腔的危险,与脊麻相比,感觉阻滞不全的发生率较高。硬膜外麻醉的主要优点是可以随着手术时间的延长而延长麻醉时间。硬膜外麻醉所需要的操作时间比脊麻长,但硬膜外麻醉的操作可以在麻醉准备室进行,而且正常情况下可以避免硬膜穿刺后头痛。

在门诊麻醉中使用脊麻联合硬膜外麻醉时,先在蛛网膜下腔注入小剂量的局麻药产生低位的感觉阻滞,术中根据需要由硬膜外导管加入局麻药。优点是既效果确切、起效时间快,又能够延长麻醉时间。

(三)骶麻

骶麻常用于儿童脐以下的手术或与全麻联合应用,对控制手术后的疼痛也有良好效果。局麻药可采用0.175% ~0.25%的布比卡因0.5 ~1.0ml/kg。儿童常在全麻后再进行骶麻,注射局麻药后,可适当减浅全麻的深度。由于骶麻对全身情况干扰轻,控制术后疼痛的效果较好,患儿可以提前活动,能更早离开医院。

(四)外周神经阻滞

上肢可以采用臂丛神经阻滞,下肢手术如膝关节镜手术和前交叉韧带修补术,可以用股神经、闭孔神经、股外侧皮神经和坐骨神经阻滞,术后的镇痛效果良好,患者也乐于接受。足部手术采用踝部阻滞、腘部坐骨神经阻滞能提供有效的术后镇痛。

(五)局部浸润技术

在所有适于门诊患者的麻醉技术中,用稀释局麻药液做手术部位局部浸润是减轻术后早期疼痛最简便最安全的方法,也可降低整体费用。

三、清 醒 镇 静

很多患者在局部麻醉或区域阻滞麻醉下手术时都要求镇静,并且要求对手术没有记忆。清醒镇静是指通过药物或非药物,或联合使用两种方法,对意识水平的浅抑制,保留患者维持呼吸道通畅和对躯体刺激及语言指令做出反应的能力。而深度镇静的定义是:通过药物或非药物或者联合使用两种方法,产生的一种可控制的意识抑制状态,保护性反射部分丧失,不能对语言指令做出有意识的反应。对不适合作门诊全麻的患者,可以在局部麻醉或区域阻滞辅以镇静的状态下进行,但镇静后有发生更多并发症的危险。在一项10万例麻醉的研究中,监护下麻醉(MAC)的死亡率最高(10 000 例麻醉中发生209 例死亡)。

MAC 指麻醉医师对接受局部麻醉的患者或接受诊断或治疗操作的患者进行监护,在监护的过程中可能使用镇痛药、镇静-抗焦虑药或其他药物。常用于成人镇静的药物有:苯二氮䓬类(减少焦虑和产生遗忘),阿片类(用于止痛)及小剂量的静脉或吸入全麻药(用于镇静)。苯二氮䓬类药物如咪达唑仑或静脉全麻药丙泊酚可以单独用于镇静,神经阻滞效果不完善或疼痛明显的手术,常加用阿片类药物。

儿童通常联合使用多种药物以达到镇静,包括口服咪达唑仑、苯巴比妥,以及合用经黏膜枸橼酸芬太尼。氯胺酮能提供镇静镇痛和遗忘,可以通过静脉、口服、直肠、肌肉注射给药。一般肌肉注射2mg/kg,口服氯胺酮5mg/kg,与口服咪达唑仑的起效时间相似,但是口服咪达唑仑的患儿离院时间早于氯胺酮。

成人最常用静脉输注法,最常用的药物为丙泊酚,尽管单次剂量给药可能起效更快,但小剂量输注能精确调节镇静深度,输注速度在25 ~100μg/(kg·min)时能产生剂量依赖性的镇静作用。眼震和对语言的反应是重要的监护指标,在咪达唑仑镇静时,确定药物剂量达到要求的有效体征是患者上睑下垂超过瞳孔的一半;或是失去对话兴趣,回答语调变得单调。

镇静时必须进行适当的监测和做好复苏的准

备。监测标准与全身麻醉相同,特别注意氧饱和度和二氧化碳监测。镇静时所用的药物都可能导致缺氧,患者应常规吸氧。经常同患者对话以监测患者的镇静水平和意识状态,可以更好地确定患者的镇静状态,当患者发生疼痛或不适时,可以补充其他药物。应提前告知患者将要发生的刺激(注射局麻药、置入内窥镜、止血带充气),患者对意料之中的刺激的反应程度要小于意外的刺激。

四、快通道麻醉的实施

门诊麻醉的目标是快速、安全地为实施治疗或诊断性操作创造满意的条件,同时确保快速、可预期的恢复,并将术后并发症降至最低。精确地使用短效药物能使患者直接从手术室安全转送至工作强度较小的恢复区,其中的许多患者在术后1h内就可出院,节约了医疗成本。门诊术后绕过PACU被称为"快通道"。

更短效、速效的麻醉药(如丙泊酚、七氟烷、地氟烷、瑞芬太尼)可促进全身麻醉后的早期恢复,预先给予非阿片类镇痛药(如局部麻醉药、氯胺酮、NSAIDs等)和抗呕吐药(如氟哌利多、甲氧氯普胺、5-HT拮抗剂和地塞米松)将减少门诊术后并发症,加快术后恢复。基于EEG原理的麻醉深度监测(如BIS、AEP、NACOTREND、熵指数)可改善麻醉质量,避免麻醉过深对机体造成的不良影响,也能减少麻醉过浅造成的全麻知晓,从而加速全身麻醉后苏醒,缩短实际住院时间。在MAC技术下完成手术(如浅表手术和内镜操作),可以显著降低医疗成本、提高患者满意度,但MAC技术的成功不仅依赖于麻醉医师,也与术者术中有效的浸润麻醉和轻柔操作有关。脊麻后延迟离院的主要原因是运动和交感阻滞残留,导致行走受限和无法排便。可通过小剂量利多卡因联合芬太尼腰麻技术来减少上述反应,加速术后恢复、缩短在院时间。与传统恢复途径相比,快通道患者可提前30~90小时出院,而不影响患者安全或对手术的满意度。使用短效、速效全身麻醉药和阿片类镇痛药以及MAC技术和小剂量脊麻技术,可使几乎所有门诊患者从"快通道"中受益。

第4节　麻醉后处理

一、术后多模式镇痛途径

疼痛使恢复复杂化、延迟门诊术后出院。所以,门诊术后多模式镇痛对于加速患者早期恢复也很关键。在多模式镇痛药配方中加入小剂量氯胺酮(75~150μg/kg)可改善骨科手术后的疼痛和预后。乙酰唑胺(5mg/kg,iv)可减少CO_2气腹腹腔镜手术后的牵涉痛。

门诊手术后,必须在患者出院前口服镇痛药控制疼痛。尽管强效速效阿片类镇痛药常用于治疗恢复早期的中、重度疼痛,但它们增加PONV的发生率,导致门诊手术后出院延迟。强效NSAIDs(如双氯芬酸)的使用可有效减少门诊手术后对口服阿片类镇痛药的需求,促进早日出院。由于COX-2抑制剂(如塞来考昔、罗非考昔或伐地考昔)对血小板功能无潜在的负面影响,其使用也日益普遍。临床中,口服罗非考昔(50mg)、塞来考昔(400mg)或伐地考昔(40mg)作为术前用药,是改善术后镇痛、缩短门诊术后出院时间的简单而有效的方法。

多模式镇痛方式中常规使用局部麻醉药也是加快术后恢复的关键措施。MAC技术中采用局麻药伤口周围浸润作为围手术期镇痛或全身麻醉和区域阻滞的辅助,可为患者提供良好的镇痛。单纯的伤口浸润也可显著改善下腹部、肢体、甚至腹腔镜操作后的术后疼痛。腹腔镜手术后肩痛发生率较高,据报道这种疼痛可通过膈下给予局麻药来减轻。关节镜下膝关节手术后,关节腔内注入30ml 0.5%的布比卡因可减少术后阿片类药物的需求,使行走和离院更早。随着未来门诊进行的手术操作更加复杂,要求麻醉医师必须不断提高术后镇痛技术和方法的有效性。

二、PONV 的防治

围手术期管理中引入多模式途径防治PONV可促进恢复、改善手术结局、提高患者满意度。性价比最高的预防用药是联合小剂量氟哌利多(0.5~1mg)和地塞米松(4~8mg)。对于PONV高风险者,加用5-HT_3拮抗剂(如昂丹司琼、格拉司琼等)或电针灸则防治效果更佳。除了药物预防方法,保证充足体液也可显著减少 PONV 的发生。

三、患者的恢复

门诊手术麻醉的恢复分为三个阶段,即早期、中期和晚期。早期和中期恢复在医院内完成,而晚期恢复可在患者家中进行。早期恢复指的是从停止麻醉到患者恢复保护性反射和运动能力的阶段。此阶段,患者应被送入麻醉后恢复室,严密监测生命体征和脉搏氧饱和度,吸氧,有可能需要使用镇静、镇痛、和镇吐药。中期恢复阶段,患者在躺椅上接受照顾,逐渐开始活动、饮水、上厕所,准备离开。晚期恢复是从患者回家开始,到完全恢复正常生活、重新开始工作为止。

除了 PACU 外,常设“第二阶段恢复室”。术后患者在此区域内停留直至能够耐受饮水、行走和独自活动。所有镇静患者和部分全麻后的患者,在手术室内能够坐立、呼吸恢复良好,便可进入“第二阶段恢复室”。

患者离院前应以口头或书面形式告知患者术后注意事项。患者术后至少 24h 不能驾驶车辆,不能操作电动工具或是做出重要的决定。至少 24 小时内还可能会感到头痛、头昏、恶心、呕吐、肌肉痛和伤口疼痛,让患者对可能发生的问题有充分的认识,如果回家后发生上述症状,其紧张的程度会较轻。术后症状一般在术后 24 小时内消失,但是如果症状持续,要与随访医师取得联系。医院必须建立随访制度,很多医院在术后的第一天通过电话对患者进行随访以了解患者恢复情况。

对独居、监护人不能满足其需要、交通不便、经济受限而又需要观察的患者,应为其保留病床。

离院标准 决定患者能否安全离开医院的标准包括生命体征稳定,定向力恢复,可以活动而不感到头晕、疼痛,PONV 轻微和手术部位出血很少。可以用下列评分系统来评价患者是否可以离院(表 68-4)。一般情况下,如果评分超过 9 分,并有人护送,患者就可以离开。

持续的术后疼痛和恶心呕吐是推迟离院的常见原因。严重的术后疼痛与长时间手术有关,后者还会延长患者在 PACU 或第二阶段恢复室内的停留时间。在术前需判断发生术后严重疼痛的可能,酌情进行预防性镇痛处理。

表 68-4 改良麻醉后离院评分系统

生命体征(血压和心率)	疼痛
2=术前数值变化20%范围内	2=轻微
1=术前数值变化21% ~40%	1=中等
0=变化超出术前值的41%以上	0=严重
运动功能	手术出血
2=步态稳定/没有头晕	2=轻微
1=需要帮助	1=中等
0=不能行走/头晕	0=严重
恶心呕吐	
2=轻微	
1=中等	
0=严重	

接受区域阻滞麻醉的患者在离院时必须符合全麻后患者离院的标准,还必须恢复感觉、运动、本体感觉以及交感神经功能。椎管内阻滞的患者离院时运动功能必须已经完全恢复。

对门诊手术患者是否需要恢复进饮和排便后才能离院仍存在争议。如果患者不断呕吐且不能进饮当然不能出院。有研究发现,儿童在出院前饮水可使呕吐的发生率增加 50% 以上,而在医院内接受 8h 静脉输液替代进饮的患儿出院回家后,无人因为脱水而重新入院。因此,充分补液的门诊患儿可安全回家,而无需证实此时能否耐受口服液体。能否自行排尿对出院也具有重要影响,不能排便和尿潴留可能由疼痛、阿片类镇痛药、腰麻或硬膜外麻醉、抗胆碱作用的药物以及尿道自主神经延迟阻滞引起。门诊麻醉应尽量使用短效局部麻醉药。

(李清 王国林)

参 考 文 献

1. Miller RD (ed). Anesthesia. 7th ed. Philadelphia:Churchill Livingstone,2009,2419-2460.

2. Pavlin JD, Kent CD. Recovery after ambulatory anesthesia. Curr Opin Anaesthesiol. 2008,21(6):729-735.

3. Collins CE,Everett LL. Challenges in pediatric ambulatory anesthesia:kids are different. Anesthesiol Clin. 2010,28(2):315-328.

4. Awad IT, Chung F. Factors affecting recovery and discharge following ambulatory surgery. Can J Anaesth. 2006,53(9):858-872.

5. Tomassini G,Bernasconi E,Giudice G. From research to clinical practice an interdisciplinary project of day surgery anaesthesiological course:from preoperative evaluation to patient

discharge. Int J Surg. 2008,6(Suppl 1):S36-40.

6. Bettelli G. Anaesthesia for the elderly outpatient: preoperative assessment and evaluation, anaesthetic technique and postoperative pain management. Curr Opin Anaesthesiol. 2010,23 (6):726-731.

7. Eikaas H, Raeder J Total intravenous anaesthesia techniques for ambulatory surgery. Curr Opin Anaesthesiol. 2009,22(6): 725-729.

8. Jacob AK, Walsh MT, Dilger JA. Role of regional anesthesia in the ambulatory environment. Anesthesiol Clin. 2010, 28 (2):251-266.

9. Diemunsch P, Apfel C, Gan TJ, et al:Preventing postoperative nausea and vomiting: Post hoc analysis of pooled data from two randomized active-controlled trials of aprepitant. Curr Med Res Opin,2007,23(10):2559-2565.

10. Ignoffo RJ Current research on PONV/PDNV: Practical implications for today's pharmacist. Am J Health Syst Pharm. 2009,66(Suppl 1):S19-24.

11. van Vlymen JM, White PF. Fast-track concept for ambulatory anesthesia. Curr Opin Anaesthesiol. 1998,11(6):607-613.

12. Williams BA, Kentor ML. The WAKE© score: patient-centered ambulatory anesthesia and fast-tracking outcomes criteria. Int Anesthesiol Clin. 2011,49(3):33-43.

13. Rawal N. Postoperative pain treatment for ambulatory surgery. Best Pract Res Clin Anaesthesiol. 2007,21(1):129-148.

第69章 手术室以外患者麻醉

为了提高医疗质量,各种诊断和治疗性操作的种类及复杂程度正在不断增加。特殊的设备和操作常需要有专门的操作环境,其中有些检查操作可能给患者带来一定的痛苦和危险,从而要求操作期间严密监护患者并处理各种意外问题。麻醉医师到远离手术室的场所进行麻醉的机会正日益增加,在这些平时不熟悉的场所,不同的环境条件下能为麻醉医师提供的后勤支持经常发生变化。而环境所带来的限制、医辅人员缺乏长期合作和经常缺少全套的监护手段及仪器等都常使麻醉管理工作变得较为困难。虽然 ASA 已经公布了较为详细的手术室外麻醉指南,但麻醉医师从事手术室外麻醉的风险仍然要高于手术室内。

需要明确的是,无论在手术室内或手术室外,麻醉的基本原则都是一样的,麻醉医师的主要职责仍是要确保患者生命安全、舒适以及便于各种操作的顺利进行。一般而言,为保证麻醉安全,ASA 分级为 Ⅰ 和 Ⅱ 级的患者才能在手术室外实施全麻或者区域阻滞麻醉。

美国麻醉医师协会有关手术室外麻醉指南推荐的主要内容包括:①供氧源;②吸引器;③废气排除系统;④必要的装备、药物和监护仪器;⑤电源接头;⑥照明;⑦空间要求;⑧急救设备;⑨通讯设备及⑩专用安全代码。另外,美国保健组织评价联合会也对手术室外麻醉做了以下几点要求:①由具有全麻后复苏能力的麻醉医师实施麻醉;②连续的生命体征监测;③完好的急救设备;④合理使用液体、药物和血制品;⑤麻醉前详细了解病史,与患者讨论麻醉的风险,确定最合理的麻醉方案;⑥规范的术后管理,包括术后监测和出院评估。

第1节 手术室以外患者麻醉的一般问题

一、环境特点与要求

造成手术室外麻醉困难的因素很多,最常见的是操作场所设计时没有充分考虑到麻醉的需要,空间有限,使麻醉医师难以靠近患者,造成重大的安全隐患。操作间的大小和设计,以及放射源、摄影机、血管造影仪器、C 形臂透视仪、扫描仪及激光设备等均可能妨碍麻醉医师接近患者。一般而言,麻醉期间麻醉医师应尽可能地接近患者,这就需要麻醉医师在麻醉前做好相应的准备。其次,这些场所常远离手术室,麻醉医师与不熟悉麻醉的人员在一起工作,相互之间往往缺少必要的配合,一旦发生紧急情况或麻醉仪器出现故障时不能得到适当的帮助。再者,这些检查室常常缺乏中心供氧、氧化亚氮、吸引器及废气排放系统等必要的硬件配置。另外,放射学操作时放射线照射增加,血管造影、CT、MRI 检查和放疗操作期间,麻醉医师甚至不能与患者同处一室,需要通过观察窗或闭路电视观察患者和麻醉监护设备;而对于需要在暗室内进行的操作,昏暗的光照又往往影响对患者皮肤颜色、呼吸运动、麻醉机和监护仪以及钢瓶内的气体情况的观察等。其他还需要注意的是,评价监护仪的用电安全、对麻醉监护仪可能造成的干扰、导线隔离情况、电源输出和接地情况等。

二、造影剂及不良反应

（一）造影剂

血管造影及其他放射学检查常使用造影剂作增强扫描。造影剂是由含碘的阴离子结合各种不同的阳离子而形成的盐,其作用是提高组织的相对密度。碘由于具有高密度低毒性的特性,是大多数造影剂的基本成分。99% 的碘能迅速与组织中的阳离子结合,经肾小球滤过而无重吸收。多数造影剂是高张性的,渗透压超过 2000mOsm/L。较新型的低渗性非离子型造影剂的渗透压为 600 ~ 700mOsm/L,血管内注射时严重并发症的发生率约 1/10 万。

（二）造影剂的不良反应

除造影剂种类外,注射速度、剂量及造影部位等因素均可影响不良反应的发生。冠状动脉造影和脑血管造影时全身性不良反应的发生率较高,患者有特异质反应史或对贝类和海产品有变态反应者,可能更容易发生造影剂反应。

造影剂反应分为轻、中、重度。轻度反应常表现为恶心、呕吐,清醒患者还可以伴有焦虑等。但需要警惕的是,超过 1/5 的轻度反应是危重反应的前驱症状。常见的中、重度反应包括低血压、荨麻疹、支气管痉挛。高张性造影剂可影响血管内容量和渗透压,引起血流动力学变化。注入高张性造影剂后,可出现一过性高血压,伴有血管内容量、中心静脉压(CVP)、肺动脉压(PAP)和心排血量(CO)增加,外周血管阻力(SVR)降低、血浆渗透压增加以及血红蛋白(Hb)和血细胞比容(Hct)降低。造影剂相关性肾病是放射学检查较为严重的并发症,高渗透压的造影剂对肾功能的损害更大。使用乙酰半胱氨酸或维生素 C 可以降低造影剂相关性肾损伤的发生率。造影检查常引起渗透性利尿,低血容量和氮质血症的患者应适当补液。肾功能障碍患者应予以特别关注,留置气囊导尿管并观察 1h 以上。当注入的造影剂经肾脏排出后,血浆渗透压和血管内容量恢复正常,达到血管内和细胞外液体成分平衡,此过程至少需要 10 分钟。建议在注射造影剂后至少对患者进行密切观察 20 分钟。

造影剂也可能通过非增加血容量的机制影响心血管系统,包括健康患者可能也会出现心律失常和心肌缺血,钙离子水平降低产生负性肌力作用并影响传导功能,原有心脏病的患者发生率较高。副作用还包括红细胞的收缩和凝聚、与其他药物竞争蛋白结合位点、干扰补体和凝血系统、透过血脑屏障引起抽搐、肺水肿和心跳骤停以及作用于下丘脑引起寒颤和发热等,以上均为造影剂的毒性反应。

最严重的特异质反应包括低血压、心动过速或心律失常,可以是急性毒性反应的最早体征。过敏性休克和呼吸道水肿是病情严重的表现,可以在应用造影剂后即刻发生,也可以在操作完成后的几小时后出现,迅速发展为气道梗阻和支气管痉挛,影响氧合和通气者,也可致死亡。文献中也有发生成人呼吸窘迫综合症(ARDS)的报道。造影剂反应引起的低血压可使患者意识丧失、有癫痫病史的患者发生惊厥,亦可发生腹泻和其他多种胃肠道反应。已经确证,肾功能衰竭是造影剂的一种并发症,因此术前患有肾脏疾病的患者或者患有糖尿病、黄疸、伴有肾脏血流减少的心血管疾病和多发性骨髓瘤的患者应该避免使用造影剂。服用二甲双胍的患者宜停药 48 小时后再行造影检查。

（三）不良反应的防治

既往有过敏史和心血管疾病史的患者对造影剂反应较大,虽然过敏试验和预防性用药可以减少严重不良反应的出现,但不可能杜绝副作用的发生。因此,所有应用造影剂的患者都有发生致命性不良反应的风险。以前使用造影剂未发生不良反应的患者,再次应用时不能保证一定不发生反应。因此,操作场所必须配备良好的急救和复苏设备。

使用造影剂的患者中大约有 5% ~8% 会出现全身反应,但全麻中发生造影剂反应的报道极少。对于轻度反应的有效治疗方法是输液、观察及消除患者疑虑。发生低血压、支气管痉挛和过敏性休克时,需要更进一步的监测和治疗,包括监测血压、脉搏、ECG 等,同时开放静脉,供氧、根据病情选用肾上腺素能激动剂、阿托品、氨茶碱、抗组胺药和皮质醇等。

有造影剂过敏史的患者如果使用相同的造影剂,则再次发生严重反应的可能性更高。在手术前夜和术日晨应分别应用泼尼松龙 50mg,术前即刻静脉注射苯海拉明 50mg,发生率和严重程度都可能下降。低渗性造影剂适用于血红蛋白病、休克或心衰所致的缺血性心脏病、肺动脉高压或对高渗造影剂过敏的患者。

三、麻醉指征

虽然大多数检查操作是无痛的,但亦可能导致患者出现不舒服的经历体验。多数成人不使用镇静药均可耐受影像检查,而治疗性操作则往往需要适当的镇静,特别是在操作中需要患者能够被唤醒并对指令有反应的神经学操作。在血管内插入导管时可用短效的镇静药物。幼儿常难以进行有效镇静,且镇静药的作用时间较难预料,副作用发生的机会也相对多一些。全麻不仅可以使患者舒适地耐受操作,而且可以保证足够的检查时间。全麻多用于儿童、成人幽闭恐怖症、智力低下、难以交流和合作的患者;还可用于有不自主运动的患者以防止干扰扫描,或因疼痛不适不能耐受长时间静卧的患者;病情危重或严重损伤难以维持气道通畅的患者操作时需要严密监护;对造影剂有严重过敏反应的患者也需要麻醉医师参与处理。由于缺乏训练有素的助手和特殊设备,在手术室外环境中处理困难气道可能会异常困难。一般建议,对待此类患者,应先在手术室内成功控制气道后,再将患者转移到相应的场所进行放射学操作。

四、麻醉前准备

麻醉前评估与一般手术患者相同。这类患者的评估和术前准备可与主管医师讨论,以合理安排麻醉前评估、签署麻醉知情同意书以及制订麻醉计划和麻醉后恢复计划,防止造成不必要的拖延从而影响患者检查的安排。对可能发生的意外要有充分的准备。

麻醉医师还必须对相应的检查操作过程和可能出现的问题有清楚的了解,包括:患者的体位、是否需用造影剂、麻醉机的位置如何摆放、操作期间麻醉医师可否留在操作间、诊断或治疗仪器对麻醉监护仪的影响等。必须要求有适当的照明以便于观察患者、麻醉机和监护仪。采用间断开灯的照明方式往往是不够的,万一发生气道梗阻、环路脱开、钢瓶内气体用完等情况时常难以及时发现。

监护仪已成为麻醉管理的必要部分。在手术室外的麻醉过程中,经常要把患者和医师分开,监护仪就起到相当重大的作用。当监测的空间受限时,麻醉期间监护信号的重要性就更加突显。麻醉操作前讨论确立一个可行的麻醉监测方案也很重要。手术室外麻醉的监测项目和麻醉仪器应该与手术室相同。仪器设备有助于提高安全性,需经常维护保养,确保能正常使用;必须有充分的术前或操作前准备,

以确保仪器设备功能正常。仪器可以长期放置于检查场所,也可以在需要时再准备,一般根据使用频率安排决定。由于使用频率不高,很多医院习惯于在这些地方放置一些老型号的麻醉机和监护仪器。所以在麻醉开始前,必须熟悉这些麻醉设备,确认麻醉机工作状态正常,其中吸入氧浓度监测较为重要,因为这些场所通常无中心供氧设施,氧气通常是临时接通的,发生误接或出现故障的机会较多,没有中心供气系统则应有备用氧气钢筒。远离中心手术室,在紧急情况下最能提供有效帮助的可能是仪器设备,所以应常规准备吸引器、简易复苏器、除颤器和急救药品等。操作完毕后,患者在麻醉恢复期应与在手术室一样密切监护,必要时送 PACU。转运前必须确保有充分有效的监护、氧气和电量供应以及相关的药物和复苏设备。

五、麻醉处理原则

(一) 清醒镇静

在手术室外患者局麻操作时常用到镇静和镇痛药,以提高患者的舒适度并缓解焦虑,使检查能在患者不动的状态下完成。镇静可分为清醒镇静和深度镇静。"清醒镇静"是指患者处于轻度的意识抑制,对外界刺激能产生反应,气道通畅和保留保护性反射。"深度镇静"是较深程度地抑制患者神志,患者可能失去气道保护性反射,有时难以维持气道通畅,同时可能难以唤醒,并可能发生呼吸抑制或呼吸暂停等生理变化,此种状态更类似于全麻。对大多数成年患者,静脉联合应用苯二氮䓬类和阿片类药物足以满足影像学操作的需要。专科医师可能在检查操作前给患者应用一定量的镇静药,这时需注意安全使用镇静药并监测镇静水平,需要进行深度镇静时则应由麻醉医师完成。手术室内麻醉的基本监测标准适用于所有在手术室外使用麻醉药或镇静药的患者。

麻醉前应了解病史和体格检查,镇静或镇痛方法的选择应根据患者的需要、医疗条件、特殊操作及医师的经验综合加以考虑。没有任何一种药物或剂量适用于所有患者。单纯镇静可能只适用于一部分患者,而其他患者则需加用阿片类镇痛药。对成人进行镇静的一线药物是苯二氮䓬类药物,或辅以芬太尼。有些药物,特别是苯二氮䓬类药物(如咪达唑仑),使用后患者的反应差异极大。丙泊酚用于镇静

时偶尔会发生呼吸道梗阻,导致动脉血氧饱和度下降,熟悉相关操作步骤有助于选择最佳药物以及用药时间和剂量。

(二) 全麻

临床常将麻醉性镇痛药、巴比妥类药物、非巴比妥类镇静药物及抗胆碱能药联合应用,但也有许多副作用。Thompson 等报道,肌肉内联合注射阿托品、哌替啶、异丙嗪和司可巴比妥,平均镇静时间53分钟,10%以上的小儿需要辅助镇静药及有12%的患者也不能满足检查需要。Burckart 等发现,联合应用氯丙嗪、异丙嗪和哌替啶的小儿,扫描时有14%表现镇静不满意,但镇静时间超过7小时。而Vaner 等报道,单独肌注甲己炔巴比妥10mg/kg的入睡时间为3.3分钟,虽然在50例中有4例需要辅助用药,但没有并发症和严重疼痛,平均86分钟完全清醒。

除肌注、直肠应用镇静药外,还可用静脉或吸入麻醉药进行全麻。静脉给药或吸入麻醉较直肠或肌注的可控性好,诱导时间缩短、成功率高、副作用少且恢复迅速。麻醉维持可以用静脉丙泊酚或吸入麻醉药,气道管理可选用面罩、喉罩或气管内插管,全麻并发症低于多数镇静方法,对检查操作的人为干扰也少。

六、监护仪器与监测项目

手术室外麻醉中和麻醉后的监测项目应以能保证患者安全为标准,一般应满足以下条件:①在麻醉的全过程中,始终有一位经过培训的麻醉医师在场;②在所有形式的麻醉过程中,对患者的氧合、通气、循环进行持续地监测和评估。无论是全麻、镇静以及是否用镇痛药,监测应与手术室相同。

麻醉仪器应与手术室一样方便使用。在某些情况下,如 MRI 和体外照射放疗期间,一些基本的监测可能不能应用,但应努力保证患者在操作期间能得到适当的监护,包括对氧供、呼吸和循环的监测。患者氧合情况的监测需要适当的照明和接近患者,便于根据患者皮肤颜色进行判断,暗室对识别紫绀有困难;通气是否适当可以根据胸廓运动、观察储气囊及听呼吸音进行判断;气管内插管控制呼吸时应确认导管的位置,呼吸环路内应连接压力、流量等报警装置。

必要的监护包括连续心电监护和 SpO_2 监测,每隔5分钟测血压、心率,全麻时应连续监测 E_tCO_2,必要时行直接动脉压监测。CT 和 MRI 操作室为了保护其设备,室内温度通常较低,患者常迅速出现体温改变,小儿和危重患者应监测体温。

外照射放疗期间,所有工作人员都要离开放疗室,应该通过玻璃窗或闭路电视在放疗室外连续观察患者和监测仪,也可以用麦克风或电子听诊器监测镇静或麻醉患者的呼吸音。

七、麻醉后恢复与转运

麻醉或镇静后患者的管理与其他手术患者一样,患者应在 PACU 复苏,不能在走廊中进行简单地观察。患者病情稳定时才能转运。有些情况下,患者处于镇静或麻醉状态下进行转运更为合适,然后再让这些患者在 PACU 或其他恢复室内恢复。距离 PACU 路程较长时,转运中应有适当的连续监测,转运车等应配备监测仪、供氧设备以及气道管理、静脉输液、复苏等设备和药物。麻醉后、甚至镇静后常见低氧血症,而且难以识别,无论成人或小儿运转中必须吸氧。一般状态良好的患者应监测无创血压、ECG 和 SpO_2,危重患者则应有连续动脉压监测。ECG 监护可发现心率变化和心律失常,但难以发现缺血和 ST-T 改变。在手术后将患者转送到 PACU 的过程中,应继续进行与麻醉或用药有关的适当的监测。转出 PACU 的标准与一般手术相同。

第2节　放射学检查及操作的麻醉

放射学诊断性操作有时需要麻醉,如血管造影术、MRI、CT;放射治疗性操作需要麻醉的机会更多,如动-静脉畸形或动脉瘤的栓塞造影、血管分流、放射线外部照射及术中放疗。

一、血管造影与心导管检查及操作

一般血管造影患者无需麻醉。介入放射操作为解除患者不适,可选用镇静或全麻。由于患者禁食和造影剂的渗透性利尿作用,麻醉中应根据患者情况,充分补充液体,必要时留置导尿;使患者体位舒适,头部适当休息位可以减少患者移动;膝关节下垫一薄枕使膝稍屈有助于肌肉放松并能缓解患者背部不适。上肢垫好放于身体的侧面或搁手架上,监测仪和输液管道延长离开患者数米,可减少麻醉医师的受照射量并便于影像仪移动。静脉输液应选用粗大的留置针。吸氧可用鼻导管或面罩,另一侧鼻导管可接 $ETCO_2$ 监测。

(一)脑血管造影术

脑血管造影是注射造影剂到颈内动脉以观察脑部血管解剖异常情况。动脉置管注射造影剂后,当造影剂通过血管网时可获得系列图像,脑血管病、肿瘤、动-静脉畸形、伴或不伴蛛网膜下腔出血的动脉瘤等是脑血管造影的指征,也用于颈动脉粥样硬化患者,判断颅内颅外动脉情况。脑血管造影的患者可有癫痫病史,造影过程中须注意防止癫痫大发作。既往有脑血管病、卒中、糖尿病、短暂脑缺血发作(TIA)者,脑血管造影并发症的危险性增加。

脑血管造影术的麻醉注意事项包括:

1. 脑血管造影注射造影剂期间需要麻醉医师离开造影室,不能接近患者。因此全麻下脑血管造影的患者需要使用气管内插管或喉罩,喉罩一般不用于需正压过度通气降低 ICP 的患者。

2. 麻醉选择应当考虑患者的病理情况,对于颅内压升高、蛛网膜下腔出血、脑动脉瘤或动-静脉畸形等患者,麻醉应选择气管内插管或操作时对颅内压和血压影响较小的方法,血压升高可增加颅内出血的危险,气管插管时也应避免血压升高。

3. 气管内插管机械通气能提供可靠的气道管理并可以控制 $PaCO_2$。许多颅内病变的患者脑血管造影可使颅内压升高,过度通气能使脑血管收缩,帮助降低脑血流和颅内压。对没有颅内压升高的患者,过度通气和脑血管收缩可减慢造影剂通过脑的时间,增加脑血管内造影剂的浓度,使异常血管显示更加清晰。Dallas 和 Moxon 报道,当 $PaCO_2$ 维持于 $30 \sim 35mmHg$ 时能获取高质量的图像,$PaCO_2 < 20mmHg$ 可致严重血管收缩和脑缺血,应予避免。由此可见脑血管造影期间 CO_2 监测很重要。

4. 吸入全麻可引起脑血管扩张,增加脑血流和 ICP,而复合应用 N_2O、麻醉性镇痛药、肌松药和过度通气的方法优于单纯吸入麻醉,丙泊酚因其可以引起脑血流、脑代谢率和颅内压显著降低,也常用于脑血管造影的麻醉,但丙泊酚诱导后的血流动力学变

化可能会降低脑灌注压。

5. 与脑血管造影相关的循环改变较常见。一项研究发现,22% 的脑血管造影患者可发生心动过速或心动过缓,颅内出血能引起 ECG 显著改变,包括 T 波倒置、T 波宽大出现 U 波,同时伴心动过缓;注射造影剂能引起与渗透压有关的循环改变,大的脑动静脉畸形的婴儿常伴有心衰或缺血性心肌损害,耐受造影剂所致的循环改变能力差,所以部分患者除标准监测外还需要连续动脉压监测。

6. 脑血管造影后的神经并发症时有发生,可暂时存在也可能永久存在。神经并发症常见于老年患者和有卒中、脑缺血病史及高血压、糖尿病和肾功能不全的患者,操作时间长、造影剂用量大及应用较粗的动脉内导管也增加神经并发症,麻醉药物的选择应注意用短效药,便于术后很快唤醒,能迅速进行神经学检查。其他并发症还有粥样斑块脱落栓塞、出血、血栓形成或穿刺部位血肿等,总发生率约 8% ~ 14%。

(二)血管栓塞治疗

血管栓塞治疗是注入异物到血管内,刺激血管内血栓形成。常用的栓塞物有聚合塑料、硬化剂等,如 N-氰基丙烯酸盐或酒精。术中除基本监测外,还需密切观察其他血管床的血流情况。血管栓塞造影适用于无法夹闭的颅内动脉瘤、动脉瘤蛛网膜下腔出血后继发脑血管痉挛、对急性卒中进行超选择性栓塞治疗及中枢神经系统肿瘤的手术前减少血供。成功的动脉栓塞可能比开颅手术安全,出血少,麻醉管理与标准栓塞操作相同。由于栓塞可能引起疼痛,常需麻醉或使用镇痛剂。密切监测下使用清醒镇静方法有助于在颅内血管栓塞期间及时发现和避免神经系统并发症。镇静可以单独用药也可以联合应用药物,如苯二氮䓬类、阿片类、右美托咪啶或者丙泊酚。全麻可以使用吸入麻醉也可以用全凭静脉麻醉,但是无论使用何种麻醉,总的原则是要保证患者苏醒迅速平稳,有利于神经功能的评估和避免并发症的发生。预防性给予止呕药是必要的,并且应注意避免咳嗽和躁动,以防止栓塞物脱落和颅内出血的发生。

血管栓塞麻醉:

1. 进行脑动脉瘤介入消融手术一般不需要术中唤醒进行神经功能评估,麻醉方法同神经外科手术全麻。

2. 在动静脉畸形、动静脉瘘和血管瘤的栓塞治疗时,经常需要在术中进行神经功能评估。拟行术

中清醒神经功能评估的患者,术前应对其进行有目的的宣教和训练,并确保患者能在长时间内保持平卧。为了减少患者的焦虑、疼痛和不适感,需要进行镇静。有时为了进行及时的神经功能评估,还要对镇静药进行拮抗,如应用氟马泽尼(又名氟马西尼)拮抗咪达唑仑或应用纳洛酮拮抗芬太尼等。

3. 小儿和不能耐受镇静的成年患者需要进行全身麻醉。术中可以通过脑电图、诱发电位、经颅超声多普勒监测或脑血流监测对神经功能进行监测。

4. 一般采用常规监测,需要监测直接动脉压时,可将换能器连接动脉置入导管的侧孔。动脉穿刺一侧的足趾放置脉搏氧饱和度监测探头可以早期发现肢体远端血栓形成和缺血。二氧化碳采样管连接于鼻氧管可监测呼吸频率。

5. 由于栓塞操作过程中要不断造影观察栓塞结果,故造影剂用量大,应适当补液、留置导尿管。

6. 镇静患者常见恶心呕吐,可用甲氧氯普胺(胃复安)、雷尼替丁、氟哌利多或枢复宁;丙泊酚可能有止吐作用,可用于操作期间镇静。

7. 为了防止栓塞并发症,给于肝素 60U/kg,然后每半小时检查 ACT,追加肝素使 ACT 保持在基础值的 2~2.5 倍。

8. 有时在注射组织胶之前需要进行控制性降压,以减少动静脉畸形病变的血供,便于栓塞物在局部血管存留,防止畸形远端形成栓塞。在颈动脉球囊堵塞前应确定脑血管的储备。

9. 当患者发生血管堵塞导致脑缺血时,需要进行控制性升压,通过侧支血管短时间内增加缺血区的血供,去氧肾上腺素 1μg/kg 静脉注射,然后持续静脉滴注可以使平均动脉压比基础值升高 30%~40%。治疗时应监测心电图,及时发现心肌缺血的征象。如果发生出血,即刻使用鱼精蛋白拮抗肝素并进行控制性降压;血管的破裂和穿孔有时可以通过球囊、螺圈或组织胶来进行介入治疗。

介入神经放射学操作过程中,有时需要控制性降压、控制性高碳酸血症、脑局部缺血,或需要将患者从深度镇静及全麻中唤醒,使患者能够应答,这些都可能导致严重并发症。此外,数字减影血管造影术比 X 线透视产生的放射性危害更大,麻醉医师应注意防护。全麻能够消除患者运动产生的伪影,更好地控制气道且易于控制血压。介入神经放射学本身会导致明显的并发症,包括栓塞物进入其他部位、脑水肿和颅内出血。并发症一旦发生,进展迅速。要防止发生永久性的脑损害,需要在术前进行充分

的准备,偶尔需要紧急进行脑外科手术。

(三) 心导管检查与治疗

经动脉或静脉放置导管到心脏或大血管可以检查心脏的解剖、心室的功能、瓣膜和肺血管的解剖及心室内的压力和血管的结构,注射造影剂还可以观察更多的结构。右心导管检查主要用于诊断先天性心脏病,左心导管检查主要用于诊断后天性心脏病和大血管病变,多需要同时进行造影。此外,在不同部位取血样分析氧饱和度可以判断分流的位置。尽管心脏超声检查可以了解很多情况,但对于诊断复杂的心脏解剖异常,心导管检查仍然是"金标准"。由于在检查中要进行多种测量和反复抽取血样,又不可能在同一时间内完成,为了保证对血流动力学和分流量计算的准确性,在检查的过程中必须保持呼吸和心血管状态的相对稳定,维持动脉血氧分压和二氧化碳分压正常,保持麻醉平稳。心导管造影检查、血管成型术、动脉粥样硬化斑切除、瓣膜成型术及危重患者多需要全身麻醉。

1. 小儿心导管检查　为了保证诊断的准确性,必须维持呼吸循环在相对稳定。氧饱和度不低于基础值,即可用空气行控制呼吸,但此时必须注意维持通气和保持二氧化碳分压在正常生理范围内,避免肺血管阻力的改变。避免氧分压过高引起动脉痉挛,必要时可用前列腺素 E_1 预防。儿童在能够耐受创伤性操作时的镇静深度下常发生呼吸抑制,控制呼吸可以避免 P_aCO_2 升高,减少对诊断准确性的影响。控制呼吸本身对心导管检查诊断的准确性无影响,分钟通气量和呼吸频率可以根据动脉血气分析结果设定,然后根据 $ETCO_2$ 进行调节。

术中镇痛、镇静或全麻的深浅必须适当,既要预防心动过速、高血压和心功能改变,又要避免分流增大、高碳酸血症和低碳酸血症。婴儿和幼儿一般采用全麻。如果无法建立静脉通路,可以用氧化亚氮或七氟烷吸入诱导,随后建立静脉通路。已经建立静脉通路的患者可选择氯胺酮、依托咪酯或丙泊酚进行诱导,再给予非去极化肌松药行气管插管。过度心肌抑制、前后负荷改变、液体失衡或过度刺激均可致分流增大影响诊断的准确性。氯胺酮会增加全身氧耗,但不会影响诊断的准确性,婴儿较常使用。

除常规监测外,还应进行血气分析,监测代谢性酸中毒情况。由于代谢性酸中毒可能是低心排血量最初表现,对病情严重的患儿,即使是轻度的代谢性酸中毒也要进行处理,可能还需要使用正性肌力药物。

小儿尤其在全身麻醉时常见低体温,操作间内需要加温,吸入的气体也应加温湿化,可使用保温毯或加温装置,同时监测直肠温度。新生儿可能会发生低钙血症和低血糖,应及时纠正。

小儿对失血的耐受性低于成人,应严密监测血细胞比容,对贫血进行适当地治疗。严重紫绀的患者红细胞增多,应充分补充液体,以减少造影剂造成的血液高渗和微栓塞发生。

2. 成人的心导管检查 成人心导管检查经常同时进行冠状动脉造影。右心导管经过静脉系统到达右心和肺循环;冠状动脉造影经过动脉系统到达冠状动脉时也到达了左心,即体循环。检查通常在局麻下进行,但适当镇静和镇痛对患者有益。常用药物有芬太尼和咪达唑仑,有时加用丙泊酚。

心导管检查中可以给氧,但检查肺循环血流动力学时,必须保持血气在正常范围内。

由于导管要放置到心腔内,在检查中经常发生室性或室上性心律失常,要严密监护并及时处理心肌缺血和心律失常。一般心律失常持续时间短、无血流动力学显著改变,但心肌缺血或应用造影剂后可能继发室性心律失常或室颤。需备用除颤仪和复苏药物、供氧、硝酸甘油、血管加压药和变力药。

3. 心导管检查的常见并发症 心导管检查的并发症包括心律失常、血管穿刺部位出血、导管造成心腔或大血管穿孔、血管断裂或血肿形成以及栓塞。心律失常是最常见的并发症,其中室上性心律失常最多见,常与导管尖端的位置有关,撤回导管心律失常即可消失,偶尔需要静脉用药或电复律终止心律失常。也可见到Ⅱ到Ⅲ度房室传导阻滞。窦性心动过缓需用阿托品治疗,严重的心动过缓影响血流动力学者需安装临时起搏器。

心包填塞具有特征性的血流动力学改变,透视下纵隔增宽、心脏运动减弱,心脏超声检查可以确诊,而且能指导心包穿刺。心包穿刺引流导管对心脏的机械刺激会引发室上性或室性心律失常,危重患者难以耐受,部分患者需要紧急进行外科手术。

4. 冠状动脉造影术 注射造影剂使冠状动脉在放射条件下显影,从而确定冠状动脉解剖关系和通畅程度,判断是否存在冠状动脉狭窄以及狭窄的位置及是否存在冠状动脉痉挛。此类患者一般不需全麻而采用镇静镇痛法。术中可经静脉给予心血管药物和镇静镇痛药物,穿刺前局部阻滞可减少患者痛苦。多采用鼻导管供氧,发生心肌缺血时,可舌下含服或静脉给予硝酸甘油。需进行标准监护,压力

换能器可以直接连接到动脉导管监测动脉压,严密观察患者,及时发现心绞痛或心衰。另外,越来越多的门诊患者接受此类检查,麻醉计划必须考虑到门诊患者的一些特殊性,采取相应措施。

5. 冠状动脉介入手术 冠状动脉狭窄定位后,可使用不同方法直接改善冠状动脉的血供。经皮腔内冠状动脉成形术(PTCA)时,使用头部带有球囊的导管穿过冠状动脉的狭窄处,然后用球囊使狭窄部位扩张、冠状动脉开放。在球囊扩张时会发生短暂的冠状动脉阻塞,需要严密监测患者的血流动力学状态;此时可能发生心绞痛,故需加强镇痛。这种短暂的心肌缺血限制了PTCA治疗冠状动脉狭窄的数目,一般一次只能治疗1~2支冠状动脉病变。还可以通过冠状动脉导管对粥样斑块进行切削或使用激光切除粥样斑块。

室性心律失常可发生于缺血期或冠脉扩张后再灌注期间,室性早搏和阵发性室性心动过速可能影响血流动力学,应首先选利多卡因或胺碘酮治疗,更严重的心律失常需在全麻下行电复律;冠状动脉破裂可导致心包内出血和心包填塞,心包填塞需紧急行心包穿刺或手术止血。

冠状动脉闭塞是罕见的PTCA并发症,是由于冠状动脉撕裂、动脉内栓塞或内皮功能障碍引起冠状动脉痉挛所致;经冠状动脉注射硝酸甘油200μg后常可减轻冠状动脉痉挛。多次操作后可能造成冠状动脉血栓形成,可预先使用肝素防止血栓形成;一旦血栓形成,在冠状动脉内注射溶栓药尿激酶可使血栓溶解,但溶栓治疗后可导致出血。如此时必须行急诊心脏手术,要给患者输注相对大量的血小板。

急诊手术患者可能存在心绞痛和心律失常,需使用正性肌力药和气管内插管,主动脉内球囊反搏对患者有利,硝酸甘油增加冠状动脉侧枝的血流并减少前负荷,导管若能通过狭窄部分,就可能在该部位放置灌注导管,使部分血流通过病变部位,在外科手术重建血供之前限制缺血区域的范围。

PTCA和冠状动脉粥样斑块切除术的早期效果非常好,但扩张后冠状动脉的再狭窄率高达30%~40%,部分原因是冠状动脉内皮功能紊乱。现在用冠脉内支架保持血管通畅者越来越多,但最近的研究更多地集中在如何降低血管再狭窄的发生率,主要包括使用新的介入治疗措施、新药物抑制内膜的增生和将药物涂抹在支架上。在PTCA或冠状动脉粥样斑块切除时将支架放在狭窄部位,术后保留体内。麻醉的处理与PTCA时相同。

心肌梗死的患者溶栓治疗有效,也可通过 PTCA 或放置支架恢复心肌的血供。而治疗必须在心肌梗死后的 6～12 小时内进行,但这时患者往往循环很不稳定,有饱胃的可能,焦虑、疼痛或呼吸困难而不能耐受局麻手术,可选用全麻。

对于会导致严重心肌缺血的冠状动脉主干狭窄进行 PTCA 或支架治疗时,体外循环能保证血流动力学稳定。体外循环是在全麻和肝素化后,经股动脉和股静脉插管进行,监护与一般体外循环相同。一旦病情允许,要尽早拔除气管导管。麻醉方法的选择上要能尽量保证血流动力学稳定和术后早期拔管。

6. 球囊瓣膜成形术 用球囊导管扩张狭窄的心瓣膜或大血管的瓣膜,可用于先天性肺动脉瓣狭窄、肺动脉狭窄和主动脉缩窄,也可用于三尖瓣、肺动脉瓣、主动脉瓣和二尖瓣狭窄。常用于外科手术危险性高的患者,球囊扩张时,循环被阻断,会导致严重的低血压,由于患者比较衰弱,循环功能往往在球囊放气后不能立即恢复,可能需要使用正性肌力药和抗心律失常药,静脉输液可以改善前负荷。并发症与心导管检查相同,还可能发生瓣膜功能不全。

在扩张主动脉瓣时,如果患者的血流动力学不稳定,球囊需立即放气。球囊充气时可能导致迷走神经亢进,需用阿托品治疗。

7. 心脏电生理检查和异常传导通路导管消融术 心脏电生理检查是将专用的多电极导管放置到心腔内,诊断异常心律的起源、通路等,以确定最合适的治疗方案。通常选用股动脉或股静脉进行血管穿刺放置导管,在颈内静脉放置另一根导管。使用标准的血管内导管,在右室或左室的顶部 His 束附近进行程序刺激,通过特殊的定时脉冲刺激诱发心律失常,并使用导管电极和体表电极进行心电监测;再经过准确定位的导管对异位心律起搏点或附属旁路进行消融,也可将植入式除颤仪的电极准确放置到适当的位置。

麻醉中应注意,使用抗心律失常药物可能影响对异位心律起搏点以及附属旁路的监测,所以检查前及术中不宜使用抗心律失常药。手术常要使用多种导管,持续时间长,为保证患者舒适,常使用咪达唑仑镇静、芬太尼镇痛。

消融时室上性心动过速若不能通过导管超速抑制终止,则需电复律,这时可用硫喷妥钠或丙泊酚作短时间的静脉麻醉。若使用面罩行控制呼吸,则应注意避免颈内静脉导管滑脱。静脉麻醉和吸入麻醉都可用于电生理检查。

8. 置入起搏器或转复-除颤仪的手术 目前越来越多的患者在心导管检查室内放置永久性心脏起搏器或转复-除颤仪。这两种手术都需要通过静脉将电极置入右心房和/或右心室,然后将起搏器埋置在皮下。虽然局麻可以减少放置起搏器的不适,但在全身麻醉气管内插管或喉罩控制通气更易于完成操作,且患者更易于接受。对永久性转复-除颤仪进行测试时,一般须对患者进行全身麻醉,对曾有血流动力学不稳定和左室射血分数小于 20% 的患者以及有其他严重心室功能障碍的患者应该作直接动脉压监测。

二、CT 检查

(一) CT 检查的原理和要求

CT 是应用 X 线探测发现组织的密度变化而产生图像,放射源和探测器分别安装于基架相对的位置上,患者处于放射源和探测器之间。CT 机通过对患者的某一解剖结构进行螺旋形的 X 线扫描,产生二维的断层图像。CT 检查虽然无痛,但每一个断层扫描需要数秒钟,为了取得高质量的图像,在扫描时要求患者保持不动。扫描过程中会产生噪声,也会产生热量,患者有可能会发生幽闭恐惧或惊吓,儿童和部分成人需要镇静才能耐受检查。

CT 最早用于头部扫描,现在已应用于全身,如诊断胸腔和纵隔占位病变。也用于评估腹内病理状况,包括胃肠道肿瘤及胰腺、肝、胆道的影像以及肾脏、腹膜后、脊髓、骨盆骨折和椎间盘突出的诊断;CT 扫描还可用于立体定位指导手术,颅内占位常用立体定向进行活检。由于检查部位不同对麻醉要求的差异也非常大。

在 CT 检查时经常使用造影剂以提高图像质量。如果要将造影剂注入麻醉或是镇静状态患者的胃肠道,通常需要放置鼻胃管,这时一旦气道保护不当,就有可能发生误吸。CT 检查时与造影剂有关的不良后果发生率较高,主要由于在 CT 检查时麻醉医师往往难以接近患者。

对于 CT 检查时需要麻醉的患者,麻醉医师面临的问题主要包括两方面:①检查过程中不易接近患者;②需要控制患者的体动。

(二) 麻醉处理

1. 使用氯胺酮后可能有大量唾液分泌,并可能出现不可预见的不自主运动,从而影响扫描质量,依托咪酯也可能发生类似的情况,所以一般不单独用于 CT 检查的麻醉。

2. 脑立体定向时,为减少操作时损伤邻近结构,需要在头部外周放置透射线的固定架。在插入固定架钢针时,常需保留局麻复合深度镇静或全麻,疑有颅内高压的患者慎用深度镇静,因 $PaCO_2$ 增高可进一步加重颅内高压。一旦固定完毕,患者可以放置在基架上,确保位置精确不动。但基架使麻醉医师难以接近患者及控制气道,可选用最小剂量的镇静药复合局麻,患者常能耐受并配合手术。

3. 小儿常需要镇静或全麻。操作期间由于对位和扫描仪机架移动可引起麻醉环路的扭曲或脱开,全麻或镇静时,要注意气道管理和患者氧合情况的监测,急诊患者口服或鼻胃管用造影剂时要考虑患者饱胃情况的存在。

4. 由于扫描室温度一般低于 $25℃$,小儿全麻时要注意监测体温并适当保温。

三、MRI 检查

(一) 原理和临床应用

MRI 检查是组织在强大的外部静态磁场和动态磁场作用下成像。MRI 除了可观察静态组织成像外,还可以检查血流、脑脊液流动、组织的收缩和舒展。MRI 检查时一般需要患者在固定的体位维持。由于一些患者的年龄、精神状态等因素,常不能很好地配合这种长时间的检查。在检查的过程中,患者的任何活动都会影响 MRI 图像的质量,因此 MRI 检查中麻醉的应用越来越广泛。MRI 检查时采集的射频信号强度极弱,易受到高频漂移、电子辐射(如 FM 收音机)以及其他电子设备和监护仪器的干扰。

MRI 检查对颅内、脊柱和软组织的检查优于 CT 扫描,MRI 可用于中枢神经系统特别是用于后颅凹肿瘤的诊断,也可用于头部损伤、痴呆和颅内感染的诊断,并已用于麻醉对脑功能影响的研究。MRI 用于椎管内检查优于脊髓造影,可以提供直观无创的影像。MRI 利用血液流动产生的特殊信号,用于心脏和大血管的造影而无需使用造影剂。用于胸内、腹内疾患的诊断,由于其软组织分辨力强,可用于软组织损伤特别是肌肉和韧带损伤的诊断。患者几乎不需要特殊准备,MRI 本身不产生离子辐射、无创伤、无生物学有害效应。但开关射频发生器时会发出巨大的噪声($>90dB$),必须对患者和不得不停留在扫描室内的医护人员实施听觉保护。

在 MRI 检查时,最大的危险是铁磁性物品快速吸到 MRI 机器上,在 MRI 检查时应注意:

1. 金属物品如剪刀、钢笔、钥匙、铁磁体听诊器、氧气筒等,可以飞向扫描仪造成患者和工作人员的伤害。

2. 置入体内的含有铁磁性的生物装置或其他物品可能发生移位和功能异常,包括弹片、加强型气管导管、植入式自动心脏除颤仪以及植入式生物泵、保留体内安装的起搏器、动脉瘤夹闭的金属夹、血管内有金属丝和宫内金属节育环的患者是 MRI 的绝对禁忌证,妊娠前三个月的妇女应避免接受该检查。

3. 刺青的墨水含有高浓度的氧化铁,已有 MRI 磁场暴露后刺青部位烧伤的报道,但是发生率极低,因此纹有永久性眼线或者刺青的患者不应被列为 MRI 检查的禁忌证。某些眼部化妆品和纹身会在扫描时造成伪影,有些永久性的眼线可能会损伤眼球。

4. 患者有义齿或正牙矫正器可能影响图像质量。

5. 计算器、手表、寻呼机和带磁条的信用卡均不能接近磁场。

(二) 麻醉处理

MRI 麻醉处理的独特问题主要包括四个方面:①禁忌铁磁性物品进入检查室;②对监护仪的干扰;③患者压抑感。④麻醉医师难以接近患者。

麻醉处理重点注意:

1. 镇静或全麻均可用于 MRI,如选用镇静则与 CT 相同。由于 MRI 扫描时间较 CT 长,通常需开放静脉便于间断或持续加用镇静药或麻醉药。氯胺酮、咪达唑仑和丙泊酚均可酌情选用。

2. 由于患者扫描时几乎处于无法接近的状态,气道管理较困难,多选择全麻气管内插管或放置喉罩,从而减少由于深度镇静、气道管理困难所致的气道梗阻和通气量降低。应用喉罩的缺点是其腔内导向活瓣中的一个小金属弹簧会影响图像质量。

3. 无论选择镇静或全麻,最好在 MRI 室外进行诱导,以远离磁场的影响,因大多数麻醉设备带有铁磁性物质,可受磁性的影响。在室内进行喉镜检查时必须使用锂电池和铝垫片。

4. 开放静脉后,待患者麻醉诱导平稳、气道通畅,即可转运入扫描室。患者的监护应同一般手术室内监护一样,但目前的技术水平较难做到。许多电子监护仪均受磁场干扰,使用前必须确认监护仪适用于 MRI。

一般的 MRI 都配备了监测呼吸频率和幅度的感应设备。麻醉者可依此初步判断镇静或麻醉的平稳度。在磁场附近没有一个监测仪是可靠的,每一个监测仪在 MRI 应用前均应了解其监测能力。在一个扫描室能正常工作的仪器并不代表其在所有的扫描室都能正常工作。

在 MRI 检查时患者监测注意事项包括:

(1) ECG 由于导联线穿过动态磁场和产生电容耦合电流造成信号失真,因而 ECG 在 MRI 扫描时对心肌缺血的诊断没有价值,用射频滤过或遥控也不可能降低干扰。但是现在一些新型的 ECG 由于使用了石墨电极,减少了射频的干扰,可以与 MRI 兼容。

(2) 血压监测可用自动血压计,放置时如能避免磁场干扰则可使用,但管道延长可使读数低于实际值。

(3) 与 MRI 相容的 SpO_2 可用于大多数扫描仪,但需要进行适当防护,否则其内部的微处理器可遭到强磁场的损害。另外,由氧监测仪探头和导线散射出的射频波也可损坏图像的质量。

(4) 二氧化碳监测,全麻或镇静的患者呼吸监测也有困难,而采用延长的采样管行 $ETCO_2$ 监测是判断通气是否恰当的最有效方法。但是由于取样管过长,信号的传导有明显的时间延迟。

(5) 为保护计算机的功能,MRI 室内空调温度较低,婴幼儿在该环境中体温容易下降;另一方面,扫描过程中产生的热量可增加患者的体温。因此接受 MRI 检查的患者均应监测体温,温度探头使用射频滤波器,但同时温度探头产热有可能造成患者局部烧伤。

设计用于 MRI 的不含铁磁物质的蒸发器和麻醉机可发挥其功能。现在已经有适用于 MRI 的麻醉机和监护仪。包括氧动呼吸器、监测仪、麻醉机均可用于 MRI,氧气可以用软管与中心供氧连接,麻醉机须离扫描仪有三米以上的距离。全麻苏醒后,患者应被转移到恢复室进行监测,达到了离室标准时方可离开。

第3节　手术室外其他麻醉

一、放疗患者的麻醉

除术中放疗外,儿童外照射放疗也常需要麻醉或镇静。晚期肿瘤患者常伴恶液质、营养不良、脱水、电解质紊乱和凝血障碍,麻醉处理有一定难度。

(一) 术中放疗

术中放疗是手术中肿瘤或肿瘤床暴露后进行放射照射治疗。广义的术中放疗还包括在术中放置临时或永久放射源进行近距离放射治疗。一般是指在术中应用发射线照射治疗。在很多恶性肿瘤的治疗中,放疗具有重要的地位。常用的放疗方法是使用外源性的高能粒子流进行照射。达到控制肿瘤所需剂量的放射线常会对身体的正常组织和其他结构造成损伤。术中照射时可以推开邻近的组织或者使用铅敷料将其遮挡。术中放疗单次治疗剂量 5000~6000cGy,胰腺癌、结肠癌、直肠癌、对放疗敏感的肉瘤及多种妇科肿瘤都可用该法治疗。放疗的并发症并不少见,主要包括疼痛、恶心呕吐、胃肠功能障碍、输尿管梗阻、神经病变、脓肿和伤口愈合延迟等。

理论上,与传统的体外放疗相比,术中放疗具有定位准确、能提高对肿瘤照射的剂量而又几乎不会增加对周围组织的损伤。术中可以直接观察肿瘤组织以及周围可能受到肿瘤侵犯的组织,通过将正常的或未受侵犯的组织推到放射线照射路径之外,直接照射病变组织,使射线的治疗效率达到最高。

对术中放疗,有些医院配备有联合放疗-手术的条件,麻醉、手术切开、放射、伤口缝合都在同一个房间内完成。有些医院则在手术准备后,麻醉状态的患者伤口用手术敷料覆盖,转送到直线加速器治疗室作放射治疗,然后再回到手术室缝合伤口。根据需要转运的距离,应配备便携式监护仪、供氧设备和静脉麻醉药。在术中放疗时,患者需维持机械通气,应给予常规全麻监测,包括:心电图、血压、脉搏氧饱和度、气体分析、温度以及肌松监测。为了避免受到大量放射线的照射,所有的人员都必须离开治疗室,麻醉医师只能通过观察窗或闭路电视对患者、麻醉机和监护仪进行连续的观察,治疗后,患者应该转入恢复室。

术中放疗患者的麻醉有一定的风险,麻醉前评估要注意此类患者是否伴有贫血、恶病质、抑郁和放化疗的一些并发症。由于恶性肿瘤的进展或化疗,患者一般情况可能较差,可能发生心血管意外、出血、误吸等导致围手术期死亡。

（二）儿童体外放射治疗的麻醉处理

1. 术前评估 放疗患者近期内多接受手术、放疗和化疗等综合治疗，需全麻放疗的患者可能也已行化疗。化疗药不仅影响肿瘤细胞，也影响正常组织，导致与麻醉有关的生理改变。目前仍有许多毒性化疗药在使用，患者常联合应用 4～8 种不同的药物，副作用大，并发症可出现在几个不同的器官。熟悉这些药物的副作用和相互作用，加之详细的术前评估是为放疗患者选择适当麻醉方法的关键。几乎所有化疗患者都可见到骨髓抑制，影响红细胞、白细胞和血小板质量，停止化疗几周后才可逆转，麻醉前应行全血细胞和血小板计数以了解骨髓功能。另外，接受氮芥、1-门冬酰胺酶和光辉霉素治疗的患者可能会有血小板减少及其他凝血障碍。大多数化疗药还有免疫抑制作用，因此麻醉管理中，尤其别是深静脉置管时，要特别注意无菌操作。此外，胃肠道副作用，特别是恶心呕吐常见；小剂量丙泊酚可用于缓解化疗所致的恶心呕吐。

使用阿霉素和其他抗肿瘤药也可见到心脏毒性，常表现为充血性心力衰竭伴心肌肥大、胸腔积液和心律失常，死亡率高。已接受放疗的患者对这些药物的心脏毒性特别敏感，常表现为 QRS 波幅减小，广泛的心肌受损；约 10% 阿霉素化疗的患者 ECG 有非特异性变化，包括 ST-T 异常和各种传导阻滞。

烷基化药物——甲氨蝶呤、争光霉素、阿糖胞苷均已被证明可致肺炎，并可发展为肺纤维化。对有呼吸困难的患者，胸部 X 线检查和血气分析可能有诊断价值。各种化疗药可致肝肾毒性，肿瘤患者均可见肝肾功能受损；用氮芥、长春新碱和顺铂化疗期间可见中枢神经系统、自主神经系统毒性及周围神经病变和神经功能失调。烷基化药物具有抗胆碱酯酶作用。

放疗期间还应适当注意维持患者的营养，麻醉所致的镇静时间延长或麻醉后严重恶心呕吐会妨碍患者正常饮食。

2. 麻醉考虑 放疗可用于许多不同种类小儿肿瘤的治疗，包括急性淋巴细胞性白血病、脑肿瘤、肉瘤、淋巴瘤和神经母细胞瘤。放射线照射用于破坏肿瘤细胞应当精确地释放到治疗区域，以便破坏肿瘤细胞而尽量不损伤周围组织。整个治疗期间患者需保持不动，持续 30～60 秒，一次治疗需照射四个不同的部位，部分情况需要患者转为俯卧位，每天治疗 1～2 次，反复几周。虽然这种治疗常无明显疼痛，部分儿童可合作，但患儿处于陌生环境并对放疗室的环境感到恐惧，不能保证操作过程中完全不动，故常需给予镇静。另外，幼儿基本不能配合完成治疗。6 岁以下小儿常需全麻。麻醉的原则是能在短时间内达到确保患儿不动的麻醉深度，并能在最短时间内恢复。因为多是门诊患者，有些患儿需每天两次接受治疗。应尽量避免反复疼痛或有创操作，局限少数几个与患者和家属熟悉的麻醉医师进行麻醉是有一定帮助的。为防护射线，照射时医护人员均要离开治疗室，这使气道管理和监护更复杂，只能通过观察窗或闭路电视观察患者和监护仪。气道管理根据患者的临床情况，可选择口咽通气道、喉罩或气管插管。由于每天治疗常需坚持几周，如能避免每次操作都行气管插管则更好，但患者在俯卧位时可能遇到气道管理困难，而应用喉罩有其优点。由于没有手术刺激，患者可以维持相对较浅的麻醉状态，便于迅速复苏。丙泊酚起效快，消除半衰期短，可提供安全有效的麻醉。

骨髓移植前小儿进行全身照射会遇到更多问题。在使用直线加速器时需注意监测使用可能受限制，设备常不能适应全麻管理的要求。另外，整个照射时间为 30～60 分钟，中途停止 15 分钟，将患者由仰卧位转为俯卧位，由于不能直接监测患者，需特别注意气道和重要生命体征。

任何常用的镇静药单独或联合应用的镇静方法，均可达到适当的镇静，但应注意镇静深度差异很大，镇静浅时不能确保不动，如镇静过深则恢复时间会延长，很多幼儿则需要全麻。

氯胺酮由于其起效快、作用时间短、心血管稳定、可肌肉或静脉用药，过去一直应用较多，但患者麻醉期间常有不自主的活动，唾液分泌过多影响气道管理。后颅凹或脑干肿瘤的小儿，氯胺酮麻醉期间有呼吸停止的报道，限制了其在放疗中的应用。麻醉后常见恶心、呕吐和谵妄。虽然地西泮类能减轻氯胺酮引起的谵妄、幻觉，但其可延长镇静时间，影响患者进食和营养。过去也用硫喷妥钠水合氯醛直肠给药，但用药量大，镇静时间延长，约 15% 的小儿单次剂量不能入睡。报道有一些小儿反复用药后发生直肠炎，而且在免疫耐受的小儿直肠用药可增加全身感染的危险。

近几年在恶性肿瘤患儿广泛应用留置中心静脉导管，使麻醉处理简单化，麻醉诱导平稳无痛，以咪达唑仑较常用。其他短效麻醉药如丙泊酚、硫喷妥钠亦可应用。虽然可能发生血栓形成、空气栓塞、导管损坏和感染等并发症，但只要注意无菌操作，发生率极低。

监测包括 ECG、血压、SpO_2、CO_2 及心音和呼吸音，应备好复苏设备，发生紧急情况立即停止照射并进行处理。

3. 放疗并发症　包括急性和延迟性并发症，全身照射后急性并发症包括：恶心、呕吐、发热、低血压，一般仅需对症处理几小时内即可消失。其他急性改变包括喉头和声门下水肿导致气道梗阻、骨髓抑制影响红细胞、白细胞和血小板。延迟的并发症可能在治疗后数月或数年出现，并可影响任何重要器官。胸部放疗治疗淋巴瘤和胸肺肿瘤可引起心包炎、心包积液和心肌纤维化；肺部变化包括放射性肺炎、肺纤维化或胸腔积液，胸部 X 线检查已有改变，而许多患者仍无症状，但肺弥散能力受损、PaO_2 降低；放射线损伤微血管致肝炎和肾炎；其他包括内分泌功能紊乱、脑白质病和继发性肿瘤。头颈部肿瘤放疗后的患者需进行细致的气道评估，颈部、口咽部和舌组织纤维化可使放置喉镜和气管插管困难，麻醉诱导前应予识别，做好困难插管的准备。

二、电休克（ECT）治疗

1937 年开始引用电休克（ECT）替代药物诱发癫痫发作治疗一些严重的情感障碍和抑郁症。近年代对 ECT 的关注又有所增加，部分原因是在采用全身麻醉后减少了对患者的精神和躯体伤害。电休克最常用于治疗抑郁，或更常用于复发的抑郁症或精神分裂症而抗抑郁治疗无效者。

适应证包括严重的抑郁症，尤其是有妄想或精神运动迟钝的患者、急性精神分裂症、急性躁狂症和木僵症，复发的抑郁症或精神分裂症且抗抑郁治疗无效者，为了尽快见到临床反应的急性病。

电休克禁用于嗜铬细胞瘤患者。相对禁忌证包括颅内高压、近期脑血管意外、心血管传导缺陷、高危妊娠、主动脉瘤及脑动脉瘤。

（一）电休克的生理效应

ECT 是对中枢神经系统进行程序化的电刺激引发癫痫发作。电刺激常能使抽搐时间达几分钟，一般是 10～15 秒的强直期后持续 30～60 秒的阵挛期，累计一次治疗抽搐时间 210～1000 秒。广泛认为总的痉挛时间是决定疗效的首要因素，持续时间短于 30 秒常无治疗作用，而治疗 10～20 次需用几周时间。痉挛时间取决于很多因素，包括患者的年龄、刺激时使用的能量、痉挛的阈值和使用的药物及麻醉药。在不同的患者中，痉挛的阈值并不相同。所以第一次对患者进行 ECT 治疗时，常常需要多次刺激逐渐提高能量以超过痉挛的阈值。

抽搐可引起多方面的影响，初期是短暂的迷走兴奋出现心动过缓和一定程度的低血压和流涎，持续 1 分钟；继之交感占优势，与阵挛期开始相一致，可见心动过速、血压升高，室性早搏，偶尔会发生室速。心动过速的高峰发生在刺激后的 2 分钟，一般是自限性的。ECG 改变包括 ST 段压低和 T 波倒置，类似心肌缺血或急性心肌梗死，继发于交感兴奋，无心肌缺血的心肌酶学改变。电休克后常见高血压，治疗可用 β 阻滞剂或短效血管扩张药，常规使用 β-阻滞剂时要注意严重心动过缓或心脏停搏。即使是高危的心脏患者，只要小心处理，ECT 还是相对安全的。

神经并发症包括头痛、意识错乱、激动和一过性认知损害。脑血管的改变首先是脑血管阻力的增加，随即是脑血流和脑代谢的增加。对于患有颅内压升高或颅内病变的患者可能有影响。脑电图可证实癫痫活动，它比外周的肌阵挛时间要长得多。在治疗后，会有明显的脑电图抑制。神经内分泌反应包括 ACTH、皮质醇、血管加压素、催乳素和生长激素等应激激素水平升高。去甲肾上腺素和肾上腺素在 ECT 治疗后即刻升高，此后肾上腺素水平迅速下降。ECT 对血糖的影响不确定，在非胰岛素依赖性的糖尿病患者，血糖的控制一般会改善；但是胰岛素依赖性的糖尿病患者可能会发生高血糖。

（二）术前评估

绝大多数所接受 ECT 治疗的患者都在服用三环类抗抑郁药、单胺氧化酶抑制剂或碳酸锂及苯二氮草类等药物，也可能正在服用治疗并发症的药物。

三环类抗抑郁药在神经末梢突触前阻断儿茶酚胺的吸收，而导致循环中儿茶酚胺升高，应用拟交感神经药如麻黄碱可致患者出现剧烈的血压升高。三环类药物有抗组胺、抗胆碱能和镇静作用，能使心脏的传导减慢，与中枢性抗胆碱能药物阿托品合用，会增加术后谵妄的发生率。

单胺氧化酶抑制药阻断单胺氧化酶的作用，阻断去甲肾上腺素、5-HT 和多巴胺的代谢,导致神经递质在神经末梢蓄积。术中应用间接作用的拟交感药能导致严重的高血压危象,直接作用的拟交感药也能通过释放蓄积的神经递质加速高血压危象的发生。这些患者如发生低血压,须小量谨慎地使用拟交感药物。单胺氧化酶抑制剂会抑制肝微粒体酶的活性,还会与阿片类药物发生相互作用产生过度的抑制。单胺氧化酶抑制药与巴比妥类药物有协同作用,应减少诱导剂量。单胺氧化酶抑制剂与哌替啶合用时可能会导致严重的甚至是致命的兴奋现象,所以麻醉时禁用哌替啶。

三环类抗抑郁药和单胺氧化酶抑制药的过度升压反应可致高血压危象,有人提出电休克治疗可加速发生高血压危象,但治疗前是否应停药仍有争论。

锂用于治疗躁狂抑郁症及抑郁症复发患者,其作用是阻断细胞膜 Na^+-K^+ 泵,破坏跨膜电位,干扰 cAMP 的产生,可使 ECG 发生改变、肌松药作用时间延长;当锂浓度超过治疗浓度时,会延长苯二氮䓬类和巴比妥类药物的时效。服用锂剂的患者在 ECT 治疗后认知障碍的发生率较高。

术前评估还应注意伴发的神经和心血管疾病、骨质疏松症和其他导致骨质脆弱的疾病以及患者可能服用的药物。患者由于精神疾病可能无法提供可靠的病史,此时需要有医护人员来提供必要的病史、保证麻醉前的禁食。存在近期心肌梗死、充血性心衰、瓣膜性心脏病或胸主动脉瘤等心脏或心血管疾病的患者,可能在电休克治疗前需要治疗或请心脏科医师会诊,以免病情恶化。

嗜铬细胞瘤患者高血压危象的危险增加,不应进行电休克治疗;起搏器和植入性电复律去颤器一般不受电休克的影响,但在治疗前应请心脏科医师会诊;颅内肿瘤患者有引起颅内压升高和脑疝的可能,需待手术后进行;近期心血管意外患者必须在急性发作 3 个月后进行;视网膜脱离患者可致眼内压升高。其他的禁忌证还包括:妊娠、长骨骨折、血栓性静脉炎、急性或严重肺部疾病,治疗妊娠患者需严密观察胎儿情况。在电休克治疗的患者中常发现有食道返流和裂孔疝,治疗前应用柠檬酸钠、抗组胺药或胃复安可能有益。

(三) 麻醉处理

为了防止发生精神和躯体的伤害,在 ECT 治疗时必须使用麻醉和肌松药。详细的病史和体检,用药情况和间隔时间变化应详细记录,以便其他麻醉医师参考。

电休克的麻醉要求包括:遗忘、气道管理、预防由于抽搐所致的身体损伤、减少血流动力学改变及平稳迅速的复苏,由于 ECT 的治疗作用受多种治疗的影响,必须准确记录治疗方法和疗效,完整的记录有助于以后施行麻醉的其他医师给予适当的治疗及有效更改治疗方案,减少患者危险。

标准的监护包括心电图、无创血压和脉搏氧饱和度。在麻醉前使用不通过血脑屏障的胃长宁治疗能减少 ECT 治疗导致的心动过缓以及唾液分泌过多。在充分给氧去氮后,经外周静脉注射麻醉药和肌松药。当已经达到充分肌松、能保证用纯氧作满意的通气后,开始电刺激诱导惊厥。如果患者患有裂孔疝,应快速诱导使用弹簧管作气管插管。由于缺氧和高二氧化碳会缩短痉挛发作的时间,必须保证足够的通气量。外周的痉挛用肌电图监测,而中枢的惊厥用脑电图监测,应注意中枢惊厥的持续时间可能比外周长。一般使用一只血压表袖带在注射肌松药前阻断一只肢体的循环,以观察抽搐时间。如果是首次 ECT 治疗,可能会多次刺激,需要补充麻醉或肌松,治疗后使用氧气面罩通气直至患者清醒能维持足够的自主通气;如果发生持续的心动过速或严重高血压需要药物治疗;患者在复苏室内仍然需要监护,直至达到离开复苏室的标准。部分患者在 ECT 后可发生氧饱和度下降,常规鼻导管给氧直至完全清醒。

许多静脉麻醉药都可安全地应用于 ECT 麻醉诱导,但大部分(氯胺酮和依托咪酯除外)都会使 ECT 患者血压降低;随后电流的刺激会兴奋交感神经系统,释放儿茶酚胺,导致患者的血压升高 20% ~ 50% 左右。随着通气模式建立,患者的血压又会在 2 ~ 5 分钟恢复到正常水平。但是值得注意的是,如果通气过度或者通气不足,高血压常会持续到患者恢复自主呼吸。美索比妥(0.75 ~ 1.0mg/kg)是最常用于 ECT 的麻醉药物,并被认为是"金标准"。巴比妥类是最常用的药物,硫喷妥钠 1.5 ~ 3.0mg/kg,但心动过速和高血压的发生率高于丙泊酚;依托咪酯也用于诱导,一般不会产生低血压,但可能延长抽搐时间;丙泊酚的影响与巴比妥类相似;苯二氮䓬类药物可能会导致惊厥时间明显缩短;氯胺酮不会延长惊厥的时间和产生过度的术后激惹。苯二氮䓬类药物具有抗惊厥作用,ECT 前应禁用。ECT 时并不需要完全神经肌肉阻滞,肌松药用于防止抽搐时的损伤,琥珀胆碱应用最多,亦可用短效非去极化肌松药。琥珀胆碱用量0.5～1.0mg/kg,达到预防抽搐损伤的最小量即可。琥珀胆碱经血浆胆酯酶代谢,当患者血浆胆酯酶缺乏时,应选用非去极化肌松药如维库溴铵、阿曲库铵及顺阿曲库铵。对于不合作或者外周静脉难以穿刺的患者,可选择吸入麻醉。七氟烷的麻醉诱导和苏醒速度虽比硫喷妥钠慢,但两者的麻醉效果相似。另外,七氟烷可以使ECT患者血流动力学更稳定。短效阿片类镇痛药瑞芬太尼可联合美索比妥用于此类患者。

预防性用药可减少ECT的并发症。在ECT中发生短暂的心跳骤停的概率很低,但是预防性给予抗胆碱药物可避免这种意外的发生。胃长宁(0.2～0.4mg)比阿托品更适合此类患者,因其较少引起心动过速。另外胃长宁也能有效地抑制唾液分泌。

艾司洛尔和拉贝洛尔都能有效地治疗ECT后的高血压和心动过速。有证据表明艾司洛尔可缩短惊厥的时间。由于高血压、心动过速和室性早搏常是自限性的,不常规使用艾司洛尔或拉贝洛尔。使用拉贝洛尔并不增加患者苏醒阶段直立性低血压的发生。对于那些有缺血性心肌疾患的患者使用硝酸甘油和硝普钠降压更适合。

如同其他麻醉一样,必须对使用的麻醉药和肌松药进行精确纪录;在ECT时尤其重要,因可能在几周甚至几个月内重复治疗。为了使患者在刺激后产生预计的效果,必须使每次治疗时的情况保持一致。此外,患者在此前对治疗的反应,如在心律失常和激惹的状态下对β阻滞剂和咪达唑仑的反应。在治疗中需要注意的事项,都可以在以后的治疗中继续应用。

三、电 复 律

电复律系以电击将室上性或室性心律失常转为窦性心律。对血流动力学稳定的心律失常或是对药物治疗没有反应的慢性心律失常,电复律前患者的心血管情况经药物治疗已经得到改善,则可在门诊对患者行择期电复律手术。相反,紧急的电复律常是在心律失常影响到患者的血流动力学、时间紧迫无法进行全面的麻醉前准备的情况下进行的。电复律需要短时间的麻醉和气道管理,多数择期治疗可以进行适当的准备,而急诊则只能应用镇静药使血

流动力学稳定。房颤或房扑是最常用电复律治疗的心律失常,也可治疗顽固性室上性心动过速。

电复律前应详尽了解患者的病史和体检、近期健康状况及用药情况,包括肝素、华法林,胃内容物反流病史和禁食情况。电复律前适当抗凝是必要的,操作前还应进行简要的神经系统评估,如中枢神经系统功能障碍及血栓栓塞病史。对慢性房颤的患者,在手术前要行心脏超声检查以排除左心房内血栓,血栓脱落可能会导致卒中。插管器械、药物、氧供、通气方法、吸引器及复苏设备均应备齐,必须监测生理状况,常规标准监测血压、心电图和脉搏氧饱和度即可,一般不用有创监测。

择期心脏电复律需用全麻,手术前患者应禁食。当电复律的所有工作都准备就绪,患者给氧去氮,然后小剂量逐渐增加麻醉药的剂量。由于循环时间延长及心律失常致心排血量降低,麻醉药起效较慢应防止用药过量,用药后当眼睑反射消失时即可电击。电击前即刻移去面罩,确认没有任何人与患者接触。有时需要多次电击才能恢复窦性心律,所以要保持患者处于麻醉状态直至复律成功。电复律后,密切观察患者心律、呼吸和气道的通畅情况,直至患者完全清醒。急诊电复律,应注意患者多为饱胃状态,为了防止麻醉时发生误吸,需要快速诱导气管插管全身麻醉。慢性房颤患者,心脏复律前应行超声心动图检查以排除左房血栓的可能。

苯二氮䓬类、硫喷妥钠、依托咪酯和丙泊酚等静脉麻醉药均可安全应用。咪达唑仑恢复时间长,可以用氟马泽尼拮抗;依托咪酯血流动力学稳定,但有45%的患者发生肌阵挛,可干扰ECG显示从而影响其在电复律中的应用;丙泊酚快速给药可发生低血压,而用小剂量诱导能缓解血压的下降程度。

(杨承祥 汪正平 庄心良)

参 考 文 献

1. 庄心良,曾因明,陈伯銮. 现代麻醉学. 第3版. 北京:人民卫生出版社,2004,1651-1669.
2. Miller RD. Anesthesia. 7th ed. Philadelphia:Churchill Livingstone,2009.
3. Barash PG,Cullen BF,Stoelting RK. Clinical Anesthesia. 3rd Ed. Philadelphia:Lippincott-Raven,1997,1237-1247.
4. Longnecher DE,Tinker JH,Morgan GE Jr. Principles and Practice of Anesthesiology. 2nd Ed. St. Louis:Mosby,1998,2287-2330.
5. Metzner J,Posner KL,Domino KB. The risk and safety of an-

esthesia at remote locations: the US closed claims analysis. Curr Opin Anaesthesiol,2009,22(4):502-508.

6. Hausman L,Russo M. Anesthesia in distant locations: equipment, staffing, and state requirements. Int Anesthesiol Clin, 2009,47(2):1-9.

7. Bryson EO,Frost EA. Anesthesia in remote locations: radiology and beyond, international anesthesiology clinics: CT and MRI. Int Anesthesiol Clin,2009,47(2):11-19.

8. Saito S. Anesthesia management for electroconvulsive therapy: hemodynamic and respiratory management. JAnesth,2005,19 (2):142-149.

9. Wajima Z, Shiga T, Yoshikawa T, et al. Propofol alone, sevoflurane alone, and combined propofol-sevoflurane anaesthesia in electroconvulsive therapy. Anaesth Intensive Care., 2003,31(4):396-400.

第70章 特殊环境下的麻醉

第1节 高原地区手术的麻醉

从医学角度讲,高原系指海拔3000m以上的地区,超过5800m称之为"特高海拔"。医学上之所以把海拔3000m作为"高原"的界限,是因为在这个海拔高度上,大多数人可发生不同程度的高原低氧反应。

鉴于高原有其特有的气候环境,还有某些物理因素,都足以导致机体出现病理生理改变,故要求麻醉医师对这类特殊性应有充分的理解,以便于作好术前评估和准备工作,正确实施麻醉。

一、高原环境对人体生理的影响

(一) 我国的高原分布

在我国国土总面积中,高原占1/6,主要有四大高原(表70-1)。有千万计的人居住在不同海拔高度的高原地区,是世界高原高山地区人口最多的国家。

表70-1 我国的四大高原

名 称	面积 (万 km^2)	海拔(m)	范 围
1. 青藏高原*	230	4000~5000	青海高原:平均海拔2500~4000m;>4000m的地区占青海高原50% 西藏高原:平均海拔>4500m
2. 云贵高原	20	1000~2000	贵州全省,云南东部,广西西北部,川湘鄂边境
3. 黄土高原	20	800~2000	秦岭以北、长城以南、太行山以西、乌鞘岭以东
4. 内蒙古高原	40	1000~2000	东起大兴安岭、西至马鬃山,南沿长城,北接蒙古

* 称"世界屋脊",其中喜马拉雅山的珠穆朗玛峰高达8844.43m,为世界第一峰

(二) 高原气候特点

1. 气压低和氧分压低 地球表面被一层大约200km厚的空气包绕着,由于大气受地球引力的影响,对地面形成的压力为大气压。在海平面及其附近,当温度为0℃时,大气压力为101.3kPa(760mmHg),即为一个大气压。大气压是空气中各种气体压力的总和,而各种气体所具有的压力称为分压。各种气体的分压是按其在大气中的组成比例而分配的。大气中的氧含量为20.94%,故氧分压占大气压力的20.94%。相当于海平面地区的氧分压为21.2kPa(159mmHg)。大气压与海拔高度成反比关系。海拔愈高,气压愈低;海拔愈低,气压愈高。一般来说,海拔每升高100m,大气压降低0.7kPa(5mmHg)。随着海拔高度的上升,大气压下降,氧分压也下降(表70-2)。

高原地区因大气压低而致水的沸点也低。在海平面地区,水的沸点为100℃,在海拔4000m处,水的沸点下降到87℃(表70-2)。因此,在高原地区做饭易"夹生",蒸馒头易发粘,进食后不易消化并产生腹胀和胃不适等消化道症状。

表 70-2　不同海拔高度的大气压、氧分压和水沸点

海拔高度（km）	大气压压力		空气中氧分压		肺泡气氧分压		动脉血氧饱和度%	水沸点℃
	mmHg	kPa	mmHg	kPa	mmHg	kPa		
0	760	101.3	159	21.2	105	14.0	95	100
1	674	89.9	141	18.8	90	12.0	94	97
2	596	79.5	125	16.6	70	9.3	92	94
3	526	70.1	110	14.6	62	8.3	90	90
4	462	61.1	97	12.9	50	6.7	85	87
5	405	54.0	85	11.3	45	6.0	75	84
6	354	47.2	74	9.8	40	5.3	70	80
7	308	41.0	64	8.6	35	4.7	60	77
8	270	36.0	56	7.5	30	4.0	50	—
9	230	30.7	48	6.4	<25	<3.33	<20 ~ 40	—

2. 紫外线强　高原上的大气稀薄，水蒸气和杂质含量少，因日光辐射的透射率高，日光中紫外线的比例也大。在海拔4000m，紫外线强度比海平面强1.5 ~ 2.5倍。在缺少防护的情况下，紫外线照射过久会引起光照性皮炎、脱皮和水疱。另外，由于高原积雪面反射率较高，易引起角膜损伤和雪盲等眼病。

3. 电离辐射强　在高原，来自外层空间的穿透力较强的宇宙射线增强。在海拔3000m，宇宙射线年总量比平原大3倍，人体吸收的辐射能增加。

4. 寒冷、风大、干燥　高原大部分地区不受海洋季风的影响，使气温偏低。加之大气稀薄，大气温度易散失。一般来说，海拔每升高150m，气温下降1℃。即使在夏季，海拔5000m以上的高原积雪也终年不化。另外，高原呈典型大陆性气候，中午温度较高，早、晚温度较低，一天之内的温差可达15 ~ 30℃。因气温低且多变，如不注意防寒保暖，极易受凉而诱发上呼吸道感染，甚至发生冻伤。

另外，气流速度随海拔高度增加而加快。高于海拔5000m地区，多在午后刮大风。高原上的风向昼夜不同。白天，风沿山坡吹向山顶；夜晚，寒风由积雪的山顶吹向山谷，以致夜晚更冷。强风又有对抗日辐射、降低大气温度和加速机体表面水分蒸发的作用，从而进一步加重寒冷的程度。

海拔愈高气温愈低，距离海岸线愈远，则大气中所含水蒸气愈少，空气愈干燥。如以海平面大气中水蒸气的绝对含量作为100%，则在海拔3000m处水蒸气的绝对含量仅为26%。同时，由于高原缺氧及寒冷等因素的影响，使机体表面水分蒸发较快，水分含量减少，致使呼吸道黏膜和全身皮肤异常干燥，机体防御能力降低，容易发生咽炎、干咳、鼻出血、口渴和声音嘶哑。

（三）高原气候对人体的影响

1. 呼吸系统

（1）通气功能：到达高原低氧环境时，位于颈动脉体的化学感受器会刺激脑干的呼吸中枢增加通气。早期明显的反应是通气功能增加，以维持较大的通气量，从而提高肺泡通气量，增加摄氧量。通气量的增加与海拔高度相关。在海拔4000m以下的高度，主要是潮气量增大；在海拔4000m以上，不仅潮气量增加，呼吸频率也增加，在4 ~ 5天内达到高峰。经过一定时间适应后，呼吸频率可有所减少，但仍然高于平原的水平。如果在高原进行体力负荷，通气量的增加比在平原进行相同负荷时更大。

（2）肺弥散功能：人到高原一定时间后，肺的弥散能力提高，肺泡气和动脉血之间的氧分压差可由0.67 ~ 1.33kPa降到0.27kPa。用一氧化碳弥散法测量肺泡弥散能力，平原正常人为2.05ml/(kPa·s)，高原习服3个月后为3.12ml/(kPa·s)，完全习服者为3.16ml/(kPa·s)。肺泡弥散功能的提高可增加肺泡与肺毛细血管之间的气体交换，有利于提高动脉血氧饱和度。

（3）氧解离曲线：右移，红细胞2,3-磷酸甘油酸增高。

（4）动脉血气：过度通气可致血pH上升、$PaCO_2$下降，呼吸性碱中毒、肾脏排出过多的$NaHCO_3$。由于新迁入高原的居民往往出现食欲不振、进食少、体重下降等征象，尿酮体阳性，即伴存代谢性酸中毒，

故很少出现碱性尿。

一般大气压每下降 13.3kPa（100mmHg），PaO_2 降低 4.9kPa（37mmHg），$PaCO_2$ 降低 0.56kpa（4.2mmHg），但动脉血氧含量可保持不变（表70-3）。

表70-3 不同海拔高度下的 PaO_2 及 $PaCO_2$ 变化*

海拔高度	PaO_2		$PaCO_2$	
m	mmHg	kPa	mmHg	kPa
0	100	13.3	40	5.33
2000	70	9.33	36	4.80
3000	67	8.93	34	4.63
4000	55	7.30	32	4.26
5000	45	6.00	30	4.00
5500	38	5.07	—	—

* 各家报道的数值略有出入，须参考当地常用的正常数据为准。

2. 循环系统

（1）心率：心率增快是机体对缺氧最为敏感的反应指标。在通气量尚未明显增加之前，心率已开始增加，增加的程度与海拔高度和进入高原的速度相关。在 3600m 以下的高原地区，经过适应后，增快的心率可逐渐恢复到或者接近平原的水平，而在海拔 3600m 以上的地区，则难以恢复到原始水平。比如在平原时平均心率 68.4 次/min，在 3658m 时为 71.8 次/min，4800m 时为 77.9 次/min。部队调查发现，在 5100m 海拔高度，心率在 100 次/min 以上占 32.4%。

（2）血压：一部分初入高原者可见血压轻度增高，系低氧兴奋交感神经系统所致，同时伴血、尿儿茶酚胺水平增高。海拔愈高，血压上升愈多；在一定范围内（海拔 5000m 以下），经过数月适应后可逐渐恢复。但长期居住在海拔 5000m 以上地区，舒张压升高较多，可能是由于缺氧环境下肾上腺素分泌量增多、全身血管紧张度增加、外周阻力增大、红细胞增多以及血液黏滞度增大所致。血压的变化一般在脱离低氧环境 1 个月后可基本恢复正常。

（3）心排血量：初入高原者心排血量增加 40% ~ 50%；海拔越高，增加越多，与心率增快有关，可维持数日至数月方见下降趋向。世居高原者心排血量无明显变化。

（4）心脏：久居或世居高原者常伴不同程度的肺动脉高压，并继发右室肥厚，以流出道部位较明显。肺动脉高压与低氧和血液黏度增高有关。在海拔 4000 ~ 5000m 久居者，X 线片显示肺动脉段突出和心脏增大，大约 95% 的人其心脏增大不超过 20%。

（5）心电图：在高海拔地区很少出现心电图的改变，或仅仅出现肺动脉高压的表现，如：电轴右偏，R+S 值随海拔升高而减少，V_{3R} 及 V_{1-4} 出现 T 波倒置。

3. 中枢神经系统 初入海拔 2500 ~ 3000m 高原者，因低氧可出现高级神经活动障碍，首先表现为记忆力减退、逆行性遗忘和注意力涣散、嗜睡、工作效率下降。在 5000m 或以上高度时，对复杂问题的反应和逻辑思维时间显著延长；痛觉、触觉迟钝；视力、听力、辨色力等均下降，进而信心、决心和责任感等都显著减退，严重者会出现晕厥、昏迷；未经训练的人，突然暴露于 6000m 海拔以上 10 分钟内就有可能出现意识丧失。

随着海拔高度的增加和缺氧的加重，脑电图也发生一系列的变化，慢波逐渐增多，α 波逐渐减少；当出现大量的弥漫性高振幅波时，可能出现明显的意识功能障碍。大量慢波的出现是脑功能严重障碍的客观表现。

4. 血液

（1）红细胞、血红蛋白：随海拔增高，红细胞和血红蛋白均增加，移居者高于世居者，但均为可逆性。初入高原者，血红细胞生成素（erythropoietin）增加，铁转换率和小肠铁吸收率都增加。世居高原者移入平原，可出现红细胞生成素抑制因子，这类代偿机制的完整与否决定是否会出现贫血。高原反应中红细胞增高极为快速，一般于进入高原 2 小时后即出现，一周后可较平原高 3 倍，持续 1 ~ 6 个月。但海拔若高于 6000m，这种代偿能力可因氧供不足而消失，红细胞生成率反见下降，致血红蛋白下降。红细胞及血红蛋白增加固然可为提供组织提供更多的氧，但过度增加则会造成血液黏度增高，导致右心负荷过重，血栓形成的危险性倍增。但经过良好的训练,则能改变人体内血氧含量的水平,如:在5500m海拔以上,通过训练其体内的血氧含量能够达到与海平面相当的水平。

（2）血液总量及组成成分:生活在高原地区的人血液总量增加,在平原地区每千克体重80ml血液,高原时可增加至100ml左右。主要是由于红细胞容积增加而血浆容量实际降低所致,白细胞和血小板计数多无变化。

5. 消化系统　高原低氧可使胃肠道黏膜产生类似缺血的改变,细胞线粒体变性,严重者细胞坏死,黏膜功能障碍,发生应激性溃疡。常伴恶心、呕吐、腹胀、腹泻、便秘和食欲不振等情况,这些情况一般可在进驻高原2~4周,习服后减轻或消失。久居高原者,多见胃酸减少,胃排空时间延长,消化道溃疡的发病年龄提前,并发出血和穿孔者较平原者增多。

6. 代谢和内分泌功能　移居高原的初期,下丘脑、垂体、甲状腺、肾上腺皮质和髓质等内分泌器官的功能均轻度增加,激素分泌量相应增多。随着居住时间的延长,可出现下降趋势,但仍高于世居者。高原缺氧时,糖、蛋白质、脂肪等物质的有氧代谢过程受到不同程度的抑制,糖的需氧分解不完全,无氧酵解增强,导致血中乳酸含量增加。另外,缺氧时机体各脏器和肌肉中糖原的含量也降低,肝糖原含量首先降低,之后肌糖原也呈现减低趋势。

7. 泌尿系统　高原低氧促使儿茶酚胺及肾素分泌增多,加之血液粘稠、无形失水较多和血液重分布等因素,肾血流量可较平原者减少(西藏海拔3700m的移居者,肾血流减少20%~28%),肾小球滤过率降低11%~26%,滤过分数增加15%~20%,尿量减少(3200m处平均为1359.8ml/d,较平原者1500ml/d减少9%),但内环境仍能保持稳定。少尿的发生机制可能与缺氧引起垂体后叶抗利尿激素分泌增加,肾小管对水的再吸收增强,以及缺氧引起肾小动脉收缩、肾血流量锐减、滤过尿液减少有关。尿pH较高,尿酸及NH_3含量减少,HCO_3^-增多。急性高原病时出现的外周水肿表现往往与抗利尿激素水平升高及液体潴留有关。

8. 眼、耳、鼻、喉

（1）眼:高原低氧可致眼轻度损害,急性者出现视力减退、视疲劳、闪光幻觉、夜盲、一过性黑矇及视野改变,但均属可逆性。脑低氧者,可伴眼底改变,如出血、水肿、渗出等,多见于高原性红细胞增多症的患者。室外工作者或儿童,多见眼结膜血管扩张和雪盲。

（2）耳:初入高原短期,即可出现听力下降、耳鸣和幻听,但均可逆。少数患者可因内耳前庭功能障碍而出现眩晕。

（3）鼻、咽、喉:初入高原者,由于气候干燥,头两个月内易出现鼻、咽、喉干性炎症,有的演变成慢性而久治不愈。此外,鼻尖、耳轮冻伤也常见,鼻出血也较平原者多见。

9. 胎儿母体低氧对胎儿影响不大　28名孕妇吸入10%氧(相当于5300m海拔高度)20分钟,其中8例胎儿心率无明显变化。Polvi等选择怀孕35~41周孕妇吸10%氧10分钟,发现胎儿心率、心率变异性、脐带血流及胎儿大脑中动脉血流速等与基础值比较无变化。至少进入2500~3000m海拔高原不会对胎儿有不良影响。即使在4329m海拔高度出生的婴儿其头皮静脉血氧饱和度也与海平面出生婴儿的一致。

10. 劳动能力　高原低氧环境可影响人体多种功能,对劳动能力的影响尤为突出,可导致劳动能力下降,此主要是因为机体摄取氧和运送氧的能力降低,不能满足机体的需要。

二、常见的高原病

（一）高原反应(高山病,mountain sickness)

1. 急性高原反应　急性高原反应是指平原人从平原进驻高原或从高原进驻更高地区,因低氧低压而出现的一系列临床症状。生活在平原上的人当快速进入到2500m水平,即可出现急性高原反应,多发生在乘汽车或乘飞机快速进驻高原途中和到达高原后数小时或数日内。在海拔4000~4700m,总发病率为59%~65%;在海拔5000~5200m,总发病率为91%。

（1）发病机制:机制不完全清楚,可能与肺血氧合效率下降、体液转运失调和脑血流增加有关,尤其是脑血流过度增加可使颅内压增高,出现头昏、头痛、恶心和呕吐等症状。中度或重度高原反应与脑水肿有关。

（2）临床表现:有头昏、头痛、眼花、恶心、呕吐、心慌、气促、胸闷、乏力、食欲减退、腹胀、便秘、失眠、嗜睡、口唇发绀和手足发麻等。一般经3~10天的高原适应,症状可逐渐消失,少数患者需治疗才能恢复健康。

（3）治疗：一般不需特殊治疗，经休息数日可自愈。对病情较重者，给予间断吸氧和对症治疗。复方党参片、刺五加复方等中药复方具有提高对低氧耐受力的作用，不仅对治疗急性高原反应有较好效果，而且对预防急性高原反应也有明显作用。

（4）预防：预防急性高原反应的关键是适应。采取一个安全的上升策略是必要的，部分人适应较快，然而部分人适应较慢，因此要因人而异，采取个体化的适应策略。成功的适应往往表现为症状的消失及睡眠的改善。如果高度再次增加则需要进一步适应。每隔3~4天建议休息一天，一旦出现高原反应症状，应立即停止上升高度。

2. 慢性高原反应　急性高原反应，经3个月的自身调节仍难习服者，称为慢性高原反应，表现为急性期症状时起时伏、或轻或重、不定期地反复出现，同时还伴有脱发、浮肿、指甲和皮下瘀血、明显健忘、昏厥、强迫观念、咯血、睡眠性潮式呼吸、心前区刺痛、腹胀、上消化道出血、肝脏肿大、血尿、蛋白尿、性欲减退及关节疼痛等症状，这些多系统的表现又极类似神经官能症，时重时轻或消失，需仔细鉴别诊断。一般高原反应患者可在返回平原后缓解或痊愈。

（二）高原肺水肿

高原肺水肿（high altitude pulmonary edema）是初到高原或重返高原者，由于快速暴露于高原低氧环境中，加之某些诱因，使肺动脉压升高，肺血容量增加，肺循环障碍和微循环内液体漏至肺间质和肺泡而引起的一种高原特发病。高原肺水肿是一种少见但危及生命的急症，发病高度多在海拔3000m以上，在快速升至4500m以上人群中，其发病率为1%~2%。

1. 发病机制　高原肺水肿系高原低氧引起，主要由于：①外周血管收缩，血液重新分布，肺血及肺水增多；②肺毛细血管及肺泡通透性增高；③肺动脉和肺小动脉收缩，致肺动脉压增高，漏出液增加；④左、右心功能不全。上述机制可单一或复合存在，结果均可导致肺水肿。

2. 临床表现　多在进入高原后1~3天发病，具体表现：①轻至中度高原反应；②呼吸困难、发绀、不能平卧、持续干咳，继之咳大量粉红、稀薄、泡沫样痰液不止；③烦躁、休克，最后昏迷死亡。体检：①高热达39℃或以上；②双肺湿啰音；③奔马律，心脏扩大，心前区Ⅱ~Ⅲ级收缩期杂音；④肝脾肿大；⑤眼底出血、水肿；⑥胸部X线片呈典型肺水肿影像：肺纹理增粗、肺门阴影扩大，双肺透光度低、有散在点片状或云雾状块影，边缘不清；心脏呈肺动脉高压影像。X线表现一般可先于临床症状出现。

3. 治疗

（1）撤离高海拔地区是首选的治疗方法。

（2）绝对卧床休息，除伴有休克或昏迷外，宜取半坐位。昏迷或痰不易排出时应辅助排痰。

（3）吸氧：轻者，氧流量为1~3L/min；重者，氧流量为6~8L/min，加压吸氧。如条件允许，可以选用移动性高压氧舱进行治疗。

（4）对症与支持治疗：疑有心功能不全者，给予去乙酰毛花苷和地高辛等洋地黄类药物，按一般治疗心衰的用量和用法，但不必强调饱和量。对昏迷者，应尽早使用维生素C、利尿药和地塞米松以及促进脑细胞代谢的药物。对惊恐不安，呼吸急促者，在给予加压吸氧的同时，应适当选用镇静药。

（5）对危重患者必要时行气管内插管，甚或气管切开，酌情选用机械通气。

（三）高原脑水肿

高原脑水肿（high altitude cerebral edema）是由急性缺氧引起的中枢神经系统功能严重障碍，临床表现以严重头痛、呕吐、共济失调、进行性意识障碍为特征。多发生在海拔4000m以上地区，发病率为1%~3%，以初次进入高原者为多。高原脑水肿往往与高原肺水肿同时出现，一旦发现应立即积极治疗。

1. 发病机制　严重脑低氧使脑细胞能量代谢发生障碍，ATP生成减少，钠泵失去正常运转，细胞内钠离子累积增多，导致细胞间隙的水分进入细胞内。在低氧作用下，脑微循环压力增加，毛细血管通透性增大，使毛细血管内液体渗出到血管外间隙，开始为血管源性脑水肿，继之出现细胞性脑水肿。有时，急性高原反应和高原肺水肿与高原脑水肿并存，前者是后者的诱因。

2. 临床表现　开始有头昏、头痛、心慌、气促等急性高原反应症状。随之，症状加重，出现精神萎靡不振、表情淡漠、神志朦胧、嗜睡，逐渐进入昏迷。少数在开始时表现为欣快多语、情绪高亢、易于激怒，骤然进入昏迷。昏迷时伴有躁动、抽搐、呕吐、大小便失禁、尿潴留、血压升高或降低。严重昏迷患者可并发脑出血、心衰、肺水肿、休克等。并发感染时，可有发热。治疗若及时合理，多数患者在数小时或2~3天内恢复健康。

3. 脑电图检查　昏迷前期，α波指数下降，波幅降低,节律较乱,频率较慢,慢波占优势。昏迷期,α波节律消失,出现高幅δ波,并有θ波为主导的节律和反复出现的"山峰样"爆发。

4. 治疗 一般治疗见高原肺水肿治疗。对于昏迷患者的治疗如下:

(1) 昏迷前期治疗:绝对卧床休息,以降低氧耗。对于以兴奋性症状为主的患者,给予镇静药、高渗葡萄糖、能量合剂和地塞米松,吸氧,流量为 2 ~ 4L/min。

(2) 昏迷期治疗:①高浓度高流量吸氧,流量为 6 ~ 8L/min,持续至患者意识有所恢复后改为间断吸氧;如果有条件可使用高压氧袋(hyperbaric bag)或高压氧舱;②使用脱水剂,如甘露醇、呋塞米和高渗葡萄糖;③应用地塞米松及能量合剂,如ATP、细胞色素 C 和辅酶 A 等;④降温治疗,减少脑血流量,降低脑代谢率,促进受伤细胞功能恢复,可选用冰袋,冰帽或冰盐水灌肠法降温;⑤防止出血和控制感染;⑥根据病情发展给予对症治疗。

(四) 高原心脏病

高原心脏病(high altitude heart disease)是因低氧直接或间接累及心脏而引起的一种心脏病。它是慢性高原病的另一种类型。临床经过缓慢,也有突发的个别病例。多发生在海拔 3500m 以上地区。

1. 发病机制 发病的主要环节是低氧引起肺动脉高压,持久增高的肺动脉压导致右心室后负荷增加和生理性肥大。低氧进一步加重和肺动脉压长期维持在高水平上,使右心室由生理性肥大向病理性肥大转化,最终造成心功能衰竭。肺动脉高压的形成与下列因素有关:①肺血管收缩,②肺血管壁增厚,③红细胞增多。

2. 临床表现 初发症状有头昏、头痛、心慌、气促、失眠、乏力和浮肿等,心界扩大,在心前区、肺动脉瓣区、胸骨左缘或三尖瓣区可闻及Ⅱ级吹风样收缩期杂音,肺动脉瓣区第二音亢进或分裂。病情重者可发生劳力性呼吸困难和心力衰竭,出现以右心衰竭为主的症状和体征,也有少数患者出现以左心衰竭为主的症状和体征。幼儿患者往往起病急,病情重,进展快,应警惕发生急性心力衰竭,影响预后。

3. X 线检查 以右室大或以右室为主的双室大多见。多数患者的肺动脉段和圆锥突出,肺动脉扩张,肺纹理增粗且紊乱。

4. 心电图检查 电轴右偏,极度顺时钟向转位;肺型 P 波(占 3.2% ~ 29.3%),成尖峰 P 波(占 27.3% ~ 29.2%),右心室肥厚或伴有心肌劳损(占 38.5% ~ 100.0%),右束支传导阻滞(4.9% ~ 26.8%);还可见持续性心动过速或过缓以及多发性期前收缩。

5. 治疗

(1) 充分休息,特别是心力衰竭者应卧床休息。

(2) 病情轻者应间断吸氧;心力衰竭者要持续吸氧,氧流量为 2L/min,氧浓度不宜过高,避免抑制呼吸中枢。

(3) 降低肺动脉压是治疗本病的关键措施。常选用氨茶碱和洋地黄类药物。此外,钙离子阻断药硝苯地平、维拉帕米,β 受体阻断剂普萘洛尔及硝酸异山梨酯等有降肺动脉压作用,如有条件可选择相对特异性肺动脉扩张药前列腺素 E_1 等。

(4) 对心力衰竭者,除上述措施外,应采用强心利尿、低盐饮食、降低心脏前后负荷和活血化瘀等方法。

(5) 改善心肌供血供氧,促进心肌代谢,如服用冠心苏合丸、复方党参片、能量合剂和维生素 C 等。

(6) 积极防治感染,必要时根据药物敏感试验选用有效抗生素治疗。

(五) 高原红细胞增多症

高原红细胞增多症(high altitude erythrocytosis)是一种常见的慢性高原病。该病见于长期生活在高原低氧环境,由于慢性低氧引起的红细胞增生过度,以体内的红细胞和血红蛋白代偿性增多为临床特征,其病理改变主要表现为脏器和组织充血。多发生在海拔 3000 ~ 5000m 地区。在海拔 4800m,该病发病率高达 70%。多见于高原移居男性,少见于高原世居人群,吸烟饮酒对该病的发病有一定影响。

1. 发病机制 低氧刺激骨髓红细胞生成增加,以增加对组织的供氧,这是一种适应代偿现象。平原人移居高原经一定时间后,大多数人的红细胞和血红蛋白不再继续增加,保持良好适应状态,但少数人的红细胞和血红蛋白进行性增加,最终发展成高原红细胞增多症。

2. 临床表现

(1) 神经系统:头昏、头痛、记忆力减退,表情淡漠、睡眠障碍等。这些症状可能与脑血流减少和脑低氧有关。

(2) 循环和呼吸系统:心慌、气促、胸闷、胸痛、活动后加重。部分患者有轻度咳嗽、咳痰、痰中稍带血丝。

(3) 消化系统:由于红细胞增多,血液黏滞度增加,血流减慢,腹腔脏器瘀血,导致消化道分泌与运动功能障碍,出现腹胀、消化不良、食欲不佳等症状,部分患者出现呕吐、便血等。

(4)多血面容:颜面、口唇、舌、口腔黏膜以及耳廓边缘和甲床等部位明显发绀,呈青紫色,面部毛细血管扩张出现紫色条纹,形成了该疾病的特有面容"高原多血面容"。眼结合膜和咽部明显充血,舌苔厚、干裂,舌质呈紫色。约有17.7%的患者会出现杵状指,12.8%出现甲床凹陷。血压升高或降低,脉压差较小。心尖及肺动脉瓣区可有Ⅰ~Ⅱ级收缩期杂音,肺动脉瓣区第Ⅱ音亢进或分裂。红细胞增多症持续时间长或严重者,可发生以右心肥大为主的全心肥大的临床表现。

3. 实验室检查　血中红细胞、血红蛋白、血细胞比容均超过诊断指标。男性红细胞计数≥6.5×10^{12}/L,血红蛋白≥200g/L,血细胞比容≥65%,白细胞总数及分类改变不大。

骨髓检查显示红细胞系统增生旺盛,以中、晚幼红细胞增生为明显,部分患者的原、早幼细胞亦高。毛细血管脆性增加,脆性试验阳性率为82.5%。全血比黏度、血浆比黏度、纤维蛋白原、血细胞比容、血红蛋白均明显增高。

4. 诊断　诊断依据包括:①在高原发病;②有头昏、头痛、乏力、多血面容及发绀等症状和体征;③男性红细胞数≥6.5×10^{12}/L,血红蛋白≥200g/L,血细胞比容≥65%;女性红细胞数≥6.0×10^{12}/L,血红蛋白≥180g/L,血细胞比容≥60%;④除外真性红细胞增多症及其他心肺疾病引起的继发性红细胞增多;⑤回到平原,症状明显好转,血象指标接近正常。

5. 治疗

(1)避免剧烈活动,充分休息,以减少氧耗量。但不宜绝对卧床休息,以免发生血栓和栓塞。

(2)呼吸功能锻炼,间歇吸氧,氧流量为1~2L/min,持续1~2小时,每天3~4次。

(3)血液稀释法:重症患者可采取血液稀释疗法,一次静脉放血300ml左右,同时输入稀释液,如复方氯化钠溶液、平衡液或低分子右旋糖酐等,以保持正常血容量,每周放血一次,近期效果较好。

(4)降低红细胞数量:可用己烯雌酚、甲羟孕酮等。该药有抑制红细胞生成素活性,使红细胞生成减少的作用。

(5)颅内压增高:由于病程多呈亚急性,可选用较为缓和的利尿剂如醋唑磺胺。

(6)对症治疗。

(六)高原血压异常

高原血压异常是慢性高原病的一个临床类型,为高原移居者的多发病和常见病。发生在海拔3000m以上地区。部分人的血压持续升高,尤以舒张压为明显,形成高原高血压,发病率为20%左右;部分人的血压降低,形成高原低血压,发病率为8%左右。

1. 高原高血压　在平原时血压正常,进入高原后血压持续上升,超出140/90mmHg(18.7/12.0kPa),休息两周仍不下降,并伴有某些高血压症状,属于高原高血压(high altitude hypertension)。

(1)发病机制:发病可能与下列因素有关:①缺氧时,血管运动中枢活动增强,交感神经兴奋,神经末梢释放去甲肾上腺素;肾上腺髓质分泌肾上腺素增加,引起全身小动脉收缩,阻力增加。②缺氧时,肾脏缺血,肾素释放增多,进而使血浆中血管紧张素原转变成血管紧张素,使外周血管收缩。③缺氧使血液中红细胞增多,血液黏滞性增高和全血量增多。

(2)临床表现:一般多在进入高原后1~2年发病,常有头痛、头昏、乏力、心悸、胸闷、气短、记忆力减退和失眠。也可出现眼花、耳鸣、手足发麻、恶心和呕吐等。血压持续性升高,收缩压为135~180mmHg(8~24kPa),舒张压为90~140mmHg(12~18.7kPa)。部分病例可有下肢或颜面浮肿、口唇发绀。心界略向左侧扩大,心尖或主动脉瓣区可闻及吹风样收缩期杂音,主动脉瓣区第二心音增强。X线检查可见升主动脉与主动脉弓延长并弯曲,左心室轻度增大。心电图显示左室肥厚及劳损(S-T段下降,T波低平或倒置),左前分支或左束支传导阻滞。眼底早期可见视网膜动脉痉挛,继而出现动脉硬化,有动静脉交叉压迫现象。视网膜可有出血、渗出等改变。尿常规检查偶见少量蛋白,个别病例可有酚红排泄及尿素廓清障碍。

(3)治疗

1)对病程较长和症状明显者应给予降压药物治疗。可选用钙离子拮抗剂、β受体阻滞剂及转换酶抑制剂等;对伴有轻度红细胞增多症及血容量增多者,应加用双氢氯噻嗪。如伴有心、肾、脑损害者,采取同治疗原发性高血压的方法,有研究表明,舒马普坦可以预防急性高山病导致的头痛的发生率。病情持续加重者,经积极治疗效果不明显的患者,建议转回内地治疗。

2)高浓度氧吸入治疗,有条件可选用高压氧舱治疗。

3）低盐饮食,控制钠盐的摄入。

4）对症治疗,休息,保持足够睡眠。

2. 高原低血压　在平原血压正常,移居高原后其收缩压 ≤ 90mmHg（12kPa）,舒张压 ≤ 60mmHg（8kPa）,即为低血压,一般以收缩压为准,并排除内分泌疾病及周围血管疾病所引起的症状性低血压,称为高原低血压（high altitude hypotension）。其女性的发病率较男性高。

（1）发病机制:包括:①缺氧引起植物神经功能紊乱,增加迷走神经张力,导致心动过缓,血管舒张中枢功能失调,外周血管阻力降低;②肾上腺皮质功能下降,前列腺素分泌增多,末梢血管扩张;③慢性缺氧,组织中血管新生;④高原紫外线强,皮肤内组胺增多以及缺氧时蛋白质代谢障碍在体内形成组胺,大量组胺进入血液,导致小血管扩张;⑤心肌收缩力下降等。

（2）临床表现:高原低血压多见于进入高原时间长而缺乏体育锻炼的人群中,女性居多。主要症状有头昏、头痛、疲乏、烦躁、胸闷、心悸、气促、眼花、无力、下肢浮肿等,偶有晕厥。症状轻重因人而异,一般1周左右症状逐渐消失,也有症状持续很久或转为慢性高原病者。

（3）治疗

1）收缩压在 90mmHg（12kPa）左右,且无明显症状者,可能是高原习服过程中的适应性改变,不需治疗,注意休息,保证足够的睡眠。

2）血压过低和症状明显者,除休息、吸氧、保证足够睡眠外,应给予对症治疗。

三、高原地区手术的麻醉

（一）一般原则

1. 初入高原者　高原地区的主要问题是大气氧分压降低,围手术期缺氧可能性大,对高原初入者更是如此。机体对急性低氧血症的代偿反应是心率和呼吸增快,麻醉药如阿片激动药,对心动过速和呼吸深快均有抑制作用,自主呼吸被抑制,尤其无吸氧条件下会导致严重后果。如有条件,全身麻醉下行机械控制呼吸,术后辅以吸氧可减少麻醉并发症的发生。有报道吸入空气或氧化亚氮麻醉下静注硫喷妥钠使苏醒延迟,并增加麻醉后头痛的发生率。因此,围手术期的关键是避免低氧血症的发生。

2. 高原世居者　高原世居者对缺氧耐受力较强,其主要问题是在高原习服过程中所发生的生理改变,如血细胞比容增高、肺动脉高压、$PaCO_2$ 及血中碳酸氢盐浓度降低。麻醉处理的关键是将患者 PaO_2 和 $PaCO_2$ 水平保持在术前基础水平,而不是传统意义上的正常水平,为术后顺利恢复到空气环境创造条件。

3. 其他　有报道高原地区外科伤口渗出增多,在输液时应有所考虑。其原因可能与静脉压增高、血容量增大、血管扩张和毛细血管密度增加有关。

（二）麻醉前准备

1. 麻醉前病情估计　除按常规估计外,还需紧密结合高原环境对人体的影响作出正确估计,特别应注意下列情况:

（1）患者对高原的适应程度:适应高原能力较好的情况包括:青年、世居、健康、瘦型体型、低海拔、缓慢进入高原、精神状态稳定、坚强等;适应高原能力较差的情况有:老年、新迁入、体弱多病、胖型、高海拔、急速进入高原、精神状态不稳定、脆弱等。凡有高原适应不全及一定程度高原反应的患者,提示机体在围手术期耐受低氧的能力较差,麻醉前对此潜在因素应作充分考虑。

（2）具体病情的判断:病期和病程、各器官波及的程度和现状、治疗措施及对治疗的反应、须紧急麻醉和手术的原因以及是否合并高原疾病（如高原心脏病、肺水肿、脑病、血压异常、雪盲和红细胞增多症）等,都对患者处理有一定的影响,需全面衡量,正确估计。此外,应将高原地区的交通、文化、经济等制约因素也应考虑。

（3）手术情况:手术属择期还是急症,与患者的安危关系很大。择期手术前有充裕的时间,除常规准备外,还需对不同程度的高原反应做好充分的纠正。此外,需了解手术术式、范围、难易度、时间长短、手术者熟练程度,以及血源、氧源等条件是否满意,术前应做好充分的准备和检查。急诊手术前无充裕的准备时间,但仍应尽可能掌握全面的资料、正确判断和充分准备。

（4）麻醉条件:首先要考虑麻醉者的实际经验和应变意外的能力,还需考虑设备、药品的供应条件,是否受高原交通不便的影响而供应不足,或已超过有效期等。

2. 麻醉选择

（1）局部麻醉:包括神经丛及神经阻滞。可酌情选用,但必须防止麻醉不全,因疼痛、挣扎,既增加氧耗量,又不能满足手术要求或避免各种不良反射,特别在高原低氧环境下更增加围手术期缺氧的危险。换言之,在高原环境中采用局部麻醉技术并非绝对安全可靠。

(2) 硬膜外麻醉或蛛网膜下腔麻醉:要严格控制阻滞平面,平面过高抑制呼吸和循环的危险性高于平原地区,对此应有足够的认识。应强调在不具备有效给氧的条件下,不宜选用此类麻醉。

(3) 全身麻醉:以气管内插管、静吸复合麻醉多用,适用于高原大手术患者,尤其对体弱、休克、病情复杂、并存有高原疾病的患者较为安全。

(4) 控制性低温和低血压:低温仅适用于心脏直视手术,或作为复苏措施。高原环境下,患者的血流缓慢,容易导致血栓形成,故一般不宜选择控制性低血压。

3. 麻醉前用药　用药的种类和原则与平原地区相同,但应充分注意高原低氧的影响,剂量应适当酌减,避免用药过量,如药效不足,可临时适当追加。

4. 特殊注意事项

(1) 空腹:高原地区居民习用高脂肪饮食,胃排空时间延长。因此,对择期手术前的禁食和禁饮准备,必须对患者做好认真交待。

(2) 取暖:高原地区有时因设备不足,在手术室内往往借用碳火或电炉取暖,要切实加强防燃、防爆措施。

(3) 血源:高原地区人口稀少,血源常有困难。急性血液稀释自身输血法,可满足 1000ml 左右的供血量,值得采用;适当的血液稀释还有减少血栓形成的效果,不失为一种良好的输血方法。

(4) 术后处理:高原低氧环境对手术后患者极为不利,并发症发生率明显高于平原地区。因此,必须重视术后处理,对重危患者最好移入麻醉复苏室或 ICU 进行积极处理,待患者情况允许时,再送回普通病房。

(5) 易地治疗:在海拔高于 3500m 地区中,对病情复杂的择期手术,技术设备条件又明显不足的情况下,应尽可能将患者转移到海拔较低的地区实施手术。

(三) 麻醉实施

1. 高海拔环境对麻醉器械和药品的影响

(1) 高原的气压较低,吸入麻醉药容易挥发,故蒸发器输出的实际麻醉蒸气浓度要比蒸发器刻度所指示的浓度为高,但吸入麻醉药气体分压不变。由于吸入麻醉药的效能与其分压成正比,因而一般

认为其麻醉效能不受海拔高度的影响。但与平原地区相比,由于高海拔下大气压的下降,相同浓度(而非分压)的吸入麻醉药的效能是下降的。

(2) 高原的气体密度低,可使各种气体流量计的标定值比实际流量值小,海拔 3048m 处测量氧气和氧化亚氮流量,发现所读流量比实际流量要低,最大误差达 20%。一般来讲,海拔每升高 350m,流量的实际值可升高 1%。这在氧化亚氮麻醉中要尤其注意。与此相反,Venturi 型气体混合装置在高原时增高氧气浓度。在海平面地区 Venturi 吸氧面罩吸入氧浓度为 35% 时,在 3048m 海拔高原时实际吸入氧浓度为 41%。

(3) 相同氧化亚氮浓度,在高原地区麻醉效能减低,加之流量有误差,海拔高度超过 2000m 时不宜选用氧化亚氮麻醉。

(4) 使用吸入麻醉药欲达到预期麻醉深度时,所需的麻醉蒸气要比平原地区者高,如氟烷在平原地区用 1% 时,在 3000m 时需用 1.7%。

(5) 局麻药不受高海拔的影响,但有研究到局麻药用于蛛网膜下腔麻醉时,作用时间有所缩短,麻醉后头痛发生率也增高。

(6) 高原地区患者除长期生活于低氧环境外,常普遍有饮酒,抽烟等习惯,使各组织、器官,尤其是中枢神经系统、肝脏对静脉麻醉药的耐受力低下。因此,应慎重、减量使用吗啡、巴比妥或苯二氮䓬类等药。

2. 监测　高原地区患者由于全身各系统都已有不同程度的改变,因此,必须重视麻醉中及麻醉后的各项监测,应结合病情及当地条件,作出适当选择,其原则同平原地区。

3. 全身麻醉

①特别重视防止缺氧,严防通气不足、药物过量、呼吸抑制(易见于硫喷妥钠、氯胺酮、地西泮和芬太尼等药物)、呼吸道梗阻、肌松药残余效应、高热或低血压等诱发或加重缺氧的因素;应尽量选择强效吸入麻醉药以便供应高浓度氧;②因高原紫外线强烈所致的皮肤黝黑,可严重妨碍肉眼判断是否缺氧。高原患者当还原血红蛋白≥55g/L 时虽然表现为发绀,但不一定存在严重低氧;③麻醉或休克期,患者对体液和酸碱紊乱的耐受能力都很脆弱,因此,需保证各项波动尽可能在允许限度内;④麻醉后必须继续氧疗 24~48 小时,以预防低氧和低血压等并发症;⑤必须等待患者完全清醒后再拔除气管导管,拔管后鼓励患者尽量咳嗽排痰,并早期活动;⑥术后镇

痛应控制使用麻醉性镇痛药,以免影响呼吸,宜选用神经阻滞镇痛。

对短小手术或检查,可选用氯胺酮麻醉。Bishop等报道在海拔3900m用氯胺酮麻醉的11例经验,发现2mg/kg氯胺酮对缺氧性代偿反应无抑制作用,对咽喉反射亦无影响,也不一定需要吸氧。如果术前药选择咪达唑仑,可避免其副作用如恶梦等。作者建议在偏远地区无吸氧条件下,可选择此麻醉方法。

4. 局部浸润麻醉和神经丛阻滞 在高原地区应用局麻药本身并无危害,但复合辅助药物,或在处理局麻药中毒、过敏、气胸、误注蛛网膜下腔等并发症时所用的药物,却有加重低氧的可能,应慎重选用。吗啡、哌替啶、芬太尼、阿芬太尼或苏芬太尼等呼吸抑制药应尽量少用或减量使用。应尽量避免麻醉操作不慎所引起的并发症,如气胸、局麻药误注血管内等,这些情况都足以致命。

5. 椎管内麻醉 ①必须严格控制麻醉平面,防止过高,并常规吸氧;②在不具备维持呼吸功能设备(包括气管插管、机械呼吸等)的条件下,不冒然选用椎管内麻醉;③手术结束时,如果麻醉平面仍在胸7~8以上者,不应中断吸氧,也不宜送回病房;④必须在各项生命体征指标达正常范围,并稳定一段时间后,方可考虑送回病房;⑤高原环境的低温易致硬膜外导管变硬发脆,置管拔管时容易发生断管意外,因此,必须强调每根导管只能作一次性使用,不应反复消毒使用。

6. 控制性低温和低血压的应用 体外循环低温心内直视手术已在我国高原地区开展,机体的全身病理生理变化比平原地区施术者大,要谨慎处理药物选择、降温、转流、手术、监测和复苏复温等环节。控制性降压在高原地区则极少选用。

(四) 麻醉后处理

1. 掌握全身麻醉后拔管时机 由于高原地区患者麻醉后出现低氧可能性更大,全麻拔管应掌握更严格的拔管指征,应等待患者完全清醒后拔除气管导管,拔管后鼓励患者尽量咳嗽排痰,防止肺部并发症的发生。

2. 氧疗 麻醉虽然结束,但麻醉药作用并未完全消除,呼吸功能也未恢复到术前水平,加之高原地区低氧环境,术后应吸氧治疗,待患者呼吸功能正常后,逐渐使患者恢复到空气环境。

3. 加强监测 在高原地区,机体对低氧的代偿反应是过度通气,使肺内氧分压增高,术中麻醉药可抑制机体的代偿反应。由于麻醉药的残留作用,在麻醉后可导致严重低氧血症。低氧血症所致易怒、燥动和意识模糊等往往易被误认为是疼痛引起,从而追加镇痛药,使问题更加严重化,应引起注意。因此,一定要加强对患者的监测,作出正确的判断,及时发现问题并处理。

第2节 太空环境下的麻醉

一、太空环境的生理特点

太空环境为高寒环境,太空的平均温度为-270.3℃。在太空中,还留有宇宙大爆炸时的辐射,以及各种天体也向外辐射的电磁波、高能粒子,因此太空环境还是一个强辐射环境。太空为高真空、微重力环境,其重力仅为百分之一到十万分之一个重力加速度(g),而人在地面上所感受到的重力是1g。在太空环境中,除超低温、强辐射和高真空的特点外,还有高速运动的微流星体、流动星体以及宇宙尘埃。它们都具有极大的动能,1mg的微流星体可以穿透3mm厚的铝板。

微重力环境对围手术期生理功能影响巨大,包括心血管功能异常,如每搏量下降10%~20%和心律失常发生率增加等,及水电解质失衡、肌肉萎缩(20%/月)、前庭功能退化、短期的胃肠功能紊乱、药代动力学变化、持续钙丢失(1%/月)、骨质疏松、心理应激、辐射暴露、免疫细胞功能异常及舱内气体环境污染影响伤口愈合、血压调节受体钝化、肺活量下降、红细胞丢失(10%/2个月)及循环血量减少15%等。在太空环境下,宇航员所要面对的主要生理应激是失重(微引力),从而导致左室舒张末期容量增加,同时伴有矛盾的中心静脉压降低,血液重新分布,表现为面部水肿;与此同时,利尿和血浆容量将减少20%或更多,这种状态将一直持续到着陆。到达轨道不久,大多数宇航员会出现自限性的头晕、嗜睡、恶心及呕吐等现象。在返回大气层过程中,宇航员会再次经历逐渐增加的重力作用。着陆后,会感到一定程度上的体位性不适,并再次出现恶心、呕吐及体位低血压。体位性低血压的发生与血容量、内皮型NO合酶表达增加及肾上腺素受体下调有关。

航天飞机内和国际空间站的舱内压为 760mmHg，但宇航员在太空舱外活动（extravehicular activity，EVA）过程中，其宇航服内的压力只有 4.3psi（222mmHg）。为防止其在 EVA 过程中出现缺氧，会吸入 100% 的纯氧，但在这个过程中，宇航员所要面临的另一个潜在危险是由于压力的突然降低而导致减压病的发生。如果宇航员在 EVA 过程中遇到宇航服破损，那么其体内压力将迅速降为零，出现缺氧，体内形成大量气泡，这种情况通常被称为体液沸腾（ebullism）（因环境压力低于饱和水蒸气压力）。

二、太空环境下的麻醉特点

太空医疗面临很多挑战，尤其表现在紧急救治方面。最常见的是由于出血而引发的低血容量，可因静脉输液管内的气液表面会产生气泡，而难以得到有效治疗，因此，在飞行前静脉输液管内的气体应预先排除并滤除气泡。全麻或区域麻醉的生理学影响在失重环境下目前还不是很清楚。传统的麻醉蒸发器依赖重力作用保持液体位于蒸发器的底部。在宇宙中因存在失重问题而应重新对其进行设计。另外，还需要考虑防止因挥发性麻醉气体或呼出气体对密闭环境的"污染"。由于患者面部水肿及插管体位受限，气管内插管可能也存在困难。在微重力作用下，常会诱发胃食管反射，因此在全麻过程中应注意预防和避免误吸。吸入麻醉并不适合太空舱内使用，因为挥发性麻醉剂会很快污染太空舱内闭合环境。在 1g 环境下，脊髓麻醉，无论是使用轻比重还是重比重麻醉药物，都是被广泛使用的局麻方法。将局麻药注入蛛网膜下腔后，可以通过体位改变（头高/头低）而调节麻醉平面。在 0g 环境下，任何比重的麻醉药都无法通过改变体位来调节麻醉平面，其作用同 1g 下等比重麻醉剂相当。但是由于等比重局麻药对 T_{12} 以上平面麻醉效果不佳，因此，脊髓麻醉不适合用于太空舱内使用。局麻和硬膜外阻滞要求较高的专业技术，会增加舱内人员负担。另外，椎管内麻醉可以导致低血压和自主神经功能调节异常，这些不良反应是否会在 0g 环境下加剧还不得而知。静脉麻醉复合呼吸机辅助呼吸及监护（脉搏氧饱和度、$P_{ET}CO_2$、动脉压、中心静脉压及 EKG）虽然操作简单，但需要一名较为专业的小组成员方可实施。研究发现，在抛物线飞行模拟失重条件下，局麻药在 0g 条件下使用最为方便，因此俄罗斯空间站医疗急救

箱中已经配置。总体来讲，因各种条件限制，在飞船上进行手术或麻醉较为困难，人们正在考虑用远程遥控的机器人来实现飞船上的麻醉及手术过程。

附件一　高原地区正常人的部分生理参数

（一）血液细胞及凝血功能

项　目		高原地区	平原地区
红细胞（10^{12}/L）	男	5.5 ~ 7.5	4 ~ 5.5
	女	5.5 ~ 6.5	3.5 ~ 5.0
血红蛋白（g/L）	男	160 ~ 250	120 ~ 160
	女	160 ~ 200	110 ~ 150
血细胞比容	男	0.55 ~ 0.75	0.4 ~ 0.5
	女	0.5 ~ 0.65	0.37 ~ 0.48
血小板（10^9/L）		100 ~ 300	100 ~ 300
白细胞计数及分类			
白细胞（10^9/L）		4.2 ~ 10.0	4.2 ~ 11.0
嗜中性粒细胞		0.6 ~ 0.73	0.56 ~ 0.67
嗜酸性粒细胞		0.02 ~ 0.06	0.005 ~ 0.05
嗜碱性粒细胞		0.007 ~ 0.035	0.005 ~ 0.05
淋巴细胞		0.25 ~ 0.4	0.2 ~ 0.4
单核细胞		0.16 ~ 0.05	0.03 ~ 0.08
红细胞沉降率（mm/h）	男	4.3 ~ 8.0	0 ~ 15
	女	5	0 ~ 20
出血时间（min）		—	1 ~ 6
凝血时间（试管法 min）		4 ~ 6	6 ~ 17
凝血酶原时间（min）		11.5 ~ 13	11 ~ 16

（二）血液生化值

项　目	高原地区	平原地区
纤维蛋白原（g/L）	2 ~ 4	2 ~ 4
尿酸（μmol/L）	120 ~ 240	120 ~ 240
肌酐（μmol/L）	—	88 ~ 170
胆固醇		
总量（mmol/L）	5.68	2.8 ~ 6
胆固醇酯	占总量的 0.7 ~ 0.75	占总量的 0.7 ~ 0.75
β-脂蛋白（g/L）	>4	<7
甘油三酯（mmol/L）	—	1.36 ~ 107
血浆蛋白（g/L）		
总蛋白量	60 ~ 75	60 ~ 75
白蛋白	35 ~ 50	40 ~ 55
球蛋白	20 ~ 30	20 ~ 30
CO_2 结合力（mmol/L）	18 ~ 22.5	22 ~ 31

（三）肝功能

项　目	高原地区	平原地区
麝香草酚浊度试验（u）	7	0 ~ 6
麝香草酚絮状试验	++	- ~ ++
脑磷酯胆固醇絮状试验	- ~ ++	- ~ ++
谷丙转氨酶（Reitman 法 U）	>100	2 ~ 40

附件二　减压病（decompression sickness）

潜水员在水中因胸廓受静水压力的作用，呼吸肌难以正常工作，只有呼吸压力与所潜深度（海水每深10m增加1个大气压）静水压力相等的压缩气体，使胸廓内外压力相等时，呼吸肌方能进行正常呼吸动作，因而潜水员在水下是暴露于高气压环境中的。在水下作业期间，呼吸的大量高压压缩气体逐步溶解在全身体液中，深度愈深、作业时间愈长，溶解气量愈多。当潜水作业任务结束，在从海底上升出水面到常压过程中，必须经过"减压"（decompression），即按照规定的科学程序缓慢降低环境压力，以使过多溶解在体液中的气体，特别是惰性气体，得以从容地排出体外，以确保潜水员的安全。因此，减压病（decompression sickness，或 dysbarism 或 bends）是机体从某一气体环境下暴露一定时间后，由于减压不当，外界压力下降得太快、幅度太大，足以使机体组织内原来溶解的惰性气体游离为气相，形成气泡，导致一系列病理变化的疾病。

它主要发生在：①潜水作业（包括在干、湿式加压舱中的模拟潜水）；②高气压作业（包括沉箱、隧道等施工）；③失事潜艇艇员从海底离艇脱险上浮；④飞行人员乘坐无密封式增压座舱的飞机，或在低压舱中模拟飞行上升高空，或增压座舱的密闭性在高空突然破损；⑤高压氧治疗舱工作等情况下。

报道中，减压病在潜水作业中发生率的差异较大，潜水部队的调查为 0.022% ~ 0.41%，近年来在近海（offshore）石油工业的商业潜水中，发生率可达 2% ~ 10%；在高气压作业中发生率为 0.04% ~ 3.51%。

发病机制：减压病的发病机制曾有各种学说，但总体来说，气泡学说已得到普遍承认。即在高气压环境中，大量高压压缩气体逐步溶解在全身体液中，由于减压过快，机体组织内原来溶解的惰性气体（主要为氮气）游离为气相，形成气泡，导致机体内一系列病理生理变化。

临床表现：减压病是一种全身性疾病。临床表现包括皮肤瘙痒、关节疼痛、肌无力、膀胱及肠道括约肌功能不全、耳鸣、眩晕及听力丧失，甚至瘫痪、休克和猝死等。

诊断主要根据：①有呼吸压缩气体（空气或混合气）进行潜水（或高气压）作业的历史；②症状及体征；③病史。

治疗：本病的治疗主要靠加压处理，辅助治疗措施主要为了促进加压治疗的效果。加压治疗通常叫再加压治疗（recompression treatment），应由专业潜水医师参照减压病治疗表的规定，按潜水医学原理，根据患者实际病情对症实施。辅助治疗措施主要是吸入高浓度氧和液体复苏。呼吸高浓度氧可降低肺泡中惰性气体分压，促进体内惰性气体的脱饱和，以利于气泡的消除，加速解除组织缺氧状态。减压病患者都有一定程度的血液浓缩，加压前早期补液可使症状减轻。补液不仅有助于向组织供给营养，而且还有助于维持足够的血流量，使组织中的惰性气体得以脱饱和经肺排出。

（熊利泽）

参 考 文 献

1. 何凤生. 中华职业医学. 北京：人民卫生出版社，1999，954-981.

2. 曾因明，邓小明主译. 米勒麻醉学. 第 6 版. 北京：北京大学医学出版社，2006，2665-2701.

3. Polvi HJ，Pirhonen JP，Erkkola RU. The hemodynamic effects of maternal hypo-and hyperoxygenation in healthy term pregnancies. Obstet Gynecol，1995，86：795.

4. 刘俊杰，赵俊. 现代麻醉学. 第 2 版. 北京：人民卫生出版社，1997，954-963.

5. 黄昌林主编. 军事训练医学. 北京：人民军医出版社，1999，195-205.

6. 军事医学编辑委员会. 中国医学百科全书·军事医学. 上海：上海科学技术出版社，1995，564-568.

7. Bishop RA，Litch JA，Stanton JM. Ketamine anesthesia at high altitude. High Alt Med Biol，2000，1：111.

8. Hackett PH. High altitude cerebral edema and acute mountain sickness. a pathophysiology update. Adv Exp Med Biol，1999，474：23-45.

9. Hackett PH，Roach RC. High-altitude illness. N Engl J Med，2001，345：107-114.

10. Kai Schommer，Peter Bärtsch. Basic Medical Advice for Travelers to High Altitudes. Deutsches Ärzteblatt International，2011，108（49）：839-848.

11. PR Davis，KTS Pattinson，NP Mason，P Richards，D Hillebrandt. High Altitude Illness. J R Army Med Corps，2011，

157(1):12-17.

12. Scott A. Gallagher,FACEP,Peter H. Hackett,FACEP. High-altitude illness. Emerg Med Clin N Am,2004,22:329-355.

13. A Mellor. Research at High Altitudes. J R Army Med Corps,2001,157(1):5-7.

14. Aldrete JA,Aldrete LE:Oxygen concentrations in commercial aircraft flights. South Med J 76:12,1983.

15. Cotrell JJ:Altitude exposures during aircraft flight. Flying higher. Chest 93:81,1988.

16. Kirkpatrick AW,Nicolaou S,Campbell MR,et al:Percutaneous aspiration of fluid for management of peritonitis in space. Aviat Space Environ Med,2002,73:925.

17. Campbell MR:A review of surgical care in space. J Am Coll Surg,2002,194:802.

18. Williams DR. The biomedical challenges of space flight. Annu Rev Med,2003,54:245.

19. Buckey JCJr. Lane LD,Levine BD. Orthostatic intolerance after spaceflight. J Appl Physiol,1996,81:7.

20. Mark RC. A review of surgical care in space. J Am Coll Surg,2002,194(6):802-812.

21. Zhou QQ,Yang SY,Luo YJ,Qi YS,Yan ZQ,Shi ZF,Fan Y. A Randomly-Controlled Study on the Cardiac Function at the Early Stage of Return to the Plains after Short-Term Exposure to High Altitude. PLoS ONE,2012,7(2):1-8.

第71章 小儿麻醉

有关小儿的年龄划分尚存在争论,通常是指自出生后至12岁。年龄在1个月以内者称新生儿,1个月~1岁称婴儿,2~3岁称幼儿,4~12岁为儿童。年龄越小,在解剖、生理、药理方面与成人的差别越大,尤其不能把小儿简单地看成是成人的缩影。新生儿、幼儿时期各项生理功能都发生迅速而急剧的变化,与成人的差别大,至学龄儿童与成人的差别即减小。一般来说,小儿年龄大小和麻醉风险成反比。和年长儿相比,与婴幼儿麻醉相关的发病率和死亡率风险更高,新生儿的麻醉风险最高。从事小儿麻醉必须熟悉与麻醉相关的小儿解剖学、生理学和药理学等特点,并应用相应的麻醉方法和适合小儿的监测设备,使小儿在麻醉期间能处于生理内环境相对恒定的状态,从而使小儿安全渡过麻醉和手术,并在术后顺利恢复。

第1节 与麻醉有关的小儿特点

一、解剖生理特点

(一)呼吸系统

婴儿头部及舌相对较大,颈短。鼻孔大小约与环状软骨处相等,气管导管如能通过鼻孔,一般均能进入气管。婴儿鼻腔较狭窄,易被分泌物或黏膜水肿所阻塞。由于婴儿主要经鼻腔呼吸,因此鼻腔阻塞可产生呼吸困难。鼻咽部淋巴组织丰富,腺样体增大,但不影响经鼻腔气管插管。婴儿喉头位置较高,位于第3~4颈椎平面(成人第5~6颈椎平面),且较向头侧及向前,其长轴向下向前,而会厌软骨较大,与声门成45°角,因此会厌常下垂,妨碍声门显露。婴儿有时需用直型喉镜片作气管插管。近半个世纪的传统观念认为,婴儿喉头呈漏斗型,最狭窄部位是环状软骨处,该处呈圆形,气管导管通过环状软骨后行控制呼吸或肺脏扩张时,可无明显漏气,故婴幼儿一般不需用带套囊的气管导管;但6岁以后儿童,喉头的形状更接近于成人呈圆柱状,最狭窄部位在声门,而声门并不呈圆形,为防止控制呼吸或张肺时漏气,应该用带套囊的导管。但近10年的研究显示,全麻状态下的小儿,喉部的形状如同成人一样更类似于圆柱状,最狭窄的部位在环状软骨开口处;此处并非呈圆形,而是呈横径更窄的微椭圆形。这就意味着稍紧的,甚至是尺寸正合适的不带套囊的气管导管,即使泄漏压合适,也会对环状软骨环处的横向黏膜产生更大的压迫。因此,目前在小儿麻醉中有使用带套囊气管导管取代不带套囊导管的趋势。婴儿气管短,仅长4.0~4.3cm,直径小,新生儿气管直径为3.5~4.0mm(成人10~14mm),环状软骨处的黏膜如水肿1mm,气管直径即减少50%。根据Poiseuille定律,呼吸阻力与呼吸道半径的4次方成反比,故直径减少50%,阻力增加16倍。婴儿气管支气管分叉高,在第2胸椎平面(成人在第5胸椎平面)。气管支气管分叉处所成角度在小婴儿两侧基本相同,如气管导管插入较深,导管进入左侧支气管的机会与右侧相等。婴儿支气管的平滑肌较儿童少,小婴儿哮喘时,用支气管扩张药治疗常无效。

婴儿肋骨呈水平位,胸壁顺应性高,而肋骨对肺的支持少,难以维持胸内负压,因此,每次呼吸均有功能性呼吸道闭合。新生儿及婴儿肋间肌及膈肌中Ⅰ型肌纤维少,直到2岁才接近成人水平。

Ⅰ型肌纤维可提供重复作功的能力,当Ⅰ型肌纤维缺少时,任何因素所致的呼吸作功增加,均可引起呼吸肌早期疲劳,导致呼吸暂停、二氧化碳蓄积和呼吸衰竭。婴儿胸式呼吸不发达,胸廓的扩张主要靠膈肌。如腹腔内容物增加,可影响膈肌活动,也即影响呼吸。

新生儿出生时支气管树虽完整,但肺泡数目少,出生后肺泡数继续增长直至8岁,此后肺体积的增加主要是肺泡的扩大。新生儿每一终末肺单位含340个肺泡,总数约$24×10^6$个;成人每一终末肺单位含3200个肺泡,总数约$300×10^6$个。新生儿肺泡面积约为成人的1/3,但代谢率约为成人的两倍,故新生儿呼吸储备有限。

新生儿潮气量(V_T)小,仅20ml,约6~7ml/kg,无效腔量(V_D)按体重计,新生儿与成人相同,均为2.2ml/kg,无效腔量与潮气量之比(V_D/V_T)亦相同(0.3),但新生儿呼吸道容量小,故麻醉时器械无效腔要小。人工呼吸时潮气量也要小,以免肺泡过度扩张。新生儿肺泡通气量(V_A)按比例约为成人的两倍,新生儿主要通过增加呼吸频率(而不是容量)来满足高代谢的需要,故婴儿呼吸频率较快。

新生儿时期即存在功能性余气,足以保持对吸入气的缓冲。婴儿功能残气量(FRC)及余气量(RV)与肺总容量(TLC)之比较成人为高,提示呼气后肺部存在较大量的余气。

新生儿总呼吸顺应性的绝对值很小,仅5ml/cmH_2O(成人170ml/cmH_2O),但比顺应性(specific compliance)即总呼吸顺应性与肺总容量或功能性余气量之比在新生儿和成人相同。同样,虽然新生儿呼吸道小,对气流的阻力大,达2.8kPa/(L·s)[成人为0.2kPa/(L·s)],但如联系肺容量测定气流阻力,新生儿与成人相仿。故人工呼吸时新生儿所用的压力与成人差别不大。与成人不同,婴幼儿外周(远端)呼吸道阻力占总阻力的百分比较多,且阻力分布不均匀。呼吸道阻力增加时,呼吸作功也增加,小气道易患疾病,导致呼吸困难。

新生儿血气分析显示有轻度呼吸性碱中毒及代谢性酸中毒,血浆HCO_3^-低。出生时卵圆孔及动脉导管未闭,心排血量中有20%~30%的分流,PaO_2较低,仅8~10.7kPa(60~80mmHg)。

总之,婴儿呼吸系统的特征是呼吸节律不规则,各种形式的呼吸均可出现。胸廓不稳定,肋骨呈水平位,膈肌位置高,腹部较膨隆,呼吸肌力量薄弱,纵隔在胸腔所占位置大,容易引起呼吸抑制。而头大、颈短、舌大、鼻腔、喉及上呼吸道较狭窄,唾液及呼吸道分泌物较多,均有引起呼吸道阻塞的倾向。婴儿有效肺泡面积/kg是成人的1/3,耗氧量/kg是成人的2倍,说明换气效率不佳,故小儿麻醉时应特别重视呼吸的管理。不同年龄的小儿与成人呼吸的比较见表71-1。

表71-1 不同年龄的小儿与成人呼吸的比较

	1周	1岁	3岁	5岁	8岁	12岁	15岁(男性)	21岁(男性)	21岁(女性)
功能残气量(ml)	75	263	532	660	1174	1855	2800	3030	2350
功能残气量/体重(ml/kg)	25	26	37	36	46	48	49	42	41
肺活量(ml)	100	475	910	1100	1855	2830	4300	4620	3380
分钟通气量(ml/min)	550	1775	2460	2600	3240	4150	5030	6000	5030
潮气量(ml)	17	78	112	130	180	260	360	500	420
呼吸频率(次/min)	30	24	22	20	18	16	14	12	12
肺泡通气量(ml/min)	385	1245	1760	1800	2195	2790	3070	4140	3530
死腔量(ml)	75	21	37	49	75	105	141	150	126
肺顺应性(ml/cmH_2O)	5	16	32	44	71	91	130	163	130
峰流速(L/min)	10			136	231	325	437	457	365
阻力[cmH_2O/(L·s)]	29	13	10	8	6	5	3	2	2
肺重量(g)	49	120	166	211	290	470	640	730	

（二）循环系统

新生儿由于卵圆孔和动脉导管未闭合,心室作功明显增加,尤以左心室更为明显,处于超负荷状态。与成人相比,新生儿的心肌结构,特别是与收缩性有关的心肌群发育差,心室顺应性较低,心肌收缩性也差,每搏量较小,心功能曲线左移,心脏储备较低。心脏对容量负荷敏感,对后负荷增高的耐受性差,在心室正常充盈的情况下,心排血量较少依赖Frank-Starling机制,而更多依赖心率。虽然小儿的基础心率比成人高,但在副交感兴奋、麻醉药过量或组织缺氧时均会导致心动过缓,心排血量严重减少。同时,小儿交感神经系统和压力感受器反射发育不完善,心血管系统中儿茶酚胺储备低,外源性儿茶酚胺用于婴儿的效果差。血管床对低血容量不能进行有效的血管收缩反应。新生儿和婴儿不能通过心动过速缓解血管内容量减少导致的低血压。小儿由于肌浆网发育不成熟致心肌内钙储备降低,小婴儿特别是新生儿更依赖于外源性(离子)钙,对于有钙通道阻滞作用的强吸入性麻醉剂更敏感。

小儿血容量按公斤体重计,比成人大,但因体重低,血容量绝对值很小,手术时稍有出血,血容量即明显降低。新生儿血红蛋白约为170g/L,大部分是胎儿血红蛋白(fetal Hb)。胎儿血红蛋白氧离曲线左移,P_{50}为2.4kPa(18mmHg),成人P_{50}为3.5kPa(26mmHg)。6月时胎儿血红蛋白由成人血红蛋白替代,血红蛋白也降至110g/L,故6个月以内婴儿,血红蛋白携氧能力差。

正常新生儿收缩血压是8~10.7kPa(60~80mmHg)。脉搏120~140次/分;随着年龄增长,血压逐渐升高,脉搏亦渐下降。小儿心血管资料见表71-2。小儿麻醉时应测量血压,但袖套的选用应合适,袖套过宽,血压读数偏低;袖套过窄,血压读数偏高。正确的袖套宽度应是上臂长度的2/3。不同年龄测压所需压脉带规格各异(表71-3)。

表 71-2　小儿心血管资料

	收缩压（mmHg）	脉搏 Bpm	心脏指数（L/min·m²）	血红蛋白（g/L）	氧耗量（ml/(kg·min)）	血容量（ml/kg）
新生儿	65	130	2.5	170	6	85
6月	90	120	2.0	110	5	80
1岁	95	120	2.0	120	5	80
5岁	95	90	3.7	125	6	75
12岁	120	80	4.3	130	3	70

表 71-3　压脉带规格

编号	长(cm)	宽(cm)	适用者
9	25	14	成人
8	19	10	成人(小)
7	16	8	儿童
6	13	6	婴儿
5~1	13~6.7	5.4~2.5	新生儿

（三）神经系统

小儿脑血管生理与颅骨的成熟状态与成人有着显著的差异。在小儿两岁内,其中枢神经系统经历了显著的结构和生理上的变化。正常的颅内压在早产儿略低,足月产儿为(2~6mmHg),儿童及成人(0~15mmHg)略高。一旦囟门和颅骨缝线闭合,儿童较成年人颅腔容积更小,颅内顺应性更低。小儿与成人相比,脑内容物含液体比例更高、脑脊液容量更小、脑内容物较颅内容量比例更大,因此更易发生脑疝。随着年龄的增长及神经发育,脑血流量、脑血流速度、糖和氧气的脑代谢率在儿童期达到峰值(表71-4)。由于血压随着年龄增长,低龄儿童特别是新生儿,由于血压的自我调节范围窄,对低血压的储备较差,发生脑缺血的风险增大。因此对新生儿低血压时应采取更积极的措施提高血压以减少脑缺血的发生,控制性降压技术在低龄儿童及新生儿应避免。

表 71-4　小儿神经系统代谢与成人的比较

	小儿*	成人
脑血流量[ml/(100g·min)]	100(7~8)	50
脑血流速度(cm/s)	97(6~9)	50
糖脑代谢速度[μmol/(100g·min)]	49~65(3~4)	19~33
氧气脑代谢速度[ml/(100g·min)]	5~8	3.5

*峰值(峰值年龄)

新生儿已有传导痛觉的神经末梢,外周神经与脊髓背角有交通支,中枢神经系统髓鞘已发育完全。胎儿及新生儿大脑皮层已有功能,怀孕28周可记录到胎儿有脑电活动变化。发育中的胎儿脊髓后角细胞含有P物质、降钙素基因相关肽、生长抑制素等与痛觉传递有关的递质,同时也存在β-内啡肽,婴儿存在精细的感觉通路和皮质内联系。新生儿对疼痛性刺激有生理及生化反应。现已确认:新生儿能感知疼痛,对伤害性刺激有应激反应,故新生儿应和成人一样,手术时要采取完善的麻醉镇痛措施。

(四)肝肾功能和胃肠系统

新生儿肝功能发育未全,与药物代谢有关的酶系统虽已存在,但药物的酶诱导作用不足。随着年龄的增长,肝血流增加,酶系统发育完全,肝脏代谢药物的能力迅速增加。新生儿对药物的结合能力差,导致新生儿黄疸,对药物的降解反应减少,以致药物清除半衰期延长。

早产儿肝脏糖原储备少,且处理大量蛋白负荷的能力差,故早产儿有低血糖和酸中毒倾向,当喂养食物中蛋白含量太高时体重并不增加。新生儿比婴儿血浆中蛋白和其他与药物结合的蛋白含量低,清蛋白浓度低时蛋白结合力低,血浆中游离药物的浓度高。

新生儿肾灌注压低且肾小球滤过和肾小管功能发育不全,按体表面积计,肾小球滤过率是成人的30%。肾功能发育很快,出生20周时,肾小球滤过率和肾小管功能已发育完全,至2岁时肾功能已达成人水平。新生儿吸收钠的能力低,易丧失钠离子,输液中如不含钠盐,可产生低钠血症。肾对葡萄糖、无机磷、氨基酸及碳酸氢盐的吸收也少,且不能保留钾离子。此外,新生儿对液体过量或脱水的耐受性低,输液及补充电解质应精细调节。

刚出生时,新生儿胃液pH呈碱性,出生后第二天胃液pH与年长儿呈相同的生理范围。吞咽与呼吸的协调能力在出生后4~5个月才发育完全,故新生儿胃食管反流的发生率高。当有胃肠道畸形时,常在出生后24~36小时出现症状,上消化道畸形时有呕吐和反流,下消化道畸形有腹胀和便秘。

(五)体液平衡和代谢

小儿细胞外液在体重中所占比例较成人大,成人细胞外液占体重的20%,小儿占30%,新生儿占40%~45%。小儿水转换率比成人大,婴儿转换率达100ml/kg·d,故婴儿容易脱水。婴儿脱水5天,细胞外液间隙即空虚,成人脱水10天才达同样水平。细胞外液与细胞内液比率出生后逐渐下降,2岁时与成人相近。不同年龄体液的总量和分布见表71-5(摘自《麻醉手术期间液体治疗专家共识(2007)》,中华医学会麻醉学分会)。

表71-5 不同年龄人体的体液组成

	足月儿(%)	6月婴儿(%)	2~14岁(%)	成人
总体液量(TBW)	80	80	70	60
细胞内液(ICF)	35	40	40	40
细胞外液(ECF)	45	40	30	20
组织间液(IFV)		34.5	25	16
血浆(PV)		5.5	5	4
全血容量	85ml/kg	80ml/kg	80ml/kg	(60~65)ml/kg

小儿新陈代谢率高,氧耗量也高,成人氧耗量3ml/(kg·min),小儿6ml/(kg·min),故小儿麻醉期间应常规吸氧。新生儿及婴儿对禁食及液体限制耐受性差,机体糖及脂肪储备少,较长时间禁食易引起低血糖及代谢性酸中毒倾向,故婴儿手术前禁食时间应适当缩短,术中应适当输注葡萄糖。

小儿基础代谢高,细胞外液比例大,效应器官的反应迟钝,常需应用较大剂量的药物,易于出现用药过量及毒性反应。麻醉时应考虑麻醉药的吸收和排泄,从而控制用药剂量。

(六)体温控制

新生儿体温调节机制发育不全,皮下脂肪少,而体表面积相对较大,容易散热,故体温易下降。人体体温调节可承受的外部环境低温值在成人是0℃,在新生儿则是22℃。新生儿无寒战反应,只能通过褐色脂肪以化学方式产生热量。褐色脂肪由交感神经支配,交感神经兴奋,释放去甲肾上腺素,刺激脂肪代谢,使甘油三酯水解而产热。体温下降时全身麻醉容易过深,引起呼吸循环抑制,同时麻醉苏醒延迟,术后肺部并发症增加,并易并发硬肿症,故新生儿麻醉时应采取保温措施(保温毯、棉垫包绕四肢),维持手术室内温度超过27℃。

6个月以上小儿麻醉期间体温有升高倾向,其诱因有术前发热、脱水、环境温度升高,应用胆碱能抑制药、术中手术单覆盖过多以及呼吸道阻塞等。麻醉期间体温升高,新陈代谢及氧耗量相应增高,术中易缺氧,体温过高术中可发生惊厥。

术前如有发热,应先行输液,应用抗生素、冰袋降温等措施,待体温下降后再手术。如系急诊手术,可先施行麻醉,然后积极降温,使体温适当下降后再进行手术,可减少手术麻醉危险性。

二、药 理 特 点

小儿对药物的反应与许多因素有关,包括身体组成(脂肪、肌肉、水含量)、蛋白结合、体温、心排血量的分布、心脏功能、血脑屏障、肝肾功能的成熟度以及是否伴有先天性畸形。生长发育中的变化都会显著影响药物的临床反应,确立年龄相关的药物治疗学尤为重要。

人体的组成(脂肪、肌肉和水的含量)随着年龄增长而变化,人体总水含量在早产儿明显高于足月儿,而足月儿也显著高于成人;脂肪和肌肉含量随着年龄增长而增加(表71-6)。这些人体构成的改变使小儿临床药理呈现以下主要变化:①应用水溶性药物时,由于小儿分布容积较大,按体重给药需以较大剂量达到需要的血液药物浓度(如大多数抗生素和琥珀酰胆碱)。②应用依赖再分布至脂肪而终止其作用的药物时(如硫喷妥钠),小儿由于脂肪含量较少,临床作用时效较长。③同样,小儿肌肉含量少,应用再分布至肌肉的药物(如芬太尼),其作用时间也延长。

**表71-6 成人与小儿机体组成的比较
(占体重的百分比)**

	早产儿 (1.5kg)	足月儿 (3.5kg)	成人 (70kg)
总水含量	83	73	60
细胞外液体	62	44	20
细胞内液体	25	33	40
肌肉	15	20	50
脂肪	3	12	18

年长儿童往往肝肾功能发育成熟,蛋白、脂肪和肌肉的含量接近成人。年长儿童较新生儿,进入肝肾的血流占心排血量的比重更大。因此,大于2岁的小儿多数药物的半衰期较成人短或相当。总体而言,早产儿或足月新生儿药物消除延迟,超过2岁至10余岁的小儿药物半衰期缩短;小儿随着年龄接近成人,药物半衰期也逐渐延长至成人水平。

肝脏是药物代谢的主要器官,药物的代谢速率取决于肝脏的大小和肝微粒体酶系统的代谢能力。肝脏的大小(体积)与体重的比例从出生到成年逐渐缩小。药物代谢大部分经两个主要途径:即第Ⅰ相或降解反应(氧化、还原及水解);第Ⅱ相或合成反应(结合)。大部分Ⅰ相反应依靠肝微粒体酶进行。新生儿体内与药物代谢有关的酶系统发育不全,氧化药物的能力最差,而水解药物的能力与成人相仿。新生儿血液及血浆酶的活力和血浆蛋白含量低,血浆酶活力随着年龄的增长而增加,并与血浆蛋白的增加一致,1岁时达成人值。总体而言,肝脏对药物生物转化的活性从胎儿期至成人呈双曲线式的变化:肝脏的代谢和清除在胎儿期至出生后1月为低值,至1岁达到成人水平,在青春期呈高峰,随后再缓慢下降至成人水平。

大多数药物及其代谢产物最终都经肾脏排泄。新生儿肾小球滤过率低,约为成人的30%,影响药物的排泄。随着年龄增长,肾小球滤过率增高,在1~1.5岁达到成人水平。

除上述基本因素外,以下因素影响新生儿对药物的反应:①分布容积增大致药物排泄延迟;②肝肾功能发育不成熟;③与血浆蛋白结合降低致药物排泄变化。其他影响新生儿药代动力学和药效学的因素还包括:过早产、脓毒症、充血性心力衰竭、腹内压增加、控制通气和营养不良。这些因素都导致新生儿的药代动力学和药效学通常是因人而异的。

近十年来学者们致力于研究生长发育伴随的药代动力学和药效学的改变,制定了合适的儿科用药指南,特别是通过成人剂量推算小儿用药尺度。临床上为了便于应用,可根据小儿的体型和年龄,依据成人用药剂量推算小儿的使用方法(表71-7)。更有学者提出可简便的将1个月、1岁、7岁、12岁的小儿用药量分别设定为成人的1/8、1/4、1/2和3/4。但值得注意的是,这些方法只是根据药物在体内的分布做出了相应的调整,而未把年龄相关的药效学变化考虑在内。

表71-7 年龄相关的小儿用药剂量

年龄	体重（kg）	为成人剂量的百分数（%）	年龄	体重（kg）	为成人剂量的百分数（%）
新生儿	3.2	5	10 岁	30	53
2 月	4.5	13	11 岁	36	61
4 月	6.5	17	12 岁	40	66
12 月	10	23	14 岁	45	72
18 月	11	25	16 岁	54	82
5 岁	18	36	成人	70	100
7 岁	23	43.5			

有关年龄相关的药效学特点，目前研究的较为详尽的是吸入麻醉药，而对常用的静脉麻醉药则知之甚少。小儿吸入麻醉药最低肺泡气浓度（MAC）随年龄而改变，早产儿麻醉药需要量比足月新生儿低，新生儿比 3 个月婴儿低，而婴儿则比年长儿和成人麻醉药需要量大。小儿呼吸频率快，心脏指数高，大部分心排血量分布至血管丰富的器官，加上血气分配系数随年龄而有改变，故小儿对吸入麻醉药的吸收快，麻醉诱导迅速，但同时也易于过量。

第2节 麻醉前准备与麻醉前用药

一、麻醉前准备

小儿由于住院，离开家庭及父母，麻醉医师术前必须对患儿进行访视，与患儿建立感情，并取得小儿的信任。对小儿手术而言，术前访视与准备比术前用药更为重要。国外 20 世纪 90 年代的调查显示，约有65%的患儿可能发生术前焦虑，高达25%的患儿需要肢体束缚才能完成麻醉诱导。对患儿不当的麻醉前处理会增加患儿的分离恐惧，使术后不合作状态几率增高，导致术后治疗更加困难。同时，还可能导致患儿的术后行为障碍等不良后果。术前应对麻醉操作过程、手术的必要性和可能出现的问题对家长进行解释和交流，因为家长感觉焦虑可能会影响患儿。术前放映录像或利用含图片的小册子介绍手术室设备、麻醉机、面罩等使小儿熟悉手术室环境，可消除其恐惧不安心理，减少精神创伤，从而避免术后产生抑郁、焦虑、夜梦及其他行为改变。术前访视时家长和患儿从麻醉医师处获得的相关信息越多，越利于他们应对手术和住院的压力。

麻醉前访视除了解患儿心理状况外，还应从家长处了解现病史及既往史，有无变态反应史、出血倾向、肾上腺皮质激素应用史以及麻醉手术史。家族中有无遗传性缺陷病或麻醉后长期呼吸抑制（可能血浆假性胆碱酯酶不足或有神经肌肉疾病）病史。应注意患儿体重，并与预计体重[年龄（岁）×2+8kg]比较，可了解患儿发育营养情况，有无体重过低或超重。体格检查时注意牙齿有无松动，扁桃体有无肿大，心肺功能情况以及有无发热、贫血、脱水等情况。脱水程度可从皮肤张力、囟门、眼球、神志、血压等体征来估计（表71-8）。如有脱水，应在麻醉前纠正，每脱水 1%需输液 10ml/kg。

表71-8 脱水程度估计

体征	脱水程度（占体重%）
皮肤张力低、舌唇黏膜干燥	5
前囟凹陷、心动过速、少尿	10
眼球凹陷、低血压	15
昏迷	20

应注意实验室检查资料，了解有无低血糖、低血钙以及钾钠情况，有无凝血障碍。凡肛温 38℃以上，血红蛋白 80g/L 以下，严重心肺功能不全，严重水电解质紊乱等，除急诊外，择期手术均应延期，待病情改善后再行手术。此外，还应了解拟施手术的范围和体位、手术创伤程度以及可能的出血量。

美国麻醉医师学会将患儿风险分为 6 级（见表

71-9）。多项研究认为这一评分可以预测手术和麻醉的风险。

表71-9 美国麻醉医师学会 ASA 风险分级

ASA	定义
1 级	无生理或功能限制的患儿
2 级	不严重损害功能的轻度全身性疾病，如良好控制的哮喘，Ⅱ型糖尿病，小型限制性室间隔缺损
3 级	合并其他严重影响功能的疾病，如显著降低峰流量的哮喘，难以控制的癫痫，合并充血症状并降低运动能力的大型室间隔缺损
4 级	合并威胁生命的疾病，如休克，心源性或低血压性休克，呼吸衰竭，合并意识改变的颅脑损伤
5 级	无论手术与否，均难以挽救生命的患儿
6 级	器官将用于移植的脑死亡患儿

二、术 前 禁 食

术前禁食是择期手术的常规，以避免胃内容物引发的呼吸道并发症。然而，有许多研究证实，健康小儿和青少年禁食达 8 小时与麻醉诱导前 2～3 小时仍口服液体的小儿相比较，其残存的胃容量及胃液均无明显不同。此外，缩短禁食时间可提高患儿的舒适度，减少水分的丢失，这对婴幼儿十分重要。因此，现代小儿麻醉的趋势，是允许口服清流质直到麻醉前 2～3 小时，这些液体可以为橙汁、软饮料或水；而对于母乳喂养的婴儿，禁食时间为麻醉前 4 小时；非母乳喂养（如牛乳或配方奶粉）者，术前禁食时间与固体食物相似，应在 6 小时以上。

生理学研究表明，正常情况下胃对液体的负荷排空很快。在第 1 小时内，胃排空 80% 以上的液体负荷。胃的生理学研究支持缩短禁食时间，但这种情况只适合于非急诊手术，且不伴有食管或胃肠功能紊乱等危险因素的患儿。对于存在吞咽困难、胃食管反流、中枢神经系统受损或尿毒症的患儿，还应针对具体情况进行个体化考虑。

目前对择期手术的术前禁食时间的指导见表71-10。

表71-10 小儿术前禁食时间（h）

	固体食物、牛奶	糖水、果汁
6 个月以下	4	2
6～36 个月	6	3
>36 个月	8	3

三、麻醉前用药

麻醉前用药的目的在于镇静与消除不安，使麻醉诱导顺利、减轻情绪障碍、抑制口腔和呼吸道分泌物、抑制异常反射、减轻疼痛、预防吸入性肺炎等。以下是小儿麻醉前用药的常用途径及其各自的优缺点（表71-11）。

表71-11 小儿麻醉前用药的常用途径及其各自的优缺点

途径	优点	缺点
鼻腔	效果确切	不适感、易致小儿激惹
口腔	无痛、简单	显效慢
舌下	效果确切	吐出或咽下、显效慢
肌内注射	效果确切、显效快	疼痛
直肠	效果确切	不适感、诱发排便、起效时间不确定
静脉	效果确切、显效快	疼痛

麻醉前用药应根据小儿的生理状况、预计的手术时间、麻醉诱导方式等而个体化制定方案。6 个月以下的婴儿麻醉前用药并不是必须的，而 10～12 个月的小儿离开父母会有明显的恐惧感，术前用药则必不可少。在美国，口服咪达唑仑（0.25～0.33mg/kg，最大剂量 20mg）是最常用的麻醉前用药方案，5～10 分钟产生镇静效果，能成功将患儿与父母分离的最短时间是 10 分钟，药效高峰在 20～30 分钟，45 分钟内镇静作用消失。对于不能配合口服用药的小儿，可采用中等剂量的氯胺酮（2～4mg/kg）加用阿托品（0.02mg/kg）和咪达唑仑（0.05mg/kg）肌内注射；既往有小剂量咪达唑仑口服给药效果不佳病史的小儿，可使用氯胺酮（4～6mg/kg）伍用阿托品（0.02mg/kg）和咪达唑仑（0.5mg/kg，最大剂量 20mg）口服给药，15 分钟后起效，可达到较深程

度的镇静。对于预计可能静脉置管困难或诱导前必须有静脉通路的小儿(如先心病的婴儿),可采用大剂量氯胺酮(约10mg/kg)和阿托品、咪达唑仑混合肌内注射以提供良好的静脉置管镇静条件。

糖果形状的口服透黏膜芬太尼具有舒适的口感,易透过口腔黏膜迅速吸收,吮吸糖棒后15~30分钟血药浓度达到峰值,10~20μg/kg就可以产生足够的镇静作用。但是咀嚼或是吞服会降低药效及其生物利用度。镇静、抗焦虑作用不如咪达唑仑强,并可发生皮肤瘙痒、增加恶心呕吐发生率及呼吸抑制的风险等。

肌内注射抗胆碱能药物会引起注射部位疼痛,对于麻醉诱导时的咽反射抑制效果也并不明显,在小儿并不应作为常规使用。但对于小于6个月的婴儿,强效的吸入麻醉剂诱导前45min肌内注射或口服阿托品(0.02mg/kg)可显著降低低血压的发生率。

可乐定是一种α₂肾上腺素能受体激动剂,通过激活中枢神经系统内的突触后α₂肾上腺素受体产生镇静和降低交感神经张力作用,导致外周血管扩张和血压下降、心率减慢。作为小儿麻醉前口服镇静药,镇静作用与口服咪达唑仑相当,镇痛作用机制尚不明确。术前30~40分钟口服2~4μg/kg的可乐定可产生足够的镇静和抗焦虑作用,作用时间可大于90分钟,常常需要辅助给氧。

右美托咪定比可乐定有更强的α₂受体亲和力。口服后吸收较好,镇静作用与可乐定相似。患儿在术前30~50分钟口服1μg/kg(推荐3~4μg/kg)的右美托咪定后,具有良好的镇静作用,神经性行为障碍的患儿也能顺利地接受静脉置管,无不良并发症发生,患儿父母满意度高。单次静脉注射0.5~1.0μg/kg的右美托咪定(缓慢注射5~10分钟),持续静脉输注0.5~1.0μg/(kg·h)可产生有效的镇静作用,并维持自主呼吸,降低突发躁动的发生率。右美托咪定作为严重不合作儿童的术前用药,已取得令人满意的效果。

盐酸戊乙奎醚(penehyclidine hydrochloride,长托宁)能通过血-脑屏障,兼有中枢和外周双重抗胆碱作用,有较强的抑制腺体分泌作用,可降低术后恶心呕吐的发生。选择性阻滞M₁、M₃胆碱受体,对心脏和突触前膜M₂胆碱受体无明显作用,因而不增快心率。半衰期长约10h。常用剂量为0.01~0.02mg/kg术前30分钟肌内注射或0.01mg/kg术前15分钟静脉注射。不良反应少见,多与用药剂量

过大有关。

四、上呼吸道感染小儿

一般小儿每年会发生6~8次上呼吸道感染,呼吸道感染引起呼吸道敏感性和分泌物增加,可能增加喉痉挛、支气管痉挛和手术期间低氧的发生率。择期手术的小儿如果有上呼吸道感染症状则需要进行仔细的术前评估,包括详细的病史和体格检查。需行肺部听诊以排除下呼吸道受累可能,如果诊断有疑问可考虑行胸片检查。此外,还要评估是否有发热、呼吸困难、咳嗽、咳痰、鼻塞、嗜睡、喘鸣。

虽然不加区分地推迟上呼吸道感染小儿的手术可以避免并发症的发生,但会增加患儿父母感情和经济上的负担。研究显示,小儿气道的高反应状态在上呼吸道感染发生后仍可持续6周以上,气道相关并发症在上呼吸感染恢复期的小儿与处于急性期的小儿并无显著差别,因此如果小儿每年要发生6~8次上呼吸道感染,那就很难确定一个无症状期来行择期性手术。而且,这种操作模式也不适合当前手术病例不断增加、要求加快床位周转率的医疗环境。另外,对于择期进行鼓膜置管术、扁桃体切除术、腺样体切除术和腭裂修补术的小儿,手术本身可改善其慢性上呼吸道的相关症状,除非患儿的呼吸道症状出现明显恶化加重或蔓延至下气道,手术就不应推迟。

目前认为,如果小儿出现并不复杂的上呼吸道

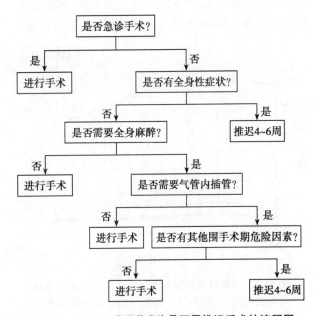

图71-1 小儿上呼吸道感染是否需推迟手术的流程图

感染症状(如无发热、有清亮分泌物且身体其他方面均健康)或是非感染引起的症状,则可以施行手术。如果患儿症状较严重,如有脓性分泌物、有痰的咳嗽、体温>38°C、嗜睡或有肺部累及的征象,其择期

性手术至少要推迟4~6周。同样的,如果发生可疑的细菌感染,则要行抗生素治疗,手术至少需要推迟4~6周。决定上呼吸道感染小儿是否需推迟手术的流程图,见图71-1。

第3节 麻醉方法和装置

全身麻醉是小儿麻醉最常用的方法,除小手术可采用面罩紧闭法吸入麻醉、静脉或肌肉麻醉下完成外,较大手术全麻均应在气管内插管麻醉下进行。此外,区域麻醉(蛛网膜下腔阻滞、硬膜外阻滞、臂丛阻滞及其他神经阻滞)在国内外的应用有增多趋势。

一、全 身 麻 醉

(一) 常用药物

1. 吸入麻醉药 吸入麻醉药的最低肺泡有效浓度(MAC)在小儿随年龄而改变。对照研究显示,早产儿吸入麻醉药需要量比足月新生儿低,新生儿比3月婴儿低,而婴儿的 MAC 则比年长儿和成人要大(图71-2)。小儿由于呼吸频率快、心脏指数大,心排血量向血管丰富的器官分布的比例更大,吸入性麻醉药的摄取更为迅速。血液中吸入药物浓度上升迅速而心血管功能发育不完善,易致小儿特别是婴儿和幼儿用药过量。由于其在小儿安全边界较窄,在吸入诱导气管插管时过度追求足够的麻醉深度易使小儿处于药物过量、心血管不稳的危险边缘。在静脉通路开放前避免使用吸入麻醉药控制通气,快速降低吸入麻醉药的浓度、特别是在使用肌松药

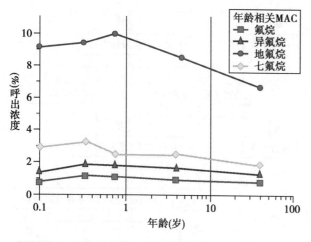

图71-2 四种常用的吸入性麻醉药年龄相关的最低肺泡有效浓度(MAC)。注意:MAC 的最高值出现于3~6个月的婴儿

进行控制通气后,这些措施都可提高小儿使用吸入诱导的安全性。

(1) 氟烷:氟烷是目前仍在使用的唯一一种烷烃结构的非醚类吸入性麻醉药,具有无刺激性,不燃烧爆炸,全麻药效强,早期抑制咽喉反射,使呼吸道分泌物减少,便于呼吸管理,价格低廉等优点,是小儿常用的全麻药。麻醉期间易出现心肌抑制、心排血量下降、低血压、心动过缓、心率失常等心血管抑制作用,与其他吸入性麻醉药相比更易发生过量。氟烷抑制呼吸,使肺泡通气量减少,为避免二氧化碳蓄积,麻醉期间应进行辅助或控制呼吸。氟烷的肝脏毒性作用并不比其他全麻药高。小儿"氟烷肝炎"全世界报道不足20例,与小儿已应用数百万例氟烷相比,其发生率很低,因此是安全的。对小儿短小手术、诊断性检查、吸入麻醉诱导、气道管理困难及哮喘患儿,氟烷是很好的吸入麻醉药。氟烷的缺点是血/气分配系数较高,脂肪/血分配系数也高,因此起效慢、维持时间长,在加上其麻醉效能强,目前所有的挥发罐能输送的最大吸入浓度5%,对小儿而言较其他吸入性麻醉药更易引起过量,引发心血管及呼吸系统抑制。在肥胖小儿、使用酶诱导药、近期接受过氟烷麻醉以及对氟烷"敏感"的小儿,应相对禁忌使用氟烷。氟烷麻醉下散热较多,且使心肌对内源性或外源性儿茶酚胺应激性增加。氟烷麻醉下小儿出现心律失常往往与高碳酸血症和麻醉深度不足有关,最大剂量 $10\mu g/kg$ 的肾上腺素可降低其在小儿使用时发生心律失常的风险。

(2) 异氟烷:血/气分配系数为 1.4,麻醉诱导及苏醒快,代谢降解产物仅 0.17%,因此肝肾毒性小。异氟烷对呼吸道有刺激性,可引起咳嗽、屏气,甚至出现喉或支气管痉挛,不宜单独用于小儿麻醉诱导。可先用静脉麻醉,待小儿入睡后再吸入0.5%~1%异氟烷,以后将吸入浓度逐渐增至2%~3%,维持麻醉用 1.5%~2%,常与氧化亚氮-氧合用,异氟烷较氟烷对循环抑制较轻,不增加心肌对儿茶酚胺的敏感性,可显著降低脑对氧的代谢率。血容量不足的小儿用异氟烷容易引起血压下降。在吸

入浓度骤增或从吸入七氟烷突然改为异氟烷的情况下,偶可出现高血压,特别是在10余岁的小儿,这可能是由于刺激肺部受体导致交感活性的增加及激活了肾素-血管紧张素系统。

(3)七氟烷:血/气分配系数0.66,诱导及苏醒迅速,其MAC比氟烷及异氟烷高,新生儿MAC是3.3,1~6个月3.2,6~12个月2.5,1~3岁2.6,3~12岁2.3~2.5。与其他吸入性麻醉药合用氧化亚氮时不同,七氟烷的MAC值不随着混合吸入的氧化亚氮浓度成比例的降低。在1~3岁的小儿,混合氧化亚氮60%浓度吸入,七氟烷的MAC仅降低25%。

七氟烷气味比异氟烷好,易为患儿所接受,对呼吸道无刺激性,特别在未使用术前用药的小儿更有优势。吸入诱导时浓度即使最高达8%,发生屏气、咳嗽、喉痉挛及氧饱和度降低的几率亦低,目前已取代氟烷成为小儿麻醉吸入诱导的首选药物,在美国,七氟烷吸入诱导更是小儿麻醉最常用的简单有效的诱导方法。常用的七氟烷吸入诱导方法包括潮气量吸入法和单次肺活量吸入法。研究显示这两种方法在大于5岁的小儿,吸入7%的七氟烷,达到适当的麻醉深度(BIS值40~60)的时间和不良反应的发生率相似,但应用单次肺活量法小儿睫毛反射消失更快,且更易于被小儿接受,更值得推荐。而传统的潮气量吸入法,可在吸入纯氧的基础上混合七氟烷,逐步将浓度由2%至6%再提高至8%;或纯氧加8%七氟烷直接吸入;抑或8%七氟烷加氧气和氧化亚氮1:1混合吸入,三者差别微小。

在小儿,七氟烷能较好的维持心血管系统的稳态性,不影响心率、心脏指数及心肌收缩性,也不使心肌对肾上腺素致敏,与其他吸入性麻醉药相比,发生心律失常更少见。小儿吸入1MAC七氟烷,即使术前不使用阿托品,心率也能维持平稳。偶有报道在吸入超过1MAC,出现心率降低。对发绀型先天性心脏病的小儿,吸入七氟烷较氟烷出现低血压和氧饱和度降低的几率更低。在吸入浓度超过1.5MAC时,七氟烷比氟烷更能造成对呼吸的抑制,婴儿吸入1MAC,分钟通气量及呼吸频率均降低,但只轻度升高呼气末二氧化碳水平;吸入浓度8%七氟烷的小儿可引起呼吸暂停,使用咪达唑仑等术前用药能加重这种抑制作用。七氟烷在小儿进行吸入诱导时,偶有报道出现癫痫样发作或脑电图出现相关表现。

七氟烷体内代谢率为2.9%,比异氟烷高,但用药后肝肾功能仍正常。七氟烷与钠石灰相互作用可产生在动物实验中证实有肾毒性的代谢产物A,在小儿低流量紧闭麻醉应予注意,且该产物的浓度在闭合回路中随着小儿年龄的增长而增加。在个别极端案例中已有报道,大剂量的七氟烷和干燥的二氧化碳吸收剂产生大量热量导致吸收罐着火。

虽然七氟烷苏醒迅速,但与氟烷相比,患者苏醒期疼痛评分明显升高,往往需要早期使用其他镇痛药物。近期的研究发现,七氟烷比氟烷发生苏醒期躁动的可能性更高,治疗和预处理的方法包括使用右美托咪定,芬太尼或丙泊酚(1mg/kg),在小儿也有报道使用α2-肾上腺素能受体激动剂可乐定、5-羟色胺受体阻滞剂托烷司琼(0.1mg/kg)、氯胺酮(0.25mg/kg)或纳布啡(0.1mg/kg)有效。

(4)地氟烷:血/气分配系数仅0.42,诱导及苏醒迅速,但地氟烷对呼吸道有刺激性,单独诱导时可发生呛咳、屏气、分泌物增加及喉痉挛,小儿喉痉挛的几率甚至可高达50%。临床上常先用氟烷或七氟烷吸入诱导后再改用地氟烷吸入,手术完毕患儿可迅速苏醒。地氟烷脂溶性低,故麻醉效能低,MAC高,新生儿为9.2,1~6个月为9.4,7~12个月为9.9,1~3岁为8.7,5~12岁为8。地氟烷对心血管抑制作用比异氟烷小,对呼吸的抑制作用不比氟烷和异氟烷强。地氟烷代谢率低,仅0.02%,是现有吸入麻醉药中体内生物转化最少的麻醉药。当快速吸入高浓度地氟烷时,因交感神经系统激活,偶尔可出现高血压及心动过速。由于其苏醒迅速,在停用该药前,要重视早期使用镇痛药物防止苏醒期疼痛及躁动。

2. 静脉诱导和维持药物

(1)氯胺酮:氯胺酮于上世纪应用于临床以来,曾一度是全麻的必选药物,尽管有苯环己哌啶的精神副作用,但对呼吸循环影响较小,故仍有使用的价值。是目前仍在使用的唯一的苯环己哌啶类药。在小儿麻醉,特别是手术室外麻醉中应用广泛。单独注射氯胺酮时不呈类自然睡眠状,而呈木僵状。麻醉时眼睛可睁开,各种反射如角膜反射、咳嗽反射与吞咽反射可依然存在,对麻醉与手术失去记忆,神志完全消失,但肌张力增强、眼球呈凝视状或震颤,外观似浅麻醉,但镇痛效果好,尤其体表镇痛明显。近年来对其的深入研究发现氯胺酮除了麻醉性镇痛作用外还具有抗炎、脑保护、促进细胞凋亡、解除支气管痉挛和对抗由阿片类药物引起的痛觉过敏等作用。

氯胺酮静脉注射2mg/kg，注射后60～90秒后入睡，维持10～15分钟，肌内注射5～6mg/kg，2～8分钟入睡，维持20分钟。氯胺酮使唾液及呼吸道分泌物增加，麻醉前必须应用抗胆碱类药物。氯胺酮适用于浅表小手术、烧伤换药、诊断性操作的麻醉以及全麻诱导。氯胺酮诱导时有暂时性心血管兴奋作用，使血压、心排血量、脉搏均升高，中心静脉压及外周血管阻力也增加。

早期曾认为氯胺酮安全而无并发症，甚至提出饱食患儿可选用氯胺酮麻醉。研究发现，氯胺酮麻醉时喉反射有抑制，故饱胃患儿不能用氯胺酮。新生儿或6月以下婴儿用氯胺酮后可发生呼吸抑制，应严密观察、及时处理。休克及低心排量小儿用氯胺酮后，由于其负性心肌肌力作用，可引起血压下降，甚至心搏骤停。国内外文献均已有报道，故休克患儿不宜用氯胺酮麻醉。

氯胺酮无肌松作用，也不抑制内脏反射，腹部手术不宜单独应用。氯胺酮增加脑血流及脑氧耗，增高颅内压，神经外科麻醉时应慎用。氯胺酮麻醉后恶心呕吐发生率高（33%～44%），术后苏醒延迟，有时呈烦躁不安，是其缺点，术后幻觉及恶梦在小儿少见，如与咪达唑仑或地西泮同用，发生率还可下降。

（2）丙泊酚：是具有高度亲脂性的静脉麻醉药，静脉注射后快速分布至血管丰富的器官，麻醉起效快而平顺，能在一次臂脑循环内发挥作用，呛咳、呃逆发生率低。麻醉强度是硫喷妥钠的1.8倍，代谢清除率快，是硫喷妥钠的10倍。由于小儿中央室分布容积大，且清除率快，故小儿丙泊酚剂量按公斤体重计比成人大，需2.5～3mg/kg方能达到诱导效果。由于清除快，分布广，需连续静脉输注才能达到预计的稳态血药浓度，维持镇静催眠效果。丙泊酚有呼吸抑制作用，其发生及持续时间与剂量有关，2.5mg/kg静脉注射时20%患儿有呼吸暂停，故麻醉时需吸氧和加强呼吸道管理。使用丙泊酚后收缩压、舒张压、平均压、心排血量和体循环阻力有不同程度下降，但不引起心率增快，故可减轻气管插管的血流动力学反应。丙泊酚可直接抑制心肌，心肌氧耗量下降。丙泊酚可降低颅内压、脑氧耗量、脑血流及脑代谢率均有下降，眼内压也降低。丙泊酚麻醉恢复时间早，患儿清醒迅速，脑功能如精神活动、认知能力恢复完善，麻醉后恶心呕吐发生率低。丙泊酚的缺点是注射部位疼痛，发生率高达33%～50%，应选择肘前大静脉注射，药液中加入利多卡因0.2mg/kg可减轻甚或消除注射痛。小儿用丙泊酚

诱导时可发生不自主运动，其原因不明，因此在需绝对镇静的情况如CT、MRI检查时不宜用丙泊酚。丙泊酚无镇痛作用，手术时必须辅用其他麻醉药及镇痛药。由于诱导平顺，起效迅速，麻醉深度易控，苏醒快且脑功能恢复完善，术后恶心呕吐发生率低，故丙泊酚适于小儿门诊手术及某些诊断性检查的麻醉。由于市售丙泊酚制剂中含有鸡蛋和大豆成分，用于对这两种物质过敏的小儿要慎重。

（3）瑞芬太尼：瑞芬太尼是一种新型合成的镇痛剂，选择性作用于μ受体，具有阿片类药物的典型作用和副作用，包括镇痛、镇静、呼吸抑制、肌张力增高和心动过缓，镇痛作用与芬太尼相当。它由非特异性血液及组织酯酶代谢，迅速水解为无生物活性的代谢物瑞芬太尼酸，具有起效快、代谢快与药量及时间无关的特点。2003年瑞芬太尼正式进入国内市场，应用于临床以来由于其良好的可控性，成为越来越多的麻醉医师首选的阿片类药物。在小儿麻醉中，瑞芬太尼已用于①麻醉诱导及维持；②TIVA；③TCI；④小儿心脏手术麻醉；⑤小儿ICU镇静和术后镇痛。研究证实瑞芬太尼应用于小儿麻醉具有以下特点：①起效迅速，易于调节；②术后镇痛作用弱；③停药后恢复快；④应用抗胆碱能药能预防或治疗瑞芬太尼引起的心动过缓或低血压；⑤与年长儿比较，<2个月的小儿清除更快；⑥所测定的输注即时半衰期与模型的结果高度一致。在年长小儿，瑞芬太尼非常适合在需要术后早期评定神经系统状况的手术中使用。在心脏手术的小儿，也利于术后维持心血管系统的稳定，提供早期拔管和术后镇痛。

瑞芬太尼被非特异性酯酶水解代谢，其代谢受年龄、性别和体重的影响不大，不受肝、肾功能状况影响，在肝肾功能衰竭的小儿使用有很大的优势。即使长时间持续输注，停药后血浆药物浓度下降一半的时间仍为3～6分钟。分布容积随年龄增长而降低，婴儿（<2个月）的分布容积最大。清除率新生儿较低，2个月～2岁婴幼儿清除率较高，其后随年龄增长逐渐降低。各个年龄段的半衰期（$t_{1/2\beta}$）无明显区别（3.4～5.7分钟）。

瑞芬太尼经静脉途径给药，推荐的负荷剂量0.5～1μg/kg，接着以0.2～0.5μg/(kg·min)的速率输注。在静注或输注的速度大于0.5μg/(kg·min)时可能发生低血压和心动过缓。当同时应用吸入麻醉药时，推荐输注瑞芬太尼的开始速率为0.25μg/(kg·min)。瑞芬太尼可以减轻小儿对气管插管的反应，瑞芬太尼1.25～3μg/kg合用丙泊酚

4mg/kg 可使未使用肌松剂的情况下气管内插管更容易。

近年来研究显示,瑞芬太尼呈现剂量依赖性的阿片耐受及痛觉超敏现象,可能与瑞芬太尼作用时间短及 NMDA 系统激活有关。因此推测小剂量 NMDA 受体拮抗剂氯胺酮可以抑制这种快速耐药性,并降低这类小儿术后镇痛所需要的吗啡用量,但该结论仍存在争议。临床应用可以在即将或者接近手术结束时,给予长效的阿片类药物(如吗啡0.05 ~ 0.2mg/kg),或者结合局部区域麻醉。

3. 肌肉松弛药 随着其他新型麻醉药物的出现,肌松药在儿科麻醉中的使用正在减少;然而,均衡的麻醉措施在小儿气管插管时可以提供最佳的插管条件。所谓均衡措施指浅、中等深度的麻醉并配伍用一种非去极化肌松药,这种方法还能减少副作用的发生。那些需要深度肌松的外科手术仍然需要使用肌松药,肌松药还能减少麻醉药在婴儿和患病小儿中的用量。当然,最主要的是要根据实际临床情况选择肌松药及其剂量。

(1) 琥珀酰胆碱:是目前临床上唯一应用的去极化肌松药,直到20世纪90年代初期,由于其起效快速和作用时间短,曾是小儿辅助气管插管的主要肌松药。小儿比成人对琥珀酰胆碱略有耐药,插管剂量需 1 ~ 2mg/kg。新生儿则需 2 ~ 3mg/kg,45 秒即产生满意的肌松作用。当小儿静脉给药困难时,可用 4mg/kg 进行肌内注射,4 分钟后可提供足够的插管条件。

小儿用琥珀酰胆碱后胃内压增加很少,成人用琥珀酰胆碱胃内压平均增高 $0.93kPa(95cmH_2O)$,最高达 $4.02kPa(41cmH_2O)$,小儿仅增高 $0.40kPa(4cmH_2O)$,对小儿饱胃者插管很有利。

静脉注射琥珀酰胆碱可引起血钾升高,对严重烧伤、创伤或截瘫患儿施行手术,禁用琥珀酰胆碱。小儿用琥珀酰胆碱可促使肌红蛋白释出,20% 患儿呈肌红蛋白血症。小儿使用琥珀酰胆碱后也可出现咬肌痉挛,这可以是正常变异反应,也可能是使用琥珀酰胆碱诱发恶性高热的并发表现。琥珀酰胆碱可引起窦性心动过缓伴结性和(或)室性逸搏,尤其小儿更易发生,有报道小儿在追加第二次剂量时发生心搏骤停。患肌强直和肌营养疾病的小儿,有报道在疾病被诊断前使用琥珀酰胆碱后出现高钾血症,随之发生心搏骤停。

正因为可能并发如此多的问题,美国 FDA 在药物包装盒上加以警告:小儿使用琥珀酰胆碱仅限于紧急插管或需要紧急气道保护的病例,或者无法开通静脉通路时可以肌内注射给药。从那时起,儿科麻醉使用该药的趋势开始下降。随着起效快、作用时间短的非去极化肌松药的临床应用,琥珀酰胆碱在临床上可能将逐渐被淘汰。

(2) 泮库溴铵:泮库溴铵是一种强效的非去极化甾类肌松药,无神经节阻滞作用,组胺释放少,不产生支气管痉挛,但可引起心率增快,收缩压有上升倾向,特别适宜与芬太尼麻醉配合应用,可解除芬太尼所致的心率减慢作用,剂量为 0.08mg/kg 静脉注射,作用维持 30 ~ 45 分钟。然而,对于大多数儿科手术而言,泮库溴铵的作用时间显得过长。因此随着 20 世纪 80 年代中等时效肌松药阿曲库铵和维库溴铵的引入,泮库溴铵的应用呈下降趋势。

(3) 阿曲库铵:阿曲库铵是一种中等时效的双季胺苄异喹啉类化合物。在体内通过两条代谢途径降解。一条途径是 Hofmann 效应,速率随温度和(或)pH 增加而增加的非酶性降解。另一条是非特异性酯酶水解途径。静脉注射 0.3 ~ 0.6mg/kg,1 ~ 2 分钟即可进行气管插管,作用维持 15 ~ 30 分钟。阿曲库铵优点是不引起心血管不良反应,大剂量及快速注射可致组胺释放,但其发生率仅约为箭毒的1/3。肝肾功能不全及心脏病患儿应用阿曲库铵很适宜。由于其在小儿各年龄组均快速恢复、时效中等、常用剂量阿曲库铵严重副作用的发生率低,因此有学者在儿科麻醉肌松药的选择中,将阿曲库胺作为万能药。但在美国,由于其组胺释放的副作用(成人较小儿更常见),已为其代谢产物-顺式阿曲库铵所取代。

(4) 顺式阿曲库铵:和阿曲库铵相似,顺式阿曲库铵是一种中等时效的肌松药,体内依赖 pH 和温度进行自主降解。然而,顺式阿曲库铵的效能比阿曲库铵强约三倍,这也使该药具有更显著的特点以及更少的组胺释放。效能增强所伴随的主要缺点是起效时间的延长,需要相对高的剂量 0.15mg/kg(约 3 倍 ED_{95}),才能在 2 分钟取得满意的插管条件。进一步增加药物剂量(4 倍 ED_{95})并不会显著缩短起效时间。该药物的效能(ED_{95})在婴儿、儿童和成人相似,在氧化亚氮-硫喷妥钠麻醉中,婴儿的 ED_{50} 和 D_{95} 与儿童相似,但药物的作用时间在婴儿与儿童比较延长 5 ~ 10 分钟。在使用瑞芬太尼并吸入七氟烷的麻醉中,该药物婴儿较儿童起效快(74 秒比 198 秒)、恢复至 T_{25} 的时间长(55 分钟比 41 分钟)、恢复至 TOF 0.9 时间长(73 分钟比 59 分钟),这可能与吸入麻醉药加速其起效,延长其恢复有关。

在选择顺式阿曲库铵时,必须对这些药物在婴儿中的作用特点加以权衡。

(5)维库溴铵:是泮库溴铵衍生物,肌松强度是泮库溴铵的1.5倍,时效仅泮库溴铵的1/3～1/2,维库溴铵无明显心血管作用。本药自肝脏摄取自胆汁排出,肾脏消除维库溴铵的作用较小,肾功能不全患儿仍可应用。插管剂量0.1mg/kg,维持25～30分钟。而对于新生儿和婴儿,由于器官功能的不成熟,0.1mg/kg维库溴铵(约2倍ED_{95})可以产生超过90%的神经肌肉阻滞并且维持时间达1h。因此儿科麻醉使用维库溴铵时需要注意一个问题:其活性在新生儿和婴儿中会明显延长。

(6)罗库溴铵及其拮抗剂:罗库溴铵的结构与维库溴铵相似,但起效更快。罗库溴铵体内代谢很少,主要经肾脏清除。七氟烷显著增加罗库溴铵的效能。小儿使用硫喷妥钠5mg/kg和阿芬太尼10μg/kg诱导麻醉后,注射0.6mg/kg(2倍ED_{95})罗库溴铵60秒后能产生满意的插管条件;而使用七氟烷吸入麻醉诱导的小儿,注射0.3mg/kg罗库溴铵,在2分钟内95%的2～7岁儿童可产生满意的插管条件,1～3岁幼儿60s可产生满意的插管条件。因此,在仔细评估气道排除困难插管后,罗库溴铵可以作为快诱导时替代琥珀酰胆碱的肌松药。已有多中心的研究评价了在婴儿肌内注射1mg/kg和小儿肌内注射1.8mg/kg罗库溴铵用于气管插管的插管条件、起效时间和持续时间,结果认为它并不足以取代肌内注射琥珀酰胆碱作为肌内注射诱导插管的理想药物。

罗库溴铵在婴儿和儿童的药物作用时间有较大差异。氧化亚氮麻醉时,标准插管剂量的罗库溴铵0.6mg/kg在婴儿的作用时间要长于儿童,新生儿0.6mg/kg剂量的作用时间较婴儿(5～12个月)长。即使是0.3mg/kg罗库溴铵,无论是T_{25}、T_{75}、RI还是恢复至TOF 0.7的时间,0～6个月的婴儿较2～6岁的小儿都延长。这种年龄相关的差异与维库溴铵相似。

1～2倍ED_{95}的罗库溴铵仅会轻微增加心率,对动脉血压没有影响。预注利多卡因或瑞芬太尼可以减轻罗库溴铵的注射痛。在可能存在未确诊肌营养不良的患儿,尤其是男孩中,当琥珀酰胆碱相对禁忌时可以使用罗库溴铵进行快诱导。

罗库溴铵的拮抗剂环糊精(Sugammadex)能通过选择性与罗库溴铵结合恢复正常的神经肌肉功能,而不影响乙酰胆碱、烟碱样受体或乙酰胆碱酯酶

功能,该药与维库溴铵和泮库溴铵的结合能力稍弱。环糊精只与含有甾核的肌松药结合。苄异喹啉类药物,如阿曲库铵、顺式阿曲库铵、米库氯铵以及琥珀酰胆碱不受环糊精的影响。环糊精可以在2分钟内拮抗罗库溴铵的深度阻滞而没有心血管反应。环糊精的投入使用将会增加罗库溴铵的临床应用,并在快诱导时增加罗库溴铵的安全性。当出现2个TOF颤搐反应高度时,环糊精的有效拮抗剂量是2mg/kg。

(7)米库氯铵 米库氯铵是临床唯一使用的短效非去极化肌松药,其作用时间较短与被正丁酸基血浆胆碱酯酶代谢有关。其ED_{95}是0.08～0.1mg/kg,应用2倍ED_{95}量静脉注射,起效时间是1.6～1.9分钟,与阿曲库铵、维库溴铵起效时间2分钟相似,但比琥珀酰胆碱起效时间(45秒)慢。作用时间14分钟,是阿曲库铵的1/3,维库溴铵的1/2。氟烷麻醉时,婴儿和儿童米库氯铵的ED_{95}分别是85μg/kg和95μg/kg,而成人则是45～81μg/kg。在婴儿,米库氯铵可同样迅速的产生与琥珀酰胆碱相同的肌肉阻滞效能,但膈肌抽搐和呛咳的发生几率较高。在儿童,米库氯铵阻滞完全则较琥珀酰胆碱慢。与七氟烷或丙泊酚伍用时,药物在前者的起效时间较快,作用时间也较长。由于米库氯铵被正丁酸基血浆胆碱酯酶水解,该酶的缺乏会使药物的作用延长。大剂量快速注射米库氯铵(0.4mg/kg)会引发组胺释放,最常见的表现是短暂的皮肤潮红和血压降低。

由于该药药效较快、作用时间短,即使长时间使用也无蓄积作用,恢复时间也不因长时间用药而延长,停药后恢复迅速,对自主神经及心血管系统无不良反应,那些需要气管插管和(或)深度肌松的短时间手术可以选择米库氯铵。2009年在德国调查发现,年龄低于5岁的小儿如果要选择肌松药进行气管插管,麻醉医师更愿意使用米库氯铵。因为其较短的作用时间,米库氯铵几乎不需要拮抗。近来研究表明,在新生儿ICU使用米库氯铵作为肌松药进行插管,插管时间和插管次数均会减少,同时严重低氧饱和度的发生率也降低。

(二)气管内插管麻醉和麻醉装置

1. 气管导管 气管插管可保证呼吸道通畅,减少呼吸道无效腔,便于呼吸管理及应用肌松药,优点较多。因此,小儿麻醉中以气管内插管麻醉最为常用,尤以重危患儿、婴儿、头颈、胸部手术以及腹部大手术、俯卧位、侧卧位手术全身麻醉时均应选用气管

内插管麻醉,以策安全。气管插管的并发症包括插管损伤、喉水肿、导管扭曲、导管阻塞、呼吸阻力增加、拔管喉痉挛等。预防气管插管后喉水肿的措施有:①选用合适大小及优质的导管;②导管严格消毒;③麻醉期间避免导管与气管黏膜摩擦;④疑有喉水肿者,喉头局部用麻黄碱及地塞米松喷雾,同时静脉注射地塞米松。施行气管内麻醉期间需严密观察病情,注意预防上述并发症,但总的说来,气管插管优点远远超过其缺点,应尽量选用。

气管导管现多以对组织无刺激性的聚氯乙烯制成,导管以内径(mm)编号,管壁应薄,导管大小以 $1.53 \sim 2.04$ kPa($15 \sim 20$ cmH$_2$O)加压时有轻度漏气为合适,如以 1.0 kPa(10 cmH$_2$O)加压时漏气明显,应更换气管导管。表71-12 为小儿气管导管选择(内径及插入长度估计),可供参考。导管上有长度(cm)标志,经口腔插管时其长度为12+年龄/2。固定导管时应了解插入长度,可避免插管过深。气管导管连接管的口径应与导管内径相等(可用塑料外套管将二者连接),并应紧密连接,不留间隙,以免连接处屈曲。插管后应作两侧肺部听诊,两肺呼吸音相等才可固定导管。侧卧位或俯卧位翻身后再进行两肺听诊,以及时发现导管滑出气管或误入一侧支气管。

表 71-12　小儿气管导管号码(内径)及插入长度估计

	导管号码内径(mm)	插入长度(cm)	
		经口	经鼻
新生儿	3.5	10	12
1~11 个月	4.0	12	14
1 岁	4.0	12	14
2 岁	4.5	13	15
3 岁	5.0	14	16
4 岁	5.0	15	17
5 岁	5.5	16	18
6 岁	5.5	16	18
7 岁	6.0	17	19
8 岁	6.0	17	19
9 岁	6.5	18	20
10 岁	6.5	18	20
11~12 岁	7.0	20	22

在小儿麻醉中,究竟是选用带套囊的或是不带套囊的气管导管近年来仍存在广泛争议。在低龄儿童中使用无套囊的气管导管被广泛认为是安全的,而传统观念认为带套囊的气管导管应在 6 岁以上的小儿使用。而近年来,小儿麻醉中机械通气常规使用,压力支持通气机随之应用,由气管导管引起的阻力增加的问题在小儿就不那么显著了,气管导管引起的局部组织损伤更多的是因为气囊过度充气或在 ICU 中长时间带管。多项研究也证实,在小儿使用肌松药的麻醉中,带套囊的与不带套囊的导管术后并发症的发生率并没有差别,需重复插管的几率更低,因此可能更适合。同时随着小儿喉头部解剖结构的研究进展(见本章第一节),气管导管设计制作技术不断发展进步,如新近研发使用的微套囊导管,套囊以聚氨酯为材料,更为柔软,充气后压力更均匀,位置更朝向环状软骨水平远端。因此,近年来即使在婴儿,使用带套囊的气管导管也较为常见。美国心脏病协会在新版(2005 年)"心肺复苏和心血管急救国际指南"中对小儿气管导管选用的描述已修改为:在住院患儿中,带套囊的气管导管与无囊导管一样能安全地用于婴儿和儿童(新生儿除外)。但所有的气管导管都与气管黏膜的局部损伤程度有关,在婴儿和低龄儿童风险最高,损伤后最严重的后果是声门下狭窄。虽然在临床操作中,很多情况下有套囊的导管要比无套囊的导管更有益处,但两种导管无疑都会造成气管损伤,并给小儿带来更加严重的后果。有套囊的导管是否存在其他方面的副作用,需要更多的使用和报道加以深入探讨。关于这一问题争论可能还将继续,但是,无论是有套囊的还是没有套囊的,对气管导管的仔细选择以及置入气管内的正确方法都是最重要的,这取决于临床医师的判断和技术以及患儿的指征。使用带套囊的导管应比不带套囊的导管小半号,且气囊内的压力应小于25cmH$_2$O(18.4mmHg)。

在小儿,还有一系列特殊设计的气管导管用于不同的手术用途。异形管(图71-3)方便应用于头颈外科手术,可避免导管发生折叠、闭塞,减少意外拔管的危险。柯尔导管(图71-4)是一种上粗下细的、不带套囊,适用于新生儿的口插管,导管的气管部分比其他部分细,推荐用于新生儿复苏和短时间通气,但也有一些机构成功用于新生儿 ICU。加长管(图71-5)适用于一些需要补偿导管额外长度的状况,在一些气道严重缩窄的患儿(如哮鸣、气道软化)应用常规的导管不合适时,可能需要使用加长管。增强型气管导管特别适用于小儿头颈部手术,如纵隔肿瘤、胃镜、经食管超声检查等,不易受到外力的影响使导管折屈或压扁。激光导管(图71-6)专门为激光手术中保护气管导管和患儿避免受激光伤害而设计。

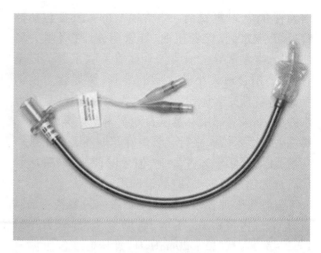

图71-6 激光导管

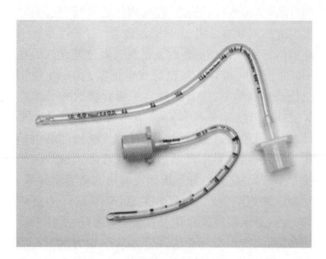

图71-3 异形管

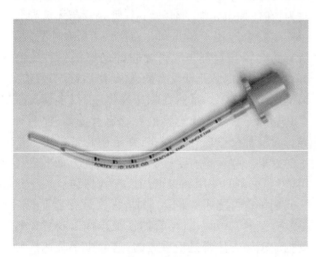

图71-4 柯尔导管

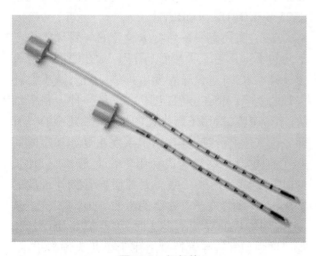

图71-5 加长管

2. 喉罩(LMA) 自1983年喉罩问世以来,已广泛的应用于小儿麻醉。这种通气道将导管尖端接一卵圆形扁平罩,罩的周围镶嵌充气囊,经明视或盲探法插至咽喉部,覆盖声门部位,充气后在喉周围形成密闭圈(图71-7),既可让小儿自主呼吸,也可施行正压通气。1.0、1.5、2.0、2.5、3.0号喉罩,套囊的最大充气量分别为4、7、10、14、20ml。与气管插管比较,喉罩刺激小,不引起呛咳,特别适用于自主呼吸下进行眼、耳鼻喉科短小手术。喉罩插入和拔出时心血管系统反应小,可避免血压和眼压的波动。对有先天性小颌、舌下坠、腭裂的Pierre-Robin综合征患儿,气管插管困难,可用喉罩通气道维持麻醉。对需频繁施行麻醉的患儿(如烧伤换药、放射治疗),用喉罩通气道保持呼吸道通畅,可避免反复气管插管。小儿喉罩充气囊的压力推荐是$60cmH_2O$以下,有学者建议小儿喉罩内压应低于$40cmH_2O$,以减少

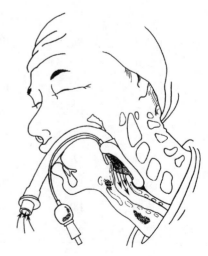

图71-7 小儿喉罩通气道置入咽喉,覆盖声门部位的位置图

小儿喉痛及喉罩周围漏气的几率,并建议在使用喉罩时常规使用校订后的测压计测喉罩内的压力。

近年来小儿使用 LMA 时用纤支镜观察及 MRI 成像研究显示,小儿放置 LMA 位置不正的几率更高(Keidan et al.,2000;Monclus et al.,2007),在纤支镜下评价喉罩的位置分为 5 级,小儿置入喉罩后 1 级理想位置的比率只有 70%,且导致并发症的风险与小儿的年龄成反比。LMA 用于小儿,气道梗阻的发生率高于成人近两倍。因为小儿舌体大,声门位置偏高偏前,会厌大且松软,常会遮盖咽部,造成气道阻力大,特别在小于 1 岁的婴儿中。小儿置入 LMA,除标准的 Brain 置入法,可采用逆转法提高小儿置入的成功率。LMA 用于更小的患儿会发生更多的气道梗阻、通气压力高、呼气末 CO_2 分压升高、喉罩漏气及气道并发症,因此在婴儿和新生儿使用 LMA 需要麻醉医师有更娴熟的技术并更为谨慎。术前用药及术中麻醉肌松药的应用、手术操作和并发症的影响等,可明显减低食管上、下端括约肌张力和正常生理保护反射(咳嗽、屏气等反射),存在潜在的反流、误吸风险。由于小儿胃液的容量相对较多、胃内压较高、pH 值低,因此在麻醉中反流误吸的危险性相对较大。为此,凡遇胃内容量加大,喉功能不全等反流误吸高危因素的患儿,全麻、急救复苏时不宜选用 LMA。LMA 是一个声门上的通气装置,所以对于张口困难、声门和声门上梗阻(咽喉部肿瘤、脓肿、血肿等)的患儿应用是有局限性的。

除 Brain 的传统喉罩外,近年来不同的生产商还设计了各种新型喉罩可应用于小儿,如 Ambu Aura-Once 喉罩、air-Q 喉罩以及 Portex 喉罩等。目前在小儿应用较为广泛,在任何年龄段均有适用尺寸的是引流型喉罩(Proseal LMA,见图 71-8)。引流型喉罩在导气管的侧面有单独的引流管末端开口于气囊罩,放置到位后,引流管与食道相通,可置入胃管进行引流或吸引。该设计可完全隔离气道和消化道,避免了传统喉罩易引起胃扩张和反流的弊端,在小儿口咽部允许的泄漏压也更高($11 \sim 18cmH_2O$),一次放置成功的几率更高达 90%。传统喉罩与引流型喉罩在小儿的尺寸见表 71-13

表 71-13 小儿传统喉罩与引流型喉罩型号的选择

	体重(kg)	对应的气管导管
传统喉罩		
1 号	<5	3.5 不带套囊
1.5 号	5 ~ 10	4.0 不带套囊
2 号	10 ~ 20	4.5 不带套囊
2.5 号	20 ~ 30	5.0 不带套囊
3 号	30 ~ 50	6.0 带套囊
4 号	50 ~ 70	6.0 带套囊
5 号	70 ~ 100	7.0 带套囊
6 号	>100	7.0 带套囊
引流型喉罩		
1 号	<5	
1.5 号	5 ~ 10	4.5 不带套囊
2 号	10 ~ 20	4.5 不带套囊
2.5 号	20 ~ 30	4.5 不带套囊
3 号	30 ~ 50	5.0 带套囊
4 号	50 ~ 70	5.0 带套囊
5 号	70 ~ 100	6.0 带套囊

3. 呼吸回路 气管插管或喉罩通气道插入后可连接 Ayre T 管装置(Mapleson E 型回路)(图 71-9)或 Jackson-Rees 改良 Ayre 装置(图 71-10)维持麻醉。Ayre T 形管装置结构简单、无活瓣,对呼吸阻力小。当新鲜气流量达患儿分钟通气量的 2 倍时,可避免复吸入。气流量过低,二氧化碳可被复吸入,且麻醉药可被稀释,呼气端加延长管可减少空气稀释,从而增加氧及麻醉药浓度。气流量过高,可引起肺持续高压,麻醉药也浪费。Ayre T 装置主要供自主呼吸时应用,如需控制呼吸,需堵塞 T 管开口端加压,放开时减压,操作不方便。自 1954 年该装置问世以来,曾在数十年里被推荐于小于 10kg 的小儿使用。

Jackson-Rees 改良 Ayre 装置(Mapleson F 型回路)在 Ayre 装置基础上加螺纹管及贮气囊,便于控制呼吸,现已取代 Ayre 装置在小儿麻醉广泛应用,

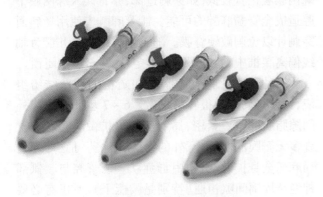

图 71-8 小儿引流型喉罩

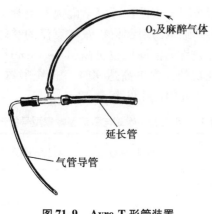

图 71-9 Ayre T 形管装置

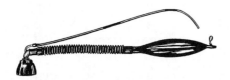

图 71-10 Jackson-Rees 改良 Ayre 装置

其优点是无效腔及呼吸阻力小,可单手加压,便于呼吸管理。缺点是干燥气体吸入,有体热丧失。

20 世纪 70 年代以来,在小儿麻醉又推广应用 Bain 装置(改良型 Mapleson D 型回路)。此系双套管装置,是一根直径 22mm、长 1.5m 的塑料呼气螺纹管,其内有一根输氧及麻醉气体的塑料管,两管形成一个同轴系统(图 71-11),具有结构简单,重量轻,使用方便,适用于任何年龄等优点。Bain 装置作为部分重复吸入系统可控制患儿二氧化碳浓度,避免麻醉时低碳酸血症,从而维持较满意的心排血量和脑血流量,避免氧离解曲线左移和细胞外钾离子减少。由于 Bain 装置的管道很长,尤其适用于神经外科及头面部手术,手术期间麻醉医师可远离患儿头部进行呼吸管理,而不致影响手术操作。应用 Bain 装置的气流量是 100ml/(kg·min),最低气流量至少应为 3.5L/min。自主呼吸时,气流量应比控制呼吸时增加 50%。除上述装置外,各种无重复吸入活瓣在小儿麻醉已很少应用。

小儿应用循环紧闭法麻醉近年来逐渐得到推

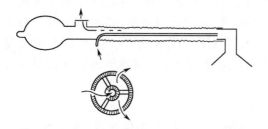

图 71-11 Bain 麻醉装置(横截面示气流方向)

广,虽然没有特意为小儿应用设计的麻醉机,但成人麻醉机部件考虑到小儿特点经适当改进,小儿应用成人麻醉机进行循环紧闭麻醉是完全可行的。衔接管无效腔要小,用 15mm 塑料螺纹管替代麻醉机上的 22mm 橡胶螺纹管,储气囊改用 750~800ml 容量,麻醉呼吸器内的呼吸风箱改用小儿风箱,同时麻醉期间进行控制呼吸,可以代偿呼吸阻力及无效腔的增加。

二、区 域 麻 醉

在过去的 30 年中,区域麻醉已逐步增多,并成为小儿患者手术或非手术治疗的主要疼痛处理方法。随着特别针对小儿的穿刺针和导管的发展,区域麻醉应用于小儿也更为安全和便捷。近 10 余年里,许多大样本的小儿研究涵盖了包括新生儿至青春期少年的各年龄段,评价了各种神经阻滞方法的适应证、禁忌证和副作用。随着神经刺激仪的广泛应用,周围神经阻滞可安全的应用于未使用肌松药的全麻小儿。同时,超声引导技术为部位阻滞带来了重大的变革。超声技术的优势在于可将局麻药的扩散可视化,在穿刺针定位至药物扩散不佳时可作调整,在局麻药对神经形成完整圆形包裹时也可实时停药以减少用药量。

(一) 骶管麻醉

骶管麻醉通过骶裂孔实施,是小儿尤其是婴幼儿最常用的硬膜外麻醉方式。小儿骶管裂孔相对较大,体表标志明显,且骶骨背面平、骶角突出易扪及,穿刺成功率较高,而且小儿骶管容积小,蛛网膜囊位置较低,局麻药物浸润完全,能够满足下腹部、会阴部以及下肢大部分手术的要求,并且连续骶管麻醉的应用,也可满足长时间手术的要求。小儿骶管内蛛网膜囊位置较低,如穿刺过深,亦有误入蛛网膜下腔造成全脊髓麻醉的可能。骶管麻醉应使用短斜面穿刺针以免误破硬脊膜。随着年龄增长小儿骶骨轴线偏离腰椎中轴,骶裂孔更难定位,甚至可能闭锁。

婴幼儿骶管腔充满脂肪和疏松的网状结缔组织,这使得局麻药很容易扩散。6~7 岁儿童硬膜外间隙脂肪变得更紧密,局麻药不易扩散。脂肪内含许多无瓣膜的血管,意外的血管内注药可立即导致局麻药全身扩散,引起中毒症状。骶管腔与腰骶部神经丛周围间隙相通(特别是腰骶干),所以有必要注入足够剂量的局麻药以补充流失量才能获得满意的感觉阻滞平面。

骶管麻醉能满足多数低位手术要求(主要是脐以下),包括疝囊结扎术、泌尿道、肛门、直肠手术、骨盆以及下肢手术等。骶管麻醉主要用于 ASA I～II 级的婴儿和幼儿,并通常复合浅全身麻醉。也可用于孕后 50～60 周以内婴儿以及早产儿(怀孕 37 周以前出生的婴儿)麻醉。因其硬膜外间隙脂肪呈液态,导管置入很容易,能提供持续时间较长的无痛感。包括美国在内的许多国家都常采用骶管麻醉,但穿刺部位接近肛区,括约肌功能失调的患儿有细菌感染的可能,因此一些国家对使用骶管麻醉有顾虑。经骶管可放置导管直达腰部和胸部硬膜外间隙,而无需选用经腰椎或胸椎棘突间隙硬膜外阻滞。骶管麻醉的禁忌证主要有骶骨畸形、脊膜突出和脑脊髓膜炎。

骶管麻醉的同时可将镇痛药加入局麻药中进行术后镇痛,所以容易被患儿及其家长接受。可单次给药或连续给药,选用低浓度的长效局麻药如 0.1% 或 0.125% 布比卡因或 0.2% 罗哌卡因,二者都具有长效的优势。骶管麻醉局麻药用量可参考许多数学模式和方程式计算,其中最可靠的是 Busoni 和 Andreucetti 的计算公式,Armitage 的计算公式更实用。分别注射 0.5ml/kg、1ml/kg、1.25ml/kg 局麻药可达骶、腰部上段和胸部中段感觉阻滞平面。大剂量局麻药(1.25ml/kg)偶尔可导致过高平面(超过 T_4 椎体)。如果所需局麻药超过 1ml/kg,则不宜采用骶管麻醉,最好选择更高位硬膜外麻醉。可联合的镇痛药有:氯胺酮、曲马多、可乐定、阿片类药等,但应注意术后的监护。

(二) 蛛网膜下腔阻滞

蛛网膜下腔阻滞适用于大部分手术时间较短的婴幼儿下腹部和下肢手术。与在成人中的应用效果一样,它起效迅速、镇痛效果确切、肌松良好。蛛网膜下腔阻滞尤其适用于容易引起术后呼吸系统并发症的高危婴幼儿,包括早产儿、低体重儿、支气管发育不良、患有慢性呼吸道疾病等的患儿。这些患儿全麻术后发生呼吸系统并发症的概率明显增加,而应用蛛网膜下腔阻滞对呼吸功能几乎无影响,又能大大减轻全身麻醉的不良反应,术后镇痛良好,对生理功能影响少,操作简单,患儿术后恢复迅速。蛛网膜下腔阻滞也适用于孕后 60 周以下早产儿,尤其是那些发生过新生儿呼吸窘迫和贫血症(血细胞比容低于 30%)的早产儿,这些患儿全麻(包括七氟烷吸入麻醉)后更易发生延迟性呼吸暂停。饱胃也是蛛网膜下腔阻滞的适应证。蛛网膜下腔阻滞不影响保护性气道反射,发生误吸的风险很低,对那些有较高术后恶心呕吐风险的患儿是一个不错的选择。蛛网膜下腔阻滞还可用于那些有明显肺部疾病和神经肌肉疾病的患儿,以避免全身麻醉而使原有的呼吸功能不全恶化。区域麻醉不会诱发恶性高热,因此蛛网膜下腔阻滞还可用于那些恶性高热的易感患儿。

对于大于 5 岁的小儿应用蛛网膜下腔麻醉表现与成人相似,但更年幼的小儿常会出现血流动力学不稳,虽然并不会出现显著的低血压或心动过缓,但可有一过性的/可通过快速输液纠正的平均动脉压的下降或脑血流的降低。

小儿蛛网膜下腔常用局麻药有丁卡因、布比卡因、左旋布比卡因及罗哌卡因,剂量可按体重、年龄或脊柱长度(第七颈椎棘突至骶裂孔距离,简称椎长)计算。新生儿及小儿蛛网膜下腔阻滞根据体重计算常用药物用量见表 71-14 和表 71-15。临床应用中,笔者单位常根据脊柱长度用药,下腹部手术用布比卡因 0.15mg/cm,下肢及会阴部手术用 0.12mg/cm,注药后 2 分钟起效,麻醉可维持 1.5～2 小时。

表 71-14 新生儿和孕后 60 周内的早产儿(≤5kg)蛛网膜下腔阻滞常用的局麻药用量

局麻药	剂量(mg/kg)	体积(ml/kg)	持续时间(min)
1% 丁卡因	0.4～1.0	0.04～0.1	60～75
1% 丁卡因加用肾上腺素	0.4～1.0	0.04～0.1	90～120
等比重或高比重 0.5% 布比卡因	0.5～1.0	0.1～0.2	65～75
0.5% 左旋布比卡因	1	0.2	75～88
0.5% 罗哌卡因	1.08	0.22	51～68

表71-15　儿童和青少年蛛网膜下腔阻滞常用的局麻药用量

局麻药	常用剂量
0.5%等比重或重比重布比卡因	5~15kg:0.4mg/kg(0.08ml/kg) >15kg:0.3mg/kg(0.06ml/kg)
0.5%等比重或重比重丁卡因	5~15kg:0.4mg/kg(0.08ml/kg) >15kg:0.3mg/kg(0.06ml/kg)
0.5%等比重左旋布比卡因	5~15kg:0.4mg/kg(0.08ml/kg) 15~40kg:0.3mg/kg(0.06ml/kg) >40kg:0.25mg/kg(0.05ml/kg)
0.5%等比重罗哌卡因	0.5mg/kg(最大剂量20mg)

小儿蛛网膜下腔阻滞操作虽简单,但麻醉管理不能忽视,麻醉期间应吸氧,并常规监测血压、呼吸及氧饱和度,并应有麻醉机及急救物品准备在侧,以便随时处理。小儿特点是当下肢麻木或有内脏牵拉反应时,常难以忍受而出现哭闹,应及时应用辅助药物。小儿循环时间快,腰椎穿刺后损失的脑脊液易于恢复,故小儿脊麻后头痛发生率低。

（三）硬膜外阻滞

小儿硬膜外阻滞的应用指征,尚无一致意见。有些单位小儿腹部手术常规应用硬膜外阻滞,有些单位则仅在下腹部及会阴手术中应用。单次硬膜外阻滞已可满足大多数儿科手术麻醉,在可导致术后长时间疼痛的大手术则可放置硬膜外导管连续

麻醉并用于术后镇痛。小儿施行硬膜外阻滞时,辅助药的用量必须控制,如大量应用多种辅助药物,反而使麻醉管理复杂化,亦易于引起呼吸循环并发症,故对适应证的掌握必须慎重。为解决小儿硬膜外阻滞内脏牵拉不适和阻滞平面高影响呼吸的问题,目前应用硬膜外阻滞与气管内全麻复合麻醉,这样硬膜外阻滞的优点可以保留,而牵拉不适可以消除,复合麻醉便于呼吸管埋,可进行控制呼吸,可不必顾虑阻滞平面引起呼吸抑制。硬膜外与全麻复合,全麻药及肌松药用量可以减少,应激反应也减少,术毕可早期拔管,术后并发症少,术后可通过硬膜外导管进行硬膜外术后镇痛治疗。全麻与硬膜外阻滞复合应用使小儿硬膜外阻滞的应用指征扩大至胸腹部大手术,取得了良好效果,并在国内外获得推广。

小儿硬膜外腔含脂肪组织、淋巴管及血管丛较丰富,腔内间隙相对较少,而脂肪组织较为疏松,有利于药液扩散,但椎间孔通畅,药液由此漏至椎旁间隙的量也相对增多,故小儿硬膜外脊神经阻滞节段的数量并不完全按药液量的增加而呈比例地增加。小儿硬膜外腔脊神经细,鞘膜薄,故麻醉作用较成人出现早,药物浓度也可相应降低。随着年龄增长,小儿脊神经由细变粗,神经鞘膜由薄到厚,局麻药的有效浓度也和成人相似。小儿硬膜外麻醉的常用药物及使用方案见表71-16。

表71-16　小儿硬膜外麻醉的常用药物及使用方案

药物	初始剂量	持续注射(最大剂量)
布比卡因,左旋布比卡因	浓度:0.25%加用5μg/ml肾上腺素(1/200 000) 剂量:<20kg:0.75ml/kg 20~40kg:8~10ml(或0.1ml/岁/脊髓节段) >40kg:同成人	<4个月:0.2mg/(kg·h)(0.125%的溶液0.15ml/(kg·h)或0.0625%的溶液0.3ml/(kg·h)) 4~8个月:0.25mg/(kg·h)(0.125%的溶液0.2ml/(kg·h)或0.0625%的溶液0.4ml/(kg·h)) >18个月:0.3~0.375mg/(kg·h)(0.125%的溶液0.3ml/(kg·h)或0.0625%的溶液0.6ml/(kg·h))
罗哌卡因	浓度:0.2% 剂量:ml/kg的用法同布比卡因(见上)	年龄相关的输注速度同布比卡因(罗哌卡因的常用浓度:0.1%,0.15%或0.2%) <3个月的新生儿输注勿超过36h

（四）外周神经阻滞

小儿不易合作,常需在浅全麻下施行神经阻滞,由于周围神经刺激器的临床应用,使小儿神经阻滞的效果提高,应用范围也有所扩大。

臂丛神经阻滞在小儿上肢手术应用较多,以腋

路法为常用,在腋动脉上缘或下缘进针,当穿刺针出现与腋动脉一致的摆动时,确认针已进入腋鞘,注入1%利多卡因0.8~1.0ml/kg,药液中加肾上腺素5ug/ml。由于局麻药液量相对较大,阻滞效果常很满意,但注药时要防止注入血管内而导致局麻药毒

性反应。此法不要求小儿指出异感,故常用,特别适用于急诊饱食小儿。除腋路法外,也可选用经肌间沟阻滞,进针后通过周围神经刺激器测定相应的肌颤搐部位,即使小儿在基础麻醉情况下,也可正确定位,提高臂丛神经阻滞成功率。

除臂丛神经阻滞外,下肢手术可用坐骨神经阻滞,对腹股沟手术可应用髂腹股沟下神经阻滞。

(五) 超声引导在小儿区域阻滞中的应用

超声准确定位局麻药的给药部位的方法已经在区域阻滞中得到普及,超越了传统的坐标定位技术和神经刺激技术。超声实现了相关解剖结构的非侵入性成像,进而在直视下进针,提高了区域阻滞的成功率,降低局部麻醉药量 30% ～50%,从而可以在局麻药最大剂量范围内进行多处外周神经阻滞。而小儿个体较小,操作范围内的解剖结构更为精细;且区域阻滞常常需要在复合全身麻醉下实施,这样使神经损伤很难被观测到,大大增加了区域阻滞的危险性。超声引导穿刺技术可用于大多数类型的小儿

神经阻滞,有助于避免传统方法引起的严重不良反应。超声引导神经定位对那些目前的神经定位技术不能起效的患儿更有益的,例如肌肉组织对刺激反应缺失的患儿。

连续硬膜外阻滞仍是小儿局部阻滞的基础。然而,胸段和高位腰段穿刺时硬膜穿刺针直接引起或过量麻醉药引起的脊髓意外损伤的风险令人担忧,而传统的硬膜外麻醉,包括负压定位技术,很难确定导管的最佳置入位置。新方法包括硬膜外电刺激和硬膜外导管定位,主要是超声引导确定有关的神经解剖,实时监测穿刺以及导管的置入过程。超声引导可减少骨接触,更快地定位,直接观察到神经轴索结构,距皮肤的深度以及局麻药在硬膜外腔的扩散。此外,超声能定位导管末端本身或通过注入一些生理盐水后观察导管在硬脊膜的位移来推断它的位置。超声评估也被应用于脊髓成像和寻找骶尾椎扩大的间隙(骶管位置)。在骶尾部阻滞中,超声成像下的盐水试验是定位正确导管位置的可靠指标,在

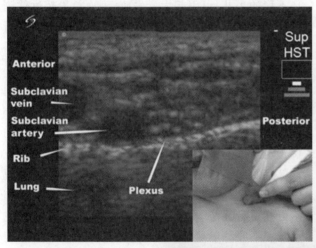
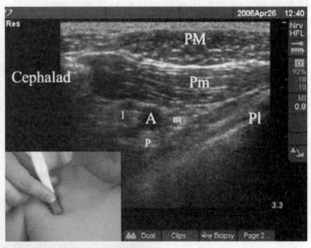
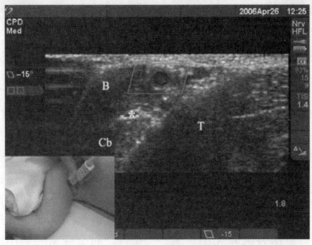

图71-12　臂丛神经阻滞探头位置及超声表现图:锁骨上
(上左)、锁骨下(上右)、腋路(下)

两岁以下儿童中成功率为 100%。

在小儿,神经十分贴近皮肤,因此可以使用高频线性超声探头(10 兆赫及以上)。通过超声的应用,脐旁阻滞和髂腹股沟阻滞已得到改进。在实时超声引导下,将 0.25% 左旋布比卡因 0.1ml/kg 双侧注入腹直肌鞘和腹直肌后方,能够为脐疝修补术提供足够的镇痛。儿童的后腹直肌鞘深度不易预测,这使得超声引导更适用于这一区域阻滞技术。超声引导应用于儿童髂腹股沟/髂腹下神经阻滞,0.25% 左旋布比卡因的剂量可减少到 0.075ml/kg 即能满足麻醉需要。下肢手术的儿童,可联合使用超声引导和神经刺激技术行臀肌下坐骨神经置管术,以完成术中麻醉和术后镇痛。

腋路阻滞(图 71-12)是最常应用于儿童的臂丛神经阻滞技术。但由于肌皮神经自喙突水平较早离开神经鞘,腋路往往阻滞不全。在超声引导下,可以在腋窝分辨臂丛各神经分支并在直视下注入局麻药,桡神经最先被阻滞,然后是尺神经、正中神经,最后是肌皮神经,超声技术可使腋路阻滞有效而完全。其他位点进行小儿臂丛神经阻滞,因为其操作风险较大以及成功率较低,使用一直受到限制。现在,经由超声引导可安全进行锁骨上/下臂丛神经阻滞(图71-12),对于技术熟练的麻醉科医师,可完全避免气胸的发生,大大增加了操作的安全性和成功率。

第 4 节   麻醉期间的监测及管理

小儿麻醉期间情况变化快,应严密监测病情。监测项目根据病情及手术大小而有区别。现代化的监测仪器给临床提供很多方便,但任何仪器都不能代替麻醉医师的临床观察。目前公认的中等以上手术麻醉监测项目如下:

1. 麻醉过程中麻醉医师必须始终在场。

2. 血压及心率 心前区放听诊器可听心率、心律及呼吸音。

3. 心电图。

4. 脉搏-氧饱和度(SpO_2)监测。

5. 呼气末 CO_2(E_TCO_2)监测 使用无重复吸入装置时为保证通气量足够,无 CO_2 蓄积,监测 E_TCO_2 很有帮助。

6. 体温。

7. 尿量。

8. 呼吸环路内氧浓度及吸入呼出麻醉药浓度。

当然有条件时还可监测潮气量、分钟通气量、气道内压、胸肺顺应性、呼吸道阻力、肌肉松弛程度以及血气酸碱分析。

听诊器使用方便,应随时在麻醉期间作心前区听诊,可评估小儿心率、心律、心音强弱以及呼吸音性质,有经验的麻醉医师可通过心音强度的改变而估计心血管功能的改变。对非胸部手术听诊器可放置在心底部或胸骨切迹处,开胸手术可应用食管听诊器,插入食管后可清晰闻及心音及呼吸音。

血压由心肌收缩力、血容量及外周血管状态等因素组成。间接法测血压时,血压表袖套大小对测定数值的正确性有重要影响。无创自动血压计测血压,数值比较正确,即使新生儿也可测得血压。任何小儿手术均应测定血压,尤其是出血多的手术,血压测定对输血输液有指导意义。

小儿采用有创动脉穿刺置管的适应证包括:循环不稳的小儿;可引起大量失血(失血总量超过估测血容量(EBV)50%)、急性血液丢失>10% EBV、大量体液转移(第三间隙损失量>10% EBV)的重大手术;控制性降压;心肺转流;气体交换显著异常的小儿或可引起气体交换异常的手术(如开胸术)。偶尔也可用于无创测量法无法监测血压的小儿。在小儿,桡动脉由于表浅及易于置管是首选,其他常用的位置包括尺动脉、足背动脉、胫后动脉及股动脉。肱动脉穿刺由于可损伤正中神经并影响肘部侧支血流应尽量避免;相较于肱动脉,腋动脉由于侧支循环丰富可能更有优势。在新生儿,也可通过脐动脉行主动脉和下腔静脉置管。如动脉扪及困难,可予多普勒超声协助定位;经皮穿刺困难或失败的情况下可考虑外科手术切开。

脉搏氧饱和度仪是小儿麻醉监测中最大的进展,由于该仪器无创伤性,可连续测定,应用方便,数据可靠,为早期发现去氧饱和血症及低氧血症提供可靠的监测手段,提高了小儿麻醉的安全性。早期低氧血症患儿往往不出现心率、心收缩力和呼吸变化,也无发绀或心电图改变,单凭临床体征难以诊断,而氧饱和度仪可早期发现低氧血症并报警,提供早期诊断。除麻醉期间监测外,氧饱和度仪可监测全麻无通气期的氧合程度,提高了气管插管时的安全性。对全麻期间应用呼吸机可监测其氧合效果,用 SpO_2 还可指导吸氧浓度及气管拔管时机。目前氧饱和度仪监测已广泛应用于麻醉监测、诊断性检查术中麻醉、术后转送途中、重症监护病房、呼吸机治疗等,提高了安全性。

呼气末 CO_2(E_TCO_2)监测对小儿麻醉期间呼吸管理有重要意义,通过 E_TCO_2 监测,可了解术中有无通气不足或过度。当气管导管误插入食管或呼吸道管道脱落时,E_TCO_2 迅即下降并报警。此外,E_TCO_2 可反映肺血流情况并及时发现恶性高热。美国麻醉学会已将 SpO_2 及 E_TCO_2 作为麻醉期间常规监测项目,可及时发现麻醉期间严重并发症。Cotè 等曾对402 例小儿麻醉时应用 SpO_2 及 E_TCO_2 进行了单盲法研究,其结论是:①对去氧饱和血症,E_TCO_2 远比 SpO_2 及临床判断灵敏,可提供早期报警;②对危及生命的并发症如气管导管误入食管、导管滑出、气管导管堵塞、呼吸环路管道脱落等,E_TCO_2 可提供早期报警,但这些并发症常因缺氧而引起重视;③E_TCO_2 监测降低了高碳酸血症及低碳酸血症的发生率;④≤6个月婴儿容易引起严重缺氧及 CO_2 蓄积并发症;⑤如同时应用 SpO_2 及 E_TCO_2 监测,可显著降低呼吸系统并发症。以上事实说明:麻醉期间常规监测 SpO_2 及 E_TCO_2 可显著提高麻醉安全性。

麻醉期间吸入及呼出气麻醉气体浓度的监测使麻醉的安全性提高。低流量紧闭麻醉时,必须监测吸入及呼出气氧及麻醉药浓度,以确保麻醉期间安全。大手术时应进行血气分析,除了解 PaO_2 及 $PaCO_2$ 外,并可对全身酸碱情况进行分析,并作出相应处理。

小儿麻醉期间体温变化很大,体温增高或降低均可能发生,麻醉期间监测体温很有必要。除普通温度计测口腔及肛门温度外,为连续测定体温,现常用半导体测温计测量,使用很方便。现已明确,小儿麻醉期间体温应与血压、脉搏、呼吸同时测定,并记录于麻醉单上。

尿量的测定很有临床意义,大手术应放置导尿管,测定每小时尿量。正常尿量为每小时 1~2ml/kg。小儿每小时尿量>20ml,婴儿>10ml,提示肾功能无明显异常。

小儿中心静脉置管的适应证包括:外周静脉置管困难,中心静脉压监测,需输注高渗或致血管硬化的液体及可引起显著静脉气栓致循环不稳的手术。中心静脉压结合动脉血压可提供很多循环系统的信息,如能配合肺毛细血管楔压及心排血量测定,对保证大手术患儿的安全很有帮助。小儿中心静脉穿刺置管可通过颈内静脉、颈外静脉、锁骨下静脉、脐静脉和股静脉。小儿颈内静脉穿刺并发症较多,而颈外静脉穿刺便捷,虽穿刺针较难进入上腔静脉,但颈外静脉压与颈内静脉压相差不大,也可用颈外静脉作中心静脉压测定。新生儿可通过脐静脉置管行液体复苏,但要注意因导管可进入门静脉分支,输注致硬化的或高渗液体发生永久性肝损伤的几率较高。在小儿,也可使用二维超声辅助颈内静脉穿刺定位,提高中心静脉穿刺的成功率。

小儿麻醉期间肌松药的应用日益广泛,肌松监测在小儿也得到推广。通过刺激尺神经拇内收肌的收缩反应记录,有助于正确掌握肌松药剂量、是否需要加药,手术完毕根据四个成串刺激(TOF)的比值决定是否可以拔除气管导管。对手术结束呼吸迟迟不恢复,肌松仪监测可鉴别呼吸暂停的原因而便于治疗。

目前小儿麻醉大部分采用多种药物的复合麻醉,给判断麻醉深度带来一定困难,与以往单纯根据某一药物的麻醉分期并不符合。而麻醉深度是对镇静水平、镇痛水平、刺激反映程度等指标的综合反应,而这些指标的中枢反应区域又不尽相同,所以麻醉深度必须是多指标、多方法综合检测的结果。在近几十年,出现了 BIS(脑电双频指数)、AAI(听觉诱发电位指数)、Narcotrend、频谱熵等多种麻醉深度监测方法。BIS 监测是研究最多应用最广的。对于成人而言,BIS 值 85~100 代表正常状态,65~85 代表镇静状态,40~65 代表手术麻醉状态,低于 40 可能呈现爆发抑制。虽然对于小儿目前尚无统一标准,但 BIS 作为一种能持续和可靠地测定镇静、催眠药物作用的方法,已被广泛应用,它可以同步、定量地反映患儿的镇静程度。BIS 监测与目前临床常用的镇静评分方法有良好的相关性,BIS 也可作为小儿镇静程度的监测指标。研究表明 BIS 值与小儿呼气末七氟烷、异氟烷浓度呈负相关。最近也有研究证明了 BIS 与丙泊酚浓度间存在相关性,通过 BIS 可指导丙泊酚的诱导剂量,不但减少了丙泊酚的使用量,而且能够维持血流动力学的稳定。BIS 用于小儿麻醉深度监测时,随着药物浓度的增加,BIS 值也相应地降低并呈一定的量效关系。BIS 值同样会受神经阻滞的影响,研究表明骶管阻滞可以降低幼儿全麻时的 BIS 值,而腰麻则降低婴儿的 BIS 值。但是,BIS 值主要源自对成人 EEG 的资料分析,这一针对成人的设备和 BIS 运算法则是否同样适用于小儿,尚没有明确的定论。由于小儿在生长发育过程中,随着年龄的增长,自身的 EEG 形式存在着显著的差异,这种较大的个体差异将可能影响 BIS 监测在小儿麻醉中的应用。

第5节　麻醉期间输血输液

小儿麻醉手术期间输血输液是保证手术安全的重要措施。麻醉和手术期间的液体治疗虽然历经50多年的发展，取得了很多共识，但是在诸如"开放性输液或限制性输液策略"、"胶体液或晶体液"以及"血容量监测和判断"等方面仍然存在较大的分歧，而关于小儿围手术期最佳液体治疗方案至今也无定论。但麻醉手术期间液体需要量应包括以下五方面：①每日正常生理需要量；②术前禁食所致的液体缺失量或手术前累计缺失量；③麻醉手术期间的液体再分布；④麻醉导致的血管扩张；⑤术中失血量。

一、正常生理需要量

液体的正常生理需要量与热卡消耗有关。目前一般采用的液体维持需要量根据1957年Holliday和Segar提出的小儿代谢需求来计算，体重3~10kg的小儿热卡消耗量为100kcal/(kg·d)，体重10~20kg的小儿每日热卡消耗量为1000kcal+50kcal/kg，体重>20kg的小儿每日热卡消耗量1500kcal+20kcal/kg。正常情况下，每消耗100kcal热量，因氧化而产生17ml液体，同时需要67ml液体以排出代谢产物，另有50ml液体自皮肤及呼吸道丧失（不显形失水），故每消耗100cal热量需补液100ml。而1988年Lindahl发现术中麻醉小儿的能耗要低于Holliday和Segar计算的50%，但他认为在麻醉状态下每代谢100cal热量需要166ml的水，两个研究在液体需求量方面的观点是一致的。因此，小儿的补液原则可以参考每小时维持量（4/2/1原则）和(或)日维持量（表71-17）。

表71-17　根据小儿体重计算的每小时维持量
（4/2/1原则）和日维持量

体重	每小时液体需要量	每日液体需要量
<10kg	4ml/kg	100ml/kg
10~20kg	40ml+2ml/kg× (TBW-10)	1000ml+50ml/kg× (TBW-10)
>20kg	60ml+1ml/kg× (TBW-20)	1500ml+25ml/kg× (TBW-20)

TBW：实际体重，单位kg
例如：15kg小儿每小时需要量：40+(2×5)=50ml/h
15kg小儿每日需要量：1000+(50×5)=1250ml/d

同时，Holliday和Segar根据人乳中分离出的电解质量计算电解质的维持量。小儿每日钠和钾的需求量分别是3mmol/kg和2mmol/kg，这种组合成分的电解质液是低张性电解质液。但目前认为，围手术期液体治疗的一个关键点是维持适当的血管内液体容积而不引发低钠血症。围手术期多种原因可导致低钠血症，包括输注低渗液体、恶心呕吐、疼痛、术中和术后应激诱发的非低血容量性刺激引发抗利尿激素释放，但最主要还是使用低张液体引起。急性低钠血症导致神经元水含量过多（脑水肿），可引起头痛、恶心、呕吐、肌无力等亚临床症状。小儿由于脑组织体积对脑腔容量的比值更大，更易罹患严重的低钠性脑病。因此围手术期液体输注应以等张液体为主。

术中生理需要量的计算应从患儿进入手术室开始计算，直至手术结束送返病房，即每小时维持量×在手术室停留的小时数。

二、术前禁食所致的液体缺失量或手术前累计缺失量

术前液体缺失量和脱水状况的评估各有不同，择期手术患儿没有或者只有慢性进行性的液体丢失，而急诊手术或严重外伤患儿却处于动态的血液或肠液丢失状态，很难评估他们的液体平衡情况。

择期手术的术前液体缺失通常由术前禁食所致。禁食缺失量的计算方法是：每小时维持量×禁饮小时数。根据1975年Furman等提出的方案，主张禁食缺失量的50%在第1小时补充，剩余50%在第2小时、3小时内补充。而1986年Berry提出根据小儿的年龄和创伤严重程度修订了液体治疗指南，考虑到较小儿的细胞外液丢失较多，因此，婴幼儿在麻醉后第一小时的补液量比较大儿的量多。≤3岁小儿，术中第一小时补液量为25ml/kg；而≥4岁小儿第一小时补液量为15ml/kg。需注意的是，以上两种补充术前缺失量的方案都是基于过去的"午夜后禁食"，即禁食达6~8小时的患儿。根据新的禁食禁饮指南，如果患儿在术前禁食时间较短，或术前已接受静脉输液，则第1小时的补液量可以减少，临床上

应视具体情况而作适当调整。

三、麻醉手术期间的液体再分布

术中体液的分布与转移涉及"第三间隙"的概念。手术创伤可使 ECF 转移分布到损伤区域,引起局部水肿;或因疾病致体液淤滞于腔体内(如肠麻痹、肠梗阻时大量体液积聚于胃肠道内),这部分液体虽均衍生于细胞外液,但功能上却不再与第一间隙(组织间液)和第二间隙(血浆)有直接的联系,故称这部分被隔绝的体液所在的区域为第三间隙。

术中第三间隙缺失量取决于手术操作范围。小手术约为 1ml/(kg·h)(如腹股沟斜疝),腹部大手术 15~20ml/(kg·h),早产儿的坏死性小肠结肠炎可达 50ml/(kg·h)。一般建议对手术创伤失液小手术可按 2ml/(kg·h)补液,中等手术按 4ml/(kg·h),大手术按 6ml/(kg·h)补液。这些数字只是指导原则,还要依据患儿的反应做适当调整。相对于较大儿和成人,较小儿的细胞外液比重大,因此,小儿越小,丢失细胞外液的相对比例越大。第三间隙损失量应当用晶体液(生理盐水或乳酸林格液)补充。在神经外科手术中,第三间隙缺失量应当忽略不计。

四、麻醉导致的血管扩张

麻醉药物和麻醉方法均会引起血管扩张,使循环血容量相对减少,通常在麻醉开始即应遵循个体化的原则及时输注晶体液或胶体液,以维持有效循环血容量。全麻时血管扩张所致的缺失量一般为 5~7ml/kg。

五、术中失血量

手术失血主要包括红细胞和凝血因子丢失及血容量减少,须进行针对性的处理。目前公认的输注红细胞悬液的指征是:增加携氧能力或避免出现携氧能力受损;用于地中海贫血或镰形细胞病患者抑制或稀释其内源性血红蛋白。临床实践中,近 20 年里已有若干个小儿输注红细胞及其他血制品的指南发布。在 1996 年 ASA 的指南中认为:小儿输注红

细胞悬液的明确指征是血红蛋白<60g/L,特别是急性发生的贫血;血红蛋白>100g/L 的小儿不应输注红细胞;而血红蛋白 60~100g/L 的小儿应结合临床是否有氧合不良的风险综合考虑;简单地使用血红蛋白的多少作为是否输血的唯一标准并不合适。传统上也有专家建议:手术中失血<10% 血容量,可不输血而仅输平衡液;失血>14% 血容量,应输红细胞混悬液,同时补充平衡液;失血 10%~14% 血容量,应根据患儿情况决定是否输注血液制品。

过去一般认为患儿的输血指征应比成人高 10~20g/L,才能保证小儿氧的运输和氧弥散量。在小儿 ICU 的调查中发现,RBC 实际输血阈值的差别很大,从 Hb 70g/L 到 130g/L 不等。2007 年发表的一项多中心、随机、对照研究发现,对于 Hb<95g/L 且病情稳定的危重患儿,限制性输血(Hb<70g/L)和开放性输血(Hb<95g/L),发生多器官功能不全或院内感染等其他不良事件和转归均无明显差异。因此可以认为,在儿科患者中限制性输血与开放性输血的安全性相同,在病情稳定的重症患儿中的输血阈值为 Hb 70g/L 也是可行的。

无论遵循何种输血标准,临床医师应该认识到输注红细胞的目的是为了确保组织充足的氧供,小儿的临床征象与血红蛋白水平对判断是否需输血同样重要。例如,需要积极观察患儿是否存在心动过速、呼吸急促、尿量减少、四肢冰凉等表现。有条件可以进行酸碱平衡及乳酸水平的监测,甚至可监测混合静脉血氧饱和度。而新生儿(<4 个月)由于促红细胞生成素对机体低氧供的反应不同于大龄儿,且体液系统排除异源性红细胞抗体的反应不足,输血时更应慎重权衡其效益-风险比。

一旦决定输注红细胞,估计患儿的血容量(estimated blood volume, EBV)十分重要,这与血制品和其他液体的输入量密切相关。此外,麻醉医师还要在开始输入 RBC 悬液之前计算允许失血量。患儿的 EBV 一般与年龄和体型部分相关,新生儿血容量 85ml/kg,小儿 70ml/kg,肥胖小儿 65ml/kg。估计完患儿的循环血容量后,可以进一步简单地计算最大允许失血量(maximal allowable blood loss, MABL)。简单的计算公式是:

MABL =(初始 Hct-目标 Hct)/初始 Hct×EBV

例如,体重为 25kg 的患儿,血容量为 70ml/kg×25kg≈1750ml。如果初始 Hct 为 36%,目标 Hct 为 21%,那么,MABL =(36% - 21%)/36% × 1750 ≈

730ml

此出血量可以按 3∶1 的平衡盐溶液（如乳酸钠林格液）补充，即约 2200ml，或 1∶1 的 5% 白蛋白或 1∶1 的胶体补充，即 730ml。当估计失血量达到这个目标容量时应当开始输入 RBC 悬液。由于 RBC 悬液的 Hct 大约是 60%，每输入 100ml RBC 悬液提供的 RBC 约为 60ml。在上述的例子中，如果失血量超出 MABL 150ml，并且预计目标 Hct 为 30%，那么应当从下列公式计算补充量：

$$\frac{补充的血容量(150ml)×目标Hct(30\%)=45ml}{100\% RBC}$$

而 RBC 悬液的 Hct 约为 60%，那么，45ml/0.60≈75ml RBC 悬液，即 75ml RBC 悬液（Hct 60%）相当于 30% Hct 全血 150ml。

通常可以简化计算，超出 MABL 的每 ml 失血可以输入 0.5ml RBC 悬液，这会导致比目标 Hct 30% 稍高的 Hct，但是由于所有这些计算都是估计的，最终的结果通常很接近目标水平。

在大量出血输血时（通常定义为失血量超过 EBV）往往需要使用新鲜冰冻血浆（FFP）补充凝血因子。对于已知有凝血因子损害的小儿，如大面积烫伤或凝血病，在失血量超过 1 倍 EBV 之前就应输注 FFP。而术前无凝血因子损害的健康小儿在失血量超过 1~1.5 倍 EBV 前则不需要使用 FFP。该原则适用于失血后输注浓缩红细胞的小儿，输注全血的小儿即使失血量超过血容量数倍也不需要 FFP。值得注意的是，即使失血量超过血容量 1 倍，PT（凝血酶原时间）和 PTT（部分凝血活酶时间）也只会轻度延长。

当失血量超过血容量的 1~1.5 倍，并以浓缩红细胞、晶体、白蛋白或其他非血制品替代容量后，往往需要输注 FFP。当然，是否需输注 FFP 还需结合凝血情况及 PT 和 APTT 的实验室结果。目前并没有小儿的相关研究清楚地界定 PT 和 APTT 的阈值来代表病理性出血需要输注 FFP 以补充凝血因子。一般而言，PT>15s 或 APTT>60s（超过基础值的 1.5 倍）并伴有异常渗血可作为输注 FFP 纠正凝血功能障碍的指征。而实验室检查异常，但无异常渗血，且手术区域对血肿形成的后果又相对较安全（如整形外科手术而不是神经外科手术），则可继续观察，延迟输注 FFP。

需要输注的 FFP 容量取决于凝血因子缺乏的严重程度和是否存在消耗性凝血病。一般而言，至少需输注小儿血容量 30% 的 FFP 才能纠正 PT 和 APTT 的延长。在小儿，若输注 FFP 的速度超过

1.0ml/（kg·min），常会伴有严重的低钙血症及心脏抑制并低血压，特别是在使用强效吸入麻醉剂的小儿。因此，在快速输注 FFP 时需补充外源性氯化钙（2.5~5mg/kg）或葡萄糖酸钙（7.5~15mg/kg）。婴儿输注 FFP 时更易发生低钙血症，可能是由于其游离钙和代谢柠檬酸盐的能力较低；而肝移植小儿、肝功能或肝血流灌注受损小儿也因为代谢柠檬酸盐的能力受损而发生低钙血症的风险增大。

疾病因素（如特发性血小板减少性紫癜、化疗、感染或弥散性血管内凝血）或大量失血导致的血液稀释均可导致血小板减少。疾病因素导致血小板减少的小儿即使对血小板计数 $\leq15×10^9/L$ 也有较好的耐受性而无需输注血小板，而大量失血所致血小板减少的小儿当血小板计数 $\leq50×10^9/L$ 时就必须补充外源性血小板。有学者认为，可经验性地根据术前血小板计数估计术中失血所致的血小板需求。术前血小板计数升高的小儿在失血量超过 4 倍血容量前无需输注血小板；而术前血小板计数较低的小儿（约为 $\leq100×10^9/L$），在失血量达 1~2 倍血容量时就需要补充血小板；术前血小板计数正常的小儿（150~350）$×10^9/L$ 则在失血量 ≥2 倍血容量时需要输注血小板。另外，除了那些出血倾向至关重要的重大手术（如神经外科手术、心脏手术或器官移植手术），临床渗血情况应作为是否需要输注血小板的标准指征。初始的输注剂量约为 0.1U/kg~0.3U/kg。输注该剂量后血小板计数能上升多少取决于是否存在血小板抗体和血小板损耗的速率。

六、小儿术中是否需输注葡萄糖液？

在过去的 20 年中，对于是否使用含糖液作为小儿术中维持液体一直是争论的焦点。众所周知，特别是在新生儿，低血糖可引起脑损伤。为避免小儿在围手术期出现低血糖，过去提倡在术中常规应用激素，但是当时的人们却低估了高血糖的风险。大量研究已证实，尽管术前禁食，由于对麻醉和手术的应激反应使血糖增加，多数患儿的血糖水平仍属正常。即使延长禁食时间，在术前发生低血糖的风险也很低（1%~2%）。因此，大多数患儿没必要在围手术期使用含糖液，也没必要去监测血糖。

围手术期高血糖也是临床上广泛关注的问题。高血糖可引起渗透性利尿、继发性脱水和电解质紊乱，高血糖还可增加缺氧/缺血性脑病或脊髓损伤的

风险。我们通常使用的 5% 葡萄糖液,其含糖浓度约为正常人血糖的 50 倍,其能量供应对能量需求较高的早产儿或新生儿可能较为合适,但对较大小儿可造成高血糖的几率为 0.5% ~2% 。这种高血糖的发病率在区域阻滞的小儿由于应激反应小,几率则较低。也有研究发现,行日间手术的患儿存在无症状性低血糖风险;还发现有少数患儿在术中输入无糖液体,其血糖的实际表现为降低。

因此,有学者提出,为达到平衡,可用低浓度的含糖液,在术中得以维持正常的血糖水平。一般来说,大于 4~5 岁的患儿在术中常规使用无糖等张液。对于婴幼儿,可以输入含有 1% ~2% 葡萄糖的乳酸林格液,葡萄糖以 120~300mg/(kg·h) 的速度输注,可以维持可接受的血糖水平,又可以抑制脂肪代谢。

新生儿和早产儿对葡萄糖有特殊需要,可能是由于葡萄糖储备不足和胰岛素经胎盘从母体转移至胎儿所致。对这些小儿至少应输入 5% 葡萄糖液,而母亲患糖尿病的新生儿应接受 10% 葡萄糖液。对这些患儿应测定术前血糖水平,并通过经常测定血糖水平以指导葡萄糖的输入。除糖以外,液体中还应含有足量的电解质,可应用 1/4 ~1/2 浓度的生理盐水。新生儿可通过增加尿量排出多余的水,因此,对稍超负荷容量的调节能力胜过对低钠溶液的耐受。由于新生儿的远曲肾小管对醛固酮缺乏足够的反应力,尿中极易丢失钠,所以新生儿手术中应予补充。如使用不含电解质的 5% 葡萄糖溶液,容易引起低钠血症,尤其当血钠低至 120mmol/L,可引起水中毒并导致脑水肿和抽搐。

七、胶体液在小儿的使用

目前可用的胶体液分为天然的蛋白质胶体(白蛋白)和合成胶体(羟乙基淀粉,右旋糖酐类和明胶)。

白蛋白是天然血液制品,5% 白蛋白的渗透压为 2.67kPa(20mmHg),接近于生理性胶体渗透压,能够维持血压和血浆胶体渗透压,因此是小婴儿比较理想的胶体液。已证实,未足月儿在低血压时使用 4.5% 的白蛋白比 20% 的白蛋白更加有效,这说明白蛋白的容量治疗在维持或重建心血管稳定性方面比浓度更重要。虽然其仍然是新生儿和小婴儿的扩容治疗时使用的金标准胶体液,但由于其价格昂贵,

促使不少国家转向其他胶体液,如英国和爱尔兰更愿意使用明胶,而法国及不少欧盟国家更偏好羟乙基淀粉。

明胶是由牛胶原制成的一种多肽,小儿使用明胶已有多年的历史,小婴儿也可使用明胶。国际上的指南对于明胶的生产过程有特殊的要求以尽量减少其传播疯牛病的风险。明胶的扩容效力明显低于白蛋白或羟乙基淀粉:仅相当于输入量的 70% ~90% 。肾脏的快速排除作用使其扩容效果持续时间较短,仅与晶体液相当。输入明胶后可能发生对动物蛋白及其交联物质的过敏和类过敏反应。明胶基本对凝血功能无不良影响,且无剂量限制。明胶液为轻度低张液。

羟乙基淀粉(hydroxyethyl starch,HES):HES 溶液是由玉米淀粉加入等张盐溶液中制备而成的。有多种 HES 溶液,其物理及化学特性与溶液浓度、平均分子量、取代级及 C2/C6 的比值有关。高分子量(如 450kD)、高取代级(如 0.7)的 HES 溶液可以有明显的蓄积作用及副作用,包括容量超负荷、干扰凝血功能及瘙痒。在脓毒症或脓毒症休克患儿中应用 HES(200/0.6)作为血浆扩容剂,是导致急性肾衰的一项独立危险因素。HES(200/0.5)用于脑死亡的肾移植供者的容量恢复时,可导致肾移植受者的肾功能损害。目前最新的第三代 HES(6% ,130/0.4,万汶)有更低的分子量及取代级,因此其在体内的蓄积更少、副作用也更少。可快速代谢的 HES 溶液即使在围手术期大量应用也不会增加肾损害的风险,用于脑外伤患儿也是安全的。由于 HES 以生理盐水作为溶液,HES 也可能导致高氯性酸中毒。类过敏反应虽罕见,但仍可能发生。许多国家的医疗官方限定了 HES 的日允许输入量和持续输注的时间。大多数小儿麻醉医师和儿科医师已认识到 HES 的不良反应,因此,在未足月儿和新生儿都不使用HES,新生儿胶体液的选择只有明胶或白蛋白。

目前,尚没有证据表明在围手术期选择胶体液还是晶体液会影响到病死率或发病率,也没有发现病死率与某种液体的使用有关。在这种情况下,如何选择液体并没有一个通用的原则。综合考虑术中体液丢失的性质(水或血浆),替代的胶体对于血管内容积、凝血的连锁效应、微循环和可能导致的过敏反应及费用,小儿术中的液体治疗应先选用晶体液(生理盐水或乳酸林格液)。其优点包括经济、对凝血影响小,无过敏,无输血引起的传染性疾病的风险。通常,乳酸林格液 15~20ml/kg 在 15~20 分钟

以上时间输注可重建心血管稳定。输注总量30～50ml/kg的晶体液后，为维持血管内渗透压稳定应该使用胶体液（白蛋白或合成胶体）。而综合分析这些胶体液的过敏反应、价格、需使用血制品的几率及患儿使用的长期愈后，并没有哪一种胶体更有优势。

第6节　麻醉并发症及其处理

小儿对麻醉的代偿能力有限，根据多年来临床资料分析，小儿麻醉并发症的发生与下列因素有关：①麻醉前准备不足：术前未认真地询问病史，未作必要的体格检查和生化检查，对术前高热、上呼吸道感染、严重水电解质紊乱（脱水、低血钾、低血钙）、低血糖等未作适当处理，情况未改善即进行手术，因而麻醉期间并发症明显增多。目前认为即使急诊手术也应作适当术前准备后再进行手术。②麻醉器械准备不足：小儿不论施行何种麻醉方法，均应准备氧、吸引器、小儿适用的面罩加压吸氧装置、麻醉机、螺纹管、咽喉镜、小儿气管导管，以便随时应用。不要待麻醉过程中病情发生剧变时才临时寻找麻醉抢救器械，以免延误病情的及时处理。③麻醉方法选择不当或药物逾量：应根据小儿不同病情及手术部位而选择合适的麻醉方法，不应过分信赖一种麻醉方法来配合各种小儿手术。如对时间冗长的小儿手术，过度依赖氯胺酮麻醉，氯胺酮常明显超量，可引起麻醉苏醒延迟，严重的可导致呼吸循环抑制；小儿硬膜外阻滞时局麻药或辅助药用量过多，常引起局麻药毒性反应或辅助用药过量导致呼吸循环抑制；对饱食、肠梗阻患儿，为预防麻醉期间呕吐误吸，应及时施行气管插管，以免术中呕吐物误入呼吸道，造成严重后果。④麻醉期间观察及监测不够：小儿麻醉期间机体生理状况改变很快，如麻醉医师对麻醉期间出现的危象如呼吸费力、呼吸抑制、皮肤苍白或发绀、脉搏细弱、血压下降、心率变慢、体温过高或过低等未能及时发现和处理，可造成严重后果。⑤输液输血不当：小儿细胞外液在体液中所占比重比成人显著增加，细胞外液的转换率也大，手术中对细胞外液和血液的丧失如未及时补充，可造成血容量不足、休克、少尿等并发症，临床上曾有门诊小手术因麻醉苏醒延迟又未及时输液，造成严重脱水休克的教训。小儿血容量绝对值小，如输液过多，可引起心力衰竭、肺水肿，也应避免。临床上因输血输液逾量引起的并发症比输液不足更多见。

从以上因素可以看出：只要术前作好充分准备，配备必要的小儿麻醉器械，麻醉期间使用监测仪器（特别是脉搏-氧饱和度仪和呼气末CO_2监测）并严密观察患儿，及时发现及处理各种异常情况，麻醉并发症是可以减少至最低限度的。

一、呼吸系统并发症

随着麻醉技术和监测设备的进展、新的全麻药和控制呼吸技术的应用，严重呼吸系统并发症已较以往减少，但呼吸系统并发症仍是小儿麻醉最常见的并发症，主要由于呼吸抑制、呼吸道阻塞及氧供应不足所致，可发生于术中及术后。

（一）低氧血症

与成人相比，小儿（尤其新生儿）代谢率高（肺泡通气量与FRC比值大和需氧量多），使之在呼吸暂停或上呼吸道失去控制时发生快速的缺氧导致低氧血症。引起小儿低氧血症的原因很多，若无导管脱出或支气管痉挛等问题，健康小儿最常见的导致氧饱和度逐渐降低的原因是由肺不张引起的右向左分流。小儿气道失去控制也是常见的原因。患儿苏醒期经常出现屏气，会导致腹内压和胸内压升高及声门关闭，也可能引起血氧快速大幅度的下降。

如果是由肺不张引起的低氧血症，此时关注的重点是肺复张，单纯提高吸入氧浓度和增加新鲜气体流量，不能明显改善低氧饱和度。单次手动肺膨胀至30cmH₂O保持30秒，或者能够接受的相近设置可使脉搏氧饱和度数值很快恢复至正常。如果该方法不能纠正低氧饱和度，则应寻找低氧饱和度的其他原因。

气道失去控制最容易发生在麻醉诱导中和诱导后即刻。麻醉诱导时，解剖上较窄的上气道直径会进一步减小。肿大的扁桃体和增殖体会增加小儿气道梗阻的概率。如果气道出现阻塞（观察到三凹征和膈肌过度运动），可以闻及由于声门部分关闭引起的吸气音异常（喘鸣音）。随着气道关闭的加重逐渐出现无声。为了纠正这种恶化的情况，应当紧扣面罩，呼吸回路预充纯氧（和七氟烷），关闭泄气阀给呼吸回路加压，维持 $5 \sim 10cmH_2O$ 的压力。必要时，可使用口咽通气道、鼻咽通气道、提下颌和持续正压通气。屏气的最佳治疗方法是吸入纯氧和持续正压通气。

（二）喉痉挛

喉痉挛是由于各种原因致甲状舌骨肌缩短，声带合拢，假声带及声门上皱襞的软组织涌阻于声门口造成，吸气及呼气因而阻塞。发生喉痉挛主要触发因素是喉部、胸腔、腹腔或盆腔的内脏神经受刺激而引起的正常反射。除了小儿易发生这一因素外，上呼吸道感染、浅麻醉也是常见的易发因素；喉头的异物刺激，如分泌物、血液、口咽通气道、拔管过程是主要的诱发因素。发生在拔管后即刻的喉痉挛常是由于浅麻醉下拔除气管导管或异物（血液、胃液或黏液）刺激喉部所致。

不管何种类型的喉痉挛，处理的第一步都是用双手托下颌，同时用纯氧面罩加压通气。通气时不要与闭合的声门对抗，否则只会把气体压入胃内。如果小儿存在微弱的自主呼吸，应当与小儿自主呼吸同步以增强呼吸作用。

如果喉痉挛持续不缓解，有胸部呼吸运动而依旧没有声带发声，则给予阿托品 $20\mu g/kg$ 和丙泊酚 $1 \sim 2mg/kg$。使用阿托品应当宁早勿晚。阿托品将维持心搏且延缓或防止心动过缓。预防性静注丙泊酚可以防止喉痉挛，而治疗性给药则可以起到缓解作用。

如果上述操作仍无法有效通气，则可能发生完全性喉痉挛，或者是喉远端的气道发生梗阻。对于完全性喉痉挛，应迅速给予琥珀酰胆碱，静注 $1.0 \sim 2.0mg/kg$ 或者肌内注射 $4.0mg/kg$。不要等到心动过缓发生后才给予这些药物。如果某些对应用琥珀酰胆碱为禁忌的患儿（如大面积烧伤患儿等），可以给予维库溴铵或罗库溴铵。由于环糊精可在 3min 内逆转罗库溴铵的作用，不久后罗库溴铵可能取代琥珀酰胆碱成为喉痉挛的治疗选择之一。

（三）术后呼吸暂停

所有婴儿特别是早产儿，容易出现术后呼吸暂停。呼吸暂停是指不能解释的呼吸停止时间超过 $15 \sim 20$ 秒，或者呼吸停止时间未超过 15s，但伴有心动过缓（心率<80bpm）、发绀、苍白或者明显的肌张力下降。婴儿特别是早产儿中枢神经系统发育不全，对 CO_2 反应能力下降、对缺氧反应异常，不引起高通气反应而导致呼吸暂停。其他影响因素包括：肋间肌和膈肌发育不全、气道易于塌陷等。呼吸暂停的类型分为三种类型：中枢性、梗阻性和混合性。中枢性呼吸暂停的特点是缺乏呼吸驱动；梗阻性呼吸暂停是有呼吸驱动，但没有气流；混合性是两种机制同时存在。

小儿术后呼吸暂停的危险因素与孕龄和孕后龄（孕后龄＝孕龄+出生后年龄）呈较强的反比关系，术前即存在的持续性的呼吸暂停和贫血（血细胞比容小于30%）也是危险因素。早产儿全麻后的呼吸暂停尤应注意。在术后恢复室的非贫血婴儿呼吸暂停的发生率，孕龄 32 周的早产儿直到孕后龄 56 周才小于 1%，而孕龄 35 周的患儿在孕后龄 54 周就可小于 1%。全麻药和镇静催眠药均可降低呼吸驱动力，导致婴儿在孕后龄 56 周之内发生中枢性呼吸窘迫。吸入麻醉药还可以松弛咽部肌肉，增加了新生儿梗阻性呼吸暂停的发生率。最近的荟萃分析认为，如果排除术前给予镇静药物的患儿，腰麻术后呼吸暂停的发生率较低。

对于术后呼吸暂停的高危患儿，必须在麻醉后住院观察 24 小时，期间监测心肺功能。目前一些麻醉学者更倾向于孕后龄 48 周或 52 周作为安全界限。何时、如何实施半择期手术（如腹股沟疝修补术，尽管被认为是择期手术，但仍有嵌顿危险，不能将其作为真正的择期手术对待），对早产儿仍是有争议的问题。对此类早产儿实施腰麻可有效降低患儿术后呼吸暂停的发生率与减少机械通气的时间。对于真正的择期手术，最好延期至孕后龄 52 周以后，但这仍存有争议。有研究认为咖啡因（$10 \sim 20mg/kg$）能降低早产儿全麻后呼吸暂停的危险，但由于样本数少，其作用还需大样本研究加以明确。

二、循环系统并发症

小儿麻醉期间，心率、心律及血流动力学改变较呼吸系统少见。正常婴儿应用阿托品后心率可增快达 180 次/分，一般情况下并无不良后果。麻醉期间心率减慢可因低氧血症、迷走神经刺激或心肌抑制所致。心动过缓在小儿麻醉时提示有危险性因素存在。婴儿依靠心率维持心排血量，当心率减慢时，心排血量随之降低。术前阿托品剂量不足，氟烷麻醉时可引起明显心动过缓，静注琥珀酰胆碱也可引起心动过缓。心脏手术中心率变慢可能因房室传导阻滞引起，可用异丙肾上腺素静脉泵注或安置心脏起搏器治疗。小儿对缺氧、失血等代偿能力差，如未及时治疗,可导致心搏骤停。

心搏骤停是麻醉期间最严重的并发症,围手术期心搏骤停的危险因素,二十世纪五十年代报道主要是箭毒,六十年代早期报道主要是气道阻塞、随后报道主要是通气不足和药物相关事件(尤其是麻醉药过量)引起。随着麻醉技术的进步,小儿麻醉期间心搏骤停发生率与死亡率已逐步下降,各国不同医疗机构报道的几率和危险因素也不尽相同。根据2007年报道的美国明尼苏达州Mayo医学院1988~2005年的92 881例小儿病例,围手术期心搏骤停在非心脏手术中的发生率是2.9:10 000,在心脏手术中的发生率是127:10 000。而2007年根据美国小儿围手术期心搏骤停登记程序(Pediatric Perioperative Cardiac Arrest Registry,POCA)的资料报道,1998年~2004年发生的397例心搏骤停的病例中193例(48.6%)是由麻醉因素引起,这193例病例中3/4是ASA Ⅲ~Ⅴ级的小儿。其中最常见的危险因素是心血管因素(41%)和呼吸因素(27%),药物因素(18%),操作与设备因素(5%)。心血管因素中最常见的可识别的唯一原因是失血相关的低血容量,大多数发生于脊柱融合术或开颅手术。喉痉挛导致的气道阻塞是最常见的呼吸道原因,更常见于术后而非麻醉诱导时。药物相关的心搏骤停ASA Ⅰ~Ⅱ级患儿比ASA Ⅲ~Ⅴ级患儿更常见,多数与氟烷或七氟烷的心血管抑制相关,少数与使用琥珀酰胆碱后高血钾相关。操作和设备相关的心搏骤停多是中心静脉穿刺的并发症,与损伤(即气胸、血胸或血气胸)或心动过缓和低血压有关。麻醉引起心搏骤停的死亡率约为28%,其先兆因素为ASA分级和急症手术。

因此,在麻醉期间需加强心电图监测,可早期发现各种心律异常,及时诊断心搏骤停。发现心搏骤停时应立即停止麻醉,进行胸外按压,静脉注射肾上腺素,非气管内插管麻醉者应立即作气管插管,并用纯氧作过度通气。小儿胸壁弹性较好,胸外挤压效果满意,与成人有所不同。

三、反流、呕吐和误吸

麻醉期间的反流、误吸是小儿麻醉期间死亡的重要原因之一。呕吐主要发生在诱导期及苏醒期,小儿由于贲门括约肌发育不全,胃排空时间较长,故麻醉时呕吐可能性较大。出生6个月内的婴儿由于

食管腹腔段发育不全,食管下端括约肌收缩力不足,进食后发生反流是正常的。30%的婴幼儿直至4岁仍存在这种反流现象。麻醉时面罩下加压供氧常使胃充气,致胃内压增高造成反流。多数麻醉药具有降低食管下端括约肌收缩力的作用,从而增加胃-食管反流的可能性。

麻醉期间引起呕吐的原因较多。饱胃、术前禁食时间不足、麻醉药物的影响、麻醉及手术操作刺激、术后疼痛及缺氧和低血压,均可触发呕吐。围麻醉期发生呕吐、反流的严重后果在于胃内容物的误吸。误吸可发生在麻醉诱导时、术中以及术后的任何阶段,清醒患儿由于存在咳嗽反射,呕吐时很少发生误吸。婴幼儿误吸的发生率高,可能与婴儿神经系统发育不完善、保护性反射能力较弱、腹部膨隆、胃液相对量较多以及呼吸管理难度大有关。

对于误吸应以预防为主。氯胺酮麻醉后喉反射受到抑制,饱胃患儿易致呕吐、误吸。急诊饱胃患儿,腹胀明显者应行有效的胃肠减压,麻醉前先用吸引器抽吸胃内容物后,再开始麻醉。诱导过程应尽量减少咽喉刺激的发生。一旦发生呕吐或反流,应立即将患儿头偏向一侧,并置于头低位,充分吸引口腔、咽喉部位的反流物,防止误吸。对发生严重误吸者,应迅速行气管内插管控制呼吸道,并立即行气管内冲洗。必要时应用呼气末正压通气(PEEP)纠正低氧血症,避免和(或)减轻肺部损害所致的并发症。适当应用抗生素预防和治疗误吸后的肺部感染。

四、体温异常

小儿年龄越小,基础代谢率越高,体温中枢发育不完善,极易受外界环境的影响而发生异常体温。与成人相比,小儿体表面积相对较大,热量丢失快。另外,婴幼儿代谢产热功能尚不健全,主要是通过棕色脂肪产热,而非寒战方式产热。麻醉和交感神经阻滞可抑制这种产热方式。输入冷的库血,也会引起低体温。如果不采取保温措施,所有患儿围手术期都会出现体温过低。低温可导致多种并发症,包括:苏醒延迟、肌松恢复延迟、凝血功能障碍、苏醒期氧耗增加和感染率增高等。

围手术期往往需要使用多种方法来维持患儿的体温:

1. 增加手术室室温:可以减少手术开始时的热量流失,室温每升高1℃,患儿热量损失约减少7%。

2. 尽量减少患儿暴露的时间:患儿一旦脱掉衣服体温即开始下降,因此不到必须时刻不要脱掉患儿的衣服。

3. 在身体暴露部位覆盖毯子:可以使热量损失减少约30%。婴儿的头部是热量丢失的主要部位,应注意加以包裹。

4. 静脉液体加温:可以预防需要输入大量液体的患儿发生低体温。

5. 加热灯、红外加热器以及预热输注液体都可能有一定作用。

6. 循环加温水毯:作用有限,因为它只能减少背部热量丢失,而背部热量丢失本来就很少。

7. 空气加温毯:是一种常用的预防术中低温的方法。使用时应注意避免弄湿空气加温毯。因为潮湿的加温毯不仅不能加温,反而会在短时间内使患儿体温下降。

很多麻醉医师为了防止患儿体温降低过度使用保温设备,结果导致体温过高。在进行头面部手术时,体腔未打开,整个身体被覆盖,即使有热量的丢失也非常有限。术前使用阿托品会减少出汗,使散热减少。夏季室温过高,患儿禁食时间过长、脱水都可能引起体温升高。

五、神经系统并发症

中枢神经缺氧可因麻醉期间缺氧造成,由于麻醉技术的进展,目前已很少发生。一旦发生脑缺氧,患儿术后昏迷,甚或有抽搐,必须及时低温、脱水治疗,并加强氧疗,有抽搐者可应用地西泮或硫喷妥钠治疗,如治疗不及时,即使患儿清醒,也可能造成智能低下、痴呆等后遗症。麻醉期间惊厥常因局麻药中毒或高热所致。恩氟烷及氯胺酮麻醉时可发生肌震颤,减浅麻醉后很快消失,通常无后遗症。周围神经损伤常因体位不当所致,上肢外展过度可造成臂丛神经损害,腓总神经也可因体位压迫而损伤,均应注意避免。

六、其　　他

肝肾功能改变与麻醉期间缺氧及低血压有关。小儿"氟烷肝炎"虽极少见,但已有肝病的小儿以不用为宜。婴儿尤以新生儿吸氧时间长、浓度高,可引起氧中毒,表现为眼晶状体后纤维增生,应引起注意。其他并发症如药物中毒、变态反应、输血反应等详见本书有关章节。

第7节　术后管理和术后镇痛

一、术　后　管　理

(一) 一般处理

手术麻醉结束后,全麻患儿应仔细清除呼吸道及口咽部分泌物后再拔除气管导管,待呼吸道通畅,通气良好,病情稳定后送麻醉苏醒室。自手术室转送至苏醒室途中应将患儿头转向一侧,转送途中应吸氧,并作脉搏氧饱和度监测。

手术后要特别注意呼吸系统护理,苏醒期由于全麻药、麻醉性镇痛药以及肌松药的残余作用,可引起呼吸抑制而导致通气不足。手术后切口疼痛,腹胀均可引起通气不足,导致低氧血症。早期低氧血症的临床症状常不明显,需监测脉搏氧饱和度始能发现,苏醒期应常规吸氧。

麻醉后循环系统的管理应尽量维持血容量和心排血量正常,纠正低血压,适当输液和补充电解质。

术后要注意体温变化,新生儿手术后要保温,应将新生儿置于暖箱内观察及护理,幼儿及儿童要防止体温升高。

小儿全麻苏醒期常可发生寒战,可能与血管扩张、散热增加有关。寒战使氧耗量增高,对寒战患儿应面罩给氧。虽然新的强效全麻药已用于临床,但全麻后恶心呕吐仍时有发生,苏醒期应严密观察。

对区域麻醉患儿,术后要注意麻醉平面恢复情况,有无神经系统并发症、尿潴留、头痛、恶心呕吐等,此外,也应注意呼吸循环情况。

对小儿可参考按清醒程度、呼吸道通畅程度以及肢体活动度进行的简化麻醉后苏醒评分,见表71-18。

随着全麻药物和技术的进展,小儿全麻后苏醒更快,而门诊日间手术需求也日益增多,严格的离开麻醉苏醒室的标准已不再那么重要。但考虑到小儿病理生理情况变化较成人快,病房的监护措施相对

薄弱,小儿离开苏醒室前应确保符合以下条件:

表71-18 全麻苏醒评分表

项目	评分
清醒程度	
完全清醒	2
对刺激有反应	1
对刺激无反应	0
呼吸道通畅程度	
可按医嘱咳嗽	2
不用支持可维持呼吸道通畅	1
呼吸道需支持	0
肢体活动度	
肢体能有意识的活动	2
肢体无有意识的活动	1
肢体无活动	0

1. 小儿完全清醒或很容易就能唤醒。
2. 气道通畅,保护性反射存在。
3. 吸室内空气时氧饱和度≥95%,或吸氧/不吸氧时氧饱和度能维持于术前水平。
4. 没有低体温,如有体温升高已控制。
5. 疼痛、恶心和呕吐已控制。
6. 没有活动性出血
7. 生命体征平稳。

(二) 苏醒期躁动

儿童发生麻醉后躁动的几率较成人高,随着七氟烷、地氟烷等较为新型的全麻药在临床上广泛使用,小儿全麻苏醒期躁动又重新引起了人们的关注。自麻醉中苏醒的患儿可经历一系列不同的行为表现异常过程,常用的描述词汇有:苏醒期兴奋(emergence excitation),苏醒期谵妄(emergence delirium,ED)及苏醒期躁动(emergence agitation,EA)。由于在患儿苏醒期很难完整评估患儿的心理状态,所以,目前大多数学者建议将这三种词汇在苏醒期归为一种情况考虑。

目前对苏醒期躁动并没有统一定义,其临床表现多种多样,这些患儿易激惹、执拗、不合作、语无伦次、无法抚慰、持续哭吵、踢或打人。一般在麻醉后苏醒的最初30分钟内发生,具有自限性(5~15分钟),一般自行缓解。也有报道躁动不安及逆行性回归行为可持续2天。

苏醒期躁动的发生率为一般10%~50%,也有报道高至80%。其与麻醉可能的相关因素为:快速苏醒、疼痛、年龄、药物和焦虑等。麻醉后躁动常更多地发生在使用新型的溶解度较低的吸入麻醉气体麻醉后,如地氟烷、七氟烷,其他的麻醉气体中较少。据此推测,使用挥发性麻醉气体后快速苏醒时,可能因为患儿突然清醒发现自己处于一个陌生的环境而加剧了患儿潜在的恐惧感,从而诱发躁动。而麻醉后躁动的报道常见于七氟烷、地氟烷,也见于异氟烷,较少见于氟烷。考虑到七氟烷诱发脑电图变化同地氟烷/异氟烷麻醉中观察到的表现相似,但与氟烷麻醉发现不同,躁动可能与这些麻醉药相似的CNS作用有关,可能因干扰CNS的神经元突触的抑制和兴奋间的平衡而影响脑活动。镇痛不足可以是躁动的原因,有研究显示预先给予镇痛药的方法成功降低了躁动的发生率,提示疼痛可能是其主要原因;但另一方面,即使在有效镇痛或无痛的情况下仍有麻醉后躁动发生,因此苏醒期的疼痛与躁动相关,但并不是导致躁动发生的唯一因素。而年龄因素与小儿麻醉后躁动相关,七氟烷麻醉在3~5岁的学龄前儿童较学龄儿童更易发生苏醒期躁动,这可能与大脑成熟度在此现象发生中的作用有关。小儿及其家长在术前严重焦虑也同样增加了麻醉苏醒时躁动的可能性,有研究显示,小儿的焦虑评分每提高10分,他们出现明显的ED症状的可能性提高10%。

由于术后躁动病因尚不明确,至今没有拟定过清晰的预防策略。通常还是以镇痛和镇静药进行预防和处理。目前推荐多种预先镇痛方式包括骶管阻滞、芬太尼、痛力克、可乐定及右美托咪定来消除疼痛可能产生的不适及烦躁。常用的药物剂量为:芬太尼1~2μg/kg静注,或丙泊酚0.5~1mg/kg静注,或咪达唑仑0.02~0.1mg/kg静注均可用于治疗ED。单次推注右美托咪定0.5μg/kg对于治疗苏醒室内ED也有效。

二、术 后 镇 痛

过去的传统观念认为小儿不会感受像成人一样的疼痛,这一观点已被证实是彻底错误的。事实上,在胎儿24周时,疼痛的传导和感受的神经通路即已存在并功能完善,即使是在新生儿期进行的包皮环切术,如不能提供完善的麻醉和镇痛,也会在生理学上产生短暂的影响,长期还会产生行为学的影响,特别是导致免疫系统的改变。而传统上,医务人员及家长往往低估或错误地判断小儿术后的疼痛程度,并对治疗疼痛的药物(如阿片类或非甾体类镇痛药)的副作用过度忧虑或夸大,导致小儿术后镇痛不全。事实上,完善而安全的术后小儿镇痛不仅有赖于应用先进的技术方法,更需要准确的疼痛评估、严密的观察和及时有效的处理。

(一) 小儿疼痛评估

最常用的疼痛评估方法是"自我评估",在大龄小儿和成人,最常用的自我评估方法是视觉模拟评分(VASs)和数字量表评分(0 不痛;10 最痛)。对于年幼至 3 岁的小儿可采用图片或语言描述的方法评

价疼痛,最简单和常用的是"六张脸评分量表"(图 71-13)(摘自 Bieri D et al:The Faces Pain Scale for the self-assessment of the severity of pain experienced by children:development, initial validation, and preliminary investigation for ratio scale properties, Pain 41:139,1990)。这些自我评价的方法在认知功能障碍及麻醉状态下的小儿应用有一定的局限性。对于这类小儿可采用综合评估脸部表情、肢体活动和对伤害性刺激反应的哭声强度和性质的行为学方法,其中准确度较高的是用于新生儿的 CRIES 量表(表 71-19)和用于表述疼痛困难的小儿的 FLACC 修订版量表(表 71-20)。

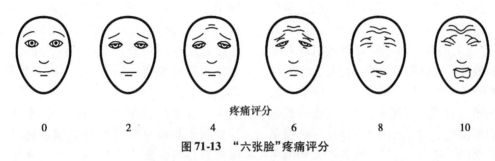

疼痛评分
0   2   4   6   8   10

图 71-13 "六张脸"疼痛评分

表 71-19 新生儿的 CRIES 疼痛评分量表

指标	评分		
	0	1	2
哭闹	否	哭闹但可安慰	哭闹无法安慰
是否需要氧气以维持 SPO2>95%	否	是,FiO_2<30%	是,FiO_2>30%
生命体征	否	心率或血压增加<20%	心率或血压增加>20%
表现	否	面部歪扭	面部歪扭和哼哼
无法入睡	否	可入睡但常醒来	很少睡着

<4 分:非药物治疗;>4 分:药物治疗及非药物治疗

表 71-20 小儿 FLACC 疼痛评分量表(修订版)

指标	评分		
	0	1	2
脸部	无特殊表情或微笑	偶有面部歪扭/皱眉;孤僻或缺乏兴趣(悲伤或忧虑)	经常面部歪扭/皱眉;经常下颌震颤、咬颌(表情痛苦、惊恐)
腿部	正常或放松	紧张、不安(偶有战栗)	踢腿或腿部拉升(常出现痉挛、颤抖)
活动	安静平躺,体位正常,活动轻松	不安扭曲,来回挪动,紧张(轻度激惹,呼吸浅弱,间断叹息)	拱起,僵直或痉挛(重度激惹,战栗,屏气,猛力呼吸)
哭闹	无哭闹(苏醒或入睡)	呻吟或呜咽,偶有抱怨(言语爆发或咕哝)	放声哭泣、尖叫或啜泣,经常抱怨(反复爆发,经常咕哝)
可抚慰性	放松、平静	稍予接触、拥抱或言语即可抚慰;易分心	很难抚慰(推开抚慰者,对抚慰有抵抗)

0=舒适/放松;1~3=轻度不适;4~6=中度疼痛;7~10=严重疼痛

（二）小儿术后疼痛治疗的原则

小儿术后镇痛基本原则为：

（1）简单：方式尽量简化，运用小儿易接受的形式。

（2）安全：剂量由小到大，定时限量给药，用药时要得到医护人员或父母的指导和照看。

（3）有效：保证镇痛效果，小剂量复合给药。

（4）适当监测：疼痛治疗期间密切监测呼吸、循环指标和不良反应。

小儿在生理及心理上尚未成熟，治疗计划更应个体化和多途径。术后儿童疼痛的程度因手术部位和手术大小而有所不同。腹部手术术后疼痛又分为两种类型：一是持续的伴有恶心呕吐的钝痛，这种疼痛对阿片类药物敏感；另一种是由于咳嗽、活动所致的锐痛，这种疼痛对吗啡不敏感而对神经阻滞及非甾体类抗炎药敏感。应根据手术的部位及大小选择作用部位及机制各不相同的不同药物和不同的方法相联合的平衡镇痛方式。近年来，超前镇痛的观念已广泛为人们所接受。对于小儿的术后疼痛，在手术前即开始计划，并与患儿、其父母或监护人和围手术期相关医护人员共同制订疼痛治疗方案。在术前、术中和术后采取超前的、多模式或平衡的镇痛方案，联合应用小剂量的阿片类药物作用于脊髓或脊髓以上中枢的阿片受体及外周伤害性感受器；或非阿片类药物，如NSAIDs作用于外周伤害性感受器降低其对伤害性刺激的敏感性、局麻药在外周硬膜外腔或蛛网膜下腔作用于传入神经通路、NMDA拮抗剂和 α_2 肾上腺素受体激动剂，最大限度地控制疼痛并使副作用最小化。在证实镇痛方案安全有效后才能让患儿离开PACU。小儿疼痛在术后24~72小时内最严重，个别患儿可能持续数日或数周。术后早期可定时给药，后期可以根据疼痛评估结果按需给药。对镇痛药物的副作用和手术的其他不良反应如术后恶心呕吐，应积极治疗。同时应反复评估患儿术后疼痛，根据患儿对镇痛药物的反应和所需的镇痛药物剂量，加以个体化应用。

（三）小儿镇痛方法

1. 表面局麻　丙胺卡因可与利多卡因组成复方皮肤表面麻醉药膏（EMLA），可用于包皮环切等手术后的疼痛治疗。也可在局部行浸润麻醉，缝皮前在切口皮下注射长效局麻药。适用于各种小型和中型手术。还可以在局部切口皮下埋管后持续泵注局麻药。

2. 持续静注阿片类镇痛药　是小儿术后镇痛的主要方法，可以对多种原因引起的疼痛进行治疗，并提供较为恒定的镇痛水平。吗啡是最常用的阿片类镇痛药，对大于1个月的婴儿，10~30μg/（kg·h）吗啡可以提供充分的镇痛，而且副作用小。而新生儿吗啡的消除半衰期明显延长（6.8小时，早产儿可达到10小时），因而输注的速度也应有所降低，一般降至5μg/（kg·h）。如果出现呼吸抑制，应先停止用药直到副作用消除再重新设置一个较低的剂量，通常改为原剂量的一半。芬太尼镇痛效果确切，血流动力学稳定，是控制小儿短时疼痛的良好镇痛药，已发现其呼吸抑制并发症发生率较成人少。新生儿、早产儿芬太尼清除半衰期延长，持续输注半衰期更长。当出现阿片类药物导致的呼吸抑制时，可采用纳洛酮0.5~2μg/kg静注。

3. 患儿自控镇痛（PCA）和护士或家长控制镇痛（NCA）　近年来临床上对大于7岁儿童的术后镇痛已普遍采用PCA技术。PCA在一定程度上解决了患儿镇痛药需求的个体化，在保证了镇痛效果的同时，又降低了疼痛治疗用药过量引起的呼吸抑制及其他副作用。如果使用PCA，术前必须对患儿进行充分的宣教和鼓励，教会患儿使用镇痛泵按钮。同时设定锁定时间，保证每小时有最大剂量限制，以策安全。同时，适当联合应用一些非阿片类镇痛药如非甾体类抗炎药，以增强镇痛效果，减少阿片类药物用量，常用推荐剂量见表71-21。术后在进行可能引起疼痛的操作前，如更换敷料，追加一次自控量的阿片类药物。

表71-21　PCIA 的推荐方案

药物	负荷剂量（μg/kg）	单次冲击剂量（μg/kg）	锁定时间（min）	持续背景输注［μg/（kg·h）］
吗啡	50	10~20	5~15	0.4
芬太尼	0.5	0.1~0.2	5~10	0.3~0.8
苏芬太尼	0.05	0.01~0.02	5~10	0.02~0.05
曲马多	500	100~200	5~10	100~400

对于年龄小于7岁及不能合作的小儿,因无法自己控制PCA泵,可以采取护士或家长控制镇痛的方法,即NCA。这一技术在临床的应用仍存在争议,主要是担心药物使用过量和呼吸抑制。

4. 区域阻滞镇痛 包括外周神经阻滞、骶管阻滞和硬膜外镇痛。通过置管连续神经阻滞如臂丛、坐骨神经,用于四肢手术后镇痛,多可获得满意效果。儿童骶裂孔体表标志明显,便于穿刺,因此骶管给药镇痛比成人常用,适用于儿童下肢和下腹部手术的镇痛。对于儿童下肢和下腹部小手术,常使用单次注射法,也可以采用置管法连续给药。持续硬膜外镇痛尤其适于儿童腹部大手术,只要硬膜外导管的尖端位于合适的体表节段,少量低浓度的局部麻醉药就可以产生良好的镇痛效果,而且降低了局麻药中毒的危险及运动阻滞的程度。儿童硬膜外阻滞具有良好的血流动力学稳定性,尤其是7岁以下的小儿,即使是高位胸段硬膜外阻滞也很少发生低血压。

但是考虑到儿童硬膜外穿刺的安全性,通常选用的穿刺点为$L_{3～4}$。

婴儿和成人对局麻药的代谢也不相同,容易发生局麻药毒性反应。小儿最常用的连续硬膜外阻滞镇痛的局麻药是较低浓度的布比卡因和罗哌卡因,浓度范围为0.0625%～0.125%,浓度超过0.125%时因其毒性反应及副作用较大,已很少用于PCEA。最简单常用的浓度是0.1%,由于其浓度较低,镇痛效果往往不确切,常需要辅以小剂量的阿片类药物,但这样同时也带来了一系列的副作用,如呼吸抑制、恶心呕吐、皮肤瘙痒及尿潴留。目前认为,新生儿硬膜外持续应用布比卡因的时间应限制在24～36小时。小于4个月的婴儿使用布比卡因推荐剂量不超过0.2～0.25mg/(kg·h),较大的婴儿和儿童不超过0.4～0.5mg/(kg·h)。常用硬膜外自控镇痛(PCEA)的推荐剂量见表71-22。局麻药也可辅用可乐定1～2μg/kg或氯胺酮0.5mg/kg,镇痛时间也明显延长。

表71-22 患儿硬膜外自控镇痛(PCEA)的局麻药和阿片药物配方

局麻药/阿片药	罗哌卡因0.0625%～0.125%	苏芬太尼0.5μg/ml
	布比卡因0.0625%～0.125%	芬太尼2μg/ml
	左旋布比卡因0.0625%～0.2%	吗啡10μg/ml
	氯普鲁卡因0.8%～1.4%	
PCEA	首次剂量0.1～0.3ml/kg	
	维持剂量0.1～0.3ml/kg	
	冲击剂量0.1～0.3ml/kg	
	锁定时间20～30min	

5. 非甾体类抗炎药(NSAIDs) NSAIDs现已广泛用于儿童各种手术的术后镇痛,是平衡镇痛中最常用的药物。NSAIDs用于小儿时,胃肠道症状较成人少见,且安全剂量范围大,故在儿童镇痛时应首先考虑。目前常用对乙酰氨基酚、酮洛酸、布洛芬。NSAIDs与阿片类药物具有协同作用,合用时可以减少阿片类药物的用量,加快撤药过程,从而降低副作用的发生

6. 非药物疗法 小儿术后镇痛除了前述药物治疗外,情感支持、精神抚慰、心理干预等非药物疗法也有很好的治疗作用。这些方法可以通过调节思想、行为和感受达到减轻疼痛及相关应激程度的作用,其中分散注意力和催眠最有效。对新生儿或小婴儿,还可通过哺乳或吸吮蔗糖溶液而产生一定的镇痛作用,这可能与激活人体自然保护机制和内源

性阿片系统、促进5-HT的释放有关。

(王英伟 孙瑗)

参 考 文 献

1. 王英伟,连庆泉.小儿麻醉学进展.上海:世界图书出版公司,2011.
2. Peter J. Davis, Franklyn P. Cladis, Etsuro K. Motoyama. Smith's Anesthesia for Infants and Children, 8th ed. Elsevier Health Sciences,2011.
3. Ronald D. Miller, Lars I. Eriksson, Lee A. Fleisher. Miller's anesthesia, 7th ed. Churchill Livingstone/Elsevier,2010.
4. Dalal PG, Murray D, Messner AH, et al. Pediatric laryngeal dimensions:an age-based analysis. Anesth Analg. 2009 May; 108(5):1475-1479.
5. Motoyama EK. The shape of the pediatric larynx:cylindrical or funnel shaped? Anesth Analg,2009,108(5):1379-1381.

6. Johnson TN, Thomson M. Intestinal metabolism and transport of drugs in children: the effects of age and disease. J Pediatr Gastroenterol Nutr,2008,47(1):3-10.

7. Tait AR, Malviya S, Voepel-Lewis T, et al. Risk factors for perioperative adverse respiratory events in children with upper respiratory tract infections. *Anesthesiology* 2001;95:299-306.

8. Rachel HJ, Elwood T, Peterson D, et al. Risk factors for adverse events in children with colds emerging from anesthesia: A logistic regression. Paediatr Anaesth,2007,17:154-161.

9. Lejus C, Bazin V, Fernandez M, et al. Inhalation induction using sevoflurane in children: the single-breath vital capacity technique compared to the tidal volume technique. Anaesthesia,2006,61(6):535-540.

10. Kuratani N, Oi Y. Greater incidence of emergence agitation in children after sevoflurane anesthesia as compared with halothane: a meta-analysis of randomized controlled trials. Anesthesiology,2008,109(2):225-232.

11. Eikermann M, Hunkemöller I, Peine L, et al. Optimal rocuronium dose for intubation during inhalation induction with sevoflurane in children. Br J Anaesth, 2002, 89 (2): 277-281.

12. Weiss M, Dullenkopf A, Fischer JE, et al. Prospective randomized controlled multi-centre trial of cuffed or uncuffed endotracheal tubes in small children. Br J Anaesth,2009, 103(6):867-873.

13. Ghai B, Makkar JK, Bhardwaj N, et al. Laryngeal mask airway insertion in children: comparison between rotational, lateral and standard technique. Paediatr Anaesth, 2008, 18 (4):308-312.

14. Monclus E, Garcés A, De Jose Maria B, et al. Study of the adjustment of the Ambu laryngeal mask under magnetic resonance imaging. Paediatr Anaesth, 2007, 17 (12): 1182-1186.

15. Wheeler M. ProSeal laryngeal mask airway in 120 pediatric surgical patients: a prospective evaluation of characteristics and performance. Paediatr Anaesth,2006,16(3):297-301.

16. Lacroix J, Hébert PC, Hutchison JS, et al. Transfusion strategies for patients in pediatric intensive care units. N Engl J Med,2007,19;356(16):1609-1619.

17. Barcelona SL, Thompson AA, Coté CJ: Intraoperative pediatric blood transfusion therapy: A review of common issues. Part I: Hematologic and physiologic differences from adults; metabolic and infectious risks. Paediatr Anaesth, 2005, 15: 716-726.

18. Barcelona SL, Thompson AA, Coté CJ: Intraoperative pediatric blood transfusion therapy: A review of common issues. Part II: Transfusion therapy, special considerations, and reduction of allogenic blood transfusions. Paediatr Anaesth, 2005,15:814-830.

19. Basic science of pain. DeLeo JA. J Bone Joint Surg Am, 2006,88 (Suppl) 2:58-62.

第72章 老年患者的麻醉

从医学概念看,老年是指因年龄增长而致全身器官功能减退和组织细胞退行性改变的阶段。但对老年的定义及其年龄界限迄今并无公认的标准。结合我国情况,常采用下列划分法:60岁以上为老年患者,其中小于80岁为老年期;80岁或80岁以上,小于90岁为高龄期;90岁或90岁以上为长寿期。由于人生理功能衰退的程度与其年龄并非总是相符,故生理年龄更重要,而生理年龄的判断目前尚无统一标准,只能依据临床情况判断。但老年患者生理状态的趋向是功能逐渐减退,且因人而异。麻醉医师在对老年患者进行评估时,除参照其实际年龄外,应根据其病史、化验和特殊检查、体格检查等对其全身情况、脏器功能作出评估。应注意对老年患者造成威胁的是其合并症而非年龄本身。

第1节 老年患者的生理病理特点

一、心血管系统

(一) 老年患者心血管系统生理改变

1. 心脏 主要表现在心脏储备能力下降,自律性、兴奋性和传导性降低。

(1) 心排血量(cardiac output,CO):一般认为老年患者心功能降低。心排血量较青年人减少30%~50%。55岁以后每增加1岁,心排血量约减少1%,心指数约减少0.8%。但这些数据可能由与年龄有关的疾病引起而不是年龄增加对健康心血管的影响。有人对完全健康的老年患者研究发现,在60~80岁间,静息时其心排血量、心指数与年轻人无明显差异,舒张早期充盈较慢,但左室舒张末期容积不减少;射血阻力增加,但轻度左室肥厚可予代偿,射血分数无改变。说明在静息时年龄增加对左室收缩功能的影响轻微。近期研究表明,健康经常运动的老年患者静息时心指数的下降是与其骨骼肌的减少不伴有脂肪组织减少引起的代谢率下降成正比。

经过运动训练的老年患者能达到并维持高水平的心排血量和最大氧耗量,但随着年龄增大使最大心排血量出现"封顶"现象,这反映出老年患者的最大心率反应降低和心脏舒缩所需时间延长。从中年开始,最大心排血量约每年降1%。一般老年患者在应激(如运动负荷)时,心脏作功能力随年龄的增长而降低,心率、每搏量、心排血量不能相应增加,动、静脉氧分压差降低。在59岁以上患者中约45%运动后射血分数<0.6,而年轻患者约有2%在运动后射血分数<0.6。说明老年患者心脏功能受限难以承受强度较大的应激。对无冠心病健康老年患者的研究发现,直位踏车运动时未见与年龄有关的心排血量降低,但在各负荷水平均有心率反应的降低,心率慢由每搏量增加(左室舒张末容积增加)来代偿,即通过Frank-starling机制使心排血量得以维持。此外,还发现在运动时儿茶酚胺的分泌显著增加,但由于老年患者靶器官对儿茶酚胺的反应性降低,在左室充盈容量增加时仍可出现射血分数下降。由于老龄使心室肥厚,心室腔的弹性降低,舒张期充盈较慢,故更多地依赖心房收缩。如果丧失窦性节律和心房收缩将严重影响老年患者的心排血量。舒张功能障碍是老年患者血流动力学功能不全的常见原

因。

（2）冠状动脉循环的改变：老年患者冠状动脉循环的特征主要包括：①冠状动脉血流量减少。静息状态下，冠状动脉提供的氧能够满足老年患者机体的需要，但在应激状态下，可出现明显冠状动脉灌注不足；②冠状动脉血流速度减慢，尤其是当心率加快时，心脏舒张期缩短，会加重冠状动脉灌注不足；③心肌内血管床减少。其主要原因为：心肌纤维化、硬化及冠状动脉分支硬化使血管床减少。

2. 心律 心律失常的发生率随年龄增长而增加，以室上性和室性期前收缩多见。用24小时连续心电图监测发现其频率通常<1个/小时，约26%的受试者室上性期前收缩>100个/24小时，约17%的受试者其室性期前收缩>100个/24小时，出现短阵室速者达15%。在健康老年患者中其他心律失常较少见。进行踏车运动试验时，65岁以上者出现短阵室速的占3.75%，而65岁以下者短阵室速的发生率只占0.15%，二者相差25倍。

3. 血压 老年患者静脉弹性减退，顺应性下降，血容量相对不足，同时静脉压调节功能减退，可导致老年患者热水浴或进餐后易出现血压降低。

4. 血液流变学 包括：①血液黏滞度增加；②红细胞变形能力下降；③血小板质量和功能改变；④血浆纤维蛋白原和凝血因子增高、抗凝血酶降低、纤溶活性降低。

（二）老年患者心血管系统生理改变的解剖学和组织学基础

1. 血管 随着年龄的增长，主动脉和周围动脉管壁增厚，硬化程度增加，对血流的阻抗增加，使收缩压、脉压增加。在40～80岁之间男性收缩压约增加25mmHg，女性约增加35mmHg。舒张压则在59岁以后轻微下降。一般来说，与年龄有关的大动脉僵硬度增加会增加心脏收缩射血的阻抗并提高主动脉舒张压。动脉弹性的丧失则使脉压增宽和舒张压下降。老年患者血压的上升也还可能与血浆中去甲肾上腺素水平随年龄增长而升高有关。在40～80岁之间主动脉根部直径约增加6%，亦可出现非心脏病特征的主动脉扭曲和主动脉球钙化。冠状动脉的硬化过程开始较早，在达到某一临界阶段以前无相应临床症状。冠状动脉梗塞的发病率随年龄增长而增加。研究表明，在55～64岁的研究对象中，有一半患者其三支冠状动脉主支中至少有一支存在部分梗阻，梗阻程度≥50%。静脉血管壁则弹性减弱，使血液淤积。

2. 心脏 在无明显疾病的情况下，心脏亦随年龄的增长呈退行性改变。在解剖学上的主要改变是心室壁肥厚、心肌纤维化加重以及瓣膜的纤维钙化。左室心肌逐渐肥厚，从30～90岁平均每年增加1～1.5g，这主要与心脏后负荷进行性增加有关；左室顺应性下降，左房容积继而增加；左房室瓣在舒张早期的开放速率随年龄增长而降低。在心室顺应性降低时，血管内容量或静脉容量对于循环的稳定更为重要。因为年龄增大使病人对容量更为依赖，也难于耐受容量负荷，即心腔僵硬度增加使病人的血流动力学功能仅能适应于较窄范围内的舒张末期压力和容积。老年患者心脏传导系统中弹性纤维及胶原纤维增加，心外膜脂肪存积，可包围窦房结甚至参与病态窦房结的发生、发展过程。窦房结起搏细胞在近59岁时开始减少，希氏束随年龄增大而细胞减少，纤维和脂肪组织增加，出现淀粉样浸润。年龄增大使左心支架（包括左房室瓣和主动脉瓣环、中央纤维体、近端室间隔）不同程度的纤维化，房室结、希氏束、左右束支的近端均可能受到影响，这也是老年患者出现房室传导阻滞的常见原因。

二、呼 吸 系 统

（一）老年患者呼吸系统生理改变

1. 肺通气功能 老年患者的通气功能指标中，潮气量与肺总容量无显著变化，肺活量、用力肺活量等指标随年龄增大而明显下降，而残气量和功能残气量随年龄增大而明显增加。

2. 肺换气功能 老年患者肺换气功能的主要改变为：①呼吸膜厚度增加；②呼吸膜交换面积减少；③肺泡通气/血流比值失调。

3. 呼吸中枢的调控能力下降 老年患者脑干、颈动脉化学感受器敏感性降低，导致老年患者对高二氧化碳和低氧血症的通气反应均降低。表现为潮气量增加不足，而通气频率仍维持原水平，分钟通气量无明显增加，这可能是呼吸中枢本身功能改变所致。容易造成低氧血症，引起心律失常、心绞痛发作或心力衰竭。

4. 肺功能储备显著下降 肺储备能力与心脏功能和血液系统密切相关，因而最大摄氧量为肺通气-弥散功能、心脏功能、血液携带氧功能及组织摄取能力的综合反应，是反映肺储备功能的较好指标。

5. 肺部防御功能的减退 T细胞再生有年龄相

关性,年龄增大可导致 T 细胞功能进行性下降,累积的 T 细胞再生缺陷可以导致 T 细胞自我稳定失效。同时,局部防御包括咳嗽和黏液清除能力也随年龄增大进行性下降。

(二) 老年患者呼吸系统生理改变的解剖学基础

1. 气道及肺实质　大、小气道均随年龄增大而顺应性增加,变得较为松软,在用力呼气时气道容易受压,致最大呼气流速下降并使余气量增加。随年龄增长肺的弹性回缩力进行性下降,静态顺应性增加,使肺泡扩张和小气道的负压下降,影响吸入气的恰当分布,肺低垂部小气道的闭合倾向增大,这种倾向又因气道松软而加强。残气量逐渐增加而肺活量逐渐降低。闭合气量呈进行性增加,当气道闭合发生在功能残气量以上时(可能在 45 岁以上发生),则在潮气量呼吸时,肺底部即可发生气道闭合。因而老年患者出现进行性的通气/血流比值失调,损害氧合甚至降低二氧化碳的排出效率。

2. 胸廓　随年龄增加胸壁的僵硬程度亦渐增加,这主要是由于肋骨及其关节的纤维化、钙化所致。此种僵硬降低了呼吸“风箱”的有效性,并在一定程度上限制肺的机械活动,肺的动态顺应性和总顺应性降低或变化不大。老年患者的呼吸作功因此需要增加。老年患者呼吸肌萎缩,呼吸肌的收缩强度和收缩速率均逐渐下降,最大通气时胸内正负压的变化幅度均减少。总之,胸壁僵硬、呼吸肌力变弱、肺弹性回缩力下降和闭合气量增加是造成老年患者呼吸功能降低的主要原因。老年患者在应激时易于发生低氧血症、高二氧化碳血症和酸中毒。在围手术期应注意监测、维护和支持呼吸功能,防止呼吸并发症和呼吸衰竭的发生。

三、神 经 系 统

(一) 老年患者神经系统生理改变

1. 中枢神经抑制机制转为主导,兴奋性减弱。研究表明,随年龄增大神经传导速度呈线性下降,神经应答能力逐渐下降。临床表现为渐进性皮质功能抑制,大脑传入功能障碍,视觉和听觉灵敏度下降。记忆、算术能力、语言表达能力和快速理解能力均明显衰退。

2. 感觉功能退化　无论温度觉、触觉与痛觉均减退。老年患者温度觉、触觉和振动觉的敏感性下降,而味觉阈值升高。老年患者感觉迟钝,皮肤痛觉降低,阿片受体大量减少是痛觉降低的原因之一。视力减退,视野缩小,暗适应能力降低。听觉也有进行性减退,主要为高频音丧失。内脏感觉减退,疼痛阈值升高。

3. 运动功能减退　周围神经衰老时,神经的传导速度变慢,老年患者运动功能减退主要表现为精细动作变慢、步态不稳、肌力对称性减退。

4. 反射功能减退　主要表现为压力反射活动明显减弱,当迅速改变体位或血容量略有不足时,即可出现收缩压明显下降。此外,腹壁反射迟钝、膝反射和踝反射减退。

5. 自主神经系统功能的减退　老年患者自主神经反射的反应速度减慢,反应强度减弱。压力反射、冷刺激的血管收缩反应和体位改变后的心率反应均启动较慢,反应幅度较小,不能有效地稳定血压。故老年患者不易维持血流动力学的稳定,其适应外界因素改变的能力和反应速度下降。老年患者自主神经系统的自我调控能力差,如使用能降低血浆儿茶酚胺水平或能破坏终末靶器官功能的麻醉药,或采用迅速阻滞交感神经的麻醉技术如蛛网膜下腔阻滞或硬脊膜外腔阻滞,都很可能导致低血压。如病人在手术前因代偿严重的器官疾患(如充血性心力衰竭),造成内源性自主神经活性很高时,则此种脆弱的平衡更易被打破。

(二) 老年患者神经系统生理改变的解剖学基础

1. 中枢神经系统　老年患者神经系统呈退行性改变,储备功能降低。在从青年至老年的过程中,脑的重量减轻,体积缩小,有一定程度的脑萎缩。80 岁时比 30 岁时脑的重量约减轻 15% ~18%,脑组织在颅腔内占位的比例也从 92% 降至 87%(或 82%),脑组织的减少在 59 岁以后明显加快。另一方面,脑脊液则代偿性增加。此外,老年患者的脑沟也因脑体积缩小而增宽,约比年青人大 35%。这些加大的脑沟也为脑脊液所充填,故老年患者有低压性脑脊液蓄积。神经元的死亡会丧失具有某种程度的选择性。那些具有高度特殊功能的神经元亚群,特别是与合成神经递质有关的神经元,随着年龄的增长而遭受最大程度的耗损。例如到 90 岁时,在大脑皮质、小脑皮质、丘脑、蓝斑核、基底节等部位约有 30% ~50% 的神经元消失。脑灰质在全脑实质中所占比例也下降,例如 80 岁时与 20 岁时相比,比例下降 10%。

随年龄增加,脑细胞对葡萄糖的利用能力下降,脑细胞胞浆蛋白合成能力下降,脑内不同部位蛋白质含量减少约 5% ~ 25% 。在神经组织中,与合成神经递质有关的酶如酪氨酸羟化酶、多巴脱羧酸酶、胆碱乙酰化酶等,在浓度和功能上均降低;另一方面抑制递质合成的酶也同样减少。在脑的一些特殊区域,由于功能性神经元的减少,多巴胺、去甲肾上腺素、酪氨酸、5-羟色胺等普遍减少。下丘脑和尾核中多巴胺含量降低,在脑的某些区域内儿茶酚胺能、胆碱能和 γ-氨基丁酸(GABA)能神经元的活力降低。神经递质受体特别是多巴胺受体对神经递质分子的亲和力降低。同时神经递质的分解酶如单胺氧化酶、儿茶酚-O-甲基转移酶的活性增高,使神经递质进一步减少。这些变化会对神经功能有一定的不利影响。老年患者中枢神经系统的可塑性(plasticity)仍然存在,但此种重建和代偿能力较儿童和青年人缓慢且不完全。

在健康的老年患者中,维系脑电活动、代谢和脑血流的内在机制仍几乎保持完好。老年患者脑血流量减少,脑血管阻力增加。80 岁老人比 20 岁青年的脑血流量约降低 20% 。但这种减少与年龄所致的神经元密度改变成比例下降,即对单位脑组织的血流供应无明显改变。一般而言,从 20 岁以后灰质区域脑血流量随年龄增长而缓慢下降,至 70 岁以后下降速度较快。老年患者的脑血管自主调节功能通常仍能保持正常。实验和临床数据都表明,年龄增大并不一定伴有脑动脉僵硬和脑灌注不足。脑血流量降低是脑组织萎缩的结果而非原因。但如果老年病人具有卒中和动脉粥样硬化的危险因素,则脑血管的舒缩反应性降低,特别是对低氧的反应性降低,即低氧不能明显使脑血流量增加。

脑的退行性改变表现在电生理方面,主要是电位振幅减小、冲动传递速度减慢。例如在 40 岁以后视觉诱发电位振幅减少,潜伏期约增加 20% 。脊髓也同样经历着退行性改变的过程,神经元减少、神经胶质增生。

2. 周围神经系统和神经肌肉接头功能 由于皮质脊髓传导功能的减退,因此各种躯体自主活动从指令意识产生到开始出现动作的时间延长。尽管老年患者能较好地维持等长肌力强度,但其动态肌力强度以及控制和维持肢体稳定的能力降低,到 80 岁时约降低 20% ~ 50% 。

老年患者的骨骼肌无明显改变,其酶系统也保持相对完整。由于老年患者运动神经元不断丧失从

胞体沿轴突向远端运送胞浆的能力,降低了对骨骼肌的营养性支持,神经肌接头发生明显改变。其表现为接头前膜增厚并扩展至超出终板范围,还可伴有接头外非典型胆碱能受体的生成增加。对于此种运动终板的增殖和非典型胆碱能受体在接头外的扩展,一般认为是弥散性神经源性肌萎缩的表现。在终板和周围区域胆碱能受体数量的增加,可能代偿由于年龄增长所致的运动终板数量和密度的下降,因而老年患者对非去极化型肌松药的敏感性可能无明显下降。在某些老年患者中见到的对琥珀胆碱的敏感性增加,则是由于血浆胆碱酯酶浓度降低而非由于神经肌肉接头的改变。

四、消化系统和肝脏

年龄增大可引起消化系统的解剖和生理的轻微改变。食管的改变仅为收缩的波幅降低,异常收缩波轻度增加。胃肠道血流量降低,胃黏膜有某种程度的萎缩,唾液及胃液分泌减少,胃酸低,胃排空时间延长,肠蠕动减弱。老年患者可有食欲减退,术后肠胀气的几率增加。结肠平滑肌收缩力降低可能是老年患者常发生便秘的原因之一。

老年患者肝脏重量随年龄增加而减轻,肝细胞数量减少,肝血流也相应降低。肝脏合成蛋白质的能力降低,血浆蛋白减少,白蛋白与球蛋白的比值降低。虽然男性老年患者常有血浆胆碱酯酶活性的降低,但对肝细胞内酶系统的研究表明,其微粒体和非微粒体酶的活性与青年人相同,说明在健康时年龄增加对肝细胞酶的功能没有引起质的改变。但在老年患者,阿片类药物、巴比妥类药物、苯二氮䓬类药物、丙泊酚、依托咪酯、大多数非去极化肌松药以及其他一些需经肝脏进行生物转化的药物,其血浆清除率降低。功能性肝组织的减少并伴有肝血流灌注量的降低是最重要的因素。另外,值得注意的是,老年女性比老年男性更能维持肝细胞对几种苯二氮䓬类药物的正常清除速率。

五、肾脏和水、电解质、酸碱平衡

老年患者肾脏体积及功能均逐渐下降,到 80 岁时较青年人肾脏总体积约减少 30% 。肾脏萎缩主要发生在肾皮质,由肾小球数目减少所致。至 80 岁

时肾血流量可降低50%,约一半肾功能单位已丧失或无功能。肾小球硬化进一步损害肾的滤过功能。肾小球滤过率(GFR)约每10年下降0.133ml/(s·1.73m²)即8ml/(min·1.73m²)。老年患者GFR一般降低30%~40%,近80岁时可降低50%。肌酐清除率约从30岁以后开始下降,65岁以后降低的速度加快,平均约每10年减少0.277ml/(s·1.73m²)即16.6ml/(min·1.73m²)。从成年至老年约降低40%。由于老年患者骨骼肌萎缩,体内肌酐生成减少,尿中肌酐排出减少,故血清肌酐浓度仍维持在正常范围内。

老年患者肾脏保钠的能力下降,肾素-血管紧张素-醛固酮系统反应迟钝、肾单位减少、肾单位溶质负荷加重可能均是造成其保钠能力下降的原因,故老年患者易于出现低钠血症。但老年患者GFR降低,也不能适应急性的钠负荷过重,可造成高钠血症。老年患者肾素-醛固酮系统反应迟钝(功能性低醛固酮症),GFR又明显下降,存在发生高钾血症的潜在危险;但另一方面,由于非脂肪组织的减少降低了全身可交换钾的储备,又易于出现医源性低钾血症。

老年患者肾浓缩功能降低,储水的能力下降。当水摄入受限或因口渴感缺乏而水摄入减少时,对ADH的反应及口渴敏感性降低而出现高钠血症;另一方面,应激反应所致ADH过度分泌或某些药物影响水的排出,也使老年患者有发生水中毒的危险。此外,老年患者常有潜在性酸中毒。从老年患者的肾功能改变不难发现:①对维持老年患者的水、电解质和酸碱平衡要进行适当监测,精确计算和调节;②对经肾排泄的药物要注意调整剂量;③尽可能避免增加肾脏负担,避免使用有肾毒性的药物。

六、内分泌系统及代谢

神经系统与内分泌系统相互作用的主要部位在下丘脑。年龄增大使下丘脑体温调控区神经元减少,下丘脑中多巴胺和去甲肾上腺素含量减少。随年龄增长下丘脑对葡萄糖和肾上腺糖皮质激素变得不敏感,对甲状腺激素却较为敏感。受体数量减少可能是其对一些激素和代谢产物反应降低的原因。

老年时神经垂体的重量增加,对渗透性刺激的反应性较青年人高,释放较多ADH。老年患者血管对ADH的敏感性也比青年人高。腺垂体靶腺轴,除促性腺功能方面外,年龄增大过程引起的改变有:①腺体萎缩和纤维化;②血浆激素水平可维持正常;③激素的分泌速率及其代谢降解率均降低;④组织对激素的敏感性发生改变;⑤下丘脑和垂体对负反馈调节的敏感性降低。

年龄增加对血浆内生长激素的基础水平影响很少。曾认为甲状腺素的生成率降低达50%,但对健康老年患者血清T₃、T₄的测定未发现与年龄有关的明显变化,血清促甲状腺激素(TSH)水平也未见变化,但促甲状腺释放激素(TRH)不能迅速增加TSH的释放与合成。所以认为老年患者的甲状腺功能降低不仅是甲状腺由于年龄增大引起的变化,还与垂体、外周组织的老年性改变和甲状腺以外疾病有关。

健康的老年患者在中等程度的应激状态下仍能正常地增加ACTH和皮质醇的分泌,可以耐受中等程度的应激。到80岁时肾上腺重量约减少15%。所有老年患者糖耐量均降低,其原因可能为胰岛素拮抗或胰岛素功能不全,也可能与年龄增大所致肌肉等非脂肪组织减少造成可储存碳水化合物的场所减少有关。在围手术期对老年患者不应静脉输注大量含糖液体。

老年患者基础代谢率降低,产热减少,对寒冷的血管收缩反应降低。老年患者体温调节能力降低,在周围环境温度下降时,血管收缩反应减弱,寒战反应也较微弱,热量容易丧失过多出现体温下降或意外的低温。手术期间应注意保温。另一方面,在温热的环境下其外周血管扩张反应也减弱。

七、血液系统

在健康情况下,年龄增大对于循环中的红细胞总量、白细胞计数、血小板的数量或功能和凝血机制均极少影响。骨髓总量和脾脏体积随年龄增长而逐渐缩小,使老年患者对贫血时的红细胞生成反应减弱,红细胞脆性增加。但老年患者的贫血常是由于疾病本身而不是由于年龄增长这一生理过程引起。年龄增大使免疫反应的选择性和有效性受到抑制,使老年患者容易感染。免疫反应的低下与胸腺的退化和T细胞的功能改变有关。有关肾上腺和内分泌功能的研究表明,老年患者在应激时的神经内分泌反应一般无损害或只受到轻度的损害。

八、心理方面问题

老年外科患者在心理方面的问题与青年人并无基本的差别,但关注的内容可能各异。老年患者考虑较多的是:①了解并感到自己在许多方面储备降低或不足,担心能否耐受手术;②担心可能因此丧失独立进行日常生活的能力;③担心可能需长期住院(或其他医疗机构);④经济问题、家庭问题、社会交往、孤寂等等;⑤下意识地或感情上感到自己很可能接近死亡。但另一方面,老年患者在面对癌症时较青年人或中年人要平静得多。

医师不应该存在对老年患者的各种偏见。事实上老年患者探索、思考,与医师合作同意治疗的能力是没有受到损害的。在手术前老年患者可能更加全神贯注于往事,耐心而尊重地聆听患者的叙述可能有助于麻醉医师从心理方面做术前准备。如果老年患者表现得过分倾注于琐事或过去的经验,可能提示有内源性或反应性抑制。其术后发病率和死亡率较高,老年患者从内源性抑制恢复常需较长时间。总之,与青年人相比,老年患者在情感障碍和心理异常方面的发病率较高。

九、其 他

老年患者机体构成成分的变化将对麻醉药和辅助药等药代动力学发生影响。与青年人相比,到59岁时男性体重约增加25%,女性则约增加18%。59岁以后,体重急速减轻,降至接近年轻时或更低水平。从中年到老年机体构成成分逐渐变化,年龄增大使脂肪对体内水分的相对比例稳定增加。由于机体脂肪的增加,就等于体内增加了一个麻醉药和其他脂溶性药物的贮存库。

老年妇女的全身脂肪常明显地增长,另一方面骨质疏松使骨质丢失、细胞内水分显著减少,故其全身体重变化轻微。男性老人则多处组织丢失、脂肪组织及骨质均中度减少、细胞内和间质内水分减少(与骨骼肌萎缩有关)。

此外,解剖上的一些老年性改变,如牙齿的脱落、脊柱韧带的钙化等都对麻醉的实施有影响。

第2节 老年患者的药理学特点

老年患者药理学包括药代动力学和药效动力学的改变。虽然理论上推测老年患者胃肠蠕动及血流动力学会影响口服药物的吸收,但实际上的影响确实很轻微。老年患者在药代动力学方面的改变主要是药物在体内的分布和消除速率,而这两者又主要决定于机体的构成成分和肝、肾功能情况。根据药代动力学,药物的消除半衰期($t_{1/2}\beta$)取决于药物的表观分布容积(V_d)和血浆清除率(CL)。药物的稳态 V_d 增大和(或)CL 降低都会使药物的消除时间延长。

药物的 V_d 主要取决于药物本身的脂溶性(或水溶性)大小,但机体的组成成分如体液、肌肉、脂肪及血浆蛋白含量的改变,对药物的分布也会产生影响。老年患者的机体构成成分的变化是:脂肪组织增加、非脂肪组织减少(肌肉量减少)、体液总量减少,这必将改变药物在体内的表观分布容积。一般来说,脂肪量增加则脂溶性高的药物其 V_d 增大;肌肉量减少,则水溶性药物的 V_d 减少;体液总量减少,V_d 相应减少。而麻醉药和辅助用药大多是脂溶性的,因此 V_d 增大成为老年患者药物消除延长的主要原因之一。血浆蛋白尤其是白蛋白含量的变化主要影响血液中游离型和与血浆蛋白结合型药物浓度的比值。血浆蛋白含量降低时,游离型药物增加,故起始的 V_d 减少,抵达作用部位的药物浓度相应的增加易引起用药过量、增强药效或出现不良反应。

总之,老年患者的药代动力学特点可归纳为:①体内总水量和肌肉量减少、脂肪量增加的比例改变,可明显影响药物的分布和半衰期;②血浆结合型药物减少、游离型药物增加;③肾功能减退及肝血流量减少和酶活性降低导致药物消除速率减慢。

关于老年患者的药效动力学,现在认为,建立在稳态药物浓度上对药效的研究难以可靠地预测年龄对药物效应的影响,如作用时限、中枢神经系统内或其他效应部位的药物作用强度。有一些药物如硫喷妥钠、丙泊酚等,其临床药物效应的终止主要是快速的室间转移和再分布结果,而不是由生物转化或排泄所致,因此认为应对药物转移速率常数在临床上加以研究、比较。越来越多的人对 context-sensitive pharmacokineties 分析感兴趣,因其特别注意药物在室间的运动。关于年龄增大对药物室间转移速率常数的影响尚知之甚少。在老年患者中所见静脉注射吗啡和芬太尼后立即出现的高血浆浓度,现在认为可能是与年龄有关的在α-相药代动力学方面的变化。

临床上,老年患者对各种麻醉药物的耐受性和需要量均降低。年龄增长,则相对的 MAC 或 ED_{50} 需要量进行性降低,此种降低对已知的所有麻醉药都一样,降幅可高达 30%。虽然对其机制尚不明了,但认为它基本上是生理过程而非药理过程。事实

上,麻醉药需要量改变的速率是与大脑皮质神经元的丢失速率和皮质神经元密度降低速率相平行的,也与脑代谢率绝对值下降、脑血流绝对值下降和与年龄有关的神经递质活性降低、有关受体的减少相平行。

根据以上特点,对老年患者用药应该酌减剂量,慎重从事,加强监测。必要时应采用"滴定"(titration)的方法(表72-1)。

表 72-1　年龄增大对常用麻醉药和辅助药的影响

药　物	生　理	药　理
诱导药		
硫喷妥钠	分布容积降低	降低需要量
依托咪酯	CNS 改变	药物作用延长
丙泊酚	心排血量的分布改变	
阿片类		
吗啡	分布容积降低	高初始血浆浓度
芬太尼	肝血流降低	药物使用延长
阿芬太尼	CNS 改变	所需剂量减少
苯二氮䓬类		
利眠宁	肝组织与肝血流减少	药物效应延长
地西泮	CNS 改变	所需剂量减少
阿普唑仑		
神经肌肉阻滞药	弥散性神经源性肌萎缩	剂量不变或需增加
(非去极化)	肝、肾功能降低	药物效应延长
(琥珀胆碱)	男性血浆胆碱酯酶水平降低	男性所需剂量减少
吸入麻醉药	CNS 改变	所需剂量减少

第3节　老年患者手术麻醉特点

一、术前评估及麻醉前准备

老年患者由于全身性生理功能降低,对麻醉和手术的耐受能力较差,合并其他疾病的发生率高,因而麻醉和手术的风险普遍高于青壮年病人。术前对患者的全身情况和重要器官功能进行检查;对其生理和病理状态作全面评估;对原发病和合并症积极治疗,使其在最佳生理状态下实施麻醉和手术。这是提高麻醉、手术成功率和安全性,降低术后并发和死亡率的重要环节。

术前评估包括患者的全身状况及心、肺、肝、肾等重要器官的功能,以及中枢神经系统和内分泌系统的改变。应详细了解患者的现在和过去病史,通

过体格检查、实验室和影像检查,必要时增加一些特殊检查,对所获得的资料加以综合分析,一旦诊断明确,应及早对异常状态进行治疗。

(一)心血管功能评估

老年患者心血管合并症较多,围手术期与心血管并发症相关的病死率明显高于青壮年患者。因此所有老年患者均应该进行细致的心血管评估,最好根据美国心脏病协会和美国心脏学会(ACC/AHA)的非心脏手术围手术期心血管并发症的主要危险因子,包括6个月以内的心肌梗死、严重的心绞痛、充血性心力衰竭、严重的瓣膜疾病和室性心律失常;中度危险因子包括糖尿病、轻度心绞痛、心肌梗死病史和肾功能不全;年龄、非窦性心律、生理功能降低和脑血管意外则属于轻度危险因子。评估应该围绕心

血管危险因子为主进行。

（二）肺功能的评估

呼吸系统并发症是老年患者非心脏手术后最常见的并发症,肺功能的评估应该从病史和体检开始,同时注意可能影响呼吸功能的病史如严重的肺部疾患、肺叶切除术后、病态肥胖和严重吸烟,这些患者一般需要做进一步的肺部检查。

（三）肝功能评估

由于机体衰老,肝脏萎缩,肝脏功能降低,这可能影响机体的代谢、解毒和凝血功能。既往有肝炎、营养代谢障碍病史和长期饮酒史的老年患者应该特别注意其肝功能的变化。

（四）肾功能评估

可以根据老年患者的病史、体检和实验室检查结果对肾功能进行初步了解,对高度怀疑存在肾功能损害的老年患者应该进行多项肾功能检查,了解肾功能状态。肾衰竭患者应该尽可能在手术前行透析以纠正电解质紊乱,纠正体液失衡。急性肾炎患者一般禁忌手术麻醉,需治疗稳定 4~6 周后,再考虑择期手术。

（五）血液系统功能评估

贫血可以减弱患者身体状况,增加住院时间和降低生存率。一般认为在手术前对贫血原因进行评估和治疗是必需的。一旦手术前血红蛋白低于 80g/L,应该进行输血治疗。当然是否需要输血应该根据老年患者个体情况决定,也有血红蛋白高于 80g/L 的老年患者术前也需要输血。

总之,老年患者进行术前访视、麻醉评估应该注意以下问题:①注意有无冠心病史及其治疗经过,特别注意可能存在而没有发现的冠心病;②注意患者功能储备情况,如能否上下楼;③有无肺疾病,有无呼吸困难,能否平卧;④注意有无高血压病史,记录基础血压;⑤注意患者是否厌食、有无脱水和特别虚弱;⑥注意患者有无手术史,能否耐受麻醉,有无术后认知功能改变。

二、麻醉前用药

术前用药目的在于缓解焦急、提高手术中血流动力学的稳定性、降低误吸的危险性、改善术中和术后镇痛、控制术后恶心和呕吐以及治疗合并疾病。但是考虑到老年患者的特殊情况,应该特别注意术前用药可能对麻醉及麻醉后事件的影响。

由于老年患者的药代、药效动力学改变及对药物的反应性增高,麻醉前用药的药物种类及剂量均应认真斟酌。老年患者对麻醉性镇痛药(如哌替啶、吗啡)的耐受性降低。因此,麻醉前用药剂量约比青年人减少 1/3~1/2。麻醉性镇痛药容易产生呼吸、循环抑制,导致呼吸频率减少、潮气量不足和低血压,除非麻醉前患者存在剧烈疼痛,一般情况下应尽量避免使用。老年患者对镇静、催眠药的反应性也明显增高,易因意识丧失出现呼吸抑制,应减量慎重使用,一般宜用咪达唑仑 3~5mg 肌注,少用巴比妥类药,也有主张麻醉前只需进行心理安慰,不必用镇静催眠药。老年患者迷走神经张力明显增强,麻醉前给予阿托品有利于麻醉的实施和调整心率。如患者心率增快、有明显心肌缺血时应避免使用,可用东莨菪碱代替。然而东莨菪碱常出现的兴奋、谵妄,对老年患者一般属于禁忌,应酌情慎用。

三、麻醉方法选择原则

老年患者对药物的耐受性和需要量均降低,尤其对中枢性抑制药如全麻药、镇静催眠药及阿片类镇痛药均很敏感。其次老年患者一般反应迟钝,应激能力较差,对于手术创伤带来的强烈刺激不能承受,其自主神经系统的自控能力不强,不能有效的稳定血压,甚或造成意外或诱发并存症突然向恶性发展。因此,麻醉方法的选择首先应选用对生理干扰较少,麻醉停止后能迅速恢复生理功能的药物和方法。其次在麻醉、手术实施过程能有效地维持和调控机体处于生理或接近生理状态(包括呼吸、循环和内环境的稳定),并能满足手术操作的需要。再者还应实事求是地根据麻醉医师的工作条件、本身的技术水平和经验,加以综合考虑。事实上任何一种麻醉方法都没有绝对的安全性,对老年患者而言,也没有某种固定的麻醉方法是最好的。选择的关键在于对每种麻醉方法和所用药物的透彻了解,结合体格状况和病情加以比较,扬长避短,才有可能制定最佳的麻醉方案。实施时严密监测,细心观察,精心调控,即使十分复杂、危重的患者,往往也能取得较满意的结果。

四、麻醉方法的选择

（一）局部浸润麻醉

局部浸润麻醉对老年患者最大的好处是意识保

持清醒,对全身生理功能干扰极少,麻醉后机体功能恢复迅速。但老年患者对局麻药的耐量降低,使用时应减少剂量,采用最低有效浓度,避免局麻药中毒。常用于体表短小手术和门诊小手术。

(二) 区域麻醉

一般认为与全身麻醉比较,区域麻醉具备以下优点:可以提供良好的术中、术后镇痛、恢复迅速、患者满意度高;可以避免气管插管和机械通气,呼吸系统并发症降低;可以降低应激反应和对免疫系统的抑制;可以减少由阿片类药物引起的并发症如恶心、呕吐。但是老年患者行椎管内麻醉可能存在穿刺困难、阻滞不全和内脏反射存在等缺点,同时由于老年患者交感神经调节功能受损和动脉弹性降低,接受椎管内麻醉时更容易发生低血压。另外,随着神经刺激器和B超定位的运用,神经丛阻滞的效果明显提高、并发症显著降低,但是操作不熟练者可能导致麻醉效果不佳、局麻药中毒甚至神经损伤等并发症。

(三) 全身麻醉

随着对老年患者生理变化的进一步了解和新型短效麻醉药物和监测技术的应用,麻醉医师对维持老年患者全身麻醉时稳定的血流动力学越来越有信心,老年患者接受全身麻醉更加普遍。

1. 麻醉诱导 老年患者麻醉诱导时对心血管系统稳定和血液氧供的要求比青壮年严格得多。由于老年患者呼吸系统的退行性变和可能合并的疾病使老年患者的氧储备明显低于青壮年,呼吸停止后氧饱和度下降很快;同时老年患者更易于因缺氧而诱发心血管事件,所以麻醉诱导时的去氮给氧非常重要。老年患者神经元密度减少和神经递质浓度的改变导致老年患者对作用于中枢神经系统的药物敏感性明显增加,诱导所需药量明显减少,例如常用的诱导全麻药、镇静药,如芬太尼、阿芬太尼、咪达唑仑等,对依托咪酯、丙泊酚等需要量较青壮年减少20%~40%,又由于个体差异大、静脉用量很难准确掌握,故一般先从小剂量开始,逐渐加大用量。也可采用静脉麻醉药与吸入麻醉药复合,相互协同减少各自的用量。肌松药剂量适当加大有利于气管插管。防止插管时心血管反应的方法很多,完善的咽喉、气管内表面麻醉对减轻插管时心血管反应作用肯定。

2. 麻醉维持 麻醉维持要求各生命体征处于生理或接近生理状态,注意维护重要器官功能,麻醉深浅要适应手术操作,及时控制由于手术创伤引起的过度刺激。一般而言,老年患者麻醉维持不宜太深,但过浅的麻醉会出现镇痛不全和术中知晓,应予避免。由于吸入麻醉药基本不在体内代谢、麻醉深度易于调节,因此吸入麻醉药可以用于老年患者麻醉的维持。老年患者吸入麻醉药的 MAC 几乎随年龄增长呈直线下降,青壮年吸入麻醉药浓度的 2/3 可以在 80 岁的老年患者产生相同的麻醉效果。老年患者的麻醉维持目前倾向于微泵持续控制使用短效麻醉药物如丙泊酚、瑞芬太尼,较单次或多次推注给药易于控制、安全,吸入麻醉与静脉麻醉复合则更为灵活。呼吸管理在全麻维持中特别重要,老年患者对缺氧耐受能力差,要保持呼吸道通畅,保证足够的通气量和氧供,避免缺氧和二氧化碳蓄积。但过度通气对老年患者也是不利的,可以导致冠脉痉挛、心肌缺血,如不及时纠正可能造成严重后果。全麻维持平稳,除与上述因素有关外,维护水、电解质平衡与内环境的稳定也很重要。

3. 体温管理 老年患者由于体温调节功能减退和基础代谢率降低,在围手术期易于发生热量丧失。低体温可能引发一系列的生理反应:①低体温导致寒战显著增加氧耗;②降低机体对二氧化碳的反应;③激活交感神经系统,去甲肾上腺素分泌增加,血压升高,可能发生心律失常和心肌缺氧;④降低凝血、免疫功能;⑤导致麻醉药作用延迟。所以需维持手术室保温系统正常工作,尽量给患者覆盖保温、输注温热液体、使用加温系统,保持老年患者围手术期体温,尽量避免发生体温降低。

4. 液体管理 老年患者的围手术期液体输注应该缓慢。老年患者对出血和休克的耐受力不如年轻人,容量不足需要及时补充;但是由于心、脑、肾血管硬化以及呼吸系统疾病的并存,快速大量输血输液又会导致严重的并发症,需要密切注意。同时行中心静脉压监测,有条件可以使用漂浮导管监测肺动脉楔压。根据每小时尿量、尿比重、血压、中心静脉压、酸碱和电解质情况综合评估容量状态,调整所需液体量和速度。

5. β-受体阻滞药 有高血压病史,特别是术前高血压未得到较好控制的老年患者,全麻诱导可致血压剧升,心率加速。除避免浅麻醉外,要及时给予降压药预防和治疗,β-受体阻滞药可改善心肌缺血也是常用的措施。老年患者多存在血容量不足、自主神经调控能力降低,全麻后体位的改变容易引起剧烈的血压波动,应高度警惕。

6. 术毕苏醒期 老年患者由于对麻醉药物的敏感性增高、代谢降低,术毕苏醒延迟或呼吸恢复不满意者较多见,最好进入苏醒室继续观察和呼吸支持。尤其合并高血压、冠心病等心血管疾病者和肺功能不全者,待其自然地完全苏醒比较安全。在患者完全清醒后拔除气管时要切实减轻或消除拔管时的心血管反应,以免出现心血管意外。对老年患者必须慎重使用肌松药和麻醉性镇痛药的拮抗剂。

五、老年患者 PACU、ICU 管理

随着年龄的增长,PACU、ICU 对老年患者的预后起着至关重要的作用。对老年患者的 PACU、ICU 管理应该从如下几个方面考虑:

(一) 吸氧和加强生命体征监护

通常接受全身麻醉或椎管内麻醉的老年患者术后应该辅助吸氧48h,必要时行机械通气支持治疗。术后 PACU 老年患者神经系统并发症包括困倦、谵妄、激惹和脑血管意外,因此在 PACU 应该密切注意患者意识状态,随时处理患者的神经系统并发症。PACU 中老年患者心血管并发症明显多于青壮年患者,这些心血管并发症包括高血压、心律失常、心肌缺血和心力衰竭等。所以建议对怀疑冠状动脉供血不足的患者,持续动态心电监护,同时加强血压监护。

(二) 镇痛

良好控制术后疼痛可以减少老年患者心血管、呼吸和胃肠道系统的并发症,完善的镇痛还可以促进患者早期活动,从而早期出院。但是由于担心镇痛药物的副作用,通常老年患者的术后疼痛没有得到完善控制。由于硬膜外镇痛效果优于静脉镇痛,同时可以减少血栓栓塞、心肌梗死、出血、肺炎、呼吸抑制和肾功能衰竭等并发症。神经阻滞可提高镇痛满意度,降低阿片药物用量,减少 PACU 滞留时间和住院时间,减少术后恶心、呕吐。因此,老年患者术后镇痛模式应该为区域神经阻滞合并严密监测下静脉应用阿片类药物,这样既可提高镇痛效果又可减少与术后镇痛相关的并发症。

(三) 输液的管理

老年患者手术后易于发生液体输注不当,建议详细记录出入量并能解释其变化原因,这样可以大大降低手术后并发症的发生率。

(四) 处理恶心、呕吐

年龄的增长是否会增加术后恶心、呕吐的发生率目前尚无定论。但还是应该关注 PACU 中老年患者术后恶心、呕吐的预防和治疗。

(五) 早期活动

早期活动可以促进术后的恢复和减少住院日;早期活动可以减少组织受压和深静脉血栓;早期活动并辅以适当的物理治疗可以减少肺部并发症。

(六) 预防便秘

应该积极预防便秘,特别是髋部骨折的老年患者。手术后镇痛阿片类药物的应用、脱水和和活动减少等均为导致便秘的因素。

第4节　老年患者围手术期并发症

一、循　环　系　统

(一) 高血压

围手术期麻醉、手术及术后疼痛等对高血压患者是极大的应激反应,可能引起血压剧烈波动,甚至危及患者的生命。在麻醉手术期间出现的高血压,通常与麻醉过浅、麻醉阻滞平面不够、手术刺激过强、自主神经阻滞不完善密切相关,适当加深麻醉,或给予血管扩张药一般均可控制。必要时静滴硝酸甘油或中、短效的降压药。伴有心率增快者,可选用β-受体阻滞药艾司洛尔、美托洛尔等。术毕苏醒期及术后早期出现的高血压,可能与伤口疼痛、气管内抽吸痰液等因素有关,可用小剂量降压药控制,术后有效的镇痛技术也十分有效。

(二) 循环抑制

循环抑制常表现为心率减慢、心排血量下降和血压降低。老年患者心血管功能及交感-肾上腺系统功能降低是产生循环抑制的重要原因。其次还包括全身麻醉药的抑制作用,椎管内麻醉所致的交感阻滞,低血容量,神经反射和体位的变动。处理上应该及时分析循环抑制的原因,尽早去除诱发因素。如对于血容量不足所引起的低血压,应迅速补充血容量,同时密切监测中心静脉压。对心功能较差者,控制输液速度,给予强心药物。对于心源性低血压,根据病因予以相应处理,如纠正心律失常、降低外周血管阻力的同时增强心肌收缩力,改善心肌供血。出现严重的血压下降等危急情况,可先静脉给予多

巴胺或间羟胺等药物提升血压,然后再查找原因,予以处理。

（三）心律失常

老年患者心律失常是一种老年患者常见的疾病。围手术期常见的心律失常包括早搏、房颤、阵发性室上性心动过速、阵发性室性心动过速和房室传导阻滞等。其诱发因素包括缺氧和二氧化碳蓄积、血压波动、手术刺激或创伤、低温、药物作用和酸碱、电解质紊乱等。临床上处理心律失常应首先纠正病因,在纠正病因后心律失常仍不消失,如性质不严重,可密切观察;如性质严重影响循环稳定,则应给与相应的药物或其他治疗。大多数心律失常在充分供氧、维持循环稳定、纠正酸碱、电解质紊乱后能自行消失。

（四）急性心力衰竭

老年患者心脏储备功能降低,且常伴有一种以上的心脏病如冠心病、高血压等,因此围手术期比青壮年更易发生急性心力衰竭,最常见的是急性左心衰竭引起的急性肺水肿。急性心力衰竭必须及时诊断,迅速治疗。包括纠正低氧血症、快速利尿、降低前后负荷等。

二、呼 吸 系 统

（一）呕吐、反流与误吸

老年患者在围手术期因生理、病理性因素,容易导致呕吐、反流与误吸的发生,从而增加老年患者术后肺部并发症的风险。围手术期发生呕吐、反流与误吸的严重后果是胃内容物的误吸,造成急性呼吸道梗阻和肺部其他的严重并发症。一旦发生呕吐、反流,立即头低位,头偏向一侧,清除积存于咽部和口腔内的胃内容物。如果发生误吸,立即清理气道,保持气道通畅,如果有大量酸性胃内容物误吸,可行支气管内吸引和冲洗。纠正低氧血症,维持循环稳定,可酌情应用抗生素治疗继发性肺炎。

（二）呼吸道梗阻

舌后坠或口腔分泌物过多引起的呼吸道梗阻,如能及时发现不难处理,用手法托起下颌、放置口咽通气道并清除口腔分泌物,梗阻即可解除。下呼吸道梗阻可因误吸或气管、支气管分泌物过多、过稠造成。肺泡破裂或手术时大量脓液、血液涌入气管所致的呼吸道梗阻,病情往往紧急危重。气道反应性增高的患者容易诱发支气管痉挛致呼吸道梗阻。上述并发症的处理,在加压给氧解痉的同时应尽快清除呼吸道的分泌物或异物。

（三）呼吸抑制

呼吸抑制是由于中枢原因或周围原因所致的通气不足,其后果是缺氧和二氧化碳蓄积,如不及时纠正可导致呼吸、心搏骤停。非全身麻醉呼吸抑制在术中可见于椎管内麻醉,也偶见于颈神经丛阻滞,其原因与阻滞范围过高、过宽及麻醉辅助药物使用过多有关。全麻期间全麻药剂量过大引起术后出现的呼吸抑制,多为镇痛药与肌松药残留体内所致,均可通过面罩给氧或作加压辅助呼吸得以改善。对于药物引起的呼吸抑制,只要维持有效的通气,呼吸可自然恢复,必要时可使用相应药物拮抗。

三、神经系统并发症

老年患者手术麻醉后脑功能障碍并发症常包括两种综合征:术后谵妄和术后认知功能障碍（postoperative cognitive dysfunction, POCD）。

（一）谵妄

参阅第100章相关内容。

（二）术后认知功能障碍

参阅第100章相关内容。

（三）脑血管意外

老年患者围手术期外周神经损伤多见于椎管内麻醉的并发症和麻醉意外。可能与注射药物的毒性、穿刺针或置管不当导致的直接神经损伤、感染、缺血或肿物压迫引起的脊髓损伤等因素有关。

（郭曲练　叶治）

参 考 文 献

1. Miller RD. Anestheia. 5th ed. New York: Churchill Livenstone, 2001, 2140-2155.
2. 王国林. 老年麻醉. 北京: 人民卫生出版社, 2009, 71-109.
3. 谭秀娟, 李俊成. 麻醉生理学. 北京: 人民卫生出版社, 2000, 162-168.
4. Pfitzenmeyer P, Musat A, Lenfant L, et al. Postoperative cognitive disorders in the eldly. Presse Med, 2001, 30:648.
5. Tabuchi Y. The influence of age on hemodynamics and the dose reguirements of propofol and buprenorphine in total intravenous anesthesia. Masui, 2001, 50:29.
6. Pirebe HJ. The aged cardiovascular risk patient. Br J Anaesth, 2000, 85:763.
7. Tanaka M, Nishikana T. Aging reduces the efficacy of the sim-

ulated epiduraltest dose in anesthetized adults. Anesth Analg, 2000,91:657.

8. Zaugg M, Lucchinetti E. Respiratory function in the eldly. Anesthesiol clin North America,2000,18:47.

9. Katoh T, Bito H, Sato S. Influence of age on hypnotie requirement, bispectral index, and 95% spectral edge frequency associated with sedation induced by sevoflurane. Anesthesiology,2000,92:55.

10. Kudoh A, Ishihara H, Matsuki A. Renin-aldosterone system and atrial natriuretic peptide during anesthesia in orthopedic patients over 80 years of age. J Clin Anesth,1999,11:101.

11. Kudoh A, Sakai T, Ishihara H, et al. Renin-aldosterone in eldly patients with hyperkalaemia under anaesthesia. Eur J Anaesthesiol,1999,16:231.

12. Keita H, Peytavin G, Giraud O, et al. Aging prolongs recovery of psychomotor functions at emergence from propofol-alfentanil anaesthesia. Can J Anaesth,1998,45:1211.

13. Muravchick S. The aging process:anesthelic implications. Acta Anaesthesiol Belg,1998,49:85.

第73章 高血压患者的麻醉

　　高血压是心血管系统最常见的疾病。高血压的发生率随年龄的增长而增高。根据2010年版《中国高血压防治指南》，我国人群高血压患病率仍呈增长态势，每5个成人中就有1人患高血压，据估计目前全国高血压患者至少2亿，但是高血压患者的知晓率（30.2%）、治疗率（24.7%）和控制率（6.1%）与发达国家相比仍非常低，特别是经济文化发展水平较低的农村或边远地区情况尤为严重。高血压是我国人群脑卒中与冠心病发病及死亡的主要危险因素，也是充血性心力衰竭、动脉瘤和终末期肾病的主要原因。控制高血压可遏制心脑血管疾病发病及死亡的增长态势，也是预防脑卒中的关键。

　　由于上述原因，很多外科手术患者合并有不同程度的高血压，给临床麻醉工作带来了巨大挑战。本章首先讨论了高血压的定义和分类、心血管危险分层、病理生理学、治疗、高血压危象，然后再对高血压患者的术前评估、麻醉管理以及术后管理进行详细的阐述。

第1节　高血压的定义和分类

　　成年患者体循环血压至少2次测量值在140/90mmHg以上时即可诊断为高血压。高血压前期是指收缩压为120~139mmHg或舒张压为80~89mmHg。上述定义基于2003年美国预防、检测、评估与治疗高血压全国联合委员会第七次报告（JNC7）。JNC7关于成人高血压的分类见表73-1。我国2010版《中国高血压防治指南》中高血压的定义和分类（表73-2）仍基于美国1997年发布的JNC6。两种分类虽有不同，但治疗原则和方案基本相同。甚至有专家认为，过细分类对指导治疗的意义不大，应尽量简化。最近JNC8即将发表，新指南将在JNC7的基础上结合新的证据及研究结果，对原有指南进行更新。新指南依然会根据风险评估来确定治疗选择，而且对风险评估会更加重视，其对高血压的定义、分类以及治疗亦会有相应的改变。

表73-1　2003年美国JNC7关于成人高血压的分类

类型	收缩压（mmHg）	舒张压（mmHg）
正常	<120	<80
高血压前期	120~139	80~89
第1期高血压	140~159	90~99
第2期高血压	≥160	≥100

表73-2　2010年版《中国高血压防治指南》的高血压定义和分类

类别	收缩压（mmHg）	和（或）	舒张压（mmHg）
理想血压	<120	和	<80
正常血压	<130	和	<85
正常高值	130~139	或	85~89
高血压Ⅰ级	140~159	或	90~99
高血压Ⅱ级	160~179	或	100~109
高血压Ⅲ级	≥180	或	≥110
单纯收缩性高血压	≥140	和	<90

第2节 高血压患者心血管危险分层

鉴于高血压患者的预后不仅与血压的高低有关,还与其他并存的心血管危险因素以及靶器官损害等有关。现主张对高血压患者作心血管危险分层,即根据血压水平、心血管危险因素、靶器官损害和临床并发症,将高血压患者分为低危、中危、高危和极高危四个层次,分别表示10年内将发生心、脑血管病事件的概率为<15%、15%~20%、20%~30%和>30%。具体分层标准见表73-3,其中,用于分层的心血管危险因素为:高血压分级;男性>55岁,女性>65岁;吸烟;糖耐量受损(餐后2h血糖7.8mmol/L~11.0mmol/L)和(或)空腹血糖异常(6.1mmol/L~6.9mmol/L);血脂异常;早发心血管疾病家族史(发病年龄男性<55岁,女性<65岁);腹型肥胖或肥胖(BMI≥28kg/m²)。靶器官损害:左心室肥厚(心电图或超声心动图);微量白蛋白尿(30~300mg/24h)和(或)血肌酐轻度升高(男性:115~133μmol/L;女性:107~124μmol/L);超声或X线证实有动脉粥样斑块(颈、髂、股或主动脉);视网膜动脉局灶或广泛狭窄。临床并发症:心脏疾病如心绞痛,心肌梗死,冠状动脉血运重建术后,充血性心力衰竭;脑血管疾病如脑出血,缺血性脑卒中,短暂脑缺血发作;肾脏疾病如糖尿病肾病,估算的肾小球滤过率降低[eGFR<60ml/(min·1.73m²)],血肌酐男性>133μmol/L、女性>124μmol/L,蛋白尿>300mg/24h;糖尿病[空腹血糖≥7.0mmol/L,餐后血糖≥11.1mmol/L,糖化血红蛋白(HbA1c)≥6.5%];血管疾病如主动脉夹层,外周血管病;重度高血压性视网膜病变(出血或渗出,视乳头水肿)。

表73-3 高血压患者心血管危险分层标准

其他危险因素和病史	高血压分级		
	I级	II级	III级
无其他危险因素	低危	低危	高危
1~2个危险因素	中危	中危	极高危
≥3个危险因素或靶器官损害	高危	高危	极高危
临床并发症	极高危	极高危	极高危

第3节 病理生理学

当引起血压升高的原因不明时,体循环高血压称为原发性高血压;当存在明确的原因时,则称为继发性高血压。

一、原发性高血压

原发性高血压占所有高血压病例的95%以上,其特征呈家族性发病和遗传性生化检测异常。高血压的发病机制至今尚无统一认识,目前认为与原发性高血压的形成有关的主要病理生理因素包括:应激导致的交感神经系统活性增强、与水钠潴留相关激素和缩血管素的分泌过多、钠摄取过多、饮食摄取钾钙不足、肾素分泌增加、内源性扩血管成分如前列腺素和一氧化氮(NO)不足以及内科疾病如糖尿病和肥胖等。原发性高血压的病理生理的最终共同通路是水钠潴留。

高血压时通常伴有胰岛素抵抗、脂代谢异常和肥胖,约40%的高血压患者同时患有高胆固醇血症。吸烟和饮酒与高血压的发生率增加有关。目前在成年人中占相当比例的阻塞性睡眠呼吸暂停(OSA),可导致血压短暂升高并伴有低氧血症、觉醒和交感活性增强。有证据表明,OSA可不受肥胖的影响,导致患者出现持续性高血压。事实上,约30%的高血压患者有OSA的症状。

高血压早期无明显病理改变,但长期高血压引起全身小动脉病变,表现为小动脉中层平滑肌细胞增殖和纤维化,管壁增厚和管腔狭窄,导致重要靶器官如心、脑、肾组织缺血,长期高血压及伴随危险因素可促进动脉粥样硬化的形成与发展,从而影响中、大动脉。控制不佳的原发性长期高血压患者若出现以下病史如缺血性心脏病、心绞痛、左心室肥厚、充血性心脏病、脑血管疾病、卒中、周围血管疾病或肾功能不全时,则提示发生终末器官疾病。实验室检查应有意识地去检查靶器官损害的情况如血尿素氮和血清肌酐来评估肾功能。高血压患者合并低钾血症时常提示原发性醛固酮增多症。由于半数高血压患者表现出葡萄糖不耐受,因此应检测患者的空腹血糖水平。心电图检查有助于检测缺血性心脏病或左心室肥厚。

高血压的主要并发症是脑卒中和心肌梗死,70%的脑卒中和50%的心肌梗死与高血压有关。

二、继发性高血压

继发性高血压可有明确的病因,但仅占体循环高血压的不到5%。肾动脉狭窄引起的肾血管性高血压是继发性高血压最常见的病因。继发性高血压常见病因的典型症状和体征在表73-4中列出。表73-5中为继发性高血压的其他病因。

表73-4 继发性高血压的常见病因

病因	临床表现	实验室检查
肾血管疾病	上腹部或腹部杂音	主动脉造影
	年轻患者严重高血压	多普勒超声
醛固酮增多症	疲乏	尿钾
	无力	血清钾
	头痛	血浆肾素
	感觉异常	血浆醛固酮
	夜间多尿和多饮	
主动脉缩窄	上肢血压较下肢高	主动脉造影
	股动脉脉搏弱	心脏超声
	收缩期杂音	MRI 或 CT
嗜铬细胞瘤	发作性头痛、心悸和发汗	血浆甲氧基肾上腺素
	阵发性高血压	尿儿茶酚胺
		点滴法测定尿甲氧基肾上腺素
		肾上腺 CT/MRI 扫描
库欣综合征	肢端肥大	地塞米松抑制试验
	近端肌无力	尿皮质醇测定
	紫纹	肾上腺 CT 扫描
	满月脸	葡萄糖耐受试验
	多毛症	
肾实质病变	夜间水肿	尿葡萄糖、蛋白和管型检测
		血清肌酐
		肾脏超声
		肾脏活检
妊娠诱导高血压	外周水肿和肺水肿	尿蛋白测定
	头痛	尿酸测定
	癫痫发作	心排血量
	右上腹疼痛	血小板计数

表73-5 继发性高血压的其他病因

收缩性和舒张性高血压	单纯收缩性高血压	收缩性和舒张性高血压	单纯收缩性高血压
肾性疾病	年龄相关的主动脉硬化	自主神经功能紊乱	
肾移植	心排血量增加	药物因素	
肾素分泌型肿瘤	甲状腺毒症	糖皮质激素	
内分泌疾病	贫血	盐皮质激素	
肢端肥大症	主动脉瓣反流	环孢霉素	
甲状旁腺功能亢进症	外周血管阻力下降	拟交感神经药物	
阻塞性睡眠呼吸暂停	动静脉分流	酪胺和单胺氧化酶抑制剂	
神经性疾病	Paget病	鼻黏膜充血消除剂	
颅内压增高		抗抑郁治疗的突然停药(中枢作用和β-肾上腺素能拮抗剂)	
脊髓损伤			
吉兰-巴雷综合征			

第4节 高血压的治疗

一、原发性高血压的治疗

原发性高血压的治疗目标是将血压降至140/90mmHg以内。若同时存在糖尿病或肾脏疾病时，当前的指南(JNC7)建议将血压降至低于130/80mmHg，但这仍存一定的争议。老年收缩性高血压的降压目标为收缩压140mmHg~150mmHg，舒张压<90mmHg，但不低于65mmHg，舒张压过低将抵消收缩压下降得到的益处。

通过调整生活方式和药物治疗来降低血压，其目的在于降低罹病率及死亡率。使血压正常化的治疗可有效降低卒中的发生率。降低血压亦可降低与缺血性心脏病相关的罹病率及死亡率，并可减缓或避免向更严重高血压的进展，降低充血性心力衰竭和肾脏衰竭的风险。抗高血压药物治疗的益处在老年患者中似乎明显大于年轻患者。

若患者同时并存其他危险因素(高胆固醇血症、吸烟、高血压家族史、年龄>60岁)，或患者存在靶器官损害(心绞痛、既往心肌梗死病史、左心室肥厚、脑血管疾病、肾病、视网膜病变、外周血管病变)的证据，则此类患者最有可能受益于抗高血压药物治疗。而生活方式的调整可对无心血管疾病或靶器官损害等临床表现的患者有益，在启动药物治疗之前应进行相应的重新评估。

(一)生活方式的调整

已证实对降低血压有价值的的生活方式的调整包括:减轻体重或防止增重、控制酒精摄入量、增加体能锻炼、坚持饮食钙钾摄入以及限制饮食中钠的摄取。由于吸烟是心血管疾病的独立危险因素，因此戒烟至关重要。

体重控制可能是高血压非药物治疗中最有效的方法。每减轻10kg的体重可使收缩压和舒张压分别降低6.0mmHg和4.6mmHg。体重控制亦可增强抗高血压药物的有效性。酒精摄入与血压增高相关，滥用酒精可导致抗高血压药物的抵抗。但适度的酒精摄入被证实可降低一般人群的总体心血管风险。每天至少30分钟中等强度的体育运动如快跑或骑自行车，可降低正常血压个体和高血压个体的血压。

在一般人群中，饮食中钾和钙的摄入与血压呈负相关。限钠饮食与血压持续小幅下降有关。在肾素低活性的老年患者亚群中，限钠饮食的降压效果可能最佳。限钠可减少利尿诱导的低钾血症，并利于控制利尿治疗时的血压。限钠的其他益处包括通过减少尿钙排出来预防骨质疏松和骨折，对左心室重塑具有良好的效果。无肾功能障碍的高血压患者可使用钾盐来替代钠盐。

（二）药物治疗

药物治疗应与生活方式的调整同时进行。药物治疗开始后，患者每 1～4 周需调整抗高血压药物的剂量，一旦达到目标控制血压，时间间隔可改为每 3～4 个月按需调整。由于每日 1 次剂量的药物具有较好的依从性和持续性，因而高血压患者应尽量使用长效药物。根据 JNC7 的报道，噻嗪类利尿剂是单纯性高血压的首选推荐药物。噻嗪类利尿剂可增加联合药物方案的有效性。高血压患者通常都具有其他内科疾病，使得患者不得不使用特殊类别的抗高血压药物，即强制性适应证（表 73-6）。例如，伴心力衰竭的高血压患者通常使用 ACEI 类或 ARB 类药物。基于一些关于治疗结局的大型研究，已总结出一些强制性适应证。若单一药物治疗效果不佳，应加用不同种类的第二种药物。目前临床有多种抗高血压药物，每种类型的药物均可能具有其独特的优势和副作用（表 73-7，图 73-1）。

最近有研究发现抗高血压药物可降低年龄高于 80 岁患者的心血管风险和死亡率。这些治疗对老年高血压患者的认知功能亦有益处。

表 73-6　特殊类型抗高血压药物的强制性适应证

合并疾病状况	抗高血压药物的类型
既往心肌梗死病史	ACEI
	醛固酮拮抗剂
	β 受体拮抗剂
心力衰竭	ACEI
	醛固酮拮抗剂
	ARB
	β 受体拮抗剂
	利尿剂
存在冠状动脉疾病的高危因素	ACEI
	β 受体拮抗剂
	钙通道阻滞剂
	利尿剂
糖尿病	ACEI
	ARB
	β 受体拮抗剂
	钙通道阻滞剂
	利尿剂
慢性肾病	ACEI
	ARB
预防卒中复发	ACEI
	利尿剂

表 73-7　常用抗高血压药物

类型	亚类	名称
利尿剂	噻嗪类	氯噻嗪
		氢氯噻嗪（双氢克尿塞）
		吲达胺,寿比山
	祥	布美他尼（丁苯氧酸）
		呋塞米
		托塞米
	保钾类	阿米洛利
		螺内酯
		氨苯蝶啶（三氨喋呤）
肾上腺素能拮抗剂	β 受体拮抗剂	阿替洛尔
		比索洛尔
		美托洛尔
		纳多洛尔
		普萘洛尔
		噻吗洛尔
	α_1 受体拮抗剂	多沙唑嗪（喹唑嗪）
		哌唑嗪
		特拉唑嗪
	α 和 β 受体拮抗剂	卡维地洛
		拉贝洛尔（柳胺苄心定）
	中枢作用	可乐定
		甲基多巴
血管扩张药 血管紧张素转换酶抑制剂		肼屈嗪,肼苯达嗪
		贝那普利（洛汀新）
		卡托普利（开搏通）
		依那普利
		福森普利
		赖诺普利
		莫昔普利
		喹那普利
		雷米普利
		群多普利
血管紧张素受体阻断剂		坎地沙坦
		依普沙坦
		依贝沙坦
		氯沙坦
		奥美沙坦
		替米沙坦
		缬沙坦
钙通道阻断剂	二氢吡啶类	氨氯地平（络活喜）
		非洛地平
		依拉地平
		尼卡地平
		硝苯地平
		尼索地平
		氯维地平
	非二氢吡啶类	地尔硫草
		维拉帕米（异搏定）

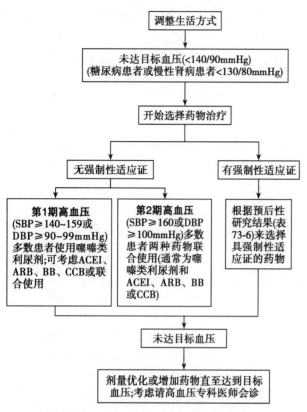

图 73-1　高血压治疗的流程示意图

流程图内容：

调整生活方式
↓
未达目标血压(<140/90mmHg)
(糖尿病患者或慢性肾病患者<130/80mmHg)
↓
开始选择药物治疗
↓
无强制性适应证　　有强制性适应证

无强制性适应证：
第1期高血压(SBP≥140~159或DBP≥90~99mmHg)多数患者使用噻嗪类利尿剂;可考虑ACEI、ARB、BB、CCB或联合使用

第2期高血压(SBP≥160或DBP≥100mmHg)多数患者两种药物联合使用(通常为噻嗪类利尿剂和ACEI、ARB、BB或CCB)

有强制性适应证：
根据预后性研究结果(表73-6)来选择具有强制性适应证的药物
↓
未达目标血压
↓
剂量优化或增加药物直至达到目标血压;考虑请高血压专科医师会诊

二、继发性高血压的治疗

手术治疗通常是继发性高血压的治疗方法。药物治疗仅在不能通过手术治疗时方可使用。某些特殊疾病如嗜铬细胞瘤可能需要药物和手术联合治疗来达到最佳治疗效果。

（一）手术治疗

外科手术用于治疗具有明确病因的继发性高血压如肾血管性高血压、醛固酮增多症、库欣综合征和嗜铬细胞瘤等。手术方法包括：血管成形或直接修补治疗肾动脉狭窄造成的肾血管性高血压,肾上腺切除术治疗肾上腺腺瘤或嗜铬细胞瘤。

（二）药物治疗

对于不可能行肾动脉矫正手术的患者,可单独使用 ACEI 或与利尿剂联合使用来控制血压。在此类患者中开始使用 ACEI 药物时,应密切监测肾功能和血清钾离子浓度。女性原发性醛固酮增多症患者可使用醛固酮拮抗剂如螺内酯来治疗。阿米洛利可用来治疗男性原发性醛固酮增多症患者,因为螺内酯可能会引起男性乳房发育。

第5节　高血压危象

一、定　　义

高血压危象时通常血压超过 180/120mmHg,根据有无即将发生的或进展性的靶器官损害现象,可分为高血压急症(hypertensive emergency)或高血压紧急状态(hypertensive urgency)。患有慢性体循环高血压的患者通常比既往血压正常的个体更能耐受高血压,因而此类患者更可能会发生高血压紧急状态而不是高血压急症。

二、高血压急症

患者出现急性或进展性靶器官损害的迹象(脑病、颅内出血、急性左心衰竭伴肺水肿、不稳定型心绞痛、夹层主动脉瘤、急性心肌梗死、子痫、微血管性溶血性贫血以及肾功能不全)时,需立即使用药物干预以降低体循环血压。除舒张压>150mmHg,慢性高血压患者极少发生脑病。

但患有妊娠诱导性高血压的产妇在舒张压<100mmHg 时亦可能会出现脑病的体征。即使无临床症状,舒张压>109mmHg 的产妇应考虑为高血压急症,需立即予以处理。高血压急症的治疗目标是迅速但逐渐的降低舒张压。血压陡降至正常水平可诱发冠状动脉或脑血管缺血。通常,根据靶器官是否出现症状性低血压的表现,若患者能够耐受,平均动脉压在治疗第 1 小时内应降低约 20%,然后在后续的 2 ~ 6 小时内下降更应缓慢,直至目标血压达约 160/110mmHg。

三、高血压紧急状态

高血压紧急状态是指出现血压严重升高,但患者未表现出靶器官损害的迹象。这些患者可能会表现为头痛、鼻出血或焦虑。高血压紧急状态背后的原因通常是因为不遵循内科用药方案或身边暂无处方用药,因而一些患者口服抗高血压药物治疗可能会有效。

四、高血压危象的药物治疗

高血压危象的最初用药选择应基于对患者所有病情以及症状和体征的分析(表73-8)。在使用强效血管活性药物进行治疗时,应推荐放置动脉内导管持续监测体循环血压。治疗目标是初期使血压下降不超过20%~25%,这样可避免靶器官低灌注的发生。对于大多数类型的高血压急症,硝普钠0.5~10.0μg/

(kg·min)静脉注射为首选治疗方案,其起效迅速和作用时间短可允许对血压的实时调控,但硝普钠使用时亦具有乳酸酸中毒和氰化物中毒等副作用。尼卡地平输注为另一选择,可缓解心肌和脑缺血。多巴胺受体兴奋剂(D1受体特异性)非诺多泮(fenoldopam)可增加肾脏血流和抑制钠的重吸收,尤适用于伴有肾功能不全的患者。艾司洛尔单独或与其他药物输注亦可有效。拉贝洛尔是一种α和β受体阻断剂,对于治疗急性发作的恶性高血压非常有效。

表73-8　高血压急症的治疗

病因/临床表现	首选药物	注意事项	评价
脑病和颅内高压	硝普钠,拉贝洛尔,非诺多泮,尼卡地平	由于自动调节功能发生改变,血压较低时可能会导致脑血管缺血 硝普钠存在氰化物中毒的危险 硝普钠可增加颅内压	血压较低时可减少颅内出血 血压升高通常会自行缓解
心肌缺血	硝酸甘油	充血性心力衰竭避免使用β受体阻断剂	还应包括使用吗啡和氧疗
急性肺水肿	硝酸甘油,硝普钠,非诺多泮	充血性心力衰竭避免使用β受体阻断剂	还应包括使用吗啡、祥利尿剂和氧疗
主动脉夹层	曲美芬、艾司洛尔、血管扩张药	血管扩张药可能会导致反射性心动过速,并增加左心室收缩的脉冲强度	目标是减轻左心室收缩的脉冲强度
肾功能不全	非诺多泮、尼卡地平	非诺多泮会发生快速耐受	可能会需要紧急血液透析
先兆子痫和子痫	甲基多巴、肼苯哒嗪、硫酸镁、拉贝洛尔、尼卡地平	肼苯哒嗪可有狼疮样综合征 一过性肺水肿的风险 钙通道阻滞剂可能会减少子宫血流和抑制分娩	分娩是确定性治疗 妊娠期间由于ACEI和ARB存在致畸性因而应禁忌使用
嗜铬细胞瘤	酚妥拉明、酚苄明、普萘洛尔	β受体阻滞剂使用后单纯性的α肾上腺素能刺激会使高血压加重	
可卡因中毒	硝酸甘油、硝普钠、酚妥拉明	β受体阻滞剂使用后单纯性的α肾上腺素能刺激会使高血压加重	

氯维地平是第三代双氢吡啶类钙离子通道阻滞剂,其作用时间超短,且具有选择性扩张小动脉的特性。氯维地平的药代动力学和药效动力学使其尤适用于需严密控制血压的临床情况。

第6节　原发性高血压患者的麻醉管理

原发性高血压患者的麻醉管理包括术前评估、麻醉诱导和麻醉维持以及术后管理几个不同的阶段。表73-9为高血压患者麻醉管理的简单小结。

表 73-9 高血压患者的麻醉管理

阶段	注意事项
术前评估	判断血压控制是否满意 回顾降压药物的药理学 评估有无终末器官损害的迹象 继续使用降压药物
麻醉诱导和 麻醉维持	预见麻醉药物对血压的影响 缩短直接喉镜的使用时间 使用复合麻醉药物来减轻高血压反应 监测心肌缺血
术后管理	预见低血压的时间段 持续监测终末器官功能

一、术 前 评 估

（一）术前用药

手术前存在恐惧和焦虑,可加重高血压的程度,所以高血压患者术前一定要给予充分镇静,保证充足的睡眠,术前晚加用镇静催眠药如咪达唑仑5～10mg 口服。一部分患者进入手术室后可因紧张出现症状性高血压,许多麻醉医师给予患者小剂量的镇静药物如咪达唑仑或吗啡,然后再评估患者的高血压状态。要注意咪达唑仑本身在少部分患者可能会引起血压明显下降,所以笔者对此法存疑。患者入室后发现与术前病房记录差异较大的,不能轻易归因于患者紧张。人工测量血压时水银汞柱下降速度过快会使测量到的血压比实际血压低,监护仪测定反而更为客观。极端情况下存在管床医师根据问诊病史"写"血压的情况。

（二）术前血压控制水平和抗高血压药物的应用

目前普遍接受的观点是:多数降压药物应在围手术期持续使用以确保血压得到有效的控制。长期应用降压药患者术前不应停药,应该服用到手术当日晨,否则将引起手术当日血压异常波动。口服药可在当日晨入室前 2 小时以少量（50～100ml）温开水服下为宜。

原发性高血压患者的术前评估首先应判断患者血压控制的效果,对于治疗效果满意的药物应在整个围手术期持续使用。

1. 术前血压的合适范围 择期手术之前高血压患者应维持血压至正常范围。麻醉诱导前血压升高的患者在麻醉维持期间低血压和心肌缺血的发生率增加。高血压本身是否对手术风险有明显的影响仍不明确。慢性高血压是心血管、脑血管和肾脏疾病的危险因素,因而可能会增加手术风险。

麻醉期间高血压患者血压变化的幅度远大于血压正常的患者。术中高血压尤其棘手。在既往有心肌梗死病史的患者中,术中高血压可增加术后心肌再梗死的发生率;术中高血压亦可增加颈动脉内膜剥脱术患者术后神经并发症的发生率。但不管术前血压是否进行控制,高血压患者在术中发生高血压比较常见（表 73-10）。尚无证据表明择期手术患者舒张压超过 110mmHg 时,术后并发症的发生率会增加。

表 73-10 高血压患者行择期手术时全身麻醉的风险

术前血压状况	围手术期高 血压的发生 率(%)	术后心脏 并发症发 生率(%)
正常血压	8 *	11
治疗后维持在正常范围	27	24
治疗后仍为高血压	25	7
未予治疗的高血压	20	12

* $P<0.05$ 与同列其他组相比

2. 血压控制不佳与推迟手术 血压控制不佳的高血压患者是否或如何推迟择期手术尚无普遍接受的指南。虽然近年来国外大样本的研究结果倾向于认为高血压并非围手术期相关并发症的独立危险因素,但是鉴于目前国内多数医疗机构对高血压患者的围手术期血压管理上存在着诸多薄弱环节,尤其是术后,从而可能导致该类患者围手术期卒中等相关并发症发病率增高,因此国内多数学者主张收缩压 > 180mmHg 和（或）舒张压 > 110mmHg 的患者择期手术宜推迟。在出现终末器官损害的高血压患者中,择期手术的延迟取决于该终末器官的损害是否可以进一步改善,或者进一步评估该损害是否会改变麻醉方案。当然,在评估高血压手术患者和改善患者病情时,手术的紧急程度亦应考虑其中。

入院时或进手术室时的血压升高（白大褂综合征）并不少见,这反映了患者焦虑状态。后续测量的血压通常较低。有趣的是,焦虑相关的高血压患者人群对直接喉镜操作似乎表现出过强的升压反应,较其他人群更可能发生围手术期心肌缺血,因而在围手术期进行抗高血压治疗的同时还需抗焦虑治疗。

术前应评估患者的终末脏器损害情况(心绞痛、左心室肥厚、充血性心力衰竭、脑血管疾病、卒中、外周血管疾病、肾功能不全)。应假定原发性高血压患者患有缺血性心脏病,然后再寻找排除的依据。继发于慢性高血压的肾功能不全是高血压疾病全身性进展的标志。

3. 抗高血压药物对麻醉和手术的影响　术前应对所有抗血压药物的药理学和潜在的副作用进行回顾。许多药物可能会影响自主神经系统。这在术前表现为体位性低血压。由于自主神经受到抑制,导致血管代偿功能受损,因而在麻醉诱导、术中失血、正压通气或体位改变时血压可发生剧烈的变化。在此类患者中,使用血管升压药物如苯肾上腺素和麻黄碱可产生可预测的适当的血压变化。

在围手术期间持续使用抗高血压药物的另一原因是避免出现反弹性高血压的危险,例如某些药物,特别是β肾上腺素能拮抗剂和可乐定的突然停药。不作用于自主神经系统的抗高血压药物如 ACEI 类,则不会出现反弹性高血压现象。

心动过缓可能是选择性改变交感神经系统活性的表现。尚无证据表明服用抗高血压药物的患者对手术刺激或术中失血的心率反应性差。可乐定产生的镇静效果可减少麻醉药的需求量。服用利尿剂的患者术前虽经补钾,但仍常发生低钾血症(<3.5mmol/L)。药物引起的低钾血症并未增加围手术期心律失常的发生率。如果明显低钾血症与心律失常有关,则术前应纠正低钾血症。一般认为术前血钾不宜低于 3.0mmol/L,如果服用洋地黄类药物则不宜低于 3.5mmol/L。服用 ACEI 或 ARB 的患者中,同时接受补钾治疗或伴肾功能不全时,可发生高钾血症。

使用单胺氧化酶抑制剂的患者,择期手术前以停药或改换其他药物为宜,否则围手术期需要注意避免使用儿茶酚胺、拟交感药物和哌替啶。利血平或含有利血平的降压药,部分通过交感神经递质耗竭来降低血压,麻醉中发生低血压时,对间接升压药如麻黄素、多巴胺、间羟胺反应差,对直接的儿茶酚胺类药物敏感。可乐定不消耗肾上腺能介质,如突然停用术中可诱发高血压危象。

目前使用 ACEI/ARB 药物控制血压的患者较多,可能会导致全麻诱导后顽固性低血压,因而对于这两类药物,作以下特别阐述。

(1) 血管紧张素转换酶抑制剂(ACEI):服用 ACEI 的患者在麻醉期间易发生血流动力学不稳定和低血压。正常血压的维持需要三个系统的参与。全身麻醉诱导后自主神经系统反应迟钝,ACEI 的使用导致肾素-血管紧张素-醛固酮系统的反应迟钝,维持血压平稳的唯一系统为血管加压素系统(vasopressin system),因此血压可能表现为容量依赖性。ACEI 亦可通过影响血管紧张素对容量血管的静脉收缩作用降低心排血量。这会导致静脉回流量减少。长期服用 ACEI 的患者在手术中的血管内液体量的维持至关重要。涉及大量液体置换的手术操作与 ACEI 治疗患者的术中低血压相关。此类低血压对液体输注和拟交感药物的反应性较好。对上述干预效果不佳的低血压可能需要使用血管加压素或加压素类似药物。对麻醉药物的仔细调控可预防或限制 ACEI 导致的低血压程度。对于术中易发生低血容量或低血压的高危人群,可考虑在术前 24 ~ 48 小时停止服用 ACEI 类药物。术前停药的主要缺点在于血压可能会失控,因而可能需要换用其他类型药物。

(2) 血管紧张素受体阻断剂(ARB):ARB 可通过阻止血管紧张素 II 与其受体结合来有效地治疗高血压。与 ACEI 类似,阻断肾素-血管紧张素-醛固酮系统会增加麻醉中低血压发生的可能。围手术期继续服用 ARB 的患者比术前 1 天停药的患者在麻醉诱导时需缩血管药物治疗低血压的发生率更高。另外,在服用 ARB 的患者发生低血压时,使用常规缩血管药物如苯肾上腺素或麻黄碱时可能效果不佳,需要使用血管加压素或其类似药物。因此,建议在术前停止服用 ARB 类药物而换用其他类型药物来有效控制血压。

二、麻醉诱导

当患者为舒张性高血压时,由于血管内容量的减少,麻醉诱导时使用快速起效的静脉麻醉药物会扩张外周血管,可能会发生严重的低血压。在手术前仍在继续服用 ACEI 或 ARB 药物的患者中,麻醉诱导期间低血压更为显著。

即使在术前已经过治疗使血压控制在正常范围内,直接喉镜和气管内插管等操作时,原发性高血压患者仍可能会出现明显的高血压。心肌缺血的发生可能与喉镜和插管操作引起的高血压和心动过速相关。静脉诱导药物抑制插管诱发的循环反应的效果可预测性较差。在喉镜操作前,加深吸入麻醉或注射阿片类药物、利多卡因、β 受体阻滞剂或扩血管药物可抑制气管反射和钝化自主神经反射,这些措施对于易发生心肌缺血的高危患者有利。此外,喉镜操作的时间对于限制此疼痛刺激导致的升压反应极其重要。确保喉镜操作时间不超过 15s 有助于减少血压变化。

三、麻 醉 维 持

(一)术前高血压

麻醉维持期间高血压患者的血流动力学目标在于避免血压波动的幅度过大。对术中血压不稳定的管理与术前血压的控制同等重要。

对高血压患者可实施区域麻醉。感觉平面过高的麻醉带来的失交感现象可能会暴露未被发现的低血容量。

(二)术中高血压

术中最可能发生的血压变化为疼痛性刺激导致的高血压,即麻醉过浅。事实上,即使血压在术前得到有效控制,原发性高血压患者在围手术期高血压的发生率亦会增加。挥发性麻醉药有利于减轻交感神经系统活性,血压随挥发性麻醉药剂量的增加而下降,这反映了体循环阻力的下降和心肌受抑。尚无证据显示某种挥发性麻醉药在控制术中高血压方面优于其他种。

虽然在术中控制高血压时需要挥发性麻醉药的参与,尤其是在手术刺激使血压突然上升时,但氧化亚氮(N_2O)复合阿片类药物的技术同样可用于麻醉的维持。单次剂量或持续输注抗高血压药物是替代挥发性麻醉药控制术中血压的另一种途径。尚未发现何种特殊的神经肌肉阻滞剂最适用于高血压患者。泮库溴铵可中度升高血压,但无证据发现泮库溴铵会放大高血压患者中的升压反应。

(三)术中低血压

麻醉维持期间发生的低血压可通过减浅麻醉或通过增加血容量来治疗。在低血压原因确定和纠正之前,可能需要使用拟交感药物如麻黄碱或苯肾上腺素来恢复重要脏器的灌注。虽然许多抗高血压药物对自主神经系统具有抑制作用,大量的临床经验已证实患者对拟交感药物的反应适中且可预测。服用 ACEI 或 ARB 的患者术中发生低血压时对补充血容量、拟交感药物和血管加压素反应良好。心律失常所引起的顺序性房室收缩丧失,如结性心律和心房纤颤,亦会导致低血压,必须立即予以治疗。

(四)术中监测

原发性高血压患者的术中监测取决于手术的复杂程度。在强烈疼痛刺激如喉镜操作或气管内插管期间,ECG 特别有助于监测心肌缺血的发生。若手术范围比较大以及出现左心室功能不全或其他明显的终末器官受损的迹象时,应使用动脉内导管、中心静脉导管或肺动脉导管实施有创监测,分别监测有创动脉压、中心静脉压(CVP)和肺动脉楔压(PAWP)。经食管心脏超声(TEE)是监测左心室功能和血容量充足程度的优秀技术,但其需要特殊设备和专业培训人员,且目前在国内并未得到普及。

四、术 后 管 理

原发性高血压患者术后发生高血压比较常见。对此类高血压需要迅速评估和治疗,以减少心肌缺血、心律失常、充血性心力衰竭、卒中和大量出血的风险。经过充分的术后止痛后,仍发生持续性高血压时,则需静脉内应用抗高血压药物进行血压控制,然后再逐渐过渡到患者术前口服抗高血压治疗的方案。

(卞金俊 丁正年)

参 考 文 献

1. 中国高血压防治指南,第 3 版,中国高血压防治指南修订委员会,2010.

2. Aronow WS, Fleg JL, Pepine CJ, et al. ACCF/AHA 2011 expert consensus document on hypertension in the elderly: a report of the American College of Cardiology Foundation Task Force on Clinical Expert Consensus documents developed in collaboration with the American Academy of Neurology, American Geriatrics Society, American Society for Preventive Cardiology, American Society of Hypertension, American Society of Nephrology, Association of Black Cardiologists, and European Society of Hypertension. J Am Coll Cardiol, 2011, 57: 2037-2114.

3. Chobanian AV, Bakris GL, Black HR, et al. Joint National Committee on Prevention, Detection, Evaluation, and Treatment of High Blood Pressure; National Heart, Lung, and Blood Institute; National High Blood Pressure Education Program Coordinating Committee. Seventh report of the Joint National Committee on Prevention, Detection, Evaluation, and Treatment of High Blood Pressure (JNC 7). Hypertension, 2003,

42:1206-1252.

4. Goldman L, Caldera DL. Risks of general anesthesia and elective operation in the hypertensive patient. Anesthesiology, 1979,50:285-292.

5. Hanada S, Kawakami H, Goto T, et al. Hypertension and anesthesia. Curr Opin Anesth,2006,19:315-319.

6. Marik PE, Varon JV. Perioperative hypertension: a review of current and emerging therapeutic agents. J Clin Anesth,2009, 21:220-229.

7. Stone JG, Foex P, Sear JW, et al. Risk of myocardial ischaemia during anaesthesia in treated and untreated hypertensive patients. Br J Anaesth,1988,61:675-679.

8. Comfere T, Sprung J, Kumar MM, et al. Angiotensin system inhibitors in a general surgical population. Anesth Analg. 2005, 100:636-644.

9. Aronson S, Fontes ML. Hypertension: a new look at an old problem. Curr Opin Anesth,2006,19:59-64.

10. Kasper DL, Braunwald E, Fauci AS, et al. eds. Harrison's principles of internal medicine,16th ed. New York: McGraw-Hi ll,2005:1463-1467.

11. Sesso HD, Stampfer MJ, Rosner B, et al. Systolic and diastolic blood pressure, pulse pressure, and mean arterial pressure as predictors of cardiovascular disease risk in men. Hypertension,2000,36:801-807.

12. Casadei B, Abuzeid H. Is there a strong rationale for deferring elective surgery in patients with poorly controlled hypertension? J Hypertens,2005,23(1):19-22.

13. Tsouli SG, Liberopoulos EN, Kiortsis DN. Combined treatment with angiotensin-converting enzyme inhibitors and angiotensin II receptor blockers: a review of the current evidence. J Cardiovasc Pharmacol Ther,2006,11:1-15.

14. Barash PG, Cullen BF, Stoelting RK, eds. Clinical anesthesia,5th ed. Phi ladelphia: Lippincott Williams & Wilkins, 2006,481-489.

15. Lindenauer PK, Pekow P, Wang K. Perioperative beta-blocker therapy and mortality after major noncardiac surgery. N Eng J Med,2005,353(4):349-361.

16. Fleisher LA. Preoperative evaluation of the patient with hypertension. JAMA,2002,287:2043-2046.

第74章 心血管疾病患者非心脏手术的麻醉

心血管疾病患者施行非心脏手术,麻醉和手术的并发症及死亡率可显著高于无心脏病者。患者的术后结局不仅取决于心脏病变本身的性质、程度和心功能状态,而且还取决于非心脏病变对呼吸、循环和肝肾功能的影响、手术创伤的大小、麻醉和手术者的技术水平,围手术期监测条件,以及对出现各种异常情况及时判断和处理。据国外统计资料,41~50 岁手术患者有不同程度心脏病变的约为 6%,51~60 岁为 23%,61~70 岁为 45%,71~80 岁为 100%。随年龄增加各种心脏病变的发生率亦增加,而接受各种手术,尤其是中、高危手术,包括骨科、胸外科、血管外科等手术的人群多为高龄。由此可见,随着社会人口老龄化,心血管疾病患者进行非心脏手术的比率升高。麻醉和手术可进一步影响心脏功能和诱发血流动力学改变,从而加重了心血管负担;所有麻醉药与麻醉辅助用药在一定程度上均会改变心血管功能,且往往在术后不能立即恢复。因此,麻醉医师必须掌握心脏病变的基本病理生理,有关心脏和循环的代偿情况,才能够完成准确有效的术前评估并及时处理各项早兆、危象,维持围手术期血流动力学平稳。

第1节 手术前评估

一、手术前评估简史

对心血管疾病患者的术前评估应侧重了解心脏疾病的类型、严重程度、对体能的影响,预估围手术期发生心脏事件的风险,术前制订降低围手术期心血管事件的方案和麻醉管理策略。准确有效的术前评估和处理有助于降低围手术期心脏事件的发生率。早在 1950 年就发现围手术期心肌梗死是造成围手术期不良结局的重要问题,随着冠心病发病率不断增长,此问题显得更为突出。研究的重点在于心脏病严重程度与手术结局的相关性,术前哪些临床和实验检查结果与患者预后有关,以及在围手术期如何设法降低患者的并发症发病率与死亡率。表 74-1 总结了多年来的主要研究成果,对临床实践有非常重要的指导意义。尤其是 2007 年美国心脏病学会/美国心脏协会(ACC/AHA)对心脏病患者进行非心脏手术的指南进行了更新,指南中提出只有在可以改变治疗方案时才进行心脏特异性检查,术前评估和治疗应根据患者的状态和手术风险综合考虑并指出不稳定性冠状动脉综合征、失代偿性心力衰竭、严重的心律失常和严重的瓣膜病变四种高危的情况下必须完善术前心脏检查,并及时对症治疗。该指南还对冠心病患者术前介入治疗以及介入治疗后手术时机等内容进行了更新。2009 年 ACCF/AHA 专门针对围手术期 β 受体阻滞药的应用对该指南进行了进一步完善,可作为当今临床麻醉工作的参考和依据。

表 74-1　术前评估与围手术期并发症发生主要研究成果

年代	主要研究成果
1952	ASA 确定围手术期心肌梗死是一个重要问题
1961~1976	近期心肌梗死是围手术期死亡的主要危险因素

续表

年代	主要研究成果
1977~1982	多因素分析评估术前危险因素
1982~1984	特殊手术前检查,如 EST,RN,DT 用于评判手术危险性
1985~1986	围手术期动态 ECG,TEE 监测确定危险因素
1987	术后危险因素动态观察研究
1990	术后心肌缺血对不良结局有预示作用
1991	常规应用双嘧达莫-铊闪烁照相术
1992	术后心肌缺血对患者长期存活有预示作用
1995	β 受体阻滞药和肾上腺能 α_2 激动剂缓解术后心肌缺血
1996	围手术期用 β 阻滞药可改善患者长期存活
1997	美国医师协会新临床指南建议围手术期用 β 阻滞药
2002/2007	ACC/AHA 心血管疾病患者非心脏手术指南修订
2009	ACCF/AHA 指南修订,详细阐述 β 受体阻滞药在围手术期的应用

EST:心电图应激试验;RN:同位素扫描;DT:双嘧达莫-铊闪烁照相术;TEE:经食管超声心动图

二、心功能分级

依据患者活动能力和耐受性评估心脏病的严重程度,从而预计对麻醉和手术的耐受情况在临床实际工作中具有重要价值。目前多采用纽约心脏病协会(NYHA)四级分类法,对心血管疾病患者心功能进行分级:

Ⅰ级为体力活动不受限,无症状,日常活动不引起疲乏、心悸和晕厥等;

Ⅱ级为日常活动轻度受限,且可出现疲劳、心悸、呼吸困难或心绞痛,但休息后感舒适;

Ⅲ级为体力活动显著受限,轻微活动即出现症状,但休息后尚感舒适;

Ⅳ级为休息时也出现心功能不全症状或心绞痛症状,任何体力活动将会增加不适感。

若心功能为Ⅰ~Ⅱ级患者进行一般麻醉与手术安全性应有保障。Ⅳ级患者则属高危患者,麻醉和

手术的危险性很大。Ⅲ级患者经术前准备与积极治疗,可使心功能获得改善,增加安全性。由于 NYHA 心功能分级较为笼统,量化程度不够,许多有关因素无法概括。

三、心脏危险指数

Goldman 等在临床实际工作中把患者术前各项相关危险因素与手术期间发生心脏合并症及不良结局相互联系起来,依据各项因素对结局影响程度的大小分别用数量值表示,从而对心血管疾病患者尤其是冠心病患者行非心脏手术提供了术前评估指标,并可用于预示围手术期患者的危险性、心脏并发症和死亡率。部分医师对此作了更新和补充,如 Detsky 补充了心绞痛相关内容,但原则上仍大同小异。表 74-2 为 Goldman 等提出的多因素心脏危险指数(cardiac risk index,CRI)共计 9 项,累计 53 分,>25 分为高危。此外,传统认为心脏危险因素如吸烟、高血脂、高血压、糖尿病、周围血管病变、心绞痛、心肌梗死时间超过 6 个月等均未包括在内,可能认为这些均是非直接相关因素,以及病例数不足,相当一部分的心肌缺血,心绞痛为隐匿性,因此未达到统计上有意义的程度。由于此分类法简单方便,目前仍有临床参考价值。其后,Zeldin 等作了前瞻性研究,证实多因素心脏危险指数的实用价值,且阐明了心功能分级和心脏危险因素评分与围手术期心脏并发症和死亡之间的相关性,两者联合评估可有更大的预示价值。从表 74-3 中可看出累计分数 13~25 分,相当于临床心功能Ⅲ级,术前若进行充分准备,病情获得改善,心脏代偿功能有所好转,心功能改善成Ⅱ级或早Ⅲ级,麻醉和手术安全性就可提高。若累计值超过 26 分,心功能Ⅳ级,麻醉和手术必然存在较大危险,围手术期死亡的患者中半数以上发生于此组。值得注意的是在总计数值 53 分中有 28 分如第 3、5、6、7 项(表 74-2)通过适当的术前准备或暂缓手术,等待病情获得改善后就可减少麻醉和手术危险性。

Lee TH 等提出了改良的心脏危险指数(表 74-4),将外科手术的风险整合入术前评估体系,指出外科高风险手术、缺血性心脏病、心功能不全病史、脑血管病、需胰岛素治疗的糖尿病、慢性肾功能不全(血肌酐≥2.0mg/dl)为 6 项独立的危险因素,合并 0、1、2 或≥3 项危险因素者严重心脏并发症的发病率分别为 0.5%、1.3%、4% 和 9%。

表 74-2　Goldman 多因素心脏危险指数

项　目	内　容	记分
病史	心肌梗死<6 月	10
	年龄>70 岁	5
体检	第三心音、颈静脉怒张等心力衰竭症	11
	主动脉瓣狭窄	3
心电图	非窦性节律,术前有房早	7
	持续室性期前收缩>5 次/min	7
一般内科情况差	$P_aO_2<8kpa$,$P_aCO_2>6.7kpa$,$k^+<3mmol/L$,BUN>18mmol/L,Cr>260mmol/L,SGOT 升高,慢性肝病征及非心脏原因卧床	3
腹内、胸外或主动脉外科		3
急诊手术		4
总计		53 分

表 74-3　心功能分级、心脏危险因素积分和围手术期心脏并发症及心脏原因死亡的关系

心功能分级	总分数	心因死亡(%)	危及生命的并发症*(%)
I	0~5	0.2	0.7
II	6~12	2.0	5.0
III	13~25	2.0	11.0
IV	≥26	56.0	22.0

* 非致命心肌梗死、充血性心力衰竭和室速

表 74-4　改良的心脏危险指数

外科高风险手术	如腹腔内、胸腔内和大血管手术等
缺血性心脏病	心肌梗死病史,心绞痛发作或既往心绞痛病史,运动试验阳性,舌下含服硝酸甘油,ECG 上有 Q 波,既往有 PTCA 或 CABG 史,且缺血性心绞痛再发生
心功能不全病史	
脑血管病	TIA 或脑卒中病史
需胰岛素治疗的糖尿病	
慢性肾功能不全	血肌酐≥2.0mg/dL

CABG,冠状动脉旁路移植术;PTCA,冠状动脉成形支架植入术

四、常规与特殊检查

心血管病患者选择术前心脏检查时应综合考虑检查结果是否对进一步治疗有所帮助。

(一) 心电图

1. 常规心电图　术前常规心电图检查可发现节律改变、传导异常和心肌缺血等,不仅可作为术前进一步检查与治疗的依据,且有助于术中、术后处理和鉴别因代谢、电解质紊乱以及其他系统病变引起心电图改变的参考。但应注意心血管疾病患者术前常规心电图检查可以是正常的,如冠心病患者休息时常规心电图至少有 15% 在正常范围。常规心电图检查对低危外科手术患者不能提示围手术期心脏风险,且缺乏特异性。

2. 心电图运动负荷试验　运动负荷试验可用作辅助判断冠状动脉病变,部分冠心病患者常规心电图可能是正常的,但通过运动试验心电图就会显示异常。运动增加心率、每搏输出量、心肌收缩力和血压,引起心肌氧耗增加。因此,可作为围手术期患者对应激反应承受能力的估计。在低运动负荷下出现心肌缺血,预示术后心脏事件的高风险。Gutler 等在血管外科手术患者中发现,术前运动试验心电图阳性者,术后心肌梗死发生率高。在心电图平板运动试验中,若患者不能达到最大预计心率的 85% 即出现明显 ST 段压低,围手术期心脏并发症发生率高达 24.3%。而患者运动可达预计心率,且无 ST 段改变者,心脏并发症发生率仅 6.6%。心电图运动试验时出现 ST 段压低,反映心内膜下心肌缺血,而 ST 段升高则提示跨壁心肌缺血或原心肌梗死区室壁运动异常。血压下降常表示存在严重心脏病,心功能减退。运动负荷试验阴性并不能完全排除冠

心病的可能,尤其是存在典型冠心病病史者。若患者存在左心室肥厚、二尖瓣脱垂、预激综合征以及服用洋地黄类药等常会出现假阳性。若患者无法达到预计心率,运动耐受差,血压下降,以及服用 β 受体阻滞药会引起判断困难和假阴性。运动平板在危重患者、血管外科患者或下肢运动障碍患者应用受限,可结合手摇车测试完成运动负荷试验。

3. 动态心电图　动态心电图检查可用于判断是否存在潜在的心肌缺血、心率变化和有无心律失常。Raby 等对 176 例外周血管手术患者术前行 24 小时动态心电图检查,发现有静止缺血表现的 32 例中 12 例(37.5%)发生术后心脏并发症。相反,术前动态心电图未见静止缺血表现的 144 例,仅 1 例发生心脏并发症,提示 24 小时动态心电图检查无心肌缺血和心律失常表现者,围手术期心脏并发症发生率低。但是 ACC/AHA 2007 心血管疾病患者非心脏手术指南中指出,动态心电图对大血管手术后心肌梗死和心源性死亡的预测价值较低,阳性预测价值为 4%~15%,阴性预测价值为 1%~16%,不适合用于术前心脏风险的分层评估。

(二) 超声心动图

1. 常规超声心动图　常规超声心动图有助于了解心室腔二维图形,可了解室壁运动情况、心肌收缩功能和室壁厚度、有无室壁瘤和收缩运动失调、瓣膜功能是否良好、跨瓣压差程度、以及左心室射血分数等。若左心室射血分数小于 35% 常提示心功能差,围手术期心肌梗死发生率增高,充血性心力衰竭机会也增多。围手术期采用经食道超声多普勒,可动态连续监测上述指标,及早发现心肌缺血、心功能不全。

2. 应激超声心动图　在进行超声心动图检查时,采用药物或运动使患者心脏产生应激,心率增快,观察心室壁是否出现运动异常或原有室壁活动异常有无加重,有助于诊断冠状动脉狭窄及其严重程度。常用药物有多巴酚丁胺,可辅助使用阿托品,双嘧达莫也可使用。逐渐增加剂量,使心率增快到预计目标。此项检查患者的耐受性好,适用于不能进行运动耐量试验,休息时 ECG 正常的患者。对术后非致死性 MI 或者心源性死亡的阳性预测价值为 0~33%,阴性预测价值为 93%~100%。将超声心动图应激试验的缺血阈值与临床危险因素的存在例如稳定性心绞痛、既往 MI、充血性心力衰竭和糖尿病等结合分析可提高该试验对术后不良心脏事件的预测价值。低于预计心率的 60% 即出现心肌缺血表现同时合并 2 个以上危险因素者预示术后心脏事件的高风险。

(三) 放射性核素心肌显像

静脉注射放射性物质[201]铊,随血流进入心肌细胞,分布程度与供应心肌细胞血流成比例。在心脏铊闪烁照相时,缺血区的心肌血流灌注不足将表现为放射性物质减少或缺失。双嘧达莫(潘生丁)是一个血管扩张剂,引起正常冠状动脉、周围血管扩张和血流增加,并反射性引起心动过速。粥样硬化的冠状动脉由于狭窄不能扩张,使供应该区域血管的血流降低而发生冠状动脉窃血现象,使相应的心肌血供减少。因此,当双嘧达莫与铊联合应用时,缺血区心肌摄取铊比正常心肌为少,表现为充盈缺损,然后停止注射双嘧达莫,数小时后再行闪烁摄片观察双嘧达莫是否存在再分布,判断铊分布缺损是否可逆。若不可逆,提示以往曾发生心肌梗死,冠状血管阻塞造成固定缺损。相反,若存在可逆性缺损,常提示心肌缺血。该方法用于判断冠状动脉病变敏感性和特殊性均胜过心电图运动负荷试验,但不能提供心脏功能状态信息。双嘧达莫-铊闪烁照相显示有再分布以及左心室腔明显增大,围手术期心脏事件并发症明显增加。与固定缺损相比,可逆性的充盈缺损提示缺血心肌处于危险状态,与术后不良心脏事件的相关性更强。若检查正常,无灌注缺损,则围手术期并发症发生率低。问题是此项检查的阳性诊断价值较低(10%~25%),且发现再分布缺损与不良结局并无绝对相关。有许多严重不良结局可出现在无再分布缺损的患者。再分布缺损与围手术期缺血也无相关,即严重缺血意外可发生在并无再分布缺损的患者。Baron 等在 457 例随机腹主动脉外科手术患者再次证实铊再分布与围手术期心肌梗死、较长时间心肌缺血和其他不良结局并无显著相关,因此不建议常规使用。

(四) 冠状动脉影像学诊断

对于胸痛的患者有两种基本的诊断途径,即解剖学诊断和功能性诊断。解剖学诊断可以提供冠状动脉管腔内结构特征的直接放射性成像,如有创冠脉血管造影(CAG)和无创的冠状动脉计算机断层血管造影(简称冠脉 CTA)。

冠状动脉造影是判断冠状动脉病变的金标准,可观察到冠状动脉精确的解剖结构,冠状动脉粥样硬化的部位与程度。同时可进行左心室造影,了解左心室收缩功能,射血分数和左心室舒张末充盈压。通过冠状动脉造影可判断患者是否需作冠状动脉旁路手术。对于拟行非心脏手术的冠心病患者,仅在考虑术前行血管再通术时才建议冠状动脉造影。

冠脉 CTA 是使用 CT 成像技术对心脏和冠脉进行 2D 和 3D 重建,三维成像的无创影像学检查方法。与有创的 CAG 相比,尽量使用无创途径获取信息的临床需求推动了冠脉 CTA 的迅猛发展。冠脉 CTA 提供的冠脉管腔情况几乎接近有创 CAG 得到的信息。另外,它能够发现血管壁上存在的非梗阻性粥样硬化斑块。

CTA 作为一种无创的血管成像技术,可用于行非冠状动脉心脏手术患者的术前评估。一些小型的研究提示在这些患者中 CTA 具有很高的准确性。目前为止最大的研究包括 70 例患者,其中 31 例患者有主动脉瓣狭窄(44%),24 例患者有二尖瓣关闭不全(34%),9 例患者有主动脉瓣关闭不全(13%),其余患者有其他瓣膜或先天性病变。研究发现,CTA 对 CAD 诊断的敏感性为 100%,特异性为 92%,与之相对应的阴性似然比(negative likehood ratio,LR)为 0.01。

五、术前评估指南

对心血管疾病患者术前评估的主要目的是了解心脏疾病的类型、严重程度、对体能的影响等,预估围手术期发生心脏事件的风险,通过评估指导术前制订降低围手术期心血管事件的方案和麻醉管理策略。应重点了解患者的病史、症状、体征以及心血管的特殊检查结果,结合患者心脏疾病的严重程度、外科手术的紧急程度、风险大小及患者的体能状况综合评估,同时还需要考虑患者是否伴有其他内科疾病。需要注意的是急诊手术情况下,无需进行全面的心脏评估,评估的主要目的是为围手术期监测和术后管理提出建议。

(一) 心血管危险因素

根据病史、体格检查、各项常规和特殊试验结果预测患者围手术期发生心脏相关并发症的风险高低,而分为高危、中危和低危。

1. 高危 存在至少 1 项下列危险因素的患者为心脏高危患者,对这类患者,择期非心脏手术应延期进行或取消,直至心脏疾病得到明确诊断和正确处理:①不稳定冠状动脉综合征,包括急性(心肌梗死后 7 天内)或近期心肌梗死病史(心肌梗死后 7~30 天)和严重或不稳定心绞痛;②失代偿充血性心

力衰竭;③严重心律失常(高度房室传导阻滞、病理性有症状的心律失常、室上性心动过速心室率未得到控制);④严重瓣膜病变,包括严重的主动脉瓣狭窄(平均跨瓣压 > 40mmHg,主动脉瓣口面积 < 1.0cm²,或者有临床症状);有临床症状的二尖瓣狭窄(劳力性呼吸困难、晕厥逐渐加重或心功能衰竭)。对冠脉综合征患者,如冠脉造影结果提示需介入或手术治疗,应权衡延迟手术和治疗的风险以决定进一步治疗的方法。见冠心病患者的麻醉章节。

2. 中危 ①缺血性心脏病病史;②曾有充血性心力衰竭史或目前存在代偿性心力衰竭;③脑血管病史;④糖尿病;⑤肾功能障碍。

3. 低危 ①老年;②心电图异常(左心室肥厚、束支传导阻滞、ST-T 异常);③非窦性节律(房颤);④高血压未得到控制。

(二) 体能状态

左心室的储备功能往往只有在患者运动时才能够真正得到体现。因此,患者的体能状态也是围手术期和术后远期心脏事件的重要预测指标。代谢当量(metablic equivalent,MET)是一种表示相对能量代谢水平和运动强度的重要指标,以安静且坐位时的能量消耗为基础,表达各种活动时相对能量代谢水平的常用指标。可以用来评估患者心肺功能的储备状态。

1MET 是指休息时的氧消耗,如 40 岁男性、体重 60kg,分钟氧耗量约相当于 3.5ml/kg,依此为基础单位,对不同程度的体力活动就可计算出不同的 METs。心肺功能储备状态也被分为优秀、良好、中等和差:①优秀的功能状态,体能活动 > 10METs;②良好的功能状态,体能活动一般可大于 7~10METs;③中等体能状态为 4~7METs;④若体能状态 < 4METs,则提示患者体能状态差。储备功能差的患者,围手术期和术后远期心脏风险显著增高,需进一步检查和治疗性评估。由于 METs 与患者体力活动时氧消耗密切相关,目前已有不同的体力活动测试出的 METs 值(表 74-5)。

表 74-5 不同体力活动时的能量需要(METs)

体力活动	METs
休息	1.00
户内行走	1.75
吃、穿、洗漱	2.75
平地行走 100~200m	2.75

体力活动	METs
续表	
轻体力活动、如用吸尘器清洁房间等	3.50
整理园林如耙草、锄草等	4.50
性生活	5.25
上楼或登山	5.50
参加娱乐活动如跳舞、高尔夫、保龄球、双打网球、投掷垒球、足球	6.0
参加剧烈体育活动,如游泳、单打网球、足球、篮球	7.5
重体力活动如搬运重家具、擦洗地板	8.0
短跑	8.0

(三) 外科手术危险性

对存在 2 项以上临床危险因素的患者,必须同时考虑外科手术的心脏风险。血管外科手术对患者血流动力学影响大,且大多数患者常合并冠状动脉疾病。一些非血管的大手术由于血压、心率、血管内容量的剧烈改变、疼痛、出血、血栓形成、机体氧合状态改变等因素也可导致心脏事件的发生率增加。根据不同类型的非心脏外科手术围手术期心脏风险(心脏原因死亡或非致死性心肌梗死的发生率)分为高、中、低危。

1. 高危手术　心脏风险>5%。如:①急诊大手术,特别是老年患者;②主动脉或其他大血管手术;③周围血管手术。

2. 中危手术　心脏风险 1% ~5%。如:①颈动脉内膜剥脱术;②头、颈部手术;③胸、腹腔内手术;④矫形外科手术;⑤前列腺手术。

3. 低危手术　心脏意外危险发生率<1%。如:①内镜操作;②体表手术;③白内障手术;④乳房手术;⑤日间手术。

根据患者的危险因素、体能状态和外科手术的危险性,2007 年 ACC/AHA 对非心脏手术患者围手术期心血管评价指南(图 74-1)可作为判断和处理患者的流程。

六、心血管用药对麻醉的影响

麻醉医生术前访视中应了解心血管病患者术前长期口服的药物种类、用量,并熟知其可能的副作用和在麻醉当中导致的异常状况以便术前及时调整并制定正确的麻醉方案。心血管病患者长期口服的药物中可能对麻醉产生影响的主要包括:

(一) 抗高血压药

1. 利血平　利血平可耗竭交感神经末梢的肾

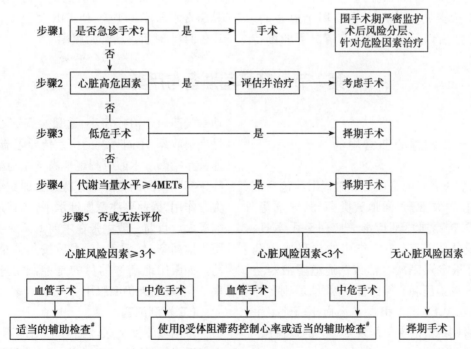

图 74-1　心血管疾病患者进行非心脏手术围手术期心血管评估指南(ACC/AHA 2007)
#:对改变治疗策略有所帮助的心脏特异性检查

上腺素、去甲肾上腺素和多巴胺,从而使麻黄碱、间羟胺这类通过使神经末梢释放儿茶酚胺而间接起作用的升压药无效,还可导致患者对苯肾上腺素、异丙基肾上腺素、去甲肾上腺素、肾上腺素和多巴胺这类直接起作用的儿茶酚胺类药敏感性增强,出现严重的高血压和心动过速。因此对于服用利血平的患者术中出现低血压、高血压或心动过缓时,应分别小剂量滴定使用直接作用的血管加压药、血管扩张药或正性变时性药物。

2. ACEI 和 ARB 服用血管紧张素转化酶抑制剂(angiotension converting enzyme inhibitors,ACEI)和血管紧张素受体阻断剂(angiotension receptor blocker,ARB)的患者易在麻醉诱导时出现严重的低血压。β受体阻滞药对高危心脏患者可降低围手术期心血管不良事件的发生率,然而对于中、低危心脏病患者使用固定剂量的β受体阻滞药可增加低血压、脑卒中的发生率。钙通道阻滞药中的硝苯地平可与吸入麻醉药和麻醉镇痛药协同,降低外周血管阻力,导致低血压。维拉帕米则可抑制房室传导和心肌收缩力,导致低血压。

(二) 抗凝药

临床上须预防性使用抗凝药的常见情况包括:深静脉血栓、心肌梗死、不稳定心绞痛、脑梗死、房颤和心脏机械瓣膜置换。心血管疾病患者术前常用的抗凝药包括抗血小板药、抗凝血药。

1. 抗血小板药物 临床上主要用于冠心病、冠脉内介入治疗后以及脑卒中后等情况下的维持治疗。常用药物包括阿司匹林、氯吡格雷和抵克立得。①如果患者没有明显的出血倾向(皮下瘀斑、齿龈出血),术前单独服用阿司匹林并非椎管内麻醉的禁忌,如合并使用其他抗凝药或存在椎管内血肿高危因素时应避免椎管内阻滞。阿司匹林需停药7天血小板功能尚可恢复正常。眼科、神经外科手术必须停药7~10天;②氯吡格雷引发硬膜外血肿的几率尚不明确,如欲行硬膜外阻滞,建议术前5~7天停药;③抵克立得则应术前10~14天停药。术前应根据患者的具体情况,权衡硬膜外阻滞的优势和必要性与血栓事件发生的几率决定是否停用抗血小板药,如血栓发生的危险性较高,在外科手术允许情况下,则应继续使用抗血小板药,选择单纯全身麻醉。

2. 抗凝血药 ①低分子肝素(low molecular weight heparin,LMWH)常用于预防和治疗下肢深静脉血栓。椎管内穿刺应在预防剂量的 LMWH 后10~12小时或治疗剂量的 LMWH 后24小时。术中 LMWH 的应用最好在麻醉穿刺置管操作后至少2h,穿刺过程发现硬膜外穿刺针有血染,手术 LMWH 应推迟应用。拔硬膜外导管应在 LMWH 后12小时;②华法林常用于心脏机械瓣膜置换术后的长期抗凝。新鲜冰冻血浆、重组凝血因子Ⅶa 和凝血酶原复合物可迅速拮抗华法令的作用,静注维生素 K_1 2.5~25mg 可在6小时后拮抗华法林的作用。华法林通常术前停药4天,使 INR 降至1.5以下。术后12~24小时后重新开始服用。

第2节 麻醉前准备与用药

一、调整心血管用药

心血管疾病患者术前常用的心血管用药包括抗高血压药、抗心律失常药、洋地黄类药、利尿剂等。抗心律失常药、抗高血压药应继续应用至手术日。突然停用 β 受体阻滞药、中枢作用的抗高血压药(甲基多巴、可乐定)、硝酸甘油或钙通道阻滞药会引起心肌缺血、高血压和心律失常。因此,原则上均不能随便停药。ACEI 和 ARB 类抗高血压药建议手术当天停用,否则麻醉后有可能发生严重的低血压。

(一) 洋地黄类药

用于治疗充血性心力衰竭、房颤或房扑等,以改善心功能不全和控制心室率,目前多用地高辛。洋地黄类药由于治疗窗小,逾量会引起心律失常如室性期前收缩、不同程度的房室传导阻滞、房性心动过速甚至室颤。术前应测定地高辛血药浓度以便结合临床实际情况调整药量。低钾会加重洋地黄致心律失常作用,因此要注意血钾水平,尤其是急性低钾影响更大。目前一般主张在术前1天或手术当天停止服用地高辛,然后术中、术后按具体情况经静脉用药。如服用地高辛的目的是控制快速房颤的心室率,则手术当天仍旧服用。

(二) 利尿药

常用噻嗪类利尿药治疗心功能不全、充血性心力衰竭,纠正体液过度负荷。因为利尿药缓解心力衰竭症状最为迅速而确切,所有有症状的心力衰竭患者,均需应用。但较长时间应用会引起低钾。通常用药 2 周以上,即使血钾在正常范围,体内总钾量常会下降 30% ~50%,应重视术前补钾并维持血钾在 3.5mmol/L 以上。此外,血容量不足也不能忽视,显著利尿会使血容量减少,心排血量降低,组织灌注不足,造成麻醉期间低血压,因此应适当纠正容量。目前,已有大量证据表明,神经内分泌的激活在慢性心力衰竭的发生发展中起关键作用。

国际心力衰竭治疗指南的综合意见是:①全部心力衰竭患者,均需应用 ACEI,并建议与利尿剂合用。ACEI 可抑制利尿剂引起的神经内分泌激活,而利尿剂可加强 ACEI 缓解心力衰竭症状的作用;②轻度心力衰竭选择噻嗪类利尿药;③中度以上一般均需应用襻利尿剂,必要时可合用,二者有协同作用。此外,保钾利尿剂纠正低钾血症,优于补充钾盐。

螺内酯是醛固酮受体拮抗剂,对抑制心肌间质纤维化可能有作用,因而,优于其他的保钾利尿剂。小剂量螺内酯(25mg/d)与 ACEI 以及襻利尿剂合用,可作为严重充血性心力衰竭患者的术前准备。利尿剂可持续服用至手术当日,原因是长期使用利尿剂后其主要作用是扩张小动脉,并且突然停用利尿剂会影响术中尿量的监测和评估。

（三）β 受体阻滞药和钙通道阻滞药

β-受体包括分布于心肌的 β₁ 受体和分布于支气管及血管平滑肌的 β₂ 受体。心肌上的 β 受体中约有 20% ~25% 为 β₂ 受体。β 受体阻滞药具有抑制窦房结、房室结及心肌收缩力的功能,即所谓负性频率、负性传导和负性肌力作用。其中负性频率和负性肌力效应可明显地降低心肌耗氧量而对心绞痛的患者有益。对房室结的抑制作用主要用于室上性心动过速的治疗,或在心房纤颤时控制心室率。β 受体阻滞药对于除变异型心绞痛以外的缺血性心脏病所有阶段都是一项有效的治疗措施,并可降低心肌梗死急性期及梗死后的死亡率。

不同的 β 受体阻滞药的显著差异在于药代动力学。药物的半衰期从 10 分钟左右到 30 小时以上不等,脂溶性或水溶性也不同,不同制剂的副作用也有差异。应根据药物的特性和患者的具体情况选择合适的 β 受体阻滞药,以求将副作用减至最小。例如:对于有慢性阻塞性肺疾病的患者应使用具有心脏选择性的制剂;伴凌晨发作心绞痛的患者则需要超长效的 β 受体阻滞药;而对于一个四肢发凉或休息时心动过缓的患者,具有扩血管特性的 β 受体阻滞药可能更有益。

β 受体阻滞药的副作用主要有 3 种:①平滑肌痉挛(导致支气管痉挛和肢体发凉);②过度的心脏抑制作用(导致心动过缓、心脏传导阻滞、过度负性肌力作用);③穿过血脑屏障(导致失眠、抑郁)。因此 β 受体阻滞药的使用有其禁忌证。其绝对禁忌证有:①严重心动过缓、高度心脏传导阻滞、明显左心室衰竭;②严重哮喘或支气管痉挛。对于任何患者在给予 β 受体阻滞药治疗前应询问过去或现在有无哮喘。若忽视这条规则,可能产生致命后果;③严重抑郁;④坏疽、皮肤坏死、严重或恶化的间歇跛行、休息痛等外周血管疾病、雷诺现象。

通常认为 β 受体阻滞药对变异性心绞痛无效甚至有害。变异型心绞痛的性质与卧位型心绞痛相似,也常在夜间发作,但发作时心电图表现不同,显示有关导联的 ST 段抬高,而与之相对应的导联中则 ST 段压低(其他类型心绞痛则除 aVR 及 V1 外各导联 ST 段普遍压低)。目前已有充分资料证明,变异型心绞痛是由于在冠状动脉狭窄的基础上,该支血管发生痉挛,引起心肌缺血所致。但冠状动脉造影正常的患者,也可由于该动脉痉挛而引起本型心绞痛。冠状动脉的痉挛可能与 α 肾上腺素能受体受到刺激有关,患者迟早会发生心肌梗死。β 受体阻滞后,α 受体活性增强,可能导致冠脉痉挛。钙拮抗剂是变异性心绞痛的标准治疗,具有非常好的临床效果。

β 受体阻滞药的主要作用有:①抗高血压作用:与此类药物降低心排血量、抑制肾素释放和血管紧张素 Ⅱ 产生、阻断能增加交感神经末梢释放去甲肾上腺素的突触前 α 受体,以及降低中枢缩血管活性等作用有关;②抗心肌缺血作用:减慢心率、降低心肌收缩力和收缩压从而使心脏耗氧减少;心率减慢导致舒张期延长,可增加心脏的血液灌注;③阻断肾小球旁细胞 β₁ 受体,抑制肾素释放和血管紧张素 Ⅱ、醛固酮的产生,亦即对肾素-血管紧张素-醛固酮系统(RAAS)也有一定的阻断作用;④改善心脏功能和增加左心室射血分数(LVEF):β 受体阻滞剂改善心脏功能是由于减慢心率从而延长心室舒张期充盈时间和冠状动脉舒张期灌注时间,减少心肌氧需求,抑制儿茶酚胺诱导的脂肪组织游离脂肪酸释放,改善心肌能量代谢,上调 β 肾上腺素能受体,以及降低心肌过氧化应激;⑤抗心律失常作用:此类药物具有心脏直接电生理作用,可减慢心率,抑制异位起搏点自律性,减慢传导和增加房室结不应期。还通过下调交感活性和抗心肌缺血作用,提高室颤阈值,改善压力反射,以及防止儿茶酚胺诱导的低钾血症等发挥作用。可用于治疗有症状的窦心心动过速(焦虑,MI后,HF,甲状腺功能亢进)、室上性快速心律失常、房扑、心房颤动及室性心律失常(急性心肌梗死,围手术期,心力衰竭,心肌病及心肌缺血相关);⑥此外,近期研究发现β受体阻滞剂还能抑制β肾上腺素能通路介导的心肌细胞凋亡,抑制血小板聚集,减少对粥样硬化斑块的机械应激,防止斑块破裂,促进β肾上腺素能通路重新恢复功能,改变心肌的基因表达,如肌浆网 Ca^{2+}-ATP 酶的 mRNA 和 α 肌球蛋白重链 mRNA 的表达增加,β 肌球蛋白重链 mRNA 的表达下降。最后,某些β受体阻滞剂,如卡维地洛,还有显著的抗氧化和抗平滑肌细胞增殖作用。

早先临床研究提示,围手术期β受体阻滞药可降低心血管疾病患者非心脏手术围手术期心脏事件的发生率,尤其是对高危心血管疾病患者,如每治疗2.5~6.7例患者可以防止1例围手术期缺血事件的发生,每治疗3.2~8.3例患者就可以防止1例MI、心血管死亡或者其他全因死亡(一个生物群体在计算所有因素时的死亡率)的发生。但后续的研究,包括规模最大的 POISE 研究,其结论并不一致。不过,晚近有研究提示,只有将心率控制在100次/min 以下,β受体阻滞剂才能显示出明显的心脏保护作用,心率<65次/min 的患者较之心率>65次/min 者心血管事件发生率明显降低;术后短期(72小时内)控制心率不能降低心脏事件的发生率;为了达到短期内控制心率的目的,加大β受体阻滞剂的用量只会适得其反,心动过缓和 HF 的发生率增加。对术前规律服用β受体阻滞药的患者围手术期应继续服用。对于行血管手术的患者或术前检查提示存在心肌缺血的患者,建议至少在术前7天开始根据心率和血压滴定使用β受体阻滞药,控制的目标是心率在60~80次/min,并且无低血压发生。对于存在1项以上中危因素的血管手术以及中危手术的患者,可根据情况考虑术前7天开始β受体阻滞药滴定治疗。强调β受体阻滞药的滴定使用,常规术前大剂量的β受体阻滞药对平时未服用β受体阻滞药的患者会增加围手术期脑血管意外的发生率。但是,目前尚缺乏关于围手术期使用不同种类β受体阻滞剂疗效差异的比较性研究。回顾性分析1992年到2002年围手术期使用β受体阻滞剂的3.7万例、年龄超过65岁的患者;发现使用阿替洛尔较之美托洛尔,MI 或死亡的比率明显降低。

(四)钙通道阻滞药

关于围手术期钙通道阻滞药作用的 meta 分析显示,地尔硫草具有降低围手术期心肌缺血、心肌梗死和室上性心动过速发生率的作用。二氢吡啶类无此作用,维拉帕米可减少室上性心动过速的发生,但是对心肌缺血的发生无保护作用。由于硝苯地平对心脏传导、节律和心肌收缩的抑制作用不及维拉帕米显著,因此在心功能正常或左心室功能轻度抑制患者,硝苯地平与β受体阻滞药联合应用仍属安全。但要注意硝苯地平的降压作用会被β受体阻滞药加强而造成不良结果。在所有的钙通道阻滞药中,维拉帕米一般不主张与β受体阻滞药联合应用。尤其是存在传导异常或左心室功能受损者。

(五)他汀类药物

他汀类药物(statins)是羟甲基戊二酰辅酶 A 还原酶抑制剂,此类药物通过竞争性抑制内源性胆固醇合成限速酶还原酶,阻断细胞内羟甲戊酸代谢途径,使细胞内胆固醇合成减少,从而反馈性刺激细胞膜表面(主要为肝细胞)低密度脂蛋白(low density lipoprotein,LDL)受体数量和活性增加、使血清胆固醇清除增加、水平降低。他汀类药物具有改善血管内皮功能、减轻血管炎症、稳定动脉粥样硬化斑块的作用。对于高危心血管疾病患者围手术期使用他汀类药物具有减少心血管事件发生,降低死亡率的作用。对于常规服用他汀类药物的心血管疾病患者行非心脏手术时他汀类药物应继续应用,对于行血管手术的患者无论是否合并心脏疾病均可考虑使用他汀类药物,对于具有1项以上心脏危险因素的患者行中危手术时也可考虑服用。

二、麻醉前用药

心脏病患者非心脏手术麻醉前用药的主要目的是解除患者对手术的焦虑、紧张情绪,应根据患者的心脏病类型、病理生理改变、心功能状态等因素综合考虑选择合适的药物。由于苯二氮草类药对呼吸循环影响较小,可用咪达唑仑7.5mg 术前2小时口服或 0.05~0.075mg/kg 术前30分钟肌内注射。高血压、冠心病患者应酌量增加手术前用药量,哌替啶1mg/kg(或吗啡 0.1mg/kg)加氟哌利多 2.5~5mg 肌内注射,以缓和气管插管时的应激反应。中枢作用的 α_2 肾上腺能受体激动剂如可乐定具有抗焦虑、镇静、镇痛、止吐、减少唾液腺分泌和稳定血液动力学作用,常用5μg/kg术前1.5小时口服。但心力衰竭、低血容量、房室传导阻滞或窦房结功能不全患者则不宜使用。心功能差的患者术前用药应减量,可考虑入手术室开放静脉,监护吸氧情况下静脉滴定使用小剂量咪达唑仑和(或)吗啡。

三、术前准备和监测

心血管疾病患者进行非心脏手术,术中和术后监测应该依据患者心脏病变状况、手术类型、创伤大小及时间、急诊或择期手术、监测装备、技术水平、有无 SICU 供术后监测治疗、以及价格和效果分析而采取不同的监测项目。

一般心脏病患者心功能良好,进行中、低危择期手术,可选择常规标准监测包括无创血压、脉搏、血氧饱和度、连续心电图以及呼吸功能监测。

冠心病患者应常规开启 II 导联和 V5 导联的心电图和 ST 段监测。

较重患者或一般心脏病患者施行高危手术,术中预计血流动力学波动较大时,除上述监测外应作有创动脉压和中心静脉压监测,并插入导尿管监测

尿量和进行体温监测。

严重心功能不全或心脏病变严重,特别是左、右侧心脏功能损害程度不明确,除上述监测外,可考虑置入肺动脉导管进行肺动脉压、肺毛细血管楔压和心排血量的监测,从而对血流动力学的评判具有较全面的依据,有利于调整麻醉和指导临床治疗用药。

所有患者均应随时按需作血气、pH、血液生化和电解质测定。备好各种抢救药物及装备,建立良好的静脉通路。近年来出现了一些根据呼吸变异导致的动脉压和脉搏波形的变化来预测患者对液体治疗的反应性以及估计心功能状态的动态血流动力学参数,包括动脉压变异(pulse-pressure variations,PPVs)、脉搏氧体表描计图波形幅度变异(respiratory variation in the plethysmographic waveform amplitude,△POP),每搏输出量变异(stroke volume variation,SVV)以及脉搏灌注变异指数(pleth variation index,PVI)等对于心功能较差的心血管疾病患者的麻醉实施具有重要指导作用。经食道超声心动图(TEE)可监测心室大小改变、收缩效能、心肌异常运动区和急性、慢性瓣膜病变,目前认为 TEE 对于非心脏手术的应用价值主要在于术中急性血流动力学改变的辅助判断。

第3节　麻醉原则与选择

心血管疾病患者非心脏手术的麻醉选择主要依据手术类型、手术区域、患者的合并疾病、心脏病类型、心功能状态以及抗凝治疗的方案等因素综合考虑。无论何种心脏疾病,麻醉时首先保持心肌氧供/需之间的平衡。影响心肌氧供需的主要因素见表74-6。

表 74-6　影响心肌氧供需的因素

心肌氧供降低	心肌氧需增加
1. 冠脉血流量降低	1. 心动过速
心动过速	2. 心肌壁张力增加
舒张压过低	前负荷增加
前负荷增加	后负荷增加
低碳酸血症	3. 心肌收缩力增加
冠状动脉痉挛	
2. 血液氧含量降低	
贫血	
低氧血症	
2,3-DPG 降低	

在明确上述关系的基础上,麻醉实施时应特别注意以下问题:①心动过速不仅增加心肌氧需要,且会使心肌氧供减少,对有病变心脏甚为不利,应力求预防和积极针对病因处理;②避免心律失常,心律失常可使心排血量降低,并使心肌氧需增加;③保持适当的前负荷是维持血液动力学和血压稳定的基础。血压显著的升高或下降均应避免。因此,升压药与降压药的应用要及时,并注意适应证和用法用量;④避免缺氧和二氧化碳蓄积,或 $PaCO_2$ 长时间低于4kPa;⑤及时纠正电解质和酸碱紊乱;⑥避免输血、输液过多引起心脏前负荷增加造成氧供/需失平衡和肺间质体液潴留过多影响气体交换,同时也要防止输血、输液不足造成低循环动力;⑦加强监测,及早处理循环功能障碍的先兆和各种并发症;⑧尽可能缩短手术时间并减少手术创伤;⑨良好的术后镇痛。

心血管疾病患者手术麻醉选择应依据手术部位、类型、手术大小以及对血流动力学影响等全面考虑,选择适合的麻醉方式,力求达到:①止痛完善;

②不明显影响心血管系统的代偿能力；③对心肌收缩力无明显的抑制；④保持循环稳定，各重要脏器如心、肺、脑、肝、肾的血流量不低于正常生理限度；⑤不增加心肌氧耗量和心律失常发生率。

一、监护麻醉管理

监护麻醉管理(monitored anesthetic care，MAC)是指在局部麻醉的基础上由麻醉医生在监护的条件下适当辅助镇静、镇痛药物。对局部麻醉的心血管疾病患者，实施监护麻醉管理可提高患者的安全性。前提是局部麻醉必须可以提供良好的镇痛，由于局部麻醉效果不满意而盲目追加静脉镇痛、镇静药物会陡增心脏负担和风险性。局部麻醉仅能完成体表，肢体小手术。注意局麻药的用量和用法，局麻药中加入肾上腺素可使局麻药安全剂量增加，但应避免逾量而引起心动过速。为增强局麻效果，可于术前半小时肌内注射哌替啶1mg/kg和氟哌利多2.5~5mg，并按需静注芬太尼0.05~0.1mg或吗啡2~5mg辅助局部麻醉。

二、区域阻滞

椎管内阻滞可以降低心脏前、后负荷，减少术后血栓栓塞的发生率，胸段硬膜外麻醉还可以扩张冠状动脉，理论上可减少围手术期心肌缺血的发生率。然而大样本的临床研究发现与全身麻醉比较，区域阻滞(包括椎管内麻醉、周围神经阻滞)不能降低心血管疾病患者非心脏手术围手术期心肌梗死、心律失常和充血性心力衰竭的发生率。但是良好的硬膜外镇痛对减少术后疼痛导致的心动过速效果确切。有研究证实曾发生过心肌梗死的患者，在蛛网膜下腔阻滞下行经尿道前列腺根治术，再次心肌梗死发生率小于1%，而全麻下手术为2%~8%，并在全髋置换患者得到同样证明。究其原因可能此项麻醉使术中出血减少，降低了血栓形成和栓塞机会，对肺功能影响较小以及术后良好镇痛，提示区域阻滞可能对陈旧性心肌梗死的患者有益。

骶麻对血液动力学无显著影响，阻滞完全，可用于肛门、会阴区手术和膀胱镜检查等。

蛛网膜下腔阻滞，若阻滞平面控制欠妥，对血流动力学影响大，会引起血压急剧下降，用于心血管疾病患者有一定危险，因此仅适用于会阴、肛门和下肢手术，且应避免高平面阻滞。但蛛网膜下腔阻滞用药量小，阻滞完全是其优点。

连续硬膜外阻滞可分次小量经导管注入局麻药液，阻滞范围可以适当控制，对血压影响也较缓和。术中加强管理，适当补充液体联合应用血管加压药，维持血液动力学相对稳定并不困难。术后可保留导管进行镇痛，效果确切，尤其对危重患者有利，可减少心、肺并发症。

三、全 身 麻 醉

心脏病患者进行非心脏手术，全麻是经常采用的麻醉方法。对病情严重、心功能储备差、手术复杂、术中会引起显著的血流动力学不稳定以及预计手术时间冗长的患者均主张采用气管内全麻，可维持呼吸道畅通，有效地给氧和通气，术中遇有意外事件发生，抢救复苏均较方便。

1. 全麻诱导　应充分给氧，理想的全麻诱导应该是迅速，平稳而无兴奋，使患者从清醒状态进入适当的麻醉深度，对交感和副交感神经系统不发生过分的兴奋或抑制，尽量减小对血流动力学影响，要注意由于气管插管所造成强烈应激反应的不良后果。常用药物：①静脉诱导药如咪达唑仑、硫喷妥钠、依托咪酯、丙泊酚和氯胺酮均各有利弊，优劣也是相对而言，重要在于药物的使用方法，麻醉者应该根据患者不同情况灵活掌握达到扬长避短；②为了缓和气管插管时的应激反应，应该加用适量的阿片类药。瑞芬太尼起效时间短，适合于麻醉诱导期，常用剂量0.5~1μg/kg。也可使用芬太尼2.5~5μg/kg或苏芬太尼0.25~0.5μg/kg，并按需加小量β受体阻滞药艾司洛尔0.25~0.5mg/kg或拉贝洛尔2.5~5mg以及利多卡因1mg/kg；③肌松药可用琥珀酰胆碱或快速起效的非去极化肌松药如罗库溴铵。

2. 麻醉维持　用强效吸入全麻药如异氟烷、地氟烷和七氟烷等，通过调节吸入麻醉药浓度可迅速、方便地调整麻醉深浅。所有强效吸入全麻药当吸入浓度超过1.0MAC均会抑制心肌，扩张动静脉血管和抑制交感活动，使心肌氧耗减少，对患者有益。问题是这些药同样会抑制心血管功能，特别是心血管功能储备有限的患者，往往在未达到适当的麻醉深度之前就可引起心血管系统的抑制。

联合使用阿片类镇痛药可降低吸入麻醉药的

MAC：①单纯采用大剂量芬太尼全麻更为理想；②吗啡起效缓慢，作用时间长，比较适合于麻醉维持，可提供良好的术后镇痛。缺点是组胺释放，对肾功能不全的患者，吗啡的代谢产物 6-葡萄糖酸吗啡可在体内蓄积，引起呼吸抑制等并发症；③阿芬太尼和苏芬太尼都可安全用于心脏病患者。

以往曾对异氟烷会引起冠状动脉窃血问题的争论，但至今临床尚无可信赖的证据。事实上异氟烷用于血管外科或心脏外科患者麻醉，围手术期心脏并发症或心肌缺血意外发生率并无增加。曾认为氧化亚氮用于心血管疾病患者特别在心力衰竭患者可增加肺血管阻力和局部心肌缺血，目前看来并不重要。

四、联 合 麻 醉

在硬膜外阻滞基础上加用全麻而形成的联合麻醉于 20 世纪 80 年代中期在复旦大学附属中山医院就已开展，近年来已广泛应用于临床。硬膜外阻滞加全麻，气管插管和机械通气用于上腹部手术、大血管手术和胸科手术在欧洲同样获得了普遍采用。由于此种联合麻醉技术会增加手术期间处理的复杂性，因此要求麻醉工作者有一定的技术与经验。

心脏病患者进行胸腹部手术，包括胸腹主动脉瘤手术，采用联合麻醉只要配合恰当，用药合理，并注意容量调整，确有优点可取。对缓和术中应激反应，稳定心率和血流动力学有益，麻醉操作并不困难，术后可保留硬膜外导管供术后镇痛，可降低危重患者术后呼吸和循环系统并发症。

已知，支配心脏的交感神经激活引起冠状血管收缩是引起心肌缺血的主要因素。硬膜外阻滞，尤其是高位硬膜外阻滞不仅可消除外科手术带来的伤害性刺激引起的交感肾上腺素能受体反应，且可不同程度的阻滞支配心脏的交感活动，消除冠状动脉反射性的血管收缩。在高血压和冠心病患者采用联合麻醉，虽然麻醉和手术期间低血压机会增多，但血压波动尤其是高血压机会少见，只要及时补充、调整容量，采用血管活性药预防和处理，麻醉管理一般并不困难。

文献报道，在清醒有严重冠状动脉病变患者，行冠状动脉造影，硬膜外阻滞可增加狭窄段冠状动脉内径，而对非狭窄区冠状动脉则无影响，同时不改变冠状动脉灌注压、心肌血流、氧消耗和乳酸摄取。同样在血管外科手术患者，硬膜外阻滞联合全麻与单纯全麻（芬太尼/咪达唑仑/N_2O）相比，前者的室壁活动异常并无增加。Yeager 等在高危患者术中、术后采用硬膜外阻滞比单纯全麻术后用阿片类药静脉镇痛围手术期并发症显著降低。联合麻醉，术后采用硬膜外镇痛，患者苏醒质量好，可早期拔管，心肌缺血，心律失常和高血压机会也少。Liem 等在冠状动脉旁路手术患者进行了随机研究，胸部硬膜外阻滞用布比卡因（0.375%　8ml）加硬膜外苏芬太尼联合麻醉与苏芬太尼/咪达唑仑/N_2O 全麻比较，联合麻醉术中、术后血液动力学不稳定和心肌缺血机会明显减少。但是，临床研究的结果表明联合麻醉和单纯全身麻醉对患者的术后死亡率和严重并发症发生率无明显差别。无论采用何种麻醉方式，合理的麻醉方案，细致的麻醉管理是提高围手术期安全性的关键。

第4节　各种心脏病非心脏手术麻醉的特点

心脏病患者由于病变种类和性质不同，引起病理生理和血液动力学改变也各异，因此麻醉医师应依据病史、体检和有关各项检查结果有充分认识，对心肺功能作出正确的判断和评估。

一、先天性心脏病

（一）病理生理改变

先天性心脏病的临床表现取决于心内分流和阻塞性病变引起的解剖和生理变化。根据肺血流特点将先天性心脏病简单地分为：

1. 肺血流增多型疾病　房间隔缺损、室间隔缺损和动脉导管未闭等。肺血流增多通常由于存在左向右分流引起，为了维持正常的体循环血流，需增加心排血量，导致心室容量负荷增加和心脏储备下降。肺血流增加引起肺血管增粗以及扩大的左心房可压迫大小气道和左总支气管。肺血流增加后期可因肺血管的渐进性病变导致肺动脉高压。

2. 肺血流减少型疾病　导致氧合不足：如法洛四联症、肺动脉瓣闭锁、三尖瓣闭锁、艾伯斯坦畸形等。这些患者由于心内右向左分流或完全性动静脉血混合(大动脉转位)都存在发绀。

3. 流出道阻塞性疾病 如主动脉瓣狭窄、肺动脉瓣狭窄、主动脉缩窄、向心性间隔肥厚等。心脏做功增加、心室肥厚和缺血、心肌氧供需失衡,麻醉和手术期间容易发生心律失常。

(二) 术前评估

术前评估应了解先天性心脏病的类型,心内分流和阻塞性病变的程度,心肺功能受损的程度,还应注意是否同时存在其他重要器官先天畸形。提示心肺受损有较大危险性的指标包括:

1. 慢性缺氧($SaO_2<75\%$);

2. 肺循环/体循环血流比>2.0;

3. 左或右室流出道压力差>50mmHg;

4. 重度肺动脉高压;

5. 红细胞增多,Hct>60%。

通常先天性心脏病临床症状较轻和心功能良好的患者,对麻醉和手术有良好耐受性。行非心脏手术高风险的患者包括:①肺动脉高压;②严重的主动脉瓣或瓣下狭窄及未根治的法洛四联症;③充血性心力衰竭、心律失常、晕厥和运动量减少等。先天性心脏病患者若已经进行过手术纠治,术后心功能良好,则与常人无异,若未作纠治而需行非心脏手术,一般而言,发绀型比非发绀型麻醉和手术危险性大。

(三) 麻醉处理要点

1. 肺血流增多型病变 麻醉期间外周血管阻力适当降低(如硬膜外阻滞或较深全麻),血压适度下降反可缓和左向右分流,改善肺淤血。

2. 肺血流减少型病变 增加肺血管阻力会增加右向左分流,加重发绀,因此气管内全麻时,气道压力不宜持续过高,亦应避免缺氧和二氧化碳蓄积。外周阻力降低,血压下降同样增加右向左分流,因此在选用椎管内麻醉时要特别注意预防血压下降。全麻诱导可选用氯胺酮。遇有血压过度下降可选用苯肾上腺素 $0.1\sim0.2mg$ 或甲氧胺 $2\sim3mg$ 静注。增加吸入氧浓度一般并不能明显改善发绀。由于右向左分流,肺血流量减少,理论上吸入麻醉药作用缓慢,而静脉麻醉药效应可变得强而迅速。

3. 阻塞性先天性心脏病 应注意左室流出道梗阻患者,麻醉期间应保持冠脉灌注压和心脏的正性肌力状态,在主、肺动脉狭窄,心脏射血能力(每搏量)主要依靠心室充盈和变力状态,过分的心脏抑制、低血容量和缺乏合适的心房收缩时间都应避免。应维持窦性心律、正常血容量,适当的外周血管阻力以保持足够的冠脉灌注压。慎用正性肌力药以及硝酸酯类药和外周血管扩张药,避免加重流出道梗阻。

二、瓣膜性心脏病

(一) 瓣膜性心脏病概要

主要是由于炎症、先天性病变、退行性病变、缺血性坏死以及创伤等原因导致瓣膜结构或功能的异常,导致瓣口的狭窄和(或)关闭不全。目前我国的心脏瓣膜疾病主要由风湿性心脏病所致,以累积左侧心脏瓣膜为多见,单独二尖瓣病变约占70%,二尖瓣合并主动脉瓣病变约占25%,单独主动脉瓣疾病约占2%。心脏瓣膜病变的共同起点都是通过瓣膜的血流发生异常,导致心腔内容量或压力负荷增加,心脏通过结构和功能的代偿机制来维持有效的心排血量。代偿机制受限时出现失代偿的临床表现,包括心律失常、心肌缺血和心力衰竭。

1. 术前评估

(1) 病史、症状和体征是瓣膜病变术前评估的基础。疲乏、劳累后胸闷、心悸、气急、夜间阵发性呼吸困难、端坐呼吸等是瓣膜病变患者心功能减退后常见的临床症状,咯血和粉红色泡沫样痰是急性左心衰竭的临床表现。气急、喘鸣、肺部啰音、下肢水肿、肝肿大、颈静脉怒张和肝颈静脉回流征阳性是临床常见的体征。

(2) X线胸部摄片以及心脏特异性检查有助于判断瓣膜病变的严重程度。常用的心脏特异性检查有 ECG、超声心动图和心导管检查。

(3) 术前评估应包括瓣膜病变的病因、类型和心功能状况。

2. 麻醉处理 基本原则是根据各种心脏瓣膜病变的病理生理特点,围手术期避免加重已有的容量和(或)压力负荷;保护和利用机体的各种代偿机制,尽量维持有效的心排血量;尽可能减少并发症的发生。麻醉处理应紧密围绕患者的容量(前负荷)、压力(后负荷)、心率、心肌收缩力的变化仔细分析和处理。这是常见的后天性心脏病,麻醉和手术危险性取决于充血性心力衰竭、肺动脉高压、瓣膜病变性质和程度以及有无心律失常和风湿活动存在。术前应使用抗生素预防感染性心内膜炎。

（二）二尖瓣狭窄

临床上根据瓣口面积缩小的程度,将二尖瓣狭窄分为轻度(2.5~1.5cm²)、中度(1.5~1.0cm²)和重度(1.0~0.6cm²)。二尖瓣狭窄主要的病理生理改变主要为狭窄的二尖瓣使左房压力和容量超负荷而左室充盈不足,并常导致心房颤动。左房压升高使肺静脉及肺毛细血管淤血,肺静脉压升高,肺血管阻力增加,右心室的后负荷增加,产生右心室肥厚。心动过速可减少舒张期充盈时间,降低心排血量,增加左房压力,这类患者难以耐受。此类患者左心室功能大部分保持正常,但在瓣膜严重狭窄患者,由于前负荷长期减少使左室心肌发生萎缩和收缩力降低。严重二尖瓣狭窄患者心功能差大多伴房颤,在情绪紧张、手术刺激强烈及麻醉深度不恰当时可引起心动过速、外周血管收缩和静脉回流增加,极易发生肺水肿。

1. 二尖瓣狭窄的术前评估

（1）心血管系统:劳累后胸闷、心悸和胸痛。了解患者是否有房颤。

（2）呼吸系统:是否有肺水肿,是否有气急、咯血、肺部啰音和喘鸣音。

（3）消化系统:心源性肝肿大,严重患者可出现吞咽困难。

（4）泌尿系统:液体潴留,可出现骶尾部水肿。如果接受过利尿剂治疗,应检查电解质。

2. 二尖瓣狭窄的术前准备 ①伴有心功能不全的患者术前优化心功能状态;②房颤的患者应控制心室率<100次/分钟;③使用洋地黄类药的患者监测血钾,如有低钾应该补充;④术前抗生素预防心内膜炎;⑤充分的术前镇静。麻醉前若患者出现肺水肿先兆,常与患者过度焦虑紧张有关,伴心室率增快,外周血管收缩,除加用适量的洋地黄类药外,立即静注吗啡5~10mg、面罩加压供氧、必要时使用硝酸甘油降低肺血管阻力。待情况稳定后开始麻醉诱导。

3. 二尖瓣狭窄的麻醉管理要点

（1）维持窦性心律:房颤患者则应保持HR<100次/分钟;房颤患者,术前洋地黄量不足,麻醉前心室率过快可加用地高辛0.125~0.25mg或去乙酰毛花苷0.2mg静注。血压正常可试用美托洛尔6.25~12.5mg或维拉帕米2.5mg控制心室率在70~80次/分钟。若用维拉帕米后心室率获得控制并转为窦性节律,可按需输注维拉帕米0.6~1.2μg/(kg·min),维持疗效。

（2）保持合适的前负荷,避免容量不足和液体过量。

（3）适当降低心脏后负荷。使用缩血管药会增加肺动脉压力。

（4）避免使用严重抑制心肌收缩力的药物。

（5）避免二氧化碳潴留和低氧血症。

（三）二尖瓣关闭不全

二尖瓣关闭不全的常见病因包括二尖瓣脱垂、缺血性心脏病、心内膜炎、和心肌梗死后乳头肌断裂。

1. 二尖瓣关闭不全的术前评估

（1）心血管系统:伴有右心室功能减退的患者可出现外周水肿和右上腹部疼痛,体检可发现踝部水肿、肝肿大、颈静脉怒张和肝颈静脉回流征阳性。患者可发生房颤。

（2）呼吸系统:是否有气急、端坐呼吸,是否有肺部啰音。

（3）消化系统:患者表现为充血性肝肿大和恶病质,注意检查PT和APTT。

（4）泌尿系统:肾灌注减少和利尿剂的使用而出现的电解质紊乱,尤其是低钾和低镁比较常见。

2. 二尖瓣关闭不全的术前准备 ①继续纠正慢性心功能不全的治疗,控制房颤患者的心室率,降低患者的后负荷;②控制肺动脉压,避免低氧血症和高碳酸血症;③预防性抗生素治疗。

3. 二尖瓣关闭不全的麻醉管理要点

（1）避免窦性心动过缓(保持80~100次/分钟);房颤的患者则应避免心室率>100次/分钟。

（2）保持前负荷,避免血容量不足。

（3）降低后负荷。

（4）避免心肌抑制。

（5）避免缺氧和二氧化碳潴留,避免使用PEEP。

（四）主动脉瓣狭窄

单纯的主动脉瓣狭窄往往由主动脉瓣发育不全造成,而由风湿病造成的主动脉瓣狭窄多合并主动脉关闭不全和二尖瓣病变。正常成人的主动脉瓣口面积为2.6~3.5cm²。当主动脉瓣口面积<0.8cm²,左心室-主动脉压力差往往>50mmHg,则可出现临床症状,应尽早做瓣膜替换术。在行非心脏手术的瓣膜病患者中,严重的主动脉瓣狭窄的麻醉风险最大。

1. 主动脉瓣狭窄的术前评估

（1）心血管系统:必须了解瓣口面积、是否有心肌缺血、左心室功能减退、心律失常和晕厥。

（2）中枢神经系统：了解是否有脑卒中和晕厥病史，进行详细的神经系统功能检查。

2. 主动脉瓣狭窄的术前准备

（1）继续服用抗心律失常药物。

（2）术前充分镇静。

3. 主动脉瓣狭窄的麻醉管理要点

（1）维持窦性心律，避免窦性心动过速；也应该避免窦性心动过缓。心室率保持在 65～80 次/分钟为佳。发生室上性心动过速考虑直流电复律。

（2）保持后负荷，避免低血压，慎重使用硝酸酯类和外周血管扩张药。

（3）保持充沛的前负荷，避免低血容量。

（4）避免血流动力学波动，临床处理要及时和恰当。

（5）维持心肌收缩力，避免过度抑制。

（五）主动脉瓣关闭不全

风湿性心脏病和梅毒性主动脉炎曾是主动脉瓣关闭不全的主要原因，随着这些疾病的早期诊断和治疗，引起主动脉瓣关闭不全的已不多见。目前主要病因是细菌性心内膜炎、创伤、主动脉夹层动脉瘤以及可引起异常胶原蛋白沉积的各种先天性疾病。急性主动脉瓣反流可引起左室容积突然增加，伴左室舒张末压和肺小动脉压力增高，临床表现为心排血量下降、充血性心力衰竭、心动过速和血管收缩。慢性主动脉瓣反流由于舒张期左心室

同时接受左心房和主动脉反流的血液，使左室舒张末期容积增加，容量超负荷，引起左心室代偿性扩张，进而引起左心室肥厚；舒张期反流使主动脉舒张压减低，可导致冠状动脉灌注不足，多表现为充血性心力衰竭和胸痛。

1. 主动脉瓣关闭不全的术前评估

（1）心血管系统：评估主动脉瓣功能和左心室功能。

（2）呼吸系统：可出现呼吸困难。体检应注意是否有肺部啰音和奔马律。

（3）消化系统：评估是否有内脏缺血，了解患者是否有腹痛。

2. 主动脉瓣关闭不全的术前准备

（1）优化左心室功能，考虑强心、利尿和扩血管。

（2）避免主动脉舒张压降低。

3. 主动脉瓣关闭不全的麻醉管理要点

（1）避免窦性心动过缓，心室率保持在 90 次/分钟最佳。

（2）避免低血压和高血压。

（3）保持充沛的前负荷，避免低血容量。

（4）保持心肌收缩力。

瓣膜性心脏病患者进行非心脏手术麻醉要点见表74-7，可作为麻醉期间拟达到的目标，联合瓣膜病变患者则根据病变性质、主次、程度综合考虑。

表74-7　瓣膜性心脏病患者行非心脏手术麻醉要点

病变	心率(bpm)	节律	前负荷	外周血管阻力	心肌收缩力	避免
主动脉瓣狭窄	70～85	窦性	增加	不变或增加	不变或降低	心动过速,低血压
主动脉瓣关闭不全	85～100	窦性	不变或增加	不变或降低	不变	心动过缓
二尖瓣狭窄	65～80	稳定	不变或增加	不变或增加	不变	心动过速,肺血管收缩
二尖瓣关闭不全	85～95	稳定	不变	降低	不变或降低	心肌抑制

（六）人工瓣膜置换术后麻醉要点

1. 了解原发病变和人工瓣膜的类型。

2. 了解心功能状况和是否有心律失常。

3. 了解抗凝治疗的情况，确定是否需要停止使用华法林，停用的时间及临床替代治疗措施。对于二尖瓣机械瓣、Bjork-Shiley 瓣膜、1 年内发生血栓事件、3 项或以上高危因素（房颤、既往血栓事件、高凝状态、机械瓣和 LVEF<30%）的患者围手术期使用

肝素替代抗凝治疗。

三、慢性缩窄性心包炎

心脏活动受限，舒张期充盈不全，心肌收缩力减弱，心排血量常降低，血压偏低，脉压窄，心率代偿性增快。常有呼吸困难，静脉压升高、肝肿大、胸腹水

等。病情严重者应先解决缩窄之心包才能进行常规择期手术。

（一）麻醉要点

1. 由于循环时间延长，静脉麻醉药起效缓慢，麻醉诱导需在严密监测下缓慢滴定。谨记心率增快是缩窄性心包炎患者唯一的代偿性增加心排血量的方式。可考虑使用氯胺酮，以适当增加心率。

2. 避免气道压力过高导致回心血量减少，避免使用 PEEP。

四、冠状动脉粥样硬化性心脏病

因冠状动脉粥样硬化导致冠状动脉管腔狭窄，甚至完全堵塞，使冠状动脉血流不同程度减少，引起心肌氧供和氧需的失衡而导致的心脏病，称冠状动脉性心脏病，简称冠心病。冠心病是目前心脏病患者进行非心脏手术最多见的病例。围手术期心脏事件是冠心病患者围手术期死亡的主要原因，包括心肌梗死、不稳定性心绞痛、充血性心力衰竭和严重的心律失常。

（一）术前评估

对于已经明确诊断的冠心病患者，术前评估应围绕下列问题：①有多少数量的心肌处于危险状态下，处于缺血状态下的有活力的心肌为危险状态下的心肌，围手术期容易发生梗死；②患者所能耐受的应激程度；③心室功能；④术前的药物治疗是否合理、充分。应围绕冠心病的严重程度、患者的体能储备以及手术的危险性三方面进行评估。通过术前评估，确立高危患者，对这类患者，外科手术应延期甚至取消。判断是否术前适当的内科治疗可以改善患者的心脏情况，部分心脏病理情况可以治愈（如心律失常的患者安装起搏器等）。对高危冠心病患者，应判断术前冠状血管再通手术是否对患者有益。对不能明确诊断冠心病的患者，需了解是否存在冠心病的高危因素，包括：①男性；②老年患者；③吸烟史；④高血压病；⑤糖尿病和高脂血症；⑥血管病变；⑦肥胖。

（二）术前冠状血管再通手术

1. 是否选择先行血管再通术　冠心病患者在非心脏手术之前行冠状血管再通术（CABG 或 PCI）应满足 3 个条件：①冠脉造影和冠脉血管再通术相加的风险不超过直接进行非心脏手术的风险；②冠脉重建能够显著降低此后非心脏手术的风险；③冠脉重建后恢复时间不致延误此后的手术。目前认为，对多数冠心病患者术前冠状血管再通术的意义有限。能从术前冠脉血管再通术中受益的冠心病患者包括：①严重左主干病变的稳定心绞痛患者；②三支病变的稳定心绞痛患者，尤其是 LVEF<50% 的患者；③左前降支近端严重狭窄或 LVEF<50% 的 2 支病变患者。对其他类型的稳定心绞痛患者不建议术前进行血管再通术。

2. 介入治疗后择期非心脏手术的时机选择

（1）非心脏手术如必须在 12 个月内进行，患者又有 PCI 的明确指证，可考虑行球囊扩张术或裸金属支架置入术。球囊扩张术后 30 天，裸金属支架置入后 4~6 周再行非心脏手术；

（2）如置入药物洗脱支架，原则上 12 个月内不行择期非心脏手术；

（3）如果非心脏手术不能推迟到 30 天以后，则冠脉血管再通术不能改善短期生存率，可以考虑围手术期使用 β 受体阻滞药，术后再考虑冠状血管再通术。

（三）冠心病患者的麻醉处理要点

1. 预防交感神经系统活动增加　手术前解除焦虑，适当用阿片类药物。术中吸入麻醉药和 β 阻滞药能够预防应激反应和儿茶酚胺释放。若患者手术前应用 β 阻滞药，则围手术期应持续服用。

2. 避免心动过速。

3. 避免贫血，保持 Hb>10g/dl。

4. 维持冠脉灌注压　维持适当的动脉压，理想的血压水平应维持在 120/80mmHg 左右。可采用输液、去氧肾上腺素或适当降低麻醉深度等方法。

5. 适当抑制心肌收缩力　可降低心肌需氧量，可用 β 受体阻滞药或（和）吸入麻醉药达到目的。

6. 注意保温，避免低体温。

7. 避免过度通气。

8. 严密监测 ST 段变化，对术中发生的急性 ST 段改变首先评估并改善容量状态，纠正贫血，同时使用血管活性药物提升冠脉灌注压，β 受体阻滞药降低心率。

五、肥厚性阻塞性心肌病

重症患者由于左心室明显肥厚、坚硬，一旦麻醉期间丧失窦性节律会发生灾难性的意外。心脏病理变化的部位及程度决定患者的临床症状，晚期患者可出现心绞痛、晕厥和心力衰竭。左心室流出道阻塞常为动力性，若左心室舒张末容量降低、动脉血压下降，内源性（伤害性刺激）或外源性（洋地黄或儿茶酚胺）刺激作用引起左心室收缩性增加均可加重左心室流出道的阻塞。

（一）术前评估

1. 心血管系统　关注患者是否有心肌缺血、心绞痛、心律失常和心功能衰竭。

2. 呼吸系统　常见肺充血，可出现呼吸困难，啰音和喘鸣。

3. 中枢神经系统　是否有晕厥病史。

（二）术前准备

1. 纠正任何原因引起的低血容量。

2. 术前给予 β 受体阻滞药或钙拮抗药；钙拮抗药中以维拉帕米为佳，因其可改善心肌舒张功能，对外周血管阻力影响小。应避免使用以外周血管阻力为主要作用的二氢吡啶类钙拮抗药。

3. 术前给予足够的镇静，避免焦虑和交感兴奋。

（三）麻醉管理要点

1. 保持窦性心律，避免心率增快和心律失常。

2. 保持充沛的前负荷。失血应迅速补充。

3. 保持后负荷，防止低血压。治疗低血压推荐使用苯肾上腺素或去甲肾上腺素。

4. 抑制心肌收缩力，解除左心室流出道梗阻。可使用 β 受体阻滞药或钙拮抗剂，避免使用正性肌力药。

六、心脏传导阻滞

有症状（晕厥、黑矇等）的严重窦性心动过缓（<40 次/分钟或经常出现窦性停搏）；有症状的病态窦房结综合征；完全性房室传导阻滞伴有心动过缓症状；有症状的Ⅱ度Ⅱ型房室传导阻滞；伴有增宽的 QRS 波或者同时存在双束支传导阻滞的Ⅱ度房室传导阻滞是安装永久心脏起搏器指征。一般认为单纯双束支传导阻滞，患者无任何症状，麻醉期间很少会发展到完全性传导阻滞。曾有作者综合了 8 篇报道共计 339 例慢性双束支传导阻滞患者，仅 1 例在围手术期发展成完全性房室传导阻滞，出现于气管插

管时，且亦为暂时性。因此，术前对这类患者一般不必装临时起搏器，麻醉选择与处理并无困难。

七、预激和预激综合征

预激是一种房室传导异常现象，冲动经附加通道下传，提早兴奋心室的一部分或全部，引起部分心室肌提前激动。有预激现象者称为预激综合征。根据房室间异常传导通路的不同分为不同类型。经典的预激综合征称为 WPW（wolf-Parkinson-White）综合征，异常传导通路称为 kent 束（心房-心室），心电图表现为 PR 间期缩短，QRS 时限延长，存在预激波（δ 波），易发生房室折返性阵发性心动过速；LGL 综合征（Lown-Ganong-Levine），异常传导通路为 JAMES 束（心房-His 束），心电图表现为 PR 间期缩短，QRS 时限正常，不存在预激波（δ 波）；Mahaim 型预激综合征，心电图表现为 PR 间期正常，QRS 时限延长，存在预激波（δ 波）。预激综合征的诊断主要依赖心电图。

（一）麻醉处理要点

1. 避免可以引起交感神经系统兴奋的因素，避免可以增加房室异常通路传导的药物。

2. 术前充分镇静。

3. 目前常用的静脉麻醉药除氯胺酮外均可安全应用。

4. 维持期避免快速增加地氟烷的浓度，肌松药中泮库溴铵具有交感兴奋作用，避免使用。

5. 急性房室折返性心动过速治疗：根据心电图的表现采用相应的治疗。见表 74-8

表 74-8　WPW 预激综合征合并急性心律失常的治疗

顺向房室折返性心动过速（QRS 波群狭窄）
　兴奋迷走神经（颈动脉窦按摩；Valsalva 动作；刺激咽后壁）
　腺苷（6～12mg）iv
　维拉帕米
逆向房室折返性心动过速（QRS 波群宽大）
　普鲁卡因胺（收缩压>90mmHg）
　电转律（收缩压<90mmHg）
心房纤颤
　普鲁卡因胺
　电转律（血流动力学不稳定情况下）

第5节　麻醉和手术期间常见并发症处理

一、低　血　压

（一）低血压的常见原因

麻醉与手术期间多见低血压，低血压的发生可能与心肌收缩力下降、外周血管阻力降低、静脉回流减少和心律失常等有关。

1. 心肌收缩力下降　麻醉和手术期间常用的会引起心肌抑制的药物包括：吸入麻醉药、巴比妥类药物、瑞芬太尼、β受体阻断药和钙拮抗药等。其他会导致心功能障碍的因素包括：心肌缺血和心肌梗死、严重的酸碱平衡紊乱、低体温、局麻药中毒等。

2. 外周血管阻力下降　麻醉手术期间可引起外周血管阻力明显降低的药物包括：丙泊酚、苯二氮䓬类药物与阿片类药物联合应用、血管扩张药等。其他导致外周血管阻力下降的因素包括：椎管内麻醉、脓毒血症、血管活性代谢产物的释放（如肠道探查、主动脉开钳）、变态反应等因素。

3. 静脉回流减少　主要原因为失血、失液等导致的血容量绝对或相对不足；其他还包括手术操作因素导致的腔静脉受压、胸内压增加、体位改变、使用扩张静脉为主的血管扩张药、椎管内麻醉等。少见的包括心包填塞、大面积肺梗死、张力性气胸等。

4. 心律失常　快速性心律失常可因心室充盈不足导致低血压；房颤、房扑以及交界性心律可因失去心房收缩对心室的充盈而导致低血压；严重的缓慢性心律失常每搏输出量不能代偿性增加时也会导致低血压。

（二）低血压的处理

低血压以预防为主，一旦发生，应寻找低血压的直接原因及时处理。一旦怀疑心肌收缩力严重抑制，应尽早解除抑制心肌收缩力的因素，适当使用正性肌力药进行支持治疗，心血管病患者非心脏手术围手术期常选用的的正性肌力药包括多巴酚丁胺，起始速度为 $2\mu g/(kg \cdot min)$，根据血压情况进行调节；肾上腺素（$0.5 \sim 5\mu g/min$）。多巴胺超过 $10\mu g/(kg \cdot min)$ 可兴奋 α 和 β 肾上腺素受体，引起血管收缩、心率增快等副作用，对心血管病患者不利。对心脏病患者使用麻醉药应注意小剂量滴定使用，尽量避免严重的心肌抑制和外周血管阻力下降导致血流动力学剧烈波动。对血管扩张导致的低血压，可适当使用血管加压药，如去甲肾上腺素（$1 \sim 30\mu g/min$），对于难治性的低血压，可考虑使用血管加压素（$0.01 \sim 0.1U/min$）。应尽早发现和解除机械性因素导致的静脉回流减少，对失血失液应结合监测指标（如 CVP、SVV、PCWP、尿量等）的动态变化及时补充。

二、高　血　压

（一）高血压常见原因

1. 儿茶酚胺释放增加　患者焦虑、麻醉深度不足以抑制操作所引起的交感反应，镇痛不全等，高血压患者术前降压治疗不满意情况下更容易发生。

2. 早期缺氧、二氧化碳蓄积。

3. 主动脉阻断。

4. 反跳性高血压　可乐定或β受体阻断药突然停药导致的反跳性高血压。

5. 药物的相互作用　三环类抗抑郁药或单胺氧化酶抑制剂与麻黄碱合用可导致高血压。

（二）高血压的处理

1. 针对原因预防为主。

2. 保证合适的麻醉深度，完善的术后镇痛。对心血管患者的非心脏手术，在无禁忌证的条件下，提倡使用硬膜外或周围神经阻滞复合全身麻醉以提供完善的术后镇痛。

3. 保持良好的通气和氧合。

4. 经上述处理血压仍高可根据情况选择适当的降压药：血压增高且伴心率增快时可静注拉贝洛尔 5mg，效果不明显时可追加 10mg；尼卡地平 0.4mg 静注，根据血压情况追加，如出现反跳性心率增快时可加用普萘洛尔 $0.25 \sim 0.5$mg，需要时可重复，总量一般不宜超过 2mg；或静注亦可用短效 β 受体阻滞药艾司洛尔 $0.25 \sim 0.5$mg/kg 并可按需重复使用，尤适用于交感肾上腺能应激引起的血压增高。如果舒张压升高为主则可采用肼苯达嗪或双氢肼苯达嗪静注，初量 5mg，必要时可追加 10mg，此药起效较缓，持续时间较长，由于具有直接血管扩张作用可降低外周血管阻力。乌拉地尔（Urapidil）具有外周和中枢双重的作用机制，在外周阻断突触后 α 受体，扩张血管；同时作用于中枢 5-HT1A 受体，降低延髓心血管中枢的反馈调节而起降压作用。此药降压作用缓和,降低血压的同时对心率影响甚小,自限性降压,极少将血压降至较低水平,无血压反跳,使用相对比较安全,静注初量 25mg,需要时 5 分钟重复,或以 9～30mg/h 静滴维持。

三、心功能不全

主要指左心衰竭和心排血量减少伴急性肺水肿,常见于严重高血压、冠心病患者。至于右心衰竭相对少见,以中心静脉压升高为主要表现,但临床症状与体征常不够明确而容易忽略。心脏病患者进行非心脏手术,麻醉处理得当一般发生机会不多。治疗原则以改善心肌收缩力、降低心室射血阻力、减轻肺充血。改善氧合和预防严重的心律失常。一般采用强心、利尿和改善心脏负荷等措施。具体处理步骤:①建立良好的通气,充分供氧,使用气道持续正压或呼气末正压,一般为 0.5～1.0kpa;②静注吗啡 10mg;③心率快呈室上性心动过速或快速房颤等可应用洋地黄类药,如近期未服用过此类药时采用地高辛 0.5mg 静注,以后隔 2～4 小时追加 0.25mg;或用去乙酰毛花苷 C 0.4～0.6mg,以后隔 1～2 小时追加 0.2mg;④肺水肿伴可疑容量过荷时静注呋塞米(速尿)10～20mg;⑤应用增强心肌收缩力的药物。异丙肾上腺素适用于心动过缓、心排血量低下的患者,每 100ml 液体内加 0.1～0.2mg,开始以 1～2.5μg/min 滴注,依据效应及是否出现室性期前收缩而调节用量。肾上腺素同样可增加心肌收缩力和心率,小量时扩张外周血管(β 作用),较大量时收缩血管(α 作用),适用于心功能损害、动脉压降低和心排血量不足患者,常用 1～5μg/min 试探,依据效应调节用量。多巴胺除增加心肌收缩力和心率外,小剂量 2～4μg/(kg·min)使肾血管阻力降低,肾小球滤过率增加,外周血管阻力降低或不变;用量超过 10μg/(kg·min)时兴奋 α 和 β 受体,引起外周和肺血管阻力均增高,心率增快,对冠心病患者不利;多巴酚丁胺可激动 $β_1$、$β_2$ 和 $α_1$ 肾上腺素能受体,可增加心排血量、降低外周血管和肺血管阻力,常用剂量 2～20μg/(kg·min);⑥应用血管扩张药减轻心脏前、后负荷和心肌耗氧量。硝普钠可使动静脉血管均扩张,作用迅速,效果确切,开始 20～50μg/min,依据效应逐渐调节直至达到理想的血液动力学状态,逾量会发生血压显著下降,尤其血容量不足的患者。硝酸甘油扩张静脉、降低心脏前负荷为主,目前认为由于硝酸甘油舌下含服吸收量不可控制,如有需要宜静脉滴注,每分钟 0.2～1.0μg/kg,应注意其可引起反射性心率增快,对冠心病患者不利。酚妥拉明以扩张动脉为主,能兴奋心脏 β 受体,出现正性肌力作用和心率加速。常以每分钟 1.5～2.0μg/kg 静滴,超量会引起心动过速及低血压。临床上心功能不全常属多种因素的综合表现,应按具体情况选用或联合选用上述各种方法与药物。低血容量常常也是循环功能不全的重要原因,治疗时必须注意血管内容量是否足够,特别是外科手术患者,不得忽视。

四、心 律 失 常

心律失常是麻醉期间常见并发症。手术前有心律失常者,麻醉和手术期间处理不当容易再发。反之,经过适当的麻醉处理也常可使之消失。

(一) 窦性心动过速

心率达 120～160 次/min,主要不是心脏本身异常,常反映其他病因。首先应纠治病因如低血容量、发热、焦虑、低氧血症、充血性心力衰竭、全麻过浅、部位麻醉止痛不全或范围不够等。因此,药物治疗直接减慢心率常非恰当之举,应该纠正基本原因。当窦性心动过速发生心肌缺血,损害心脏功能时则在心电图和动脉压监测下缓慢静注普萘洛尔 0.25～0.5mg,可渐增至总量达 5mg;或拉贝洛尔 5mg;短效艾司洛尔 0.25～0.5mg/kg 静注,必要时行持续静注,效果确切。

(二) 窦性心动过缓

首先解除原因,循环良好,心率在 50 次/min 以上可不必处理;若心率慢伴血压下降,可用阿托品 0.2～0.3mg 静注,并加用麻黄碱 5～6mg 静注。窦房结功能低下伴有晕厥、黑蒙等症状,术前应考虑安装起搏器。

(三) 室上性心动过速

可使用各种方法刺激迷走神经,常可终止室上性心动过速,或用苯肾上腺素 0.1～0.2mg 静注使血压升高,亦可酌用洋地黄类药,尤其是联合应用地高辛和 β 受体阻滞药可显著降低术中和术后室上性心律失常。钙通道阻滞药如维拉帕米、地尔硫草(硫氮草酮)亦有效,若同时用 β 受体阻滞药会增加心肌抑制作用。若患者血压低、升压药作用不显著,上述药物作用效果不良时可采用电复律或超速心脏起搏。

（四）室性期前收缩

偶然发生可不必治疗，若每分钟期前收缩超过4～5次、多源性、连续3次以上、或期前收缩发生在前一个QRS综合波接近T波峰值时则应处理，室性期前收缩由于洋地黄类药逾量引起可用苯妥英钠100mg静注，必要时可每5分钟一次重复使用，直至期前收缩消失。通常室性期前收缩首选利多卡因50～75mg静注，隔20分钟可重复一次，维持用1～4mg/min。普鲁卡因酰胺作用类似于利多卡因，首次静注100mg，每4～5分钟重复，直至控制室早或总量15mg/kg，维持用2～6mg/min。β受体阻滞药艾司洛尔单独应用并不一定有效，但在围手术期由于交感肾上腺能活动增加而引起室性期前收缩则特别有效。溴苄胺（Bratylium）静注负荷量5mg/kg，然后用1～10mg/min静脉滴注维持，特别当室早对利多卡因或普鲁卡因酰胺无效时可能有效，但伴低血压患者应慎用或禁用。室性期前收缩患者除注意血钾外，血镁也要注意，低镁使钠钾泵活动受限而增加钠钙交换，细胞内钙升高，降低细胞内钾。慢性缺镁常见于用利尿药、嗜酒、胃肠道吸收差等情况，此时血镁并不反映细胞内镁。因此，临床上对洋地黄中毒心律失常、顽固性室性心律失常，用利多卡因和普鲁卡因酰胺无效时，即使血镁正常，仍可试用镁治疗。可用硫酸镁每2～3分钟静注2g，然后10g/10h静滴；控制良好则再10g/5h维持，以恢复细胞内镁。常见副反应为低血压，用小量钙剂即可逆转。

第6节　手术后处理

心脏病患者进行非心脏手术，虽手术完成但麻醉药的作用并未消失，机体的各项代偿功能并未恢复，因此麻醉工作者应对具体情况作全面评估。重点应注意：

（1）依据病情与手术情况，选择适当的拔管时间。若患者情况良好，手术创伤不大，术后可早期拔管，拮抗残余肌松药作用可用新斯的明40μg/kg，静注后15秒再注阿托品15μg/kg以减少拮抗药对心率的影响。对冠心病患者不宜拮抗，因新斯的明有可能导致冠状动脉痉挛。若病情较重，手术范围广，创伤大，术中血液动力学不稳定以及出血，体液丧失较多，患者则应带气管导管入PACU或SICU进行机械通气，待患者完全清醒，血液动力学稳定，氧合良好才拔除气管导管。拔管前若需进行气道吸引，则应在血压、心率稳定的条件下进行，避免强烈的应激反应。静脉注射利多卡因1.5mg/kg，约2分钟后进行气道吸引可明显降低应激反应。

（2）对疑有术中阿片类药用量过多、术后通气功能恢复不全的患者，均不主张用纳洛酮拮抗阿片类药物的作用，以防引起患者剧痛、循环亢进、心率血压骤然上升甚至心力衰竭等不良后果。

（3）椎管内阻滞术后原则上应待阻滞平面开始消退，血液动力学稳定，才能搬动。否则体位性低血压的危险依然存在，应注意预防和对策。

（4）术后注意血容量及体液容量调整，保持血液动力学稳定，并按需及时应用血管活性药和正性肌力药，保持足够的尿量与电解质平衡。

（5）提供良好的镇痛，尤其是硬膜外阿片类药与低浓度的局部麻醉药联合镇痛对重症患者有帮助。

（6）维持体温于正常范围。手术后低体温常引起患者寒战，机体氧耗可增加2～3倍，造成氧供需失衡，尤其对冠心患者不利，常由此而引起心肌缺血。若体温<35℃，ECG显示心肌缺血的机会增加3倍。并有证明中度低温（34℃）会引起心脏收缩与舒张机能异常。

（7）加强监测及早发现病情变化，以便及时处理。连续监测ECG不仅可了解心率与节律的变化，对发现心肌缺血仍是目前临床上最方便且有用的手段。冠心患者术后心肌缺血常是心肌梗死的先兆，因此在术后12小时及1～3天每日作12导联心电图检查、记录，随访心肌肌钙蛋白的动态变化，对及早发现心肌梗死有帮助。

（8）加强呼吸管理，注意肺水肿发生先兆。术后和拔除气管导管后2～3小时常是肺充血和肺水肿好发时期。可由于麻醉与手术期间输血、输液过量，尤其是伴有肾功能不全、患者气道不畅，术后镇痛不全，外周血管收缩，血压升高，心率增快，心肌缺血，引起左房压、肺动脉压和肺血管滤过压增加，以及术中出血而过多地输注晶体液造成胶体渗透压下降。早期临床表现为呼吸频率增加，呼吸困难和肺底部啰音，并常伴有动脉低氧血症。处理原则首先应及时发现，解除病因。对症处理使患者镇静，并静注呋塞米10～20mg，但必须注意血清钾浓度。按需应用血管扩张药如硝酸甘油、硝普钠、转换酶抑制剂或(和)正性肌力药物如小剂量多巴胺、多巴酚丁胺,同时面罩吸氧、正压气道通气。经采用上述措施1~2小时时后,病情未得到控制与改善,则应进一步作创伤性血液动力学监测,并考虑行正压机械通气。

(薛张纲)

参 考 文 献

1. ACC/AHA 2007 Guidelines on Perioperative Cardiovascular Evaluation and Care for Noncardiac Surgery. J Am Col Cardiol,2007,50:e159-e242.

2. 2009 ACCF/AHA Focused Update on Perioperative Beta Blockade. Journal of the American College of Cardiology,2009,54(22):2102-2128.

3. Miller,Ronald D. Miller's Anesthesia. 7th ed. Churchill Livingstone,2009.

4. Clinical anesthesia procedures of the Massachusetts General Hospital. 7th ed. Lippincott Williams & Wilkins,2007.

5. Roberts CP,Brown BR. International Practice of Anesthesia. Oxford:Butterworth-Heinenaun,1996,1(48):1-21.

6. Kirby RR,Gnavenstein N. Clinical Anesthesia Practice. W B Saunders CO,1994,125.

7. Lee A. Fleisher. Cardiac risk stratification for noncardiac surgery:Update from the American College of Cardiology/American Heart Association 2007 guidelines. Cleve Clin J Med,2009,76 (Suppl 4):S9-15.

8. Mukherjee D,Eagle KA. Perioperative cardiac assessment for noncardiac surgery:eight steps to the best possible outcome. Circulation,2003,107(22):2771-2774.

9. Bakker EJ,Ravensbergen NJ,Poldermans D. Perioperative cardiac evaluation,monitoring,and risk reduction strategies in noncardiac surgery patients. Curr Opin Crit Care,2011,17(5):409-415.

10. Fathala A,Hassan W. Role of multimodality cardiac imaging in preoperative cardiovascular evaluation before noncardiac surgery. Ann Card Anaesth,2011,14(2):134-145.

11. Oscarsson A,Gupta A,Fredrikson M et al. To continue or discontinue aspirin in the perioperative period:a randomized,controlled clinical trial. Br J Anaesth,2010,104(3):305-312.

12. Roberta L. Hines,Jacqueline M. Leung. 心血管麻醉学. 薛张纲 主译. 北京:人民卫生出版社,2009.

13. Horlocker TT,Wedel DJ,Rowlingson JC et al. Regional anesthesia in the patient receiving antithrombotic or thrombolytic therapy:American Society of Regional Anesthesia and Pain Medicine Evidence-Based Guidelines . 3rd ed. Reg Anesth Pain Med,2010,35(1):64-101.

14. White MC. Approach to managing children with heart disease for noncardiac surgery. Paediatr Anaesth,2011,21(5):522-529.

15. Sear JW,Giles JW,Howard-Alpe G. et al. Perioperative beta-blockade,2008:what does POISE tell us,and was our earlier caution justified? Br J Anaest,2008,101(2):135-138.

第75章 休克患者的麻醉

休克(shock)是指一种急性循环功能不全综合征。系由于机体有效循环血容量减少、心排血量不足或周围血液分布异常，致使组织灌注不良、细胞供氧不足、代谢异常，严重时可造成生命重要脏器的功能丧失甚至机体死亡。典型临床表现有血压下降、脉搏细弱、面色苍白、四肢厥冷、尿量减少、神志淡漠、昏迷等。一些重症休克患者需要立即进行手术，麻醉医师必须熟练掌握休克患者的麻醉处理原则。

第1节 休克分类与处理原则

有效循环血容量减少是多数休克发生的共同基础。血容量、心排血量和外周血管阻力是调节机体有效循环血容量的重要因素，三者中的任何一个因素受到影响，均可导致休克发生。目前临床上休克的分类并未完全统一，一般可以按休克的病因、休克发生的始动环节以及休克发生时的血流动力学特点等作如下分类：

1. 按休克的病因分类 一般将休克分为低血容量性休克、心源性休克、脓毒性休克、过敏性休克和神经源性休克。

2. 按休克发生的始动环节分类 一般将休克分为低血容量性休克、心源性休克和血管源性休克。

3. 按休克发生时血流动力学特点分类 一般将休克分为低排高阻型休克和高排低阻型休克。前者血液动力学特点是心排血量低而外周血管阻力高，后者血液动力学特点恰与前者相反。

随着病理生理过程的发展，进入休克后期往往多种类型休克并存。因此，对休克患者的处理应全面评价病情进展，按轻重缓急分别处理。有关各种类型休克的病理生理特点等请参见第99章。以下仅就临床常见的几种类型休克的处理原则作简要介绍。

一、低血容量性休克

低血容量性休克是休克中最常见的一种类型。由于全血的丢失、血浆量的减少或者自由水的丢失，引起血管内有效循环血容量急剧减少，最终导致血压下降和微循环障碍。常见于外伤、消化性溃疡、食管曲张静脉破裂、妇产科疾病所引起的出血。血浆大量丢失也会引起与全血丢失症状相似的低血容量休克，常见于大面积严重烧伤。此外，体液或电解质丢失也可导致低血容量性休克，如呕吐、腹泻、肠梗阻、腹膜炎、糖尿病酮症酸中毒引起的高渗性利尿等。

低血容量性休克早期处理以迅速查明病因并控制继续失血或失液，迅速恢复有效循环血容量为主，根据病情决定是否使用升压药。在保证充足静脉通路的前提下，做到"缺什么、补什么"。在有效控制失血、失液前，目前提倡"限制性液体复苏"策略。如休克时间较长，由于减压反射抑制，交感-肾上腺素系统过度兴奋，儿茶酚胺等各种缩血管物质分泌增加，外周血管过度收缩，微循环发生淤血、缺氧，有效循环血容量更少，此时单靠输血补液不能纠正休克，必须进行综合性抗休克治疗。

二、心源性休克

心源性休克是由于各种严重心脏疾病引起的急性心功能衰竭所致,常见于大面积急性心肌梗死,还可见于弥漫性心肌炎、急性心包填塞、肺动脉栓塞、严重心律失常以及各种严重心脏病晚期。由于左心室不能泵出足够的血量维持最低限度的心排血量,导致全身微循环功能障碍,从而出现一系列以缺血、缺氧、代谢障碍及重要脏器损害为特征的病理生理表现。

心源性休克的处理原则包括补充血容量以维持理想的前负荷,适当使用正性肌力药和血管活性药,必要时应用主动脉内球囊反搏、心室辅助装置等,尽早行介入或手术治疗。

三、脓毒性休克

脓毒性休克可见于各种病原微生物感染引起的脓毒症。由于各种微生物的毒素各异,作用不尽相同,有的表现为高动力型(高排低阻型),有的表现为低动力型(低排高阻型)。开始阶段和轻型休克,常表现为高动力型;休克进一步发展和重型休克,则表现为低动力型。有人把高动力型休克看作是脓毒性休克发展过程的早期阶段。因为感染的存在,除有休克表现外,还有因感染而引起的其他损害,所以病情更加严重和复杂。

脓毒性休克的治疗首先强调病因治疗,即控制感染,同时给予液体复苏、正性肌力药和血管活性药,酌情联合应用重组人活化蛋白、细胞因子活性剂、强化胰岛素治疗和糖皮质激素治疗。

四、过敏性休克

过敏性休克是以 IgE 为介导的对变应原的全身性反应,大多数是典型的 I 型变态反应在全身多器官尤其是循环系统的表现。可见于对某些药物(如青霉素、奴夫卡因)和血清制剂过敏的人群。

过敏性休克发病非常迅速,必须早期识别,及时抢救。去除过敏原、吸氧、输液和肾上腺素是一线用药,而糖皮质激素、抗组胺药物等是二线用药。血管加压素亦有成功报道。如发生气道梗阻或高危患者,推荐早期行气管内插管。

五、神经源性休克

正常情况下,血管运动中枢不断发放冲动沿传出的交感缩血管纤维到达全身小血管,使其维持一定的张力。当血管运动中枢发生抑制或传出的交感缩血管纤维被阻断时,小血管将因张力的丧失而发生扩张,结果使外周血管阻力降低,大量血液淤积在微循环中,回心血量急剧减少,血压下降,引起神经源性休克。此类休克常发生于深度麻醉或强烈疼痛刺激后,此时血管运动中枢被抑制;或发生于脊髓高位麻醉或损伤时,此时交感神经传出径路被阻断。

此类休克的病理生理变化和发生机制比较简单,预后也较好,有时不经治疗即可自愈,有的则在应用缩血管药物后迅速好转,因为此类患者的微循环灌注并无急剧的减少。

六、休克的治疗原则

休克的治疗强调早期诊断和干预,必须在去除病因的前提下采取紧急的综合性治疗措施,支持生命器官的微循环灌注,防止细胞损害。对休克患者的理想化处理是在休克症状尚未充分发展前就实施干预,力求避免休克发展到晚期难以逆转的地步。临床麻醉工作中,麻醉医师第一时间接触到的患者多数已经出现明显临床症状,如烦躁不安、心率加快、血压降低、皮肤湿冷、尿量减少。麻醉医师的首要任务是尽可能准确地判断病情,按病情变化随时调整用药以及其他治疗措施,力争取得最好的治疗效果。

(一)紧急处理

置患者于平卧位,下肢应略抬高,以利于静脉回流。如有呼吸困难可将头部和躯干抬高 $20° \sim 30°$,以利于呼吸。尽量避免采用头低脚高位,以防腹腔内脏器压迫膈肌影响呼吸。患者头偏向一侧,以防呕吐物或分泌物误吸入呼吸道。尽可能保持呼吸道通畅,尤其是休克伴意识障碍者。无自主呼吸时,立即置入气管导管或喉罩,困难气道者行紧急气管切开。有条件时给予吸氧。休克患者,单纯提高氧输送可能难以维持氧供和氧耗之间的平衡,因此应尽量减少患者的氧耗量。机械通气、镇静、镇痛既可以减少呼吸作功,又能降低呼吸肌耗氧。

体温过低的患者注意保暖。低温会降低乳酸和枸橼酸代谢,加重酸碱紊乱和凝血功能障碍,影响心功能。但伴发高热的脓毒性休克患者应给予降温。也有些患者由于炎症反应和抗胆碱能药物的作用,术中体温升高,应予物理或化学降温。

开放外周静脉或中心静脉,用于输血输液和用药。病情严重者考虑置入右心漂浮导管,以利于观察心肺功能和指导补液等治疗措施。

实施必要的初步治疗。创伤骨折所致的休克给予止痛、骨折固定;烦躁不安者可给予适当的镇静剂;存在活动性出血时行加压包扎等简单止血措施,同时积极准备手术,尤其是体腔内大出血者,应尽早安排手术治疗。

(二) 液体复苏

对于休克患者,保持循环稳定的最佳治疗措施是液体复苏,其初期目标是保证足够的组织灌注。一旦临床诊断休克,应尽快实施液体复苏。

液体复苏并不等同于持续输入液体。液体复苏是指早期容量扩充,并要严密监测患者的反应。在这个阶段要在短时间内输入大量液体,同时要严密监测患者的反应以防止发生肺水肿。可疑低血容量的患者可以先快速补液:30 分钟内输入晶体 500 ~ 1000ml 或胶体 300 ~ 500ml,并判断患者对液体复苏的反应(血压增高及尿量增多)及耐受性(有无血管内容量过负荷的证据),从而决定是否继续扩容。休克患者液体复苏时晶胶体的选择仍存在很大的争议。

目前,比较"理想"的复苏液体主要包括复方电解质溶液(如勃脉力 A)、高渗盐水、各种人工胶体(如羟乙基淀粉、琥珀酰明胶)和血液制品。勃脉力 A 是一种醋酸林格液,是第三代的等张平衡晶体液。其突出的优点是不含乳酸,避免了第二代等张平衡晶体液——乳酸钠林格液对休克诊治的影响。在快速输注晶体液后,适时补充胶体液可弥补单纯晶体液的不足之处,具有扩容迅速、输液量小、作用持续时间长等优点。缺点是有可能影响凝血功能。高渗盐水(7.5%)通过吸引组织间液进入血管可迅速扩容,用有限的液体量扩充血管容量,减轻脑水肿和降低颅内压,尤其适用于不能耐受组织水肿者,如闭合性脑损伤。但高渗盐水扩容和改善循环作用持续时间较短,不能反复应用,用药后产生一过性高钠血症。近年来联合应用高渗盐水和人工胶体复苏取得良好效果,具有液体用量少、血流动力学改善快而持

久(2 小时以上)、显著提高组织氧供和氧耗、改善氧供需平衡等优点,但对机体凝血功能仍有一定影响。

失血和补液会降低患者血细胞比容,影响血液携氧能力,及时输血以尽快恢复血容量和血细胞比容是最根本的治疗措施。对大多数患者而言,输血指征是血红蛋白浓度 7 ~ 8g/dl(血细胞比容 21% ~ 24%)。老年患者或者有严重心、肺疾病患者,血红蛋白浓度应该尽量维持在 10g/dL 以上。血细胞比容低于 20% 的患者必须输血或浓缩红细胞。一个单位(美国单位,指约 1 品脱约 450ml 全血。以下输血相关单位同此)的红细胞可以使血红蛋白浓度增加 1g/dl,使血细胞比容增加 2% ~ 3%。理想的复苏效果应使患者血细胞比容不低于 30%。新鲜冻血浆含有血浆中所有的蛋白质,包括所有的凝血因子,可用于接受大量输血的患者和输入血小板后依然存在出血倾向的患者。对于成人而言,一个单位的新鲜冰冻血浆大约可以将每种凝血因子的水平提高 2% ~ 3%。

严重创伤失血加上液体复苏会显著干扰机体的凝血功能。因此,在液体复苏过程中,应定时检测血常规和出凝血功能,以明确机体的出凝血状态。

(三) 合理选用血管活性药物和正性肌力药物

休克的初始治疗在早期目标指导性液体复苏的同时,还可考虑合并应用血管活性药物和(或)正性肌力药物,以提高和保持组织器官的灌注压。必要时还应辅以低剂量的糖皮质激素。常用的药物包括多巴胺、去甲肾上腺素、血管加压素和多巴酚丁胺。

1. 多巴胺 作为脓毒性休克治疗的一线血管活性药物,其兼具有多巴胺能与肾上腺素能 α 和 β 受体的兴奋效应,在不同的剂量下表现出不同的受体效应。

小剂量 $[<5\mu g/(kg \cdot min)]$ 多巴胺主要作用于多巴胺受体(DA),具有轻度的血管扩张作用。

中等剂量 $[5 ~ 10\mu g/(kg \cdot min)]$ 以 β_1 受体兴奋为主,可以增加心肌收缩力及心率,从而增加心肌的做功与氧耗。

大剂量多巴胺 $[10 ~ 20\mu g/(kg \cdot min)]$ 则以 α_1 受体兴奋为主,显著收缩血管。

既往认为小剂量 $[<5\mu g/(kg \cdot min)]$ 多巴胺还可以通过兴奋多巴胺受体而扩张肾和其他内脏血管,增加肾小球滤过率,起到肾脏保护效应。但近年来国际合作研究提示,小剂量多巴胺并未显示出肾脏保护作用。

2. 去甲肾上腺素 去甲肾上腺素具有兴奋 α

和 β 受体的双重效应。其兴奋 α 受体的作用较强，通过提升平均动脉压（MAP）而改善组织灌注；对 β 受体的兴奋作用为中度，可以升高心率和增加心脏做功，但由于其增加静脉回流充盈和对右心压力感受器的作用，可以部分抵消心率和心肌收缩力的增加，从而相对减少心肌氧耗。因此亦被认为是治疗脓毒性休克的一线血管活性药物。其常用剂量为 $0.03 \sim 1.5\mu g/(kg \cdot min)$。但剂量超过 $1.0\mu g/(kg \cdot min)$，可由于对 β 受体的兴奋加强而增加心肌做功与氧耗。

近年来的研究还报道：对于容量复苏效果不理想的脓毒性休克患者，去甲肾上腺素与多巴酚丁胺合用可以改善组织灌注与氧输送，增加冠状动脉和肾脏的血流以及肌酐清除率、降低血乳酸水平，而不加重器官的缺血。

3. 肾上腺素 肾上腺素由于具有强烈的 α 和 β 受体的双重兴奋效应，特别是其较强的 β 受体兴奋效应在增加心脏做功、增加氧输送的同时也显著增加氧耗；其促进组织代谢的产热效应也使得组织乳酸生成增多，血乳酸水平升高。因此目前不推荐作为脓毒性休克的一线治疗药物，仅在其他治疗手段无效时才考虑尝试应用。

4. 血管加压素 已发现脓毒性休克患者血中的血管加压素水平较正常人显著降低。某些观察显示在脓毒性休克患者，血管加压素通过强力收缩扩张的血管，提高外周血管阻力而改善血流分布，起到提升血压、增加尿量的作用；也有人推测其作用可能与抑制交感神经冲动及增加压力反射有关。血管加压素还可以与儿茶酚胺类药物协同作用。由于大剂量血管加压素具有极强的收缩血管作用，使得包括冠状动脉在内的内脏血管强烈收缩，甚至加重内脏器官缺血，故目前多主张在去甲肾上腺素等儿茶酚胺类药物无效时才考虑应用，且以小剂量给予（0.01 ~ 0.04U/min），无须根据血压调整剂量。临床上现有的药物目前主要是精氨酸加压素以及特利加压素。

5. 多巴酚丁胺 具有强烈的 $β_1$、$β_2$ 受体和中度的 α 受体兴奋作用，其 $β_1$ 受体正性肌力作用可以使心脏指数增加 25% ~ 50%，心率增加 10% ~ 20%；而 $β_2$ 受体作用可以降低肺动脉楔压，有利于改善右心射血，提高心排血量。总体而言，多巴酚丁胺既可以增加氧输送，同时也增加（特别是心肌的）氧消耗，因此在脓毒性休克治疗中一般用于经过充分液体复苏后心脏功能仍未见改善的患者；对于合并低血压者，宜联合应用血管收缩药物。其常用剂量为 $2 \sim 20\mu g/(kg \cdot min)$。

6. 糖皮质激素 严重感染和脓毒性休克患者往往存在相对肾上腺皮质功能不足，血清游离皮质醇正常或升高，机体对促肾上腺皮质激素释放激素（ACTH）反应改变，并失去对血管活性药物的敏感性。曾有学者主张根据机体接受 ACTH 刺激试验后血清皮质醇的变化区分"有反应组"与"无反应组"，并将"无反应组"视为相对肾上腺功能不足，建议补充糖皮质激素。但近年来也有部分学者主张即使没有 ACTH 试验，只要机体对血管活性药物反应不佳，即可考虑应用小剂量糖皮质激素。一般糖皮质激素宜选择琥珀酸氢化可的松，每日补充量不超过 300mg，分为 3 ~ 4 次给予，持续输注。超过 300mg 以上的氢化可的松并未显示出更好的疗效。

第2节 麻醉前准备与用药

一、麻醉前准备

为休克患者实施麻醉，必须充分了解患者的全身状况，特别是休克类型和程度，尽可能在短时间内完善麻醉前准备，制定个体化的麻醉方案。

如为抢救性手术，不应过分强调纠正术前情况而贻误手术。麻醉医师应力争迅速了解患者的现病史以及与麻醉相关的既往史，检查患者意识、呼吸及循环情况，询问有无饱胃及其他复合伤，估计失血量，开放静脉通路。建立静脉通路时注意避开患者损伤部位，如可疑腹部大血管损伤时避免下肢静脉穿刺。严重休克患者应同时开放两条以上静脉通路，有条件时最好行中心静脉穿刺置管，可兼顾输液输血和测定中心静脉压。出血性休克提倡"限制性液体复苏"。麻醉医师应建立基本监测，包括动脉血压、脉搏、心电图和脉搏氧饱和度，备好心血管急救药物后审慎地实施麻醉。非抢救性手术，麻醉医师应详细了解患者病情及治疗经过，对并存疾患做出相应处理，争取初步纠正休克状态及做好相应抢救准备后实施麻醉。

二、麻醉前用药

休克患者麻醉前用药取决于休克的程度。循环尚稳定的患者,往往是依赖交感神经系统的兴奋性来维持心血管张力。麻醉前应用苯二氮䓬类药物和麻醉性镇痛药可以抑制循环和呼吸功能,引起或加重低氧血症。因此麻醉前用药必须酌情减量或不用,或等建立静脉通路后在液体复苏支持下应用。麻醉前用药尽量通过静脉途径,因为低灌注状态影响肌肉或皮下注射药物的吸收速度。

第3节 麻醉药与麻醉方法的选择

一、局部麻醉和神经阻滞

局部浸润和神经阻滞麻醉操作简便,对全身影响小,适用于高危休克患者,但仅限于表浅外伤清创缝合或肢体手术。上肢手术最常用臂丛神经阻滞,常用方法有肌间沟阻滞法、腋路阻滞法、锁骨上阻滞法和锁骨下血管旁阻滞法。下肢手术可在腰丛和坐骨神经阻滞下完成手术。常用局麻药有布比卡因、利多卡因和罗哌卡因。休克患者麻醉前大多存在低蛋白血症,对局麻药耐受能力下降,易于发生局麻药中毒,要严格控制单位时间内的用药剂量。

循环不稳定或手术范围大需时长的手术,可联合应用全身麻醉和部位麻醉(神经阻滞)。两种麻醉方法的复合可以使患者在较浅的麻醉状态下完成手术,显著减少术中麻醉药用量,减轻麻醉药对机体的影响,有利于麻醉期间循环呼吸管理,加快患者术后恢复。

二、椎管内麻醉

休克未纠正前禁止应用椎管内麻醉。因为椎管内麻醉可阻滞交感神经节前纤维,扩张动、静脉血管,引起外周阻力下降,血液淤滞于外周静脉系统,回心血量减少,右心房压及心排血量随之减少,导致有效循环血容量相对不足,血压下降。T_4 以上高位阻滞时,心脏交感神经也被阻滞,使患者在外周血管扩张时不能产生代偿性心率增快,可致心率减慢,射血分数下降,血压下降更明显。此外,交感神经节前纤维阻滞出现的快慢,也是决定动脉血压下降严重与否的重要因素。交感神经阻滞迅速,循环功能的代偿和调节能力不如阻滞缓慢时那样充分和完全。脊麻时血压下降的程度比硬膜外麻醉时严重,因为脊麻的潜伏期一般为3~5分钟,而硬膜外阻滞的潜伏期都在5~10分钟以上。椎管内麻醉使阻滞区域血管扩张,可导致严重低血压,无复苏准备时可使患者出现灾难性后果。

饱胃患者下腹部以下手术,如循环功能代偿尚好,可以考虑应用硬膜外麻醉,减少全麻胃内容物反流误吸危险。麻醉应在血容量得到一定补充、病情初步稳定后进行。局麻药的每次用量不超过常规用量的1/2,注药后密切观察循环反应,出现血压下降或改变体位时血压下降常提示血容量不足,应继续输血补液,情况紧急时给予血管活性药物支持血压。严格控制麻醉平面在可满足手术需要的最低水平。麻醉平面过高时,腹肌张力下降,患者不能形成有效咳嗽保护气道,仍然可能发生误吸。少数诊断明确的失血性休克患者,如异位妊娠破裂出血,病变部位明确,手术时间短,若循环尚稳定,可先放置硬膜外导管,先在全麻下开始手术,待出血控制、低血容量状态基本纠正后分次硬膜外注药,建立硬膜外麻醉逐渐取代全麻。术中密切观察血压心率变化,术后可保留导管供硬膜外镇痛。

休克合并凝血功能障碍或脓毒症患者不宜选用椎管内麻醉。

三、全身麻醉

(一)吸入麻醉

目前使用的吸入麻醉药都有循环抑制作用且呈剂量依赖性,主要是由于其能抑制心肌收缩力、改变外周血管张力和影响自主神经活动。吸入麻醉期间易于出现房性心律等室上性心律失常,处于代偿期休克患者可因丧失心房有效收缩而导致心排血量下降,血压降低。异氟烷、地氟烷和七氟烷降低血压主要是由于外周血管扩张的结果。吸入麻醉药造成的低血压可通过降低吸入麻醉药的浓度、加快液体输注速度、谨慎地使用增强心肌收缩力药物或血管收缩药迅速缓解。

休克患者由于低心排和过度换气,吸入麻醉药肺泡浓度升高速度加快,麻醉诱导时间显著缩短。同时,休克患者对麻醉药耐受力降低,尤其在低血容量状态下,皮肤和胃肠道血管收缩,心脑等重要器官血流占心排血量的比例相对增加,少于正常用量的麻醉药即可维持麻醉状态,并可表现出心功能抑制等毒副作用。

(二) 静脉麻醉

休克患者由于有效循环血容量不足和低蛋白血症的存在,血药浓度易于上升,游离药物浓度增加,因此静脉麻醉药耐量减少。静脉麻醉药物的选择必须慎重,必须小量分次用药,依据患者反应适时调整药物用量。

氯胺酮是 NMDA(N-甲基-D 天冬氨酸)受体的非竞争性阻断药,阻断 NMDA 受体是其产生全身麻醉作用的主要机制。氯胺酮可通过中枢性交感神经兴奋使内源性儿茶酚胺的释放增加,抑制神经末梢摄取去甲肾上腺素,对心脏具有间接兴奋作用,使心率、每搏量及心排血量均有不同程度的升高,这一特点使氯胺酮在休克患者麻醉中占有重要地位。离体实验表明氯胺酮对心脏有直接抑制作用,在病情危重、出血性或脓毒性休克或处于强烈应激反应状态下等交感神经系统代偿能力下降、心血管功能维持在临界水平或儿茶酚胺已明显耗竭时,氯胺酮对心功能的抑制就可能显示出来,用药后偶可表现为血压下降和心排血量减少。对低血容量患者应用时需补充血容量,否则,在交感神经活性减弱情况下,由于氯胺酮对心肌的抑制,会使血压严重降低。静脉诱导用量约为 1 ~ 2mg/kg。临床常与肌肉松弛药和小量苯二氮䓬类药物配伍应用,后者可减少氯胺酮的副作用。

依托咪酯对循环影响轻微,适用于并存低血容量和循环状态不稳定的休克患者。由于其降低脑代谢和脑血流,尤其适用于合并颅脑损伤的休克患者。依托咪酯对呼吸功能的影响较轻,但较大剂量或注射速度过快也可能引起呼吸抑制,甚至呼吸暂停。依托咪酯无镇痛作用。用药后偶发一过性肾上腺皮质功能抑制,可通过补充外源性糖皮质激素治疗。依托咪酯可出现诱导期兴奋,发生肌震颤、肌强直等肌不协调动作,预先注射芬太尼可减少其发生,严重者需用其他全麻药控制。静脉诱导用量约为 0.2 ~ 0.4mg/kg。

苯二氮䓬类药物具有减轻焦虑和遗忘作用,常与镇痛药联合应用于休克患者麻醉诱导和维持。地西泮单次用量在 0.3mg/kg 以下对循环功能影响轻微。用量 0.5 ~ 1mg/kg 时动脉血压、心排血量和外周血管阻力下降 10% ~ 20%,与正常睡眠时相仿。但对压力感受器介导的心率加快反应有一定抑制作用,可能会影响休克患者对低血容量的正常代偿。咪达唑仑具有抗焦虑、镇静、肌肉松弛、抗惊厥和顺行性遗忘作用。起效快,代谢灭活快,持续时间短,是目前麻醉中最常应用的苯二氮䓬类药物。不良反应少见,极少数患者可出现短时间的呼吸功能影响,多半由于剂量过高或静注过快所致,因此静注时速度勿过快。咪达唑仑蛋白结合率高,在休克合并低蛋白血症时(如大量液体复苏后)其作用强度和时间也明显增加。由于遗忘作用突出,维持较浅麻醉时小量应用咪达唑仑可避免患者术后对术中过程的不良回忆。静脉诱导剂量约为 0.03 ~ 0.2mg/kg,诱导前应基本纠正低血容量状态,危重患者减小用量。

丙泊酚,又叫异丙酚,是一种快速强效的静脉全身麻醉药。主要通过肝脏代谢,能够迅速从机体清除(总体清除率 1.5 ~ 2L/min)。其临床特点是起效快、持续时间短、苏醒迅速而平稳、不良反应少,广泛应用于临床各科麻醉及重症患者镇静。该药的作用机制尚不完全明了,可能对脂膜具有非特异性作用。丙泊酚对中枢神经系统多种受体及离子通道有不同程度的影响,如钠离子通道,GABA 受体等。丙泊酚呈剂量依赖性地使脑血流量、颅内压、脑组织氧代谢率和脑组织葡萄糖代谢率下降。对颅内压增高患者的降颅压效果更为显著。丙泊酚可引起收缩压、舒张压和平均动脉压下降。其程度取决于剂量和输注速度,尚与年龄、ASA 分级、过度肥胖和其他药物联合作用有关。对心率的影响不明显,倾向于使心率减慢。丙泊酚导致血压下降主要由于外周血管阻力降低。丙泊酚明显抑制呼吸,亦与剂量和输注速度有关,多呈一过性呼吸抑制。临床推荐诱导剂量 1.5 ~ 2.5mg/kg,对循环呼吸影响较大。循环尚稳定的患者诱导剂量要酌减,注射速度宜减慢。循环不稳定的患者不推荐应用。丙泊酚用于麻醉维持时,麻醉深度的可控性和稳定性强,维持剂量应据具体患者及所需麻醉深度随时加以调整。

麻醉性镇痛药目前常用的有芬太尼、瑞芬太尼和苏芬太尼,均属于特异性的 μ-阿片受体激动剂。在提供良好镇痛的同时,对呼吸和循环都有一定的抑制作用,与给药剂量和速度密切相关,应用于休克患者时务必慎重。芬太尼为人工合成的强效麻醉性镇痛药。作用迅速，维持时间短。不释放组胺，对心血管功能影响小，能抑制气管插管时的应激反应。瑞芬太尼为非特异性血液及组织酯酶代谢的强效、超短效阿片样受体激动剂，起效迅速、消失极快，清除半衰期与用药量及时间无关。相对效价为芬太尼的 50~100 倍。苏芬太尼的镇痛效果比芬太尼强数倍，而且有良好的血液动力学稳定性，可同时保证足够的心肌氧供应。必须明确一点，阿片类镇痛药并非静脉全麻药。虽然大量快速静脉注射能使神智消失，但患者的应激反应依然存在，常伴有术中知晓。临床实践中，大多是镇痛药与低浓度吸入性麻醉药或小剂量苯二氮䓬类药物联合用于循环欠稳定患者的手术麻醉。

（三）肌肉松弛药

肌肉松弛药可辅助麻醉医师在较浅麻醉下完成气管插管及维持手术麻醉。去极化肌松药琥珀酰胆碱虽然是起效最快的肌弛药，但由于其诸多不良反应（Ⅱ相阻滞、窦性心动过缓、高钾血症、颅内压升高、胃内压升高、恶性高热等），目前已逐渐被非去极化肌松药取代。非去极化肌松药种类很多，可根据患者的病理生理状况、手术的部位和时间选择应用。

罗库溴铵（爱可松）在所有非去极化肌松药中起效最快，对心血管系统影响小，无组胺释放作用。中长效肌松药维库溴铵（万可松）和泮库溴铵亦无组胺释放作用，对循环影响小。中效肌松药阿曲库铵（卡肌宁）经 Hoffman 消除自行降解，可用于肝肾功能障碍的患者，但有轻度组胺释放作用，少数患者会出现低血压和支气管痉挛。顺式阿曲库铵在保留阿曲库铵代谢优点的同时避免了组胺释放作用。长效肌松药哌库溴铵（阿端）对心血管影响小，无组胺释放作用。主要经肾脏排泄，肾功能障碍时时效延长，肾衰竭时禁用。

休克患者由于全身低灌注状态和肝肾功能减退等影响药物代谢速度，肌松药作用时间延长，患者耐药量减小，应用肌松药应适当减量。循环处于代偿边缘患者应用肌松药有可能导致血压下降，用药前后要注意观察。休克患者全麻期间在积极补充血容量、改善循环状态的同时应维持足够的麻醉深度，避免过分依赖肌松药。许多麻醉药与肌松药均有相互协同作用，合理配合可以使各自的剂量均有所减少。吸入麻醉药七氟烷、异氟烷和地氟烷等都有一定的肌松作用，可能与其改变了乙酰胆碱受体周围的脂质环境等有关。

第 4 节　休克患者麻醉管理

一、麻醉期间血流动力学监测

血流动力学监测对休克的早期诊断、预后的判断以及治疗过程中效果的观察至关重要，早期合理地选择监测指标并正确解读有助于指导休克患者的治疗。常规血流动力学监测可用于基础循环状态、容量复苏和药物治疗效果的评价，其监测的核心内容是组织灌注与氧代谢状况，包括全身和局部灌注指标的监测。

常规血流动力学监测包括体循环的监测参数：心率、血压、中心静脉压（CVP）、心排血量（CO）和体循环阻力（SVR）等；肺循环监测参数：肺动脉压（PAP）、肺动脉楔压（PAWP）和肺循环阻力（PVR）等；氧动力学与代谢监测参数：氧输送（DO_2）、氧消耗（VO_2）等；氧代谢监测参数：血乳酸、脉搏氧饱和度、混合静脉血氧饱和度（SvO_2）或中心静脉血氧饱和度（$ScvO_2$）的监测等。严重休克时，组织持续缺氧，传统临床监测指标如心率、血压、尿量、神志、毛

细血管充盈状态、皮肤灌注等往往不能对组织氧合的改变作出敏感的反应。此外，经过治疗干预后的心率、血压等临床指标的变化也可在组织灌注与氧合未改善前趋于稳定。因此，监测和评估全身灌注指标（DO_2、VO_2、血乳酸、SvO_2 或 $ScvO_2$ 等）以及局部组织灌注指标（胃黏膜 pH 测定或消化道黏膜 PCO_2 测定等）很有必要。

心率是最简明、快捷的指标，有经验的麻醉医师能够排除诸多因素对心率的影响，通过心率来判断休克病情，及时调节补液和血管活性药物的治疗。心率的动态变化还可以反映治疗效果。心电图除监测心率变化外，还能够及时发现和识别心律失常，发现和判断心肌缺血或心肌梗死，初步判断电解质的变化。

CVP、PAWP 和心室舒张末容积是常用的反映心脏前负荷的参数。在心脏瓣膜功能良好的情况下，CVP 反映右心室舒张末压，PAWP 则反映左心室的舒张末压，一般将 CVP 8~12mmHg、PAWP 12~15mmHg 作为休克的治疗目标。CVP 与 PAWP 都是

通过以压力代容积的方法来反映心脏的前负荷,会受到心室顺应性的影响。从理论上讲,直接监测心室舒张末容积是最理想的反映心脏前负荷的指标。体循环阻力(SVR)为监测左心室后负荷的指标,肺循环阻力(PVR)为监测右心室后负荷的指标,每搏输出量、心室每搏做功指数、射血分数等指标反映了心肌收缩力的变化情况。

综合评价DO_2、VO_2及两者的相关性可以实现组织氧动力学的优化治疗,氧摄取率(O_2ER)作为评价氧供需平衡的指标,其效果比单纯应用DO_2和VO_2更敏感。正常情况下,DO_2改变时,因为氧摄取率的变化,VO_2保持不变,也就是说VO_2不受DO_2的影响。但当DO_2下降到一临界值时,VO_2依赖于DO_2的变化,O_2ER的增加也无法满足组织氧合,于是就发生无氧代谢。另外,O_2ER可以作为判断患者预后的指标。混合静脉血氧饱和度(SvO_2)反映DO_2和VO_2的平衡,当DO_2不能满足组织氧需要时SvO_2下降。休克时可因为血流分布不均或组织氧利用障碍使SvO_2升高,所以SvO_2值需要与其他血流动力学指标一起解读。

近期研究认为,监测中心静脉血氧饱和度($ScvO_2$)对于指导早期复苏有重要价值。SvO_2反映组织器官摄取氧的状态。当全身氧输送降低或全身氧需求超过氧输送时,SvO_2降低,提示机体无氧代谢增加。当组织器官氧利用障碍或微血管分流增加时,可导致SvO_2升高,尽管此时组织的氧需求量仍可能增加。休克早期,全身组织的灌注已经发生改变,即使血压、心率、尿量和中心静脉压仍处于正常范围,此时仍可能已出现SvO_2降低,提示SvO_2能较早地发现病情变化。$ScvO_2$与SvO_2有一定的相关性,在临床上更具可操作性,虽然测量的$ScvO_2$值要比SvO_2值高5%~15%,但它们所代表的趋势是相同的,可以反映组织灌注状态。一般情况下,SvO_2的范围约60%~80%。在严重休克患者,$SvO_2<70\%$提示病死率明显增加。临床上,SvO_2降低的常见原因包括心排血量的减少、血红蛋白氧结合力降低、贫血和组织氧耗的增加。

血乳酸作为全身灌注与氧代谢的重要指标,它的升高反映了低灌注情况下无氧代谢的增加。但仅以血乳酸浓度尚不能充分反映组织的氧合状态,如合并肝功能不全的患者,血乳酸浓度明显升高。故提出高乳酸时间(lactime)的概念,即乳酸>2mmol/L所持续时间。更多的学者认为连续监测血乳酸水平,尤其是乳酸清除率对于疾病预后的评价更有价值。因此,动态监测乳酸浓度变化或计算乳酸清除率可能是更好的监测指标。休克时组织缺氧使乳酸生成增加。在常规血流动力学监测指标改变之前,组织低灌注与缺氧已经存在,乳酸水平已经升高。

临床上局部灌注的评估经常靠评价器官功能来实现。休克患者组织灌注减少,CO_2积蓄与清除障碍,消化道CO_2张力测定与胃黏膜pH值监测是临床评估消化道灌注的方法之一。舌下二氧化碳图法测定组织PCO_2($PtCO_2$),因其无创,应用简单且与胃张力计获得数据具有密切相关性而引起人们关注。休克时局部组织灌注及氧代谢改变往往发生较早,监测局部组织灌注状态与传统的容量、压力、血氧等指标相比,对于早期诊断、判断治疗效果与预后更为重要。

由于技术和理论的进步,近年出现了一些新的无创或微创血流动力学监测方法,其中以食道超声技术、无创心排血量监测系统(NICO)等技术最具代表性。简单、相对无创是这几种方法的优点,但还不能够完全替代传统的监测设备。

二、休克患者的麻醉管理

(一) 呼吸管理

非全麻手术术中建议应用面罩吸氧,可以提供较鼻导管吸氧更高的吸氧浓度,带储气囊的吸氧面罩吸氧浓度还可进一步提高。

全麻手术采用气管内插管或喉罩控制呼吸,但喉罩不适用于有反流误吸风险者。机械通气除能保证患者有充分供氧外,还可节省患者呼吸作功,减少机体耗氧量。通气时吸氧浓度不要低于40%,以保证组织氧合。术中宜根据动脉血气结果调节吸氧浓度和各项呼吸指标。严重低氧血症间歇正压通气方式难以纠正时可应用呼气末正压通气。休克患者在低血容量状态没有纠正之前,通气方式对动脉血压有一定影响,如气道压力过高、潮气量过大、吸呼比吸气相延长、呼气末正压过高均可能影响血压。麻醉期间遇有不明原因的血压波动时应排除机械通气的影响。

饱胃和昏迷患者胃内容物反流误吸是造成急性肺损伤的原因之一。术前放置胃管不可能完全排空胃内容,而且使食管下段开放,更容易发生反流。休克患者因为紧张吞咽大量气体增加胃内压也是反流误吸的易发因素。饱胃患者全麻诱导时,可根据麻醉者习惯和紧急气道处理能力选择清醒气管内插管或快诱导配合环甲膜加压防止反流误吸。麻醉苏醒期反流误吸危险依然存在,需待患者循环稳定,咳嗽吞咽反射恢复后拔除气管导管。

大量输血也会造成肺损伤,应注意输入血液的过滤,加压输血时应适时更换输血器,减少进入肺部的微栓数量。

（二）循环管理

麻醉前力争建立有创监测,麻醉诱导期间随时观察患者对药物的循环反应,对循环状态不能耐受常规麻醉深度的急重患者,可在浅麻醉下辅用肌肉松弛剂完成麻醉诱导。术中依据循环耐受情况调节麻醉深度。低血容量患者有时很难耐受足够的麻醉深度,麻醉医师应在迅速纠正血容量同时逐渐加深麻醉,而不要被动地通过减浅麻醉来维持循环,后者往往术中循环波动更大。

休克是一种以血流分布异常导致组织灌注不足为特征的综合征。既要有充足的容量补充满足组织灌注的需要,但过度补液又会导致肺水肿,降低休克患者的存活率。临床上监测结果与患者真实的血流动力学状态之间存在差异,从而给休克患者血流动力学状态的分析判断及治疗反应的评价带来困难。因此临床实践中,建议采取"功能性血流动力学管理"的原则,应用血流动力学监测的各项指标,结合生理状态,指导麻醉管理。对于休克患者而言,功能性血流动力学监测的意义在于强调了需要全面、动态地评价心排血量是否符合机体氧的需要,从而优化液体复苏与心血管药物治疗方案,最终提高存活率。对休克患者进行液体复苏时,可以应用血流动力学指标变化评价心脏对容量补充的反应性,力争达到:①CVP 8～12mmHg;②平均动脉压>65mmHg;③尿量>0.5ml/(kg·h);④$ScvO_2$或SvO_2>70%。若

液体复苏后CVP达8～12mmHg,而$ScvO_2$或SvO_2仍未达到70%,需输注浓缩红细胞使血细胞比容达到30%以上,或输注多巴酚丁胺以达到复苏目标。若患者循环功能改善仍不明显,应考虑综合应用其他正性肌力药和血管活性药。终点目标是改善组织灌注,保证组织氧合。

对于自主呼吸的患者,中心静脉压的动态变化是评价心脏对容量反应的较好指标,当给予一定的容量负荷后CVP上升≤2mmHg时,提示心脏对容量的反应良好,可以继续输液治疗。而对于正压通气的患者,CVP的动态变化有时不能准确预测心脏对容量的反应,此时应用每搏量变异指数(stroke volume variation, SVV)与脉搏压力变异指数(pulse pressure variation, PPV)则可能具有更好的评价作用。通过监测SVV、PPV、血管外肺水(EVLW)、胸腔内总血容量(ITBV)进行休克患者的液体管理可能比传统方法更为可靠和有效。这些临床实践体现了对休克患者进行血流动力学动态监测与恰当支持的全面理解。

休克患者麻醉期间容易出现心律失常、血儿茶酚胺升高、低氧血症、低血容量、酸碱和电解质紊乱、心肌缺血和麻醉药物作用都可能成为心律失常的诱发原因。一旦发现心律失常,不要急于应用特异性抗心律失常药,应首先找到诱发因素并予纠正,如窦性心动过速检查有无血容量不足和麻醉过浅,室性早搏检查有无心肌缺氧缺血。

（三）其他

在努力实现呼吸动力学和血流动力学稳定的同时,术中麻醉管理目标还包括:①积极的血糖控制;②糖皮质激素应用;③实施机械通气患者,气道平台压<30cmH_2O;④有条件的医院可以试用活化蛋白C(APC)。

第5节 常见并发症的防治

一、手术野广泛渗血

创伤后出血、免疫活化、组织创伤等都可能引发急性内源性凝血能异常,大量输血也会造成稀释性凝血因子缺乏和血小板减少所致的凝血异常。持续的凝血异常会进一步使失血恶化而造成恶性循环。严重休克患者甚至会并发DIC,可能与长时间低灌注状态、严重缺氧酸中毒引起血管内皮广泛损伤以

及肠道内毒素和细菌转移导致内毒素血症等因素有关。应尽可能找出致病因素,进行有针对性的处理。

DIC是指在休克后期(尤多见于严重的感染性或创伤性休克中)组织或器官内出现广泛的毛细血管内血液凝固,阻塞血流,临床上表现为广泛溶血或出血。创伤部位可持续出血不止,这是血液内大量凝血因子被消耗的后果。血管内血凝块完全堵住毛细血管后,组织细胞因缺氧和代谢中毒而死亡。

DIC的治疗:

1. 病因治疗　控制原发病,控制严重感染,纠正休克,补充血容量等。

2. 针对性治疗

（1）抗凝:对脓毒性休克、亚急性 DIC 应用肝素效果较好。但对溃疡出血、创伤、大手术后有创面、DIC 发展到纤溶亢进、纤维蛋白原<0.5g/L 时则不能应用。用药前需测凝血时间,用药后凝血时间如>30 分钟,出血加重,肝素超量,应立即停用。出血明显时,应静脉注射鱼精蛋白以中和之。如出血停止,血压稳定,发绀消失,凝血试验改善,则为有效。

（2）补充凝血因子:凝血因子消耗是 DIC 出血的主要原因,可以在抗凝治疗同时补充 FFP、新鲜全血、冷沉淀物、纤维蛋白原、血小板等凝血因子。

（3）纤溶活性调控:DIC 一般不主张应用促纤溶药,因为纤溶活性增强是 DIC 的必然结果。DIC 早期与中期也不用抗纤溶药,只在明确纤溶是出血主要原因时,可以在肝素抗凝的基础上应用 6-氨基己酸 4 ~ 10g/d 静脉点滴,或用氨基环酸 500 ~ 700mg/d 静脉点滴。

（4）解除血管痉挛:应用作用缓和的血管扩张药,或具有血管扩张作用的药物,如山莨菪碱,扩张血管同时还可能有抑制血小板聚集等保护作用。

（5）纠正电解质与酸碱平衡紊乱:酸中毒为 DIC 的诱因,可以应用碳酸氢钠、乳酸钠或 THAM 纠正。

（6）保证气道通畅,吸氧,增加组织氧供。

传统评估凝血功能的实验室检查如 INR（international normalized ratio）、APTT 在低体温与酸中毒的影响下并不能精确地反映凝血功能。新的快速血栓弹力图（r-TEG）可及时分析患者的凝血功能,并可以完整分析血栓形成路径及血小板功能。所以以 r-TEG 指导输注血液、抗纤溶治疗是未来的趋势。

二、休克后呼吸功能不全

休克时肺的病理改变较其他器官更易出现,创伤性休克患者肺的损伤也最常见。休克早期,由于交感神经中枢兴奋,与之毗邻的呼吸中枢也被波及,使呼吸加深加快,通气过度甚至导致低碳酸血症和呼吸性碱中毒。

休克进一步发展,交感-肾上腺髓质系统兴奋,释放大量去甲肾上腺素,血小板聚集释放出大量的 5-HT,二者都能强烈收缩肺小血管,5-HT 还能强烈收缩终末支气管,甚至引起肺不张。休克引发的全身炎性反应导致弥漫性肺毛细血管内皮和肺泡上皮损伤,血管通透性增高,进一步引发肺水肿、肺透明膜形成和肺不张。临床表现为以进行性呼吸困难和难以纠正的低氧血症为主要特点的急性呼吸衰竭,这就是"休克肺",属于急性呼吸窘迫综合征（ARDS）。休克时心功能损害、因大量液体复苏导致 PAWP 升高以及血浆胶体渗透压降低也是休克后肺水肿的可能原因。

呼吸功能不全的治疗原则包括治疗原发病和控制感染、机械通气和维持体液平衡。机械通气是治疗 ARDS 的主要手段,可选择 CPAP、PEEP 模式。为防止气压性肺损伤。目前提倡采用小潮气量（6 ~ 8ml/kg）或严格限制通气压（平台压<35cmH_2O）,加用适度 PEEP 的通气方式满足患者呼吸需求。在实施这一策略时,通常允许 $PaCO_2$ 逐渐增高,只要能够维持正常血液酸碱度即可,即所谓允许性高碳酸血症（PHC）。提高吸入氧浓度可改善低氧血症,但尽可能应用较低吸氧浓度,只要维持 PaO_2 60mmHg 以上即可。由于肺毛细血管通透性增加,应保持较低的血管内容量。术中及时调整血容量,改善心功能,改善组织灌注和氧供需平衡,避免液体过负荷和肺充血。设法缓解肺血管收缩状态,近年来尝试应用吸入 NO、静脉输注前列腺素 E 和应用外源性肺表面活性物质等治疗方法,有一定效果。

三、休克后肾功能障碍

各种类型休克后期都可以引发急性肾功能障碍,主要发病机制涉及肾血流降低、肾小管阻塞、肾小管损伤和肾小球滤过分数降低等。肾功能障碍大致可分为功能性和器质性两大类,前者主要与各种缩血管物质增多使肾血管收缩有关。因未发生肾小管坏死,肾血流一旦恢复,肾功能也容易逆转;后者主要是由于长时间缺血和毒素的作用造成肾小管坏死,即使肾血流恢复,也较难在较短的时间内恢复肾功能。肾功能障碍常在手术后症状加重。术后早期因机体对手术的正常代谢反应容易出现尿量减少,但术后尿量低于 20mL/h 持续 2h 以上即应考虑为肾功能障碍。

休克后肾功能障碍的治疗原则包括去除引发肾衰竭的肾前因素（特别要处理血容量不足）、实验性输液治疗和利尿治疗等。若上述治疗效果不明显，或出现严重高血钾、氮质血症和肌酐升高患者，应及早开始透析治疗。

四、休克后心功能不全

除心源性休克伴有原发性心泵功能障碍外，在其他类型休克的早期，由于冠脉本身的特点及机体的代偿作用，心泵功能一般无明显变化。但是，随着休克过程的发展，将会出现不同程度的心泵功能障碍，甚至发生心力衰竭，而且休克持续时间愈长，心力衰竭往往愈严重。

休克后心功能不全的主要机制包括：动脉血压降低和心率加快所引起的心室舒张期缩短，使冠状动脉血流量减少，心肌供血不足；交感-肾上腺髓质系统兴奋引起的心率加快和心肌收缩力加强，使心肌耗氧量增加，加重心肌缺氧；酸中毒及继发的高钾血症，通过影响心肌兴奋-收缩耦联过程，使心肌收缩力减弱；心肌内 DIC 加重心肌组织微循环障碍；内毒素、心肌抑制因子等多种毒性因子抑制心功能。

休克后心功能不全的治疗原则包括尽早去除原发病因、早期目标指导下的容量治疗和心血管活性药物的合理应用等。

五、休克后脑功能不全

休克早期脑供血未明显改变，患者表现为烦躁不安；休克期因脑供血减少，患者出现神志淡漠；休克晚期可因 DIC 而导致昏迷或意识丧失。

休克后脑功能不全的机制包括：休克早期，血液重新分布使脑血流量基本正常，但由于交感神经兴奋，患者表现为烦躁不安。随着休克的发展，血压的进行性下降，脑内 DIC 形成，患者可因脑血流量减少而出现神智淡漠、反应迟钝、嗜睡、甚至昏迷。严重者由于脑能量代谢障碍，可出现脑水肿和颅内高压。

休克后脑功能不全的治疗原则包括尽早去除原

发病因、液体复苏、降低颅内压、低温、神经营养等。

六、休克后胃肠道和肝功能障碍

休克后由于循环血流量重新分布，容易发生胃肠道及肝功能障碍。表现为胃黏膜糜烂、应激性溃疡、酸中毒等。

主要发病机制包括：①休克时胃肠道缺血、瘀血及 DIC 形成、胃肠道屏障功能受损和细菌的大量繁殖；②休克时肝脏缺血、瘀血可发生肝功能障碍，不能将乳酸转化为葡萄糖；来自肠道的内毒素可直接损伤肝细胞。

休克后胃肠道和肝功能不全的治疗原则包括尽早去除原发病因、液体复苏、抗感染、质子泵抑制剂、能量支持等。

（石学银）

参 考 文 献

1. Sandroni C, Nolan J. ERC 2010 guidelines for adult and pediatric resuscitation: summary of major changes: European Resuscitation Council. Minerva Anestesiol, 2011, 77 (2): 220-226.
2. Ertmer C, Kampmeier T, Rehberg S, Lange M. Fluid resuscitation in multiple trauma patients. Curr Opin Anaesthesiol, 2011, 24 (2): 202-208.
3. Spahn DR, Cerny V, Coats TJ, et al. Management of bleeding following major trauma: a European guideline. Crit Care, 2007, 11 (1): R17.
4. Alan R, Aitkenhead, Graham Smith, et al. Textbook of anaesthesia. 5th ed. Elsevier, 2007.
5. Morgan GE, Mikhail MS, Murray MJ. Clinical Anesthesiology. 4th ed. Appleton & Lange, 2005.
6. 杜斌(编译). 麻省总医院危重病医学手册(翻译版). 北京：人民卫生出版社, 2009.
7. 邓普珍. 临床休克学. 上海：上海科学技术出版社, 2006.
8. 庄心良, 曾因明, 陈伯銮. 现代麻醉学. 第 3 版. 北京：人民卫生出版社, 2004.
9. 中华医学会重症医学分会. 成人严重感染与脓毒性休克血流动力学监测与支持指南. 中华急诊医学杂志, 2007, 16 (2): 121-126.

第76章　呼吸系统疾病患者的麻醉

术前存在的呼吸系统疾患包括急、慢性肺部疾病或呼吸功能减退会影响麻醉及手术后的肺功能。术前肺功能障碍与术中肺功能改变和术后肺部并发症关系密切,而麻醉与手术创伤可进一步引起肺功能受损,故在围手术期呼吸系统并发症发生率较高。这些并发症包括肺不张、肺炎、支气管炎、支气管痉挛及呼吸衰竭等。如果术前没有认识到呼吸系统疾病的风险,未能给予恰当的术前和术中处理将进一步增加术后并发症的发生率。因此,对于合并呼吸系统疾病的患者,应充分考虑其可能增加的风险,进行全面的呼吸功能评估及麻醉前准备,将其肺功能调整至最佳状态,并根据病情慎重选择合适的麻醉药物及方法,加强术中术后管理,减少围手术期肺部并发症,改善预后。

第1节　病理生理概述

根据肺功能检查结果,肺部疾病主要分为两大类:以阻塞性通气功能障碍为主的阻塞性肺疾病和以限制性通气功能障碍为主的限制性肺疾病。

一、阻塞性肺疾病

阻塞性肺疾病是较常见的肺部疾病,由于各种原因导致中心气道或周围气道管腔狭窄,气流阻力上升,使通气和气体交换出现困难,包括:慢性支气管炎、支气管哮喘、肺气肿、支气管扩张症、肺囊性纤维化、毛细支气管炎等。主要特点是气道阻力增加,早期表现为用力呼气中期流量($FEF_{25\% \sim 75\%}$)<70%正常值(男性>2L/s,女性>1.6L/s),随着病情的进展,一秒量(FEV_1)及一秒率(FEV_1/FVC)都逐渐下降至预计值的70%以下。气道阻力增加引起气体潴留,肺容量改变,功能残气量(FRC)、余气量(RV)和肺总量均(TLC)增加,肺活量(VC)下降,呼吸做功增加。由于气体涡流而出现喘鸣音,可首先出现呼气相喘鸣音,进一步阻塞则呼气、吸气相均有喘鸣音;严重气道梗阻时,气流几乎停止,喘鸣音消失。

(一) 慢性阻塞性肺疾病(chronic obstructive pulmonary disease,COPD)

COPD 是具有气流阻塞特征的慢性支气管炎和(或)肺气肿,可伴有气道高反应性。气道阻塞和气流受限是 COPD 最重要的病理生理改变,引起阻塞性通气功能障碍。病理及病理生理的特点为:①中心气道及周围气道(内径<2mm)慢性炎症,黏液腺、杯状细胞增生,黏液分泌旺盛,纤毛运动功能受损;②在周围气道损伤修复过程中,胶原增生,瘢痕形成,引起管腔狭窄,周围气道阻力增加,形成阻塞性通气功能障碍,FEV_1 和 FEV_1/FVC 减少,最大呼气峰流速(PEF)降低;TLC、FRC、RV 增加,VC 下降等;③周围气道阻塞的部位和程度不同,肺泡内气体进入和排出的时间不一致,气流分布不均匀,而有些肺泡毛细血管因炎性纤维化致血流减少,但通气正常,这些都将造成通气/血流(V/Q)比例失调,造成换气功能障碍,影响麻醉药的摄取和排出,麻醉诱导和恢复减慢;全麻药物可减弱缺氧性肺血管收缩(HPV),进一步加重 V/Q 失调;④早期缺氧导致广泛的肺血管痉挛,阻力增高;晚期糖蛋白和胶原沉着使血管壁增厚、狭窄甚至闭塞,其结果是导致肺动脉高压,重

者可发作肺源性心脏病；患者的心肺代偿功能差，不能耐受缺氧，失血、输液过量和麻醉过深；⑤肺部炎症时，机体氧摄取增高，肺内分流和肺后分流（指肺炎致支气管血循环增多）也增加，肺泡-终末毛细血管氧弥散受限，这些都足以引起不同程度的低氧血症，因此麻醉中及手术后必须加强氧疗。

1. 慢性支气管炎 慢性支气管炎是指气管、支气管黏膜及其周围组织的慢性非特异性炎症。临床上以咳嗽、咳痰或伴有喘息及反复发作的慢性过程为特征。其临床诊断定义是：至少连续2年，每年持续3个月以上的咳嗽咳痰。病因包括吸烟、空气污染物、职业接触粉尘、反复肺部感染及家族史等。早期主要表现为小气道功能异常，而大气道功能多正常。支气管黏膜的分泌物及黏膜水肿引起气道阻塞，缓解期可恢复正常；随着病情加重，管壁增厚，气道狭窄，气道阻力增加、气流受限成为不可逆，形成阻塞性通气功能障碍。呼气时间明显延长，一秒量显著降低；又因支气管的黏液腺及杯状细胞增生肥大，黏液分泌增加，纤毛功能减弱，炎性细胞浸润，黏液及炎性渗出物在支气管腔内潴留，易继发感染。反复发作的肺部感染可诱发支气管痉挛，当患者以支气管痉挛为主要特点时称慢性喘息性支气管炎。病变加重时可出现呼吸困难及高碳酸血症；肺内分流明显常合并低氧血症；严重者可导致呼吸衰竭。

2. 肺气肿 肺气肿（pulmonary emphysema）是指呼吸细支气管以远的末梢肺组织因残气量增多而呈持久性扩张，并伴有肺泡间隔破坏，以致肺组织弹性减弱、容积增大的一种病理状态。严重肺气肿多与吸烟有关，少数年轻时发病，与先天性α1抗胰蛋白酶缺乏有关。阻塞性肺气肿是由慢性支气管炎或其他原因逐渐引起的细支气管狭窄，终末细支气管远端气腔过度充气，并伴有气腔壁膨胀、破裂，临床上多为慢支的常见并发症。慢支并发肺气肿时，视其严重程度可引起一系列病理生理改变。

早期病变局限于细小气道，仅闭合容积增大，动态肺顺应性降低，静态肺顺应性增加。病变侵入大气道时，肺通气功能明显障碍，最大通气量降低。随着病情的发展，肺组织弹性日益减退，肺泡持续扩大，回缩障碍，残气容积增加。患者表现为RV、FRC、TLC、RV/TLC增加。肺气肿日益加重，大量肺泡周围的毛细血管受肺泡膨胀的挤压而退化，致使肺毛细血管大量减少，肺泡的血流减少，此时肺区虽有通气，但无血液灌流；也有部分肺区虽有血液灌流，但肺泡通气不良，不能参与气体交换，V/Q比例

失调，使换气功能发生障碍，导致生理无效腔增大，无效腔增加是肺气肿患者的主要特点。毛细血管破坏可最终导致肺动脉高压，有些患者可出现肺大泡。通气和换气功能障碍可引起缺氧和二氧化碳潴留，发生不同程度的低氧血症和高碳酸血症，最终出现呼吸功能衰竭。肺气肿的严重后果有：①肺源性心脏病及衰竭；②肺大泡破裂后引起自发性气胸，并可导致大面积肺萎陷；③呼吸衰竭及肺性脑病。

（二）支气管哮喘

支气管哮喘是气道对一系列刺激物的刺激而产生的以嗜酸粒细胞、肥大细胞反应为主的变应性炎症和高敏反应，临床上表现为反复发作伴有哮鸣音的阵发性呼气性呼吸困难、胸闷或咳嗽和喘鸣，可自行或治疗后缓解。患者出现的可逆性的气道梗阻，主要原因是支气管平滑肌收缩、水肿和分泌物增加。哮喘可分为急性哮喘和慢性哮喘；慢性哮喘又分为间歇性哮喘和持续性哮喘。

哮喘的病理生理包括气道内各种化学介质的局部释放及副交感神经系统的过度兴奋。支气管哮喘发作时，广泛的细支气管平滑肌痉挛，管腔变窄，再加上黏膜水肿、分泌物增加、小支气管黏稠痰栓堵塞，使下呼吸道阻力增加，引起气道阻塞而致严重通气不足，表现呼气性呼吸困难，呼吸功增加，气流分布异常，肺泡有效换气面积减少。若长期反复发作可使气道重建，导致气道增厚与狭窄，成为阻塞性肺气肿。早期有缺氧，但$PaCO_2$正常，随着病情加剧，$PaCO_2$升高，出现呼吸性酸中毒。典型的过敏性哮喘，其机制为抗原与肥大细胞表面的免疫球蛋白IgE结合引起肥大细胞脱颗粒，释放组胺、缓激肽等炎症介质，属于I型变态反应。哮喘发作时可并发气胸、纵隔气肿、肺不张；长期反复发作和感染可并发慢性支气管炎、肺气肿、支气管扩张、间质性肺炎、肺纤维化和肺心病。

（三）支气管扩张症

支气管扩张症是慢性支气管化脓性疾病，由于支气管及其周围组织慢性炎症，破坏管壁，以至支气管管腔扩张和变形，主要临床表现为慢性咳嗽、咳脓痰、反复咯血、出现肺部感染及慢性感染中毒症状。

支气管扩张症的病理生理主要表现为以下三方面：①气道动力学改变：由于扩张的支气管壁较薄弱，咳嗽时可引起该支气管陷闭和下游支气管阻塞，使咳嗽的效能降低，分泌物潴留在支气管的管腔内不易排出，炎症因而进一步加重；②支气管黏膜的黏液纤毛运载系统功能降低：这一方面是由于纤毛上

皮的破坏,另一方面是由于分泌物内二硫键和 DNA 增加,使其内聚力增加而使清除变慢;③阻塞性通气功能障碍,表现为小气道功能异常。早期病变轻且局限,由于肺的储备能力大,呼吸功能测定可在正常范围;病变范围较大时,可出现轻度阻塞性通气改变;当病变严重而广泛,使支气管周围肺纤维化,且累及胸膜或心包时,肺功能测定可表现为以阻塞性为主的混合性通气功能障碍,如 FRC 减少、RV/TLC 增加、FVC 和一秒率减低。吸入气体分布不匀,支气管扩张区肺组织肺泡通气减少,而血流很少受到限制,使通气/血流比值小于正常,形成肺内的动静脉样分流,以及弥散功能障碍导致低氧血症。病变严重时,肺泡毛细血管广泛破坏,肺循环阻力增加,低氧血症引起肺小动脉血管痉挛,肺动脉高压,增加右心负担,并发肺原性心脏病,乃至右心衰竭。

(四) 阻塞性睡眠呼吸暂停综合征

阻塞性睡眠呼吸暂停综合征(obstructive sleep apnea syndrome,OSAS)一般是指上气道塌陷堵塞引起的呼吸暂停和通气不足,具体指成人于 7h 的夜间睡眠时间内,至少有 30 次呼吸暂停,或者呼吸暂停低通气指数(AHI)≥5/h。呼吸暂停是指睡眠过程中口鼻呼吸气流完全停止 10 秒以上,低通气是指睡眠过程中,呼吸气流强度(幅度)较基础水平降低 50% 以上,并伴有血氧饱和度较基础水平下降 ≥4%。AHI 是指每小时睡眠时间内呼吸暂停与低通气次数之和。OSAS 以上呼吸道反复塌陷和呼吸暂停为特征的呼吸性疾病。上呼吸道肌肉张力的消失使本已狭小而松弛的上呼吸道变得更加狭窄,这在睡眠的快速动眼相(REM)表现更为明显。气道梗阻使患者苏醒、睡眠中断,因而上呼吸道的肌张力得以恢复,呼吸道也又回到正常状态。几乎所有的 OSAS 患者都有打鼾史。OSAS 在男性、肥胖及老年人中的发病率日益增高,并同高血压、心律失常、充血性心力衰竭、冠心病及脑卒中等密切相关。术前睡眠时打鼾或呼吸暂停强烈提示 OSAS 的存在。术前鼾症也是术后发生窒息和低氧血症的危险因素之一。

OSAS 的病理生理表现为:①低氧血症:可伴有高碳酸血症;②心律失常:可表现为进行性心动过缓,以及呼吸暂停结束时的短暂心动过速;③血液动力学改变:起初仅在睡眠时发生,随着病情的进展,在清醒状态下也可出现肺动脉高压,甚至引起肺心病;④神经反射功能改变:呼吸中枢对 CO_2 和低氧刺激的敏感性降低,尤其在应用对呼吸中枢具有抑制

作用的药物时,可导致严重意外发生。

二、限制性肺疾病

限制性肺疾病根据病因分为内源性及外源性限制性肺疾病。内源性限制性肺疾病主要引起功能性肺泡及呼吸膜的增厚,而使肺泡的充盈、萎陷及气体交换发生困难,如肺水肿、肺间质纤维化、炎性实变、硅肺和肺泡蛋白沉积症等。外源性限制性肺疾病主要是由于胸廓的顺应性下降、外力压迫或膈肌功能减退等限制肺的正常膨胀,导致的有效肺泡容积下降,干扰正常的气体交换,如胸腔积液、漏斗胸、肋骨骨折、脊柱胸廓畸形、神经肌肉疾病、腹水引起的腹压增高、怀孕及过度肥胖等。病理生理改变的主要特点是胸廓或肺组织扩张受限,肺顺应性下降、呼吸流速不变,所以 FEV_1 与 FVC 均下降但 FEV_1/FVC 值正常。肺顺应性下降使呼吸做功增加,导致浅快呼吸。

(一) 内源性限制性肺疾病

1. 急性内源性肺疾病　急性内源性肺疾病包括感染性肺炎、吸入性肺炎、肺水肿、成人呼吸窘迫综合征(ARDS)等。肺的血管外液体增加,肺毛细血管通透性增加,导致肺顺应性下降。

成人呼吸窘迫综合征(adult respiratory distress syndrome,ARDS)是由多种原因造成肺泡毛细血管膜急性弥漫性损伤和通透性增高而引起的一种急性低氧血症性呼吸衰竭。临床主要表现是患者突然发生进行性呼吸困难、紫绀、气促等急性呼吸窘迫症状,顽固性低氧血症和肺水肿,胸廓及肺的顺应性降低。X 线检查显示迅速发展的两侧弥漫性肺浸润性阴影。成人呼吸窘迫综合征往往是严重创伤、大面积烧伤、大手术后、中毒、败血症或休克等患者严重的并发症。预后与肺病变的严重程度和肺功能状况有密切关系。

2. 慢性内源性肺疾病　慢性内源性肺疾病主要指间质性肺疾病,通常为隐性起病,肺泡壁和肺泡周围组织慢性炎症,进行性肺纤维化导致肺的通气功能和气体交换下降。包括职业性肺疾病、放射性肺炎、特发性自身免疫性疾病和结节病等。临床表现为:劳力性呼吸困难、咳嗽无痰,肺底有细小摩擦音,晚期可出现肺心病症状及右心衰竭征象。

硅肺是常见的职业性间质肺疾病,是由于长期

吸入大量含有二氧化硅粉尘所引起,以肺部广泛的结节性纤维化为主的疾病。硅尘吸入刺激呼吸道引起反射性咳嗽,胸闷和气急的程度与病变范围及性质有关。因肺组织代偿能力强,早期患者肺功能损害不明显。随着肺纤维化增多,肺弹性减退,可出现限制性通气功能障碍,如肺活量、肺总量和残气量均降低,而用力肺活量和最大通气量尚属正常。若伴阻塞性通气障碍时,肺活量、用力肺活量和最大通气量均减少,同时合并弥散功能障碍,严重时可有低氧血症和二氧化碳潴留。可并发阻塞性肺气肿、肺大泡、自发性气胸、肺心病,甚至呼吸衰竭。

(二) 外源性限制性肺疾病

1. 胸腔积液 在正常情况下,胸膜腔内含有 3～15ml 液体,在呼吸运动中起润滑作用,其产生和吸收经常处于动态平衡。由于全身或局部病变破坏了此种动态平衡,致使胸膜腔内液体形成过快或吸收过缓,临床产生胸腔积液。主要病因包括:①胸膜毛细血管静水压增高;②胸膜毛细血管壁通透性增加;③胸膜毛细血管内胶体渗透压降低;④壁层胸膜淋巴回流障碍;⑤损伤等所致胸腔内出血。积液达 0.3～0.5L 以上时,可有胸胀闷感;大量积液则伴有气促、心悸。视积液多少和部位,胸部有相应体征和影像学表现。

2. 肥胖 由于过多异常的脂肪蓄积而对健康产生影响的状态称为肥胖。超重和肥胖使用体重指数(BMI)来区分,超重定义为 $BMI \geqslant 25kg/m^2$,肥胖为 $BMI \geqslant 30kg/m^2$,病态肥胖为 $BMI \geqslant 35kg/m^2$。肥胖与糖尿病、高血压、冠心病等许多疾病相关联,即使没有伴随疾病,肥胖也会导致很多不良后果。虽然肺顺应性可能正常,但过多的脂肪尤其是腹腔内脂肪增多,可使膈肌上抬并限制胸廓呼吸运动,胸廓顺应性降低,功能性残气量及呼吸储备明显减少。肥胖可致舌肌张力降低和舌根脂肪堆积,易致舌后坠而引起上呼吸道不全阻塞。当肥胖患者取平卧或头低位时,膈肌可因腹腔内容物及腹壁、腹腔内脂肪的重量而显著上移,由此可致肺容量显著减少,通气功能障碍,呼吸作功增加。特别是功能残气量可下降到低于闭合容量,如果这种情况发生,正常潮气量通气时部分肺泡可能闭合导致通气/血流比例失调。当肥胖患者直立时,胸腔内垂直压力梯度增加,可使下位区的肺组织严重受压,小气道闭合,导致 PaO_2 降低和 $PaCO_2$ 增高。肥胖患者通常有低氧血症,长期缺氧可发生继发性红细胞增多症、肺动脉高压,进而形成肺心病而心力衰竭。

第2节 麻醉前评估和准备

一、麻醉前评估

(一) 一般评估

1. 病史 术前应全面细致地复习病史,特别注意以下几点:①咳嗽:是否长期咳嗽,咳嗽的性质及咳嗽的昼夜变化;②咳痰:了解痰量的多少、颜色、黏稠程度、是否易于咳出、改变体位对于排痰有无帮助、痰中是否带血,若有咯血应了解咯血量多少;③呼吸困难:呼吸困难的性质(吸气性、呼气性、混合性),静息时是否有呼吸困难发生。静息时有呼吸困难发生提示心肺代偿差,对麻醉、手术耐受均不佳。应对患者已有的呼吸困难程度进行分级(表76-1);④吸烟史:对于吸烟者应了解每日的吸烟量、吸烟年限、术前停止吸烟的时间,每日吸烟量>10 支者,术后肺部并发症的发生率将增加 3～6 倍。⑤疾病诱发、缓解因素,如哮喘患者是否有特异的致敏原;⑥治疗史:抗生素、支气管扩张剂以及糖皮质激素的应用,包括具体用药及患者对药物的反应及因呼吸系统疾病入院治疗的次数。

表76-1 呼吸困难程度分级

分级	表现
0 级	平地正常行走无呼吸困难症状
1 级	能按需行走,但易疲劳
2 级	行走距离有限,行走一定距离后需休息
3 级	短距离行走即出现呼吸困难
4 级	静息时出现呼吸困难

吸烟是慢性支气管炎、肺气肿和慢性气道阻塞的主要危险因素。长期吸烟可产生如下改变:①支气管黏膜的纤毛受损、变短,纤毛清除功能减弱,此外,黏膜下腺体增生、肥大,黏液分泌增多,成分也有改变,容易阻塞细支气管;②吸烟者下呼吸道巨噬细胞、中性粒细胞和弹性蛋白酶较非吸烟者明显增多,释放出各种细胞因子导致肺泡壁破坏和间质纤维化;③烟雾中的一氧化碳和尼古丁对心血管系统有显著影响:尼古丁兴奋交感神经系统,引起末梢血管收缩,心率增快和心肌耗氧量增加;一氧化碳与血红

蛋白的结合力较氧大 200 倍,当碳氧血红蛋白浓度增加时,氧合血红蛋白量相对减少,致组织氧供减少,并可导致红细胞增多症及血黏度增高;④吸烟具有致癌作用。另外,还可引起胃酸分泌增加、诱发溃疡、降低食管下段括约肌的张力和造成返流性食管炎。

2. 体征　体检时应该注意以下征象:①体型及外貌:肥胖、脊柱侧弯可引起肺容积[功能残气量(FRC),肺总量(TLC)]减少和肺顺应性下降,易出现肺不张和低氧血症;营养不良,恶液质的患者呼吸肌力量弱,免疫力下降,易合并感染;观察口唇、甲床有无紫绀。②呼吸情况:呼吸频率大于 25 次/分是呼吸衰竭早期的表现;呼吸模式:呼气费力提示存在气道梗阻;随着膈肌和肋间肌负荷加重,辅助呼吸肌的作用增强,出现反常呼吸时提示膈肌麻痹或严重功能障碍。COPD 患者可表现为桶状胸;如果胸壁不对称可能有气胸、胸腔积液或肺实变。③胸部听诊具有重要意义,阻塞性肺病患者呼气相延长、呼吸音低,痰液潴留时可闻及粗糙的湿啰音,位置不固定,可在咳痰后消失,若啰音位置固定则可能为支气管扩张症或肺脓肿。小气道痉挛的患者可闻及音调较高的哮鸣音,见于哮喘或慢性喘息性支气管炎患者。④肺气肿的患者肺部叩诊呈过清音,叩诊呈浊音者提示有肺实变。⑤合并肺动脉高压、肺心病、右心功能不全可有颈静脉怒张,肝颈静脉回流征(+),心脏听诊可闻及第 2 心音分裂。

3. 实验室检查　慢性呼吸系统疾病的患者血红蛋白大于 160g/L,红细胞压积大于 60% 往往提示有慢性缺氧,白细胞计数及分类可反映出有无感染;患者术前都应常规行胸部正侧位 X 线检查;合并有肺源性心脏病和肺动脉高压的患者心电图可发生改变,如心电轴右偏、肺性 P 波、右心室肥厚及右束支传导阻滞,应行超声心动图进一步了解心脏功能。

动脉血气分析是评价肺功能有价值的指标,能够反映机体的通气情况、酸碱平衡、氧合状况以及血红蛋白含量,从而反映出患者肺部疾患的严重程度及病程急缓。如果病情较重、持续时间长会存在慢性高碳酸血症和低氧血症,但是 pH 值仍在正常范围内。对于严重肺部疾病患者术前进行动脉血气分析是十分必要的。$PaCO_2 > 45mmHg$ 时,术后呼吸系统并发症发生率明显增加。

（二）肺功能评估

肺功能检查有助于了解肺部疾病的性质,严重程度以及病变是否可逆。当年龄 >60 岁、有肺部疾病、吸烟史以及拟行肺叶切除的患者需要常规行肺功能检查。

1. 简易肺功能试验　①屏气试验:正常人的屏气试验可持续 30 秒以上。持续 20 秒以上者一般麻醉危险性小;如时间低于 10 秒,则提示患者的心肺储备能力很差,常不能耐受手术与麻醉。②测量胸腔周径法:测量深吸气与深呼气时胸腔周径的差别,超过 4cm 以上者提示没有严重的肺部疾病或肺功能不全。③吹火柴试验:患者安静后深吸气,然后张口快速呼气,能将置于 15cm 远的火柴吹熄者,提示肺功能储备良好,否则提示储备下降。④吹气试验:嘱患者尽力吸气后,能在 3 秒内全部呼出者,表示用力肺活量基本正常,若需 5 秒以上才能完成全部呼气,提示有阻塞性通气障碍。

2. 肺功能测定　肺功能测定需通过肺量计进行,先让患者吸足空气,然后将吸入的空气用力快速呼入肺量计直至残气位。从时间-容量曲线可以得出用力肺活量(FVC)、残气量(RV)、最大呼气中期流速(MMFR)及最大分钟通气量(MMV)等重要指标。这些指标有助于预测术后发生肺部并发症的风险(表 76-2)。

表 76-2　术后发生肺部并发症的风险和术前肺功能的关系

	中度危险	高度危险
FVC	<预计值的 50%	<15ml/kg
FEV_1	<2L	<1L
FEV_1/FVC	<预计值的 70%	<预计值的 35%
$FEF_{25\sim75\%}$	-	<1.4L/S
RV/TLC	>预计值的 50%	-
D_LCO	<预计值的 50%	-
MVV	<预计值的 50%	-

3. 放射性核素定量肺显像　^{99m}TC 肺灌注显像可预测肺切除后肺功能,即 FEV_1 的术后预计值(Predicted Postoperative Forced expiratory Volume in one second $PPO-FEV_1$)

$PPO-FEV_1$ = 术前 FEV_1 × 健肺灌注扫描值%。$PPO-FEV_1$ 公式是根据全肺共 19 个肺段,每个肺段相当于全肺的 5.26%,即 $PPO-FEV_1$ = 术前 FEV_1 × [1-(s×5.26)/100](S = 切除的支气管肺段数)。$PPO-FEV_1$ 小于 1L 提示术后肺并发症发生率明显升高。对于术前存在肺部病变的肺叶切除患者,PPO-

FEV_1 比单纯的 FEV_1 更敏感。

（三）术后肺部并发症（postoperative pulmonary complications，PPCs）的危险因素

术后患者肺功能的变化通常包括膈肌功能障碍、V/Q 失调以及 FRC 下降。虽然这些改变均可精确测定，但它们同患者临床表现之间的关系尚不明确。临床上，PPCs 包括肺不张、肺炎、支气管炎、支气管痉挛、低氧血症以及呼吸衰竭。

PPCs 的危险因素有：①术前存在的肺部疾病如 COPD、哮喘和阻塞性睡眠呼吸暂停综合征。COPD 病史是最重要的危险因素，尤其是严重 COPD 患者，术后并发症发生率明显升高；②胸部或上腹部手术：这类手术患者术后可发生膈肌功能障碍，可能是 PPCs 的原因之一；③吸烟：吸烟者即使没有肺部疾病史，PPCs 也明显升高；④肥胖；⑤高龄：年龄超过 60 岁，随着年龄增大，肺泡总面积减少、闭合气量增加、肺顺应性下降，并发症增多；⑥全身麻醉时间过长：全身麻醉较椎管内麻醉和区域阻滞更容易出现各种并发症，全麻时间超过 3 小时以上，术后并发症发生率显著增加。有长期吸烟史、术前低氧血症以及术中大量出血的患者在腹部血管手术后可能需要呼吸机支持 24 小时以上。非胸部手术的大手术患者 PPCs 的发病率约为 20% ~30%。

术后易发生呼吸功能不全的高危指标：①3、4 级呼吸困难；②肺功能严重减退：肺活量和最大通气量小于预计值 60%、$FEV_1 < 0.5L$、$FEV_1/FVC < 60\%$；③血气分析：$PaO_2 < 65mmHg$、$PaCO_2 > 45mmHg$。

二、麻醉前准备

合并呼吸系统疾病患者麻醉前准备的目的在于改善呼吸功能、提高心肺代偿能力、增加患者对手术和麻醉的耐受及预防和减少术后肺部并发症。进行麻醉前准备时应区分病变是否可逆，对于可逆病变要尽可能纠正。可逆病变包括：支气管痉挛、呼吸道感染、痰液潴留、心源性肺水肿、胸腔积液、肥胖和胸壁损伤等。对于不可逆的病变，包括：肺气肿、肿瘤所致的局限性肺不张、脊柱侧弯、脊椎损伤和肺间质纤维化，经过充分的术前准备可减少术中、术后并发症，减少 ICU 的住院天数。

（一）常规准备

1. 戒烟　吸烟是一项重要的术前风险因素。虽然吸烟还可对肺功能产生其他的影响，但其主要影响是增加慢性肺疾患的发生率。术前短期戒烟

（48 小时）可使血中一氧化碳血红蛋白降至正常水平、解除尼古丁对心血管的作用、增强纤毛的运动。但戒烟 1 ~2 周后患者的痰液量才降低，4 ~6 周才可改善临床症状和肺功能。超过 400 年支的吸烟史使发生 PPCs 的风险增加。术前戒烟超过 8 周的患者 PPCs 发生率相对于未戒烟的患者大大降低。对于长期吸烟者，术前应尽可能的戒烟，越早越好。戒烟的益处见表 76-3。临床上戒烟十分困难，但术前至少应禁烟两周才能减少气道分泌物和改善通气。

表 76-3　戒烟时间和戒烟益处的关系

戒烟时间	益处
12 ~24h	血中一氧化碳和尼古丁水平降低
48 ~72h	碳氧血红蛋白可降至正常水平，纤毛功能改善
1 ~2 周	痰量减少
4 ~6 周	肺功能改善
6 ~8 周	机体免疫功能和代谢功能改善
8 ~12 周	术后并发症减少

2. 呼吸功能锻炼　呼吸功能锻炼可减少 PPCs 发生率，缩短患者住院时间。指导患者进行呼吸锻炼，在胸式呼吸已不能有效增加肺通气量时，应练习深而慢的腹式呼吸。进行呼吸锻炼、自主深呼吸、咳嗽等手段有助于分泌物的排出及增加肺容量，降低术后肺部并发症的发生率。

（二）肺疾病的处理

1. 哮喘　支气管痉挛是麻醉中可能发生的最严重的呼吸系统并发症之一。目前哮喘患者并发症的发生率低于 30 年前，提示目前的治疗方法已降低了围手术期支气管痉挛、肺炎、呼吸衰竭等的发生率和死亡率。治疗哮喘的药物包括 β_2-受体激动剂、类固醇激素、抗胆碱药物和肥大细胞稳定剂等。哮喘患者发生 PPCs 的危险因素包括近期有哮喘症状、近期使用过抗哮喘药物或住院治疗、曾因哮喘而行气管插管等。不同麻醉方式并不是哮喘患者发生 PPCs 的危险因素。非发作期的哮喘患者围手术期发生支气管痉挛的危险较低，即使发生通常也不会导致严重后果。有发生 PPCs 危险的哮喘患者应在手术 24 ~48 小时前进行激素治疗，因为类固醇激素具有抗炎和膜稳定作用，对气道保护作用的起效时间较长。成人每天强的松的剂量通常为 40 ~60mg。不能口服的患者及手术当日的患者通常静注氢化可

的松（100mg,q8h）。若无支气管痉挛，术后可停用类固醇激素而无需逐渐减量。围手术期类固醇激素的短期使用对伤口的感染和愈合无明显影响。术前有哮鸣音的患者应使用 β_2 受体激动剂和皮质激素雾化吸入。茶碱类药物不是哮喘的一线用药，并可能产生明显毒性。经治疗后症状改善的患者可接受手术，不改善的择期手术患者应延期手术。哮喘发作后气道高反应性仍可持续数周，因而哮喘症状改善后仍有可能因各种刺激而诱发支气管痉挛。

2. COPD 慢性肺疾病患者有发生 PPCs 的风险。COPD 的治疗应以支持治疗为主，患者必须戒烟，并应用抗生素治疗呼吸道感染。有可逆性气道梗阻的患者应使用支气管扩张剂，β_2 激动剂雾化吸入、抗胆碱能药物及一个疗程的激素治疗有一定作用。尽管使用支气管扩张剂后，肺功能没有改善，但临床转归改善。COPD 患者可能存在慢性呼吸肌疲劳，其病因常为营养不良、电解质紊乱和内分泌失调等，术前应加以纠正。如存在支气管炎发作，痰液性质改变等病情加重的情况应及时给予抗感染和祛痰治疗。如果患者还存在其他肺部疾病，术前也应予以治疗。呼吸肌功能锻炼可降低患者的死亡率。临床观察表明，患者呼吸肌力量的测定可确定 PPCs 高危患者。经过呼吸锻炼，呼吸肌力量增强的患者同未锻炼的相比，PPCs 发生率明显下降。同时，患者代偿能力的测定也有助于鉴别 PPCs 的高危患者。慢性低氧血症患者（$PaO_2 < 55mmHg$）需要低流量吸氧治疗（$1 \sim 2L/min$），可减轻肺动脉高压，减少心衰的症状和体征并改善患者的精神状况。术前存在低氧血症的患者应进一步检查。即使低氧血症是慢性的，但因患者在家中未能得到氧疗，也应先给患者适当供氧，待患者肺动脉高压和心功能改善后再行择期手术。

3. 其他肺疾病 如有急性肺部疾病，应延期手术，急诊手术应术前吸氧与机械通气，使达到最佳状态。急性上呼吸道感染患者择期手术应在治疗好转后施行；伴有大量痰液者，应于痰液减少后 2 周再行手术；慢性呼吸道疾病患者，为防止肺部感染，术前 3 天常规应用抗生素。肺部感染病原微生物包括细菌和病毒，合理应用抗生素治疗是关键，痰或气道分泌物的致病菌培养+药敏试验有助于抗生素的选择。在致病菌未能确定时，常根据经验用药，对于病情较重的宜选用广谱抗生素，静脉给药。抗感染同时还要清除气道分泌物，否则痰液潴留使感染不能控制，而且常使细菌成为耐药菌株，造成治疗困难。

合并有胸腔积液者，积液量较大，并影响到 FRC 时可行胸穿放液或放置引流装置。张力性气胸者应放置胸腔闭式引流，行全身麻醉前 24h 不能拔出引流管。

有睡眠呼吸暂停的患者，麻醉、手术后恢复可能较差，并且发生术后呼吸暂停次数增加以及严重低氧血症的可能性增加。术后患者通常采用的仰卧位也加会重 OSAS。OSAS 患者一般咽部组织肥厚，气道处理困难。OSAS 患者可能需要昂贵的治疗措施（如 CPAP,BiPAP）、特殊的监测并可能伴有心血管疾病。术前对 OSAS 进行适当的治疗可改善心脏功能、降低肺动脉高压并利于血压的调控，这些都有利于减少术后并发症。

（三）麻醉前用药

阿片类药物具有镇痛镇静作用，苯二氮草类药物是有效的抗焦虑药物，但是两者都能显著抑制呼吸中枢，作为麻醉前用药应该谨慎，对于情绪紧张的患者，如果肺功能损害不严重可以应用，但应适当减量，严重呼吸功能不全的患者避免用药；应用抗胆碱能药物可解除迷走神经反射，减少气道分泌物，减轻插管反应，但是会增加痰液黏稠度，不利于痰液排出，而且有研究认为常规剂量尚不足以抵销插管时的反应，可根据患者具体情况应用，常用药物阿托品，东莨菪碱；H_2 受体拮抗剂、吗啡等不宜应用，可能诱发支气管痉挛。术前应用支气管扩张剂者应持续用药至麻醉诱导前。

三、麻 醉 选 择

麻醉选择应结合患者的具体情况而定，理想的麻醉方法和药物选择原则应是：①呼吸循环干扰少；②镇静、止痛和肌松作用好；③手术不良反射阻断满意；④术后苏醒恢复快；⑤并发症少。

（一）麻醉方法

大量的研究结果未能证明哪种麻醉方法可减少 PPCs 的发生。局部麻醉的优点在于无需气管插管或控制通气、无需使用肌松剂、对动脉血气的影响小。但局部神经阻滞可能会导致呼吸肌无力及咳嗽反射抑制。全麻的优点在于可确保患者配合手术、完全控制气道以及可通过气管导管吸引分泌物等。其缺点在于常需使用肌松剂，而且全麻还会对患者的通气和气道调控等机制产生影响，并可能导致气道分泌物增多和支气管痉挛。

神经阻滞对呼吸功能影响很小,保留自主呼吸,能主动咳出气道分泌物,用于合并呼吸系统疾患的患者较为安全,但在使用上有一定局限性,神经阻滞只适用于颈部及四肢手术。

椎管内阻滞镇痛和肌松的效果好,适用于下腹部,下肢手术。脊麻对血流动力学干扰较大,麻醉平面较难控制,严重COPD患者依靠辅助肌参与呼吸时,如果出现运动阻滞可降低FRC,使患者咳嗽及清除分泌物的能力下降,导致呼吸功能不全甚至呼吸衰竭,因此较少选用。硬膜外麻醉阻滞范围与麻醉药种类、浓度、剂量都有关系,麻醉平面不宜高于T_6水平,否则一方面影响呼吸肌功能,另一方面阻滞肺交感神经丛,易诱发哮喘。

已有呼吸功能储备下降的患者,如高龄、体弱、盆腹腔巨大肿瘤、上腹部或开胸手术及时间较长且复杂的手术宜选用全身麻醉。气管内插管便于术中管理,可保证术中充分的氧供;吸入麻醉药可通过呼吸道排出,不会产生后遗的镇静效应;吸入麻醉药还有扩张支气管的作用,治疗术中支气管痉挛。但是全麻也对机体造成一定伤害:吸入干燥气体,不利于分泌物排出;吸入麻醉药抑制纤毛运动而影响排痰;气管导管对气道产生刺激;气管内插管使功能残气量减少,肺泡无效腔增大,影响肺内气体的分布和交换。在全麻时,要防止麻醉装置加大气道阻力和无效腔,选用粗细合适的气管导管,最好选用低压充气套囊,防止黏膜受压,影响纤毛功能。

（二）麻醉药物

氟烷麻醉效能强、诱导及苏醒迅速,对呼吸道无刺激,可直接松弛支气管平滑肌,但是使心肌对儿茶酚胺的敏感性增加,有诱发心律失常的顾虑;安氟烷、异氟烷对气道无刺激,不增加气道分泌物,有扩张支气管平滑肌的作用,可降低肺顺应性和功能残气量;而有研究显示,七氟烷(1.1MAC)支气管扩张作用最强;氧化亚氮对呼吸道没有刺激性,不引起呼吸抑制,但麻醉效能较低,需和其他吸入药物联合应用。

硫喷妥钠麻醉时对交感神经的抑制明显,副交感神经占优势,可诱发喉痉挛和支气管痉挛,支气管哮喘患者不宜采用;氯胺酮增加内源性儿茶酚胺,可使支气管扩张,适用于支气管哮喘患者。但氯胺酮增加肺血管阻力,使肺动脉压升高,禁用于有肺动脉高压者;丙泊酚对呼吸轻度抑制,对喉反射有一定的抑制,喉痉挛很少见,可用于哮喘患者。

对于有慢性喘息性支气管炎或哮喘的患者,肌松药选择应避免组胺释放较强的药物。琥珀酰胆碱,筒箭毒碱,阿曲库胺,美维松都有组胺释放作用,避免使用。维库溴铵无组胺释放作用,泮库溴铵和哌库溴铵及顺式阿曲库胺等均可应用。使用泮库溴铵后发生肌松残余的几率大于维库溴铵和阿曲库铵,且泮库溴铵的肌松残余作用是引起PPCs的危险因素之一。PPCs高危患者可考虑使用短效肌松药。肌松残余与发生PPCs的关系以及局部麻醉对肺部疾病患者的意义等还需进一步研究。

麻醉性镇痛药中吗啡由于释放组胺和对平滑肌的直接作用而引起支气管收缩,可诱发哮喘发作,而且吗啡抑制小支气管的纤毛运动,应避免用于支气管痉挛的患者。芬太尼有抗组胺的作用,可以缓解支气管痉挛,可在术中应用。

第3节　麻醉管理

仅有合理的麻醉选择,若术中管理欠妥,仍会出现呼吸、循环系统严重并发症。麻醉实施的原则为:①加强对呼吸循环的监测;②维持呼吸道通畅和足够的通气量,防止缺氧和二氧化碳蓄积,但要避免$PaCO_2$长时间低于4.6kPa(35mmHg),否则可引起脑血管痉挛和供血不足;③维持循环稳定,避免血压过高或过低,预防心律失常,遇有休克应及时纠正;④纠正酸碱平衡失调及电解质紊乱,掌握输血输液的量和速度,防止过量或不足;⑤在满足手术要求的前提下,尽可能减少麻醉药用量,全麻不宜过深,椎管内麻醉阻滞范围不宜过广。

一、全麻的管理

对于不同病理生理的呼吸系统疾病,全麻管理有不同的要求。麻醉过程中需要根据疾病的病理生理、术中病情变化、患者的治疗反应及时作出判断,并选择个体化的处理方案。全麻对呼吸系统可产生多种影响,包括减少肺泡巨噬细胞的数量、增加肺泡毛细管的通透性、抑制肺泡表面活性物质的释放、增加NO合酶的活性以及增强肺血管对α-肾上腺素能受体激动剂的敏感性等。这些作用均可能促进PPCs的产生。另外,全麻还可引起肺部的机械性、结构性和功能性的改变,同样可能导致PPCs。全麻诱导后,患者的FRC下降并且肺下垂部位产生局灶性肺泡不张,在分流区或无效腔样通气部位可产生V/Q失调。全麻还对膈肌运动有显著影响,使膈肌的腹侧和背侧产生近乎抑制的位移,这就可能会使上部肺区通气过度而下垂部位的肺区通气不足。膈肌局部解剖和神经支配上的差异也会使其在全麻期间产生位置和移动上的异常。FRC的病理变化、膈肌移位的改变以及V/Q的变化等可导致肺泡动脉氧分压差增加。如果没有手术的影响,患者清醒后,呼吸系统能逐渐恢复到基础水平。患者本身的健康状况与手术、麻醉对呼吸系统影响之间可能存在有协同作用。

哮喘患者术中处理的目标是防止气道痉挛。应避免使用具有组胺释放作用的药物。吸入性麻醉药具有气道扩张作用,各种药物之间治疗气道痉挛的效果无明显差异。丙泊酚是治疗支气管痉挛的有效药物,在诱导过程中可减轻哮鸣音。一般认为应尽量选用局部麻醉,以避免气管插管,并且局部麻醉不会引起副交感神经占优势以及气道收缩。β_2激动剂可通过气管导管雾化吸入。联合应用利多卡因和β_2激动剂雾化剂可产生协同作用,抑制支气管收缩反应。喉罩对气道的刺激作用比气管导管轻,提示其可用于气道反应性高的患者。并非所有存在喘息症状的患者都需要处理,也并非所有存在哮鸣音的患者气道反应性都高。其他可产生哮鸣音的疾病还包括肺水肿、气胸、药物反应、误吸及气管导管进入支气管等。要判断有哮鸣音患者病情的严重程度就必须检查潮气量、气道压、动脉血氧饱和度和生命体征等。严重支气管痉挛患者的气道压升高,此时维持患者的氧合功能比排出CO_2更重要。在此种情况下,应采用允许性高碳酸血症的处理方法,提高吸入氧浓度以保证适当的氧合,同时避免气道压过高,以防引起气压伤。气道压增高的患者,采用ICU用呼吸机对改善患者的气体交换功能可能有帮助。

除了哮喘,慢性支气管炎、肺气肿、过敏性鼻炎和上/下呼吸道感染的患者也可能出现气道高反应状态。气道高反应患者全身麻醉的主要目标是防止气道痉挛,如果发生痉挛,则应减轻其程度,使之易于逆转。气道高反应患者施行全身麻醉时应注意:①麻醉诱导:力求平稳,避免兴奋和呛咳,达到充分麻醉深度前不宜进行气管插管。如果需要快速诱导气管插管,则诱导药物宜合理地选用氯胺酮($1\sim2mg/kg$)或丙泊酚($2\sim3mg/kg$),依托咪酯和硫喷妥钠对降低气道反应无效。②围手术期预防支气管痉挛:静注利多卡因($1\sim2mg/kg$)有预防及治疗支气管痉挛的功效,其作用机制主要是阻滞了气道对刺激物的反射,局麻药雾化吸入并不比静脉用药更有效,反而可能因为直接刺激气道而诱发支气管痉挛。全身麻醉前$1\sim2$小时应用β_2受体激动剂如沙丁胺醇对预防亦有利。③麻醉性镇痛药的使用:使用吗啡的顾虑是血浆组胺浓度增加引起气道反应,而芬太尼及其衍生物几乎没有组胺释放作用,但应避免将芬太尼引起的躯干肌肉僵硬与支气管痉挛混淆。④肌松剂的应用:肌松剂可促使组胺释放,阻断M_2受体,产生支气管平滑肌收缩效应,维库溴铵这方面的作用最弱。使用肌松剂还需要考虑拮抗的问题,应尽量避免应用新斯的明,因为其可增加气道分泌物,诱发支气管痉挛。选用短效肌松剂;如果必须拮抗时可用腾喜龙。⑤气管拔管:自主呼吸存在,并且潮气量足够时允许在深麻醉下拔管。

支气管痉挛的诊断标准是伴有气道峰压增高和呼气相哮鸣音的通气困难。术中如出现哮鸣音,不能仅认为是支气管痉挛发作,首先要对肺水肿、肺栓塞、误吸、气管导管梗阻作出鉴别诊断。如确系支气管痉挛,其处理为:①消除刺激因素,如系药物或生物制品,应立即停用;②加深麻醉,但对严重支气管痉挛,不是完全有效;③术中治疗的关键是吸入β_2受体激动剂(如沙丁胺醇$200\sim400\mu g$);通过计量型吸入器,以弯头将气雾剂送至患者呼吸回路;④茶碱类药物(氨茶碱$5mg/kg$)或糖皮质激素(氢化可的松$1\sim2mg/kg$)亦有一定应用价值;⑤纠正缺氧和二氧化碳蓄积,选择合适的通气模式和通气参数,必要时可手控通气,以克服气道阻力所致的通气不足。

严重COPD患者的心肺功能极其脆弱,麻醉诱导和维持既要有效地消除患者的应激反应,又要保持患者血液动力学的稳定。麻醉中应注意:①麻醉诱导的药物应小量缓慢给予,麻醉维持采用低浓度吸入麻醉复合硬膜外阻滞较佳;②选择通气模式为小潮气量、延长呼气时间,必要时加用PEEP以防止呼气相细支气管萎陷闭合,吸:呼比(I:E)宜为$1:2.5\sim1:3$,并根据$P_{ET}CO_2$和血气分析调节呼吸频率,使$PaCO_2$保持在允许的高碳酸血症范围;③术中要彻底清除呼吸道分泌物,但忌吸引过频,吸痰前应加深麻醉、吸高浓度氧,每次吸痰持续时间不超过10秒;④对呼吸道分泌物多而潮气量小的危重患者,手术完毕时可作管切开,以减少解剖无效腔,便于清理呼吸道及施行呼吸支持治疗。

阻塞性呼吸睡眠暂停综合征患者全身麻醉应注

意:①麻醉诱导中因上呼吸道张力消失和舌后坠,上呼吸道障碍远较正常人群多见且严重,此类患者目前多主张清醒插管,尤其是保护性反射已严重消退的重症患者,应用带套囊的气管导管保证气道开放十分重要;②麻醉维持中需要控制呼吸并调节 $P_{ET}CO_2$ 至术前水平,避免应用肌松剂;③全麻对 OSAS 患者的主要危险在拔管以后,拔管前麻醉应完全恢复,必须清醒拔管,但尽管患者意识基本清醒,但麻醉药的残余作用并未完全清除,诱发呼吸暂停的潜在危险因素依然存在。

限制性通气障碍患者影响全身麻醉诱导和维持的药物选择。尽量少用抑制呼吸的药物以避免术后对呼吸的影响;为避免通气不足,采用小潮气量、增加呼吸频率的策略;术中正压通气的气道压力可能较高,增加了肺部气压伤、气胸的危险;肺功能受损的患者术后早期需要呼吸支持。

二、椎管内麻醉的管理

椎管内麻醉尤其是上胸段硬膜外阻滞,可明显降低呼吸储备功能而致通气不足,麻醉期要注意:①肥胖患者由于硬膜外腔脂肪过多,相应硬膜外腔隙缩小,因此必须相应减少硬膜外阻滞的用药量;②为减轻对呼吸功能的影响,硬膜外阻滞的局麻药宜采用低浓度(1% ~ 1.5% 利多卡因、0.15% 地卡因、0.25% ~ 0.5% 布吡卡因)、小剂量,并尽量控制阻滞平面在 T6 以下;③高平面硬膜外阻滞(T6 以上)时,注药后 20 ~ 30 分钟时的呼吸影响最大,此时腹肌松弛无力,呼吸动作显著减弱,因此,必须及时吸氧,备好麻醉机,必要时施行面罩吸氧辅助呼吸;④必须做到麻醉完善,谨慎应用镇痛镇静药物,阿片类药物、巴比妥类和安定类药物抑制缺氧对呼吸功能的驱动,对依靠低氧血症刺激通气反应而维持呼吸功能的患者,如肺心病、阻塞性肺气肿患者,盲目滥加镇痛镇静药可抑制呼吸中枢,并因镇静、嗜睡引起舌后坠,形成呼吸道不全梗阻;⑤如遇血压下降,应及时处理,因循环障碍将进一步加重呼吸功能不全的程度;⑥术毕可留置硬膜外导管,以备术后切口镇痛治疗。

三、麻醉期间监测

(一) 一般监测

麻醉期间除常规监测血压、脉搏、呼吸及 ECG

外,根据手术和麻醉情况还需要监测直接动脉压、CVP 及 PAWP,以随时了解手术、麻醉及体位对循环功能的影响。

(二) 呼吸功能监测

1. 术中呼吸功能的常规监测 呼吸功能的常规监测包括呼吸运动的观察;呼吸频率、幅度和节律;呼吸音的强度、音质及时相的变化;指甲、口唇黏膜、眼睑有无紫绀。

2. 肺通气功能监测 包括潮气量(VT)、分钟通气量(MV)、呼吸频率(RR)以及无效腔的监测。MV =VT×RR。机械通气时,成人的 VT 应为 8 ~ 10ml/kg,小儿应为 10 ~ 12ml/kg。术中 VT 降低的可能原因有连接脱漏、气道阻力增高或工作压力降低;VT 过高的原因有吸气流速高、吸气时间长或潮气量设置大。

正常成人解剖无效腔约 150ml,占潮气量的 1/3。面罩、气管导管、麻醉机、呼吸机的接头和回路等均可使机械无效腔增加。支气管扩张时,肺弹性组织减少和肺容量增加使解剖无效腔增加。临床上常以生理无效腔腔量与其占潮气量之比(VD/VT)作为判断指标。用 Bohr 公式计算:

$$VD/VT = (PaCO_2 - P_{ET}CO_2)/PaCO_2$$

VD/VT 正常值约为 0.25 ~ 0.3。生理无效腔是反映肺内通气与血流灌注比例是否正常的一项指标,有助于对一些肺部疾病严重程度的判断,生理无效腔增大见于各种原因引起的肺血管床减少、肺血流量减少或肺血管栓塞,如呼吸衰竭、二氧化碳潴留、肺栓塞等情况下,VD/VT 可高达 0.6 ~ 0.7。VD/VT 还和机体的代谢状态有关,临床上通常以血中二氧化碳含量高低来确定通气适当与否,当 $PaCO_2$ 高于正常值是低通气,反之 $PaCO_2$ 低于正常值是通气过度的表现。

3. 肺换气功能监测 主要包括弥散功能和通气血流比监测。气体弥散量的大小与弥散面积、距离、时间、气体分子量及其在弥散介质中的溶解度有关。二氧化碳弥散能力约为氧气的 21 倍。因此,肺弥散功能发生障碍时,主要表现为缺氧。通气血流比正常值为 0.8。手术中患者体位、吸入氧浓度和许多病理因素可影响 V_A/Q。改变气道阻力与血管阻力的病理因素,如慢性支气管炎、肺气肿、肺水肿与肺间质纤维化等,均可影响 V_A/Q 的比值。V_A/Q 不均主要引起 PaO_2 下降,而对 $PaCO_2$ 影响可能不大。

反映弥散功能和通气血流比(V_A/Q)的一个重要指标是肺泡氧分压-动脉血氧分压差($A-aDO_2$)。

正常值吸空气时 A-aDO$_2$ 为 8～24mmHg,吸纯氧时为 25～75mmHg,A-aDO$_2$ 增大反映弥散或分流异常。A-aDO$_2$ 可以用于监测肺水肿、肺栓塞等疾病的病情变化以及治疗效果。

在排除存在心脏右向左分流的情况下,肺分流量增加是诊断呼吸衰竭的重要指标。计算分流率(Q$_S$/Q$_T$),计算公式如下:

$$Q_S/Q_T = (Cc'O_2 - CaO_2)/(Cc'O_2 - CvO_2)$$

其中 Q$_S$ 代表分流量,Q$_T$ 代表心排量。Cc'O$_2$ 代表肺泡毛细血管末端血内的氧含量,CaO$_2$ 为动脉血氧含量,CvO$_2$ 为混合静脉血氧含量。分流率正常值<7%。分流率与心排量的乘积即为分流量。

氧合指数,即动脉氧分压(PaO$_2$)与吸入氧浓度(FiO$_2$)的比值,也是常用的评价肺氧合和换气功能的指标。正常 PaO$_2$/FiO$_2$>300mmHg,降低提示肺换气功能障碍。PaO$_2$/FiO$_2$<200mmHg 是 ARDS 的诊断标准。

4. 脉搏氧饱和度监测 成人脉搏血氧饱和度(SpO$_2$)正常值为≥95%,新生儿第一天 SpO$_2$ 最低 91%,2～7 天 SpO$_2$ 为 92%～94%;成人 SpO$_2$ 90%～94% 为氧失饱和状态;<90% 为低氧血症(FiO$_2$=0.21)。连续性无创监测 SpO$_2$,与血氧分压有很好的相关性,可及时有效地评价血氧饱和或氧失饱和状态,了解机体的氧合功能,反应机体的血氧变化,以评价全麻期的氧合程度,指导呼吸管理,为早期发现低氧血症提供了有价值的信息,提高了麻醉和呼吸治疗的安全性。

5. 氧供/氧耗监测 氧供(DO$_2$)是单位时间内运送到组织的氧量,定义为心输出量(Qt)与动脉血氧含量(CaO$_2$)的乘积。正常静息情况下,大约每分钟有 1000ml 的氧运送到组织中(Qt 5L/min,CaO$_2$ 为 20ml/dl),其中约 250ml 为机体所消耗,剩余的 75% 可见于混合静脉血。随氧气交换率而变的 DO$_2$ 可在一个很大的范围内波动,氧耗(VO$_2$)是维持正常的,在 DO$_2$ 严重降低时,VO$_2$ 呈现与 DO$_2$ 线性相关性降低,这时就会发生低氧血症和无氧代谢(如乳酸中

毒)。麻醉期间 DO$_2$ 的临界值约为每分钟 330ml/m^2 或每分钟 7～8ml/kg;更低者可降到每分钟 5ml/kg 仍可维持足够的 VO$_2$。维持 DO$_2$ 于正常高限值之上(如每分钟 600ml/m^2)可提高生存率,降低血乳酸含量也与改善生存率相关。

6. 呼气末二氧化碳监测 呼气末二氧化碳指呼气终末期呼出的混合肺泡气含有的二氧化碳分压(P$_{ET}$CO$_2$)或二氧化碳浓度(C$_{ET}$CO$_2$)。P$_{ET}$CO$_2$ 正常值为 35～45mmHg(4.67～6.0kPa),C$_{ET}$CO$_2$ 正常值为 5%(4.6%～6.0%)。P$_{ET}$CO$_2$ 监测可用来评价肺泡通气、整个气道及呼吸回路的通畅情况,也可以用与监测通气功能、循环功能、肺血流及细微的重复吸入情况。影响 P$_{ET}$CO$_2$ 的因素包括 CO$_2$ 产量、肺换气量、肺血流灌注及机械故障;CO$_2$ 波形图监测可用来评价整个气道及呼吸回路的通畅情况、通气功能、循环功能、肺血流状态,还可指导麻醉机呼吸通气量的调节,为许多肺部严重病理改变提供早期依据。

7. 呼吸力学及连续气道监测 呼吸力学监测是临床呼吸道管理的重要措施之一,连续气道监测(CAM)能在最接近患者的气管导管口或面罩外口处连续无创监测通气压力、容量、流率、顺应性和阻力等 14 项通气指标,是以顺应性环(pressure volume,PV 环)和/或阻力环(flow-volume,FV 环)为主的一种综合性分析方法。CAM 监测技术可采用旁气流式和主气流式来测定。该监测可指导术中管理,有助于早期发现呼吸异常并分析其原因作出及时处理。

8. 血液-气体监测 主要指动脉血气监测,通过血气分析可反映呼吸、循环功能的变化和酸碱平衡,对呼吸循环的管理有很大的指导意义。通气、换气、血流及呼吸动力功能等方面发生的障碍,最终都导致血气发生变化,因此,血气分析仍是测定肺呼吸功能的重要指标。从动脉血直接测得 PaO$_2$、PaCO$_2$ 和 pH,由这些数值又可推算出 HCO$_3^-$、SaO$_2$、BE 等。根据以上参数变化我们可以对气体交换、酸碱平衡及心肺的整体状况作出估价。

第4节 麻醉后处理

在并存呼吸系统疾病的术后死亡病例中,约有 13%～25% 死于肺部并发症。妥善的术后处理对预防并发症、降低围手术期死亡率有重要意义。手术后通气不足的常见影响因素有:①麻醉药物的残余作用以及术后重复应用镇痛药,均可使通气量减少、咳嗽反射减弱、甚至呼吸明显抑制;②椎管内麻醉阻滞平面达胸段时,在麻醉作用消退前将影响通气;③术后因切口疼痛致膈肌活动减弱,以及术后腹胀,

胸腹部敷料包扎过紧等因素均可限制通气而出现低氧血症;④功能性残气量减少及咳嗽无力可致肺不张,肺内分流增加,V_A/Q比失调,加重低氧血症。术后需针对上述因素做出相应处理,尤其是应注意以下几方面的问题。

一、保持呼吸道通畅

术后因上呼吸道肌肉松弛、舌根后坠或咽后壁阻塞可导致上呼吸道阻塞,处理方法是头尽量后仰,将下颌向前上提起,如果长时间舌后坠可用口咽通气道或鼻咽通气道。对于气道高反应的患者,要及时清除呼吸道分泌物,尽早应用支气管扩张剂。

手术创伤和吸入麻醉均可抑制肺泡表面活性物质,致肺顺应性降低及肺泡萎陷;痰液潴留于气道可引起支气管阻塞及肺不张,易继发肺内感染。因此术后要鼓励患者主动咳嗽、深呼吸、拍击胸壁,结合体位引流,协助患者排痰。祛痰药可使痰液变稀,黏稠度降低,易于咳出,或能加速呼吸道黏膜纤毛功能,改善痰液转运功能,氨溴索(沐舒坦)可以有效预防术后肺部并发症。尽早开始雾化吸入,将雾状微小颗粒的水溶性药物吸入呼吸道,可湿化呼吸道,使分泌物容易排出,解除水肿和支气管痉挛。常用于雾化吸入的药物包括蒸馏水、庆大霉素及地塞米松。另外,肺量计主动呼吸锻炼法(Incentive Spirometry)是预防黏液栓、防止术后肺不张的主要手段。对于痰液黏稠无力咳出者,可通过纤维支气管镜清除痰液。当咳痰无力、呼吸功能严重不全,并有神志恍惚或昏迷者,应及时气管插管或气管切开,彻底吸痰,供氧并应用呼吸支持。

二、氧　疗

上腹部手术患者术后约有30%出现低氧血症,心肺疾患、肥胖、高血压、年龄大于60岁及吸烟者,术后低氧血症的发生率可高达60%。氧治疗可提高氧分压及氧饱和度、纠正或缓解缺氧状态、防止重要器官的缺氧性损伤及代谢障碍。氧治疗对换气障碍所致的缺氧有良好效果,通气障碍、贫血和心源性低氧血症患者,应在治疗原发病的基础上给予氧治疗,对于严重的右向左分流的低氧血症则效果不显著。术后氧疗可降低患者的心率、增加动脉氧饱和度。研究表明,围手术期氧疗也可使术后恶心、呕吐及切口感染的发生率降低约50%。术后即使数小时的氧疗也对患者大有裨益,对腹部重大手术患者尤其如此,因此术后氧疗不应仅仅局限在PACU内。

临床上常用的氧治疗方法包括①鼻导管、鼻塞法:此法方便安全,但氧浓度不稳定,常用氧浓度计算公式为$FiO_2=21\%+4\times$氧流量(L/min%),适用于轻度及恢复期呼吸衰竭的患者;②面罩法:常用普通面罩及储氧面罩,普通面罩氧流量5~10L/min,FiO_2可达35%~50%;储氧面罩氧流量5~15L/min,FiO_2可达50%~90%。对于清醒合作的患者,应用面罩持续气道正压(CPAP)可有效改善氧合,可持续应用也可每小时应用15分钟,常用于顽固性肺不张患者;③管内给氧法:保留气管导管,适用于病情较重、神志不清、必要时需作人工呼吸的患者。估计病情非短期(3~5天)可以好转者应及早考虑气管切开,此法易于护理,但要注意继发肺部感染。应注意长时间吸入$FiO_2>0.5$,对慢性缺氧及低氧血症患者反而不利:①可抑制低氧对呼吸中枢的刺激作用,导致通气量减少,甚至高碳酸血症及呼吸暂停;②易造成吸收性肺不张和小气道关闭;③抑制气管黏膜纤毛运动,削弱呼吸道防御能力。当患者原发病好转,全身情况良好,并达到以下指征可停止氧治疗:①紫绀消失,$SaO_2>90\%$;②神志清醒,精神状态良好;③血气分析满意,PaO_2上升到60~70mmHg,并保持稳定;④无呼吸困难症状,循环稳定。在停止氧疗前,应该间断吸氧数日,使用呼吸机者应有脱机训练,方可完全停止氧疗。

三、术后疼痛管理

疼痛及疼痛治疗与术后呼吸系统并发症的关系日益受到重视。一方面,疼痛抑制了患者术后深呼吸的恢复及咳嗽排痰能力,易引起肺不张、肺部感染等并发症;妨碍患者进行早期活动,不利于患者的术后康复;另一方面,如果使用不适当的镇痛同样会抑制患者的呼吸及排痰能力。进行有效镇痛并防止其副作用是减少术后呼吸系统并发症的关键。研究表明,完善的镇痛可降低PPCs的发生率。对呼吸功能不全者,术后全身应用麻醉性镇痛药应谨慎,局部止痛法较为安全。如长效局麻药肋间神经阻滞,但单侧阻滞效果不够满意,双侧阻滞则有削弱咳嗽力量的顾虑。硬膜外给予阿片类药物的镇痛效果较好,但较易出现尿潴留、瘙痒等副作用,个别还可能发生呼吸抑制用药后要加强呼吸监测。应用低浓度布比卡因(0.125% ~ 0.25%)或罗哌卡因(0.15% ~ 0.3%)进行硬膜外患者自控镇痛,其镇痛效果满意。目前多联合应用低浓度局部麻醉药及麻醉性镇痛药(如0.2%罗哌卡因加2μg/ml芬太尼),联合用药的优势在于减少局麻药物及麻醉性镇痛药的用量,提高镇痛效果,减少不良反应的发生。有报道表明,行上腹部手术患者经 T_7 ~ T_8 间隙穿刺,使用局麻药镇痛,当平面达到 T_4 时,可以明显改善潮气量及膈肌功能,但要防止体位性低血压和下肢肌张力减弱致摔跌意外,并且要严格无菌操作,以使硬膜外导管可留置2~3天。

(张　卫)

参 考 文 献

1. 陆再英,钟南山. 内科学. 第7版. 北京:人民卫生出版社,2008.

2. 庄心良,曾因明,陈伯銮. 现代麻醉学. 第3版. 北京:人民卫生出版社,2006.

3. Morgan GE. Clinical Aneshesiology. 4th ed. New York:The McGraw-Hill companies,Inc. 2006.

4. Miller RD. Miller's Anesthesia. 7th ed. New York:Churchill Livingstone,2010.

5. Warner DO. Perioperative management of patients with respiratory disease. ASA refresher courses in anesthesiology,2011,132.

6. Gal TJ. Anesthesia for the patient with reactive airway disease. IARS,2000.

7. Slinger PD. Preoperative assessment for pulmonary resection. Anesthesiol Clin North America,2001,19:411.

8. Wong DH. Factors Associated with Postoperative Pulmonary Complications in Patients with Severe Chronic Obstructive Pulmonary Disease. Anesth and Analg,1995,80:276.

第77章 神经肌肉疾病患者麻醉

神经肌肉疾病包括多种神经外科、神经内科和骨科相关性疾病。神经外科手术的麻醉在本书中另有章节叙述,本章重点介绍常见的神经肌肉疾病(包括癫痫、脑血管意外、重症肌无力、小儿麻痹后遗症、脊髓损伤、多发性神经根炎等)患者需要外科手术时的麻醉和处理特点。

第1节 癫痫患者的麻醉

癫痫(epilepsy)俗称羊角风,是神经系统常见疾病之一。我国的患病率约为 0.46%,发病率约为每年 37/10 万。癫痫是多种病因引起的综合征。其特点是大脑神经元反复、过度地超同步化发放(discharge),引起一过性和发作性的脑功能障碍,由此产生的症状称为发作(seizure)。发放(指一过性神经元异常电活动)是发作的病理生理基础,而发作并不一定都是癫痫。

一、癫痫的发病机制

任何个体受到过强的刺激均可诱发惊厥发作,如电休克时。但癫痫患者的惊厥阈值低于正常人,以致于对健康人无害的刺激也可诱发癫痫患者发作。癫痫的发病机制尚未完全清楚,可能与以下因素有关。

(一)胶质细胞功能障碍

胶质细胞具有调节神经元离子环境的作用。当胶质细胞功能障碍时,神经元的钙离子内流增加,发生持续去极化和暴发性发放。

(二)中枢神经递质异常

在中枢神经系统,兴奋性递质和抑制性递质的平衡和协调保证了神经元功能的正常运行。

主要的抑制性递质为 γ-氨基丁酸(GABA),它与其受体结合可使 Cl^- 向神经元的内流增加,提高静息电位水平,因而减弱突触对兴奋性传入的反应。正常人脑内 GABA 的浓度为 $2 \sim 4\mu mol/g$,如降低 40% 即可导致惊厥发作。癫痫患者脑内和脑脊液内的 GABA 含量均低于正常,其降低的程度与发作持续的时间和强度相关。提高 GABA 的含量或强化其作用均可抗癫痫。

兴奋性神经递质与癫痫的发生也有一定的关系。兴奋性递质与其受体结合,可激活相关钙通道使钙离子过度内流,使神经元膜产生暴发性发放。

(三)免疫学机制

癫痫灶中存在突触后膜的破坏,释放自身脑抗原,产生脑抗体。脑抗体可封闭突触的抑制性受体,使神经冲动容易扩散。癫痫患者脑自身抗体的检出率为 26.4% ~42.3%。

(四)电生理异常

以上的机制最终表现为电生理异常。采用神经元内微电极技术观察到癫痫灶内的神经元有暴发性去极化偏移(paroxysmal depolarization shift,PDS)现象,即神经元反复去极化,引起高频(500Hz)、高波幅(70~85μV)、持续时间长达 0.5 ~1ms 的发放,可在皮质表面或头皮记录到。广泛同步性 PDS 合并成棘波发放。神经元的同步化发放是癫痫电生理异常的一个重要形式。同步化现象起源于皮质下,胼胝体也起一定的作用。同步化发放达到一定的程度和扩散至一定范围,就可表现为脑电图的暴发和临床发作。

二、疾 病 特 点

(一)癫痫的分类

根据病因的不同,癫痫可分为原发性和继发性两大类。原发性癫痫又称特发性癫痫,是指以目前的诊断技术尚不能找到明确病因的癫痫。随着医学诊断技术的提高,原发性癫痫会越来越少。继发性癫痫指有明确病因的癫痫,又称症状性癫痫或获得性癫痫。脑部的炎症、肿瘤、外伤、血管病、寄生虫等中枢神经系统各类疾病均可引起或诱发癫痫发作。全身中毒性疾病、心血管疾病、代谢内分泌疾病及妊娠中毒症等也可造成大脑皮质某些部位兴奋性过高,导致该部位神经元突然放电,发生一过性脑功能异常而出现肢体抽搐、意识丧失等。高热、缺氧、低血糖、低血钙、低血镁以及某些感觉性刺激而致神经元兴奋性过高,产生异常高频发放,并向正常脑组织扩散,导致脑组织的广泛兴奋,从而出现特有的惊厥症状。

(二)癫痫发作的临床表现

癫痫发作的临床表现多种多样,过去习惯性分为大发作、小发作、局限性发作和精神运动性发作四类。1981年国际抗癫痫联盟分类及命名委员会把癫痫发作分为部分性发作(首发的临床症状和 EEG 异常表明最初的神经元异常活动限于一侧半球的限局范围内,若不伴有意识障碍称为单纯部分性发作,若伴有意识障碍称为复杂部分性发作)、全身性发作(首发的临床症状和 EEG 异常均表明为双侧性的)和不能分类的发作。常见的发作表现为:

1. 全身性强直阵挛发作 为临床最常见的类型。是"大发作"的主要形式。发作时意识突然丧失,全身痉挛性抽搐,多持续数分钟,可间歇数周或数月一次,也可以一周数次,每次发作过程可以分为先兆、惊厥和惊厥后状态三个阶段。

(1)先兆:是惊厥发作前的一种躯体、内脏或特殊感觉体验,常见肢体麻刺感和上腹部不适,持续数秒至数十秒钟。先兆是发作的一部分,约57%的患者有先兆,1/4 表示其先兆难以用语言形容。先兆可以提示发放的起源点,并且预示惊厥的来临。服用抗癫痫药后有时仅有先兆发作而不发生惊厥。

(2)惊厥:先兆后数秒即可发生惊厥,分为强直和阵挛两期。典型的过程为:先兆→意识丧失→尖叫、骨骼肌持续收缩、四肢伸直、颈和躯干反张、双眼上翻、牙关紧闭、可咬破舌尖、呼吸道梗阻、呼吸暂停、面色青紫或淤血及大小便失禁→强直期持续 10~30 秒→四肢末端逐渐出现细微震颤,震颤幅度增大并延及全身,进入阵挛期→头强而有力地抽动、四肢屈肌痉挛和松弛交替出现、呼吸深大和口吐白色或血色泡沫,可大汗淋漓→阵挛间隔逐渐延长、减弱,最后停止→阵挛期持续数十秒至数分钟。临床上可见到仅有强直发作而无阵挛发作,或无强直发作而仅有阵挛发作的情况。

(3)惊厥后状态:惊厥后全身肌肉松弛,昏睡数小时或立即清醒。有的患者发作后出现头痛、全身肌肉酸痛、无力,可持续数小时。个别患者出现精神异常,也可发生一过性偏瘫。

2. 失神发作 多见于儿童,表现为毫无先兆的突然意识丧失、语言或动作中断及双眼凝视,并不跌倒,持续 5~20 秒,突然恢复,可继续原来的谈话或动作。常合并节律性眼睑阵挛或轻微的肌阵挛、面色苍白和流涎。发作虽短暂但频繁,每天发作数十至数百次,智力很少受影响。有时失神发作可能不典型。

3. 失张力发作 突然肌张力低下。表现为头下垂、下颌松弛而张口、上肢下垂,甚至倒地,可伴有短暂意识障碍。也可以为一侧肢体或单一肢体的局限性肌张力低下。

4. 局部性阵挛发作 任何部位的局部肌肉阵挛,无扩散,持续数秒至数分钟,神志清楚。

5. 扩散性阵挛发作 肌肉阵挛起源于局部,逐渐扩散到一个肢体或一侧肢体,神志清楚。如果扩展至全身,则称为部分性发作继发全身发作。

6. 复杂部分性发作 多见于成人和 5 岁以上的儿童,表现形式多样化,如自动症、情感障碍、记忆力障碍、知觉异常、梦样状态和冲动行为等,由于发作时有程度不同的意识障碍,发作后可以自知"犯病",但对发作内容多不能记忆。

7. 感觉发作 可表现为痛、刺、麻木等本体感觉异常或嗅、视、听、味觉等特殊感觉异常。

8. 自主神经-内脏发作 较为罕见。以眩晕、麻木或疼痛等感觉症状伴有暴怒、恐惧、恶心、呕吐、心悸、寒战及发热等为主要表现。

9. 癫痫持续状态 为特殊的发作形式。包括强直阵挛持续状态、部分性运动发作持续状态和非惊厥持续状态。

（1）强直阵挛持续状态:指强直阵挛多次发作,两次发作间意识障碍不恢复超过30分钟,或发作持续30分钟以上。发生率占癫痫的2%~6%,占癫痫持续状态的85%,死亡率高达10%~20%。反复惊厥可以导致:①神经元过度兴奋,脑代谢率持续增加,氧和葡萄糖供需失衡,发生脑缺氧,细胞毒性物质蓄积,破坏神经元的结构和功能;②大量Ca^{2+}进入神经元内,激活Ca^{2+}依赖性蛋白酶,造成神经元不可逆损害;③大量兴奋性氨基酸释放,造成神经元水肿;④脑血流自动调节功能障碍,脑缺血和脑损害加重。这些因素综合作用,使相关神经元发生不可逆损害。另外,惊厥持续发作对全身也产生许多负面影响,如呼吸道梗阻、通气量不足、机体耗氧量增加、低氧血症、酸中毒、高钾血症、心律失常、重要脏器功能受损等,所以要积极防治。其发生诱因包括饮酒、突然停用抗癫痫药、合并感染等。

（2）部分性运动发作持续状态:持续性局限性或一侧肌肉抽搐,意识可清楚或障碍,多见于急性脑栓塞、脑损伤、颅内炎症或肿瘤等。

（3）非惊厥持续状态:意识障碍与失神发作相似,有复杂的自动症表现,如言语、咀嚼、吞咽、解扣脱衣、搬东西、游走奔跑或唱歌等,并有肢端震颤。

（三）癫痫的治疗

可分为药物控制发作、病因治疗、外科治疗和预防几个方面。

1. 药物控制发作　癫痫患者需要较长时间地使用抗癫痫药物来控制发作,并且需要间断检测血药浓度,以保证有效的治疗效果。

（1）抗癫痫药物的作用机制:①稳定细胞膜:带负电荷的抗癫痫药物可以稳定细胞膜,阻断神经元的反复放电。②影响离子转运系统:抗癫痫药可影响细胞膜对钠、钾离子的通透性,降低细胞外钾离子浓度,提高细胞膜的稳定性。③作用于神经递质:通过不同途径增加GABA的浓度或活性,或抑制兴奋性神经递质及其受体的活性达到控制发作的目的。④影响细胞内的代谢过程:如干扰突触部位的磷酰化过程,影响递质的合成。

（2）常用的抗癫痫药:①巴比妥类:对全身性发作和部分性发作有效,对失神发作无效。常用苯巴比妥,有效血药浓度10~30μg/ml。硫喷妥钠静脉注射常用于癫痫持续状态。②苯妥英钠:对全身性发作和部分性发作有效,也可用于复杂部分性发作和自主神经性发作。对失神发作无效,偶可诱发失神发作。有效血药浓度10~20μg/ml。对认知功能有明显影响。③乙琥胺:对失神发作有效,也可用于肌阵挛发作,对其他类型发作无效。有效血药浓度35~50μg/ml。对骨髓有抑制。④苯二氮䓬类:常用硝基安定和氯硝西泮,适用于肌阵挛发作、失张力发作及失神发作,对复杂部分性发作也有效。⑤酰胺咪嗪(卡马西平):对复杂部分性发作效果好,对失神发作和全身性发作也有效。有效血药浓度3~8μg/ml。⑥丙戊酸类:常用丙戊酸钠,对各类发作均有效,对全身性发作更好。有效血药浓度40~90μg/ml。⑦胺烯已酸(vigabatrin):为GABA转氨酶的抑制剂,阻断GABA的分解,提高脑内GABA的浓度,达到控制癫痫的目的。对部分性发作效果较好,对失神和肌阵挛发作效果差,甚至可加重发作。⑧拉莫三嗪(lamotrigine):抑制谷氨酸释放,稳定过度兴奋的神经元。对部分性发作和继发性全身发作有效。⑨托吡酯(topiramate):电压敏感性钠通道抑制剂,可降低神经元重复放电,对部分性发作和继发性全身发作有效。⑩其他新药:加巴喷丁(gabapentine)、奥卡西平(oxcarbazepine)等。

2. 外科治疗　颅内占位性病变的继发性癫痫和部分用药物难以控制的原发性癫痫需要外科手术治疗。手术治疗的机制为:①切除癫痫灶;②破坏癫痫发电的扩散通路;③强化脑内抑制系统。手术前的重要步骤是准确定位。脑电图(头皮EEG、硬脑膜外EEG、皮质EEG和24小时持续EEG等)、神经影像(CT、MRI、SPECT、PET及功能MRI等)、诱发电位、脑磁图等方法均有助于癫痫的定位。

外科治疗的方法主要包括:

（1）癫痫灶切除术:①脑回切除;②脑叶切除;③多脑叶切除;④大脑半球切除。

（2）传导通路切断术:①胼胝体切开术;②立体定向Forel-H区破坏术;③立体定向破坏杏仁核术、穹隆破坏术、内囊破坏术等。

（3）多处软脑膜下横纤维切断术:切断皮质分子层和外颗粒层的横向树突联系,不但可以抑制癫痫放电的传播,控制癫痫的发作,而且可以保存皮质的功能。用于难治性全身发作、失神发作以及癫痫位于大脑主要功能区不能做病灶切除术者。

（4）大脑皮质烧灼术:用双极电凝将有癫痫起源的大脑皮质分区烧灼,可以在一定程度上控制癫痫的发作。

（5）慢性小脑刺激术和迷走神经刺激术:将电极放置在小脑表面或迷走神经外,用体外遥控的方法给予一定的电刺激,通过抑制性传导通路而抑制癫痫兴奋灶,达到治疗的目的。疗效可达70% ~ 80%。

三、癫痫患者非癫痫手术的麻醉

癫痫并非手术禁忌证,当患有其他疾患需手术治疗时,应给予适当的麻醉。

(一) 术前评估

长时间使用抗癫痫药的患者,其器官功能具有一定的特殊性,术前应该有所了解。

(1) 抗癫痫药物多数是肝代谢酶促进剂(酶促),长时间使用后肝药酶的活性增加,药物在肝内的代谢增多,使以原形发挥作用的药物的有效作用减弱、持续时间缩短,而使以代谢产物发挥作用的药物的有效作用增强、持续时间可能延长,副作用增加。在选用麻醉药时需要注意。

(2) 抗癫痫药物多为中枢抑制药,与麻醉性镇痛药和镇静药有协同作用。

(3) 可能存在肝功能不全,应了解其程度。严重功能不全时,要慎用某些吸入麻醉药(如甲氧氟烷、氟烷),以免发生肝小叶中心性坏死。

(4) 抗癫痫药物对造血功能有一定的抑制,术前应查全血象及凝血功能。

(5) 癫痫患者可能合并其他疾病,特别是由于获得性因素而发生的症状性或继发性癫痫,常伴有原发病的各种症状。

(二) 麻醉前准备

癫痫患者常伴有精神和性格上的异常。术前恐慌、焦虑、激动、失眠或劳累均为癫痫发作的诱因,麻醉前必须稳定患者情绪,做好解释工作,术前数日应使患者有充分的休息和睡眠,避用烟酒等刺激物。抗癫痫药物应服药至术前一日晚,必要时加用镇静药。麻醉前应全面了解治疗癫痫所用的药物及其用药效果,特别注意在意外打击时是否能有效控制大发作。若手术当日麻醉前有癫痫发作者应延期手术,除非为抢救性急诊手术。

为了防止围麻醉期癫痫大发作,麻醉前用药的镇静药剂量宜适当加大,但要避免过量中毒。地西泮或吩噻嗪类药物有预防癫痫发作的功效,可以选用。对于心率较慢或呼吸道分泌物较多者,可加用阿托品或东莨菪碱,以利于术中、术后保持气道通畅,并可预防反射性低血压或心律失常,减少恶心、呕吐、呼吸道分泌等不良反应。

(三) 麻醉方法选择

由于患者无法自主控制癫痫发作,以全身麻醉为首选,尤其是癫痫发作较频繁者。某些下腹部、四肢等中小手术也可选用蛛网膜下腔阻滞、硬膜外阻滞、神经丛(干)阻滞或局部浸润麻醉。

(四) 麻醉注意事项

1. 全身麻醉 麻醉诱导宜采用静脉诱导,可选用硫喷妥钠或咪达唑仑。丙泊酚和乙咪酯小剂量时可引起脑电棘波,若用于诱导,宜加大用量。麻醉维持可采用异氟烷、七氟烷或地氟烷吸入麻醉,也可采用静吸复合麻醉。易致惊厥的氯胺酮、羟丁酸钠、普鲁卡因和恩氟烷等应禁忌单独使用,若如与地西泮、巴比妥或冬眠药复合使用,其使用指征可适当放宽。肌松药以去极化肌松药为首选,因不存在与抗癫痫药之间的协同作用。如使用非去极化肌松药剂量宜加大。我们的研究表明抗惊厥药物可以明显缩短维库溴铵神经肌肉阻滞作用的时效,而且服用抗惊厥药物时间延长,对非去极化肌松药影响就越大。所以对围手术期服用抗惊厥药物的患者,手术中肌松药的量需要增加,追加用药的次数也应增多,最好持续监测神经肌肉的阻滞效果,指导合理临床用药。麻醉期间特别要重视避免缺氧、二氧化碳蓄积和体温升高等易诱发癫痫发作的病理因素。在麻醉苏醒期,要密切注意癫痫发作的可能。必要时在手术结束时预防性给予抗癫痫药。术后患者恢复进食后要尽早恢复平时的抗癫痫治疗。

2. 区域性麻醉 选择局麻、椎管内麻醉或其他神经阻滞麻醉时,要强调麻醉前禁饮禁食适当时间,以免术中呕吐误吸。为防止术中癫痫突然发作,术前药镇静药的剂量要加大。术中备抗癫痫药物以及吸氧、气管插管、人工呼吸等急救器具。局部麻醉药过量或误入血管均可能诱发癫痫大发作,应严格按局麻常规操作,或在巴比妥类药物充分的作用下施行局麻。

四、癫痫手术的麻醉

随着神经外科手术、影像学及麻醉学科的发展,癫痫外科治疗方法成为治疗难治性癫痫的重要手段。

(一) 术前评估

癫痫外科手术术前评估的主要目的是为了确定致痫灶和定位脑重要功能区。

MRI(1.5T 以上)具有较高的空间分辨率,能够发现细微的颅内病变,通过增强扫描能够发现绝大多数的颅内结构性异常。MR 血管成像可以判断颅内的血管性异常;海马容积测量与磁共振成像液体衰减反转恢复序列(fluid attenuated inversion recovery, FLAIR)扫描是判断海马萎缩的有效方法;磁共振波谱分析(MRS)通过检测中枢神经系统中神经递质与代谢产物,能够发现局灶性神经元损害与功能障碍,有助于定位致痫灶,也常用于海马硬化和萎缩的判断。影像学检查发现的损害区并不等于癫痫灶,是否为癫痫的责任病灶应结合临床表现和电生理检查来确定。

脑电图检查是癫痫灶定位的金标准,对于癫痫术前评估而言,32 导以上长程视频脑电图更具有诊断价值。癫痫灶术前定位应该高度重视发作期的脑电图改变,发作期异常放电的起始区是定位癫痫灶的重要依据。对于术前评估的患者,应有 3～5 次的发作期脑电图。对于颞叶癫痫的诊断,脑电图记录应加用蝶骨电极或卵圆孔电极。颅内电极脑电图是一种有创的检查手段,包括硬膜外电极、硬膜下电极、深部电极脑电图和立体定向脑电图。颅内电极脑电图的监测时间一般为 7～10 天,无感染情况下,监测时间可延长至 3～4 周,应获得 3 次以上的惯常发作记录。颅内电极脑电图可以不受头皮与颅骨的干扰,具有更高的敏感性与准确性。

脑磁图是近年来发展起来的一种无创性脑功能检测手段,它是利用低温超导来检测脑内微弱的生物磁信号。由于脑磁图探测的是神经元突触后电位产生的磁场变化,不受头皮、软组织与脑脊液的影响,具有极高的时间分辨率(达到 1ms)与空间分辨率。脑磁信号主要分为自发脑磁信号和诱发脑磁信号两大类,脑功能区定位多采用诱发脑磁图技术,当在机体某一特定部位给予适宜刺激时,通过电子计算机平均叠加技术,在中枢神经系统相应部位检出的与刺激有锁时关系的磁场变化。根据刺激种类与方法的不同,诱发脑磁又分为听觉诱发磁场、视觉诱发磁场、体感诱发磁场、运动诱发磁场及事件相关磁场等。利用偶极子原理根据记录到的磁场分布可以计算出磁场信号源的空间位置,通过计算机软件融合功能,在磁共振解剖像上可以标记出磁场信号源的位置,得到功能区的二维与三维图像。主要应用于癫痫灶定位与功能区定位,可以检测直径小于 3mm 的癫痫灶。对于大脑皮质起源的癫痫灶检出率高,对于深部起源的癫痫灶定位不够敏感。

Wada 试验是一种有创的优势半球定位技术,目前多经股动脉插管,在颈动脉注射 60～200mg 的异戊巴比妥钠(目前多用丙泊酚 5～10mg 替代)通过选择性的麻醉一侧大脑半球,来判断该侧半球在语言、记忆、运动及感觉等方面的功能。一侧检查后 30 分钟,再检查对侧半球,通过比较两侧的检查结果来确定优势半球。

原则上术前必须停用抗癫痫药物,因为 EEG 会受药物的影响,尤其是抗癫痫药可抑制癫痫波的发放,影响术中对病灶部位的判断。对癫痫发作频繁者也应逐渐停药,避免突然停药导致癫痫持续状态,如果手术当天有癫痫发作,应延期手术。

(二) 麻醉方法

癫痫手术治疗首选全身麻醉。苯二氮䓬类、巴比妥类药物对癫痫波有明显的抑制作用,不宜用于癫痫患者。丙泊酚在小剂量时可诱发广泛的棘波,在大剂量时抑制棘波,但由于其作用时间较短,常用于麻醉诱导。我们常用的诱导方法为芬太尼 2μg/kg、丙泊酚 2mg/kg、维库溴铵 0.1mg/kg 静脉快速诱导气管插管。

癫痫患者行手术治疗时,术中常需行脑电图监测,通过对棘波出现频率和波幅变化的观察来确定癫痫源灶、指导切除范围及判断手术效果。麻醉的重要原则为要求所使用麻醉药及方法既不抑制病理性棘波,又不诱发非病理性的棘波样异常波。为了避免颅骨和头皮对脑电信号的衰减,术中常放置硬脑膜外或大脑皮质电极,监测脑电图的变化。

恩氟烷不但强化致痫灶的病理性电活动,而且可诱发非病变部位的棘波,在临床上较难区分哪些是病理性的或非病理性的,所以癫痫患者不宜使用恩氟烷麻醉。异氟烷和七氟烷在吸入浓度合适时对病理性影响较小。动物实验证实,异氟烷具有抗惊厥作用,但对于脑灰质化脓性损害者无效,在动物中未见诱发癫痫。在人类异氟烷可用于控制癫痫持续状态,偶有特异性体质者在用异氟烷麻醉时表现出癫痫倾向。有作者对 15 例癫痫手术患者用异氟烷复合 50% 的 N_2O 维持麻醉,术中采用皮质脑电图监测,在异氟烷呼出气浓度为 0.25%～0.75% 时,棘波出现的频率无明显变化;当异氟烷呼出气浓度为 1.0% 时,有两例患者棘波完全抑制;异氟烷呼出气浓度为 1.25% 时,有 10 例患者的棘波被完全抑制。

我们对比观察了不同呼气末异氟烷浓度时癫痫及非癫痫患者硬脑膜外脑电图及棘波的变化。对 14 例癫痫需行手术治疗及 10 例非癫痫开颅手术患者,以 0.7MAC 的异氟烷维持麻醉,术中置入硬膜外电极后,调整蒸发器刻度,分别控制呼气末异氟烷浓度于 0.7MAC、1.0MAC、1.3MAC 及 1.5MAC,并各稳定 15 分钟后,描记脑电图。结果表明癫痫患者 1.0MAC 异氟烷时棘波的频率与 0.7MAC 时相比无明显变化,而 1.3MAC 和 1.5MAC 时棘波的频率明显少于 0.7MAC 时。非癫痫患者在 0.7MAC、1.0MAC 及 1.3MAC 异氟烷时均无棘波出现,于 1.5MAC 时有一例出现棘波。随着呼气末异氟烷浓度的升高所有患者的 α 和 β 波逐渐减少,而 δ 波增多。虽然没能观察到异氟烷麻醉浓度低于 0.7MAC 时的脑电图,但由于对照组患者于 0.7MAC 时均无棘波出现,因此可以推断癫痫组患者于 0.7MAC 时出现的棘波为病理性棘波。所以我们认为癫痫患者采用异氟烷维持麻醉时,将异氟烷麻醉浓度维持于0.7~1.0MAC 较为合适,最好于手术切除病灶前后保持异氟烷麻醉于同一深度,以排除异氟烷对棘波的影响,保证癫痫源灶定位及手术切除范围的正确。

癫痫手术结束时常规使用抗癫痫药,以防发生惊厥。

(三) 唤醒麻醉

术中唤醒麻醉是指在手术过程的某个阶段要求患者在清醒状态下配合完成某些神经测试及指令动作的麻醉技术,主要包括局部麻醉联合镇静与唤醒全麻技术。唤醒麻醉可以保证合适的镇静与镇痛深度、稳定的血液动力学与安全的气道管理,使患者可以在清醒状态配合完成运动、感觉与语言功能的测试,这项技术在脑功能区手术中应用广泛。技术要点如下。

1. 为了方便患者在开颅后能快速苏醒,多采用短效麻醉药丙泊酚与瑞芬太尼做全身麻醉的诱导,插入喉罩或气管导管,维持血浆靶控药物浓度:丙泊酚 2~3μg/ml、瑞芬太尼 2~4ng/ml。

2. 术前不用长效镇静药,术中注意保暖,以减少患者清醒后发生寒战。

3. 运动与感觉功能定位时患者采取平卧位或侧卧位。语言功能定位时,一般采用右侧卧位,头略后仰,头架固定。

4. 在切皮、分离骨膜和硬膜时,应予以充分的局部浸润麻醉,以保证术中镇痛效果。

5. 皮质暴露后,调整麻醉血浆靶控浓度:丙泊酚 0.5μg/ml、瑞芬太尼 0.8ng/ml,直至患者清醒。

根据需要决定是否拔除气管插管(语言功能测试需要拔除气管插管,运动功能定位可不拔除)。

6. 患者清醒程度满意后,进行皮质电刺激功能区定位。唤醒时间 10~50 分钟。待皮质电刺激完成后,可加深麻醉,再次插入气管插管或喉罩。

(四) 皮质电刺激脑功能区定位

皮质电刺激多采用双极刺激器。刺激参数:方波双极脉冲 200ms,脉冲间隔 0.5ms,脉冲频率 50Hz,电流强度 3~15mA,采用串脉冲刺激,刺激时间 2s,刺激器尖端距离 5mm。刺激强度一般从 3mA 开始刺激,最大刺激电流为 15mA。随着电流强度的增加,在脑电图上可以看到后放电(after discharge activity,AD)。AD 多在刺激结束后 5 秒内出现,将此时的刺激电流减少 2mA 作为功能区皮质确定的刺激电流。皮质电刺激可以激活或抑制刺激区的神经功能,包括兴奋表现与抑制表现,对于语言任务而言,不会出现兴奋性现象,只会出现抑制性表现。

1. 运动区功能定位 运动区功能定位可以在麻醉状态下进行,也可在唤醒状态下进行。当皮质受到电流刺激时,出现肢体、面部的肌肉抽动,常提示该处皮质为运动区。当患者处于运动状态时,电流刺激引起运动停止,常提示该区域为运动前区。

2. 感觉区功能定位 当电流刺激感觉皮质时,患者常能描述相应部位出现异常感觉。

3. 运动性语言区功能定位:在唤醒状态下,执行图片命名、数数字与朗读等任务,当皮质电刺激引起以下特征性变化时,认为是阳性区域:发音停止、发音不能、音调变化、声音变小、含糊、计数错误、断续、重复、命名停止、命名不能及命名错误等。

4. 感觉性语言区功能定位:在唤醒状态下,执行图片命名、计算与语言理解等任务,当皮质电刺激引起以下特征性变化时,认为是阳性区域:命名停止、命名不能、命名错误、计算错误、回答错误、回答延迟等。

皮质电刺激时,随着电流增大,部分患者会出现癫痫发作,遇到此种情况时,可应用冰林格液冲洗皮质,消除发作。刺激间隔不应少于 1 秒,避免同一点多次刺激。一般来说,当后电位出现而功能流畅时,提示该区域无功能。对于所确定的阳性功能区要经过至少三次有间隔的验证来确认。

第2节　脑血管意外患者的麻醉

脑血管意外主要指缺血性脑血管疾病及高血压脑出血。急性期患者往往伴有不同程度的颅内压升高、昏迷或偏瘫等并发症。此期间,除脑血管本身的紧急手术外,不宜施行其他手术。然而当急性疾病威胁患者生命时,即使并存高血压、动脉硬化性心脏病、肝肾功能减退等复杂病情,亦应克服麻醉的种种困难及手术的危险性,采取果断的手术治疗。

一、缺血性脑血管病手术的麻醉特点

在脑血管患者中,缺血性疾病最为常见,好发于动脉粥样硬化的患者。发病部位最多见于颈内动脉,尤其常见于大脑中动脉及颈内动脉颅外段。手术种类包括颈动脉内膜剥脱术、颈动脉外膜剥脱术、颅内外血管搭桥术或贴附术、神经介入溶栓和扩张放置支架等。麻醉的的主要特点为:

(1) 患者多数为50～60岁的老年患者,有较高的发生中风的危险。过去多有过暂时性脑缺血发作史(TIA),或伴有可逆性神经麻痹或部分非进行性中风,其原因一般均与脑低灌注综合征有关。因此,术中维持平稳的血压,保证脑灌注压的稳定非常重要。

(2) 大部分脑血管疾病伴有高血压和心肌缺血等征象,除按高血压患者处理外,对伴有心肌疾病或心肌梗死病史而长期服用如洋地黄、利尿药、抗心律失常药、抗凝药和激素等多种药物的患者,更应估计到其心功能的代偿情况及各种药物相互间的影响及不良反应等,术前要认真准备。应针对脑血管病变的特殊性,采取镇静、镇痛、降低颅内压等相应措施,以维护脑功能。麻醉期间力求用药适当,操作合理,勿使血压剧烈波动。对伴有脑、心、肾功能障碍者,更宜慎重处理。

(3) 手术为限期手术,由于一过性脑缺血发作频繁,脑组织可能肿胀和颅内压增高。麻醉时应保持头位略高,适当应用脱水利尿剂减轻脑水肿。但是,过度换气可使加重脑缺血,因此不宜采用。

(4) 如患者合作,宜选择局麻+地西泮镇痛麻醉。对患者的呼吸、循环干扰较小。如进行血管吻合时需较长时间阻断大脑中动脉的分支,应使用降

低脑代谢率、扩张脑血管的麻醉剂如硫喷妥钠、地西泮、异氟烷等。全身麻醉也应维持浅麻醉,必要时加肌松药,进行人工呼吸管理。避免过深的麻醉及血压波动太大。术后也应维持正常或稍高的血压,防止血栓形成。

(5) 血管吻合术中应用低分子右旋糖酐按50～100ml/h输入,同时加入5～10mg罂粟碱,有利于维持新吻合的血管通畅,防止血栓形成。

(6) 颈动脉内膜剥脱术患者,要注意预防脑栓塞和脑保护。

(7) 神经介入溶栓或扩张放置支架是近年来开展的新方法,对于急性脑血管栓塞的治疗效果较好。术中要保持患者安静不动。一般可在安定镇痛下实施手术。也可选用丙泊酚和芬太尼静脉麻醉。一般不需要气管插管。为了避免血管内微导管操作和造影剂刺激引起的脑血管痉挛,可以术中持续输注1～2mg/h的尼卡地平或尼莫地平。要备好急救设备和药品,以便在发生脑血管破裂出血时使用。

(8) 对于患有脑缺血性疾病实施其他部位手术的患者,同样参考以上原则。以区域神经阻滞或神经安定镇痛麻醉为首选。术中和术后要注意维持稳定的脑灌注压。

二、高血压脑出血手术的麻醉

高血压是脑出血最常见的病因,男性发病率稍高,多见于50～60岁的患者。但年轻的高血压患者亦可发病。出血好发于壳核、丘脑、桥脑和小脑等部位,其中以壳核最多,占40%左右。若出血多,可积聚成较大血肿或破入脑室或侵入脑干,后果严重,死亡率很高。

(一) 临床表现

剧烈活动或情绪激动常为发病的诱因,起病急剧,突然剧烈头痛、呕吐,偶有癫痫发作。常有不同程度的意识障碍,如破入脑室的大量出血或侵入脑干的出血,很快即进入深昏迷、四肢瘫痪、眼球固定、针尖样瞳孔、高热、病情迅速恶化,几小时内死亡。临床诊断除上述症状外,脑CT可准确定位。

（二）手术目的

手术的目的在于清除血肿、降低颅内压和解除脑疝。因此适应证的选择很严格。出血不多、病情不重者不需手术。起病急剧、深昏迷者,手术无价值。只有起病时意识障碍不重,经内科治疗后有加重的趋势,年纪较轻,无严重心、肺、肾病变者应力争尽快手术。

（三）麻醉特点

如意识障碍不严重,患者尚能合作者,可考虑局麻加地西泮镇痛麻醉,这对正在出血的患者有益处,可避免全麻诱导插管血流动力学波动而加重出血。但是对于不能合作的患者,选用全身麻醉。麻醉过程中必须注意以下几个问题:

1. 多为急诊入院手术,麻醉前准备不充分,往往不能全面了解过去病史。应着重了解主要脏器的功能及服药史,若时间及病情允许,应立即检查心、肺功能。对 45 岁以上的患者要急查心电图。

2. 多数病员有高血压病史并长期服用降压药物。麻醉诱导应慎重用药,为了减少药物对心血管功能的抑制及喉镜刺激引起的颅内压升高和心血管反应。宜选用快速静脉诱导。对术前已昏迷且饱食的患者,宜在保留自主呼吸状态下行气管内插管。

3. 术中尽量避免血压波动,特别对有高血压的患者,以免加重心脏负担。对既往曾有过中枢性损害的患者,若颅内压比较高,应防止血压下降过快,以免使脑灌注压过低,影响脑的自动调节功能。

4. 对病情较重的患者,术中应做血压、体温及呼吸监测,控制血压下降不低于麻醉前水平的 30%。

5. 术后应给予适当的脑保护措施。

第 3 节 重症肌无力患者的麻醉

一、疾病特点

重症肌无力(myasthenia gravis,MG)是一种表现为神经-肌肉传递障碍而影响骨骼肌收缩功能的获得性自身免疫性疾病。发病率为 5~12.5/10 万人口。各年龄组均可发病,40 岁以前患者,女、男约为 3:1。40 岁以上发病者,男女比例近似。我国 14 岁以下患者约占总数的 15%~20%。

（一）病因和发病机制

MG 的确切病因目前尚不清楚。但已知是一种自身免疫性疾病,其抗原为乙酰胆碱受体(AchR),致病性抗体为 AchR 抗体(AchR-Ab),靶器官为神经肌肉接头(NMJ)突触后膜上的 AchR。

AchR 为一分子量约 25~30 道尔顿的跨膜糖蛋白,一端在细胞外,一端在细胞内,由 α、α、β、γ、δ 5 个亚单位组成。仅 α 亚单位能与乙酰胆碱结合,即一个 AchR 能结合 2 个乙酰胆碱。通常一个运动神经元的轴突可分出数十至数千分支分别与所支配的肌纤维形成突触。当神经冲动传递到神经末梢,钙离子内流使乙酰胆碱从囊泡释放到突触间隙。其中 1/3 乙酰胆碱分子被突触间隙中的胆碱酯酶破坏而灭活,另 1/3 的乙酰胆碱分子则被突触前膜重新摄取,准备另一次释放。只有约 1/3 的乙酰胆碱分子弥散到突触后膜与 AchR 结合,产生终板电位,当达到一定程度时即可引起肌纤维的动作电位,并沿肌膜进入横管系统,扩散至整个肌纤维,使肌肉收缩。动作电位发生后,结合在 AchR 上的乙酰胆碱即脱落,并被胆碱酯酶水解。水解后的胆碱被突触前膜重吸收用于合成乙酰胆碱。脱落乙酰胆碱的 AchR 经复极化后恢复其功能。

基础和临床研究均证实,MG 患者的血清和 NMJ 处存在 AchR-Ab,并且在同一病例,抗体的滴度与病情相关。该抗体还可通过胎盘,因为由患 MG 的产妇所生的新生儿中约 1/6 可出现临床 MG 征象。病理学表明 MG 病变部位的突触前膜变小、突触间隙加宽、突触后膜皱褶减少。免疫组化电镜检查可见突触后膜上的 Ach-R 减少,而且有免疫球蛋白(IgG)和补体(C_{2-9})沉积。这些事实均说明 AchR-Ab 是引起 MG 的原发性特异性抗体,抗原和靶器官则是 NMJ 突触后膜上的 AchR。

大量临床资料表明 AchR-Ab 与胸腺有一定的关系。近 90% 的 MG 患者并发有胸腺瘤或胸腺增生,且胸腺切除术治疗 MG 可获得良好的效果。目前认为胸腺是产生 AchR-Ab 的部位。可能与胸腺的肌样上皮细胞具有 AchR 抗原性有关。其过程可能为:在某些遗传易感素质的个体,当胸腺上皮感染了某种细菌、病毒或发生肿瘤时,改变了胸腺细胞的抗原性,使这些自身组织变成了自身抗原。也有报道某些细菌蛋白与 AchR 之间有共同的抗原决定簇,刺激胸腺产生 AchR-Ab。胸腺细胞培养实验也证实胸腺细胞中存在分泌 AchR-Ab 的细胞。AchR-

Ab 与运动终板后膜上的 AchR 间有交叉免疫性,故引起针对自身的免疫反应。

AchR-Ab 可能通过以下机制导致 MG 症状:

1. 改变乙酰胆碱与 AchR 结合的离子通道　离子开放时间分析表明,MG 患者 AchR-Ab 与 AchR 结合后,可选择性地影响慢通道的开发时间。

2. 封闭乙酰胆碱与 AchR 结合　AchR-Ab 与 AchR 结合后,封闭乙酰胆碱与 AchR 结合。

3. 加速 AchR 的降解　肌细胞培养证实,MG 患者 AchR 的降解明显高于正常人。在培养的正常肌细胞中加入 AchR-Ab 后 AchR 的降解速度也明显提高。

4. 补体介导性溶解作用　免疫电镜可发现 NMJ,尤其是突触后膜,有 C_3、C_9 及免疫复合物的沉积,使突触后膜破坏,造成 AchR 绝对数目的减少。

除了以上的机制外,近年来也有部分 MG 患者在血中检出突触前膜抗体的报道,有待进一步研究。除了体液免疫外,细胞免疫在 MG 的发病上也可能起一定的作用。MG 患者的循环 T 辅助细胞增加,并且淋巴细胞对白介素-2 的反应性增高,T 细胞的激活增加。

病理学检查可见到 MG 患者的肌纤维粗细不一、玻璃样变、结缔组织增生,严重时有局灶性坏死。

（二）临床表现

该病起病缓慢,症状呈波动性;早晨较轻,劳动后和傍晚加重,休息后好转;肌肉麻痹并非从肢体远端开始,而是从眼外肌受累开始,表现为眼球运动受限、眼睑下垂、斜视、复视等,其次的顺序是颅神经支配的肌群如面肌、咀嚼肌和咽喉肌等、颈肌、肩胛带肌和髋部的屈肌,严重时累及呼吸肌;腱反射多存在;无感觉障碍;脑脊液正常;疲劳试验和新斯的明试验阳性;当全身肌肉受累时,表现为全身肌肉极度疲乏,进食、吞咽、呼吸、翻身均困难。若再有感染或外伤等因素,易诱发肌无力危象,甚至导致呼吸衰竭或死亡。

根据临床症状,通常将 MG 分为以下几个亚型:

1. 成年型　最为常见。根据肌无力受累的范围和严重程度又分为 4 级。Ⅰ级(单纯眼肌型):仅有眼肌受累表现,如眼睑下垂、复视等;Ⅱa 级(全身轻型):有轻度眼肌和全身肌无力症状,但不影响延髓支配肌和呼吸肌,对胆碱酯酶抑制药反应良好,发生危象机会少;Ⅱb 级(全身中度型):有中度肌无力,累及延髓支配肌和呼吸肌,对胆碱酯酶抑制药反应差,易发生危象;Ⅲ级(急性进展型):常突然起病,并在 6 个月内迅速发展,早期累及延髓支配肌和呼吸肌,对胆碱酯酶抑制药反应差,极易发生危象;Ⅳ级(晚期严重型):常在 Ⅰ级或 Ⅱa 级数年之后恶化而成,有严重的全身和延髓支配肌无力表现。

2. 儿童型　分为新生儿肌无力、儿童重症肌无力和先天性肌无力。

3. 药物引起的肌无力　常系长时间使用 D-青霉胺的并发症,停药后可迅速好转。

（三）诊断

MG 的主要诊断依据是①肌肉力弱,易疲劳;②对抗胆碱酯酶的反应性良好;③肌电图发现 NMJ 传递障碍,低频重复刺激出现递减现象;④血清 AchR-Ab 高于正常;⑤肌肉病理检查有突触间隙变宽、突触后膜皱褶减少及 Ach-R 数目减少。

（四）治疗

目前治疗方法主要有 5 大类,即抗胆碱酯酶药物(表77-1)、肾上腺皮质激素、血浆置换、胸腺切除和其他免疫抑制药。重症肌无力患者常合并胸腺肥大,其中有 10%~20% 合并胸腺肿瘤。大部分患者需行胸腺切除手术治疗。即使无胸腺肿瘤而仅摘除胸腺组织,亦可获得满意的治疗效果。当对药物治疗无效时,应及早考虑手术。外科手术治疗重症肌无力必须配合应用抗乙酰胆碱药治疗,待临床症状稳定后方可手术。胸腺切除术可使肌无力明显改善,但其疗效常需延迟至术后数月或数年才能产生。胸腺切除结合激素、免疫抑制药等综合措施,可使肌无力的缓解率提高到 90%。血浆置换价格昂贵,仅适用于新生儿、危象和个别患者的术前准备。肾上腺皮质激素在开始使用时有可能加重肌无力,值得注意。

表 77-1　常用的胆碱酯酶抑制药

药物名称	常用量	作用持续时间	主要作用肌群	用法
甲基硫酸新斯的明	1.0~1.5mg/次	20~30min	四肢	肌注
溴化新斯的明	22.5~180mg/d	3~6h	四肢	口服
美斯的明	60mg/d	4~6h	四肢	口服
吡啶斯的明	120~720mg/d	2~8h	球部	口服

二、手术治疗的麻醉处理

（一）麻醉前准备

充分的术前准备是降低 MG 患者术后并发症和死亡率的重要环节。

1. 了解肌无力的程度及其对药物治疗的反应 合理调整抗胆碱酯酶药物的剂量，其原则为以最小有效量的抗胆碱酯酶药维持足够的通气量和咳嗽、吞咽能力。如果停药 1～3 天而症状不明显加重则更好。如果停药后病情加重，应迅速给予抗胆碱酯酶药，观察对药物的反应性，这对判断术中和术后用药有很大的价值。

2. 完善术前检查 胸部 CT 或 MRI、纵隔气体造影能明确有无胸腺肿瘤及其范围和性质；ECG 及 MCG 能了解心脏功能及肌力情况；免疫学如免疫球蛋白 IgA、IgG 和 IgM 检查能确定抗体蛋白的类型；血清 AchR-Ab 效价测定及血清磷酸激酶（CPK）测定能明确病源及肌肉代谢情况；测定肺通气及 X 线胸片等有助于了解肺功能。肺功能明显低下、咳嗽、吞咽能力不良者宜延缓手术。

3. 支持治疗 MG 患者术前应有足够的休息及适当的营养，以增强体质，加强抗病菌能力；对吞咽困难或呛咳者宜鼻饲，防止发生吸入性肺炎。

4. 麻醉前用药 以小剂量、能镇静而又不抑制呼吸为原则。病情较轻者可适当应用苯巴比妥或苯二氮䓬类药物；病情重者镇静药宜减量或不用。吗啡和抗胆碱酯酶药物间有协同作用，不宜使用。为抑制呼吸道分泌及预防抗胆碱酯酶药副作用应常规用阿托品或东莨菪碱，但剂量宜小，以免过量造成呼吸道分泌物黏稠或掩盖胆碱能危象的表现。

（二）麻醉选择和管理

麻醉选择以尽可能不影响神经肌肉传导及呼吸功能为原则。对于非开胸手术，可采用局麻或椎管内麻醉。胸腺手术一般取胸骨正中切口，有损伤胸膜的可能，为确保安全以选用气管插管全麻为妥。尽量采用保留呼吸气管内插管，可在小剂量镇痛、镇静药配合表面麻醉下完成；对过度紧张、手术时间较长的患者可采用静脉硫喷妥钠或丙泊酚+肌松药快速诱导插管，但肌松药在 NMJ 功能监测下使用较好。

氧化亚氮、硫喷妥钠、丙泊酚和氯胺酮对神经肌传导的影响很轻，可酌情复合应用。MG 患者通常对非去极化肌松药敏感，有报道是正常人的 20 倍，只需要通用剂量的 1/4～1/5 即满足肌松要求，并以短效药物为安全。MG 对去极化肌松药表现为耐药或早期 II 相阻滞。若选用琥珀胆碱，应注意脱敏感阻滞而引起的延迟性呼吸抑制。所以，对 MG 患者最好不用肌松药。吸入麻醉药的神经肌肉接头阻滞强度依为异氟烷>七氟烷>恩氟烷>地氟烷>氟烷>氧化亚氮，高浓度吸入可加重肌无力的程度，若与静脉麻醉复合应用，浓度可明显降低。麻醉性镇痛药都有呼吸抑制作用，应慎用。一些抗生素（如链霉素、新霉素、庆大霉素和肠粘菌素等）可阻碍乙酰胆碱释放，有神经肌肉接头阻滞作用，可加重肌无力，应注意。有些抗心律失常药物（如奎尼丁、普鲁卡因酰胺等）可抑制肌纤维的兴奋传导，减少节后神经末梢释放乙酰胆碱，如果再用肌松药，肌无力症状可趋恶化。降压药胍乙啶、六羟季胺和单胺氧化酶抑制剂均可增强非去极化肌松药的作用，应慎用。利尿药呋塞米使血钾降低，可加重肌无力。此外，低钠、低钙和高镁也可干扰乙酰胆碱的释放。

胸腺切除术中，呼吸管理至关重要，必须常规施行辅助呼吸或控制呼吸以保证足够的通气量，但要避免过度通气；术中有可能损伤胸膜，应予警惕。

胸腺摘除术后并发症包括呼吸功能异常、出血和气胸。术毕后在 NMJ 功能监测下给予新斯的明和阿托品拮抗肌松作用。拔除气管导管必须具备下列指征：自主呼吸频率及潮气量恢复正常，神志完全清醒，咳嗽、吞咽反射活跃。鉴于术后需继续使用抗胆碱酯酶药物治疗，有可能呼吸道分泌物增多，对于 MG 病史长、术前即有呼吸功能不全、服用抗胆碱酯酶药物剂量较大的患者，术后宜保留气管导管，以便于随时清理气管内分泌物、充分供氧和呼吸机辅助通气，但应严格无菌操作，以防肺部继发感染。当出现导管耐受有困难时，可使用镇静药，但剂量应视通气量及是否需要施行机械通气而定。

术后处理的重点在排痰及呼吸支持，应持续监测呼吸功能，间断行血气分析。呼吸功能异常时应首先查明原因，针对不同变化妥善处理，防止肌无力或胆碱能危象。

三、重症肌无力危象的处理

MG 危象是指 MG 患者本身病情加重或治疗不当引起咽喉肌和呼吸肌严重麻痹所致的呼吸困难状态，需积极抢救，保证必要的通气，否则危及生命。

MG 危象分肌无力危象、胆碱性危象和反拗性危象三种类型(表 77-2)。呼吸机主要用于 MG 危象的治疗。其指征、通气方式、撤机方法等参见有关机械通气章节。比较特殊之处为：

表 77-2　肌无力危象和胆碱能危象的鉴别

	肌无力危象	胆碱能危象
抗胆碱酯酶	有效	加重症状
分泌物	不多	多
肌肉颤动	无	明显
肠蠕动	正常	肠鸣音亢进
瞳孔	正常或较大	小
出汗	正常	大汗

1. 这类患者的呼吸道分泌物较多,宜采用气管切开,利于吸痰。

2. 发生 MG 危象应明确诊断是哪种类型,必要时可用腾喜龙试验以助鉴别(注射后 1 分钟内肌力增强,呼吸改善者为肌无力危象;如症状加重伴肌束震颤者为胆碱能危象;无反应者为反拗性危象)。

3. 肌无力危象者立即给予新斯的明 1mg 肌肉注射,如症状不能控制则加用类固醇激素,采用短期大剂量疗法,停用激素应逐渐减量,以防症状反跳。如呼吸道分泌物过多,出现毒蕈碱样中毒症状,可用阿托品拮抗。

4. 胆碱能危象为使用胆碱酯酶抑制剂过量,突触后膜持续去极化,复相过程受阻,神经-肌肉接头处发生胆碱能阻断而致呼吸肌麻痹。除肌无力外,还表现毒蕈碱样中毒症状,如恶心、呕吐、腹泻、大汗、瞳孔缩小及分泌物增加等。此时应立即停用胆碱酯酶抑制剂,静脉注射阿托品 1~2mg,每 30 分钟重复一次,直至出现轻度阿托品样中毒。解磷定能恢复胆碱酯酶的活性,并对抗胆碱酯酶抑制剂的烟碱样作用,故可同时静滴,直至肌肉松弛,肌力恢复。

5. 反拗性危象的治疗　主要是对症治疗,纠正通气不足。

第4节　其他神经-肌肉疾病患者的麻醉

一、小儿麻痹后遗症手术的麻醉

该病多发于 5 岁以下的小儿,神经病毒侵犯脊髓灰质前角的运动细胞,引起其支配的肌肉发生迟缓性麻痹。发病后两年以内肌肉如能恢复者则可完全恢复,否则由于肌力的不平衡逐渐形成足踝的内翻畸形。常施行的手术如踝关节的内翻畸形矫正术。自发病之日起两年内由于脊髓神经受病毒感染一般尚未稳定,为避免加重病情,一般不宜选用蛛网膜下腔阻滞麻醉。幼儿多用全身麻醉,加用局麻可明显减少全麻药的用量。学龄以上儿童则以硬膜外麻醉为主。氯胺酮静脉复合麻醉也可取得较为满意的麻醉效果。对于患有小儿麻痹后遗症的成人行其他手术时,麻醉选择无特殊。

二、脊髓损伤患者手术的麻醉

脊髓损伤(spinal cord injury,SCI)的常见原因为交通事故、运动伤、坠落伤、暴力伤、手术损伤、血肿或肿瘤压迫等。损伤的部位越高、程度越重,对患者的病理生理干扰越大。

(一)脊髓损伤的病理生理变化

急性 SCI 的病理生理变化呈动态过程。临床上分为 4 期。

1. 急性期　损伤后的 48 小时内。若为脊髓横断伤,立即出现脊髓休克综合征,表现为损伤平面以下内脏和躯体感觉完全消失,肌肉松弛性麻痹,反射消失,尿便潴留,同时伴有血压下降、心动过缓和心律失常。发生心血管异常的机制可能是由于颈胸段脊髓损伤,阻断了高级中枢对心脏的交感调节,不能够反射性引起心率、心肌收缩力和心输出量增加,代偿能力降低。SCI 早期脊髓的血管常发生痉挛,血液供应有不同程度的障碍,进一步加重脊髓的继发性损伤。由于呼吸肌麻痹、返流误吸、腹胀、伴发胸部损伤等原因,呼吸衰竭是急性 SCI 患者早期死亡的主要原因之一。急性期的处理原则为:

(1)迅速完成初步诊断,在现场固定好患者的脊柱,并立即送往有关的医疗中心。有呼吸心跳停止者,应行现场复苏。

(2)保持呼吸道通畅,吸氧,防止二氧化碳潴留,必要时气管插管辅助或控制呼吸。

（3）维持血压正常或轻度升高,避免血压剧烈波动。

（4）及早明确其他并发的损伤和脊髓损伤的节段。

（5）尽早使用药物和物理方法保护脊髓功能。

（6）给予导尿。

2. 亚急性期　损伤后48小时至脊髓休克开始恢复,1～12周不等。感染、消化道出血等并发症可能出现。

3. 中间期　脊髓休克恢复期。逐渐出现躯体反射恢复、亢进,甚至痉挛。损伤平面在 T_7 以上的患者,2～3周后,损伤平面以下的反射部分恢复,一旦该区域有较强的皮肤或内脏刺激(如尿潴留、排便、分娩等)可能引发自主反射亢进(automatic hyper-reflexia),表现为阵发性高血压、心律失常、短暂意识丧失或癫痫,损伤平面以下血管收缩,平面以上血管扩张,严重时可发生脑出血、视网膜出血、心衰等。由于反射亢进和肌肉兴奋,患者的血钾可能升高。

4. 慢性期　损伤后3个月以上,为痉挛期。表现为反射亢进,肌肉痉挛,骨质疏松,高钙血症等。

（二）麻醉特点

1. 急性脊髓损伤的麻醉特点

（1）麻醉前估计:充分估计患者的情况,尤其是呼吸和循环功能。

（2）手术的种类:在急性期进行的手术多为脊髓本身的手术或合并的其他脏器损伤的手术。

（3）围手术期移动患者一定要温柔,轻搬轻放,保持脊柱处于水平位,防止错位而加重脊髓损伤。

（4）术前适当扩容,并给予阿托品,有利于防止麻醉后低血压和心动过缓。

（5）麻醉选择:以气管插管全麻为首选。对于高颈段损伤一定要防止头部后仰,为保证颈部肌张力存在,最好选用清醒气管插管或给予镇静药后保留呼吸插管。麻醉诱导药物宜选择对循环干扰小的依托咪酯、羟基丁酸钠及咪达唑仑等。必要时采用纤维光导喉镜或带光源盲插引导器。麻醉维持可以选用吸入、静脉或复合麻醉。

（6）若采取俯卧位手术,膈肌运动受限制,更易发生低血压、呼吸困难等。这类患者对麻醉药都较敏感,耐受性差,用药量应比一般患者减少。手术区若在麻木区内,麻醉药的用量可适当减少。

（7）加强监测:对于危重患者,除了常规的血压、心率、心电图、脉搏血氧饱和度、体温监测外,留置直接动脉压、中心静脉压、漂浮导管很有必要。体感或运动诱发电位监测对于指导手术操作有一定的价值。

（8）瘫痪患者常并存血钾升高,应避免用琥珀胆碱。否则易发生严重心律失常甚至心搏骤停的危险。这类患者以选用非去极化肌松药为妥,或少用肌松药。

（9）高位截瘫患者的产热和散热中枢传出和传入通路有可能被横断,体温调节功能低下,应注意人工调节。

2. 慢性脊髓损伤的麻醉处理　脊髓损伤3个月后进入慢性期,除了自主反射亢进外,可能伴发有尿路感染、深静脉血栓、肺栓塞、消化道出血、电解质紊乱、骨质疏松及褥疮溃疡等,麻醉前应有所了解。麻醉中要注意防治自主反射亢进,包括充分镇痛、控制血压、治疗心律失常等。长时间骨骼肌瘫痪的患者,静脉注射琥珀胆碱后肌颤使细胞内钾离子大量释放到血液循环,可引起高血钾症,有导致心律失常甚至心搏骤停的危险。因此,需要肌松时,宜用非去极化肌松药。

三、格林-巴利综合征
患者的麻醉治疗

格林-巴利(吉兰-巴雷)综合征(Guillian-Barre syndrome,简称GBS),是一种急性起病,以周围神经及脑神经损害伴脑脊液中蛋白和细胞分离为特征的综合征。其病因迄今未明,一般认为与病毒感染和自身免疫疾病有关。半数以上的患者在出现神经炎症状前有上呼吸道或胃肠道感染症状,或有外科手术史,但血清学检查未能证实病毒感染与GBS发病有直接关系,也未能分离出致病病毒。病理检查发现脊神经节、神经纤维脱髓鞘中有大量淋巴细胞和巨噬细胞浸润,提示GBS是一种主要以淋巴细胞介导的细胞免疫疾病,而周围神经纤维髓鞘蛋白可能是其主要的抗原。这些浸润细胞破坏施万细胞形成的髓鞘,引起神经纤维节前性脱髓鞘(此为导致脑脊液中蛋白质增加的原因),甚至造成轴突的变性、中断。病变主要是累及前根、近端神经干,也可累及后根、自主神经节和远端神经。急性脱髓鞘后2周,炎症消退,施万细胞增殖,随之髓鞘再生。

（一）主要临床表现

1. 多数患者起病前 1～4 周内曾患上呼吸道感染、肠道感染和腮腺炎等病。

2. 首发症状常是四肢急性、对称性、弛缓性瘫痪，先下肢而后上肢，由远端向近端发展；也有由近端向远端，由上向下发展者，或远、近端同时受累。累及肋间肌和膈肌可致呼吸肌麻痹、呼吸困难。肌肉麻痹几天内可达高峰，运动障碍、肌张力降低、腱反射减弱或消失、无病理反射。早期可无肌肉萎缩，但有肌压痛；如病变严重，损伤神经轴突，可引起肌肉萎缩。

3. 颅神经受累　常出现的颅神经受累症状为一侧或双侧面瘫，尤其是成人；其次是舌咽、迷走神经受累，表现为吞咽困难、声嘶、饮水呛咳，以儿童多见；少数患者也可表现眼球运动神经、三叉神经和舌下神经麻痹等症状。如同时出现眼肌麻痹和肢体共济失调，称为 Fisher 综合征。

4. 感觉症状较轻，大部分患者常有肢端针刺或麻木感；部分患者有"手套或袜套式"感觉减退。根刺激是 GBS 患者的主要体征。

5. 自主神经受累　肢体血管舒缩功能障碍，表现为体位性低血压（交感神经活动低下）和高血压（交感神经活动亢进），皮肤泛红、手脚出汗、水肿等，以儿童多见。极少数患者有括约肌功能障碍，表现为尿潴留。

6. 个别患者还可以出现颅内压增高、视乳头水肿、视网膜水肿和出血等。

7. 辅助检查　典型的脑脊液改变为蛋白质含量增高，而细胞数正常，称为蛋白-细胞分离现象。此系本症特征性变化之一。但是脑脊液蛋白的含量与疾病的严重程度并无平行关系。

（二）急性期的呼吸治疗

呼吸肌麻痹引起的通气障碍性呼吸衰竭是 GBS 致死的主要原因，保证足够的肺泡通气、纠正缺氧是急性期治疗的首要任务。

1. 保证呼吸道通畅，减少无效腔量　本病由于自主呼吸运动幅度小，同时咳嗽、吞咽反射可能消失，或合并有口、咽肌麻痹，很容易发生误吸及肺不张。若吸入高浓度氧治疗，更容易促进肺不张的发生。所以要加强护理，随时清除口咽腔内的分泌物，并根据情况及时建立人工气道，以便于吸痰和机械通气。

（1）对于发病初期、呼吸肌麻痹不明显、尚能吞咽分泌物者，可放入口咽通气道，并经鼻腔插入吸氧管至口咽部进行吸氧。

（2）对于膈肌重度受累、呼吸肌麻痹伴舌咽、迷走神经麻痹、咳嗽无力、已出现肺不张表现、PaO_2 降至 70mmHg 或 $PaCO_2$ 升至 60mmHg 者，应建立人工气道。估计 1～2 周内病情会好转，且能脱离呼吸机者，可经鼻腔或口腔气管插管（经鼻腔插管利于口腔护理，且保留时间较长）；估计机械通气需 2 周以上或已行经口、鼻腔插管治疗一段时间，病情无好转且有恶化趋势者，应行气管切开。

（3）气管插管期间应注意无菌吸痰，给予合理抗生素，防治呼吸道感染。

2. 机械通气指征　对于自主呼吸减弱、肺活量小于 15ml/kg 体重、最大吸气负压小于 -25cmH_2O、呼吸频率>30 次/分钟时，结合血气结果，应及时给予控制/辅助呼吸。

3. 机械通气方式的选择

（1）在发病的初期，自主呼吸尚有一定的力量，可以给予 SIMV、PSV、MMV、CPAP 支持。

（2）在发病高峰期，自主呼吸微弱或停止，给予 IPPV。

（3）在发病的后期，呼吸肌力量有所恢复，应给予辅助呼吸，并逐渐锻炼呼吸肌功能，采用 SIMV+PSV、VSV 等。但要注意防止呼吸肌疲劳。

（4）PEEP/CPAP 可以防止肺不张，但不宜过高。因为这类患者应用呼吸机时间较长，PEEP/CPAP 过高对循环的影响较大。

（5）注意吸入气体的湿化和加温。

4. 停用呼吸机的指征

（1）平静自主呼吸时胸腹部的矛盾呼吸基本消失，自主 TV>6ml/kg、呼吸频率 15～30 次/分钟。

（2）吞咽功能基本恢复。

（3）肺部并发症明显好转。

（4）血气分析大致正常。

5. 气管拔管的指征

（1）自主呼吸能够维持机体的气体交换，血气分析正常。

（2）有一定的咳嗽能力，能自行排痰。

（3）肺部无并发症。

（4）患者全身情况逐渐好转。

（三）其他治疗

1. 急性期的其他治疗　主要包括：①纠正水电解质紊乱和酸碱失衡；②激素治疗：一般主张早期、大量、短期应用。有报道认为对于呼吸肌麻痹患者，鞘内注射地塞米松，能较好地减轻神经根的炎症反应。激素治疗不应超过 1 月,停药时逐步减量,减量愈慢,复发几率越小;③加强机体营养物质的供给,应及早下胃管鼻饲;④合理应用抗生素。

2. 稳定恢复期的综合治疗 ①免疫治疗:对于激素治疗反应不佳者可使用免疫抑制剂;免疫调节剂如左旋咪唑、转移因子能够增强抑制性 T 细胞对 B 淋巴细胞和效应性 T 淋巴细胞的抑制作用,从而降低自身体液和细胞免疫的强度,也可酌情使用;②早期应用 B 族维生素、细胞色素 C、辐酶 A 和 ATP 等神经营养药物,改善神经功能,促进髓鞘再生;③加强护理、理疗,防治并发症。

(四)麻醉特点

GBS 在急性期很少进行手术。在稳定期有可能进行一些急诊手术。手术前应详细询问病史,确认是否存在呼吸功能不全。准备好各种呼吸急救设备。

麻醉选择的原则为越简单越好。对于短效手术,以局麻和神经阻滞为首选。椎管内麻醉不提倡,因为如果出现并发症不易与疾病发作区别。全麻药物根据具体情况灵活选用。慎用肌松药。术中、术后必须施行有效的呼吸支持。

四、其 他

对各种原因不明的进行性肌营养不良、多发性肌炎、周期性麻痹等出现肌无力征象的患者,对去极化或非去极化肌松药都非常敏感,且用新斯的明不易拮抗,术中以不用任何肌松药为妥;对有肌松作用的吸入麻醉药亦不宜浓度过高;对呼吸中枢抑制的麻醉性镇痛药宜小剂量使用。对脑炎及各种原因的头晕、头痛及进行性下肢瘫痪的患者,应禁用椎管内阻滞麻醉。

(王保国)

参 考 文 献

1. 庄心良,曾因明,陈伯銮. 现代麻醉学. 第 3 版,北京:人民卫生出版社,2003,1525-1543.
2. 王保国,周建新. 实用呼吸机治疗学. 第 2 版. 北京:人民卫生出版社,2005.
3. 王保国,韩如泉主译. 神经外科麻醉手册(Handbook of Neuroanesthesia). 北京:人民卫生出版社,2009,212-231.
4. 吉勇,王长睿,王保国,等. 七氟烷对癫痫和非癫痫患者脑电图的影响. 首都医科大学学报,2006,27(3):383-385.
5. 吉勇,高旻,王保国,等. 地氟醚对癫痫和非癫痫患者脑电图的影响. 临床麻醉学杂志,2006,22(10):749-751.
6. Lin N,Bebawy JF,Hua L,et al. Is spinal anaesthesia at L2-L3 interspace safe in disorders of the vertebral column? A magnetic resonance imaging study. Br J Anaesth,2010,105(6):857-862.
7. Zhang XT,Cheng H,Xiong W,et al. Comparison of the ability of wavelet index and bispectral index for reflecting regain of consciousness in patients undergone surgery. Chinese Medical Journal. 2010,123(12):1520-1523.

第78章　糖尿病与胰岛素瘤患者麻醉

正常葡萄糖的代谢是葡萄糖利用和内源性生成或饮食供给之间的平衡。临床上有多种原因或疾病引起糖代谢紊乱,表现为高血糖或低血糖症。如皮质醇增多症、嗜铬细胞瘤、甲亢、创伤、手术等应激状态下可以出现血糖增高,胰岛素瘤引起高胰岛素血症,导致血糖降低。糖尿病是围手术期并发症发生率增多的原因之一,有报道合并糖尿病患者围手术期死亡率较非糖尿病患者增高5倍。术前应了解病情,充分进行术前评估和术前准备,选择适当的麻醉方法和麻醉用药,才能保证患者平稳、安全地度过围手术期。

第1节　糖尿病患者麻醉

糖尿病是由于胰岛素相对或绝对缺乏以及不同程度的胰岛素抵抗,引起碳水化合物、脂肪及蛋白质代谢紊乱的综合征,表现为血糖增高和(或)糖尿为特征的慢性全身性疾病。糖尿病后期可出现广泛的微循环及大血管病变,导致失明、肾功能损害、肢端坏死、心脑血管病变等。糖尿病患者在接受手术时,麻醉和手术可加重病情,病情严重或术前控制不满意的患者,可能发生酮症酸中毒、循环衰竭甚至死亡等严重问题。目前糖尿病的发生率约占总人口的2%~5%,其中大约50%的患者同时合并外科疾患需要手术和麻醉。因此,熟悉糖尿病的病理生理改变、了解病情特点及患者用药治疗情况,对糖尿病患者手术的麻醉及围手术期管理十分必要。

一、糖尿病的病理生理特点及分类

(一)病理生理特点

胰岛素是调节和维持血糖正常的主要激素。胰岛素产生并储存于胰岛 β 细胞,使糖和钾离子转运至细胞内,加速细胞对葡萄糖的吸收利用,促进肝糖原合成,抑制糖原分解和糖原异生;抑制脂类分解;促进蛋白质合成,抑制蛋白质分解。胰岛素合成或分泌减少及其受体功能发生改变可引起一系列病理生理变化。

1. 糖代谢异常　肝糖原合成减少,糖原分解和异生增加,葡萄糖利用减少,血糖增高。

2. 脂肪代谢异常　脂肪合成减少,分解增加,严重者可出现酮症酸中毒。

3. 蛋白质代谢紊乱　抑制蛋白合成,加快蛋白质分解。

4. 其他　动脉硬化和微血管病变,引起冠心病、心肌病、脑血管病变、下肢缺血、肾功能不全等。

(二)糖尿病分类

糖尿病可分为四种临床类型。

1. 1 型糖尿病　也称为胰岛素依赖型糖尿病(insulin-dependent diabetes mellitus, IDDM),5% ~ 10%的糖尿病患者属于1型糖尿病。全世界约有此类患者 1000 万 ~ 2000 万,如今,1 型糖尿病的发病率还在以每年3% ~5%的速度递增。患者年龄一般在 30 岁以下,故又称之为青少年糖尿病。这类患者胰岛素缺乏,口渴多饮,消瘦,尿量显著增加,易于发生酮症酸中毒。1 型糖尿病是由 T 细胞介导的胰腺 β 细胞自身免疫性破坏引起的。虽然环境触发因素如病毒(尤其是肠病毒),膳食蛋白质以及药物/

化学品可能引发有遗传倾向的易感宿主的自身免疫反应,但是确切病因并不明确。

2. 2型糖尿病　也称为非胰岛素依赖性糖尿病(non-insulin dependent diabetes mellitus, NIDDM),占糖尿病的90%。发病年龄多在成年以后,故称为成人型糖尿病。这类患者起病缓慢、隐匿,通常胰岛β细胞仍具有一定的分泌功能,但分泌高峰后移。胰岛素靶细胞上的胰岛素受体或受体后缺陷使得外周对胰岛素利用障碍。这类患者通常有明显的家族遗传性,体重超重或肥胖,无明显酮症倾向,但易出现非酮症高渗性昏迷。多数患者经饮食控制或口服降糖药物可控制血糖,少数患者需要外源性胰岛素控制血糖。

3. 营养不良性糖尿病　多发生于贫困地区。以青年男性多见。

4. 其他　继发于胰腺疾病及其他内分泌疾病,如胰腺囊性纤维化、胰腺手术切除、慢性胰腺炎等均可引起胰岛素分泌不足;胰高血糖素瘤、嗜铬细胞瘤、肢端肥大症或糖皮质激素分泌过量的患者,胰岛素的作用可能被抑制,从而产生胰岛素相对不足的表现。糖尿病也可继发于使用一些药物后,如抗高血压药、噻嗪类利尿药及精神病药物等。糖尿病也可能是某些遗传综合征的一部分,如Wolfram(DID-MOAD)综合征,Friedrich's Ataxia等。妊娠糖尿病约占妊娠妇女的2%~3%,是妊娠期发生流产、巨大儿及死胎的重要原因。

二、糖尿病的临床表现及治疗

(一)临床表现

糖尿病的发病高峰年龄为40~60岁,女性多于男性。典型糖尿病的临床表现为三多一少,即多尿、多饮、多食及体重下降。

1型糖尿病"三多一少"症状显著,发病期确切,易出现糖尿病酮症酸中毒。

2型糖尿病起病隐匿缓慢,各种临床表现不一定都出现,偶于体检时发现,据估计,大多数患者被诊断为2型糖尿病前约4~7年就已经患病,更有在糖尿病并发症出现后才发现。首发症状多种多样,如:多饮多尿,糖尿病视网膜病变所致视物模糊,糖尿病肾病所致浮肿,贫血,外阴瘙痒及非酮症高渗性昏迷。

(二)诊断

1. 糖尿病　按照1997年美国糖尿病协会(ADA)制订的诊断标准,有下列情形之一者即可诊断糖尿病:

(1)空腹血糖>7.0mmol/L。

(2)具有糖尿病症状,任意时间血糖>11.1mmol/L。

(3)空腹血糖低于7.0mmol/L,疑有糖尿病者应接受75g葡萄糖耐量试验。服糖后2h血糖超过11.1mmol/L。

2. 糖耐量异常(impaired glucose tolarence, IGT)和空腹葡萄糖调节受损(impaired fasting glucose, IFG)　IGT是指口服葡萄糖耐量试验(OGTT)2h后的血糖水平升高,超过7.0mmol/L,但仍未达到11.1mmol/L的糖尿病诊断标准,这些患者称为葡萄糖耐量异常。IFG是指空腹血糖升高,未达到糖尿病的诊断标准,即空腹血糖在6.2~7.0mmol/L之间。

IGT和IFG可以说是一种正常人向糖尿病的过渡状态,这部分人虽然现在还不能诊断为糖尿病,但是将来发生2型糖尿病危险性非常高,可以说是糖尿病的后备军。据有关研究报道,每年5%~8%的IGT者将发展成为2型糖尿病。此外IGT者发生心血管病变,如心肌梗死、心绞痛的危险性也大大提高。

(三)糖尿病的治疗

治疗目标是纠正代谢紊乱,控制血糖,使血糖、尿糖及电解质等恢复正常或接近正常,防治并发症,改善全身状况,提高患者对手术及麻醉的耐受性。目标血糖浓度应为空腹8.3mmol/L以下,餐后血糖不超过10.0mmol/L。

1. 一般性治疗　综合疗法,如避免紧张刺激,适当的体力活动,防止感染等。

2. 饮食控制　根据病情适当控制饮食,维持理想体重,控制血糖,避免或延缓并发症的发生。

3. 口服降糖药　常用的降血糖药物有磺脲类和双胍类。

4. 胰岛素治疗　胰岛素是治疗糖尿病的特效药物,其适应证为:胰岛素依赖性糖尿病;非胰岛素依赖性糖尿病非酮症高渗性昏迷、酮症酸中毒,合并感染、创伤、脑血管意外等应激状态;口服降糖药治疗失效;消瘦营养不良及消耗性疾病患者;高钾血症。术前停用口服降糖后,改用胰岛素控制血糖。胰岛素的初始剂量为0.6U/(kg·d),分3~4次皮下注射,数日后根据空腹及餐后血糖、尿糖情况调整胰岛素剂量。使用胰岛素应注意防止出现低血糖反应、过敏反应,少数患者可能对胰岛素产生抵抗。

三、糖尿病相关的急性并发症

（一）低血糖

低血糖一般是指血糖低于 2.8mmol/L。严重低血糖(指血糖低于 1.4 ~ 1.7mmol/L)时患者可出现低血糖昏迷。血糖低于正常低限时可引起相应的症状与体征。

1. 原因　术前口服降糖药或胰岛素用量过大、应用中长效胰岛素不适当是围手术期低血糖的主要原因。低血糖是胰岛素瘤的主要症状,也见于其他疾病如肝硬化、垂体功能低下、肾上腺功能不全、肝脏占位性病变以及肉瘤等。

2. 临床表现　一般表现为交感神经兴奋如大汗、颤抖、视力模糊、饥饿、软弱无力、心悸、腹痛。此外,尚可表现为中枢神经系统抑制症状,如意识朦胧、头痛头晕、反应迟钝、嗜睡、心动过速、瞳孔散大、癫痫发作甚至昏迷。患者可能有精神异常的表现。延脑受抑制时,患者可呈现深昏迷,各种反射消失,呼吸浅弱,血压下降,瞳孔缩小等。全身麻醉患者可出现苏醒延迟。

3. 治疗　围手术期应尽量维持患者血糖在正常或稍高水平,避免出现低血糖症状。怀疑低血糖时,应及时测定血糖并根据测定结果迅速处理。治疗方法是给予葡萄糖,轻者可口服葡萄糖水,严重者可快速输注葡萄糖,先静注 50% 葡萄糖 40 ~ 100ml,必要时重复。然后继续输注 5% ~ 10% 葡萄糖 300 ~ 400ml/h,直至血糖维持稳定。其他治疗还包括给予胰高血糖素、糖皮质激素等。

（二）酮症酸中毒

糖尿病酮症酸中毒是指糖尿病患者在各种诱因作用下,胰岛素明显不足,升糖激素不适当升高,造成糖、蛋白、脂肪以及水、电解质、酸碱平衡失调而导致的高血糖、高血酮、酮尿、脱水、电解质紊乱、代谢性酸中毒等症候群。感染、手术和外伤等应激反应可导致机体利用胰岛素障碍,机体不能充分利用糖,脂肪及蛋白质代谢显著增加,肝脏产生大量酮体,引起酮症酸中毒,尤以 1 型糖尿病更为常见。

1. 病理生理　酮症酸中毒可使心肌收缩力下降,外周阻力降低,血糖和渗透压升高,细胞内脱水和渗透性利尿,甚至出现低血容量。电解质紊乱包括高血糖(血糖通常在 16.7 ~ 27.8mmol/L)、高钾血症和低钠血症。此时机体总钾量降低,但由于促使钾离子向细胞内转移的胰岛素不足,临床上表现为血钾水平升高。血糖每升高 5.6mmol/L,血钠浓度降低 1.6mmol/L。

2. 治疗　①给予正规胰岛素控制血糖,首次剂量为静脉注射 10 单位,随后静脉连续输注;②补充液体:给予生理盐水 1 ~ 2L 扩容,适当补钾、磷和镁;③纠正酸中毒:当 pH 低于 7.1 或出现循环功能不稳定时,应给予碳酸氢钠等纠酸药物;④解除各种诱因。

（三）高渗性非酮症高血糖昏迷

高渗性非酮症高血糖昏迷又称为高渗性非酮症糖尿病昏迷、高血糖脱水综合征等。其临床特征为严重的高血糖、脱水、血浆渗透压升高而无明显的酮症酸中毒,患者常有意识障碍或昏迷。Ⅱ型糖尿患者在遇有创伤、感染等诱因时常导致高渗性非酮症高血糖昏迷,死亡率高,应予足够的警惕,及时诊断和有效治疗。

1. 病理生理　常见于感染或脱水的患者,也可见于 2 型糖尿病和非糖尿病患者。其特征包括:血糖>33.3mmol/L,渗透性利尿引起的低血容量、电解质紊乱、血液浓缩以及中枢神经系统功能异常(如癫痫发作或昏迷),而无酮症酸中毒的特征。

2. 治疗　包括输注生理盐水和胰岛素。这类患者对胰岛素可能较为敏感,宜采用小剂量。当血糖低于 300mg/dl 时,应注意观察病情并酌情停用胰岛素,以免发生脑水肿。此外应注意纠正电解质的异常。

四、糖尿病相关的慢性并发症

糖尿病患者长期的高血糖状态导致多脏器功能改变,糖尿病的慢性并发症成为围手术期糖尿病患者死亡的主要原因。

1. 关节强直综合征　Rosenbloom 等首次报道了 3 例 1 型糖尿病患者发生关节挛缩和非家族性侏儒症,通常以第五掌指关节和近端指间关节为首发,逐渐累及指关节、腕关节、踝关节、膝关节,甚至脊柱关节。当颈椎关节受累时,颈椎活动受限,称为关节强直综合征。糖尿病患者发生关节强直综合征的机制尚不清楚,可能与长期的高血糖诱发非酶性的糖基化作用使结缔组织胶原蛋白连接结构异常有关。

2. 心血管系统疾病　糖尿病患者围手术期各

种心血管疾病的发生率和死亡率是非糖尿病患者的 2~3 倍,包括高血压、冠心病、外周动脉疾病、心脏收缩和舒张障碍、心力衰竭等。心血管合并症所致的死亡占糖尿病患者死亡的 80% 以上。糖尿病患者无痛性心肌缺血或心肌梗死的发生率远大于非糖尿病患者,故更容易延误治疗。高血压在糖尿病患者中比非糖尿病患者更加常见,可能与进行性的糖尿病肾病有关,围手术期适度的血压控制在一定程度上比血糖控制还要重要。糖尿病患者冠状动脉疾病的预防,包括积极处理高血脂、高血糖、高血压,以及给予阿司匹林抗凝治疗。

3. 自主神经病变 糖尿病自主神经病变(DAN)是一种常见的严重并发症,可以累及许多器官造成功能障碍,如消化系统、生殖泌尿系统、心血管系统等。临床表现为:静息状态下的心动过速、体位性低血压、便秘、胃轻瘫、无汗症、神经血管功能障碍等。

心血管自主神经病变可通过以下几方面表现出来,包括测试心血管反射和测量患者的静息心率、心率变异性、Valsalva 动作的反应、直立时心率和收缩压的改变、舒张压对持续运动的反应以及 QT 间期。除了心血管的影响,自主神经病变患者可能表现出呼吸反射受损,对缺氧和高碳酸血症的反应减弱。

胃轻瘫也是糖尿病常见的并发症,同时也是自主神经病变的一种,约 25% 的糖尿病患者发生糖尿病性胃轻瘫。主要临床表现为厌食、胃胀气、上腹不适、恶心、呕吐。可能的原因为糖尿病患者的迷走神经受损造成胃排空减慢。胃轻瘫的治疗包括严格的血糖控制,少食多餐,减少食物中的脂肪含量,给予促胃动力剂,如胃复安。糖尿病患者腹泻和便秘也是常见的,并可能与自主神经病变相关。

4. 肾病 大约 30%~40% 的 1 型糖尿病患者和 5%~10% 的 2 型糖尿病发展为终末期肾病。肾脏表现为肾小球硬化伴随肾小球基底膜增厚,动脉硬化,肾小球硬化和肾小管间质疾病。临床特点为高血压,蛋白尿,周围性水肿,肾小球滤过率进行性降低。蛋白尿是糖尿病肾病最早出现的实验室阳性结果。高血压是导致糖尿病肾病进展最重要的因素,控制高血压可以显著缓解肾病进展。

5. 视网膜病 糖尿病视网膜病变源于微血管的各种改变(包括闭塞、扩张、通透性增加及小动脉瘤)导致的出血,渗出和异常血管和纤维组织增长。视觉障碍的范围可以从色觉细微的变化到完全失明。严格控制血糖和血压可以减少视网膜病变风险及其进展。

6. 感染及伤口愈合不良 糖尿病患者由于巨噬细胞功能下降,趋化/吞噬功能受损,毛细血管数量减少,伤口弹性降低,成纤维细胞和胶原合成减少、水肿增加等原因常并发各种感染,而脓毒症是围手术期的主要死亡原因之一。糖尿病控制不满意的患者,由于伤口组织强度不足及感染等原因,常导致术后伤口愈合不良。

五、糖尿病患者的术前评估和准备

糖尿病患者手术麻醉的主要危险是由于糖尿病所引起的相关脏器功能改变,如心血管疾病、肾功能不全等。由糖尿病本身引起的死亡例数已明显减少,而糖尿病的慢性并发症已成为糖尿病患者的主要死亡原因。因此,应重视脏器功能的术前评估和治疗,以保证患者处于最佳的术前状态。

(一) 术前评估

轻型糖尿病或控制良好的糖尿病患者,无糖尿病并发症,这类患者对手术和麻醉的耐受性较好,围手术期死亡率与常人无异。但病情较重或已出现糖尿病并发症的患者,如合并了心血管疾患时死亡率可达常人 5 倍,手术和麻醉的风险性增加。所以,麻醉医师通过术前访视患者,要充分了解病情。术前评估的重点在于对心血管系统、肾脏系统、神经系统和肌肉骨骼系统功能及并存疾病的了解。

1. 术前应详细了解患者的糖尿病类型,是否有低血糖、酮症酸中毒和高渗性非酮症昏迷等病史;了解病程的长短、血糖最高水平、现在控制血糖的方法(饮食、口服降糖药、胰岛素)及所用药物剂量。应注意药物作用高峰及其降低血糖的效应,如应用胰岛素后常常出现低血糖反应者,提示患者糖原储备较低,需特别注意血糖变化。

2. 判断有无糖尿病的并发症及对全身脏器的影响,有无水电解质紊乱及酸碱失衡。对伴有器官(如心、肾)功能损害者,应进一步了解其功能受损情况,了解 ECG 有无异常、BUN 检查结果,必要时应检查肌酐清除率及心脏运动负荷试验。一般来讲,具有全身或重要脏器功能受损的并发症,如心肌受累、肾脏病变、严重感染等,可加重糖尿病病情和代谢紊乱,增加麻醉处理困难。

3. 合并有高血压的糖尿病患者,常使用血管紧张素转化酶抑制剂或(和)β受体阻滞剂,应将血压控制在130/80mmHg以内。需注意患者出现低血糖时可能导致严重的心动过缓,麻醉药物可能增强β受体阻滞剂的作用。使用利尿剂特别是排钾利尿药时,应密切监测血钾。

合并有冠心病、缺血性心脏病和外周动脉粥样硬化的患者,手术和麻醉期间血流动力学波动较大,危险性增加。如果患者具有两个或更多的心脏风险因素并且要经历大手术时应考虑做负荷试验(见美国心脏病学院/美国心脏协会指南)。如果已发生自主神经病变,则应警惕无症状性心肌缺血的出现。在一项1123例2型糖尿病患者的研究中发现,心脏自主功能障碍是反应心肌缺血的重要指标,故术前心血管系统自主功能的检测是合并冠心病的糖尿病患者围手术期风险评估的重要组成部分。如果冠状动脉疾病存在,应用β₁受体阻滞剂可降低围手术期发病率和死亡率。

4. 合并自主神经病变患者易出现围手术期心律失常和低血压、胃轻瘫以及无症状低血糖。代偿性交感神经反应的丧失干扰了血流动力学异常的察觉和治疗。有自主神经病变的患者,心脏对应激反应能力降低,麻醉和手术的风险性增加。心电图R-R变异性检测、Valsalva试验(堵鼻鼓气法)、体位血压测量试验可用来进行心血管自主神经功能的评估。扑热息痛试验(口服1500mg扑热息痛后,测定其吸收率)是一种简单、有效、无创的测定糖尿病患者胃排空情况的方法,可以用来评估糖尿病患者胃轻瘫状况。对已有外周神经病变者,应了解感觉神经麻木的程度和范围,以及运动神经障碍的程度。如运动神经病变严重,对肌肉松弛药反应可能异常。骨骼肌肉系统的术前评价应侧重于颈部关节活动受限,此受限源于蛋白的非酶糖基化和胶原蛋白的异常交联。后颈部和上背部(糖尿病硬肿症)僵硬、木质感、非凹陷性水肿加上关节灵活性受损限制颈部的活动,并可能使气管插管困难。

5. 合并有关节强直综合征的患者在实施全身麻醉前,应仔细评估颈部活动情况及气道分级,发现可疑困难气道,及早准备困难气道设备。

6. 肾功能不良的糖尿病患者,其代谢胰岛素的能力减低,需减少胰岛素的用量。

术后伤口感染以及愈合不良是重要的术后并发症,有统计表明目前有17%的糖尿病患者发生隐匿性感染。

7. 手术种类对麻醉处理影响不同。手术应激反应导致的高血糖、交感神经系统的激活和儿茶酚胺、皮质醇、生长激素的释放可能使控制良好的糖尿病变成显著的高血糖,甚至酮症酸中毒。此外,手术可降低机体对胰岛素的敏感性。手术和麻醉对控制不佳的糖尿病患者的代谢有着深远的影响。甲状腺或腹腔手术、大的骨折创伤、脓肿切开引流等手术应激反应大,应增加胰岛素用量。合并酮症酸中毒及高渗性昏迷者应禁止行择期手术。

(二)血糖控制

临床试验和流行病学研究分析了血糖控制程度和微血管及大血管并发症发生率之间的关系。随机对照临床试验已明确证实,严格控制血糖可以降低微血管(肾病、周围神经病变、视网膜病变)糖尿病并发症的风险。微血管功能障碍是糖尿病患者特有的,特征为非闭塞性的微循环血管通透性降低以及血流量和血管张力自动调节障碍。

高血糖是这些变化进展必不可少的因素,急性和慢性高血糖会导致脱水、伤口愈合障碍、感染率增加、中枢神经系统/脊髓缺血性损伤恶化、高黏血症与血栓形成,故围手术期严格控制血糖十分重要。有研究结果表明,严格的血糖控制(接近正常范围)可以延迟微血管病变的发生和发展,显著改善微血管并发症。然而,2型糖尿病的主要发病率和死亡率继发于动脉粥样硬化,动脉粥样硬化是多因素疾病而不仅仅是由高血糖引发。因此,治疗必须针对除了高血糖之外的多种危险因素,如高血压、高血脂和吸烟。虽然越来越多的流行病学研究证实,大血管(心血管、脑血管及周围血管)的并发症与高血糖程度相关,但大规模的随机临床试验结果并没有令人信服地表明大血管疾病受血糖控制的影响。大血管病变在形态和功能上与非糖尿病患者是相似的,都是以冠状动脉和周围动脉的动脉粥样硬化病变为特征。

对糖尿病患者术前血糖应达到多少目前尚无一致的意见,一般不要求控制到完全正常水平,以免发生低血糖。一般认为:①择期手术患者术前空腹血糖应控制在8.3mmol/L以下,最高不应超过11.1mmol/L、或餐后血糖不超过13.9mmol/L;②尿糖检查为阴性,24h尿糖在0.5g/dL以下;③尿酮体阴性。

术前需口服降糖药的患者在接受短小手术时,术前可不停用降糖药。手术中及手术后应反复测定血糖水平。如行较大手术,口服降糖药应术前24~48小时停止,改用常规胰岛素控制血糖。在整个围手术期中也应避免应用磺脲类药物,因为其阻止心肌三磷酸腺苷敏感性钾通道,此通道参与心肌的缺血保护。控制良好的Ⅱ型糖尿病患者做小手术时不需要使用胰岛素。控制不佳的Ⅱ型糖尿病患者和所有1型糖尿病患者(即使行小手术)以及行大手术的糖尿病患者均需要使用胰岛素。对于大手术,如果术前血糖高于15.0mmol/L,应推迟手术,而应用静脉注射胰岛素控制血糖。

对于术前已使用长效或中效胰岛素的患者,最好于术前1～3天改用常规胰岛素。此类患者术中胰岛素用量应参考术前用量,或先按胰岛素与葡萄糖1:4(即1单位胰岛素加入4g葡萄糖液中),然后根据血糖测定结果调整。

六、糖尿病患者的麻醉管理

麻醉及手术刺激可以引起交感神经兴奋,使血糖升高。而患者紧张、疼痛、术中出血等均可加重应激反应。因此,应尽可能选用对糖代谢影响小的麻醉方法。

(一) 麻醉方式的选择

手术刺激可引起机体应激反应使血糖增高,而精神紧张、疼痛、出血、缺氧及二氧化碳蓄积等可加重患者的应激反应,从而加重患者高血糖反应。理想的麻醉应有效地减少应激反应,避免影响机体代谢。麻醉方式的选择应根据病情、有无并发症以及并发症的严重程度、手术部位、大小和手术要求等而定。一般来说,局麻、神经阻滞、椎管内阻滞麻醉对机体代谢影响小,椎管内阻滞时由于患者缺乏有效的压力反射调节功能,患者在椎管内阻滞时易出现明显的血压下降,应注意麻醉平面不宜过广,防止术中血压波动。患者局麻药需要量低,神经损伤的危险性增高,局麻药中加入肾上腺素也增加了缺血和水肿性神经损伤的危险。另外应注意患者是否存在周围神经病变,以便与某些神经并发症相鉴别。

糖尿病患者可出现喉镜显露声门困难,可能是由于关节僵硬、寰-枕关节活动度减小所致。此类患者对气管插管的心血管反应较强,麻醉诱导期应维持适宜的麻醉深度。术中应加强麻醉管理,避免加重已存在的代谢紊乱。

(二) 麻醉药物的选择

麻醉药物可以通过直接影响胰岛素的分泌或间接影响其他代谢激素的分泌而影响体内糖代谢,故了解药物对糖代谢的影响对于维持围手术期糖代谢平衡至关重要。

1. 静脉麻醉药 苯二氮䓬类药物如咪达唑仑可以减少皮质醇和胰岛素的分泌,增加生长激素的产生。虽然常规的镇静剂量下此种作用微乎其微,但对ICU中长期应用咪达唑仑的患者来说,其引起的糖代谢的变化应引起重视。依托咪酯抑制肾上腺皮质激素的分泌,从而减弱机体围手术期的血糖调节。丙泊酚对胰岛素分泌的影响目前尚未可知,诱导剂量的丙泊酚对糖尿病患者无不良副作用,但有动物实验表明,丙泊酚可以影响糖尿病动物的左室舒张末容量,从而产生更显著的负性肌力作用。

2. 吸入麻醉药 吸入麻醉药物如恩氟烷、异氟烷等可抑制机体对胰岛素的敏感性,且这种抑制作用呈剂量依赖性。在一项临床观察中,Diltoer等报道异氟烷可以使患者糖耐量受损。另外一项研究报道,氟烷和七氟烷对糖尿病患者的心肌抑制作用比非糖尿病患者明显。

3. 阿片类药物 阿片类药物不仅可以影响术中循环状态,对体内激素和代谢状态也有一定影响。阿片类药物可以有效抑制交感神经系统和下丘脑-垂体轴功能,抑制围手术期代谢激素的分泌,有利于糖尿病患者术中的血糖控制。

4. 其他 α_2受体激动剂可以降低交感神经张力,抑制神经末梢释放去甲肾上腺素。虽然可乐定对垂体肾上腺功能的影响目前尚有争议,但是,Belhoula等报道2型糖尿病患者术前90分钟应用可乐定有助于术中血糖控制,减少术中胰岛素的用量。Venn等也报道另一种高选择性强效 α_2受体激动剂右旋美托咪啶也可以减少大手术后胰岛素的分泌而不干扰体内糖代谢,可能的机制与其减低交感神经活性有关。

(三) 麻醉期间管理

手术及麻醉等各种应激性刺激使得临床上难以将血糖控制在一个很窄的范围,通常认为围手术期可接受的血糖低限是不引起低血糖发作,高限是不会引起渗透性利尿和高渗性昏迷。

1. 术中一般不输含糖液体,以免出现高血糖。可选用复方林格液或生理盐水。如需输葡萄糖液时,应根据患者血糖检测结果按一定比例同时输注胰岛素。

2. 合并严重心脏疾患或自主神经功能异常的患者对麻醉药、血管扩张药较敏感,循环容量不足或失血时易出现血压下降,且程度较重。另一方面患者对手术操作等刺激敏感性增加,当刺激较强时或应用某些血管活性药物时,易出现较剧烈的心血管反应。因此,应维持适当的麻醉深度,麻醉操作轻柔,尽量避免血流动力学的剧烈波动。

3. 合并有自主神经病变的患者常常胃排空延迟,应注意防止麻醉诱导期间发生胃反流、误吸。

4. 长期使用胰岛素的患者在体外循环后期采用鱼精蛋白逆转肝素的残余作用时应非常小心慎重。

(四) 麻醉中监测

1. 术中除常规监测血压、心电图、脉搏氧饱和度外,还应加强有创性监测如直接动脉测压、肺动脉漂浮导管等,及时了解血流动力学变化。

2. 术中应加强呼吸管理,避免缺氧和二氧化碳蓄积。

3. 术中应监测尿量,以了解肾功能状态。

4. 术中应根据病情反复测定血糖、尿糖、尿酮体,依据监测结果给予适当治疗,如静脉输注胰岛素,或输注含葡萄糖液体。

(五) 急诊手术的麻醉处理

急诊手术使糖尿病发展成酮症酸中毒或高血糖脱水综合征的风险加大。手术应推迟 4~6 小时,以优化患者的代谢状况。酮症酸中毒多由 1 型糖尿病发展而来,行手术者通常由感染、肠梗阻或创伤等因素促成。表现为高血糖、高渗、严重脱水、酮症和酸中毒。严重脱水继发于渗透性利尿、呕吐、过度通气以及进食减少,可造成严重低血压、循环性休克及急性肾小管坏死。钠和钾整体缺乏,经常出现磷,镁缺乏。治疗包括给予大量生理盐水和胰岛素。最初的处理方法为给予 0.1U/kg 胰岛素,而后每小时输注 0.1U/kg 的胰岛素。每小时监测一次血糖,每 2 小时监测一次电解质。当血糖下降到低于 13.9mmol/L 时,静脉注射液中应包括葡萄糖。胰岛素要持续应用直到酸中毒纠正。碳酸氢钠并不作常规应用,但在 pH 值小于 7.10 时应予输注。

高血糖脱水综合征通常发生在年老、虚弱的 2 型糖尿病患者。这些患者代谢紊乱比酮症酸中毒患者严重,严重的脱水(>7~10L),高渗透压(>320mOsm/L)和高血糖(>44.4~55.6mmol/L)。患者表现为意识模糊、癫痫或昏迷。但电解质缺乏(K^+, PO_4^{2-}, Mg^{2+})严重程度低于酮症酸中毒。治疗包括给予大量生理盐水和与糖尿病酮症酸中毒相当剂量的胰岛素。这些患者发生脑水肿的风险很大,因此,空腹血糖和渗透压的纠正应在 12~24 小时内逐步进行。但也要注意避免随后出现的低血糖。一些急诊手术的患者往往患有糖尿病,应在病情允许的情况下进行必要的术前准备,包括了解病情、必要的实验室检查,以及相应的治疗。

七、术后治疗方案

糖尿病患者的术后管理需要对胰岛素的应用量进行详细记录,应将 24 小时内即将出院的患者胰岛素需求与术前门诊胰岛素用量相比较。为了决定胰岛素用量,要计算最近 24 小时内的总胰岛素的量,减少的量 50% 为长效或中效胰岛素,50% 为短期胰岛素。

在加强医疗病房(ICU)积极胰岛素治疗有益于发病率和死亡率降低。强化胰岛素治疗(IIT)的倡导者认为接受常规胰岛素治疗的患者(血糖 10.0~11.1mmol/L)比严格控制血糖(4.4~6.1mmol/L)患者死亡率高。原因包括中性粒细胞和巨噬细胞功能更好,黏膜/皮肤屏障的发生有利性改变,红细胞生成增加,淤积减少,呼吸肌功能改善,神经轴突变性减少。但 2009 年一项著名的多中心研究报告 ICU 危重患者 IIT 治疗不仅未提高存活率,且低血糖发生率明显升高。目前多数观点认为血糖控制是一个复杂的细胞和神经内分泌过程。围手术期和危重患者血糖控制应采用个体化方案,多数学会支持的血糖控制方案是 7.8~10.0mmol/L。

第2节 胰岛素瘤手术麻醉

胰岛素瘤是胰腺 β 细胞肿瘤,临床表现为胰岛素过多或低血糖综合征。一般胰岛素瘤体积较小,多为单发,其也可能是多发性内分泌腺瘤病的一部分。

一、病 理 生 理

胰岛素瘤以良性腺瘤最为常见,其次为增生,癌和胰岛母细胞瘤少见。胰岛素瘤 90% 为良性,直径在 0.5~5cm 之间。瘤体分布于胰头、体、尾。位于胰腺外的异位胰岛素瘤发生率不到胰岛素瘤总数的 1%,多见于胃、肝门、十二指肠、胆总管、肠系膜和大网膜等部位。胰岛素瘤也可能是多发性内分泌腺瘤病 I 型的一部分。胰岛素瘤的胰岛素分泌不受低血糖抑制。

二、临床特点

中年男性多见,可有家族史。病情呈进行性加重。其临床表现为低血糖症状,如头晕、眼花、心悸、出汗,此类患者神经、精神异常极为常见,甚至出现麻痹性痴呆、中风、昏迷。禁食、运动、劳累、精神刺激等可促进其发作。临床上多有 Whipple 三联症:即空腹发病、发病时血糖低于 2.2mmol/L、静脉注射葡萄糖立即见效。空腹血糖常常低于 2.8mmol/L。本病可为多发性内分泌腺瘤病 I 型(MEN-I)的表现之一,MEN-I 除了胰岛素瘤外,尚可伴有垂体肿瘤、甲状旁腺肿瘤或增生。

三、麻醉前准备

对于术前诊断明确的患者,术前准备主要目的是预防低血糖的发生,可采取下列措施:

1. 内科治疗包括少量多餐和夜间加餐,以减少低血糖的发生。也可选择二氮嗪、苯妥英钠、生长抑素、糖皮质激素等治疗。

2. 术前也可用二氮嗪准备,剂量为每日 200 ~ 600mg,术中可继续使用二氮嗪以减少低血糖发生的可能性。

3. 术前禁食期间,根据患者平时低血糖发作情况,必要时补充葡萄糖,以免发生严重低血糖。但应在手术 2 ~ 3 小时前补充葡萄糖,用量不宜过大,以免影响术中血糖检测结果。

4. 急性低血糖的处理同前,快速补充葡萄糖以控制或缓解低血糖症状。低血糖发作时,轻者可口服适量的葡萄糖水,重者需静脉输注 50% 葡萄糖液 40 ~ 100ml,必要时可重复,直至症状得到缓解。

四、手术麻醉特点

手术切除是胰岛素瘤的根治方法。胰腺位于上腹深部,加之胰岛素瘤较小不易寻找,故麻醉方式应能满足手术切除及手术探查等操作的需要,维持适当的麻醉深度和良好肌松程度。全麻及硬膜外阻滞麻醉均可用于此类患者,但现多以全麻为宜。

1. 全身麻醉　对肿瘤定位困难者需行开腹探查,或异位肿瘤,以选用全麻为宜。全麻应尽量选用对血糖影响小的药物,并且在全麻期间应注意鉴别低血糖昏迷。对于精神紧张、肥胖、肿瘤多发或定位不明确的患者全麻更为合适。

2. 硬膜外阻滞麻醉　硬膜外阻滞麻醉可满足手术的要求,对血糖影响小,保持患者清醒可评价其神志改变,但硬膜外阻滞必须充分,否则可因手术刺激引起反射性血压下降、恶心呕吐。同时应控制麻醉平面,以免造成呼吸抑制、血压下降。

五、术中血糖监测和管理

胰岛素瘤切除术中应监测血糖变化,其目的是及时发现手术处理肿瘤时的低血糖症和肿瘤切除后的高血糖,以及判断肿瘤是否完全切除。

1. 一般认为肿瘤切除后血糖升高至术前 2 倍或切除后 1 小时内上升至 5.6mmol/L,即可认为完全切除。

2. 肿瘤切除后 1 小时内血糖无明显升高者,应怀疑有残留肿瘤组织存在,需进一步探查并切除残留的肿瘤组织。

3. 术中应避免外源性葡萄糖引起的血糖波动,以免不能准确反映肿瘤切除与否。

4. 为防止低血糖的发生,术中应间断测定血糖的水平,根据血糖测定值输注少量葡萄糖,应维持血糖在 3.3mmol/L 以上;肿瘤切除后如出现高血糖,可使用小量胰岛素控制。

5. 保持足够的通气量,维持正常的 PaO_2 和 $PaCO_2$,避免过度通气出现继发性脑血流下降,减少低血糖造成脑缺氧缺糖性损害。

(于泳浩)

参 考 文 献

1. 邓小明,曾因明主译. 米勒麻醉学. 第 7 版. 北京:北京大学医学出版社,2011.

2. Robertshaw HJ, Hall GM. Diabetes mellitus: anaesthetic management. Anaesthesia,2006,61:1187-1190.

3. Fleisher LA, Beckman JA, Brown KA, et al. ACC/AHA 2007 Guidelines on Perioperative Cardiovascular Evaluation and Care for Noncardiac Surgery: Executive Summary: A Report of the American College of Cardiology/American Heart Association Task Force on Practice Guidelines. J Am Coll Cardiol, 2007,50:1707-1732.

4. Khan AA, Khan FA. Haemodynamic response to induction, laryngoscopy and tracheal intubation in diabetic and non-diabet-

ic patients. J Pak Med Assoc,2009,59:27-30.

5. Vinik AI, Ziegler D. Diabetic cardiovascular autonomic neu-ropathy. Circulation,2007,115:387-397.

6. Amour J, Kersten JR. Diabetic cardiomyopathy and anesthe-sia. Anesthesiology,2008,108:524-530.

7. Simmons RK, Coleman RL, Price HC, et al. Performance of the UK prospective diabetes study risk engine and the Fram-ingham risk equations in estimating cardiovascular disease in the EPIC-Norfolk Cohort. Diabetes Care,2009,32:708-713.

8. Firriolo FJ, Miller CS, Rhodus NL. Perioperative management of diabetic patients. Oral Surg Oral Med Oral Pathol Oral Ra-diol Endod,2007,103:731-737.

9. Hall GM. Management of diabetes during surgery:30 yr of the Alberti regimen. Anaesthesia,2009,103:789-791.

10. Preiser JC, Devos P, Ruiz-Santana S, et al. Prospective ran-domised multi-centre controlled trial on tight glucose control by intensive insulin therapy in adult intensive care units:the Glucontrol study. Intensive Care Med,2009,35:1738-1748.

11. Belhoula M, Ciebiera JP, De La Chapelle A, et al. Clonidine premedication improves metabolic control in type 2 diabetic patients during ophthalmic surgery. Br J Anesth,2003,90:434-439.

12. Venn RM, Bryant A, Hall GM, et al. Effects of dexmedetomi-dine on adrenocortical function, and the cardiovascular, en-docrine and inflammatory responses in postoperative patients needing sedation in the intensive care unit. Br J Anesth,2001,86:650-656.

13. Yuji Kadoi. Anesthetic considerations in diabetic patients. Part I:preoperative considerations of patients with diabetes mellitus. J Anesth,2010,24:739-747.

14. Yuji Kadoi. Anesthetic considerations in diabetic patients. Part II:intraoperative and postoperative management of pa-tients with diabetes mellitus. J Anesth,2010,24:748-756.

15. Tao LS, Mackenzie CR, Charlson ME. Predictors of postoper-ative complications in the patient with diabetes mellitus. J Diabetes Complications,2008,22:24-28.

16. Kadoi Y. Perioperative considerations in diabetic patients. Curr Diabetes Rev,2010,6(4):236-246.

第79章 肾上腺疾病患者手术的麻醉

第1节 麻醉、手术对肾上腺皮质功能的影响

肾上腺位于双侧肾的上极附近,左侧呈新月形,右侧呈三角形。肾上腺包括肾上腺皮质和髓质两个在形态发生和生理功能上完全不同的部分。而外层皮质按其解剖结构不同由外向内进一步划分为球状带、束状带和网状带,分别分泌盐皮质激素、糖皮质激素和性激素。盐皮质激素以醛固酮为代表,主要通过调节肾远曲小管对钠离子的重吸收和钾离子、氢离子的分泌,维持体内的钠、钾平衡。糖皮质激素主要是皮质醇,通过广泛参与调节糖、蛋白质、脂肪和水盐的代谢,维持机体内环境的稳定。而性激素则主要包括脱氢表雄酮、雄烯二酮、睾丸酮、雌二醇等,主要参与青春期的发动和第二性征的维持。

皮质醇是对应激最敏感的激素之一。即使术前存在的紧张、焦虑和恐惧情绪也会引起皮质醇的分泌增加。有研究表明手术当日晨,血中皮质醇浓度增高。常用的术前药如镇静药巴比妥类或苯二氮䓬类、镇痛药吗啡或哌替啶等均有助于降低皮质醇的分泌。

不同麻醉药对肾上腺皮质功能的影响不尽相同。乙醚麻醉使皮质醇浓度增加,吸入乙醚30分钟后,血浆皮质醇浓度从 $15.6\mu g/dl$ 上升至 $24.1\mu g/dl$。单独使用氧化亚氮也使健康人体内皮质醇浓度增高,而在其他常用吸入麻醉药中,恩氟烷、异氟烷均对肾上腺皮质功能有一定程度的抑制作用。常用

的静脉麻醉药如氟哌啶、芬太尼、安泰酮对肾上腺皮质功能的影响不大。但氯胺酮、γ-羟基丁酸钠可使血浆内皮质醇浓度增高。依托咪酯能够抑制体内 11β-羟化酶的活性,从而抑制皮质醇的合成,抑制时间可长达48小时。

手术创伤是比麻醉更严重的应激,是下丘脑-垂体-肾上腺轴最强有力的激活因素之一,特别是一些重大的手术和广泛的烧伤等可引起显著的内分泌反应。由于垂体的促肾上腺皮质激素分泌增加,皮质醇、醛固酮及抗利尿激素分泌均可增加。手术过程中的皮质醇分泌增加可持续至术后数日,其升高程度与持续时间主要取决于手术创伤的大小。一般而言,正常成年人皮质醇的基础分泌量约为 $10 \sim 20mg/d$,中小手术时增加至 $50mg/d$,而重大手术时则可增至 $75 \sim 150mg/d$,甚至高达 $200mg/d$ 或更高。术中低血压引起肾上腺皮质激素的分泌增加,血浆皮质醇浓度可增加1.5倍。低血容量、低血压时,肾动脉收缩,促使肾小球旁细胞释放肾素,进而通过血管紧张素促使醛固酮浓度增高,低血压情况改善后,醛固酮又恢复至低血压前水平。低温情况下,垂体-肾上腺皮质应激反应受到抑制,皮质醇分泌量降低。术中缺氧或有二氧化碳蓄积时,垂体分泌的促肾上腺皮质激素使血浆皮质醇浓度增高,但重度低氧血症时,皮质醇分泌反而被抑制。

第2节 麻醉、手术对交感-肾上腺髓质功能的影响

肾上腺髓质起源于外胚层,主要由嗜铬细胞组成,其受交感神经胆碱能节前纤维支配,分泌和储存

肾上腺素、去甲肾上腺素和多巴胺。肾上腺素及去甲肾上腺素通过作用于相应受体,产生增加外周血

管阻力、增加心肌收缩力、增快心率、松弛支气管平滑肌、促进糖原和脂肪分解等一系列生理作用。

术前用药中,吩噻嗪类在短期使用时对肾上腺髓质具有α肾上腺素能受体阻滞作用。氯丙嗪对儿茶酚胺有一定的抑制作用,但在作为冬眠合剂使用时作用更加明显。氟哌利多等也有轻度的α肾上腺素能受体阻滞作用。静脉注射吗啡 0.2mg/kg,血浆中肾上腺素浓度增高,去甲肾上腺素有下降趋势。术前使用哌替啶 2mg/kg 时,血浆中儿茶酚胺浓度没有升高,也有人认为略有升高。但经静脉使用镇痛新 1.2mg/kg 后 5 分钟,血浆儿茶酚胺浓度升高 70%。术前使用阿托品及东莨菪碱,尿中儿茶酚胺代谢产物的浓度没有变化。有报道使用阿托品可使血浆儿茶酚胺水平增高。

吸入麻醉药乙醚使儿茶酚胺水平增高,其中主要是去甲肾上腺素。氟烷、甲氧氟烷及氧化亚氮对血浆儿茶酚胺浓度影响不大。氟哌啶、镇痛新、硫贲妥钠麻醉时血浆中肾上腺素及去甲肾上腺素浓度变化不大。使用氯胺酮时可见血浆儿茶酚胺浓度增高。有人观察到静脉注射氯胺酮 2mg/kg 和琥珀酰胆碱 1mg/kg 后 2 分钟儿茶酚胺浓度增加 50% 以上。氟哌利多与氧化亚氮麻醉下儿茶酚胺增高,而在加用喷他佐辛时血浆儿茶酚胺水平无明显增高。椎管内麻醉对儿茶酚胺的影响较小。

手术中低温可导致血浆儿茶酚胺浓度的变化,随体温下降到32℃时儿茶酚胺水平增高,当进一步降低至24℃时儿茶酚胺恢复到基础水平。体外循环后血浆中肾上腺素浓度平均增高 3.35μg/L,去甲肾上腺素浓度增高 1.93μg/L。手术本身的刺激强度也是影响儿茶酚胺水平的重要因素,有报道在硬膜外麻醉下行上腹部手术,麻醉后切皮前肾上腺素及去甲肾上腺素浓度变化不大,但在切皮后90分钟两者血浆内浓度均有显著增高。这是创伤后交感神经兴奋的结果。术中出血导致血容量不足时儿茶酚胺浓度增加,在动物的出血性休克模型中,休克后肾上腺素浓度较对照组高出 32 倍,去甲肾上腺素增高 6 倍。低氧血症或二氧化碳蓄积可增加儿茶酚胺的分泌。酸碱平衡失常可影响交感神经活动,酸中毒可增强交感神经活动,相反,碱中毒则常常起抑制作用。动物试验中证实,酸中毒(pH = 7.2)时肾上腺受到刺激分泌肾上腺素增加,如用碱性药物纠正酸中毒会降低血浆中肾上腺素的浓度。

第3节　肾上腺皮质病变手术的麻醉处理

肾上腺皮质的体积不大,但是结构和功能都十分复杂。肾上腺皮质占肾上腺体积的90%,其最外层为球状带,主要分泌以醛固酮为代表的盐皮质激素,影响机体的电解质代谢。醛固酮异常增多可引起高血压、低血钾、肌无力等,临床上又将其称为原发性醛固酮增多症。肾上腺皮质的最内层称为网状带,在促肾上腺皮质激素的作用下产生性激素。在内、外两层之间的一层称为束状带,生成糖皮质激素,主要为皮质醇和少量皮质酮。临床上如糖皮质激素生成过多则形成皮质醇增多症,或称"库欣综合症(Cushing's syndrome)"。如糖皮质激素生成不足则形成"阿狄森病(Addison's disease)"。本节只论及肾上腺皮质病变手术患者的麻醉问题。

一、原发性醛固酮增多症 手术的麻醉处理

原发性醛固酮增多症(primary hyperaldosteronism,PHA)简称原醛症,是由于肾上腺皮质分泌过量的醛固酮激素,引起以高血压、低血钾、碱中毒、肌无力为主要表现的临床综合征。1954 年 Conn 首先报道了由于肾上腺腺瘤引起的原醛症,故本症又称为 Conn 综合征。此后陆续发现其他不同种类的肾上腺疾病或某些肾上腺外病变也可能导致此类以醛固酮分泌增加、肾素分泌被抑制为特点的病变,故统称为低肾素醛固酮增多症(low rennin aldosteronism,LRA)。此类患者多以高血压症状先在心内科就诊,高血压患者中由 PHA 引起者占 10% 以上,是继发性高血压最常见的原因。

(一) 术前准备

1. 病因及特征　此病多见于成年人,发病高峰年龄为 30~50 岁,女性多于男性。主要临床表现为:①高血压:是最常见和最早出现的症状。一般为发展缓慢的良性高血压,且表现为中等程度的血压增高,约在 170/100mmHg 左右,起病初期时使用降压药物治疗的效果尚好。但随着病程延长,血压逐渐增高,且降血压药物的治疗效果逐渐下降。持续、长期的高血压还可导致心、脑、肾等靶器官的损害,如冠心病、慢性心衰、脑卒中等。②低血钾:临床上

出现神经肌肉兴奋性降低的表现,开始时主诉多为感觉异常、麻木等,渐而有肌无力等症状,主要影响肢体与躯干肌群。有些患者可出现典型的周期性麻痹。严重者可出现呼吸肌麻痹(呼吸困难)、吞咽困难、腹胀等,持续时间视病情而异,可数小时至数天不等,严重者可反复发作,为控制症状需连续补钾。如有心肌受累,则可能出现期前收缩、阵发性室上性心动过速等心律/率的异常表现,严重者可能出现心室颤动。心电图出现 Q-T 间期延长、T 波增宽、降低或倒置,U 波出现,TU 波相连呈驼峰状等表现。③肾功能异常:是由于长期低血钾引起肾小管近端病变所导致,表现为尿浓缩功能障碍、多尿、夜尿增多、烦渴、尿比重减低等。

实验室检查可有典型的低血钾、高尿钾、代谢性碱中毒、高醛固酮血症、低血浆肾素活性的表现,血浆醛固酮/肾素浓度比值通常≥40。肾上腺超声、CT及 MRI 检查可用于肾上腺病变的定位诊断。

2. 麻醉前准备 术前准备的主要目的是纠正电解质紊乱,并适当控制高血压。经口服或静脉补钾 4~6g/d。螺内酯通过与醛固酮竞争性地结合肾小管细胞质或核内的盐皮质激素受体,拮抗醛固酮的作用,从而起到保钾排钠和降压的作用,是原醛症首选的治疗药物。严重高血压单纯醛固酮降压效果不佳的患者,可联合使用其他降压药物,如钙通道阻滞剂或血管紧张素转换酶抑制剂(ACEI)。长期高血压及低血钾可给心肌和血管组织造成负担和营养障碍,以至出现代偿能力减弱,对洋地黄类强心药反应不良。术前应对包括心、脑等在内的靶器官功能进行评估,如存在功能障碍则麻醉风险显著增高,术前应予以优化处理。对于严重高血压合并高钠的患者应给予低盐饮食。

(二)麻醉管理

肾上腺腺瘤或单纯肾上腺增生导致的原发性醛固酮增多症首选手术治疗。不论在全麻下或在硬膜外麻醉下均可完成此类手术,随着腹腔镜肾上腺切除手术的成功开展,更多此类患者接受全身麻醉。如患者的低血钾、碱中毒得以在术前纠正,在麻醉中会减少很多困难。虽然高血压也常是此类患者的合并症,但通常在麻醉手术中无需专门进行降压处理。对于术前准备不够充分的患者,要特别注意循环系统的变化,尤其对那些术前已有心律失常或心电图已表现出低钾的患者更应特别注意血压与心律的改变。如出现心律失常,及时的血气分析有助于发现严重的低血钾,并监测补钾治疗的效果。全麻过程

中应避免过度通气,以减少由此导致的进一步血钾降低。硬膜外麻醉由于外周血管扩张,回心血量减少,易诱发低血压,应注意适时适当的补充血容量及合理使用血管活性药物。同时要注意给予适当剂量的局麻药及维持合适的麻醉平面,避免出现剧烈的血压波动。在高龄患者中,因为多合并动脉硬化、心功能储备能力低下,更应强调在手术过程中维持循环系统的稳定性。有些情况下,在肾上腺周围操作时可能发生一过性的血压增高,可密切观察,多数不需特殊处理。

二、皮质醇增多症手术的麻醉处理

皮质醇增多症(hypercortisolism)是机体组织长期暴露于异常增高的糖皮质激素所引起的一系列临床症状和体征,也称为库欣综合征,其中最常见的是外源性 Cushing 综合征,即由于长期应用外源性促肾上腺皮质激素(ACTH)或糖皮质激素导致的病变。内源性 Cushing 综合征的病因可分为 ACTH 依赖性和 ACTH 非依赖性两大类,前者指由于 ACTH 或促肾上腺皮质激素释放激素(CRH)分泌过量引起双侧肾上腺皮质增生分泌过量皮质醇,如垂体瘤所致的库欣病、异位 ACTH 综合征等;后者即为肾上腺病变导致的 Cushing 综合征,肾上腺腺瘤或腺癌。原发性皮质醇增多症可发生于任何年龄,但多发生于 20~45 岁,女性多于男性,约是男性的两倍。在高血压人群中 Cushing 综合征患者占 0.5%~1%。有研究显示,与无功能肾上腺腺瘤的患者相比,皮质醇增多症患者行腹腔镜肾上腺切除术后的住院时间更长、并发症发生率较高、需要高级别监护治疗的机会更大,因此此类患者的围手术期处理应引起麻醉医生和手术医生的格外关注。

(一)术前准备

1. 病因及特征 肾上腺皮质腺瘤和腺癌引起的皮质醇增多症分别占总患者的 20%和 5%左右。肿瘤自主分泌大量皮质醇,下丘脑 CRH 及腺垂体 ACTH 细胞处于反馈抑制状态。因此属于 ACTH 非依赖性皮质醇增多症。

皮质醇增多症患者的临床症状和体征极具特色,是由于长期高皮质醇血症引起的体内蛋白质、脂肪、糖、电解质代谢紊乱及心血管、神经精神系统等的一系列功能改变。主要表现为:①向心性肥胖:表

现为满月脸、水牛肩、锁骨上脂肪垫、四肢无力及肌肉萎缩等特征性的表现。②皮肤菲薄，皮下组织减少，皮下毛细血管清晰可见，呈多血质面容，皮肤弹力纤维断裂，形成腹部皮肤紫纹，毛细血管脆性增加，轻微损伤即可导致皮下出血出现瘀斑，骨量丢失导致骨质疏松，严重者可出现病理性骨折。③糖耐量下降，约20%患者表现为糖尿病。④高血压，水钠潴留，多呈中等程度血压增高，常规降压药物效果不佳。⑤酸碱平衡和电解质紊乱，可表现为代谢性碱中毒、低血钾。⑥性腺功能障碍，表现为女性月经紊乱、闭经，男性性功能下降，还可出现痤疮及女子多毛等表现。⑦免疫功能下降，患者对感染的抵抗力减弱。⑧少数患者可表现有精神神经症状，如失眠、狂躁、记忆力减退等。

如果临床表现典型，结合24小时尿游离皮质醇大于正常上限5倍即可确诊皮质醇增多症，否则需行小剂量地塞米松抑制试验。由于肾上腺原因导致的皮质醇增多症患者大剂量地塞米松试验不被抑制，使用肾上腺超声、CT扫描及MRI可对肾上腺病变进行定位诊断。如确诊为肾上腺原因引起的皮质醇增多症，肾上腺切除术是首选的治疗方法。

2. 麻醉前准备　肾上腺皮质醇增多症的患者由于代谢及电解质紊乱，对手术耐受性差，肾上腺切除后又常使功能亢进骤然转为低下或不足，机体生理状况变化较大，给麻醉管理带来困难。因此需在术前作一些准备，主要从以下几个方面考虑。

首先需纠正机体的代谢紊乱，治疗合并症。最常见的是低血钾，除加重患者的肌肉软瘫外，还可引起心律失常，因此应适当补钾。血糖增高可能导致死亡率增加、围手术期感染的几率增高、住院时间延长，因此应作出相应的处理，如饮食控制或口服降糖药物等，必要时可使用胰岛素治疗。但应警惕肾上腺切除后出现的低血糖，术中术后需严密监测血糖浓度。一些病情严重者，呈现体内氮的负平衡，常表现有严重的肌肉无力、骨质疏松，可考虑给予丙酸睾丸酮或苯丙酸诺龙以促进体内蛋白质的合成。合并有高血压者应给予降压药，控制血压在相对正常、稳定的水平，降压药物应持续使用至术日晨。同时存在高血压和低血钾的患者，螺内酯是可选择的治疗药物。有感染者应积极治疗。

肾上腺皮质激素合成抑制剂（如米托坦、曲洛司坦、氨鲁米特、美替拉酮）通过抑制类固醇激素生物合成中某一或某些酶促步骤降低皮质醇的产生。已使用此类药物的患者应持续应用至术前，并在手术结束后停药。

皮质醇增多症患者体内皮质醇浓度在手术前后将从高至低有较大变化，如不及时补充，会发生皮质功能低下或危象，因此，在术前、术中、术后均应适当补充肾上腺皮质激素。术前一日可肌注或口服醋酸可的松，手术时经静脉给予氢化可的松100mg。

皮质醇增多症患者通常存在高血压、肥胖、血糖增高、活动耐力下降，患者体内的高凝状态导致围手术期深静脉血栓和肺栓塞的风险增加。高危患者可通过低分子肝素等抗凝药物及弹力袜、下肢压力泵等设备预防血栓栓塞性疾病的发生。

紧张焦虑情绪可能导致皮质醇分泌量增加，术前应与患者充分沟通，适量镇静药物有助于缓解不良的情绪反应。但因考虑到肾上腺皮质醇增多症患者对麻醉药物的耐受性较差，加之患者多有肥胖，深度镇静可能增加呼吸功能障碍的风险，因此不能按每公斤体重常规剂量用药，麻醉前用药一般仅及正常人的1/3～1/2即可，病情非常严重者可以不用术前药，待患者到手术室后再根据情况进行麻醉诱导。由于患者反流误吸的风险增加，术前可考虑使用质子泵抑制剂等降低胃酸浓度。

（二）麻醉管理

根据不同医院的设备和医师的经验技术，不论采用全身麻醉或硬膜外麻醉均可完成肾上腺皮质醇增多症患者的肾上腺切除手术。由于此类患者应激能力差，因此对麻醉药物的用量较一般患者相对小，尽可能减少麻醉药物对循环、呼吸功能的影响。

目前常用于全身麻醉的静脉药、吸入药、肌肉松弛药均没有绝对禁忌用于皮质醇增多症患者的手术，但有些药物会对肾上腺皮质功能产生一定影响。吸入药中氟烷与甲氧氟烷对肾上腺皮质功能有抑制作用，以氟烷最强，甲氧氟烷次之，恩氟烷、异氟烷对其基本没有影响。静脉麻醉药中除依托咪酯有研究证实在长期使用时对肾上腺皮质功能产生抑制作用外，其他如硫喷妥钠、咪达唑仑、安定、丙泊酚等影响均较小。但也有研究显示，诱导过程中短时间使用依托咪酯对此类患者是安全的，其对肾上腺皮质的抑制作用可被手术应激引起的过量皮质醇分泌抵消。氯胺酮可能导致血中皮质醇和儿茶酚胺水平增高，使用时应格外谨慎。常用的阿片类药物如芬太尼、苏芬太尼、瑞芬太尼均可安全用于皮质醇患者的麻醉镇痛。总之，麻醉期短时间使用这些药物不会引起肾上腺皮质功能的明显变化，常用的复合麻醉可用于皮质醇增多症的患者。全身麻醉的优点是：

①适合于小儿或不合作的成年患者;②可消除患者在手术探查时及侧卧位腰切口的特殊体位下的不适感;③因行气管内插管则可以保持呼吸道通畅,便于呼吸管理,增加了手术中的安全性;④全身麻醉手术中循环动力学较稳定,血压降低较硬膜外麻醉时轻。对于严重肌肉无力考虑侧卧位手术过程中可能出现呼吸功能受限的患者应选择全身麻醉机械通气。

同时需注意的是:①皮质醇增多症患者面颊肥胖、颈部短粗,可能发生插管困难,导致局部损伤,如牙齿脱落、口咽部软组织挫伤血肿等,并因氧储备能力低,常有缺氧之虞;②术中严密监测血糖和电解质水平,避免出现并即时纠正低血糖、严重高血糖及电解质紊乱;③对于术前血压控制不佳的严重高血压患者可行有创动脉血压监测以便及时发现异常的血压变化;④诱导期易发生呕吐误吸等严重呼吸系统合并症;⑤麻醉恢复期拔管时因肥胖和肌力减弱,易出现呼吸道梗阻、缺氧发绀,即使按正常手法托起下颌,也很难维持呼吸道通畅,需准备并及时置入口咽通气道或鼻咽通气道来维持正常通气;⑥为减少手术后的呼吸并发症,存在明显肌无力的患者考虑适当减少肌松药物用量,并尽量选择使用短效的肌肉松弛剂;⑦在有条件的医院,全麻后的皮质醇增多症患者应转运至恢复室,待其完全恢复后才可返回病房。

根据临床经验,硬膜外麻醉也可以满足手术要求。优点是方法较全身麻醉简单,减少不良反应,麻醉并发症少,对肾上腺皮质功能影响也较全身麻醉要小,患者恢复较快,同时利于术后镇痛。但需注意的是:①要充分考虑到因患者肥胖造成的穿刺困难,尽量避免穿刺过程中对组织,尤其是对神经组织的损伤;②麻醉过程中应调整适当的麻醉平面,过低不能满足手术需要,过高则影响呼吸功能,尤其在特殊的侧卧位腰切口位置下,会加重对呼吸的抑制,加之这类患者因肥胖本身造成的氧储备降低,往往会因此引发严重不良后果,手术中应常规经面罩给氧;③如为减轻患者术中的不适感需给予镇静药物时,切忌过量,以免导致严重呼吸抑制;④对于肾上腺位置较高的患者,在分离腺体过程中有可能撕破胸膜发生气胸,这将给麻醉管理带来很大困难,在胸膜修补前,需用面罩加压给氧或采取其他辅助呼吸方式,以确保解除呼吸困难。另外,对合并有精神症状的患者、硬膜外穿刺部位有感染的患者、合并严重心血管疾患及呼吸功能明显低下的患者均不宜采用硬膜外麻醉。

不论使用何种麻醉方式,此类患者对失血的耐受性均很差,即使出血量不多,也常出现血压下降,加上体位因素等影响甚至会有休克表现。对此,除正确判断并及时补充血容量外,还应考虑肾上腺皮质功能不全的可能性,如出现原因不明的低血压、休克、心动过缓、发绀、高热等,且对一般的抗休克治疗如输液、使用升压药等效果不佳时,应考虑经静脉给予氢化可的松100~300mg,并应在术后每8小时肌肉注射醋酸可的松50~100mg,逐渐减量,根据病情及血浆皮质醇水平持续使用1~2周或更长时间。

对皮质醇增多症的患者我们还应该注意其他一些情况。该类患者皮肤菲薄,皮下毛细血管壁变脆且薄,呈多血质,有出血倾向。需注意静脉穿刺的手法及置入针时的力度,以免损伤血管,一旦穿刺成功,应用柔软的敷料覆盖包扎。晚期患者骨质疏松,麻醉手术过程中注意保护肢体,以免造成病理性骨折。皮质醇增多症患者抗感染能力差,应用肾上腺皮质激素后更使炎症反应受到抑制,围手术期的呼吸系统感染或手术部位的感染症状常不明显,在临床上易给人以错觉,炎症容易扩散,应合理使用抗菌素及加强其他抗感染措施。术后鼓励患者早期下床活动,以减少术后肺部感染和深静脉血栓、肺栓塞的风险。

三、肾上腺性征异常症手术的麻醉

(一) 术前准备

1. 病因及特征 肾上腺皮质的最内层称为网状带,在促肾上腺皮质激素的作用下产生性激素。肾上腺性征异常通常分为先天性与后天性两类,前者即先天性肾上腺皮质增生症,是一组由于编码皮质激素合酶的基因突变,导致皮质醇合成不足,继而下丘脑CRH和垂体ACTH代偿性分泌增加,导致肾上腺皮质过度增生的临床综合征。临床上以21-羟化酶(CYP21)缺陷症最常见,11β-羟化酶(CYP11)缺陷症和3β-HSD缺陷症次之。若CYP21完全缺乏,皮质醇分泌严重不足,严重者甚至出现肾上腺皮质功能减低危象;若酶缺陷不完全,可通过ACTH分泌量增加使皮质醇代偿性分泌达到正常水平,但在应激情况下可能出现相对缺乏的表现。盐皮质激素严重缺乏时患者出现失盐症候群、低钠血症、高钾血症和代谢性酸中毒。ACTH分泌量增加刺激未受影响的雄激素合成,从而出现女性男性化倾向或男性假性性早熟的临床表现。而肾上腺皮质肿瘤分泌过量雄性激素时可引起后天性的肾上腺性征异常症。

2. 麻醉前准备　轻症患者通常无肾上腺皮质功能低下表现,术前无需作特殊准备。存在皮质功能不足的患者,应在术前补充糖皮质激素,以防在麻醉手术过程中出现肾上腺皮质功能低下综合征。酌

情补充盐皮质激素,纠正低钠血症、高钾血症和代谢性酸中毒。

(二) 麻醉管理

一般来讲,麻醉选择与术中麻醉管理无特殊要求,对术前存在肾上腺皮质功能低下或预计可能在围手术期应激状态下出现功能低下的患者,应根据情况在围手术期,包括术前、术中、术后及时适当补充肾上腺皮质激素。

第4节　肾上腺髓质病变手术的麻醉处理

嗜铬细胞瘤(pheochromocytoma,PHEO)起源于肾上腺素能系统嗜铬细胞,90%的嗜铬细胞瘤位于肾上腺髓质内,10%来源于其他交感神经组织,如胸腔、颈部、椎体旁、颅底、主动脉旁、膀胱、脑等部位。起源于交感神经节或肾上腺外的嗜铬细胞瘤又称为副神经节瘤。嗜铬细胞瘤可发生于任何年龄,多见于20~50岁,男性略高于女性。约10%为恶性。

内源性儿茶酚胺(肾上腺素、去甲肾上腺素、多巴胺)分泌过多是嗜铬细胞瘤的基本病理生理变化,由此可产生高血压、高代谢、高血糖等一系列与此有关的临床症状。手术中的精神紧张、创伤刺激、肿瘤部位的挤压等均可诱发儿茶酚胺的释放,出现严重高血压危象,甚至心力衰竭、脑出血等,而一旦肿瘤血流完全阻断后又会出现完全相反的结果,这是由于儿茶酚胺急剧下降的原因,表现为严重低血压等循环紊乱。循环功能表现的这种急剧变化是麻醉与手术危险性的根本原因,如处理不当,患者经常由此而死亡。近年来由于人们提高了对嗜铬细胞瘤病理生理变化的认识,注重术前准备、术中管理、术后监护治疗各环节的技术质量问题,已使患者获得相当良好的手术治疗效果。

(一) 术前准备

1. 病因及特征　本病的临床表现多种多样,主要是由于肿瘤阵发性或持续性释放大量儿茶酚胺入血,作用于肾上腺素能受体,出现以心血管系统症状为主的一系列症状体征。主要表现为:①高血压:为本病的特征性临床表现,占全部高血压患者的0.5%~1%。典型表现为阵发性血压增高,血压骤然上升可达200~300mmHg/130~180mmHg,伴头痛、大汗、心悸、气短、胸痛、面色苍白、恶心呕吐、视力模糊,严重者可发生急性左心衰或心脑血管事件。病程较长者也可呈现持续性高血压,伴阵发性加剧。

发作可因体位改变、情绪激动、剧烈运动、创伤、腹部触诊甚至大小便等因素触发。长期恶性高血压可继发心肌劳损、冠状动脉供血不足、肾功能障碍、视网膜炎、糖尿病等。②低血压与休克:肿瘤突然发生出血、坏死以致急速停止释放儿茶酚胺,心力衰竭导致心排量锐减或应用α-受体阻滞药后血管突然扩张,血容量相对不足等情况时可出现低血压,严重时可表现为休克。③代谢紊乱:高水平肾上腺素可引起基础代谢率增高致发热、消瘦,抑制胰岛素分泌导致血糖升高,加速脂肪分解。少数患者可出现低血钾。

实验室检查可发现血、尿儿茶酚胺水平增高,血、尿中儿茶酚胺的代谢产物香草扁桃酸(VMA)、甲氧肾上腺素(MN)、甲氧去甲肾上腺素(NMN)增高,可疑患者可酌情行激发(冷加压试验、胰高糖素激发试验)或抑制试验(酚妥拉明试验、可乐定试验)。有报道指出,15%~20%嗜铬细胞瘤患者的基础血浆或尿儿茶酚胺处于正常水平,部分学者将其定义为"无功能"或"沉默的"嗜铬细胞瘤,但此类患者在受到应激刺激时可出现爆发性的血压升高,因此同样极具危险性。肾上腺超声、CT扫描、MRI和[131]I-间碘苄胺(MIBG)闪烁扫描可用于嗜铬细胞瘤的定位诊断。为避免长期或恶性高血压引起的不良预后,嗜铬细胞瘤患者应重视早期诊断,一经确诊并定位,手术切除是唯一的根治性治疗方法。

2. 术前准备及治疗　所有嗜铬细胞瘤患者行肾上腺切除术前均应接受适当的术前药物治疗,阻断儿茶酚胺的不良作用。未经术前药物治疗的患者在麻醉诱导期、肿瘤操作或其他刺激因素诱发下可大量释放儿茶酚胺,进而导致严重高血压危象、卒中、心律失常、肺水肿或心肌梗死。术前药物准备的最终目标是使血压、心率达到正常或接近正常水平,阵发性高血压发作减少减轻,全身各器官功能优化,减少的血容量得到充分补充,从而减缓手术过程中

的血流动力学波动及由此引起的靶器官功能损害。目前关于嗜铬细胞瘤患者术前准备的时间长短尚无定论，多数观点认为应在术前 7~14 天开始使用肾上腺素能抑制药以便有充裕时间使患者的血压心率恢复正常并充分补充血容量。对于长期儿茶酚胺过量释放导致器官功能损害的患者（如儿茶酚胺诱发的心肌病、血管炎、近期的心肌梗死），应适当延长术前药物治疗时间。

不论哪一型嗜铬细胞瘤，术前准备或治疗中均会用到肾上腺素能抑制药，目的是调节和维持围手术期循环系统的稳定。最常用的酚苄明是一种非选择性的 α 肾上腺素能受体阻滞剂，其作用时间较长，控制血压较平稳，主要用于术前准备以解除末梢血管床的张力、控制高血压。最初以小剂量开始并根据血压逐渐加量，直至血压接近正常或出现副作用。如果初始治疗剂量过高，患者可能出现严重体位性低血压、反射性心动过速、眩晕、晕厥、鼻塞等副反应。此外，哌唑嗪、特拉唑嗪、多沙唑嗪是选择性突触后 α₁ 肾上腺素能受体阻滞剂；乌拉地尔（压宁定）可阻断 α₁、α₂ 受体，并可激活中枢 5-羟色胺 1A 受体，降低延髓心血管调节中枢的交感反馈作用，都是可供选择的术前准备药物。短效 α 受体阻滞药酚妥拉明，起效快，作用时间短，用于嗜铬细胞瘤的诊断及控制突发的高血压或高血压危象。

β 肾上腺素能受体阻滞药主要用于控制心动过速、心律失常等。因多数嗜铬细胞瘤以分泌去甲肾上腺素为主，β 受体阻滞药并非需常规使用，只在 α 受体阻滞药发挥作用，而 β 受体处于相对兴奋状态，表现为心动过速或心律失常时才考虑使用。应强调切忌在未使用 α 受体阻滞药时单独使用 β 受体阻滞剂，以免在阻滞了 β 受体的血管扩张作用后进一步恶化肾上腺素作用于 α 受体所导致的血压增高。β 受体阻滞药往往从小剂量用起，如心得安 1~2mg 即可有效，短效的 β 受体阻滞药艾司洛尔也是突发心动过速的应急药物。术前准备中 α、β 受体阻滞药常同时相互配合使用，使用剂量及期限以循环功能稳定为标准。这类患者不仅在术前、术中心律较稳定，而且术中降压也较容易。

此外可酌情使用钙通道阻滞剂（硝苯地平等）、ACEI（卡托普利等）和儿茶酚胺合成抑制剂（α-甲基对位酪氨酸等）作为术前准备的辅助合并用药。

嗜铬细胞瘤患者除少数血压升高不明显外，多数以分泌去甲肾上腺素为主，合并有严重高血压，长期血压升高导致外周血管收缩，血管床缩小，循环血

容量一般比正常减少 20%~50%，临床表现为血液浓缩、血细胞比容及血红蛋白增加。在应用 α 肾上腺素能受体阻滞剂使外周血管张力缓解的情况下适当增加水盐摄入，使因血管痉挛引起的体液相对不足得以纠正和改善，可对术中肿瘤切除后儿茶酚胺分泌骤降引起的低血压有一定的预防作用。体重逐步增加、血细胞比容减低、体位性低血压程度减轻往往可作为准备有效的判断指标。

术前应认真询问患者的既往病史、进行详细的体格检查和心脏评估。对于存在心肌病变或冠状动脉疾病的患者，术前详尽的心脏评估尤其重要。除常规的心电图检查外，心脏超声更能直观反映心功能的代偿情况和心脏结构改变。如果患者存在儿茶酚胺诱发的高血糖应予严密监测血糖水平，血糖严重增高者可予适当药物治疗。限制患者剧烈活动、戒烟、戒酒，因为这些因素均可能刺激肿瘤大量释放儿茶酚胺。

3. 术前用药 为减少麻醉诱导时患者的紧张、焦虑及气道分泌物增加，人们常在术前合理使用一些药物，镇静抗焦虑药可使用苯二氮䓬类如地西泮、咪达唑仑等，它们对大脑边缘系统及间脑均有作用，可消除患者的紧张与恐惧。为减少对循环系统的干扰，阿片类药物可选择吗啡。阿托品因有使交感神经兴奋导致心动过速的副作用，最好使用东莨菪碱。药量应根据病情调整，目的是获得良好的镇静状态。

（二）麻醉管理

尽管在清醒状态下置入动脉导管可能引起患者不适，但仍推荐麻醉开始前在局麻下建立有创动脉血压监测，以便及时观察、处理麻醉诱导过程中的血流动力学波动。放置中心静脉导管有助于血管活性药物的使用和监测中心静脉压。此外术中还应注意监测患者的血糖、电解质、体温和尿量。Swan-Ganz导管和经食管超声（TEE）可以更加精确地反映患者的心脏功能和容量状态，可用于循环功能受到严重影响的患者。

术中体位摆放时应动作轻柔、减少腹部按压以避免刺激肿瘤释放儿茶酚胺。腹腔镜技术在嗜铬细胞瘤手术中得到了广泛发展，但应避免腹腔内压力过高引起的儿茶酚胺释放。此外二氧化碳气腹引起的高碳酸血症、酸中毒也可能诱发儿茶酚胺水平增高，应予注意。

麻醉方式的选择因人而异，不论是全麻，还是硬膜外麻醉，或全麻合并硬膜外麻醉下行嗜铬细胞瘤切除术均有成功的报道。没有哪种麻醉药物被证明

可明显改善嗜铬细胞瘤患者的预后，但有学者认为氯胺酮可间接引起儿茶酚胺水平增高，应避免使用。总之，围手术期麻醉处理的总则是保持循环稳定、避免缺氧和 CO_2 蓄积。麻醉应维持足够深度，尽量减少诱导和肿瘤操作时发生高血压危象的风险。及时处理嗜铬细胞瘤切除过程中相关生理变化导致的合并症，如高血压危象、严重低血压、心律紊乱及低血糖等。

1. 高血压危象的处理　高血压危象是指收缩压高于 250mmHg，持续 1 分钟以上的高血压状况，嗜铬细胞瘤切除术中常见于以下情况：①麻醉诱导期，常与术前用药不适当，导致诱导前精神紧张恐惧，进而诱发高血压危象，另外与麻醉实施过程中的不良刺激直接相关，如静脉穿刺、硬膜外穿刺、气管内插管、体位变动等均可诱发高血压发作，严重者可致高血压危象。②手术期，多与术者操作有关，如分离、牵拉、挤压肿瘤及与肿瘤相关组织时，常引起儿茶酚胺分泌增加诱发高血压危象。③当患者合并有严重缺氧或 CO_2 蓄积时也可诱发高血压危象。

手术麻醉过程中应密切观察血压、脉搏、心电图的变化，一旦血压升高超过原水平的 1/3 或达到 200mmHg 时，除分析与排除诱发原因外，应采取降压措施，根据情况采用酚妥拉明 1～5mg 静脉注射或配成 0.01% 的溶液静脉滴注以控制血压，也可用硝普钠 50mg 溶于 5% 的葡萄糖液 500ml（100μg/ml）中静脉滴注以控制血压，或用微量泵输注，先从 0.5～1.5μg/(kg·min) 的剂量开始，根据血压高低随时调整，直至获得满意效果为止。其他药物如硝酸甘油、乌拉地尔、尼卡地平、拉贝洛尔、前列腺 E 等也可应用。

在发生高血压时常合并有心率增快，首先要排除儿茶酚胺的作用及其他各种增加心肌应激性的不利因素，故应使用降压药如酚妥拉明降低血压，然后再根据情况考虑使用 β 受体阻滞药降低心率，短效的 β 受体阻滞药艾司洛尔因其起效快、作用时间短、相对安全性高而常用。其他药物如心得安、利多卡因等抗心律失常药也可使用。同时应除外麻醉深度不足、缺氧及 CO_2 蓄积等问题带来的影响，必要时作适当调整。血压波动时如引发心律失常，则血液动力学剧变，应即刻对症采取有效措施控制，否则后果严重，常成为死亡原因之一。

2. 低血压的处理　这里提及的低血压是指肿瘤切除后发生的低血压，主要原因是儿茶酚胺的分泌随肿瘤切除而迅速降低，引起外周血管扩张，再加

上血容量不足，导致低血压甚至休克。低血压通常在肿瘤血管被阻断时即开始出现，是肿瘤切除后的严重并发症，可导致患者死亡。另外，麻醉药及硬膜外阻滞的影响、心脏代偿功能不全、严重心律失常、肾上腺素能阻滞药的作用等均可诱发及加重低血压。随着对嗜铬细胞瘤病理生理的深入认识，人们已非常重视对这类患者的术前准备，如使用 α、β 阻滞药可改善患者血管床的条件，增加儿茶酚胺分泌降低后的耐受性。术中有意识的预防性扩容同样可以降低血管扩张后低血压的发生率与严重程度。对嗜铬细胞瘤手术的患者不应循规蹈矩地去遵守"量出而入"的原则，在监测心功能的情况下尽量在肿瘤切除前均匀"逾量"补充，一般多于丢失量 500～1000ml，有些患者需要量更大。对术中血压偏高者还可在血管扩张药的帮助下进行"逾量"补充，在此过程中需对心功能进行严密观察，以避免体液过量的不良效应，如肺水肿等。一旦发生容量负荷过多，可使用速尿 20～100mg 使多余的水分排出体外。大多数患者经过这种处理，发生严重低血压的几率减少，但仍有部分患者出现。此时需根据肿瘤分泌儿茶酚胺的成分比例补充相关的血管活性药物，尤其是合并有儿茶酚胺性心肌病者会表现出顽固性低血压，通常需使用去甲肾上腺素 0.1～0.2mg 推注或将 1mg 去甲肾上腺素溶于 5% 的葡萄糖溶液 250ml 中，经静脉持续滴注，根据血压水平调整滴速，治疗可延续到术后的一段时期，帮助心肌对儿茶酚胺依赖的戒断，直至心功能完全恢复正常。

3. 低血糖的处理　嗜铬细胞瘤由于分泌大量儿茶酚胺可引起糖原分解，并抑制胰岛 β 细胞分泌胰岛素导致血糖升高。因此，嗜铬细胞瘤患者通常合并有高血糖表现，不应就此诊断为糖尿病。即使有明确糖尿病病史的患者在术前或术中使用胰岛素也应慎重，以免使嗜铬细胞瘤切除后的低血糖情况复杂化。一方面由于肿瘤切除后儿茶酚胺分泌量急剧减少，糖原和脂肪的分解随之下降，另一方面胰岛素分泌升高，常可导致严重的低血糖性休克，多发生在术后数小时内。此时如患者清醒，临床上可见到患者大汗、心慌、低血压等，如患者仍处于全麻恢复期，则主观症状较少，多表现为循环抑制，且对一般处理反应迟钝，一经输入含糖溶液，症状立即改善。在这类患者的围手术期管理中，凡疑虑有低血糖发生时应立即行快速血糖测定。对已确定合并有糖尿病的嗜铬细胞瘤患者，必须使用胰岛素时，在围手术期的用量应减半，并同时加强血糖监测。许多患者

需要专门为此制定治疗方案,以维持体内糖代谢的相对稳定。

嗜铬细胞瘤虽属少见病,但麻醉风险很大,围手术期是否安全主要取决于麻醉医师与手术医师对其生理病理改变的认识程度。尤其是麻醉医师要熟知各种麻醉药及相关血管活性药物的性能特点,根据病情合理、准确、灵活的运用,具体的麻醉方式并非重要的影响因素。目前,由于麻醉科、内科医师参与对这类患者术前的治疗及准备工作,已使患者的生命安全得到更好的保护。尽管如此,仍有不少隐匿患者在行其他手术时出现意外,死亡率高达50%以上。根据统计,70%的嗜铬细胞瘤患者生前并无症状,而在尸检时才发现。所以麻醉医师应对此种情况引起高度重视。隐匿患者如被意外激发,发病过程通常存在一定规律,列述如下:①体温突然升高,可达40℃以上;②原因不明的高血压,常合并有心律紊乱,如室上性心动过速等;③如处理不及时则出现外周循环衰竭表现,皮肤冷汗、发绀等,预示后果严重;④死亡前多表现为低血压。

(三)　麻醉后处理

嗜铬细胞瘤患者在麻醉后仍可能发生复杂的病情变化,出现各种严重症状,如高血压、低血压、心律失常、心功能障碍、低血糖等。因此,在术后仍应密切观察循环动力学的变化,如血压、心律、心率、中心静脉压等,同时监测血糖、电解质水平。最好的方式是将患者自手术室直接转运至ICU由专人监测、治疗。及时采取有效措施,维持循环动力学稳定,直至患者完全恢复正常。

第5节　其他肾上腺肿瘤手术的麻醉处理

一、术前准备

(一)　病因及特征

肾上腺除上面提及的具有内分泌活性的皮质醇增多症、醛固酮增多症、肾上腺性征异常症、嗜铬细胞瘤外,临床上还能见到一些肾上腺肿瘤,一般都泛称为肾上腺腺瘤,他们大多数并无功能。许多来源于肾上腺间质细胞的肿瘤如脂肪瘤、囊肿、纤维瘤、髓性脂肪瘤等,虽然没有功能,但有时会恶变。在临床早期这类患者常没有任何体征,往往在常规查体中发现肾上腺的占位病变而行手术探查证实肿瘤性质。如在不为人知的情况下逐渐增大或呈现恶性增长时也会给诊断、手术治疗、麻醉管理带来不可预料的困难。另外,还有一类肿瘤来源于肾上腺皮质或髓质,常因瘤体太小,分泌特性不典型或刺激强度不大也被人们忽视,但他们并不是真正的无功能腺瘤,只不过"功能隐匿"罢了,在术中的刺激下往往会出现意想不到的情况,要提高警惕。

(二)　麻醉前准备

对于多数来源于间质细胞的肿瘤,因无功能,术前不必作特殊准备,但如瘤体较大,则需了解其位置、与周边组织器官的关系等,便于评估手术的难易程度并选择适当的麻醉方法。如怀疑为"功能隐匿"的肿瘤时,要积极进行更进一步的检查和随访,提高术前检出率,避免术中发生意外情况。

二、麻醉管理

一般情况下,全身麻醉和硬膜外麻醉均适用于这类手术,但对于怀疑"功能隐匿"的肿瘤或生长位置复杂,尤其呈恶性变趋势者,最好选用全身麻醉,并准备好必要的监测设备及应急用药,以便及时发现、有效应对突发情况。

(罗爱伦)

参 考 文 献

1. 庄心良,曾因明,陈伯銮. 现代麻醉学. 第3版. 北京:人民卫生出版社,2004.

2. 陈灏珠,林果为. 实用内科学. 第13版. 北京:人民卫生出版社,2009.

3. 吴孟超,吴在德. 黄家驷外科学. 第7版. 北京:人民卫生出版社,2008.

4. 陈孝平. 外科学. 第2版. 北京:人民卫生出版社,2010.

5. Ronald D. Miller. Miller's Anesthesia. 7th Edition. Philadelphia:Churchill Livingstone. 2009.

6. Lee A. Fleisher, Michael F. Roizen. Essence of Anesthesia Practice. 3rd Edition. Philadelphia:Elsevier Inc. ,2011.

7. Gockel I,Heintz A,Kentner R,et al. Changing pattern of the intraoperative blood pressure during endoscopic adrenalectomy in patients with Conn's syndrome. Surg Endosc. 2005;19:1491-1497.

8. Domi R. Cushing's surgery:Role of the anesthesiologist. Indian J Endocrinol Metab,2011,15(Suppl 4):S322-328.

9. Domi R,Sula H. Cushing syndrome and the anesthesiologist, two case reports. Indian J Endocrinol Metab,2011,15(3): 209-213.

10. Kissane NA,Cendan JC. Patients with Cushing's syndrome are care-intensive even in the era of laparoscopic adrenalectomy. Am Surg,2009,75(4):279-283.

11. Van Braeckel P,Carlier S,Steelant PJ,et al. Perioperative management of phaeochromocytoma. Acta Anaesthesiol Belg, 2009,60(1):55-66.

12. Lentschener C,Gaujoux S,Tesniere A,et al. Point of controversy:perioperative care of patients undergoing pheochromocytoma removal-time for a reappraisal? Eur J Endocrinol,

2011,165(3):365-373.

13. Chen H,Sippel RS,O'Dorisio MS,et al. The North American Neuroendocrine Tumor Society consensus guideline for the diagnosis and management of neuroendocrine tumors: pheochromocytoma, paraganglioma, and medullary thyroid cancer. Pancreas,2010,39(6):775-783.

14. Pacak K. Preoperative management of the pheochromocytoma patient. J Clin Endocrinol Metab, 2007, 92 (11): 4069-4079.

15. Jugovac I, Antapli M, Markan S. Anesthesia and pheochromocytoma. Int Anesthesiol Clin,2011,49(2):57-61.

第80章　肝功能障碍患者的麻醉

肝脏的特殊性就在于其可以再生有功能活性的肝组织。因此我们可以切除大部分肝脏，随后由肝脏再生过程补充。肝脏主要由肝细胞构成，肝细胞是一种单向潜能细胞，具有分化为单一种类细胞的能力。如果条件充分，肝再生过程会持续到肝细胞数量恢复到正常为止。尽管可在数量上恢复原有肝脏重量，但再生并不能完全恢复肝脏的形状。胆管细胞、内皮细胞和库普弗细胞等非实质细胞复制过程较慢。肝大部分切除术后肝脏可在1个月内迅速再生，但其功能的恢复则相对较慢。糖尿病、肝硬化、脓毒症以及其他主要围手术期并发症都会显著减慢这一过程。肝脏还可耐受多次切除。

上述肝脏的特点使人们开始尝试进行肝切除术。然而，最初这一手术困难极多。其中，由于缝合肝组织很困难而引起的出血就是一个突出的问题。但是外科和麻醉技术的提高逐渐减少了术中出血。目前，围手术期死亡率已从40年前的20%下降到3%左右。在英国，肝切除术最常见的指征是切除结直肠癌的肝转移灶，术后总的5年生存率为40%，相比较之下，没有进行肝病灶切除术的结直肠癌患者的总体5年生存率接近零。肝切除术对于切除原发性肝肿瘤也很重要，如肝细胞癌，胆管上皮细胞癌等胆道肿瘤，偶尔也因外伤损伤肝脏而行肝切除术。肝切除术也用于切除肝脏的良性肿瘤及肝囊肿（尽管开窗引流术也许更为合适），还用于活体器官供体肝脏移植。高位胆道损伤采用的肝空肠吻合术中可能也需要进行肝段切除术。但是，大多数肝手术患者术前均合并有一定的基础疾病甚至发生了肝功能不全或障碍，在中国绝大部分患者是在乙肝后肝硬化基础上发生的原发性肝癌。

肝脏具有极其复杂的生理生化功能，肝功能障碍患者的病理生理变化是全身性的。肝脏患者麻醉除了要充分了解其不同的病理损害阶段并进行恰当的术前肝功能的评估和必要的术前准备外，作为麻醉医师最需要了解的是两个方面的问题：①肝功能障碍时麻醉药物在体内过程的改变；②麻醉药物及麻醉操作对肝脏功能的影响。只有这样才能选择最佳麻醉方案实施最适宜的麻醉方法，做到最恰当的术中和术后管理。

第1节　肝功能不全的病理生理变化

一、肝功能不全的中枢神经系统表现

中重度肝功能不全常导致神经精神异常和肝性脑病。肝性脑病最经典的症状和体征包括：轻者可表现为精神和行为改变，严重的表现为扑翼样震颤、亢进、躁狂，最严重的表现为去大脑状态甚至昏迷。数种因素参与肝性脑病的发生，其中包括神经毒素的蓄积，最主要的是氨，其升高继发于肝脏清除功能下降。此外，内源性神经递质如GABA、谷氨酸和NO的功能紊乱也是重要因素。肝功能衰竭时血细胞碎裂产物经肝清除不完全，可以产生拟苯二氮䓬类物质作用于中枢GABA受体。脑水肿常在急性肝功能衰竭时发生，主要是因为脑内谷氨酸蓄积，对星形胶质细

胞产生渗透作用并导致其肿胀,脑血流量自动调节功能失常加剧了这一病理变化。这一机制对慢性肝功能衰竭的肝性脑病发生影响并不大,其原因可能是长期病变后发生了代偿性变化。当发生肝性脑病时,需警惕并积极治疗低钾血症和碱血症,因为二者会加重氨相关的中枢神经系统功能障碍。谨慎地使用苯二氮䓬类药物以避免中枢 GABA-苯二氮䓬受体的过度激活。

二、肝功能不全的心血管表现

肝硬化门脉高压患者中约有 70% 呈现循环高动力状态,表现为体循环阻力降低和心排血量增加、低外周血管阻力,而灌注压、心率、动脉压则正常(表 80-1)。血容量通常是升高的,外周血流对组织氧耗来说是供过于求。所以,外周血流与混合静脉血氧分压及氧饱和度高于正常,动静脉氧含量差缩小。这种临床及病理生理特征类似于外周动静瘘。肝功能衰竭的一些病因如酒精性肝炎和血色病,同样也会导致心肌病发生。这些改变久而久之会导致肝清除 NO 和 cGMP 等血管活性物质的能力下降,其总体效应是相对性高血压而组织灌注不足,尽管此效应可被心排血量升高而部分代偿。全身性的血管扩张主要发生于体内大血管,但也存在微循环功能紊乱,表现为毛细血管水平的动静脉旁路增加。这一改变导致了微血栓栓塞小血管,而微血栓常继发于微循环中损伤性细胞因子和自由基的释放。另外,全身血管阻力降低对毛细血管的强烈影响并不会发生于微血管,因为患者微血管会出现反常的一氧化氮相对缺乏,这一情况也缓解了动静脉分流的影响及组织氧供的下降。

表 80-1　肝硬化患者的心血管功能

血管阻力降低(外周血管扩张,动静脉分流增加)
循环容量增加
心排血量增加
动脉血压、灌注压、心率正常(晚期则下降)
可能引起心肌病
动静脉氧含量差降低及静脉氧含量升高
对儿茶酚胺的敏感性降低
内脏脏器(除肝脏)、肺、骨骼肌和皮肤血流增加
门脉供肝血流减少
肝动脉血流不变或减少
肾血流不变或减少

肝硬化门脉高压患者进一步发展后即表现为在许多器官及组织动静脉血流同时增加,如腹腔器官、肺、皮肤、骨骼肌等。造成这一后果的原因是多方面的,许多还不清楚。在实验性门脉狭窄大鼠,动静脉分流和门脉周围组织血流增加至少约 40%,这继发于血浆胰高血糖素浓度的升高。其他一些物质如铁蛋白、血管活性肠肽等对周围血管舒张、外周血管阻力降低、动静脉分流增加也起一定作用。

动脉扩张可降低血管阻力及主动脉压,从而增加每搏量及心排血量,这对心肌病患者有利。所以大多数肝硬化患者包括有心肌炎的患者心排血量均是升高的。肝硬化患者对应激导致血管收缩及心动过速的能力降低。原因可能是一些血管舒张因子的存在,也可能与压力感受器介导的反应能力降低有关。

心血管系统对交感神经及儿茶酚胺的敏感性是降低的,这种变化的机制还不清楚,但血液中胰高血糖素增加可能起了重要作用。许多实验证明胰高血糖素(肝硬化门脉高压患者往往是升高的)可降低静注儿茶酚胺及其他缩血管药物的反应性。但在临床上一些失代偿肝硬化及门脉高压患者对 α 受体激动剂不敏感,但对加压素的反应却较好。

肝硬化患者的血管功能的失代偿总是以心室充盈压升高、心率加快及每搏量降低为先导。这些变化同时伴随着混合静脉血氧分压及氧饱和度升高,氧耗下降,这种失代偿状态很类似于中毒性休克。

腹水可能是肝硬化患者心血管功能恶化的重要并发症之一。伴随着腹内压升高,膈肌上抬,使胸内压亦升高,跨心壁压力梯度下降。液体的大量积聚,使回心血量及心排血量降低,放腹水可降低腹内压从而可改善总体的心血管功能。显然,如果要放腹水,也应在密切监测心血管指标的基础上缓慢进行。

酒精在体外及体内均能降低心肌的收缩力,酒精的摄入往往同时伴随着体内儿茶酚胺浓度的升高。所以酒精对心收缩力的直接抑制作用往往被儿茶酚胺升高介导的心收缩力加强所掩盖。慢性酒精性肝硬化患者通常有心肌疾患,最终发展为低心排甚至充血性心力衰竭。通常,酒精既可以引起肝硬化又可导致心肌病,但两者常不合并存在。心律失常常为周末或假日大量饮酒后最常见的现象,所以把这种现象又称为"假日心脏综合征"。

门脉高压是肝硬化患者腹腔循环异常的主要特征。理论上讲,门脉压力取决于下列三个因素或其中之一:门脉血流的流入量、门脉血管阻力、门腔静

脉分流的情况。经典的"倒流学说"认为，肝硬化时肝组织的纤维化导致门脉血管阻力增加而引起门脉高压。但是很多临床及实验的证据不完全符合这一理论。例如，在实验动物人为造成门脉狭窄并不总能引起临床相似的门脉高压，也不能引起食管静脉曲张破裂出血。另外，特异性门脉狭窄所致的急性门脉高压同时伴有内脏静脉血氧饱和度的显著下降、肠系膜动静脉氧含量差加大、肠系膜血管阻力增加及肠系膜动脉血流的下降，而在肝硬化门脉高压患者所见的结果正好与之相反。

看来用"倒流学说"解释肝硬化患者的临床及病理特征是不合适的，所以就引入了"进流学说"。该学说认为某些因子（如胰高血糖素及其他一些扩血管的物质）导致肠道及脾脏的血管扩张和动静脉分流，引起与内脏血流及心排血量增加所并行的高动力状态是门脉高压的基础。根据肝脏循环自身调节的理论，门脉血流显著下降而肝动脉血流维持不变甚至增加。所以大多数情况下，肝脏氧供还能维持，而肝血流却显著下降。总肝血流下降会引起一系列药代动力学并发症，某些依赖肝脏清除的化合物及外源性和内源性物质的清除速率就明显低于正常人。

三、肝功能不全的肺部表现

肝硬化门脉高压患者红细胞2,3-二磷酸甘油酸（2,3-DPG）含量升高，导致血红蛋白与氧的亲和力下降，氧离曲线右移。肝硬化患者通常有不同程度的动脉血氧饱和度下降。已证明门脉系统与肺血管系统之间有分流，但在临床无显著的作用。肺内分流最可能是由于舒血管物质浓度升高引起（胰高血糖素、血管活性肠肽、铁蛋白），从而导致低氧血症。这些物质以及其他一些扩血管物质可能会损伤肺低氧性肺血管收缩的保护性反射。在健康志愿者如吸入氧浓度下降会使肺血管阻力增加，而在肝硬化患者则未必如此。

肝硬化患者有时会引起肺动脉高压，但机制不明。可能是由于心排血量增加及循环血容量增加而累及肺循环所致。另外一些缩血管物质活性增加可能也起了一定的作用。

肝硬化患者常有腹水、闭合气量增加，从而导致功能残气量增加。这些变化导致低位肺区通气及通气/血流比值失调，最终引起低氧血症（表80-2）。

表80-2 肝硬化患者低氧血症

氧离曲线右移
通气/血流比值失调（损伤肺低氧性肺血管收缩反应）
腹水引起通气不足
细胞外液体增加导致肺弥散能力下降
肺内右向左分流增加：
  肺内蜘蛛痣
  门肺静脉交通
  激素物质（扩血管物质-胰高血糖素、铁蛋白、血管活性肠肽）

肝病患者，尤其是慢性肝病患者，会发生很多肺部并发症，包括限制性肺疾病、肺内分流、通气/血流比值失调、肺动脉高压等。限制性肺疾病通常发生于大量腹水或胸膜渗出的患者，渗出液使得肺在吸气时不能充分扩张，胸腔或腹腔抽液可短暂缓解这一症状。

肺内分流常继发于心脏高排出量/血管扩张状态，其特点是肺内血管扩张，含氧量低的静脉血迅速从右心循环进入左心循环，没有在肺内充分氧合。这一过程可通过气泡对比超声心动图检查证实，向右心内注入气泡，大约三次心跳后气泡即出现在左心室内。肺内分流状态也与低氧性肺血管收缩（hypoxic pulmonary vasoconstriction，HPV）机制受损有关，并将导致通气/血流比值失调。二者解释了肝-肺综合征（hepatopulmonary syndrome，HPS）的发生，HPS对大约1/3患者造成不同程度的影响。随着肝功能衰竭的进展和心排血量不断提高，肝肺综合征导致的低氧血症不断恶化，最终对氧疗也失去敏感性。典型的肝肺综合征症状包括斜卧呼吸（直立位呼吸困难）、杵状指和蜘蛛痣。

肺动脉高压也是肝脏疾病的常见表现之一，发生率约20%。严重的肺动脉高压（肺动脉压>25mmHg）合并门静脉高压称为门静脉-肺动脉高压（PPH），约有2%的肝功能衰竭病例会发生。PPH的确切机制尚不清楚，可能与血管活性物质清除不全有关，如血栓素、5-羟色胺、缓激肽和神经肽Y等，这些物质会导致肺动脉狭窄和向心性肥厚。严重的PPH会导致右心衰竭，可用前列环素治疗。

四、肝功能不全的肾脏表现

如门脉高压患者肾血流正常，则常无明显的肾功能障碍。肾皮质血流下降是肾功能损伤的首要征象之一。肾血流异常在肝硬化后发生肝肾综合征中起了重要的作用。尽管肝硬化时心排血量增加全身循环阻力下降，但是由于肾血管阻力增加导致肾血流尤其肾皮质的血流下降。也就是说其他器官及组织高灌注，而肾脏是低灌注。事实上，门脉周围器官、组织及皮肤、肺、骨骼肌血流均是增加的。肾血管阻力之所以增加是肾输入血管阻力增加超过肾输出血管阻力增加所造成的。很多激素物质参与了肝硬化门脉高压患者肾血流异常的病理过程。

肾功能不全在肝功能衰竭患者中很常见，42%～82%的患者有不同程度的肾功能不全。其发生发展与不良预后密切相关。正常情况下，肾血流的自动调节机制可维持正常的灌注和肾小球滤过率，然而，当血压在 70～75mmHg 时正常的肾血流自动调节将停止作用，而肾灌注完全依赖于血压。不幸的是，肝功能衰竭患者高动力/血管扩张的状态导致交感兴奋，肾血流自动调节曲线右移，愈加削弱了低血压状态下肾自动调节的能力。肾素-血管紧张素-醛固酮系统激活，导致肾的灌注血管收缩，肾小球滤过率下降，此外，肾灌注不足导致抗利尿激素水平提高，进一步限制了尿排出。肝疾病时异常增多的血栓素和内皮素也促使肾血管收缩。肝功能衰竭时的这些变化降低了肾灌注，导致肝肾综合征（HRS）和肾衰竭，其特征是氮质血症、高渗尿和尿钠浓度低于 10mmol/L。终末期肝病患者发生肝肾综合征常需要肾替代治疗如持续静脉-静脉血液透析（CVVHD），也是原位肝移植的首选病例。

五、肝功能不全的血液及凝血功能改变

血液学方面，贫血最为常见，可能与慢性病性贫血、营养不良和慢性失血（如食管静脉曲张出血）等有关。此外，肝功能衰竭相关的肾衰竭会导致 EPO 水平下降、红细胞生成减少。血小板减少也是常见表现之一，主要由于门脉高压和脾静脉淤血导致脾充血肿胀，血小板经脾滞留。除此之外，血栓形成素可能也与此有关，它是一种由肝脏产生的与血小板形成有关的细胞因子。肝功能衰竭时血小板的功能也有所下降，血小板数量和质量的减低将导致凝血功能障碍。

肝硬化患者血细胞比容由于血容量增加或由于胃肠道出血而下降。由于维生素 B_{12} 及其他维生素的缺乏，巨细胞性贫血也是常见的，尤其是酒精性肝硬化患者常有营养不良更容易引起。溶血性贫血的发生率亦高。溶血性贫血的发生与脾脏大小有关而与门脉高压的程度无关。白细胞减少及血小板降低通常与脾功能亢进及乙醇诱导的骨髓抑制有关。

大多数肝硬化患者都有不同程度的凝血功能改变。最常见的是血浆Ⅶ、Ⅴ、Ⅹ和Ⅱ（凝血酶原）因子减少。Ⅰ因子（纤维蛋白原）通常也减少。通常纤维蛋白降解产物的浓度不增加，但纤维蛋白原的消耗常增加。偶尔在外科分流手术后可发生弥散性血管内凝血（DIC）。肝功能衰竭由于凝血因子合成减少导致凝血酶原时间及部分凝血活酶时间的延长。Ⅱ、Ⅶ、Ⅸ、Ⅹ因子合成依赖维生素 K 的存在，而Ⅰ和Ⅴ因子则不需要。Ⅷ因子并不在肝脏合成，所以在肝硬化患者还可能升高。半衰期短的Ⅶ因子比半衰期长的因子下降程度更为明显。Ⅰ因子（纤维蛋白原）合成障碍贯穿始终，所以凝血酶原时间的变化往往能反映肝功能不全的程度。肝硬化患者血浆白蛋白的浓度往往是下降的，原因是复杂的，但与白蛋白合成减少，总体水过多有关。

六、肝功能不全的代谢改变

当肝功能障碍时，蛋白质代谢障碍的突出表现为：①低蛋白血症；②甲胎蛋白（AFP）重现；③血浆氨基酸含量升高；④尿素合成减少。由于这类患者常发生低蛋白血症，影响了麻醉药的体内代谢过程，与血浆蛋白结合的药物浓度相对减少，游离药物浓度增多，从而药物作用增强，所以术中应适当减少药物的用量。血浆氨基酸含量特别是芳香族氨基酸升高，尿素合成减少致血氨增加，是肝昏迷的主要原因。所以对这类患者的术前准备应更充分，防止术中肝昏迷的发生。

由于肝脏有血糖稳定作用，所以肝功能障碍患者易发生低血糖、糖耐量降低、血中乳酸和丙酮酸增多。低血糖的可能原因：①大量肝细胞坏死致肝内糖原储备锐减；②粗面内质网上的葡萄糖-6-磷酸酶受到破坏；③胰岛素灭活减少；④肝硬化门腔分流，血内胰高血糖素增多，刺激胰岛 β 细胞分泌胰岛素亢进。糖耐量降低的原因：①由于肝硬化时最重要的葡萄糖代谢的限速酶，即葡萄糖激酶的活性降低，致使肝内糖利用障碍；②存在胰岛素的对抗物，如生长激素、胰高血糖素以及游离脂肪酸等。当肝细胞

受损时,焦磷酸硫胺素的形成减少,辅酶 A 严重不足,故引起丙酮酸氧化脱羧障碍,使血中丙酮酸增加。肝功能障碍时,利用乳酸再合成糖原的能力降低,以致血中乳酸浓度亦增高。在肝病手术过程中,监测血、尿糖的水平,根据监测结果决定术中糖的用量很有必要。

肝功能障碍时脂肪代谢的突出改变为脂肪肝形成和胆固醇代谢障碍。脂肪肝形成与下列因素有关:①肝糖原减少,脂肪动员增加,进入肝脏的脂肪酸增多;②脂肪酸 β 氧化及由脂肪酸合成磷脂或胆固醇减少,肝内形成甘油三酯增多。③载脂蛋白合成或释放减少。肝功能障碍时,由于卵磷脂胆固醇酰基转移酶合成减少,血浆胆固醇酯化作用减弱,血浆胆固醇总量不一定有变化,但血浆胆固醇酯浓度下降。临床上可根据血清胆固醇酯的含量推测肝功能损害的程度。

许多激素在发挥其调节作用之后,主要是在肝脏内被分解转化,从而降低或失去其活性。此种过程称为激素的灭活。灭活过程对于激素作用的时间长短及强度具有调节控制作用。肝细胞功能障碍时,由于甲状腺激素、胰岛素、雌激素、皮质醇、醛固酮和抗利尿激素等灭活能力减弱,必然会对机体产生一系列的影响。

肝功能障碍时由于诸多原因还会发生低钠、低钾、低钙和低磷血症。

七、肝脏解毒功能的改变

肝脏处于门体静脉系统之间,有如滤过系统,可从门脉循环中除去有害物质。直接来自体外的毒素或药物以及代谢过程中产生的毒性物质,也均在肝内酶的催化下变成无毒性或毒性小而溶解度大,容易排泄的物质后排出体外。

肝脏的解毒方式有氧化、还原、结合、水解、脱氨等 5 种,以前三种最为重要。某些体外物质只通过一种方式即可解毒,而另一些则须通过一种以上的方式才能解毒。结合解毒是肝细胞内所含有的葡萄糖醛酸、硫酸盐以及甲基化合物与毒物结合转变为毒性小而溶解度大的化合物,随胆汁或尿排出体外。

葡萄糖醛酸来自肝糖原,故增加肝糖原的储备量对解毒功能颇为重要。此外,约 20% 体热由肝产生,故肝移植手术,于无肝期体温可下降,加上冷灌注液及冷库血的输入,体温可降至危险程度。肝病主要通过三方面影响肝脏的药物代谢:①通过血流灌注的改变而间接地使药物或毒物代谢发生异常,例如通过侧支分流,使门脉血中药物逃避肝细胞的代谢;②肝病损害了肝脏代谢药物的能力,如肝脏混合功能氧化酶的活力改变;③血清白蛋白合成减少,药物同血浆蛋白结合率降低,从而使药物在体内的分布、代谢或排泄也发生改变,而易发生药物中毒。

一些研究表明,肝硬化患者尤其是有肝昏迷史者比普通人群对吗啡及氯丙嗪更加敏感,也有研究表明同样血浆浓度的地西泮在严重肝病患者比普通人群显示更强的药物作用。但是,有证据表明,严重肝硬化及门脉高压患者对儿茶酚胺的敏感性实际上是降低的。门脉高压患者及动物的血浆胰高血糖素升高,后者会降低血管对儿茶酚胺的敏感性。也就是说这类患者吗啡及地西泮类药物应减量,一些血管活性药如加压素等应增加剂量。

由于药代药效的复杂性,带来了选择理想药物的困难。例如,20 年前发现严重肝硬化患者需要更大剂量的筒箭毒碱才能达到与普通患者相同程度的肌松。肝硬化患者筒箭毒碱有较大的分布容积,主要由于该类患者有较高浓度的 γ-球蛋白,筒箭毒碱与球蛋白结合增多,而游离药物相对较少。另一方面,所有药物包括肌松药均从胆汁分泌,在肝硬化及阻塞性黄疸患者其分泌速度减慢。这些研究表明适当应用三碘季铵酚或阿曲库铵是合适的,因这些肌松药不经胆汁分泌。但是对这些患者肌松药的副作用应从药代动力学、药效动力学综合考虑。如维库溴铵的半衰期在严重肝病患者是延长的,而三碘季铵酚则无明显改变。这并不是说肝硬化患者禁忌使用维库溴铵,因为维库溴铵只是其作用时间的延长,使用还是安全的,而三碘季铵酚则有心动过速,所以不是很好的选择。

事实表明,由于药代学及药效学的改变,不同患者对药物的反应很难预料。所以,更为重要的是每一种药的选择原则是你所需要的该药哪方面的药理作用。

第 2 节　术前肝功能的评估

肝脏的功能十分复杂,虽然检查肝功能的试验很多,但事实上并不能完全反映肝脏功能,而且,对于具体的患者来说,需要做哪些试验,应当有针对性地进行合理选择。

肝功能试验的临床价值:①协助诊断各种肝病,了解其肝损害程度、转归和预后;②辅助鉴别黄疸的性质和病因;③评价全身性疾病对肝脏的侵犯或影响;④了解各种毒物、药物、物理因素对肝脏的损害;⑤判断各种中西药物、针灸等对肝病的疗效;⑥术前评估肝功能作好术前准备。

现有肝功能试验的不足:①肝脏有较丰富的储备功能和代偿能力;②肝脏的功能是多方面的,每一种肝功能试验只能反映某一侧面;③肝功能试验大都是非特异性的,其他非肝脏疾病亦可引起异常反应;④肝功能试验的结果可受操作方法、仪器、试剂、pH、温度以及操作者的责任心和技术熟练程度等多种因素的影响。

因此,肝功能试验的解释必须与临床密切结合,如片面或孤立地根据肝功能试验作出诊断,常可能造成错误或偏差。

一、病史和体格检查

对肝功能障碍患者进行完整的术前检查对于手术成功至关重要。和许多其他术前评估类似,疑有肝功能障碍时,需进行彻底的病史询问和体格检查。所有可能提示肝功能不全的病史和症状都应仔细询问。症状包括疲乏、恶心、呕吐(尤其是呕血或者咖啡色物质)、瘙痒、黄疸、任何凝血问题或者出血体质、腹胀、行为改变或精神状态改变。社会史也应问及以判断是否有肝炎发生的危险因素,如滥交、文身、吸烟、酗酒或吸毒。从家族史和疾病史也可以发现一些导致肝脏疾病的病因,如血色病、Wilson 病、α_1 抗胰蛋白酶缺乏及输血史等。列出现在与既往的用药情况,从中找出所有可能有肝脏毒副作用的药物。肝脏疾病的许多体征可以在体检中发现,如腹胀和腹水、精神异常和扑翼样震颤、黄疸和巩膜黄染、蜘蛛痣、脐周海蛇头征、肝脾肿大、外周水肿等。尽管这些症状和体征可以提示肝脏疾病,但并不一定完全特异。

二、实验室血液学检查

适当的实验室检查可以帮助确诊肝疾病及评估严重程度。最重要的检测是全血细胞计数,可以判断是否贫血或血小板减少。在手术当中,尤其是预计出血很多的大手术时,这些值可以评估患者止血的能力,以及输血前患者所能承受的最大失血量。凝血检查也很重要,包括 PT/INR、APTT 等,可以预计术中出血情况,也可以评估术前留置深静脉导管的出血风险,PT 是评估当前的肝功能和肝合成能力的最准确指标。电解质检测也很有必要,因为电解质紊乱会导致一系列不良后果,包括心律失常、凝血缺陷、加重血流动力学不稳定性、加重肝性脑病等。这对于肝肾综合征患者尤其重要,在纠正电解质紊乱时需极其谨慎,以免使体液电解质状态恶化。肝功能检查,如前所述,可以帮助判断目前肝细胞损伤的程度,但其指标并不具特异性。白蛋白水平和胆红素水平被应用于 Child 分级中,转氨酶的水平也可以提示某些肝功能衰竭的病因(如 AST:ALT>2 提示酒精性肝炎)。

(一)蛋白质代谢的试验

肝脏是人体新陈代谢最重要的脏器,它几乎参与各方面的蛋白质代谢。肝能合成大部分血浆蛋白、酶蛋白及凝血因子,血浆蛋白与肝内蛋白经常处于动态平衡状态,检测血浆蛋白可以作为评估肝功能的一项指标。

血浆蛋白的测定临床上常用的有化学法和电泳法两大类,前者可测出总蛋白、白蛋白和球蛋白的量,后者可将球蛋白区分为 α、β、γ 几种。大多数肝病患者,血浆蛋白的质和量均有一定程度的改变。

正常成人血清白蛋白为 35～55g/L,前白蛋白280～350mg/L,球蛋白为 20～30g/L,白/球蛋白比例 1.5～2.5:1,若将血清作蛋白电泳,则白蛋白占54%～61%,α_1 球蛋白 4%～6%,α_2 球蛋白 7%～9%,β 球蛋白 10%～13%,γ 球蛋白 17%～22%。

肝病患者测定血清总蛋白,主要用于判断机体的营养状态,因为病毒性肝炎早期,白蛋白降低与球蛋白升高相等,总蛋白正常,而营养不良者白蛋白与球蛋白均降低。有人报道肝硬化者如总蛋白在60g/L 以下,五年生存率低于 20%;在 60g/L 以上者五年生存率为 54.8%。

肝病时,血清白蛋白发生改变比较慢,有人报道即使白蛋白合成完全停止,8d 后血内白蛋白浓度仅降低 25%,因此白蛋白测定不能反映急性期肝病的情况,测定白蛋白的主要价值在于观察肝实质的贮备功能及追踪治疗效果,治疗后白蛋白回升是治疗有效的最好指标。

肝胆疾病时 γ 球蛋白增多主要由于：肝内炎症反应，在组织学上有浆细胞浸润；自身免疫反应，自身抗体形成过多；肠道内吸收过多的抗原，刺激形成过多的抗体；血浆白蛋白降低，γ 球蛋白相对增加。

（二）胆红素代谢的试验

正常人血清内总胆红素浓度为 3.4 ~ 18.8μmol/L（0.2 ~ 1.1mg/dl）。血清总胆红素测定的价值在于了解有无黄疸、黄疸的程度及动态演变，肝胆疾病中胆红素浓度明显升高反映有严重的肝细胞损害。如同时测定 1 分钟胆红素（正常值 0 ~ 4.3μmol/L）有助于判断：①在非结合胆红素升高的疾病时，1 分钟胆红素基本正常，1 分钟胆红素与总胆红素比值为 20% 以下。②血清 1 分钟胆红素增高，大于 6.8μmol/L 而总胆红素正常，可见于病毒性肝炎黄疸前期或无黄疸型肝炎、代偿性肝硬化、胆道部分阻塞或肝癌。③肝细胞性黄疸 1min 胆红素占总胆红素的 40% ~ 60%，阻塞性黄疸 1min 胆红素占总胆红素的 60% 以上。

各种试验中，血浆蛋白特别是白蛋白含量，是比较敏感的数据。白蛋白降低越多，肝脏损害越严重。胆红素的代谢在肝损害时影响也很明显。一般主张采用此两种试验，结合临床表现，作为术前评估肝损害的程度（表 80-3）。

表 80-3　肝损害程度的评估

	轻度损害	中度损害	重度损害
血清胆红素（μmol/L*）	<34.2	34.2 ~ 51.3	>51.3
血清白蛋白（g/L）	>35	30 ~ 35	<30
腹水	无	易控制	不易控制
神经症状	无	轻度	昏迷前期
营养状态	好	尚好	差，消瘦
手术危险性	小	中	大

* μmol/L×0.05847 = mg/dl

还可采用记分法来估计患者的手术危险性，应用最广泛的是 Child-Turcotte-Pugh（CTP）分级（表 80-4）。当 5 ~ 6 分时，手术危险性小（相当于轻度肝损害），8 或 9 分为中等（相当于中度肝损害），而 10 ~ 15 分则危险性大（相当于重度损害）。评分越高预后越差（对应的 3 月内死亡率分别为 4%、14% 和 51%）。此方法自 1964 年问世以来一直广泛应用于评估肝功能不全的程度和手术风险，但其主要缺点是有两项指标是主观性的（肝性脑病和腹水的

程度）。随着终末期肝病的患病率升高、器官移植可行性的增加，CTP 分级在评估供肝分配时的不足之处愈加明显，其评价指标的轻度异常和重度异常之间窗口较窄，而且只将严重程度分为三级略显不足。因此，2002 年在美国另一项评分系统被应用于移植手术的紧急评定，即终末期肝病模型评分（model for end-stage liver disease，MELD）。该评分使用 3 项实验室指标（血清胆红素、血肌酐和国际标准化比值 INR）来评估疾病的严重程度和需要接受移植的迫切程度（图 80-1）。MELD 评分在评估移植需要上似乎比 CTP 评分更准确，$MELD = 3.8 \times \log[\text{总胆红素}(mg/dl)] + 11.2 \times \log(INR) + 9.6 \times \log[\text{肌酐}(mg/dl)]$，其投入使用的第一年，等待肝移植的患者死亡率下降了 11%。尽管 CTP 和 MELD 是评估有严重疾病、进行大手术的患者肝功能不全程度的最主要方法，但很少应用于那些疾病不甚严重或者仅进行简单、低风险处理的患者，一些低风险患者一般采取下述的酶学检查。

表 80-4　肝病严重程度的分级计分法

临床与生化检查	疾病严重性		
	1	2	3
脑病（程度分级）	无	1 ~ 2	3 ~ 4
胆红素（μmol/L）	<25	35 ~ 40	>40
白蛋白（g/L）	35	28 ~ 35	<28
凝血酶原延长时间（s）	1 ~ 4	4 ~ 6	>6

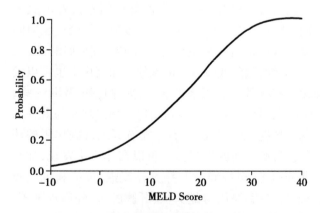

图 80-1　进行性肝疾病患者三月内死亡率与 MELD 评分的关系图

凝血检查是更具价值的肝功能评测指标，主要有 PT/INR 和 APTT。除了 von Willebrand 因子外，其他所有凝血因子均由肝脏合成，因此当肝功能不全时，除了纤维蛋白原和 VII 因子，其他因

子都将下降,表现为凝血试验异常。尤其因为Ⅶ半衰期很短(4～6小时),使得PT成为检测肝功能的有效手段。但必须注意排除其他可能导致凝血异常的因素,Ⅱ、Ⅶ、Ⅸ和Ⅹ因子的合成均依赖于维生素K,因此当营养不良或肠吸收障碍时这些值也许下降。

(三) 肝脏和酶

肝脏是人体的重要代谢器官,含酶特别丰富,其酶蛋白占肝脏总蛋白的2/3左右。在病理情况下,肝脏的酶含量常有改变,并且可反映在血液内酶浓度的变化,临床上可根据血清内酶活力的增高或减少来了解肝脏病变的性质和程度(表80-5),辅助诊断肝胆系疾病。

表80-5　肝胆疾病时血清酶类的改变

1. 反映肝细胞损害为主的酶类:
   (1) 肝细胞损害时酶活力增高:
   　谷丙转氨酶、谷草转氨酶、异柠檬酸脱氢酶、乳酸脱氢酶、山梨醇脱氢酶、谷氨酸脱氢酶、鸟氨酸氨基甲酰转氨酶、精氨琥珀酸裂解酶、精氨酸酶醛缩酶、1-磷酸果糖醛缩酶、鸟嘌呤酶、奎宁氧化酶、葡萄糖醛酸苷酶
   (2) 肝细胞损害时酶活力降低:
   　胆碱酯酶,卵磷脂胆固醇转酰基酶

2. 反映胆汁淤积为主的酶类:
   胆汁淤积(或肝内占位)时酶活力增高:
   　碱性磷酸酶、5′-核苷酸酶、γ-谷氨酰转氨酶、亮氨酸氨肽酶

3. 反映肝内纤维组织增生的酶:
   　单胺氧化酶、脯氨酸羟化酶

(四) 定量肝功能试验

肝脏的生化功能测定在肝病的诊断中具有重要的地位。但是,目前临床上常用的肝功能试验,仅是筛选性的、定性的或半定量的,一般只能测知肝脏有无疾病,以及对于推断肝脏病变的性质有一定的价值。然而,这些肝功能试验并不能定量地反映肝细胞损害的程度,也不能反映有功能肝细胞总数或肝血流的减少或分流情况。近年来根据肝脏对药物、染料、半乳糖或色氨酸清除的原理,设计了几种肝脏清除功能试验,可以较定量地估计肝细胞或吞噬细胞损害的程度。

1. 染料排泄试验　肝脏是人体的重要排泄器官之一,许多内源性物质如胆汁酸、胆红素、胆固醇等,以及外源性物质如药物、毒物、染料等,在肝内进

行适当代谢后,可以由肝细胞排泄至胆汁。在肝细胞损害时,上述物质的排泄功能减退。据此原理,外源性地给予人工色素(染料),来测定肝脏排泄能力的改变,可作为有价值的肝功能试验之一。

(1) 磺溴酞钠(BSP)试验:几乎完全由肝脏清除和排泄,其他组织处理BSP的能力很小。由此可见,BSP在血液内的清除受到有效肝血流量、肝细胞功能(摄取、结合和排泄功能)和胆道系统畅通的程度这几种因素的影响。BSP试验是一种比较灵敏的功能试验,可间接地推测有效肝细胞总数,了解肝脏的储备功能。临床上常用的是BSP排泄试验(5mg/kg静脉注射),测定30分钟或45分钟时的滞留率。正常时45分钟的滞留率为0～6%,超过8%有临床意义。

(2) 吲哚氰绿试验:吲哚氰绿(ICG)是一种阴离子染料,在血浆中与白蛋白及α脂蛋白结合,能迅速被肝脏摄取而清除,在肝内不与其他物质结合,从胆汁排泄。ICG为肝脏高摄取物质,其清除率可反映有效肝血流量。一般采用静脉注射0.5mg/kg,于10min时测定滞留率,正常值为3.52%～12.2%。如给予较大剂量(5mg/kg)可增加本试验的灵敏度,并可反映有功能的肝细胞数。ICG试验的临床应用价值与BSP试验大致相同,但较之更安全更灵敏。

2. 药物代谢　肝脏是药物进行代谢最重要的器官,近年来根据肝脏清除药物的原理,设计了几种肝脏功能试验,可以较定量估计肝脏损害的程度和有功能肝细胞的总数。

肝脏对药物的清除率(Cl_H)即单位时间内有多少血浆所含的药物被肝脏所清除,它主要取决于流经肝脏的血流量(Q)与肝脏的内在清除力(Cl_l)即单位时间内肝脏本身代谢药物的能力。

$$Cl_H = \frac{Q \cdot Cl_l}{Q + Cl_l}$$

肝内在清除力很高时,即$Cl_l \gg Q$,公式内分母之Q可略而不计,该公式可简化为:$Cl_H = Q$,肝脏的清除率基本上反映药物进入肝脏的速度,血流的变化即对清除产生较大的影响。相反,肝内在清除力很低时,即$Q \gg Cl_l$,公式中分母之Cl_l可略而不计,该公式即简化为$Cl_H = Cl_l$,肝脏的清除基本上与肝血流无关。

根据上述原理,一些高摄取率的物质被用于测定肝血流量,如吲哚氰绿、利多卡因、硝酸甘油等,而

摄取率低的物质如氨基比林、安替比林、半乳糖、咖啡因等,则用于定量测定肝细胞的代谢功能。

单乙基二甲苯甘氨酸(MEGX)为利多卡因的代谢产物,MEGX 试验正是基于利多卡因向 MEGX 的转变,反映肝血流和肝细胞代谢活性。方法:2 分钟内静注利多卡因 1mg/kg,注药前 15 分钟抽血查 MEGX 浓度。Ollerich 等报道正常人 MEGX 浓度范围为 $34 \sim 110\mu g/L$,平均 $72\mu g/L$。死亡组 MEGX 平均浓度为 $23\mu g/L$,差异非常显著。由于 MEGX 试验具有灵敏、准确、快速、定量、重现性好、特异性高等优点,被认为明显优于 ICG 试验及咖啡因清除试验和 Child 分级。故该试验已广泛应用于肝移植领域,预测肝病及其他危重患者的预后,围手术期评价肝功能,评估内脏血流,指导利多卡因的个体化用药。

3. 其他肝功能试验 除了上述重要的肝功能试验外,还有反映肝脏糖代谢功能改变的血糖,葡萄糖耐量试验,半乳糖耐量试验等。反映肝脏脂肪代谢功能的血清胆固醇和胆固醇酯,甘油三酯,脂蛋白电泳等。反映肝脏解毒功能的马尿酸试验,百浪多息试验等。反映其他代谢功能的血清胆汁酸,各种凝血因子,血清甲状腺激素,血清维生素 B_{12},维生素 A,血清铜和铁的测定。反映肝脏血流动力学改变的肝脏血流量测定,肝静脉和脾内压测定等。

综上所述,现在临床使用的肝功能试验种类繁多,每一个试验都反映了肝脏某一方面的功能。要全面地了解肝脏的功能状况,必须进行多因素的综合分析,但是,也不能面面俱到,要有的放矢地选择。一般先作几种筛选试验,然后再作进一步肝功能试验,再配合影像及病理病原学诊断进行综合判断,近年来定量肝功能试验如染料排泄试验及药物代谢试验的发展,可以较定量地估计肝损害的程度及有功能肝细胞的总数。

三、进一步系统性检查

对于重度肝功能衰竭患者,或者准备进行危险大的临床处置时,进一步的系统性检查可以提供保证。最简单的就是心电图,对于循环高动力状态的肝功能衰竭患者,或者已发展为系统性功能不全的患者(如肝肺综合征),心电图检查可以发现室性肥大和/或右心劳损,也可以发现心律失常、电解质紊乱等问题,此外对于放置肺动脉导管的患者,可以借此排除左或右束支传导阻滞。

老年患者冠状动脉疾病较正常人群多见,一些导致肝功能衰竭的病因同样会促使心肌病的发生(如酒精中毒、血色病等)。对于这种病例,在进行大手术前最好进行超声心动图检查心功能。踏车试验或者药物激发试验(多巴胺丁酚)可以评估心功能、心脏储备、心肌氧供、肺内分流程度以及肺动脉-门静脉高压(PPH)。

对于通气困难或者需要慢性氧疗的患者,进一步的检查可以确定是否存在肝肺综合征、肺内分流以及严重程度。最简单的检查是动脉血气分析,可以判断低氧血症和高碳酸血症的程度,也可以评估肾脏的酸碱平衡调节能力。一些更复杂和有创检查可以直接评估肺功能,例如气泡对比超声心动图可以直接显示肺内分流,该检查还可以鉴别继发于肝功能衰竭的肺内分流和 V/Q 失调。肺内分流时气泡在三次心跳时间内即可从右心循环进入左心循环,而轻度的 V/Q 失调时气泡可以被肺泡吸收而不抵达左心循环。但是,气泡对比超声心动图并不能显示分流的严重程度。另一项检查是 V/Q 扫描,可以显示出由于 HPV 功能下降而"有血无气"的区域。肺血管成像可以显示继发于心排血量增高的肺血管扩张和肺高血流量。其实这些有创检查很少在围手术期应用,因为动脉血气分析已经可以提供足够的信息。

许多肝功能衰竭的患者有胃肠道并发症,特别是门静脉高压导致的食管静脉曲张。对于这些病例,术前内镜检查既可以诊断食管静脉曲张又可以治疗之。对于严重的病例,若不行曲张静脉结扎,其进行大手术的死亡率可能会很高,因为当患者多器官系统存在功能不全时,很难再代偿上消化道出血。

无论肝脏手术还是肝病患者的非肝脏手术,由于肝功能状态都会直接或间接地影响绝大多数麻醉药分布代谢与排泄,另外许多麻醉药也会直接或间接地影响肝脏各方面的功能,甚至还会造成肝损害,所以麻醉前、麻醉中、麻醉后肝功能的动态监测尤其重要。

四、外科风险的评估

肝切除术是一项大级别手术,同时会造成较大的上腹部损伤。一般来说,肝切除范围越大则手术的损伤越大、越容易出血,钳夹血管时间越长,越容易引起肝功能衰竭。如果肿瘤位于大血管附近则更为复杂,可能造成更严重的肝组织血供障碍。因此,肝切除手术本身的创伤就非常巨大。

外科医师在术前评估时应首先确认疾病是否已经扩散到肝脏以外。虽然有时肝外只存在单一转移灶也可以进行姑息性手术,但由于总体预后很差,这类患者中接受手术治疗的数量不会太多。外科医师还应考虑转移灶的血供情况,手术是否可在避免损失过多肝血供前提下进行,从而增加需切除的肝范围。最多可切除80%的肝脏,但其肝功能衰竭和其他并发症风险很高。在动物模型中,肝极大部分切除(超过90%)后会导致因门静脉压增高所致的肝窦直径失调,这是由于大量血流试图通过一个非常

小的肝脏。当前的影像学方法可检测出直径为0.5~1cm的腹膜转移灶,因此,偶尔会发现患者存在比最初预想更为广泛的转移。如果大手术前仍不确定肿瘤转移情况,可先进行腹腔镜检查。

患者进入手术室前可能接受过化疗以缩小肿瘤,这在肿瘤位置靠近重要血管的病例中更为常见。有人提出化疗可能会使肝再生受损,尤其是在肝脏经受了一段时间缺血后更易出现。然而,尽管化疗可能延迟肝脏再生,但并不妨碍术中使用钳夹法阻断肝血供。在以奥沙利铂为基础的化疗后患者常见并发症为周围神经炎。这一点应予以记录,以避免与硬膜外阻滞的潜在副作用相混淆。

第3节　肝胆手术患者的麻醉与管理

一、术前准备

术前准备取决于手术方式和患者的整体情况。两因素结合考虑以达到术前最佳状态。严重肝功能衰竭的患者进行相对简单的临床处理时,仅需要一条运行良好的外周静脉通路即可。凝血障碍患者行大手术时需要深静脉通路,但要输入新鲜冰冻血浆(FFP)和(或)血小板,以减免置管操作时可能的严重出血风险。之前存在低血压的患者需建立动脉监测以保证手术期间的器官灌注。通气困难的患者(如肝肺综合征)需检查动脉血气以保证足够的氧合和通气。对于可能大出血的手术,需监测患者电解质、血红蛋白/血容量水平以指导输血治疗和电解质补充。

外科医师对肝脏进行操作时常需要测量中心静脉压(CVP)。CVP升高会导致肝静脉和肝血窦充血,这是肝切除术中出血的主要原因。研究显示,控制CVP在较低水平(2~5mmHg)可以显著减少术中出血。对轻到重度肝功能衰竭患者进行局部肝切除术时,标准的7-French三腔管可以提供足够的通道以监测CVP、输血及用药(如使用硝酸甘油降低CVP)。进行肝大部切除或预计出血较多的非肝脏手术时,需要更粗的中心静脉通道以备快速输液或输入多种血制品。

严重肝功能衰竭并发肝肺综合征或者肺动脉-门静脉高压的患者,或者预计行门静脉或下腔静脉阻断(如肝移植时),术中前后负荷可能有显著波动,这时就需要肺动脉导管(PA)来进一步监测血流

动力学。PA可以更详细地评估静脉血容量和大血管阻断时的心血管反应,也可以用于心内用药。

经食管超声心动图(TEE)与PA联合使用,可用于术中评估心肺功能状态,对于进行大血管阻断或者血流动力学波动显著的情况尤其适用。TEE也可以用于严重肝功能衰竭并发肺动脉高压或心排血量过高的患者,以预估术中心功能不全或心力衰竭。然而这一监测对未经治疗的严重食管静脉曲张患者并不可行,因其可能导致上消化道出血。

除了有创监测外,术前准备还包括维持合适的室温(22~25℃)、防低体温的保暖垫等。在大手术时术野暴露范围大,体热流失严重导致患者低体温,对于存在凝血障碍的患者,低体温将阻碍凝血酶的作用,削弱机体形成血凝块,增加术中失血。因而维持患者正常体温很重要。

肝脏是人体内最大的实质性脏器,它有非常重要和复杂的生理功能。肝病及其本身的继发病,如门静脉高压症等需手术治疗时,特别是广泛肝切除术合并有肝硬化或需剖胸的患者,手术较复杂,创伤大,出血也多,术前必须有良好的准备,要安排足够时间改善患者的全身情况和肝功能。即使是急症手术,在病情允许的条件下,亦应力争准备得完善一些。肝功能不全的患者进行手术治疗,通常有两种情况:一是患有与肝病无关的一些疾病,如急性阑尾炎、创伤、胃肠道穿孔等,如一时难以进行较好的术前准备,应尽量采用对肝无害的麻醉药和麻醉方法。其次是肝脏疾病本身的继发病需行手术治疗,则应积极进行以"保肝"为主的术前准备,包括:①加强

营养,给予高蛋白、高碳水化合物,低脂肪饮食,口服多种维生素。因胃纳差,进食少者,必要时可经静脉途径补充,以求改善肝功能。糖的补充,不仅供给热量,还可增加糖原贮备,有利于防止糖原异生和减少体内蛋白质的消耗;②改善凝血功能。如维生素 K_3 口服,紧急情况下可以静脉注射维生素 K_1,其作用时间快,效果好,是多种凝血因子的必需原料;③血浆蛋白低者,尤应予以足够重视,如总蛋白低于 45g/L、白蛋白低于 25g/L 或白、球蛋白比例倒置,术前准备要积极,必要时应输给适量血浆或白蛋白;④贫血患者,必要时可多次少量输血,争取血红蛋白高于 120g/L 以上,红细胞在 3×10^{12}/L以上,血清总蛋白 60g/L,白蛋白在 30g/L 以上;⑤对有腹水的患者,应采用中西医结合治疗,待腹水消退后稳定两周再进行手术治疗。必要时于术前 24~48 小时内行腹腔穿刺,放出适量的腹水,以改善呼吸功能,但量不宜过多,要根据患者具体情况。一般一次量不超过 3000ml 为原则;⑥根据手术切除范围,备好术中用血。一般镇静、镇痛药均经肝脏代谢降解,麻醉前用药量宜小。苯巴比妥钠、地西泮、异丙嗪、氟哌利多等均可使用。对个别情况差或处于肝性脑病前期的患者,术前仅给阿托品或东莨菪碱即可。

二、肝脏手术的麻醉实施

选用麻醉药和麻醉方法需要了解:①所患肝脏疾病;②肝脏在药物解毒中的作用;③药物对肝脏的影响。麻醉者必须亲自了解肝病类型、肝细胞损害程度以及其他可使手术复杂的因素,特别是那些促进出血的因素。不同的麻醉方法各有其优缺点,选用时应根据手术的类型,结合患者肝功能不全等具体情况作全面考虑。药物的选用应选择直接对肝脏毒性和血流的影响较小的药物,要了解给予麻醉药的技术和术中对患者的管理往往比个别药物的选择尤为重要,如术前用药、术中供氧、补充血容量、纠正酸中毒、维持循环稳定等。

肝功能障碍患者全麻诱导和维持的用药选择受许多因素影响。最主要的是长期高心排血量造成血管扩张,可能导致相对的低血压。麻醉药物的选择和剂量需考虑维持血压稳定和保护器官持续灌注,因为肝、肾等器官功能不全时即使血压轻微下降也会造成不良影响。此外,某些药物可能会诱发或者

加重肝性脑病,应予以避免。某些维持麻醉的药物,主要是氟烷,会对肝脏造成进一步损害,也应避免使用。

相比正常人群,肝功能障碍患者对许多药物的代谢、清除能力下降,另外,血清白蛋白水平下降、全身性体液转移(如腹水)会改变许多药物的分布容积,从而会对不同药物的作用产生复杂而难以预测的影响,但有些基本的改变是共通的。

阿片类药物如吗啡、哌替啶等需完全经肝脏代谢,其血浆半衰期将延长,因此对于肝功能衰竭患者,这些药的使用频率应较正常减少 1.5~2 倍。芬太尼也完全经肝代谢但受肝脏影响较小,但长时间输注的影响尚不得知。瑞芬太尼是一种短而强效的麻醉药,其被血中或组织中酯酶分解,不受肝功能障碍的影响,可以持续输入,这一特性使得瑞芬太尼可以应用于肝移植等手术。总体而言,肝脏疾病患者对阿片类药物的耐受性良好,但仍应注意避免使用过量导致心排血量下降和低血压。

在催眠、诱导药物中,硫喷妥钠的清除模式相对固定,高脂溶性使其可以通过再分布而结束麻醉效应。美索比妥、氯胺酮和依托咪酯都完全靠肝代谢,在单次注射后其清除率并不改变,但由于分布体积扩大,相比对照组,他们的半衰期延长。类似地,丙泊酚在持续泵注时其清除率也无变化,但作用于肝功能障碍患者时,其消除半衰期和作用停止的时间将延长。丙泊酚应谨慎使用因为在注射初会导致血压下降。苯二氮䓬类药物如咪达唑仑应用于肝功能障碍患者时其清除率下降,因此小剂量使用能带来较持久的抗焦虑和遗忘作用,而且其对血流动力学影响较小,可以作为诱导药的组成之一,但若存在肝性脑病时应禁用,因为其进一步刺激中枢 GABA 受体,会加重肝性脑病。

神经肌肉阻断药中,琥珀酰胆碱和米库氯铵对肝硬化患者作用时间显著延长,主要原因是突触间隙胆碱酯酶减少所致。维库溴铵、罗库溴铵经肝代谢或经肝原型排除,肝硬化时清除时间减慢、作用时间延长(除外酒精性肝硬化,因为此时清除时间不变)。阿曲库铵和顺式阿曲库铵不依赖肝肾代谢,很少受肝功能障碍的影响。因此二者成为肝功能衰竭患者的不错选择,而顺式阿曲库铵的无组胺释放作用更受青睐。

肝脏疾病患者行肝段切除术时,使用挥发性麻醉药维持全麻时有很多选择。总的而言,大多挥发性麻醉药可减少门静脉血流(portal blood flow,PBF)

进而导致全肝血流（total hepatic blood flow，THBF）减少，但肝动脉血流（hepatic artery blood flow，HABF）会反应性增加。过去一直选择异氟烷，因为动物实验和人类志愿者研究都发现，使用异氟烷全麻时肝动脉血流增加可以维持肝实质的正常灌注。氟烷是个例外，其破坏这一代偿性反应轴，使门静脉血流和肝动脉血流同时下降，肝灌注减少，加剧了肝损害。所以氟烷不推荐用于肝脏疾病患者。新型挥发性麻醉药如七氟烷代谢方式的独特性不产生肝毒性产物，极低代谢率的地氟烷比异氟烷更受欢迎，但除了考虑肝保护作用，还应结合其他因素对这三种药物进行选择。

肝功能障碍患者在手术过程中，常常难以维持正常血压以保证器官灌注，因此可以使用心血管活性药物。正性肌力作用药物如β激动剂、多巴胺丁酚或磷酸二酯酶抑制剂米力农，收益甚微，因为这些患者本就心排血量过度增加、动脉扩张严重。这种情况下，纯α激动剂苯福林对平均动脉压作用明显，因此常用于肝脏手术中。然而，苯福林带来的动脉收缩可导致器官终末血管血流下降，使组织的氧供不足。为尽量避免这种情况发生，可以检测混合静脉血氧饱和度、血气分析、血清乳酸水平。其他外周血管张力药物如去甲肾上腺素、垂体加压素等也可以使用，但同样应注意其内在的风险。

除小型的肝脏或胆道手术（hepatobilary，HPB）可在硬膜外阻滞麻醉下进行外，几乎所有HPB手术都应在全麻下进行，并应使用气管插管和机械通气，3小时以内的手术也可进行喉罩通气。吸入气体中一般不含有氧化亚氮，因为氧化亚氮具有引起肠胀气的副作用。近年来，七氟烷或地氟烷全凭吸入、丙泊酚全凭静脉或者静吸复合麻醉已广泛应用于长时间的各种手术，使全麻的选择更加灵活，适应范围也显著扩大。吸入麻醉有麻醉深度调节方便、麻醉作用全面、全身血流动力学控制平稳等优点。丙泊酚全凭静脉其最突出的优点在于诱导快，麻醉过程平稳，无手术室空气污染之虑，苏醒也较快，是一种较好的麻醉方法。丙泊酚是新的快速、短效静脉麻醉药，除催眠性能外，适当深度短时间可以镇痛，丙泊酚非但无明显肝损害作用，由于其为外源性抗氧化剂，据报道其对肝缺血再灌注损害还有一定的保护作用，故用该药作为肝脏手术全凭静脉麻醉的主药尤为合适，术中辅助应用麻醉性镇痛药及肌松药定能达到术中满意的止痛肌松效果。丙泊酚用量为全麻诱导1~2mg/kg静脉注射，麻醉维持50~150μg/（kg·min）静脉滴注，镇静25~75μg/（kg·min）静脉滴注。主要值得重视的问题是对心血管的抑制，尤其是在初次应用时，对年老体弱者更应注意减量和缓慢静注。

近年来，第二军医大学附属东方肝胆外科医院较多采用持续硬膜外麻醉复合气管内吸入全麻用于肝胆手术的麻醉。在胸8~9行硬膜外穿刺，向上置管3.5cm，先用2%利多卡因5ml作为试验剂量，再在短时间内加入0.5%布比卡因8~12ml，以后每间隔1~1.5小时加0.5%布比卡因5~8ml。硬膜外麻醉成功后即静注咪达唑仑3~5mg、苏芬太尼25~30μg、丙泊酚1.5~2mg/kg及罗库溴铵50mg后行气管内插管，术中以地氟烷或七氟烷维持麻醉。这种麻醉方法我们认为有几个优点：①因布比卡因浓度较高肌松作用相当好，术中几乎不加肌松药；②避免单纯硬膜外阻滞麻醉过浅出现肌松差及明显的牵拉反应或由于硬膜外阻滞麻醉过深引起的明显呼吸抑制；③避免单纯全麻术中使用较多肌松药引起呼吸抑制及麻醉终止时患者因伤口疼痛引起的躁动；④方便术后止痛，利于患者恢复。所以我们认为此种方法为非常安全又具有很好肌松及止痛效果的理想麻醉方法。但在具体作用中应注意：①年老体弱及年幼儿童布比卡因必须减量或降低浓度；②因布比卡因心脏毒性大，冠心病、心肌炎及心律失常者慎用；③布比卡因主要在肝脏代谢，肝功能差的患者用药间隔时间须延长；④尤其应加强血流动力学的监测，防止低血压及心率减慢；⑤凝血功能差的患者避免硬膜外穿刺。

对患者的术中监测项目取决于患者术前的一般状态和拟行手术的大小，还包括预计失血量的多少。除常规心电图、无创血压、氧饱和度和呼气末CO_2外，有创动脉监测可用于反复采集血液样本或监测可能发生的血流动力学的急剧变动（例如阻断腔静脉时）。中心静脉通路可用于输注药物和控制中心静脉压，后者与血液保护相关（见下文）。我们发现，在使用低中心静脉压技术时，同时使用一些无创监测技术（例如食管超声多普勒和通过FloTrac导管的Vigileo监测）可在防止发生明显低容量的前提下有效帮助补液量最佳化。间断血液生化监测对HPB手术尤其有指导意义，可迅速发现贫血、凝血障碍、代谢异常和呼吸功能障碍。凝血弹性描记图（TEG）也有重要作用，可指导对凝血功能异常进行有针对性地纠正。TEG还可减少HPB术中的输血。

三、术中麻醉管理

虽然行肝叶切除的患者大都存在肝硬化的基础,但临床肝功能检验一般均在正常范围,术前凝血状态、肝代谢功能以及麻醉药物与其他药物的药代动力学状态也接近正常。因此,术中管理的焦点主要是维持血流动力学的稳定,尽可能维持有效的肝血流以保持较好的肝氧供耗比,保护支持肝脏的代谢。

(一) 保持肝脏血流量

肝脏血流量可在三种不同水平上发生改变:

1. 全身水平　心排血量的减少、血流再分布至重要器官,以及其他血管床血管阻力的改变可引起肝脏血流量的减少。与术中麻醉管理关系更为密切的情况是,当 CVP 升高超过门静脉的临界闭合压(接近 3~5mmHg)时,肝脏血流量会显著减少。在血液保护策略中避免 CVP 过度升高也具有重要意义,但这也有引起有效循环血容量减少的风险。

2. 局部水平　肝脏血流量局部性改变可由激素、代谢和神经因素等引起。术中操作对局部肝血流量的主要影响在于手术应激和局部麻醉对肝脏区域自主神经的作用。然而,肝脏血流量可通过肝脏"动脉缓冲"反应来进行一定程度的自我调节。当门静脉血流量减少时,肝动脉血流量会增加以维持入肝血流量,即使是发生严重肝硬化的肝脏也可发生这种缓冲反应。目前尚未完全明确有关这一反应的机制,但已知其与肝脏腺苷清除有关。然而,这一血流量代偿机制并不是双向的,也就是说在肝动脉血流量减少时,门静脉并不会反过来增加入肝血流量。因此,当肝动脉压下降时,肝脏血流量也会随之下降。吸入麻醉药可不同程度地抑制肝动脉缓冲反应,但一般认为异氟烷和地氟烷的抑制程度小于氟烷。在试验条件下,人工气腹也会影响这一反应。大多数情况下的氧供量是大于需求量的,血流量轻度减少并不会造成很大的影响。然而,在某些情况下(例如败血症和肝脏储备功能下降,包括脂肪肝),氧供量与血流量的依赖关系较大,此时摄氧量增加,对氧供的需求量增加。

3. 微循环水平　微循环血管的改变受多种激素影响控制,包括一氧化氮、内皮素和代谢产生的一氧化碳,后者主要由肝脏血管内皮细胞产生。有人提出,必须维持血管收缩因子和血管舒张因子间的重要平衡,以维持微循环水平上血流量稳定。在实验研究中,所有吸入麻醉药都会引起微循环血管收缩,因而可能减少血流量。人们使用了多种药物来特异性促进肝脏血管扩张,例如多培沙明、前列环素和 ET-1 受体拮抗剂。然而,所有这些药物对于肝脏保护的临床意义都未得到验证。事实上,仅作用于单一调节通路不太可能具有对微循环血流量的保护作用:有人提出肝保护的目的在于试图重新建立新的血管活性因子间的平衡,而不是影响特定的反应通路。

(二) 对现存肝细胞功能的保护

谷胱甘肽是重要的细胞内抗氧化剂,是维持正常肝细胞功能所必需,在肝脏疾病时细胞内谷胱甘肽的储备量通常会减少。N-乙酰半胱氨酸(NAC)是一种外源性谷胱甘肽,可能有助于维持现存肝细胞功能及防止再灌注损伤。发生胆管炎这种局部感染也会导致肝功能障碍,因此术中预防性使用抗生素是非常重要的。过量使用以淀粉为基础的胶体溶液可能具有削弱库普弗细胞活性的有害作用,从而增加患者发生感染的风险。当肝储备功能严重减弱时,可能需要外源性给予凝血因子(例如 FFP)。

在尽可能完整切除病变组织时,应以损失最小体积的肝组织来达到术中肝损伤最小化的目的,与此同时还要减少对残余肝组织的损伤,尤其是残余肝存在肝硬化时则更为重要。减少肝损伤可保证较好的术后肝功能,利于术后肝组织再生。

对残余肝组织的损伤主要与缺血再灌注损伤有关。缺血预处理是手术操作的步骤之一,人为造成先短期缺血以增强组织对随后可能发生的长时间缺血的耐受性,防止造成肝细胞损伤。缺血预处理的方法存在很大争议,但术中使用的方法一般是在切肝前夹闭肝动脉和门静脉 10 分钟,再开放 10 分钟。某些麻醉药(包括异氟烷和瑞芬太尼等)可能具有药理学上的预处理效果。不同的是,长时间持续性的肝缺血会最终引起肝细胞死亡,而短期缺血则可能具有保护长期缺血引起的肝损伤的作用。正常肝脏可以耐受较长时间的缺血(即 60~90 分钟)。然而,即使缺血期未出现肝细胞死亡,再灌注损伤也是肝脏手术过程中造成肝损伤的主要原因之一。再灌注损伤具有多种相关联的作用机制,再灌注时释放的短效氧自由基催化后续剧烈的炎性细胞因子反应,后者在加重局部肝损伤的同时也会对远处器官造成影响。有人提出使用自由基清除剂(例如 NAC)是可能防止再灌注损伤的一种治疗手段,但尚无临床依据来支持这一说法。

(三) 术中的血液保护与管理

围手术期大量失血是手术潜在的即刻并发症,并且大量失血会增加围手术期并发症发病率。如存在结直肠转移灶,大量失血会缩短患者术后的无瘤生存期。因此,改善麻醉和手术技术以减少失血是非常重要的。

1. 手术技术 手术分离技术的进步有助于控制术中失血。Cavitron 超声刀是一种声学振动器,通过产生盐水介导的空化力并与热力作用联合来促进对肝实质的破坏。超声刀减少肝切除术的失血非常有效。也可使用水刀和超声切割刀。使用这些技术分离肝脏时不会损伤大血管,可将大血管分别结扎或夹闭。控制已切开肝表面的残余出血可使用氩离子凝血器或纤维蛋白胶喷射器。

对血液保护意义最大的手术操作在于阻断供应肝脏的血管。暂时性肝门阻断(Pringle 法)是在肝门处阻断入肝血流,而全肝血流阻断除了阻断肝门外还阻断膈下腹主动脉、肝上下腔静脉和肝下下腔静脉。如阻断时间过长可能因肝缺血而对正常肝组织造成不良影响。尽管一般认为阻断 60min 以内对无肝硬化患者是安全的,术后短期内仍可出现肝功能不全和肝性脑病。对于肝硬化患者来说,阻断 30分钟(可能延长至 60 分钟)对于处于疾病早期的患者来说也是安全的。间歇性阻断是指单次阻断10～20 分钟,每次阻断间隔时间为 5 分钟,当需要长时间阻断时使用这种方法可能更为安全。因为那些血管阻断时间延长的患者术后并发症发病率增高、住院时间延长。近年来为了尽可能避免缺血损伤,很多医院也采用肝段或半肝血流阻断作为单一或多个肝段切除术的选择。全肝血流阻断虽可减少出血,但会显著增加术后并发症发病率(高达50%)和死亡率(高达10%)。全肝血流阻断这一技术的使用应限于以下病例:肿瘤靠近或累及肝后下腔静脉,或肿瘤位于肝静脉和下腔静脉交汇处。大约有10%的患者不能耐受阻断下腔静脉对血流动力学的影响,这类患者可能需要建立静脉-静脉旁路。

另外,为了控制出血外科还采取了一些新的术式如原位低温液体灌注以及离体肝切除术等,这些可能更适合于肝实质分离困难的病例。目标在于提供无血区域并保护低温细胞,进而延长分离时间并使分离操作更为精确。这些技术多来源于肝移植术。原位低温液体灌注技术夹闭门脉三联管结构和下腔静脉(inferior vena cava,IVC),通过向门静脉或肝动脉灌注保存液以获取低温。同时在肝上和肝下阻断 IVC(必要时也包括右肾上腺静脉),在低位血管钳上方切开肝下 IVC。使用冷的肝脏保存液灌注,应在 IVC 端主动回抽静脉流出的灌注液,以防止机体过度降温。术中持续性慢灌注或每隔 30min 重复灌注以维持肝脏降温。离体肝切除术是在整体移除肝脏后离体切除肿瘤组织,再将残余肝脏植入体内。这一技术可用于所有 3 条肝静脉受累和门脉三联管结构也受累的情况。可使用假体移植物替代 IVC。

2. 麻醉技术 麻醉技术的进步是肝脏手术成功的一部分,最初的进步为使用低中心静脉压麻醉下行肝切除术,后又采取了一系列血液保护措施使需要输血患者的比例由40%降为20%左右。

(1) 降低中心静脉压(CVP):在肝切除术期间降低 CVP 可通过减轻肝静脉内淤血而显著减少术中失血。在全麻基础上联合使用硬膜外麻醉或静脉内给予硝酸甘油可扩张血管,据报道这种方法可将 CVP 降至 5cmH$_2$O 以下。由于这一技术的特征之一是要持续限制液体入量直到手术结束,因而可能造成术中低血容量,继而减少肾脏和肝脏等内脏器官的血流量。尤其是对左室或右室功能不全的患者。如体循环动脉压发生轻微下降则使用血管收缩剂可能会在低血容量的基础上进一步减少肠道灌注。许多麻醉医师使用改变心肌收缩力的药物或血管收缩剂来维持低 CVP 下的器官灌注,如小剂量多巴酚丁胺[2～5μg/(kg·min)]、去甲肾上腺素[0.05μg/(kg·min)]。由于多巴酚丁胺在扩张心肌血管的同时具有正性变时作用,在使用时要注意防止心率增加过多。有时使用利尿剂来降低 CVP,但一般并不必要。也可能增加术后器官衰竭的风险。然而,在已报道的使用低 CVP 技术的病例报道中,急性肾衰竭或器官衰竭的发病率似乎并没有增加。低 CVP 技术的另一个并发症为空气栓塞。一组病例报道 150 名患者中有 4 名存在可疑的小型空气栓子,还有 1 名患者因空气栓塞量大而引起显著血流动力学改变。必须密切监测患者呼气末 CO$_2$ 的突然变化,并且在灼烧肝血管时应小心谨慎。低 CVP 时突然的出血会迅速引起严重的低血压,因此必须预先准备好快速输液和加温装置。使用快速输液器可防止不慎注入空气。但还应强调不要补液过度,因其可导致 CVP 升高进而妨碍外科医师在恢复灌注后的再控制出血的能力。另外,观察外科医师的操作过程非常重要,因为外科医师和其助手可能会用手、拉钩、纱布等压迫到下腔静脉,这会严重减少静脉回流。

（2）纠正凝血功能障碍：与肝疾病相关的凝血功能障碍会显著增加围手术期出血风险。肝脏是产生所有凝血因子（除 von Willebrands 因子外）的场所，还产生许多凝血抑制剂、纤溶蛋白及其抑制剂等。凝血和纤溶过程中多种活化因子的障碍都与肝功能异常相关。另外，肝疾病患者因肝硬化和脾功能亢进引起的血小板异常和血小板减少也很常见。因而可以理解为何肝疾病患者可发生低凝状态、纤溶亢进、弥散性血管内凝血（DIC）和与蛋白 C 和蛋白 S 缺乏有关的高凝状态等各种凝血功能异常。因此，在术中应监测凝血功能，比较有价值的是 Sonoclot 和 TEG 的监测，因为它们均能及时监测凝血和纤溶的全过程，能明确诊断高凝状态或区分出由于凝血因子、血小板缺乏、纤溶亢进所导致的低凝渗血，从而进行更有针对性的治疗。在急性大量渗血难于控制时，可应用 $20 \sim 80\mu g/kg$ rF\VIIa。

（3）防止低体温：肝脏与骨骼肌是机体的主要产热器官。肝脏手术过程中，一方面由于使用大量的肌松剂使骨骼肌产热减少，另一方面术前就有肝损害的基础，加上术中肝门阻断引起的肝脏缺血再灌注损伤，肝脏产热也大幅下降。在产热减少的同时，由于：①腹部创面及暴露体表散热增加；②低温液体静脉输入及腹腔冲洗；③肝移植时冷保存器官的植入；④麻醉状态下基础代谢下降等诸多原因均可导致术中低体温的发生。术中低体温可导致术中低心排血量、低血压、凝血障碍及术后苏醒延迟等一系列问题。即使是轻度低温也可加重失血，尽管低温状态下血小板计数并未改变，但是低温可损害血小板功能。需注意的是，由于凝血功能的实验室检查是在 37℃ 的条件下进行的，所以，有时虽已发生了凝血障碍但检验结果仍可正常（除非针对患者体温进行调整）。手术中应进行体温监测（经食管或直肠），并且应着重注意对患者及其所有输入液体的保温，调节适当的手术室温度、覆盖体表暴露部位、使用温气毯机和恒温水毯等保温设备。在快速输血输液时，通过加温液体可有效减少术中低体温发生。术中应备加热器和快速输血装置（Haemonetics）。

（4）自体输血：尽管我们尽最大努力来减少失血，在肝切除术期间仍然经常需要输血。不论是术前预存式自体输血还是术中使用血细胞回输机的方式，自体输血都是补充失血量的一种安全有效的方法，并且在非恶性疾病患者中得到广泛使用。虽然有证据显示，使用血细胞回输机对肝细胞癌患者进行自体输血与术后肿瘤复发无关，但由于恶性疾病患者不论使用哪种自体输血方式都存在恶变细胞污染血制品的风险，因此临床医师一般不愿对肿瘤患者使用自体输血。有的医院采用的方法是在肿瘤所在区域血供被阻断后再开始用血细胞回输机采集自体血。

（四）术中血流动力学及液体管理

由于肝叶切除术中血流动力学及液体平衡往往波动显著，所以对这些患者应有较充分的术前准备和良好的术中监测。动脉置管可用来监测动脉压和采集动脉血样，中心静脉压、肺动脉压、心排血量、尿量监测对血容量和心功能评估均是有益的，同时体温和神经肌肉阻滞程度也可监测。心前区多普勒超声可监测有无空气栓塞。

使用大号静脉穿刺针是必要的，中心静脉置管以备大量输血输液及 CVP 监测。另外，应备好快速输液系统，准备充足的血源包括 FFP、血小板和冷沉淀物。Hb>100g/L 不必输血，Hb<70g/L 应考虑输入浓缩红细胞。Hb 为 $70 \sim 100g/L$ 时根据患者代偿能力、一般情况和其他脏器器质性病变而决定是否输血。急性大出血如出血量>30% 血容量，可输入全血。一般来说失血 ≤1000ml 可用胶体和晶体液补充血容量，不必输血；失血达到 $1000 \sim 5000ml$ 可输洗涤红细胞（PRC）；失血 ≥5000ml 在输洗涤红细胞（PRC）的同时还应输入适量的 FFP、冷沉淀物；失血 ≥8000ml 还应加输血小板（Plts）。

术中血流动力学稳定主要靠血管中有效血容量来维持。血容量受术中失血和大血管阻断与放松的影响。术中失血量是不定的，有时失血量可能达血容量的 20 倍之多，尤其在有高度血管化的肿瘤如巨大海绵状血管瘤的患者或以前有腹部手术史的患者。有人研究快速阻断门静脉和肝动脉，由于全身血管阻力增加，虽然心充盈压和心排血量在一定程度上有所下降，但动脉压仍升高。即使血管阻断持续 1h，阻断放松后，血流动力学仍迅速恢复正常，并不出现心血管受抑制的表现。

术中液体的管理包括输注晶体液、胶体液（白蛋白或羟乙基淀粉及胶原等）和血制品。当急性失血时，晶体液能快速有效地补充血管内容量和组织间液缺失，且价格较胶体低廉。但晶体液输注过多会导致周围性水肿而致伤口愈合及营养物质运输不良，还可出现肺水肿。胶体液在低蛋白血症时更常用。尽管输注白蛋白可显著增加淋巴回流而很好地防止肺水肿，但当这种机制失代偿或毛细血管膜通透性发生改变时,仍将导致液体渗透至肺间质从而不可避免地发生肺水肿。由于 Starling 机制中许多其他因素如毛细血管通透性、静水压、肺间质胶体渗透压都不确定或由于大量出血和液体潴留发生显著变化,从而使病情判断进一步复杂。怎样维持足够的胶体渗透压和肺动脉楔压以防止肺水肿尚无定论。在液体潴留的早期,肺和外围毛细血管通透性可能并不发生改变。但当脓毒血症等并发症发生时,会出现弥漫性毛细血管渗漏。因此,在早期可输注白蛋白以降低周围性水肿和肺水肿的程度,同时避免发生术后长期低蛋白血症。

大量输血可导致其他病理生理改变。输注大量含枸橼酸盐的库存血后,由于低钙血症可导致心肌抑制。在肝功能正常且维持足够的循环容量时,输血速度不超过 $30ml/(kg \cdot h)$,钙离子可在正常范围内。即使无肝功能不全的患者,输血速度超过 $30ml/(kg \cdot h)$ 时,也会发生低钙血症。当输血减慢时,钙离子水平在 $10min$ 内即可恢复正常。但当患者清除枸橼酸盐能力不全时(肝功能差、低温、尿量少),与肝功能不全患者一样,易发生枸橼酸盐中毒。由于肝灌注和肝功能在围手术期会显著下降,输血速度也会长时间超过 $30ml/(kg \cdot h)$,术中应经常监测钙离子水平,并适当补充氯化钙或葡萄糖酸钙。

大量输血的另一个严重并发症是凝血功能的改变,大多以稀释性血小板减少为原因。凝血功能改变的程度取决于术前血小板的数量、失血量和血小板的功能。临床上,显著的血小板减少症见于输血量达血容量的 1.5 倍以上的患者。常输注血小板以维持血小板数量在 $50 \times 10^9/L$ 以上,但实验室测定血小板数量需时较长,限制了它的使用,并且不可能反映血小板的功能。如前述,血栓弹力图(TEG)已应用于肝脏移植手术及其他较大手术包括肝切除中,用以快速分析整体凝血功能。这项技术还能可靠地指导是否需要输注血小板、凝血因子(新鲜冰冻血浆和冷沉淀物)或 α-氨基己酸等干预治疗。

肝脏疾病尤其是终末期肝病的患者,通常都处在体液异常状态,包括血浆渗透压降低、外周水肿、腹水生成等。许多患者还存在体液相关的电解质紊乱,包括稀释性低钠和低钾血症。手术期间会发生大量的体液转移,包括腹水引流、腹腔开放的体液蒸发和大量出血等。尽管许多患者在家通过限制水钠摄入以减轻疾病进展,但在手术室里,应首先保证足够的血容量和尿量以避免术中肾衰竭。对于疾病严重或进行长时间手术的患者,应优先考虑使用胶体。

胶体(如白蛋白、羟乙基淀粉)可减少钠的分布、使液体在血管内驻留时间延长(尽管数据显示白蛋白在血管内驻留时间仅比晶体液稍长)。血管外渗透压降低可减少水肿形成和术后腹水。对于严重凝血障碍的患者,首选新鲜冰冻血浆作为术中维持性液体。维持血管内容量很重要,使尿量在 $0.5ml/(kg \cdot h)$ 以上,但如果术前已存在肾功能不全,则应谨慎补液防止容量超负荷。

(五)术中气栓诊断与治疗

气栓,即指气体进入血管内,多为医源性因素引起,可导致严重的残疾甚至死亡。气栓的发生几乎涉及临床各个专业的操作过程,因此,应引起临床医师的足够重视。大多数的气栓是空气栓塞,临床中使用的其他类型的气体,如二氧化碳、一氧化氮、氮气等,也可造成气栓。根据气栓进入的机制和最终发生栓塞的部位,气栓通常可分为两大类:静脉气栓和动脉气栓。

当气体进入体静脉系统,则发生静脉气栓。气体可以通过肺动脉进入肺内,影响气体交换、心率,引起肺动脉高压,右心室劳损,最终导致心力衰竭。气体进入静脉系统的前提是:非塌陷的静脉管道被打开,并且这些静脉内的压力低于大气压。肝脏外科手术中常见的是通过肝静脉和下腔静脉进入气体。

大多数的静脉气栓表现为隐匿的静脉气栓症,即一定量的气泡如串珠样进入静脉系统。当气体进入量较大或快速进入静脉时,气栓进入肺循环,引起右心室劳损。肺动脉压力升高,引起右心室流出道阻力增大,从而导致肺静脉血流量减少。后者引起左心室前负荷降低,导致心排血量的减少,最终引起心血管系统衰竭。临床多表现为心动过速,有时也可表现为心动过缓。当大量气体(>50ml)快速进入静脉,会引起急性肺心病、心脏骤停。肺动脉阻力的改变和通气血流比失调会造成肺内右向左分流,引起肺泡内通气死腔增多,导致低氧血症和高碳酸血症。

临床医师可以通过观察和评估临床表现来诊断静脉气栓。当气体出现在心腔和大血管内,会产生所谓的"水车轮样"声音,听诊可以在心前区或食管旁听诊区听到。呼气末二氧化碳分压(ETCO$_2$)降低,往往提示由于肺动脉栓塞引起的通气血流的失调。多普勒超声检查对于监测心腔内气体比较敏感,而且比较容易操作,常常被应用在神经外科手术、患者坐位手术以及其他发生气栓可能性较高的操作过程中。而诊断心腔气栓最敏感、最准确的当数经食管超声心动图,但在实施过程中需要专业培训。

当怀疑静脉气栓时,应该首先采取措施避免更多气体再进入循环。部分患者需要儿茶酚胺类药物治疗,必要时需要进行心肺复苏。充分的氧合非常重要,可以通过提高吸入气体的氧浓度(最高可到100%的纯氧)来改善。充足的氧有利于气泡内的氮气释放出来,从而减小气栓的体积。扩容及快速复苏可以提高静脉压力,阻止气体进一步进入静脉循环。

有学者认为可以通过中心静脉导管(多腔的导管好于单腔)或肺动脉导管尝试从右心房内排除气体。当导管进入合适的右心房位置时可吸出约50%的气体,这往往取决于导管放置的部位和患者体位,多数情况下不能成功。高压氧治疗不是一线的治疗方法,对严重的患者可能有一定疗效。当出现神经系统症状时,可以考虑采用高压氧治疗。应对气栓的措施包括:①麻醉医师术前充分评估患者病情,做好必要的准备,做好麻醉预案;②根据手术情况及时补充血容量;③气栓发生后应迅速停用氧化亚氮(氧化亚氮可以增加气栓的容积),使用激素;④调整患者的体位:头低足高左侧卧位;⑤机械通气加用 PEEP(呼气末正压通气,可以减小气栓的容积促进气栓的弥散);⑥适当使用血管活性药物,维持血流动力学稳定,防止肾脏等重要脏器的损害;⑦血气分析,根据结果纠正内环境失衡;⑧预防性使用抗生素,防止术后感染;⑨术中应该注意肾功能的保护,预防肾功能衰竭;⑩全科团结协作是胜利完成各项工作的重要保证。

(六) 调节水电酸碱平衡,保障机体内环境的稳定

肝功能与电解质代谢具有密切关系。肝功能障碍时常发生如下情况。

1. 低钾血症 低钾又可引起碱中毒,这两者在诱发肝性脑病和肝性肾功能不全中均具有一定作用。这种低钾血症常常由以下原因引起:①肝细胞对醛固酮灭活减弱;②腹水形成致有效循环血量减少,反射性醛固酮分泌增加;③术前应用利尿剂;④输注葡萄糖使钾离子转移到细胞内。所以术前应针对低血钾的原因给予纠正,对防止术中肝昏迷的发生很重要。

2. 低钠血症 比低钾血症更属于病情危重的表现。急性肝功能不全患者发生持续性低血钠时,一般并非是由于失钠所致,而是机体濒于死亡的表现,常预示患者预后险恶。水潴留是形成稀释性低钠血症的主要原因。水潴留往往与肝病时有效循环血量减少引起抗利尿激素分泌过多或与抗利尿激素灭活减少有关。

3. 低磷血症和低钙血症 Darnis 等在 120 例暴发性肝炎伴昏迷的患者中发现,入院时 77% 患者血游离钙降低,29% 有低磷血症。虽然每天补钙和磷,但血钙和磷还是进行性下降,提示 25-羟维生素 D_3 和 1,25-二羟维生素 D_3 缺乏。他们还发现降钙素的升高与肝细胞功能障碍的加重相平行,所以肝功能不全时降钙素灭活减少是钙磷代谢紊乱的主要原因。当磷缺乏过甚时,糖酵解所需的磷也逐渐不足,必然使大脑细胞不能很好地利用葡萄糖。由此提出一个问题,即低磷血症是否可能引起肝昏迷,或是否为肝昏迷患者不能清醒和恢复的原因,有待阐明。

(七) 维持肾功能

接受肝脏手术的患者出现肾功能障碍的原因是多方面的。如前文所述,胆红素过高引起的黄疸可能通过多种原因损伤肾功能,包括改变血管收缩剂和血管舒张剂间的平衡、增加患者对肾毒性药物的易感性等。前列腺素抑制剂(例如 NASIDs)可能减少肾脏血流量和肾小球滤过率,并且与接受肝脏手术的患者关系尤为密切,因此有人提出对于此类患者最好不使用扑热息痛作为辅助镇痛药。但是,实际上还没有明确证据提示治疗剂量的扑热息痛具有毒性,即使是对存在严重肝硬化的患者也是如此(除外酒精性肝硬化),并且是肝脏手术后轻度疼痛时所有 NSAIDs 药中的首选。术中对肾功能的保护措施还包括使用多巴胺、甘露醇以及袢利尿剂,这些方法均在 HPB 手术中使用以保护肾脏血管,但在前瞻性临床试验中没有证实任何一种方法具有改善术后肾功能的作用。事实上有报道提出,其中一些治疗方法可能反而存在有害作用(例如多巴胺的使用)。

(八) 使用不经肝脏代谢的药物

许多麻醉药物的充分代谢并不依赖于肝脏的功能。由于隐性肝疾病的发病率逐渐增加,在肝脏手术期间使用这些不依赖肝功能代谢的麻醉药比较合理。阿曲库铵或顺式阿曲库铵似乎是肝功能障碍患者首选的非去极化肌松药,因为这两种药通过霍夫曼快速清除代谢并经肾脏排泄。瑞芬太尼是术中镇痛的较好选择,因为其代谢不依赖肝功能,并且其剂量容易控制。然而,由于瑞芬太尼作用时间短暂,术中使用瑞芬太尼镇痛时必须考虑进行相关的术后镇痛。

（九）黄疸患者的麻醉管理

梗阻性黄疸不仅表现为胆红素升高引起皮肤巩膜黄染，而且是一组表现极其复杂的特殊临床综合征。由于胆红素对其他脏器的直接毒性作用、淤胆对肝脏的直接损害、低血容量低灌注以及黄疸伴随的内毒素血症等原因，可导致脑、心、肝、肾等重要器官功能的下降。麻醉过程中突出的问题就是患者对麻醉药的敏感性增高和血流动力学的波动，所以研究黄疸对患者麻醉药敏感性及心血管稳定性的影响与其机制，对做好这类患者的麻醉有非常重要的意义。

近年来的研究表明，阻塞性黄疸、慢性胆汁淤积以及胆汁性肝硬化等肝胆疾患常见的并发症或精神表现，如瘙痒、疲劳和抑郁症等也与中枢神经系统内一些神经递质的传导异常密切相关。因此，在对胆汁淤积性黄疸患者进行相关的临床治疗时，应当充分考虑中枢神经系统部分神经递质传导功能异常所带来的影响。而目前对于吸入麻醉药作用机制的研究显示，吸入麻醉药主要是通过干扰中枢神经系统内突触前神经递质的合成、释放和重摄取，或影响突触后膜上离子通道或膜受体的正常功能，从而改变了正常的神经冲动传导，并产生全身麻醉作用。因此，胆汁淤积患者脑内中枢神经递质的改变很可能会影响患者对吸入麻醉药的敏感性。我们研究发现：阻塞性黄疸患者的地氟烷 MAC_{awake} 显著低于非黄疸患者，而且黄疸患者的 MAC_{awake} 与血浆总胆红素有显著性的负性相关关系。脑内可见神经细胞的萎缩、坏死，和噬神经元现象，并且损害的范围随着黄疸时间的延长而扩大。这一系列改变可能是麻醉敏感性增高的神经病理基础。另外，还发现过深的丙泊酚麻醉对黄疸患者心功能的影响远大于普通患者。据于上述原因，麻醉过程中应注意监测麻醉深度，避免长时间过深麻醉。最好采用硬膜外复合全身麻醉避免单一麻醉药过量造成的中枢与循环的抑制。由于该类患者内源性阿片肽水平高导致痛阈升高，术中及术后镇痛时应减少阿片类药物的用量。

阻塞性黄疸对心血管系统功能的影响主要包括降低外周血管阻力、抑制心肌的收缩、利尿以及促尿钠排泄作用导致的容量缺失，对缩血管药物不敏感而对扩血管药物特别敏感，自主神经功能下降，交感功能下降大于迷走功能下降表现为迷走处于优势的临床表现。产生这些作用的原因既有高胆汁血症对循环系统的直接作用，也有肝功能损害本身对循环系统的影响，另外，阻塞性黄疸引起的一些特殊的病理生理也对心血管系统有着重要的影响，如内源性阿片肽和 NO 过度产生、血浆中 ANP 和 BNP 含量的升高等。由于大多数阻塞性黄疸患者的急性肾功能衰竭发生在手术以后，特别是在术中经历了低血压、出血、内毒素血症和麻醉等对循环系统有抑制作用的不良事件，因此，围手术期严密监控血流动力学改变，维持循环系统的稳定是预防和治疗术后急性肾功能衰竭的关键。

四、术 后 管 理

术后处理应包括以下几方面：①肝脏手术后除按腹部大手术麻醉后处理外，应密切观察患者的心、肺、肾、肝情况以及其他病情变化，注意血压、脉率、呼吸、体温、心电图、血液生化和尿的变化。术后 2d～3d 内禁食，胃肠减压，防止肠胀气，增加肝细胞的供氧量；②使用广谱抗生素以防感染；③术后每日给以 200～250g 葡萄糖，即静脉输给 10% 葡萄糖液 2000ml 和 5% 葡萄糖盐水 500～1000ml，每 100g 葡萄糖加入维生素 C 500mg 和胰岛素 16～20 单位，必要时补充适量氯化钾。根据液体出入量与血液生化的变化，调整水、电解质与酸碱平衡；④每日肌肉或静脉注射维生素 K_1 20mg～40mg，以改善凝血机制。每日还应给予维生素 B_1 100mg；⑤对切除半肝以上或合并肝硬化者，除术后积极加强保肝治疗外，在术后 2 周内应给予适量的血浆或白蛋白，特别是术后 5～7 天内，每天除输给大量葡萄糖和维生素外，还应补给 200～300ml 血浆或 5～10g 白蛋白，以后根据情况补给。除血浆或白蛋白外，最好还应补给少量新鲜血。术后 24 小时内给氧气吸入。此外，对这类患者在术后 3～5 天内，每日给予氢化考的松 100～200mg，这样即有利于肝脏修复和再生，也有利于患者恢复；⑥保持腹腔引流通畅。肝切除后，手术创面和肝断面往往有少量渗出，腹腔引流处可能有血性液体（或染有胆汁）积存。因此，应常规采用双套管负压持续吸引或间断冲洗吸引，此法不仅可以将腹腔内积液完全吸出，而且可以观察术后有无出血、胆瘘或感染等，以便及时发现、及时处理。引流管一般可在术后 3～5 天内拔除，经胸手术后，胸腔引流管一般可在术后 24～48 小时拔除，但拔出前应检查胸腔内是否有积液，如果积液量多时，应设法将其完全排净后再拔除引流管；⑦对有出血倾向或渗出多时，应密切观察病情变化，并给予大量维生素 K

及其他止血药物。对有可能发生肝昏迷的患者还必须给去氨药物；⑧术后鼓励和帮助患者咳嗽，防止肺部并发症。鼓励患者早期活动，促使血液流通，加快康复；⑨为防止应激性胃黏膜损伤，一般常规使用法莫替丁 20mg，每日一次；⑩术后 8～10 天拆除皮肤切口缝线；⑪术后定期复查肝功能，并对出院患者进行定期随访。肝癌患者手术后还要进行抗癌治疗。

肝硬化患者进行较小手术后的管理与其他患者区别不大。相比其他患者，其术后可能有轻微的通气困难和低氧血症。尿量可能轻微减少因为术后常有一过性的肾功能下降（此类患者中约有 1/3 会发生）。术后镇痛需谨慎，因为阿片类药物如吗啡作用时间会延长。

肝功能衰竭患者行大而复杂的手术后，术后首要注意便是呼吸功能。患者术后延迟拔管并不少见，因为这类患者常有肺水肿形成。术中大量输血的患者，术后 1～3 天内可能出现输血相关的急性肺损伤，使原本就有肺内分流的患者其通气变得更加困难和复杂。常规的容量控制通气可能不足以维持氧合并可能导致肺泡内高压。呼气末正压（PEEP）若大于 8mmHg 会阻碍来自肝脏的静脉血回流，导致肝脏充血、出血甚至肝移植手术失败。这时应该使用压力控制通气并允许一定范围内的高碳酸血症（60～70mmHg）以防止肺泡气压伤或容量伤。此外可以使用 NO 疗法以扩张血管，使那些有通气的肺泡血流量增加，但此疗法的功效尚存争议。

肝脏大手术后的镇痛治疗很重要，因为腹痛会妨碍患者充分通气和深呼吸，炎症因子也会延缓伤口的愈合和机体恢复。椎管内麻醉已成功应用于肝功能衰竭患者并且效果良好，但是患者的凝血问题可能会影响置管操作和持续给药。此时，患者自控静脉镇痛可以发挥最大效益，即使是对阿片类药物代谢功能下降的患者也不用担心意外用药过量。

接受肝大部分切除患者术后可能立即出现的问题包括第三间隙液体大量转移、持续存在的凝血功能障碍和活动性出血、出现肝功能障碍或加重（伴肝性脑病）、肾功能损伤，以及胆瘘。术后第一个 12～24 小时应将患者转入重症监护室，继续有创血流动力学监测，并密切监测肾功能。应权衡各种镇痛方式的利与弊，针对不同患者个体化选择最佳的术后镇痛方式。由于此类患者存在肾功能损伤和凝血功能障碍的风险，应尽量避免使用非甾体类抗炎药。阿片类药物经肝脏代谢和肾脏排泄，对于部分有发生脑病倾向的患者来说，具有潜在蓄积风险，可能引

起大脑抑制作用。从有利于大手术术后恢复和利于较大外科切口镇痛的角度来看，硬膜外镇痛技术可能是术后镇痛的较好选择。各医疗机构或患者本人应决定究竟选择哪种镇痛方式最佳。

对于肝切除术后发生急性肝功能衰竭的患者，应尝试支持治疗，为残余肝再生争取足够的时间。治疗主要在于确保给予患者最佳的重症监护治疗方式，包括气道管理、适度水化、需要时给予强心药和利尿药、纠正凝血功能障碍和急性出血、口服肠道净化剂、肠内营养（这时患者处于高代谢状态，不宜继续使用低蛋白饮食），以及考虑输注 NAC。使用 NAC 有利于防治对乙酰氨基酚止痛带来的肝损害，对其他原因造成的急性肝功能衰竭也具有保护作用。这种方法可能改善全身和大脑血流动力学从而减少脑并发症的发病率和患者死亡率。其作用与对肝脏再生的刺激或肝保护无关，而是通过改善全身氧供和氧摄取实现的。后来的研究反驳了 NAC 对肝功能衰竭患者氧供和氧摄取的改善作用，而是提出 NAC 对微循环的作用更为重要。

另外，人们也尝试研究一些特异性治疗手段。除了肝移植外，现在所使用的治疗体系可分为人工肝法和透析法（包括血浆置换）。人工肝法包括体外肝脏灌流和混合法，后者是将猪肝细胞与人肝细胞相结合的一种方法。可将白蛋白透析结合常规透析或血液滤过技术，例如分子吸附再循环系统（molecular adsorbent recirculation system，MARS），现提倡用这种方法去除急性肝功能衰竭和慢性肝功能衰竭急性发作患者体内的水溶性毒素和与白蛋白结合的毒素。尽管使用这些治疗手段后，急性肝功能衰竭患者的生化指标和临床症状会有所改善，但有关这些方法对降低患者死亡率的效果尚缺乏明确依据。最近一篇综述系统性回顾了 528 篇有关肝脏支持系统的文献，仅有 2 篇文献中的方法属于随机对照试验。总的来说，与常规治疗相比，支持系统并没有体现出具有降低急性肝功能衰竭患者死亡率的作用。

总之，无论肝病患者的肝脏手术或非肝脏手术，在麻醉与围手术期管理中均应遵循如下原则：①作好充分的术前准备，尽一切可能纠正机体的内环境紊乱；②术中减少一切不必要的用药，以减轻肝脏的解毒负担；③选用对肝脏血流代谢等影响最小的麻醉药；④术中力求血流动力学平稳，减轻肝脏的缺血再灌注损伤；⑤围手术期除加强生理监测外，更应注意动态监测生化及凝血功能；⑥保肝治疗应贯穿于术前、术中及术后始终。

第 4 节　肝病患者行非肝脏手术的麻醉与管理

由于丙肝（HCV）、乙肝（HBV）和非酒精性脂肪肝（NAFLD）等原因，慢性肝脏疾病越来越普遍。有人估计，大约 10% 的肝硬化患者会在其生命的最后两年内进行手术治疗。全麻及手术会导致一部分原来肝脏代偿功能良好或者隐匿性肝硬化患者发生并发症，而这些并发症可能会导致一定的死亡率。有报道称

肝硬化患者行不同手术治疗的死亡率在 8.3% ~25% 之间，而非肝硬化患者只有 1.1%。死亡率的高低与肝病的严重程度、手术方式、患者基本情况、麻醉及加强医疗病房（ICU）从业人员专业素养以及研究偏倚有关。因此评估手术方式的潜在风险至关重要，手术方式可分为高危、中危或低危手术（表 80-6）。

表 80-6　肝病患者行非肝脏手术风险严重程度分层

低风险	中风险	高风险
眼	颅骨内手术	肺切除术
耳鼻喉	椎板切除术/椎间盘手术	心脏手术
牙齿	甲状腺切除术	腹主动脉瘤修补术
鼻窦/扁桃体	其他内分泌腺手术	门-体分流术
胸腔穿刺术	头颈部手术	脾切除术
支气管镜检查	主要血管手术	食管/胃手术
喉镜检查	周围血管手术	肝/胆手术
气管造口术	血栓清除术	小肠/大肠/胰腺手术
静脉手术	颈动脉手术	肾脏手术
静脉剥离术	直肠/肛门手术	髋关节手术
起搏器植入术	疝修补术	脊柱融合
淋巴结活检/切除	前列腺手术	长骨骨折
胃肠道内镜检查	子宫和（或）卵巢切除术	
腹腔镜检查	截肢	
泌尿生殖器内镜检查	手、脚、膝手术	
男性泌尿生殖器手术	乳腺活检/乳房切除术	
女性泌尿生殖器手术		
刮宫术		
皮损切除术		
体表肿瘤切除术		
其他诊断性/治疗性手术		

一、发病率、死亡率及风险分层

肝硬化患者术后并发症发生率和死亡率与 CTP 肝硬化分级有良好的相关性。CTP-A 级肝硬化患者能够耐受择期手术，允许经术前准备的 CTP-B 级肝硬化患者行除大范围肝切除术和心脏手术以外的择期手术，CTP-C 级肝硬化患者不能耐受择期手术。近年来，MELD 评分被用来判断等待肝移植患者器官分配的先后顺序。这一客观的评分能反应肝硬化患者的 90 天死亡率。与 CTP 评分具有主观成分（肝性脑病和腹水的程度）相比，MELD 评分更客观，因为其仅依靠血清胆红素、肌酐和 INR。近期很多研究表明 MELD 评分也可以用于患者行非移植手术

的风险分层，MELD 评分<10、10 ~ 14 或者>14 分别对应 CTP-A 级、B 级或者 C 级。

其他独立风险因素包括黄疸、PT 延长（比对照值>2.5s 且不能被维生素 K 所纠正）、腹水、肝性脑病、低蛋白血症、门脉高压、肾功能不全、低钠血症、感染、贫血和营养不良。没有证据表明这些独立风险因素优于 CTP 或者 MELD 评分。半定量肝功能试验包括半乳糖清除试验、氨基比林呼吸试验、吲哚菁绿清除试验、单乙基甘胺酰二甲苯胺试验也被用于肝硬化患者行手术治疗的风险分层，但是这些试验并不是普遍可行的，因此不是临床常规检查。

手术方式是术后并发症的一个重要决定因素。总体来说，急诊手术的发病率和死亡率高于择期手术。行心脏手术或开腹手术（胆囊切除术、胃切除

术、结肠切除术和肝切除术)的患者术后发病率和死亡率是最高的。开腹手术比起腹外手术更容易引起肝血流量减少和肝脏缺血。此外,合并门脉高压的患者术中出血增加也是一个风险因素,特别是有开腹手术史和腹腔粘连的患者。

血流动力学改变,包括心排血量增加、内脏血管舒张、周围血管阻力降低,是门脉高压患者的常见表现,这些改变又加重肝脏疾病。尽管心排血量增加,但由于血液分流,还有麻醉药物引起的肝血流量减少和肝及内脏氧摄取减少,肝脏的灌注量仍然是减少的。低血压、低氧血症、失血和血管活性药的应用可能进一步减少肝脏氧合。儿茶酚胺的释放和其他神经体液反应会进一步损伤肝血流和肝功能。

二、术前评估和风险预判

详尽的术前病史和查体是手术前慢性肝病患者评估与管理的关键,是评估肝病严重程度的基本要素。首先要询问有无肝病的易患因素如输血、文身、违禁药物使用、滥交、肝病家族史、酒精中毒、旅游史和处方药或者非处方药应用史等。还要了解任何已经存在的肝功能失代偿的病史如腹水、水肿、肝性脑病、静脉曲张出血或者麻醉相关并发症。慢性肝病的皮肤特征,例如黄疸、肝掌、蜘蛛痣、男子乳房女性化或者睾丸萎缩;门脉高压的表现,如脾大、腹水或者扑翼样震颤,综合这些特征表现能够完整地评估肝病及其严重程度。图80-2展示了肝病患者术前评估的一般准则。

术前评估应包括实验室检查,如全套代谢功能分析、血常规和凝血酶原时间。高胆红素、低白蛋白、肝酶升高、低血小板和PT延长可能提示合并慢性肝病。肝病病史、慢性肝病的临床表现或者异常实验室检查结果有助于进一步评估肝病的严重程度。

三、术 前 管 理

肝硬化患者如果能够在手术前纠正以下情况,手术结果可能有所改善。

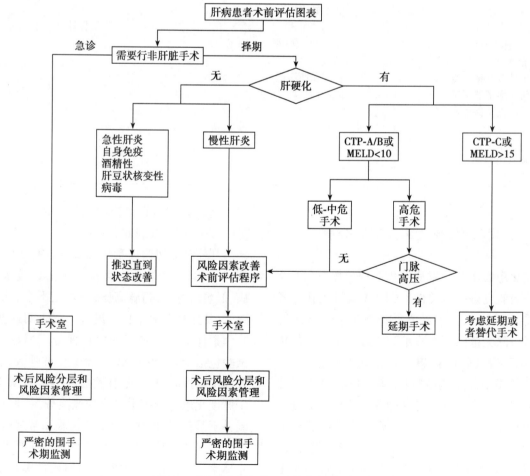

图80-2 肝病患者术前风险评估与管理流程

（一）凝血功能障碍

即使在急诊手术情况下，对于凝血功能障碍进行治疗也是有益的。神经外科手术通常要求 INR<1.2、血小板计数>100×10⁹/L、纤维蛋白原>1g/L，而周围血管手术能在有明显凝血异常情况下实施。血栓弹性描记图是一个反映血浆凝血蛋白和血小板及纤维蛋白原相互作用的图形，对于手术室内给予凝血因子治疗有指导作用。

肝病患者的凝血功能障碍是可源于肝脏合成功能障碍，或者胆汁淤积导致维生素 K 吸收障碍而引起后者缺乏。尽管维生素 K 治疗不能纠正肝脏合成功能障碍，但对于由吸收不良引起凝血功能障碍的择期手术患者，给予胃肠外维生素 K 还是有帮助的。在急诊或者对维生素 K 反应效果不佳的情况下，可以在术前静脉输注新鲜冰冻血浆、冷沉淀物，其中含有大量的纤维蛋白原和凝血因子。注射含有内源性血管假性血友病因子的去氨精氨酸加压素 0.3μg/kg 和凝血因子Ⅶa 可以纠正凝血功能障碍。在大多数顽固性凝血功能障碍病例中，血浆置换可能是必须的。除了纠正凝血功能障碍，对于严重血小板减少症（<50 000/ml）应该预防性输注血小板。

（二）腹水

合并腹水可能增加腹部切口裂开、腹壁疝和呼吸功能损伤的风险。通过联合低盐饮食和在密切监测肌酐及电解质水平的情况下应用速尿或者螺内酯等利尿剂，可以控制腹水。如果术前没有控制腹水，可在术前或者术中穿刺放腹水。白蛋白替代（8g/L 引流腹水）对于维持血管内容量和降低肝肾综合征风险是很重要的。

腹水患者可能存在由自发性腹膜炎（SBP）或者继发性腹膜炎导致的腹痛，这时检测腹水白细胞很重要。如果腹水中性粒细胞数量超过 250/ml，患者应该接受第三代头孢菌素类如头孢曲松或者喹诺酮类如环丙沙星治疗 SBP，因为病原体通常是肠埃希菌和克雷伯杆菌。如果有多种病原体感染，应该考虑继发性腹膜炎的可能。

因为输注生理盐水后腹水可能很快复发，所以术中应该输注胶体液或者输血。顽固性腹水患者术前行经颈静脉门体分流术的效果较差，目前也不推荐使用。

（三）肾功能不全

在进展期肝病中，患者可能并存多种原因导致的肾功能不全，这些病因包括医源性病因，如药物（利尿剂，非甾体抗炎药或其他肾毒性药物）或者大量放腹水（通常没有应用白蛋白），感染（SBP 或者尿路感染最常见），胃肠道出血导致的致死性脑桥中央髓鞘溶解等。低钠血症通常通过限制液体（<1000ml/d）和停用所有利尿剂来纠正。对于有低钠血症症状的患者，应该静脉输注 3% 氯化钠溶液。

（四）肝性脑病

在术前识别有无亚临床脑病是很重要的。包括便秘、碱血症、中枢神经系统镇静剂、缺氧、感染、氮质血症和胃肠道出血在内的多种因素可能诱发显性肝性脑病（HE）的发生。合并临床或亚临床 HE 的肝硬化患者，很多诱发因素可以避免或者可以在发生明显的 HE 之前处理。HE 会使术后过程复杂化，如导致瘫痪、不配合护理程序、不必要的检查（如果不能确定临床诊断还是可疑诊断）和吸入性肺炎。HE 的治疗可以用口服乳果糖 30ml，每 6 小时一次，达到每天排软便 2~3 次。甲硝唑、利福昔明和低剂量新霉素可与乳果糖合用，但是肾功能不全患者应避免使用新霉素。

（五）营养不良

营养不良会导致低蛋白血症、低渗透压和低血容量。肌肉萎缩可能引起患者瘫痪和呼吸肌无力，导致术后机械通气延长。入院患者合并营养不良，应该有营养师进行膳食指导。进展性肝病患者应在围手术期追加肠内或肠外营养支持。应该在术前考虑追加营养支持，这可能减少短期死亡率和术后并发症，但是营养支持对于长期死亡率的影响还不明确。营养支持应该以碳水化合物和脂类为主，辅以少量氨基酸，这样才能避免加重已经存在的肝性脑病。营养支持在嗜酒人群中尤为重要，并且应该含有维生素 B_1。

（六）肺部情况

一般肺部情况包括胸腔积液、肝肺综合征（HPS）、门脉性肺动脉高压、免疫介导性肺疾病（特别是自身免疫性疾病）和肺气肿（吸烟患者和 α_1-抗胰蛋白酶缺乏症）。肝源性胸腔积液通常发生在右侧，肝硬化患者发病率大约为 5%。不推荐术前行胸腔穿刺术，因为胸腔积液引起的低氧血症并不严重。肝肺综合征包括体循环-肺循环的血管分流和肺内动静脉分流，两者均导致体循环动脉血静脉化。特征性表现为直立性低氧血症和侧卧呼吸，可以通过对比超声心动图和锝 99m 标记白蛋白扫描来诊断。可以通过肺血管造影进一步确认。1 型 HPS 对于 100% 氧疗反应良好。2 型 HPS 对氧疗无反应，是全麻的禁忌证。大约 2%~4% 的肝硬化和门脉高压患者合并有门脉性肺动脉高压。其定义为：平均肺动脉压（MPAP）>24mmHg，肺毛细血管楔压正常，肺血管阻力>120dyn/（S·cm⁵）。当MPAP>50mmHg时会有生命危险，可能导致右心室衰竭和低氧血症。如果行择期手术，必须围手术期静脉输注依前列醇，西地那非和波生坦也曾尝试用于围手术期。

（七）心脏情况

多巴酚丁胺负荷超声心动图被认为是肝硬化患者冠状动脉疾病的检查方法。然而对于进展性肝硬化患者，其预期价值十分有限。通常来讲，美国心脏病协会和美国心脏学会指南对于判断肝硬化患者是否适合进行非心脏手术是有价值的。如果没有禁忌证，必须在围手术期使用β受体阻滞剂。β受体阻滞剂不仅可以减少围手术期心肌缺血和恶性心脏事件的发生，而且还可以帮助降低门脉压力。如果患者合并有进展性肝病和心脏疾病，选择创伤性更小的操作是有益的，如血管成形术、瓣膜成形术及新型非体外循环手术等。

（八）其他情况

必须早期足量使用凝血因子和血制品以尽量纠正贫血。糖耐量异常和糖尿病在肝病患者中很常见。围手术期输注胰岛素能够很好控制血糖水平。然而，也要警惕肝硬化患者发生低血糖的风险。肝硬化患者可发生25-羟维生素D缺乏，如果合并营养不良可导致骨软化，应该给予补充维生素D和骨化三醇。肝硬化患者应进行静脉曲张的检查，服用β受体阻滞剂来预防静脉曲张出血的患者围手术期应继续服用。术前必须进行预防性抗菌治疗，因为肝硬化患者感染发病率高。在急诊手术中，特别是切除性手术术后，必须考虑行肠道清洁和延长抗生素疗程。胃溃疡患者推荐使用质子泵抑制剂进行长期维持治疗。

（九）特殊肝脏情况的处理

激素治疗的自身免疫性肝炎患者术前应给予负荷剂量激素。接受D-青霉胺治疗的肝豆状核变性病患者可能发生伤口愈合困难，因此术前和术后1~2周应减少药物剂量。

四、术中和术后处理

由于代谢和清除率的改变，肝功能不全可能导致麻醉药物和肌松药物作用时间延长。异氟烷是肝硬化患者的首选麻醉剂，而应该尽可能避免选用甲氧氟烷、三氯甲烷及三氟溴氯乙烷。另外，胆汁排泄减慢和胆碱酯酶活性降低会延长多种肌松药作用时间。因此，阿曲库铵是肝病或者胆道梗阻患者的理想用药，多沙氯铵推荐用于长时手术。奥沙西泮和劳拉西泮是最合适的抗焦虑性镇静药，而芬太尼和苏芬太尼是一线麻醉性镇痛药。相比之下，吗啡、哌替啶和巴比妥酸盐能诱发肝性脑病，应该避免使用。

术后并发症包括：①肝硬化相关并发症：腹水恶化或新出现腹水、肝性脑病加重或新出现肝性脑病（1~4级）、上消化道出血、肾功能恶化或新出现急性肾衰竭/需透析治疗、肝肾综合征即排除其他导致肾衰竭的临床、实验室或者解剖原因等的伴随肝功能下降而出现的急性肾衰竭，肝功能衰竭和凝血功能障碍如弥散性血管内凝血（DIC）、PT延长、APTT延长、纤维蛋白原含量减少、血小板数量减少等；②手术切口并发症：感染、裂开、膨出、瘘管、脓肿、切口出血；③全身性并发症：肺炎/急性呼吸窘迫综合征（ARDS）、依赖机械通气、慢性阻塞性肺疾病（COPD）发作、慢性心力衰竭/心律失常/心肌梗死、尿路感染、麻痹性肠梗阻、静脉炎和死亡。

肝硬化患者的常见术后并发症是出血、脓毒症、肝功能衰竭，高容量负荷和肝肾综合征。阻塞性黄疸患者术后肾衰竭的发病率更高。术后胆红素水平升高、肌酐升高和白蛋白降低与高死亡率相关。

前面提到的术前应用的减少并发症的方法应该在术后继续实施。另外，术后需要严密监测容量与营养平衡，识别并纠正水电解质紊乱、凝血功能障碍、脑病和感染。应避免使用非甾体抗炎药和肾毒性药物，谨慎应用麻醉药物。

总之，肝硬化患者进行开腹手术的死亡率非常高。术前评估能预计肝硬化患者行腹部手术治疗的生存率。另外，改善诱发病因可能减少围手术期死亡率和并发症发病率。然而，目前仍需要探求更好的用于肝硬化患者术后风险分层的评估模型。

（俞卫锋）

参 考 文 献

1. Steadman RH. Anesthesia for liver transplant surgery. Anesthesiol Clin Nor th Am,2004,22:687-711.

2. Farnsworth N, Fagan SP, Berger DH, et al. Child-Turcotte-Pugh versus MELD score asa predictor of outcome after elective and emergent surgery in cirrhotic patients. Am J Surg, 2004,188:580-583.

3. Zein NN. The epidemiology and natural histor y of hepatitis C virus infection. Cleve ClinJ Med,2003,70(surppl 4):S2-S6.

4. Ruscito BJ,Harrison NL. Hemoglobin metabolites mimic benzodiazepines and are possible mediators of hepatic enceph-alopathy. Blood,2003,102:1525-1528.

5. Redai I,Emond J,Brentjens T. Anesthetic considerations dur-ing liver surgery. Surg Clin Nor th Am,2004,84:401-411.

6. Finfer S,Bellomo R,Boyce N,et al. A comparison of albumin and saline for fluid resuscitation in the intensive care unit. N Engl J Med,2004,350:2247-2256.

7. Toy P,Popovsky MA,Abraham E,et al. Transfusion-related acute lung injury:definitionand review. Crit Care Med,2005,33:721-726.

8. Delva E,Camus Y,Nordlinger B,et al:Vascular occlusions for liver resections. Operative management and tolerance to he-patic ischemia:142 cases. Ann Surg,2009,211-218.

9. Yoon YS,Han HS,Cho JY,Ahn KS. Totally laparoscopic cen-tral bisectionectomy for hepatocellular carcinoma. J Laparoen-dosc Adv Surg Tech A,2009,19:653-656.

10. van Gulik T. Open versus laparoscopic resection for liver tumours. HPB (Oxford)2009;11:465-468.

11. Clavien P,Petrowsky H,De Oliveira M,Graf R. Strategies for safer liver surgery and partial liver transplantation. N Engl J Med,2007,356:1545-1559.

12. Jayaraman S,Khakhar A,Yang H,Bainbridge D,Quan D. The association between central venous pressure,pneumo-peritoneum,and venous carbon dioxide embolism in laparo-scopic hepatectomy. Surg Endosc,2009,23:2369-2373.

13. Cho A,Yamamoto H,Nagata M,Takiguchi N,Shimada H,Kainuma O,et al. Safe and feasible in flow occlusion in lap-aroscopic liver resection. Surg Endosc,2009,23:906-908.

14. Gary H. Mills. Anaesthesia and the perioperative manage-ment of hepatic resection. Trends in Anaesthesia and Critical Care,2011,1:147-152.

15. Peter J. Lodge. Hemostasis in liver resection surgery. Semin Hematol,2004,41(suppl):70-75.

16. Yves Ozier,John R. Klinck. Anesthetic management of he-patic transplantation. Current Opinion in Anaesthesiology,2008,21:391-400.

17. Chandra Kant Pandey,Sunaina Tejpal Karna,Vijay Kant Pandey,et al. Perioperative risk factors in patients with liver diseaseundergoing non-hepatic surgery. World J Gastrointest Surg,2012,4(12):267-274.

18. Farida Millwala,Geoffrey C Nguyen,Paul J Thuluvath. Out-comes of patients with cirrhosis undergoing non-hepatic sur-gery:Risk assessment and management World J Gastroen-terol,2007,13(30):4056-4063.

第81章 肾功能障碍患者的麻醉

肾功能障碍根据病因可分为肾前型、肾型和肾后型；根据病程可分为急性与慢性；根据肾功能损害程度分为四期：①肾储备功能下降期，此时肾毒性无明显症状；②肾功能不全代偿期；③肾功能不全失代偿期（又称氮质血症期）；④尿毒症期。肾功能不全与肾衰竭在本质上是相同的，只是在程度上有所区别。肾衰竭一般是指肾功能不全的晚期，而肾功能不全则覆盖病情从轻到重的全过程，其中既包括肾功能障碍引起的多系统器官功能障碍，也包括机体抗损伤的适应代偿反应。

第1节 肾脏功能障碍的病因

一、缺血性肾损伤

在缺血性急性肾衰竭（ARF）动物模型中，其形态学特征性表现为近端小管刷状缘脱落、空泡变性、细胞和线粒体水肿以及核固缩和细胞凋亡等；损伤严重时，小管上皮细胞从基膜上脱落，形成细胞和蛋白管型堵塞小管。

（一）血流动力学因素

肾小球前级血管持续收缩，肾脏的外髓部血流量降低，影响该区域主要的浓缩功能，本身的血供有限但氧耗量很大。内皮细胞损伤和白细胞活化、以及白细胞与内皮细胞的黏附，更增加了血流的机械阻力。在缺血-再灌注损伤中，内皮素（endothelin，ET）和一氧化氮（nitric oxide，NO）所起的作用最受关注；这两种分子都具有调节血管张力、影响白细胞黏附的作用。

1. 内皮素　肾脏缺血时，循环中 ET-1 水平增高，给予抗 ET-1 抗体或 ET 受体拮抗剂均能保护肾脏免于缺氧-再灌注损伤。在 ARF 时 ET-1 分泌持续增加，其原因与受损的近端小管细胞中性内肽酶（neutral endopeptidase，NEP）的表达减少有关，后者使 ET-1 的降解减慢。

2. 一氧化氮　NO 与 ET 的效应正好相反，其表达也受 ET 的调控。NO 及其代谢产物可影响血管张力，对中性粒细胞与上皮细胞间的黏附既有调节作用也有毒性作用。但 NO 在缺血-再灌注损伤中的具体作用机制尚未完全阐明。

3. 其他影响因素　包括血管紧张素、血栓素 A_2、前列腺素和交感神经兴奋等，在肾脏缺血的维持阶段也能导致血管张力的异常。

（二）白细胞浸润和黏附分子

缺血-再灌注损伤后的炎症反应导致白细胞浸润、水肿和微血管血流下降，可通过多种机制参与损伤，如白细胞可产生活性氧自由基（ROS）、合成磷脂酶代谢产物等。

1. 白细胞浸润　白细胞浸润与黏附分子表达增加有关，包括选择素和整合素。整合素可与免疫球蛋白样的黏附分子相互作用，缺血后在各种细胞因子的作用下，内皮细胞表达的细胞间黏附分子（ICAM-1）及血管细胞黏附分子（VCAM）上调。肾脏缺血后 ICAM-1 mRNA 的表达增强，抗 ICAM-1 抗体或敲除 ICAM-1 对小鼠肾脏有保护作用。

2. 化学趋化因子　化学趋化因子有趋化与活化白细胞的作用，IL-1 和 TNF-α 等炎性细胞因子可使选择素表达上调。研究证实，肾脏缺血 30 分钟后

TNF-α mRNA 的表达增强;再灌注后、白细胞浸润之前,TNF-α 水平和生物学活性均增加。TNF-α 结合蛋白可降低 TNF-α 生物活性、减少中性粒细胞浸润、保护肾脏功能,表明局部合成的 TNF-α 是肾脏缺血-再灌注损伤早期重要的致病因子。

（三）近端小管细胞损伤

外髓段小管,特别是近端小管 S3 段对缺血的耐受性最差。动物研究发现,供氧减少时 S3 段无氧代谢能力最差,故对缺血尤为敏感。短暂的缺血-再灌注将使小管细胞极性丧失;长时间缺血则使上皮细胞出现不可逆性坏死或凋亡。

1. 亚致死性损伤　肾小管细胞亚致死性损伤的特征是:由于细胞连接复合物的破坏,使细胞极性和细胞交界处通透性改变,小管细胞脱落阻塞管腔,肾小球滤出液的反漏,使肾小球滤过率(glomerular filtration rate,GFR)下降;ATP 缺乏导致的亚致死性损伤表现为细胞骨架变形,使细胞与细胞间连接复合物崩解,以及细胞黏附分子异常表达和分布;细胞交界区通透性增加和细胞极性丧失,导致肾小球滤出液反漏,也改变了细胞的极性,使各种蛋白质异常分布而引发一系列紊乱。

2. 致死性损伤　如果 ATP 持续缺乏,尤其是在毒性产物如 ROS 的协同作用下,将导致不可逆性生化改变和细胞坏死。ATP 缺乏时,细胞的许多功能都受到破坏,包括蛋白质合成、脂肪合成以及跨膜物质转运等。细胞内游离钙浓度增高,使蛋白酶和磷酸酶活化,破坏细胞骨架并进一步影响线粒体的能量代谢。

与缺血相关的肾损伤是一个动态发展的过程,包括血流动力学改变导致的信号转导过程的活化、白细胞的聚集以及对小管上皮细胞的直接损伤等。

二、肾毒性急性肾衰竭

与缺血型急性肾衰竭相似,多种肾毒性急性肾衰竭动物模型中肾小球滤过功能衰竭似乎也是由肾血液循环的变化和肾小管损伤两种因素共同引起的;在其中一些肾毒性模型中,血管因素可能起主要作用。

（一）造影剂所致的肾损伤

使用造影剂引起的急性肾衰竭是临床上,尤其是体液容量丢失、糖尿病或慢性肾衰竭患者较为常见的一种肾毒性急性肾衰竭。这种类型的急性肾衰竭常具有可迅速逆转的临床特征,表明其发病机制以肾血管功能性收缩为主。动脉注射造影剂后,血管的反应呈双相性特征:注射后 10 ~ 20 秒,肾血管首先出现短暂性扩张,之后肾血管即持续性收缩,使肾血管阻力升高。大量研究证据还表明,造影剂对红细胞也具有毒性作用,可引起红细胞凝聚,使血液黏滞性升高,引起血液微循环阻滞,血管阻力升高。

（二）环孢菌素所致的肾损伤

环孢菌素 A 是一种临床能够显著提高器官移植存活率的免疫抑制剂。其最主要的毒副作用就是肾毒性作用。环孢菌素肾中毒时可出现从急性肾小球滤过率降低到慢性进行性瘢痕形成等一系列病理变化。近年来的研究表明,内皮素活性升高在环孢菌素引起的急性肾衰竭过程中起重要作用。

（三）肌红蛋白所致的急性肾损伤

在第二次世界大战期间,Bywathe EGL 和 Besll D 报道,挤压伤患者可迅速发生少尿或无尿及急性尿毒症,并将其定名为挤压综合征。由于这种类型的急性肾衰竭临床上是与严重肌肉坏死及大量血管内溶血相联系的,因此人们采用肌红蛋白尿急性肾衰竭实验模型来研究其发病机制,其中最有代表性的模型就是甘油引起的肌红蛋白尿实验模型。注射甘油所致的蛋白尿急性肾衰竭表明,在损伤期间肾内局部腺苷释放过多可能在介导这种肾脏血流动力学变化的效应中发挥一定作用。

（四）氯化汞所致的肾损伤

含汞化合物可干扰细胞内和细胞外多种酶的活性,并破坏上皮细胞中一系列物质的转运过程。早期的研究表明,肾血流量在氯化汞引起急性肾衰竭的起始期仅出现轻微的降低。后来的一些研究显示,低剂量氯化汞中毒引起 GFR 降低至正常对照组的 10% 时,肾血流量仍保持基本正常。氯化汞可直接引起浓度依赖性的肾血管收缩效应。给予高浓度的氯化汞 16 ~ 28 小时后,可引起肾小管崩陷及一些肾单位的滤过完全中断,这被认为是由于入球小动脉阻力升高以及出球小动脉阻力下降,引起滤过压降低所致。

三、肾病导致的肾功能改变

不同病因引起的肾功能改变其病理学检查不尽相同。肾脏穿刺病理检查发现,肾病患者的肾功能减退的主要病理学改变表现为:肾皮质间质增宽、微血管总面积缩小;镜检下见肾小管表皮细胞尤其是髓袢的升支部分,由于缺血而出现肾间质纤维化和萎缩。由此导致肾功能失常,渗透压梯度难以维持,易发生水潴留。肾小球出球微血管狭窄乃至阻塞,可致肾小球供血减少,继而 GFR 降低。肾脏浓缩尿液的功能障碍,表明肾单位功能受损。肾脏病理检查证明,肾玻璃样变的轻重与尿渗透压改变之间不存在相关性。慢性肾病致肾脏丧失浓缩尿液的能力时,因 GFR 减少,而不会出现多尿。

四、尿路梗阻导致的肾功能改变

肾小球血流动力学的改变与肾小管的血流动力学改变有密切关系。急性输尿管梗阻后,可出现一过性肾血流增加,而后出现进行性血管收缩,入球小动脉阻力加大,肾小球毛细血管压力上升。梗阻初期的滤过率可维持在输尿管通畅期的约80%。梗阻初期的肾血流量增加与局部分泌前列腺环素和前列腺素 E2 有关。输尿管完全梗阻 3 ~ 5 小时后,血管紧张素和精氨加压素作用于肾小球入球小动脉,使血管挛缩,同时肾内皮血管扩张因子生成减少,导致血管张力的调控平衡丧失。肾小球毛细血管压力的上升,与肾小管内压力的增高,两者之间并不成比例。毛细血管梗阻 4 小时后压力就开始下降,到 24 小时可恢复到接近梗阻前水平,但 GFR 却明显下降。

慢性梗阻性肾病的肾小管功能发生改变,包括水和电解质重吸收下降、氢和钾离子清除障碍和尿浓缩功能丧失。单侧梗阻的肾实质出现单核细胞浸润;梗阻解除后其皮质和髓质的单核细胞浸润会缓慢消退,但即使持续几天,也不能完全恢复正常。患者单肾梗阻的排钾绝对值下降,要比双侧梗阻解除后明显。双侧梗阻解除后,其尿浓缩功能的丧失程度与单侧梗阻解除后没有区别,排钾能力均轻度回升,但仍比其他类型肾病者差。

五、肝脏疾病导致的肾功能改变

肾代谢(生理和肾功能不全)与肝脏的关系相当密切。慢性肝炎、肝硬化都可继发肾功能障碍,出现水钠潴留。由于皮质外层灌流降低,皮质和髓质间动静脉分流的影响,使有效循环血浆容量减少,刺激肾素-血管紧张素-醛固酮系统活性增加,促使血管痉挛,继之又引起前列腺素和缓激肽活性升高,导致血管扩张,藉以缓解血管痉挛而求得平衡。施行门脉高压分流术后腹水的消退,对 GFR 下降尚轻的肾功能恢复有利;而采用利尿药治疗腹水者,往往可使肾功能进一步恶化。肝硬化患者心钠素虽然增加,但不足以对抗其他血管活性物质的作用。严重肝硬化时,抗利尿素和加压素增加,可导致水潴留;内毒素、肠血管活性多肽及肾活性物质合成的增加,是诱发肾功能减退和恶化的因素。

肝肾综合征是指失代偿性肝硬化、严重肝病时,由于肾脏灌注压低下而引起的功能性肾前性急性肾衰竭。其定义的证据是以病理生理学为基础的,这种肾功能损害是发生在严重肝功能不全时所表现出来的可逆性急性、亚急性或进行性 GFR 下降,肾前性肾功能不全或肾小管功能不全,而无急性肾小管坏死或其他特异性病理改变。肝肾综合征的机制尚未完全明了,可能是由于严重肝功能障碍导致肾脏血流动力学的改变,造成肾内血管收缩及肾内血液由肾皮质向髓质分流,肾血流量(RBF)减少,入球小动脉收缩,GFR 下降等。引起血流动力学异常常为多种因素所致,可能相关的因素有:①体液因素,激肽释放酶激肽系统水平低下、肾素-血管紧张素-醛固酮系统活性升高、前列腺素代谢紊乱、肾小球加压素分泌和释放减少、心钠素、内毒素等;②有效血浆容量变化,包括低排高阻型和高排低阻型;③肾脏血流动力学改变;④肾交感神经兴奋性提高;⑤腹压和肾静脉压增加等。

六、慢性肾衰竭的主要病理生理表现

(一) 容量过多

机体总的钠和水含量增加。当 GFR 下降至非常低的水平时,可以有明显的临床表现。体重增加通常与容量增加有关,不过由于同时有肌肉脂肪组织减少,体重变化不一定明显。发生利尿剂耐受时,髓袢利尿剂和能抑制远曲小管 Na^+-Cl^- 间转运的美托拉辛联合使用可能有效。

(二) 酸血症

虽然大多数慢性肾衰竭患者尿液酸化正常,但这些患者的氨生产能力下降。早期有机阴离子分泌入尿中,代谢性酸中毒是由非阴离子间隙改变造成的。但是随着肾衰竭的进展，形成一个超大的阴离子间隙（接近20mmol/L），相应的血浆 HCO_3^- 浓度降低。这种酸血症通常经血液透析后可纠正。中度慢性肾衰竭患者术后发生酸血症和高钾血症的可能性大。

（三）高钾血症

每天钾的滤过负荷量大约为700mmol，大部分在肾小管被重吸收。分泌到终尿中的钾反映了钾在皮质集合管以上水平的处理情况。慢性肾衰竭患者，K^+ 的胃肠道分泌增加。高钾血症可能与蛋白质分解代谢、溶血、出血、大量库存红细胞输入、代谢性酸中毒以及使用抑制 K^+ 进入细胞或在远端肾单位分泌的药物有关。

（四）心脏改变

高血压是慢性肾衰竭和终末期肾病的一个常见并发症。高血容量是尿毒症高血压的主要原因，所以透析前患者使用利尿剂或者终末期肾病患者进行透析，往往能恢复正常血压。如果高血压还持续存在，需要使用血管舒张药物。此类患者普遍存在左心室肥大和进行性动脉粥样硬化。

第2节　肾脏功能障碍患者的相关麻醉药理学改变

从药代学和药效学的角度考虑，肾功能正常与否和麻醉药物作用相关性的重要意义在于肾脏是药物代谢和排泄的主要器官之一，其功能改变对药物作用的变化有重要影响。药物的肾脏排泄与肾小球滤过、肾小管主动分泌和重吸收有密切关系。临床麻醉中，肾功能不全对麻醉药物作用的影响因素有：①大多数麻醉药物是高脂溶性的，这些药物若不能通过代谢降解成为水溶性的，就会被肾小管重吸收而滞留于体内。②药物与血浆蛋白结合后，很不容易通过肾小球血管膜孔而被滤过。蛋白结合率越大或是在脂肪内储积量多的药物，排泄速度转慢，作用时效就延长。③尿的pH值亦直接影响药物排泄，碱性尿能使巴比妥类和哌替啶等酸性药排泄加速；而碱性药则在酸性尿中排泄较快。因此，肾功能障碍或伴有肝功能不全的患者，不仅药物排泄的速度显著减慢，还因蛋白质减少使血浆内游离药物分子浓度增加，极易出现药物过量的毒副作用。

一、吸入麻醉药

所有吸入麻醉药都有部分生物转化，代谢的非挥发性产物几乎完全由肾脏消除。由于吸入麻醉药物对中枢神经系统作用的消退依赖其肺部的洗出，所以肾脏功能受损并不改变这些药物的作用强度与时效。氟烷生物转化为无机氟化物。在轻中度肾脏疾病患者，吸入2h~4h麻醉浓度的恩氟烷后无机氟化物水平仅19μmol/L，远低于50μmol/L的肾脏毒性阈值。吸入异氟烷后氟化物水平增加3~5μmol/L，吸入氟烷后仅增加1~2μmol/L，所以这些药物没有潜在肾毒性。地氟烷具有高度稳定性，很难被钠石灰和肝脏降解，长时间使用地氟烷对肾脏功能无影响。七氟烷分子稳定性差，钠石灰可以导致其分解，但在人类还没有发现七氟烷及其与钠石灰作用后的产物复合物A损害肾脏功能的证据。

吸入麻醉药可以引起短暂的、可逆的肾脏功能抑制，肾小球滤过率、肾血流量、尿量和尿中硫酸盐的排泄都下降。可能机制包括肾血流量降低、肾脏自身调节功能丧失、神经体液因子（如精氨加压素、血管紧张素、肾素）及神经内分泌反应等。

二、静脉麻醉药

超短效巴比妥类药物，如硫喷妥钠和美索比妥钠，使用之后中枢神经系统效应的消除是其再分布的结果。肝脏代谢是这些药物消除的唯一途径。硫喷妥钠有75%~85%与白蛋白相结合，但尿毒症患者白蛋白浓度显著降低，游离状态的硫喷妥钠增加；此外，硫喷妥钠是弱酸性药物，酸血症将导致更多的非离子化、非结合的活性硫喷妥钠。总的来说，在慢性肾衰竭患者，这些变化使游离的硫喷妥钠从正常的15%上升到28%，其诱导和维持麻醉所需要的量减少。美索比妥钠与硫喷妥钠相似，也应该减量使用。

麻醉剂量的丙泊酚一般不会对肾功能产生不利影响。长时间输入丙泊酚，尿中可能出现苯酚，但不影响肾功能。给予丙泊酚后尿酸的排泄增加，在低pH值和低温条件下，尿酸结晶使尿液常常呈云雾状。

尿毒症患者使用大剂量麻醉剂和镇静剂时，由于这些药物在排泄以前大部分被代谢，当复合

30%~50%氧化亚氮时,其药效没有明显延长。而苯二氮䓬类药物,特别是地西泮,由于半衰期长,在某些病例会产生蓄积。

三、阿片类药物

吗啡的蛋白结合部分在慢性肾衰竭患者降低大约10%,不过由于吗啡的蛋白结合率较低,仅23%~42%,所以对游离吗啡的影响不明显。吗啡几乎完全在肝脏代谢,大部分成为没有活性的葡萄糖苷酸排泄入尿液。肾衰竭患者使用镇痛剂量吗啡通常不会引起抑制作用延长。哌替啶的分布、蛋白结合率和排泄方式与吗啡相似。哌替啶的代谢产物去甲哌替啶的聚集可以引起中枢神经系统的兴奋作用,包括在重症病例中引起惊厥。芬太尼也在肝脏代谢,仅7%以原形排泄于尿中,其与血浆蛋白结合率低,适用于肾衰竭患者。苏芬太尼和阿芬太尼的药代动力学和药效动力性在肾功能降低患者与正常个体之间没有显著差异。瑞芬太尼的酯键使其能被血液和组织中的酯酶快速代谢,所以其药效动力学和药代动力学在患有肾脏疾病的患者没有改变。

四、肌肉松弛药及其拮抗剂

肌松药的血浆蛋白结合率一般最多仅50%,且药物的解离分子与结合分子间很快建立平衡,因此,蛋白结合方面的改变对肌松药的清除影响很小。值得注意的是肌松药经肾脏排泄的依赖程度。

琥珀酰胆碱应用于肾功能不全时常需顾及两方面的问题,其一是血钾浓度变化的潜在危险,其二是血浆胆碱酯酶浓度下降的影响,应根据具体病情酌选。

加拉碘铵(三碘季铵酚)全部经肾排泄,不能用于肾病患者;筒箭毒碱除经肾脏排泄外,尚可经胆道排泄,去肾后胆道排泄量可增加3~4倍。阿曲库铵被酯酶水解和非酶的碱性分解(霍夫曼消除)而降解为无活性的代谢产物,其作用的消除不依赖肾脏排泄,所以其消除半衰期在正常患者和肾功能不全患者间没有差别。顺式阿曲库铵是阿曲库铵的单顺式异构体,霍夫曼消除占总消除的77%。因为肾脏排泄只占顺式阿曲库铵消除的16%,所以推测肾衰竭对其作用时间的影响不大。维库溴铵有大约30%经肾脏消除,由于肾功能不全患者维库溴铵消除半衰期延长,血浆清除率减少,其神经肌肉阻滞作用时间长于肾功能正常的患者。长效肌肉松弛剂杜什氯铵作用时间在肾衰竭患者明显延长。另一种长效肌肉松弛剂哌库溴铵在肾衰竭患者作用时间不稳定。短效肌松药美维库铵被血浆假性胆碱酯酶水解,其作用在终末期肾病肾毒性延长10~15分钟。罗库溴铵在肾衰竭患者体内消除半衰期延长,其作用时间延长。

胆碱酯酶拮抗剂新斯的明、溴吡斯的明和依酚氯铵分别有50%、70%和70%排泄入尿中,其排泄在肾功能受损患者均会延长。肾衰竭患者神经肌肉阻滞恢复后的"再箭毒化"在大多数病例是由其他一些原因,如残留肌松药与抗生素或利尿剂之间的相互作用造成的。

第3节 透析治疗及其影响

一、透析治疗的应用

透析治疗是一种抢救和治疗肾衰竭的有效治疗方法,其原理简述为采用透析方法清除血液中的有害代谢产物而达到治疗目的。目前临床常用的透析治疗技术主要是间断血液透析、血液滤过(持续肾脏替代治疗,CRRT)和腹膜透析三种。可根据各自的优点和缺点,选择不同透析技术用于不同临床背景的患者治疗。

从总体上看,不论是溶质的清除还是超滤脱水的效率,血液透析技术都比腹膜透析技术要高得多。腹膜透析即使是采用含4.5%葡萄糖的高渗腹透液并缩短更换腹透液的时间,超滤率也很少会达到700ml/h以上;而采用透析膜面积较大的透析机进行血液透析,超滤脱水的速率可超过1000ml/h的水平。血液滤过的超滤脱液效率大致与血液透析的相似;采用连续动静脉血液滤过技术,其脱液率一般可达5000ml/d。尽管血液透析的效率总体上比腹膜透析和血液滤过要高,但有研究表明,采用血液透析、血液滤过和腹膜透析进行透析治疗的急性肾衰竭患者的死亡率是相似的。其中一个重要原因可能是,腹膜透析和血液滤过的效率较低,但对溶质的清除及超滤脱液平稳缓和,因此引起的并发症的程度和发生率较低。基于三种透析技术各有优点和缺点,一般可分别用于不同的临床情况。

1. 血液透析 可考虑用于以下临床情况的急性肾衰竭患者的治疗:①分解代谢型急性肾衰竭;②急需溶质清除,如出现了高血钾或高血钙症状的急性肾衰竭;③摄入了可被透析清除的毒性物质;④腹膜透析或血液滤过失败(通常是由于清除不充分引起),或者因不能建立起适当的血管通路或接受必需的抗凝措施而不能进行血液滤过,以及因腹部手术或感染而不能进行腹膜透析的急性肾衰竭患者。

2. 血液滤过 可考虑用于以下情况:①血流动力学状况不稳定但需要进行超滤脱液和(或)溶质清除的患者;②排尿量恒定但需要超滤的非少尿型患者;③需要每天进行超滤脱液的患者;④需要紧急透析治疗,但无进行血液透析和腹膜透析的条件者等。

3. 腹膜透析 可考虑用于血液滤过相同的情况,包括:①不能建立适当的血管通路或不能接受必要的抗凝治疗者;②无血液透析和血液滤过条件的临床环境;③血流动力学状况不稳定但需要进行透析治疗者。

对于行间断血液透析或腹膜透析治疗的患者,术前应当停止。CRRT 除了用于急性肾衰竭,还可以用于液体清除、纠正电解质紊乱及处理代谢性酸中毒。如果术中继续应用 CRRT,必须注意其对药物作用的影响。除了对肾脏清除药物的影响之外,还有来自蛋白结合率和分布容积的影响,以及膜通透性、膜表面积、超滤率和透析液流速对药物清除的影响。

二、血液透析对肾脏功能的影响

在急性肾衰竭患者中,有 85% 的少尿型急性肾衰竭患者需要接受血液透析治疗,而非少尿型肾衰竭中,也有 30% 的患者需要接受血液透析治疗。回顾性研究比较血液透析治疗与非透析治疗,结果显示透析治疗可改善患者预后。但是,血液透析导致患者血容量和渗透压的剧烈改变,常常导致低血压和心律失常等并发症,可能引起肾脏缺血加重,在血液透析期间应密切观察。另外,血液透析对血管内皮细胞的损害,导致血管内皮对缩血管物质的敏感性增加,而舒血管物质释放减少,破坏肾脏血管的自身调节作用,导致肾血管痉挛,亦加重肾脏缺血。因此,血液透析有可能加重肾脏缺血、延缓肾脏功能的恢复。在血液透析期间,避免低血压是防止肾脏损害恶化的重要手段。

另外,由于血液净化技术并不具备肾脏的全部功能,特别是不具备正常的重吸收、代谢、维持内环境稳定和内分泌等重要的生物功能。利用肾脏上皮细胞包被的人工肾系统可能是血液净化技术发展的方向。

第 4 节 术 前 准 备

一、术前病情评估

(一) 全身状况的评估

应该充分了解患者需手术治疗的疾病状态、重要脏器的功能状态、并存疾病的程度以及肾外其他病症的情况。

(二) 肾功能检查结果的评估

肾功能检查对了解有无肾脏疾病、疾病的程度、选择治疗、了解预后以及对肾脏疾病的研究均有重要意义。外科手术越大、时间越长、急慢性危险因素越多,围手术期危及肾功能的可能性越大。

肾小球滤过功能与肾血流量是临床上了解肾功能的重要指标之一。肾小球滤过与许多代谢产物排泄有重要关系,肾脏疾病过程中,或多或少都会影响肾小球的形态或功能,从而导致代谢产物滤过减少并在血中潴留,严重时可产生许多临床症状。临床上可以通过检查肾小球滤过情况判定肾小球是否有病变及其程度,通过系列性的动态检查,判定疾病的发展过程和对治疗等的反应,是估计预后的重要依据。GFR 正常水平与最大峰值间的差距称为肾脏储备力,但 GFR 并不完全与肾脏损害程度相平行,应结合其他指标加以综合判断。

肾血流量包括肾血流量(RBF)及肾血浆流量(renal plasma flow, RPF)。临床上一般不作为常规检查要求,但也是肾功能的一个重要指标,特别是通过 RPF 与 GFR 测定,可以计算出滤过分数(filtration fraction, FF),这对了解许多生理和病理生理情况有重要意义。在肾血管病变、肾小管病变或对氨基马尿酸(PAH)在肾小管上皮转运受干扰时有效肾血浆流量均下降,心脏功能不良时有效肾血浆流量也会下降。

肾脏根据机体对水分的需要而浓缩和稀释尿液,无溶质水测定能准确地反映肾脏在机体缺水和水分多余的情况下,调节机体体液平衡的能力,可判断肾脏浓缩、稀释功能及病变的严重程度。目前临床常用检测肾功能的测试包括尿常规分析、血清尿素氮、血清肌酐、肌酐清除率等。

通过了解国人各年龄段肾功能参数的变化发现:随着年龄增长血清肌酐水平稍增高,但肌酐清除率明显降低,30 岁后每增 10 年,其下降率分别为 8.5%、17.8%、29.9%、42.9% 和 56.9%,提示以血清肌酐、BUN 和血尿酸评价肾功能的实际临床意义并不大。尿视黄醇结合蛋白(RBP)和氨基葡萄糖苷酶(NAG)是鉴别近曲肾小管受损的重要参数,其增加说明近曲肾小管受损,且随着年龄的增长,变化增大。尿微量白蛋白为中分子量蛋白,是鉴别肾小球损害的标志物。通过对尿白蛋白(Alb)排泄量的观察发现,随着年龄增加,尿 Alb 排泄增加,以 40 ~ 70 岁明显,70 岁以后虽然排泄继续增加,但已趋向稳定,说明随着年龄增加,肾小球损害程度加重,但 70 岁后则相对稳定。

肾功能正常时血尿素氮/血肌酐(BUN/Cr)通常为 10/1。当 BUN>8.9mmol/L 时,即可诊断为氮质血症。当发生氮质血症且 BUN/Cr 增高时,常说明此氮质血症系肾前因素引起。氮质血症伴 BUN/Cr 下降时,多为肾脏本身实质性病变所致。

最近,评价器官特异性葡糖释放显示肾葡糖释放对激素作用更敏感,肾脏在器官内糖代谢,特别是葡萄糖乳酸盐循环和谷氨酰胺循环中起重要作用。慢性肾衰竭过程中,肾葡糖释放抑制,损害激素反应,减少糖原储存和异常肝糖原异生。

(三) 肾功能障碍的严重程度评价

对有肾功能障碍的患者,术前必须考虑肾功能障碍的严重程度,以指导围手术期麻醉用药及水电、酸碱失衡的调节。关于急慢性肾功能不全的评估,近年来多项研究及报道均试图建立某种统一评估系统,但其侧重点往往在于建立肾功能不全的严重程度与预后相关性的评价系统,而对围手术期麻醉管理的指导意义尚不明确。目前只能根据肾功能检查项目的异常程度判断肾功能受损的部位及程度。

二、麻醉前准备

1. 术前根据病史、体格检查结果和肾功能评估,对患者机体承受麻醉及手术刺激的能力作出正确判断。尤其对伴有高血压、心脏病以及水电、酸碱平衡失调的患者,术前应尽最大可能予以纠正。慢性肾衰竭患者容易出现感染,除用具、操作要求严密无菌外,需用抗生素时,要选择对肾功能影响最小的药物。

2. 控制心律失常,纠正血容量不足及贫血,可使心功能得到最大限度改善。这些患者大多体质衰弱,蛋白质丢失很多,耐药性差,容易用药逾量。

3. 严重肾功能障碍患者水与钠的调节能力逐渐减退甚至丧失,应谨慎调整摄入量,处理不当则易发生水肿或脱水。如果每日尿钠能大于 60mmol/L,并已控制血压和水肿,补液时可酌量加含钠液体。

4. 有高血压、水肿和稀释性低钠时,应限制液体入量。输液必须是在明确肾功能损害程度以及过去 24h 液体出入量的基础上进行,注意不能过急、过多,以免引起水中毒。

5. 血钾可因使用利尿药、激素、呕吐或用含钾偏低的透析液而下降,补钾务必小心缓慢地进行。术前血钾如超过 7mmol/L,应尽力使之降至 5mmol/L 以下,可静脉注射高渗葡萄糖、胰岛素,或加用钙剂和碳酸氢钠,乃至采用透析的方法。纠正酸中毒忌碳酸氢钠逾量,以免液体过多和造成细胞内脱水。

第5节 麻醉处理

对麻醉医师而言,肾功能障碍的患者,尤其是晚期肾病及慢性肝病的患者有潜在的多器官功能衰竭的问题。为了安全管理此类患者,应该充分了解:①术前透析的益处和限制;②常用麻醉药的药理学改变;③慢性肾功能障碍的围手术期用药特点。

一、麻醉方法与麻醉药物的选择

(一) 麻醉方法的选择

肾功能障碍患者选择麻醉方法的原则与其他存在严重合并症患者的选择原则并无显著的差别,应尽量选用简便、有效、安全、对患者影响较小且为麻醉医师本人所熟悉的麻醉方法。围手术期关注的重点在于如何维持正常的血容量和血压，避免降低肾脏的灌注，其重要性要大于选择麻醉技术本身的意义。

就此类患者的总体而言，临床研究尚未能明确证实某种麻醉技术优于其他的技术。现有的文献提示，吸入麻醉药可降低GFR，其原因可能是通过降低体循环阻力或心排血量，从而导致肾脏灌注压下降所致。此种GFR下降所致的后果与各个患者的全身状态及肾功能状况密切相关。当患者存在低血容量，并在手术疼痛等刺激下引起儿茶酚胺和抗利尿激素释放增加时，GFR下降就可能对已损害的肾功能造成严重的影响。但近期也有研究提示，吸入性麻醉药可能对存在肾损伤的患者有利，其作用可能与抑制脏器的炎症反应有关。

全身麻醉下的正压通气可能是影响患者肾脏灌注的一个重要因素，它可以降低患者的心排血量、肾血流量和GFR。正压通气的机械因素所致的心排血量的下降可以激活患者的交感肾上腺系统，引起儿茶酚胺、肾素和血管紧张素Ⅱ等的释放增加，从而降低肾血流量。另外，腹腔镜手术中的人工气腹也可能造成相似的影响：人工气腹所致的腹内压力的升高可以传递到肾脏，导致肾血流量的进一步下降。

一般认为，对于肾功能障碍患者或发生术后急性肾衰竭的高危患者，采用适当控制麻醉平面的椎管内麻醉可能有利。椎管内麻醉可以减轻因儿茶酚胺释放增加所致的肾血管收缩，抑制肾上腺皮质激素和肾上腺素的释放。有研究发现，健康志愿者在维持血压和血容量正常的情况下，硬膜外麻醉对肾血流量无显著影响，但可以降低术后急性肾衰竭的发病率。

对于心脏手术的患者，体外循环技术可能影响肾血流量和肾脏的血流灌注，增加术后发生肾功能障碍的风险。但为了避免体外循环技术的不利影响而采用不停跳技术进行冠状动脉旁路术（off-pump CABG）并未能证实可降低发生肾损伤的风险，相关的临床比较研究均难以得出明确的结论。因为在off-pump CABG术中难以避免出现的低血压、微栓子和肾脏低灌注都可能导致与采用体外循环手术中相当的肾损伤。

（二）麻醉药物的选择

术前已有肝肾功能障碍的患者，麻醉用药应权衡利弊精选，少用中枢抑制药，特别要警惕术毕的残余作用。最好采取不依赖肝脏代谢和肾脏清除的一些药，如氧化亚氮，异氟烷，肌松药选用阿曲库铵、顺式阿曲库铵等。麻醉性镇痛药用于肾功能不全患者时，有一部分虽可由胆汁经消化道排泄，但很难达到要求，常使耐量减低，时效延长。初量一般应限于产生麻醉药效的低限量，避免快速静脉注射所产生一过性高血浆浓度的弊病；术中维持量要控制在分布相结束后药物活力即随作用部位的药物浓度降低而消失的这个剂量范围以内，才不致造成蓄积。有的麻醉镇痛药剂量偏大或重复给药导致蓄积的肾衰竭患者，透析也不能清除，所以要特别谨慎。对于肾功能不全的患者，可以以肌酐清除率为指标来调整药物用量和用药的间隔时间。

静脉常用麻醉性镇痛药以原形经尿的排出量多数不到15%，但肾衰竭患者的血浆蛋白低，使未结合的药物游离分子增多，容易发生过量的毒性反应。这些药的消除主要受肝脏代谢率影响，而一次中等治疗量基本上不依赖肝肾功能，是靠在组织内重新分布，使药效消退；只有多次注射后，药效才延迟。肝功能尚可的肾衰竭患者，可以用少量地西泮、吗啡、哌替啶、短效巴比妥类或氯胺酮。至于多脏器衰竭的垂危患者，药物再分布半衰期增长，耐药性极差，只能慎选那些对循环、代谢影响最小及可控性较佳的短时效药，如氧化亚氮，瑞芬太尼。

肾功能障碍不伴其他脏器功能不全时，术中用药作用延迟的有阿托品、某些抗生素、地高辛和一些非去极化肌松药。筒箭毒碱及泮库溴铵虽可经胆道排除，但难以完全，以致消除半衰期明显延长，如由于冗长的手术而增加剂量，就有发生残余呼吸抑制的可能。完全靠肾排泄的三碘季铵酚属禁用。有些抗生素加重呼吸抑制，与非去极化肌松药并用更须警惕。新斯的明经肾的消除量达到50%，当拮抗非去极化肌松药时应斟酌用量。大量超出肾清除能力残留体内的原形药，只能靠透析移除。晚期肾衰竭患者对维库溴铵的作用时间延长主要是由于敏感性增加。高血钾患者忌用琥珀酰胆碱，以免加重心律失常而导致室颤。透析后血浆胆碱酯酶往往减少，要警惕琥珀酰胆碱作用时限的延长。阿曲库铵、顺式阿曲库铵可通过霍夫曼消除降解，无需经肝脏代谢及肾脏移除，因此对肾功能不全的患者最为适宜。

吸入麻醉药中肾毒性最明显的是甲氧氟烷，属禁用；其次恩氟烷应慎用。除氧化亚氮外，吸入麻醉药都会不同程度地抑制肾小球滤过和减少肾血流，停药后一般都能迅速恢复，如伴有交感神经兴奋、低血容量或缺氧,抑制就会加剧。出血性休克的动物实验表明,当低血压矫正后,氟烷麻醉时肾血流的恢复,要比地西泮-氯胺酮麻醉快。就药理作用而言,异氟烷显然较氟烷优越。有报道七氟烷麻醉期间可能增加肾危害的因素如七氟烷引起的低血压。但根据新鲜气体流量观察正常肾功能患者低流量(0.5～1.0L/min)七氟烷和异氟烷对肾功能的影响,发现麻醉1～2小时,复合物 A 浓度和肾功能均无明显改变。对稳定的中度肾功能不全者,亦无明显影响。比较低流量地氟烷、七氟烷和丙泊酚对肾的影响,血肌酐无明显变化,血尿素氮降低,尿糖、蛋白、白蛋白增加,结果提示为非麻醉药因素引起肾排泄功能生化指标的变化,术后肾功能的常见变化亦与麻醉药的选择无关。

二、麻醉管理

肾功能障碍患者常常存在有其他的严重合并症,如高血压、糖尿病、外周血管病变和心脏病等,其围手术期并发症的发病率和病死率显著升高。肾功能障碍会对机体的内环境和多器官系统造成多种复杂的影响,并非仅仅局限于体液容量和电解质的变化,因而围手术期的麻醉管理仍是一个巨大的挑战。

麻醉中除须保证患者安全无痛,并尽量给术者创造有利于操作的条件外,应避免所有可能导致肾功能进一步恶化的情况,如低血压,交感神经活力亢进、血管收缩药或利尿药的使用等。切忌将测血压的袖套缚在有供透析使用的动静脉瘘的上肢,以免血管阻塞。

对已有钠潴留的患者,须防止水和钠的摄入过量,可试用速尿促其排钠。服用降压药物的患者,应事先了解药物的种类、性质和剂量,以便术中考虑调整。血清钾未必能够反映细胞内含钾的情况,数值即便正常,仍可有心律失常。血钠低则加重酸中毒和钾的毒性,严重低钠还会因低渗而昏迷。酸中毒可使心室收缩力减弱,血压下降,钾的毒性增强。进行纠正时,须防止发生低血钙抽搐。要避免单纯按所测化验结果而不联系临床表现进行分析处理的片面性,愈是危重的患者,判断就愈难以确切。当治疗效果未能达到预期目的时,应设法取得更加完备的检查数据,必须注意各数据之间的相关性和它们的发展趋势,矫正要求适当,而不一定达到"正常"。

老年患者的肾小球滤过率下降,药物代谢延迟,心肺储备及代偿能力都退化,要尽力保护好重要脏器功能,使其不致恶化以致衰竭。对广泛手术切除、曾经有过多次麻醉史或采用特殊体位者,应有周密的估计,并作必要的术中监测,注意保持心、脑、肝、肾的血流灌注和供氧。

肾功能不全肾毒性所用的麻醉用具必须严格消毒,按无菌术的要求操作,以防感染,特别要警惕发生误吸。尿毒症对骨髓的抑制和造成血小板质量缺陷,使毛细血管脆性增加,凝血酶原的生成抑制。因此,患者常有贫血和出血倾向,输血时尽量用新鲜血液。

第6节　麻醉及围手术期的肾脏保护

肾衰竭患者由于血浆蛋白低和贫血,特别是同时并存其他脏器功能不全的危重患者对麻醉药的耐受较差;对血浆蛋白结合度高的药物,其游离成分将增高,因此容易用药逾量,出现毒性反应。因此,选用麻醉药应以对循环、代谢影响最小,可控性最佳,时效短的药物为原则。

围手术期保证重要脏器氧和能量的供需平衡至关重要。任何心肌抑制或(和)血管扩张而致低血压时,均可引起肾灌流下降,肾小球滤过率下降。急诊中小手术宜采用局部麻醉或低位硬膜外阻滞,务必求其效果完善。局麻药中禁用肾上腺素,以防吸收而引起肾血流减少。硬膜外阻滞平面不应超过T5,以控制在T10以下为妥,有时即使心排血量和动脉压不变,肾血流仍会较大幅度下降。

缺氧、二氧化碳蓄积或呕吐,有使肾灌流下降的可能。全身麻醉下施行机械通气,可因回心血量减少而致肾灌流下降,肾小球滤过率减低和钠水潴留。尽管如此,全麻的可控性还是较高平面硬膜外阻滞为好。全身麻醉可选用半紧闭 N_2O-O_2,按 3L∶2L 比例吸入,必要时辅以低浓度异氟烷,或分次静注芬太尼 0.05mg,以及加用肌松药。

血细胞比容过低的危重患者应用脉搏血氧饱和度监测时可遇到测定数值不准的情况,应综合评估患者的氧供/氧需平衡状况。

丙泊酚麻醉时,主要靠体内再分配,有人推荐可安全用于肾衰竭手术患者,但应注意维持血流动力学的稳定,谨防血压下降而影响肾血流灌注。如果同时需要止痛,则需给以麻醉性镇痛药。较大剂量应用芬太尼,阿芬太尼或苏芬太尼,易发生蓄积,其中以芬太尼最为明显。对肝肾功能损害,不同病因和个体差异致肝血流改变的患者,由于对镇痛药的代谢和清除有极大的区别,故必须遵循用药原则,切忌常规选择用量。

20世纪90年代新型吸入麻醉药,经研究证明,在抑制肾血流和肾小球滤过率方面与剂量呈正相关。七氟烷对正常肝肾未见有明显的功能改变,但对肾功能改变者的影响尚难定论。地氟烷稳定性较异氟烷好,且几乎完全不经肝肾转化排除,在尽可能不影响血流动力学及其继发的肾灌流减少的前提下,可较安全地用于肾衰竭患者全身麻醉。

肾衰竭患者对泮库溴铵的清除仅为正常人的1/3至1/2;维库溴铵的再分布量大,代谢也较快,清除延迟的程度较小,但随剂量增加或重复使用,其药效也将延长,且易蓄积。阿曲库铵使用的顾虑不在肌松药本身,而是其代谢产物劳丹素(laudanosine),后者的清除半衰期明显延长。美维库铵的药效短于维库溴铵和阿曲库铵,靠血浆胆碱酯酶分解,其代谢产物已无肌松效应。虽然在肾衰竭情况下,患者的血浆胆碱酯酶含量有所减少,但其肌松效应并不相应延长或仅稍有延长。

对肾功能不全患者围手术期良好的镇痛和合理的输液,是肾保护的重要措施。目前尚无完全抑制抗利尿激素的良策。超量补液是肾功能不全患者的大忌,易诱发ARDS乃至多脏器功能衰竭。在维持灌流的前提下采用限制性补液等策略,则危害较小,但要防止因灌注不足和缺氧导致肾小管坏死而诱发急性肾衰竭。围手术期的肾保护,关键在于维持足够的肾灌流和尿量。对低血容量或心力衰竭的患者,要建立相应的监测手段加以防止,否则极易致肾灌流不足。要适当保持血容量,避免水钠摄入过量,尽力防止发生肺水肿。有研究认为小剂量多巴胺对预防腹主动脉手术患者ARF没有明显优势。相反对少尿型ARF静脉输注心钠素有一定益处。对缺血性ARF大鼠给予上皮生长因子可增加肾小管再生,加速肾功能恢复。人类生长因子能使慢性肾衰竭患者GFR增加130%,但尚无临床资料证实。

与肾移植相关的器官生存能力与管理供体、同种异体移植物和受体相关。近期和远期效果受围手术期液体和药物治疗、移植肾的功能和生存力的影响。围手术期密切监测最佳灌注、优化容量状态以保护肾脏、及时纠正电解质平衡。

老年患者围手术期有发展为肾功能不全的危险。围手术期常用的合成胶体液可能对肾脏产生有害作用。目前认为肾脏功能不全患者不宜使用羟乙基淀粉。

监测所得的数据务必与临床征象相结合进行综合分析,绝不可单纯根据监测数据进行矫正治疗,以防矫枉过正,适得其反。少尿时,应谨慎使用甘露醇或速尿,以利排尿。但甘露醇禁用于无尿型肾衰竭患者,否则易致血容量骤增和心脏超负荷而发作心力衰竭。血管扩张药、钙通道阻滞药经动物实验证实有改善肾灌注不足的有利作用,但尚未经临床证实。这类药物均有负性变力作用,使用稍有不当反使灌流压下降,加剧缺氧改变。选择药物要全面考虑重要脏器的相互影响及彼此之间的功能维护。避免使用肾毒性药物。争取在肾功能损害仍处于可逆的宝贵时机,施行旨在改善肾灌流和解除尿路梗阻的有效措施,以谋求保护肾功能的最佳效果。

(张 宏)

参 考 文 献

1. Valderrabano F,Jofre R. Quality of life in end-stage renal disease patients. Am J Kidney Dis,2001,38:443.
2. Cano N. Inter-relationships between renal metabolism(both in physiology and renal dysfunction)and the liver. Curr Opin Clin Nutr Metab Care,2001,4:279.
3. Santos S. Parathyroid hormone-related protein as a renal regulating factor. From vessels to glomeruli and tubular epithelium. Am J Nephrol,2001,21:179.
4. Gabbai FB. Effects of nitric oxide synthase blockers on renal function. Nephrol Dial Transplant,2001,16:10.
5. Sladen RN. Anesthetic considerations for the patient with renal failure. Anesthesiol Clin North America,2000,18:863.
6. Sakamoto H. Increased sensitivity to vecuronium and prolonged duration of its action in patients with end-stage renal failure. J Clin Anesth,2001,13:193.
7. Dehne MG. Hydroxyethyl starch (HES) does not directly affect renal function in patients with no prior renal impairment. J Clin Anesth,2001,13:103.
8. Goeters C. Minimal flow sevoflurane and isoflurane anaesthesia and impact on renal function. Eur J Anaesthesiol,2001,18:43.
9. Higuchi H. The effects of low-flow sevoflurane and isoflurane anesthesia on renal function in patients with stable moderate renal insufficiency. Anesth Analg,2001,92:650.
10. Ebert TJ. Renal responses to low-flow desflurane, sevoflurane, and propofol in patients. Anesthesiology, 2000, 93:

1401.

11. Anderson KJ, Kabalin JN, Cadeddu JA: Surgical anatomy of the retroperitoneum, kidneys, andureters. In: Wein AJ, Kavoussi LR, Novick AC, Partin AW, Peters CA, ed. Campbell-Walsh Urology, 9thed. Philadelphia: WB Saunders, 2007. 3-37.

12. Brooks JD: Anatomy of the lower urinary tract and male genitalia. In: Wein AJ, Kavoussi LR, Novick AC, Partin AW, Peters CA, ed. Campbell-Walsh Urology, 9th ed. Philadelphia: WB Saunders, 2007. 38-77.

13. Hemmings Jr HC: Anesthesia, adjuvant drugs and the kidney. In: Malhotra V, ed. Anesthesia for Renal and Genitourinary Surgery, New York: McGraw-Hill, 1996. 18.

14. Bazari H: Approach to the patient with renal disease. In: Goldman L, Ausiello D, ed. Cecil Textbook of Medicine, 22nd ed. Philadelphia: WB Saunders, 2004. 654-662.

15. Lynam DP, Cronnelly R, Castagnoli KP, et al: The pharmacodynamics and pharmacokinetics of vecuronium in patients anesthetized with isoflurane with normal renal function or with renal failure. Anesthesiology, 1988, 69:227.

16. Cook DR, Freeman JA, Lai AA, et al: Pharmacokinetics of mivacurium in normal patients and in those with hepatic or renal failure. Br J Anaesth, 1992, 69:580.

17. Clarkson MR, Friedewald JJ, Eustace JA: Acute kidney injury. In: Brenner BM, ed. Brenner and Rector's The Kidney, 8thed. Philadelphia: WB Saunders, 2008. 943-986.

18. Friedrich JO, Adhikari N, Herridge MS, Beyene J: Meta-analysis: Low-dose dopamine increases urine output but does not prevent renal dysfunction or death. Ann Intern Med, 2005, 142:510-524.

19. Landoni G, Biondi-Zoccai GG, Tumlin JA, et al: Beneficial impact of fenoldopam in critically ill patients with or at risk for acute renal failure: A meta-analysis of randomized clinical trials. Am J Kidney Dis, 2007, 49:56-68.

20. Ho KM, Sheridan DJ: Meta-analysis of furosemide to prevent or treat acute renal failure. BMJ, 2006, 333:420.

第82章　血液系统疾病患者的麻醉

随着医学科学技术的快速进步,血液系统疾病患者的生存期明显延长,因并发外科系统疾病、创伤或妊娠而需手术治疗的机会增加。由于血液系统疾病的种类繁多,其病理生理和临床表现具有特殊性,使这些患者的麻醉选择和管理难度增加。麻醉医师必须了解各种血液系统疾病,掌握疾病的病理生理改变及对机体各器官、系统的影响;了解患者手术前疾病状态及治疗情况;评估实施手术和麻醉的风险;并与血液科医师、手术医师及输血科医师通力合作,做好充分的术前准备。麻醉医师须综合考虑患者全身情况、血液病的特点、手术的种类及创伤大小,制定相应的麻醉计划和措施,以提高围手术期安全性,使麻醉手术顺利进行。

第1节　血液系统疾病概述

一、血液系统疾病的概念

血液系统疾病指原发(如白血病)或主要累及(如缺铁性贫血)血液和造血器官的疾病,以血液、造血器官以及出、凝血机制的病理变化为其主要表现特征。传统上将血液系统疾病分为原发性和继发性:原发性血液病是指血液、造血器官和出、凝血机制本身的异常;继发性血液病则指人体其他各个系统和器官的疾病所造成的血液学异常,如慢性肝病、慢性肾病、慢性感染、结缔组织病和恶性肿瘤等。

血液系统与人体其他组织、器官和系统有着极大的不同,它包括血液和造血器官,血液以液体和血细胞状态不停地在体内循环,灌注着每一个组织和器官的微循环。可以说,人体的各个组织和器官内都有血液存在,血液与之存在着特殊的解剖和生理关系,从而也确定了如果血液或造血器官发生了疾病,各个组织和器官都可能出现病理变化。

二、血液系统疾病分类及常见的血液病

血液系统疾病的病种多,种类杂,现分类如下:

(一)红细胞疾病

包括各类急、慢性贫血。贫血原因众多,如红细胞生成和成熟障碍、脱氧核糖核酸(DNA)合成障碍、血红蛋白合成障碍、红细胞破坏过多及红细胞丢失过多等。

1. **缺铁性贫血**　指缺铁引起的小细胞低色素性贫血及缺铁相关的异常。

2. **巨幼细胞性贫血**　是由叶酸、维生素 B_{12} 缺乏或某些药物影响核苷酸代谢导致细胞核脱氧核糖核酸(DNA)合成障碍所致的贫血。

3. **溶血性贫血**　①遗传性球形细胞增多症是一种红细胞膜异常的遗传性溶血性贫血;②红细胞葡萄糖-6-磷酸脱氢酶缺乏症是红细胞内戊糖磷酸途径遗传性缺陷导致的溶血性贫血;③镰状细胞贫血和地中海贫血是遗传性血红蛋白病所致的溶血性贫血;④自身免疫性溶血性贫血是免疫识别功能紊

乱,自身抗体吸附于红细胞表面而引起的一种溶血性贫血。

（二）粒细胞疾病

如粒细胞缺乏症、粒细胞增多症、中性粒细胞分叶功能不全(Pelger-Huët 畸形)、惰性白细胞综合征及类白血病反应等。

（三）单核细胞和巨噬细胞疾病

如炎症性组织细胞增多症、恶性组织细胞病等。

（四）淋巴细胞和浆细胞疾病

1. 各类淋巴瘤　起源于淋巴结和淋巴组织,是最早发现的血液系统恶性肿瘤。

2. 急、慢性淋巴细胞白血病。

3. 多发性骨髓瘤　是浆细胞的恶性肿瘤。

（五）造血干细胞疾病

如再生障碍性贫血、阵发性睡眠性血红蛋白尿、骨髓增生异常综合征、骨髓增殖性疾病以及急性非淋巴细胞白血病等。

1. 再生障碍性贫血　简称再障,通常指原发性骨髓造血功能衰竭综合征。

2. 阵发性睡眠性血红蛋白尿　是一种获得性造血干细胞良性克隆性疾病。

3. 骨髓增生异常综合征　是一组异质性疾病,起源于造血干细胞,以病态造血,向急性白血病转化的风险高为特征,表现为难治性一系或多系细胞减少的血液病。如难治性贫血、环形铁粒细胞性难治性贫血、慢性粒单细胞白血病等。

4. 骨髓增殖性疾病　指分化相对成熟的一系或多系骨髓细胞不断地克隆性增殖所致的一组肿瘤性疾病。包括:①真性红细胞增多症;②慢性粒细胞白血病、慢性中性粒细胞白血病、慢性嗜酸性粒细胞白血病等;③原发性血小板增多症;④原发性骨髓纤维化症等。

5. 急性非淋巴细胞白血病　是一类造血干细胞的恶性克隆性疾病。

（六）脾功能亢进

是一种综合征,临床表现为脾大,一种或多种血细胞减少而骨髓造血细胞相应增生;脾切除后症状缓解。

（七）出血性及血栓性疾病

如血管性紫癜、血小板减少性紫癜、凝血障碍性疾病、弥散性血管内凝血以及血栓性疾病等。

1. 血管壁异常的出血性疾病　如:①遗传性出血性毛细血管扩张症;②家族性单纯性紫癜;③过敏性紫癜;④药物性紫癜等。

2. 血小板异常的出血性疾病　如:①特发性血小板减少性紫癜;②血小板消耗过度导致的弥散性血管内凝血;③原发性出血性血小板增多症;④遗传性血小板无力症;⑤继发性血小板功能缺陷,如尿毒症等。

3. 凝血异常的出血性疾病　如:①血友病;②遗传性凝血酶原缺乏症;③肝病性凝血障碍;④维生素 K 缺乏症等。

4. 抗凝及纤维蛋白溶解异常　主要为获得性疾病,如:①肝素使用过量;②香豆素类药物过量;③蛇咬伤、水蛭咬伤;④溶栓药物过量;⑤抗因子Ⅷ、Ⅸ抗体形成等。

5. 血栓性疾病　以血栓形成和血栓栓塞两种病理过程所引起的疾病,称为血栓性疾病。血栓形成是血液有形成分在血管内形成栓子,造成血管部分或完全堵塞,相应部位血供障碍。血栓栓塞是血栓脱落,随血流移动堵塞某些血管。动脉血栓引起相应组织和（或）器官缺血、缺氧、坏死,静脉血栓引起淤血、水肿。多为存在高凝或血栓前状态的基础疾病,如动脉粥样硬化、糖尿病、肾病、妊娠、易栓症、近期手术及创伤、长期使用避孕药等。

三、血液系统疾病常见的症状和体征

血液系统疾病众多,但涉及的常见症状主要有贫血、出血、发热和肝脾、淋巴结肿大。

（一）贫血

贫血是血液系统疾病的常见症状。各种贫血综合征如缺铁性贫血、巨幼细胞性贫血、溶血性贫血等都以贫血为共同表现。造血干细胞疾病如再生障碍性贫血、阵发性睡眠性血红蛋白尿、骨髓增生异常综合征以及急性非淋巴细胞白血病等也常以贫血为首发表现。其他系统和器官的疾病如慢性肝病、肾病、感染及恶性肿瘤等均可引起贫血。贫血引起的症状与组织和器官慢性缺氧及缺氧导致的代偿有关。皮肤、黏膜苍白是贫血患者的共同体征。严重的贫血可有活动后乏力、心悸和气促,长期严重贫血可引起贫血性心脏病。

（二）出血

出血由机体止血和凝血功能障碍所引发,可表现为自发性出血或受伤后难止的出血。有出血倾向的疾病称为出血性疾病,通常皮肤、黏膜出血是其共同的表现,如瘀点、紫癜、瘀斑或血肿,也可表现为鼻出血、齿龈出血和月经过多等。毛细血管异常、血小板数量或质量异常及凝血机制障碍等均可引起出血。严重者可引起内脏出血,如血尿、消化道出血和颅内出血,颅内出血可致死。造血干细胞的多种疾病常可影响止血和凝血功能,可引起出血倾向的临床表现。

(三) 发热

发热是血液系统疾病的常见症状,常是淋巴瘤、白血病、恶性组织细胞病及粒细胞缺乏症等的首发表现。可以是因为粒细胞减少、免疫功能减退引起的病原体感染所致;也可能是血液系统疾病本身引起的非感染性发热。如淋巴瘤和恶性组织细胞病可以有不明原因的长期发热,霍奇金淋巴瘤常引起特征性周期热。

(四) 淋巴结、肝、脾肿大

淋巴结、肝、脾肿大是血液系统疾病的常见体征。多见于造血系统肿瘤的浸润或骨髓病变引起的髓外造血,如淋巴瘤、淋巴细胞白血病和粒细胞白血病等。溶血性贫血尤其是血管外因素的(即红细胞被单核-巨噬细胞系统破坏,以遗传性溶血性贫血多见,主要是脾破坏红细胞),以及脾功能亢进等都可致脾脏肿大。

四、血液系统疾病的治疗

(一) 病因治疗

针对致病因素的治疗,使患者脱离致病因素的作用。

(二) 维持血液成分及其功能正常

1. 补充治疗 如补充叶酸或维生素 B_{12} 治疗营养性巨幼细胞性贫血;补充铁剂治疗缺铁性贫血;补充维生素 K,促进肝脏合成凝血因子Ⅱ、Ⅶ、Ⅸ、Ⅹ等。

2. 造血细胞因子的应用 如慢性再生障碍性贫血时应用雄激素刺激造血;使用红细胞生成素治疗肾性贫血;用粒系集落刺激因子和血小板生成素促进造血系统恶性肿瘤化疗后粒细胞和血小板减少的恢复等;α 干扰素治疗毛细胞白血病、慢性粒细胞性白血病、低恶度非霍奇金淋巴瘤和多发性骨髓瘤等。

3. 脾切除 去除体内最大的单核-巨噬细胞系统的器官,减少血细胞的破坏与潴留,从而延长血细胞的寿命。脾切除对遗传性球形细胞增多症所致的溶血性贫血有确切疗效。

4. 成分输血治疗 如严重贫血或失血时输注红细胞;血小板减少有出血危险时补充血小板;血友病 A 有活动性出血时补充凝血因子Ⅷ。

5. 抗生素的使用:白细胞减少有感染时予以有效的抗感染药物治疗。

(三) 去除异常血液成分和抑制异常功能

1. 抗肿瘤化学治疗 是对造血系统恶性肿瘤的主要治疗方法。

2. 放射治疗 使用放射线杀灭白血病或淋巴瘤细胞。

3. 诱导分化 1986 年我国科学家发现全反式维 A 酸、三氧化二砷能诱导早幼粒白血病细胞凋亡并使其分化成正常成熟的粒细胞,但不影响正常组织和细胞,这是特异性去除白血病细胞的新途径。

4. 治疗性血液成分单采 通过血细胞分离器,选择性地去除血液中某一成分,可用以治疗骨髓增殖性疾病、白血病等。用血浆置换术可治疗巨球蛋白血症、某些自身免疫病、同种免疫性疾病及血栓性血小板减少性紫癜等。

5. 免疫治疗 用于免疫机制介导的血液病,如原发性再生障碍性贫血、自身免疫性溶血性贫血、特发性血小板减少性紫癜等。免疫治疗包括应用肾上腺皮质激素、抗胸腺细胞球蛋白、抗淋巴细胞球蛋白及环孢素等。

6. 抗凝及溶栓治疗 如弥散性血管内凝血(DIC)时为防止凝血因子进一步消耗,采用肝素抗凝。血小板过多时为防止血小板异常聚集,可使用双嘧达莫等药物。一旦血栓形成,可使用尿激酶、组织纤溶酶原激活物(t-PA)等溶栓,以恢复血流通畅。

(四) 造血干细胞移植

造血干细胞移植包括异基因骨髓移植、同基因骨髓移植、自身骨髓移植、周围造血干细胞移植及脐血移植。通过去除异常的骨髓造血组织,植入健康的造血干细胞,重建造血与免疫系统。这是可能根治造血系统恶性肿瘤和遗传性疾病等的综合性治疗方法。

(五) 基因治疗和分子靶向治疗

随着肿瘤细胞生物学和遗传学的飞速发展,一系列与造血系统恶性肿瘤发病机制密切相关的基因、受体、抗原及细胞内关键物质相继被发现,引发了基因治疗和分子靶向治疗。以伊马替尼和美罗华为代表的分子靶向治疗药物分别在慢性粒细胞性白血病、急性淋巴细胞白血病、慢性淋巴细胞白血病、霍奇金和非霍奇金淋巴瘤的治疗中展现出良好的前景。

第2节 血液系统疾病患者的术前评估及术前准备

因为血液系统疾病病种多,病情多样;患者常并存贫血、出凝血障碍或感染等病情;往往继发心、肺、脑、肾等重要器官的病理生理改变;长期应用激素或接受放、化疗;常有体质虚弱,营养不良和免疫功能降低等;故许多患者对麻醉和手术的耐受性显著下降。术前麻醉医师应获取患者病史、体检、化验及各种检查资料;了解病情及治疗情况;结合现病史、既往病史、治疗用药等对患者的全身状况和各个器官的功能状态做出评估。

一、红细胞疾病

红细胞疾病多以贫血为主要症状。贫血可因为其病因的不同、严重程度的不同而影响术前的评估。划分贫血程度的标准如下:血红蛋白>90g/L 与低于正常参考值下限之间为轻度贫血;血红蛋白在 60 ~ 90g/L 为中度贫血;血红蛋白在 30 ~ 60g/L 为重度贫血;血红蛋白<30g/L 为极重度贫血。轻度的、短期的、治疗效果好的病患其循环和呼吸系统的代偿和耐受能力好。严重贫血致携氧能力降低,对缺氧耐受性差。

(一) 术前评估

对这类疾病的评估要注意以下几方面:

1. 神经系统 贫血引起的缺氧可导致中枢神经组织损害,有头昏、头痛、记忆减退和注意力不集中等表现。小儿可有哭闹不安、躁动。儿童生长发育迟缓、智力低下。影响中枢神经的药物应酌情减量。

2. 皮肤黏膜 皮肤黏膜苍白是贫血的主要表现,溶血性贫血时,可出现皮肤黏膜黄染,当存在缺氧和二氧化碳蓄积时也不会出现发绀。

3. 呼吸系统 轻度贫血者在活动后易出现呼吸加快、加深,严重者平静状态下也可能有气短、甚至端坐呼吸。

4. 循环系统 贫血造成组织缺氧,机体产生相应的代偿作用,心肌收缩力增加、心率增快、循环时间加速和心排血量增多。随着贫血的加重,心脏负荷亦加重。贫血患者活动后出现心悸、心率加快。贫血愈重,活动量愈大,症状愈明显。重度的慢性贫血可引起心脏代偿性扩大、心律失常和心功能不全,即贫血性心脏病。病情严重者长期卧床,常不能耐受快速或大量输血补液,容易并发心力衰竭。麻醉前因严重贫血、血清蛋白降低及毛细血管通透性增加,易造成组织水肿。

5. 泌尿系统 贫血患者由于代偿引起肾血管收缩、肾缺氧而致肾功能改变,尿比重减低,重症者可出现蛋白尿和氮质血症。溶血性贫血出现血红蛋白尿和含铁血黄素尿,重者可出现游离血红蛋白堵塞肾小管,进而引起少尿、无尿、急性肾衰竭。

6. 易感染 贫血导致组织缺氧、粒细胞功能障碍而易于感染。自身免疫性溶血性贫血常用肾上腺皮质激素治疗,此类患者抗感染能力降低。

(二) 术前准备

1. 病因治疗 术前针对贫血发病原因积极治疗。如缺铁性贫血予以补铁及导致缺铁原发病的治疗,自身免疫性溶血性贫血采用肾上腺皮质激素治疗等。巨幼细胞性贫血多见于恶性贫血和叶酸缺乏,择期手术应推迟,待叶酸和维生素 B_{12} 得到纠正,一般需 1 ~ 2 周后方能手术。

2. 输血治疗 对严重贫血者,可输红细胞纠正贫血,改善机体缺氧状态;采取分次小量成分输血以防心力衰竭。慢性贫血的患者机体已有了良好的代偿,即使血红蛋白 60g/L 也能耐受小手术。通常应将血红蛋白补充到 70g/L 以上。老年或合并心血管疾病的患者术前血红蛋白最好大于 100g/L,以防止术中出血引起心、脑、肾缺血。麻醉前应尽量改善全身情况,提高手术麻醉耐受力。

镰状细胞贫血详见第 4 节。

二、粒细胞疾病

(一) 粒细胞缺乏症

外周血中性粒细胞绝对计数,成人低于 $2.0 \times 10^9/L$ 时,大于 10 岁儿童低于 $1.8 \times 10^9/L$,小于 10 岁儿童低于 $1.5 \times 10^9/L$ 时,称为中性粒细胞减少;严重者低于 $0.5 \times 10^9/L$ 时,称为粒细胞缺乏症。

1. 术前评估　粒细胞缺乏症患者易发生感染和出现疲乏、无力、头晕及食欲减退等非特异性症状。常见的感染部位是呼吸道、消化道及泌尿生殖道,严重者可出现高热、黏膜坏死性溃疡及重症脓毒症或脓毒性休克。粒细胞严重缺乏时,感染部位不能形成有效的炎症反应,常无脓液,X 线检查可无炎症浸润阴影;局部穿刺可无脓液。

2. 术前准备　未经治疗的重症患者原则上不作择期手术,除非急诊手术,如急性阑尾炎、宫外孕、急性胆囊炎、消化道穿孔、肠梗阻或软组织脓肿等。术前应作好充分准备:①术前检查白细胞总数、分类、了解既往白细胞数及骨髓检查结果。一般手术要求中性粒细胞应大于 $1.0×10^9$/L,中等手术至少大于 $1.5×10^9$/L。如果中性粒细胞大于 $2.0×10^9$/L,或白细胞大于 $4.0×10^9$/L,则患者可耐受各种手术;②了解既往对粒细胞减少的治疗及反应。如果是自身免疫性粒细胞减少和免疫介导机制所致的粒细胞缺乏,术前用糖皮质激素等免疫抑制剂治疗,围手术期应加大原有的激素用量,避免肾上腺皮质功能不全或危象;③重症患者粒细胞低,又必须行手术治疗时,术前可给予重组人粒细胞集落刺激因子(G-CSF)75～150µg/d,皮下注射,可迅速提高中性粒细胞计数,或术前输白细胞以增强免疫力。

(二) 粒细胞增多症

粒细胞增多症是指年龄大于 1 个月的儿童和各年龄组成人外周血中性杆状核和分叶核粒细胞计数大于 $7.5×10^9$/L 和小于 1 个月的婴儿大于 $26×10^9$/L。中性粒细胞增多症是根据白细胞总数×中性粒细胞百分比计数出的绝对值升高,而并非是根据白细胞分类计数时中性粒细胞百分比增高。中性粒细胞增多见于多种疾病如感染、创伤、肿瘤、内分泌紊乱及变态过敏反应等。粒细胞增多症无特异性临床表现。

术前麻醉医师应了解患者可能出现暂时性毛细血管阻塞,使局部血流量减少而引起局部缺血,如引起心肌的再灌注损伤和梗死等。最常见的并发症为心、脑、肾、脾及肺栓塞等。

三、单核细胞和巨噬细胞疾病

(一) 反应性组织细胞增多症

反应性组织细胞增多症是一种单核巨噬细胞系统的良性疾病,多与感染、免疫调节紊乱性疾病、结缔组织病、亚急性细菌性心内膜炎和免疫抑制等有关。患者因原发病不同而临床表现各异,大多数患者有发热,以高热居多;常有肝脾肿大、淋巴结肿大和皮疹。如疾病累及中枢神经系统和呼吸系统,可产生相应的症状和体征。出现严重肝损害或并发弥散性血管内凝血(DIC)时,可引发多部位出血。

术前麻醉医师应关注原发病带来的病理生理变化及临床损害。术前应积极治疗相关疾病。

(二) 恶性组织细胞病

恶性组织细胞病是单核-巨噬细胞系统中组织细胞的恶性增生性疾病。临床表现以发热、肝脾淋巴结肿大、全血细胞减少和进行性衰竭为特征。恶性组织细胞浸润是本病病理学的基本特点,可累及全身大多数器官组织。发热是最突出的表现,体温可高达 40℃ 以上。贫血也是较常见症状之一,急性型早期即出现贫血,呈进行性加重;出血以皮肤瘀点或瘀斑为多见,还可出现鼻出血、血尿、呕血或便血。肝、脾、淋巴结肿大多见,脾肿大可达下腹。晚期患者乏力、食欲减退、消瘦、衰弱,全身衰竭非常显著。

术前评估发热、贫血、出血及全身状态。术前积极处理严重贫血或出血,给予成分输血和止血药物。有感染时应用抗生素控制感染,使之可耐受手术。对于行联合化疗的患者,注意化疗药物对全身的影响。使用激素者围手术期应增加剂量。

四、淋巴细胞和浆细胞疾病

(一) 淋巴瘤

淋巴瘤起源于淋巴结和淋巴组织,是免疫系统的恶性肿瘤,分为霍奇金淋巴瘤和非霍奇金淋巴瘤。详见第 4 节。

(二) 急、慢性淋巴细胞白血病

1. 急性淋巴细胞白血病　是由于未分化或分化很差的淋巴细胞在造血组织(特别是骨髓、脾脏和淋巴结)无限增殖所致的恶性血液病。小儿多发,轻者可表现为发热、上呼吸道感染、皮疹等症状,重者有贫血、出血,肝脾淋巴结肿大,纵隔淋巴结肿大或胸腺浸润,出现呼吸困难、咳嗽等症状,中枢神经系统浸润出现颅内压增高等。

2. 慢性淋巴细胞白血病　是影响 B 淋巴细胞系的恶性肿瘤,在骨髓内产生大量不成熟的淋巴细胞,抑制骨髓的正常造血,并且通过血液在全身扩散,导致患者出现贫血、出血、感染及器官浸润等。

（三）多发性骨髓瘤

多发性骨髓瘤是浆细胞的恶性肿瘤。详见第4节。

五、造血干细胞疾病

如再生障碍性贫血、阵发性睡眠性血红蛋白尿、骨髓增生异常综合征、骨髓增殖性疾病以及急性非淋巴细胞白血病等。

（一）再生障碍性贫血

再生障碍性贫血，简称再障，是原发性骨髓造血功能衰竭综合征。主要表现为骨髓造血功能低下、全血细胞减少和贫血、出血和感染。免疫抑制治疗有效。

1. 术前评估 ①重型再生障碍性贫血起病急、进展快、病情重，有严重的贫血、难以控制的感染及出血。发热常在39℃以上，以呼吸道感染最常见；皮肤可有出血点或大片瘀斑、口腔黏膜血疱、鼻出血、眼结膜出血等；深部脏器出血可见呕血、咯血、便血、血尿、眼底出血和颅内出血，后者常危及患者的生命。②非重型再生障碍性贫血起病和进展较缓慢，贫血、感染和出血的程度较重型轻，也较易控制。久治无效者可发生颅内出血。

2. 术前准备 重症急性期患者原则上不应进行择期手术。再生障碍性贫血的患者常常是三系均减少，术前应根据病情纠正贫血、补充血小板并防止感染。纠正贫血应输浓缩红细胞，不输全血，最好使血红蛋白>60g/L，大手术应在100g/L以上，对有发生心力衰竭风险的患者应控制输液速度。术前有出血倾向、血小板<50×10^9/L者，可输注血小板，使血小板>50×10^9/L，以减少围手术期出血。建议输入去白细胞的红细胞和血小板，拟行造血干细胞移植的患者应输入辐照后的红细胞和血小板。

（二）阵发性睡眠性血红蛋白尿

阵发性睡眠性血红蛋白尿（paroxysmal nocturnal hemoglobinuria，PNH）是一种获得性造血干细胞良性克隆性疾病。由于红细胞膜有缺陷，红细胞对激活补体异常敏感。临床上表现为与睡眠有关、间歇发作的慢性血管内溶血和血红蛋白尿，可伴有全血细胞减少或反复血栓形成。

1. 术前评估 ①PNH患者发生血红蛋白尿可伴乏力、胸骨后及腰腹疼痛、发热等。睡眠时呼吸中枢敏感性降低，酸性代谢产物积聚，所以血红蛋白尿常与睡眠有关，早晨重，下午轻。此外，感染、月经、输血、手术、情绪波动、饮酒、疲劳或服用铁剂、维生素C、阿司匹林、氯化铵等，也都可引起血红蛋白尿，诱发溶血性贫血危象。②PNH患者可有血细胞减少，红细胞减少呈现不同程度的贫血，中性粒细胞减少可致各种感染，血小板减少可有出血倾向。③PNH患者可有血栓形成，可能与溶血后红细胞释放促凝物质及补体作用于血小板膜，促进血小板聚集有关。肝静脉血栓形成（Budd-Chiari综合征）较常见，其次为肠系膜、脑静脉和下肢深静脉。

2. 术前准备 PNH通常为慢性贫血，术前血红蛋白60~80g/L以上的患者小手术一般不需输血。遇严重贫血者术前应输血提高血红蛋白的水平，以维持组织氧供，并可防止发生急性溶血。术前输血尚能抑制红细胞生成，间接减少补体敏感的红细胞，减轻血管内溶血。应注意的是PNH的患者应避免输入全血，以免提高补体水平，诱发或加重溶血，可输入洗涤红细胞或去白细胞红细胞。对于血小板减少的PNH患者，围手术期需输入血小板时，也应去除白细胞和血浆，以免诱发急性溶血。

（三）骨髓增生异常综合征

骨髓增生异常综合征是造血干细胞增殖分化异常所致的造血功能障碍。主要表现为外周血全血细胞减少、骨髓细胞增生、成熟和幼稚细胞有形态异常，即病态造血。部分患者可转化成为急性白血病。常见的症状有贫血、中性粒细胞减少导致感染、血小板减少引起出血，可伴有脾肿大。术前应做相应处理，防治感染、纠正严重贫血和血小板减少。

（四）骨髓增殖性疾病

1. 真性红细胞增多症是一种原因未明的造血干细胞克隆性疾病。见第4节。

2. 慢性粒细胞白血病、慢性中性粒细胞白血病、慢性嗜酸性粒细胞白血病等 是发生在多能造血干细胞上的恶性骨髓增生性疾病（获得性造血干细胞恶性克隆性疾病），主要涉及髓系。外周血粒细胞显著增多并有不成熟性。病程发展缓慢，几乎所有的患者均有脾脏肿大，也常伴有肝肿大，而淋巴结肿大极为罕见。有乏力、食欲减退、体重减轻、腹痛及皮肤容易青紫等。晚期血小板逐渐减少，并出现贫血。急性变后预后极差，往往在数月内死亡。

慢性粒细胞白血病治疗后可长期生存，需行手术治疗的机会相对多。围手术期应注意的是虽然其血小板数量正常或增高,但血小板的功能异常,常有出血倾向,可导致出血或血肿,术中可能遇到难以控制的出血,术前应备血小板制剂和新鲜冰冻血浆。

3. 原发性血小板增多症　是骨髓增生性疾病,其特征为出血倾向及血栓形成,外周血血小板持续明显增多,功能不正常。由于本病常有反复出血,故也称为出血性血小板增多症。出血常为自发性、反复发作,以胃肠道出血常见,也可有鼻出血、齿龈出血、血尿、呼吸道出血及皮肤瘀斑。有时可因手术后出血不止而被发现。偶有脑出血,引起死亡。血栓发生率较出血少。有动脉或静脉血栓形成。静脉以脾、肠系膜及下肢静脉为血栓好发部位。下肢血管栓塞后,可表现肢体麻木感、疼痛、甚至坏疽。肠系膜血管血栓形成可致呕吐、腹痛。肺、肾、肾上腺或脑内如发生栓塞可引起相应临床症状,成为致死的原因。脾大见于80%以上的病例,一般为轻到中度肿大,少数患者有肝肿大。

原发性血小板增多症的患者,术前应用烷化剂、抗血小板药物治疗,或用血小板单采技术,使血小板降至$200×10^9/L~300×10^9/L$再行手术,以减少围手术期深静脉血栓形成的危险。围手术期发生心、肺、肾、肾上腺或脑等重要器官血栓或出血是本病的主要致死因素。文献报道1个月内有过脑、肺栓塞,或下肢深静脉血栓者,术后复发率达40%,麻醉手术的危险性极大。对合并下肢深静脉血栓者,术前应安放血栓过滤器。

4. 原发性骨髓纤维化症　为原因不明的骨髓弥漫性纤维增生症,常伴有髓外造血(或称髓外化生),主要在脾,其次在肝、淋巴结等。脾脏显著增大。骨髓活检证实纤维组织增生是其特点。早期有乏力、低热、盗汗、体重减轻等代谢亢进症状,或出现腹胀、纳差、左上腹或中上腹饱胀、脾大等症状。进展期和晚期多数患者出现心悸、气促、出血和骨痛等。脾脏肿大,可呈巨脾,质地坚硬。巨脾引起上腹部或全腹明显饱胀或肿块下坠感,合并脾周围炎或脾梗死时出现脾区持续性疼痛甚至剧痛。少数病例可因高尿酸血症并发痛风及肾结石,也有合并肝硬化者。因肝及门静脉血栓形成,可导致门静脉高压症。严重贫血和出血为本症的晚期表现。

术前主要是改善贫血,注意肝肾功能。

(五) 急性非淋巴细胞白血病

急性非淋巴细胞白血病是造血干细胞的恶性克隆性疾病,详见第4节。

六、出血性疾病

(一) 血管壁异常的出血性疾病

1. 遗传性出血性毛细血管扩张症　是遗传性血管壁结构异常所致的出血性疾病,患者部分毛细血管、小血管壁变薄,局部血管扩张,扭曲。常见于口腔、鼻黏膜、手掌、指甲床和耳部及消化道。临床上以病变部位自发性或轻伤时反复出血为特征,多表现为鼻出血及牙龈出血。内脏出血以呕血、黑便为多见,也可有咯血、血尿、月经过多、眼底或颅内出血等。病变累及肝脏可因流经肝动静脉瘘的血流量增多而出现肝肿大,动-静脉瘘的分流可产生高动力循环状态,并可产生高排性充血性心力衰竭,可因肺的动静脉瘘而引起低氧血症、继发性红细胞增多症。

术前无特殊处理,对症治疗。常因反复出血而继发贫血,需补铁治疗,严重者需输血。

2. 血管性紫癜　过敏性紫癜、药物性紫癜等,出现各种出血表现,还应注意肾脏损害。

(二) 血小板异常的出血性疾病

血小板异常可导致出血倾向,轻者皮肤黏膜出血,重者内脏、甚至颅内出血。血小板异常的原因很多,手术前要了解血小板异常的病因、相关疾病的治疗,有助于术前评估和术前准备。血小板减少可能是再生障碍性贫血、白血病、放疗及化疗后的骨髓抑制等使血小板生成减少;与免疫反应等有关的因素可使血小板破坏过多,如特发性血小板减少性紫癜;弥散性血管内凝血使血小板消耗过度。原发性血小板异常较为少见,如遗传性血小板无力症、巨大血小板综合征等,多需输浓缩血小板治疗,应尽量避免外伤和手术。获得性血小板异常较为多见,与抗血小板药物、感染、尿毒症、肝病及系统性红斑狼疮等有关,需根据病因进行术前纠正。

血小板异常患者的术前准备主要是减少围手术期出血的风险。功能良好的血小板计数$>80×10^9/L$,手术时出血的机会小;低于$50×10^9/L$,伤口有渗血可能;小于$<20×10^9/L$则常有严重出血。通常术前血小板计数$<50×10^9/L$时,应考虑输注血小板,最好能达到$80×10^9/L$以上。但有些疾病的产妇血小板低于$50×10^9/L$,也能耐受手术,而不一定输注血小板,如特发性血小板减少性紫癜。血小板计数在$50×10^9/L~100×10^9/L$之间者,应根据是否有自发性出血或创面渗血决定是否输血小板。血小板异常的患者如术中出现不可控的创面出血,即使血小板

计数正常,也是输血小板的指征。一般每单位血小板可使成人的血小板数量增加约 $2 \times 10^9/L \sim 3 \times 10^9/L$。我国规定 1 单位血小板由 200ml 全血制备,血小板含量 $\geqslant 2.0 \times 10^{10}$。对于药物引起血小板功能低下的,如继发于抗血小板治疗者,如果实施较大创伤的手术,术前应停药数天,如氯吡格雷、阿司匹林应停用一周。当发现有血小板功能减退时,成年患者输注 $2 \sim 5U$ 血小板,就可使出血异常获得纠正。

特发性血小板减少性紫癜和血栓性血小板减少性紫癜详见第 4 节。

（三）凝血异常的出血性疾病

1. 血友病详见第 4 节。

2. 遗传性凝血酶原缺乏症　是一种罕见的凝血因子遗传性缺陷。临床表现为程度不同的出血症状,出血倾向的严重性与血浆凝血酶原活性含量有关。杂合子一般无出血症状,少数患者偶有鼻出血、拔牙后出血略多于正常人等症状。纯合子和双重杂合子患者有较严重的出血倾向。鼻出血、月经过多、皮肤瘀斑、血尿、拔牙后出血、创伤或手术后出血较常见。参见第 4 节血友病。

七、血栓性疾病

一些遗传性疾病可导致血栓疾病,如遗传性抗凝血酶缺陷症常发生静脉血栓形成;遗传性蛋白 C 缺陷症和遗传性蛋白 S 缺陷症以静脉血栓多见;异常纤维蛋白原血症主要为静脉血栓形成。

获得性易栓症常见的有抗磷脂血栓形成综合征。临床上表现有复发性静脉血栓栓塞和动脉栓塞。其他可见于骨髓增殖性疾病、恶性肿瘤、系统性红斑狼疮、心脑血管疾病、糖尿病及高脂血症等。

血栓性疾病的术前准备主要是控制和治疗原发疾病,评估原发病与手术麻醉的风险。血栓性疾病通常用抗凝治疗,常应用抗血小板药物、抗凝药物及溶栓药物。相关的麻醉选择见第 5 节。

八、常用治疗方法对患者影响的评估

许多血液系统疾病在治疗时,应用化疗、放疗、免疫治疗及造血干细胞移植等,且常将这些治疗方法联合应用。这些治疗的副作用对机体的影响较大,产生心肺毒性、血液毒性、神经毒性、肝肾功能损害及免疫力下降等,并可能会给麻醉和围手术期处理带来更大的危险。术前要全面评估,术中加强监测,注意麻醉方法和麻醉药物的影响,尽量避免加重对患者心、肺、肾、造血及神经的损害。

（一）化学治疗

化疗对机体的毒副作用:

1. 胃肠道反应　最常见,主要表现为恶心呕吐、腹痛、腹泻。严重者导致全身营养状况低下和水电解质紊乱,降低患者对麻醉的耐受性。

2. 心脏毒性　以阿霉素最常见,可引起心肌损害,重者可出现进行性心力衰竭,甚至死亡。这种心肌损害早期可有多种心电图改变、心律失常,还可出现心包炎、心肌缺血、心肌梗死等。表阿霉素的心脏毒性比阿霉素轻。术前应注意心脏功能的检查与评估。

3. 肺毒性　可表现为呼吸困难、胸闷、干咳。胸部 X 线或 CT 可见肺底或弥漫性肺间质病变。其他表现还可有肺泡出血、胸膜渗出、支气管痉挛等。重者出现呼吸功能障碍、低氧血症。

4. 肝脏毒副作用　化疗药可引起肝功能损害,导致药物性肝炎、静脉闭塞性肝炎及慢性肝纤维化等。术前要注意进行肝功能的评估。

5. 泌尿系统损害　大部分化疗药经肾脏排泄,容易导致肾脏和膀胱的毒性反应,可出现急性肾损害,表现为肾功能障碍、出血性膀胱炎等。

6. 骨髓抑制　主要为粒细胞减少和血小板降低,增加麻醉手术的出血和感染风险。

7. 神经毒性　化疗药常可引起神经的毒性作用,不同的药物可表现不同的症状。多种药物的联合应用,或联合放疗与免疫治疗可增加神经毒副作用的发生。可能有头痛、精神症状、记忆减退、嗜睡及耳鸣等。也有周围神经损害导致感觉减退、腱反射消失。麻醉前应注意评估,避免椎管内麻醉和神经阻滞麻醉加重神经损害。

8. 内分泌紊乱　化疗药可导致内分泌功能紊乱,如高血糖、高血脂及高尿酸、高钾血症、高磷及低钙血症。也可能引起甲状腺、肾上腺功能异常。

（二）免疫治疗

免疫治疗的方法包括应用细胞毒性药物(常用环磷酰胺、甲氨蝶呤、长春新碱、硫唑嘌呤、麦考酚酸酯等)及非细胞毒性药物(如皮质类固醇、环孢素、他克莫司、雷帕霉素、单克隆抗体等)。其常见的毒副作用有:

1. 细胞毒性作用 消化道反应致恶心呕吐、食欲下降;骨髓抑制致白细胞、血小板减少和贫血。

2. 肝肾毒性作用 肝肾是药物代谢和排泄的器官,受损后常见有转氨酶、胆红素、血肌酐和尿素氮升高。

3. 感染 免疫功能抑制后,机体易发生细菌、真菌、病毒等感染,并增加复杂多重感染的可能。

（三）放射治疗

放疗对机体的副作用:

1. 皮肤损伤 可引起放射性皮炎,毛细血管扩张和皮下组织纤维化,表现为局部水肿,常可合并感染,发生放射性蜂窝组织炎。严重者可发生皮肤坏死、溃疡,且不易愈合。术前访视、麻醉操作前应注意检查穿刺部位的皮肤。

2. 心脏损伤 放射治疗淋巴瘤,行胸部照射时,可出现放射性心肌损伤、心包炎等。麻醉前应予以注意和评估。

3. 肺脏损伤 放射性肺损伤可发生肺充血、肺泡纤维蛋白渗出增多或透明膜形成,最后形成肺间质纤维化。存在肺损伤的患者,麻醉和围手术期呼吸管理难度增加,易出现肺部并发症。

4. 肾脏损伤 肾脏对放疗的耐受性低,肾脏接受放疗的患者易致肾损伤,可出现血尿,术前应对肾功能做出评估。

5. 骨髓抑制和淋巴组织损伤 骨髓和淋巴组织对放射线高度敏感。放疗患者可使血细胞普遍减少,出现贫血、血小板减少及白细胞降低。

6. 消化道损伤 放射性消化道损伤可使食管、胃肠道黏膜充血、水肿甚至坏死。表现为食管炎、恶心、呕吐、腹痛、腹泻或便秘等。进一步导致胃肠综合征、水电解质紊乱、蛋白丢失,加重患者的营养障碍。

7. 神经系统损伤 根据放射部位的不同,引起中枢及外周神经损伤。中枢神经系统主要表现为恶心呕吐、头痛、记忆力下降及癫痫发作等。放疗可能导致放射性脊髓损伤,可能在放疗后数月至数年内发生。应注意评估,避免麻醉加重损伤。

8. 头颈部放疗 接受头颈部放射治疗的患者,因咽喉部结构僵硬,宜作为困难气道处理。

（四）造血干细胞移植

常见的并发症有:

1. 各种感染 以巨细胞病毒引起的感染最严重,可表现为间质性肺炎、肠炎、视网膜炎等。间质性肺炎可快速进展为呼吸困难、低氧血症和血流动力学改变。

2. 肝血管闭塞病 主要因肝血管和窦状隙内皮的细胞损害导致血管病变,临床特征是出现体重增加、黄疸、肝肿大、腹水等。重者呈进行性肝脏功能衰竭。

3. 移植物抗宿主病 是最严重的并发症,可出现皮肤病变、消化道症状、肝功能损害,急性重症者可致死。

第3节 麻醉选择

一、麻醉方法选择及注意事项

根据对患者的全面评估、手术部位及手术时长等,选择适当的麻醉方法。对于无出凝血功能障碍的患者,麻醉方法的选择无特殊禁忌,可选用局部麻醉、神经阻滞麻醉、椎管内麻醉和全身麻醉。

有出凝血障碍者在没有做好充分的术前准备情况下,不宜选择椎管内麻醉,以避免硬膜外血肿,引起神经损伤,甚至截瘫。有报道对未诊断的血友病患者实施硬膜外阻滞,出现血肿导致永久性截瘫。有出凝血障碍患者如何进行区域阻滞麻醉,目前没有明确的指南、建议或指导方针,其应用应基于个体患者围手术期并发症和手术转归风险与收益而决断。许多临床实践证明,许多出血性疾病,如血小板减少性紫癜、血友病、血管性血友病等,在积极的术前准备下,输注血小板或凝血因子,达到正常标准后,选用连续硬膜外阻滞仍属安全,一般均可安全进行麻醉和手术。如果腰麻能满足手术要求,建议用细的穿刺针,避免反复多次穿刺,以减少硬膜外血肿的发生。通常情况下,在无出血顾虑以及凝血功能正常的前提下,椎管内麻醉安全的血小板计数在$80×10^9/L$以上,且血小板质量应正常。一些研究表明在血小板计数$50×10^9/L～80×10^9/L$时,成功实施神经阻滞麻醉,未出现血肿等并发症。但目前仍未明确神经阻滞麻醉的最小安全血小板计数。

拟行椎管内麻醉时还应考虑其他风险:如多发性骨髓瘤可能使椎体骨质破坏而压迫神经,术前详细了解神经系统的症状和体征;腰背部接受放疗的患者,因为皮肤受损、组织水肿、易出血等,应放弃硬膜外麻醉;放化疗加重免疫功能的抑制,增加感染机会,应严格遵守无菌操作技术,术后观察肢体感觉和运动的恢复;放化疗对心脏有毒副作用,麻醉中发生低血压、心律失常等的风险大,不适当的麻醉处理可能会出现严重事件,高平面(胸4以上)的硬膜外麻醉阻滞心交感神经,应慎用。

选用气管内插管全身麻醉时应注意操作手法轻柔,保护口咽部黏膜。黏膜的损伤可增加出血和感染。有的易出血患者黏膜损伤后出血不止。选择喉罩可减少黏膜损伤的机会,但也应选用大小合适的号码,用润滑剂涂抹,轻柔操作,避免黏膜下血肿的发生。颌面、颈部放疗的患者,麻醉前要检查口咽、张口、颞颌关节的功能情况,一般认为宜作为困难气道处理。一些白血病患者,如单核细胞白血病和淋巴细胞白血病能引起扁桃体、咽喉部增殖肿胀,造成气管插管困难,并有出血危险。对于白血病、淋巴瘤等可能有纵隔肿块的患者,应注意肿块对气管、支气管及上腔静脉的压迫。压迫严重者全麻诱导给肌松剂后可能出现气道完全梗阻,必要时应清醒插管,气管导管要插到狭窄部位以下。

对于时间不长的浅表手术可以选择局麻复合镇静和镇痛的麻醉方法。如咪达唑仑、丙泊酚或依托咪酯,与芬太尼类镇痛药或氯胺酮复合应用。术前要严格禁食,术中常规吸氧、监测呼吸,出现舌后坠和呼吸抑制时,要托下颌开放上呼吸道或人工辅助通气。

二、麻醉药物的选择

常用的全麻药物、镇痛药、肌松药及局麻药都可用于血液系统疾病的患者。具体麻醉药物的选择和使用剂量应根据患者病情、心血管功能、肝肾功能和手术大小等仔细考虑。

许多血液病患者因疾病本身或放化疗的影响,存在心、肺、肝或肾功能障碍,应选择对心血管抑制轻的药物及对肝肾毒性小的药物。可选用依托咪酯、咪达唑仑、芬太尼等。瑞芬太尼、阿曲库铵、顺式阿曲库铵不经肝肾代谢,可安全用于肝肾功能差的患者。

出血性疾病或有出血倾向的患者还应考虑药物对凝血功能的影响。一些文献报道局部麻醉药可以抑制血小板的功能,从而抑制凝血功能。硬膜外阻滞麻醉时局麻药经硬膜外腔部分吸收入血,减少血小板黏附、聚集和释放,抑制凝血功能。有报道利多卡因和布比卡因均可影响血小板的功能和纤溶系统;左旋布比卡因对血小板也有一定的抑制作用,且与剂量相关。但未见临床应用局麻药导致出凝血异常的报道。丙泊酚有抑制血小板聚集的作用,曾有报道与脂肪乳剂有关,但也有报道是丙泊酚本身抑制了血小板的功能。因此有凝血障碍患者长时间的全麻手术应避免长时间、大剂量地使用丙泊酚。咪达唑仑也有抑制血小板聚集的作用。氟烷和七氟烷可抑制血小板功能,且有剂量相关性。而临床常用浓度的异氟烷、恩氟烷、地氟烷和氧化亚氮对凝血功能几乎没有影响。阿片类药物和肌松剂对凝血基本没有影响。神经安定镇痛药、吩噻嗪类药对凝血机制有影响,应防止过量。有报道个别患者使用氟哌利多后发生白细胞减少或粒细胞缺乏症,吩噻嗪类药物对血液病患者的降压作用也较正常人明显。非甾体抗炎药(NSAID)是围手术期常用的解热镇痛药,其中非选择性NSAID对血小板聚集有明显影响,禁用于血小板异常患者;而选择性COX_2抑制剂则影响明显小。

三、激素的应用

许多血液系统疾病在治疗中常应用肾上腺糖皮质激素。如果患者长期应用激素,可致正常的下丘脑-垂体-肾上腺系统的功能受抑制,在围手术期的应激作用下,有出现肾上腺皮质功能不全的风险。通常围手术期需要补充肾上腺皮质激素,以预防肾上腺皮质功能不全,提高手术麻醉安全性。如果是短小的手术,可以只在手术当天静脉补充氢化可的松50~100mg即可。如果拟实施较大的手术,可于手术前一晚静脉补充氢化可的松50~100mg,手术当日补充100~200mg,并持续用至术后1~2天。遇手术创伤大,术中出血多,循环不稳定的患者应加大激素的用量,术日氢化可的松100~200mg,每6~8小时重复应用。也可以使用其他激素,如甲泼尼松20~40mg或地塞米松10~20mg。

第4节　常见血液病患者的麻醉

患有血液系统疾病的患者,可能会因并发外科系统疾病而需行择期或急诊手术;也可能为明确血液病的诊断或治疗,需做淋巴结活检或脾脏切除术。疾病不同,其病理生理改变不同,其围手术期的麻醉处理具有特殊要求,需作全面考虑。麻醉医师应和内科医师、外科医师及血液病专家进行必要的交流与协作。

一、镰状细胞贫血

（一）病理生理

镰状细胞贫血是一种血红蛋白病引起的遗传性溶血性贫血。血红蛋白是由血红素和珠蛋白组成的结合蛋白。珠蛋白有两种肽链,即 α 链和非 α 链（β、γ 及 δ 链）。β 珠蛋白链的异常使红细胞扭曲成镰状细胞（镰变）。镰变红细胞僵硬,变形性差,在微循环中易遭破坏而发生溶血。镰变的红细胞使微循环血流滞缓、血管堵塞,引起组织缺氧、酸中毒,导致脏器功能障碍。肾髓质的缺氧,高渗,低pH 值环境易导致镰变和血管阻塞,进而引起肾髓质梗死甚至肾乳头坏死。骨营养血管阻塞引起骨坏死。由于经常有血管内溶血,发生色素性胆石症的危险增加。

（二）临床表现

患者出生 4~6 个月就可表现有黄疸、贫血及肝、脾肿大,患儿发育较差。重者可有腹痛、气促和血尿。若伴发感染可使病情恶化,甚至死亡。

血管闭塞危象为本病的突出表现,主要表现为疼痛及器官损害。常出现躯干及四肢剧烈疼痛,若内脏及脑梗死则出现相应症状和体征。诱因常为感染、脱水及酸中毒。

杂合子红细胞内异常的血红蛋白在 20%~40% 之间,在正常情况下一般不发生镰变,也不发生贫血,临床可无症状。仅在严重缺氧情况下才出现微循环障碍。低氧血症、低温、低灌注及酸中毒是诱发红细胞镰变的因素。

大约30%的镰状细胞病患者肺动脉压升高,其原因是多因素的,其中血管内溶血导致的内皮细胞功能障碍起了重要的作用。

（三）治疗

本病无特殊治疗,应预防感染和防止缺氧。溶血发作时可予供氧、补液和输血等。发生脾功能亢进,脾脏肿大扣留大量红细胞和血小板产生"脾隔离危象"者,须紧急脾切除。30%~40%的镰状细胞患者可发生股骨头无菌性坏死,其中17%需行全髋关节置换。有症状的胆石症需行胆囊切除。

（四）术前评估和准备

术前评估包括有无血管阻塞症状及后遗症、发热、感染、脱水等。评估器官功能,尤其是肺功能。镰状细胞贫血患者必须做好充分的术前准备,控制感染,使血红蛋白在一个可接受的范围之内。应根据患者的全身情况、手术种类来决定是否需要术前输血。建议在行大手术时进行部分交换输血,使循环血中异常的血红蛋白低于30%,以减少红细胞的镰变。输血的目的是为了使血细胞比容达到35%~40%,正常血红蛋白达到40%~50%,降低血液黏滞度,增加携氧能力,降低镰变。

（五）麻醉与围手术期管理

麻醉可选择全身麻醉、椎管内阻滞或神经阻滞麻醉。阻滞麻醉的优点是扩张血管利于改善血液循环;提供良好镇痛,减少应激反应。全麻的优势是能够提供充分的氧供。

因为低氧血症、低温、低灌注及酸中毒是诱发红细胞镰变的因素,所以围手术期应注意避免和预防。提供充足的吸入氧浓度避免低氧血症。做好麻醉管理,维持血流动力学平稳,避免血压下降和心动过缓引起的脏器血流瘀滞和低灌注,维持正常的血容量和心排血量,保证组织氧供,避免酸中毒。避免通气不足,防止呼吸性酸中毒。动态测量动脉血气,监测患者酸碱平衡状态。调节合适室温,温毯保温,液体加温输入,以避免低体温。不建议使用止血带,若必须使用止血带,尽可能减低压力,缩短时间。放止血带时应特别注意防止缺氧、防止呼吸性酸中毒和代谢性酸中毒。

大多数围手术期死亡发生于术后,低氧血症和肺部并发症是最重要的危险因素,因此要加强术后管理。全麻最常见的并发症是肺不张,术后必须充分氧疗,继续保温、镇痛。术后注意变换体位和早期运动,避免肢体血流不畅而发生血栓。

二、淋 巴 瘤

（一）病理生理

淋巴瘤起源于淋巴结或淋巴组织，是免疫系统恶性肿瘤，可发生于身体的任何部位，表现为淋巴结肿大，可伴有器官压迫症状。病变侵及结外组织如扁桃体、鼻咽部、胃肠道、脾及骨髓等，则表现为相应组织器官受损症状。根据组织病理学特征将淋巴瘤分为霍奇金淋巴瘤和非霍奇金淋巴瘤。

（二）临床表现

霍奇金淋巴瘤首发症状常是无痛性颈部或锁骨上淋巴结进行性肿大，其次为腋下淋巴结肿大。少数患者可浸润器官组织或因深部淋巴结肿大压迫，引起各种相应症状。发热、盗汗、瘙痒及消瘦等全身症状较多见。非霍奇金淋巴瘤对各器官的压迫和浸润较霍奇金淋巴瘤多见，常以高热或各器官、系统症状为主要临床表现。

淋巴瘤的治疗以化疗为主，化、放疗结合的综合治疗，合并脾功能亢进者如有切脾指征，可行脾切除术以提高血象，为化疗创造有利条件。

（三）术前评估

主要评估肿大淋巴结或淋巴组织压迫器官脏器而对器官功能的影响，以及对麻醉的影响。有些类型淋巴瘤病变发展迅速，肿瘤可在短时间内迅速增长，如纵隔内的肿瘤可在几天内对心脏、肺部功能产生明显影响：

1. 咽部淋巴病变有吞咽困难、鼻塞、鼻出血及颌下淋巴结肿大，可能造成困难气道。

2. 纵隔肿块压迫气管或支气管，引起呼吸困难、肺不张。严重者麻醉诱导后有导致气管塌陷、气管导管置入困难的危险。

3. 纵隔肿块还可压迫上腔静脉导致头面部、上肢水肿，使口、鼻咽腔黏膜水肿、狭窄，造成气管插管困难。

4. 硬膜外浸润压迫脊髓，重者导致截瘫。麻醉前应注意评估。

5. 压迫胆道系统可致黄疸，应注意肝功能及凝血功能。

6. 腹膜后淋巴结肿大可压迫输尿管，引起肾盂积水。肾损害主要为肾肿大、高血压、肾功能不全及肾病综合征。

7. 侵及胸椎及腰椎，使腰椎或胸椎骨质破坏，可导致脊髓压迫症状。

（四）麻醉与围手术期管理

鉴于淋巴瘤的肿瘤压迫症状，麻醉医师应作相应准备和选择。肿瘤压迫气管或支气管，使之移位或狭窄，使呼吸道不畅。对于有气管插管困难的，要做好困难气道的准备，如可视喉镜、纤维支气管镜、可插管喉罩等，以免出现紧急情况后忙乱。纵隔大肿块明显压迫气管者，全麻诱导时应警惕气管塌陷致气道梗阻，预计可能出现气管导管不能插入和气道不能通气的险情。应考虑清醒插管，并考虑应用加长的气管导管通过狭窄区域。

对于纵隔肿瘤压迫纵隔血管致上腔静脉压迫综合征的患者，麻醉医师要注意上肢和头面部水肿及脑水肿的情况。肿胀严重者，皮肤组织发硬，弹性差，托下颌困难。警惕口、鼻、咽部黏膜严重水肿使鼻腔、口咽腔变窄，使通气和气管插管困难。在下肢开放粗大的静脉，以便快速输血输液。

胸颈部放疗的患者，行中心静脉穿刺时要注意皮肤的放射性损害，避免皮肤穿刺损害后经久不愈。颌面、颈部放疗的患者，麻醉前要检查口咽、张口、颞颌关节的功能及颈部活动度情况，评估气管插管难易程度。

警惕肿瘤侵及导致的神经症状和脊髓压迫症状，避免椎管内麻醉，否则可能导致截瘫。

三、多发性骨髓瘤

（一）病理生理

多发性骨髓瘤是浆细胞的恶性肿瘤。骨髓瘤细胞在骨髓内克隆性增殖，引起溶骨性骨骼破坏；骨髓瘤细胞分泌单株免疫球蛋白，正常的多株免疫球蛋白合成受抑，本周蛋白随尿液排出；常伴有贫血，肾衰竭和骨髓瘤细胞髓外浸润所致的各种损害。

（二）临床表现

1. 骨骼破坏　骨骼破坏可导致骨质疏松及溶骨性破坏，常见症状为骨痛，活动或扭伤后剧痛者可能出现自发性骨折，多发生在肋骨、锁骨、下胸椎和上腰椎。广泛的溶骨造成高钙血症和尿钙增多。

2. 髓外浸润　出现淋巴结、肾脏和肝脾肿大。胸、腰椎破坏压迫脊髓导致截瘫。多发性神经病变，呈双侧对称性远端感觉和运动障碍。

3. 感染　是导致死亡的第一位原因。因正常多株免疫球蛋白产生受抑及中性粒细胞减少，免疫力低下,容易发生各种感染,甚至脓毒血症。

4. 高粘滞综合征　骨髓瘤细胞分泌的单株免疫球蛋白(M 蛋白)增多,尤以 IgA 易聚合成多聚体,可使血液粘滞性过高,引起血流缓慢、组织淤血和缺氧。在视网膜、中枢神经和心血管系统尤为显著。症状有头昏、眩晕、眼花、耳鸣、手指麻木、冠状动脉供血不足、慢性心力衰竭等。

5. 出血倾向　鼻出血、牙龈出血和皮肤紫癜多见。原因是骨髓瘤患者血小板减少,M 蛋白包在血小板表面,影响血小板的功能;M 蛋白与纤维蛋白单体结合,影响纤维蛋白多聚化,M 蛋白还可直接影响因子Ⅷ的活性;高免疫球蛋白血症和淀粉样变性损伤血管壁。

6. 肾功能损害　为仅次于感染的致死原因。临床表现有蛋白尿、管型尿和急、慢性肾衰竭。急性肾衰竭多因脱水、感染、静脉肾盂造影等引起。慢性肾衰竭主要是本周蛋白对肾小管细胞的损害。

7. 淀粉样变性　主要是大量 M 蛋白沉积于组织中所致。可见舌肥大、腮腺肿大、肝脾肿大,严重者可导致心脏扩大、充血性心力衰竭。

(三) 术前准备

多发性骨髓瘤的患者常因骨骼损害而行矫形外科手术。因为疾病及放化疗对机体的影响,患者可能有心、肝、肾等损害、贫血及血小板减少等,术前应做相关检查和治疗。对于高钙血症患者,应予补足水分、联合应用利尿剂和肌注降钙素促进钙的排出。

(四) 麻醉和围手术期管理

累及脊柱引起脊髓或神经根病变时,应禁用椎管内麻醉。有报道应用椎管内麻醉后出现神经功能损害症状,且治疗后不缓解,疑硬膜外血肿导致,行椎板减压取出的组织经检查证实为骨髓瘤。

应关注患者肾功能状态,手术及麻醉中注意维护肾功能,尽量使用不经肾脏排泄和肾毒性小的药物,术中维持血流动力学平稳,维护肾灌注。

注意高钙血症、血黏滞度过高致冠状动脉供血不足等对心脏的影响,对术前有冠心病表现或心功能不全者,麻醉手术风险增加,应加强围手术期血流动力学监测,尽量维持心肌氧供需平衡。行脊柱手术时,可能出血多、出血速度快,应做好快速输血的准备,并做好容量监测及管理。同时要监测脑栓塞的相关指标,全麻下术中发生脑栓塞,术后将出现苏醒延迟。

四、急性非淋巴细胞白血病

急性非淋巴细胞白血病是造血干细胞的恶性克隆性疾病,分为 8 型,即急性髓细胞白血病未分化型(M_0);急性粒细胞白血病未分化型(M_1);急性粒细胞白血病部分分化型(M_2);急性早幼粒细胞白血病(M_3);急性粒-单核细胞白血病(M_4);急性单核细胞白血病(M_5);红白血病(M_6);急性巨核细胞白血病(M_7)。

(一) 病理生理

急性非淋巴细胞白血病骨髓中异常的原始细胞及幼稚细胞(白血病细胞)大量增殖。白血病细胞增殖失控,分化成熟能力丧失,在骨髓中大量聚积,各阶段不成熟的细胞进入血液,不断地侵入全身的组织和器官,形成组织脏器内白血病细胞浸润,引起组织及器官受累的各种相应症状和体征。

白血病细胞的大量增殖抑制正常造血,使正常的白细胞、红细胞和血小板生成显著下降。

(二) 临床表现

主要表现为贫血、发热、感染及出血。

1. 发热和感染　多数患者以发热起病。感染可发生在各个部位,以口腔炎、牙龈炎、咽峡炎最常见;肺部感染、肛周炎、肛旁脓肿亦常见,严重时可致败血症。

2. 出血　血小板的减少和白血病细胞浸润对血管壁的损伤,致 40% ~ 70% 的患者伴出血倾向。皮肤、齿龈、鼻出血常见;视网膜出血可致失明;颅内出血时会发生头痛、呕吐、瞳孔大小不对称,甚至昏迷而死亡。

3. 贫血　红细胞生成减少、化疗、出血等均可致患者贫血。

4. 淋巴结和肝脾肿大　白血病细胞增殖浸润使淋巴结和肝脾肿大。纵隔淋巴结肿大严重者引起气管、颈静脉压迫症状。

5. 神经系统　中枢神经系统白血病表现有头痛、头晕、呕吐、颈项强直,甚至抽搐、昏迷。

6. 心脏和呼吸系统　一些患者心肌及心包受累,可表现为心肌炎、心律失常、心力衰竭。肺部可因感染、白血病细胞浸润及瘀滞导致肺动脉栓塞、呼吸衰竭。

7. 高白细胞血症　当循环血液中白细胞数 > $200×10^9$/L,患者可产生白细胞淤滞,表现为呼吸困难、低氧血症、反应迟钝、言语不清以及颅内出血等。

病理学显示白血病血栓栓塞与出血并存,高白细胞不仅会增加患者早期死亡率,也增加髓外白血病的发病率和复发率。

8. 其他 关节骨骼疼痛,眼部粒细胞白血病形成粒细胞肉瘤或绿色瘤,睾丸出现无痛性肿大,消化道系统受累,白血病细胞的高代谢状态和化疗后白血病细胞的大量崩解所导致的高尿酸可引起肾功能损害。

(三) 术前准备

如果疾病正处于缓解期,手术危险性不大;处于部分缓解期时,手术也相对安全。急性白血病患者因易感染、出血、贫血及高代谢等,通常非急症者不宜行手术治疗。若行手术时应尽量做好术前准备。术前作血红蛋白、血细胞压积、血小板、电解质、肌酐及尿素氮的检测;胸片或胸部 CT 了解可能的纵隔肿块和肺部情况。若有严重贫血,应输注去白细胞的浓缩红细胞;血小板低于 $50 \times 10^9/L$ 时,最好输入人类白细胞抗原相容性血小板。出现高白细胞血症时,应紧急使用血细胞分离机,单采清除过高的白细胞(M_3 型不首选),同时给予化疗和水化。

(四) 麻醉及围手术期管理

根据患者病情、手术大小等选择麻醉方法。如果考虑应用椎管内麻醉,在麻醉前要注意血小板和凝血功能的检查,并结合患者有无出血倾向,推断有无椎管内麻醉禁忌证。在进行深静脉穿刺或深部神经阻滞时也应估计出血的问题。

患者口咽及呼吸道黏膜发生变化,有明显出血倾向,特别是血小板减少时,轻微的操作也可引起黏膜出血。

血中白细胞 $>100 \times 10^9/L$ 时,输入浓缩红细胞可引起高白细胞血症的症状。根据临床情况,在白细胞降低之前,即使血红蛋白仅为 70g/L,也不应输注,以免使血液黏滞度升高。如心肺功能良好、无急性感染,机体应能耐受血红蛋白 70 ~ 80g/L。

正常的粒细胞减少、化疗药物对骨髓的毒性抑制、肾上腺皮质激素的应用都使患者易受病原体感染。麻醉的各种操作都应注意严格无菌技术,尽量减少损伤。

五、真性红细胞增多症

真性红细胞增多症是以克隆性红细胞增多为主的骨髓增殖性疾病,可同时有血小板、白细胞的增多。大部分真性红细胞增多症患者无症状,只在筛查或因为其他疾病检查时而被诊断。

(一) 病理生理

1. 出血倾向 造成真性红细胞增多症出血倾向的原因有血管内皮损伤、血小板第 3 因子减少及功能异常、血块回缩不良等。

2. 血栓栓塞 血液黏滞度高、血小板增多、血流缓慢、组织缺氧,有血栓形成、栓塞的可能。

(二) 主要临床表现

临床以红细胞数量及容量显著增多为特点,男性血红蛋白 $>180g/L$,女性 $>170g/L$。血液黏滞度增高,导致全身各脏器血流缓慢和组织缺氧,可出现头痛、疲乏、健忘等症状;血栓形成,导致栓塞,最常见于四肢、肠系膜、脑及心脏冠状血管,出现相应症状;其出血倾向可见于创伤或手术后出血不止;高尿酸血症可产生继发性痛风、肾结石及肾功能损害。约一半的病例有高血压。2/3 的患者有轻度肝肿大,后期可导致肝硬化。大多数患者有脾肿大,可发生脾梗死,引起脾周围炎。

(三) 术前准备

本病麻醉手术的风险在于出血与血栓形成,术前控制红细胞和血小板的数量是预防围手术期并发症的最主要措施。

1. 评估各脏器的功能 注意栓塞症状,评估心、脑及肾脏功能。

2. 降低血液黏滞度 可通过放血和血液稀释降低血液黏滞度。术前采集适量自体血储存,一方面可降低血细胞比容和血压,另一方面在术中大出血时可以回输自体血。术前推荐维持血细胞比容男性低于45%,女性低于42%,孕妇低于36%,血小板计数低于 $400 \times 10^9/L$。放血量较大者适当输入晶体液、胶体液或血浆。

3. 出血倾向 真性红细胞增多症术中易出血、栓塞,当血细胞比容增至 60% ,可出现凝血酶原减少,部分凝血酶时间显著延长和纤维蛋白下降,出现出血倾向。术前经放血治疗、血液稀释后,也应注意出血倾向。必要时准备新鲜冰冻血浆、冷沉淀物或凝血酶原复合物。

4. 年龄 >65 岁、有血栓形成史、糖尿病史、吸烟和脾切除术后的患者,血栓形成发生率增高。抗血小板治疗可减少心血管事件的发生。

(四) 麻醉与围手术期管理

因真性红细胞增多症有出血倾向,不宜选择区域阻滞麻醉,多采用全身麻醉。全麻实施气管内插管时,应强调保护口、咽喉和气管黏膜,防止损伤和出血。可以采用静吸复合麻醉,维持适当的麻醉深度和血流动力学的稳定。避免高血压引起颅内出血,避免低血压、脱水、低体温引起血栓形成。麻醉中监测血氧饱和度和呼气末 CO_2 浓度,以便及早发现并避免低氧血症或高碳酸血症。术中可应用激素如氢化可的松 100mg 单次静脉缓慢注射,以改善毛细血管功能状态,使出血倾向好转,并可抑制血小板抗体生成,减少血管通透性,提高手术和麻醉的安全性。

六、血　友　病

(一) 病理生理

血友病是一组因遗传性凝血活酶生成障碍引起的出血性疾病,包括血友病 A、血友病 B 及遗传性凝血因子Ⅺ(FⅪ)缺乏症(也称血友病 C),其中以血友病 A 最为常见。血友病 A 和血友病 B 是 X 染色体连锁的隐性遗传性出血性疾病,绝大部分为男性患者。血友病 A 是凝血因子Ⅷ(FⅧ)质或量的异常所致,血友病 B 为凝血因子Ⅸ(FⅨ)质或量的异常所致。FⅧ或 FⅨ的异常造成内源性凝血途径障碍和出血倾向。遗传性 FⅪ缺乏症为常染色体隐性遗传性疾病,较为罕见。血友病 A 的患者数约占血友病的 85%,血友病 B 为 14%,遗传性 FⅪ缺乏症 1%。

(二) 临床表现

血友病以出血及出血压迫症状为主要临床表现。

1. 出血　出血的轻重与血友病类型及相关因子缺乏程度有关。血友病 A 出血较重,血友病 B 则较轻。通常将 1ml 正常人血浆中的 FⅧ含量定义为 1 单位(U),FⅧ活性正常值为 50% ~150%(根据检测仪器和方法的不同可能会有一些差异)。临床上 FⅧ活性达到 30%,可使凝血功能的检查在正常值范围内。按血浆 FⅧ的活性水平,可将血友病 A 分为 3 型:FⅧ活性低于健康人的 1% 为重型,相当于健康人的 1% ~5% 为中型,相当于健康人的 5% ~25% 为轻型。血友病 B 也根据临床严重程度与 FⅨ的相对活性分为 3 型:重型(≤1%),中型(1% ~5%),轻型(5% ~40%)。重型可有关节、肌肉、内脏、皮肤黏膜等反复自发性出血;中型有自发性出血,但创伤、手术后有严重出血;轻型常无自发性出

血,但创伤、手术后出血明显。

实验室检查可见 FⅧ促凝活性水平低下、活化部分凝血酶原时间(APTT)明显延长,而凝血酶原时间、出血时间及血小板计数均正常。

血友病的出血多为自发性或轻度外伤、小手术后(如拔牙、扁桃体切除)出血不止,关节腔或深部组织出血是本病的特征。常表现为负重关节或负重肌肉群,如膝、踝关节等反复出血,最终可致关节肿胀、僵硬、畸形,可伴骨质疏松、关节骨化及相应肌肉萎缩(血友病关节)。深部组织出血如腰大肌、臀部肌肉等。

重症患者可发生呕血、咯血,甚至颅内出血。约四分之一的血友病患者死于颅内出血。皮肤紫癜少见。

2. 血肿压迫症状及体征　血肿压迫周围神经可致局部疼痛、麻木及肌肉萎缩,压迫血管可致相应供血部位缺血性坏死或淤血、水肿,口腔底部、咽后壁、喉及颈部出血可致呼吸困难甚至窒息,压迫输尿管致排尿障碍等。

血友病 A 的症状较血友病 B 的症状重。

(三) 术前准备

未纠正的凝血障碍是手术禁忌,即使是拔牙等小手术也应尽量避免。围手术期准备应充分。

1. 替代治疗　血友病的术前准备主要是补充凝血因子,使之达到一定水平,以纠正凝血障碍,防止出血过多。由于 FⅧ的半衰期不长,为了弥补术中的丢失及术后的代谢,血友病患者围手术期 FⅧ的补充应维持到创口愈合为止。目前尚无指南明确指出各类手术围手术期 FⅧ输注标准,但多数文献建议,实施拔牙或脓肿切开等小手术时,应将 FⅧ的活性提高到 30%。较大的手术要提高至 60% 以上,且术后维持 FⅧ至少在 30% 以上持续 10 ~14 天,直至创口愈合。对于大的骨科手术,如膝关节、髋关节置换,替代治疗应持续 4 ~6 周。血友病 B 手术要求 FⅨ活性达正常的 60%,术后至少维持 20% 10 ~14 天,大的矫形外科手术应适当延长。术后监测至少 2 次/天,使最低浓度达到足够止血的水平。较大腹腔内、心血管、颅内等手术前 1 ~2 小时,应将 FⅧ补充至>100%,同时监测凝血因子水平并维持凝血因子正常。手术后 4 天应维持 FⅧ在正常水平的 80%以上,术后 5 ~8 天维持 30% ~40%,此后的 2 ~4 周维持 10% ~20%。

新鲜冰冻血浆含所有的凝血因子,通常 1ml 血浆含 1 单位的 FⅧ。每输入 1ml/kg 血浆,可提高患

者 FⅧ或 FⅨ水平 2%。FⅧ的用量可以按以下公式计算：

FⅧ需要量（U）＝（预期 FⅧ活性%－患者 FⅧ活性%）×体质量/2。如果将一位 70kg 的血友病患者的 FⅧ活性从 5% 调至 60%，所需的 FⅧ为：

$$（60\%－5\%）×70kg÷2＝1925 单位$$

由于血浆用量大，引起血容量增加，故宜用 FⅧ制剂，如冷沉淀物（主要含 FⅧ、vWF 及纤维蛋白原等，其 FⅧ浓度较血浆高 5 倍～10 倍）或浓缩 FⅧ等。FⅧ的半衰期是 10～12 小时，所以应每 12 小时输注一次。浓缩 FⅨ或凝血酶原复合物（含 FⅩ、Ⅸ、Ⅶ、Ⅱ）适应于血友病 B，FⅨ的半衰期为 18～30 小时，故每日 1 次即可。

2. 血友病抑制物的准备　对临床上有反复应用血制品治疗史的患者，术前替代治疗后，监测活化部分凝血酶时间、FⅧ或 FⅨ的活性仍不能满足术前要求时，需怀疑是否出现 FⅧ或 FⅨ抑制物（FⅧ或 FⅨ抗体），应做相应检查。有抑制物的血友病患者暂缓择期手术，应用免疫抑制剂阻止抑制物的产生或加重。血友病 A 患者出现抑制物时，首选血浆源性人 FⅧ浓缩物或凝血酶原复合物。血友病 B 患者出现抑制物时，首选凝血酶原复合物或 FⅨ浓缩物。可用 1-去氨基-8-D-精氨酸加压素（DDAVP）治疗，可以提高 FⅧ浓度 2 倍～4 倍，但此药对重型血友病 A 患者无效。

3. 术前 1 周不可服任何含阿司匹林的制剂及非甾体类抗炎药。

（四）麻醉与围手术期管理

未诊断治疗的血友病患者手术中可出现严重出血，甚至危及生命。通常对血友病患者麻醉选择应禁用神经阻滞及椎管阻滞，多选用全身麻醉。避免肌内注射，以免引起血肿。但有许多临床报道，在麻醉前及围手术期输入凝血因子，维持正常 FⅧ水平，即 FⅧ为 100% 时，可安全地行椎管内及外周神经阻滞。具体麻醉方法的选择应结合患者病情、手术大小、并发症的风险等，权衡利弊作出决定。

全麻插管应手法轻柔，以避免唇、舌及口咽部黏膜损伤。应避免经鼻盲探气管内插管，以防止鼻咽部黏膜出血。未给予足够凝血因子替代治疗前不应盲目地行气管插管，因舌、口咽部血肿可能完全阻塞上呼吸道。

可采用有创动脉监测，既能及时观察血压变化，利于术中维持血流动力学平稳，又能避免无创测压时袖带反复充气对上肢血管的损伤。手术中可附加

应用抗纤溶药如氨基乙酸和氨甲环酸。

七、血管性血友病

（一）病理生理

血管性血友病是血管性血友病因子（vWF）异常的遗传性出血疾病。vWF 对 FⅧ起两种作用，首先是保护 FⅧ不会被降解和清除，延长其血浆半衰期；其次是促进 FⅧ生成与释放。vWF 在血小板与血管壁的结合中起着重要的桥梁作用。vWF 使活化的血小板牢固地黏附于受损血管内皮并诱导血小板聚集。vWF 生成减少或功能异常使血小板黏附、聚集功能障碍。

（二）临床表现

出血倾向是本病的突出表现。与血友病比较，其出血在临床上有以下特征：

1. 出血以皮肤黏膜为主　如鼻出血、牙龈出血、瘀斑等，外伤或小手术（如拔牙）后的出血也较常见。

2. 男女均可发病　女性月经过多及分娩后大出血。

3. 随者年龄的增长出血倾向可以减轻　可能与随着年龄增长而 vWF 活性增高有关。

4. 自发性关节、肌肉出血相对少见，由此致残者亦少。

（三）术前准备

1. 替代治疗　新鲜冷冻血浆及冷沉淀物、FⅧ浓缩制剂等均含有 vWF，手术前适量补充可有效提高 vWF 水平，同时还可补充 FⅧ。如需行大型手术，剂量应酌情增加，最好在术前 24h 输入。

重组人活化因子Ⅶ（rFⅦa）也可有效治疗血管性血友病患者的难治性出血，对于产生了 vWF 抗体的患者也有预防出血的作用。常用剂量是 90μg/kg，每 2～3 小时静脉注射，直至出血停止。

2. 去氨加压素（DDAVP）　可促进 vWF 由内皮细胞释放，使血浆 vWF 浓度增加 2～6 倍，并提高 FⅧ活性，对大多数血管性血友病有效。

3. 糖皮质激素　对反复输入 vWF 制剂后产生抗 vWF 抗体的患者，应用糖皮质激素有一定的治疗作用。

4. 剖腹产患者的术前准备　孕妇行剖腹产时通常不需替代治疗，因为妊娠晚期 vWF 的浓度可增加 3～4 倍，出血并发症并不常见。但应警惕产后出

血,因为产后 vWF 的浓度可迅速下降,应该给予止血治疗。

5. 应注意 vWF 的浓度在不同时间变化大,感染、妊娠、避孕药及手术等应激时,vWF 的浓度增加。

（四）麻醉与围手术期管理

血管性血友病的麻醉原则同血友病。椎管内麻醉有引起椎管内血肿的危险,应禁用。原则上应选用全身麻醉。

在积极的术前准备后,确定去氨加压素有效,术前进行了替代治疗,也可选用椎管内麻醉,同时避免使用抑制血小板功能的止痛药。

妊娠末期的产科血管性血友病 I 型患者,其凝血功能常常处于正常状态。这些患者行神经阻滞麻醉往往可不需补充凝血因子。

八、特发性血小板减少性紫癜

特发性血小板减少性紫癜（idiopathic thrombocytopenic purpura,ITP）是免疫介导的血小板过度破坏所致的出血性疾病。在大多数患者体内可检出抗血小板自身抗体,又称为特发性自身免疫性血小板减少性紫癜。

（一）病理生理

ITP 与多种病毒感染相关,病毒改变血小板膜糖蛋白的结构,形成自身抗体破坏血小板。自身抗体致敏的血小板被单核-巨噬细胞系统过度吞噬破坏,使血小板寿命显著缩短。ITP 以广泛皮肤黏膜及内脏出血、血小板减少、骨髓巨核细胞发育成熟障碍、血小板生存时间缩短及出现血小板膜糖蛋白特异性自身抗体等为特征。

（二）临床表现

1. 急性型　儿童多见。多数患者发病前 1 ~ 2 周有病毒感染史。表现为皮肤黏膜出血或内脏出血。可有全身皮肤瘀点、紫癜、瘀斑,严重者可有血泡及血肿形成;鼻出血、牙龈出血、口腔黏膜及舌出血;损伤及注射部位可渗血不止或形成瘀斑。当血小板低于 $20×10^9/L$ 时,可出现内脏出血,如呕血、黑便、咯血、血尿、阴道出血等。颅内出血是本病致死的主要原因。如果出血量过大,可出现程度不等的贫血、血压降低甚至失血性休克。

2. 慢性型　成人多见。起病隐匿,多在常规查血时偶然发现。出血倾向多数较轻,但易反复发生。可表现为皮肤、黏膜瘀点、紫癜、瘀斑及外伤后止血

不易等,鼻出血、牙龈出血亦常见。严重内脏出血较少见,但月经过多较常见。患者病情可因感染等而骤然加重,出现广泛、严重的皮肤黏膜及内脏出血。病程长者可有贫血和脾肿大。

（三）术前准备

ITP 患者行手术治疗时血小板计数要求大于 $80×10^9/L$,低于 $50×10^9/L$ 创面出血可能性增加。小于 $20×10^9/L$ 常出现严重出血。

1. 对拟行择期手术的患者术前的措施有:①给予免疫球蛋白 0.4g/kg,静脉滴注,4 ~ 5 天,常可提升血小板数量。作用机制与封闭单核-巨噬细胞受体、中和抗体及调节免疫等有关;②大剂量甲泼尼龙 1g/d,静脉注射,3 ~ 5 天,可通过抑制单核-巨噬细胞系统而发挥作用;③输注血小板:术前、术中及术后输注单采血小板或血小板悬液,并检测血小板数量。从 200ml 循环血中单采所得的血小板为 1 单位血小板。成人输 1 单位血小板大概可升高血小板 $2×10^9/L ~ 3×10^9/L$。可根据病情使用;④血浆置换:3 ~ 5 天内,连续 3 次以上,每次置换 3000ml 血浆,也有一定的效果。

2. 对行急诊手术的患者,如阑尾炎、胃肠穿孔等,如术前血小板过低,围手术期应输注血小板。

3. 对行脾切除治疗 ITP 的患者,或妊娠末期行剖腹产的患者,对血小板的要求不一定严格。血小板在低于 $50×10^9/L$ 时,也能耐受手术,而无过量出血。

4. 禁用抑制血小板的药物。

（四）麻醉及围手术期管理

术前综合评估患者的病情、血小板数量及质量、出血情况、手术的种类及大小,做出适当的麻醉选择。对于大手术、有出血倾向的患者选用全身麻醉。各种麻醉操作应轻柔、谨慎,避免出现出血和血肿。

ITP 患者选用椎管内麻醉应慎重,以避免出现硬膜外血肿,压迫脊髓造成截瘫。虽然有许多临床报道 ITP 患者在血小板低于正常值的情况下应用了椎管内麻醉,如血小板 $75×10^9/L ~ 100×10^9/L$ 时、甚至 $50×10^9/L ~ 75×10^9/L$ 时应用硬膜外阻滞;或血小板 $50×10^9/L ~ 75×10^9/L$,甚至低于 $50×10^9/L$ 应用腰麻,没有出现血肿并发症,但是没有一个具体的指南供临床参考。一般认为血小板低于 $80×10^9/L$,椎管内血肿的风险明显增大,应综合考虑椎管内阻滞的利益和风险,做出个体化的麻醉选择。

术中根据出血情况和血小板监测数据,酌情输入浓缩红细胞及血小板制剂。

对于术前用激素治疗的患者,围手术期应给予强化剂量,预防肾上腺皮质功能衰竭。

九、血栓性血小板减少性紫癜

血栓性血小板减少性紫癜(thrombotic thrombocytopenic purpura,TTP) 是一种较少见的弥散性微血管血栓-出血综合征。TTP 有遗传性和获得性两类。

(一) 病理生理

遗传性 TTP 患者多为基因突变所致,而多数获得性 TTP 病因不明,少数继发于妊娠、药物、自身免疫性疾病、严重感染、肿瘤、造血干细胞移植等。TTP 因异常的血小板黏附与聚集,在微血管内形成血小板血栓,血小板消耗性减少,继发出血、微血管管腔狭窄、红细胞破坏、受累组织器官损伤或功能障碍。

(二) 临床表现

临床以血小板减少性紫癜、微血管病性溶血、神经精神症状、肾损害和发热典型五联征表现为特征。女性多发。

1. 出血 血小板消耗性减少引起皮肤、黏膜、视网膜出血,严重者可发生内脏及颅内出血。

2. 微血管病性溶血 红细胞机械性损伤引起溶血,导致贫血、黄疸和脾大。

3. 神经精神症状 可表现为头痛、意识紊乱、淡漠、失语、惊厥、视力障碍、谵妄和偏瘫等,变化多端。

4. 肾脏表现 肾血管受累致肾损害,有蛋白尿、血尿及急性肾衰竭。

5. 发热 见于半数患者。

(三) 术前准备

1. 血浆置换和输注新鲜冷冻血浆 血浆置换为首选治疗,置换液应选用新鲜血浆或冰冻血浆。由于 TTP 病情凶险,诊断明确或高度怀疑本病时,应即刻开始治疗。遗传性 TTP 患者可输注冰冻血浆。每天置换 1～1.5 个血浆容量,直至血小板计数正常和溶血消失。

2. 糖皮质激素 血浆置换的同时应用激素。

3. 其他疗法 大剂量静脉输注免疫球蛋白,长春新碱、环孢素、环磷酰胺等对获得性 TTP 可能有效。

(四) 麻醉及围手术期管理

TTP 患者可能行急诊手术如剖腹产术,或脾切除术。脾切除后去除了扣押及破坏血小板和红细胞的场所,在部分难治性患者中有效。此类患者多选全身麻醉,应避免因气管插管所致的黏膜损伤。

当 TTP 伴严重血小板减少时可输注血小板,其目的是为了防止严重出血并发症,如致死性出血或颅内出血。否则禁忌输血小板。因为输入的血小板很快被消耗,不但不能止血,反而使血栓形成加快,病情恶化。有报道 TTP 患者血小板输注后引起突然死亡,减低生存率和延迟恢复。

术前应给予输血以纠正或改善贫血,并且通过抗血小板聚集治疗控制血栓形成,才可以进行脾切除或其他手术。术中出血时应输注新鲜冰冻血浆。

第5节 抗凝治疗与麻醉选择

近年来抗凝治疗有了较大进展,麻醉医师经常面对许多抗凝治疗与手术麻醉的问题。一些患者既往长期服用抗凝药物以预防心、肺、脑血管缺血事件的发生,主要为房颤、冠心病、经皮冠状动脉介入治疗后、动静脉血栓及心脏瓣膜置换术后等。另一些老年心血管病、创伤骨折、关节置换等患者,面临围手术期静脉血栓的巨大风险,可以受益于抗凝治疗的应用。面对这些患者应如何选择麻醉,麻醉医师必须谨慎考虑。单从麻醉选择考虑,抗凝患者禁用椎管内麻醉。若全面参考患者病情、手术大小、围手术期并发症、医疗费用、术后镇痛及康复等,椎管内麻醉可能优于全身麻醉。这部分抗凝患者的麻醉选择对麻醉医师提出了严重挑战。麻醉医师要了解抗凝治疗对于不同的患者所用的药物和方法不同。美国和欧洲相关麻醉学会或组织相继发布了抗凝治疗患者的麻醉指南。2008 年,我国也提出了围手术期抗凝药物治疗患者椎管内血肿的预防原则的专家共识。

一、抗血小板药物

抗血小板药物普遍应用于预防动脉血栓形成,如稳定性和不稳定性心绞痛、心肌梗死、缺血性脑卒中、经皮冠状动脉介入(PCI)治疗和周围血管闭塞症等。

（一）阿司匹林

阿司匹林是使用最普遍的第一代抗血小板药物，广泛地用于减少心脑血管疾病的发生和改善心脏血管疾病发生后的转归或减少复发。手术前常遇到使用阿司匹林的患者，常用剂量是 100mg（75～150mg）/d。

阿司匹林抑制血小板的环氧合酶，从而抑制血小板的聚集。虽然阿司匹林的血浆半衰期只有15～20 分钟，但对血小板环氧合酶的抑制是不可逆的。在血小板 8～10 天的生存期内，其功能始终处于抑制状态。

尽管以往有服用阿司匹林治疗的患者发生椎管内血肿的报道，现在认为单独应用阿司匹林或非甾体抗炎药（NSAIDs）并不增加椎管内阻滞血肿发生的风险。美国关于抗凝患者椎管内麻醉血肿风险指南中明确指出单纯应用阿司匹林抗凝不增加椎管内麻醉血肿风险，术前不需要停药。若服用阿司匹林或非甾体抗炎药患者合并凝血功能障碍，或与其他抗凝药物（如肝素、低分子量肝素或口服抗凝剂）联合应用，则增加出血并发症的风险。

（二）其他抗血小板药物

噻氯匹定（ticlopidine，又名抵克力得）和氯吡格雷（clopidogrel，又名波立维）均为二磷酸腺苷（ADP）受体拮抗剂，属第二代抗血小板药物。第三代抗血小板药物为血小板膜糖蛋白Ⅱb/Ⅲa 受体拮抗剂，主要有依替非巴肽（eptifibatide）、替罗非班（tirofiban）和阿昔单抗（abciximab）。施行椎管内阻滞前推荐的停药时间如下：噻氯匹定为 14 天、氯吡格雷为 7 天、依替非巴肽和替罗非班为 8 小时、阿昔单抗为 48 小时。

总之，抗血小板药物对血小板凝集有较大的影响，在有足够的血小板功能恢复之前应避免进行椎管内操作。反复穿刺、穿刺针过粗、置管困难等是显著增加血肿风险的因素。应结合患者病情、手术大小，尽量选择细针单次腰麻，避免硬膜外置管，以减少椎管内血肿的发生。深静脉穿刺时也需注意止血。

二、肝 素

（一）普通肝素

围手术期肝素常见用于血管手术或肾衰竭患者的血液透析。

1. 静脉注射肝素 至少停药 4 小时、凝血指标恢复正常之后，方可行椎管内穿刺、置管或拔管操作。在行椎管内穿刺、置管或拔管 1 小时后方可静脉应用肝素。虽然大样本报道围手术期静脉应用肝素行连续硬膜外麻醉和连续腰麻未出现脊髓受压的并发症。但笔者医院出现 1 例硬膜外穿刺置管后 1 小时，应用肝素后出现硬膜外血肿压迫脊髓的病例。应注意延长抗凝治疗，特别是与其他抗凝剂和溶栓剂联合应用，会增加椎管内血肿形成的风险；术后常规定时观察患者运动阻滞恢复的情况，以便万一出现椎管内血肿，也能及时发现；选择最低有效浓度的局麻药，便于术后对神经功能恢复的监测。

2. 皮下注射肝素 如果每日两次、注射总剂量不超过 10 000 单位，发生椎管内血肿的风险较小，不是椎管内阻滞的绝对禁忌证，但应特别注意衰竭的患者。每日用量大于 10 000 单位则处理同静脉应用肝素。大剂量、频繁使用肝素者不推荐实施椎管内麻醉。

3. 肝素引起血小板减少的发生率约为 15%，在应用肝素 1～5 天出现。皮下应用肝素 5 天以上者，应于椎管内阻滞或导管拔除之前进行血小板计数测定，明确血小板计数是否正常。

（二）低分子量肝素

低分子量肝素（LMWHS）的药理学和药代动力学特性优于肝素，近年来发展很快。通常采用皮下注射。因其吸收较完全，生物利用度高，作用时间长，一般患者只需每天皮下注射一次即可取得满意的效果。LMWHS 对血小板功能和数量影响小，出血合并症减少。在预防围手术期深静脉血栓的风险中得到广泛应用。接受 LMWHS 的患者如何选择麻醉方法和术后镇痛技术应引起麻醉医师的重视。

1. 围手术期应用 LMWHS 的患者，施行单次腰麻是最安全的椎管内阻滞方法。

2. 在行椎管内麻醉操作前，要明确 LMWHS 的用药时间和剂量。若应用血栓预防剂量的 LMWHS，在给药 12 小时后方可施行椎管内阻滞的相关操作包括进行穿刺、置管或拔管。若应用治疗剂量 LMWHS，在给药后 24 小时方可进行椎管内穿刺、置管或拔管。

3. 术后需用 LMWHS 预防血栓形成的患者，应于椎管内穿刺 24 小时以后，拔除导管 2 小时以上，方可开始应用 LMWHS。

4. 椎管内导管必须在末次使用预防血栓剂量 LMWHS 至少 12 小时后拔除，且拔除导管后至少 2

小时以上方可再次使用。

5. LMWHS 与抗血小板药物或口服抗凝剂联合应用增加椎管内血肿的风险。

三、口服抗凝剂

口服抗凝剂常应用于某些疾病如深静脉血栓形成、肺栓塞、心肌梗死、心脏瓣膜置换术、风湿性心脏病、各种病因造成的房颤及有症状的遗传性易栓症等。为防止血栓形成和循环栓塞的发生，需长期抗凝治疗。一般的抗凝治疗要将患者的凝血酶原国际标准化比值（INR）控制在 2.0～3.0。

（一）华法林

华法林是目前常用的口服抗凝剂，是维生素 K 拮抗剂的代表药物，抑制维生素 K 参与的凝血因子 II、VII、IX、X 在肝脏的合成，对血液中已有的凝血因子 II、VII、IX、X 并无抵抗作用。因此抗凝作用须待有活性的凝血因子消耗后才能有效，起效后作用和维持时间亦较长。服用华法林后 2～3 天开始发挥抗凝作用，停药 2～5 天后药物的抗凝作用才消失。

1. 术前 36 小时内开始华法林治疗者，不影响患者的凝血状态。术前口服华法林治疗超过 36 小时者，应监测凝血酶原时间（PT）和国际标准化比值（INR）。

2. 长期服用华法林抗凝的患者，实施椎管内麻醉时需特别谨慎。停药 4～5 天后，监测 PT 和 INR 恢复正常后才能实施。

3. 如果术后留置了硬膜外导管镇痛，同时又已经开始口服华法林，则应选择拔管时机。拔出硬膜外导管前监测 PT 和 INR。在 INR<1.5 时方可拔出椎管内导管。在导管留置期间和拔除导管后至少 24 小时内需监测感觉、运动功能的恢复情况。

4. 对于不能间断抗凝的高危患者，通常在拟行择期手术前，停用华法林 4～5 天，改用肝素或低分子肝素维持抗凝，同时监测活化部分凝血酶时间（APTT）和 INR，使 INR 控制在 1.6。若选用椎管内麻醉时，按肝素或低分子肝素停药的方法进行。

5. 尽管有报道口服抗凝药的患者，接受硬膜外腔阻滞或蛛网膜下腔阻滞，没有发生任何并发症。但还是应持谨慎态度，一旦发生椎管内出血后果非常严重。麻醉前要仔细确认停药的时间，并再次监测 PT 和 INR。

（二）其他口服抗凝剂

利伐沙班（rivaroxaban）和达比加群酯（商品名为 pradaxa）是新型口服抗凝药物。临床上已用于预防髋关节和膝关节置换术后患者深静脉血栓和肺栓塞的形成。利伐沙班高度选择性、竞争性抑制游离和结合的 X a 因子以及凝血酶原活性，从而起到抗凝作用。达比加群酯直接抑制凝血酶，是非肽类凝血酶抑制剂。

通常在手术后开始服用抗凝药以预防手术后深静脉血栓和肺栓塞的形成，且持续 1～2 周。这就涉及椎管内麻醉和术后镇痛与应用抗凝用药的时机问题。目前尚无关于利伐沙班和达比加群酯与椎管内麻醉的指南。通常在停药后 18 小时才能拔除硬膜外导管，拔管后 2 小时方可服用抗凝剂。

四、溶栓药和纤溶药

常用的溶栓药有尿激酶、阿替普酶（人重组阿替普酶 rt-PA）及阿替普酶的衍生物（瑞替普酶、兰替普酶和替奈普酶等）。溶栓药的消除半衰期仅数小时，但其溶栓作用则可持续数日。除特殊情况外，应用溶栓药和纤溶药的患者尽量避免施行椎管内阻滞。一般认为溶栓治疗 10 日内椎管内阻滞应视为禁忌，在椎管内阻滞后 10 日内应避免应用该类药物。对已施行椎管内阻滞者，应至少每隔 2 小时进行一次神经功能评估；如应用连续硬膜外腔阻滞，应做到最小有效的感觉和运动阻滞，以利于神经功能的评估；何时拔出椎管内留置导管可参考纤维蛋白原的测定结果。

（冯艺 乔青）

参 考 文 献

1. 陆再英,钟南山.内科学.第 7 版.北京:人民卫生出版社,2008.

2. 廖锦华,李雅兰,胡冬华.几种血液病患者麻醉新进展.国际麻醉学与复苏杂志,2010,31(5):470-473.

3. 庄心良,曾因明,陈伯銮.现代麻醉学.第 3 版.北京:人民卫生出版社,2003.

4. Englbrecht JS, Pogatzki-Zahn EM, Zahn P. Spinal and epidural anesthesia in patients with hemorrhagic diathesis:Decisions on the brink of minimum evidence? Anaesthesist,2011.60(12):1126-1134.

5. 黄俊霞,王欣.真性红细胞增多症的发病机理及临床诊断的研究进展.临床血液学杂志,2010,23(1):60-63.

6. 闫石,田兆嵩.红细胞增多症及放血治疗.中国输血杂志,2004,17(3):218-220.

7. 丁秋兰,王学锋,王鸿利等.血友病诊断和治疗的专家共识.临床血液学杂志,2010,23(1):49-53.

8. 韩传宝,刘华,钱燕宁,等.血小板减少症产妇剖腹产的麻醉管理.临床麻醉学杂志,2006,22(6):449-450.

9. Choi S,Brull R,Neuraxial techniques in obstetric and non-obstetric patients with common bleeding diatheses. Anesth Analg,2009,109:648-660.

10. Hara K,Kishi N,Sata T,Considerations for epidural anesthesia in a patient with type 1 von Willebrand disease. J Anesth 2009,23:597-600.

11. 李爱媛,陈亮,陈峰等.严重血小板减少症产妇剖宫产的麻醉处理.临床麻醉学杂志,2009,25(7):629-630.

12. 吴新民,王俊科,庄心良,等.椎管内阻滞并发症防治专家共识.中华医学杂志,2008,88(45):3169-3176.

13. 胡弋,葛衡江.麻醉对凝血功能的影响.国际麻醉学与复苏杂志,2007,28(5):406-407.

14. 王同显,田兆嵩.阵发性睡眠性血红蛋白尿临床表现、诊断及输血治疗.中国输血杂志,2004,17(5)375-377.

15. 黄赛杰,徐佳俊.新型口服抗凝药 dabigatran etexilate.中国新药杂志,2009,18(17)1587-1589.

第83章 病态肥胖患者的麻醉

随着社会经济的高速发展和饮食结构的不断变化,肥胖已成为五大全球致死病因之一,严重威胁人类健康,并呈现全球流行的态势。据世界卫生组织(WHO)统计,目前全球肥胖人口已接近1980年时的2倍,共有14亿成人(20岁以上)超重,其中2亿男性、3亿女性肥胖,即超过10%的全球人口受到肥胖的威胁。截至2011年,全球共有4亿名5岁以下儿童超重,这个曾被视为高收入国家的问题,现在在低收入和中等收入国家,特别是其中的城镇地区也广泛存在。

根据2002年"中国居民营养与健康状况调查"数据,按照《中国成人超重和肥胖症预防控制指南(试行)》标准我国成人超重率为22.8%,肥胖率为7.1%,估计人数分别为2亿和6000多万,儿童肥胖率已达8.1%。大城市成人超重率与肥胖率分别高达30.0%和12.3%,与1992年全国营养调查资料相比,成人超重率上升39%,肥胖率上升97%。近年缺乏全国范围肥胖的调查数据,但地区性流行病学调查资料显示成人肥胖呈现持续上升趋势。

肥胖患者多种并发症的发生率均显著上升,包括:冠心病、高血压、高血脂、糖尿病、胆囊疾病、骨关节退行性疾病、阻塞性睡眠呼吸暂停综合征以及各种社会心理疾病等,使患者总体平均寿命缩短,生活质量下降,死亡率上升。每年至少有260万人死亡可归咎于超重或肥胖。

对于曾接受饮食或药物治疗、行为及生活形态调整,但减重效果仍不理想的患者,现可通过各种减重手术在短时间内达到较理想的减重效果,目前腹腔镜减重手术已在我国逐渐普及;另外,大量并发症的发生使肥胖患者接受心血管手术、骨关节手术及腭咽成形等手术的比例显著增加。病态肥胖患者的术中管理及术后镇痛是对麻醉医师的严峻挑战。目前公认的是,病态肥胖患者围手术期并发症的发病率和死亡率显著高于正常体重患者。在不同年龄组,病态肥胖患者围手术期的死亡率可较非肥胖患者高3~12倍。麻醉医师需考虑的特殊问题主要包括:患者过高的体重、相关的病理生理改变、手术方式和特殊体位对心肺功能的影响以及术后并发症的预防和处理等。对这些相关问题的全面了解和掌握是保障患者手术麻醉安全的前提。

第1节 肥胖的定义及肥胖程度的评价与分类

WHO将超重和肥胖定义为"可损害健康的异常或过量脂肪积累"。肥胖症患者的一般特点为体内脂肪细胞的体积和数量增加,体脂占体重的百分比(体脂%)异常高,并在某些局部脂肪过多沉积。如果脂肪主要在腹壁和腹腔内蓄积过多,被称为"中心型"或"向心性"肥胖。中心型肥胖可影响机体代谢,是多种慢性病最重要的危险因素之一。无内分泌疾病或找不出可能引起肥胖的特殊病因的肥胖症称为单纯性肥胖。单纯性肥胖者占肥胖症总人数的95%以上。临床和流行病学调查发现,体重指数(BMI)及腰围是目前世界上公认最简易方便、与疾病相关性最好的评价肥胖的指标。尽管有其他方法(如计算机体层摄影术和磁共振成像术等)可以较精确地测定体脂的百分含量,但这些仪器设备昂贵,难以普及。

一、体 重 指 数

体重指数(body mass index,BMI)是成人超重和肥胖最常用的衡量指标,具体计算方法是体重除以身高的平方(kg/m^2)。在判断肥胖程度时,使用这个指标的目的在于消除不同身高对体重的影响,以便于人群或个体间比较。研究表明,大多数个体的体重指数与身体脂肪的百分含量有明显的相关性,能较好地反映机体的肥胖程度。但同时也应该认识到,BMI是一种较为粗略的指标,对于肌肉比例较常人为高的人(如:运动选手,BMI大但并不肥胖,重量主要来自肌肉),或肌肉比例较常人为低的人(如老人,虽BMI低,但可能因有过多腹部脂肪而构成体脂肪比例过高的要件),可能会产生系统偏差。相等BMI值的女性体脂百分含量一般大于男性。如有适当仪器条件时,同时测定体脂百分含量(体脂%)可有助于判断肥胖的程度。

二、腰 　 围

腰围(waist circumference,WC)指腰部周径的长度,是衡量脂肪在腹部蓄积(即中心性肥胖)程度的最简单、实用的指标。迄今为止,全球仍未对腰围测量部位达成共识,WHO推荐采用最低肋骨下缘与髂嵴最高点连线的中点作为测量点,被测者取直立位在平静呼气状态下,用软尺水平环绕于测量部位,松紧应适度,测量过程中避免吸气,并应保持软尺各部分处于水平位置。脂肪在身体内的分布,尤其是腹部脂肪堆积的程度,与肥胖相关性疾病有更强的关联。在BMI并不太高者,腹部脂肪增加(腰围大于界值)可作为独立的危险性预测因素。同时使用腰围和体重指数可以更好地估计与多种相关慢性疾病的关系。WHO建议男性腰围>94cm、女性>80cm作

为肥胖的标准,但这一标准适宜于欧洲人群。亚太地区建议男性>90cm,女性>80cm作为肥胖的标准。但国内研究显示,对于中国女性腰围>85cm可能是一个更为合适的标准。

三、肥胖的分类

WHO将BMI$\geq$25kg/m^2定义为超重,而BMI$\geq$30kg/m^2定义为肥胖。上述切点提供了评估个体的基准,但是有证据显示在人群中BMI从21kg/m^2开始发生相应慢性疾病的风险就逐渐上升。WHO肥胖专家顾问组针对亚太地区人群的体质及其与肥胖有关疾病的特点,在2002年提出亚洲成人在不同BMI和腰围水平时,相关疾病发病危险度的界值,BMI 23.0~24.9kg/m^2为肥胖前期,>25kg/m^2为肥胖,并建议各国应收集本国居民肥胖的流行病学以及疾病危险数据,以确定本国人群BMI的分类标准。WHO及亚太地区肥胖的分类见表83-1。

表83-1　WHO及亚太地区肥胖的分类

	世界卫生组织	亚太地区
过瘦	BMI<18.5	BMI<18.5
正常	18.5$\leq$BMI<25	18.5$\leq$BMI<23
过重	25$\leq$BMI<30	23$\leq$BMI<25
轻度肥胖	30$\leq$BMI<35	25$\leq$BMI<30
中度肥胖	35$\leq$BMI<40	30$\leq$BMI<35
重度肥胖	BMI$\geq$40	BMI$\geq$35

我国卫生部疾控司根据我国具体情况,于2003年由中国肥胖问题工作组编写了《中国成人超重和肥胖症预防控制指南(试行)》,提出了中国人肥胖诊断BMI界值,并结合腰围来判断相关疾病的危险度(见表83-2)。

表83-2　中国成人超重和肥胖的体重指数和腰围界限值与相关疾病危险的关系

分类	体重指数(kg/m^2)	腰围(cm)		
		男:<85 女:<80	男:85~95 女:80~90	男:$\geq$95 女:$\geq$90
体重过低	<18.5	—	—	—
体重正常	18.5~23.9	—	增加	高
超重	24.0~27.9	增加	高	极高
肥胖	$\geq$28	高	极高	极高

注:相关疾病指高血压、糖尿病、血脂异常和危险因素聚集;体重过低可能预示有其他健康问题

四、肥胖与代谢综合征的关系

代谢综合征(metabolic syndrome, MS),是描述心血管疾病数个危险因子聚集的现象,包括:肥胖、血脂代谢异常、血糖升高或胰岛素抵抗及高血压。MS 人群心血管疾病(冠心病和中风)发病率增高 3 倍,心血管死亡风险增高 2 倍,总死亡风险升高 1.5 倍,糖尿病风险增高 5 倍(在还未发生糖尿病者)。这说明心血管疾病和糖尿病发病有广泛的高危人群。MS 的流行先于心血管疾病,因而对这些人群进行早期识别和重点预防将有效地改善全民整体的公共卫生状况。

2005 年 4 月国际糖尿病联盟(IDF)颁布了代谢综合征的定义,这是国际学术界第一个代谢综合征的全球统一定义。新制订的代谢综合征诊断标准最大的特点是将中心性肥胖作为代谢综合征诊断的一个必要条件,并提出将腰围作为衡量指标,且认为腰围的标准应根据各人种的流行病学研究来确定。腰围切点欧洲人男性≥94cm,女性≥80cm;美国人仍采用 ATP Ⅲ 标准,男性≥102cm,女性≥88cm,值得一提的是,中国人腰围切点的确定,主要基于中国上海市和中国香港的流行病学资料,男性≥90cm,女性≥80cm。IDF 新诊断标准强调以中心性肥胖为基本条件(根据腰围判断),合并以下 4 项中指标中任意 2 项:①TG 水平升高:>1.7mmol/L,或已接受相应治疗;②HDL-C 水平降低:男性<0.9mmol/L,女性<1.1mmol/L,或已接受相应治疗;③血压升高:收缩压≥130mmHg 或舒张压≥85mmHg,或已接受相应治疗或此前已诊断高血压;④空腹血糖升高:空腹血糖≥5.6mmol/L,或已接受相应治疗或此前已诊断 2 型糖尿病。若空腹血糖≥5.6mmol/L,为明确有无糖尿病,需做口服葡萄糖耐量试验(OGTT)。

通常认为 MS 的发生是基于胰岛素抵抗导致的糖代谢异常。但脂肪异常分布、过度堆积是胰岛素抵抗的主要病因,脂肪代谢异常是糖代谢紊乱的驱动因素。同时脂肪激素的分泌失调、血脂紊乱等促进亚临床炎症状态的发生,均对血管有不良的影响,暗示脂代谢紊乱在心血管疾病中的作用。此外,大量的临床观察显示,腰围能够反映腹部脂肪的绝对含量,与内脏脂肪含量、乃至胰岛素抵抗、心血管风险的相关性均明显强于 BMI 和腰臀围比值。基于目前这些最新认识,IDF 提出 MS 应以腰围反映的中心性肥胖为先决条件,标志着 MS 的病因从原先的胰岛素抵抗/血糖中心论转为脂肪代谢紊乱中心论,或者说要求在脂肪代谢紊乱的基础上,而不以糖代谢紊乱为中心来理解胰岛素抵抗。控制肥胖及其并发症的发生将有益于 MS 的预防。

第2节 病态肥胖患者的病理生理改变

一、病态肥胖对呼吸功能的影响

WHO 对于病态肥胖的定义为:BMI≥40,或 BMI≥35,同时伴有代谢综合征等相关并发症。而 2000 年,WHO 为亚太地区修订的标准为:BMI≥37,或 BMI≥32,同时伴有代谢综合征等相关并发症,而我国 2007 年发布的"中国肥胖病外科治疗指南"根据我国国情,将此标准调整为 BMI≥35,或 BMI≥32,且同时伴有代谢综合征等相关并发症。

随着病态肥胖患者 BMI 的升高,肺功能残气量(FRC)降低以及肺血容量的升高,肺顺应性逐渐降低(可达70%)。FRC 的显著下降和(或)肥胖患者本身存在气道狭窄可致肺阻力升高。肺功能测定若发现肺容量降低,则提示患者已存在限制性肺疾病。特别要指出的是,补呼气量(ERV)可能是肥胖患者肺功能检测最敏感的指标。ERV 的降低可由多种因素所引起:

1. 腹腔内容物增加使膈肌上抬
2. 胸壁脂肪使呼吸系统顺应性下降
3. 长时间负荷增加加上呼吸功增加致呼吸肌肌力下降
4. 膈肌的过度伸展(尤其是仰卧位时)增加呼吸的机械性负担
5. 重度肥胖患者的呼吸肌发生脂肪浸润

由于 FRC 的下降和分流量的增加,患者的氧合功能会随着 BMI 的增加而下降(由于气道的关闭和肺泡的萎陷,肺底部的肺区灌注好但通气差)。在轻度运动后氧耗量可显著增加。

另外,体位变化对肥胖患者肺容量的影响更为严重,尤其是在仰卧位时,肺顺应性进一步降低。因而患者对仰卧位的耐受性极差,术前即可出现明显的通气/血流比失衡,导致动脉血氧分压(PaO_2)低下。当患者从直立位改为仰卧位时,回心血量明显增加,引起心排血量(CO)、肺血流量和血压的明显升高。肥胖者在仰卧位时,腹腔内容物可明显压迫膈肌,使膈肌运动受限,造成 FRC 下降、肺总顺应性下降和明显的通气/血流比失调。少数病态肥胖并伴有心功能障碍的患者根本无法耐受仰卧位,仰卧位可导致致死性的心肺功能衰竭,称为肥胖仰卧位死亡综合征(obesity supine death syndrome)。

二、病态肥胖对心血管功能的影响

病态肥胖患者的心血管改变主要与以下四个原发因素有关:①绝对血容量增加;②高血压;③缺血性心脏病;④心功能下降。

病态肥胖患者的绝对血容量增加,且与体内脂肪量和静息状态下心排血量的增加呈正相关。由于前负荷和呼吸功的增加,他们通常对仰卧位的耐受性很差,卧位时患者的氧耗量也显著增加。心排血量以及左室舒张末压(LVEDP)的增加可导致心室收缩功能的损害。此外,多数病态肥胖患者合并高血压病史,50%~60%的患者表现为重度血压升高,其往往是由于多因素所致,如内分泌性、肾性、血流动力性以及单纯因为体重增加所致的相应血压升高。肥胖同时是缺血性心脏病的独立风险因素,而高血压、糖尿病以及高脂血症可使缺血性心脏病病情进一步加重。肥胖者发生低氧血症时可反射性致交感神经兴奋性升高,使外周血管阻力升高,重者甚至发生左心衰。

慢性低氧血症/高碳酸血症和(或)肺血容量增加,可致慢性肺动脉高压甚至右心衰。病态肥胖患者需氧量的增加,降低了心血管储备能力,并限制了对运动的耐力。

肥胖患者心律失常的发生率增加,其诱发因素为:心肌肥厚、低氧血症、心脏传导系统的脂肪沉积、利尿剂所致的低钾血症、冠心病发病率增加、儿茶酚胺增加以及合并阻塞性睡眠呼吸暂停综合征(OSAS)等。

三、睡眠呼吸暂停综合征与病态肥胖的关系

睡眠呼吸暂停综合征(SAS)是指 7 小时/每晚的睡眠中,呼吸暂停每次发作>10 秒,呼吸暂停反复

发作>30 次,或睡眠呼吸暂停低通气指数(AHI)>5 次。一般分为 3 型:阻塞性睡眠呼吸暂停综合征(OSAS)、中枢性 SAS 和混合型 SAS,以 OSAS 最常见。

OSAS 定义为在呼吸肌神经肌肉功能正常的情况下,自然睡眠中口鼻气流消失 ≥10 秒,每小时睡眠时间内发生 5 次或以上,伴有 SaO_2 下降至少 4%。OSAS 一般伴有明显的胸腹呼吸运动或食管内压波动,其特征是咽部气道完全塌陷、气流消失,但胸部呼吸运动仍存在。成人 SAS 的发病率为 4%~7%,其中 OSAS>90%,成年男性患者占 4%,女性患者占 2%,且发病率随着年龄的增加而增高。国外>60 岁的老年人群 OSAS 发病率高达 20%~40%。OSAS 对机体造成损害的最重要病理生理基础是呼吸暂停所引起的低氧血症和高碳酸血症。OSAS 和 OSH 患者都可因过度的吸气努力以及低氧和(或)二氧化碳蓄积而致觉醒,使正常的睡眠受到干扰,导致患者日间嗜睡和呼吸循环功能的改变。如果不能及时纠正,则可表现为急性呼吸衰竭。研究表明,体重指数(BMI)和 AHI 呈正相关,体重增加 20%,则 AHI 增加 70%,而体重减轻 20%,则 AHI 减少 48%,可见肥胖是 OSAS 的易患因素。病态肥胖伴 OSAS 的患者进行减重治疗后,OSAS 的症状如呼吸暂停的次数、憋醒、打鼾、白天嗜睡、低氧血症等均可得到明显改善。OSAS 可明显增加患者气道处理和麻醉管理的难度。遗憾的是,有超过 80%的 OSAS 患者在术前并未能得到确诊,因而更进一步增加了麻醉的风险。

OSA 的主要病理生理改变包括:

成人咽腔前壁和侧壁没有骨性组织支撑,仅靠咽腔壁上的肌肉张力保持其开放。睡眠时由于肌肉松弛,舌后坠,可不同程度地使咽腔变窄。如果咽腔显著变窄,则吸气时因气流迅速通过悬雍垂、舌根和会厌,而产生鼾声和低通气状态经口、鼻气流少于清醒时的 50%以上并持续 10 秒以上时。当咽腔壁肌肉完全失去张力时,咽腔塌陷,舌完全后坠,形成上呼吸道完全梗阻,出现虽用力通气、但无气流通过、无声音的窒息状态。

窒息时间如超过 10 秒,就将引起低氧血症、高碳酸血症。低氧血症和高碳酸血症会触发用力通气和气道负压进一步增加,并导致患者睡眠减浅,脑电呈现爆发性抑制,出现肢体活动、翻身、憋醒,咽部肌肉张力增加、咽腔部分开放、伴有鼾声。患者气道开放后缓解了低氧血症和高碳酸血症,复又进入深睡

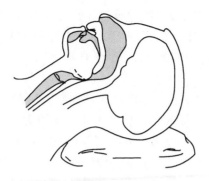

图 83-1　舌后坠及气道的塌陷

眠状态(图 83-1)。

睡眠结构的紊乱和反复发生的憋醒可造成中枢神经系统的损害及自主神经系统功能紊乱,造成深睡眠不足,白天困倦嗜睡,晨起头痛,记忆力减退,个性和认知改变。睡眠时反复出现不同程度的低氧血症和高碳酸血症,可引起肺动脉高压、肺心病、高血压(晨起高血压、晚上临睡前血压较低,单纯的抗高血压药物疗效差,血压波动大)、心绞痛、心律失常、甚至夜间猝死。窒息时呼吸道负压增加,可引起轻度负压性肺水肿。缺氧刺激促红细胞生成素增高,可产生红细胞增多症,使血液粘滞性增高,促发或加重血栓形成。

四、病态肥胖对消化系统及代谢的影响

肥胖患者在平卧位时,腹内压明显升高,加上患者胃容量的扩大,使患者在围手术期发生反流误吸的可能性增高。

另外,流行病学研究显示,肥胖与脂肪肝的发生及其严重性关系最为密切,发生非酒精性脂肪性肝病的几率明显增加。肥胖患者中肝脏组织学改变及肝功能异常都比较常见,而丙氨酸氨基转移酶(ALT)升高是最常见的肝功能异常。但多数单纯性肥胖患者的肝脏清除功能一般不受影响。一项前瞻性的研究表明,在 127 例行减重手术的病态肥胖患者中,75% 存在肝脂肪变性,其中约 20% 的病变较严重而广泛。体重减轻可能是改善患者肝功能唯一有效的措施。

第3节　围手术期管理

如前所述,肥胖患者无论进行何种手术,其围手术期并发症的发生率和死亡率均较正常体重者显著升高。由于患者往往存在糖尿病、高血压、肺动脉高压、胃食管反流、OSAS 以及心肺功能不全等合并症,为确保良好的手术预后,对所有患者都应该制订严格而完善的治疗计划,包括全面的术前评估、术前合并症的治疗应力求最佳以及精细的术中及术后处理等。

一、麻醉前准备与评估

对减重手术的肥胖患者进行术前评估可以提高围手术期的效率、缓解患者焦虑情绪、帮助患者树立正确的期望值以提高患者在围手术期的满意度以及对术后镇痛的满意度。非减重手术患者的术前评估可以发现一些呼吸道、肺脏、心血管、代谢以及神经系统的重要变异,对于完善术前准备、改善患者预后、提高围手术期医疗质量都具有重要的意义。术前评估的重点在于心肺系统的改变。

可参考下列步骤进行评估:

1. 常规进行困难插管的评估　如颈围的大小、头后仰度、枕寰活动度、颞颌关节活动度、舌体大小、张口度等。

2. 了解患者有无夜间打鼾、呼吸暂停、睡眠中觉醒以及日间嗜睡等病史　以明确患者是否伴有 OSAS 及其严重程度。有专家认为,应该将准备接受减重手术的所有病态肥胖患者都考虑为 OSA 患者。由于行减重手术的患者相对都年轻体健,较少有住院和手术史,因而麻醉医师常常是发现和诊断 OSAS 的最早、也是最后一道防线。术前力求要明确诊断和全面评估,必要时可暂缓手术。如果手术拟在全麻下进行,则即使是严重的 OSA 患者,只要具备了必要的技术和设备,也可不必暂停手术。如果患者能耐受手术体位和局部麻醉对呼吸的影响、做好了控制气道的准备充分、手术时间又不长,而且麻醉实施又没有技术困难,那么也可考虑采用局部麻醉。局部麻醉可避免在术中和术后使用镇静药和镇痛药。

对准备行减重手术的肥胖患者,判断有无 OSA 的重要性有两方面。首先,OSA 患者对催眠药的呼吸抑制作用和阿片类药物的呼吸道肌肉张力影响作

用都更加敏感。患有 OSA 的肥胖患者术后经静脉或椎管内使用阿片类药物可能引起致命性的呼吸系统意外事件。因此，在术后存在睡眠呼吸暂停症状或体征时，以及需要经静脉或椎管内使用阿片类药物镇痛时，应予严密监护和护理。其次，OSA 可能引起喉镜插管困难以及面罩通气困难。此外，肥胖患者呼气储备量减少会导致氧储备降低。这些因素导致 OSA 患者出现呼吸系统意外事件的风险极大。由于许多肥胖患者都伴有睡眠呼吸暂停，因此对待那些未出现睡眠呼吸暂停症状的患者也应十分谨慎。因此，准备行减重手术的所有患者在术前都应练习使用无创的持续正压通气（CPAP）和双水平呼吸道正压通气（BiPAP）。

3. 肺功能检查、动脉血气检查以及屏气试验等，以判断患者的肺功能及其储备能力　术前动脉血气基础值的测定有助于判断患者的 CO_2 清除能力，有利于指导术中和术后的通气治疗，应列入常规检查项目。值得注意的是，有些病态肥胖患者立位或坐位时通气功能尚能维持较正常水平，但对仰卧位的耐受性极差。因此，如条件允许，应在仰卧位下采集患者的动脉血。如果病态肥胖患者术前有习惯性打鼾、白天嗜睡或睡眠期间有呼吸暂停现象，则应该行多导睡眠图检查。

肥胖本身并不是引起慢性呼吸功能不全的主要原因。只有当慢性阻塞性肺疾病（COPD）与肥胖同时存在时，才会对气体交换和肺功能产生具有临床意义的影响。两者并存对气体交换的影响程度要大于两种病理状态单纯存在时影响的总和。对所有患者都可以通过了解吸烟史和相应体征，如咳嗽、喘鸣或劳累后呼吸困难，判断是否并存肺脏疾病。

4. 常规心电图检查、动态心电图及心脏彩超等检查评估心血管状况　肥胖患者 ECG 通常表现为 QRS 波低电压、左室肥厚或劳损、左房异常及下壁和侧壁导联 T 波低平。如果不伴有肺动脉高压或肺源性心脏病，则 ECG 上很少出现右室肥厚或劳损、电轴右偏、右束支传导阻滞或肺源性 P 波。

肥胖患者在日间的慢性低氧血症对于提示肺动脉高压和肺源性心脏病的意义重大。测定吸空气时的脉搏氧饱和度是判断慢性低氧血症的一种无创而有效的方法，特别是对平卧位和直立位的数值进行比较。如果平卧位的氧饱和度低于 96%，则提示应该进行更多的检查（如肺功能检查、吸空气时的动脉血气分析、肺部 X 线和超声心动图）。血细胞比容增高也提示可能有慢性低氧血症存在。

一些病态肥胖患者会出现日间慢性通气不足的现象，被称为肥胖低通气综合征（obesity hypoventilation syndrome，OHS）。在不存在明显的阻塞性肺疾病的情况下出现持续的高碳酸血症（$PaCO_2 > 45mmHg$）可以诊断本病。慢性日间低氧血症会导致肺动脉高压、右心室肥厚和（或）右心室衰竭。这类患者围手术期发病率和死亡率可显著增加。OHS 患者通常属于重度肥胖（$BMI > 40kg/m^2$），随着 BMI 的增加患 OHS 的风险也逐渐增加。OHS 确切的病理生理学基础目前仍不十分明确，但慢性肺泡通气不足可能与肥胖对胸腔和膈肌的长期压迫有关。OHS 患者到了末期出现肺源性心脏病的症状和体征时称之为"匹克威克（pickwickian）综合征"。

对于 OHS 患者来说，仰卧位会进一步减小肺容量并增加远端气道阻力。术前访视时了解患者仰卧位时呼吸困难的程度可提供有用的信息。

5. 常规询问患者入院前 6 个月内及住院期间的用药史，尤其是否服用减重药物以及采用过的减重治疗措施等　肥胖患者使用的减重药物需引起麻醉医师的重视。安非他命（amphetamines）和氯苯咪吲哚（mazindol）短期使用时会增加对麻醉药的需要量，但氯苯咪吲哚长期使用时会减少对麻醉药的需要量。安非他命会影响治疗低血压或高血压的血管活性药的作用。

许多肥胖患者都曾经尝试使用过减重药物，因此麻醉医师应该采集有关用药史，如果使用过相关的药物，应考虑行心脏听诊及超声心动图检查。过去曾应用的某些减重食谱（特别是苯基类药物）可能导致二尖瓣反流。某些减重中草药还会引起肝功能障碍。本弗拉明（fenfluramine 抑制 5-羟色胺能系统）本身可以减少麻醉药用量并降低血压。

二、术前用药和监测

肥胖患者的术前用药包括抗焦虑药、镇痛药、抗胆碱能药物、抗生素以及预防吸入性肺炎和深静脉血栓形成（DVT）的药物等。

口服苯二氮䓬类药物可发挥有效的镇静和抗焦虑作用，且较少引起呼吸抑制。患者入室后也可静滴小剂量的咪达唑仑，以达到充分的镇静、抗焦虑作用。由于此类患者发生上呼吸道梗阻的可能性增加，因而术前用药中应尽量避免麻醉性镇痛药物的使用,即使使用,剂量也宜酌减,并做好严密的监护。

术前患者使用的药物,除了胰岛素外,一般建议持续服用至术前。减重手术患者术后感染的发生率增加,因而推荐术前即开始预防性使用抗生素,并持续至术后。应根据手术种类(清洁、污染或感染手术)和手术部位决定预防性使用抗生素的种类和剂量。对减重手术,推荐采用的抗生素为头孢类抗生素或万古霉素。预防性使用抗生素的最佳时机为切皮前30分钟。值得关注的是,腹腔镜减重手术切口感染的发生率要明显低于开腹手术。

H_2 受体阻滞剂可减少误吸的风险。肥胖患者胃内容和酸度增加。有研究显示,术前约88%肥胖患者的胃液量在25ml以上、pH值在2.5以下。诱导期间误吸的发生率约为1.7%。术前应用制酸剂和 H_2 受体桔抗剂可提高胃液 pH,减轻误吸的危害,可在术前给予患者西咪替丁、雷尼替丁、双枸橼(bicitra)或甲氧氯普胺。但近年来有研究结果对肥胖患者反流误吸的发病率以及制酸剂的预防效果等都提出了异议。

病态肥胖是患者术后早期猝死的独立危险因素,DVT 的发生是其主要原因。因而国外众多的学者都建议患者术前即应开始行适当的抗凝治疗。一般术前开始肝素 5000IU 皮下注射,每12h 重复给药至患者能活动自如,可有效预防 DVT 的发生。近年来,由于低分子肝素的生物利用度较高,因而使用也日益普及。目前美国减重手术预防 DVT 的最常用方法是:肝素 5000IU 每8~12小时重复皮下注射加下肢(推荐膝以下)充气加压袋包扎。

腹腔镜手术麻醉前开放静脉时,宜选择上肢静脉,以避免术中因腹内压升高对静脉回流的影响。当外周静脉置管困难时,可考虑中心静脉置管,以利于术中和术后的液体管理。

对超级病态肥胖患者以及上臂周径过大使无创测压不确切或无法选择合适的袖套时,可考虑使用有创动脉压监测。若测量上臂无创血压有困难时,可选择适当的袖套测量腕部或踝部血压也可以得出相对较准确的测值。

三、术中麻醉处理

(一)体位

减重手术患者有时需要特制的手术床或将两张常规的手术床拼在一起才能进行手术麻醉。普通手术床的承重量及宽度可能不适合部分重度肥胖患者的手术需要,麻醉医师对此应保持警惕。

另外,要十分注意患者发生受压部位损伤的可能,此类患者较易出现压痛和神经损伤。文献中已有臂丛神经和坐骨神经等损伤的报道。术中患者上肢向同一方向过度外展可引起臂丛神经上干的牵拉伤;头部或颈椎向对侧过度旋转可引起对侧臂丛上段神经的损伤;下肢在手术床沿的长时间压迫可引起坐骨神经麻痹等。BMI 超过 $38kg/m^2$,尺神经损伤的几率增加。值得注意的是,即使围手术期十分注意患者的体位,这些高危患者仍可出现神经损伤。术前应对可能出现的压伤进行预测,术中检查容易受压部位并经常变换局部体位可以有效避免这些问题。

(二)麻醉诱导和气管插管

肥胖伴 OSA 患者通常比正常人插管困难。第一,肥胖与困难插管密切相关。有研究表明,病理性肥胖接受上腹部手术的患者全麻插管困难的发生率高达24%,而需清醒插管的比例为8%;第二,颈部粗短与困难插管密切相关,颈围40cm 的患者插管困难的发生率约为5%,而颈围60cm 的患者插管困难的几率高达35%;第三,肥胖和颈部粗短又与 OSA 密切相关,且常同时存在;另外,由于肥胖患者咽部过多的组织常堆积在咽侧壁,因而常规经口咽部判断插管困难程度的方法常不能发现这类插管困难。大样本研究显示,OSA 患者插管失败的发生率为5%,是正常人的100倍。

用于非肥胖患者的一些评估插管困难程度的指标对肥胖患者都缺乏理想的评估效果,因而所有行减重手术的患者均应做好困难气道的充分准备,包括纤支镜引导插管、喉罩通气、气管-食管联合通气导管、双人手法通气以及有紧急气道处理的外科医师在场等。另外,临床上此类患者在诱导期发生既不能插管也不能面罩通气(can not intubate-cant not ventilate)的危险亦显著上升。此为全麻诱导期最危险的并发症,其在手术患者中总体发生率虽不高(约为 0.01~2.0/10 000),但死亡率高达50%~75%。据美国调查,因插管操作不当或错误所致患者缺氧死亡者,占了麻醉相关性死亡总数的约30%,应引起足够的重视。

目前所普遍接受的关于肥胖患者较理想的插管体位应该为:将患者的上胸部、肩颈部和头部全部垫高,以到达使患者的下颌高于胸骨水平的目的。这一体位可以形象地描述为:使患者胸骨切迹与外耳道的连线呈水平线。肥胖患者此种体位的插管成功率在95%~99%以上。

病态肥胖患者对平卧位的耐受力极差。因此,从患者入室开始直到术后气管拔管后,应尽量避免将患者置于完全的平卧位,适当的头高斜坡位(反屈氏位)可使绝大多数肥胖患者感到更舒适。病态肥胖患者所要求的斜坡位可达30°~45°。

对高度怀疑插管困难的患者,采用清醒插管还是快速诱导插管应取决于术前对气道的充分评估以及麻醉医师的技术和经验。大多数病态肥胖患者采用快速诱导、直接喉镜明视插管多无问题,而面罩手法通气时常感到较为困难。多数需要双人通气,有时甚至需要第三者辅助封闭面罩。对肥胖并伴有明确的OSAS病史的患者,应引起足够的警惕,需做好面罩通气困难和(或)插管困难的准备。在实施清醒插管时,上呼吸道完善的表面麻醉和神经阻滞麻醉是麻醉前准备的必要措施。另外,采用纤维支气管镜明视插管可降低插管损伤和意外。

如果采用静脉诱导插管,需预先充分给氧去氮。肥胖患者FRC相对减小,SpO_2比正常人更易下降,且一旦下降后,即使面罩纯氧通气,其上升的速率也较正常体重者缓慢。在100%氧去氮氧合的前提下,对肥胖患者施行快诱导气管插管操作时应尽量在2分钟内完成。置入喉镜及气管插管的无通气过程中,患者SpO_2从100%降至90%的时间(耐受无通气时间),正常人($BMI=23.3kg/m^2$)约为526秒±142秒,肥胖者($BMI=49.0kg/m^2±7.3kg/m^2$)则缩短至196秒±80秒。患者耐受无通气的时间随超重程度加重而缩短:如超重20%以下者为364秒,超重20%~45%为247秒,超重45kg以上者仅163秒。

肥胖患者气管插管操作时,易将导管误插入食管,如果采用听诊法作鉴别,可能因胸腹部脂肪过厚而难于及时发现,甚至有导致心跳骤停的风险。呼气末CO_2分压监测是早期发现导管误入食管最为灵敏的指标。另外,行腹腔镜减重手术的肥胖患者与开腹手术相比,更易发生术中气管导管移位。有文献报道,术中有高达17%的患者气管导管可进入右侧支气管。这种移位多在气腹充气或改变头部位置时发生。术中应密切注意患者气道压力和通气量的变化,积极鉴别并纠正。特殊情况下,纤支镜可便于术中明确气管导管的位置。

(三)腹腔镜手术对病态肥胖患者的影响

由于腹腔镜减重手术具有创伤小、并发症发生率低、术后恢复快以及住院时间较短等优势,其在外科减重手术中的应用已越来越广泛。腹腔镜手术对肥胖患者麻醉的影响主要由气腹、CO_2吸收及特殊体位所致。

1. 气腹对呼吸系统的影响 腹腔镜手术大多选择气管插管全身麻醉。人工气腹使腹内压升高可导致膈肌向头端移位,引起肺泡无效腔量增大,FRC下降,肺容量减少,使肺顺应性明显下降(31%),气道内压上升,气道阻力增大,峰压上升(17%),平台压升高(32%),导致低氧和高碳酸血症的发生。当合并小气道和肺泡萎陷时,通气障碍可更为严重。但上述这些指标的变化并不比正常体重患者气腹后的变化更明显。相反,对病态肥胖患者,相同的气腹压力对气道阻力和肺总顺应性的影响反而可能低于正常体重者。

2. 气腹对循环系统的影响 腹腔镜手术中,随着腹腔内压的升高,心血管系统出现不同的改变。在腹内压高于10mmHg时,中心静脉压(CVP)及肺小动脉楔压(PAWP)升高,外周血管阻力(SVR)增高,CO和平均动脉压(MAP)上升,表明下腔静脉及腹腔内脏血管受压,中心静脉血液回流增加;后负荷增加可使左室壁张力及心肌耗氧增加。腹腔内压超过20mmHg时,CVP下降,SVR进一步增高,心脏指数(CI)及CO下降,而MAP明显下降或仍增高,其原因是腹腔内脏血管及下腔静脉回流受阻,致CO下降,动脉系统受压使后负荷增加。腹腔内持续正压可经隔肌传至胸腔,使胸腔内压增高,减少回心血量,增加肺内分流。这对并存心脏疾病的患者可诱发心肌缺血、心肌梗死和心力衰竭。

气腹对心血管系统的影响还表现在快速充气和腹腔穿刺时,由于腹膜膨胀刺激腹膜的牵张感受器,使迷走神经兴奋性增高,可引起心律失常。其发生率约为14%。常见的心律失常包括窦性心动过缓、结性心律、室性早搏、房室分离,甚至心脏停搏。

3. 体位改变的影响 在腹腔镜操作过程中,需改变体位以适应手术的需要。例如,腹腔镜减重术时,患者常置于10°~30°的头高足低位。因重力作用,可使回心血量减少,CVP下降,MAP、CI及左室舒张末期容积(LVESV)不变或轻度下降。而对于需采用头低位的患者须更加谨慎。病态肥胖患者由于术前即多已存在循环代偿功能的明显下降,在头低位加气腹压力的情况下,可能出现回心血量的明显增加和严重的肺动脉高压,导致急性心功能不全,甚至出现患者死亡。因此,病态肥胖患者腹腔镜手术应将头低位列为相对禁忌。

4. CO₂ 吸收的影响 CO_2 由于对腹腔表面相对无害及在血中溶解度高而广泛用于腹腔镜手术中建立人工气腹。但 CO_2 可透过腹膜吸收入血而影响循环,其吸收量及速率与其溶解度、腹腔内压力和手术时间长短有关。在腹膜毛细血管不严重受压的情况下,腹腔内压力越大,手术时间越长,CO_2 吸收血则越多。高碳酸血症可直接抑制心肌、扩张末梢血管;同时刺激中枢神经系统,增加交感活性,增加儿茶酚胺的释放,间接兴奋心血管系统。对血流动力学的影响取决于二者整合的结果。

(四) 围手术期肺不张

患者全麻机械通气下出现的气体交换功能障碍、血氧分压下降等常见并发症,主要与肺不张有关。全身麻醉时,无论是否保留自主呼吸、使用静脉或吸入麻醉药,约 85% ~ 90% 的患者在麻醉诱导后数分钟内即可出现肺不张。不张的面积可达肺总面积的 15%,导致肺内分流量的急性升高。不张的区域易出现在肺下垂的部位,由此可引起约 5% ~ 10% 的肺内分流。多数患者术后 20h 内肺不张可自行恢复。

与非肥胖患者相比,病态肥胖患者围手术期发生肺不张的可能性更大,持续时间也更长。有研究显示,由于患者的胸壁和肺总顺应性下降及 FRC 降低,病态肥胖患者在麻醉诱导前即已存在一定面积的肺不张。插管后肺不张面积迅速增大,且在术后 24h 时肺不张的面积仍无明显缩小。导致肺不张的原因包括:①病态肥胖患者平卧位时,FRC 下降、肺泡-动脉血氧分压差上升、腹内压升高;②即使接受同类手术,病态肥胖患者所需手术时间较长;③肥胖患者术后卧床时间相对较长,不利于肺的复张。

对围手术期发生的机械通气相关性肺不张,目前尚无完全有效的措施加以预防。PEEP 对改善此种肺不张无明显作用,且停用 PEEP 后复张的肺会迅速再次萎陷。麻醉诱导期使用混合气体(如氮气)以降低吸入氧浓度,可减少肺不张的早期发生。麻醉维持期采用低浓度氧的气体通气可使肺不张的发生速度减慢。但肥胖患者 FRC 的降低和通气/血流比的失调,使术中使用低浓度氧通气的风险增加。建议使用中等氧浓度的气体通气(FiO_2 0.3 ~ 0.4)。在纯氧通气情况下,中等水平 PEEP(10cmH₂O)可减少肺不张的发生。间断行肺膨胀(气道峰压 40cmH₂O、持续 7 ~ 8 秒)也有助于使萎陷的肺复张。

总之,应尽量避免高浓度氧通气;间断采用肺膨胀加上 PEEP 可减少术中肺不张的面积和肺内分流量。

(五) 麻醉的维持

1. 麻醉用药的药代动力学及药效动力学特点 由于肥胖患者机体内脂肪含量相对较高,因而高脂溶性药物(如巴比妥类和苯二氮䓬类药物)的表观分布容积的明显增加是可以预计的,而低脂溶性药物的分布容积变化与体重改变则无明显相关。对于低度或中度脂溶性的药物,可根据理想体重(IBW)或瘦体体重(LBM)计算。由于肥胖患者增加的体重中约 20% ~ 40% 是由 LBM 增加所致,这两种计算方法的结果是不一样的。在按 IBW 计算的水溶性药物剂量基础上再加上 20% 一般足以补偿增加的瘦体体重。

诱导药的药代动力学研究主要集中在丙泊酚,因为该药有许多优点,包括其快速恢复的特性。与正常体质量患者相比,病态肥胖患者以实际体重(TBW)给予的丙泊酚剂量可得到临床接受的结果。由于稳态的分布容积与体质量有关,故病态肥胖患者并未改变起始分布容积和相对于体质量的清除率。

阿片类药物的药代动力学显得更为复杂。瑞芬太尼虽为高脂溶性药物,但分布容积与 BMI 并无明显相关,因而它们的分布容积在肥胖患者和非肥胖患者间并无显著差异,用药剂量应根据患者的理想体重(IBW)加以计算。基于实际体重给药的苏芬太尼可以准确反映苏芬太尼的实际血药浓度。而应用芬太尼则不相同,持续输注时可能导致芬太尼过量。

肌松药的药代动力学更多趋于一致。非除极肌松药的极化和亲水特性可能限制它们的分布容积。维库溴铵如以实际体重给药,作用时间可能延长;肥胖者和正常人如以理想体重给药,则分布容积、总清除率和消除半衰期是相同的。肥胖患者应用罗库溴铵时以理想体重给药,可避免肌松药作用时间的延长。肥胖患者中顺式阿曲库铵若以实际体重指导给药可能导致作用时间的延长。因此,应用非除极肌松药时,为了避免作用时间的延长,应以理想体重指导给药。

在常用的吸入麻醉药中,地氟烷由于其苏醒迅速而平稳的优点,较适合于肥胖患者的麻醉。七氟烷在苏醒时间、维持血流动力学的稳定性、术后恶心呕吐的发生率以及住院时间等方面可能也优于异氟烷。而地氟烷和异氟烷两者对肥胖患者术后苏醒时间及苏醒质量的影响尚未见有明显的差异。

2. 术中补液 为维持循环的稳定,病态肥胖患者术中输液量应较大。一般2小时左右的手术需输晶体液3~4L,在第三个小时内仍需输相同速率的晶体液,以后12小时内的输液量应为按LBW计算的维持量的两倍(约200ml/h)。另外,肥胖患者虽然循环容量的绝对值高于正常体重者,但其按公斤体重计算的相对值明显下降。术前长时间的禁食,加上患者循环代偿能力相对不足,在麻醉诱导期发生较严重低血压的几率较正常体重者高。相关研究和实践经验均发现,患者入室后快速输注约(10~15)ml/kg IBW的液体可明显减少诱导期低血压的发生,多数患者诱导期也不再需要给予血管活性药。

3. 术中通气管理 肥胖患者的通气管理中需要关注的两个最主要的问题是气道压力和肺氧合功能。病态肥胖患者全麻术中存在明显的氧合功能下降,表现为PaO_2低于非肥胖患者,而肺泡动脉氧分压差($AaDO_2$)显著升高。许多患者采用40%的吸入氧浓度尚不能维持较理想的氧合。其原因与仰卧位和机械通气使患者的FRC进一步下降以及肺内分流量显著增加有关。曾有学者提出术中使用较大的潮气量(TV = 12~20ml/kg)升高患者的PaO_2,降低$AaDO_2$,同时使用升高的气道压(可达40~50cmH_2O)对抗超重的体重(通常大部分重量都集中在患者的腹部)和气腹的压力。但近十年来的研究已证实,既往所推荐使用的大潮气量通气方式虽可使患者的FRC大于CV,但并未能证明可显著改善患者的氧合功能,而由此带来的肺顺应性下降、通气阻力增高、肺实质的过度牵拉损伤以及对循环功能抑制等的副作用却较为显著,潜在的肺气压伤的风险难以避免。因而现在一般认为,肥胖患者术中采用过大的潮气量是不必要的。但如何改善肥胖患者术中的氧合功能仍是一个在进一步探讨的问题。

适当增加患者的吸入氧浓度(>50%),采用中低水平的PEEP(5~10cmH_2O)可能更有助于改善术中和术后患者肺的氧合功能,但其作用仍有争议。对于术中采用高浓度氧通气仍难以维持SpO_2的患者,采用间断肺膨胀复合PEEP的方式可能有效,且利于改善术后早期的肺不张。但在肺膨胀的过程中易出现较明显的循环抑制,应做好使用血管活性药支持循环的准备。

肥胖患者由于术中肺内分流量的显著增加,其$P_{ET}CO_2$与$PaCO_2$的差值较正常体重者有所增加。监测发现,这一差值可高达25~30mmHg,多数患者均大于10mmHg。因此,仅根据$P_{ET}CO_2$监测调节术中的通气量难以确保患者获得足够的通气以有效排出体内的CO_2。间断或持续动脉血气监测应列为病态肥胖患者监测的常规。

为有效地预防气压伤,有学者认为通气模式选择压力控制通气加上潮气量的密切监测,以取代间歇正压通气可能更为合理。但肥胖患者通气时较高的气道压主要用来对抗腹部过重的体重和气腹压力,因而过分强调维持较低的气道压力,难以使患者获得足够的通气。且在完善的肌松前提下,肥胖患者发生气压伤并不多见。

4. 气管拔管和监护 肥胖特别是OSA患者拔管后发生气道阻塞的危险性显著增高。气道阻塞除了可致患者死亡外,由于气道梗阻使患者在自主呼吸时产生明显的气道内负压,因而负压性肺水肿的发生率也显著增加。这种负压性肺水肿的患者通常需要重新插管。对行减重手术后的患者,通常需清醒拔管,且拔管前带管进行一段时间的机械通气。决定术后患者是否需要进行一段时间的机械通气,必须考虑以下几个方面的问题:插管时面罩通气和气管插管的难易程度、手术时间和创伤大小、患者的BMI、是否伴有OSA及其严重程度等。

拔管时(无论是在手术室、PACU或ICU),患者都应该处于完全清醒的状态并排除肌松残余的可能。局部麻醉对拔管可能有益。采用反屈氏位或半卧位拔管可减轻腹腔内容物对引起的膈肌压迫。如无特殊情况,我们建议所有的病态肥胖患者术后都应在ICU或PACU中拔管,并至少监护过夜。理想的情况下,患者出ICU的时间应该为其能自由活动时。

拔管时应常规做好放置口咽或鼻咽通气道的准备,并准备好行双人面罩辅助通气。如果不能确定患者在拔管后是否能良好地通气且对重新插管没有把握时,应通过气道交换导管或纤维支气管镜拔除气管导管,并做好紧急气道处理的一切准备。

肥胖患者的肺不张在术后24小时后仍持续存在。因而即使拔管早期自主呼吸良好的患者,也应考虑夜间采用无创CPAP辅助通气,以保持口咽部气道的开放。

第4节 术后管理及并发症的防治

一、术后镇痛

术后镇痛需要重点管理的是那些接受开腹或开胸手术的患者。疼痛治疗质量直接关系到患者术后心肺功能的恢复和维持。对大多数患者，采用局麻药复合阿片类药物行硬膜外镇痛可取得理想的镇痛效果，并缩短患者的康复时间。大多数腹部手术患者可在胸 8~10 节段留置硬膜外导管。胸部手术者导管留置位置相对较高（$T_{6~8}$）。良好的硬膜外镇痛可以使患者较早的下地行走，也有助于肺不张的恢复。在某些特定的情况下，如有凝血功能异常或行人工血管旁路手术需使用大剂量肝素的患者，采用硬膜外镇痛是不适合的。对于这些患者可采取其他方法镇痛，以减少阿片类药物用量，从而防止患者出现呼吸抑制和（或）睡眠呼吸暂停的加重。

未采取硬膜外镇痛或其他神经阻滞镇痛的患者，可静脉使用阿片类药物行患者自控镇痛（PCA）或由医疗服务人员协助给药。肥胖患者，尤其是伴有 OSA 的患者，在采用阿片类药物（即使是 PCA）进行术后镇痛时，出现上呼吸道阻塞的危险性增加。因此对这类患者应常规进行术后监测（呼吸频率、镇静水平和打鼾等）。患者风险的大小取决于其 BMI、AHI（如 OSAS 的严重程度）以及合并的心肺疾病及术后对镇痛药物的需求量等。如果以上几项中任意一项有严重问题，则患者术后应送入 ICU 监护。对病态肥胖患者采用 PCIA 镇痛时，大多数情况下应避免使用背景剂量的持续输注。在过去的几年中，超前镇痛以及辅助应用其他镇痛药物的方法已经改善了术后疼痛治疗的效果，并减少了阿片类药物的用量。一些没有气道梗阻副作用的药物现已相当受推崇，如右旋美托咪定、酮咯酸、加巴喷丁等。

二、术后呼吸管理

必须明确，手术的结束绝不意味着麻醉作用的终止。相对于非肥胖患者而言，肥胖患者由于其特殊的体型和病理生理改变的影响，在苏醒期发生致命性并发症的风险可能要远大于平稳的麻醉维持期。主要的威胁仍然取决于对患者气道和呼吸的管理。

所有具有中枢性抑制作用的药物均可抑制咽部扩张肌群的运动，使咽部肥胖患者发生咽壁塌陷的可能性增加。这些药物包括：丙泊酚、硫喷妥钠、麻醉性镇痛药、苯二氮䓬类药物、小剂量的肌松剂和 NO 等。阿片类药物在引起气道梗阻的同时，还可抑制机体对低氧和高碳酸血症的通气反射。

另外，术后患者的清醒并不意味着麻醉药物对睡眠节律干扰的结束。术后前三天患者的疼痛评分达到最高，正常睡眠中非快速动眼相（NREM）的第三、四节段以及快速动眼相（REM）仍常受抑制；剧烈的疼痛常使患者对镇痛药的需求增加，使药物引起致命性呼吸暂停和气道梗阻的可能性增加。在接下来的 3 天中，REM 时间出现反跳性延长。在此阶段，自然深睡眠引起致命性呼吸暂停的危险性升高。因此，肥胖患者，尤其是伴有 OSA 的患者，在术后约 1 周的时间内均存在出现长时间呼吸暂停的风险。

所有行手术的肥胖患者术后都应持续吸氧治疗并保持半卧位或直立位。但如果合并 OSA、COPD、OHS、需要术后镇痛治疗、存在低氧血症或端坐呼吸时，单纯吸氧治疗是不够的。对于合并 OSA、COPD、OHS 的肥胖患者如果术后需要镇痛治疗，并且基础 SpO_2 低于 96%，或有端坐呼吸的病史则应在手术后给予无创 CPAP 或 BiPAP 辅助通气。

正常体重的患者行开腹手术之后使用经鼻 CPAP 辅助通气和吸氧并不能减少术后当天夜间低氧血症的发生率。然而对于患有 OSA 的术后患者，经鼻 CPAP 治疗可以明显减少低氧血症的发生以及血压的波动。肥胖患者手术后 24~48 小时内预防性应用 BiPAP（$12cmH_2O$ 吸气压，$4cmH_2O$ 呼气压）可以显著改善 FVC、FEV_1 和氧合。术后几天内肺容量都可以得到改善，呼气功能指标可以提早恢复至术前水平。

三、评估并预防静脉瘀滞及血栓形成

静脉栓塞后引起肺循环障碍导致的死亡占术后 30 天内死亡原因的 1%~2%。有证据表明，肥胖是患者术后出现大面积肺栓塞引发猝死的主要危险因素。很多药物可以减少血栓形成，但尚未得到定论。使用低分子肝素会限制术后疼痛治疗的选择，术前使用阿司匹林然后改为华法林并将国际标准化比率（INR）调整至 2.3 是目前的主要治疗方法。由于 Roux-en-Y 胃空肠吻合减重术后的多数患者其吸收脂肪和脂溶性物质包括维生素如维生素 K 的能力异常，术后使用华法林这种维生素 K 抑制剂的剂量难以控制，因此在几周之内必须每天调整华法林的用量。术前对肥胖患者下肢深静脉系统进行评估比较困难。对于多数患者能够减少静脉瘀滞风险的因素包括术前锻炼、抗血栓药物、预防性使用防血栓袜、达到非红细胞增多的满意血细胞比容、增加心排血量和早起活动。因此，术前锻炼、药物治疗、评估并存的静脉疾病的体征或症状、适当补液以及易于术后早起活动的药物治疗等措施对于围手术期静脉血栓的预防和评估较为重要。

（袁世荧　祝胜美）

参考文献

1. Adult obstructive sleep apnea task force of the american academy of sleep medicine clinical guideline for the evaluation, management and long-term care of obstructive sleep apnea in adults. J Clini Sleep Med,2009,15(3):263-276.
2. 中华医学会呼吸病学分会睡眠呼吸障碍学组. 阻塞性睡眠呼吸暂停低通气综合征诊治指南(2011 年修订版). 中华结核和呼吸杂志,2012,1(1):9-12.
3. 潘长玉. 代谢综合征认识和防治的新进展. 中华内分泌代谢杂志,2005,8(4):298-300.
4. 盛卓人. 实用临床麻醉学 第 4 版. 北京:科学出版社,2009.
5. Carr DB,Utzschneider KM,Hull RL,et al. Intra-abdominal fat is major determinant of the National Cholesterol Education Program Adult Treatment Panel III criteria for the metabolic syndrome. Diabetes,2004,53(8):2087-2094.
6. 中华医学会内分泌学分会肥胖学组. 中国成人肥胖症防治专家共识. 中华内分泌代谢杂志,2011,27(9):711-717.
7. 武阳丰,马冠生,胡永华,等. 中国居民的超重和肥胖流行现状. 中华预防医学杂志,2005,39(5):316-319.
8. 中华医学会外科学分会内分泌外科学组,中华医学会外科学分会腹腔镜与内镜外科学组,中华医学会外科学分会胃肠外科学组,中华医学会外科学分会外科手术学学组. 中国肥胖病外科治疗指南(2007). 中国实用外科杂志,2007,10(10):759-762.
9. 季成叶,孙军玲,陈天娇,等. 中国学龄儿童青少年 1985~2000 年超重、肥胖流行趋势动态分析. 中华流行病学杂志,2004,25(2):103-108.
10. Elamin M. Elamin. Nutritional care of the obese intensive care unit patient. Current Opinion in Critical Care,2005,11:300-303.
11. Fre de rique Servin. Ambulatory anesthesia for the obese patient. Current Opinion in Anaesthesiology, 2006, 19: 597-599.
12. 曾因明. 米勒麻醉学(Miller's Anesthesia). 第 6 版. 北京:北京大学医学出版社,2006.
13. Roofthooft E. Anesthesia for the morbidly obese parturient. Curr Opin Anaesthesiol. 2009,22(3):341-346.
14. Lohser J,Kulkarni V,Brodsky JB. Anesthesia for thoracic surgery in morbidly obese patients. Curr Opin Anaesthesiol,2007,20(1):10-14.
15. Gaszynski T. Anesthetic complications of gross obesity. Curr Opin Anaesthesiol. 2004,17(3):271-276.
16. Vallejo MC. Anesthetic management of the morbidly obese parturient. Curr Opin Anaesthesiol,2007,20(3):175-180.
17. Veyckemans F. Child obesity and anaesthetic morbidity. Curr Opin Anaesthesiol. 2008,21(3):308-312.
18. Mortensen A,Lenz K,Abildstrøm H,et al. Anesthetizing the obese child. Paediatr Anaesth,2011,21(6):623-629.
19. Ankichetty S,Chung F. Considerations for patients with obstructive sleep apnea undergoing ambulatory surgery. Curr Opin Anaesthesiol,2011,24(6):605-611.
20. Kaw R,Mokhlesi B,Chung F,et al. Society of anesthesia and sleep medicine:proceedings of 2012 annual meeting. Sleep Breath,2013 May 15. [Epub ahead of print].
21. Tung A. Anaesthetic considerations with the metabolic syndrome. Br J Anaesth,2010,105(1):24-33.
22. Ankichetty SP,Angle P,Joselyn AS. Anesthetic considerations of parturients with obesity and obstructive sleep apnea. J Anaesthesiol Clin Pharmacol,2012,28(4):436-443.
23. Tung A,Rock P. Perioperative concerns in sleep apnea. Curr Opin Anaesthesiol,2001,14(6):671-678.
24. Lemmens HJ. Perioperative pharmacology in morbid obesity. Curr Opin Anaesthesiol,2010,23(4):485-491.
25. Parra MC,Loftus RW. Obesity and regional anesthesia. Int Anesthesiol Clin,2013,51(3):90-112.
26. Mace HS,Paech MJ,McDonnell NJ. Obesity and obstetric anaesthesia. Anaesth Intensive Care,2011,39(4):559-570.
27. Sinha AC. Some anesthetic aspects of morbid obesity. Curr Opin Anaesthesiol,2009,22(3):442-446.
28. Symeonidis D,Baloyiannis I,Georgopoulou S,et al. Laparoscopic ventral hernia repair in obese patients under spinal anesthesia. Int J Surg,2013 Jul 13. [Epub ahead of print].
29. Huschak G,Busch T,Kaisers UX. Obesity in anesthesia and intensive care. Best Pract Res Clin Endocrinol Metab,2013,27(2):247-260.
30. Chau EH,Mokhlesi B,Chung F. Obesity Hypoventilation Syndrome and Anesthesia. Sleep Med Clin,2013,8(1):135-147.

31. Shearer ES. Obesity anaesthesia: the dangers of being an apple. Br J Anaesth, 2013, 110(2): 172-174.

32. Dority J, Hassan ZU, Chau D. Anesthetic implications of obesity in the surgical patient. Clin Colon Rectal Surg, 2011, 24 (4): 222-228.

33. Aceto P, Perilli V, Modesti C, et al. Airway management in obese patients. Surg Obes Relat Dis, 2013 May 6. [Epub ahead of print].

34. Ranieri D Jr, Filho SM, Batista S, et al. Comparison of Macintosh and Airtraq™ laryngoscopes in obese patients placed in the ramped position. Anaesthesia,. 2012, 67(9): 980-985.

35. Neligan PJ. Metabolic syndrome: anesthesia for morbid obesity. Curr Opin Anaesthesiol, 2010, 23(3): 375-383.

第84章　精神病患者的麻醉

第1节　精神疾病的概况

2009年初中国疾病预防控制中心公布的数据显示,我国各类精神疾病患者人数在1亿人以上,其中重型精神病患者人数已超过1600万。但公众对精神疾病的知晓率不足五成,形势可堪担忧。

临床工作中经常会遇到各种类型精神疾病患者,其疾病的特殊性、长期服药史对患者自身的影响、沟通的困难性等问题,向麻醉医师提出了新的挑战,如何正确面对精神疾病患者,并针对其特殊的病理生理特点制定合理的麻醉方案,成为麻醉医师在围手术期管理中一项重要的任务。

第2节　精神病学的分类

国际上现行的精神病学分类将精神病学分为以下10类,详见表84-1:

表84-1　精神病学的分类及病因(ICD-10,WHO1993)

类　别	病　因
器质性(包括症状性)精神障碍	1. 阿尔茨海默病性痴呆;2. 血管性痴呆;3. 其他疾病所致痴呆;4. 未指明的痴呆;5. 器质性遗忘综合征(不包括酒精及其他精神活性物质所致者);6. 谵妄(不包括酒精及其他精神活性物质所致者);7. 由脑损害及功能失调,以及躯体疾病所致的其他精神障碍;8. 由脑疾病、脑损害及脑功能失调所致的人格及行为障碍;9. 未标明的器质性和症状性精神障碍
使用精神活性药物所致的精神及行为障碍	1. 使用酒精所致的精神及行为障碍;2. 使用阿片所致的精神及行为障碍;3. 使用大麻所致的精神及行为障碍;4. 使用镇静剂或催眠剂所致的精神及行为障碍;5. 使用可卡因所致的精神及行为障碍;6. 使用其他兴奋剂(如咖啡因)所致的精神及行为障碍;7. 使用致幻剂所致的精神及行为障碍;8. 使用烟草所致的精神及行为障碍;9. 使用挥发性溶剂所致的精神及行为障碍;10. 使用多种药物或其他精神活性药物所致的精神及行为障碍
精神分裂症、分裂型及妄想性障碍	1. 精神分裂症;2. 分裂型障碍;3. 持续性妄想性障碍;4. 急性及一过性精神障碍;5. 感应性妄想性障碍;6. 分裂情感性精神病;7. 其他非器质性精神病性障碍;8. 未标明的非器质性精神病
心境(情感性)障碍	1. 躁狂发作;2. 双相情感性障碍;3. 抑郁发作;4. 复发性抑郁障碍;5. 持续性心境(情感性)障碍;6. 其他心境(情感性)障碍;7. 未标明的心境(情感性)障碍
神经症性、应激性及躯体形式障碍	1. 恐怖性焦虑障碍;2. 其他焦虑障碍;3. 强迫性障碍;4. 对严重应激的反应及适应障碍;5. 分离性(转换性)障碍;6. 躯体形式障碍;7. 其他神经症性障碍
伴有生理障碍及躯体因素的行为综合征	1. 进食障碍;2. 非器质性睡眠障碍;3. 非器质性障碍或疾病所引起的性功能障碍;4. 伴发于产褥期而未在其他处归类的精神或行为障碍;5. 伴发于其他处归类的障碍或疾病的心理或行为问题;6. 不产生依赖性物质的滥用;7. 未标明的伴有生理障碍及躯体因素的行为综合征

类　　别	病　　因
成人的人格或行为障碍	1. 特殊型人格障碍;2. 混合型及其他人格障碍;3. 非脑损害或疾病引起的持续性人格改变;习惯和冲动障碍;4. 性身份障碍;5. 性偏好障碍;6. 与性发育及性指向有关的心理和行为障碍;7. 成人人格及行为的其他障碍;8. 未标明的成人的人格及行为障碍
精神发育迟滞	1. 轻度精神发育迟滞;2. 中度精神发育迟滞;3. 重度精神发育迟滞;4. 极重度精神发育迟滞;5. 其他精神发育迟滞;6. 未标明的精神发育迟滞
心理发育障碍	1. 言语及语言的特殊发育障碍;2. 学校技能的特殊发育障碍;3. 运动技能的特殊发育障碍;4. 混合性特殊发育障碍;5. 广泛发育障碍;6. 心理发育的其他障碍;7. 未标明的心理发育障碍
通常发生于儿童及少年期的精神及行为障碍	1. 多动障碍;2. 品行障碍;3. 品行及情绪混合障碍;4. 特别发生于儿童期的情绪障碍;5. 特别发生于儿童及少年期的社交障碍;6. 抽动障碍;7. 通常发生于儿童及少年期的其他行为及情绪障碍;8. 未标明的精神障碍

在上表所列出的众多疾病中,临床工作经常遇到的精神疾病患者主要包括酒精或药物性成瘾所致的精神障碍、精神分裂症以及抑郁症患者。由于其疾病的特殊性以及长期服用的精神类药物对患者本身的影响,麻醉的管理和维持具有一定的特殊性。

第3节　精神病药物的药理作用

治疗精神疾病的药物主要包括抗精神分裂症药物(简称抗精神病药)、抗抑郁药、抗躁狂药和抗焦虑药。

一、抗精神分裂症药物

精神分裂症的治疗药物包括典型抗精神病药物以及非典型抗精神病药物。典型抗精神病药物包括氯丙嗪、氟哌啶醇等。氯丙嗪镇静作用强,副作用明显,对心血管和肝脏毒性较大,用药剂量较大;氟哌啶醇抗幻觉妄想作用突出、镇静作用较弱、对心血管和肝脏毒性小、治疗剂量较小。非典型抗精神分裂症代表药物包括氯氮平、利培酮、奥氮平、喹地平等。治疗剂量较小,出现副作用的情况较少,对精神分裂症单纯型疗效较传统抗精神病药好,但大多价格昂贵。

所有的抗精神病药物几乎都能阻断脑内多巴胺受体(尤其是多巴胺 D_2 受体)而具有抗精神病作用。大致地说,典型抗精神病药主要有 4 种受体阻断作用,包括 D_2、α_1、M_1 和 H_1 受体。非典型抗精神病药在阻断多巴胺 D_2 受体基础上,还通过阻断脑内 5-HT 受体(主要是 5-HT_{2A} 受体),增强抗精神病作用同时有效地减少其副作用。

1. 多巴胺受体阻断作用　主要是阻断 D_2 受体。脑内多巴胺能系统有四条投射通路,其中中脑边缘和中脑皮质通路与抗精神病作用有关;黑质纹状体通路与锥体外系副作用有关;下丘脑-垂体的结节漏斗通路与催乳素水平升高导致的副作用有关。

2. 5-羟色胺受体阻断作用　主要是阻断 5-HT_{2A} 受体。5-HT 阻断剂具有潜在的抗精神病作用,5-HT_2/D_2 受体阻断比值高者,锥体外系症状发生率低并能改善阴性症状。

3. 肾上腺素能受体阻断作用　主要是阻断 α_1 受体。可产生镇静作用以及体位性低血压、心动过速、性功能减退、射精延迟等副作用。

4. 胆碱能受体阻断作用　主要是阻断 M_1 受体。可产生多种抗胆碱能副作用,如口干、便秘、排尿困难、视物模糊、记忆障碍等。

5. 组胺受体阻断作用　主要是阻断 H_1 受体。可产生镇静作用和体重增加的副作用。

抗精神病药物的药理作用广泛,除了上述阻断作用以外,还具有加强其他中枢抑制剂的效应、镇吐、降低体温、诱发癫痫以及对心脏和血液系统的影响等作用。

二、抗抑郁药

抗抑郁药包括单胺氧化酶抑制剂(monoamine

oxidase inhibitors，MAOIs）、三环类抗抑郁药、四环类抗抑郁药、选择性 5-羟色胺再摄取抑制剂（selective serotonin reuptake inhibitors，SSRIs）、5-羟色胺和去甲肾上腺再吸收双重抑制剂（serotonin and norepineph-rine reuptake inhibitors，SNRIs）、去甲肾上腺素能和特色的 5-羟色胺能抗抑郁药（noradrenergic and spe-cific sertonergic antidepressant，NaSSA）、5-羟色胺再摄取增强剂等等。按作用机制可分为三类：再摄取抑制剂、酶抑制剂和受体阻滞剂。

（一）再摄取抑制剂

1. 三环类抗抑郁药（tricyclic antidepressants，TCAs）　常用药有丙咪嗪、阿米替林、多虑平和氯丙咪嗪。通过阻滞单胺递质（主要为肾上腺素和 5-HT）再摄取，使突触间隙递质含量升高而产生抗抑郁作用。

2. 选择性 5-羟色胺再摄取抑制剂（SSRIs）　常用药有氟西汀、帕罗西汀、氟伏沙明、舍曲林和西酞普兰。作用机制为选择性抑制突触前膜 5-羟色胺的再摄取，增加 5-羟色胺在突触间隙的浓度，发挥抗抑郁作用。

3. 5-羟色胺和去甲肾上腺再摄取双重抑制剂（SNRIs）　常用药有文拉法辛，呈剂量依赖性抑制单胺再摄取。药理学特征：①低剂量（<75mg/d）仅有 5-HT 再摄取阻滞；②中至高剂量（>150mg/d）有 5-HT 和 NE 再摄取阻滞；③非常高的剂量有三种单胺（即多巴胺、5-HT 和 NE）再摄取的阻滞作用。

4. 其他　①NEPI 再摄取抑制剂如瑞波西汀，选择性的抑制去甲肾上腺素的再摄取。多巴胺再摄取抑制剂，仅增加肾上腺素能和多巴胺能神经元活性，不影响 5-HT；②5-羟色胺再摄取增强剂：常用药达体朗，作用机制为增加海马部位锥体细胞的自发性活动，并加速其功能受抑制后的恢复；增加大脑皮质和海马部位神经元对 5-羟色胺的再吸收作用。

（二）酶抑制剂

通过抑制单胺类递质在突触前的神经末梢的代谢来增加突触间隙里 5-HT、去甲肾上腺素和多巴胺的量从而起到抗抑郁的作用。

1. 经典的单胺氧化酶抑制剂（MAOIs）　常用药苯乙肼和反苯环丙胺。通过非选择性的抑制 MAO 及其他酶活性，减少中枢单胺递质的分解，以提高突触间隙单胺类递质浓度来发挥作用。

2. 可逆的单胺氧化酶 A 抑制剂（RIMAs）　常用药吗氯贝铵。选择性、可逆性抑制单胺氧化酶 A，增加 NE、5-HT 和多巴胺。它的这种特性使其副作用较 MAOIs 小，安全性和耐药性好，但是在使用高剂量时选择性降低。

（三）受体阻滞剂

去甲肾上腺素能和特异的 5-羟色胺能抗抑郁药（NaSSA）：常用药米氮平，中枢突触前膜 α_2 受体拮抗剂，从而增加突触间隙的 5-HT、NE，也可以增强肾上腺素能的神经传导。同时，它还能作用于突触后膜的各种受体，阻断中枢的 5-HT$_2$ 和 5-HT$_3$ 受体；米氮平的两种旋光对映体都具有抗抑郁活性，左旋体阻断 α_2 和 5-HT$_2$ 受体，右旋体阻断 5-HT$_3$ 受体。

（四）其他

如拟 GABA 药物、混合性 5-HT 药物（曲唑酮）、中草药等。

值得注意的是，各种主要的抗抑郁药物，如单胺氧化酶抑制剂，选择性 5-HT 再摄取抑制剂等，根据其药理效果，仅需数小时即可改变突触内单胺能神经递质水平，但是其治疗效果则须坚持服用 2～3 周后才能产生，且 50% 的患者效果甚微。这种现象已受到科学家的密切关注并提出了质疑和新的假设，我们将在下文中予以探讨。

三、抗 躁 狂 药

用于治疗躁狂症的药物，主要指碳酸锂。有些药物虽然也可用于治疗躁狂症，但并非首选药物，而且习惯上归属其他类别，如氯丙嗪和氟哌啶醇属于抗精神病药，卡马西平和丙戊酸钠则属于抗癫痫药物。

锂盐的药理学作用：

1. 锂盐与 G 蛋白　G 蛋白是一类具有受体效应活性的生物活性物质，不同 G 蛋白与不同的效应子偶联，执行不同的功能。G 蛋白的功能可能与多个通路的整合相互调节有关，如情感、食欲、觉醒和推理过程等。锂盐可通过影响 G 蛋白的表达而发挥作用。

2. 锂盐与蛋白激酶 C（PKC）　PKC 在神经信号的突触前后传递过程中起重要作用，长期给锂则导致 PKC 介导的效应减弱。

3. 锂盐与磷酸肌醇循环　磷酸肌醇循环在信号传递途径中起着相当重要的作用，锂盐可耗竭细胞内游离肌醇，从而抑制磷酸肌醇循环。

4. 锂盐对即刻早期表达基因的作用　锂盐对即刻基因的表达有不同程度的影响，从而改变基因的转录调节,进而影响靶基因的表达,产生神经递质释放和受体-效应偶联作用,这可能与锂盐需连续用药方能起效的机制有关。

四、抗 焦 虑 药

抗焦虑药又称弱地西泮剂,是一组主要用以消除紧张和焦虑症状的药物。特别是苯二氮䓬类药物(benzodiazepines)在治疗量时具有镇静、抗焦虑、抗癫痫和松弛肌肉作用,剂量较高时有催眠作用。其药理主要是通过增加 γ-氨基丁酸(GABA)和甘氨酸两种抑制性神经递质的活性而产生的,抗焦虑作用与抑制脑干网状结构及边缘系统的 5-HT 能活性有关。

目前认为控制情绪活动的主要部位是大脑边缘系统(如下丘脑、海马、杏仁核等),这些部位在神经衰弱的发病中有着重要的作用。抗焦虑药主要选择性地抑制边缘系统的海马、杏仁核,产生抗焦虑作用,同时亦能抑制脑干网状结构,使大脑皮质的兴奋性下降,产生镇静催眠作用,它尚能抑制脊髓运动神经元产生中枢性骨骼肌松弛等作用。

用于抗焦虑的药物主要分四大类:

1. 苯二氮䓬类 此类药物有地西泮、氯氮平、奥沙西泮、硝地西泮、氟西泮等。这类药物都具有抗焦虑作用、镇静作用和大剂量时的催眠作用,亦是一种有效的肌肉松弛剂和抗癫痫药物。其药物主要作用于大脑的网状结构和边缘系统,产生镇静催眠作用。

2. 氨甲酸酯类 如甲丙氨酯、卡立普多等。本类药物具有镇静和抗焦虑作用,可用于失眠症,本药主要用于神经官能症的紧张焦虑状态。

3. 二苯甲烷类 如定泰乐,本类药物具有镇静、弱地西泮及肌肉松弛作用,并有抗组织胺作用,因而可用于治疗失眠。一般主要用于轻度的焦虑、紧张情绪激动状态和绝经期的焦虑不安等精神、神经症状。

4. 其他类 如芬那露、谷维素。谷维素主要是调整植物神经功能,减少内分泌平衡障碍,改善精神、神经失调症,不仅能改善焦虑状态,对焦虑形成的失眠也有较好的作用。

除上述四大类外,还有 β-肾上腺素能受体阻断剂、吩噻嗪类、巴比妥类和其他镇静药等,有时临床也配合运用。

第4节 精神疾病患者麻醉注意要点

在临床麻醉工作中,罹患精神疾病同时需要手术的患者已不在少数,然而,对于精神患者的麻醉,目前尚缺乏统一的标准和指南性的措施,因此,麻醉医师必须正确认识该类患者的特殊性,在麻醉诱导、管理和苏醒过程中做好充足的准备。

一、精神疾病患者的特殊性

1. 精神病患者需要急诊手术,除了可能发生在身体各处的器质性疾病外,多半可能是由于自我伤害(如自杀,误食金属锐器等)造成,这种患者往往病情紧急,常可伴有失血性休克和酸碱电解质失衡等严重病理生理状况。

2. 精神病患者疾病及药物治疗相对特殊,现病史获得较困难,常常可能合并其他未能预料的疾病。

3. 精神病患者可能具有潜在的攻击性,尤其是在不熟悉的医务工作者和手术室环境下,因为紧张情绪和意识障碍而具有攻击性。

4. 合并酒精、药物等滥用的患者,常常会影响麻醉药的作用效果。

二、精神病患者的麻醉注意要点

(一) 术前注意要点

1. 术前应详细了解患者既往病史以及抗精神病药物的使用情况,切忌轻率中断精神类药物的使用,以防止患者既往精神症状的复发或加重。

2. 对于急诊手术的精神疾病患者,在尽可能详尽收集相关病史的基础上,严密观察患者生命体征,及时、积极处理可能发生的失血性休克等急症情况,麻醉同意书应由有行为能力的法定监护人签字。

3. 对于可能有潜在攻击性的精神病患者,应在术前给予适当约束,可以考虑术前使用镇静药物,同时尽量保证足够多的工作人员在场。

4. 对于急性药物中毒或出现药物戒断症状的患者,应积极使用药物治疗其戒断症状,如阿片类药物依赖患者可尝试使用阿片类药物予以治疗,酒精依赖患者予以苯二氮䓬类药物(如咪达唑仑)行替代性治疗,躁狂患者急诊手术则可使用氟哌啶醇10mg予以镇静。

(二)术中注意要点

1. 麻醉中经常遇到的精神疾病患者包括痴呆、精神分裂症、抑郁、包括毒品在内的药物成瘾、药物依赖以及急慢性酒精中毒等,因此在麻醉管理中将会涉及到精神异常的控制和麻醉药物的选择等方面的问题。通过对肝药酶的作用,许多精神类药物都可以加速麻醉药物在体内的降解而降低麻醉药的血药浓度,因此在麻醉诱导和麻醉维持过程中,可在BIS等麻醉镇静深度监测仪器监测帮助下适当加大麻醉药物的剂量,同时注意麻醉药物和精神类药物可能存在的协同呼吸循环抑制作用,防止不良事件的发生。

2. 急性酒精中毒患者神志不清,且往往合并饱胃的风险,此类患者在麻醉诱导前,可先用纳洛酮催醒,待清醒后使用止吐药物,最好先行胃管冲洗引流,再进行快诱导气管插管术。

3. 大部分精神类药物都能够阻断中枢和外周的儿茶酚胺受体,外周以α-肾上腺素受体为主,表现为外周血管扩张,血压下降,大剂量时可引起体位性低血压。因此,精神类药物与肾上腺素合用时,由于肾上腺素的α受体效应受阻,β受体效应得到突出体现,表现为明显的低血压和心动过速。而另一些观点认为,长期使用中枢与外周的儿茶酚胺受体阻滞剂,将会使患者体内儿茶酚胺受体的表达上调,对内源性和外源性的儿茶酚胺亲和力提高,手术刺激或静脉注射时内、外源性儿茶酚胺的升高均会引起严重的血流动力学波动,同时室性心律失常的阈值明显升高。因此,在精神疾病患者全麻诱导或椎管内麻醉后出现低血压时,应注意选择合适的药物进行纠正,谨慎选用直接缩血管为主的去氧肾上腺

素;如高血压发作,则应使用酚妥拉明。

4. 尽量避免使用通过血脑屏障的抗胆碱能药物,后者可能会导致患者术后出现严重的意识错乱。

5. 躁狂患者由于长时间使用碳酸锂进行治疗,而锂剂的治疗窗非常窄(正常血锂浓度在0.4~1.0mmol/L),因此注意其中毒作用。锂中毒的临床表现为意识模糊,肌力减弱,心电图异常,低血压,发音不清等,极易与麻醉状态混淆,应以电解质水平为准。

6. 动物实验表明,麻醉药均有不同程度的神经毒性作用,如氯胺酮可以造成神经细胞凋亡,异氟烷可能加速神经元β-淀粉蛋白的沉积而加重痴呆的严重程度。因此,在满足手术需要、维持患者稳定和适宜的麻醉深度的基础上,应尽量减少各类麻醉药物的用量,避免过量用药加重患者术后精神症状的可能。

7. 术前长期服用抗精神病药物的患者,可能存在肝肾功能损害,麻醉医师在术中选用麻醉药时应注意保护患者的肝、肾功能。

(三)术后注意要点

1. 由于术前一般不主张停用精神类药物,致使精神类药物与围手术期使用麻醉药物产生协同作用,术后患者常表现为苏醒延迟。然而,为了防止术后躁动的发生,该类患者一般不主张积极使用催醒药物,应在维持其镇静、镇痛的基础上,缓慢逐级递减麻醉深度,平稳苏醒。

2. 由于患者基础疾病的特殊性,麻醉医师一般很难与其进行沟通,因此在整个苏醒过程中,务必保证患者呼吸道通畅。拔管前,务必确认患者自主呼吸完全恢复、方可拔管。

3. 尽量减轻在拔管、吸痰等操作过程中对患者的刺激,严密观察患者苏醒期各项生命体征,并及时进行处理,处理原则同术中。

4. 术后随访并记录患者的恢复情况,观察并记录麻醉和手术对患者术后的精神疾病可能造成的影响。

第5节　抑郁症电休克治疗的麻醉

抑郁症是一种常见的精神类疾病,其症状常常表现为悲观、情绪低落、自卑,焦虑甚至具有自杀倾向。由上文可知,现行的抗抑郁药物具有滞后性,且50%的患者疗效甚微。因此,对于抑郁的发病机制及治疗手段,科学家提出了新的假设。通过大量的动物实验和尸体解剖结果发现,抑郁症患者中枢神经系统内神经细胞发生广泛的萎缩,以海马和大脑

皮质表现最为严重。目前新的观点认为,这种病理性变化的发生与神经细胞失去营养支持有关。现已证明,抗抑郁药物以及电休克治疗均是通过提高海马内脑源性神经营养因子(brain derived neurophic factor,BDNF)及其下游细胞膜受体Trk-B的水平,达到缓解焦虑症状的作用。同时,海马内微注射BDNF亦收到相同的治疗效果,这提示BDNF-Trk-B

信号通路可能参与了治疗抑郁的关键步骤。

电休克治疗(electroconvulsive therapy, ECT)一直被认为是治疗重型抑郁的最为有效的治疗手段之一。对于抗抑郁药物无效的患者，ECT 更是作为一种首选的治疗措施。然而，电休克治疗却伴有明显的副作用。研究表明，抑郁患者本身会伴有认知功能的损害，在电休克治疗以后，患者的情绪得到明显改善，然而，其认知功能的损害则将进一步加重。临床表现为急性期的认知混淆，阶段性顺行性遗忘以及掌握新知识的能力严重障碍。根据美国精神病学研究协会的报道，电休克介导的顺行性遗忘最迟可以长达 1~6 个月。因此，顺行性遗忘成为电休克治疗应用的一个重要的限制性因素，其严重程度将影响患者预后的生活质量。

一、麻醉药对于电休克介导顺行性遗忘的作用

目前针对于电休克介导的顺行性遗忘的产生，科学家通过膜片钳实验数据以及蛋白质组学的研究提出了许多可能机制，其中包括电信号机制，糖皮质激素调节机制，COX-2 调节机制等等，而最为经典的是在构建膜片钳研究基础上提出的 NMDA 受体介导的"LTP 饱和理论"(long-term potentiation, LTP, 长时程增强效应)。我们知道，海马是中枢神经系统调控认知和情绪的重要结构，海马内神经元细胞膜表面的 NMDA 受体直接参与了 LTP 的形成，而后者是决定突触可塑性进而形成认知的重要电位形式。NMDA 受体作为中枢神经系统谷氨酸受体的一种，在生理情况下，NMDA 受体的开放不但需要谷氨酸作为配体，而且需要 AMPA(另一种谷氨酸受体，对 Na^+ 具有高通透性)提供的内向离子流移除封闭通道的 Mg^{2+}，进而 NMDA 受体开放钙离子内流，通过 Ca^{2+} 相关的一系列细胞内的生化反应产生并维持 LTP。LTP 饱和理论认为，在行 ECT 治疗时，治疗采用的电位将直接激活中枢神经系统内突触前后膜通道，进一步导致谷氨酸释放增加，同时 NMDA 受体强直性开放，LTP 长时间表达进而达到饱和(synaptic saturation)，饱和的突触在治疗后的相当长一段时间均不能再形成有效的 LTP，进而导致患者产生顺行性遗忘。

因此，如何解决 ECT 介导的顺行性遗忘成为关键性问题。经过大量的基础和临床试验研究，科学家提出 MECT 的概念(modified electroconvulsive therapy, MECT, 改良电休克)。MECT 即是在电休克之前，使用麻醉药物和肌肉松弛药物，观察受试对象预后认知功能的状况，研究表明与对照组相比，干预组认知功能显著改善。

表84-2 常用麻醉药物与相应作用的离子通道

	GABAa 受体	NMDA 受体	AMPA 受体
丙泊酚	++	−	−
氯胺酮	+	−−	无
七氟烷	++	−−	−−
依托咪酯	++	无	无

注:++ 强激动, + 弱激动, −− 强拮抗, − 弱拮抗

表84-2 所示为 ECT 常用的麻醉药物，NMDA 受体与 AMPA 受体同属谷氨酸受体，GABAa 受体属苯二氮䓬受体。大量临床试验表明，具有 NMDA 受体强拮抗作用的氯胺酮与仅具有 GABAa 受体激动作用的依托咪酯相比较，其认知功能保护作用更加显著;NMDA 受体拮抗剂通过直接抑制 NMDA 受体的开放，阻止电休克治疗期间突触后膜 Ca^{2+} 内流以及 LTP 的形成，进而抑制"LTP 饱和"现象的产生。氯胺酮由于存在一定的精神作用，精神疾病患者使用有可能进一步加重其精神症状，因此尚存在一定的争议。而同样具有 NMDA 受体拮抗作用的丙泊酚和七氟烷得到了广泛的应用。研究表明，在抑郁大鼠模型上，电休克治疗前使用丙泊酚预处理相较于单纯电休克组，水迷宫实验评估结果得到显著的改善，同时通过对大鼠海马内蛋白质组学的分析，观察到丙泊酚显著抑制脑内兴奋性神经递质谷氨酸的过度释放，同时显著抑制突触后膜 NMDA 受体亚基 NR-2β 电休克诱导的过度表达，而后者被认为是可能参与认知功能障碍的蛋白质组学的机制之一。

二、电休克患者的麻醉注意要点

临床上常用的电休克治疗常在精神科的电休克治疗室进行，电休克治疗是通过经皮发送小的电刺激到脑部，引起癫痫大发作，进而治疗包括抑郁在内的严重的神经衰弱性疾病。统计表明，通常有效电休克治疗产生的电刺激可致患者癫痫持续时间为 30~90 秒，而从患者麻醉开始至术后苏醒时间一般小于 15 分钟。电休克患者的复苏时间常为 45~90

分钟,患者苏醒后往往伴有重度精神错乱,因此需要严密的监护。电休克治疗每天一次,通常需要维持6～12天。

电休克治疗的许多方面都需要麻醉医师的参与。第一是难控制的癫痫大发作,如无全身麻醉,ECT可致使患者出现椎体断裂和手足的强直痉挛,即使在麻醉诱导后,患者也产生咬肌的强烈收缩,表现为牙齿的损伤;第二,ECT所致的颅部肌肉痉挛和血管扩张,将会使40%患者术后产生周期性疼痛,部分患者可能要求止痛;第三,ECT又产生潜在血流动力学改变的风险,表现为心动过缓性心律失常甚至窦性停搏,部分患者可出现MAP的升高。据不完全统计,电休克治疗的相关死亡率接近4/10 000,以出现心脏和肺部急症为主。

（一）术前评估

1. 评估患者的气道状况,排除可能存在的困难气道的风险。

2. 评价患者的心血管系统功能,近期(<3个月)出现心肌梗死和嗜铬细胞瘤是ECT的绝对禁忌证;相对禁忌证则包括主动脉瘤、心绞痛、慢性心力衰竭以及血栓性静脉炎。对于装有起搏器的患者,应将起搏器转为不同步节律。

3. 胃肠准备　术前患者需禁食,对于有反流误吸风险的患者应考虑气管插管。

4. 注意药物之间的相互作用,接受三环类抗抑郁药治疗的患者可能会对拟交感神经药物反应敏感,表现为心动过速、心律不齐和高热,同时增强抗胆碱药物如阿托品的效果。一般术前不能停用该类药物,术中应注意可能存在的药物间相互作用。对于使用锂剂的患者,由于锂剂可以造成患者术后神经兴奋和精神错乱,所以在ECT之前应至少停用3天。

（二）术中管理

1. 诱导　丙泊酚1～1.5mg/kg;在止血带重启后,注射琥珀酰胆碱1mg/kg诱导肌松;诱导期间应防止过度通气,以避免癫痫发作;放置牙垫,防止患者在ECT中出现咬肌痉挛所致的牙齿损伤;可以考虑使用瑞芬太尼1～3μg/kg以减少巴比妥类药物的用量同时控制发作后的血压。

2. 维持　由于时间较短,一般极少考虑维持,但应注意可能存在的心血管风险,对症治疗可能存在的严重的心率和血压变化。

3. 苏醒　患者苏醒后常伴有不同程度的兴奋和定向障碍,可使用小剂量咪达唑仑0.5mg进行控制。ECT最常见术后并发症包括治疗本身所致的严重头痛、肌痛,暂时性顺行性遗忘(常为1～3周,记忆的丧失常限于对术前和术后的情景记忆),以及可能存在的心肺症状(如严重的心律失常、心肌梗死、肺水肿等)。

第6节　精神分裂症患者的麻醉

精神分裂症是一种常见的精神疾病。1908年,Eugen Bleuler首次引用了"精神分裂症"这个词,并将其症状表述为"不能辨别现实与想象"。该病的临床症状分为阳性症状和阴性症状,前者主要包括幻觉、妄想、兴奋、打闹等怪异行为;阴性症状主要包括思维贫乏、情感淡漠、意志缺乏及认知障碍等。

一、精神分裂症的发病机制

精神分裂症的发病机制以CNS内多巴胺神经系统失衡为主,目前治疗精神分裂症以中枢多巴胺拮抗剂为主,如氟哌啶醇和氯丙嗪等均是较强的多巴胺受体拮抗剂,其对控制阳性症状效果较好,然而对阴性症状的治疗效果较差,且可能损害患者的认知功能。胆碱能系统是公认的与认知最为相关的神经通路,神经病理学研究表明长期用药的精神病患者皮层中M型Ach受体的表达和密度均降低,且随着抗精神病药物的持续使用,患者的认知功能出现明显的损伤。随着对精神分裂症的研究逐渐深入,越来越多的实验证据表明精神分裂症是一个涉及多受体功能异常的疾病,其发病与受体功能的异常有着密切的关系,精神分裂症患者中枢神经系统中存在受体功能紊乱的现象,然而,这种受体功能异常的机制尚未明确。

精神分裂症病程复杂、迁延,因此患者需长期服用抗精神病药物。由于抗精神病药物副作用较大,且与麻醉药物之间存在协同作用,因此需要麻醉医师在麻醉管理过程密切关注。

二、精神分裂症患者的麻醉

（一）术前访视

1. 仔细复习病史,重点了解抗精神病治疗的药物种类、用药效果、用药时间以及目前精神症状控制情况（若为外科急诊，应向其家属询问受伤原因）。访视时，与患者交谈时尽量亲切温和，切勿将手术事宜专业化、具体化，以防患者由于恐惧而产生过激反应。

2. 术前一般不主张停用精神类药物。但应注意的是，患有精神分裂症孕妇由于肝脏代谢的加快和表观分布容积的增加，导致药物血药浓度的降低，术前症状的控制非常困难，因此此类患者需要根据病情及时调整药物用量。

3. 长期服用一些抗精神病药如氯氮平会引起肝肾功能损害，应注意患者的肝肾功能情况。

4. 精神分裂症患者易罹患肥胖，最新一项研究显示精神分裂症患者的肥胖发病率高达63%。其发病原因与患者饮食不规律，摄入高能量食物，以及长期服用非典型抗精神病药物如奥氮平（奥氮平拮抗5-HT受体，后者与摄食行为关系密切）等有关。对于肥胖患者，应注意评价气管插管的困难程度，对于潜在的困难气道，麻醉诱导应做好充足准备。

（二）术前准备

1. 仔细核对患者，详细了解患者既往病史以及抗精神药物的使用情况。

2. 对于急诊自我伤害的精神疾病患者，在尽可能详尽收集相关病史的基础上，严密观察患者生命体征，及时、积极处理可能发生的失血性休克等急症情况，麻醉同意书应由其有行为能力的法定监护人签字。

3. 精神病患者可因在不熟悉的医务工作者和手术室环境下，存在紧张情绪和意识障碍而具有攻击性。对于存在潜在攻击性的精神病患者，应在术前给予适当约束，可以考虑术前使用镇静药物，同时尽量保证足够多的工作人员在场。

（三）麻醉选择

精神分裂症患者常不能很好合作，且由于长期服用氯丙嗪等药物而导致循环不稳定，因此一般选用全麻；对患精神分裂症产妇行剖宫产术，目前临床上考虑硬膜外麻醉辅用小剂量氯胺酮和氯丙嗪静脉注射的方法。氯胺酮易透过胎盘屏障，静注2分钟后胎儿体内浓度达到高峰，与母体内呈正比，研究表明低剂量氯胺酮在用作硬膜外阻滞不全时的剖宫产产妇，可提供满意的镇痛而并不导致新生儿抑制。但是，需注意氯胺酮对胎儿神经发育影响的可能。此外，氯胺酮与氯丙嗪的合用，一方面氯胺酮可以抵消氯丙嗪不利的心血管抑制作用，另一方面，氯丙嗪亦可拮抗氯胺酮不利的精神症状，从而使患者围手术期更加平稳。

（四）术中管理

1. 如前所述，精神类药物都能够阻断外周 α-肾上腺素受体，表现为外周血管扩张，血压下降，大剂量时可引起体位性低血压。因此，在精神疾病患者全麻诱导或椎管内麻醉后出现低血压时，应注意选择合适的药物进行纠正，在纠正有效循环血容量不足的基础上，谨慎选用直接缩血管为主的去氧肾上腺素；如高血压发作，则应使用酚妥拉明。

2. 氯丙嗪类与巴比妥类静脉麻醉药合用，可降低惊厥阈值，产生肌颤现象。因此，对于长期服用此类药物者，应避免使用恩氟烷麻醉。

3. 抗精神病药恶性综合征（neuroleptic malignant syndrome，NMS）是一种少见却可能致命的并发症。它通常由服用抗精神病药诱发，临床表现以高热、肌强直、意识障碍、锥体外系症状、自主神经功能紊乱为特征。实验室检查特点是血肌酸激酶升高和白细胞增多。此症状与恶性高热较为类似，因此长期服药患者术中应加强体温的监测。

4. 术前长期服用抗精神类药物可对肝肾功能有不同程度的损害，因此术中麻醉药物应选用对肝肾功能影响较小且半衰期较短的药物，如丙泊酚、瑞芬太尼、阿曲库铵等。

（五）术后苏醒

精神病患者术后常出现苏醒延迟，但此类患者一般不主张使用催醒药物，应在维持其镇静、镇痛的基础上，缓慢逐级递减麻醉深度，平稳苏醒。

第7节　酒精成瘾患者的麻醉

一、乙醇的药理作用特点

研究表明，乙醇和巴比妥类药物、非巴比妥类镇静药物以及苯二氮䓬类药物在药理作用上具有一定的相似性，如表84-3所示。

值得注意的是，长期反复使用以上几种药物均可产生相应的药物依赖，而且停药后的戒断症状呈现相似性。更重要的是，四种药物之间具有交叉依赖的表现，这意味着一旦其中一种药物的戒断症状产生,可以用其他三种药物进行替代治疗。临床工作中,处理酒精戒断症状的常用药物为苯二氮䓬类,如咪达唑仑等。

表84-3　乙醇、巴比妥盐类药物、非巴比妥类镇静药物以及苯二氮䓬类药物的药理作用

剂量	药理作用
低剂量	使用即刻减轻焦虑,同时降低肌张力,产生行为抑制作用
中等剂量	判断能力和活动协调性均受损,行为克制能力降低,适度的镇静作用,出现共济失调,长期使用后反应时间、记忆力均可损伤
高剂量	昏迷,产生麻醉作用,同时对呼吸和心血管系统产生抑制

二、乙醇的血中浓度与临床症状

(一) 乙醇的血浓度与相应临床症状见表84-4。

表84-4　乙醇的血浓度及相应的临床症状

乙醇的血浓度 (mg/100ml)	相应的临床症状
100～150	64%非酒精成瘾者将出现酒醉现象
200	绝大部分非酒精成瘾者将出现酒醉现象
200～300	酒精成瘾者出现轻度酒醉现象
300～400	大部分受试对象出现明显酒醉以及木僵症
400～550	出现类似于手术麻醉状态,昏迷,并可能出现呼吸抑制
550～600	濒死浓度(对于部分酒精成瘾者,该浓度可能要大于700mg/100ml)

(二) 乙醇介导的记忆空白状态

临床上,将乙醇介导的记忆空白状态称之为"blackout",在此期间,饮酒者往往能够正常和他人交流,并具有一定的行动能力,而事后当事人对此间发生的所有情况无任何印象,长期慢性饮酒者同时还会伴有认知功能障碍。这种记忆空白的出现和认知功能的损伤与乙醇的中枢作用机制高度相关。

三、乙醇的中枢作用机制

乙醇的中枢作用机制并不是通过专一作用于一种受体,除了增强GABAa受体的抑制作用以外,还可作用于谷氨酸受体、甘氨酸受体、阿片类受体、肾上腺能受体和5-HT受体等多种神经元受体。

乙醇介导的记忆空白状态和认知功能损伤与GABAa受体以及谷氨酸受体(如AMPA受体和NMDA受体)高度相关。实验证明,海马是人类以及啮齿类动物空间学习记忆的重要脑区,其中人类外显记忆中的情景记忆和语义记忆均与海马的功能呈高度相关性。影响海马记忆相关功能的重要受体包括谷氨酸受体和GABA受体等。GABAa受体主要分布于突触前膜,乙醇与苯二氮䓬类药物通过激动GABAa受体,进一步介导氯离子内流,细胞超极化,致使兴奋传导抑制;同时,乙醇通过拮抗NMDA受体,降低了NMDA受体介导的Ca^{2+}内流,而后者是产生LTP的前提条件。通过对以上两种受体的作用,长期饮酒将对记忆功能产生不同程度的损伤作用。有研究表明,慢性饮酒可以导致额叶的萎缩以及额叶皮层的代谢率降低,临床表现为执行功能的损伤(额叶功能不全)以及记忆力的损伤。

临床实验表明,阿片类受体拮抗剂可以减轻酒精成瘾患者的饮酒量,这说明酒精可能产生了对阿片受体直接或间接的作用。然而,目前仍无充分证据证明酒精介导了内源性阿片肽的释放。

乙醇本身对神经细胞有直接的毒性,这种毒性可能会导致患者痴呆。

四、酒精依赖以及酒精戒断症状

研究表明,每日饮酒量达400～500ml并持续48天以上可以产生酒精依赖并在停饮后产生戒断症状,戒断症状轻重不一,从头痛、烦躁不安,到震颤、惊厥、谵妄的出现,甚至发生心血管意外。

酒精的戒断症状分为3期:

(1) 第一期:在停饮后数小时发生,此刻乙醇的血中浓度为100mg/100ml或更高,患者常表现为:肢体颤抖、虚弱、明显出汗,同时可伴有头痛、焦虑、恶心、呕吐以及腹部绞痛,该阶段患者反应过度,且易激惹。

(2) 第二期:酒精介导的意识夺获期,表现为意识不清,判断能力受损,行为克制能力降低,一般出现在酒精依赖的患者中,该期患者危险性相对较高,但是可以使用苯二氮䓬类药物进行治疗。

(3) 第三期:又称为谵妄期,一般出现在饮酒后3~4天,在此期间患者的听触视嗅觉均产生严重的幻觉,基本失去判断能力,同时出现严重的全身症状,表现为低体温和外周循环的衰竭。更重要的是,一旦患者出现谵妄症状,安全剂量的中枢神经系统抑制药物将很难再将患者镇静,因此这种谵妄状态对患者可能是致命性的打击。

五、酒精成瘾患者麻醉的注意要点

(一) 酒精成瘾患者的麻醉

上文可知,长期反复使用乙醇和巴比妥类药物、苯巴比妥类镇静药物以及苯二氮䓬类药物可以导致患者出现交叉耐受,因此在麻醉诱导、麻醉维持期间,应加大麻醉药物剂量,防止麻醉过浅时气管插管等操作对患者的严重不良影响以及术中知晓的发生,同时酒精成瘾患者术后苏醒期易发生躁动,应密切注意患者状况,适当进行约束,同时适时使用苯二氮䓬类药物进行治疗。

(二) 酒精依赖患者戒断症状的防治

对于术前出现意识不清,判断力下降等严重戒断症状时,应严密监护患者的血流动力学参数,并立即予以苯二氮䓬类药物进行纠治,同时预防性应用抗癫痫药物,避免患者进一步进入谵妄期。

(三) 酒精中毒患者的处理

急性酒精中毒患者神志不清,且往往合并饱胃的风险,此类患者在麻醉诱导前,可先用纳洛酮催醒,待清醒后使用止吐药物,最好先行胃管冲洗引流,再进行快诱导气管插管术。

(徐军美)

参 考 文 献

1. Gail Winger, James H. Woods, Frederick G. Hofmann. A handbook on drug and alcohol abuse:the biomedical aspects. Oxford University Press, USA, 2004, 55-77.

2. Richard A. Jaffe. Anesthesiologist's Manual of Surgical Procedures. Anesthesiologist's Manual of Surgical Procedures, 2009, 1356-1361.

3. Keith G. Allman, Lain H. Wilson. Oxford handbook of anaesthesia. Oxford University Press, 2002, 188-190.

4. Jun Dong, Su Min, Ke Wei, Ping Li, Jun Cao, Yan Li, Effects of Electroconvulsive Therapy and Propofol on Spatial Memory and Glutamatergic System in Hippocampus of Depressed Rats. Journal of ECT. Volume 26, Number 2, June 2010.

5. Michael T. Michael T. Alkire, Anthony G. Hudetz, and Giulio Tononi. Consciousness and Anesthesia. Science, 2008, 876-880.

6. Emily M. Gregory-Roberts, Sharon L. Naismith, Karen M. Cullen, Ian B. Hickie. Electroconvulsive therapy-induced persistent retrograde amnesia:Could it be minimised by ketamine or other pharmacological approaches? Journal of Affective Disorders, 2010, 126, 39-45.

7. 修培宏,田新民,马卫东. 临床麻醉风险与并发症. 中国中医药科技出版社, 2007, 457-460.

第85章 麻醉及麻醉恢复期间严重并发症

自现代麻醉学诞生以来,麻醉质量和麻醉安全性的不断提高一直是无数麻醉工作者不懈追求的目标。近年来,随着对疾病认知的不断深入、麻醉学理论和技术的日臻完善以及现代医学工程学的飞速发展等,患者麻醉安全性也已得到了质的提高,麻醉严重并发症的发生率和病死率均呈现了显著下降的趋势。尽管如此,围手术期麻醉并发症的阴影仍然如影随形地陪伴着麻醉学的发展,人们始终无法完全摆脱它对患者安全的威胁。围手术期麻醉并发症和意外的发生主要涉及了患者因素、麻醉医师因素以及仪器设备因素等多个方面,其中与麻醉医师操作或判断失误、疏于监测或管理以及设备故障等相关的诸多并发症通过提高麻醉人员的素质和责任感以及严格遵循合理的风险控制流程,绝大多数都是可以预防和避免的。麻醉及麻醉恢复期间的许多严重并发症,如心搏骤停、心律失常、急性肺水肿、急性呼吸衰竭等将分别于各专题内加以介绍,本章仅介绍麻醉及麻醉恢复期间其他的一些带有共性的严重并发症。

第1节 反流、误吸及吸入性肺炎

反流、误吸及由此导致的气道梗阻和吸入性肺炎等是围手术期较常见而严重的并发症。1848年,James Simpson等报道了一例15岁的女孩因饮用白兰地后发生误吸死亡,这是世界上首例有关误吸致死的报道。1946年,产科医师Curtis Mendelson首次报道了66例产妇发生误吸的病例,从而开始将误吸导致化学性肺损伤(Mendelson综合征)的概念引入了该研究领域。近年来,虽然就反流误吸物的性状对肺损伤的影响、误吸的发病率、病理生理机制以及预防措施等方面的临床和实验研究已取得了明显的进展,但仍未能从根本上降低反流误吸的发病率,如何有效地预防其发生仍是目前临床麻醉工作中需面对的关键性问题之一。

一、流行病学特征及诱发因素

(一)基本概念

1. 反流(regurgitation) 反流是指人或动物将胃内容物从食管和咽部排出至口腔内或口腔外。反流物中最常见的是未消化的食物、胃液、胆汁和血液等。除部分动物反刍时进行的食物反流是正常生理性的消化过程外,人类发生的胃内容物反流绝大多数都是在刺激因素作用下出现的被动异常行为。

2. 误吸(aspiration) 误吸是指物质(如口咽部的分泌物、食物、血液或胃内容物)从口咽部或消化道进入喉部和下呼吸道的过程。该过程可以是患者在吸气负压的驱动下吸入的,也可以是因正压通气而被动地被送入远端气道的。

误吸导致的后果大部分是无症状、无损伤性的,也可引起化学性肺炎和细菌性肺炎,甚至短时间内即造成患者窒息和死亡。后果的严重程度部分取决于误吸物容量、化学性状、团块的大小、是否含有病原微生物以及患者的体质情况等。

长久以来,麻醉医师在围手术期关注最多的还是大量而明显的误吸,对微量或少量的误吸及其后果知之甚少。实际上,人类在进化上防止误吸发生的气道保护性反射并非理想,微量或少量误吸的发生率要远高于人们的想象。对于健康人而言,微量误吸较少导致严重的后果,可被称为"静息性"误吸(silent aspiration)。但在疾病或损伤状态下,尤其是对于危重病患者和反复发生的误吸患者,则常可引起明显的呼吸系统并发症,如细菌性肺炎和肺损伤等。

3. 吸入性肺炎　临床上依照误吸物导致肺损伤的病理生理机制的不同,将误吸性肺损伤分为 aspiration pneumonitis 和 aspiration pneumonia 两

类。虽然两者均可翻译为吸入性肺炎,但两者的临床病理特征存在明显的差别。现在的倾向是将 pneumonia 一词专指感染性肺炎,而将 pneumonitis 特指非感染性肺炎。一般地,目前将 aspiration pneumonitis 又称为 Mendelson 综合征,特指因误吸入酸性胃内容物而导致的以化学性损伤为主的肺损伤;而将因吸入口咽部分泌物或反流物造成细菌肺内转植所引起的肺部感染称为吸入性肺炎(aspiration pneumonia)。两者的主要区别见表 85-1。

表 85-1　Mendelson 综合征与吸入性肺炎的主要区别

特　征	Mendelson 综合征	吸入性肺炎
发病机制	误吸入相对无菌性的胃内容物	误吸入含菌的口咽部物质(如分泌物)
病理生理	由酸性或含有特殊物质(如胆汁)的胃内容物造成急性肺损伤	感染性因素造成急性肺炎
细菌学检查	早期误吸物无菌,可继发出现细菌性感染	革兰阳性球菌、革兰阴性杆菌或厌氧菌(较少见)
首要易发因素	患者意识严重障碍	吞咽困难或胃动力障碍
好发人群	所有人群	老年人较常见
典型表现	患者有意识障碍史,出现肺部渗出性改变和呼吸功能障碍	吞咽困难的患者出现肺炎的表现,且在肺下垂部位的肺段出现渗出性改变
临床特征	可以无症状,也可出现干咳、呼吸急促、支气管痉挛、血性痰或泡沫痰以及数小时后出现呼吸窘迫等不同程度的症状	呼吸急促、咳嗽以及肺炎的症状等

(Copyright © 2001 Massachusetts Medical Society)

（二）流行病学特征

反流误吸是围手术期麻醉相关的严重并发症之一,位列全麻严重并发症的第四位。总体而言,ASA Ⅰ级~Ⅱ级的择期手术患者的发病率最低,约为 1:8000;成年患者中的总体发病率约为 1:2000~1:3000。急诊手术患者的发病率明显升高,达到 1:400~1:800。全麻剖宫产手术中的发病率更可升高至 1:400。腹腔镜手术中的发病率要高于其他种类的手术。多数研究认为,儿童患者反流误吸的发病率高于成人,约为成人的 2~3 倍。但亦有回顾性的研究并未发现儿童与成人患者之间的发病率存在显著差异。60 岁以上老年患者中的发病率明显上升,Kozlow 等发现,80 岁以上年龄组患者的发病率较 18~29 岁年龄组的患者升高 9~10 倍。

近 10 余年来,随着喉罩(LMA)等声门上通气设备的使用日益增多,其所可能伴随出现的反流误吸增加的风险也逐渐受到重视。这些声门上通气设备

由于并未进入下呼吸道,因而理论上存在反流误吸风险增加的可能。但迄今为止,尚缺乏循证医学的证据证明这些通气设备能导致围手术期患者误吸的风险增加。

虽然反流误吸在围手术期的任何时点均可发生,但以全麻后气管拔管时的风险最高,其原因可能与麻醉药物的残余作用、放置胃管以及口咽部肌群的张力异常等有关。气管切开术中的发病率要高于气管内插管过程,这可能与更换导管过程中失去对气道的保护有关。部位麻醉和局部麻醉中的发病率最低,仅为 1:30 000。

（三）诱发因素

围手术期多种患者因素、麻醉因素和手术因素等均可导致反流误吸的风险增加(表 85-2)。但更加值得注意的是,50% 以上发生误吸的患者并不存在明显的诱发因素。因此,对围手术期的每一例患者均不可掉以轻心。

表 85-2　围手术期反流误吸的常见诱发因素

因　素	举　例
患者因素	
胃内容物增加	饱胃(如急诊手术和创伤手术) 胃排空障碍(如使用阿片类药物、自主神经系统疾病) 肠梗阻、幽门部狭窄等
食管下段括约肌张力低下	遗传性(如胃-食管反流病、食管裂孔疝、贲门失弛缓症) 妊娠(黄体酮的作用) 腹内压升高(如病态肥胖、肠梗阻) 神经肌肉疾病(如肌营养不良、吉兰-巴雷综合征) 内分泌疾病(如肢端肥大症)
咽部反射功能低下	意识水平下降(如颅脑损伤、脑卒中) 延髓疾病 气道表面麻醉 长时间气管插管
手术因素	手术操作(如气管切开术、上消化道手术) 腹腔镜手术 特殊体位(如头低位、截石位)
麻醉因素	麻醉深度不足引起呛咳和躁动,诱发反流和呕吐 经面罩或喉罩正压通气造成胃膨胀 过早拔除气管导管

二、病 理 生 理

误吸所导致的后果的严重程度与误吸物的性质、pH、容量以及机体的反应性等密切相关。例如,机体对血液误吸的耐受性较高,而对于其他一些特殊的物质则可能表现出强烈的反应。多年来被广泛引用的误吸导致严重后果的临界 pH 为小于 2.5、临界容量为 0.4ml/kg(人体相当于约 25ml)的观念主要来自于恒河猴的实验研究,此结论目前已受到质疑。犬模型的动物实验发现,pH 为 7.19 的胆汁可引起严重的吸入性肺炎;pH 为 5.9、容量为 2ml/kg 的误吸量可导致严重的低氧血症和肺损伤。通过对猴气管内滴入稀盐酸的研究发现其半数致死量(LD_{50})约为 1ml/kg,由此推断出人体发生严重误吸的临界容量约为 50ml。

值得警惕的是,临床上并无真正所谓"安全"的临界误吸容量,而试图通过升高胃内容物的 pH 来降低误吸后肺部并发症严重程度的方法往往都是不可靠的。

除了"静息性"误吸不引起呼吸系统出现明显的病理生理改变外,其他伴有明显症状的误吸所导致的结果一般分为以下三类:①Mendelson 综合征;②吸入性肺炎;③特殊物质的误吸所致肺部并发症,如固体性食物团块或凝血块等误吸所致的损伤。

(一) Mendelson 综合征

1. 第一期　在数秒中即发生酸性误吸物对气道的化学性烧伤。6 小时内出现纤毛上皮细胞和非纤毛上皮细胞,尤其是肺泡 Ⅱ 型上皮细胞的破坏。肺泡通透性的增加导致肺水量增加和间质性水肿,引起肺顺应性下降和通气-血流比失调。若病情不再进展,则 3～7 天内可见肺内上皮细胞的再生。

2. 第二期　主要由酸性误吸物诱发的急性炎症反应所介导。这时出现致炎性介质(如肿瘤坏死因子 α 和白介素-8 等)释放增加、复杂的炎性介质网络激活、细胞粘附分子的表达上调以及中性粒细胞的移行和释放活性氧自由基及蛋白酶等。结果可以出现急性肺损伤、急性呼吸窘迫综合征(ARDS)和多器官功能障碍综合征(MODS)。

(二) 吸入性肺炎

这是一个典型的感染性炎症反应过程。来自于口咽部或胃肠道内受污染的误吸物引起细菌向下呼吸道内的转植,造成感染性肺损伤。由于重力和气道解剖结构的影响,吸入性肺炎的好发部位多为肺下垂部位,如平卧位时好发于右上叶后段和右下叶背段。病原微生物可以是革兰阳性球菌、革兰阴性杆菌、厌氧菌以及混合性细菌感染,常见的是金黄色葡萄球菌、假单胞菌和大肠埃希菌等。

近年来备受关注的是微量和少量的隐匿性误吸与吸入性肺炎之间的关系。目前认为,大部分的肺炎,尤其是院内获得性肺部感染患者的病原菌均来自于口咽部和消化道细菌的转植。围手术期面罩正压通气时少量口腔分泌物进入气道、气管插管过程中口腔分泌物经气管导管套囊与气管壁间向下呼吸道的渗漏以及气管拔管时声门下与导管套囊间积存的分泌物在气道内的存留等,均增加了发生隐匿性微量或少量误吸的风险。当患者的抵抗力下降时,尤其是对于危重病患者,即可能导致术后肺部感染的发病率增加。该点对于麻醉医师而言,今后值得密切关注。

(三) 特殊物质的误吸所致肺部并发症

这类损伤主要取决于误吸物的性状和容量。非酸性液体(如血液)误吸造成的肺损伤往往较轻微而局限。而大量固体性或黏稠的误吸物则可即刻造成气道梗阻和低氧血症的出现,其结果往往是致命性的。气道的部分梗阻可出现梗阻远端肺不张的出现。

三、误吸的临床表现

(一) 临床表现

依据误吸物的性状和容量的不同,围手术期发生的明显的反流误吸的诊断多无困难。其常见的临床表现为:①有明确的呕吐或呃逆史,尤其是意识障碍、放置胃管和饱胃的患者;②口咽部可见胃内容物,喉镜下可见声门和气管内有胃内容物或口腔分泌物;③在气管插管位置正确、通气良好的情况下,仍出现低氧血症;④机械通气时出现气道压升高;⑤自主呼吸时出现呼吸急促、呼吸困难、呛咳、发绀或过度通气等;⑥出现支气管痉挛或喉痉挛;⑦出现肺部听诊异常,如散在性或局限性干、湿啰音、哮鸣音等。

以酸性胃内容物为主的误吸(Mendelson 综合征)可出现"哮喘样综合征"的表现,误吸后迅速出现发绀、心动过速、支气管痉挛和呼吸困难,可逐渐进展为肺水肿,甚至 ARDS。大量团块状固体或黏稠液体造成的误吸可即刻出现呼吸道梗阻的症状,危及生命;较少量的误吸物可引起远端气道的梗阻,导致吸入性肺不张的出现,尤以右上叶后段和右下叶背段最易受累。

吸入性肺炎的发生多出现在术后恢复期。值得注意的是,围手术期少量或微量误吸可发生在任何时段,且发生率较高,多数可以不出现明显的误吸症状,而术后发展为吸入性肺炎。这时,吸入性肺炎的诊断多依靠影像学和细菌学培养的证据。

(二) 实验室和影像学检查

1. 影像学检查　胸部 X 线检查是简便而迅速的诊断措施。在可疑有误吸发生后即可进行,并动态复查以判断病情的进展。通常表现为肺下垂部位或双侧散在性的、斑片状的渗出性改变。Mendelson 综合征患者可迅速进展为典型的肺水肿或 ARDS 的表现。胸部 CT 检查对定位病变部位、肺不张的面积以及鉴别诊断时较有帮助,但一般难以在床边急诊进行。

2. 血常规检查和血液培养　常表现为白细胞增多,疾病早期血液培养的阳性率较低,多不作为常规检查。

3. 痰菌或气道内标本涂片检查　对鉴别诊断有一定的帮助。与普通的肺部感染不同,吸入性肺炎患者的气道内标本中常见多种病原微生物,而 Mendelson 综合征患者的标本中可以不出现病原菌。细菌学培养有助于确定致病菌。

(三) 鉴别诊断

主要需与气道梗阻、支气管痉挛、喉痉挛、肺水肿、肺栓塞、心功能障碍以及其他可导致肺顺应性下降和气道压升高的疾病等相鉴别。

四、预　　防

主要是针对导致误吸和肺损伤的诱发因素采取措施,目的在于:①减少胃内容物容量,提高胃液 pH;②降低胃内压,避免胃内压升高;③保护气道,尤其是针对气道保护性反射消失或减弱的患者。

(一) 术前禁食与胃的排空

患者胃的排空速度受多种因素的影响,如食物的量和性质、患者的病情轻重和应激水平、患者的情绪以及用药情况等。为降低围手术期反流误吸的风险,理想情况下,理应在患者胃排空时再进行手术麻醉。但既往往往过度强调了术前禁食禁饮的时间,让患者在术前晚晚餐后或午夜即开始禁食水,这又增加了患者术前出现水电解质紊乱的风险,且患者常难以忍受,对手术麻醉的满意度降低,依从性下降,尤其是小儿患者;同时,患者术后出现胰岛素抵抗的风险增加。2011 年 3 月 Anesthesiology 杂志发表了 ASA《关于相对健康的择期手术患者围手术期禁食和降低误吸风险的用药的实践指南更新》,其概括内容见表85-3。但其推荐的禁食禁饮时间不适用于产妇。

表 85-3　相对健康的择期手术患者建议的术前禁食禁饮时间

食物种类	最低禁食禁饮时间(h)
清流质	2
母乳	4
婴儿配方食品	6
非人乳	6
便餐	6

清流质包括，但不仅限于，水、无果肉的果汁、碳酸饮料、清茶和黑咖啡。非人乳的胃排空时间与固体食物相似，在决定其禁食时间时应考虑进食的量。便餐最典型的代表食物是吐司和流质食物。含脂肪的饮食、油炸食品和肉类的胃排空时间较长，其术前禁食时间应适当延长（8小时或更长），并相应地考虑进食的量。遵循上述禁食禁饮时间并不能保证患者的胃完全排空。

2011年6月 European Journal of Anaesthesiology 发布了欧洲麻醉学会《关于成人及儿童术前禁食指南》。该指南的观点有了更激进的变化，主要体现在：无论成人或儿童患者，包括肥胖、糖尿病、胃食管反流症以及非临产的产妇等，均应鼓励其在术前2小时之前进饮清流；加牛乳不超过1/5的茶或咖啡可被视为清流；术前2小时进饮富含碳水化合物的饮料是安全的（但仅限于特殊配方的碳水化合物，如麦芽糖糊精）；进入产程的孕妇可按其意愿进饮清流，进入活动性产程后不鼓励其进食固体食物；不可因为患者在麻醉诱导前即刻嚼口香糖、吮吸硬糖或吸烟而取消或延迟手术；择期手术术后的成人及儿童患者如无特殊禁忌，应允许患者按自身意愿尽早恢复进饮清流。

（二）饱胃急诊手术患者的处理

对于饱胃或可疑饱胃的急诊手术患者，目前尚无确切的措施能确保避免术中发生反流误吸。一般认为，采用局部麻醉或区域阻滞麻醉可较好地保留患者的气道保护性反射功能，有利于降低反流误吸的发生率。而对于选择全身麻醉的患者，可参考以下原则进行处理。

1. 全麻诱导前准备　①置入硬质粗大的胃管排空胃内容物，并于诱导前拔除胃管，以免增加反流的风险；②手法或药物促发患者呕吐出胃内容物，但本身可增加患者的痛苦和应激水平，甚至引起消化道损伤，已较少采用；意识障碍患者禁用；③机械性堵塞食管，如已有采用带套囊的 Macintoch 管、Miller-Abbott 管、Foley 导尿管和特制的双腔胃管等多种方法的报道，但这些导管本身可刺激出现恶心呕吐，预防效果尚不确切；④采用多种药物减少呕吐发生、提高胃液 pH 和减少胃内容物容量，如胃肠道兴奋药（如甲氧氯普胺）、胃酸分泌阻断剂（如西咪替丁、奥美拉唑）、制酸剂（如硅酸镁、枸橼酸钠）、止吐剂（如昂丹司琼、氟哌利多）和抗胆碱能药物（如阿托品、胃长宁）等。但目前仍无循证医学的证据支持上述方法能减少反流误吸的发生或减轻误吸后的

损伤反应。ASA 2011 年的指南中仍不推荐将上述药物常规用于择期手术患者（表 85-4）。急诊饱胃手术患者中的应用可酌情考虑。

表 85-4　减少肺误吸风险的用药

常用药物	推荐意见
胃肠道兴奋药	
甲氧氯普胺（灭吐灵，metoclopramide）	不作常规用药
胃酸分泌阻断药	
西咪替丁	不作常规用药
雷尼替丁	
法莫替丁	
抗酸药	
枸橼酸钠	不作常规用药
三硅酸镁	
镇吐药	
氟哌利多	不作常规用药
恩丹西酮（ondansetron）	
抗胆碱能药	
阿托品	不用
东莨菪碱	
胃长宁	
上述药物联合应用	不作常规用药

2. 全麻诱导气管插管与术后拔管　根据操作者个人的经验、习惯和手术室的条件，可酌情采用以下方法进行：

（1）清醒气管内插管：一般采用1%～2%丁卡因或2%～4%利多卡因表面麻醉和经环甲膜气管内注射的方法进行。对意识清醒的患者有利于在呕吐发生时将呕吐物自主吐出，降低误吸风险，但意识障碍患者禁用，且此操作的刺激性较强，恶心呕吐的发生率较高。采用纤支镜辅助插管要优于采用直接喉镜插管。预计困难气道的患者推荐采用。

（2）插管体位采用头高脚低位：头部抬高约40°，以减少反流的风险。但此体位下一旦发生反流，则误吸难以避免。

（3）诱导前面罩纯氧去氮3～5分钟，避免快速诱导过程中面罩正压通气：对于肺功能良好的患者，该法可避免诱导过程中面罩正压通气引起胃膨胀的风险。已有多个报道有效，但其安全性尚缺乏大样本的客观评估。

1757

（4）快速诱导气管插管：采用快速起效的静脉麻醉药和肌松剂，以缩短插管时间。推荐采用短效静脉麻醉药进行诱导，使患者意识迅速消失，便于尽快注射肌松剂；成人患者尽量不使用吸入麻醉药行全麻诱导，以免增加患者躁动、呃逆和呕吐的风险；现在一般认为罗库溴铵要优于琥珀酰胆碱，可避免出现因肌肉强直性收缩而引起的胃内压升高等；诱导过程中，应嘱一助手将患者的环状软骨垂直压向颈椎方向（Sellick 手法），以期闭合患者的食管，直至插管完成并确认气管导管位置正确。尽管对 Sellick 手法的有效性仍存在争议，但多数仍将其作为快速诱导插管的标准操作。Sellick 手法推荐采用的施压压力为 30N（3kg）。

（5）术后拔管：术后拔管应在患者完全清醒、无肌松残余、通气功能良好的状态下进行。拔管前可放置粗大的胃管以排空胃内容物。拔管体位推荐采用左侧卧位，并在整个苏醒期保持该体位，并密切监护。

五、处　理

对于围手术期出现的可疑或明确的反流误吸患者，可参考以下危机处理流程进行操作：

（一）发生反流和呕吐的处理

1. 如条件允许，放置头低位和侧卧位。因误吸物易进入右侧肺，故放置右侧卧位利于保持左侧肺的通气和引流。

2. 尽量清理和吸引口咽部和气道。

3. 吸入 100% 的纯氧，以免出现低氧血症而加重损伤。

4. 酌情考虑迅速加深麻醉，以便于暴露和清理口咽部和气道。气道清理前，尽量不采用正压通气，以免将气道内的异物送入远端气道。

5. 尽快完成气管内插管。采用 Sellick 手法封闭食管，纯氧正压通气行快速全麻诱导。

6. 使用快速起效的肌松剂，尽快完成气管内插管，过程中维持使用 Sellick 手法。

（二）尽快明确或排除误吸的诊断

具体诊断方法见前述。

（三）手术室内的处理

1. 呼叫帮助，通知手术医师。

2. 维持足够的镇静、镇痛深度，以免出现知晓和加重应激刺激。

3. 气管导管内选用粗大的吸引管快速清理气道，继以纯氧机械通气，并加用呼气末正压（PEEP，5～10cmH$_2$O）。

4. 酌情采用气管内冲洗或纤支镜支气管灌洗。液体误吸，如单纯的胃酸误吸，多不主张进行灌洗，以免灌洗液将误吸的液体冲入远端气道而加重肺损伤。黏稠液体、颗粒或团块状物体的误吸，推荐尽早采用纤支镜行气道内清理或灌洗，以尽量清除异物，同时留取标本作 pH 测定和微生物学检测等。

5. 酌情静脉和（或）气管内使用支气管扩张药物。当酸性液体误吸时，应避免使用吸入麻醉药来扩张支气管，因有文献发现吸入麻醉药有加剧酸性误吸物的损伤炎症反应的作用。

6. 适当补液，维持正常的血管内容量。

7. 早期不推荐常规使用糖皮质激素和抗生素。

8. 胸部 X 线检查，若未发现明显异常，且患者的氧合功能良好，可考虑早期气管拔管。

9. 在 2 小时后，若患者病情稳定，可转入原病房，并密切随访；若病情尚未稳定或持续进展，需转入加强医疗病房（ICU）进一步治疗。

第2节　急性上呼吸道梗阻

呼吸系统主要由呼吸道（或称气道，airway）和肺两部分组成。以环状软骨下缘为界，临床上通常人为地将呼吸道分为上呼吸道和下呼吸道两个部分。其中，上呼吸道主要包括口腔、鼻腔、咽腔和喉部四个部分组成；下呼吸道主要包括气管、支气管以及各级分支细支气管。当上述各解剖部位的任何部分因各种原因出现阻塞，造成呼吸气流中断时，即称为呼吸道梗阻。此时如不能及时处理，则患者往往迅速出现窒息和缺氧，从而危及生命。

在围手术期和危重病患者中，上呼吸道梗阻是极为常见的急症，其临床表现的共同特征为吸气性呼吸困难。临床上能引起急性上呼吸道梗阻的原因众多，其中较常见的包括四类：①分泌物、出血、感染、骨折、肿瘤和异物等引起的机械性梗阻；②各种原因所致意识障碍患者出现的舌后坠；③咽喉部刺激引起的喉痉挛；④神经肌肉系统病变所致的梗阻。本节着重介绍围手术期常见的舌后坠和喉痉挛。

一、舌　后　坠

（一）病因和发病机制

1. 解剖学基础　咽腔是起始于颅底的一个呈漏斗状的纤维肌性管道，上接鼻后孔，下至食管上端、梨状窝附近。以软腭下缘和会厌软骨上缘为界，可将咽部人为地区分为鼻咽腔、口咽腔和喉咽腔。此纤维肌性管道由于缺乏骨性结构的有效支撑，因而咽壁的肿胀、炎症、脂肪堆积、受压（外压性）和舌体的松弛退缩等都可能造成咽腔的狭窄、塌陷和阻塞。

2. 发病机制　人体咽腔的开放和通畅的维持有赖于头颈部肌肉（尤其是咽壁肌肉和舌肌）肌张力的维持。在清醒状态下，在每一次膈神经冲动发放之前都提前有一个神经冲动发放至咽部肌群，从而使得在吸气开始前咽部肌肉张力都能得以加强，从而维持咽腔的通畅。

临床上舌后坠的发生主要涉及两大机制：①当患者因各种原因（如中枢神经系统病变、麻醉和深睡眠等）出现意识消失时，头颈部肌肉张力下降，在仰卧位下，患者的咽腔出现塌陷和狭窄的趋势，加上松弛的下颌骨和舌肌由于受重力的作用而坠向咽后壁，从而造成气道的部分或完全性梗阻；②在自主呼吸状态下，当咽腔已被后坠的舌体阻塞时，患者吸气产生的气道内负压与口、鼻腔内的大气压之间形成压力梯度，则进一步加剧咽腔的塌陷和舌体的后坠，造成上呼吸道梗阻的加重。

在自然睡眠状态下，舌后坠造成气道梗阻后，人体很快出现低氧和二氧化碳蓄积，刺激机体的交感神经系统张力增加，导致其觉醒和头颈部肌张力的恢复，加上人体无意识状态下调节体位（如改为侧卧位）的作用，使气道梗阻得以解除或缓解，因而多数仅表现为程度不一的鼾症或阻塞性睡眠呼吸暂停综合征（OSAS）。但当患者因中枢神经系统损伤、麻醉和深镇静等原因导致意识障碍时，低氧和高碳酸血症的通气反射作用受抑制，自然觉醒机制遭到破坏，因而难以恢复头颈部肌肉的张力和自主调节体位的能力，从而造成窒息，很快出现低氧血症和发绀。如不能及时解除梗阻，则最终出现心搏骤停和死亡。

某些解剖异常的患者可能更易出现舌后坠，如肥胖、颈部粗短、下颌退缩、舌体大、咽腔狭小、扁桃体肥大和咽后壁滤泡增生等。

3. 临床表现　舌后坠是临床上最常见的引起急性上呼吸梗阻的原因，其发生的前提条件是患者的意识消失或障碍，绝大多数发生在仰卧位状态下。围手术期常见于全身麻醉诱导期、苏醒期拔管后以及非全麻患者辅助使用镇静镇痛药后的整个围手术期。

从回顾性统计分析的结果看，有两点尤其需要特别警惕：①很多因舌后坠导致严重后果病例并非发生在手术室内或ICU，而是发生在术后病房中。究其原因，主要与术后麻醉药物的残余作用以及术后缺乏必要的监测和有经验的监护有关；②麻醉药物对人体自然睡眠节律的影响并非只存在于麻醉药物的药理作用期间，其作用可能延续至术后2周，甚至更长的时间，表现为自然深睡眠（快速动眼相，REM）时间的反跳性延长。对于特殊的患者，如肥胖、上呼吸道解剖异常和OSAS患者等，在此期间均可能存在鼾症加重、甚至窒息的风险。

舌后坠的典型临床表现为吸气性呼吸困难。依据上呼吸道梗阻程度的不同，其临床表现略有差别：①当舌后坠引起不完全性气道梗阻时，主要表现为患者发出强弱不等的鼾声，可出现不同程度的三凹征和喉头拖曳征；②当舌后坠引起完全性气道梗阻时，因呼吸气流完全中断，患者的鼾声反而消失，早期即可出现明显的胸腹部反常呼吸、三凹征，口鼻部的呼吸气流无法探测到。随即迅速出现SpO_2进行性下降和发绀等，最终引起心搏骤停和死亡。

与其他引起上呼吸道急性梗阻病症的鉴别要点主要在于：患者无明确的反流误吸或异物吸入史；体检口鼻腔和咽部无明显的分泌物或其他异物；肺部听诊未闻及鼾声或呼吸气流完全中断，无明显的啰音和哮鸣音等。

4. 处理　舌后坠处理的关键是迅速用手法将后坠的舌体抬离咽后壁或使用人工气道解除上呼吸道的梗阻。常用的方法包括：

（1）改变头颈位或体位：下颌和舌体因重力作用的下垂是舌后坠的重要发病机制，因而改变咽腔与舌体下垂作用的力线方向之间的关系即可能缓解或解除气道梗阻。对一些梗阻并不严重的患者，将其头部偏向一侧，或在病情允许的情况下将患者置于侧卧位均有可能解除气道梗阻。

但此方法多为权宜之计，须密切观察患者，及时采取必要的进一步处理措施。在野战或野外简陋的环境下，当无法及时取得下述必要的人工气道设备时，对于意识障碍的患者，可以采用应急措施，以手将患者的舌体拉出，用别针、钢丝或缝线将其固定在一侧口角以解除梗阻。

（2）单手抬下颏法或双手托下颌法：这两种方法均是通过伸展患者的头颈部并向前上方抬举下颌，达到将舌体抬离咽后壁的目的。对于可疑存在颈椎损伤的患者，在手法托举下颌时禁止将患者的头后仰，并注意保持患者的头颈部在中线位固定。

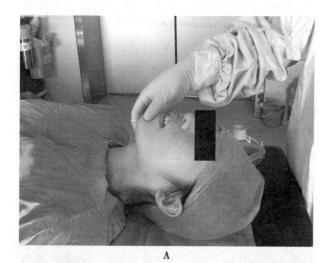

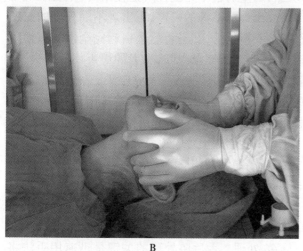

图85-1 单手抬下颏法及双手托下颌法
A. 单手抬下颏法；B. 双手托下颌法

1）单手抬下颏法：如图85-1A所示，操作者立于患者头部的头端或侧面。将患者的头后仰，以一只手在下颏部向患者的上方抬举下颏，力争将患者的舌体抬离咽后壁，从而解除舌后坠造成的气道梗阻。

此种方法临床使用时的局限性较多。当患者存在头颈部粗短、肥胖、鼻道阻塞、牙关紧闭、颈部强直等情况时，往往难以奏效。此时需考虑采用双手托下颌法或其他更进一步的解除气道梗阻的方法。

2）双手托下颌法：如图85-1B所示，操作者立于患者的头端。将患者的头略后仰，操作者双手的示指或中指置于患者下颌角的后支，向前上方托举患者的下颌。为了有效地将患者的舌体抬离咽后壁，应尽量使患者下门齿的高度超过上门齿。此种张口位可以形象地被形容为"地包天"。

值得注意的是，上述两种方法往往只用于需短时间解除舌后坠的患者，一旦停止操作，则气道梗阻可立刻再次出现。如需较长时间解除梗阻或手法托举无效时，可采用放置口咽通气管、鼻咽通气管或其他声门上通气管（SGA），直至气管内插管或气管切开等方法，以帮助开放气道。

3）放置口咽通气管或鼻咽通气管：两种通气管的选择和使用方法请参见第47章。一般而言，对于张口无明显受限的患者，通常首选口咽通气管。但需注意，清醒或浅麻醉状态下的患者常难以耐受口咽通气管，患者可能出现恶心呕吐、呛咳甚至喉痉挛和支气管痉挛等并发症，因而只有昏迷或适当麻醉深度下的患者才能放置。放置口咽通气管所需的麻醉深度与能耐受喉罩所需的麻醉深度相似。另外，若导管放置位置不佳，反而可能将舌根进一步推向咽腔的深部，从而加重梗阻、引起喉痉挛或损伤舌体和咽部组织。

鼻咽通气管的刺激性比口咽通气管小，浅麻醉状态下，甚至清醒的患者多数均可耐受。对于张口明显受限、咬肌痉挛、口腔损伤、意识清楚、不能耐受口咽通气管或放置口咽通气管仍不能改善梗阻等患者，可以选择鼻咽通气管。但由于鼻咽通气管相较于鼻道较粗大，且一般都盲探下放置，因而需强调操作轻柔，避免引起鼻腔或咽腔的损伤和出血。对于凝血功能障碍、颅底骨折、鼻腔感染、上颌窦感染或存在鼻甲肥大、鼻息肉等解剖畸形等患者，应禁用或慎用。

若患者因咬肌紧张而致牙关紧闭，又不宜使用鼻咽通气管时，可考虑采用两块压舌板分别置于患者双侧的上下白齿之间，利用杠杆原理将口腔撬开的方法，再置入口咽通气管。

4）其他人工通气管：若放置口咽或鼻咽通气管后仍不能解除梗阻，或出现面罩通气困难时，应果断参照ASA困难气道处理指南中紧急困难气道的处理流程进行处置，可首先采用必要的声门上通气管（如各种类型的喉罩和气管-食管联合导管等）缓解梗阻，再行气管内插管或紧急气管切开。需强调，面罩通气困难的患者往往也意味着气管插管困难，这时必须提前或同时做好困难气管插管的准备。

二、喉 痉 挛

(一) 病因和发病机制

1. 解剖学基础　喉部位于第3颈椎至第6颈椎之间,主要作用是发声和保护下气道。女性的喉部略高于男性,小儿比成人更高。随年龄的增长,喉的位置逐渐下降。喉以软骨为支架,由关节、肌肉和韧带组成,内衬以黏膜。喉部的软骨包括三块单个的软骨和三对成对的软骨。单个的软骨分别是甲状软骨、环状软骨和会厌软骨。

成对的软骨是杓状软骨、小角状软骨和楔状软骨。

喉部的肌群包括喉外肌和喉内肌。喉外肌主要负责喉部的固定和升降运动,喉内肌主要负责控制声带的外展(环杓后肌)、内收(环杓侧肌、环杓间肌和甲杓肌)、声带的紧张(环甲肌)、声带的松弛(甲杓肌)以及会厌的活动(杓会厌肌负责关闭喉口,甲会厌肌负责开放喉口)。

喉部肌肉的活动非常活跃,其神经支配主要来自于迷走神经的两个分支:喉上神经和喉返神经(表85-5)。

表85-5　喉部的神经支配

神　经	感　觉	运　动
喉上神经(喉内分支)	会厌、舌基底部	无
	声门上黏膜	
	甲会厌关节	
	环甲关节	
喉上神经(喉外分支)	声门下前部黏膜	环甲肌(内收肌、张力肌)
喉返神经	声门下黏膜	甲杓肌、环杓侧肌、环杓间肌(内收肌群)
	肌梭	环杓后肌(外展肌)

2. 发病机制　喉痉挛是由于在喉部局部或全身性的刺激作用下,使支配喉部的迷走神经张力增高,引起喉内肌群强烈收缩,导致真声带或真、假声带反射性关闭所致的急性上呼吸道梗阻。临床上多发生于麻醉较浅(麻醉过渡期)的状态下,此时迷走神经功能处于相对占优势的状态,使喉部迷走神经反射相对亢进,在局部或全身性刺激作用下即可诱发。因此,围手术期喉痉挛的好发时间往往在全身麻醉诱导气管内插管时和全麻苏醒期拔管后的即刻,其中又以拔管后的喉痉挛更为多见。当患者存在缺氧和二氧化碳蓄积时,浅麻醉状态下更容易诱发喉痉挛。

喉痉挛一旦诱发,其持续时间常超过刺激作用的时间。除一些轻度喉痉挛的患者在刺激消除后可自行缓解外,多数患者如不能及时加以干预,即迅速出现窒息和缺氧的表现。另一方面,喉痉挛发生时患者多存在自主呼吸。这时,由于声门的紧闭,患者的吸气努力可造成胸腔内负压的急剧增加,在此压力梯度的作用下,肺毛细血管内的液体出现向肺间质和肺泡内转移的倾向,严重时可出现负压性肺水肿,进一步增加治疗的难度,延长治疗的时间。

在相对浅麻醉状态下,围手术期引起喉痉挛的常见诱因包括放置喉镜以及咽部吸痰和气管内插管等操作的刺激、某些药物的作用、喉部局部或远隔部位的手术刺激(如腹腔内探查和牵拉、尿道和直肠肛门部手术的刺激等)、缺氧和高碳酸血症等。

3. 临床表现　出现吸气性呼吸困难的典型表现,以高调的吸气性哮鸣音(喉鸣)为特征,轻症患者在声门未完全关闭时,可伴有刺激性呛咳。临床上依据声门关闭的严重程度不同可将喉痉挛分为轻、中、重三级:①轻症患者仅假声带痉挛,使声门变窄,出现不同程度的吸气性喉鸣;②中度喉痉挛时,真假声带均出现痉挛性收缩,但声门仍未完全关闭,因而吸气相和呼气相均可出现喉鸣音;③重度患者声门紧闭致完全性上呼吸道梗阻,呼吸气流中断,呼吸音消失,无喉鸣音,很快出现窒息和缺氧的症状。

喉痉挛与其他急性上呼吸道梗阻鉴别诊断的要点在于:出现特征性的喉鸣音,双肺听诊无明显干湿啰音和哮鸣音。但临床上有两种情况难以与喉痉挛相鉴别:一是术前未能诊断的会厌或声门部新生物(尤其是带蒂的肿瘤)在全麻诱导面罩正压通气时阻塞声门;二是气管内插管患者出现了喉水肿而未能及时发现,拔管后出现的声门狭窄。这时往往需要直接或间接喉镜检查才能鉴别。

4. 处理　喉痉挛是围手术期的急症,必须及时诊断和处理。尤其是全麻苏醒期的婴幼儿患者,不仅发病率显著高于成人患者,而且由于其代谢率和相对氧耗量远高于成人,因而一旦梗阻出现即迅速出现缺氧症状,病程进展迅疾。

其处理原则是:强调以预防为主,避免在麻醉过渡期(相对浅麻醉状态),尤其是伴有低氧和二氧化碳蓄积等情况下刺激咽喉部或进行腹腔和盆腔手术探查等操作;及时去除诱因,停止刺激性操作;积极进行氧疗和通气支持治疗,力争避免缺氧或缩短缺氧的时间;必要时果断地加深麻醉和建立人工气道,以解除气道梗阻、维持适当的通气和氧合。

轻度喉痉挛患者在解除刺激后多可自行缓解,常仅以面罩高浓度吸氧或行适当的正压辅助通气即可,无需过多的特殊处理。

中度喉痉挛患者应迅速行面罩正压通气,如梗阻或低氧血症不能迅速纠正,则应果断使用短效静脉麻醉药(多首选丙泊酚)加深麻醉,若仍不能纠正,即按重度喉痉挛处理,使用肌松剂并行气管内插管甚至气管切开。

重度喉痉挛患者,由于声门紧闭,面罩正压通气不仅无效,而且可能因口咽腔内的压力增加而加剧声门紧闭,同时过高的面罩通气压力有致胃膨胀的可能,增加反流误吸的风险。此时应立刻以短效静脉麻醉药加深麻醉,使用快速起效的肌松剂以松弛声带,同时做好紧急气管内插管的准备,以防止因低氧引起损伤和负压性肺水肿的出现。有报道 0.1mg/kg 琥珀酰胆碱可迅速松弛声带,可为加深麻醉赢得时间;但此剂量的琥珀酰胆碱通畅只能引起短暂的声带松弛(约2分钟),其作用恢复后喉痉挛可能再次复发。因而仍应迅速做好气管内插管的准备。若插管困难,则需紧急行环甲膜穿刺喷射通气或气管切开术。

在喉痉挛的状态下,因难以保证足够的肺泡通气量,因而不推荐将吸入麻醉药作为迅速加深麻醉的首选用药。

有临床医师经验性的介绍认为,采用 Larson 手法(Larson maneuver)压迫患者双侧的"喉痉挛切迹"(laryngospasm notch)可能有效,尤其是对于轻度或中度喉痉挛的患者。"喉痉挛切迹"是一个位于耳垂后方,以颅骨为底,以乳突和下颌骨后支(下颌角的后上方)为边界的潜在性凹陷。Larson 手法的操作要点是:操作者分别以双手的示指或中指紧紧地按压该切迹的顶点部位,作用力的方向朝向颅骨的底部;同时,采用与托举下颌相似的手法向前上方推举。若有效,则可在 1～2 个呼吸周期内缓解喉痉挛。该方法的有效性目前仍缺乏可靠的文献证据支持,且其作用机制仍未完全清楚,但经验性的使用过程中并未发现其存在任何不良反应,因而作为一种低风险(或无风险)的无创措施,可以在面罩氧疗和正压通气的同时进行试用。

第3节　支气管痉挛

围手术期发生轻度支气管痉挛和气道压升高是临床麻醉中较常见的问题。虽然严重危及生命的支气管痉挛并不多见,但一旦发生则往往较为凶险。据统计,有明显临床表现的支气管痉挛的发病率约为 0.15%～0.5%。而美国 ASA 终审索赔案例数据库的资料显示,在所有与呼吸系统并发症相关的索赔案例中,2% 的患者与支气管痉挛有关,其中约 70% 的患者最终死亡。另外,由于现有的术前访视和实验室检查技术并不能有效地评估和预测患者的气道高反应性(airway hyperresponsiveness,AHR),围手术期许多严重的支气管痉挛患者并没有支气管痉挛史,因而近年来围手术期支气管痉挛的发生率仍无明显下降。

一、病　因

AHR 患者在一定刺激下发生过度的收缩反应是一个复杂的反应过程,既往将支气管痉挛看成是平滑肌的刺激性收缩而引起气道阻力增加,这显然是过于简单。该过程至少包括了气道水肿、分泌增加以及平滑肌收缩等多种病理生理的改变。研究发现,即使是轻微的哮喘患者,其气道内也存在炎症反应,肺内细胞数增加;而气道炎症也可能引起支气管反应性增加。因而目前更倾向于将哮喘和 AHR 看作是一种复杂的炎症反应过程。

（一）AHR 的高危人群

1. 近期上呼吸道感染者　无论细菌或病毒性

感染,均可使哮喘和支气管炎患者的病情加重。正常人体上呼吸道病毒感染后的气道反应性增高可持续3~4周,而儿童可高达8周以上。

2. 吸烟 长期吸烟者虽然术前可能并未达到支气管炎的诊断标准,但对多种刺激因子的反应性增高,出现支气管痉挛的危险性升高5~6倍。术前理想的戒烟时间应在8周以上,短期戒烟(术前48~72小时)反而可能增加气道的反应性和分泌物。

3. 哮喘和支气管痉挛史 该类患者术中发生支气管痉挛的风险约为6%~10%。但多项研究提示,支气管痉挛的发生主要与气管插管有关,而与哮喘的严重程度、年龄、性别和麻醉药物等均无显著相关。术前无症状的哮喘患者术中发生严重痉挛的概率很低,但术前2年内有哮喘发作史的患者,术中痉挛的发生率显著升高,且发作史越接近围手术期的患者术中痉挛的发生率也越高。

4. 患者的体格状态 ASA Ⅲ级~Ⅳ级、器质性心脏病、慢性阻塞性肺疾病(COPD)及有呼吸道梗阻病史的患者,支气管痉挛的发生率增高。

(二)支气管痉挛的诱发因素

气管内插管等机械刺激是诱发围手术期支气管痉挛的最重要的因素,而变态反应的重要性则较次之(表85-6)。

表85-6 围手术期支气管痉挛的常见诱发因素

刺激物的受体反应(副交感性)
误吸物的刺激
机械性刺激(如气管插管、气管内吸痰、支气管镜检等)
介质释放(变态反应性)
组胺
白三烯
5-羟色胺、慢反应物质
病毒性感染
药物因素
β-肾上腺素能受体拮抗剂
抑制肾上腺素的药物(如阿司匹林、吲哚美辛等)
抗胆碱酯酶药物(如新斯的明等)
酒精(气道刺激)

二、临床表现及鉴别诊断

自主呼吸时出现呼气性呼吸困难,机械通气时气道压升高;双肺闻及广泛哮鸣音,以呼气时为著;低氧血症、$P_{ET}CO_2$升高、肺泡-动脉血CO_2分压差增加等。痉挛严重时,哮鸣音反而减轻、甚至消失(寂静肺)。

依据典型的临床表现,诊断多不困难。注意与以下多种急性疾病的鉴别,以免误诊或漏诊:①气管导管位置不当,如意外单肺通气、导管刺激隆突;②导管阻塞;③间质性肺水肿;④张力性气胸;⑤反流误吸;⑥肺栓塞等。

三、预 防

对有哮喘史和支气管痉挛史的患者,应特别重视积极采取预防措施。

1. 详细了解患者既往的发病情况,分析可能存在的诱因 哮喘发作期的择期手术患者宜在病情控制后进行手术,术前预防性使用支气管扩张剂和糖皮质激素治疗;术前戒烟至少4~8周以上;近期上感患者宜将择期手术延期2~3周。

目前愈来愈强调将AHR看作是一种炎性疾病,因而更倾向于使用糖皮质激素来预防。术前24~48小时使用激素治疗有确切的预防效果。有哮鸣音的患者术前激素治疗一周以上并不增加伤口延迟愈合和感染的风险。

2. 麻醉选择 气管插管是诱发痉挛的最主要因素,因而任何可能避免插管的措施都是有效的,包括加深麻醉、使用喉罩(LMA)或面罩通气麻醉等。局部麻醉和区域阻滞麻醉是较理想的选择。并无循证医学的证据支持高位硬膜外阻滞有增加支气管痉挛风险的观点。

3. 麻醉药物

(1)静脉麻醉药:①硫喷妥钠本身并不增加气道反应性,但由于镇痛作用有限,在麻醉深度不足时易出现痉挛;②丙泊酚可降低COPD患者的气道阻力,可用于麻醉诱导和维持;③氯胺酮可明显降低气道阻力,作用有赖于其拟交感效应和抑制肥大细胞释放作用,宜用于快速麻醉诱导;④足够剂量的阿片类药物可阻断气道反射,多可选用;但大剂量吗啡因增加血浆组胺水平而诱发支气管痉挛;⑤其他多种静脉麻醉药在足够的麻醉深度时均可降低平滑肌张力,但单独用药时临床常用剂量多难以达到该麻醉深度。

(2)吸入麻醉药:足够深度的吸入麻醉药水平(1.5~1.7 MAC)均可防止或逆转支气管痉挛。在低于1.5 MAC时,氟烷的解痉作用最强,其次是七氟烷。但具有气道刺激作用的吸入麻醉药在较低浓度时可能诱发咳嗽反射,有增加气道痉挛的风险。

(3) 肌松剂:筒箭毒诱发组胺释放,可诱发痉挛,禁用于哮喘和 AHR 患者。阿曲库铵和米库氯铵大剂量或快速注射可引起组胺释放,诱发痉挛。新斯的明在用于肌松拮抗时有诱发痉挛作用,可在加大联用的阿托品或胃长宁的剂量的前提下谨慎使用。

(4) 利多卡因:气管插管前 1 ~ 2 分钟静脉注射 1 ~ 2mg/kg 可有效预防支气管痉挛反射,但气道内途径给药有刺激痉挛发作的风险。

(5) 抗胆碱能药物:预防支气管痉挛的作用要优于其治疗作用,但心血管副作用较大。异丙托溴铵气雾剂(爱全乐)吸入给药的作用与阿托品相似,而副作用较少。

(6) 其他药物:脂皮素(lipocortin)、介质拮抗剂(如血小板激活因子和白三烯受体拮抗剂)和肥大细胞膜稳定剂等已开始试用于支气管痉挛的预防,具体应用前景尚待观察。

四、支气管痉挛的处理

1. 去除病因 对由药物或生物制剂诱发的变态反应性支气管痉挛,应立即停止使用。

2. 加深麻醉 全麻情况下,患者即使出现血压下降,也应适当加深麻醉。一般认为,强效吸入麻醉药浓度 ≥1.5MAC 时,具有明确的防止和逆转支气管痉挛的作用。使用肌松剂可有效降低因呛咳引起的气道压升高。

3. 拟肾上腺素能药物 首选 β_2 受体激动剂(如舒喘宁等),且剂量应足够。有研究显示,机械通气情况下,舒喘宁气雾剂 15 揿吸入可产生最佳效果,而 1 揿则无效。尽管理论上静脉或肌肉内使用肾上腺素或异丙肾上腺素可迅速降低气道平滑肌张力,但用药后往往产生显著的血流动力学变化和快速性心律失常,因而用药须谨慎,尤其是对于有心血管疾病的患者和老年患者。相较而言,持续静脉泵注的安全性要高于间断静脉注射。另外,吸入方式给药与静脉方式同样有效,且副作用较小,对急性支气管痉挛的治疗相对安全,尤其是年轻的哮喘患者。当患者出现严重的支气管痉挛,特别是出现“寂静肺”(silent chest)时,静脉注射小剂量肾上腺素(25 ~ 100μg)往往可迅速起效。

4. 氯胺酮 可迅速升高血压、快速加深麻醉,且不需要行机械通气。但需警惕氯胺酮在较大剂量时的负性肌力作用和呼吸抑制作用等副作用的出现。

5. 糖皮质激素 可在多个环节阻断气道炎症、降低气道反应性,静脉使用几乎是必不可少的措施。常用剂量为等效剂量的氢化可的松 1mg/kg ~ 2mg/kg,术前长时间激素治疗的患者剂量可加倍。但吸入途径给药对急性支气管痉挛的治疗几乎无效。

6. 茶碱类药物 现认为其主要是通过拮抗腺苷受体和释放内源性儿茶酚胺的作用舒张支气管,是哮喘患者维持治疗的标准用药。但对急性支气管痉挛的作用已备受质疑,其安全剂量范围较窄,在最大作用剂量出现前即已可能出现中毒反应;同时,在围手术期应用时,可能与吸入麻醉药(如氟烷)或拟交感类药物产生相互作用,而增加副作用发生的风险。因此,虽然尚无明确的循证医学证据支持,但目前多数已不主张将其作为围手术期急性支气管痉挛的一线治疗用药。

7. 抗胆碱能药物 此类药物静脉、肌肉或吸入方式给药后的起效时间较慢(一般 20 ~ 30 分钟),因而用于支气管痉挛的预防作用要优于治疗作用。阿托品因其全身性副作用明显,多不用于支气管痉挛的治疗。常用异丙托溴铵气雾剂吸入治疗。格隆溴铵(胃长宁)逆转支气管痉挛时所需的剂量较大(静注 1mg),因而多用于痉挛的预防(术前较小剂量即可)而不是治疗。作为一种选择性的抗胆碱能药物,戊乙奎醚(长托宁)静脉注射对支气管痉挛的预防作用已被普遍接受,且心血管副作用较阿托品明显减少,但用于急性支气管痉挛的治疗作用仍需进一步研究。

8. 改用 ICU 专用呼吸机 由于麻醉呼吸机呼吸环路的可压缩容量较大,在气道阻力明显增加时难以保证患者获得足够的通气,且最大工作压力一般难以超过 60 ~ 70cmH_2O。而 ICU 专用呼吸机的工作压力可高达 120cmH_2O,且呼吸环路的可压缩容量较低。严重支气管痉挛患者在换用 ICU 专用呼吸机后通气和氧合功能可以明显改善,内源性 PEEP 降低,反而有利于循环功能的改善。

9. 其他 如前所述,用于支气管痉挛预防的多种药物,如利多卡因、脂皮素、炎性介质阻释剂(色甘酸钠、酮替芬等)和介质拮抗剂(H_1 受体拮抗剂、血小板激活因子拮抗剂、白三烯受体拮抗剂等)等均可用于支气管痉挛的防治。同时,应积极防治常常伴随严重支气管痉挛而出现的低氧血症、高碳酸血症以及水、电解质平衡紊乱等。

第 4 节　急性肺不张

肺不张(ateletasis)通常是指患者的肺段、肺叶或小叶出现萎陷,从而丧失通气功能。围手术期肺不张的发生率可能要远高于人们的想象,尤其是对于全身麻醉患者。据统计,全身麻醉患者中肺不张的发生率可达 90%,它是导致患者出现血氧含量下降、肺内分流量增加、肺顺应性下降和通气功能障碍以及术后低氧血症等的最常见原因,而且,肺不张与术后肺部感染及其他肺部并发症的发生亦显著相关。值得庆幸的是,围手术期出现的大部分肺不张都是"静息性"的,通常不出现明显的症状和体征,只有在血气分析监测的情况下才有可能发现。但严重的患者则可能出现呼吸功能障碍,影响患者的病程及预后。

一、发病机制及影响因素

(一) 发病机制

人们发现麻醉患者出现肺内分流量的增加已逾百年,但直到 1963 年,Bendixen 等才根据临床征象首次推断出"肺不张"的概念,此种肺不张最大的临床特点在于普通 X 线胸片上没有明显的表现。20 世纪 80 年代,随着 CT 技术的应用和普及,才最终通过影像学的证据证实围手术期肺不张的存在,并随即建立了临床肺不张的研究和监测方法,并于 20 世纪后叶得到了全面而深入的研究。

研究发现,大多数围手术期发生的肺不张的面积不超过肺总面积的 15%,由此引起的肺内分流量约为 5%～10%。肺内分流量与肺不张的面积成正比、低 V/Q 区的大小与闭合容量(CV)和 FRC 明显相关,而 FRC 与肺不张的面积无明显相关性。总体而言,全身麻醉中气体交换功能障碍的约 75% 可以用肺不张和小气道提前关闭来解释。

目前认为,围手术期急性肺不张的发生主要与以下三种机制有关:

1. 压迫性肺不张(compression atelectasis)　在麻醉药物的作用下,尤其是使用肌松剂后,机体呼吸肌的张力下降或消失,胸壁在重力作用下出现一定程度的回缩,使胸腔容量下降;同时,由于膈肌张力的下降或消失,使腹内压相对升高,压迫膈肌向头侧移位,导致胸腔容量的进一步下降,从而压迫肺组织。另外,在自主呼吸受抑制或机械通气的情况下,

膈肌运动也与正常自主呼吸时存在明显的不同,具体表现在平卧位时,膈肌靠近背侧的部分运动减弱或消失,只有腹侧的部分在通气正压的驱动下存在一定的运动,再加上重力的作用,使肺组织靠近背侧和膈肌的部分更易受到压迫。这可能是围手术期出现急性肺不张的最重要的发病机制。

2. 吸收性肺不张(absorption atelectasis)　这种肺不张可能存在两种机制:其一是,当气道出现完全梗阻时,梗阻远端肺泡内的气体只能向血液中转移,最终出现肺泡的萎陷;其二是,对于通气相对不足的区域(低 V/Q 区),如气道部分梗阻或肺下垂部位,由于肺组织的灌注仍良好,当 FiO_2 较高时,肺泡内的氧气(而非氮气)被吸收入血液,导致肺泡内的容量下降甚至萎陷。后一种机制在围手术期肺不张的发生中可能占更重要的地位。因为早已证实,肺不张的发生、出现的速度和严重程度均与 FiO_2 明显相关,尽量降低麻醉中 FiO_2 也是预防围手术期肺不张的重要措施之一。

3. 肺泡表面活性物质丢失(loss of surfactant) 肺泡表面活性物质的数量下降、活性降低或代谢异常在 ALI 和 ARDS 的发病中起重要作用,但在急性肺不张发病中的作用仍存在争议。相关研究尚未能证实该机制在肺不张的发病中起原发性的作用,肺不张患者肺泡表面活性物质的质和量的改变更有可能是继发性损伤的结果。

(二) 影响因素

1. 吸入氧浓度(FiO_2)　 FiO_2 是围手术期发生肺不张最明确的相关因素。总体而言,FiO_2 越高,肺不张的发生越快、面积也越大。纯氧通气时,肺不张在数十秒及数分钟内即可发生;而采用 40% FiO_2 通气时,肺不张的出现可延迟至 40 分钟后出现。100% FiO_2 时,肺内分流量可由 0.3% 上升至 6.5%,肺不张面积达 $8.0 cm^2$;而 30% FiO_2 时,肺内分流量仅上升至 2.1%,肺不张面积也仅为 $0.2 cm^2$。但围手术期 FiO_2 的选择还需兼顾患者的氧合状况、气道管理的难易度、甚至术后恶心呕吐的发生率和手术切口的感染率等多种因素。尚无所谓的"理想的"FiO_2,80% 的 FiO_2 可能是较均衡的选择。

2. 肥胖　与正常体型的患者相比,肥胖者,尤其是病态肥胖患者的 FRC 更低、肺总顺应性下降、肺泡-动脉氧分压差增加,因而肺不张的出现更早、持续时间更长、不张面积也可能更大。多数患者在

麻醉诱导期、甚至诱导前即已出现肺不张,并迁延至术后24小时或更长的时间才消失。肺不张的面积与体重指数(BMI)间存在弱相关性,因而围手术期低氧血症的发生率明显增加。

3. COPD COPD患者围手术期肺不张的发生率较低、面积也较小,甚至不出现明显的肺不张,其机制尚未完全明确,可能与此类患者在肺泡萎陷前已出现气道关闭、胸壁与肺组织的平衡机制发生改变以及残余功能的肺组织过度通气而较不易出现萎陷等多种因素有关。但此类患者围手术期低氧血症的发生率远高于肺功能正常的患者,主要原因还在于患者肺内低V/Q区的面积显著增加有关。正压通气作为一种反生理的通气模式,可进一步增加肺内低V/Q区的面积,因而导致肺内分流量明显增加。

4. 麻醉药物的选择 有研究显示,静脉麻醉下肺不张的严重程度可能轻于吸入麻醉下,可能与静脉麻醉药对低氧肺血管收缩反射(HPV)的抑制作用较轻有关。1MAC以上的吸入麻醉药可明显抑制HPV,加重V/Q比的失调,引起肺内分流量增加。氯胺酮由于对呼吸肌的张力无明显影响,可能是唯一的不影响肺不张形成的静脉麻醉药。

5. 其他 ①手术部位,胸腔和上腹部手术患者较易发生,而其中又以体外循环下手术患者的发生率最高、也最严重;②手术切口疼痛,不完善的镇痛可能影响患者的呼吸动度,叹气样呼吸和自主深呼吸减少或消失;③呼吸道感染,可能会增加气道梗阻的风险,使肺内分流量增加;④过量使用镇痛药物等。

二、临 床 表 现

围手术期的急性肺不张通常在全身麻醉诱导期即开始出现,术后拔除气管导管24小时内恢复。对绝大部分患者而言,小面积的肺不张一般均无明显的临床症状和体征,术中肺功能的改变是暂时而可逆性的。然而尽管围手术期出现严重肺不张的几率较低,但相对于数量庞大的全麻手术而言,其仍是一个值得重点关注的问题。

其最常见的症状是低氧血症,一般以术后苏醒期"难以解释"的低氧血症最常见,但严重的患者在麻醉诱导和术中即可出现。一般患者仅在术中动脉血气监测时发现氧分压下降、肺泡-动脉血氧分压差增大,术后自主呼吸恢复后即缓解。

除非出现由气道梗阻和ALI等因素引起的大面积的肺叶或肺段不张,由麻醉和机械通气因素引起的肺不张通常不会表现出任何明显的体征,胸部体检无明显阳性发现,X线检查亦无特征性的表现,这是此种肺不张最显著的特征之一。

其确诊的唯一最有效方法是胸部CT检查。肺不张多出现在肺下垂、靠近膈肌的部位。平卧时,肺不张以膈肌上约1cm、背侧靠近脊柱的双侧肺部区域最明显。此部位也是临床研究中判断肺不张面积最常用的切面部位。有些患者肺不张的面积"看起来似乎"并不是很大,而低氧血症却较严重。须记住,肺不张区域内肺组织的密度是明显增高的,约为通气良好区域内的4倍,因而不能简单地以不张的面积占肺总面积的大小来判断肺内分流量。

三、预防和处理

由于围手术期急性肺不张的发生率是如此之高,因而是否需要对所有全身麻醉患者均需要采取预防措施,一直备受争议。一般而言,临床仅就高危人群的患者(如病态肥胖、COPD、吸烟和肺部感染等)才常规采取一定的预防措施。

肺不张的预防和治疗措施并无明显的差异,归纳起来主要有以下几点:

1. 尽量降低吸入氧浓度 如前所述,所谓"理想的"FiO_2尚不存在,应在综合考虑患者的氧合和通气功能等多种因素的前提下谨慎选择。

2. 肺复张手法(recruitment manoeuvre, RM) 研究发现,在进行肺膨胀时,气道压达20cmH$_2$O对肺不张无明显作用;当气道压至少达到30cmH$_2$O时,肺不张面积才开始减少;40cmH$_2$O的肺膨胀压力、持续15s可使不张的肺组织完全复张。但过高的压力和过长时间的肺膨胀有导致循环功能障碍和加重压力性肺损伤的风险。现已明确,40cmH$_2$O、持续7~8秒的肺膨胀亦可达到持续15s的相同的复张作用,因而现多将此作为标准的RM策略。由于在该压力水平下,肺膨胀的程度相当于患者自主呼吸下最大肺活量时的膨胀程度相当,因而也将该手法称为肺活量手法(vital capacity manoeuvre, VCM)。其安全性虽受到一定的质疑,但目前尚无RM引起显著呼吸系统和循环系统严重并发症的报道,因而在患者不存在明显心功能障碍和循环低血容量的前提下,其临床应用应该是安全的。但RM的复张作用在停止肺膨胀后即刻迅速消失,如不加用一定水平的 PEEP 则难以保持复张的肺组织维持继续膨胀的状态。

需要明确的是,单纯通过增加潮气量的方法不能预防和治疗肺不张,反而有增加压力性和容量性肺损伤的风险。病态肥胖患者 RM 的推荐压力可能应该上升到 55cmH$_2$O 的水平。

3. PEEP　10cmH$_2$O 水平的 PEEP 仅可预防和复张部分的不张肺组织,继续升高 PEEP 水平虽可能使更大面积的肺组织复张,但并不能使肺完全复张,也并不总能改善氧合和减低肺内分流,加上对循环功能的不利影响,因而往往是弊大于利。PEEP 的复张作用在停止使用后的 1 分钟内也消失,肺组织会重新萎陷。麻醉诱导时,加用一定水平的 PEEP (常用 6~10cmH$_2$O) 或 CPAP 往往可能增加动脉血氧含量,减轻肺不张的形成,并延长患者气管插管前暂停通气的安全时限,对肥胖患者可能尤其有利。

目前通行的方法是在 RM 后立刻加用一定水平的 PEEP,这样可能完全避免肺不张的形成或使肺完全复张。

4. 尽量保留呼吸肌张力和患者的自主呼吸麻醉状态下,即使保留患者 10%~20% 的自主呼吸也能明显减轻肺不张的发生,并改善氧合功能。

5. 选用较新型的通气模式　采用适当的气道减压通气(airway pressure release ventilation,APRV)或双水平气道正压(BiPAP)有利于保留患者部分的自主呼吸功能,减轻甚至消除肺不张。

综上所述,成人预防和处理围手术期急性肺不张的主要措施包括:①加用一定水平的 PEEP(至少 10cmH$_2$O,可酌情增加);②间歇性行 RM(30cmH$_2$O 开始起效,40cmH$_2$O、持续 7~8 秒可达最佳效果);③尽量避免使用 100% 的 O$_2$ 进行通气;④麻醉诱导纯氧通气过程中加用一定水平的 CPAP 和(或) PEEP;⑤尽量保留患者的自主呼吸,力争避免不必要地使用肌松剂。

第5节　张力性气胸

张力性气胸(tension pneumothorax,TPT)是围手术期较少见但病情进展迅速、后果严重的并发症。一般而言,气胸的早期临床症状多较轻微而隐匿,常易漏诊或误诊,但一旦发展成 TPT,即可导致严重呼吸循环功能障碍,甚至危及患者的生命。尤其是在全身麻醉下,患者无法主诉呼吸困难或胸痛,而机械正压通气更增加了发生 TPT 的风险。

胸膜腔由胸膜壁层和脏层构成,是一个不含空气的潜在性腔隙。任何原因使胸膜破裂,空气进入胸膜腔,即出现气胸。这种情况下,吸气时空气从裂口进入胸膜腔内,如呼气时裂口活瓣关闭,则胸膜腔内的空气不能回流入气道排出,则胸膜腔内的气体不断增多,压力逐渐升高,从而压迫患侧肺组织,使之逐渐萎陷,形成 TPT;进而可能压迫纵隔移位,挤压健侧肺,导致呼吸循环的严重障碍。这实际上是一种潜在的压力损伤。

一、病　因

除非是外伤性气胸患者,麻醉和手术操作不当是围手术期 TPT 最常见的原因。存在解剖异常的患者更增加了术中出现 TPT 的风险。表 85-7 列举了围手术期 TPT 最常见的病因。

表 85-7　围手术期气胸的常见原因

患者因素
　肺大泡、肺气肿、支气管扩张等
　腹腔、胸腔和心包腔之间残存有胚胎发育时的潜在通道
　胸部外伤(穿透伤、钝性伤、爆震伤、肋骨骨折等)
颈部及附近部位的操作
　中心静脉置管
　手术
　臂丛神经阻滞
　其他阻滞技术
胸壁及附近部位的操作
　肋间阻滞
　椎旁阻滞
　腋部阻滞
　活检术
　心包穿刺
气管、支气管内操作
　气管切开术
　气管切开导管更换
　环甲膜穿刺
　困难气管插管
　支气管镜检
　活检术
　胸外心脏按压
　挤压伤
技术问题
　气道压过高
　气管导管阻塞
　胸腔闭式引流(置管位置错误、引流管阻塞、扭曲、夹闭等)
　胸部手术损伤
　腹腔内手术损伤膈肌

需要注意的是,气胸可以发生于无明显高危因素的患者。对于部分术前即存在少量气胸的患者,术中的正压通气等因素可使单纯性气胸患者发展成严重的TPT。

近年来,随着腹腔镜手术技术的不断普及,术中"意外"出现气胸的报道不断增加。部分患者腹腔、胸腔和心包腔之间残存有胚胎发育时的潜在通道,这种通道可能因腔镜术中气腹压力的增大而重新开放。气体通过缺损的膈肌或食管、主动脉裂孔等薄弱部位进入胸腔产生气胸。术中食管-胃连接部的胸膜撕裂也是气胸发生的可能原因,如修补食管裂孔疝的胃底折叠术。由于腔镜术中气腹正压的存在,这类气胸患者极易发展成TPT和(或)纵隔气肿。因胸腹膜之间潜在的通道重新开放而引起的气胸多发生于右侧,而并发于胃底折叠术的气胸多见于左侧。另外,术中使用的弥散性较强的气体,如N_2O和CO_2等,也可引起气胸。但这类气胸患者的症状多不明显,在无明确肺部损伤的情况下,气腹结束后30min~60min多可自行恢复而无需特殊处理。

二、临床表现

总体而言,围手术期气胸的发生多难以预料,症状多不典型,早期发现和诊断较困难,尤其是在全身麻醉下。依据气体进入胸膜腔的速度和积气量的多寡,以及肺组织的受压程度不同,可表现出不同的症状和体征。

少量气胸患者可无症状。自主呼吸时,健康的年轻人即使在单肺压缩70%~90%的情况下,亦可无明显症状。随着受压肺组织的增加,可出现呼吸急促、胸痛、呼吸困难、心率增加、烦躁不安、发绀、昏迷,甚至心搏骤停等。低血压和休克的出现往往意味着严重的TPT,需紧急处理。全身麻醉下,早期症状易被掩盖,仅在病情进展到一定程度时才表现出低血压和心动过速,但难以与低血容量和麻醉过深等相鉴别。

典型的体征包括:患侧呼吸动度减弱、呼吸音减弱或消失、胸部饱胀、肋间隙增宽;可有皮下气肿的存在;叩诊呈高度鼓音;听诊呼吸音消失;气管可向健侧移位;自主呼吸患者出现SpO_2下降,动脉血气分析出现PaO_2显著下降和$PaCO_2$升高。机械通气时可出现气道压的升高。但近来的研究发现,上述所谓的典型体征,在围手术期气胸或TPT诊断中的价值有限,因为:①术中患者胸部常被手术铺单覆盖,难以及时发现诸如胸部饱胀、肋间隙增宽等微小的体征变化,甚至完成正规的胸部体检有时亦难以实现;②纵隔和气管移位在成人TPT患者中出现的几率并不高,在儿童患者中可能更易出现,因而不能将气管或纵隔移位作为TPT的诊断依据,也不能因其不存在而排除TPT的可能;③气管插管全麻下,单侧肺的呼吸音消失,尤其是左侧呼吸音消失,最常见的原因并不是气胸,而是因气管导管过深进入了一侧支气管所致的意外单肺通气,必须首先加以排除。因此,围手术期TPT的尽早诊断有赖于麻醉医师的高度警惕性、丰富的临床经验和严密的逻辑推理等鉴别诊断过程。

胸部CT检查一直是气胸诊断的"金标准"。但现有条件下,往往难以在手术室内及时进行,可能导致延误诊断和治疗。既往将胸部X线检查作为围手术期气胸诊断的快捷而可靠方法,但有研究发现,虽然胸片诊断气胸的准确率接近100%,但漏诊率可能高达50%以上,尤其是少量气胸的患者。胸部超声检查已成为近年来手术室和ICU中诊断气胸的可靠方法。它具有更加简便、快捷、可靠、无辐射、低成本、易普及的优点。对于有经验的操作者,超声诊断气胸的敏感性>92%,特异性>99%,均优于常规胸片检查,同时可对气胸进行半定量诊断。

三、处理

TPT的紧急处理原则包括:适当排气,以解除胸膜腔积气对呼吸循环的影响,使肺尽早复张,恢复功能;同时积极治疗并发症和原发病。

是否所有气胸患者术中均应紧急行胸腔排气,一直存在争议。通常对于呼吸循环功能影响较小的围手术期气胸患者(无论是否行全麻机械通气),在手术尚在进行的过程中即强求暴露患者的完整胸部进行操作可能并非总是合理,但需密切监测患者的循环功能、氧合功能和呼吸力学等,并做好紧急胸腔排气的准备,以防病情迅速加重。单肺压缩20%~50%的闭合性气胸患者,通常无需处理,多可自行吸收恢复。

紧急处理的措施主要如下:

1. 停用N_2O　使用N_2O复合麻醉的患者,应立即停用N_2O,以免增加胸膜腔内积气的容量。

2. 胸腔穿刺排气　常用10ml或20ml注射器连接23G针头进行穿刺,注射器中保留约3ml液体。

平卧位下,穿刺部位首选锁骨中线第2~3肋间,边进针边轻轻回抽。当回抽可见注射器内出现成串的细小气泡时,往往并不意味着穿刺成功。其原因可能是穿刺针与注射器的连接过松,或穿刺针已刺入了肺组织。当注射器内出现较大的气泡时(约0.5ml大小的气泡),才意味着穿刺针正确定位。亦可使用一支静脉置管用套管针进行穿刺,突破壁层胸膜后将穿刺针内芯取出,这样可能减少损伤肺组织的风险。如首选穿刺部位不适合穿刺时(如有感染或烧伤),可于第2~3肋间或第4~5肋间的腋前线进行穿刺。

3. 胸腔闭式引流　置管部位同胸腔穿刺,具体操作步骤请参见医护常规进行。通常该操作由胸外科等专科医师进行。

4. 对症支持治疗　包括充分氧疗、呼吸支持、循环支持、镇痛镇咳、预防感染等。

第6节　急性肺栓塞

肺栓塞(pulmonary embolism)是指来自外源性或内源性的栓子堵塞肺动脉或分支引起肺循环障碍,使其所累及肺区组织血流中断或极度减少,所引起的病理生理和临床上的综合征。脱落的栓子绝大多数来自于静脉系统,其中又以盆腔内静脉或下肢深静脉血栓(DVT)的脱落最常见;其他如空气、脂肪、肿瘤细胞脱落、羊水和肺动脉血栓形成等也是围手术期发生肺栓塞的原因。充血性心力衰竭及心房纤颤患者的栓子可来自右心房或右心室的血栓脱落。由于血栓栓塞造成的肺栓塞又被称为肺血栓栓塞(PTE),占临床肺栓塞患者总数的约95%以上。尽管肺栓塞的发生与麻醉没有直接联系,但仍是围手术期的肺部重要并发症之一。

急性肺栓塞的后果主要取决于栓子的大小以及栓塞的部位和范围。若患者主要的肺血管血流被阻断,则迅速引起肺动脉高压、缺氧、心律失常、右心衰竭和循环衰竭而致死;也可因神经反射引起呼吸和心搏骤停。由于肺循环的侧支循环极为丰富,因而临床上仅有不到15%的患者会出现肺梗死。另外值得注意的是,肺脏本身也是一个重要的炎症反应器官,引起肺血管阻力增加的除了机械性因素外,还有细胞因子和炎性介质等因素,如血小板活化因子、内皮素、花生四烯酸的代谢物(血栓素、前列环素),以及白三烯类、5-羟色胺等都能诱发肺血管的收缩。据文献报告,肺栓塞极易被临床上漏诊,仅10%~30%能在生前作出诊断,尤其是肺小动脉栓塞多在尸检时方被发现。

一、病因及发病机制

(一) 肺血栓栓塞

1. 危险因素　PTE是欧美等发达国家猝死的最常见原因,可发生于任何年龄段的患者,美国每年死于PTE的患者至少为650 000例。与静脉血栓形成最相关的三个因素是:血流淤滞、内皮损伤和高凝状态。因而围手术期PTE的危险因素不仅与患者因素有关,还与手术和创伤等因素密切相关(表85-8)。

2. 危险分层　2008年欧洲心脏病协会有关急性肺栓塞诊断与处理的指南中建议以肺栓塞相关早期死亡危险因素的预期水平代替以往的所谓"大面积"、"非大面积"、"次大面积"等不规范术语进行患者的死亡风险评估。该指南依据危险分层指标对肺栓塞患者的早期死亡(即院内或30天内病死率)风险进行危险分层。危险分层指标主要包括:①临床特征(休克或低血压);②右心功能不全表现,如超声心动图提示右心室扩大、收缩功能下降、压力负荷过重;螺旋CT显示右心室扩大;实验室检查发现脑钠尿肽或其前体升高;右心导管检查发现右心压力升高等;③心肌损伤标志物,如肌钙蛋白T或肌钙蛋白I阳性。

按照上述分层指标,可以迅速将肺栓塞患者区分为高危或非高危患者,以便于针对不同风险的患者选择最佳诊断和治疗方案。同时,这种危险分层方法也可用于疑似患者。

(二) 脂肪栓塞

常见于骨盆或长管骨创伤性骨折患者,多发生在创伤性骨折72小时后,也可发生于人工关节置换术中。脂肪栓塞综合征的发病机制还未十分清楚,但绝不单纯是肺小血管被脂滴机械性阻塞所致,更重要的是血内脂滴被脂蛋白脂酶所分解,释出的脂酸引起血管内皮细胞损害,导致微血管通透性增加和肺间质水肿。除了从骨折创伤释出脂肪外,还有其他组织成分可激活凝血系统、补体系统和多种细胞因子的释放,所以造成肺实质性损害是多种因素所致。

表85-8 围手术期 PTE 的易患因素

易患因素	注　　　释
血栓性静脉炎、静脉曲张	出现静脉内皮损伤和血流淤滞
骨折或大的创伤	
膝或髋关节置换术	
外科大手术	
脊髓损伤	
心肺疾患	慢性心肺疾病是 PTE 的主要危险因素之一。25%～50% 的患者同时患有心肺疾病
恶性肿瘤进展期	可能与出现凝血功能障碍有关
激素替代治疗	
口服避孕药物	女性口服避孕药者 PTE 的发病率升高 4～7 倍
妊娠及产后	易发生于妊娠后 3 个月内及围产期
有 DVT 病史	
遗传性易感因素	如遗传性抗凝血酶Ⅲ缺乏症、遗传性蛋白 C 缺乏症以及先天性纤溶异常等
长期卧床	即使是卧床 1 周的患者 PTE 的风险也显著增加
长时间旅行	
年龄	以 50～60 岁年龄段最多见。90% 以上的致死性 PTE 发生在 50 岁以上的患者
性别	20～30 岁女性 DVT 的发病率较同年龄段的男性高 10 倍
其他	如肥胖、脱水、吸烟、糖尿病、置入人工假体等

（三）空气栓塞

即气体进入了体循环静脉系统。气体除了空气之外,还可以是医用的 CO_2、NO_2 和 N_2。气体易于进入非萎陷的静脉内(如硬脑膜静脉窦),以及静脉腔处于负压状态(如坐位进行后颅窝内手术时以及自主呼吸状态下行中心静脉穿刺时),甚至在妊娠或分娩后空气亦可经子宫肌层静脉而进入。少量空气进入肺动脉可出现呛咳,或一过性胸闷或呼吸窘迫等;若空气量>0.5～1ml/kg,患者即可致死。

（四）羊水栓塞

常见于急产或剖宫产手术中,子宫收缩时,可使羊水由裂伤的子宫颈内膜静脉,也可经胎盘附着部位的血窦而进入母体血液循环,引起肺栓塞、休克,伴发弥散性血管内凝血(DIC)。临床病情多属险恶。

二、诊　　断

急性肺栓塞的临床表现可以多种多样,缺乏特异性。其症状的轻重不仅与肺动脉的栓塞程度(血栓大小、多寡、阻塞的部位与范围等)和发病速度(炎性介质的激活和释放的差异)有关,还与发病前患者的心肺功能状态等有关。因而临床上易于漏诊或误诊。

对于具有高危因素的患者,如施大手术、长管骨骨折、心脏手术、长期卧床等,突然出现胸痛、咯血,不明原因的气急、窒息感,并出现严重休克和意识障碍,或在充分供氧和通气下,患者仍呈进展性发绀、低血压,应考虑有发生肺栓塞的可能。典型的临床表现为咯血、胸痛和呼吸困难,肺部可有或无阳性体征。心动过速为最常见或是唯一的体征。肺动脉第二音亢进,偶尔在肺动脉瓣区可听到收缩期或持续性杂音。心电图上可出现 SⅠQⅢTⅢ征象,即Ⅰ导联 S 波变深,Ⅲ导联 Q 波出现和 T 波倒置。心动过速和 ST 段下移最为常见,但往往缺乏特异性。

目前国际上较通行的方法是采用急性肺栓塞临床可能性评分表(表85-9)进行评估。如评分<2.0,

表85-9 肺栓塞临床可能性评估表（PTP）

肺栓塞临床可能性	评　　分
DVT 的临床症状和体征	3.0
难以用其他疾病解释	3.0
心率>100bpm	1.5
4 周内有制动或外科手术史	1.5
既往有 DVT 或 PE 病史	1.5
咯血	1.0
恶性肿瘤	1.0
合计	

则可能性较小;>6.0临床可能性较大;评分为2.0~6.0,则考虑患者的临床可能性为中度,既有可能是也可能不是,需要进一步加以排查。

常规的实验室检查项目往往缺乏特异性和敏感性。目前以D-二聚体的敏感性最高,但特异性仍较差。对于D-二聚体升高的患者应在排除手术、外伤和急性心梗等病情后才考虑诊断。但如D-二聚体低于500μg/L,则可排除急性肺栓塞的诊断,不必再进行肺血管造影检查。

超声心动图检查在肺栓塞的诊断中往往发挥着重要作用。其不仅能发现栓塞的间接征象(如右心后负荷增加及运动减弱、肺动脉增宽、三尖瓣反流、肺动脉高压以及左心室变小等),还可用以动态监测患者的心脏功能,指导临床支持治疗。但其往往难以发现肺循环内的栓子。经食管超声(TEE)诊断肺栓塞的准确率可高达80%~90%,但不适用于重症患者(难以耐受)。

X线胸片检查缺乏特异性,仅凭此结果不能诊断或排除肺栓塞的可能。

CT肺动脉造影(CTPA)是诊断肺栓塞的重要无创检查技术,其敏感性为90%,特异性为78%~100%。其局限性主要在于对亚段及远端肺动脉内的栓塞的诊断敏感性较低。目前多排螺旋CT是非高危PE患者首选的检查措施,并可用于溶栓治疗的效果评价和跟踪。

磁共振肺动脉造影(MRPA)技术虽在敏感性和特异性上均有了显著的进步,但仍未作为常规推荐进行的诊断性检查措施。

三、预　　防

通过如下措施有助于降低肺栓塞的发生:①避免术前长期卧床;②下肢静脉曲张患者应用弹力袜,以促进下肢血液循环;③治疗心律失常,纠正心力衰竭;④对红细胞比容过高患者,宜行血液稀释;⑤对血栓性静脉炎患者,可预防性应用抗凝药;⑥保持良好体位,避免影响下肢血流;⑦避免应用下肢静脉进行输液或输血;⑧一旦有下肢或盆腔血栓性静脉炎时,应考虑手术治疗。

四、处　　理

1. 对症支持治疗　对高度怀疑或确诊PE的患者应密切监测生命体征,为防止栓子再次脱落,患者应绝对卧床,必要时使用适当剂量的镇静剂和镇痛药以治疗焦虑、恐惧和胸痛。对危重症患者,应即时针对休克、心功能衰竭、呼吸衰竭、心律失常等进行治疗。

2. 抗凝治疗　抗凝是PTE的基本治疗方法,可有效防止血栓的再形成和复发。常用抗凝药物为肝素、低分子肝素、华法林等。单纯抗血小板治疗通常不能满足PTE的抗凝要求。用药前应仔细评估出血等禁忌证的风险。对于PTE的确诊患者,大部分抗凝治疗的禁忌证均属于相对禁忌证。

抗凝治疗的时限因人而异,通常华法林的疗程应至少持续3~6个月以上;对栓子来源不明的首发病例,疗程应在6个月以上。高危患者需持续12个月以上,甚至终身抗凝。

3. 溶栓治疗　溶栓是高危患者的一线治疗方案,中危患者在充分考虑出血风险的前提下可选择性地使用,对低危患者不主张使用。主要的禁忌证在于患者存在明显的出血风险(如近期大手术、颅内、脊髓以及眼部手术、有活动性出血风险等)。溶栓治疗的时间窗以栓塞发生后48小时内为最佳,但对于有症状的患者,延迟至发病后6~14天治疗仍可能有效。常用的药物为尿激酶、链激酶和重组组织型纤溶酶原激活剂等。

近年来局部溶栓和靶向溶栓的方法因溶栓效率高、不良反应发生率较低、对全身纤溶系统影响较小等优势而开始受到关注。

4. 放置下腔静脉滤器　能预防下肢大块DVT的再次脱落,但对已形成的血栓无作用。患者需终身抗凝治疗,不推荐常规使用。

5. 介入治疗和手术肺动脉取栓　介入治疗的方法主要包括经皮导管消栓及碎栓、高速旋转导管裂栓、肺动脉支架以及球囊血管成形术等。

对于已证实存在大面积肺栓塞的患者,尤其是血流动力学不稳定的患者,在溶栓治疗失败或禁忌时,采用外科手术取栓是最积极的治疗措施,已有成功的报道,但手术死亡率在30%左右或更高。

第7节　脑血管意外

脑血管意外（cerebral vascular accident，CVA），又称卒中（stroke），通常是指因脑血供异常（缺血性或阻塞性）而引起的脑功能迅速丧失。围手术期CVA的发病率可能超出人们的预期，且往往后果严重。其总体发病率达0.1%，而在心脏、颅脑及颈动脉等手术中的发病率可高达2.2%~5.2%。另外，围手术期CVA的病死率是院外发作的CVA病死率的2倍。全身麻醉后CVA的病死率约为26%（非手术患者CVA的病死率约为12.6%），有卒中病史的患者围手术期CVA的病死率更可高达87%。

一、CVA的常见分类

CVA的分类目前尚未得到完全的统一。按照WHO的定义，卒中是指"由脑血管原因引起的、持续时间超过24h或在24h内造成患者死亡的局灶性或弥漫性神经功能障碍"。短暂脑缺血发作（TIA）则是指局灶性的脑功能或视觉功能障碍持续时间不超过24h，常常被推断为与栓子或血栓形成有关。最近，另外一种新型的卒中类型日益受到关注，即"隐蔽性卒中"（covert stroke）。这是一种无症状性的缺血性脑血管事件，目前仅能依靠先进的神经影像学技术才能诊断，如弥散加权磁共振成像技术（diffusion-weighted magnetic resonance imaging）。尽管目前及时诊断隐蔽性卒中仍较困难，但研究发现其可能显著影响患者的认知功能和生活质量。

按照病理机制的不同，目前多数仍习惯于将CVA分为缺血性脑卒中和出血性脑卒中两大类。

（一）缺血性脑卒中

较常用的是牛津社区卒中项目分类（Oxford Community Stroke Project classification，OCSP分类）和TOAST（Trial of Org 10172 in Acute Stroke Treatment）分类。

1. OCSP分类　主要依据初始症状的程度，将缺血性脑卒中分为四种：前循环梗死（TACI）、部分前循环梗死（PACI）、腔隙性梗死（LACI）和后循环梗死（POCI）。

按照上述四种类型进行分类有助于预测卒中的程度、脑部受影响的范围、潜在的病因以及患者的预后。

2. TOAST分类　主要依据临床症状和进一步的研究成果进行分类：①来自大动脉粥样硬化的栓子或血栓；②心源性的栓塞；③小血管的闭塞；④其他原因所致的缺血；⑤其他不明原因所致的缺血（这里可能存在两种情况，一种是无明确原因，另一种是目前研究尚不充分）。

（二）出血性脑卒中

可因颅腔内任何部位的出血聚集而导致出现临床症状。主要分为轴内出血（intra-axial hemorrhage）和轴外出血（extra-axial hemorrhage）两类。

1. 轴内出血　主要由脑实质内出血或脑室内出血所致。

2. 轴外出血　主要类型包括硬膜外血肿、硬膜下血肿和蛛网膜下腔出血。

二、围手术期CVA的病因及发病机制

（一）CVA的常见病因及发病机制

1. 动脉粥样硬化　约2/3缺血性卒中的原因是颅外和颅内动脉粥样硬化，造成原位的狭窄或闭塞，或者是斑块物质在远端脑血管形成栓塞。患者多有高血压病史，且多发病于60岁以上老年人。其临床预后主要取决于该受累血管区是否有足够的侧支循环。

2. 心源性栓子　来自心脏的栓子是引起栓塞性脑卒中的主要原因之一。如心肌梗死区的附壁血栓、严重心律失常（如心房纤颤）、充血性心力衰竭、心脏瓣膜病变以及解剖结构的异常，促进血栓形成和栓子的脱落。有资料表明，在出现心房纤颤的头数月内，发生栓塞的危险性最高，第1个月的几率可达1/3。其他原因还包括二尖瓣脱垂、心脏黏液瘤、反常栓塞（由心脏和肺血管的右向左分流引起的动脉栓塞）等。

3. 血管炎　包括原发性中枢神经系统动脉炎和感染性血管炎引起的局灶性或多灶性脑缺血。患者术前多有临床症状，如认知功能障碍、头疼或癫痫发作。

4. 血液黏稠度的改变和高凝状态　脑血流与血液黏稠度呈负相关。血液黏稠度与血内红细胞、白细胞计数、聚集状态、血小板和血浆蛋白浓度等呈正相关。同时，血流与红细胞的变形性和血液黏稠

度成反比。因此,红细胞增多症、血细胞比容 > 50%,或血小板增多症(> 1000×10^9/L)都增加发生卒中的危险。又如多发性骨髓瘤患者血浆蛋白浓度的提高,也增加了卒中的危险性。

处于高凝状态患者,如癌症(尤以肾上腺肿瘤)、妊娠和产褥期均易于发生动脉和静脉血栓形成。此类高凝状态患者可能存在纤维蛋白原水平升高、部分凝血酶或凝血酶原时间改变,或有血小板聚集的异常。

5. 静脉性脑梗死 可以是缺血性或出血性梗死。主要见于血液高凝状态的患者,由颅内静脉窦或皮层静脉血栓形成所致。

6. 出血性颅内病变 可能因高血压、颅内动脉瘤破裂、脑血管畸形以及缺血性梗死病灶转化为出血性病变等因素引起。抗血小板治疗和抗凝治疗可能会增加出血性卒中的风险。

7. 其他 缺血性卒中也可因脑血管发生脂肪栓塞或气体栓塞等而引起。

(二) 围手术期 CVA 的高危因素

1. 术前因素 根据美国外科医师学会国家手术质量改进计划(ACS-NSQIP)数据库的资料统计,围手术期脑卒中的风险预测因素有九种,保护性因素(protective factor)有一种(表85-10)。由于 NSQIP 数据库中未登录有关心房纤颤、其他心律失常以及低血压的资料,因而上述预测因素中未包含这些因素的影响。具有两个以下风险因素患者的卒中发病率为 0.1%,具有五个及以上风险因素的患者的发病率为 1.9%。有趣的是,中度肥胖患者(BMI 35 ~ 40)的 CVA 发病率反而是降低的。

表85-10 围手术期脑卒中的风险因素及保护因素（源自 NSQIP 数据库）

危险因素	年龄大于62岁
	手术前6个月内发生过心肌梗死
	高血压
	脑卒中病史
	短暂脑缺血发作史
	慢性阻塞性肺疾病
	血液透析治疗
	急性肾衰竭
	吸烟
保护因素	中度肥胖(BMI 35 ~ 40)

2. 术中因素

(1) 手术类型:手术类型明确与围手术期 CVA 的发病率相关。例如,髋关节成形术及外周静脉手术患者的发病率明显高于膝关节成形术和普外科手术。头颈部手术患者的发病率约为 0.2% ~ 5%。

另外,手术类型的差异也可造成 CVA 类型的差异。例如,心胸手术患者中发生的脑卒中 60% 以上都是栓塞性卒中。其中约 12% ~ 15% 是由于低灌注、腔隙性脑梗死和血栓形成引起的缺血;10%的患者由多种原因引起;1% 为出血性卒中;15%的患者病因不清。而非心脏手术患者中发生的脑卒中,68% 为心血管系统的血栓形成所致,约 5% 为颅内出血所致。

(2) 心房纤颤:多数研究结果中将心房纤颤作为了围手术期 CVA 的独立风险因素。但对个体的患者而言,这并不会改变患者围手术期处理的基本原则。

(3) 低血压:虽然理论上应将术中低血压作为 CVA 的独立风险因素,但究竟何种程度的低血压与 CVA 的发病率明显相关还尚存争议,而积极处理和控制术中低血压仍是较安全而有效的措施。另外,在病房中发生的术后低血压可能持续时间更长,因而其与 CVA 的相关性可能较术中低血压更明显。

(4) β 受体阻滞剂:有 Meta 分析的研究结果提示,非心脏手术患者使用 β 受体阻滞剂有增加术中发生非致命性脑卒中、低血压和心动过缓的风险,但尚缺乏直接的证据支持。主要的问题在于,各种相关研究中所使用的药物种类、剂量和用法等都难以保持一致,患者的手术类型和本身的风险因素也各不相同。

三、围手术期 CVA 的预防——风险控制

据统计,围手术期 CVA 绝大多数都发生在术后 2 天之后,仅 5.8% 的患者发生在术中。这提示,对于围手术期 CVA 的患者而言,术后因素的影响可能较术中因素更重要。因此,对麻醉医师和外科医师而言,能有效控制围手术期 CVA 的手段十分有限,最好的办法可能就是为患者提供高质量的常规医疗服务。

1. 近期发生 CVA 患者的择期手术时机 急性脑卒中会导致脑血流的自身调节功能受损,使脑血流量被动地依赖于脑灌注压。因而,即使是中等水平的低血压也可能会引起已受损的脑组织的损伤进一步加重。另外,无论是前循环还是后循环卒中的

患者,脑血流自身调节功能障碍均不仅仅局限于受损的大脑半球,而是全脑均出现相同程度的功能障碍,其持续时间可迁延至发病后的 2～6 个月。因而择期手术患者建议至少将手术时间推迟至卒中发生后的 1～3 个月。如需急诊手术,则术中应严格控制血压,并尽量监测脑功能。

2. 血压 35%～40% 的脑卒中与高血压有关。流行病学调查发现,即使轻度的降压(收缩压下降 5～6mmHg,舒张压下降 2～3mmHg),卒中的发病率即可下降 40%。控制高血压可同时降低缺血性和出血性脑卒中的发病率。

尽管有多项证据表明,术中低血压是卒中的独立风险因素,尤其是对于高危患者,但当前有关术中血压调控的理想靶目标的研究甚少;而且,何谓“低血压”的定义尚远未统一。因此,有关术中血压调控的靶目标的问题仍不能达成共识。通常采用的方法是将术中血压波动控制在基础血压(患者入手术室前即刻测量的血压)的 20% 范围内。对于高危患者,采用该相对保守的做法是较为合理的。对于相对较健康的患者,术中将血压调控在接近患者睡眠状态下的水平(较基础值低约 25%～35%)是可以接受的。

3. 心房纤颤 术前接受抗心律失常或心率控制药物治疗的心房纤颤患者,围手术期应维持治疗,必要时可以静脉给药。术后应及时纠正水电解质平衡紊乱。对于高危患者以及有 CVA 或 TIA 病史的患者,可以考虑采用肝素抗凝治疗。新近发生心房纤颤的患者,应检查超声心动图,并考虑采用电复律治疗。

4. 抗凝或抗血小板治疗 对于术前采用抗凝或抗血小板治疗的患者,尤其是进行脑卒中二级预防的患者,围手术期相关药物的应用问题仍未达成共识。临床停药或继续用药的决策多是在权衡栓塞和出血风险的利弊的基础上作出的。相关大样本的研究正在进行中,值得密切关注。

5. 血糖控制 有关围手术期“理想”的血糖控制水平亦未达成共识。新近的随机对照研究结果表明,严格控制血糖(4.4～6.1mmol/L)较传统的血糖控制方法并未能降低患者的总体死亡率,心脏手术患者严格控制血糖更可能增加患者发生 CVA 的风险。最近美国糖尿病协会和内分泌医师协会联合发布的指南中推荐将危重病患者的血糖控制在 7.8～10.0mmol/L。该水平应该也同样适用于其他的手术患者。

6. 他汀类药物 有卒中病史的患者在作二级预防时常使用他汀类或其他降血脂的药物。围手术期中断他汀类药物的使用是有害的,可能会造成急性的血管功能障碍。

第8节 恶性高热

恶性高热(malignant hyperthermia,MH)是一种在易感体质的患者中,由药物触发、骨骼肌代谢亢进所致的、以骨骼肌代谢紊乱、横纹肌溶解、突发性高热和高代谢状态为特征的临床综合征,具有显著的遗传性倾向。吸入麻醉药和去极化肌松药琥珀酰胆碱是最常见的触发药物。患者一旦发病,病情迅速进展,最终常因多器官功能衰竭、高钾血症和凝血功能障碍等而死亡,是围手术期最严重的麻醉相关并发症之一。

MH 在人类多为常染色体显性遗传,麻醉期间的发病率约为 1:50 000～100 000,在具有遗传学异常的患者中的发病率高达 1:3000;男性高于女性;青少年的发病率最高,平均发病年龄为 18.3 岁,15 岁以下患者占了患者总数的 52.1%。MH 是一种亚临床肌肉病,几乎所有的 MH 易感者在非麻醉状态下均无明显异常表现,只有在暴露于触发药物下才有可能发病,且发病受多种因素的影响,具有一定的随机性。据统计,易感者平均要经历 3 次麻醉才会触发 MH。因此,多数 MH 的发病仍属防不胜防。

自 20 世纪 60 年代开始认识 MH 以后的近 20 年中,其病死率一直居高不下,达 70%～90%。随着对 MH 的发病机制研究的深入、临床认识的不断提高以及特效治疗药物丹曲林(dentrolene,又名硝苯呋海因)的发现和普及,欧美发达国家 MH 的病死率已控制在 5%～10% 以下。

我国自 1978 年开始出现 MH 疑似病例的报道,但累计报道的病例数一直不多。有关 MH 的发病是否具有种族差异性的问题,一直存在争议。过去国内医学界一直认为黄种人的发病率较低,但这极可能与我国一直缺乏有关 MH 的流行病学调查资料有关。北京协和医院徐仲煌等的研究发现,MH 在黄种人中的发病率与其他人种无明显差异,这对于中国的医学界,尤其是麻醉学界,具有重要的警示作用。另外值得遗憾的是,据文献资料统计,目前 MH

的病死率仍在70%以上,且丹曲林在国内各大医院的常规备药中还远未普及。

一、易感人群和诱发因素

(一) 易感人群

据报道,许多先天性或遗传性疾病患者 MH 的危险性显著增加,但这种相关性并非十分明确。患有以下疾病的患者应按 MH 的易感者进行处理:

1. 有 MH 史或 MH 家族史的患者 高达50%以上的 MH 患者具有家族遗传倾向。

2. Duchenne 肌营养不良和其他肌病 如 Schwartz-Jampel 综合征、Fukuyama 遗传性肌营养不良、Becker 肌萎缩、周期性麻痹、肌腺苷酸脱氨酶缺乏等。

3. King-Denborough 综合征 常表现为侏儒症、智力发育迟缓和肌肉骨骼发育异常等。

4. 中央轴空病(central core disease,CCD) 是一种以肌无力为特征的遗传性肌病,此类患者多数属 MH 易感者。

5. 多微小轴空病(multi-minicore dosease,MmCD) 此类患者部分属于 MH 易感。

6. 其他 文献中提及多种先天性疾病的患者存在 MH 发病率增高的趋势,如进行性肌营养不良、先天性唇腭裂、先天性脊柱侧弯、睑下垂、斜视等。

(二) 诱发因素

1. 强效吸入麻醉药 包括氟烷、恩氟烷、异氟烷、七氟烷、地氟烷等。此类药物是目前临床麻醉中应用范围最广、同时也是 MH 最常见的触发药物。其中,以氟烷麻醉下最多见,七氟烷和地氟烷是效能较低的触发药物,较少引起 MH 的暴发性发作。但在联合使用琥珀酰胆碱时,可表现出 MH 的暴发性发作。

2. 琥珀酰胆碱 此为去极化肌松剂中唯一仍在用于临床的药物,也是 MH 的常见触发药物。同时,由吸入麻醉药引起的 MH 轻症患者在使用琥珀酰胆碱后,常出现 MH 的暴发性发作。目前已将全麻诱导期出现咬肌强直的患者,尤其是儿童患者,列为 MH 的高危人群,一旦出现即应中止麻醉,急诊手术患者亦应改用其他"非触发"药物进行麻醉。

3. 其他药物 氯胺酮、利多卡因、甲哌卡因、氟哌啶醇、三碘季铵酚、右旋筒箭毒碱、三氯乙烯和氯氮平等也有诱发 MH 的报道。

4. 其他因素 MH 的发病受多种因素的影响,如年龄、麻醉方式、环境温度、紧张、焦虑以及联合使用镇痛药物等。但其与 MH 间的确切关系尚未明了。

5. 清醒激发 未接触上述触发药物的易感者是否能激发 MH 发作尚存争议。有剧烈运动和发热诱发 MH 样症状的个案报道。猪的实验研究也提示,运动、热应激、缺氧、恐惧等存在诱发 MH 的可能。

二、发 病 机 制

MH 是一种肌病,虽然确切的发病机制尚未完全明了,但其本质上是由于骨骼肌肌浆网(SR)钙释放单位的异常,导致骨骼肌兴奋-收缩偶联(excitation-contraction coupling)调节失常而引起的综合征。

正常情况下,神经冲动到达神经肌肉接头(运动终板)处,触发运动神经末梢释放乙酰胆碱(Ach)与突触后膜上的受体结合,导致骨骼肌膜产生去极化电位。去极化电位经肌膜内陷产生的 T 小管(transverse tubule)快速传至 SR,并转导成电压传感蛋白——二氢吡啶受体(dihyaropyridin receptors,DHPRs)。电压传感蛋白通过构象的改变,机械性地将电信号传递至 SR 表面的 Ca^{2+} 释放通道(罗纳丹受体,RyR1),从而将 T 小管和 SR 膜进行连接,引起 SR 内 Ca^{2+} 的释放,导致肌肉收缩。肌细胞内 Ca^{2+} 的主动转运以及肌肉收缩和舒张均需消耗三磷酸腺苷(ATP),同时产生热量。当骨骼肌强烈持续收缩时,导致热量产生过多,最终引起体温过高。

罗纳丹受体(Ryanodine receptors,RyRs)即肌细胞内底物结合蛋白/SR Ca^{2+} 释放通道,因该通道与植物生物碱罗纳丹有高亲和力而得名。它是一种由约5000个氨基酸构成的四聚体 Ca^{2+} 通道,在 Ca^{2+} 信号产生和促发肌细胞收缩中起关键性作用。RyRs 有三种类型:RyR1、RyR2 和 RyR3,分别主要位于骨骼肌、心肌和脑组织中,其中与 MH 相关的是 RyR1。RyR1 的基因编码位于人类染色体的19q13.1。约50%~80%的 MH 与 RyR1 的基因突变有关,目前已发现的 RyR1 基因突变已超过110种,其中至少30种以上与 MH 直接相关。其突变点可分布于基因的全长,大多数为错义突变,少数为缺失突变。另外还发现至少5个基因位点与 MH 有关,但已明确的致病基因仅为 RyR1 和位于 1p32 上的 CACNA1S 基因(编码 DHPRs α1 亚单位的基因)。

RyR1 基因突变导致 MH 的发病机制亦仍不十分清楚,其大致途径为:在某些化学物质(常为吸入麻醉药和琥珀酰胆碱)的诱发下,RyR1 或 DHPRs 的突变引起 RyR1 通道功能的严重失调,使骨骼肌 SR 上的 Ca^{2+} 通道持续开放,导致 Ca^{2+} 的失控性释放,大量 Ca^{2+} 持续外流入胞浆内,远远超过细胞内钙泵的摄取能力,最终引起骨骼肌持续强烈收缩和肌强直。

另外,研究显示,RyR1 以外的其他因素也可能影响 MH 的发病。例如,非去极化神经肌松剂能够延缓或者预防 MH 的发作,用足够剂量的非去极化肌松剂预处理 MH 易感猪可以完全消除电刺激神经引出的肌颤搐,其预防氟烷触发 MH 的最长时间达 90min。骨骼肌细胞膜上的 Na^+ 通道结构改变和脂肪酸也可能参与了 MH 的发病:脂肪酸通过作用于骨骼肌细胞膜上的 Na^+ 通道,使膜两侧产生电位变化,间接导致了 Ca^{2+} 通道改变,从而影响 MH 的发生;脂肪酸还可明显降低高体温下氟烷诱导 Ca^{2+} 释放的阈值。

丹曲林是目前唯一已被证明能逆转 MH 的有效药物。它是一种不阻断神经肌肉传递的乙内酰脲衍生物[1-Ⅱ[5-(4-硝基苯基)-2-呋喃基]亚甲基]亚胺基]-2,4-咪唑]。其作用原理可能与其抑制 SR 内 Ca^{2+} 的释放有关。但该作用是否是通过直接作用于 RyR1 而实现的,尚存争议。现有的实验研究证据提示,丹曲林的主要作用是通过改变关键蛋白质-蛋白质间的交互作用而产生的。

三、临 床 表 现

(一) 早期临床表现

围手术期 MH 的发病具有一定的随机性,可发生于麻醉诱导期、维持期、甚至恢复期,起始症状上也存在很大的差异,且缺乏特异性的临床表现,这给 MH 的临床早期快速诊断带来了极大困扰。明确 MH 的早期症状均与骨骼肌代谢的异常显著增高有关至关重要。临床上多数患者(超过 80%)仅表现为咬肌张力增高和咬肌痉挛等,具有一定的自限性,而严重的暴发型 MH 十分罕见。在使用触发药物后出现以下较典型的症状时,MH 的诊断易于确立。对于未使用明确触发药物而出现的 MH,临床诊断常较为困难。

1. 咬肌痉挛和全身肌张力增高 在使用琥珀酰胆碱后出现咬肌痉挛,以致出现牙关紧闭、气管插管时张口困难是 MH 最早出现的特异性表现,此时即应警惕 MH 的可能。如加用非去极化肌松剂后仍不能解除咬肌张力,则高度怀疑 MH。如出现全身性肌张力增高,则几乎可以确立 MH 的诊断,治疗程序即应展开。但轻度的咬肌张力增高,临床上极易漏诊,且琥珀酰胆碱的临床使用也日渐减少。

2. 窦性心动过速 是除咬肌痉挛外最早出现的症状,但特异性较差。进展期,心率可达 160 ~ 180bmp 以上,并可出现严重的心律失常。

3. 呼气末 CO_2 分压($P_{ET}CO_2$)升高和高碳酸血症 这可能是 MH 围手术期最敏感的指标。MH 暴发时,由于骨骼肌有氧及无氧代谢均显著增加,CO_2 和乳酸水平急剧增高,很快出现呼吸性和代谢性酸中毒。常规增加通气的方法难以纠正此种高碳酸血症,$P_{ET}CO_2$ 可升至 60 ~ 80mmHg 以上。同时,由于全身肌张力的增加,出现气道压升高和通气困难。

4. 体温升高 随病情进展的速度不同,体温升高的速率存在差异。暴发型 MH 患者体温升高急骤,可 5 ~ 15 分钟升高 1℃,升至 40℃ 以上,甚至达 43℃ 以上。出现皮肤潮红、色斑、发绀等。同时,由于呼出气热量的增加,碱石灰温度也迅速升高,更换碱石灰后数分钟即再次升高。此虽是 MH 的特征性表现,但此时开始诊断和治疗多数已较晚。轻症患者,若降温措施得当,可不出现体温升高。

5. 其他 血压早期升高,继之出现波动或下降;心律失常、呼吸急促、多汗、肌红蛋白尿等多种非特异性表现。

(二) 晚期临床表现

可概括为非特异性脏器功能衰竭。如出现全身肌强直、角弓反张、心功能和肾功能衰竭、脑水肿、肺水肿、弥散性血管内凝血(DIC)等,最终患者可于数小时至数日内死亡。

(三) 生化改变

1. 骨骼肌细胞损伤 骨骼肌细胞变性、横纹肌溶解、肌红蛋白尿、肌酸激酶(CK)升高。

2. 水电解质平衡紊乱 呼吸性和代谢性酸中毒、肝功能异常、高钾血症、高磷血症、高钙血症等。晚期可出现低钙血症。

(四) 实验室诊断

1. 咖啡因-氟烷体外挛缩实验(CHCT) 此实验需取患者的骨骼肌活检标本作体外挛缩实验,它仍是目前诊断 MH 的"金标准"。依据欧洲 MH 研究组(EMHG)和北美 MH 研究组(NAMHG)制定的诊断协议的不同,该实验的敏感性介于 97% ~99% 之间,特异性介于 78% ~94% 之间。国内尚未有能提供 CHCT 常规检测的实验室的报道。

2. 基因检测 主要用于特定的、有遗传学特征的家族及 EMHG 和 NAMHG 推荐的指南中涉及的易感人群的筛查。由于仅约 50% 的 MH 明确与 RyR1 基因上的 100 多种基因突变有关,且代谢的复杂性和基因失调的多样性以及调节基因与 MH 临床患者的外显率间存在差异等,也限制了基因检测技术的开展。

四、预防与处理

(一) 预防

对 MH 的有效预防是建立在易感人群的有效判别基础之上的。可安全用于 MH 易感者的麻醉药包括氧化亚氮、巴比妥类、依托咪酯、丙泊酚、阿片类药物、镇静剂、非去极化肌松药、酯类和酰胺类局部麻醉药等。既往曾认为酰胺类局部麻醉药,如利多卡因,存在诱发 MH 的可能。但目前的临床和动物实验研究均未能证实此种可能。

因此,MH 易感者的麻醉选择上仍存在足够的选择空间。在选择进行全身麻醉时,除了要避免使用可能的激发药物外,麻醉诱导前应将麻醉机中的强效挥发性麻醉药清洗干净,去除或密封挥发罐,更换钠石灰;如有可能,可更换新鲜气体输出管路,使用一次性呼吸回路,新鲜气流量保持在 10L/min,持续冲洗呼吸回路 5min 以上。

(二) 处理

1. 立即停止使用所有可能的激发药物,并尽快冲洗出呼吸回路及患者体内的吸入麻醉药,停止手术;急诊手术患者,可酌情改用安全药物继续麻醉。

2. 增加通气,尽量纠正高碳酸血症。

3. 采取一切可能的措施积极降低体温。可采用冰水浸泡和冲洗体表、胃腔和膀胱等;胸腹切开的手术患者可用冷却的生理盐水冲洗体腔,但需避免对心脏的直接冷刺激;使用变温毯辅助降温;适当冷却输注的液体等。体温降至 38 ~39℃ 时应停止使用降温措施。

4. MH 一经诊断或高度怀疑,即尽早使用丹曲林。这是成功救治 MH 患者的根本保证。首剂 2.5mg/kg,可间隔 5 ~10 分钟重复给药,直至症状消退。通常早期用量不超过 10mg/kg。维持用药时,可间隔 4 ~8 小时重复给药一次,每次 1mg/kg,持续 24 ~48 小时。

5. 碳酸氢钠(2 ~4mmol/kg,IV)纠正代谢性酸中毒,在密切监测动脉血气的指导下谨慎重复用药。

6. 适当补液和利尿,保持足够的血容量,维持尿量大于 2ml/(kg·h)。

7. 积极监测和纠正电解质紊乱和心律失常等。避免使用钙通道阻滞剂,以免加重 MH 病情。使用葡萄糖和胰岛素纠正高钾血症时应缓慢而谨慎,丹曲林逆转 MH 病程才是纠正高钾血症最有效的措施。

8. 积极监测和支持重要脏器功能。高钾血症存在时,使用钙剂和强心苷是合理而安全的用药。

9. 及时发现 MH 复发并治疗。MH 的复发率达 50%,通常发生在 6.5 小时内,应及时发现并予以治疗。

第9节 苏醒期躁动

苏醒期躁动(emergence agitation,EA)是全身麻醉后的一种"特殊"并发症,是患者苏醒前意识障碍的一种表现,多为自限性,持续时间不等,一般在患者意识完全恢复后可自行缓解。通常可表现为躯体和精神两方面的症状,即粗暴的动作和强烈或激动的情绪。该症尽管多为自限性,但在躁动过程中出现的心率增快、血压升高、强烈的肢体动作以及无意识地拔除气管导管、导尿管以及引流管等仍可造成严重的呼吸循环并发症以及躯体的严重伤害,因而必须及时予以处理并加以保护。

EA 须与术后谵妄(delirium)相鉴别。虽然在定义上尚未完全统一,但后者是一种急性脑功能障碍,多发生在术后 24 ~72 小时,一般有明显的"中间清醒期",发作时多以急性认知功能障碍为主要表现,常表现为意识障碍、嗜睡、定向功能障碍、出现幻觉以及烦躁不安等。有作者认为,在苏醒期无法准确评价患者精神状态的情况下,可以将两者统称为"躁动",但必须明确,术后谵妄与 EA 无论在发病机制还是预后上,都存在着本质的区别。术后谵妄可参阅第 100 章的有关内容。

一、苏醒期躁动的常见原因

能引起 EA 的原因较多,但具体的发病机制并未完全明了。常见的主要诱因如下:

1. 麻醉药物 麻醉苏醒过快但苏醒不全可能是 EA 发作的最直接原因。尽管临床上早已观察到,各种伤害性刺激是 EA 发作的最常见诱因,但这些诱因(如吸痰、导尿、放置胃管等)在患者清醒状态下通常只会使患者感受到痛苦或不安,极少表现为躁动。在全身麻醉苏醒期,患者有表现为对不良刺激的"敏感化"的趋势。当患者苏醒过快时,中枢神经系统不同部位之间的恢复速度并不一致。当大脑皮层尚处于抑制状态时,皮层下中枢功能已开始恢复,出现局部中枢的敏化和伤害性感受的"泛化",导致 EA 的出现。无论何种原因所致 EA,通常都是在患者尚未完全清醒前发作,随着苏醒程度的改善而缓解或自愈。有研究显示,虽然各种静脉和吸入麻醉后均可出现 EA,但短效静脉麻醉药丙泊酚的 EA 发病率要远低于七氟烷等吸入麻醉药;各种吸入麻醉药中,七氟烷和地氟烷的发病率要高于氟烷,尤其是儿童患者。除了可能有吸入麻醉药对中枢神经系统的激惹效应外,麻醉药物残余作用的差异可能是一个不能排除的因素。

2. 术前用药 术前使用适当剂量的镇痛药行超前镇痛有助于降低 EA 的发生率。使用东莨菪碱可能致部分患者,尤其是老年患者,术后出现定向障碍及烦躁不安,与药物的中枢兴奋性有关。阿托品可导致术后谵妄的发生率增加。术前或术中氯胺酮麻醉极易出现 EA。

3. 精神状态 术前紧张、焦虑的患者在陌生的环境中突然苏醒易出现 EA。有神经精神疾病的患者,EA 常难以避免。

4. 内环境紊乱 低钠血症、酸碱平衡紊乱、严重肝肾疾病、大量输血及低血糖等患者在发生 EA 时必须及时加以鉴别和纠正。

5. 各种不良刺激 疼痛、尿潴留、吸痰操作、导管刺激等不良刺激是 EA 发作的最直接诱因。

6. 其他 年龄及性别可能与 EA 的发病率相关。小儿及女性患者相对较多见。

二、预防和处理

1. 苏醒期尽量消除不必要的伤害性刺激 虽然有研究证实,疼痛等刺激不是 EA 的必要条件,但却是 EA 最常见的诱因。苏醒期尽量减少刺激,措施包括让患者"自然"安静苏醒,不以疼痛刺激"催醒"、拔除不必要的导尿管、引流管、避免长时间处于强迫体位等,可明显降低 EA 的发生率。

2. 维持适当的麻醉深度 应力争在患者大脑皮层功能恢复后再拔管。文献报道中,超前镇痛(神经阻滞或加用足量的阿片类药物)、吸入麻醉患者采用丙泊酚等短效静脉麻醉药苏醒、术毕前 30 分钟加用曲马多等均可降低 EA 的发生率。最近,可乐定和右美托咪定在苏醒期预防 EA 发生中的作用日益引起重视,可在降低 EA 发生的同时,避免出现阿片类药物呼吸抑制的风险。

3. 及时处理 EA,防止心脑血管不良事件和自身伤害的出现 基本原则是尽快去除病因,解除诱发因素,及时对症处理。所用措施需依据患者当时的实际情况而定。

第10节 全麻后苏醒延迟

随着临床上短效麻醉药的不断出现和麻醉技术的持续改进,定义苏醒延迟的时限也存在着缩短的趋势。目前认为,全身麻醉在按计划停止给药后,患者若不能在 60min 内意识恢复且不能对言语或刺激等作出有思维的回答或动作,即可认定为苏醒延迟(delayed emergence 或 delayed recovery)。目前,在采用短效吸入或静脉麻醉药维持麻醉的情况下,若停止麻醉 30 分钟后患者仍未能如期苏醒,则即应高度警惕苏醒延迟的可能,并应开始积极寻找或排除可能的病因,以免因被动等待苏醒延迟的"确诊"而延误患者的及时诊治。

一、全麻后苏醒延迟的常见原因

能导致出现全麻后苏醒延迟的因素众多,其中又以麻醉药物的绝对或相对过多、代谢性疾病以及中枢神经系统功能障碍等最相关。常见的引起苏醒延迟的原因见表85-11。

表 85-11　引起全麻后苏醒延迟的常见原因

麻醉药物的绝对或相对过量
　药物作用时间延长
　　剂量过大
　　中枢对药物的敏感性增加
　　高龄
　　生物学差异
　　代谢效应
　药物的蛋白结合率下降
　药物的清除能力下降
　药物在体内的再分布
　药物的相互作用和生物学转化
代谢性疾病
　肝、肾、脑或内分泌系统的严重疾患
　低氧血症和(或)高碳酸血症
　酸中毒
　低血糖
　高渗综合征
　水、电解质平衡紊乱
　低体温
　高热
　神经毒性或抑制性药物
中枢神经系统损伤或功能障碍
　脑缺血
　脑卒中(出血或栓塞)
　低灌注、低血压
　脑水肿
　中枢抗胆碱综合征
　谵妄或术后认知功能障碍

（一）麻醉药物的绝对或相对过量

　　这是苏醒延迟最常见的原因。由于受患者年龄、体质、脏器功能、药物的药理学特性、代谢的个体差异、用药时机及联合用药等多种因素的影响，易致苏醒延迟，临床上又以麻醉药物的相对过量更为多见。

　　中枢神经系统中麻醉药浓度的下降受麻醉药的摄取、分布与清除的多种因素影响。例如，不同吸入麻醉药由于血/气分配系数和油/气分配系数的差异，在相同通气和颅脑灌注的条件下，苏醒时间存在明显的差异；当患者肺泡通气量不足时，吸入麻醉药也极易出现苏醒延迟；水溶性药物（如咪达唑仑）在高浓度长时间用于手术麻醉时，易出现术后苏醒缓慢；高脂溶性药物（如芬太尼、苏芬太尼）在剂量较大时，可大量储存于脂肪组织中，苏醒期可因药物的再分布而出现苏醒延迟，甚至出现迟发性呼吸抑制作用。另外，在联合用药的情况下，由于药物间相互

作用的存在，单个药物的作用时间及剂量往往变得难以把握，常增加苏醒延迟的发生率。

（二）代谢性疾病

　　除吸入麻醉药以外，大多数麻醉药物的代谢和清除都严重依赖于肝肾功能。当存在严重肝肾功能障碍时，药物的代谢和清除会出现明显的变化，药物的药理学特性难以避免地会出现显著改变，增加了临床上药物剂量和给药时机把握的难度。另一方面，严重脏器功能障碍的患者，极易发生代谢性脑病，增加对中枢抑制性药物的敏感性，即使小剂量的麻醉药物即可能诱发昏迷的出现。其他如甲状腺功能低下或肾上腺皮质功能不全的患者也易出现苏醒延迟，甚至意识障碍。

　　围手术期中枢性低灌注、低氧血症、高碳酸血症等是造成患者意识障碍的最直接因素。在苏醒延迟发生时，应首先或迅速加以鉴别或排除。需要注意的是，在充分供氧的情况下，患者脉搏血氧饱和度不再能准确反应患者的通气状态，更不能排除高碳酸血症的可能。

　　肌松残余作用并不是导致苏醒延迟的原因，但对于没有经验的麻醉医师，往往易将因肌松作用而瘫痪的患者作为"无反应"的意识障碍来处理。肌松监测可排除肌松残余的可能，但国内多数医院仍未将其列为围手术期监测常规，因而仍需警惕。

　　尽管在术中由于麻醉和手术应激刺激的存在，低血糖的发病率并不高，但却可能因未及时加以鉴别而漏诊或误诊，甚至导致严重的后果。术前长时间禁食、糖尿病患者术前采用长效口服降糖药或中长效胰岛素治疗、术前未诊断的胰岛素瘤患者等术中或术后可发生致死性的低血糖昏迷、代谢性酸中毒和低血压等。

　　高渗综合征是全麻后苏醒延迟的原因之一，死亡率高达 40%～60%，多表现为非酮性高渗昏迷，须尽早诊断和治疗。尤其需要重视的是，半数以上的围手术期高渗综合征患者术前并无明确的糖尿病病史，但多数合并有严重的和较长时间的疾病，如严重感染、脓毒症、重症胰腺炎、尿毒症等。围手术期脱水、使用大剂量皮质激素和输注高张性液体可增加发病率。除了患者的临床表现和用药史外，实验室检查也是诊断的重要依据。血糖水平>600mg/d（约 33.3mmol/L），血浆容量渗克分子浓度（osmolarity）明显升高，但无酮体出现；常存在氮质血症和低钾血症。一般发病缓慢，在手术麻醉后期发生昏迷。

确诊后,首先需积极纠正脱水,而不应立即大剂量地使用胰岛素。若血糖水平下降过快,则可能出现急性脑水肿,加速患者的死亡。

严重水、电解质平衡紊乱可直接引起意识功能障碍。一般地,血钠>160mmol/L 或<100mmol/L、血镁<0.5mmol/L 均可导致意识障碍。

(三) 中枢神经系统损伤或功能障碍

全麻后苏醒延迟或神志昏迷,可能由于大脑缺血缺氧、脑出血或脑栓塞、脑水肿等病理性损伤所致。

脑缺血多与原来患者的疾病有关,如糖尿病、高血压和脑血管疾病,尤其是老年患者。所以在进行控制性低血压的过程中,其降压幅度不宜过大(>原水平的 30% ~60%)、降压速率和低血压持续时间也不宜太快太长。头高位(<30°)或坐位时,加之血容量不足更易引起脑缺血。此外,其他不当的体位,如颈极度屈曲或后仰、旋转,甚至手术器械的牵拉等都会影响到颈椎血管或颈部血流的供应,而导致脑的缺血缺氧。

脑出血、脑栓塞(包括气栓)的发生,或有抗凝血治疗、高血压和颅脑心脏手术的病史;待麻醉药作用消除后,可出现神经系统损伤定位体征。当然,进行颅脑 CT 或磁共振扫描是确诊的重要依据。

中枢抗胆碱综合征是一种较少见的临床综合征,可能与使用抗胆碱能药物有关。以老年患者使用东莨菪碱较多见,但抗组胺药、抗抑郁药、吩噻嗪和哌替啶等也可能发生。病因尚未完全明了,可能与脑内抑制性胆碱能神经元作用能力下降有关。主要表现为神志混乱、躁动不安、出现幻觉、惊厥、甚至昏迷,苏醒期表现为苏醒延迟。除文献建议静注 0.04mg/kg 的毒扁豆碱可能暂时有效外,尚无特异性的治疗措施。

二、处 理 原 则

由于引起苏醒延迟的原因众多,因而在处理时也应尽量采用逻辑分析的方式,按照不同可疑病因的危害程度和轻重缓急,尽快作出必要的鉴别诊断,并采用个体化治疗方案。一般的治疗原则如下:

1. 支持疗法　无论何种原因引起的苏醒延迟,首先是保持充分的通气(包括机械性通气),补充血容量的不足,保持电解质的平衡。

2. 及时而必要的实验室检查　包括血清 K^+、Na^+、Cl^- 水平、血糖、酮体;动脉血气分析以及尿常规(尿糖、酮体)。若有异常,则可进行纠正——采用相应治疗。

3. 若是吸入性药物麻醉过深,在停止给药并保持充分通气后,当可逐渐苏醒,不必盲目应用呼吸兴奋药。若疑为麻醉性镇痛药和肌松药联合用药的残留作用,在排除肌松残余的情况下,一般可先拮抗麻醉性镇痛药(如用纳洛酮)的效应。注意控制拮抗药物的剂量和时机,以免增加躁动和术后疼痛等风险。不建议常规采用非特异性的"催醒"药物进行催醒治疗。

4. 可及时请内分泌或神经科有关专业医师进行会诊与治疗,以免延误病情。

第 11 节　术后恶心呕吐

术后恶心呕吐(postoperative nausea and vomiting,PONV)通常是指术后 24h 内发生的恶心和(或)呕吐,是麻醉后极为常见的并发症,总体发生率约为 20% ~30%,可能仅次于术后疼痛。特殊类型的手术(如腹腔镜手术)和大手术后的发病率可达 40% ~50%,高危患者更高达 70% ~80%。尽管多数患者的病情并不严重,但可造成患者的明显不适和满意度下降,延长患者的住院时间和增加治疗费用。部分患者甚至可能出现严重的并发症,如吸入性肺炎、脱水、切口裂开、食管撕裂、皮下气肿和气胸等。

一、病因及诱发因素

(一) 病因

机体控制恶心呕吐的中枢是位于延髓的呕吐中枢。尽管导致 PONV 的具体机制尚未完全明了,但一般认为机体恶心呕吐的出现与呕吐中枢的以下五个传入神经通路有关:①化学感受器触发区(CRTZ);②胃肠道系统的迷走-黏膜途径;③来自前庭系统的神经元通路;④大脑皮层的 C2 和 C3 区的反射性传入通路;⑤中脑传入通路。这些传入性神经通路的刺激能通过胆碱能、多巴胺能、组胺能或血清素能等多种受体的作用而激活呕吐中枢。

（二）诱发因素

围手术期导致 PONV 的诱发因素涉及患者、麻醉与手术等多个环节,常见的诱因见表85-12。

为便于围手术期风险的评估,Apfel 等曾将成人多种 PONV 的诱发因素简化为以下四项:①女性;②有晕动病或 PONV 病史;③不吸烟;④使用阿片类

药物。按患者具备上述风险因素的多少,其 PONV 的发生率分别为 10%、21%、39% 和 78%。另外,他们总结出的儿童 PONV 的四个最相关因素是:①手术时间长于 30 分钟;②年龄>3 岁;③斜视矫正术;④有PONV 病史。按患者具备上述风险因素的多少,其 PONV 的发生率分别为 10%、30%、55% 和 70%。

表 85-12　PONV 的常见诱因

诱　因	注　释
患者因素	
女性	原因不明,但女性对恶心呕吐的易感性可持续至更年期后的相当长一段时间
不吸烟	多项研究已证实。可能与长期吸烟者对恶心脱敏以及尼古丁对中枢性多巴胺受体的间接性调节作用有关
有晕动症、PONV 和偏头痛病史	
年龄	3 岁以上的儿童发病率增加,11~14 岁达到高峰 成年人年龄并非独立风险因素,但 PONV 存在随年龄增加而发生率下降的趋势
术前焦虑和胃瘫	二者可能与 PONV 的发生率升高有关,但对预测 PONV 的作用有限
可能因素:肥胖	与 PONV 间的关系尚存争议,无循证医学证据支持
麻醉因素	
术前和(或)术中使用阿片类药物	与 PONV 的发生率直接相关。但不同种类药物间的发生率是否存在差异尚不明确
吸入麻醉药	与 PONV 直接相关,不同吸入麻醉药之间未证明存在明显差异
氧化亚氮	与 PONV 直接相关,发生率可能低于其他吸入麻醉药。与其他吸入麻醉药联用时表现为相加作用而非协同作用
麻醉时间	大手术及长时间手术会发生率增加,但麻醉时间可能并非独立风险因素,与长时间麻醉中阿片类药物的用量增加可能更相关
一些静脉麻醉药	硫喷妥钠、依托咪酯和氯胺酮麻醉下 PONV 发生率增加;但术中使用抗胆碱能药物、丙泊酚麻醉以及一些非药物方法(充分补液和给氧)则可能降低 PONV 发生率,但无循证医学证据支持
手术因素	
手术类型	多种手术被认为是"易致吐手术",如鼓室成形术、扁桃体切除术、腹腔镜手术、胃肠道手术、妇产科手术及斜视矫正术等。但除了儿童的斜视矫正术可能是 PONV 的独立风险因素外,其他手术与 PONV 的关系可能更源自患者和麻醉等因素的影响
手术时间	随手术时间的延长,PONV 发生率增加。但手术时间本身可能并非独立风险因素

二、预防和治疗

（一）预防原则

目前多数相关指南及专家共识认为,对所有手术患者常规预防性应用抗呕吐药物并不具备良好的效价,同时增加了出现药物副作用的风险。预防性

用药仅适用于 PONV 中、高危的患者。因而预防性 PONV 的基本原则如下:

1. 识别并判断患者 PONV 的风险因素。

2. 围手术期处理及用药尽量"理想化"　应尽量避免使用能导致 PONV 风险增加的药物或手段。当全身麻醉并非必须时可以考虑采用区域麻醉技术。如采用全身麻醉,术中尽量减少阿片类药物的

用量。当全凭静脉麻醉可行时,可优先考虑以全凭静脉麻醉取代吸入麻醉。

3. 仅对中、高危的患者预防性使用抗呕吐药物 尽管判断患者的PONV风险仍未取得广泛一致性意见,但一般认为仅有一项及以下PONV独立风险因素的患者属于低危患者。

4. 对于高危患者推荐采用联合止吐疗法或多途径策略 但最有效的联合用药方式和药物最佳剂量等还有待研究。

(二)常用抗呕吐药

根据药物的作用部位不同,可将抗呕吐药分为以下几类:①作用在皮层:苯二氮䓬类;②作用在化学触发带:吩噻嗪类(氯丙嗪、异丙嗪和丙氯拉嗪)、丁酰苯类(氟哌利多和氟哌醇)、5-HT$_3$受体拮抗药(昂丹司琼、格拉司琼、阿扎司琼和多拉司琼)、苯甲酰胺类、大麻类;③作用在呕吐中枢:抗组胺药(苯甲嗪和羟嗪)、抗胆碱药(东莨菪碱);④作用在内脏传入神经:5-HT$_3$受体拮抗药、苯甲酰胺类(甲氧氯普胺);⑤其他:皮质激素类(地塞米松和倍他米松)。

以下内容主要摘自中华麻醉学会《防治术后恶心呕吐专家意见(2007)》。

1. 抗胆碱药物 这类药物作用机制是抑制毒蕈碱样胆碱能受体,并抑制乙酰胆碱释放;可阻滞前庭的冲动传入,主要用于治疗晕动病、眩晕、病毒性内耳炎、梅尼埃病和肿瘤所致的恶心呕吐。主要使用东莨菪碱贴剂防治PONV。

2. 抗组胺药物 组胺受体可分为H$_1$、H$_2$和H$_3$三种类型。H$_3$受体与组胺释放有关。抗组胺药如异丙嗪临床已很少使用,可导致困倦和锥体外系症状。

3. 多巴胺受体拮抗药 此类药包括吩噻嗪和氟哌利多。作用靶点是拮抗CRTZ的多巴胺$_2$(D$_2$)受体,脑室周围D$_2$受体也与5-HT$_3$受体交叉存在。氟哌利多也作用在α-肾上腺素能受体,常用于PONV和化疗导致的恶心呕吐。氟哌利多0.125mg与昂丹司琼4mg等效。此类药物阻滞多巴胺对呕吐中枢的刺激,经常用于眩晕、晕动病、使用阿片类药物、化疗呕吐和偏头痛所致的呕吐。氟哌利多因可能导致QT间期延长和尖端扭转性室速而受到美国FDA的黑框(black box)警告,但不少学者和文献认为此类并发症是时间和剂量依赖的,主要见于抗精神病治疗连续使用几周或几个月,而小剂量应用于PONV是安全的,在成人使用低剂量的本品对QT间期的影响与昂丹司琼及安慰剂无差别,但也提示在

防治PONV时应避免大剂量使用本品或与其他可延长QT间期的药合用。已证明甚至在非常小剂量时(10~15μg/kg),也有抗呕吐作用。增加剂量虽增强抗呕吐疗效,也带来副作用危险,如镇静、锥体外系症状。锥体外系症状主要发生在较年长的儿童,剂量大于50~75μg/kg。吩噻嗪部分阻断多巴胺受体,而丙氯拉嗪有强大的抗呕吐作用,但可引起锥体外效应。

4. 地塞米松 抗呕吐机制仍不清楚,量效关系也不明确,对中枢和外周5-HT的产生和释放均有抑制作用,可改变血-脑脊液屏障对5-HT的通透性并降低血液中5-HT作用于肠道化学感受器的浓度,是其可能的抗呕吐机制之一。由于地塞米松发挥作用需一段时间,应在手术开始时给药,主要需注意可能增高糖尿病患者的血糖。常用剂量为8~10mg。研究显示2~5mg的地塞米松同样有效。尚未发现该剂量的药物能产生明显的副作用。

5. 苯甲酰胺类 甲氧氯普胺有中枢和外周多巴胺受体拮抗作用,也有抗血清素作用,加速胃排空,抑制胃的松弛并抑制呕吐中枢化学感受器触发带,最常用于胃动力药和作为抗肿瘤化疗相关呕吐的辅助治疗用药。常规剂量10~20mg并未被证明有预防PONV作用。一组大样本研究表明,只有在高达50mg时与地塞米松8mg联合用药对PONV的预防效果优于单用地塞米松8mg,显然如此大剂量的甲氧氯普胺可能增加锥体外系并发症。

6. 5-HT$_3$受体拮抗药 5-HT受体90%存在于消化道(胃肠道黏膜下和肠嗜铬细胞),1%~2%存在于CRTZ。化疗和术后导致的呕吐与胃肠道黏膜下5-HT$_3$受体激活有关。该类药用于防治PONV和化疗后恶心呕吐。昂丹司琼治疗PONV的推荐剂量是4mg,有研究者发现1mg亦有效。建议用于PONV的预防,特别是高危患者的预防,不推荐使用多次治疗剂量,如果无效应试用另一类药物。研究表明,所有该类药物治疗效果和安全性在PONV的预防时并无差别。也有研究表明,低剂量格拉司琼(0.1mg)复合8mg地塞米松以及昂丹司琼4mg复合地塞米松8mg预防疝气手术后恶心呕吐均可达到气管导管拔管后2小时内94%~97%和24小时内83%~87%的优良效果。

昂丹司琼的副作用为:头痛(5%~27%),腹泻(<1%~16%),便秘(<1%~9%),发热(<1%~8%),不适/疲乏(0%~13%),肝酶增高(1%~5%)。

托烷司琼可同时阻断 5-HT$_{3/4}$ 受体,该药结构主环最接近 5-HT,因而更具特异性。已证明急性呕吐主要是 5-HT$_3$ 受体参与,迟发呕吐时是 5-HT$_4$ 受体起重要作用。本药半衰期长(8~12 小时,昂丹司琼 3 小时,格拉司琼 3.1~5.9 小时),有口服制剂。

表85-13 列出了抗呕吐药的主要副作用。

表85-13　抗呕吐药的主要副作用

药　物	副　作　用
吩噻嗪类	镇静、低血压、锥体外系症状、口干、尿潴留、心动过速、不安
丁酰苯类	镇静、肌张力异常、低血压、心动过速、锥体外系症状、焦虑不安
苯甲酰胺类	镇静、锥体外系症状、不安
抗胆碱药	镇静、口干、视觉系统、记忆丧失、焦虑、谵妄、尿潴留、不安
抗组胺药	镇静、视觉模糊、口干、尿潴留、不安

（三）PONV 的治疗

对于未采用预防措施或预防性用药失败的 PONV 患者,在排除药物因素和机械因素(如使用阿片类药物、血液吞入咽喉、肠梗阻等)后,应进行抗呕吐治疗。

如果患者未进行过预防用药,第一次出现 PONV 时,应开始小剂量 5-HT$_3$ 受体拮抗剂治疗。5-HT$_3$ 受体拮抗剂的治疗剂量通常约为预防剂量的 1/4,如昂丹司琼 1mg、多拉司琼 12.5mg、格拉司琼 0.1mg 和托烷司琼 0.5mg。异丙嗪预防和治疗 PONV 可能有效。对于已发生的 PONV,氟哌利多的治疗效果与昂丹司琼相同。

对于预防性应用地塞米松无效的患者,推荐用小剂量 5-HT$_3$ 受体拮抗剂治疗。如果预防性应用 5-HT$_3$ 受体拮抗剂不足以防止 PONV,在手术后 6h 内不应再使用 5-HT$_3$ 受体拮抗剂治疗,因为不会带来任何好处。同样,5-HT$_3$ 受体拮抗剂加地塞米松预防失败者应使用其他种类药物治疗,例如氟哌利多或异丙嗪。

如果在三联疗法预防后患者仍发生 PONV,则在用药 6h 内不应重复使用这三种药物,而应换用其他止吐药。患者在麻醉后恢复室内发生 PONV 时,可考虑应用丙泊酚治疗(20mg 或根据需要增减)。小剂量丙泊酚的止吐效果可能很短暂(约 30 分钟)。

如果 PONV 在术后 6 小时以后发生,可考虑重复给予 5-HT$_3$ 受体拮抗剂和氟哌利多,剂量同前。推荐重复应用地塞米松的间隔时间不应少于 8 小时。

第12节　术后低氧血症

术后低氧血症(postoperative hypoxemia)通常是指患者在一个大气压下呼吸空气时动脉血氧分压(PaO_2)低于 60mmHg。它是包括患者自身因素和医源性因素在内的多种因素共同作用的结果,是术后早期最常见的并发症之一,也是诱导和加重术后其他并发症的重要原因和启动因素。

一、常见病因

（一）引起低氧血症的主要因素

临床上无论何种原因导致的低氧血症,究其发病机制,主要不外乎以下五种原因:

(1) 吸入氧浓度(FiO_2)过低;

(2) 肺泡通气不足,常见于限制性或阻塞性通气功能障碍;

(3) 弥散功能障碍,包括弥散面积的下降和弥散距离的增加;

(4) 肺泡通气/流血比失调,导致肺内功能性分流量的增加;

(5) 解剖分流量增加,常见于先天性心脏病引起的右向左分流。

（二）术后低氧血症的常见原因

临床上能引起患者出现术后低氧血症的原因众多,包括患者因素、麻醉因素和手术因素等(表85-14)。肺不张和肺泡通气不足是相对健康患者术后低氧血症的最常见原因。

（三）低氧血症的临床分度

临床上常根据 PaO_2 和动脉血氧饱和度(SaO_2)将低氧血症分为轻度、中度和重度:

(1) 轻度:$PaO_2>50mmHg$,$SaO_2>80\%$,多不出现发绀;

(2) 中度:PaO_2 30~50mmHg,SaO_2 60~80%,当游离血红蛋白大于 50g/L 时可出现发绀;

表 85-14　引起术后低氧血症的常见因素

分类	常见因素	备　注
患者因素	年龄	随年龄增加,呼吸系统的退行性改变和合并症增多,手术麻醉的耐受性下降。高龄与术后低氧血症的发生明显相关
	吸烟	吸烟可致小气道慢性炎症和肺功能损伤。吸烟 20 支/d、>10 年的患者术后低氧血症的发生率是不吸烟或术前戒烟 8 周以上患者的 4 倍
	肥胖	上呼吸道解剖异常;FRC 下降,通气代偿功能明显减退,限制性通气功能障碍;术中通气相关性肺不张的发生率及严重程度明显增加;与 OSAS 的发生率明显正相关
	OSA	上呼吸道解剖和(或)功能性异常,易出现舌后坠,致严重的气道梗阻,且多数患者术前易漏诊
	呼吸功能障碍	哮喘和 COPD 患者的肺功能术前即已可能存在减退,代偿能力下降。术前患者 $FEV_1/FVC\%$ 与术后低氧血症的发生率呈显著负相关
	心功能障碍	慢性器质性心脏病可致肺淤血、肺动脉高压和肺通气/血流比失调,术后易致低氧血症
术中因素	手术部位	胸腹联合手术和上腹部手术的发生率最高,可>30%;与 FRC 下降、肺容量下降、胸腹壁顺应性下降、膈肌功能障碍、腹内压升高和切口疼痛等多种因素相关,主要表现为限制性通气功能障碍
	手术时间	手术时间与术后低氧血症明显相关,>3h 的手术发生率明显增高
	麻醉方法	全麻较局部麻醉和神经阻滞麻醉的发生率明显增加,且低氧血症的发生率和持续时间与麻醉时间呈正相关
	麻醉和肌松药物残留	以肺泡通气不足为特点。吸入麻醉药和大部分静脉麻醉药均呈剂量依赖性地抑制低氧通气反射和 CO_2 通气反射;阿片类药物的呼吸抑制作用主要表现为深慢呼吸;芬太尼由于脂溶性较高,分布容积增加,术后可出现迟发性呼吸抑制(用药后 3 ~ 4h)。在无肌松监测的情况下,肌松残余的比例临床上常被低估,宜引起重视
	肺内分流增加	如肺不张(参见第 4 节)、肺栓塞(参见第 10 节)
	心功能障碍	如充血性心力衰竭、严重低血压
	反流误吸	造成肺的化学性损伤和机械性梗阻(参见第 1 节)
	肺损伤	如肺水肿、气胸、肺部感染、ALI、ARDS 等
	弥散性低氧	使用 N_2O/O_2 麻醉的患者,在停止使用 N_2O/O_2 后的早期,因大量 N_2O 从血中弥散入肺泡,引起肺泡内 O_2 浓度下降,导致弥散性低氧血症。但持续时间较短,不超过 5 ~ 10min。在有额外氧疗的情况下不可能发生
	输血相关性肺损伤	一般出现在血液制品输注后 1 ~ 2h 内,可延迟至输血后 6h 发生。血液制品中的微栓子造成的肺损伤可出现得更晚
术后因素	伤口疼痛	尤其是胸腹部手术后的手术切口疼痛是诱发术后低氧血症的重要原因,主要表现为限制性通气功能障碍
	伤口包扎	胸腹部手术后包扎过紧可致限制性通气功能障碍
	术后镇痛	以过量或相对过量使用阿片类药物最相关
	气道梗阻	如分泌物过多、痰液黏稠、支气管痉挛等
	氧耗量增加	如寒战、疼痛等

FRC:功能残气量;OSA:阻塞性睡眠呼吸暂停;FEV_1:第 1 秒用力呼气容量;VC:肺活量;ALI:急性肺损伤;ARDS:急性呼吸窘迫综合征

（3）重度：$PaO_2<30mmHg$，$SaO_2<60mmHg$，出现明显的发绀。这是正常人能耐受的最低 PaO_2，如不及时处理，短时间内即可造成患者死亡。

二、预防与治疗

（一）预防

1. SpO_2 监测　随着国内麻醉质控水平的提高，SpO_2 监测已成为围手术期必备监测之一，许多省市和地区已将术后患者，尤其是全麻患者，进入苏醒室或麻醉后监护病房（PACU）苏醒列为了常规，因而低氧血症的误诊率和漏诊率已显著下降。需要注意的是，SpO_2 监测并不能完全替代通气功能监测，尤其是在患者采用较高浓度氧疗时。SpO_2 监测不能替代专业人员对患者通气状况的密切观察，必要时动脉血气检查仍是及时发现潜在通气不足可能的最可靠方法。

2. 严格掌握拔除气管导管的指征　具体拔管指征请参见第 50 章。

3. 氧疗　对于全麻术后患者是否需要常规氧疗的问题，从节约成本和减少 PACU 留治时间的角度出发，一直颇多争议。但大多数学者认为，常规吸氧利大于弊。值得注意的是，相当部分的患者（可能高达 25%）在拔管后 30~50 分钟时可能出现 SpO_2 降低，其严重程度比拔管后即刻出现的低氧血症严重，且持续时间更长。

4. 完善镇痛　疼痛和应激是导致患者通气不足和氧耗增加的常见因素，应力争解除。

5. 呼吸道管理和监护　及时解除舌后坠、清理气道分泌物、鼓励患者咳嗽咳痰、翻身拍背及气道雾化治疗等。

（二）治疗

1. 病因治疗　有明确病因引起的低氧血症，应积极针对病因治疗，去除或减轻病因所致损伤，逆转低氧导致的病理生理过程。

2. 氧疗　适当而及时的氧疗仍是治疗术后低氧血症最直接而有效的措施。依据病情严重程度和患者的状态，可供选择的方式包括鼻或口腔导管吸氧、可控式或非可控式面罩吸氧、持续呼吸道正压（CPAP）、无创正压通气（NIPPV）以及气管插管通气等。具体请参见第 107 章和第 108 章。

3. 呼吸锻炼　鼓励患者呼吸锻炼和尽早活动是预防肺不张、肺部感染和改善通气功能最有效的方法之一。术后早期可辅助患者在床上变动体位、活动肢体和翻身，并力所能及地采用半卧位、坐位或下床活动。嘱患者深慢呼吸锻炼，依从性较差的患者可采用简易肺量计或吹气球的方法行更积极的呼吸锻炼。任何药物和呼吸支持手段的作用均不能替代患者自身呼吸锻炼的作用，应高度重视。

4. 其他　维持血流动力学稳定、积极代谢支持、防止反流误吸、预防和控制感染等。

第 13 节　急性术后高血压

急性术后高血压（acute postoperative hypertension，APH）通常是指术后早期，尤其是全身麻醉后早期，出现动脉压显著升高，可能导致神经系统、心血管系统、肾脏和手术部位（如出血、血管吻合口破裂等）等严重并发症，需要迅速予以干预和治疗。有关 APH 的诊断阈值尚无定论，但根据美国预防、监测、评估和治疗高血压全国联合委员会第七次报告（JNC7）的高血压分类，APH 通常是指 2 级或 3 级高血压，即收缩压>160mmHg、舒张压>100mmHg；也可将 APH 定义为收缩压较基础值升高 20% 或以上，舒张压或平均动脉压高于基础水平。

虽然慢性高血压治疗已取得了长足的进步，但依手术种类和患者人群的不同，APH 的发病率仍高达 4%~35%。有报道其发病率甚至达 65%。业已证明，APH 患者与术后早期的脑卒中、心肌梗死、充血性心力衰竭、严重心律失常、急性肾功能损伤等存在显著的相关性，仍是全身麻醉术后的一个重大问题。

一、原　因

无论诱因为何，APH 的出现与交感神经系统的兴奋性绝对或相对增强最相关。临床上能诱发 APH 的原因较多（表 85-15）。按患者人群分类，以原有高血压病史的患者发病率最高，主要与此类患者的交感神经系统活性较高，尤其是术中使用了控制性降压技术的患者，术后停用降压药，更易出现反跳性的高血压。其他常见诱因包括疼痛、恶心呕吐、通气不足及其相关高碳酸血症、术后早期躁动、高龄、尿潴留和原有肾脏疾病等。在不同种类的手术中,以颈动脉内膜剥脱术、心脏手术、主动脉手术、根治性颈清扫和颅内神经外科手术患者的发病率最高。

表85-15　急性术后高血压的常见诱因

诱　因	说　明
术前有高血压病史	该类患者的交感神经系统的活性较高
疼痛及其他刺激因素	除常见的切口疼痛外,气管内吸痰、胃肠减压管、伤口引流管、导尿管、胃肠胀气、尿潴留、寒战、躁动、焦虑等也是常见的刺激因素
低氧血症和(或)高碳酸血症	二者是交感神经系统的常见刺激因素,导致出现心动过速和血压增高等
高血容量或使用血管活性药物	术中补液过多或血管活性药物的作用延迟至术后均可导致循环容量负荷绝对或相对过重,引起血压升高
药物作用反跳	常见于高血压患者术前停用降压药或控制性降压患者术后停用降压药等患者
颅内压升高	导致中枢性高血压
肌松作用残余	全麻恢复期在麻醉作用减弱或消失后,肌松药物的残余可引起严重的心血管刺激反应,如未及时拮抗肌松作用或加深麻醉,常规剂量的降压药物治疗常见难以控制血压

二、预防和处理

APH虽是术后常见并发症,但一旦发生即应及时进行干预,以防止出现器官功能损害和手术并发症。治疗时,应先设定一个目标血压值,在密切监护下逐步增加药物以达到目标值,避免急剧降压可能造成的更严重的后果。研究显示,过快或过度的降压并不能起到有益的效果。就有关是否应该将收缩压或平均压降至"理想的"目标值的问题,目前尚存争议。

APH需结合诱因进行有针对性的治疗,仅凭降压药物常难以达到良好的降压作用,适当的镇静、镇痛和抗焦虑治疗往往可以起到满意的效果。APH的预防和治疗的基本原则如下:

1. 力争术前使慢性高血压的治疗达到"理想化",以减少APH的风险、降低严重程度;

2. 口服降压药坚持服用至术日晨;

3. 术前确定一个基础血压值,作为术后血压管理的参考;

4. 积极预防和处理APH的常见诱因,如疼痛、焦虑、寒战、肌松残余等(参见表85-15);

5. 掌握适当的拔管时机,减少不必要的刺激,必要时适当加用小剂量的镇静、镇痛药;

6. 适时使用降压药。通常宜选用短效药物或泵注给药,如艾司洛尔、硝酸甘油、拉贝洛尔、亚宁定等,以便及时调整药物剂量;

7. 避免急剧降压,造成血流动力学的剧烈波动,尤其是并非高血压危象等危急情况时;

8. 术后尽早恢复术前的口服降压药治疗,以防出现血压反跳。严重高血压持续存在的患者,宜入ICU或PACU进行长时间监测治疗。

(邓小明　倪文)

参 考 文 献

1. Practice guidelines for preoperative fasting and the use of pharmacologic agents to reduce the risk of pulmonary aspiration: Application to Healthy patients undergoing elective procedures. An updated report by the American Society of Anesthesiologists Committee on standards and practice parameters. Anesthesiology,2011,114(3):495-511.
2. Ferri F. Ferri's clinical advisor. 1st ed. Mosby: An imprint of Elsevier,2012.
3. Janda M, Scheeren TWL, Noldge-Schomburg GFE. Management of pulmonary aspiration. Best Pract Res Clin Anaesthesiol,2006,20(3):409-427.
4. Rawlinson E, Minchom A. Pulmonary aspiration. Anaesth & Intens Care Med,2007,8(9):365-367.
5. Miller RD. Miller's Anesthesia. 7th ed. Philadelphia: Churchill Livingstone,2010.
6. Ahmad S, Nagle A, McCarthy RJ, et al. Postoperative hypoxemia in morbidly obese patients with and without obstructive sleep apnea undergoing laparoscopic bariatric surgery. Anesth & Analg,2008,107(1):138-143.
7. Hedenstiema G, Edmark L. Mechanisms of atelectasis in the perioperative period. Best Pract Res Clin Anaesthesiol,2010,24(2):157-169.
8. Gerreyra G, Long Y, Ranieri VM. Respiratory complication after major surgery. Curr Opin Crit Care, 2009,15(4):342-348.
9. Hans GA, Scottiaux TM, Lamy ML, et al. Ventilatory management during routine general anaesthesia. Eur J Anaesthesiol,2009,26(1):1-8.
10. Hill NS, Brennan J, Garpestad E, et al. Noninvasive ventilation in acute respiratory failure. Crit Care Med, 2007; 35

（10）:2402-2407.

11. Desciak MC, Martin DE. Perioperative pulmonary embolism: diagnosis and anesthetic management. J Clin Anesth, 2011, 24(2):153-165.

12. Reinius H, Jonsson L, Gustafsson S, et al. Prevention of atelectasis in morbidly obese patients during general anesthesia and paralysis. A computerized tomography study. Anesthesiology, 2009, 111:979-987.

13. Kavanagh BP. Perioperative atelectasis. Minerva Anestesiol, 2008, 74(6):285-287

14. Bacon AK, PaixAD, Williamson JA, et al. Crisis management during anaesthesia: pneumothorax. Qual Saf Health Care, 2005, 14(3):e18.

15. Zedan M, EL-Ghazaly M, Fouda A, ed al. Tension gastrothorax: a case report and review of literature. J Pediatr Surg, 2008, 43:740-743.

16. Ueda K, Ahmed W, Ross AF. Intraoperative pneumothorax identified with transthoracic ultrasound. Anesthesiology, 2011, 115(3):653-655.

17. Xu ZH, Luo AL, Guo XY, et al. Malignant hyperthermia in China. Anesth Analg, 2006, 103(4):983-985.

18. Robinson R, Carpenter D, Shaw MA, et al. Mutations in RYR1 in malignant hyperthermia and central core disease. Hum Mutal, 2006, 27:977-989.

19. McDonagh DL, Mathew JP. Perioperativbe stroke: where do we go from here? Anestheisology, 2011, 114(6):1263-1264.

20. Mashour AG, Shanks AM, Kheterpal S. Perioperative stroke and associated mortality after noncardiac, nonneurologic surgery. Anesthesiology, 2011, 114(6):1289-1296.

21. http://en. wikipedia. org.

22. Tapson VF. Acute pulmonary enbolism. N Engl J Med, 2008, 358:1037-1052.

23. Burrowes KS, Clark AR, Marcinkowshi A, et al. Pulmonary enbolism: predicting disease severity. Phil Rans R Soc, A2011, 369:4255-4277.

24. 徐建国,罗爱伦,吴新民,等. 防治术后恶心呕吐专家意见(2007).

25. McCracken G, Houston P, Lefebvre G. Guideline for the management of postoperative nausea and vomiting. J Obstet Gynaecol Can, 30(7):600-616.

26. Smith L, Kranke P, Murat L, et al. Perioperative fasting in adults and children: guidelines from the European Society of Anaesthesiology. Eur J Anaesthesiol, 2011, 28:556-569.

第86章 控制性低血压

控制性低血压(controlled hypotension)的概念首先由 Cushing 等于 1917 年提出,1946 年由 Gardner 等应用到临床。1948 年 Griffiths 和 Gillies 提出"椎管内低血压技术"后,术中控制性低血压更加普遍。20 世纪 50 年代首先应用交感神经节阻滞剂次戊基三甲季铵(Pentamethonium)降低动脉血压。1966 年 Eckenhoff 和 Rich 等人进行了第一项对照研究,表明将平均动脉压降至 55～65mmHg 可将失血减少 50%。随后的降压技术包括使用麻醉气体(如氟烷)、血管扩张药(如硝普钠)、β-肾上腺素能受体阻滞剂、α₁ 和 β₁ 肾上腺素能受体阻滞药。联合应用静脉降压药物与挥发性吸入麻醉药的方法,例如硝酸甘油(nitroglycerine)和异氟烷(isoflurane)更为普遍,而随着瑞芬太尼及其他新药的诞生,控制性降压的方法也愈加多样。

控制性低血压的定义是通过药物或其他技术将收缩压降低至 80～90mmHg,平均动脉血压降低至 50～65mmHg,或将基础平均动脉压降低 30%,同时不致有重要器官的缺血缺氧性损害,终止降压后血压可迅速回复至正常水平的方法。

降低血压的主要目的是减少失血、减少术中输血和提供良好术野以增加手术的安全性。血制品输入量大使患者患传染性疾病的机会增加,故而近年来提倡适当减少围手术期输血量,控制性降压即是有效方法之一。

本章主要论述:①控制性低血压的生理基础;②控制性低血压减少失血的能力;③控制性低血压的生理与药理学效应;④低血压对器官血流灌注与功能的影响;⑤控制性低血压的适应证与禁忌证;⑥控制性低血压的临床管理与处理;⑦控制性低血压的并发症等。

第1节 控制性降压的生理基础

一、维持血压的主要因素

决定动脉血压的因素包括:心排血量、动脉内的血容量以及动脉管壁的弹性。影响动脉血压的因素包括:①心排血量;②外周血管阻力(systemic vascular resistance,SVR);③循环血量;④主动脉和大动脉的顺应性;⑤血液黏稠度。而主要调节动脉血压的因素是前三个因素。

机体在相对稳定情况下平均动脉压(MAP)可用心排血量乘外周血管阻力(SVR)估算。即:MAP=CO×SVR+CVP。心排血量是每博输出量(stroke volume,SV)×心率,平均动脉压也既是 SV×HR×SVR +CVP。

依照此理论,如能将总外周血管阻力降低而保持心排血量不变情况下可达到降低血压目的。

二、血 管 系 统

人体的血管分为动脉、毛细血管和静脉。主动脉和大动脉以势能的形式扩张储存了心室收缩时释放的能量,心室舒张时大动脉发生弹性回缩,将储存的势能释放出来维持舒张压并驱动血液继续向前流动。大血管口径大,对血流的阻力小,可看做运送血液至全身各个器官的低阻力血管。而小动脉和微动脉平滑肌层厚,弹性很小,管径狭窄,是动脉系统中产生外周阻力最大的地方,称为阻力血管,可受神经体液因素调节,对血压的调控起重要作用。毛细血管是血液与组织液进行物质交换的部位,进入毛细血管的血流量主要受小动脉和微动脉对血流阻力的控制。此外毛细血管前括约肌也参与调节毛细血管的血流量。静脉与相应的动脉相比口径较粗、管壁较薄、顺应性大,可容纳60%~70%的循环血量,称为容量血管,是血液的"储存库"。虽然静脉平滑肌含量少,但其舒缩能力依然足以调节外周血容量以满足循环需要。

三、正常人体总血容量

约13%血液分布于动脉血管,7%分布于微循环,9%分布于心脏,12%分布于肺循环,其余60%~70%分布于静脉血管。动脉血管称为阻力血管系统,静脉血管称为容量血管系统。因此,静脉血管张力的改变对血容量有很大影响。如果静脉血管扩张,血液滞留于静脉系统,则回心血量减少,心输出血量随之降低,血压亦可下降。

第2节　控制性低血压减少失血的能力

一、低血压的程度与减少失血量关系

控制性低血压与减少失血量的关系在近半个世纪以来一直受到关注。1966年Eckenhoff和Rich进行了最早的对照研究,115人入选控制性低血压组,另有116人入选对照组。结果显示,平均动脉压降至55~65mmHg后失血量相比对照组下降了50%。1975年Enderby等报道35例患者进行控制性低血压,其中有18例患者失血明显减少,8例中度减少,另9例无减少。此后陆续有研究证实将平均动脉压降至55~65mmHg,下颌角整形术中失血量减少约一半(从304ml降至186ml),在儿童脊柱手术中同样可减少失血量(从1297ml降至761ml),在应用止血带的膝关节假体置换术中采用控制性低血压,失血量可从1800ml降至1000ml。在髋部手术中,有研究证实,失血量可从667ml降至480ml,另一研究证实失血量从263ml降至179ml,并将输血量从2.7单位降至1.3单位。在全髋关节置换术中,控制性低血压可使失血量从1000ml降至600ml。最近的两项研究发现,控制性降压可将根治性前列腺切除术中的失血量从1920ml降至1260ml以及从1335ml降至788ml。上述研究表明,控制性低血压可使手术中平均失血量明显下降,最高可减少50%。2008年有学者针对控制性降压在口腔颌面外科中的利弊进行了系统分析,发现控制性降压有益于改善术野、缩短手术时间、减少输血量等,相关并发症并不常见,认为控制性降压可在口腔颌面外科手术中常规应用。

二、血液稀释法是否有利于全血性失血

急性等容血液稀释(ANH)是指人工放血或急性失血时输入外源性液体以代替血液制品,使血容量保持在正常范围内。有研究表明,人体血液具有在低Hb情况下的代偿储备,在机体血容量足够的前提下,血液Hct不低于20%(Hb≥70g/L)即可向组织供氧。30余年前,ANH被认为是有效的血液保护方法,虽然其减少失血程度有限(减少10%~20%),但因为具有费用低廉等优点,现在临床中经常使用。但ANH与控制性低血压或术前促红细胞生成等方法合用时,或是否可有更佳效果,但仍需进一步研究论证。

三、控制性低血压与心排血量关系

通过降低动脉血压以减少失血量的原则已得到公认,但不应该使心排血量减少。降压过程中心排血量的变化与药物选择、全身血容量以及是否具有基础疾病有密切关系。Sivarajan等对择期行双侧下颌矢状切骨术的20例健康的患者进行研究,发现用三甲噻芬进行控制性降压后心排血量减少37%,但用硝普钠者,则心排血量增加27%,两组失血量相同。

四、体位与减少失血量

通过改变患者体位以减少失血量是临床上常用的方法。保持手术部位在较高水平线（高于心脏水平），使得手术部位的动脉血压（平均压）保持在50mmHg～65mmHg之间，可以减少失血量，保持术野的清晰。高于测量部位1cm可降低血压0.8mmHg。

此外可以通过间歇正压通气控制呼吸的方法，增加胸内压，减少静脉回流，从而降低失血量。

综上所述，控制性降压减少术中出血的作用已在多项研究中得到证实，同时更应重视降压过程中全身各脏器灌注的维持。需要麻醉医生根据患者病情进行个体化分析，明确平均动脉压的安全范围。此外，由于患者对低血压的耐受性不同，在安全的前提下，建议保守控制降压幅度。

第3节 控制性低血压对器官功能的影响

控制性低血压通过降低外周血管阻力，使动脉血压下降，但同时要保证足够的器官灌注，而稳定的心排血量对维持组织的血流灌注量十分重要。另外，足够的心排血量可以提供充足的氧和能量物质，同时又能将积聚的代谢废物、产物从组织中带走。

低血压过程中，心排血量的保持依赖于后负荷、前负荷、心肌收缩力和心率之间的平衡；其他重要因素包括患者身体状况、辅助药物、术中所用的呼吸机控模式等。必须强调的是，足够的有效循环容量是维持器官血流充分灌注的必要条件，控制性降压手术过程中应定时评估血管内液体容量，以维持器官最理想的功能状态。

一、脑神经系统

脑血管存在自身调节以保证平均动脉压在60～150mmHg范围内时脑血流量保持恒定，即维持50ml/（100g脑组织·min）的正常血流量。但高血压患者的脑血管自身调节曲线右移，婴幼儿脑血管自身调节曲线左移。脑血管自身调节的最重要因素是脑灌注压（cerebral perfusion pressure，CPP），即脑动脉血流入压（相当于MAP）与静脉血流出压（相当于颈内静脉）之间的差别，而静脉流出压相当于颅内压（ICP）。因此，CPP计算公式为：CPP＝MAP－ICP。

在控制性降压中，保证脑灌注的前提下控制性降压的幅度成了临床实践中的争议热点。有人利用放射活性物质疝气清除率、脑电图和测量颈静脉氧含量等来研究控制性降压期间（血压不低于可耐受限度下）保持脑灌注的适当降压程度，认为正常体温患者，MAP安全低限度为50～55mmHg，此范围内脑血流量（CBF）的自身调节能力仍然保持，一旦MAP低于此限度，CBF将随动脉血压下降而平行下降，有可能产生脑缺血、影响脑功能。需要注意的是，当血压低于自身调节低值时，脑灌注压开始下降，但距脑缺血仍有一段距离。已证实当平均动脉压被降至低于自身调节低值时，也不会发生脑缺血。正常大脑氧代谢可随CBF减少而降低。当动脉血压明显下降，CBF低至20ml/（100g·min）时，正常成人不可耐受，老年患者更不能耐受如此低的CBF水平。但儿童可耐受动脉血压降至35～45mmHg。颅骨打开后，大脑灌注压力相当于MAP，此时控制性降压患者要避免过低血压导致脑缺氧，应避免或尽量轻柔使用脑牵拉器，避免脑组织受压，保证大脑氧供充分。

慢性高血压患者的脑血管自身调节曲线可右移（图86-1）。对这些患者，要保持CBF自身调节能力，其血压的安全低限与CBF低限均高于正常血压者，因而需要维持更高的脑灌注压来维持脑灌注。应用有效的抗高血压治疗后，CBF自身调节曲线可回到正常位置。因此，控制性降压对于已用药物控制的高血压患者仍是安全的。

而与失血引起的低血压相比，药物诱发的控制性低血压对脑灌注影响较小。控制性低血压过程中，脑血管的自身调节曲线左移，意味着脑血管自身调节的血压低限小于正常时或因失血而致的低血压。不同的降压药物对自身调节曲线的影响不同，其中硝普钠使曲线左移的程度最重。

脑血管的自身调节在外伤性脑膨出、肿瘤或脑血管痉挛的区域受限。在上述病理性状态下，脑灌注压随动脉压的下降而下降，在缺乏自身调节的脑组织中，由于局部脑水肿的存在，即使维持较高的动脉压，该区域的脑灌注压仍可较低，需要有较高的CPP及CBF，以防脑缺氧损害加重。如果患者有ICP升高，除非手术之前已有监测ICP，在切开硬脑膜之前不要进行控制性降压，否则可引起CBF急剧降

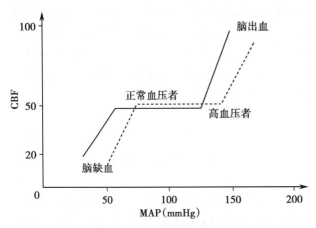

图 86-1 脑血流量自动调节曲线
高血压病者的曲线较正常人右移
MAP:平均动脉压 CBF:脑血流量

低,产生脑缺血。

$PaCO_2$ 在控制性低血压期间可明显影响 CBF。$PaCO_2$ 升高 1mmHg,CBF 增多 2.65%;$PaCO_2$ 从 20mmHg 升高至 70mmHg 时,CBF 与 $PaCO_2$ 呈线形变化关系。但当血压进一步降低时,此曲线关系逐渐地变平。当 MAP 降至低于 50mmHg 时,CBF 对 $PaCO_2$ 改变无反应(图 86-2)。

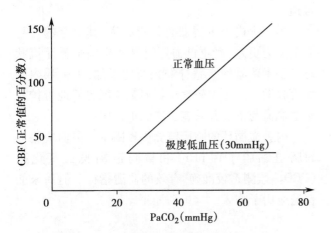

图 86-2 脑血流量与动脉二氧化碳分压相关图
$PaCO_2$:动脉二氧化碳分压 CBF:脑血流量(摘自:Harper AH,Glass HI. J Neurol Neurosurgerg Psychiatry,1965,28:449)

二、心 脏 功 能

控制性降压期间必须保证心肌代谢所需的氧供充足。心肌耗氧量取决于室壁张力、心率和心肌收缩力。而冠脉血流与平均动脉压和冠脉血管阻力有关。与脑、肾等重要器官类似,为保证足够的心肌供氧,冠脉血流通过改变冠脉血管阻力来实现自身调节。与脑组织不同,当动脉血压和心排血量下降时,心肌氧耗也同时下降。但患有冠脉疾患者,其血管扩张性储备能力下降,心肌完全依赖于动脉血压来维持足够血供,控制性降压可增加术中心梗的风险。心肌血流灌注期间是心脏舒张期,舒张期的压力决定心肌灌注,故舒张期的压力不应低于 40 ~ 45mmHg。

心排血量和冠脉血流也受到动脉二氧化碳分压的影响。当 $PaCO_2$ 在 20 ~ 40mmHg 间时脑循环首先受到影响,当 $PaCO_2$ 升至 40 ~ 55mmHg 时,心排血量也随之增加。但当 $PaCO_2$ 升至 70mmHg 时,会有年龄相关的心肌抑制出现。控制性降压合并低二氧化碳血症时,会直接引起心肌抑制。

挥发性麻醉药可在一定程度上干扰冠脉循环的血流-压力自身调节能力,深度的低血压可逐渐削弱冠状动脉的扩张储备能力;当应激状态下心肌需氧骤增时,心脏代偿能力将会受限。使用血管扩张药如硝普钠、尼卡地平进行控制性降压时可引起致反射性心动过速、增加心肌代谢、缩短舒张期并减少心肌灌注。异氟烷与氟烷或恩氟烷比较,产生同等的降压效果情况下,能更好地维护心功能。异氟烷与七氟烷和地氟烷在控制性低血压中具有同等的心肌保护作用。

连续输注丙泊酚也可进行控制性低血压。麻醉剂量下的丙泊酚产生的心血管效应与异氟烷非常近似:血管扩张和 SVR 下降,导致动脉血压降低。然而,此时的麻醉药用量较大,有增加心肌抑制的危险性。实验研究表明大剂量丙泊酚产生心肌 β 肾上腺素能受体结合率降低与受体下调,产生心肌抑制。单纯应用一种药物降低血压方法有不利之处,采用吸入全麻药与血管扩张药联合使用控制性低血压的方法更为合理。

使用减低心肌代谢需要的药物(如吸入麻醉药和 β_1 受体阻滞药)可以避免发生心脏缺血。使用硝酸甘油也可能有益处,它能改善受损心肌的血流灌注;艾司洛尔可用于治疗反射性心动过速,但有明显的心脏负性肌力作用。较小剂量的艾司洛尔与血管扩张剂联合使用,既不会产生反射性心动过速,并且可减低心肌氧耗,又可避免引起心肌抑制;拉贝洛尔和乌拉地尔对心脏功能无明显影响;腺苷扩张血管的作用强;且直接抑制窦房结功能,降压时不产生心动过速。而在怀疑有心肌缺血的患者中,应避免使用腺苷和硝普钠,因为它们使缺血心肌冠状血流重分配,造成冠脉动脉窃血。因此,已知或怀疑有心肌缺血患者,原则上不应作控制性低血压,必须考虑其他代替控制性低血压的技术减少失血量。

在控制性降压过程中要时刻关注心肌灌注是否充足,可通过密切观察心电图变化来进行初步判断,一旦出现可疑心肌缺血征象,应立即停止控制性降压。

三、肺 功 能

控制性降压对肺功能的影响存在不同观点。降压过程中,会出现动脉氧分压下降,而肺泡-动脉氧梯度增加。机制可能是肺内出现了通气/血流比例失调以及生理性死腔量增加。肺内分流通常不受影响。也有发现,应用硝普钠控制降压,若能维持足够血容量及心排血量,控制性机械通气时生理死腔量不会增加。慢性阻塞性肺病(COPD)的患者,原已存在分流分数增加,控制性低血压时分流分数不会改变。正常患者和COPD患者对硝酸甘油与硝普钠的反应相似。用硝普钠者肺分流分数增加,这或许与硝普钠抑制了低氧肺血管收缩有关,而用异氟烷者较少增加。

四、肾 功 能

正常肾血流量相当于心排血量的 20% ~ 25%。肾血循环的特征是具有良好的自身调节能力,平均动脉压 80 ~ 180mmHg 之间均属调节范围。而在全麻状态下,肾血管的自身调节受到抑制,中度降压(收缩压 80 ~ 90mmHg)即可导致肾血流和肾小球滤过率的下降。此时肾血流主要取决于动脉血压和循环中儿茶酚胺水平。当收缩压低于 70mmHg 时,由于肾小球有效滤过压丧失,将不再产生尿液。肾脏并不具有内部分流,因而即使在控制性低血压过程中,肾血流的正常分层也可以得到保持,肾实质功能并不会受到损害。早期在应用氟烷麻醉过程中,短时间将患者血压降至 40mmHg,除尿流停止外,未发现有肾功能损害,大多数血容量正常者在停止降压后,尿量迅速恢复。然而肾血流长时间低于危险值有可能引发急性肾衰竭,机制可能与肾素血管紧张素活性被激活有关。但此危险值具有较明显的个体差异,并且需考虑到患者是否具有基础肾脏疾病以及手术类型。

此外,肾脏氧耗为 8 ~ 10ml/(100g·min),其中皮质最高,髓质最低。当氧分压降至 50mmHg 时肾血流并未受到影响,而高碳酸血症却可激发交感反应,导致肾血流的减少。因此在控制性降压过程中,必须监测呼末 CO_2。

五、内 脏 循 环

内脏循环分布有丰富的交感神经系统,并受其支配。肝脏作为内脏器官中的重要一员,具有着双重血供。然而肝动脉血管床的自身调节功能有限,门静脉循环本身无调节功能,控制性降压期间易发生肝脏血流灌注不足与肝细胞缺氧。同时,由于交感神经支配占优势,血中二氧化碳和氧分压以及 pH 值均可通过交感效应影响肝脏血流,手术的应激、麻醉药物或外源性血管加压药物也可降低肝脏血流。若采用腰麻或硬膜外麻醉进行控制性降压,肝脏血流灌注压也会下降。控制性降压过程中,虽然不可避免会出现肝血流下降,但肝脏对控制性降压是可耐受的,并无由于肝脏低灌注引发术后并发症的报道。

另一个内脏主要器官是胃肠道,其血管的自身调节能力更差,严重低血压时易产生内脏低灌流状态。手术刺激使交感神经兴奋性增加,可引致内脏血管收缩。异氟烷较氟烷或恩氟烷能更好地维护胃肠道血流与供氧并具有功能保护作用。

内脏血循环的临床监测仍较困难。目前应用的胃肠道黏膜 pH(pHi)和胃肠道黏膜二氧化碳(PCO_2)监测是较准确、有效的监测指标。但尚未能普遍应用于临床。

六、眼

眼压包含眼内血液和房水的联合压力。动脉血压降低则眼内压亦降低。眼球具有两套独立的血管系统:视网膜血管系统和虹膜血管系统。虹膜血管系统很独特,有毛细血管前括约肌,保持稳定的血流量。因为虹膜供应眼的大部分血液,如突然降低 MAP 可导致眼内压下降。低血压时的血流变化可发生某些并发症,如视力模糊,偶有发生失明。所以,控制性降压时应注意眼的正确体位,血流量及眼的局部压力。

七、皮肤和肌肉

控制性降压时皮肤和肌肉的血流量减少,组织

内氧分压降低,但不会导致皮肤、肌肉缺血坏死。测量流向皮肤和肌肉的血流量的重要性远不及内脏器官的重要。

第4节　控制性低血压的技术方法

一、生理性技术

利用体位改变、机械通气的血流动力学效应、心率和体循环血容量变化等生理性方法,配合使用降压药物可把血压降低至要求的水平。改变体位使手术部位高于心脏可降低该部位血压及静脉压,但同时应注意此法会增加气体栓塞的风险。机械通气的血流动力学效应也可用于降低血压,如过度通气可引起血管收缩使血流量降低,通气不足引起血管扩张使血流量增加。应用这些简单而有效的生理调节方法有助于减少降压药物的剂量,避免毒性作用。

二、药理学的技术

控制性低血压的理想药物应是:①容易使用;②快速起效;③停止输注后血压可快速恢复;④消除快并且没有毒性代谢物产生;⑤对重要器官的血流量影响少;⑥可控性好,具有剂量依赖性药效动力学特性;⑦不会在神经外科手术中增加脑体积或影响脑血流自身调节等。虽然现今尚无上述理想药物存在,但许多麻醉药和血管活性药已经成功地用于控制性低血压,它们包括:①挥发性麻醉气体(氟烷、恩氟烷、异氟烷、七氟烷和地氟烷);②直接作用的血管扩张药(硝普钠,硝酸甘油和嘌呤类衍生物等);③交感神经节阻滞药(三甲噻芬);④α_1-肾上腺素能受体阻滞药[酚妥拉明,(phentolamine)、乌拉地尔(urapidil)];⑤β-肾上腺素能受体阻断药[美托洛尔(metoprolol)、艾司洛尔 esmolol)];⑥α-和 β-肾上腺

素能受体联合阻滞药[拉贝洛尔(labetolol)];⑦钙离子通道阻断药[尼卡地平(Nicardipine)];⑧前列腺素 E1(PGE1)。

三、蛛网膜下腔阻滞和硬膜外麻醉

1940 年 Griffiths 与 Gillies 用蛛网膜下腔阻滞(腰麻)方法可降低血压减少失血量。1952 年,Greene 提倡全身麻醉配合高位脊麻技术降低血压,缓解低血压引起的应激症状。20 世纪 50 年代早期推荐的硬膜外阻滞麻醉,目前仍被认为是控制性低血压的有效方法之一。局麻药的神经阻滞作用也是控制性降压的一个非常有效的手段。蛛网膜下腔麻醉和硬膜外麻醉均导致小动脉与静脉扩张及低血压,可使静脉回流和心排血量减少。必须强调硬膜外麻醉技术用作控制低血压,最宜用于下腹和盆腔手术中减低失血量。

蛛网膜下腔麻醉阻滞了交感神经,使周围血管扩张,静脉回流和心排血量减少,导致血压降低。但脊麻的缺陷在于缺乏药物剂量与药效的关系,阻滞平面和低血压的程度难于预测和调控,持续时间也不固定,并且局限于腹部和下肢等适用于椎管内麻醉的手术。不论使用何种局麻药,通过阻滞交感神经使血压降低的起效时间均在 10 分钟之上,并且血压降低的程度有可能超过允许范围的最低值。此时首先需要补充足够的血容量,如果补足容量血压仍过低者,可用静注小剂量麻黄碱(5~10mg)维持血流动力学的稳定。此外如果阻滞平面扩展至胸部中段区域,心脏交感神经亦受影响,可避免代偿性心动过速发生。

第5节 控制性降压药物

一、挥发性麻醉药

通过增加吸入麻醉气体浓度来进行控制性降压的主要优点是:①降压快速;②应用简单方便,尤其是短暂性降压更是首选;③易于控制低血压程度,且血压易于恢复。然而吸入全麻药降压必须权衡其利弊,长时间吸入高浓度麻药对器官功能的影响。应了解各种吸入全麻药降压的优缺点,以提高安全性,减少并发症。需要注意的是,由于吸入全麻药缺乏对压力感受器反射和对交感刺激的抑制,应用其降压会增大反射性心动过速以及术后反跳性高血压的风险。并且高浓度吸入麻醉药可干扰诱发电位监测,在需要该监测的脊柱外科及神经外科手术中不宜使用。

1. 氟烷(halothane) 氟烷可使心肌抑制,产生剂量依赖性的动脉压、心排血量和每搏量等减少,右心充盈压增加。虽然氟烷亦会扩张皮肤血管,但骨骼肌肉内血管张力增加,并且肾血管阻力增加,所以全身血管阻力并没有显著降低。此外氟烷可减少脑血管阻力,增加脑血流量,高浓度氟烷使脑血流的自身调节功能丧失,导致颅内压力升高。恩氟烷亦有抑制心肌及升高颅内压等不足,低碳酸血症时恩氟烷可诱发抽搐。而长期暴露于高浓度恩氟烷下,其代谢产生的氟化物有可能致神经毒性。因此可见采用吸入氟烷及恩氟烷方法降压是弊多利少。

2. 异氟烷(isoflurane) 人体和动物的研究发现,异氟烷通过降低全身血管阻力使血压下降,心排血量保持恒定。异氟烷降低 MAP 至 40mmHg 时,心指数才显著下降。由于扩张全身血管,通常会引发反射性心动过速,因而需要与 β-肾上腺素能受体阻断剂合用。

异氟烷诱导低血压之前,需要考虑患者的血容量状态对心排血量的影响。健康成年人用 2% ~ 3% 异氟烷降低平均动脉压的同时使外周血管阻力降低,心排血量无明显影响;年老或慢性高血压患者,如有血容量不足,降低血压必将严重地减少心排血量,导致严重后果。

另外,低浓度异氟烷(≤1MAC)使平均动脉压可控性下降,产生浓度相关的大脑代谢抑制,同时保持脑血流量、灌注压力及流量与代谢之间的生理调节能力。此外还有研究表明异氟烷对局部缺血脑组织具有保护作用。然而,低浓度异氟烷仍可使颅内顺应性减低的患者颅内压增加,并发生脑水肿与继发性神经伤害。中等浓度的异氟烷降低血压的同时不会引起颅内压升高。但在高浓度时,无论异氟烷、氟烷或是恩氟烷,均具有直接血管扩张效应,增加脑血流的同时削弱脑血流的自身调节,继而引起颅内压升高。对于已有颅内疾病的患者会引起脑水肿恶化,即使打开硬膜后仍可有出现 ICP 升高,加之脑血管自身调节的失代偿,升高的 ICP 和降低的 MAP 使脑灌注压降低,当脑灌注压低于 40mmHg 时将产生脑缺血。目前不推荐单用吸入全麻药进行控制性降压,多数人建议采取吸入适量浓度异氟烷与具有保持心排血量的降压药物联合使用,可减轻因单独使用异氟烷作为降压药所带来的负效应以及各种药物的副作用。

3. 七氟烷(sevoflurane)与地氟烷(desflurane)降压作用与异氟烷基本相似。七氟烷在中等或高浓度下可扩张外周和冠状血管,并且不具有肝毒性,但有增加肾小管功能损伤的风险。七氟烷和地氟烷的药代动力学特性,包括低的血/气溶解性,使其比异氟烷更容易控制血流动力学。用作控制性低血压的药物,似乎七氟烷更优于其他药物。在控制性降压过程中,七氟烷并不影响心率,而 9% 的地氟烷维持麻醉会出现心率加快。此外七氟烷在 1% ~ 3% 浓度下并不影响中心静脉压、交感神经活性和血浆去甲肾上腺素浓度,而地氟烷在等效浓度下却会明显影响上述指标。此外,快速增加七氟烷吸入浓度除降低 MAP 外并不影响心率和交感神经活性,但快速增加地氟烷吸入浓度却会明显增加交感神经活性,并使心率和 MAP 增加。在动物实验中,应用七氟烷将 MAP 降至 50mmHg 时仍可维持全身血管阻力,这一结果优于异氟烷。

概括而言:由于易于控制和给药、具有降低血压和加深麻醉的共同效用以及停药后快速恢复等特点,吸入性麻醉药在控制性降压中的有效性毋庸置疑。但临床安全浓度下降血压作用并不明显,达到控制性低血压标准需要吸入性麻醉药达到较高浓度,而在高浓度下不同的毒副作用也会伴随而来。在各种吸入麻醉药中,以七氟烷和地氟烷用于控制性降压更优。但吸入性麻醉药应用于控制性低血压仍需要与其他药物合用,方可达到真正控制血压而又无副作用的效果。

二、静脉降压药物

静脉注射药物用于控制性降压已在临床上广泛应用。由于微量注射泵的普及,静脉降压药物的应用更加方便、简单、可控性更好,且更安全,比吸入性全麻药物的效果更为满意,尤适用于较长时间的控制性降压。药物的不同药理特性提示联合使用可能比单独使用任何一种药物更为合适。下面分别介绍常用的静脉降压药。

(一) 硝普钠(nitroprusside sodium)

自 20 世纪 50 年代开始,硝普钠就作为最常用的静脉降压药物应用于临床。硝普钠是直接的外周血管扩张药,舒张阻力血管,引起静脉系统扩张,降低静脉回流,继而引其动脉扩张。它起效迅速(<30s)、作用时间短,通过微量泵输注方法易于控制血压至需要水平,并维持稳定的血压,停止输注后 2 分钟内血压即回升。硝普钠作用于小动脉的内皮细胞,在精氨酸酶作用下发生硫基反应而释放一氧化氮(NO),使中小动脉血管的平滑肌松弛扩张。

硝普钠对心肌收缩力无影响,每搏量不变,但由于周围血管扩张,压力感受器反射性引起心率加快,心排血量增加。但应注意,其对心排血量和每搏量的影响与控制性降压前血循环容量和心脏充盈压有关。若前负荷不足、低血容量,血压下降后心排血量随之降低。

硝普钠对脑血流量(CBF)变化的影响随患者原来的状态及采取麻醉方式的不同而不同。用硝普钠进行中度降压时,由于脑血管扩张且 MAP 降低幅度较小,CBF 增加。给予更大剂量的硝普钠会进一步降低 MAP,CBF 保持接近低限值,直至 MAP 达到 65mmHg。当 MAP 低于此水平,CBF 随血压下降而下降,二者变化呈线性关系。与三甲噻芬比较,用硝普钠诱发低血压所致 CBF 下降和 EEG 较轻微,维持更长时间的低血压,仍可保持神经功能正常。

硝普钠应用于控制性低血压也存在下述不足,包括:①快速耐药;②反跳性高血压;③心肌缺血;④颅内压升高;⑤增加肺内分流;⑥氰化物中毒。

应用硝普钠过程中可出现快速耐药现象,其原因复杂,且未明确。正常人使用硝普钠后,由于对交感系统和肾素-血管紧张素系统的激活,血液中去甲肾上腺素和肾上腺素水平明显上升。可是,这种现象不会出现在低血容量伴蛛网膜下腔出血的患者身上,原因是这种患者在降压前交感神经-肾上腺素系统已被最大程度地激发。因此认为,降压后血中儿茶酚胺水平升高可能是硝普钠降压快速耐药的原因之一。

硝普钠代谢过程中产生的氰化物也是产生耐药性现象的原因之一。游离的氰化物可使主动脉环收缩,而收缩作用可能需要更大剂量的硝普钠使其松弛,但更大剂量的硝普钠可能产生更多的氰化物,形成恶性循环。

因为硝普钠快速耐药的机制非常复杂,临床必须遵从给药指南,避免中毒。单纯根据动脉血压而简单地滴注硝普钠是不恰当的。用药前应明确掌握用药剂量、用药速度和用药总量等,一般认为,快速用药量最大剂量为 1.5mg/kg,缓慢注射时用量为 0.5mg/(kg·h) [8μg/(kg·min)],24 小时用量不超过 2μg/(kg·min)是安全的。如用量增加或时间过长应改用其他降压药以策安全。

硝普钠降解后产生氰化物和硫氰酸盐,其血浆浓度与硝普钠的用量正相关。氰化物经肝脏代谢,转化成的硫氰酸盐经肾脏排出,若氰化物转化为硫氰酸盐的速度较慢,则积累在血液中的氰化物浓度将逐渐增高,后者迅速扩散入组织,与细胞色素氧化酶结合,干扰细胞电子传递,导致组织缺氧和代谢性酸中毒。肝功能受损的患者氰化物中毒的风险更大。而肾功能受损的患者在长时间或大剂量应用硝普钠后可能会出现硫氰酸盐中毒,但硫氰酸盐的毒性很低,仅为氰化物毒性的 1/200,其主要的毒性作用是抑制碘的摄取和结合,妨碍碘的转运而致甲状腺机能减退。症状表现为肌痛、意识模糊、视力模糊、眩晕、头痛、恶心及呕吐等。

用硝普钠诱导低血压时,肾素-血管肾张素系统亦被激活,而停止输注后,血浆中硝普钠被迅速代谢,而血液中的儿茶酚胺仍处于较高水平,这被认为是停药后反跳性高血压出现的原因。有两种方法可以消除肾素-血管紧张素系统对控制性降压过程的干扰作用。第一,是在实施降压前一天使用普萘洛尔抑制肾素的分泌,血浆儿茶酚胺浓度较低,使用普萘洛尔不仅可减慢心率,且可减少硝普钠的用量,停药后也不会发生血压反跳反应;但普萘洛尔的不良效应可致降压作用明显加强、加深,降压结束后血压难于迅速回升。第二,是患者口服卡托普利。血管紧张素转化酶抑制剂(ACEI)抑制血管紧张素 I 转

化为血管紧张素 Ⅱ。降压过程中,硝普钠的用量将减少至原来的 1/5,且更易保持稳定的血压,停药后不会发生反跳反应,血浆中的氰化物浓度较低,不易发生毒性反应。早前有研究证实,患者在全麻诱导前口服普萘洛尔或卡托普利后,低浓度恩氟烷和笑气维持麻醉中采用硝普钠泵注控制性降压,结果显示两种药物与硝普钠复合在低血压过程中均未出现 CBF 和脑氧代谢率(CMRO₂)的改变。提示了合用 β 受体阻断剂或 ACEI 类药物可减少硝普钠的不良反应。

由于硝普钠扩张冠脉,降低动脉压和冠脉灌注压,冠脉相对缺血,特别对有缺血的心肌有发生"窃血"可能。也有人认为硝普钠扩张外膜冠脉而缓解心肌缺血。由于硝普钠降低血压可反射性引起心动过速,心肌耗氧增加,或诱发心肌缺血,故合用 β 受体阻滞剂可缓解心动过速及减少心肌氧耗,改善心肌缺血。

硝普钠在减轻心脏前负荷的同时,右房压、肺动脉压和肺动脉楔压也明显降低,引起肺内静脉短路开放,增加了非通气部位的肺组织灌注,将加剧通气/血流比例失调和降低动脉血氧分压,增加高碳酸血症的发生。

虽然由于硝普钠在控制性低血压上的诸多优点,曾作为推荐药物用于控制性低血压,但由于快速耐药等副作用的存在,近年来有人建议用其他更好的药物,如瑞芬太尼等,替代硝普钠进行控制性降压。

(二) 硝酸甘油(nitroylycerin)

硝酸甘油直接扩张静脉容量血管,附带扩张动脉,半衰期短,无毒性代谢产物。临床工作中,硝酸甘油降压对心排血量的影响与患者血容量状况有关。硝酸甘油使外周阻力下降和容量血管扩张,后者的作用为主。因为用硝酸甘油后静脉循环的血容量明显增加、静脉回流减少、前负荷下降。如果前负荷下降明显,心排血量也可能下降。交感神经活动增加、血管收缩、心率加快及心肌收缩力增加以补偿前负荷的减少。压力感应反射机制亦会抵消外周血管阻力的减少,形成双相反应(早期小动脉血管扩张,继而肠系膜、骨骼、冠状血管和全身血管床的血管收缩)。

由于麻醉药物可以部分阻断肾上腺素能反应,硝酸甘油的心血管作用会因麻醉深度的不同而不同。与硝普钠比较,硝酸甘油起效较慢但作用时间较长,降压效果不如硝普钠有效。由于停药后仍有

较长时间的血管扩张作用,停药后不发生反跳反应,并且没有毒性代谢产物产生,不会引起心肌缺血等优点。但硝酸甘油会引起心动过速、脑血流量增加和肺内动静脉分流的增加。同硝普钠一样,颅内顺应性低时,打开硬脊膜之前禁忌使用硝酸甘油。即使当硬脊膜已经打开,两种硝酸盐类都可能引起脑血流的明显增加和导致明显脑水肿。宜辅助应用降低颅内压的措施。还应注意低血容量的患者应用硝酸甘油会出现血压的大幅下降,有可能出现冠脉缺血。此外,当硝酸甘油用量 >5mg/kg 时,有可能引起高铁血红蛋白血症。与硝普钠相比,硝酸甘油减少血小板聚集的作用略小,并且对凝血无明显影响。研究显示单用硝酸甘油或与 β 受体阻断剂合用,均会使血压明显下降并显著减少失血量,减少输血需要并且不引起并发症。硝酸甘油可减少七氟烷的用量。

综上所述,硝酸甘油与硝普钠相比虽然具有较高的收益风险比,但其他血管扩张药减少术中出血作用更优。比较之下,硝酸甘油并非控制性低血压的标准方案。

(三) 嘌呤类衍生物(purine derivative)

三磷酸腺苷(ATP)和腺苷是体内存在的天然物质,腺苷是 ATP 的代谢产物。在体内,三磷酸腺苷迅速降解为腺苷和磷酸,腺苷继而代谢成尿酸。腺苷可剂量依赖的引起体循环和冠状动脉扩张,低血压发生快速,并且输注腺苷后可增加血浆中肾素的活性和儿茶酚胺的水平。此外,腺苷可扩张脑血管,增加脑血流量并可削弱脑微循环自身调节。腺苷的血浆半衰期仅为 10~20 秒,因而建议从中心静脉给药。外周给药时,药物到达小动脉血管平滑肌之前部分分解,需要量多于中心静脉给药量 40%。由于其半衰期极短,需要更高的浓度以维持其降血压作用。潘生丁可抑制腺苷的降解,合用时可减少高剂量腺苷引起的副作用。虽然腺苷不引起快速耐药、反跳性高血压和心动过速,但可减慢心内传导,冠脉血管扩张血流重新分配会增加心肌缺血发生的可能。有研究显示腺苷会引起肾小球前血管收缩,导致肾小球滤过率和肾血流的下降。这一情况可被选择性腺苷 A₁ 受体拮抗剂改善。此外,腺苷可引起支气管痉挛,可能机制包括:①直接作用于支气管平滑肌;②作用于肥大细胞释放组胺;③刺激副交感系统;④激动腺苷受体,改变细胞内环磷酸腺苷的水平。有研究显示,与神经组滞和异氟烷合用时,腺苷可显著减少下颌手术的出血量。

由于需要与潘生丁合用,使用腺苷实现控制性低血压的费用很高,与其他药物相比收益风险比极低。

(四) 阿片类镇痛药

阿片类药物因具有镇痛作用通常用于麻醉中,一些阿片类药物可引起低血压,因而曾与其他药物合用于控制性低血压中。瑞芬太尼的出现,使得阿片类药物可用于实现控制性低血压。瑞芬太尼是短效 μ 阿片受体激动剂,其消除半衰期极短,除镇痛作用外,可将患者血压降至理想水平。在中耳手术中,通过多普勒血流速度测量得知,瑞芬太尼可减少血流,保持清晰术野,并且不损害耳部微循环,也不伴随并发症。与丙泊酚和七氟烷合用时,瑞芬太尼可替代硝普钠或艾司洛尔用于中耳手术的控制性降压。其降血压的机制可能与阻滞交感神经活性有关。

与地氟烷、异氟烷或七氟烷合用时,瑞芬太尼同样可以安全的提供理想术野。在内窥镜鼻窦手术中,瑞芬太尼与丙泊酚合用可减少失血并提供更理想的术野,这一效果优于阿芬太尼与异氟烷合用麻醉、苏芬太尼与七氟烷合用麻醉或芬太尼与异氟烷合用麻醉。

根据现今研究结果,瑞芬太尼与吸入麻醉药物或丙泊酚合用麻醉,是目前最佳的控制性降压技术。由于不需额外使用血管扩张药,避免了药物的多重副作用,具有极佳的收益风险比。

(五) 三甲噻芬(trimetaphan camsilate)

三甲噻芬是神经节阻滞剂,通过阻断自主神经节处的突触传递,导致动脉和静脉血管扩张,减弱心肌收缩力和心排血量,产生低血压。因三甲噻芬不会引发交感神经的体液反应,血浆肾素活性不受影响,停药后并无反射性高血压。但三甲噻芬的自主神经节阻滞作用缺乏选择性,副交感和交感神经都被抑制。副交感神经抑制产生不良反应如心动过速,瞳孔放大,睫状肌麻痹,胃肠张力减少,蠕动减慢,尿潴留等。其中睫状肌麻痹是由于睫状神经节受到阻滞所致,可增加脑缺血的风险。与其他药物相比,三甲噻芬不扩张脑血管,因而对颅内压和脑血流的自身调节均影响较小。但在脊柱手术中,三甲噻芬与前列地尔相比对髓质血供影响更大。三甲噻芬半衰期非常短,通过血浆胆碱酯酶代谢,经肾脏排出。应用后会出现快速耐药,可使组胺释放而导致支气管痉挛。此外,三甲噻芬抑制血浆胆碱酯酶活性,因此可延长非去极化型肌松药作用时间。由于

存在种种不足,三甲噻芬已极少在临床使用。

(六) 酚妥拉明(phentolamime)

酚妥拉明是非选择性 α-肾上腺能受体阻断剂,能拮抗血中肾上腺素和去甲肾上腺素的作用,使血管扩张从而降低血压。静脉注射酚妥拉明 2 分钟内即可使 MAP 降低,作用持续 15 ~ 30 分钟,停药后 15 分钟之内血压回复至基础水平,停药后亦可有高血压反跳现象。颅内压无明显变化,但给药后 10min 脑内灌注压降低,故临床上不建议用于降颅内压。由于可拮抗儿茶酚胺效应故常用于嗜铬细胞瘤手术降压。

(七) 乌拉地尔(urapidil)

乌拉地尔通过如下两个机制降低血压:①阻滞外周 α_1-肾上腺能受体;②阻滞中枢神经系统 5-羟色胺能受体(5-HT1A)。阻滞外周 α_1-肾上腺能受体,使血管扩张,产生血压下降;其对中枢具有自限性降压效应,使用较大剂量亦不产生过度低血压,是诱导中度低血压(MAP 为 70mmHg)最合适之药物。给予乌拉地尔后交感神经活性不增高,不影响颅内压和顺应性;用乌拉地尔使 MAP 从(107±13)mmHg 降至(70±13)mmHg,脑血流不变。乌拉地尔应用于嗜铬细胞瘤术中控制降压比硝普钠更能控制血压水平,心率稳定,不发生反跳性高血压。乌拉地尔与异氟烷并用可减少挥发性麻醉药所需浓度。首次用药量为 10 ~ 15mg,持续 20 ~ 25 分钟,需要时可重复应用。

(八) 艾司洛尔(esmolol)

艾司洛尔是选择性 β_1 肾上腺素能受体阻断剂,静脉注射后 3 分钟内起效,作用时效短暂,约为 10 分钟。通过红细胞酯酶水解,其消除不依赖肝肾功能。由于阻断 β 肾上腺素能受体,引起心率和心排血量的下降,以及血浆中儿茶酚胺浓度和肾素活性的下降,最终引发动脉血压的下降,降压效果较为稳定。艾司洛尔可抑制心肌收缩,会引起外周血管阻力的增加,存在致心衰的风险,应用艾司洛尔时应谨慎。

一项研究显示,艾司洛尔可产生明显心肌抑制,随机接受异氟烷(≤4%)、硝普钠(≤8μg/(kg·min)),或艾司洛尔(≤24mg/min)的患者,降压目标为 MAP 减少 20%,降至 60mmHg 到 65mmHg。结果显示,艾司洛尔降压同时出现心排血量减少 39%,超过 MAP 降低幅度。血清肾素活性下降 32%,但却出现 SVR 增高。相反,用硝普钠或异氟烷时,MAP 降低,SVR 以同样幅度下降而心排血量不变。应用

硝普钠组,血清肾素活性增加48%,异氟烷组增加126%。硝普钠组心率增加13%,异氟烷组无变化,而艾司洛尔组下降23%。有研究显示,在下颌手术中,艾司洛尔可显著降低失血量和改善术野,这一效用优于硝普钠。艾司洛尔不引起代谢相关并发症,也不损害中耳微循环自身调节。尽管如此,由于它存在对心肌抑制作用,与其他药物联合时宜小心,通常只用于短暂性降压。与吸入性麻醉药或瑞芬太尼相比,艾司洛尔的收益风险比也并不理想。

(九) 拉贝洛尔(labetolol)

拉贝洛尔为 α 和 β 肾上腺能受体阻滞剂,通过阻滞 β 受体降低心肌收缩力和心率,阻滞 α 受体扩张血管,从而降低心排血量和外周血管阻力。静注拉贝洛尔起效时间较慢需 5 ~ 10 分钟,1 ~ 3 小时内血药浓度达峰值,半衰期较长,约 4 小时。

拉贝洛尔降压时肺内分流较少,无心率增快。其降压效应取决于麻醉方法的选择。拉贝洛尔与吸入麻醉气体如氟烷和异氟烷联合使用,可产生协同降压效应;而与静脉麻醉药合用时效力较差。拉贝洛尔的一个重要优点是不会升高 ICP,即使患者原已存在颅内顺应性降低。与单独使用异氟烷相比,拉贝洛尔能更好维持生命器官的血流量。与硝普钠合用时,可降低硝普钠用量,改善动脉氧分压,以及避免反跳性高血压出现等优点。应当注意,拉贝洛尔同时存在 β 受体阻滞剂共有的副作用,如心脏传导阻滞、支气管痉挛、心力衰竭以及持续低血压等。并且拉贝洛尔有相对长的半衰期,它的作用会持续至术后,有可能掩盖了急性失血后的肾上腺素能反应。

(十) 尼卡地平(nicardipine)

尼卡地平是一种钙离子通道阻断药,扩张外周、冠脉和脑血管,不影响心肌收缩力和心排血量,此外由于具有内源性负性肌力、负性变时及负性传导作用,降压后不产生反射性心动过速。静注尼卡地平 1 ~ 2 分钟即可起效,消除半衰期约 40 分钟。与硝普钠不同,尼卡地平并不会影响动脉氧合,停用尼卡地平后,其降压效应可维持 20 分钟左右,但并不会引起不良结果。与硝普钠相比,尼卡地平控制性降压较少引起反射性心动过速。虽然注射后也会引起血浆肾素活性和儿茶酚胺浓度升高,但其具有延长降压作用,停药后不会出现反跳性高血压。另有研究显示,尼卡地平可增加脊柱旁肌肉血流,这对脊柱外科手术并无益处。与其他钙离子通道阻断药物类似,尼卡地平可增加脑血容量并升高颅内压。此外,

长期通过外周静脉输注可致血栓性静脉炎。应用尼卡地平时需谨慎,因为尼卡地平诱发的低血压难以用传统的升压药物如新福林等拮抗。用静注钙剂可能恢复血压。

(十一) 美托洛尔(metoprolol)

美托洛尔是选择性的 β_1 受体阻滞剂,可明显减慢心率、降低血压,能有效地抑制肾上腺素或异丙肾上腺素引起的血压升高及心率加快的作用,同时降低心肌耗氧量。较大剂量时亦有较弱的 β_2 受体阻滞作用,但收缩周围血管和支气管的作用较轻微。多与其他药物联合使用进行控制性降压。首次药量为 2 ~ 3mg,起效时间为 2 ~ 3 分钟。持续时间 15 ~ 25 分钟。需要时可重复应用,但宜减量。

(十二) 前列腺素 E_1

前列腺素 E_1(PGE_1)是另一种具有降压作用的天然物质。前列地尔是合成的 PGE_1 类似物,通过扩张阻力血管实现降低血压的效用。此外,前列地尔具有抑制血小板聚集、干预免疫反应、抗炎和刺激凝血因子 X 的作用。由于其具有内源性负性变时作用,不会出现血管扩张药引发的反射性心动过速。由于药物代谢迅速可持续输注,停止输注后可快速恢复。前列地尔可扩张肾小动脉,增加肾小球滤过率,增加钠的排泄从而具有利尿作用。最重要的是,前列地尔不影响脑血流以及脑血管自身调节,这对神经外科及心脏外科手术有很大益处。相应的副作用包括:呼吸抑制、支气管扩张、心动过缓、腹痛、腹泻和高热等。与三甲噻芬相比,在脊柱手术中,前列地尔并不会引起髓质血流改变。由于可维持静脉张力,可改善心排血量,与硝酸甘油相比,前列地尔并不会影响氧吸收和二氧化碳清除。但应注意,在控制性降压应用过程中,注射部位有可能发生静脉炎。PGE_1 是一种中效降压药,不能令所有患者产生深度低血压。由于价格昂贵临床上难于推广使用,加之其存在的诸多副作用,其应用收益风险比并不可观。

(十三) 可乐定(clonidine)

是一种常用的中枢性降压药物,它通过兴奋中枢 α_2 受体发挥作用。与其他降压药联用能明显提高控制性降压的效果、降低耐药性的发生率、抑制降压期间的交感-肾上腺髓质反应和抗利尿激素分泌、降低心动过速及反跳性高血压的发生可能。术前应用可乐定 1.5μg/kg 和 20μg/kg,能呈剂量相关性抑制降压中血儿茶酚胺升高,但应用 5μg/kg 或 20μg/kg 可乐定能分别降低降压期间硝普钠用量的 47% 和 81%。但是,使用可乐定降压停止用药后仍有可

能产生明显的血流动力学波动及低血压,降压的可控性较差,因此,可乐定在临床麻醉期间控制性降压的地位,其用量及使用方法尚须进一步探讨。

(十四)联合用药控制低血压

不论静脉降压药物或吸入性麻醉药或阿片类药物,单独大剂量使用时均存在副作用。如大剂量的硝普钠能产生氰化物中毒,大剂量三甲噻芬可引致长时间低血压等,为了避免这些问题,提倡联合用药进行控制性降压,如用10∶1的三甲噻芬和硝普钠混合药,瑞芬太尼与吸入性麻醉药合用等等。已证实

混合药是一种有效、快速、恢复快的降压方法,可减少各药物的使用剂量以及毒副作用。

Miller 等在20个要进行神经外科手术的患者身上比较了硝普钠与10∶1三甲噻芬-硝普钠混合药的应用结果,控制通气状态下动脉血中二氧化碳分压保持在 25~30mmHg。用混合药的心排血量明显低于单独使用硝普钠。不过,要产生相同程度的血压降低,混合药组硝普钠所需总量是单独用药组的1/5。这种混合治疗法可能对长时间降压较有利。

第6节　控制性降压的适应证和禁忌证

一、适应证

许多情况和疾病需要控制性降压:

1. 复杂大手术、术中出血可能较多、止血困难的手术:例如神经外科手术、大型骨科手术如全髋关节成形术或复杂的背部手术、动脉瘤切除手术、巨大肿瘤的手术及头颈手术等。

2. 显微外科手术、要求术野清晰的手术:例如中耳手术、不同类型的整形外科手术及口腔颌面外科手术等。

3. 宗教信仰(例如耶和华见证会)而拒绝输血的患者。

4. 无法确保可以进行大量快速输血的技术或有输血禁忌证的患者。

5. 麻醉期间血压、颅内压和眼内压过度升高,可能导致严重不良后果者。

二、禁忌证

每位患者器官灌注情况均需要个性化评估,并且现今有更好的药物、更严密的监测和更先进的技术应用于控制性降压,其禁忌证已较前放宽。但仍要考虑许多相对的禁忌证。如:

1. 重要脏器实质性病变者　脑血管病、心功能不全、肾功能不全及肝功能不全。

2. 血管病变者　周围血管病变、冠脉疾病、肾血管疾病及其他器官灌注不良。

3. 低血容量或严重贫血。

三、特殊患者进行控制性降压问题

对于有长期严重高血压的患者进行控制性降压应慎重。如前所述,高血压患者降压前进行良好的抗高血压治疗,脑血管自身调节能力恢复至正常水平。只要措施得当,控制性降压可安全用于这些高血压患者,并非是控制性低血压的绝对禁忌证;但术前未经药物控制血压者则难保安全。此外还应注意,治疗高血压的药物可能会与控制性低血压药物及麻醉药物相互作用,并且高血压的患者可能存在遗传因素而对血管扩张药和抗肾上腺素能药物更敏感,对高血压患者进行控制性降压需多方面考量。

心肌坏死或有心肌梗死病史的患者应否进行控制性低血压是有争议的。熟练掌握冠心病的相关知识,加强对患者心血管功能的监测,许多冠状动脉患者是可以进行控制性降压的。

值得注意的问题,在大脑血管瘤手术中,钳夹或结扎血管瘤时施行控制性低血压在理论上可降低血管瘤破裂的倾向。开颅前无论增加 MAP 或降低 ICP 将增加动脉瘤的跨壁压力(MAP-ICP)可能增加囊壁张力及跨壁压力而发生破裂危险。另外,用药物进行控制性降压还可能引起脑血管痉挛、瘤周围组织缺血等不良情况,因此控制降压不可于开颅前实施,开颅后暴露病灶后谨慎地进行控制性降压,将明显减少瘤体破裂的机会。

第7节 控制性低血压的临床管理

临床上进行控制性降压时,麻醉医师术前应全面了解患者的基础状态、手术种类和手术时间,严格掌握适应证,确定降压药的种类。进行控制性降压前,应做到麻醉平顺、血压稳定、静脉输液通路通畅、血容量充足,充分供氧及避免缺氧和二氧化碳蓄积。无论全身麻醉或椎管内麻醉,均可产生不同程度的降压作用。与静脉降压药物联合使用,不但能减少降压药的使用剂量,还可使降压作用更为平稳。另外,要求麻醉医师除要具备熟练的麻醉技术和正确处理病情的能力外,还应与术者充分配合,适时、适度进行控制性降压处理。控制性降压过程中首先要考虑的就是重要器官的灌注情况,因此需要全面的监测以综合分析判断。

一、监 测

1. 血压监测 可通过超声脉搏探测或动脉有创监测动脉血压,并以后者更为常用。通常在桡动脉内置入导管,即时、连续地测定动脉压力变化。需注意压力换能器必须调零,放于头位水平。

2. 心电图监测 可提示心肌灌注与缺血的情况,显示过度低血压过程中是否出现异位心律和 ST 段改变等。

3. 呼气末二氧化碳监测 低血压时呼气末二氧化碳($ETCO_2$)和动脉二氧化碳分压之间的相关性并不可靠,因低血压时生理性死腔、心排血量和机体代谢的改变使呼气末 CO_2 监测失去了正常意义。但 $ETCO_2$ 的图形仍具监测意义,可以帮助判断是否出现心排血量突然急剧下降或呼吸管道连接中断等情况($ETCO_2$ 突然下降或消失)。$ETCO_2$ 监测还有助于避免发生过度通气,控制性降压期间,低二氧化碳血症使脑血流进一步减少,可导致脑缺血。

4. 脉搏氧饱和度监测(SpO_2)。

5. 体温监测 因扩张皮肤血管,体热丧失更快,必须常规使用。

6. 中心静脉压监测 考虑出血多、控制降压时间较长,必须监测中心静脉压,以监测心脏前负荷血容量。

7. 血气分析 可提供内环境酸碱平衡状态、血清电解质、血细胞比容水平等信息,有助于评估患者整体情况,在长时间手术中应常规测定。

8. 尿量监测 是简单而重要的监测指标,降压期间不可长时间内无尿,至少应保持 $1ml/(kg \cdot h)$。

9. 其他监测 包括听觉诱发电位(AEP)、脑电图(EEG)、胃肠道 pH(pHi)或二氧化碳分压(PCO_2)、组织 pH 值、肺动脉导管、脑电监测及心前区多普勒检测气栓等。这些监测有助于了解低血压期间机体功能状态的变化。

二、降 压 程 度

控制性降低血压的主要目的是减少失血与输血量,改善术野的环境,但不能以此作为降压程度的标准。血压下降的数值应以维持心、脑、肾等重要脏器的充分灌注为限度,还需根据患者的不同情况酌情分别对待,结合手术的具体要求,并参考心电图、心率、动脉血氧饱和度和中心静脉压等指标以及患者对低血压的耐受情况,随时调整降压速度和程度。正常体温患者,MAP 安全低限为 $50\sim55mmHg$,在此范围脑血流(CBF)自身调节能力仍保持正常,一旦 MAP 下降低于此限度,CBF 将与血压平行下降。慢性高血压患者保持脑血管自身调节所需的脑灌注压水平更高。所以,在临床应用中,短时间内降压后 MAP 时保持为 $50\sim60mmHg$ 可能是安全的。而老年患者、高血压患者、血管硬化患者血压降低不应超过原水平的40%(通常约30%~33%左右)。在满足手术要求的前提下尽可能维持较高的血压水平。在麻醉的状况下,机体通常对降压药的反应比较敏感,应注意防止降压速度过快,以使机体有一个调节适应过程。

三、降压措施与药物选择

可根据降压要求、时间长短及患者对低血压耐受程度而决定。

1. 全身麻醉或椎管内麻醉均有一定降压作用,加深全麻降压方法适用于短时间降压;短效作用 β_1 肾上腺素能受体拮抗剂艾司洛尔更适用于短期降压。

2. 需要较长时间降压者。宜采用联合用药方法,使降压过程平稳,减少单一用药量,避免中毒及副作用,减少吸入麻药对 ICP 影响,减少脑缺血发生率。硝普钠是有效的降压药物,但不易控制稳定的血压水平,且有氰化物中毒之危险。停药后常有血压反跳现象,常需要逐渐减量与停药。近年来对它的应用逐渐减少。

3. 有前途的可选择联合降压药物;如①β_1 受体阻滞剂美托洛尔可控制室上性心动过速及降低心肌耗氧量;②乌拉地尔,中枢性与自限性降压作用,使降压维持稳定,副作用少,受到越来越多的重视;③伴有冠心患者,硝酸甘油或钙通道拮抗剂尼卡地平是首选之一;④瑞芬太尼联合丙泊酚或吸入麻醉药物的降压方法易控制,效果明确,在控制性降压中具有明显优势。此外药物的选择还应根据个人经验与熟悉程度而定。

四、呼 吸 管 理

控制性降压期间,肺内分流量和无效腔量均可能增加,因此,供氧必须充分,潮气量和分钟通气量应能够保持正常的 $PaCO_2$;控制性降压时,$PaCO_2$ 过高或过低均可造成大脑缺血缺氧。$PaCO_2$ 过高,脑血管扩张,ICP 增高,脑灌注压降低;$PaCO_2$ 过低,脑血管收缩,脑血流量减少。$PaCO_2$ 同样也影响其他重要脏器的血流,如心脏、肝脏等。另外,降压后毛细血管动-静脉直接通道分流,微循环内的血流量降低,容易引起组织缺氧,用硝普钠降压时代谢产生的氰化物还可能使组织对氧的摄取能力下降。因此,为了保证患者的安全,应保持正常的通气量并提高吸入氧浓度,提高动脉血氧分压,保证组织充分氧供。

五、补充血容量

通过减少血容量以控制性降压是极其危险的,因为它可能会减少器官血液灌流量,产生不可逆的器官功能损害。因此,控制性降压过程中,需要在手术过程中保证足够的有效循环血量,以维持器官功能的正常。要尽量精确估计失血量,及时补充血容量。当出现血压急骤下降时,应及时寻找原因,充分考虑有效循环血量不足的可能性。处理包括调整降压药用量、调整体位、加快输血输液等措施,除非必需否则不应轻易使用升压药,以免创面大量渗血而使情况进一步恶化。

六、停止降压后处理

引起出血的手术步骤结束即应停止降压,使血压回升至原水平,彻底止血后再缝合切口,以避免术后继发出血。采用短时效的降压药停药后经调整患者体位、麻醉深度和补充血容量后,血压易回升并保持稳定。长时效的降压药如神经节阻滞药使用后即使血压已恢复原有水平,仍可能产生因体位变化、麻醉深度变化等而再度出现低血压。因此,停止使用降压药并不意味着控制性降压作用已完全消失,仍应加强对患者呼吸和循环系统的监测、保持良好的氧供、补足血容量、减少患者体位的变化并严密监测尿量。必须强调的是当控制性降压时出现异常性低血压或患者重要生命器官有缺血而不能耐受时,应及时将血压恢复至原水平,以免产生严重不良后果。

第 8 节 控制性低血压并发症

控制性降压的并发症准确发生率难于估计。20世纪 50 年代死亡率为 0.34%,有 0.24% 与麻醉和低血压有关。这些早期报道几乎令美国废除控制性降压。现今只有 0.055% 死亡者与麻醉和低血压有关。非致命并发症发生率为 3.3%,通常与神经系统有关。常见并发症有:①脑栓塞与脑缺氧不同文献报道发生率差异较大,由 0.7% 至 13% 不等;②冠状动脉供血不足、心肌梗塞、心力衰竭甚至心跳骤停,其中心肌缺血发生率小于 1%,在无心脏疾病患者中,约有 38% 在控制性降压过程中出现非特异心电图改变;③肾功能不全、无尿、少尿,少尿的发生率较低,有文献报道为 0.41%,大多数研究中并未报道肾脏并发症;④血管栓塞可见于各部位血管栓塞;⑤降压后反应性出血、手术部位出血;⑥持续性低血压、休克;⑦嗜睡、苏醒延迟等。

此外,目前并无控制性降压后继发肝肺功能损伤的报道。

综上所述,控制性低血压大多数是安全的,但不等于无并发症发生。大多数的并发症或死亡都是与降压适应证选择、降压技术掌握及管理不妥当有密切关系。与降压过急、药量过多、血容量不足、以及对患者术前潜在危险性因素缺乏了解等有重要关系。

总之,控制性降压可有效地减少失血和提供更好的术野清晰度。许多药物和技术已经成功应用于控制性降压。这些药物的作用机制各不相同,产生复杂多变的器官血流量改变。因此,控制性低血压并非没有危险,必须充分考虑利弊,选择使用。

健康年轻患者进行控制性降压,少有并发症发生,老年人和有潜在器官功能不全者进行控制性降压的危险性较大,所以麻醉医师一定要小心评估每个患者,基于合理原因才作出行控制性降压的决定。有选择地应用控制性降压技术在特定手术中对患者有明显益处。

(黄文起 徐蓉蓉)

参考文献

1. Stullken, E. H., Jr., et al., The nonlinear responses of cerebral metabolism to low concentrations of halothane, enflurane, isoflurane, and thiopental. Anesthesiology, 1977, 46(1):28-34.

2. Tinker, J. H., F. W. Sharbrough, and J. D. Michenfelder, Anterior shift of the dominant EEG rhytham during anesthesia in the Java monkey: correlation with anesthetic potency. Anesthesiology, 1977, 46(4):252-259.

3. Eckenhoff, J. E., Deliberate hypotension. Anesthesiology, 1978, 48(2):p.87-88.

4. Maekawa, T., D. G. McDowall, and Y. Okuda, Brain-surface oxygen tension and cerebral cortical blood flow during hemorrhagic and drug-induced hypotension in the cat. Anesthesiology, 1979, 51(4):313-320.

5. Newman, B., A. W. Gelb, and A. M. Lam, The effect of isoflurane-induced hypotension on cerebral blood flow and cerebral metabolic rate for oxygen in humans. Anesthesiology, 1986, 64(3):p.307-310.

6. Crawford, M. W., et al., Systemic hemodynamics and organ blood flow during adenosine-induced hypotension: effects of halothane and sevoflurane anaesthesia. Can J Anaesth, 1990, 37(4 Pt 2):19.

7. Sperry, R. J., et al., The influence of hemorrhage on organ perfusion during deliberate hypotension in rats. Anesthesiology, 1992, 77(6):1171-1177.

8. Malan, T. P., Jr., et al., Cardiovascular effects of sevoflurane compared with those of isoflurane in volunteers. Anesthesiology, 1995, 83(5):918-928.

9. Moss, E., Cerebral blood flow during induced hypotension. Br J Anaesth, 1995, 74(6):635-637.

10. Tsutsui, T., et al., Cerebral blood flow distribution during induced hypotension with haemorrhage, trimetaphan or nitroprusside in rats. Br J Anaesth, 1995, 74(6):686-690.

11. Hersey, S. L., et al., Nicardipine versus nitroprusside for controlled hypotension during spinal surgery in adolescents. Anesth Analg, 1997, 84(6):1239-1244.

12. Boldt, J., et al., Acute normovolaemic haemodilution vs controlled hypotension for reducing the use of allogeneic blood in patients undergoing radical prostatectomy. Br J Anaesth, 1999, 82(2):170-174.

13. Suttner, S. W., et al., The effects of sodium nitroprusside-induced hypotension on splanchnic perfusion and hepatocellular integrity. Anesth Analg, 1999, 89(6):1371-1377.

14. Hoffman, W. E., et al., Sodium nitroprusside compared with isoflurane-induced hypotension: the effects on brain oxygenation and arteriovenous shunting. Anesth Analg, 2001, 93(1):166-170.

15. Suttner, S. W., et al., Cerebral effects and blood sparing efficiency of sodium nitroprusside-induced hypotension alone and in combination with acute normovolaemic haemodilution. Br J Anaesth, 2001, 87(5):699-705.

16. Tobias, J. D., Controlled hypotension in children: a critical review of available agents. Paediatr Drugs, 2002, 4(7):439-453.

17. Dal, D., et al., Induced hypotension for tympanoplasty: a comparison of desflurane, isoflurane and sevoflurane. Eur J Anaesthesiol, 2004, 21(11):902-906.

18. Dutton, R. P., Controlled hypotension for spinal surgery. Eur Spine J, 2004, 13 (Suppl 1):S66-71.

19. Degoute, C. S., Controlled hypotension: a guide to drug choice. Drugs, 2007. 67(7):p.1053-76.

20. Lavoie, J., Blood transfusion risks and alternative strategies in pediatric patients. Paediatr Anaesth, 2011, 21(1):14-24.

21. Richard P. Dutton, Controlled hypotension for spinal surgery. Eur Spine J, 2004, 13:66-71.

22. Darius Činčikas, Juozas Ivaškevičius, Application of controlled arterial hypotension in endoscopic rhinosurgery. MEDICINA, 2003, 39(9):852-859.

23. Dal D, Celiker V, Ozer E, et al. Induced hypotension for tympanoplasty: a comparison of desflurane, isoflurane and sevoflurane. Eur J Anaesthesiol, 2004, 21 (11):902-906.

24. Enlund M, Andersson J, Hartvig P, et al. Cerebral normoxia in the rhesus monkey during isoflurane-or propofol-induced hypotension and hypocapnia, despite disparate blood-flow patterns: a positron emission tomography study. Acta Anaesthesiol Scand, 1997, 41:1002-1010.

25. Hersey SL, O'Dell NE, Lowe S, et al. Nicardipine versus sodium nitroprusside for controlled hypotension during spinal

surgery in adolescents. Anesth Analg,1997,84:1239-1244.

26. Juelsgaard P,Larsen UT,Sorensen JV,et al. Hypotensive epidural anesthesia in total knee replacement without tourniquet:reduced blood loss and transfusion. Reg Anesth Pain Med,2001,26:105-110.

27. Sharrock NE,Mineo R,Urquhart B,et al. The effect of two levels of hypotension on intraoperative blood loss during total hip arthroplasty performed under lumbar epidural anesthesia. Anesth Analg,1993,76:580-584.

28. Niemi TT,Pitkanen M,Syrjala M,et al. Comparison of hypotensive epidural anaesthesia and spinal anaesthesia on blood loss and coagulation during and after total hip arthroplasty. Acta Anaesthesiol Scand,2000,44:457-464.

29. Boldt J,Weber A,Mailer K,et al. Acute normovolaemic haemodilution vs controlled hypotension for reducing the use of allogeneic blood in patients undergoing radical prostatectomy. Br J Anaesth,1999,82:170-174.

第87章 输血与自体输血

无论是异体输血(allogous transfusion)还是自体输血(autologous tansfusion),其主要目的应包括:①维持组织氧供;②维护机体止血和凝血功能。尽管理论上不应将输血作为补充血容量的措施,但在临床实践中,输血不仅提高了血液的携氧能力,同时也确实扩充了血管内容量,并因此增加心排血量和组织灌注。输血的不同功能由血液的不同成分完成,临床输血或血制品时应做到物尽其用。麻醉科医师作为输血专家,应熟练掌握输血指征和各种血液成分的临床应用技巧,认识、预防并正确及时地治疗输血不良反应。

第1节 输血指征

如上所述,血液的基本功能是维持组织氧供与维护机体止血、凝血功能。一旦患者出现血液丢失或因其他先天、后天因素对上述功能产生影响时,应考虑输血治疗。我们必须认识到,贫血对患者是有害的,输血治疗同样充满风险,错误或不合理的输血策略更是弊大于利。迄今为止,关于如何确定输血指征,国际上尚未有统一的结论。美国麻醉医师协会、我国卫生部和麻醉学权威参考书 Miller's Anesthesia 分别给出了不同的答案。

一、维持和改善组织氧供

(一)氧供生理

组织的氧供取决于心排血量和血氧含量(公式87-1)

$$DO_2(ml/min) = CO(L/min) \times CaO_2(ml\%) \times 10$$
$$= HR \times SV \times [Hb(g/dL) \times SaO_2$$
$$\times 1.34 + 0.0031 \times PaO_2(mmHg)] \times 10$$

(公式87-1 氧供公式)

注:DO_2:氧供;CO:心排血量;CaO_2:动脉血氧含量;HR:心率;SV:每搏量;Hb:血红蛋白;SaO_2:动脉血氧饱和度;PaO_2:动脉血氧分压

心排血量与心肌收缩力、有效的容量负荷及心率呈正相关。输血虽然可以提高容量负荷,但其并非提高容量负荷的首要措施。改善容量负荷应根据患者实际情况补充晶体液和/或胶体液。天然胶体如白蛋白或血浆,在危重患者扩容及维持胶体渗透压方面仍有不可替代的作用,以后的章节会作详细介绍。

从上述公式中不难看出,提高动脉血氧分压(PaO_2)可以提高动脉血氧饱和度(SaO_2),但 SaO_2 至多为100%。由于氧气的低溶解度,进一步提高 PaO_2 增加血氧含量的作用很小,而提高血红蛋白(Hb)浓度对血氧含量的改善最为明显。但 Hb 浓度并非越高越好,血液中单位体积内红细胞数量过多,会影响血液流变学,易产生血液黏滞、微循环障碍,反而影响组织氧供。正常情况下,人体氧供储备充足,血红蛋白浓度为100g/L 时,氧供水平达峰值。Hb 究竟低到多少才会引起组织氧供障碍,即 Hb 极限低值目前尚无明确答案。Weiskopf 等报道,对健康志愿者实施急性等容量血液稀释(ANH)至 Hb = 50g/L 时,患者仍耐受良好,氧供、氧耗无异常,无血乳酸增加,由此推测50g/L 并非为 Hb 极限低值。但健康志愿者急性等容量血液稀释至70g/L 时,可主诉疲劳;血液稀释至 60g/L 时,神经心理测试可出现异常。术前血细胞比容(Hct)20%～22%患者围手术期并发症发生率与死亡率并不增加,但围手术期严重贫血[Hb<(50～60)g/L]与术后高死亡率相关。动物实验和人体试验均证实,并存心血管疾病者对贫血的耐受性明显低于无心血管疾病者,由此可见,Hb 极限低值与器官特性、功能状态、病变情况、年龄等因素有关。

(二) 输血时机

临床上通常通过 Hb 和(或)Hct 决定输血指征。由于 Hb 极限低值与器官特性、功能状态、病变情况、年龄等因素有关,在决定输血时机和判断输血效果时,除关注 Hb 外还须通过血压、心率、血氧饱和度、尿量和心电图等常规监测以及超声心动图、混合静脉血氧饱和度和血气分析等特殊监测,综合判定组织灌注与氧合情况。

国家卫生部 2000 年颁布的输血指南采用患者 Hb 作为输注红细胞的指标。在患者一般情况良好的前提下,Hb>100g/L 时不必输血,Hb<70g/L 的急性贫血应考虑输注浓缩红细胞,Hb 为 70～100g/L 时,应根据患者的代偿能力、一般情况和其他脏器的病变程度考虑输血指征。这些因素包括心血管系统的状况、年龄、预测血液可能进一步丢失量及患者的氧合状况。

美国麻醉医师协会(ASA)2006 年提出的红细胞输注指南建议如下:①急性贫血时,Hb 浓度>100g/L 通常无需输血,而 Hb 浓度<60g/L,则必须输血;②血红蛋白 60～100g/L 是否需输血应根据是否存在进行性组织器官缺血、进行性出血、血管内容量不足和氧合不佳等危险因素决定;③单纯使用 Hb 作为输血的指征可能会忽略某些病理状态和外科因素造成的氧供障碍;④节约用血技术,如术前自体献血、术中或术后血液回输、急性等容量血液稀释、控制性降压及止血药等减少术中出血的措施对患者的康复均有帮助;⑤由于并发症少,自体输血的指征应适当放宽。

也有专家建议 Hb 浓度<80g/L 时应考虑输注红细胞,但输血指征的掌握不能单纯根据血红蛋白数值,应以保证患者氧合为目标。合并心血管与呼吸系统疾病的患者,最低血红蛋白浓度限值应升高至 90～100g/L。

因此,应对患者的情况综合评定后再确认患者输血时机,包括:心血管功能、年龄、动脉血氧合情况、混合静脉血氧分压、心排血量、血容量及外科因素,以便预测组织氧合不良的危险,因为输注红细胞的目的是改善组织氧供,而并不仅仅是为了提高 Hb 水平。

不同器官对氧供需求不同。心脏的氧摄取率高达 70%,故氧供储备少。心脏健康者在低 Hct 时,可通过增加心排血量,相应增加冠脉血流来代偿;而对冠心病患者来说,Hb 或 Hct 降低时血氧含量降低,心脏代偿性增加心排血量时,由于冠脉狭窄,冠脉血流并没有显著的增加,与此同时,心脏负荷增加、心肌氧耗增加,心肌缺血等并发症的发生率增加。同样,严重肺病患者不能有效提高血氧分压,相当一部分患者是通过增加血液中红细胞数量代偿性维持氧供,故在 Hb 或 Hct 降低时可造成机体氧供不足。目前尚无证据明确合并心肺疾病患者 Hb 极限低值,多数学者认为将 Hct 维持于 30% 或 Hb 维持于 100g/L 以上为宜。

通过快速血红蛋白分析仪或毛细管高速离心均可获取即时机体 Hb 浓度或 Hct 数值(图 87-1)。

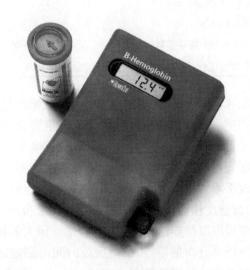

图 87-1　快速血红蛋白浓度监测仪

术中急性失血时,若无条件及时精确地判断患者的 Hb 或 Hct,可通过以下步骤决定输血时机:

1. 患者的临床表现和生命体征(见表 87-1);

2. 测量吸引瓶内血量,称量用后的纱布,检查手术单上的失血而粗略估计出血量;

3. 通过失血量预估出血后 Hct;

$$Hct_{出血后} = (1-出血量/2BV)Hct_{基础}/$$
$$(1+出血量/2BV)Hct_{基础}$$

(公式 87-2 出血后 Hct 的估算)

注:Hct:血细胞比容;BV:血容量

4. 根据患者具体情况计算出最大允许出血量（EABL），当出血量达到该阈值时即开始输血；

$$EABL = (Hct_{术前} - Hct_{允许值}) \times BV/Hct_{术前}$$

［公式87-3 最大允许出血量（EABL）的估算］

注：EABL：最大允许出血量；BV：血容量；Hct：血细胞比容

血容量（BV）既可粗略地按照公斤体重的7%估算，也可按照性别年龄分类计算（成年男性66～

77ml/kg、成年女性66.5ml/kg、新生儿85ml/kg），还可按下列公式计算：

$$BV(ml) = H(cm) \times 28.5 + BW(kg)$$
$$\times 31.6 - 2820（男）；$$
$$BV(ml) = H(cm) \times 16.25 + BW(kg)$$
$$\times 38.46 - 1369（女）$$

（公式87-4 成人血容量的估算）

注：BV：血容量；H：身高；BW：体重

表87-1　患者不同程度失血量的临床表现

	I	II	III	IV
失血量（ml）	≤750ml	750～1500ml	1500～2000ml	>2000ml
失血量占体循环总量	≤15%	15%～30%	30%～40%	>40%
心率（bpm）	>100	>100	>120	>140
血压（mmHg）	正常	正常	下降	下降
脉压（mmHg）	正常/增加	减小	减小	减小
毛细血管充盈试验	正常	阳性	阳性	阳性
呼吸频率（次/min）	14～20	20～30	30～40	>35
尿量（ml/h）	≥30	20～30	5～10	无尿
CNS表现（精神症状）	极轻度焦虑	轻度焦虑	焦虑、意识混乱	意识混乱、昏睡
体液替代疗法方案	晶体液	晶体液	晶体液+血	晶体液+血

临床实践中，不能机械地使用红细胞输注指南，而应根据手术类型和出血速度灵活确定输血时机：矫形外科手术出血速度往往较为缓慢且恒定，可考虑采用测定血红蛋白浓度作为输血治疗参考；胸腹腔开放手术大出血的原因往往是大或较大血管的损伤，出血速度快而猛，此时通过观测出血量和预判止血困难程度以指导输血治疗更为合适。因为容量治疗和体液再分布的滞后，出血后短时间内测定的血红蛋白浓度往往假性偏高，对于急性大出血的患者，血红蛋白浓度的测定更多的是作为何时停止输血治疗的依据之一，而不是用于确定开始输血的时间。

综上所述，尽管外科手术患者的输血指征倍受争议，我们建议的输血时机为：①急性失血超过血容量的20%；②Hb<80g/L；③严重的内科伴随疾病（如COPD和缺血性心脏病等）患者Hb<100g/L；④自体血回输不受Hb影响，Hb<100g/L亦可开始；⑤机械通气依赖患者Hb<100g/L。

（三）预防性纠正术前贫血

若患者存在术前贫血，应对患者发生贫血的原因、手术的紧急程度等进行综合分析。通常，慢性贫血患者对低血红蛋白的耐受程度较急性贫血者强，

对绝大多数外科手术患者而言，若术前没有出现器官组织氧供障碍，输血仅仅为了纠正贫血状态并不会改善患者的预后和降低并发症发生率。若患者的外科疾病是其发生贫血的原因，或患者需进行紧急手术，术前纠正贫血不仅延误了手术时机，而且收效甚微。通过手术解决引起贫血的外科问题，同时根据患者情况进行输血治疗，部分纠正贫血状态、保证组织氧供才是较为可取的节约用血行为。

有研究表明，体外循环（CBP）患者输注库血后，血清中3价铁离子浓度显著升高，直至输血后20小时恢复至基础值。3价铁离子会增加患者CBP后肾功能不全的发生率，因此，对拟行CBP心脏手术的患者进行预防性贫血纠治有助于减少围手术期急性肾功能障碍的发生。

二、维护机体的凝血机制

先天性或获得性出凝血功能障碍的患者需要手术治疗前，通常予以成分输血，以维护并改善机体的凝血功能，使之能顺利地渡过手术关。用于治疗出

凝血功能障碍的主要血液成分为血浆及其制品、血小板制品。

（一）血浆及其制品应用指征

下列情况需要输注新鲜冰冻血浆或其提纯制品来改善凝血功能：

1. 血友病；

2. 大量输血而伴有出血倾向者，输血量>5000ml，活化部分凝血活酶时间（APTT）延长 1.5 倍以上；

3. 肝功能衰竭伴出血者；

4. V 或 X 因子缺乏伴出血者；

5. 纤维蛋白原含量小于 150mg/dL，且出血倾向明显的 DIC 者。

（二）血小板制剂应用指征

下列情况需要输注血小板制剂维护止血功能：

1. 原发性血小板减少性紫癜、肝硬化、原发性脾亢等因素造成的血小板计数减少并伴有临床出血倾向者；

2. 大量输血造成急性稀释性血小板减少症（血小板计数<70×10⁹/L）并伴有临床出血倾向者；

3. 拟行重大手术的重度血小板减少（血小板计数<20×10⁹/L）者；

4. 血小板过度消耗的 DIC 者。

三、输血和容量负荷

输血可以提高容量负荷，但从理论上说，输血并非提高容量负荷的首要措施，改善容量负荷应根据患者的实际情况，补充晶体液和胶体液。随着科技的进步，扩容效力强、维持时间长的人工胶体溶液不断出现（如明胶溶液、中分子量羟乙基淀粉溶液等），应作为扩容的首选。但对于某些特殊情况，如严重烧伤、创伤、浆膜炎症、消化道瘘、重症感染等，患者在丢失大量体液的同时，伴随着大量的血浆蛋白外渗。因此，此类患者除补充足够的功能性细胞外液，还需输注白蛋白或血浆以补充蛋白丢失量，维持血管内容量和正常的胶体渗透压，从而保证血管内外的体液平衡。通常，患者出血量达 1000～5000ml 时需输注人工胶体液和红细胞制剂共同维护容量，>5000ml 时需输注人工胶体液、红细胞和血浆以共同维护血容量并保持血浆总蛋白水平>52g/L 或血浆胶体渗透压>15mmHg。

第2节 成 分 输 血

成分输血（transfusion of blood components）指根据患者所丢失或缺乏的血液成分补充相应的血液制品。目前临床上常用的血液成分为：全血、红细胞、新鲜冰冻血浆、血浆冷沉淀物、浓缩血小板，以及在此基础上进一步提纯的血液制品，包括白蛋白、球蛋白、凝血酶原复合物、纤维蛋白原、Ⅷ因子和 rFⅦa 等。

一、全 血

全血是指将采集到的供体血直接保存于含有特殊保存液的塑料袋中，并置于4℃冷藏。

为防止血液凝固，采集的供体血必须加入适量抗凝剂。全血的性质主要取决于抗凝剂（或保存液）的种类以及贮存时间的长短。随着保存时间的延长，血液中的一些有效成分（2,3-DPG、ATP、白细胞、血小板等）含量减少，功能逐渐丧失，而一些有害成分（血氨、游离血红蛋白和血钾）将逐渐增加。其变化速度与抗凝剂（或保存液）的种类有较大关系。

目前常用的抗凝剂（或保存液）有以下几种：

1. 单纯枸橼酸钠 1914 年 Hustin 首先发现枸橼酸钠可与血液中钙相互作用，形成可溶性复合物。1918 年发现血液可冷藏保存后，人们开始使用枸橼酸钠作为血液抗凝剂保存血液，这一进展使输血由最初的直接或半直接法发展为间接输血，这是输血史上的一大进步。由于单纯枸橼酸钠不含葡萄糖，血液的保存期只有 5d。

2. 肝素 肝素是一种酸性黏多糖，可与抗凝血酶Ⅲ相互作用，阻止凝血酶生成，具有较强抗凝作用。肝素的抗凝过程不涉及钙离子，故血液中钙离子浓度保持正常。肝素抗凝作用时间有限，故不能长期保存，其保存期为 34 小时。

3. 枸橼酸-枸橼酸钠-葡萄糖保存液（ACD）1943 年开始应用于临床。ACD 中含有葡萄糖，后者是正常红细胞糖酵解过程必需的底物，用于氧化供能，枸橼酸可防止葡萄糖在高压消毒时焦化，并可延缓保存的红细胞脆性增加。因此与单纯枸橼酸钠保存液相比，ACD 可有效防止红细胞溶解并延长红细胞的保存期限，保存期可延长至 21 天。目前国内各血站大多采用 ACD 保存血液。

4. 枸橼酸-枸橼酸钠-磷酸二氢钠-葡萄糖保存液(CPD) 1957 年开始应用于临床,与 ACD 相比能更有效地并存血液。CPD 保存 1 周的血液相当于 ACD 保存 1~2 天的血液,输注后 24 小时红细胞的存活率达 98%,2,3-DPG 水平达 99%。因此,欧美发达国家大多已放弃 ACD 而推广使用 CPD。

5. ACD-腺嘌呤(ACD-A)或 CPD-腺嘌呤(CPD-A) 目前已有大量试验证明,ACD-A 或 CPD-A 保存血液能显著延长红细胞活力,但不能阻止 2,3-DPG 减少或氧亲和力增加。然而,ACD-A 或 CPD-A 保存的血液输入人体后,2,3-DPG 浓度可在 24 小时内恢复。保存期为 35 天。

以上所定保存期,主要针对红细胞,即保存期末输入患者体内的红细胞在 24 小时后仍有 70% 以上的存活率,而忽略血小板、白细胞和凝血因子等成分的存活率或有效率。

全血包括新鲜全血和库存全血(库血)。对于新鲜全血而言,根据输血的不同目的有着不同的定义。当输血目的是为了改善携氧能力时,以输注含 2,3-DPG 较高的全血为宜,4℃ 保存 5 天内的 ACD

全血或 10 天内的 CPD 全血均可视为新鲜全血;当输血目的是为了补充血小板、粒细胞或不稳定的凝血因子Ⅴ时,以输用当天新鲜全血为宜;当输血目的是为了补充凝血因子Ⅷ,则可使用保存 5 天以内的全血。因为 HBsAg、梅毒血清试验及 HIV 抗体等检查不能在 1 天能完成,故输注新鲜全血有发生上述疾病的危险,应慎之又慎。因此现代输血大多采用成分输血法,不主张使用新鲜全血。

如上所述,库血的保存期依保存液种类而定。事实上,血液只要离开人体循环就开始发生变化,这些变化统称为"保存损害",其程度与保存液种类,保存温度和保存时间有关。若保持保存温度和保存液种类不变,血液的变化随保存期的延长而增加,见表 87-2。如全血在 4℃ 保存 12 小时后,血小板丧失大部分活性;1 天后血小板丧失全部活性,粒细胞丧失功能,凝血因子Ⅴ活性下降 50%;3~5 天后Ⅷ因子活性下降 50%。比较稳定的是白蛋白、免疫球蛋白和纤维蛋白原。因此库血的有效成分主要为红细胞,其次为白蛋白和少量球蛋白。为了满足临床需要,建议使用浓缩提纯的血液制品。

表 87-2 ACD 库血保存期中的生化性质改变

	当日	7d	14d	21d
葡萄糖(mmol/L)	19.43	16.65	13.60	11.66
乳酸(mmol/L)	2	7	12	15
pH	7.0	6.85	6.77	6.68
红细胞生存率(%)	100	98	85	70
2,3-DPG(%)	100	60	23	10
游离血红蛋白(g/L)	0.04	0.08	0.18	0.29
Na^+(mmol/L)	172	158	150	146
K^+(mmol/L)	3.4	12	24	32
Ca^{2+}(mmol/L)	<0.5	<0.5	<0.5	<0.5
Cl^-(mmol/L)	100~150	260	470	680

二、红细胞制剂

(一)少浆血

从全血中分离出一部分血浆,保留一部分血浆的血,其血细胞比容约为 50% 左右。可通过自然沉降或离心法制备。

(二)浓缩红细胞

制备方法与少浆血类似,所得红细胞与全血具

有相同的携氧能力,而容量只有全血的一半至三分之二,其血细胞比容可达 70%~90%。血细胞比容为 70%±5% 的浓缩红细胞输注时不必再加生理盐水稀释,使用最为方便。血细胞比容超过 80% 浓缩红细胞,因黏稠度过大,输注时需加适量生理盐水,配制成血细胞比容为 70% 的红细胞悬液,以便输注。

(三)洗涤红细胞

使用生理盐水等溶液反复洗涤红细胞 3~6 次

后的红细胞制剂,可去除原血80%的白细胞并保留80%以上的红细胞。洗涤红细胞除含少量白细胞、血小板外,血浆蛋白含量极少,残存的血浆蛋白含量不到原总蛋白的1%。由于洗涤红细胞已基本去除血浆、白细胞和血小板,可明显降低不良反应的发生率。洗涤红细胞缺乏同种抗A、抗B凝集素,因此洗涤的O型红细胞,可输给任何ABO血型的患者。洗涤红细胞中钾、钠、氨、枸橼酸盐以及乳酸等基本去除,更适用于心、肝、肾疾病患者。

(四)冰冻红细胞

研究证明,红细胞代谢速度取决于保存温度,如果把血液保存在很低的温度下,可使红细胞的代谢活动降低或完全停止,从而减少红细胞代谢所需要的能量消耗,同时也可避免有毒代谢产物的积累,达到延长红细胞保存期的目的。

冰冻红细胞制备的主要难点是防止在冷冻过程中红细胞的破坏,常用方法为使用防冻剂,常用的防冻剂为甘油。甘油的最终浓度为40%,红细胞冰冻及保存温度为-70℃~-80℃。冰冻红细胞的最大优点为保存时间长,高浓度甘油冰冻红细胞可保存3年,低浓度甘油冰冻红细胞可保存10年以上,因此有助于解决稀有血型的贮藏问题。输用冰冻红细胞前需解冻并用盐水洗涤法或糖液洗涤法洗脱甘油,洗涤工序繁琐,需一定设备,故推广应用受限。冰冻红细胞解冻洗涤后应置于4℃±2℃保存,并在24h内输注完毕。

(五)少白细胞红细胞

少白细胞红细胞适用于反复发热的非溶血性输血反应患者。患者因反复输血导致白细胞同种免疫,一旦输入带有白细胞的血液即可引起免疫反应,本制剂可防止此反应发生。多数学者认为,若患者有2次以上发热或非溶血性输血反应,宜输注少白细胞红细胞。再生障碍性贫血患者通常要多次输血与血小板,残余白细胞的同种异体免疫反应可能造成造血干细胞移植时出现严重排斥反应,因此要注意去除白细胞,以减少将来可能存在的危险。血液透析与器官移植患者等宜输注少白细胞红细胞。

(六)年轻红细胞

年轻红细胞(包括网织红细胞)的半存活期为44.9天,而成熟红细胞为20天,故输用年轻红细胞可明显延长输血间隔。根据衰老的红细胞体积小密度高而年轻的红细胞密度相对较小的特点通过离心法可将年轻红细胞分离。临床证实,输注年轻红细胞对长期依赖输血的贫血患者可延长输血间隔、减

少铁积累、延迟或防止血色素病的发生。

三、血浆及血浆蛋白制品

(一)血浆

血浆是承载血细胞的基质,其主要成分是水、电解质、糖和蛋白(包括白蛋白、球蛋白、凝血因子、细胞因子等)。血浆是天然的胶体,蛋白含量为60~70g/L,胶体渗透压为20~25mmHg,蛋白在血浆中的半衰期为15~20天,故可以很好地维持血管内容量,因此在人工胶体进入临床之前,输注血浆的主要目的为扩容和维持血液的胶体渗透压。输注血浆的真正重要目的为补充凝血因子。如前所述,由于凝血因子V、Ⅷ的不稳定性,4~6℃库血存放21天后该凝血因子水平降至原来的0~15%。采用冰冻的方法可以很好地保存凝血因子V、Ⅷ,因此新鲜冰冻血浆可用于治疗大量输血后的异常出血。

血浆的制备方法包括在制备红细胞制剂时分离获得与单采血浆法。发达地区将80%以上的全血制成各种血制品供成分输血用,既满足了临床对红细胞的要求,又取得了大量血浆供制备血浆蛋白制品。单采血浆法是近年来为取得大量血浆而发展的一种新技术。方法主要有两种,一种是多联塑料袋法;另一种是使用仪器如IBM或Haemon血细胞分离器。单采血浆法的优点在于只采集机体容易合成的血浆而还输生成较慢的细胞,尤其是红细胞。

血浆按使用抗凝剂的不同可分为枸橼酸纳、ACD、CPD、肝素和乙二胺四乙酸(EDTA)血浆等;按血液保存的时间不同可分为新鲜血浆和库存血浆;按保存时物理状态的不同可分为液体、冰冻和冻干血浆。新鲜冰冻血浆(FFP)使用ACD或CPD抗凝全血,于6小时内将血浆分离,并迅速在-30℃以下冻结和保存。FFP含有全部正常血浆蛋白,并保存了血浆中不稳定的蛋白成分,特别是易变的凝血因子(凝血因子V、Ⅷ),凝血因子的含量基本保持于正常水平,并可保存12个月。

血浆具有一系列综合治疗价值,可用于抗休克、免疫、止血和解毒等。血浆具体应用指征为:

1. 大量输血伴出血倾向者;
2. 肝衰竭伴出血者;
3. 双香豆素抗凝剂过量者;
4. 凝血因子V或X缺乏伴出血者;
5. 提供其他血浆成分,如遗传性血管神经性水

肿患者缺乏的 c1-脂酶抑制剂;

6. 血浆置换,用于治疗某些疾病,如变态反应性疾病或去除体内的Ⅷ因子抗体和抗 D 抗体等;

7. 在缺乏更好的血液制品时,可用于纠正某单一凝血因子缺乏。通常,治疗甲型血友病时,每公斤体重输注 10～15ml 血浆只能提高凝血因子Ⅷ 15%～20%;治疗低纤维蛋白原血症与遗传性 V、Ⅷ、X、Ⅸ、Ⅷ因子缺乏症时,成人一次输注 400ml 血浆只能提高血循环内凝血因子水平约 10%。为达到止血目的,需要多次大剂量的输注血浆,可使循环负荷过重。因此,在治疗血友病或其他凝血因子缺乏性出血时,建议使用冷沉淀或凝血酶原复合物;

8. 在缺乏白蛋白制剂时,可用于扩容或纠正低蛋白血症。如烧伤、创伤性休克等引起的血液浓缩与循环血容量急剧减少时,输用血浆较全血更为合适。

通常,正常水平 5%～20% 的凝血因子 V 和 30% 的凝血因子Ⅷ就足以满足外科手术中的凝血要求,术中大量输血造成的出血倾向更多是血小板缺乏所致,故 FFP 作为凝血因子的补充物,输注指征应满足要求:①无法通过外科缝合和电凝止血;②APTT 超过正常值 1.5 倍;③血小板计数 $>70 \times 10^9$/L(用于排除血小板减少为异常出血的主要原因)。

FFP 的使用剂量取决于临床表现,必须做到个体化,平均剂量为 5～15ml/kg。为了确定最适剂量,临床和实验室评价十分重要,如通过中心静脉压力(CVP)和每搏变异度(SVV)评估容量负荷,随访凝血功能包括 PT、APTT、纤维蛋白原定量等,有条件的单位还可以通过血栓弹力图动态观察患者凝血功能的变化。

FFP 输注速度不应超过 10ml/min。由于个体遗传基因型不尽相同,血细胞和血浆蛋白的表现型也各有差异。因此,理论上受血者对输注异体血的同种抗原产生同种抗体具有潜在可能。受血者接受了血浆中存在的分浆时混入的少量红细胞、白细胞和血小板等同种抗原,另外血浆蛋白的种类繁多,包括免疫球蛋白、乙种球蛋白、白蛋白和结合珠蛋白等十多种,它们在不同个体都有不同的表现型,因此输注血浆的变态反应发生率较高,荨麻疹与发热反应是最常出现的,过敏反应虽然少见,但常危及生命。

(二)冷沉淀

冷沉淀为富含Ⅷ因子和纤维蛋白原的血浆制品,包括Ⅷ:C(促凝的活性部分)Ⅷ:vWF(von Wille-brand 因子)和纤维连接素(一种协助网状内皮系统清除异物及细菌的糖蛋白),其他的血浆蛋白在冷沉淀中的含量很少。冷沉淀主要用于治疗Ⅷ因子缺乏或血友病甲,也用于治疗纤维蛋白缺乏症。

输冷沉淀时须做 ABO 配型,但并不十分严格,因为冷沉淀中抗体的含量极低。但冷沉淀含有少量的红细胞碎片,故 Rh 阳性制品输给 Rh 阴性患者可致敏。

输冷沉淀时会出现"矛盾出血"现象,即当Ⅷ因子水平达正常水平的 30%～50%,足以满足凝血需求时,异常出血仍未得到控制,甚至在Ⅷ因子水平正常时也不例外。产生此种现象的原因是冷沉淀中富含纤溶酶原,在输注冷沉淀的同时,血浆纤溶酶原浓度上升,造成出血几率增加。单纯输注Ⅷ因子则不出现上述情况。

输注冷沉淀时要求过滤后快速输注,速度 >200ml/h,解冻后尽可能在 6 小时内使用。

从某种意义上说,输注冷沉淀较输市售纤维蛋白原制剂更为安全,因为市售纤维蛋白原的肝炎病毒的污染率很高,而输冷沉淀的感染机会与输血相同。目前治疗血友病甲的药物为纯的Ⅷ因子制剂,随着科技的发展,通过 DNA 重组技术生产出了合成的Ⅷ因子,从而避免了由血浆提纯的Ⅷ因子的传播疾病的危险。

(三)凝血酶原复合物

凝血酶原复合物主要含有Ⅱ、Ⅶ、Ⅸ、X因子。凝血酶原复合物的主要治疗指征为Ⅸ因子缺乏的血友病乙,还包括一些获得性低凝血酶原血症,如华法林过量等。

(四)白蛋白

市售制剂有 5% 和 25% 的等张盐水溶液,国内主要为 20% 的制剂。使用该制剂的主要目的是扩容和补充白蛋白。白蛋白的半存活期约 20 天,故较平衡电解质溶液更有效地扩张血管内的容量。

体重为 70kg 的成人体内大约储存 300g 白蛋白,主要分布于皮肤、肌肉和内脏中。体内约 40% 的白蛋白位于血管内,60% 位于血管外,并以不同速率与血管内白蛋白保持平衡,通常每小时有相当于血管内总量 5% 的白蛋白进入血液。白蛋白的半存活期约 20d,正常时合成率和分解率互相平衡。关于白蛋白的分解代谢所知尚少,主要分解场所为单核-巨噬细胞系统和胃肠道,如输注过多白蛋白或其他胶体液将抑制白蛋白合成并增加其分解。导致白蛋白分解率增加的疾病包括癌症、急性感染、手术、烧伤(烧伤面积达50%时,白蛋白分解率达正常的2倍)等。

四、血 小 板

(一) 血小板生理

血小板是止血机制中的一个重要因素,它来源于骨髓巨核细胞,生成受血小板生成素调节。正常人血小板数为$100\times10^9/L\sim280\times10^9/L$,存活期为$8\sim11$天。近年来用$^{111}In$(铟)标记自身血小板回输后发现,最初$10\sim20$分钟内血小板下降很快,以后逐渐变慢,半存活期为3.7天或4.6天。自身免疫性血小板减少性紫癜患者血小板存活期仅$48\sim230$分钟,其总转换率为正常的$4\sim9$倍。

(二) 血小板的制备

血小板是血液有形成分中比重最轻的一种,约1.032,相对白细胞更容易从全血中分离出来,因此血小板输注开始较早。分离血小板可以从1单位全血中提取,也可以使用细胞分离机采集单一献血者较大量的血小板供一位患者一次使用。血细胞分离机价格昂贵,费用高,但可以提供HLA配合的血小板,主要用于已产生血小板抗体,导致普通血小板输注无效的患者。一般情况下血小板的制备都采用前一种方法,从全血中制备血小板制品,供临床使用。血小板性质脆弱,离体后易变形、破坏,影响输后体内存活期。

(三) 血小板的保存

影响血小板保存的因素较多,以温度和pH最为重要,pH的维持又与贮存袋的通透性、白细胞污染量、血浆残留量以及保存方式等因素密切相关。

1. 温度　以$22℃\pm2℃$保存为佳。研究证明,血小板遇冷后很快发生形态改变,由盘状变为球状,容易聚集破坏,输入体内存活期短,因此4℃保存的血小板24小时就有明显损伤。而$22℃\pm2℃$保存的血小板,可保持形态完整,输后在体内存活时间长。冰冻保存血小板虽有20多年历史,但因保存后损失较大,体内回收率低,至今没有被广泛应用。

2. pH值　血小板保存质量与pH值关系密切,适合血小板保存的pH值为$6.5\sim7.2$,保存期末测定pH值应不小于6.0,不大于7.4,否则输后回收率低,存活期短。保存过程中pH值的下降与乳酸浓度有关,当乳酸浓度升高到$30\sim40mmol/L$时,pH值降到6.0。乳酸浓度升高又与贮存容器对气体的通

透性有关,有氧条件下血小板代谢产生CO_2,通过气体交换,CO_2散出贮存容器,O_2进入贮存容器,以保持pH值不变。若通过袋壁的气体交换不能满足血小板对氧的需求,血小板代谢就由有氧代谢转化为无氧代谢,糖酵解增加,乳酸产生增多,pH值下降。此外,保存血小板必须保持轻轻地摇荡,摇荡可使氧气和二氧化碳容易通过贮存容器表面,有利于保存期间pH值的维持。

3. 保存期　保存期长短在很大程度上取决于贮存容器的材料,20世纪70年代至80年代早期使用的贮存器由含二乙基己基邻苯二甲酸盐增塑剂的聚氯乙烯组成,PL146和CL3000就属于此类容器,其表面对氧的通透性较差,$22℃\pm2℃$保存期只有3天。因此,学者们不断研发新型容器,以便增加气体的通透性,较好地维持pH值,新型容器可使血小板的保存期延长到5天。此类容器有三种类型,一种是不含增塑剂的聚烯烃贮存容器如PL732,另一种是含1,2,4-苯三增塑剂的聚氯乙烯贮存容器如CLX-7和PL1240,第三类是含DEHP增塑剂的聚氯乙烯贮存容器如XT-612。

(四) 输注血小板的适应证

血小板减少为输注血小板的适应证,但并非所有血小板减少患者均需输注血小板。按血小板数量可将血小板减少分为轻、中、重三度:血小板数为$50\times10^9/L\sim100\times10^9/L$时为轻度,血小板数在$20\times10^9/L\sim50\times10^9/L$时为中度血小板减少,血小板数低于$5\times10^9/L\sim10\times10^9/L$时为严重血小板减少。通常,轻度血小板减少除有皮肤出血点及紫斑外,无其他部位出血,虽经外伤也不易有严重出血;血小板数少于$20\times10^9/L$皮肤、鼻、齿龈出血增多;$5\times10^9/L\sim10\times10^9/L$时出血时间明显延长,出血严重,可出现血尿、呕血、黑粪、甚至颅内出血。但也有少部分患者血小板虽在$10\times10^9/L$,仍无明显出血症状,而某些患者当血小板数在$40\times10^9/L\sim50\times10^9/L$时已有出血症状,主要与血小板功能相关。因而,血小板输注的指征应视患者的出血情况、血小板数及出血时间作出综合判断。轻度血小板减少不必在手术前或外伤时预防性输注血小板,更不宜通过输注血小板来提高血小板数量;中度血小板减少者不需预防性输注血小板,若需要手术及严重外伤时可考虑输注血小板;血小板数少于$20\times10^9/L$伴严重出血或手术、外伤时可输注血小板;急性白血病或再生障碍性贫血血小板数低于$20\times10^9/L$不伴严重出血症状时可不必输注血小板。临床上明显活动性出血如鼻衄、

咯血、呕血、大量阴道出血等用一般止血措施无效时应予以输注血小板。

（五）血小板输注方法

按每10kg体重输注血小板1U计算,体重70kg的患者输血小板7U,相当于3000ml新鲜全血所含的血小板数量,1小时后可使血小板数上升$50×10^9$/L(编者注:此处U为美国单位)。从血库取来血小板后应立即输用,输注速度越快越好。输注时可用常规过滤器或血小板过滤器(170Pm),但禁止使用微聚集纤维,因后者可去除血小板,减低治疗效果。是否需用ABO相合的血小板,目前尚无定论。近年

有研究证明,ABO血型不合者的血小板输注后亦有明确的止血效果,虽然ABO血型相合的血小板疗效较好,但二者无显著差异。故当没有ABO血型相合的血小板时,也使用血型不合的血小板。对于ABO血型不合的血小板疗效差的病例可改用ABO血型相合的血小板制品。血小板表面无Rh抗原,但血小板浓制剂可混有红细胞,若血小板制品中含红细胞5ml以上,应严格交叉配血,使用血型相合的血小板,以免溶血反应。Rh阴性患者如接受Rh阳性献血者的血小板,可使受血者致敏,因而生育年龄妇女最好输Rh血型相合的血小板。

第3节　输血的相关问题

一、血　　型

红细胞血型为输血免疫学中最重要的部分,也是临床输血中问题最多的血型部分。人们常说的红细胞血型包括ABO血型、Lewis血型、MN血型、P血型和Rh血型

（一）ABO血型系统

ABO血型系统为第一个被发现的人类血型系统,也是与临床安全输血关系最密切的血型系统。红细胞缺乏A或B抗原者,血清中有规律地出现相应的抗-A或抗-B抗体(表87-3),人类主要ABO血型有A、B、AB和O型,此外存在少见的A亚型如A1、A2、Aint、A3、Am,B亚型,孟买型和类孟买型,也有同时存两种血型红细胞的个体即嵌合体血型。ABO血型在国内人群中的分布为O型28%～34%、A型23%～30%、B型29%～37%和AB型7%～11%。ABO血型是最重要的血型系统,与临床输血关系密切。ABO同型输血者的安全性超过99%。若不进行ABO血型检查而输血,约1/3输血不相合。

表87-3　人类ABO血型

血型	红细胞凝集原	血清凝集素
A	A	抗B
B	B	抗A
AB	A和B	无
O	无	抗A和抗B

（二）Rh血型系统

Rh血型是继ABO血型之后临床意义最大的另

一个血型系统,也是最复杂的血型系统之一。Rh血型中常见5种抗原,即C、D、E、c和e抗原,其抗原强度仅为A、B抗原的1/10～1/100,并以D抗原最强。故临床上只按D抗原的存在与否分型,有D抗原者为Rh阳性,无D抗原者为Rh阴性。美国人群中Rh阳性人数为85%、阴性为15%,而我国汉族人口Rh阳性率为99.6%～99.8%。与ABO血型系统不同,Rh抗体系统并非天然存在,绝大多数是经过妊娠或输血后产生的免疫性抗体。60%～70%Rh阴性的患者在接受Rh阳性血液输注后会产生Rh抗体(anti-D)。故Rh阴性患者在第二次输入Rh阳性血液时可产生溶血性输血反应,Rh阴性妇女第二次孕育Rh阳性胎儿时,可致新生儿溶血。

二、血型鉴定（Type screen）及配血（Cross match）

ABO-Rh血型鉴定、筛选和鉴定不规则抗体、交叉配血是配血过程中常用的三个步骤,以确保供、受体间无不良抗原抗体反应。

（一）ABO-Rh血型鉴定

利用红细胞凝集试验,通过正反定型来确定ABO血型。正定型是用标准的抗A和抗B抗体血清测定受血者红细胞上的抗原,反定型即用标准的A型、B型和O型红细胞抗原测定受血者血清中的抗体,从而鉴定A、B、O、AB型。因为Rh抗原系统是除ABO抗原系统外最易引发免疫反应的物质,临床上除ABO血型鉴定外还有一项重要的红细胞抗原鉴定即Rh(D)抗原筛查。

（二）筛选和鉴定不规则抗体

所谓不规则抗体是指抗 A、抗 B 以外的血型抗体。为了确保输血质量,应常规对所有供血者和受血者进行抗体筛选试验。该试验是用已知的配组试剂红细胞检查供血者和受血者血清或血浆中是否含有意外不规则抗体。一旦检测出不规则抗体,立即进行进一步抗体特异性鉴定,明确同种抗体和/或自身抗体。同种抗体在群体中检出率约为 0.3% ~ 2%,一般通过妊娠、输血或人体免疫而产生。

（三）配血试验

主要目的是检查血型是否相符,供受者之间是否有不相配合的抗原、抗体成分,从而防止输血并发症。由于抗体筛选试验不一定能检查出所有有临床意义的抗体,即使血型已明确,供受者血清抗体筛选试验均阴性者,仍需进行交叉配血。交叉配血还可验证血型鉴定及抗体筛选试验结果的正确性,确保临床用血安全。交叉配血主要观察受血者的血清与供血者的红细胞是否相配,还需观察受血者红细胞与供血者血清是否相配合。常用的交叉配血技术有盐水法、酶介质法和抗球蛋白法。目前提倡常规同时使用三种技术进行交叉配血,以确保输血安全。交叉配血可以分为三个步骤:①在室温下将供受体的红细胞和血清相互滴定,检测是否有 ABO 血型、Lewis 血型、MN 血型、P 血型不合的可能。这一过程约需 1 ~ 5 分钟;②将第一步的反应加入到白蛋白溶液或低张盐水溶液中并置于 37℃ 的水浴中,以检测不完全抗体或在普通盐水红细胞悬液中不发生凝集反应的抗体。白蛋白溶液水浴需时 30 ~ 45 分钟,低张盐水水浴需时 10 ~ 15 分钟。第二步仍不能检出的不完全抗体则可以通过第三步抗球蛋白进一步检出。③在第二步样本中加入抗球蛋白血清,与已结合在红细胞上的抗体发生结合,并引起凝集反应,这是检测患者血中抗体种类最完全的方法,可以检测出 Rh、Kell、Kidd 和 Duffy 血型抗体。以上交叉配血步骤中以第一、二步尤为重要,因为此两步检测出的抗体可引起严重的溶血反应。

三、紧急情况下的输血问题

临床出现急需输血,但无足够时间完成血液定型和交叉配血试验的情况时,可按下列步骤进行输血治疗:

1. 用晶体液、胶体液进行扩容;
2. 抽血进行定型及交叉配血;
3. 按下列顺序给予输血 O 型 Rh 阴性或阳性的红细胞、血型相同未做交叉配血的红细胞、血型相同已完成第一步交叉配血反应的红细胞。

第 4 节 输血的并发症

输血不良反应的总体发生率为 20%,其中绝大部分为轻微不良反应且不对患者造成长期影响。

一、一般输血的并发症

（一）急性溶血性输血反应

一般认为是输注血型不匹配的红细胞所致,其中绝大多数为 ABO 血型不匹配。当血型不匹配的红细胞输注后,即刻被受体血液中的抗体破坏,而产生溶血反应。急性溶血性输血反应的总体发生率为 1/(21 000 ~ 250 000),死亡率为 1/100 000。

当患者输血时,若出现发热、寒战、腰背部疼痛、气促或注射点灼烧感,均应考虑到输血反应。如输血反应继续,可出现低血压、出血、呼吸衰竭、急性肾小管坏死。麻醉状态下,由于患者没有主诉,溶血症状往往发展得更为严重,常在出现难以纠正的低血压和血红蛋白尿后才被发现。通常每 100ml 血浆中的结合珠蛋白可结合约 100mg 血红蛋白,因此只需输入 50ml 血型不和的血液,红细胞破坏后的血红蛋白量即可超过血浆结合珠蛋白的结合能力。游离血红蛋白与结合珠蛋白结合后形成复合体由网状内皮系统清除。若血浆中含有游离血红蛋白 20mg/L,血浆外观为粉红色或浅棕色;血浆中游离血红蛋白达 1g/L,血浆呈红色;血浆中游离血红蛋白超过 1.5g/L 时,出现血红蛋白尿。血浆游离血红蛋白浓度与输入的血型不合血量正相关。

实验室检查主要包括血清结合珠蛋白,血浆和尿液中血红蛋白浓度及直接抗体测定等,对怀疑有急性溶血反应的患者应进行相关试验室检查以明确诊断。

一旦怀疑发生急性溶血性输血反应时,应立即停止输血,将血样和尿样送检,重新交叉配血、测定血浆血红蛋白浓度和直接抗球蛋白试验等。对急性溶血造成肾衰竭的成因有很多假说,但目前较为统一的观点是由于血红蛋白以酸性血色素的形式沉积在远曲小管内造成机械性梗阻所致,此梗阻相当一部分可通过增加尿量和提高 Ph 值逆转。故治疗的首要措施是补充足够的水分并适当地使用呋塞米以保证充足的尿量(>100ml/h)并维持 24 小时以上。DIC 在急性溶血反应中很常见,可能是由于红细胞基质破坏后血红素的暴露激活了内源性凝血程序所致,随之而来的是血小板和凝血因子 Ⅰ、Ⅱ、Ⅴ、Ⅶ的消耗。因此,当怀疑急性溶血反应时,应立即进行凝血功能检查,包括血小板计数、PT、APTT、纤维蛋白原定量等,以备后续比较使用。急性溶血反应后出现的低血压与激肽释放酶系统被激活相关,溶血反应发生后,经一系列反应,激肽原转化为缓激肽,从而发挥了强大的舒血管作用。低血压可参照过敏反应处理,若新福林等常规升压药物作用不明显,在具备通畅静脉通路的前提下,可使用小剂量肾上腺素治疗。具体措施见表87-4。

表87-4 急性溶血性输血反应的处理

1. 停止输血
2. 防治低血压
3. 保持尿量大于 75 ~ 100ml/h
   a. 大量静脉补液维持 CVP 10 ~ 14cmH$_2$O,必要时于 5 ~ 10 分钟内快速滴注甘露醇 12.5 ~ 50g
   b. 若补液与甘露醇无效,静注呋塞米 20 ~ 40mg
4. 碱化尿液。通常使用碳酸氢钠滴注法,40 ~ 70mmol 碳酸氢钠可将尿液 pH 提高至 8,复测尿 pH 以指导是否需要进一步补充碳酸氢钠
5. 测定血浆和尿血红蛋白浓度
6. 测定血小板计数、APTT 和纤维蛋白原含量
7. 将未输完的血制品送至血库重新进行交叉配血试验
8. 将患者血、尿样送至血库检查

另一种治疗严重溶血性输血反应的方法是换血疗法,使用体外循环装置,采用 3000ml 同型血将体内血液稀释。但多数情况下严重溶血反应者的肾功能会很快恢复,故采用此法应谨慎。

(二)延迟性溶血性输血反应

急性溶血反应是由于受体血中有足够高的抗体浓度以致输血即刻红细胞即被破坏,但此类现象很少见,更多情况是异体血在受血者体内存活 2 ~ 21 天后崩解,即为延迟性溶血性输血反应。受血者在上一次输血或妊娠时对异体红细胞抗原过敏产生抗体,在输血当时,体内抗体浓度太低,不至于造成红细胞破坏且不能在配血反应显现出来。当受血者再次输血时,抗原刺激免疫系统产生大量抗体导致红细胞破坏。延迟性溶血性输血反应在女性患者和已存在同种异体免疫的患者中更为常见。与急性溶血性输血反应不同的是,延迟性溶血性输血反应主要涉及 Rh 及 Kidd 血型系统免疫,而非 ABO 血型系统反应,大多难以避免。其临床表现可能仅表现为输血后血细胞比容下降,也可表现为黄疸、血红蛋白尿和肾功能受损,但罕有致死病例。因此,输血后 2 ~ 21 天左右出现不能解释的 Hct 降低时,应考虑本反应的可能。

(三)非溶血性输血反应

非溶血性输血反应多不严重,多数表现为发热与变态反应。发热可能为一般发热反应,多不超过 39℃,而且血流动力学无明显变化;也可能是溶血反应和微生物污染的首发表现。当体温升高超过 1℃ 时应考虑溶血反应,而输注血小板时微生物污染的机会较多。发生微生物污染反应时,患者一般表现为突发的重症脓毒症或脓毒性休克症状,即除寒战、高热外,还有明显的血流动力学变化;残留血样以及患者血培养可确认致病微生物。

输血的最常见副反应为非溶血性反应,常见症状包括发热、寒战、头痛、肌肉酸痛、恶心及干咳,少见症状包括低血压、呕吐、胸痛和气促等,偶有报道 X 片上可见的淋巴结形成及肺低垂部位的水肿浸润影。

诊断非溶血性输血反应时应注意区别一般发热反应、变态反应以及微生物污染反应,并与溶血性输血反应鉴别,后者可使用抗球蛋白试验。

迄今为止,对于输血出现发热反应时是否需要终止输血仍有争议。

(四)变态反应

输血变态反应的发生率约为 3%。多数变态反应表现轻微,与供血中的异体蛋白有关,多表现为荨麻疹并伴瘙痒。若无发热或任何提示溶血性输血反应症状时,则没有停止输血的必要,抗组胺药物有利于控制症状。严重的变态反应为过敏反应,症状包括呼吸困难、喉水肿、胸痛、低血压,甚至休克。发生此类反应的原因主要是缺乏 IgA 的患者输注了含 IgA 的异体血,产生抗 IgA 抗体。该反应并不出现红细胞破坏,但发展迅速,只须输入数毫升血或血浆即可发生。因此,此类患者只能输注洗涤红细胞或同样缺乏 IgA 的全血。

(五)输血相关急性肺损伤(transfusion related acute lung injury,TRALI)

TRALI 是一种可引发急性肺水肿的严重输血并

发症,通常发生于输注含血浆的血制品后 6 小时内,症状包括急性呼吸困难、非心源性肺水肿、低血压及体温升高 1℃ 以上。引起 TRALI 的真正原因目前尚未明确。

由免疫反应引起的 TRALI 与人类白细胞抗原(human leukocyte antigens,HLA)抗体有关:多产妇因为怀孕接触到胎儿的血产生白细胞抗体后,所捐献的血液具有产生免疫型 TRALI 的风险;曾接受输血或移植的患者通过类似的致敏机制而产生白细胞抗体,所献血液同样具有产生 TRALI 的风险。

含白细胞抗体的血制品输入受血者后会与特定的 HLA 或白细胞受体发生免疫反应。"双击假说"认为,已存在的肺部病理反应先使白细胞固着在肺部微血管,此后输入体内的白细胞抗体攻击并且活化这些白细胞,导致白细胞释放出细胞因子及血管活性物质,从而形成非心源性肺水肿。

免疫反应引起的 TRALI 的发生率约为 1:5000,与性别、年龄、种族、疾病及药物均无相关性。TRALI 致死率约为 6%~9%,是输血反应致死的主要原因之一。

Silliman 认为,非免疫型 TRALI 的形成机制与含有白细胞的血制品(包括红细胞、血小板、血浆)中具有生物活性的脂质累积有关。

TRALI 的主要治疗措施为支持疗法,包括氧疗和机械通气治疗。据统计,逾 70% TRALI 患者需使用呼吸机维持氧合。由于 TRALI 的病理改变是肺泡损伤而非液体超载,因此建议在监测下(每搏变异度、心排血量监测)进行液体治疗,避免盲目使用利尿剂。约 80% 患者治疗后 4 天好转,部分患者需长时间治疗,甚至使用体外膜肺支持。

(六) 血行传播疾病

凡能通过血液传播的疾病,都可能经输血途径由供血者传播给受血者,人们目前比较关注的除肝炎病毒甲~己(HAV~HFV)和人类免疫缺陷病毒(HIV)外,1995 年又发现了三种新的病毒,GB-病毒-C(BGV-C)、庚肝病毒(HGV)和人类疱疹病毒-8(HHV-8)。HGV 具有与丙肝相类似的传播特性,但发病率极低。HHV-8 被认为是与卡波希肉瘤及其他一些肿瘤发病相关的病毒,但其更多地通过器官移植传播,而非输血传播。多年来大多血库只进行梅毒和乙型肝炎表面抗原两项检查。但随着社会的发展,许多血行传播疾病有蔓延的趋势,包括艾滋病与丙型肝炎,一旦染疾,后果严重,因此关注度逐年提高。近年来,在发达国家和我国部分城市供体血

HIV 和 HCV 的免疫学检查已成为常规(表 87-5)。

表 87-5　美国供体血病原体检测项目

1. 血清谷丙转氨酶检测
2. HCV 抗体检测
3. HBV 核心抗体的检测
4. HIV-1
5. HIV-2
6. HIV 抗原(p24 抗原)
7. HTLV Ⅰ/Ⅱ
8. 梅毒螺旋体

1. 肝炎　一般在输血后 50~180 天左右发病,轻者无症状,重者可致死。输血后肝炎的主要临床表现为黄疸,亦有 40% 患者表现为无黄疸性肝炎,主要通过血清谷丙转氨酶的变化明确诊断。输血后 40~180 天内,血清谷丙转氨酶高出正常几何平均值的两倍以上,排除其他明确诱发肝炎的原因后,应考虑输血后肝炎。西方 90% 的血行传播肝炎为丙型肝炎,我国则以乙型肝炎多见。输血后肝炎的主要危害为发展成慢性肝炎、肝硬化,其慢性化率可达 23%~51%,另有 11% 可发展为肝癌。

2. 获得性免疫缺陷综合征(AIDS)　表现为细胞免疫能力重度下降。患者常因机会性感染(卡氏肺囊虫病等)及卡波希肉瘤等致极度衰弱,甚至致死。

3. Ⅰ型人 T 淋巴细胞病毒(HTLV-1)　可经血行传播,并证实与 T-淋巴细胞白血病和进行性骨髓病的发生有关。

4. 巨细胞病毒(CMV)　无症状 CMV 慢性感染者并不少见,可被认为是人体的正常病毒株。CMV 以潜伏状态存活于白细胞内,IgM 抗体检测可提示患者早期感染。CMV 感染的临床表现与传染性单核细胞增多症类似,对嗜异染细胞抗体呈阴性反应。当患者输血后出现类似传染性单核细胞增多症的临床表现,且血清学指标由阴转阳时,需考虑 CMV 感染的发生。CMV 主要对早产儿、器官移植的受体和脾切除患者产生严重影响,因此,免疫抑制患者可考虑使用少白细胞红细胞、去甘油的冰冻红细胞或 CMV 血清学阴性供体的血制品以减少感染 CMV 的风险。

5. 其他由输血传播的感染性疾病包括 Y-微肠球菌感染、梅毒、疟疾等。20 世纪 80 年代,Tripples 等描述了一组输血相关的致死性 Y-微肠球菌败血症病例。通常,Y-微肠球菌仅造成轻微的肠道症状,但严重时可引发败血症,甚至致死。贮存于 4℃ 下

磷酸盐基质内的血液有助于 Y-微肠球菌的繁殖,因此建议明确供血者 4 周内无肠道感染病史,并尽可能减少血液贮存时间。在 1~6℃ 的环境中,梅毒螺旋体无法存活,因此只有贮存于常温的血制品才有可能传播梅毒,例如浓缩血小板。输血后疟疾少见,但仍有发生的可能。采血前必须询问供血者是否有过疟疾疫区的居住史。

为尽可能减少血行传播疾病的发生率,各国均已制定供血的卫生检疫标准。目前对病原体检测的主要指标为病原微生物免疫学,如抗体和抗原,但病原微生物侵入人体后并不立即引起免疫应答,这使常规免疫学检查无法检测出新近感染,但此时病原已可致病。这就是所谓的检验窗口期,即病原侵入人体到常规免疫学检测方法能检测到的时间。常见血行传播疾病的检测窗口期见表 87-6。由于病原微生物检测存在窗口期,有相当一部分已受病原微生物污染的血液用于临床,造成危害。因此,供体血进一步检测的要求是直接检测病原微生物的核酸,将窗口期减少至 1 天,使 HCV 及 HIV 的感染率降至 $1/1\,000\,000$。

表 87-6　各类血行传播疾病的检测窗口期

	窗口期(d)
HIV	22
HTLV	51
CMV	快
HCV	82
HBV	59

(七)输血导致的免疫抑制

输血可导致非特异性免疫抑制。这可能有益于器官移植的受体,但对一般患者而言,输血将增加术后感染的机会,可能促使恶性肿瘤进展和术后复发。Agarwal 等研究了 4000 例创伤患者后认为,输血是创伤术后感染并发症的唯一危险因素,与输血量正相关,与疾病严重程度无关。Tartter 等认为围手术期输血使患者感染率由 4% 增至 25%,并具有明显的量效关系。Burrows 等回顾总结了 122 例结肠癌患者的术后复发情况,发现围手术期输血者术后 5 年生存率低、复发率高、复发时间提前,与未输血患者比较有显著差异。但亦有学者对异体输血导致肿瘤复发几率增高的观点提出相反意见,Younes 等研究了 116 例手术治疗结肠癌肝转移的患者,他们认为术中低血压的时间、肿瘤的部位、转移灶的数量及

术前肿瘤抗原表达的水平才是决定患者预后的首要因素,输血并无显著影响。

输血导致免疫抑制的机制尚未阐明,可能与前列腺素 E 合成增加、白介素-2 产生减少以及新鲜冰冻血浆中纤维蛋白的分解产物有关。因此,肿瘤患者输注浓缩红细胞或少白细胞红细胞制剂更为合适(表 87-7,表 87-8)。

表 87-7　输血导致免疫抑制的机制

1. 网状内皮系统内铁盐负荷过重导致一系列改变
2. 单核细胞合成前列腺素 E_2 增加,使巨噬细胞的二级抗原表达下调,抑制了白介素-2 的生成
3. TH 淋巴细胞抑制白介素-2,使 B 淋巴细胞对抗原的反应降低,抗体产生减少。
4. 克隆无能理论——对移植物产生排异反应的细胞功能丧失
5. T 抑制淋巴细胞产物减少
6. 抗输血的抗个体基因型产物——T 淋巴细胞受体或抗体形成新的抗原与先前抗体的结合位点竞争性结合

表 87-8　输血导致免疫抑制的实验室表现

1. 培养的混合淋巴细胞反应降低
2. 细胞因子产生减少
3. 对促分裂素的反应降低
4. 免疫抑制细胞的数量及功能增加
5. 自然杀伤细胞的活力下降
6. 单核细胞的功能降低
7. 细胞介导的对靶细胞的细胞毒作用降低
8. 可溶性介质产量增加,抗个体基因型抗体受抑制,混合淋巴细胞反应降低

二、大量输血后的并发症

大量输血是指一次输血量超过患者自身血容量的 1~1.5 倍,或 1 小时内输血量大于自身血容量的 1/2,或输血速度大于 $1.5\text{ml}/(\text{kg}\cdot\text{min})$。大量输血后容易发生的并发症有:

(一)供氧能力降低

血液离体贮存后,向组织释氧的能力下降。1954 年 Valtis 和 Kenendy 首次描述了血液在体外出现氧离曲线左移的现象,严重程度与其在 ACD 保存液中保存时间正相关。输入保存 7 天以上的库血后,所有患者均出现氧离曲线左移,持续 24 小时以上,输血量越大、血液贮存时间越长,氧离曲线左移越严重。目前大多数理论认为,此现象与库血中 2,3-二磷酸甘油酸(2,3-DPG)的减少有关。2,3-

DPG 减少后,血红蛋白对氧的亲和力增强,向组织释放的氧量减少,可导致组织缺氧。Marik 和 Sibbard 的临床研究发现,输注贮存 15 天以上的库血后,胃黏膜 pH(pHi)下降,表明可能发生内脏器官缺氧。但通常 2,3-DPG 下降并不影响重要脏器功能,原因是输注库血增加心排血量,单位时间内通过脏器毛细血管的红细胞数量增加,代偿了由于红细胞释氧能力下降带来的影响。故若患者术前脏器功能良好,应无此方面的顾虑。但对器官功能处于代偿边缘的患者,如冠心病者,必须考虑到此影响。

(二) 出血倾向

大量输血后的出血倾向非常多见,这是一个多因素诱发的事件,但主要与输血量、低血压及低灌注持续时间相关。若患者术中血压维持良好、组织灌注充沛,即使输入较多异体血,也不至引发凝血功能障碍;若患者术中长时间低血压,同时输入大量异体血,则有造成凝血功能异常的可能。此异常可包括两方面:弥散性血管内凝血(DIC)和输注大量库血造成的凝血因子稀释(包括凝血因子 V、VIII 的缺乏和稀释性血小板减少症)。术前凝血功能正常的患者输血后出现术区渗血、血尿、齿龈出血,或静脉穿刺点的出血、皮下瘀斑时,需考虑可能发生输血后凝血功能异常。

1. 稀释性血小板减少症 库血贮存的条件下血小板很快被破坏,4℃保存 6h 后血小板活力下降 30%～50%,24～48 小时后活力仅存 5%～10%。被破坏的血小板进入人体后会迅速被网状内皮细胞系统吞噬清除,残余的血小板存活期也大大缩短。故大量输注库血可导致体内血小板稀释。一般认为,血小板计数迅速降低至 $<75\times10^9/L$ 时,出血危险性显著增加;慢性血小板减少达 $15\times10^9/L$ 以下时,亦可能不伴出血倾向。此现象尚未得到满意的解释。不少学者认为,仅根据血小板计数预防性使用血小板并无益处,但另有学者认为,由于手术创伤的存在,有必要将术中血小板计数维持在 $75\times10^9/L$ 以上,以满足创面止血的需要。

2. 凝血因子 V、VIII 水平降低 库血中除凝血因子 V、VIII 外,大多凝血因子较稳定。故大量输用库血会导致凝血因子 V、VIII 水平下降。早期研究表明,凝血因子 V 只需达到正常的 5%～20% 水平,凝血因子 VIII 达到正常的 30% 水平,即可满足外科手术凝血的需要。输血很少使这两种凝血因子降至上述水平以下。Miller 研究发现,输注 5000ml 红细胞后,补充 500～1000ml 的 FFP,虽然可使 APTT 恢复正常,但

术区出血仍无明显减少,仅当输注血小板后,出血才趋于停止。上述现象表明凝血因子 V、VIII 的减少在输血后出血倾向中不占主导地位,只是加重了出血倾向而已,主要因素应为稀释性血小板减少。

3. 弥漫性血管内凝血(DIC) DIC 是一组血液在血管内异常凝固,同时又造成凝血因子过度消耗和纤溶亢进引发出血的临床征候群。具体成因尚不清楚。DIC 可由休克、感染、创伤、肝脏疾患或恶性肿瘤引发,多见于感染性休克和器官衰竭终末期,考虑与肿瘤坏死因子、外毒素激外源性凝血程序有关,组织缺氧造成的酸中毒和血流缓滞亦可直接或间接促使组织凝血活酶的释放。多数情况下,DIC 患者有输血指征。因此,当输血时出现出血倾向时,应加以鉴别,明确是否为上述诱因诱发的 DIC 还是大量输血引起的 DIC。DIC 的总体评价为:DIC 是少见的疾患,同时伴有微血管血栓的机会很少,因而较少引起器官损伤或梗死,但合并非 DIC 诱发的大血管血栓机会较大;发生 DIC 时,出血症状极为常见,但出血的主要来源仍是局部创伤;肝素治疗对一部分患者有效,但亦可能引起更严重的出血;诱发 DIC 的原发病均较重,因此 DIC 的病死率较高;DIC 的出现预示患者预后不良。

4. 急性溶血反应 输血过程中的出血倾向也可能是急性溶血性输血反应的重要临床表现之一,具体诊断和治疗请参看本章节内的专题介绍。

图 87-2 给出了在输血时出现出血倾向时的判断处理流程,以供参考。

(三) 枸橼酸中毒

引起枸橼酸中毒的并非枸橼酸离子本身,而是枸橼酸结合钙离子后引发的低钙血症相关症状,包括低血压、脉压减小、心脏舒张末期容量增加、CVP 升高等。低钙血症的临床表现与心肌的电生理特性有关。低钙使心肌动作电位 III 相缩短,钙内流减少,兴奋-收缩耦联作用减弱,心肌收缩力下降。通常,若循环血量维持稳定,枸橼酸中毒症状并不常见,只有当 ACD 保存的红细胞输注速度超过 150ml/min 时才可能出现上述症状。使用改良后的含枸橼酸较少的保存液保持血制品,可大大减少枸橼酸中毒的发生率。若患者在输血后出现低心排血量的表现,应考虑枸橼酸中毒,此时,首要的处理是纠正低血容量,其次可考虑补充钙离子,推荐使用 0.5～1.0g 氯化钙,给药速度为 1.5mg/(kg·min),并严密监测血清钙离子,以决定是否需要追加。停止输血后,输入体内的枸橼酸很快被肝脏代谢,释放出钙离子,机体

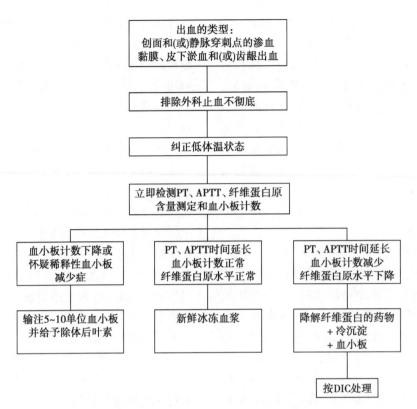

图87-2 输血后出凝血异常的诊治流程

亦调动内源性钙储备来维持血清钙的水平,因此低钙血症在停止输血后会很快得到纠正。某些特殊情况可增加枸橼酸中毒的风险,包括肝脏疾病、肝移植手术、低温、过度通气等。前三者主要是干扰枸橼酸代谢;过度通气则使 pH 升高,血清游离钙减少。低温和过度通气易于纠正,肝脏疾患和肝移植手术中大量输血后应常规补钙。通常,由输血造成的血钙降低并不足以引起出血增加,故临床上出现输血后出血倾向时不应首先考虑低钙血症。

(四)高钾血症与低钾血症

保存21d 的库血,其血清钾的含量可高达 19~30mmol/L,但临床实际中少见因大量输血造成的高钾血症,其原因是库血输入体内后,钾离子通过红细胞摄取、向血管外间隙扩散以及肾脏的排泌离开血管,从而使血清钾水平维持正常。仅当输血速度超过120ml/min 时,才可能出现明显的血钾升高,处理的主要措施是补充钙离子,通常在出现典型的高钾表现时(T 波高尖)才考虑补钙,而无需预防性使用钙离子。对抗高钾的钙制剂必须是氯化钙而非葡萄糖酸钙。

临床上大量输血的患者更常见的是低钾血症,主要是由于输入的红细胞迅速摄取血中的钾离子以及同时输入大量无钾或低钾液体的稀释作用等所致。因此宜密切监测血钾的变化并及时处理。

(五)低体温

除血小板制剂外,库血一般保存于4℃环境中,若未经加温直接输注,可造成患者体温下降。低温

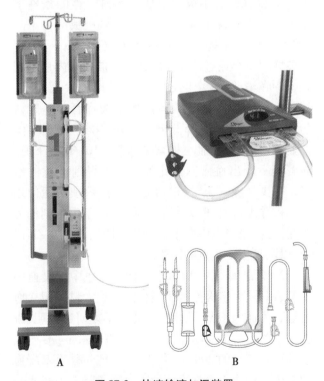

图87-3 快速输液加温装置
A. Level One 加压加温快速输液设备;B. 非加压型
快速加温输液套件

对人体有很多不利影响,尤其损害循环系统和凝血系统。此外,患者由于术中低温可在苏醒期出现严重寒颤,造成氧耗量急剧上升,心肺负荷加重,威胁心肺功能不全的患者安全。输血引起低体温的预防方法为血制品加热,可以在使用前将每一袋库血放入38~39℃的水浴中加热,也可以快速输液加温系统,并配合其他的物理加温手段如变温毯和充气加温被(air forced warmer system)。适当的加热还可降低红细胞制剂的黏滞度,有利于输注(图87-3)。

(六) 酸碱平衡紊乱

血液保存液是酸性的,加之红细胞在保存过程中代谢产物及生成的二氧化碳不能被排除,所以库血均为酸性。保存21天的库血pH仅为6.9,PCO_2高达150~220mmHg。库血的高二氧化碳并不会对通气量足够的患者产生影响,但大量输注库血可能造成体内代谢性酸碱平衡变化。虽然库血的大量代谢性酸性产物可造成受血者代谢性酸血症,但库血中所含的枸橼酸可通过肝脏迅速转化为碳酸氢根,有可能造成代谢性碱中毒。故仅凭经验在输血后予以输注碳酸氢钠治疗是不可取的,建议在动脉血气指导下调节酸碱平衡,同时应掌握宁酸勿碱的原则,因为轻度的酸血症有利于氧向组织释放。

(七) 微小血栓的输入

20世纪70年代,Moseley就报道了库血中的小血凝块和碎片随血液贮存时间延长而增多。这些血凝块和碎片可通过普通输血管道的过滤网进入受血者体内。相当多的学者认为,出血和创伤后的急性肺损伤与输血过程中大量微小血栓进入肺循环造成肺毛细血管阻塞有关。理论上,使用孔径更小的过滤器可避免微小血栓的进入,但临床应用效果并不理想。或许将来对保存液的改进有利于解决库血保存过程中小血凝块的形成问题。

第5节 减少术中输血的方法

一、合理的麻醉技术

根据不同的手术类型,有针对性地采用控制性降压技术或止血带技术,可显著减少术中出血。

二、合理使用止凝血药物

(一) 抗纤溶药物
抗纤溶药物的主要作用为抑制纤溶酶,主要代表药物为氨基己酸与氨甲环酸(tranexamicacid,TXA)。研究表明,使用氨甲环酸抑制止血带松解后的纤溶物质释放,可显著减少全膝置换手术的出血量。在一些大型脊柱手术(脊柱矫形和多节段胸腰椎融合术)中使用大剂量氨甲环酸[首剂10mg/kg~20mg/kg iv,随后1mg/(kg·h)维持]可显著减少出血量。但也有报道称常规腰椎后路手术中使用氨甲环酸并不减少输血量。

(二) 重组活化Ⅶ因子(rFⅦa)
近年来凝血机制的新进展提示:凝血过程可分为三个阶段——始动期、扩增期和播散期。

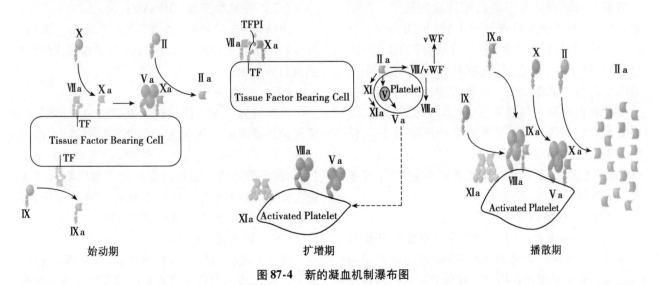

图87-4 新的凝血机制瀑布图

凝血因子Ⅶ(FⅦ)是凝血始动期中重要的参与因子。血管壁损伤后组织因子(TF)暴露,与FⅦa结合形成TF/FⅦa复合物,启动凝血过程。TF/FⅦa复合物在TF呈递细胞表面,激活FIX和FX,FXa在细胞表面与FVa结合形成FXa/FVa复合物,后者激活少量凝血酶原转化为凝血酶,少量凝血酶激活FV、FⅧ、FXI和血小板。FXIa使FIX转化为FIXa,活化的血小板则与FVa、FⅧa及FIXa结合,激活FX。FXa与FVa结合,促进大量凝血酶原转化为凝血酶,产生"凝血酶爆发":①使纤维蛋白原转化为纤维蛋白;②活化纤维蛋白稳定因子(ⅩⅢ);③激活凝血酶活化的纤溶抑制物(TAFI);④激活更多的血小板和凝血因子,加速血小板的聚集和粘连。

rFⅦa与FⅦa具有相同的作用,既可与血管损伤部位表达的TF结合形成TF/FⅦa复合物,启动并放大正常的凝血过程(组织因子依赖途径),药理剂量的rFⅦa还可在血管损伤部表达的活化血小板表面直接激活FX,从而不依赖FⅧ和FIX加速和加强"凝血酶爆发",形成稳定的血块(非组织因子依赖途径)。

因此rFⅦa的主要临床适应证为已经产生FⅧ和FIX抗体的血友病患者的急性出血治疗和预防,亦有部分临床医师将其作为广谱止凝血药物用于非血友病患者的急性出血或大型手术中,但需注意血栓形成的危险。其原因是在组织因子表达强度可能高于正常的病理情况下,包括晚期动脉粥样硬化疾病、碾压伤、重症脓毒症或DIC,使用rFⅦa有发生血栓事件或导致DIC的潜在风险。一些散在临床研究显示,术中使用rFⅦa有助于减少肝移植手术的输血量且不增加门静脉和肝动脉血栓的发生率,但这一结果尚缺乏设计科学的临床试验的证实。斯坦福大学Yank博士等对rFⅦa超适应证用药的利弊进行了研究,分析了5种超适应证用药情况(颅内出血、心脏手术、创伤、肝脏移植和前列腺切除),结果发现与未使用rFⅦa的患者相比,使用rFⅦa的患者死亡风险无显着差异,而血栓风险增加,其中使用中等剂量rFⅦa患者的血栓风险高3%,使用大剂量rFⅦa其血栓风险高6%。因此认为,rFⅦa并不能提高非血友病患者的生存率并可能增加血栓风险。

rFⅦa具体使用方法如下:

1. 血友病患者　血友病患者出血发作开始后应尽早给予本品。静脉推注给药,推荐起始剂量为90μg/kg,必要时可重复用药。疗程和注射间隔根据出血的严重性、所进行的有创操作或外科手术的不同而不同,通常首次间隔为2~3小时,以达到止血效果,一旦达到有效的止血效果,可根据治疗需要,增至每隔4、6小时、8小时或12小时给药。血友病患者如需进行有创操作或外科手术,操作或手术之前应立即给予90μg/kg的初量,2小时后重复给药一次,随后根据所进行的有创操作和患者的临床状态,在前24~48小时内间隔2~3小时给药。大创伤外科手术应连续6~7天间隔2~4小时按该剂量给药,此后用药间隔可增至6~8小时,用药2~3周,直至痊愈。由于连续静脉滴注疗效不佳,建议采用静脉推注给药(下同)。

2. 凝血因子Ⅶ缺乏症　治疗出血发作、预防有创操作或外科手术中出血的推荐剂量为15~30μg/kg,每4~6小时重复用药,直至达到止血效果。注射剂量和频率应个体化。

3. 血小板无力症　治疗出血发作、预防有创操作或外科手术中出血的推荐剂量为90μg/kg(80~120μg/kg),每2小时(1.5~2.5小时)重复用药。为确保有效止血,应至少给药3次。对于非难治性患者,血小板输注是血小板无力症的一线治疗方法。

4. 在治疗外科性出血时不能依赖rFⅦa作为单一的止血用药,应对凝血系统进行全面的评估、纠正,在使用rFⅦa前应保证纤维蛋白原浓度>1g/L,血小板浓度>50×10^9/L,PT<1.5倍正常值上限,严重的酸中毒得到部分纠正,pH>7.1。

5. 对于说明书适应证外的使用,剂量可参照以上标准,但目前为止尚无判断rFⅦa疗效确切的实验室指标,通常通过监测PT、INR和临床表现(创面渗血减少、血凝块出现)来综合判断。

(三)去氨加压素(DDAVP)

DDAVP是一种结构类似于加压素的合成药物,可以促使Ⅷ因子和von Willebrand因子释放,起到加强凝血的作用。

(四)抑肽酶

抑肽酶为一种非特异性丝氨酸蛋白酶抑制剂,可保护并提高血小板功能。大量文献报道,术前使用抑肽酶可减少心脏直视手术和肝移植手术的出血量,与抗纤溶药物合用可减少因使用抑肽酶后纤维蛋白快速溶解的副作用。可小剂量(200万单位,静注)或超小剂量(100万单位,静注)使用。

(五)纤维蛋白胶

其主要成分为纤维蛋白原和ⅩⅢ(纤维蛋白稳定因子),临床使用时将含有该两种成分的溶液与含有凝血酶的溶液混合喷洒在创面,有利于小血管床和血管移植物表面的止血。由于该产品由人血提制,使用时依然有发生过敏反应和传播疾病的危险,使用前应获取患者的知情同意(图 87-5)。

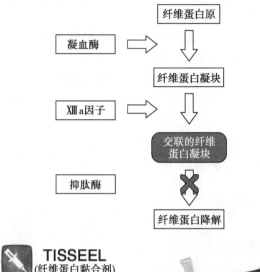

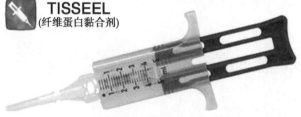

TISSEEL
(纤维蛋白黏合剂)

仅限于局部使用

图 87-5　纤维蛋白胶作用和混合专用注射器示意图
(两个管内分别装有纤维蛋白原-FXIII溶液和凝血酶溶液)

三、合理使用血浆代用品

多数不足 1000ml 的出血并不需要输血,只需补充血浆代用品(主要是各种人工胶体)。临床常用的人工胶体有:

(一)　明胶(gelatin)

明胶是最先用于临床的人工胶体溶液。根据原材料来源、制造方法和理化性质的不同,有三种制剂:①尿素交连明胶,分子量 35 000,浓度为 3.5%,在血管内存留 2 ~ 3 小时;②改进液体明胶(MFG),分子量为 35 000,浓度为 4%,血管内存留为 2 ~ 3 小时;③氧基聚明胶(OPG)分子量为 30 000,浓度为 5.5%,血管内存留为 2 ~ 3 小时。

(二)　右旋糖酐(dextran)

临床上最常用的是右旋糖酐 70(中分子右旋糖酐)和右旋糖酐 40(低分子右旋糖酐)。6% 右旋糖酐 70 溶液所产生的胶体渗透作用,若以在体每克不

弥散多聚体的储水能力为 20 ~ 25ml 计算,高于白蛋白或血浆蛋白,且维持容量的时效相当长,因而特别适用于补充血容量。10% 右旋糖酐 40 的平均分子量为 40 000,比血浆有更高的渗透性,输注初期由于组织间液的跨毛细血管转移,其发挥的扩容效应几乎为输入容量的 2 倍,因此常规输注时应同时输一定量的生理盐水以避免脱水。因右旋糖酐 40 的平均分子量低. 输注后 3 ~ 4 小时即排出体外,故所得到的血管内容量仅接近于输入的容量。红细胞在微循环的静脉端聚集和淤滞,使其成为微循环中最脆弱的部位。当升高的胶体渗透压使间质液回吸收入血管内,毛细血管后细静脉内发生血液稀释,有效循环血流很快恢复。这种局部的稀释效应取决于跨毛细血管膜的胶体渗透压差,因此不是右旋糖酐 40 所特有的。输入体内的右旋糖酐一部分经肾小球滤过排出体外,另一部分在肝脾内代谢,分裂成异麦芽糖后,继续被脾、肝、肌肉、肾所分解。大多数临床使用的右旋糖酐产品,注射后 24 小时内经尿排出 20% ~ 45%。目前临床上,中分子右旋糖酐主要用作血浆代用品,可用于出血性休克、创伤性休克及烧伤性休克等;而低分子右旋糖酐能改善微循环,预防或消除血管内红细胞聚集和血栓形成等,亦有扩充血容量作用,但作用较中分子右旋糖酐短暂,可用于各种休克所致的微循环障碍、弥漫性血管内凝血、心绞痛、急性心肌梗死及其他周围血管疾病等。

(三)　羟乙基淀粉(hydroxyethyl starch,HES)

羟乙基淀粉是由支链淀粉制成,含有羟乙基化葡萄糖,由 2-1-4 链连接。羟乙基淀粉的特性与浓度、分子量、分子取代级与取代方式有关。浓度影响 HES 的分布及扩容能力。分子量影响血浆黏度、凝血功能和免疫源性,高分子量易干扰凝血功能,低分子量则易诱发过敏反应。分子取代级为支链淀粉上羟乙基与糖基的结合比值,其决定 HES 的代谢半衰期,高分子取代级代谢时间长,低分子取代级代谢时间短。取代方式指 C2/C6 取代的比例,该值越高,表示代谢越慢,意味着在血液中滞留时间越长,即扩容持续时间越长。临床上常见的羟乙基淀粉制剂包括:①高分子量羟乙基淀粉(HES 450/0.7)。6% 溶液的平均分子量为 450 000 道尔顿,扩容作用与右旋糖酐 70 相当。输注 HES 450/0.7 1000ml 时,Ⅷ因子抗原水平明显降低;②中分子量羟乙基淀粉。其平均分子量 100 000 ~ 200 000 道尔顿,分子取代级为 0.4 ~ 0.5,通常使用 6% 的溶液,胶体渗透压 25 ~ 26mmHg,扩容时间达 4 ~ 8 小时,清除快,体内

蓄积少,有减少毛细血管渗漏作用,是较为理想的血浆代用品。目前国内市售主要有 6% HES(120,0.4,C2/C6 为 9/1),商品名"万汶";③低分子量羟乙基淀粉(HES 20/0.9)。常用的制剂商品名为 706 代血浆,扩容能力差,维持时间短,清除半衰期长达 48 小时以上,有蓄积现象。过敏反应发生率较高。

因此,理想的血浆代用品的质量标准应包括以下各点:

1. 血浆代用品浓度所产生的胶体渗透压需等于正常血浆的渗透压;

2. 分子量 70 000 ~ 100 000 道尔顿;

3. $t_{1/2}\beta$ 不少于 6 小时,最好达 12 小时;

4. 制剂易灭菌、无热原,保存有效期长;

5. 无抗原性;

6. 所用浓度不影响止血或凝血;

7. 不使红细胞发生凝集、溶血或损害白细胞,不妨碍交叉配血;

8. 能在体内代谢或最后从体内排出,反复使用也不会引起任何器官功能的持久损害;

9. 不损害机体防御功能,特别对网状内皮系统无严重抑制、不降低机体抗感染能力;

10. 不妨碍造血功能或血浆蛋白的生成;

11. 不影响心、肾功能,也不产生代谢性酸中毒;

12. 无致癌、致畸和致突变作用;

13. 原材料易得,生产工艺简便,价格合理。

第6节 输血的知情同意

输血前,应向患者书面告知输血的风险,尤其是传染疾病的危险以及不良反应的发生,以征求患者及其家属的同意,并签字为证。

第7节 自体输血

自体输血的概念已经存在近 200 年了。早在 1818 年就有将伤口流出的血液回输的记载,20 世纪 30 年代血库制度建立后,进一步提出术前自体血贮存的想法。自体输血最初只是作为抢救生命的一种手段,直至 1966 年 Symbas 进行了一系列自体输血的实验室和临床研究后,才将自体输血作为创伤性血胸的常规治疗手段。现代外科学的发展不能避免出现手术创伤出血,如矫形外科手术、心血管手术和大器官移植手术。而异体输血的并发症,特别是传播疾病和免疫抑制的危险,更促使现代自体输血的发展。随着科技的进步,术中流出的血液可以更简便、更安全地回收、洗涤后回输。

自体输血优点包括:①避免异体输血的并发症,如过敏及发热反应、溶血反应、免疫抑制、传播疾病等;②节约血液资源;③解决部分稀有血型的用血问题。

目前自体输血的方式有三种:术前自体采血贮存(preoperative active blood donation,PAD)技术、急性血液稀释(acute hemodilution)技术和术中及术后术区血液回收(intraoperative and postoperative blood salvage)技术。

一、术前自体采血贮存技术

PAD 是指手术患者在术前一段时间内(通常为 2 ~ 4 周)采集一定量的自体血,以满足手术用血的需要。

(一) 病例选择

自体供血患者的要求不如异体供血者严格,对年龄无限制,通常自体供血者在每次采血前 Hb > 110g/L,Hct > 33% 即可。体重 > 50kg 者,每次采血 450ml±50ml,体重低于 50kg 者,采血量相应减少。年龄在 9 个月到 10 岁的小儿,只要体重超过 20kg 并满足上述采血条件,也可考虑采用 PAD 技术。不稳定性心绞痛、前降支的冠脉狭窄、充血性心力衰竭或者 3 个月内的心肌梗死和重度主动脉瓣狭窄均应视作 PAD 的禁忌。

(二) 具体实施

每次采血一般控制在循环血量的 10% ~ 15% 为宜。

1. 单纯采血法 如普通献血,将收集到的血液保存于 ACD 或 PCD 液中,此法采集到的血量有限,难以满足创伤较大手术的用血要求。

2. 转换(switch back)式采血返还法 目的是为

了在一定时间内获取较多的自体血以满足手术需要。具体操作见表87-9。由表可见，通过一个月的采血和

返输，可获得近5个单位的自体血（约1000～1500ml），基本满足大部分手术的需要。

表87-9　转换式采血返还法采血用血步骤

	手术前4周	手术前3周	手术前2周	手术前1周
采血（单位序）	1	2,3	4,5,6	7,8,9,10
返还血（单位序）		1	2,3	4,5

3. 促红细胞生成素（erythropoietin，EPO）加强储血法　目的是为了获取更多的自体血，同时避免手术前医源性贫血。EPO是一种糖蛋白，由肝脏合成、肾脏释放；贫血、低氧等刺激其释放，并作用于骨髓，使红细胞数量增加。临床研究发现，短时期内（10天）中等量失血后4周机体仅能代偿丢失红细胞的1/3，成为了转换式采血返还法的主要障碍。使用EPO后，骨髓红细胞的增殖反应增加3～4倍，从而使手术前红细胞数量满足PAD的要求。EPO起效需要5天，术前两周使用EPO可使Hb平均增至150g/L。

EPO用于PAD和血液稀释前加速红细胞生成的使用剂量尚未确定。临床研究表明，连续三周每周皮下注射600u/kg的EPO，与连续14天皮下注射300u/kg的效果相同。因此，传统用法推荐从术前三周开始，每周皮下注射500u/kg，连续三周；术前大剂量用法推荐首次静注300u/kg+皮下注射500u/kg，隔日皮下注射500u/kg，一周后手术；低剂量用法为术前两周开始，每周皮下注射300u/kg，连续两周。治疗理想目标为Hct大于45%。目前市售人基因重组促红细胞生成素，剂量为10 000u/支，价格昂贵。迄今为止，临床使用EPO加强自体输血的经验不足，还需进一步研究，以便摸索EPO有效而又经济的剂量。

（三）PAD的并发症

国内PAD工作并不普及，因此鲜有此方面的流行病学资料。自体输血较发达地区（如美国、西欧和加拿大）的统计资料表明，PAD并发症的发生率为1.5%～5.5%。最常见的并发症是由将自体血误输他人（包括溶血和过敏反应）和自体血在采血、保存过程受污染造成的并发症。另有地区扩大了PAD的应用指征，对高危人群采用PAD技术，如冠心病患者和老年患者，由此引起低氧供和低血容量相关并发症。此外，有自体血保存过期或保存不当导致变质的报道，使自体供血患者不得不输注异体血。

同时，亦有学者对PAD的有效性保持异议，他们认为由PAD造成的术前贫血有可能造成术中异体输血的几率增加。

二、急性血液稀释技术

急性血液稀释技术是指在麻醉后手术前，使用晶体液或胶体液将血液稀释到一定程度，从而达到在同样的出血量情况下，红细胞损失较少的目的。例如Hct为45%的患者和Hct为20%患者都出血1000ml，前者丢失红细胞450ml，后者仅丢失200ml红细胞，系前者的一半，在很大程度上保留了体内的红细胞。

（一）急性等容量血液稀释（acute normovolaemic haemodilution，ANH）

急性等容量血液稀释是在麻醉诱导前或诱导后进行采血，同时补充等效容量的晶体或胶体液，使血液稀释，同时又得到相当数量的自体血。在手术必要的时候再将采得的自体血回输，以达到不输异体血或少输异体血的目的。

根据稀释程度的不同，可将ANH分为急性有限度的等容血液稀释（acute limited normovolaemic haemodilution，Hct稀释至28%左右）、急性极度等容血液稀释（acute extreme normovolaemic haemodilution，Hct稀释至20%左右）和扩大性急性等容血液稀释（augmented acute normovolaemic haemodilution，用具有携氧能力的红细胞代用品作为稀释液）。

1. 实施ANH的生理改变

（1）血流动力学变化：血液稀释可使红细胞和纤维蛋白原浓度降低、红细胞聚集倾向减弱、血液黏度下降。等容血液稀释时，全血黏度及血浆黏度与Hct的减少呈线性完全相关关系。采血600ml使Hct降至30%左右时，全血黏度从3.85降到3.43（$P<0.01$）。血液稀释时血液黏度降低、外周血管阻力（SVR）降低、后负荷减轻、静脉回流增加，从而使每搏量增加、心排血量（CO）增加。对麻醉犬施行

ANH,使 Hct 由 40% 分段降到 20% 和 10%,SVR 分别降为稀释前的 72% 和 52%。血液稀释时 CO 的增加以每搏量的增加为主,心率无明显改变。由于 CO 增加,所有器官血流都增加,但身体各部位血流量的增加并不均等,血流重新分布,使器官血流分布率发生改变——脾血管床收缩,心肌和脑血流明显增加。Hct 达 20% 的中度血液稀释时,左心室血流分布率增加,右心室和脑无变化,肝脏、肾脏则降低。但亦有报告称此时肝脏的血流分布率没有变化,肾脏却明显增加。进一步血液稀释使 Hct 低于 10% 时,心、脑血流分布率增加,肝脏无变化,肾脏降低。这种血流重新分布的结果使组织能更有效地利用血液稀释后的有限氧供,以保证重要生命器官如心脏和脑的氧需求。Hct 为 20% 的中度血液稀释对心肌内外层血流比无影响,当进一步血液稀释至 Hct 低于 10% 时,左心室内外层血流比显著降低,右心室无变化,提示高度血液稀释时,心脏做功量大的左室心肌内层缺血,有可能导致 CO 无法增加。故对心脏患者,特别是冠状动脉狭窄和老年患者施行 ANH 时必须慎重。

（2）组织氧供影响:组织氧供由是 CO、动脉血氧饱和度（SaO_2）和 Hb 含量决定。血液稀释后由于 Hb 浓度降低,血氧含量降低。通常,血液稀释时机体通过增加 CO、改善微循环、增加组织氧摄取量和降低 Hb 氧亲和力等调节作用,使血氧含量降低得到代偿,以便维持组织氧供。动静脉分流血管具有调节参与组织物质交换的毛细血管网血流的作用,而与其自身的血流与组织代谢无关。Hct 为 21% 左右的中度血液稀释时,各脏器动静脉分流率无增加,肾脏甚至降低。Messmer 发现当 Hct 从 42% 降低到 20% 时,肝脏、胰腺、小肠和肾脏等器官组织的氧张力无明显改变。血液稀释不仅使 CO 增加、各器官血流量增加,而且由于各重要器官的动静脉分流率无增加,实际流入到各器官毛细血管网的血流大大增加。与此同时,红细胞的聚集倾向因血液稀释而减弱,使之很容易通过直径小于其自身的毛细血管,有助于周围组织的均一灌注和减少组织细胞的无氧代谢。因此 ANH 不仅不损害局部组织氧合,反而使之变得更加均匀。此外,ANH 时,单位容量血液内的红细胞减少,而每单位时间内红细胞的流动却增快,使单位时间内组织氧摄取量增加,即使 Hct 降至 20% 时,组织氧摄取率仍可保持不变。进一步的血液稀释使 Hct 低于 20%,机体开始通过降低 Hb 氧亲和力使血液在组织水平的氧释放增加,以提高组织氧摄取率,维持组织的氧需求。体外实验证实,Hct 低于 20% 时,1,3-DPG 转化为 2,3-DPG 增快,氧离曲线右移,Hb 氧亲和力降低,血液在组织水平的氧释放增加。

（3）凝血功能的影响:血液稀释可使血小板总数降低,各种凝血因子稀释。此外,右旋糖酐和羟乙基淀粉等均可吸附在血小板的表面,影响其黏附与凝集功能。小堀等研究认为,快速输入 1000ml 右旋糖酐或羟乙基淀粉后,血小板最大凝集率出现暂时性降低。施行 ANH 的患者分别使用 800ml 上述两种溶液置换血液后,APTT 延长、各种凝血因子减少、血小板功能受抑制,右旋糖酐比羟乙基淀粉的改变更为显著,但均为暂时性、单纯血液稀释所致,其用量只要不超过 1500ml/d,对凝血、纤溶系统没有影响。由于新一代改良明胶液（血定安、海脉素）不具备抗血栓形成作用,对凝血功能影响更小,其用量可达 5~10L/d,用于轻、中度血液稀释时不会造成凝血功能障碍。但重度血液稀释可使血小板总数急剧减少,加之右旋糖酐抑制其功能,可造成凝血功能障碍,出现所谓的"稀释性凝血病"。一般认为,急性血小板计数低于 $50×10^9/L$ 就可引起出血,而凝血因子 V 只需为正常的 5%~20%、凝血因子 Ⅷ 仅需为正常的 30%,即可满足临床止血需要。复旦大学附属中山医院使用血栓弹力图（TEG）研究了中度血液稀释（稀释后 Hct>25%）对凝血功能的影响,稀释液采用 5% 羟乙基淀粉（200,0.6）或琥珀酰明胶溶液（佳乐施）,结果发现代表各凝血因子功能的 R 时间和 K 时间在稀释前后没有发生显著改变,但代表血小板数量和功能的血栓最大直径（MA）和血栓强度（G）均有显著下降,考虑与血小板的稀释有关。与影响凝血功能相反,血液稀释对血栓形成的防治起到了积极的作用。

（4）对血管与组织间质体液平衡的影响:因血液稀释,血浆蛋白浓度随之下降,机体为了保持血浆渗透压的稳定,可通过肝脏加速合成蛋白、减缓蛋白分解代谢和从血管内外蛋白贮备中补充这三种方式补充。而第三种方式为蛋白转移,小分子蛋白经毛细血管直接弥散进入血管,较大分子的蛋白经毛细血管远端及淋巴管进入血液循环,而贮存于肝脏等内脏蛋白大分子则可通过细胞的吞饮作用转运到血管中。急性失血时,间质液在进入血液循环补充容量的同时,一部分蛋白亦随之进入,因而间质液中蛋白含量平行下降。因此,ANH 虽然使血浆蛋白有不同程度的降低,但与间质液中的蛋白含量的差异变

化较小，跨毛细血管胶体渗透压梯度变化不大。重度血液稀释使血浆蛋白浓度进一步降低，与间质液的渗透压差异增大，导致过多的液体透过毛细血管壁进入间质，引起组织水肿。为研究血液稀释是否会增加肺组织间液，影响氧弥散能力，复旦大学附属中山医院使用 PiCCO 热稀释导管对合并使用控制性降压技术的 ANH 患者进行了肺水测定，稀释液均采用 6% HES（200,0.5），结果发现血液稀释后及术中实施控制性降压时血管外肺水（EVLW）含量与基础值无显著差异，分别为 414ml±73ml、406ml±64ml 与 404ml±31ml，且与同时段对照组的 EVLW 含量无显著差异。另有研究使用不同种类的稀释液进行 ANH，包括全晶体液、晶胶混合液与全胶体液，同样使用 PiCCO 热稀释导管对 ANH 前后的 EVLW 进行检测，结果发现各组稀释前后 EVLW 均无显著变化，组间同时段的 EVLW 亦无显著差异。虽然全晶组的胶体渗透压由稀释前的 21.03mmHg±1.71mmHg 降至稀释后的 16.09mmHg±1.60mmHg，显着低于全胶组稀释后 21.92mmHg±1.69mmHg，但两者稀释后的肺水及氧分压均无显著差异。根据 Starling 定律，肺间质水的生成 $Qf=\kappa f$（肺毛细血管静水压-肺间质静水压）$-\sigma f$（血浆胶体渗透压-肺间质胶体渗透压）。理论上，晶体液作为稀释液时血浆胶体渗透压的下降较胶体稀释液明显，当两者静水压相仿时，全晶组的 EVLW 应大于全胶组，但研究结果表明，肺有强大的 EVLW 清除能力，适度血液稀释条件下可保证自稳态。

正是因为从理论到实践都证实了 ANH 的安全和有效性，ANH 已在世界范围内得到广泛应用。在美国，ANH 已被用作全髋置换手术的标准治疗方案。

2. ANH 的实施　一般经桡动脉采血或中心静脉采血，不推荐外周静脉采血。动脉留置针直径要求 20G 或 18G，深静脉留置针要求 16G 以上。采血量（ml）＝体重（kg）×7%×2×（$Hct_{实际}-Hct_{目的}$）/（$Hct_{实际}+Hct_{目的}$）。血液稀释过程中应给予纯氧吸入以保证充分氧合。自体血回输的时机则根据出血量及预测 Hct 值决定，可直接参照卫生部输注异体红细胞的指征即 Hct<21% 或 Hb<70g/L。如果手术出血不多则可在手术止血后将自体血回输，回输顺序与采血顺序相反，即后采的先输，先采的后输。

（二）急性高容量血液稀释（acute hypervolaemic haemodilution，AHH）

AHH 技术是通过深麻醉使血管容量得到一定

的扩张，同时快速补充相当于 20% 自身血容量的胶体液，使血液稀释，达到减少出血时红细胞丢失量的目的。ANH 的优点为操作简便，出血量在 800～1000ml 左右时能避免大多数的异体输血。

AHH 的问题包括：①与 ANH 相比节约用血效力较差，ANH 可以避免出血量在 1500ml 左右的多数异体输血；②麻醉必须达到一定深度，掌控不良可能造成循环负荷过重产生心脏意外；③稀释效能有限。鉴于血管的固有容积，不可能无限制地进行血液稀释，而 1000～1200ml 的扩容量，仅可使 Hct 下降 7%～8%。此外根据 Starling 定律，组织间液的形成=κf（毛细血管血压-组织静水压）+δf（组织胶体渗透压-血浆胶体渗透压）。高容量补充液体可增加毛细血管压，假设血浆胶体渗透压不变，组织液生成有增多的趋势，保留在血管内的容量减少，影响稀释效果；④存在低 Hct 窗口期。AHH 的实施过程实际上是一个 Hct 进行性下降的过程，手术结束时达谷值，术后经机体调整将多余的体液排出体外后，Hct 上升，故患者存在一个低 Hct 的窗口期，可能产生氧供下降引起的不良反应。

鉴于上述问题，复旦大学附属中山医院麻醉科提出了改良 AHH 法，试用于一组老年患者，取得了良好的效果。其具体方法为：麻醉前经动脉采血 400～600ml 或循环血量的 10%～15%，采血时不进行快速补液稀释，在全麻诱导同时快速补充 2～2.5 倍于采血量的等效胶体或晶体液，达到高容量血液稀释的目的，并在手术结束前回输所采得的自体血。与传统的 AHH 相比，该改良方法的优点包括：①对循环的容量负荷影响较小，实际增容仅为系统容量的 10%～15%；②稀释效率提高，在血液稀释前转移出一部分红细胞后扩容，Hct 可下降 9%～10%。此外由于此法对系统静水压的影响小，使得扩容液在血管内保留量高于传统的 AHH 组，同样补充等效于 1150ml 的扩容液，改良方法实际保留 1014.3ml±241.6ml 而 AHH 组为 934.6ml±303.6ml，两者有显著差异；③避免低 Hct 窗口期，改良 AHH 法和 AHH 法术毕 Hct 分别为 31.5%±5.1% 和 27.7%±3.6%，故前者可适用于老年人和合并轻度心血管病变的患者。表 87-10 具体说明了改良急性高容量血液稀释法的优势所在——达到同样的稀释程度采血量明显减少。

（三）血液稀释技术的适应证和禁忌证

1. 血液稀释技术的适应证为：

1）预计手术出血>800ml；

表 87-10 不同血液稀释方法的稀释效力 *

稀释方法	采血量(ml)	稀释液用量(ml)	稀释后血容量(ml)	稀释后 Hct(%)
ANH	1500	1500	5400	28.8
AHH	0	1500	6000	>30
改良 AHH	600	1500	4500	28.8

* 假设患者血容量为4500ml,用1500ml HES进行急性血液稀释,稀释后稀释液均保留在血管内。

2）稀有血型需行重大手术;

3）因宗教信仰而拒绝异体输血者;

4）红细胞增多症包括真性红细胞增多症和慢性缺氧造成的红细胞增多。

2. 血液稀释技术的禁忌证为:

1）贫血,Hct<30%;

2）低蛋白血症:血浆白蛋白低于 25g/L 即可出现全身性水肿。血液稀释可使水肿加重,甚至发生急性肺水肿;

3）凝血功能障碍;

4）老年或小儿:70 岁以上老年人重要器官存在退行性改变、功能减退,机体代偿能力下降,而中度以上血液稀释可使重要器官发生缺血性损害。这一禁忌为相对性的。若老年人一般情况好,无其他禁忌,在条件成熟的医院仍可进行血液稀释。小儿体重小,固有血容量少,不适合进行血液稀释;

5）高颅内压:血液稀释度过大有增加脑水肿的危险;

6）存在重要脏器功能不全:如心肌梗死,肺动脉高压,呼吸功能不全、肾功能不全等。

三、术中及术后术区血液
回收技术及其他

（一）传统的术区血液回收技术

最早应用于临床的自体血回收技术,是将术区的出血通过吸引器收集至无菌瓶中,并按比例加入适量的抗凝剂(通常为每 100ml 回收血中加枸橼酸钠 0.4g)后回输入患者体内。也可以使用双腔吸引管道,在吸引器头端同步滴注抗凝剂,常用 3.8% 枸橼酸溶液,使用剂量与回收血量比例为 1:10。此法曾被广泛用于脾破裂及宫外孕破裂手术的血液回输。心脏手术中利用体外心肺机对术区血液回收利用也是人们所熟悉的血液回收技术,迄今为止,该方法仍为心脏手术的常规技术之一。

传统术中血液回收的缺点包括:

1. 红细胞破坏 当所用的吸引负压过大时血液形成的涡流、气泡和吸引泵液压等易破坏血细胞,或出现溶血。正常血浆内游离血红蛋白浓度低于 40mg/L,一旦发生溶血,血浆内游离血红蛋白浓度明显升高。当输入回收的血液>2000ml 时常可出现血红蛋白尿,严重者可引起急性肾功衰竭。

2. 凝血功能障碍 在血液回收的过程中,血小板可因负压吸引和机械损伤而破坏或生理功能降低;纤维蛋白原则因为出血及与组织接触而耗损;其他凝血因子由于大量输入回收的自体血、血液稀释或抗凝剂用量不当而减少或失活。因此接受传统术中血液回收的患者可伴有出血倾向。回收的血液中含有促进血小板释放的介质,手术对血管内皮的损伤激活ⅩⅡ因子(接触因子),组织损伤可激活血管外的凝血因子,此外,红细胞破坏过多、低血压、酸中毒等亦促使 DIC 的发生,使凝血因子进一步耗损。因而输入回收血液不宜过多,仅建议在无血源或血源不足的情况下,为挽救患者生命时大量使用回收血。

3. 微血栓 回收血液中常存在脂肪滴(多见于矫形外科手术)、纤维蛋白、血小板、红细胞和白细胞团等,这些物质易形成微细的栓子。因此,大量输入未经滤过的血液可引起广泛肺微血管栓塞,引起严重低氧血症,甚至出现急性呼吸窘迫综合征(ARDS)。

4. 污染 若空腔脏器或消化腺出血,血液则往往已受细菌污染或富含消化液,传统的血液回收方法无法将血液回收再利用。

（二）术中术区血液回收洗涤技术(intraoperative and postoperative blood salvage)

此法是在传统的术区血液回收技术上发展起来的。具体操作为使用血液回收机(cell saver),用双腔吸引管道将混有抗凝剂(肝素)的术区血经初步过滤,回收至储血罐,当回收血液达到一定量时,送至离心罐离心,分离出红细胞后使用生理盐水进行洗涤,通常 300ml 红细胞,需要 1000ml 盐水洗涤。洗涤完的红细胞(Hct 约 60% 左右)输入集血袋中保存,并根据手术需要将红细胞回输。

此法收集的红细胞寿命与异体血相当,2,3-DPG 含量显着高于异体库血。洗涤的红细胞悬液为弱碱性,钠、钾含量正常。90% 的游离血红蛋白、肿瘤坏死因子-α(免疫调节因子)、弹性蛋白酶(与急性呼吸窘迫综合征的发生有关)和脂肪颗粒可以通过洗涤去除,从而大大减少了回收血输注的不良反应。

洗涤红细胞内含有残留的血小板和白细胞,但其功能并不确定。绝大多数的血浆蛋白,包括凝血因子都在洗涤中被清除,故大量输注洗涤血时仍应考虑补充血小板和凝血因子。

对于污染手术的回收血,洗涤过程可以去除大部分细菌,但不能完全清除,有学者认为预防性使用抗生素后,残留的细菌不足以产生严重的后果,但其利益风险的取舍目前尚无定论。

肿瘤术区出血是否能够安全回输利用的问题仍有许多争议。Elias 回顾了 1968 ~ 2000 年有关肿瘤患者术中血液回收的文献,并利用 Meta 方法分析指出:回收血液中均发现肿瘤细胞,但统计结果表明,这些患者的肿瘤播散与回输回收血液无关。体外实验证实,白细胞滤膜仅可以除去 75% 的肝肿瘤细胞;X 射线照射可抑制肿瘤细胞增殖活性,但不能将其杀死。故目前总体的认识是恶性肿瘤术区的出血不宜回收,以避免肿瘤的扩散。

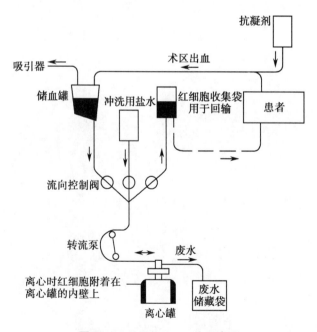

图 87-6　Cell Saver 工作示意图

(三) 术后引流血液的回收

术后引流血液回输主要收集心脏手术后纵隔的引流液及部分骨科手术的术区引流液直接或洗涤后回输。但由于技术问题,国内接受度并不高。纵隔引流液中红细胞含量不高但游离血红蛋白浓度较高,易造成肾功能损害;不含纤维蛋白原但纤维蛋白降解产物含量较高,易引发 DIC;引流液中所含的谷草转氨酶(sGOT)及肌酸激酶-MB(CK-MB)回输可干扰对病情的观察。骨科手术术区引流液通常含有许多细胞因子(TNF-α、IL-6、IL-8 等)、纤维蛋白降解产物、骨碎片和脂肪颗粒,且不能通过常规滤网去除,而必须通过洗涤,但多数患者术后引流量为 600 ~ 800ml,采用 Cell Saver 的性价比很低,难以被接受。此外,随引流时间的延长,细菌污染的几率增加,这也限制其临床应用。很多医疗中心规定,自引流开始计时,回收血液在 6 小时内不能回输者必须废弃,以减少感染机会。

(四) 自体富含血小板血浆(platelete-rich plas-ma,PRP)

在术区自体血回收的基础上,采用两步离心技术,制备富含血小板的血浆,以解决在自体血回收,尤其是体外循环心肺转流过程中血小板破坏造成的止凝血机制障碍。虽然自体 PRP 回输能否减少异体输血尚存争论,但普遍认为自体 PRP 的制备成本低于输注等量异体血浆或血小板。

改善手术操作、严格把握输血指征、加强自体输血应该成为当前节约用血的三大主要措施,其中改善手术技巧减少出血是根本。对于麻醉科医师来说,应熟练掌握各种自体输血的方法,最大程度减少临床异体输血,从而减少由异体输血造成的各种并发症。PAD 技术需要建立完善的自体储血库建制,需要一定的建设周期;术中血液回收洗涤需专用设备且耗材昂贵,仅当出血量大于 2000ml 时才显示出良好的性价比,多数基层单位难以实施;术中急性血液稀释因其操作简便、效果确切、生理干扰小,成为目前自体输血的主要趋势,并正不断地扩大其适应证,包括小儿、老年及心脏疾患等,但仍需更多临床研究以证明其安全性。

手术中的出血不可避免,在没有更好的血液代用品(基因合成红细胞等)出现之前,改善手术操作,减少术中出血和积极使用自体输血仍然是减少异体输血的主要措施。

(丁明　薛张纲)

参 考 文 献

1. Cina CS, It SC, Clase CM, et al. A cohort study of coagulation parameters and the use of blood products in surgery of the

thoracic and thoracoabdominal aorta. J Vasc Surg,2001,33
(3):462-468.

2. Molenaar IQ,Begliomini B,Martinelli G. Reduced need for
vasopressors in patients receiving aprotinin during orthotopic
liver transplantation. Anesthesiology 2001,94(3):433-438.

3. Dignan RJ,Law DW,Seah PW. Ultra-low dose aprotinin de-
creases transfusion requirements and is cost effective in coro-
nary operations. Ann Thorac Surg,2001,71(1):158-163.

4. Hoffman M,Monroe DM. 3rd. A cell-based model of hemosta-
sis. Thromb Haemost,2001,85(6):958-965.

5. Monroe DM,Hoffman M. What does it take to make the per-
fect clot. Arterioscler Thromb Vasc Biol,2006,26(1):41-48.

6. Logan AC,Yank V,Stafford RS. Off-label use of recombinant
factor VIIa in U. S. hospitals:analysis of hospital records. Ann
Intern Med,2011;154(8):516-522.

7. Yank V,Tuohy CV,Logan AC. Systematic review:benefits and
harms of in-hospital use of recombinant factor VIIa for off-la-
bel indications. Annals of Internal Medicine,2011;154(8):
529-540.

8. Wong J,El Beheiry H,Rampersaud YR. Tranexamic Acid Re-
duces Perioperative Blood Loss in Adult Patients Having Spi-
nal Fusion Surgery. Anesth Analg,2008 107(5):1479-1486.

9. 丁明,蒋豪,王婷. 急性非等容量血液稀释用于围手术期
老年患者的可行性. 中华麻醉学杂志,2003;23(5):343-
4623.

10. Gajic O,Moore SB. Transfusion-related acute lung injury.
Mayo Clin Proc,2005,80(6):766-770.

11. Toy P,Popovsky MA,Abraham E. Transfusion-related acute
lung injury:definition and review. Crit Care Med,2005,33
(4):721-726.

12. 邓小明,曾因明主译. 米勒麻醉学. 第 7 版. 北京:北京大
学医学出版社,2011.

13. Meier J,Gombotz H. Pillar Ⅲ-optimisation of anaemia toler-
ance. Best Pract Res Clin Anaesthesiol,2013,27(1):111-
119.

14. Bisbe E,Moltó L. Pillar 2:minimising bleeding and blood
loss. Best Pract Res Clin Anaesthesiol,2013,27(1):99-
110.

第88章 体外循环

体外循环主要介绍三部分:第一,机械性装置,如泵、氧合器、滤器、超滤器等;第二,体外循环的管理,如血液抗凝和拮抗、流量和压力调节等(作为体外循环医务工作者应在这两方面均有良好知识和技能);第三,体外循环在非心脏手术中的应用。体外循环工作的开展需和外科医师及麻醉医师的充分配合,并需要良好的监测手段。虽然体外循环有很大的发展,但很多问题尚需不断地完善和探索。

第1节 体外循环原理和用品

一、体外循环的原理

(一) 体外循环的概念和原理

1. 体外循环的概念 体外循环(广义):将人体血液由体内引至体外,经过物理和化学处理后再注入体内,达到生命支持、器官替代和功能调控等目的。体外循环(狭义,又称心肺转流):将人体血液由体内引至体外进行气体交换和(或)循环,从而代替或辅助循环和呼吸功能的技术。

2. 体外循环的原理 体外循环是通过有效的人工循环和呼吸支持,代替自身心肺功能,从而为心脏外科创造良好的手术条件,也是危重患者重要的抢救手段。随着对体外循环认识的不断深入,以及方法不断改进、人工材料和监测手段不断完善,体外循环逐渐向临床各科渗透,甚至走出手术室,并且解决了一些疑难问题。

静脉血通过一根或两根插管引流至体外,在血液氧合器内进行有效的气体交换,经机械泵(滚压泵或离心泵)驱动,通过动脉管注入机体,这种体外循环可分为完全性或部分性两种。完全性体外循环是指心脏停止跳动,全部静脉血引流至体外氧合后再注入体内,主要应用于心脏手术,目的是形成良好的手术视野;部分性体外循环是指心脏跳动时,一部分血液引流至体外再注入体内,主要用于心肺功能的支持,目的是减轻心肺负担,促进其功能恢复。在体外循环实施过程中还可能进行各种不同径路的插管,以满足患者手术及治疗的不同需要,见图88-1所示。

二、体外循环用品

(一) 氧合器

心脏直视手术中体外循环任务之一就是将静脉血氧合成动脉血。这一过程靠人工肺(氧合器)来完成。临床常用的有鼓泡式氧和器和膜式氧合器(简称膜肺)。

1. 鼓泡式氧合器 鼓泡式氧合器原理是气体经发泡装置后和血液混合形成无数个微血气泡,同时进行血液变温,再经祛泡装置成为含氧丰富的动脉血。但是,由于气血直接接触造成血液破坏,在长时间体外循环中明显增加,导致各种手术后的并发症,如气栓,代谢紊乱等,目前临床上很少应用,已经逐渐被膜式氧合器所取代。

2. 膜肺 膜肺设计是参照肺部的呼吸方式,主要有三个步骤:①气体在膜一侧被吸收溶解;②气体在膜内扩散;③气体从人工膜另一侧释放出来。这一弥散过程完全是按照 Fick 法则进行。大部分高

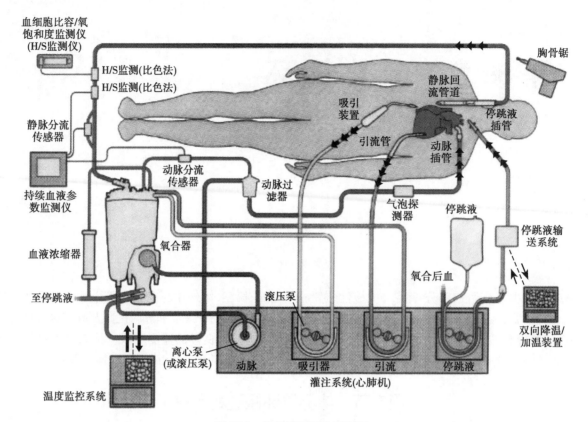

图 88-1 体外循环灌注示意图

分子薄膜(气体通过率 D) DCO_2/DO_2 大于 12∶1,这一参数最接近人体肺泡膜,所以它是无孔膜肺的首选材料,其二氧化碳排除问题有待进一步完善。此后人们发现有微孔的薄膜具有很强的气体通透能力,DCO_2/DO_2 近似于人体。血液与这些微孔膜接触时,立即产生血浆的轻微变化和血小板黏膜,使微孔膜涂上一层极薄的蛋白膜,这层膜使血液自由流动,气体易于扩散,但不直接接触微孔膜,减轻了血浆蛋白的变性和血小板的黏膜。应该指出薄膜上的微孔不是圆形,而是如同带状。当筛孔越小,孔面积越大时,气体交换能力越大,同时附在筛孔上的蛋白膜可承受很大的压力,不易发生血浆渗漏。中空纤维管外输送血液、管内输送气体,是解决层流的最好方法,血液在流动中不是直线运动,而是不断地改变方向,使血球血浆充分混合以达到单位面积的最佳氧合。这种方式的血流,大大减少了中空纤维的用量,进而减少氧合器的预充量,另外这种方式氧合可靠性高,如果管内输送血液一旦某一中空纤维有微栓,将使整根纤维失去氧合作用,而血管外输送血液可将血液分流它处,中空纤维内输送气体由于密度低,很难产生栓塞(图 88-2)。

膜肺具有强大的气体交换能力,提高二氧化碳的交换只需增加气体的吹入量,而血流无需变化。

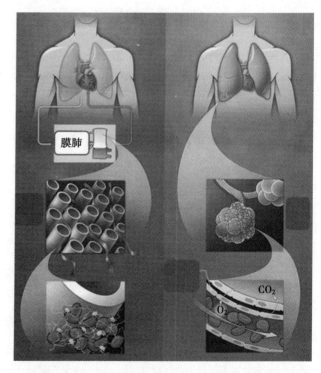

图 88-2 正常肺和膜式氧合器血液氧和原理图

由于气血分别从不同通路输送,在气流量增加时不会增加血球的破坏或降低氧合能力,也不会增加气栓的危险。由于膜肺对氧具有很高的通透性,在氧吹入量很小的情况下就可达到最佳氧合,氧的吹入可通过气体氧浓度来调节,因此,膜肺在使用过程中容易调节氧分压、二氧化碳分压和pH。膜肺的氧合原理类似人体肺脏,气血不直接接触,没有使用鼓泡肺时气泡的产生和消除过程,对红细胞的损伤较轻。膜肺可减轻血小板的消耗。体外循环中补体大量激活,激活的补体作用于白细胞膜上特异性受体使白细胞聚集,在肺毛细血管内大量沉积。白细胞趋化作用加强,释放溶酶体酶和组胺等炎性介质使血管通透性增加,这与术后急性呼吸窘迫综合征有密切关系。膜肺可减轻体外循环中补体的激活,从而减少白细胞在肺毛细血管中的沉淀。这对减少体外循环肺部并发症具有积极意义。在短时间的体外循环中,膜肺和鼓泡式氧合器无明显差异,但在长时间的灌注中,膜肺的优势可得以充分的体现。(表88-1)

表88-1 膜肺和鼓泡肺的性能比较

	膜肺	鼓泡肺
氧合方式	气体通过膜进行交换	气血直接接触交换
气体交换	可控性好	可控性差
气栓产生	极少	较多
血液损伤	较轻	较重
使用时间	7～8h	2～3h
预充量	小	大
费用	贵	便宜
并发症	少	较多

人们在体外循环中发现,即使全身肝素化使血液不凝,但血液接触异物可发生一系列的变化。它主要表现在血小板、白细胞和血浆炎性介质等方面。肝素抗凝作用主要是抑制凝血酶,而对血小板无作用。血液和异物接触,血小板发生聚集、粘连和脱颗粒。有研究发现,在CPB中血栓素(TXA$_2$)、血小板、血栓蛋白(B-TG)和血小板第四因子(PF4)明显增加,这都是血小板活化的结果,严重时可使微循环栓塞。CPB中ACT虽是正常值的4～6倍,但眼底血管仍有栓塞现象。血液和异物接触激活补体,补体可增加血管通透性,激活肥大细胞释放组胺,促进激肽的生成。同时激活白细胞使其释放大量的酶类和异性蛋白,如弹性蛋白、肿瘤坏死因子等。激活的白细胞还产生大量氧自由基。所有这些均导致心肺肾功能障碍,影响手术后恢复。为了改善人造膜表面生物相容性、减轻炎性反应,人们进行异物表面处理尝试。早期的表面处理是将氯化三甲铵(十二烷基)和肝素固定于高分子化合物表面。由于这种离子化合物不稳定,和血液接触就被冲走,特别和白蛋白这种离子亲和力强的物质接触时,涂抹的肝素易于脱落。为了增加涂抹肝素的稳定性,人们试图通过共价键和肝素的氨基、羧基或羟基结合,但由于这种结合破坏了肝素的功能基团而难以发挥作用。Baxter实验室成功地用氯化烷苯二甲胺和肝素以离子键结合成非水溶性化合物。这种表面处理和血液接触后仅有5%肝素脱落,其余牢固和人工物质结合而具有抗凝作用。有研究发现,在肝素一端的黏多糖进行共价键结合,可将肝素牢固植入膜内,而另一端的功能基团具有抗凝活性,这类似于内皮细胞表面抗凝功能结构。表面处理膜上的肝素和血液接触时,一端的功能基团立即和血液的AT-Ⅲ结合,后者催化AT-Ⅲ和凝血酶形成无活性的复合体。由于肝素另一端牢固地植入在膜内,AT-Ⅲ和凝血酶复合体随血流而去,进入体内可逆分解,而表面处理膜上肝素继续和新接触血液产生作用。这样在没有全身肝素化时避免了血液凝集,同时防止了血液和高分子化合物接触。表面处理膜上植入的肝素要大于$1.0\mu g/cm^2$才具有很好的抗凝效果。表面处理不会改变原有物质的特性,如氧合器膜气体交换功能、动脉滤器除栓子功能等,在120小时非肝素化转流中未见血栓。有资料表明表面处理可明显减轻体外循环中血小板聚集,可减少白细胞的炎性介质释放,毛细血管通透性降低,液体渗出明显减少,提高了膜肺的安全性和气体交换稳定性。

(二)灌注泵

灌注泵是体外循环系统的主要装置,目前应用的主要灌注泵为滚压泵和离心泵。

1. 滚压泵 滚压泵由泵管和泵头组成。泵头又分滚压轴和泵槽两部分。泵管置于泵槽中,通过滚压轴对泵管外壁以固定方向滚动挤压,推动管内液体向一定的方向流动。(图88-3)它要求泵管有很好的弹性和抗挤压能力。目前泵管主要有硅胶、硅塑和塑料三种管道。硅胶管弹性好、耐压耐磨性强,但在滚压时易产生微栓脱落。塑料管不易产生微栓脱落,但弹性差、耐磨性差。而硅塑管介于两者之间。滚压泵一般为两个同圆心等距离滚压轴,能自身旋转,可减少滚压中的摩擦。泵槽为半圆形和滚压轴同一圆心,其表面光滑。在灌注过程中滚压轴有可调性,快速可达每分钟200多转,慢则每分钟一转。滚动均匀,无噪声。泵流量和泵转速呈正比,转速太高时泵管不能恢复弹性则无此正比关系。泵槽半径越大,泵管内径越大,每转滚压灌注的流量越多。泵管内径对流量有明显影响,一般大口径泵管适用于成人,小口径泵管适用于小儿。因为管内径小而流量大时,增加滚压轴的旋转次数,增加血液挤压机会,可加重血液破坏。管内径大而流量小时,不利于流量的精细调节,特别是在慢速时,滚压轴对泵管二端都有压力,在吸引泵管被滚压的瞬间有倒流现象,克服的办法是用小口径泵管并保证一定转速。泵流率是滚压轴压泵管一圈排出的血量乘以每分钟的转速。由于泵管内径不同,在更换新泵管时,需对流量进行准确的校正。泵管在泵槽内放置应舒展,在泵槽进出口两端应固定,一般用专用垫片和特制锁定装置固定。泵管安装时要注意方向,如果装反会产生严重后果。如主动脉泵管装反将使血液回抽,心内吸引泵管装反将使气体输入心内。

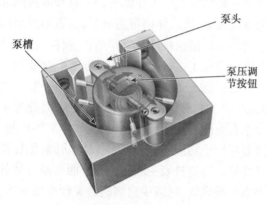

图 88-3 滚压泵示意图

2. 离心泵 具有一定质量的物体在作同心圆运动时产生离心力,它与转速和质量呈正比。容器内的液体在作高速圆运动时,由于离心力受到容器壁的限制,液体将顺着容器的壁向上延伸,如果将容器密封,液体将对容器周边形成强大的压力,根据上述二种物理现象,人们设计了离心泵。液体在一个高速运动器内,圆心中部为负压区,外周为高压区,如果在腔的中心部位和外周部位各开一孔,液体就会因压差产生流动,当周边的压力高于腔外的阻力时,液体即可产生单方向运动。

离心泵可分为驱动部分和控制部分(图88-4)。驱动部分由泵头和电机组成。电机带动磁性转子高速旋转,通过磁力带动离心泵头内密封的磁性轴承旋转。这种独特的密封分离设计可防止血液渗漏造成的电机失灵,并使电机反复使用,而泵头一次性使用。离心泵的控制部分要求操作简便、调节精确、观察全面。所有的离心泵均采用计算机技术以达到上述要求。有的机器能对自身状态进行自检,一旦出现问题,及时报警并出现提示符以利调整。对于一

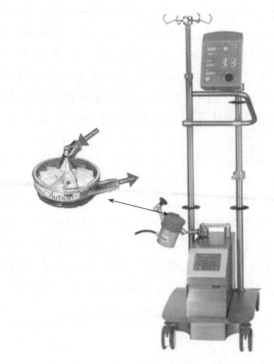

图 88-4 离心泵示意图

些参数可以事先设定储存,如报警,各类报警上下限显示,所有离心泵都有流量转速二窗同时显示。每个离心泵配有一个流量传感器,分为电磁传感和超声多普勒两种类型。

血液进入高速旋转的离心泵内,自身能产生强大的动能向机体驱动。离心泵内表面光滑可减少血液进入其内产生的界面摩擦。离心泵可避免压力过高,这样使离心泵破坏血液轻微。离心泵可视为无瓣膜开放泵。血液进入高速旋转的泵腔内,产生离心力,当压力高于输出的阻力,血液即输入体内。泵的转速越高,产生压力越大,泵输出量就越高。同时它们受输出端阻力的影响,外周阻力高,流量会相应减少,这就是压力依赖性。如果泵输出端管道扭折闭合,管内压力上升而不易崩脱,因为离心泵是开放性的,管内高压难以形成。离心泵的压力依赖性使其在操作上和滚压泵有所不同,它的灌注压力是由转速来控制。由于它是开放性,要求 CPB 开始前和停止前维持一定的转速,不能用滚压泵逐渐加速和减速的方法,否则外周阻力高于泵压力而形成血液倒流。在灌注过程中,外周阻力不断变化,虽然转速相同但流量会有相应的变化,这就需要随时调整流量(表88-2)。

(三)滤器

体外循环中有微栓产生,这些微栓直接阻塞微血管,对组织器官产生损伤,特别是脑和肺。滤器可

有效地预防栓子进入体内。滤器根据滤除物质的大小可分为一般滤器、微栓滤器和无菌性滤器。一般滤器,滤除栓子大小在 $70\sim260\mu m$,在机制上以渗透式为主。微栓滤器滤除栓子在 $20\sim40\mu m$ 之间,以滤网式为主。无菌性滤器机制上为渗透吸收式,滤除细菌甚至病毒。

表88-2 离心泵和滚压泵的性能比较

	离心泵	滚压泵
流量	和转速呈正相关	和转速呈固定关系
类型	开放/限压	闭合/限量
血液破坏	较轻	较重
微栓产生	不能	可以
意外排气	不能	可以
远端阻塞	管道压力增高有限	管道压力增高至崩裂
长期灌注	适合	不适合
机动性能	良好	较差
血液倒流	转速不够时可发生	不会发生
费用	较高	较低
体积	较小	较小

体外循环中滤器应用于多方面(图88-5),由于篇幅的原因只介绍动脉滤器、回流室滤器、晶体液滤器和白细胞滤器。

1. 动脉滤器 动脉滤器是体外循环血液进入

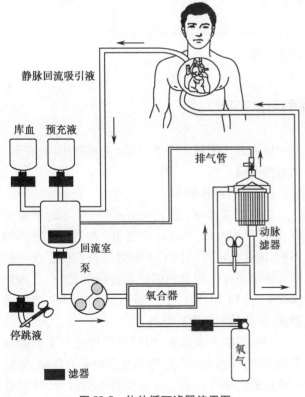

图88-5 体外循环滤器使用图

体内最后一道关口。大量的实验表明,动脉滤器的应用可明显减少心脏手术的脑并发症。使用动脉滤器时,应根据患者的体重选用适当的型号。滤器的网状结构易储存气体,排除较困难,预充前应吹入 CO_2,使滤器内的空气被 CO_2 置换,即使有小量 CO_2 气体残留,也可以溶解于血液中。动脉滤器顶端有一排气孔,它可用来排除滤器的气体,同时也可用来监测管道压力。

2. 回流室滤器 回流室滤器是体外循环中微栓的主要滤除装置。它滤除来自心腔内或手术野吸引血带来的微栓,如组织碎片、赘生物、滑石粉、线头等。对于鼓泡式氧合器,它还有消泡功能。回流室滤器一般为渗透式,在最外层有 $60\sim80\mu m$ 的滤网,血液经混合方式滤过后,$25\mu m$ 以上的微栓可清除90%。随着滤器的改进,回流室滤器滤过能力大大提高,回流室的滤过特点表现在滤过量大、压力低,它要求滤网吸附水能力小、动态预充量小和流量高而压力低。

3. 晶体液滤器(预充滤器) 有研究发现氧合器、泵管、晶体预充液都含有一些微栓,大小在 $5\sim500\mu m$ 之间,包括插头、玻璃、纤维、化学结晶、塑料、毛发及蛋白等。体外循环前将其滤除可明显减轻栓塞及感染的发生率。体外循环管道预充时加 $5\mu m$ 的滤器,流量 $5\sim6L/min$ 条件下运转可以滤除 $5\mu m$ 以上微栓,这一标准仅对晶体液有效,预充完毕后将此滤器废弃。

4. 白细胞滤器 体外循环血液和异物接触,白细胞激活,使其表面电荷发生变化,易于黏附于毛细血管壁,激活的白细胞可塑性小,变形能力差,易嵌于毛细血管网中,体外循环中大量白细胞淤滞于肺微血管。体外循环中应用白细胞滤器可使粒细胞数目减少70%,同时观察到沉淀于冠脉血管床的白细胞明显减少;血清中心肌细胞酶明显降低,冠脉循环阻力下降。应用白细胞滤器可以缓解心肌缺血后损伤,在心肺移植手术中,白细胞激活和氧自由基产生被认为是损伤肺组织的主要因素。白细胞滤器使氧自由基产生明显减少,左、右房白细胞计数差异明显减小,体外循环90分钟后白细胞仍处于低水平状态,肺内白细胞淤积、肺泡出血明显减轻。白细胞的激活是机体防御的一部分。心脏手术体外循环时,机体大面积暴露,感染机会增加,大量的白细胞减少,对机体防御功能将会产生不利影响。

(四)滤水器

滤水器的滤水原理遵从 Starling 定理,血液通过滤过膜时,一侧为正压,另一侧为大气压和负压,液体因跨膜压差而滤出。滤出的液体分子量为 2000 ~ 20 000D,不含蛋白质成分,其成分相当于原尿。影响滤水的因素有跨膜压差、血球压积、血浆蛋白浓度和温度等。用滤水器排除一些水分可减轻肾脏的负担,特别是婴幼儿的肾功能代偿能力差,应积极尽早使用。滤水器在 20 分钟内可排出 1 升的液体,对减轻水肿、排除毒素有积极的意义。滤水器的安装时机,一般在体外循环结束前 40 分钟左右进行,在应用滤水器时要避免排出过多的水分,使灌注流量难以维持。滤水器对血液有一定的破坏作用,如异物表面接触、机械损伤等,且滤水器本身需要一定的预充量,对水负荷轻、肾功能和心功能好的患者可不安装滤水器(图 88-6)。

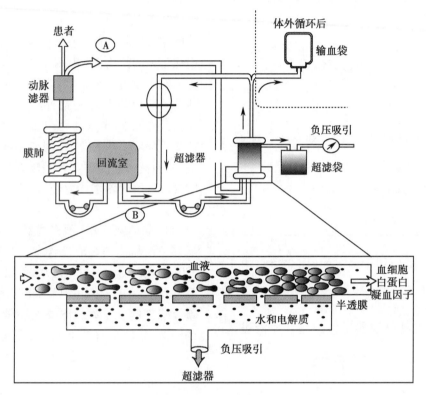

图 88-6 超滤过程示意图

第 2 节 体外循环的管理

一、管道和插管

(一)动脉插管

动脉插管是保证血流注入体内的重要管道。它的形状有所不同,如直角动脉插管、金属丝加强型动脉插管及延伸型动脉插管等。各种插管的应用应根据病情的需要以及外科操作而定。插管部位以升主动脉根部和股动脉常见。插管时血压不宜过高或过低,过高时插管易发生出血,过低使插管操作困难。ACT 应大于 300s 方可插管;体外循环结束后鱼精蛋白拮抗肝素,应保持动脉插管内的血液呈流动状态,可不断少量地将氧合器内的肝素血输入体内,如果这种输入方式间隔大于 5 分钟,主动脉尖端有产生血栓的危险。

(二)静脉插管

静脉插管要求:引流充分;保证良好的手术视野,利于手术操作;尽量减少创伤。根据手术种类的不同,插管部位可选择上下腔静脉或右房。在一些特殊情况还可选用其他部位插静脉管,如小儿体外膜肺氧合(ECMO)选用腋静脉,成人 ECMO 选用股静脉,肝移植术选用肝静脉。

一些再次手术患者,因组织粘连使上下腔静脉游离困难,在游离中有心腔和血管破裂的危险,可使用带囊的静脉引流管。静脉插管不宜过深,特别是小儿更应注意。静脉回流室和心脏应保持一定的落差,以维持良好引流。上腔静脉插管过深,可达头臂静脉,造成对侧静脉回流受阻,除静脉压增加外,还表现为结膜充血、水肿和颜面发绀和肿胀。此时应及时纠正,以防脑水肿的发生。下腔静脉插管过深,可达肝静脉或越过肝静脉至髂静脉,可造成下肢或腹腔脏器的回流受阻,下腔静脉回流不佳时腹腔脏器瘀血,严重者腹腔膨隆,氧合器液面下降。右房插管过深,心房引流开口被下腔静脉壁阻塞,亦可引起上腔静脉回流受阻。

有2%~4%的先天性心脏病患者有左上腔静脉。它们直接开口于右房或冠状静脉窦。如时间短,左上腔回流不多,不影响手术野,可不处理;若时间短,回流量中等,可在此血管外上阻断带,并监测上腔静脉压,若静脉压>15mmHg,应松解阻断带,放血至静脉压降低后,再阻断左上腔静脉进行手术;若时间长,回流量大,则可插一根引流管,这样会对手术操作带来一些困难。在主动脉弓中断合并动脉导管未闭患者,动脉导管是下半身唯一供血通路。如果不慎将动脉导管结扎,下半身将处于缺血状态。此时表现下肢颜色苍白,下腔静脉无血液回流,外科医师应及时松解结扎的动脉导管,以恢复下半身血流。

(三) 心内吸引管(左心吸引管)

心内吸引管的主要作用是对心腔内进行减压或吸引心脏内的血液创造良好的手术野。在心脏直视手术中肺动脉无血流,冠状血管无血流(心血管解剖异常和温血灌注例外),心脏手术中来自肺静脉、冠状静脉窦的血液一般不会影响手术野。

心内吸引管一般从房间沟下部插入,此部位较深,操作虽然较困难,但并发症少,不影响手术野。荷包缝线操作一定要仔细,否则发生出血不易止住。主动脉瓣关闭不全的患者在心脏停跳前一定要插好心内吸引管。否则心脏停跳,血液倒流至左心腔,心脏不能收缩射出这些血液,进而心脏过度膨胀,心纤维过度牵拉,超微结构严重破坏。这种心肌损伤可造成心脏手术后心肌收缩无力。

如果心内吸引管血流量大,应考虑下列因素:如肺内支气管血流增加、动脉导管未闭、冠状动脉循环阻断不全、冠状动脉窦漏及左上腔静脉等,并根据不同情况进行积极纠正。心内吸引管是一种负压吸引,在心脏直视术中不宜负压过度,否则可使心内膜损伤(婴幼儿更易发生),或阻塞吸引孔,如同活瓣关闭,使心腔内血液淤滞,影响手术操作。此时灌注医师应适度调节吸引力度,外科医师应调节置管角度。

(四) 心外吸引管

心外吸引管又称自由吸引、右心吸引管,主要功能是将术野中的血液吸至心肺机内,保证心腔手术野的清晰。使用时注意避免过度负压。负压过高是体外循环中血液破坏的主要途径。使用时须进行全身肝素化,ACT应大于480s。如术中胸膜破裂,鱼精蛋白拮抗前应将心外吸引器伸至胸腔内将肝素化血液吸入氧合器内,否则在拮抗后会造成这部分血流的废弃。心外吸引原则上是将血液吸至氧合器,使用时应尽量不要将其他液体吸至氧合器,以免造成血液过度稀释。

二、生理指标的监测

(一) 动脉压

动脉压是反映血容量、有效灌注流量和血管阻力三者关系的一个指标,是体外循环中评价循环功能最重要的指标之一,但不能完全反映组织灌注的状况。动脉监测多采取动脉穿刺测压,常用的穿刺部位有桡动脉、股动脉、肱动脉和足背动脉。体外循环中动脉压尚无统一标准。有研究表明脑血流的自主调节阈在低温时下移,深低温时成人的阈值由6.7kPa(50mmHg)降至4.0kPa(30mmHg),小儿的阈值降至2.7kPa(20mmHg)。一般成人的桡动脉平均压(MAP)应维持在6.7~12.0kPa(50~80mmHg),过高或过低的血压均会造成组织的灌注不足。高龄、高血压病及糖尿病等患者因基础血压较高,脑的血流自主调节功能差,应维持较高的动脉压。婴幼儿的动脉压可适当降低,MAP维持在4.0~9.3kPa(30~70mmHg)。

动脉压主要由灌注流量及全身动脉阻力决定,动脉阻力主要与血管舒缩力和血液黏滞度有关,血液黏滞度随温度的下降而升高,随血球压积的下降而下降。体外循环初期,动脉压过低的原因有:出入量不平衡,腔静脉引流量多于灌注流量;血液稀释导致血液黏滞度下降,血流阻力下降;搏动血流消失,微循环血液淤滞,有效循环血量下降;血管活性物质快速稀释,血管张力下降,外周阻力下降;合并其他畸形,如动脉导管未闭、肺静脉异位引流等,造成血液分流,使动脉灌注流量不足;腔静脉引流不畅,影响动脉灌注流量;主动脉插管位置不当,包括错位、插入主动脉夹层、插入主动脉某一分支等,使全身灌注不足。以上原因造成的动脉压下降多为一过性,此时主要处理是保证有效的灌注流量,但低血压的时间过长应考虑应用血管活性药物等措施。

体外循环中,动脉压过高的原因有:麻醉深度不够,应激反应强烈,外周阻力升高;术前精神过度紧张,体内蓄积过多的儿茶酚胺等血管活性物质;出入不平衡,灌注流量过高;晶体液向细胞间质转移,利尿等造成血液浓缩,温度下降使血液黏滞度升高;儿茶酚胺等血管活性物质增多引起血管阻力持续升高;静脉麻醉药被体外循环管道吸附,吸入麻醉药排放至空气使麻醉变浅。主要处理是加深麻醉,适度降压。

（二）中心静脉压（CVP）

CVP是靠近右房的腔静脉压。体外循环中监测CVP可了解血容量的情况、判断右室功能、反映上下腔静脉的引流状况,并通过测压管路补液或给药。目前多采取右侧颈内静脉穿刺测定CVP,其解剖关系明确、插管容易、并发症少。体外循环中由于落差虹吸效应,静脉引流通畅时CVP应为零或负值。

体外循环近结束时CVP过低,提示低血容量。CVP过高提示静脉引流不畅,原因可能是插管型号不当、大量气体栓阻、引流路径阻塞或落差不足等。CVP过高的主要副作用是脏器有效灌注压下降,使组织缺氧,加剧水肿的发生。上腔引流管插入过深,可至一侧颈静脉,影响对侧静脉引流,上腔静脉压升高易造成术后脑水肿;下腔静脉管插管过深可越过肝静脉,易造成腹腔脏器,特别是肝脏的水肿,或插入肝静脉导致肾脏及下肢静脉回流受阻;右房插管过深,第二梯引流口被下腔静脉壁闭塞,使上腔静脉引流不佳(图88-7)。

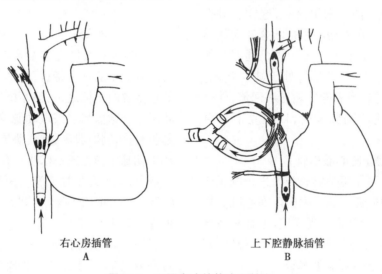

右心房插管
A

上下腔静脉插管
B

图88-7　不同方式的静脉血引流

（三）左房压（LAP）

LAP是反映左室前负荷的可靠指标之一。应用LAP可调节最适的左室充盈度,以期达到合适的心排血量,防止左室过度扩张,监测左心功能和血流动力学变化。心功能差,左室发育不良,完全性大动脉转位矫正术患者,监测LAP有特殊的意义。在房间沟与右上肺静脉连接处置管测压,也可切开右房通过房间隔置管测压,Swan-Ganz导管所测的肺毛嵌压(PCWP)可近似反映LAP。LAP正常值为0.7~2.0kPa(5~15mmHg),体外循环中最高不宜大于1.3kPa(10mmHg)。但重症瓣膜病或复杂先心病手术患者(如方坦手术,格林手术等),常需维持较高的LAP才能保持动脉压的正常。

LAP过低提示前负荷不足,可补充容量。LAP过高,无论CVP如何,均说明前负荷已达一定阈值,此时盲目扩容可能导致左心衰竭,可适当应用正性肌力药和血管扩张药。成人巨大房缺和法洛四联症患者右心室相对收缩有力,在左心排血量降低,左房压增加时,右房压(中心静脉压)可表现正常。所以,成人巨大房缺体外循环后容量补给一定要慎重,一定根据左房压进行补充血容量。

（四）温度

鼓膜温度可准确反映大脑的温度。鼻咽温近似脑温,体现大脑基底环血流区域的温度,是常用的监测部位。食管中段温度近似心温。膀胱和直肠温主要反映腹腔脏器的温度,体现下半身的血运状况。手指、足趾等皮肤温度反映周围组织灌注状态。混合静脉血的温度反映全身平均温度。鼻咽温的探头应置于鼻甲位置。直肠的探头应置于肛门的齿状线以上。测心肌温度时可用针形电极插入心肌进行测量。

机体代谢与体温直接有关,机体体温每下降7℃组织代谢率下降50%,如体温降至30℃,则氧需要量减少50%,体温降至23℃时氧需要量则是正常的25%。体内需高血流量灌注的脏器有肾、心、脑、肝等,体外循环时为预防重要脏器缺血缺氧,提高灌注的安全性,经常与低温结合应用,低温下体外循环灌注流量可减少,血液稀释度可增加,氧合器血气比率可降低。降温程度根据病情、手术目的、手术方法等各种情况而定,有高温(>38℃)、常温(35~37℃)、浅低温(32~35℃)、中度低温(26~31℃)、深低温(20~25℃)、超深低温(14~19℃)。但目前各国及各单位低温标准尚未统一。采用深低温和超深低温体外循环时,氧合器应保证有良好性能,因为复温过程体内代谢率急剧上升,体温每升高1℃,物质代谢率提高13%,升温时氧债增加,如氧合器性能不好,不能满足机体氧需要量,则会发生严重缺氧及代谢性酸中毒。

(五)尿量及其性状

在无肾脏疾病前提下,尿量反映组织灌注状况和下腔静脉引流情况。尿pH间接反映酸碱状况,并受药物和电解质的影响,可作为纠正酸中毒的依据。根据尿比重可调整晶体的补充量。体外循环中肾糖阈下降常导致糖尿出现。多种原因造成血液破坏可致血红蛋白尿。体外循环一般要求转流中尿量大于1ml/(kg·h)。体外循环初期由于血压下降、肾血流量减少,尿量较少。转机一段时间后,由于血管活性物质增多,血压上升,肾血流恢复,加上稀释性利尿,尿量接近或超过正常。深低温低流量或停循环时,一般无尿或少尿。转流中尿pH通常在6.8~7.0之间。血红蛋白尿的程度可从淡红色至棕褐色,应与血尿鉴别,血尿一般为洗肉水色,静置后有红血球沉积,镜检有红细胞。

尿路通畅而尿少首先应考虑体内容量不足、灌注流量不足和低心排造成的肾血流量不足及有效滤过压不够。下腔静脉引流不畅、静脉压过高也是造成少尿的原因之一。体外循环后期,麻醉减浅,血液中儿茶酚胺、肾素-血管紧张素-醛固酮和抗利尿激素等物质升高,均可造成尿量减少。尿管放置错误,尿管扭折,脱落可造成假性少或无尿。

(六)周围组织循环状况

1. 头面部、口唇 头面部、口唇发绀常提示上腔静脉引流不畅,如术中将左上腔静脉阻断时间过长。该部位充血水肿,可能原因有过敏、过度灌注等,如动脉插管位置不当,导致头面部动脉分支的流量过多;主动脉弓中断或主动脉缩窄者上半身灌注流量过高等。

2. 球结膜和腮腺 球结膜和腮腺水肿主要与上腔静脉回流受阻有关,此外还与血液稀释度过大、晶体预充比例过高及转流时间长相关。

3. 外周组织的温度 复温阶段外周组织苍白冰冷,说明血管阻力高、灌注不足或稀释度过大。同时外周组织温度的监测可用于检测鼻咽温和肛温的准确性,外周组织温暖表明复温满意。

三、灌注指标的监测

(一)流量

灌注流量是体外循环中重要的灌注指标和监测项目之一。有效灌注流量是指最终灌注组织的血流,应从总灌注流量中减去以下几方面的流量损失:手术野吸走的动脉血量;大量的支气管动脉侧枝循环分流血量;心内吸引血量;微循环异常灌注导致局部或全身组织间液增加,使氧从毛细血管到达细胞的距离增加而导致灌注流量损失;体外循环管道中的流量,如动脉滤器、血液标本环路、超滤器等。

体外循环的流量标准可按体表面积计算,成人大于2.4L/(min·m²)为高流量,1.8~2.4L/(min·m²)为中流量,小于1.8L/(min·m²)为低流量。也可按公斤体重计算,划分标准是:小于50ml/(kg·min)为低流量,大于80ml/(kg·min)为高流量。高流量对不同年龄组的患者有所区别,婴幼儿可达3.5L/(min·m²)或150~200ml/(kg·min),而成人很少超过2.8~3.0L/(min·m²)或80~100ml/(kg·min)。监测灌注流量是否充足可参考混合静脉血氧饱和度、尿量和BE值,一般维持混合静脉血氧饱和度在60%以上、尿量1~2ml/(kg·h)、BE值±3。

(二)泵压

泵压是指动脉供血管路的压力,转流前后反映大动脉血压,转流中高于动脉压。当突然停电时,可参考停电前的泵压摇泵进行灌注。主泵压应小于40.0kPa(300mmHg)为佳。动脉滤器进出口压差应小于1.3kpa(10mmHg)。停跳液灌注管路的压力,成人在32.0kPa(240mmHg),儿童在20.0kPa(150mmHg);在主动脉根部由于压力衰减,一般成人达9.3~12.0kPa(70~90mmkg),小儿6.7kPa(50mmHg)。

泵压受灌注流量、动脉压、动脉插管及口径等多方面因素影响。开始转机时,泵压突然增高提示:主动脉插管过细或位置不当;动脉输出管路扭曲或阻塞;动脉插管插入主动脉夹层;动脉微栓滤器堵塞,进出口压差大于4.0kpa(30mmHg)。泵压过低可出现在低流量或旁路开放时,发生凝血有时也会使泵压下降或难以测到。

(三)氧合器血平面

体外循环中应调整好体内外容量平衡,通过氧合器血平面的变化可推测容量情况。血平面突然升高的原因主要有:静脉引流量大于动脉泵出量;体肺循环淤血或巨大心脏患者,阻断升主动脉后,心脏和全身血管床的血液回流入氧合器;停跳液和手术野液体大量回收;全身血管收缩,体内血容量减少。血平面突然下降的原因主要有:静脉回流受阻,如静脉管路扭曲打折、静脉内大量气栓、静脉插管深度或位置不当;动脉灌注流量过高;失血过多或胸膜破裂大量血液滞留于胸腔;利尿或滤水量较大;血管床扩张,体内容量增加;各种原因引起的大量液体向细胞间质转移;血液随纱布、普通吸引器丢失。

(四)吸引泵的流量

体外循环中应调整好血液回收吸引和左心减压排气吸引,提供清晰的手术野,防止心脏膨胀和肺循环压力升高;同时避免过度吸引产生负压,造成血液破坏和气栓进入体内。

左心吸引血过多的原因主要有:发绀型先心病、支气管动脉侧枝循环丰富;动脉导管未闭;主动脉瓣关闭不全;升主动脉阻断不全;左心回血多,且为静脉血,提示左上腔静脉的存在或腔静脉阻断不全。在心内直视手术中,心内回血主要来自于肺营养血管,其流量为灌注流量1%～5%,超过灌注流量的10%为异常。

(五)动静脉管路情况

1. 有无气泡 动脉管路一旦发现气泡,立即停止循环,查明原因并予排除,如果体内进气,按意外情况及时处理;静脉大量气栓会影响回流,应尽快排除。

2. 管路有无梗阻或扭曲 动脉管路梗阻会造成泵管崩脱,静脉梗阻会影响回流。

3. 动脉管道的张力 如果动脉管路明显摆动,张力很大,提示前端梗阻。

(六)生化指标的监测

1. 低钾血症 体外循环中低钾血症的原因主要有:补充不足、尿丢失过多及异常转移(如酸中毒、低温和儿茶酚胺水平增高等)。低钾使心脏兴奋性增高。细胞外钾浓度降低使钙内流的抑制作用减轻,钙内流加速,复极化二期缩短,有效不应期缩短,易出现各种心律失常。缺钾时,颈动脉压力反射迟钝,血管对儿茶酚胺的反应减弱,可使体外循环血压偏低。低钾抑制糖原和蛋白质的合成,机体葡萄糖耐量降低。

低钾血症的诊断应以生化检查为标准,心电图、心功能情况作为参考。出现低钾应根据化验结果进行纠正。公式为:补钾量=0.3×患者体重(kg)×(预纠正钾浓度-实际钾浓度)。补钾后血钾的差异很大,纠正效果仍应以化验结果为准。体外循环中补钾速度和临床静脉补钾有很大的不同,在短时间内可将15%氯化钾从机器内分次给予。因为机器给钾可使钾在机器内进行一次稀释,进入主动脉后经微循环、静脉、右房又进行了第二次稀释。体外循环有效地维持血液动力学稳定,为补钾提供了安全保障。若补钾效果不明显应考虑缺镁的可能,缺镁会严重影响补钾效果。体外循环中尿多或丢失的血液多,补钾时应同时注意补镁。体外循环中血钾变化有一定的规律。体外循环开始时血钾明显降低,体外循环后期由于复温,血钾逐渐回升,因此在复温时的低钾应予以足够重视。最好在开放升主动脉前5分钟测血钾。如有异常可及时纠正,为心脏复苏创造良好的条件。

2. 高钾血症 体外循环中高钾血症的原因主要有:假性高钾、肾排钾减少、血液破坏、酸中毒如摄入过多(如心脏停跳液灌注次数和容量过多、大量的血液预充等)。高钾血症可使静息电位接近阈电位水平,细胞膜处于去极化阻滞状态,钠通道失活,动作电位的形成和传导发生障碍,心肌兴奋性降低或消失,兴奋-收缩耦联减弱,心肌收缩降低。

高钾诊断应以化验检查为准。复跳前应有血钾结果。在开放升主动脉后,心肌多次除颤不复跳应怀疑高钾,一旦怀疑或确诊为高钾,体外循环不能终止,以防高钾导致的心搏骤停。高钙抑制心肌动作电位3期的钾外流,钙在2期大量内流增加心肌细胞的静息电位,恢复心肌的兴奋性,并增加心肌收缩力。临床上可给氯化钙或葡萄糖酸钙。一般给1～2g钙盐后几分钟心电图可得到纠正,但作用短暂,此时血钾不降低。8.4%碳酸氢钠80～120ml可在60分钟内使血钾降低,持续4～6小时。碳酸氢钠中的钠离子使除极时钠内流加快,血钠增高可增加肾小管钾的排泄。碳酸氢钠碱化作用使钾向细胞内移动。钠盐使细胞外液渗透压增加,细胞外液容量增加,对高钾产生稀释作用。钠钾拮抗可减轻高钾对心肌的毒性作用。胰岛素可使细胞外钾进入细胞内,4单位~8单位的胰岛素静脉注射,可使血钾降低1.5~2.5mmol/L,持续至少6h。胰岛素还刺激Na+-K+-ATP酶活性,增加肌细胞的钾摄取。高钾时可用速尿加强肾脏的钾排泄,但速度太慢。安装人工肾,可快速滤出含高钾的液体,同时补入10%葡萄糖。这种方法速度较快,效果较好。停机后如发现血钾很高,机器内血液不宜回输给患者。可用血球分离机(cell saver)处理,排出血液内的高钾血浆,将血液的有形成分回输。

3. 低钙血症 体外循环中低钙的原因主要有:血液稀释、碱中毒和预充大量库血。血钙降低可引起神经肌肉兴奋的一系列症状,如肌痉挛、喉鸣、惊厥等。在体外循环中主要表现为心血管系统的抑制,如钙离子小于0.66mmol/L,体外循环阻力下降,心肌收缩减弱,进而出现低血压。诊断低钙血症应以离子钙的化验结果为标准。目前国内临床化验大多反映血浆总钙水平。用离子电极法可直接测量钙离子浓度。当怀疑低钙引起血流动力学异常时,可试验性补钙。

成人患者体外循环中的低钙一般为低蛋白所致,此时血浆总钙下降,钙离子正常或偏高。对这类患者不易过分强调将钙维持在正常水平。因为体内钙含量丰富,加上完善的调节机制,患者在体外循环中或术后很少发生低钙血症。小儿患者需要预充大量血液,因枸橼酸和钙离子结合,血浆钙离子明显减少。婴幼儿钙代谢调节机制不健全,易产生低钙,导致低血压。应积极补钙,每100ml枸橼酸库血补钙0.1g。

钙与心肌缺血后再灌注损伤的关系密切。坏死的心肌细胞内有大量难溶性磷酸钙结晶沉淀。心肌缺血期细胞内钙聚积很轻;复灌期,特别是最初5~10分钟,细胞内钙含量可增加9倍,钙摄取可为正常的18倍。心脏复跳后,心肌刚从长时间缺血缺氧中恢复能量供应,需要偿还氧债,重建能量平衡。这时大量钙离子内流只会增加不必要的氧耗,使氧供需比失调。复跳初期血钙离子为0.6mmol/L可减少再灌注损伤。心肌恢复血运5~10分钟后再补入适量钙剂(10mg/kg),使血钙恢复正常,增加血管张力和心肌收缩力。

(七)静脉氧饱和度(SvO₂)

SvO₂是体外循环监测的重要手段之一。它可

以反映:①氧合器和患者肺的气体交换功能;②一定量的血红蛋白水平;③全身的氧耗和氧供平衡状态;④灌注流量和心排血量。一般在体外循环中SvO₂以高于60%为尚可,70%~80%为佳。目前SvO₂监测已广泛用于体外循环,它可指导灌注医师调节流量和压力。在一些监测仪中还可附血红蛋白浓度的监测。SvO₂在体外循环开始较高通常为85%,它主要和降温、氧耗下降有关。另一方面和微循环短路,氧摄取率下降有关。这提示体外循环的降温要逐渐、均匀。在深低温停循环恢复血流灌注后,不要急于复温,待SvO₂大于80%再进行复温。这样可以充分偿还氧债,减少缺血再灌注损伤。SvO₂在心内手术结束后的并行期起有重要作用,如控制静脉回流,心脏完成大部分射血功能时,SvO₂能维持或略有升高,说明心脏射血能满足机体的需要。此时可从容终止体外循环。反之,则要分析SvO₂降低的原因。一般情况下要辅以正性肌力药物或其他辅助措施。深低温停循环时,SvO₂长期低于50%,应降低体温或增加流量,这样可避免机体的缺氧缺血。

(八)远红外线脑氧饱和度监测(NIRS)

NIRS可以实时反映大脑局部氧供氧耗变化情况,它利用血红蛋白携氧量不同,对近红外光呈现不同强度的吸收光谱来确定氧代谢的状态,由于组织光散射和其他吸收体引起的光衰减在测量过程中近似恒定,连续监测时光衰减的变化对应着血红蛋白氧合状态的相对变化,具有速度快,在1分钟内完成;无创伤;经实验证实,可透过头皮、颅骨深入脑部2~3cm。目前多用于深低温低流量或停循环患者手术中,可以对围手术期脑保护,提供有效监测。

(九)乳酸(LAC)

LAC是人体代谢过程中的一种重要中间产物,它与糖代谢、脂代谢、蛋白质代谢以及细胞内的能量代谢关系密切。人体内的乳酸源于葡萄糖和糖原的酵解过程。临床工作中,血浆乳酸浓度超过4mmol/L称为高乳酸血症。体外循环期间,乳酸升高提示可能存在组织灌注不足,导致组织缺氧。

四、肝素抗凝和拮抗

(一)肝素抗凝

体外循环中主要抗凝药物为肝素。肝素在体内和体外都有抗凝作用,几乎对凝血过程的每一环节均有抑制作用,尤其是其通过抗凝血酶Ⅲ(AT-Ⅲ)

而使凝血酶灭活的作用更为强大。肝素的个体差异很大,通常在体外循环前经静脉或右心房给一首次剂量(400IU/kg),全身肝素化后,根据抗凝后的激活凝血时间(ACT)酌情追加。肝素抗凝不足时,可导致血液凝固、凝血因子消耗过多、纤溶增加和血小板破坏;而抗凝过度时,使凝血机制紊乱,易发生颅内出血,并可导致术后出血增加。体外循环中 ACT 维持在 480 秒,基本检测不出纤维蛋白单体。当 ACT<480 秒时,则须追加肝素,追加剂量视具体情况(病种、温度、流量等)而定。

不同厂家、批号、剂型的肝素,其提纯度、平均分子量及分子粒子的离散度各不相同,导致其效价差异很大。血液中 AT-Ⅲ-凝血酶比例的差别是导致肝素个体差异的主要原因。低温可使 ACT 明显延长,可使各种凝血因子的活性下降。ACT 测定之前,玻璃试管应在 37℃检测槽中预热保温 3 分钟以上。转流中的血液稀释可使凝血因子大量稀释,难溶性纤维蛋白的形成及血小板的黏附聚集均受到影响,导致 ACT 延长。抑肽酶是广谱丝氨酸蛋白酶抑制剂,可抑制凝血酶、纤溶酶、激肽释放酶活性及血小板激活,尤其可使 ACT 测定中的凝血激活剂硅藻土的效价降低,使 ACT 延长,形成肝素抗凝充分的假象。术中使用抑肽酶时,若以硅藻土作激活剂,应维持 ACT>750 秒,而以白陶土或高岭土作激活剂,则仍只需维持 ACT>480 秒。

(二) 鱼精蛋白拮抗

鱼精蛋白是从鱼类精子中提取的蛋白质,分子量约 4500,呈强碱性。单独使用时具有促凝作用,并可促进血小板黏附、聚集及肺小动脉收缩。在体内有大量肝素存在的情况下,强碱性的鱼精蛋白可与强酸性的肝素以离子键按 1∶1 的比例结合,即每 1mg 鱼精蛋白可中和 100IU 肝素。体外循环后以鱼精蛋白拮抗肝素,肝素在转流中有部分已被代谢,鱼精蛋白的总剂量应偏小于肝素总剂量,按 0.8~1∶1 的比例中和。有时出现"肝素反跳"现象,鱼精蛋白剂量宜偏大,主张按 1.2∶1 的比例中和。因肝素纯度和效价不同,剂量反应个体差异很大,体外循环中半衰期亦相差很大,鱼精蛋白中和应以 ACT 恢复或接近转流前生理值为标准。体外循环后将氧合器和管道内的剩余血回输时用鱼精蛋白(3~5mg/100ml)拮抗。

鱼精蛋白具有抗原性,少数患者会发生过敏和类过敏反应。临床表现为皮肤红斑、荨麻疹、黏膜水肿、体循环阻力下降、肺血管收缩及肺循环高压等,甚至出现心室纤颤。术前应常规询问患者的鱼类过敏史和既往鱼精蛋白使用史,男性患者有无绝育史,对这类患者作好预防和抗过敏准备。鱼精蛋白拮抗时,经静脉缓慢给药,同时注入钙剂;高危患者可经升主动脉注入,以减少鱼精蛋白对肺血管的作用;给药时,根据血压,常规经升主动脉从体外循环机少量缓慢输血,以补充血容量。

第3节 体外循环在非心脏手术领域中的应用

一、体外膜肺氧合(ECMO)

(一) ECMO 的概念

ECMO 是指一种仅保留体外循环系统中最关键结构,将静脉血从体内引流到体外,再经氧合器氧合后由驱动泵将血液泵入体内的中短期心肺辅助技术。治疗期间,心脏和肺得到充分的休息,而全身氧供和血流动力学处在相对稳定的状态。ECMO 主要用于肺或心肺功能不全的支持,通过充分的心肺支持,有效的改善低氧血症,避免长期高浓度氧吸入所致的氧中毒和机械通气所致的气道损伤,使心脏功能得到有效支持的同时增加心排血量,充分改善全身组织灌注(图 88-8)。

(二) ECMO 的类型和基本设备

按照 ECMO 支持的方式和目的,可分为静脉-动脉 ECMO(V-A ECMO)和静脉-静脉 ECMO(V-V ECMO)两种。

1. V-A ECMO 可同时支持呼吸和循环功能,维持较高的 PaO_2,为患者提供足够的氧合和有效的循环支持。常见的插管部位为股静脉-股动脉或右颈内静脉-右颈动脉。

(1) 股动脉-股静脉 ECMO:将静脉插管从股静脉置入,插管向上延伸到右房,引出的静脉血在氧合器中氧合,经泵驱动从股动脉注入体内。可将 80% 回心血流引至氧合器,降低肺动脉压和心脏前负荷。该方法临床较为常用,但也存在冠状动脉和脑组织灌注不充分的缺点,另外肺循环血流骤然减少,使肺的血液瘀滞,增加了肺部感染和血栓形成的危险性。目前认为在 ECMO 治疗中维持一定肺血流和肺动脉压力,有利于肺功能和结构的恢复。

(2) 颈内静脉-颈内动脉 ECMO:目前婴幼儿

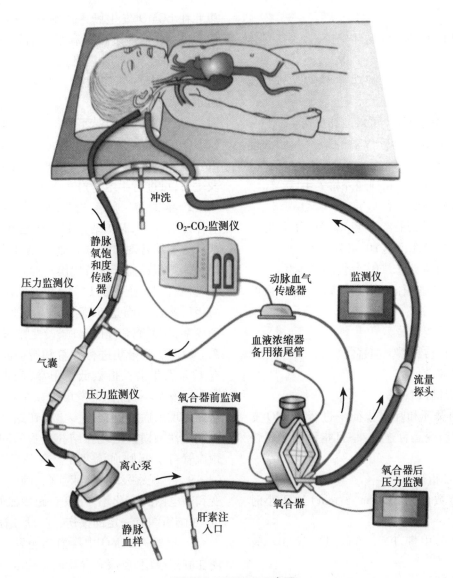

图 88-8　ECMO 示意图

ECMO 最常用的方法。由于右颈部血管对插管有很强的耐受力,一般通过颈内静脉插管,经右房将血液引流至氧合器,氧合血通过颈动脉插管至主动脉弓输入体内。优点是可降低肺动脉压力,依赖人工呼吸的成分少,适用于严重的呼吸衰竭者。不足之处为非搏动灌注成分较多,血流动力学不易保持稳定,插管拔管操作复杂。

2. 静脉-静脉 ECMO　V-V ECMO 适用于存在肺部病变,仅需要呼吸功能支持的患者。V-V ECMO 支持的目的在于代替肺功能为低氧的血液提供氧合,同时把呼吸机参数设置为可接受的最低范围,以最大限度地减少呼吸机所致肺损伤。插管位置一般采用左股静脉-右股静脉或右颈内静脉-右股静脉。

3. 基本设备

(1) 膜式氧合器,根据膜的结构可分为两种:无孔卷筒式氧合器和中空纤维氧合器。

(2) 驱动泵,主要有滚压泵和离心泵两种。

(3) 变温水箱,变温水箱是膜式氧合器中的变温器的配套设备,可以维持血温恒定。

(4) 插管,主要分为两大类:心脏大血管(右房、主动脉、上下腔静脉)插管和深动、静脉(股动、静脉和颈内静脉)插管。

(5) 管道系统,一般采用肝素表面涂抹管道。

(三) ECMO 的适应证和禁忌证

1. ECMO 的适应证

(1) 手术后因心肌顿抑导致的心功能衰竭,停机困难。

(2) 心脏术后出现肺水肿或合并可逆性的肺高压。

(3) 心肌炎、冠状动脉痉挛等所致的急性心衰。

（4）心脏移植前 ECMO 循环支持，为等待供体进行过渡。

（5）心、肺移植术后心肺功能不全或肺高压危象。

（6）各种原因引起的严重急性肺损伤。

（7）药物或呼吸机治疗无效的新生儿顽固性肺动脉高压。

（8）应用于气管手术和神经外科等手术。

2. ECMO 的禁忌证

（1）体重低于 2kg，胎龄不足 32 周的新生儿。

（2）机械呼吸治疗已达 10～14 天。

（3）不可逆的肺疾患，如广泛性肺纤维化。

（4）有明显出血倾向，特别是有颅内出血的患者。

（5）多器官功能衰竭。

（6）严重中枢神经系统损害。

（7）脓毒血症。

（8）晚期恶性肿瘤患者。

3. ECMO 的循环和呼吸指征　进行 ECMO 支持的前提是患者病变是可逆的，一旦指证明确尽快建立 ECMO。

ECMO 的循环指征：

（1）心脏指数低于 $2L/(m^2 \cdot min)$ 达 3 小时以上。

（2）代谢性酸中毒，BE<-5mmol/L 达 3 小时以上。

（3）平均动脉压过低，新生儿<40mmHg；婴幼儿<50mmHg；儿童和成人<60mmHg。

（4）尿量小于 $0.5ml/(kg \cdot h)$

ECMO 的呼吸指征：

（1）肺氧合功能障碍，PaO_2<50mmHg 或 DA-aO_2>620mmHg。

（2）急性肺损伤，PaO_2<40mmHg、pH 小于 7.3 达 2 小时。

（3）机械通气 3 小时后，PaO_2<55mmHg，pH 小于 7.3。

（四）并发症

ECMO 早期并发症以出血最多见，以脑出血最为严重，晚期并发症以脑缺血最常见。

1. 出血　ECMO 一般采用全身肝素化，出血不可避免，严重出血将危及患者生命。有统计表明：新生儿 ECMO 脑内出血的发生率为 29%，但这种出血极易发生在非足月胎龄的患儿（<34 周）。足月胎龄患儿在 ECMO 发生颅内出血和出生时颅脑损伤有关。ECMO 治疗过程中有很多插管，全身肝素化后易发生出血，严重时应终止 ECMO。其他常见出血的部位有胃肠道、腹膜后。如果 ACT 小于 300 秒，血小板高于 $10×10^9/L$，不易发生出血。出血严重时，如果能在呼吸支持下维持生命体征，可考虑终止 ECMO。一般说来 ECMO 停止 1～2 小时后，ACT 可恢复正常。终止 ECMO 一段时间后仍出血不止，危及生命，可进行手术止血。

2. 脑损伤　新生儿 ECMO 大多经颈部插管建立体外循环，ECMO 结束时需要结扎颈部血管。一般认为婴幼儿对右侧颈部血管结扎有很强的耐受，通过左侧颈部血管进行代偿。术后修复颈动脉易发生气栓。有调查发现 ECMO 中有癫痫脑电波的患者一年后死亡率高达 64%。10% 患儿发育和神经运动异常，这可能和颅内出血、慢性肺部疾患有密切关系。ECMO 后患儿进行发育和智力检查表明，其中有 15% 患儿生长指数低于正常，表现在身高、体重和头围发育不良，智力发展指数基本接近正常。有研究发现出血性脑损害多出现在结扎血管的对侧，而缺血性脑损害出现在结扎血管的同侧，认为结扎颈血管可引起脑血流变化。有关 ECMO 长期愈后（4～9 年）观察发现：临床症状、脑半球不对称的改变和脑电图的变化不一致；右侧颈血管血流明显降低，对脑组织有一定的损伤，并有后遗症。

3. 血栓　ECMO 中凝血功能发生很大变化，表现在肝素应用、血液和异物表面接触、血小板活性物质释放、凝血因子消耗。有研究表明 ECMO15 分钟后血小板下降 26%，其聚集功能下降 46%，血小板释放的三磷酸腺苷也明显减少，输入 1 个单位血小板不能改善血小板聚集功能。ECMO 结束 8h 后血小板的聚集功能和数目恢复。

4. 其他　ECMO 除对呼吸进行支持外还可改善循环功能。但治疗中心血管的并发症较为常见，如高血压、心肌顿抑和心律失常。这种情况一般是可逆的。在 ECMO 的有效支持下，适当应用血管活性药物，可取得良好效果。

其他不太常见的并发症，如 ECMO 后发生右侧声带麻痹，可能和结扎颈部血管有关。此区域有迷走神经和喉返神经走行，手术易造成神经损伤。EC-MO 术后出现了胆结石，可能和溶血、营养不良、长时间 ECMO 支持有关。长期 ECMO 治疗的患儿，头皮供血不足，加上压迫易出现脱发、秃头。

截至 2011 年 7 月，体外生命支持组织（ELSO）

登记注册全球共有 46 509 例患者使用 ECMO 进行呼吸和或循环系统进行支持,脱机率为 74%,出院率为 62%。2010 年 5 月,中国体外生命支持组织共收集的 6 家医院 339 例登记注册的 ECMO 病例,统计结果显示我国 ECMO 患者的脱机率为 67%,生存率为 57%。

ECMO 优点主要表现在:①有效地进行气体交换;②为心肺功能恢复赢得时间;③避免长期高氧吸入所致的氧中毒;④避免了机械通气所致的气道损伤;⑤有效的循环支持;⑥ECMO 治疗中可用人工肾对机体内环境如电解质进行可控性调节。

二、体外循环在肝移植手术中的应用

(一) 体外循环在肝移植术中的作用

肝脏由肝动脉和门静脉双重供血。正常肝血流量占心排血量的 20% ~ 40%,其中门静脉占肝血流的 60% ~ 80%。肝移植期间要求肝脏无血流,需对门静脉、肝动静脉、腔静脉进行阻断。这种阻断带来一系列病理生理变化,表现在:①下腔静脉血流阻断使大量回心血液淤积于腹腔脏器和下肢。②阻断门静脉时可出现高血压。有学者认为这种血压增高与神经性因素和激素释放有关。还有学者认为这种血压变化与门、腔静脉,以及上、下腔静脉间侧支循环有关,循环功能更差,危险更大。③恢复肝血流时,阻断期间滞留在腹腔脏器内的大量钾和酸性物质随

血流涌入体循环。无肝期心排血量减少近 50%,通过增加血管阻力使血压得以勉强维持。如果既往有心功能不全或年龄过大,可发展为心力衰竭、低血压或心律失常。此外,无肝期为维持血压而输入大量液体,可造成肝血流恢复期容量负荷急剧增加。

为了缓解上述问题,应用股动静脉体外循环技术可改善肝移植术中的血流动力学。但全身肝素化可增加出血的危险性。有报道肝移植术中可用肝素化涂抹管道进行无肝素的静脉-静脉体外循环转流。和常规手术的对照发现,此方法可维持术中血流动力学平稳,术后的肾功能损害较轻,血液丢失较少,存活率较高。然而一些研究中心不用体外循环也取得了良好效果,他们是通过手术方法的改进、选用合适的麻醉药和血管活性药、适度的容量补充等手段来实现的。普遍认为危重患者的肝移植手术,采用体外循环很少发生血流动力学紊乱。对有心脏病、严重肾功能不全、严重肝硬化门脉高压等患者应积极采用。

为了减轻无肝期阻断下腔静脉和门静脉时的静脉淤血,用导管插入门静脉和下腔静脉,引流出的血液经离心泵注入腋静脉,经右房进入体循环(图 88-9)。为了减少损伤,经皮插管越来越普遍。经皮插管方法在肝移植术中可维持 2L/min 流量,临床效果良好。体外循环时不用肝素,这需要所有与血接触的表面有很好的抗凝性。特制的管道腔表面能和活性肝素以共价键结合,血液流经此处时,肝素和抗凝血酶Ⅲ、凝血酶结合达到局部抗凝作用。当血液离开管腔,这种复合物解离,凝血酶恢复正常功能,血

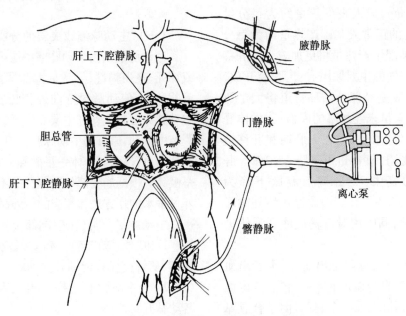

图 88-9 肝移植静脉-静脉转流示意图

凝也随之恢复。为了避免体外循环时产生血栓,转流中保证充分的血流亦十分重要。成年人转流量一般可达到 1~5L/min。如果流量低于 1L/min,有可能出现血栓。肝脏移植一般需要吻合四条血管和一条胆管。当吻合时用乳酸林格液经供体肝脏的门脉冲洗出保护液,拔出门脉插管,进行门静脉吻合。此时下腔静脉和腋静脉的转流仍在进行。当门脉吻合完毕后,可终止体外循环,恢复正常血流。体外循环可稳定肝移植术中的血流动力学、纠正水电解质紊乱、调节温度平衡并利用自体血回输。

(二) 体外循环在肝移植术中的管理

在转流过程中经常会出现流量骤然降低。其原因可能与手术牵拉、静脉引流管异位、术者身体挤压或管道扭折所致。此时灌注医师应及时地提醒外科医师发现问题并加以调整。肝素涂抹管道除了抗凝外,还具有良好的生物相容性。它可减轻血液和异物表面接触时炎症介质的释放,如补体、血栓素等。这对减轻术后的并发症有积极的意义。

离心泵是肝脏移植中必不可少的设备,它将门静脉和下腔静脉引流出的血液泵入腋静脉。在转流期间各种监测非常重要。心电图可监测心率,S-T段的变化,可及时反映心肌缺血情况。末稍氧饱和度和组织血液供应有密切关系。漂浮导管可监测肺动脉压力、心排血量,结合其他数据可计算全身血管阻力、心脏作功情况。在肝脏恢复循环时,含有大量 K^+ 的保护液从肝脏进入体内,它可引起 T 波的明显改变,此时可用速尿或钙剂处理。

肝脏手术中热量大量丧失,如室温为 18℃ 左右,转流量为 2.5L/min,成人丧失热量约为每分钟 20.933kJ,体重 70kg 的正常人基础产热量约为每分钟 5.024kJ,在麻醉情况下产热量将更加减少。肝移植手术中过程热量丧失的主要原因有:①腹腔开放,大量热量散发;②血液流经体外循环管道将大量热量带至体外;③输入大量未经加温的库血;④供体肝脏移植前浸泡在大量冰水中;⑤在无肝期和肝移植后的早期肝脏产热受阻,氧耗量可下降 25.7%。肝移植手术中热量的丧失,无肝期前温度下降为 0.3℃/h,无肝期中为 0.9℃/h。因此停止体外循环后应使用变温毯保温,同时用对待输血液和液体进行加温处理。

肝移植手术中另一大危险是出血,严重者出血多达 20 000ml,是患者自身血量的 4~5 倍。其出血原因是多方面的:①因肝功能不全,凝血因子合成障碍,血小板生成减少;②患者的血管脆性增加,手术中创面大,手术区广泛渗血和出血;③一些患者存在纤维蛋白溶解酶活性增加或因休克发生 DIC;④术中热量大量丧失,凝血因子不能发挥有效作用;⑤体外循环中血液与表面异物接触的机械作用,使凝血因子和血小板遭到破坏;⑥术中因下腔静脉或门静脉的阻断,使腹腔内和下肢的血液淤积,也是渗血的主要原因。减少渗血和出血是提高肝移植手术存活率的重要因素,主要采用综合性的措施。对于术前凝血因子缺乏的患者应加强营养、给维生素 K 等药物,促进凝血因子的生成。通过体外循环转流可降低下腔静脉和门静脉压力。体外循环材料生物相容性的改善对于缓解血液炎性介质释放,减少血液破坏均有积极作用。目前肝素涂抹表面 Camada 膜即具有这一特点。温度的维持可使凝血功能正常发挥。在输大量库存血时须注意两个问题,即血液的复温及 Ca^{2+} 补充。对肝移植手术中出血的回收再利用,可减少血液性疾病的传播,节约库血。应该注意,使用自体血液回输装置处理的血液不含血浆和凝血因子。当输入经处理的血液达患者血容量 1.5 倍时,应输新鲜血浆和凝血因子。Tsuubo 介绍他们对肝移植患者使用超滤的成功经验。严重高胆红素血症对机体有广泛毒性,Ott 报告在肝移植后用体外血液吸附方法获得了良好效果,每次可降低胆红素 18%~35%,而且安全可靠。

三、体外循环在大血管手术中的应用

(一) 主动脉瘤或夹层的分类

主动脉瘤是由于动脉壁中层弹力纤维变性、断裂或坏死,丧失弹性,导致局部脆弱。主动脉内高压血流的冲击,使动脉局部向外膨出扩大,形成动脉瘤。主动脉夹层是主动脉中层发生撕裂后,使血液在撕裂假腔中流动,原有的主动脉腔为真腔。以上两种都是严重的血管疾病,瘤体一旦破裂,抢救非常困难,病死率极高。根据病变部位和范围的不同,可选择不同的外科手术治疗方法和相应的体外循环管理办法。

主动脉瘤分类(按解剖部位)

1. 根部主动脉瘤　病变累及主动脉瓣环、主动脉窦、窦管交界和近端升主动脉。

2. 升主动脉瘤　病变累及窦管交界上方至无名动脉开口。

3. 主动脉弓部瘤　病变累及主动脉弓部,以远端弓部瘤多见。

4. 胸降主动脉瘤 病变累及主动脉峡部以远至膈肌以上。

5. 腹主动脉瘤 病变累及膈肌以下至髂动脉分叉处。

主动脉夹层分类(Debakey 分型)

1. Ⅰ型 原发破口位于升主动脉或主动脉弓部,夹层累及升主动脉。

2. 主动脉弓、胸主动脉、腹主动脉大部或全部。少数可累及髂动脉。

3. Ⅱ型 原发破口位于升主动脉,夹层累及升主动脉。少数可累及部分主动脉弓。

4. Ⅲ型 原发破口位于左锁骨下动脉开口远端,根据夹层累及范围又分为Ⅲa型、Ⅲb型。Ⅲa型累及胸主动脉。Ⅲb型夹层累及胸主动脉、腹主动脉大部或全部。少数Ⅲ型夹层可达髂动脉。

(二)大血管手术体外循环方法

根据不同温度的体外循环方法将外科手术进行分类如下:

1. 常温转流的体外循环管理

(1)适用范围:降主动脉瘤或 Debakey Ⅲ型夹层病变局限,可在全麻双腔气管插管下,单纯阻断动脉瘤两端,安全时限为 30 分钟。估计 30 分钟内不能完成血管移植的降主动脉瘤或 Debakey Ⅲ型夹层可采用常温阻断配合血泵法全血回收动脉输入技术、左心转流或股动脉-静脉转流法等。

(2)体外循环方法:常温阻断配合血泵法全血回收动脉输入技术:体外循环物品包括一个氧合器或一个回流室,与动静脉循环管路、动脉微栓滤器连接后上泵。安放一个或两个吸引管路至回流室。左股动脉插管,不做静脉插管。游离出病变主动脉两端后,全量肝素化。术野出血均经心外吸引回收至体外循环回流室或氧合器内,约 1500 ~ 2000ml 后经股动脉迅速回输,维持机体平均动脉压>40mmHg。

左心转流:经左房-股动脉插管,将左房部分血液引流至贮血室(不需人工肺氧合),再经血泵灌注股动脉。阻断瘤体血管上下端时,头部及上肢的血供由心脏射血完成,下半身血供由人工血泵完成,防止了阻断降主动脉后脊髓、肾、肝等重要器官及下肢的缺血性损害。

股动-静脉转流:患者取右侧卧位,行左后外切口。股动脉-股静脉插管或髂动脉插管。上半身心脏自身灌注,下半身体外循环股动脉灌注。动脉灌注流量为全流量的 1/3 ~ 2/3。

2. 中度低温体外循环管理

(1)适用范围:主动脉根部疾患或单纯升主动脉病变的外科手术多采用中度低温体外循环管理。包括马方综合征患者病变限于主动脉根部和升主动脉而未累及弓部时,行 Bentall 手术即可在全麻中度低温体外循环下进行;对于非原发于主动脉瓣叶及瓣环的主动脉疾患,如主动脉瓣叶正常,可在行主动脉根部手术的同时保留主动脉瓣的正常结构和功能,实行保留主动脉瓣的主动脉根部替换术(如 David 手术,Wheat 手术等)。

(2)体外循环方法:体外循环建立可经股动脉、升主动脉或右腋动脉插入动脉灌注管,右房插二阶梯静脉引流管,右上肺静脉插左心引流管。降温至鼻咽温 25 ~ 28℃。如存在主动脉瓣关闭不全,则需阻断升主动脉、切开主动脉后,经左,右冠状动脉开口灌注心肌保护液,首次剂量 20 ~ 25ml/kg,左、右冠脉灌注量分别为总量的 2/3 和 1/3。每隔 30 分钟需再次灌注心肌保护液,剂量减半。转流中维持平均动脉压在 50 ~ 80mmHg 之间。待复温至 30 ~ 31℃ 以上时,可开放升主动脉钳,心脏复跳。

3. 深低温停循环体外循环管理

(1)适用范围:部分升主动脉瘤或夹层累及近端弓部;单纯主动脉弓部瘤;Debakey Ⅰ型夹层(累及主动脉全程,原发破口在升主动脉,内膜沿主动脉长径剥离。常累及冠状动脉、主动脉瓣、头臂动脉及肋间动脉等,有时将一侧髂动脉或股动脉剥入假腔造成下肢供血障碍);Debakey Ⅱ型夹层(累及升主动脉及主动脉弓,远端不超过左锁骨下动脉);部分 Debakey Ⅲ型夹层患者因无法游离阻断或需要同期行主动脉弓远端替换。

(2)体外循环方法 主动脉瘤或夹层病变侵及主动脉弓时,手术均需要在局部无血或停循环下进行。目前国内外主要采用深低温停循环+选择性脑灌注法(DHCA+SCP)。对于 Debakey Ⅰ型夹层手术采用全弓替换+"支架象鼻技术",则需将体外循环管道的常规单头动脉灌注管路改为双头灌注管路以备右腋动脉+带分支人工血管同时灌注,也就是"单泵双管法"。

体外循环建立经右腋动脉插动脉灌注管,右房插二阶梯静脉引流管,右上肺静脉插左心引流管,建立体外循环。阻断升主动脉,切开主动脉灌注心肌保护液,步骤同前述中低温体外循环管理。当鼻咽温降至 18 ~ 20℃ 时,取头低位,头置冰帽,减低流量至 10ml/(kg. min),全身停循环,经右腋动脉进行单侧顺行脑灌注。单纯主动脉弓部瘤患者,需采用4分支人工血管重建主动脉弓部。先吻合4分支人工血管主干远端与胸降主动脉,通过灌注分支插入动脉灌注管(单泵双管),恢复胸降主动脉灌注,恢复体外循环流量至全流量,再依次完成弓部其他血管与人工血管各分支的吻合。待鼻咽温至28℃左右,开放阻断钳,心脏复跳。

四、体外循环在其他方面的应用

(一)脑外科中的应用

20世纪50年代末,有人用体表降温阻断脑循环,以避免术中分离和钳夹时动脉瘤破裂出血。由于单纯体表降温深度难以控制,降温过程中易出现心脏停搏,以及复温、复跳困难,这一方法在临床上应用受限。由于体外循环有效的降、复温性能,心脏停跳时保证氧合血的灌注,特别是近来可不开胸,而经皮从股动静脉插管转流,使之在脑外科得到有效的应用。体外循环血液降温对脑组织有积极保护作用,脑细胞代谢降低,缺氧耐受力增加。深低温<20℃时,可安全停循环1小时,为脑外科手术提供了清晰的手术视野,对清除肿瘤、减少邻近血管或神经的损伤有积极意义。只要患者主动脉瓣正常,不会出现左室膨胀,否则不能用此法。在转流中有必要用Swan-Gangz导管进行肺毛细血管楔压的监测。但这种方法亦存在问题,脑组织在停循环时,温度虽已降至一定程度,但术中由于灯光、室温等作用,脑温回升,给脑细胞保护带来不利影响。

(二)意外低温的治疗

意外低温患者常常处于循环衰竭状态,低温刺激血管收缩,增加后负荷,严重低温则抑制心肌收缩。这类患者死亡率为30%~80%,治疗主要是复温。方法分体外复温和体内复温两类。体外复温:如电热毯,温水浴等,其主要不足是周围组织于获得足够的灌注之前发生新陈代谢增加;体内复温:如温溶液腹膜透析、温混合气通气及胸腔温水灌洗等,这种方法易发生复温性虚脱。而体外循环血液复温能进行有效的循环支持,复温迅速而均匀,调节方便,在意外低温患者抢救中得到广泛应用,死亡率已下降至22%。这类患者不能以生命体征消失而确定死亡,应积极抢救,在体外循环复温治疗中要纠正酸中毒和电解质紊乱。术后常规用PEEP以改善患者呼吸功能。

(三)冠脉扩张术中的应用

冠脉扩张术患者中有2%~6%可能突然发生意外,冠脉血流受阻,这对已经缺血的心肌无疑是一高危因素。近年来有学者用体外循环辅助冠脉扩张术以增加手术安全性。有些患者一次扩张时间为10分钟,耐受良好。其方法主要为经皮股动静脉插管经膜肺转流,有的在静脉回流处加一特制的涡轮泵加快回流,使流量从2L/min增加至6L/min。由于体外循环减轻了心脏的前后负荷,氧耗大幅度下降,从而提高了心肌缺血耐受力,又由于扩张时间延长,扩张完全,效果较佳。亦有学者对这种方法提出异议,认为体外循环可带来一些并发症,在拔管时对出血的处理亦较为棘手,甚至一些操作可带来神经的损伤。但多数学者认为这种方法有积极的作用,特别是对那些心梗严重易发生心源性休克患者更为适合。

(四)肢体肿瘤的治疗

在肿瘤的化学治疗中,加大全身药物剂量可增加治疗效果,但副作用也增加,如骨髓造血系统抑制和消化道症状等。临床上,可用体外循环局部转流来缓解这一矛盾。具体方法是用止血带在肢体的近端阻断血流,通过肢体主干血管进行局部体外循环。转流中用高温(39.5~40℃)、高氧(26.7~53.4kPa),灌注液含高浓度化疗药物。由于肿瘤细胞对高温和高氧环境很敏感,加上高浓度化疗药,可对肿瘤细胞进行有效杀伤,同时亦避免了全身其他部位的组织损伤,这一优越性是常规治疗所达不到的。以前,用鼓泡式氧合器易产生肢体组织水肿和损伤,现在有人用膜肺以生理流量即可达到满意灌注效果,膜肺的组织相容性好,细胞破坏少,炎性因子释放少,有利于化疗药物在组织中的分布。

(五)一氧化碳中毒的抢救

一氧化碳(CO)经呼吸道吸入,通过肺泡迅速弥散进入血液循环,与血液中的血红蛋白(Hb)发生可逆性的结合,大量吸入可导致组织急性缺氧,严重者可造成死亡。由于CO与血红蛋白的亲和力比O_2与血红蛋白的亲和力大240~300倍,而解离速度却比HbO_2慢3600倍。碳氧血红蛋白无携氧能力,并影响氧合血红蛋白解离,使组织受到双重缺氧的影响。吸入高浓度一氧化碳后,可与含铁的组织呼吸酶结合,使组织直接受到抑制,大脑皮质、苍白球等组织受影响更为严重。

对于CO中毒患者的治疗原则是脱离现场,吸入高浓度氧(>60%,流量6~8L/min,时间<24h)或

高压氧舱治疗,尽快降低血中 HbCO 浓度,防止脑水肿,改善组织代谢等支持治疗。但是对于重度 CO 中毒患者严重缺氧不仅造成呼吸功能能衰竭,而且循环功能也受到严重抑制,血压下降、心律失常及微循环障碍。体外循环技术将静脉血部分引出,经膜肺气体交换后再灌注体内,可减轻心脏负荷,增加重要脏器(脑、肾)的灌注,并可通过引流量的调节,对心血管功能起到辅助作用。危重患者一般在转流后30 分钟,血压、心率趋于平稳,并维持正常。

重度急性 CO 中毒经急救治疗,意识障碍恢复后经 2～21 天的"假愈期"还可出现"急性 CO 中毒神经并发症"或"急性 CO 中毒迟发脑病"。这可能是由于脑缺氧和脑水肿及脑血液循环障碍,导致微血栓形成或缺血性脑软化或广泛的脱髓鞘病变所致。故经体外循环灌注抢救成功的患者还应继续氧治疗。最好行高压氧治疗 2～3 个疗程和综合治疗,以巩固疗效。

(六) 协助疑难病例进行气管插管

麻醉中,必须保证呼吸道的通畅,维持正常气体交换,但对于气道阻塞患者有一定困难,特别是声门以下气管严重阻塞就更为棘手。虽然有人用支气管镜、高频通气等方法,但对有些病例仍颇感困难。近来用体外循环辅助麻醉医师气管插管取得一定成效。体外循环可在无肺呼吸情况下,通过氧合器使血红蛋白充分氧合,排除二氧化碳,保证机体对氧的需要。一般采用股动静脉转流。有患者为胸骨后肿瘤,呼吸道严重受压,加上肥胖、颈短、增大的甲状腺使气管左移。尽管用了局部、区域和气管表面麻醉,经口腔、经鼻或用支气管镜插管,每次均因喉痉挛、发绀、严重高血压而放弃气管插管。最后,经股动静脉转流建立体外循环,再进行以麻醉诱导,完成了气管插管,建立有效的呼吸通路,再将体外循环撤离,术后患者恢复良好。

(七) 泌尿和腹部外科中的应用

巨大肿瘤的切除给手术带来许多困难,特别是在血运丰富或肿瘤浸润大血管时,这些手术出血量大,手术视野不清,肿瘤不易彻底清除。若意外损伤大血管,又不易止血,危险大。现在有人应用体外循环深低温停循环技术切除小儿肝脏巨大肿瘤获得成功。有患者肾肿瘤侵犯至下腔静脉,如按常规方法,则不能根治完全,并有大出血和血栓进入循环的危险,用体外循环使温度降至 18℃ 停循环,在无血清晰条件下进行手术,对下腔静脉和右房进行修补。

体外循环还在临床其他方面得到广泛采用。如有人用它对急性支气管哮喘发作内科治疗无效病例,进行了成功抢救。体外循环在连体婴儿分离手术中也有成功的报道。严格地说,现在采用的血液透析亦属于体外循环范畴。它可帮助肾功能不全、肝功能不全患者排出废物,维持内环境的稳定。

体外循环在非心脏手术领域的临床应用有广阔前景,但还存在一些问题,如体外循环使大量的炎性因子释放、血液破坏、非搏动灌注扰乱正常的生理功能、血液稀释使电解质素乱及内分泌异常改变等。目前,为克服这些缺点正在进行基础和临床研究,相信随着技术的不断完善,体外循环将会在医学各领域发挥更大作用。

(龙 村)

参 考 文 献

1. 龙村. 体外循环临床实践. 北京:人民卫生出版社,2000.

2. 龙村. ECMO:体外膜肺氧合. 北京:人民卫生出版社,2010.

3. Gravlee GP, Davis RF, Utley JR. Cardiopulmonary Bypass Principles and Practice. 2nd edition. Baltimore:Williams & Wilkins,2000.

4. Ko Bando, Palaniswamy Vijay, Mark W. et al. Dilutional And Modified Ultrafiltration Reduces Pulmonary Hypertension After Operations For Congenital Heart Disease:A Prospective Randomized Study. J Thorac Cardiovasc Surg,1998,115:517.

5. Cassandra Joffs, Himali R. Gunasinghe, Marlina M. Multani,et al. Cardiopulmonary bypass induces the synthesis and release of matrix metalloproteinases. Ann. Thorac Surg, 2001, 71:1518.

6. Eugene AG, Klaus Kallenbach, Sophie Chau, et al. Impact of heparin bonding on pediatric cardiopulmonary bypass:a prospective randomized study. Ann Thorac Surg,2000,70:191.

7. Hiroshi Kumano, Shigefumi Suehiro, Koji Hattori, et al. Coagulofibrinolysis during heparin-coated cardiopulmonary bypass with reduced heparinization. Ann. Thorac Surg, 1999, 68:1252.

8. Koji Kawahito, Eiji Kobayashi, Hideaki Iwasa, et al. Platelet aggregation during cardiopulmonary bypass evaluated by a laser light-scattering method. Ann Thorac Surg,1999,67:79.

9. Anjo MD, Hazekamp MG, Michael F, et al. Modified Ultrafiltration After Cardiopulmonary Bypass in Pediatric Cardiac Surgery. Ann Thorac Surg,1997,64:521.

10. Schmidt FE, MacDonald MJ, Murphy CO, et al. Leukocyte Depletion of Blood Cardioplegia Attenuates Reperfusion Injury. Ann Thorac Surg,1996,62:1691.

11. 赵举,黑飞龙,李斌飞,等. 中国体外生命支持临床汇总报告. 中国体外循环杂志,2011,9(1):1-5.

第89章 手术患者的体位

为了方便手术治疗,不同部位的手术常采用不同的体位。由于麻醉学的进展和技术的提高,外科手术的范围已不断扩大,外科技术得到充分的发挥,各种新的手术体位也不断出现。但任何手术体位都有可能带来与体位相关的危险性或并发症,手术时间越长,危险性越大。在非麻醉状态下,可通过自身的代偿能力来维持正常生理功能。但在麻醉状态下,由于患者的知觉部分或全部消失,各种保护性反射减弱或丧失,肌肉张力减弱,基本丧失自身保护和调节能力,由体位引起的生理改变而带来的危害则更加明显。因此,在选择手术体位时,应该考虑到各种危险因素,权衡利弊,既要使手术野的显露达到最佳效果,方便手术操作,又要使因体位对患者生理产生的影响及其危险性降到最低程度。一般来说,手术体位是由外科医师根据手术需要来选择的,并由外科医师和手术室护士共同安置。但麻醉医师应对体位改变引起的潜在危害性有充分认识,并应具备判断患者对某种体位耐受性的能力。同时,在手术期间应密切监测因体位改变而引起的生理变化,以便及时采取有效的防治措施,确保患者的生命安全。

第1节 体位对生理功能的影响

机体对体位改变的生理反应主要是对重力改变的反应。由于重力的作用可引起组织器官之间和组织器官内的血流及血流分布的改变。

一、对循环系统的影响

正常人由于体位改变而引起的血管内容量在血管内的再分布对生理及临床至关重要。在直立位时,由于重力的作用而使下肢血管内的压力明显增加,但这种血管内压力的增加是有限度的。因为,人体为了维持直立位,骨骼肌必须保持一定的张力和收缩性,结果使血管周围组织的压力也增加,同时许多静脉瓣也起到限制作用。即使存在这些代偿功能,下肢血管床的容量仍然有明显的增加。在平卧位时,如果将患者自髋关节以下的肢体放低,使下肢静脉的位置明显低于腔静脉,由于重力作用使静脉血回流较为困难,心排血量可降低;如果将患者置于头低位,则自心脏水平以下的静脉都高于腔静脉,结果血液回流增加,心排血量增加;当患者于俯卧位时,腔静脉可能处于最高位置,如再将髋关节以下的肢体放低,静脉回流则更困难,心排血量可明显降低。

当正常人体由直立位改变为平卧位时,血管内容量发生再分布性改变,心排血量增加。因为人体下肢的静脉血向心方向回流明显增加,使心房壁张力增加,心脏每搏排出量增加。如果心肌收缩力和动脉张力保持不变,动脉血压则升高。但通过压力感受器的反射,使交感和副交感神经活动发生再平衡,引起心肌收缩力降低、心脏每搏排出量减少和心率减慢,结果动脉血压的改变很小。同样,正常人由平卧位突然改变为直立位时,可出现心脏容积缩小、每搏排出量降低和心率增快,但心排血量变化较小;约有8%～10%的人可出现一过性眩晕和眼前发黑等症状,伴收缩压下降、舒张压上升,每搏排出量可减少50%左右,出现体位性低血压。但绝大多数人可通过反射功能的调节,使心率增快、血管张力增加、回心血量逐渐恢复,以恢复动脉压。而对于老年患者、循环代偿功能差的患者以及在某些药物的影响下,则难以自身代偿,体位性低血压可引起重要器官的灌注障碍和功能改变,这时最好的处理是将体位恢复为平卧位。侧卧位时对循环的影响不明显,而肾体位时平均动脉压、右房压和肺毛细血管楔压(PCWP)明显降低,心脏指数(CI)可从(3.4 ± 0.21) L/$(min \cdot m^2)$降低到(2.44 ± 0.26) L/$(min \cdot m^2)$,每搏排出量指数(SVI)从(40 ± 5) ml/(次 $\cdot m^2$)降低到(31 ± 5) ml/(次 $\cdot m^2$),全身血管阻力指数(SVRI)明显增加,心排血量明显降低可能与静脉回流减少及SVRI增加相关。

可见,体位改变时静脉和动脉系统存在的复杂反射功能在维持血压稳定中起到重要作用。心房的反射主要来自心房壁的牵张和自主神经的变化。而动脉压力反射直接与位于主动脉弓和颈总动脉窦的压力感受器有关。一般来说,单纯体位改变并不能改变这种反射功能,而其他因素,如药物、生理代偿功能的变化等,对维持反射功能有很大的影响。在麻醉状态下,由于骨骼肌张力降低或完全麻痹、心肌收缩力的抑制、血管平滑肌的舒张、呼吸作功减少以及对各种生理反射功能的抑制,不仅可加重因体位改变引起的循环变化,而且严重抑制了机体的代偿调节功能。在这种情况下改变体位时,一定要谨慎小心,并在严密监测下进行,以免发生意外。

二、对呼吸系统的影响

手术体位对呼吸系统的影响主要来自两方面:地球吸引力(重力)和机械性障碍。重力影响主要指重力引起器官组织的移位和体液的再分布,结果引起胸腔及肺容量的变化,而机械性障碍主要指外来压力对机体器官功能的影响。当正常人处于直立位时,肺内血液因受重力的作用,分布到肺底部的血液较肺尖部多,而肺泡的大小取决于胸膜腔内的压力改变。动物实验研究发现,自肺尖到肺底部胸膜腔内的压力逐渐增加,测定位置每降低1cm,胸膜腔内压增加$0.25 cmH_2O$。可见,肺尖部的胸膜腔内负压较大,约为$-12 cmH_2O$,而肺底部的胸膜腔内负压较小,约为$-2 cmH_2O$。因此,在呼吸静止状态时肺尖部的肺泡容积比肺底部者大,约为肺底部的4倍。但在呼吸运动时,肺尖部的肺泡容积的变化较小,而肺底部的肺泡容积变化较大。如以肺压力-容量曲线来表示,在直立位时肺尖部肺泡位于曲线的水平段,而肺底部肺泡位于曲线的陡直段。说明肺尖部肺泡的顺应性低于肺底部者。

膈肌是主要的呼吸肌。在直立位自主呼吸时,吸气相的主要力量是来源于膈肌收缩和向下移位,加上腹腔内脏和横膈向下移位,使肺功能余气量(FRC)和肺总量都增加。而在仰卧位时,膈肌向头侧移位,并只能承担2/3的吸气力。腹腔内脏也向头侧移位,并压迫背侧的膈肌而使其更明显移向头侧。当膈肌收缩时,背侧的膈肌移位更为明显,结果使肺底部的通气量增加。相反,健康人在俯卧位时,无论是否在麻醉状态或肌松条件下,肺泡膨胀的程度都与重力梯度相关,气体更容易分布到上侧肺泡,而血液分布恰恰与此相反,更容易分布到下侧肺泡。有研究表明,健康人或肥胖者在俯卧位时,对胸肺顺应性无明显影响,但可使功能余气量明显增加并改善氧合功能。对急性肺损伤患者,俯卧位可改善肺泡的膨胀程度和通气功能,尤其是背侧肺泡。结果使肺容量增加,肺泡的血流灌注发生重新分布,使肺泡的通气/血流比例改善。其原因可能与肺实质静水压的改变、胸廓形态的变化、呼吸系统机械性能的改善及心脏重心的改变相关。Cox等研究了10例儿童在全麻下改变体位对肺顺应性的影响。结果发现,俯卧位时的动态及静态肺顺应性都明显低于仰卧位时。从仰卧位变为俯卧位时,平均动态肺顺应性由(14.9 ± 4.9) ml/cmH_2O降低到(11.6 ± 3.5) ml/cmH_2O,平均静态肺顺应性由(10.2 ± 2.8) ml/cmH_2O降低到(8.9 ± 2.3) ml/cmH_2O,但气体交换未见明显的改变。在侧卧位时,因重力的影响,下侧肺受到上侧肺和纵隔的压迫,内脏也通过横膈较集中地压迫下侧肺,使其功能余气量显著低于上侧肺。有研究发现全麻机械通气下开胸前体位对呼吸力学影响较大,双肺通气时体位由平卧位变为侧卧位时肺顺应性降低,气道压力增加;单肺通气侧卧位时,上侧肺顺应性降低,气道压力增加。Statio等研究发现患者从平卧位变为侧卧位时,可能引起头颈弯曲或过伸,导致导管向远端或近端移位,最多可达2.8cm。因此,胸科手术患者由平卧位改为侧卧位后,常常会影响双腔支气管导管的位置,应及时重新定位确认。体位对喉罩也有一定的影响,适度的头前屈位可增加气道密封压而不改变喉罩位置,不增加气道阻力,Brimacombe J发现最大头前屈位可使喉罩气道密封压增加25%。

三、对中枢神经系统的影响

体位改变对脑血流的影响主要取决于平均动脉压（MAP）和脑血管阻力的变化。一般认为，健康人的 MAP 在 60~150mmHg 时，可通过调节脑血管阻力使脑血流维持在稳定水平，称为脑血管自动调节机制。但当 MAP 超出一定界限时，脑血流直接受血压的影响。平均动脉压低于 60mmHg 时，脑血管的自动调节机能则可能丧失，可影响脑灌注甚至引起脑缺血缺氧。由于脑细胞对缺氧的耐受性很低，一旦发生则可引起脑细胞功能的损害。正常人具有自身调节能力，在体位改变时只要 MAP 能维持在 60mmHg 以上，脑血流不会发生明显变化。如果出现眩晕和眼前发黑等症状，则表示发生了体位性低血压，血压低于大脑所能耐受的最低阈值，发生脑血流障碍和脑细胞缺氧。在麻醉期间，尽管脑缺氧、CO_2 蓄积、脑肿瘤、创伤及麻醉药等因素都可影响其自动调节机制，但在平卧位时，只要能维持 MAP 高于 60mmHg，脑血流仍可维持正常。如果在低血压的情况下，改变体位而使头处于较高位置时，对脑血流的影响则更加明显。Lovell 等应用红外线技术测定不同体位时脑血容量（CBV）的变化时发现，正常清醒受试者在仰卧位时，CBV 的改变与头的位置相关。当头高 18°时，CBV 即有明显降低；头低 18°时 CBV 明显升高。但在麻醉患者中，头低位可使 CBV 明显增加，而头高位时对 CBV 的影响并不显著，推测可能与麻醉对脑血管的影响有关。Fuchs 等比较在仰卧位头转向一侧、俯卧位或坐位时，脑氧饱和度（rSO_2）的改变。结果表明，对健康受试者麻醉后在任何体位的 rSO_2 都无明显改变，而麻醉患者在坐位时 rSO_2 明显降低。提示 rSO_2 的改变除体位因素外，可能与原发病有关。Marrocordatos 等在临床上观察了不同体位及改变头的位置对颅内压的影响，所采用的体位包括仰卧位、仰卧头高 30°或头低 30°，以及仰卧头屈曲、头后伸、头右转 45°或左转 45°。研究结果表明，除仰卧位外，其他所有体位都可使颅内压升高，尤其是头低 30°、向左或右转、仰卧头屈曲时，颅内压显著升高，因此，有颅内高压的患者，在选择手术体位时应特别注意。

第2节　体位的安置和监测

一、安置手术体位的原则

根据手术部位决定摆放的体位、方便手术进行、避免体位不当引发不良反应、确保手术顺利进行、保证输液顺利通畅是安置手术体位的基本目的，同时要兼顾不影响呼吸和循环、不压迫外周神经、皮肤压力最小化、无肌肉骨骼过度牵拉、手术野暴露清楚、便于麻醉、满足个人需要的原则。

1. 选择患者手术体位时应全面考虑　既要达到手术野易于暴露和方便手术操作，以提高手术成功率的目的，又要全面考虑患者的生理代偿功能，体位对生理功能的影响不能超越患者的代偿能力。尤其是老年患者，合并有心、肺、脑等器官功能障碍患者，其生理代偿能力较差，难以耐受一些对生理影响较大的体位，对突然改变体位时引起的生理变化也难以适应。应尽量避免一些风险性大的体位，如俯卧头高位、坐位等。

2. 操作缓慢，动作轻柔，协调一致　在麻醉状态下安置患者手术体位时，由手术医师和手术室护士负责安置体位，麻醉医师的主要任务是保证麻醉稳定，避免麻醉过深而引起循环紊乱和麻醉太浅而引起患者呛咳，影响体位的安置，相互之间应配合默契，互相提醒。在此期间，麻醉医师更应密切监测患者的生理变化，保持呼吸道通畅，以免在体位变化期间发生意外，如气管内导管脱出、血压剧烈波动甚至心搏骤停等。

3. 保证体位固定舒适、牢固、准确　安置体位时应合理设计好重心的支撑点、支撑物、固定部位及人体各部位的位置，尤其是头部位置的安放。支撑点应避免在大血管和神经集中的部位，不应影响静脉回流及过分限制呼吸动作。铺单平整干燥、支撑物应柔软，有一定弹性，避免长时间压迫引起皮肤缺血坏死。手术时间较长或需要降体温者，应特别注意肢端的保护，如脚跟、外踝、肘部等。体位安置好后，应固定稳妥，避免术中发生体位的意外改变。

4. 特殊体位下手术需加强麻醉管理　麻醉深度一定要掌握适当，麻醉过浅时，患者的肌肉不松弛，有的发生呛咳、肢体或头部扭动，使已安置好的体位发生改变。这不仅不利于手术操作，而且可以改变身体的支撑点，有发生意外压迫大血管、神经及器官脏器的危险。麻醉过深可减弱或消除患者的代偿功能,容易发生循环功能的剧烈变化而影响重要器官的供血。

5. 根据患者手术体位选择合适的静脉　建立一个既便于输液、输血和用药,又便于手术操作的静脉通道。

6. 合理安置手术体位,避免发生副作用　如颈部手术的患者,肩下放一小软枕,以使颈部过伸;胆囊手术的患者右肋下放置软枕;腰椎手术的患者置于特制的桥形架上。同时还应注意手术床的装置并合理运用,肾脏手术时,应使患者手术部位对侧置于腰桥上面,摇起腰桥固定好体位,可使腰部过伸,便于手术操作。此外,体位摆放好后,要用固定带固定好,并适当加垫保护,如胸、肾、脑等部位需侧卧位手术的患者,应于前胸及后背各放置一软枕并固定,腋下垫一个软垫,以免臂丛神经受压。将患者位于下方的下肢屈曲,位于上方的下肢伸直,在两下肢之间放置软垫,分别于臀部及膝关节处以固定带固定,松紧适宜,以免长时间挤压形成褥疮。全麻或休克、昏迷的患者,长期处于一种体位,容易造成某些部位的肌肉、神经、血管损伤。截石位时可在固定架上垫软垫,增加弹性,以减少对腓总神经的压迫。胸侧卧位时,前臂可用三角巾固定于麻醉架上,避免局部长期受压。注意上臂外展不超过90°、下肢约束带不要过紧、四肢勿过分牵引、患者体表勿接触金属。

二、常用手术体位的安置和注意事项

1. 仰卧位　凡从人体前面径路施行的手术,一般采取水平的仰卧位,让患者自然地仰身平卧于手术台上,头部垫一薄枕以保持前屈位,使颈部肌肉放松以利于静脉回流。双臂靠近躯体自然伸直,上下肢作适当的固定。为了使手术部位显露良好,有的还要从背侧垫高局部。例如:颈后和肩后加垫,使头部后仰;肝胆和脾的手术,垫高腰背或提高手术的桥架,使季肋部前凸。腘窝和腹股沟是大血管和神经干通过集中的部位,应在双腘窝部垫一薄枕可使髋、膝部适当屈曲,以减轻对大血管及神经的牵拉。双足放松,垫软垫以免因长时间压迫而引起皮肤缺血坏死,对于手术时间较长者尤为重要。如果脊柱过于伸展且时间较长时,可限制胸廓运动而影响呼吸,并影响下腔静脉血的回流,有的患者术后感到腰痛。因此,在一般情况下尽量避免脊柱过于伸展。

(1) 水平仰卧位:为临床上最常用手术体位,适用于腹部、乳房及身体前部的各种手术。患者仰卧,头垫薄枕,双上肢靠近体侧,在脊柱腰曲和膝部下各置一软垫,使腹肌放松,足跟部垫脚圈,减轻局部受压。腕部和膝部加约束带固定,以免手术中肢体移动影响手术。腕部约束带下要先包纱垫;膝部固定后以能插进一手为度,不宜太紧或太松。此种体位对生理功能影响小,患者最舒适。在乳癌根治等手术中应避免上肢过度外展、外旋,以免肱骨头突出部位压迫臂丛神经,造成术后臂丛神经损伤。

(2) 头低斜坡位:手术台水平倾斜,头低10°~15°,常用于盆腔或下腹部手术。该体位有利于下肢静脉回流和维持循环,对低血容量或休克患者有利,但长时间或过度头低斜坡位,可因膈肌升高引起呼吸功能不全,面部或球结膜水肿,脑瘀血。当头低45°时,心脏容量增大,对原有心肌病或肺动脉高压患者可诱发急性心脏扩大和肺水肿。

(3) 屈氏体位(Trendelenburg):是仰卧头低位的修正体位。让患者仰身平卧,腘窝部位于手术床可折处;先将手术床置于头低10°~15°斜坡位,再将腿板降低15°~30°使膝屈曲下垂,这样患者不会向头侧移位。这种体位常用于下腹部及盆腔手术,尤其CO_2气腹腹部微创手术,也适合进行颈内或锁骨下静脉穿刺。因内脏向头侧移位,对呼吸有一定影响;内脏静脉回流增加,而下肢静脉回流可减少,对循环的影响较轻。有文献报道CO_2气腹可明显降低动态肺顺应性、增加吸气峰压和平台压,但屈氏体位下对这些参数无进一步影响,对血流动力学和肺功能无明显影响。在屈氏体位时,CVP、肺静脉压、颅内压、眼内压升高,心脏做功增加,胸肺顺应性和FRC降低,采用该体位可明显缓解麻醉诱导期低血压的发生,尤其在行冠脉搭桥、瓣膜置换手术等心功能代偿能力差、容量负荷依赖的患者可减少低血压的发生率和血管活性药的使用率。对于手术时间冗长者可发生面部、眼睑、球结膜及舌体的水肿,头颈部淤血症状,有的因咽喉部水肿而使气管内导管拔管延迟。此外,在放置膝关节的位置时,应避免腘窝部过于受压,尤其是外来压力,如支撑物、器械托盘等。

(4) 头高脚低位:患者平卧,床头抬高15°,这种体位可以减少头部的血流量,降低脑血管内的压力,所以预防脑积水、脑出血、开颅术后常用此体位,不利于静脉血回流,有利于呼吸运动。在一般情况下,头低或头高的角度不大,患者都能耐受。如果角度超过30°,应加强对呼吸及循环的监测,尤其是对老年患者、体质衰弱及心肺代偿功能较差的患者,在改变体位时更应谨慎小心。

(5)胆囊手术位:行胆囊部位的手术时,可在右侧肋缘部下面垫一薄枕,或将床桥升高,使脊柱稍伸展有利于手术部位的显露。胆囊手术部位应置于手术台的"桥"上,以便手术需要时将"桥"升起,充分显露术野。"桥"升起后可影响胸廓活动及下腔静脉回流,呼吸受影响,回心血量减少,血压下降,故不宜长时间使用。

(6)颈后仰卧位(甲状腺体位):在仰卧头高10°~20°体位的基础上,再将双肩垫高,头部尽量后仰,使颈部皮肤展开并处于高位。有利于手术野的暴露,并可减少失血。在这种体位时,患者常会感到憋气难忍,尤其是颈部肿物较大、对气管有压迫者或胸骨后甲状腺肿物者。因此,术前应反复训练以适应这种体位,术中应加强对呼吸道的管理,手术时间较长或术前有气管压迫症状者,应在气管插管全麻下手术。长时间头部过度后仰,可引起面部、眼睑及球结膜的水肿,有的因颈部肌肉牵拉而导致术后头痛。

2. 侧卧位 用于颅脑、胸部及肾脏手术,如肺叶切除术、肾切除术等,需采取侧卧位。有的是采取"半侧卧位",躯干背面与手术台面呈45°或120°左右。为保持侧卧位稳定,应适当固定躯干,头颈部与躯体保持正常关系,头部垫一稍厚的头圈以避免肩部和耳朵过分受压。下方的下肢取髋膝屈曲接近90°位,便于固定侧卧姿势和放松腹壁。而上方的下肢可保持伸直位置,在两下肢之间垫一软垫。双上肢向前平行伸开,或与躯体垂直,或肘部屈曲向头稍过伸,用双层支架固定。有时需上肢高于肩部,但应特别注意避免上肢过伸而损伤臂丛神经。固定上肢时应避免在肘部和桡关节处压迫尺神经和桡神经。在下侧胸壁靠近腋窝处垫一薄垫,以防腋窝部的血管和臂丛神经受压。骨盆为固定侧卧姿势的主要部位,其次是胸部,可以在骨盆或胸部前后以支架和软垫固定,也可以在骨盆腹侧置一沙袋,用束带固定。侧卧位对呼吸有一定影响,特别是肾手术位要升"桥",手术床的腰桥应对准第11~12肋,当腰桥升高时可使手术侧展平有利于肾脏的显露,腰桥升高可使胸廓肺顺应性降低12%左右,较长时间则可导致缺氧。静脉辅助用药对非全麻患者的呼吸抑制作用明显,应谨慎使用,严密监护,并面罩吸氧。

3. 侧卧前倾位 主要用于神经外科手术,易于暴露后颅窝部位,有时也用于背部和颈部的手术。是在侧卧位的基础上再将患者躯体向前倾斜45°左右。下方的下肢保持伸展,上方的下肢维持髋膝屈曲位,在两下肢之间垫一软垫。在下侧胸壁靠近腋窝处垫软枕,腋窝与枕之间以能插入手掌为好,以防腋窝部的血管和神经受压。双臂平行向前下方伸直,两肩尽量靠近手术台的边缘并与尾侧垂直,两臂之间以双层支架固定。头颈部与躯体保持正常关系,头部稍向前屈,一般都以特殊支架固定。

4. 俯卧位 用于后颅窝、颈椎、脊椎(髓)、背部和臀部等处手术。包括水平俯卧位和屈髋俯卧位,后者较少应用。患者腹部着床,头及肩下垫小枕,胸部两侧、髂部、耻骨联合、两小腿胫前各放置软垫。摆放体位时将患者双臂下垂紧靠躯体,以脊柱为轴心向一侧缓慢旋转为俯卧位,再将上肢外展屈肘,加软垫固定,腹部适当加垫,注意保持呼吸通顺。一般情况下,由麻醉医师控制头部和气管内插管进行旋转。而有颈椎病拟行颈椎手术者,应由专科医师负责控制患者头部的位置。在翻身时注意保护动、静脉置管,以免脱出。在俯卧位时,软垫摆放的位置十分重要,既应避免对呼吸和循环的影响,又要避免对外周神经及软组织的损伤。放置软垫的支撑点一般都选择双肩部和双侧髂前上嵴为主,胸腹部两侧辅以长条状软垫或凝胶垫支撑,确保胸腹壁稍离开手术床面而不受自身体重的压迫。在俯卧位时,胸腹部受压可限制呼吸时胸廓的扩张,引起限制性的呼吸困难,胸廓和肺顺应性会降低23%,潮气量可减少15%,肺活量和功能残气量降低,严重时可导致CO_2蓄积和低氧血症。因此,俯卧位患者一定要垫高双肩、双髂前上嵴及耻骨结节等支点;俯卧位可压迫下腔静脉使静脉血回流受阻,这不仅使心排血量降低而影响血流动力学稳定,同时下半身的静脉血则通过椎旁静脉网经奇静脉回流,使脊柱手术的手术野严重淤血,渗血明显增加。头部位置应视手术部位而定,颈椎手术应以专用头架由外科医师固定头位,而其他部位的手术,一般将头部以前额及两侧颊部为支点置于U型硅胶头垫上,而眼和口鼻部置于头垫的空隙处。俯卧位对呼吸循环影响较大,对非全麻患者呼吸循环影响大的静脉辅助药物应慎用,椎管内麻醉患者应防止麻醉平面过高。在俯卧位全麻下手术时,应特别注意呼吸道的管理,气管插管不宜过浅,导管的固定一定要牢靠,避免导管脱出或发生导管扭折。在改变体位的前后都要听诊以确保气管导管位置正确。麻醉期间应监测有效通气量、气道压、$P_{ET}CO_2$ 及 SpO_2，如发生通气不足、气道压过高或氧合障碍，应迅速查明原因，如是否发生导管脱出、过深或扭折，或因患者的体位发生改变而严重限制胸廓的扩张等。此外，麻醉和手术期间，应经常检查患者的体位有无变化、支撑点是否改变、有无压迫易损部位或器官（如眼球）等，以免发生严重并发症。

5. 折刀位　为俯卧位基础上的一种体位，适用于肛门及直肠部位的手术。让患者先取俯卧位，耻骨联合部应位于手术床背板的下缘，足背在腿板边缘外，将手术床摇至头低位背板低 15°，腿板摇低 30°，使患者躯体成折刀状。两臂自然前伸放在头部两侧，两下肢稍分开，其支撑点及头的位置与俯卧位相同，上肢可紧靠躯体固定，也可曲屈放在手术床两旁的托手架上，但都应以布类敷料包裹，以免与金属接触而发生电刀灼伤。

6. 截石位　此体位是在仰卧位的基础上，用腿架使膝关节和髋关节屈曲，两下肢分开，充分显露会阴部，适用于肛门、直肠、尿道、阴道等部位手术。让患者仰身平卧，双上肢紧靠躯体；患者下移使骶尾部位于手术床背板的下缘；两大腿外展 60°~90° 并置搁于腿架上，穿上袜套或以软布敷料包裹并固定。在腿架上要垫软垫，并避免腿架过高而压迫腘窝部位，影响血液循环和压迫神经，以免发生腓总神经损伤或引起动静脉栓塞等严重并发症，特别是在老年人应防止腘动脉受压所致的腘动脉栓塞，小腿坏死；应保护膝盖外侧，防止腓总神经损伤；应防止髋部过度屈曲，以免影响呼吸。这种体位对腰麻平面可能有一定的影响。由于下肢抬高可使回心血量增加，而当下肢突然放平时而使回心血量降低，对血流动力学的影响较大，尤其是对心功能较差者应特别注意。

7. 半坐位（半卧位）　此体位临床应用广泛。半坐位时由于重力关系，部分血液滞留在下肢及盆腔脏器内，静脉回流血量减少，从而可减轻肺部瘀血和心脏负担，减轻呼吸困难，帮助腹腔及盆腔引流，使炎症局限化等。常用于肺部感染、损伤、胸部术后闭式引流、心力衰竭等。头颈部术后取半卧位，可减轻头部压力机出血；腹部手术后取半卧位，可使腹直肌松弛，减轻伤口缝合处的张力及疼痛，并有利于愈合。

8. 坐位　主要用于鼻、扁桃体、后颅窝及颈脊髓等部位的手术。手术台上 1/3 部分置于头高 45°，中 1/3 部分置于头低 45°，而下 1/3 部分置于脚低

10°~15°。患者坐于手术台上、中 1/3 交界处，而小腿放在下 1/3 处。头部以特殊支架支撑和固定，保持头屈曲位使颈后部伸直，但下颌与胸骨之间应保持一定距离，一般以两指距离为宜，以防脊髓缺血损伤。两上肢的上臂应固定在躯体两旁，避免因重力作用使上肢过度外展导致臂丛神经损伤。在坐骨、腘窝及足跟部位都应以厚软垫或凝胶垫加以保护，以免因压迫而损伤局部组织、神经或血管。

坐位手术的优点是手术野暴露好有利于手术操作；静脉回流好可减少手术野渗血，减轻面部水肿；脑脊液引流通畅有利于降低颅内压；有利于呼吸道的管理尤其是气管插管的管理；有利于观察面部对颅神经刺激时的反应。颅后窝坐位全麻患者应先行气管插管，双下肢缠弹性绷带后再置于手术椅上，做好前额及双上肢支架固定，防止眼部挤压伤。坐位手术对患者呼吸循环影响较大，应加强麻醉管理，避免颈部屈曲气管导管打折导致气管梗阻，尤其是在脑干部位操作或刺激颅内神经时，更容易引起血压和心律的剧烈变化；由于脑的位置处于最高位，容易发生与体位相关的脑灌流量不足和脑缺血；因手术位置高于心脏，使颅内静脉压力低于大气压，当静脉开放时容易发生静脉气栓。因此，应该根据患者的具体情况和手术条件，权衡利弊，以决定是否采取坐位手术。

为了维持术中血流动力学的稳定，保证大脑的血流灌注和供血，及时发现和处理低血压，应监测有创动脉压。因为有些在坐位进行的手术可因手术操作而引起血压和脉搏的剧烈波动，有创动脉压可以实时地反映组织灌注压。在坐位手术时，由于重力的影响，脑灌注压比实际测量的血压要低。因此，在校准零点时应将压力换能器放在外耳道水平，这样测量的压力可以直接反映脑灌注压。术中只要维持血压在正常范围内，就可以保证充足的脑血流灌注，不至于造成脑缺氧。监测中心静脉压（CVP）是十分必要的，因为 CVP 不仅可反映血管内容量与心功能的关系，而且有助于空气栓塞的诊断，同时可借助于 CVP 导管从心内抽出部分空气。但 CVP 导管开口的位置很重要，最好能放在上腔静脉与心房交界处。有条件者可监测肺动脉压（PAP），因为在出现气栓时，PAP 可明显升高，是诊断空气栓塞的依据。持续监测呼气末 CO_2 分压（$P_{ET}CO_2$）可以早期发现空气栓塞。因为空气进入静脉后经过心脏进入到肺动脉系统，并滞留在肺循环中，使死腔通气增加。结果该区域的肺泡与血液之间不能进行有效地气体交换，

使呼出气体中的 CO_2 浓度受到稀释,$P_{ET}CO_2$ 明显下降。但当经过数次呼吸后,体内 CO_2 与肺泡内气体发生平衡,$P_{ET}CO_2$ 又可恢复正常。因此,在坐位手术期间,如果发现 $P_{ET}CO_2$ 不明原因的降低,应首先想到发生空气栓塞的可能。当然,多普勒超声法和经食管超声心动图是监测气栓最敏感的方法。超声探头可放置在胸骨右侧第 3~6 肋间,也可放置在食管接近右心房处,当有气体通过时可发出异常声音。经食管超声心动图不仅可发现气栓,而且可显示气体的量及其在心脏内的位置,利于将气体抽出。

第3节 与手术体位相关的意外和并发症

与手术体位相关的意外和并发症,是指按照手术需要和常规安置手术患者的体位时,由于患者本身的病理生理改变或因体位引起的生理变化而导致难以预料的损伤,或目前还难以完全避免的对组织器官结构或功能的损害。当然,如果术前进行充分的准备,纠正患者的病理生理变化,改善器官功能,并充分注意到所需手术体位对生理的影响,术中加强观察和监测,与手术体位相关的意外和并发症的发生率可以降低到最低程度。

一、呼 吸 系 统

1. 通气不足或通气障碍 麻醉期间发生通气不足时,主要表现为 CO_2 潴留,血气分析显示 $PaCO_2$ 高于 50mmHg,同时 pH 小于 7.30,为呼吸性酸中毒。由于麻醉期间吸入氧浓度较高,发生低氧血症者较少,但 $PaCO_2$ 太高或时间过长,也可发生低氧血症。发生通气不足和通气障碍的主要原因为限制性通气障碍,如果发生呼吸道梗阻必须立即解除。在术中,任何能限制胸廓活动和膈肌运动的因素都可引起呼吸系统机械性能的改变,导致胸肺顺应性降低。自主呼吸时,由于吸气时气道阻力增加而使潮气量减少,患者表现为代偿性浅快呼吸。若时间过长,可因呼吸作功增加而发生呼吸功能失代偿或局限性肺不张,导致通气不足和(或)低氧血症。在机械通气时,如能保证呼吸道通畅,一般不容易发生通气不足,但气道阻力有不同程度的升高。如果气道阻力过高,有引起肺损伤的可能。容易引起通气不足或通气障碍的体位有:各种头低位包括屈氏体位、折刀位、截石位等,俯卧位,侧卧位包括肾体位等。如果患者合并有过度肥胖、胸腹水、心肺功能障碍等,则更容易发生通气障碍,在摆放体位时应特别小心。

2. 上呼吸道梗阻 一般都为机械性梗阻,非全麻患者常表现为舌后坠、口腔内分泌物及异物阻塞、喉头水肿等,全麻患者可因体位变化引起气管插管的位置改变、压迫或扭折,导致呼吸道梗阻。不全梗阻表现为呼吸困难并有鼾声,完全梗阻者有鼻翼扇动和三凹征,虽有强烈的呼吸动作而无气体交换。舌后坠时可将头后仰、托起下颌、置入口咽或鼻咽通气道,同时清除咽喉部的分泌物及异物,即可解除梗阻。喉头水肿多发生于婴幼儿及气管内插管困难者,也可因手术牵拉或刺激喉头引起。梗阻的另一原因是喉痉挛,常在浅麻醉或缺氧时刺激喉头而诱发。喉痉挛时,患者表现为呼吸困难,吸气时有喘鸣声,可因缺氧而发绀。轻度喉痉挛者经加压给氧即可解除,严重者可经环甲膜穿刺置管行加压给氧,多数均可缓解。为预防喉痉挛的发生,应避免在浅麻醉时刺激喉头;采用硫喷妥钠麻醉或行尿道、宫颈扩张等手术时,应给予阿托品,预防喉头副交感神经张力增高。对于气管内插管者,在体位改变时注意气管内插管的位置,避免导管受压或扭折。容易引起上呼吸道梗阻的体位有:俯卧位、侧卧位、坐位及颈后仰卧位等。尤其在俯卧位时,如果发生呼吸道梗阻,其处理比较困难,应特别注意预防。

3. 气管内插管脱出 气管内插管的脱出是全麻期间的严重并发症,若未能及时发现和处理,可危及患者的生命,尤其在患者体位发生改变时,应特别注意。气管内插管脱出后,吸气相阻力明显降低或完全消失,呼气相无气体回到呼吸囊,因而呼吸囊很快塌陷。如果以手控法进行人工呼吸则感到呼吸环路系统漏气。如果监测潮气量、SpO_2 或 $P_{ET}CO_2$,可发现呼出潮气量很快降低到零,$P_{ET}CO_2$ 波形也消失,SpO_2 迅速降低。在此情况下,必须迅速以面罩进行人工呼吸,待情况改善后再重新插管。容易引起气管内插管脱出的体位有:俯卧位、侧卧位及颈后仰卧位等。手术体位改变时可引起气管内导管的移位。头低位时,隆突可向头侧移动 1.9cm。在平卧位时即使导管固定牢靠,但当改变为头低位时导管有向下移位的可能。相反,由平卧位变为头高位时,尤其是头高后仰位,导管可向外退出 1.9cm 以上,有导致导管脱出气管的危险。因此,在上述危险体位时,气管内导管应适当深入,并在改变体位后应再次检查以确保导管位置正确无误。

4. 肺不张 全身麻醉下可发生微型肺不张,尤以低垂部位肺最为明显。引起肺不张的因素较为复杂,而体位改变是重要因素之一。如侧卧位、肾体位及各种头低位等,都可使低垂部位的肺受到明显压迫,再加上全麻期间功能余气量的降低、手术操作及器械敷料的压迫等因素,使肺容量降低,肺不张的发生率明显增加。此外,气管内导管插入过深而滑入一侧支气管内,使另一侧肺的通气显著降低或完全无通气,结果导致肺不张。因此,在全麻期间,尤其是在体位改变时,应特别注意加强呼吸的管理。

二、循 环 系 统

1. 血压急剧改变 是指手术患者在体位改变时,发生血压急剧升高或降低,如果患者的循环代偿功能较差或处理不及时,有可能发生心搏骤停而危及患者的生命。发生循环急剧变化多与患者的病理生理状态相关。相对或绝对的循环容量不足时,采取坐位或头高位过程中最容易发生严重低血压。在这种情况下,应及时补充血管内容量,同时避免突然改变体位,应逐渐改变体位,并严密监测循环变化。腹腔内巨大肿瘤患者在仰卧位时,可因腹主动脉受压而引起血压急剧升高,严重者可导致急性左心衰竭。当患者取俯卧位时,如果支撑物严重压迫下腔静脉或腹腔内脏器,间接或直接压迫心脏,都可引起回心血量显著降低或限制心脏舒张期的充盈,而导致心排血量的明显降低和血压急剧改变,严重者可发生心搏骤停。

2. 急性循环功能代偿不全 正常人在体位发生改变时,由于重力作用可引起血管内容量的重新分布。由于正常人存在复杂的神经反射功能,可维持循环功能的相对稳定。但在麻醉状态下,循环代偿功能明显减弱,如血管舒张、有效血容量相对不足、神经反射抑制、心肌力的抑制等,如果突然改变体位,则可引起急性循环功能代偿不全,表现为血压骤然降低,心率明显减慢,严重者可发生心搏骤停。这种情况多发生于由平卧位变为头高位或坐位时,由截石位变为平卧位时也可发生。有时由平卧位改变为截石位时,因双下肢突然抬高而使回心血量明显增加,对于心功能较差的患者来说,有可能难以耐受而导致急性肺水肿。因此,在麻醉状态下,改变体位时都应缓慢进行,即使是下肢的抬高或降低,也应特别注意。

3. 仰卧位低血压综合征 仰卧位低血压综合征是体位对循环影响的典型症状。产妇行剖腹产取仰卧位时,因巨大子宫压迫下腔静脉而使回心血量显著减少,导致心排血量降低,血压下降,尤其是在麻醉状态下(无论是全麻或椎管内麻醉)更容易发生。如果压迫腹主动脉,虽然对血压的影响较小,但可影响子宫-胎盘的血流灌注,严重者可导致胎儿宫内窘迫。处理措施:可将子宫推向左侧或将产妇置于左侧卧位,以避免压迫下腔静脉,同时适当加快输液或经静脉注入小剂量麻黄碱以恢复血压。

三、周围神经损伤

1. 外周神经损伤的机制 在麻醉和手术期间,神经损伤的发生率到底有多少目前尚无确切资料。但在1990年美国有关麻醉索赔的资料表明,其中15%是因为神经损伤。在神经损伤中,尺神经损伤占4%,臂丛神经损伤占23%,骶丛神经损伤占6%,这三种神经损伤共占73%。与体位相关的外周神经损伤主要是指因牵拉、压迫或缺血而引起神经细胞结构和功能的改变。有些神经纤维分布在体表,在两个固定点之间的距离也较长,特别容易受到牵拉和压迫而损伤。尤其是在固定体位或体位变动时,由于着力点不当而使软组织、神经或血管所承受的牵拉和压力超过其所能耐受的生理限度,即可引起损伤。有的神经行走在骨骼的附近或表面,也很容易受到周围组织的压迫而导致损伤。牵拉和压迫不仅可直接使神经纤维的结构发生改变,而且可使通过神经纤维的血管受压或拉长变细,使其血流灌注减少或完全中断,结果因缺血而导致神经营养性变性和功能损害。压迫损伤一般都是神经的某一点受到压迫而损伤,受压面积越小,神经所承受的压强越大,损伤也越严重。根据神经结构和功能的改变,外周神经损伤可分为3类:神经功能性麻痹损伤是指神经功能不全或丧失,但未发现神经结构改变的证据。一般无需特殊治疗,在6周内可完全恢复。轴突断裂伤是指神经细胞的轴突发生断裂,但神经鞘和结缔组织仍然保留。轴突受损的远端发生退化,并以每天1mm的速度再生,功能逐渐恢复,但对于长纤维则需要1年或更长的时间,理疗对预防关节和骨骼肌功能的退化起一定作用。神经断裂伤是指同时引起轴索、神经鞘及结缔组织的完全离断,损伤远端则发生退化,神经功能难以恢复。当患者处于清醒状态,因神经缺血可引起疼痛或麻木,患者则可以主诉或改变位置,不至于因长时间缺血而导致神经功能的损害。但在全麻时,患者失去了自我保护能力,即使发生神经纤维的过度牵拉或缺血,患者因失去知觉而毫无反应,当牵拉或缺血时间过长,则可导致神经功能的障碍。

2. 臂丛神经损伤 由于上肢的活动范围较大,神经分布比较集中,臂丛神经特别容易因体位不当而受到损伤。臂丛神经主要由 $C_{5\sim8}$ 和 T_1 脊神经的前支组成,分布并支配整个上肢。其分布有几个比较集中部位,如肌间沟、锁骨上、腋窝及肱骨头部,在这几个部位可因压迫或牵张使臂丛神经受损。对神经的过度牵张是引起神经损伤的主要原因。在麻醉状态下,患者对疼痛无反应,肢体或颈部的过度牵拉都可能使臂丛神经长时间的牵张和缺血,导致不同程度的神经功能障碍。因此,在固定上肢时应特别注意。手术时患者头部过于后仰,在麻醉状态时上臂长时间垂于床边,可因压迫和牵拉而引起高位($C_{5\sim6}$)臂丛神经损伤。用束带固定上肢时,如头转向对侧或颈部向对侧屈曲,可使臂丛神经的张力明显增加,尤其是头部旋转同时屈曲时,张力更大。上肢伸直水平过度外展可引起低位(T_1)臂丛神经损伤。如以肱骨头为支点,使上肢向背侧过伸时或被床边或其他固定物直接压迫,都可使臂丛神经损伤,如再加上头颈位置的改变,神经损伤则更严重。

臂丛神经损伤的诊断并不困难,如果术后第一天发现患者的颈部或上肢不明原因的疼痛,并伴有局部的感觉障碍或运动异常,应首先想到神经损伤的问题。这种损伤可累及整个臂丛神经即 $C_5 \sim T_1$,但比较少见。一般损伤 $C_{5\sim7}$ 者较多,表现为上臂及前臂的功能障碍。有时也可损伤低位臂丛神经($C_8 \sim T_1$),而引起手掌的功能障碍。

3. 尺神经损伤 在麻醉期间,发生尺神经损伤的机制尚不清楚。在许多情况下,即使非常小心地放置软垫和肘部位置以保护尺神经,但仍可发生神经损伤。有人认为,尺神经沟外压综合征是术后尺神经损伤的可能机制。尺神经的走行非常表浅,尤其在肘部尺神经沟部,很容易因直接受压而缺血损伤,导致麻痹。上肢的活动度较大,可因自身的重力或放置角度的改变而使尺神经过度牵张,或因床的边缘或不平整的敷料直接压迫尺神经沟,结果使尺神经受损引起尺侧肌肉麻痹。也可能在术中因手术

操作、麻醉过浅等原因而使体位改变,常可使肢体处于危险位置。因此,在体位发生改变时,应特别警惕外周神经损伤的可能性。对于特殊体位应在肘部放置凝胶垫或其他软垫。在临床有时将上肢包裹后置于床边,如果包裹不严或过松,可使上肢尺神经沟正好压在床边,这是十分危险的。当肘部完全屈曲时间过长,也可能因牵拉作用而导致缺血和尺神经损伤。

发生尺神经损伤时,术后患者常主诉握力降低,检查可发现尺侧皮肤感觉异常。其临床表现可因损伤的部位或程度不同而异。肘部尺神经损伤时,指深屈肌尺侧半瘫痪,无名指和小指不能屈曲;感觉障碍的范围较大,尺神经所支配的手掌、手背及手指的皮肤感觉都丧失。腕部尺神经损伤后可表现为腕屈肌无力,小指外展或对指无力,尺侧手指和手掌部皮肤感觉有不同程度的减退。如果发生完全性尺神经损伤,其功能恢复是十分困难的,最后可因手掌部的肌肉废用和挛缩而呈爪状。

4. 坐骨神经损伤 一般来说,在仰卧位时坐骨神经可由皮肤、软组织和臀部肌肉所保护,不容易受到损伤。但如果手术体位不当,使坐骨神经的任何部位压迫在手术床的边缘或其他坚硬的固定器上,都可能损伤神经,尤其是明显消瘦或营养不良者更易发生。如在膝关节镜检查或手术时,为了固定下肢常将硬固定物或沙袋放置在腘窝下;为了固定骨盆而将固定物放置在臀部等。坐骨神经高位损伤时,可引起股后肌群以及全部小腿肌和足肌的麻痹,膝以下的运动消失,呈现足下垂畸形,膝以下大部分皮肤的感觉也丧失。坐骨神经的分支腓总神经在手术期间也容易受损伤。腓总神经行走于腓骨小头的表面,其位置非常表浅,在体表的投影相当于从腘窝上尖至腓骨小头的连线,在腓骨颈处极易触及。在截石位或侧卧位时,可因小腿支架或其他硬支撑物的直接压迫或挤压而引起腓总神经的损伤。如发生腓总神经的损伤,术后患者的小腿肌前群、外侧群和足背短肌功能障碍,足不能背屈和外翻,而呈下垂内翻状,即马蹄内翻畸形。小腿前外侧与足背部的感觉功能丧失。因此,应根据神经解剖关系,正确放置手术患者的体位,尤其是对于外周神经损伤高发人群或体位,如消瘦、营养不良、截石位等,应特别注意。

四、其他部位的损伤

1. 失明 麻醉手术后失明是一种并不常见但

后果严重的并发症。虽未得到充分证实,但据推测,过去十年中围手术期失明的发生率呈上升趋势,尤其是对于长时间俯卧位的患者(如脊柱手术)。过去十年中脊柱手术量增长迅速,可能是其相关因素。大多数非手术相关的术后失明中心脏手术发生率最高,其次为脊柱手术。仅有少数病案报道和小样本病例报道,可能存在一定的偏差。两个大样本的回顾性研究表明,围手术期缺血性视神经病变(ION)的发生率约为 1/60 000 ~ 1/125 000。

围手术期失明的原因包括视网膜动脉主干或分支阻塞、前部或后部的缺血性视神经病变(分别是 AION 和 PION)、皮质盲和急性青光眼。经尿道前列腺切除术后可出现短暂性失明。玻璃体切除的患者若接受氯化亚氮麻醉,在玻璃体切除后,由于急性气泡扩张和眼内压增加可致视网膜血管闭塞。视网膜中央动脉主干或分支闭塞的最主要原因是来自术野的栓子和眼部压迫。必须严格避免眼的外部压迫。缺血性视神经病变的原因还不明确。在诸多因素中,该疾病的发生可能与低血压、失血、输液、患者体位、栓子、血管升压药、视神经循环自动调节异常、视神经解剖变异和全身因素如高血压和动脉粥样硬化等有关。

术后失明的症状和体征可能很隐匿,常被误认为是麻醉药的残余作用。一旦患者主诉眼痛、无光感、完全或部分视野缺损、视敏度降低或瞳孔反射消失,必须立即进行眼科会诊。预计长时间俯卧位手术出现大出血的患者发生缺血性视神经病变的风险较高。在维持适当的血压、血红蛋白、液体输入和应用血管升压药物方面尚有争议。麻醉医师在制订麻醉计划时,应仔细考虑缺血性视神经病的危险因素,评估在围手术期降低血压和血红蛋白浓度等措施的利弊。麻醉医师应考虑告知患者,伴随长时间、俯卧位、预计出现大出血的手术,存在失明的风险。术后失明同时合并有神经定位体征和/或共济反射消失以及眼球运动异常时,提示皮质盲,应请神经科会诊。

2009 年 ASA 关于围手术期失明的结论见表 89-1。

2. 皮肤局部缺血坏死　在仰卧位时,跟腱和踝部可因直接受压引起局部血流障碍而导致皮肤缺血坏死。患者身高较高时,下肢常超出手术床的边缘,如果跟腱部位正好压在床边,时间过长可因自身重力压迫而导致局部皮肤发生缺血性损伤。消瘦患者,特别是营养不良的老年患者,骶部皮肤特别容易

受压而发生缺血性损伤。一旦发生,术后可形成褥疮,不易恢复。因此,手术床表面一定要平整,必要时可在骶部放置软垫,同时应避免患者身体直接与床边接触。有时为了保护神经而将上肢长时间放置在没有保护的位置时,有发生皮肤缺血危险的可能,尤其是在低血压和低温时特别容易发生。

表89-1　ASA 关于围手术期失明的结论

①一部分全身麻醉俯卧位下接受脊柱手术的患者发生围手术期失明的风险增加,这包括术前预期长时间接受手术的患者,有大量失血的患者,或两者兼有的患者(高危患者)

②考虑通知高危患者可能有发生概率低、不可预知的围手术期失明风险

③在脊柱手术中控制性降压并未被证明与围手术期失明的发展有关

④胶体液应与晶体液一起使用来维持有明显失血的患者的血容量

⑤现在还没有输血限值可以消除与贫血有关的围手术期失明发生的风险

⑥高危患者体位摆放应尽可能使头部与心脏相平或是高于心脏水平。此外,患者的头部尽可能保持在中立的前倾位(如无明显颈部前曲、后伸、侧曲或旋转)

⑦在高危患者中应考虑分期进行脊柱手术

3. 下肢静脉血栓　截石位时,患者在麻醉状态下由于交感神经阻滞,下肢血管扩张,肌肉松弛,造成下肢血管床扩大,血液淤积。腘窝处受托腿架顶压,小腿处于下垂位,血流方向改变,小腿血液回流障碍,是静脉血栓形成的主要原因。表现为肢体肿胀、疼痛,浅静脉扩张或曲张。

4. 局限性脱发　在仰卧位进行冗长手术时,头部皮肤特别容易损伤,并引起局限性脱发。尤其是枕部头皮,承受了整个头的重力压迫,在麻醉状态下和长时间体位固定不变时,引起皮肤缺血和脱发的危险性更大。主要原因为压迫引起局部缺血所致,病理检查也证明为真皮深层闭塞性脉管炎。轻者仅表现为局部形成圆形肿块,伴有压痛和渗出;严重者可发生皮肤溃烂,头发呈圆形脱落;如合并感染,病程则更长。因此,在手术时间长者应采取保护措施。预防办法包括:头部垫环形软垫,定时(一般每隔 1 ~ 2 小时)将头部抬起或变换位置,对受压部位进行按摩等。

(王志萍)

参 考 文 献

1. Barnas GM, Green MD, Mackenzie CF, et al. Effect of posture

on lung and regional chest wall mechanics. Anesthesiology, 1993,78:251.

2. Black S, Ockert DB, Oliver WC, et al. Outcome following posterior fossa craniectomy in patients in the sitting or horizontal position. Anesthesiology,1988,69:49.

3. Warner MA, Warner ME, Martin JT. Ulnar neuropathy: Incidence, outcome, and risk factors in sedated or anesthetized patients. Anesthesiology,1994,81:1332.

4. Roy RC, Stafford MA, Charlton JE. Nerve injury and musculoskeletal complaints after cardiac surgery: Influence of internal mammary artery dissection and left arm position. Anesth Analg,1988,67:277.

5. Perilli V, Sollazzi L, Bozza P, et al. The effects of the reverse trendelenburg position on respiratory mechanics and blood gases in morbidly obese patients during bariatric surgery. Anesth Analg,2000,91:1520.

6. Cox RG, Ewen A, Bart BB. The prone position is associated with a decrease in respiratory system compliance in healthy anaesthetized infants. Paediatr Anaesth,2001,11:291.

7. Yokoyama M, Ueda W, Hirakawa M. Haemodynamic effects of the lateral decubitus position and the kidney rest lateral decubitus position during anaesthesia. Br J Anaesth,2000,84:753.

8. Lovell AT, Marshall AC, Elwell CE, et al. Changes in cerebral blood volume with changes in position in awake and anesthetized subjects. Anesth Analg,2000,90:372.

9. Olympio MA, Youngblood BL, James RL. Emergence from anesthesia in the prone versus supine position in patients undergoing lumbar surgery. Anesthesiology,2000,93:959.

10. Mavrocordatos P, Bissonnette B, Ravussin P. Effects of neck position and head elevation on intracranial pressure in anaesthetized neurosurgical patients: preliminary results. J Neurosurg Anesthesiol,2000,12:10.

11. Quah VY, Hocking G, Froehlich K. Influence of leg position on the depth and sonographic appearance of the sciatic nerve in volunteers. Anaesth Intensive Care,2010,38(6):1034-1037.

12. Suh MK, Seong KW, Jung SH, et al. The effect of pneumoperitoneum and Trendelenburg position on respiratory mechanics during pelviscopic surgery. Korean J Anesthesiol, 2010,59(5):329-334.

13. Lim T, Kim HJ, Lee JM, et al. The head-down tilt position decreases vasopressor requirement during hypotension following induction of anaesthesia in patients undergoing elective coronary artery bypass graft and valvular heart surgeries. Eur J Anaesthesiol,2011,28(1):45-50.

14. Kinnari TJ, Aarnisalo AA, Rihkanen H, et al. Can head position after anesthesia cause occlusion of the tympanostomy tube? J Otolaryngol Head Neck Surg. 2010,39(1):1-4.

15. Isley MR, Edmonds HL Jr, Stecker M, et al. Guidelines for intraoperative neuromonitoring using raw (analog or digital waveforms) and quantitative electroencephalography: a position statement by the American Society of Neurophysiological Monitoring. J Clin Monit Comput,2009,23(6):369-390.

16. Kim JT, Kim HJ, Ahn W, et al. Head rotation, flexion, and extension alter endotracheal tube position in adults and children. Can J Anaesth,2009,56(10):751-756.

17. Vialet R, Nau A. Effect of head posture on pediatric oropharyngeal structures: implications for airway management in infants and children. Curr Opin Anaesthesiol. 2009,22(3):396-399.

18. Gaszynski T. The effect of pneumoperitoneum on haemodynamic parameters in morbidly obese patients. Anestezjol Intens Ter. 2011,43(3):148-152.

19. Sim WS, Choi JW, Lee CJ, et al. The influence of patient position on withdrawal force of thoracic epidural catheters. Anaesthesia,2012,67(1):19-22.

第90章　手术室安全与污染的防治

手术室和麻醉工作区域可能发生的危及患者和工作人员健康的情况主要有四种,即燃烧与爆炸、用电意外、麻醉污染以及其他环境安全相关问题(如噪声、辐射、传染性疾病暴露等)。加强对手术室内工作人员安全教育和建立起安全有效的安全操作规程将有助于预防或减少不必要的伤害事故发生。

第1节　手术室安全

一、燃烧与爆炸

(一) 发生率

在可燃性吸入麻醉药物广泛应用的时代,燃烧和爆炸是手术室安全的最大威胁。根据国外不完全统计,燃烧和爆炸的总体发生率约为1/200 000。过去曾广泛应用的三种易燃易爆麻醉药物的发生率分别为:乙醚1/58 000,乙烯1/41 000,环丙烷1/25 000。随着科技的进步,新型麻醉药物的应用及麻醉和手术设备的改进,此类事故已经很少发生。目前临床已经不用上述三种麻醉药物,取而代之以恩氟烷、异氟烷、七氟烷和脱氟烷等挥发性吸入麻醉药或静脉-吸入复合麻醉,故燃烧和爆炸发生率极低。尽管目前燃烧和爆炸已不是手术室内主要的安全隐患,但这并不意味着可以麻痹大意,尤其是在现代化手术室内,有大量的电气设备和高压氧气、高压空气及氧化亚氮等的应用,一旦发生燃烧和爆炸事故,将严重危及患者和手术室内工作人员的生命安全。据ECRI(Emergency Care Research Institute)估计,美国每年约有500~600起手术室燃烧事件,其中10%的燃烧对患者和工作人员造成严重伤害。为此,美国麻醉医师学会于2013年发布了更新的"手术室燃烧预防与管理的实践报告"(Practice Advisory for the Prevention and Management of Operating Room Fires. An Updated Report by the American Society of Anesthesiologists Task Force on Operating Room Fires)。

(二) 引起燃烧和爆炸的条件

手术室内有非易燃品和易燃品,前者系指不能被点燃的物品,而后者则指可被点燃的物品,后者在一定条件下可引起燃烧与爆炸事故。一般手术室内发生燃烧和爆炸事故,必需具备3个条件,即火源(明火或静电火花)、氧化剂(氧气或氧化亚氮)及可燃物质(橡胶、塑料类及棉、布类用品等),此称为火灾三要素("火灾三角")。

1. 火源(明火或静电火花)　在现代手术室内,最常见的火源为手术电刀,近70%的火灾与其有关。其他常见的火源包括电凝器、激光、加热探针、钻头和牙钻、氩气刀、纤维光导电缆、除颤器电极等。旧式的手术室内可能还有电炉、酒精灯、电动吸引器开关等。

1937年Green收集了230例手术室内燃烧爆炸事故进行分析,由于应用吸引器、电刀、透热器而引起的爆炸有136例,占60%。近年来由静电火花引起的燃烧和爆炸事故也不少见,按Green过去的分析,因静电火花引起者有63例,占27%。手术室里产生静电的原因有:①通风不良,湿度过低(相对湿度低于50%容易产生静电);②麻醉选用的橡胶制品如螺纹管、呼吸囊等容易发生静电;③手术室地板无导电装置,蓄积的静电不易及时释放入地;④手术室内工作人员的衣服,如尼龙塑料等也容易产生静电等。

2. 氧化剂(氧或氧化亚氮) 燃烧和爆炸,实质上是可燃物在一定温度下遇到氧而引起的强烈氧化反应。手术室内的氧化剂主要是氧和氧化亚氮气体。氧化亚氮不但有麻醉作用,在一定条件下分解释放热能和氧气,也同样起着提高温度和助燃作用,其助燃作用与氧气的助燃作用相等。因此,50%氧气和50%氧化亚氮混合气体相当于100%纯氧。

富含氧化剂的空气环境增加了火灾的可能性和强度。通常紧闭或者半紧闭的呼吸系统都是富含氧化剂,包括患者的气道内。紧闭式麻醉装置中,由于高浓度氧取代了化学作用惰性的氮气,使之产生燃烧和爆炸性的危险性大大增加。

在开放式吸氧(面罩或者鼻导管吸氧)的条件下,手术单巾的铺设也可引起局部的氧气或氧和氧化亚氮混合气体的蓄积,形成富含氧化剂的空气环境。

3. 可燃物质 手术室内的许多物品,如麻醉所用气管导管、面罩、鼻导管和麻醉机上的塑料橡胶制品,手术所需的无菌单、纱布、棉球、胶布、手套、含酒精的消毒液、各种消毒包装物,以及患者的头发、衣物等等均可燃烧,尤其在氧浓度高和氧化亚氮气流速度极快时,可燃性更高。

以往常用的吸入麻醉药物都系沸点低的挥发性碳氢化合物,如乙醚,都具有燃烧爆炸性。现在常用的恩氟烷、脱氟烷、异氟烷和七氟烷等理论上用于临床应用的浓度不应有燃烧和爆炸发生,但仍有因用高浓度氧和电刀而发生燃烧和爆炸的报道。因而为安全考虑,即使为非可燃性吸入麻醉药物,在应用氧、氧化亚氮、电器情况下,也难完全避免发生燃烧和爆炸的危险。

(三) 燃烧和爆炸对人体的伤害和处理

手术室燃烧可分为两类:患者体内着火和患者体外着火。体内着火包括气道内和腹腔内着火,前者是由气管内导管或纤维支气管镜着火引起。体外着火包括手术床单失火等。

1. 患者体内着火 最严重的患者体内着火是气管内导管着火。尽管电刀能引燃气管内导管,但更常见于被激光引燃。

如果气管内导管着火,应立即拔除气管内导管,停止所有气体供应,这样氧化剂隔离火源,燃火会熄灭。需要时可向气道内灌入生理盐水。火焰熄灭后可使用面罩重新建立通气,避免使用氧气和氧化亚

氮。此时应检查气管导管,评估是否有碎片残留于气道内,可考虑用支气管镜检查气道,清除任何异物,评估伤情,以确定后续处理。

当吸入高浓度氧气时,激光燃起的气管内导管着火能造成灾难性后果,特别是发生爆炸时,会波及肺、气管和食管。临床观察证明,燃烧和爆炸发生在麻醉机内,如已经和患者的气道连接,则患者的呼吸系统立即受到爆震伤害,可引起气管、支气管黏膜和肺泡的损伤出血。遇有出血量大,阻塞呼吸道时要及时吸净气道内血液,保持呼吸道通畅。由于可燃性气体的燃烧,瞬时产生大量的二氧化碳,涌入气道内势必造成窒息,应立即更换另一架麻醉机充分给氧和进行机械通气。如果呼吸道能保持通畅,供氧充分,循环可无影响,血压能维持满意。处理及时,患者可无不良后果。如发生燃烧爆炸时麻醉机尚未与患者气道连接,则麻醉机的蒸发瓶可被炸碎,形成细滴外喷的麻醉药可引起燃烧,应即刻灭火和保护患者免受烧伤。

在电刀或激光可能进入气道内的手术,应采用有气囊的气管导管。手术医师应尽量避免或减少电刀或激光进入气道内。在气道使用电刀或激光前麻醉医师应当在避免缺氧条件下把供氧浓度降至最低同时停用氧化亚氮,等候几分钟待氧浓度降低后再行手术。在某些病例中(如口咽部手术)可用吸引器清除手术野周围的氧气。

患者体内发生着火的另一种情况是腹腔镜手术。即使腹腔内充满二氧化碳,吸入氧化亚氮30分钟后,氧化亚氮可弥散入腹腔,并达到可助燃的浓度。Neuman等研究显示吸入氧化亚氮30分钟时,腹腔内氧化亚氮的平均浓度是36%,有的患者可达到47%。肠内含有甲烷和氢气两种可燃性气体,有报道它们在肠腔中的最高浓度可分别达到56%和69%。二氧化碳气腹内,56%甲烷需要47%的氧化亚氮才能助燃,但是69%氢气只需要29%或29%以上的氧化亚氮就可助燃。因此,腹腔镜手术时,手术医师意外切开含有高浓度氢气的肠腔时,则可引起燃烧。此时氧化亚氮为助燃物,氢气为易燃物,电刀为火源。

2. 患者体表着火 另一类型手术室燃烧发生在患者体表。最常见于头、颈部手术患者的监护麻醉(monitored anesthesia care, MAC)中,这类患者术中需要面罩或鼻导管吸氧。对需要应用中深度镇静的患者,应考虑采用密闭的供氧装置(如有气囊的气管导管或喉罩)。无需中深度镇静的患者可以开放

式吸氧(如面罩或鼻导管)。此类手术使用电刀之前外科医师应及时提醒麻醉医师停止供氧或者将供氧浓度减低至避免缺氧所需的最低浓度并等候数分钟以待术野空气中氧浓度减低。

手术医师给术野铺单后,在手术单下面和近手术区域的氧气浓度可达到100%。在一定条件下这些氧气可直接弥散至手术部位,这样使用电刀或激光即能引起燃烧。因此术野应正确铺单,最大程度减少氧和氧化亚氮在巾单下的积聚和流入手术部位。

许多物品可能都是易燃物,如纸样铺单、纱布和棉球、连接氧气面罩的塑料管道,以及患者面部头发。术中纱布和棉球等在电刀和激光下使用时应先用生理盐水浸湿。

某些挥发性消毒液含有醇类物质,如果手术医师和手术室工作人员并不了解该液体含有高浓度的醇,手术开始前该溶液尚未完全干透,也可引起燃烧。因此一方面医护人员要了解皮肤消毒液的成分,另一方面手术开始前应使消毒液挥发干燥。

麻醉机的二氧化碳吸收剂(主要是含有一价碱的吸附剂)可与七氟烷反应产生非常高的热量,实验室研究中能持续产生超过200℃的高温,有报道特殊情况下干燥的吸附剂可引起燃烧。使用氢氧化钙或氢氧化钡的吸附剂因不含有一价碱,因此不会和吸入麻醉药产生高温。

(四) 手术室内燃烧和爆炸的预防和应对措施

1. 杜绝手术室内一切开放火源　①选用非燃性吸入麻醉药;②在有高压氧和可燃性吸入麻醉药时,不应使用电炉或火炉取暖,不允许在手术室内燃烧酒精消毒器械,对手术室里所用吸引器、电凝电刀等电气设备应经常检修,防止电火花的产生;③为避免和比重高的可燃性麻醉药物相接触,电源开关和电源插头位置最好离地1.5m以上,吸引器的足踏开关应用橡胶密封,如能将所有开关插头借吊索接向天花板上的电路,可更能保证用电安全;④在用电凝器和内镜时应选用小于0.5A和低于8V的电源,并尽量不用可燃性麻醉药。若正在应用可燃性麻醉药,而需要用电凝电刀,则应暂时停止吸入麻醉药,并使呼出气内的麻醉药蒸发浓度降到可燃临界值以下(通常需要等待3分钟以上),再用电凝电刀,这样才能保证安全。

2. 防止静电蓄积和发生火花　两个原料不同的物体(如丝绸和玻璃)可以相互摩擦生电。绝缘物体移入带电体所产生的电场时,不带电的物体也

可以产生感应电荷,从而带电。当静电电荷积聚在表面时形成电位差,使表面静电电压高到一定值时,就可以击穿介质(空气)形成火花放电,遇有可燃性气体就可以引起燃烧爆炸。因而,为防止和消除手术室内静电的发生,必须采取以下预防措施:①所有电气设备均应接地良好,使静电对地释放。②手术室内用品如手术台用垫,麻醉用贮气囊、螺纹管及面罩等均应配制有传导性物质,保持电的释放通路。③手术室宜用传导性地板,传导性物质可以为静电荷传至地下提供通路。④棉织品导电性能比合成纤维品、毛织品和丝织品为好,所以手术室内所用的布类及工作人员所穿衣服均应采用棉织品,所穿的鞋袜亦宜用传导性良好的材料制作。⑤所有器械位置固定后,尽量减少移动,以降低静电的产生。⑥手术室内温度保持在25℃左右,相对湿度以保持在50%～60%为宜,如低于50%,必须及时纠正。

3. 改进手术室通风设备　防止可燃易爆性麻醉药物在手术室内积存。考虑到许多吸入性麻醉药比空气比重大,可沉降于地面,因而通风装置的入口应设于高出地面1.8m以上的位置,而出口应接近地面,以导出麻醉药蒸汽。

4. 消防安全预案是最重要的措施　制订明确的消防预案,定期对手术室所有工作人员进行培训,才能使其在火情发生时实施合理救护措施。手术室工作人员应定期反复接受消防训练,包括灭火训练、知道火警报警流程、了解报警开关、易燃爆气体(如氧气、氧化亚氮等)的关闭阀门和消防器材的种类与位置。医护人员在火情发生的第一时间应该立即启动预案,及时报警和求救,同时应尽快采取措施保护患者并及时有序地撤离手术室。对每例患者,都应评估和判定是否存在火灾高危状态。如果存在火灾高危状态,包括所有手术室都应紧密联系并积极参与,一致决定应如何防范和处理。每一位工作人员都应被指定在火情发生时其需完成特定的任务(如拔除气管导管、关闭气道气源等)。在火灾发生时应当立即开展被指定的任务,而无需等待其他人采取行动。当完成了自己特定的任务后,应当积极帮助其他人完成尚未完成的任务。

每个手术室和存在"火灾三角"的工作区域(如富氧化剂空气环境、有火源和燃料)都需要在醒目位置张贴火灾预防和处置方案和流程。在所有存在火灾三角的工作场所,均应妥善放置消防器材并专人管理。紧急情况下消防安全通道的通畅至关重要,应定期检查。便携式应急照明装置的配

备亦极为重要。

二、手术室的用电安全

（一）简介

尽管手术室的安全措施和报警系统日益现代化，各种报警系统相当完善，但在手术和麻醉期间因用电发生的意外情况时有发生，仍然会造成患者和手术室工作人员的伤害。其中手术室工作人员和患者的触电及电灼伤在逐年增多，其中大部分是可以预防的。

（二）电的基本常识

1. 电源 发电厂提供三相高压电通过高压电缆输送到医院的变电站，经变压器降压后成为三相线电压380V的电源供医院作为电源使用。引入手术室、病房的电源通常为220V的单相交流电。变压器的三个次级线圈按星形连接，公共端接地称为中线，这种接法叫做三相四线制星形连接法。

一般手术室电源与电气设备之间通过墙壁插销接通的。为了设备的应用，中间又通过多插座的电插板，按规定都为三眼插座，亦都有火线、中线、地线三根线。三根线的连接不准接错，否则就易导致触电。

2. 保护接地与保护接零 把电气设备不带电的金属部分如金属壳与大地可靠地连接以保护人身安全的为保护接地。如由于电气设备的绝缘不良，金属壳带电，电流可直接由地线入地，不致造成对工作人员的危害。

把正常不带电的电气设备金属构件与电力系统的零线做良好连接叫保护接零。医疗部门宜使用单相三眼插座和插头。所有地线插座必须接有用电单位自己制备的可靠地线，以确保安全。

3. 地线回路 在手术室内的患者，身上往往会同时与两个以上的电气设备相连接，这些电气设备虽然都通过同一地线，也接地良好，但因为接地线不在同一点，两个地线插头之间距离过长，它们之间可能存在着电位差，形成地线回路。

4. 漏电流 电气设备一般都有微小漏电，是交流电感应到设备的其他部分或电路而产生的。一般情况下漏电量很小，其中99.8%可通过地线被排除，不致造成触电危险。长期使用后绝缘物老化或设备陈旧失修、绝缘性能降低、部件损坏、污垢积聚、湿度过大，都可使漏电增加。如果没有地线，则几乎所有的漏电都通过人体，就可发生危险。

（三）触电对人体的影响

医用电器都与人体接触，而人体犹如"导电单元"，人体内电阻很小，当电流通过人体形成闭合电路时，就有发生触电的危险。触电按电流量的大小分为宏电击（macro-shock）和微电击（micro-shock）；按通电的途径分为体表电击和体内电击。前者指电极在体表，电流通过皮肤产生的电击；后者指电极在体内，电流通过低电阻的体液到达心脏而产生的电击。触电对人体的影响后果不一，轻者只引起"惊跳反应"，重者可致"室颤死亡"。这取决于下列因素。

1. 电流种类 交流电比直流电危险大，交流电中尤以50~60Hz者为甚。动物实验研究显示，近似电压下不同周率的交流电对动物造成的致死率可不同。

2. 电压 在一定范围内，电压越高，危险性越大，因为电压越高，其穿过机体的电流越大。直流电压300V以下，很少引起触电死亡，而交流电则电压65V以上即可有危险。

3. 电流量 通过人体的电流量越大，通过的时间越长，伤害也越重。交流电不同电流量对人体的影响亦不同。

4. 人体电阻 体表电击，因皮肤电阻较高，且可因角化与出汗的程度，以及有无外加导电物质等不同而有很大差异，因而人体所受的影响也不相同。如干燥时皮肤电阻可高达50 000Ω，因此对于同样220V电压，通过人体的电流将被限制在4.4mA。一般情况下，电流超过100mA，通过体内就能引起室颤而死亡。体内电击，则电流低至270μA，即可造成室颤。

5. 电流在人体的通路 致命的电击，必须通过心脏。如电流的两端在同一肢体上，只引起局部灼伤；如通过头部，一般只引起呼吸停止而对心脏损害较小；如直接影响心脏（如心导管检查时），仅150μA就可以引起室颤。

另外，当电击发生在心动周期的易损期（T波上升支）时，更易发生室颤。女性和儿童也较男性及成人易受电击的损害。

（四）几种常见触电情况

1. 体外电击（宏电击） 宏电击是指高电压或大电流作用于机体，导致神经和（或）肌肉功能受到干扰。当宏电击发生在心脏附近，如患者心电监护导联突然与电源线接通，则可能发生致命的事故。即使接触位置远离心脏，宏电击也可造成伤害。宏电击大多由增高的漏电流所至,但通过机壳之间的导线破漏,插座极向颠倒或短路,也可造成致命的电击。

（1）没有接地或接地不良所致的电击,漏电流的大小对人体的影响不同,从小量电击直到引起死亡。漏电电流量可按下列公式进行计算:

$$I_{漏}(mA) = (U_{漏} \times 1000) \div (RV + RG)$$

其中:$I_{漏}$＝漏电压引起的漏电流;$U_{漏}$＝漏电压;RV＝人体电阻;RG＝人体与地之间的接触电阻。

（2）电气设备接地良好,由于接触到另一漏电装置而引起触电。

2. 体内电击（微电击）　微电击系指微量电流意外通过某些途径经过身体或心脏内部所致的电击,临床上常见的有:①来自引入心内的导线或导管:a. 经静脉置入心脏作为起搏作用的导线;b. 经胸达心脏作为起搏用的导线;c. 经胸或静脉置入心脏以监测压力充满液体的导管;d. 心血管造影术,其右心室内有一充满造影剂的导管,当连接到电动注射器,如电动注射器的接地线没有接好,金属外壳漏电电压增至79V,电流经过导管、患者及心电图接地电极入地,以致患者发生室颤。②来自靠近心脏的电极:a. 用以监测心电图或中心温度而接近心包的食管电极;b. 经静脉或动脉插入监测血气变化的电极;c. 测定血流的传感器导程;d. 胸前或心脏区应用电凝电刀。③心内导线作为电流的汇集点,当连接接地的起搏器后引起室颤。④地线回路:当大电流通过手术室接地线时（如另有第三个有漏电的仪器接入）,就有可能在地线回路中形成电压降（V＝IR）。于是,尽管两仪器自身并无漏电,地线也完好无损,仍有一个电位差加在患者身上,使之发生室颤。假设仪器有10A的漏电电流接入时,地线有10A电流流过,仪器1与2之间的地线电阻设为0.02Ω,则形成200mV的电压降,在人体（二个极板之间）电阻为1000Ω的情况下,可产生200微安电流,大大超过了10μA的安全极限。

（五）触电事故的防止

1. 仪器的良好绝缘和可靠接地是避免触电的关键　仪器应定期检修,定期测试耐压和绝缘情况,及时更换老化的导线。如果仪器电源不是由三眼插座而是由两眼插座引入,则仪器外壳必须另接地线。接地柱接地的一端应经常保持清洁、无锈、以保证符合安全要求。地线的设置应符合要求,不可随意引接地线,不用暖气管道,更不准用地下煤气或易燃气

体管道接地线。与手术患者接触的各种仪器的外壳接地应从一个接地性能良好的公共接地点接地。

2. 应用隔离变压器　这是一种初、次级之间有一层静电屏蔽并将其接地的变压器,既可以减低电源线上传来的干扰信号,又可以在初级线间绝缘层击穿时,220V的电压对地短路,不致波及人体能够接触到的次级用电部分。

3. "浮动"输入　一般情况下,生物电讯号测量仪器的输入端,如心电图机是把前置放大器"零"电位和患者右腿连接到机壳和地线,即以大地为参数电极,漏电易于通过人体和地线构成回路。浮动放大器的零电位则与机壳相绝缘,此时机器的零电位是浮动的（对大地来说）。这样放大器的前极与后极用变压器隔离,使得人体输入电路和前置放大器都与交流电完全隔开,避免了电击危险。

4. 其他　如操作各种心内导线要戴手套,并尽可能保持干燥;每个手术台要有单独集中的电源插座板,避免仪器电缆、导线扭曲、打结或被重物挤压;接、拔插头要手持插头,不用力拉扯导线或足踏;防止插座、插头受潮或被水浸泡;设备应有专人保管,不随意更换电缆线及保险丝等。

三、电 灼 伤

手术室内引起的电灼伤,大多数与使用高频电刀有关。

我国目前使用的电凝电刀系由"火花隙"产生的高频电流来操作,其作用电极（active electrode）小（<1cm²）,接触电极（indifferent electrode）大（>100cm²）。电路通过组织所产生的热量取决于电流强度（单位面积中所通过的电流安培数）,而电流强度又取决于所使用的电压与功率、组织电阻、作用电极的接触面积。

在正确使用高频电凝电刀时,应尽量减少各部分电阻中消耗的功率,这样既可以降低总功率损耗,又可防止组织的灼伤。

（一）临床上常见的灼伤原因

临床上常见的灼伤原因主要是接触电极以及接触电极以外的部位出现电流的局部集中,致使皮肤过热而灼伤或者由于电流（高频电流）通过和人体相接触的其他金属部分引起灼伤。正在进行外科手术的患者,可能通过体液、输注的液体或其他导电液体与手术床、地面、或监护电极、外科牵开器等其他

导体形成导电回路,这样就形成了潜在的电流通路。这种情况下,电手术设备产生的电流虽然没有在手术过程中通过电刀的头端,但在患者身上同样可产生灼伤。

1. 接触电极引起的灼伤　电极接触不良系由于电极板的接触面积不均所致,或是由于电极本身不够平整等,另外,过去曾使用的电极板的盐水包布破损裸露、过干或干湿不均致使部分接触电阻增加等,都可引起灼伤。

2. 接触电极以外部分的灼伤　当接触电极电阻增大或偶尔发生断线时,高频电流可经接触电极以外触及人体的其他金属导体产生回流,如心电图接地电极、各种换能导线或手术台及输液架等,包括患者佩戴的金属饰品。此时高频电凝电刀的电流可有 50% 流经接触电极,50% 流经心电图电极。这种漏电电流(RF)可高达 100mA。当电刀足闸(足踏开关)已经接通,而作用电极未接触患者时,漏电电流即可经心电图的低阻地线入地而引起接地电极处的灼伤。

（二）防止电灼伤的措施

1. 接触电极要与患者接触均匀良好。

2. 防止电凝电刀本身接地不良,以免全部电流将通过其他小面积电极或金属导体而引起灼伤。

3. 作用电极凝聚有污物时,要立即清除,不要随便加大功率,以免失误造成灼伤。

4. 作用电极不需要工作期间,电闸应关闭。

5. 接触电极应注意检查其引出端是否接触良好,有无断线、脱落、接触电极接触患者的面积是否过小(应 $>100cm^2$)。

6. 心电图电极对组织的接触面积不得小于 $100mm^2$。电凝电刀的作用电极不要靠近心电图接地电极以免造成短路灼伤。接触电极和心电图电极也不要靠得太近。

7. 使用前应将火花隙调整好,不允许在电凝电刀工作期间任意调节火花隙,以免影响输出能量。

8. 射频电流可能影响心脏起搏器工作,不应同时使用。

9. 对有佩戴金属饰物的患者,应考虑术中是否会出现意外电灼伤。最好的办法是术前移除金属饰物。如饰物不便或患者不同意移除且手术野远离饰物或该饰物不在电刀和接触电极构成的电流通路中,也可将其保留,同时应尽量使其与皮肤保持最大接触面积并固定。

火花隙装置在高频电凝电刀工作过程中,输出

波形为间歇的,它的瞬时能量大而平均功率小,用于电凝比较理想,而用作切割则不如晶体管振荡器产生的连续波,而且对于这种连续波可以设计成双极式电刀,电流只在两个作用电极之间流动,对组织的损坏可以限制在很小范围内,而且界限清楚,减少高频和接触电极对患者灼伤的可能性,是现代高频电凝电刀的发展方向。

值得强调的是,在使用高频电凝电刀时,虽然高频电流不会造成患者触电事故,但如果高频电气设备有漏电现象,使高频电流叠加有 50Hz 的漏电电流,仍可造成触电事故,国内已经有这方面的报道。

氩气刀是一种更有效的单极电刀,正被更多的外科医师广泛接受,尤其是在需要对血管组织进行电切或电凝操作时。对于不熟悉氩气刀的设计和应用的手术室工作人员来说,很容易将它和氩气激光混淆。氩气刀的电切和电凝作用来源于氩气接触组织局部电流带来的热量,类似于传统电弧焊接,麻醉医师应注意可能发生类似于使用易燃麻醉气体时发生的燃爆事件。

（三）术中电刀应用对心脏起搏器的影响及处理

心脏起搏器一般由脉冲发生器和导联组成,包括单极、双极和多极导联,对电磁干扰很敏感。术中电刀的高频电流会影响起搏器的工作甚至使其完全丧失功能,给患者带来致命性的风险。现代起搏器种类繁多,如何避免术中受到干扰,应根据起搏器的具体情况而定。总的来说,是否被干扰,取决于患者体内起搏电极的种类(单极或双极)、电路屏蔽、电刀电流的强度和患者体内电流路径。双极起搏装置较单极的抗干扰能力更强,而单极电刀对起搏器的影响远大于双极电刀。

术中起搏器的管理包括:

1. 术前应通知患者至心脏电生理门诊详细咨询和检查,明确起搏器的型号,保证起搏器功能正常,了解术中使用电刀可能对起搏器产生的影响以及处理方式。

2. 患者术中需要使用电刀时应尽可能采用双极电刀。

3. 如必须使用单极电刀,采用"电切"比"电凝"要好。

4. 接触电极尽可能黏贴在远离起搏器及其导线的位置,同时要避免接触电极与电刀电极间的回路与起搏器-心脏回路存在交叉。

5. 麻醉医师应随时准备将起搏器调整为非同

步模式。

6. 麻醉医师应熟悉药物起搏,对起搏器依赖患者应备好异丙肾上腺素,必要时 1μg/ml 单次静注。同时应准备好除颤仪。

四、医疗仪器使用安全

随着麻醉学科的不断发展,麻醉工作范围(如手术室、ICU、疼痛治疗室)内,医疗检查仪器日益增多,一旦发生故障,可对工作人员和患者产生致命影响。其危险因素如下:

1. 医疗仪器释放电能的影响。

2. 医疗仪器功能停止、老化引起的危险 呼吸机、人工心肺机、心脏起搏器、除颤器等人工代替部分机体生理功能的医疗仪器功能停止时可引起致命后果。使用电能作为动力源的仪器停电时也产生同样的影响。为了提高安全性和可靠性,仪器宜设有报警装置或仪器本身的功能监测显示装置。医疗仪器使用过久产生老化,影响仪器的精确度及功能参量,也达不到诊断、治疗的目的。

3. 几种医疗仪器并用引起的危险 近年来常用数种医疗仪器并用,在单独使用时能安全可靠应用,并用时可相互影响。例如,向心脏内送入电极及导管起搏器,创伤性的血压计与其他仪器并用时可产生微电击,电刀与其他医疗仪器并用时容易产生灼伤。输出大能量的医疗仪器如除颤器并用诊断用仪器时易产生干扰等。

4. 医疗仪器重量的危险 建筑物对医疗仪器的负重能力,病房为 $180kg/m^2$,手术室为 $300kg/m^2$。单位面积放置过重仪器可造成致命危险。

5. 致病细菌污染的医疗仪器 如不进行妥善的处理,可使接触者感染。有些仪器经过消毒、灭菌可影响其功能,应予注意。

6. 医用气体供应中断 如氧气、吸引器中断可引起缺氧或其他致命意外。

7. 医疗仪器的错误操作可引起严重危险。

因此麻醉医师对工作环境应做好下列安全管理:

1. 医疗仪器应按国家规定的安全标准进行设计及制造。购置设备应多注重性能及安全性。

2. 对医疗仪器的供电、供氧设备应安全可靠。

3. 对医疗仪器应熟悉其结构功能、进行正确的操作,做好仪器的保养、定期维修,保持仪器的最佳工作状态。

4. 用前再一次检查所用仪器的安全性及功能是否良好。

五、激光的使用安全

目前国内临床常用手术激光种类主要有:二氧化碳(CO_2)气体激光,波长 10 600nm(红外激光),用于外科手术;掺钕钇铝石榴石激光(Nd:YAG),波长 10 640nm(红外激光),多用于耳鼻喉科、妇科和外科手术;钬激光,波长 2140nm(近红外激光),多用于经尿道前列腺切除术;以及准分子激光,最常见的波长有 157nm、193nm、248nm、308nm、351~353nm,其中 193nm 激光用于眼屈光矫正术,308nm 用于皮肤科治疗。随着技术和设备的发展,激光手术在临床上的应用越来越广。由于激光的性质特殊,使用功率高,对人体有一定的危害性,因此必须强调激光手术器械使用的安全措施。

(一) 激光外科和安全系统

激光手术最常见的危害是眼和皮肤损伤,其他包括电击、有害物质产生、燃烧、爆炸、射线产生及噪音等。为了防止这些事故发生,手术时必须采用安全措施,如防护眼睛等,建立安全系统。

安全系统包括事故情报收集、性质分析、体系化、措施研究及措施实施。安全系统规范可分为技术、管理和人的因素。

(二) 激光设备的管理及使用的注意事项

1. 管理方法

(1) 医疗部门保管激光手术设备,选定管理人员正、副各 1 人。

(2) 管理人员对激光管理区和激光保管、管理负有责任。

(3) 管理人员指定激光使用人员,并对其进行基本的和技术方面的指导。

(4) 激光刀使用者必须听从管理人员意见。

(5) 管理人员制定使用人员名册,并妥善保存。

(6) 使用人员必须是经过严格培训,并对激光全面了解,掌握激光刀的使用、安全管理法和危险防治法。

2. 管理区

(1) 管理区由经营者选择设计,而且应标明"管理区标志"。

（2）管理区于显眼处悬挂警告标志,使用激光名称和管理、注意事项等。

（3）进入管理区人员须经管理者许可,并认真听取管理者讲述管理区注意事项和保护措施后方可进入。

（4）进入管理区人员前后应该进行视力检查,视力减弱者须加注意。

管理区设备及物品的设置:①管理者根据装置说明安装和设置;②激光装置和安全管理需要的设备和物品,由管理者负责;③管理者按照使用说明书进行保养。定期检查,并把结果记录在案。

使用说明书记载事项:①激光基本工作原理;②激光对人体的作用;③皮肤和眼睛的防护措施;④患者安全措施;⑤使用人员和其他人员的安全措施;⑥防止手术器械、机器等反射措施。

其他必要的安全措施:①对高压电应注意触电时处理(复苏法);②装置使用前准备及使用方法;③装置停止步骤;④工作性能不良时发生故障,装置使用限度规定;⑤保养、检查范围规定。

3. 激光外科和安全管理　激光除对眼睛和皮肤的损害作用外,还会引起其他并发症,如反射性烧伤、错误照射等。激光手术时的注意事项应作为手术室的外科医师、护士和其他有关人员教育的重要课目(注意事项已前述)。手术室激光安全管理项目包括:

（1）手术室安全管理组织。

（2）医师和护士教育。

（3）激光管理区的设置。

（4）激光使用中的标志。

（5）确保患者、术者、护士和见习人员的安全。

（三）激光手术时的注意事项

1. 戴防护眼镜。

2. 防止误伤、皮肤和气管保护。

3. 操纵器和机头熟练操作。

4. 不用易燃性物质(尼龙盖物、麻醉气体)。

5. 使用防止反射的器械[黑色镀金(铬)器械]。

（四）激光外科的建筑和设备

激光刀一般使用高功率激光,必须具有高压电源、电动力装置的冷却水供应设备和具有安全设备的手术室及附属设施。

1. 激光手术室　激光手术室应具备各类激光设备,适合于各种手术。随着激光外科的发展,想用一种激光进行理想的激光手术是不大可能的,有时需要2~3种激光组合使用,或与传统手术相结合。

激光手术室应宽敞,约 $12\sim20m^2$,与普通型手术室邻接,有的可设立专门激光手术间,以供其他激光手术同时使用。激光手术室由器械室、器材室、各种测定仪器、激光手术器械等附属设施和激光管理区组成。

2. 激光手术装置的电源　激光手术装置(激光刀)必须用高压电源。一般情况下,CO_2激光手术装置(功率60W)用100V,40A,需要时用200V,20A,Nd:YAG激光装置(功率100W)用三相电源,220V,40A。手术室电源应该用有双重绝缘变压器的非触地型电源,能防止电击事故。

3. 冷却水供给设备　激光手术装置的发电管及其外周容易发热,小型 CO_2 激光现在可用空冷式冷却装置冷却,但 Nd:YAG 或其他大功率激光需要循环水冷却装置。冷却 Nd:YAG 激光装置的冷却水流量8L/min。因而激光手术室必须设有冷水供给装置。有的冷却水装置比较先进,当冷却水供给装置不足的时候,激光装置内部温度上升至一定温度时激光动力系统自动终止。

4. 激光管理区　激光手术室及其附属室都应视为激光管理区。在此区内不准许不了解激光知识的人员进入,要进入激光管理区的人员必须经过激光管理员的同意,并且由管理人员向其说明管理区的注意事项和必要的保护方法后才可入内。正在进行激光手术的手术室门口应悬挂标记。

随着激光医学的发展,激光管理区逐渐扩大,国内已有激光专科医院,配备有各种不同类型的激光手术装置,可进行各科的特殊激光手术治疗和以激光为主、其他方法为辅的综合性治疗,为拓展激光医学创造了良好的条件。

（五）激光安全标准

为了保证激光安全使用,需要制定如下标准:

1. 激光本身对机体损害防护标准。

2. 激光器械制造安全标准。

3. 激光器械使用安全标准。

4. 激光手术安全管理标准。

5. 除制定激光安全标准以外,安全教育也是一个重要问题。

6. 激光手术中排烟标准　在激光手术中产生的汽化烟雾由于病灶性质不同,产生的毒副作用不同。应有特殊排烟装置,将有害烟雾排除,保持室内空气清新,不影响手术人员视野。

（六）激光对机体损害防护标准

当前这类标准较多,但都未经充分地研究和检验,因而切实可行者并不多,需进一步努力改进,制定出更合适的标准。按激光四级分级法,激光手术中以皮肤及眼睛最易受到伤害,大都分属于 3 或 4 级激光,必须采取防护措施和医疗监视。

(七) 激光手术器械使用安全标准

激光手术器械的使用安全标准因手术所使用的激光种类不同各有规定。目前常用的 CO_2、$Nd：YAG$ 激光共同点较多,但为确保安全起见,根据不同对象分述:

1. 术者和助手必须详细了解器械的性能和使用方法。

2. 出入人员配戴防护眼镜。手术室工作人员应佩戴安全护目罩或与所用激光波长相配的彩色滤镜。使用 CO_2 激光刀时配戴无色玻璃眼镜或塑料眼镜;使用 $Nd：YAG$ 激光时配戴能切断波长为 1.06m 射线的滤过眼镜(D7-BG8. AO584 等)。在激光手术室内所有人员必须配戴防护眼镜。但 $Nd：YAG$ 激光的防护眼镜着色浓、影响视力、给操作增加困难,有待改进。操作熟练人员,只要加强严格使用管理,不带眼镜也可手术。

3. 操作器和机头等需熟练使用。

4. 激光手术操作须熟练。如聚焦照射、离焦照射、机头转向组织方法、在组织移动速度、组织切开法、凝固法及汽化法等。

5. 术前可用木板或塑料地板进行照射试验。

6. 光束勿照射于照射野以外,照射野周围的组织用湿纱布保护。

7. 使用黑色镀金器械,黑色镀金器械可使激光反射波减弱 60% ~ 70%。

8. 患者周围不能放置易燃性布料、塑料类和使用易燃性或易爆性气体。

9. 使用特殊专用设备排除烟尘。

(八) 激光手术安全管理标准

1. 选定安全管理者。

2. 选定操作者。

3. 编制操作者名册。

4. 操作者的教育。

5. 管理区的设置。

6. 保养管理。

以上安全标准为使激光设备发挥更好作用,防止意外伤害事故发生提供重要参考。

激光作为一种医疗工具已被用于临床的许多领域。目前,它已应用于眼科屈光矫正、治疗视网膜疾病、耳鼻喉科治疗喉和气管肿瘤、皮肤科治疗皮肤病、外科用以切割止血和妇科治疗宫颈糜烂等。激光用于手术治疗的优点是:止血效果好;激光可以会聚成一束很细的光束,对病灶周围组织损害小;术后很少出现水肿和疼痛;愈合迅速,结疤甚少。缺点是:不能使用易燃麻醉剂;激光束可引起某些麻醉药分解,如三氯乙烯可分解为卤化物;当乳胶、橡胶、丝绸、硅或塑料导管接触激光束时,可立即起火,并可因氧气和氧化亚氮的存在而加剧。

由于激光的能量集中、强度大,使用时要注意防护,应注意以下几方面。

1. 在使用激光的地方,工作人员和患者都必须戴防护眼镜,以免损伤眼镜。由于激光的强度大,而且方向集中,反射也是有害的,必须严格执行操作规程。

2. 如果靠近目标的组织区需要保护,只要盖一层潮湿纱布就可以起到适当防护作用。

3. 与麻醉风险相关最常见的是咽喉部的激光手术。如果气管导管位于术野附近,应特别注意防止激光束损害气管导管,在有氧气的情况下,导管可被烧坏。目前临床常用的聚氯乙烯(PVC)导管最易燃(燃点 69℃),过去反复使用的红色橡胶导管较耐燃,硅胶导管最不易燃。做此类手术时,可以选用激光专用的气管导管,以防止意外发生。同时要注意根据手术使用激光种类的不同选用不同的激光专用导管。但是激光专用导管价格非常昂贵,且与 PVC 导管一样不能防止电刀引起的燃烧,并不能保证完全安全。如没有不易燃烧的导管,也可采取在 PVC 导管外包上一薄金属层,如用自动粘合铝箔包绕导管远端(套囊除外),可保护导管免遭激光损害。但金属表面会对激光产生很强反射,术中包裹的金属层也容易松动,会造成气道黏膜的损伤和阻塞,同时这种方法具体实施也很复杂,临床应用并不多见。术中使用盐水纱条保护气管导管对麻醉医师和外科医师都是比较简便易行的方法,由于二氧化碳激光对水的穿透力很差,术中只要保证盐水纱条的持续湿润,可以取得比较好的防护效果。但纱条自身也是易燃物质,干燥后反而会增加燃烧的机会,所以使用时一定要注意及时湿润和更换。

尚没有不影响套囊功能的保护方法,但目前多建议改用盐水代替空气对低压高容气囊进行填充。可在盐水中加入亚甲蓝等染色物,以便套囊破裂时及时发现。

4. 气管切开的患者,银制气管切开导管或有纱布套或铝鞘的塑料气管切开导管,可用于全麻给药。

5. 与气道相关的激光手术,手术医师在激光操作前应及时提醒麻醉医师做出相应调整,吸入氧浓度应尽量保持在 40% 以下或者能够维持氧合的最低浓度。全身麻醉可以考虑在激光使用期间改为空气通气,同时应避免使用氧化亚氮及其他可燃性麻醉气体,可改用全凭静脉麻醉。同时手术医师应尽量降低所用激光能量,采用间断激发的方式,以减少发生燃烧的可能。

6. 所有不燃烧的麻醉药物均可用于接受激光手术的患者。全麻时,凡是可用于高频电刀手术的药物,也可用于激光手术。

7. 此外手术室工作人员还要注意:在金属仪器和有反射性的表面上放置潮湿纱布;不要放置任何物体在激光束通过的路径上。

六、其他安全问题

有关麻醉和手术室安全,还应重视手术室温度和湿度的调节。

麻醉中决定患者体温最重要的因素是周围的温度。当手术室温度为 24 ~ 26℃ 时,不论患者的年龄、性别、手术类型和所用麻醉如何,患者体温均能维持正常。空气的温度、湿度及流速对热的消散有很大影响。皮肤蒸发速率与空气的温度成正比,而与其湿度成反比。当空气内水份达饱和时,皮肤蒸发即停止。空气的湿度除影响蒸发外,还影响对流及传导,手术室湿度应保持在 60% ~ 70%。低于50% 应纠正,以免影响手术患者的散热和静电蓄积。

体温中枢对血流 0.2℃ 的温差即可起反应。体温低时,机体一方面通过神经体液性调节提高代谢率,同时也通过运动神经直接控制横纹肌的运动,产生寒战以增加产热量;另一方面还通过自主神经使皮肤血管收缩以减少散热。体温升高时,则降低产热过程,提高散热过程,如通过自主神经使皮肤血管扩张并出汗散热,从而保持正常体温。全麻患者,这种生理性调节功能削弱。遇有冷凝球蛋白症或其他冷凝活性疾患(如冷凝集素疾病)者,术中应给予保温毯等预防措施。

特别是冬季更应注意保温,麻醉时间长、手术创面大、大量冷库血输注以及人工呼吸时间长的患者体温可能剧烈下降,要加强术中这类患者的体温监测与体温保护。

婴幼儿对控制体温能力低,因其有较大的体表面积,皮下脂肪少,呼吸中丧失的水分多,因而如暴露于寒冷环境下,极易体温过低。新生儿通过增加肌肉活动、啼哭、存积脂肪的分解利用、动员内源性去甲肾上腺素可以适应一定程度的低温,但早产儿在周围温度低至 28℃ 时即不能维持温度。术中许多因素可导致体热丢失而使体温下降,如手术室冷气设备、冷冻溶液的输入、长时间手术麻醉、肌松药、库存血和无复吸入麻醉装置等的应用等。低温对心脏手术有利,但术后苏醒延迟、呼吸抑制、延迟进食;因为体温低有产生新生儿硬皮病的可能,严重者也可导致患儿死亡。

反之,手术室内温度过高,加上其他许多因素也可使患儿产生高热。

第2节 手术室的污染与防治

以往对麻醉医师和患者潜在的威胁是手术室的燃烧与爆炸。随着医学的发展和麻醉技术的不断进步,这种危险正逐渐消失。因此手术的环境问题成为当今手术室内工作人员最大的威胁。工作环境与人体健康有密切关系,手术室环境对麻醉医师和手术室护士等的健康亦有影响,如手术室内各种气体(吸入麻醉药物的蒸汽及麻醉中所排出的废气等),如果处理不当,势必造成手术室内空气污染,对长期工作在这种环境中的工作人员的健康可能带来不利影响。直到 20 世纪 60 年代后期,此项污染问题才得到广泛重视,进行了大量研究,并采取了许多有效的措施。另外,在手术室中不容忽视的是病毒污染,特别是乙型肝炎病毒(hepatitis B virus,HBV)和人类免疫缺陷病毒(human immunodeficiency virus,HIV)污染,直接威胁着手术室工作人员的健康。

一、麻醉废气污染的来源和监测

手术室内的废气主要来源于麻醉中麻醉气体的外漏或麻醉废气的排放。尽管有些资料报道慢性吸入低浓度的麻醉废气可能对身体有害,但这些研究都未得到公认。

麻醉废气的浓度通常用 ppm（parts per million）表示，因此，100% 氟烷在贮存瓶或挥发罐中的饱和蒸气浓度为 10^5ppm；同样，1% 氟烷相当于 1000ppm。氧化亚氮废气和其他卤代麻醉药的废气可能分别接近 3000ppm 和 50ppm。美国国家职业安全和健康学会（national institute for occupational safety and health, NIOSH）建议手术室内大气中氧化亚氮不能超过 25ppm，挥发性麻醉药不能超过 2ppm（如与氧化亚氮同时存在时不能超过 0.5ppm）。1ml 挥发性麻醉药可产生 200ml 的蒸气，如果漏出到 20 英尺×20 英尺×9 英尺大小的密闭房间可有 2ppm 的浓度。尽管通过改善手术室的排污系统可使废气减少达 90%，但事实上 NIOSH 的建议不可能实施。因为目前尚无完备的监测系统，所以只有当环境中浓度超过 NIOSH 建议最大浓度好几倍时人们才能察觉到。有研究表明，50% 的志愿者能闻到 33ppm 的氟烷，感觉阈值在 3～100ppm 之间。因此当人们闻到麻醉气体气味时其浓度已经超过 NIOSH 建议的最大浓度水平。

（一）高压气源系统漏气

氧化亚氮（N_2O）钢瓶至麻醉机中心供气系统至流量表的气路系统中，都为高压气源，其中 N_2O 系统的接头以及钢瓶阀门是最容易漏气的部位。

（二）低压气源系统漏气

流量表至患者的气路系统，为低压气源系统，其压力很少超过 2.9kPa（30cmH_2O）。但如果漏气，也足以使手术室内空气的 N_2O 达 200～300ppm。漏气最常见的情况是在 CO_2 吸收罐的垫圈密闭不严，其他为衔接头、导管和活瓣等处漏气。

（三）麻醉方式

应用开放式滴醚、吹入法、半紧闭、半开放法以及应用麻醉呼吸器时，均有大量麻醉废气排入手术室中，尤其以麻醉机无麻醉废气清除系统设备者为严重。在已设置排污设备的手术室中，麻醉气体泄漏及排污机器功能失灵仍是手术室空气污染的主要原因。

（四）麻醉废气污染水平的监测

麻醉废气空气污染水平的监测方法有两类：①采集一般工作场所的空气样本，进行测定，此方法称为区域监测（area mornitoring）；②采集正在进行麻醉的麻醉医师呼吸区域的空气样本，进行测定，称之为个人监测（personal mornitoring）。如有条件，可定期检查工作人员呼出气和血液中的麻醉药物水平，

如发现某人的麻醉药物水平过高，应考虑调整其工作时间，以资保护。比较理想的监测方法为连续地对手术室内进行浓度监测。

废气排放（scavenging）系统是将麻醉废气进行转化处理后排入大气中，使这些气体对人体不产生危害。手术室内氧化亚氮浓度不应超过 25ppm，而含卤素麻醉药物浓度不能超过 2ppm。应该常规使用专用的麻醉废气排放系统，这些系统包括气体收集、转运、接收和排放系统。

二、麻醉废气污染与
人体健康的关系

有关麻醉废气对人体的影响的研究，最早是在 1967 年，其研究的结果提示麻醉废气对手术室人员有危害。在 20 世纪 70 年代中期，美国和英国的三大研究机构认为在手术室内工作的女性医师比手术室外工作的女性医师流产率高。此外，手术室内男性和女性工作人员的孩子先天性异常的发生率也比手术室外工作人员高。虽然流行病学研究表明手术室内工作人员和其他人员一样，但在男性麻醉医师中肝脏疾病的报道更常见。这些研究结果提示，应该特别注意手术室内的环境因素，因为除了有废气污染外，还存在其他的一些危害人体健康的因素，如射线、压力、有机化学物质的接触等，都可对身体产生不良影响。

（一）手术室工作人员对麻醉废气的摄取

长期接触麻醉废气，可使组织中含麻醉废气的量增加。监测接触者呼气末卤素麻醉药物浓度是衡量麻醉废气污染程度的重要指标。有报道麻醉医师呼气末氟烷为 0～12.2ppm，平均值为 1.8ppm，并可在血液中检出；甲氧氟烷为 0.1～0.7ppm。

摄入体内的麻醉废气也随呼吸排出体外，待排至不能再在呼气中检出时，所需要的时间称为洗出时间（wash out times）。甲氧氟烷的洗出时间为 10～29 小时，氟烷为 7～64 小时，氧化亚氮为 3～7 小时。一般脂溶性越高的卤素麻醉药物，其洗出时间越长。麻醉医师每天在手术室接触 8 小时麻醉废气后，要有 16 小时的洗出时间，如果在 16 小时内重新接触麻醉废气，则势必因无法排尽而逐渐积聚达明显的危险程度。

（二）麻醉废气对人体健康的影响

麻醉废气在体内蓄积后，可能产生多方面的影

响,包括心理行为改变、慢性遗传学影响(包括致突变、致畸形和致癌)以及对生育功能的影响等。

1. 心理行为的影响 有研究显示对吸入0.001MAC 麻醉药物是否会使麻醉医师达到轻度麻醉作用,包括听力、记忆力、理解力、读数字能力及操作技能等心理行为的影响。也有研究表明,在无排污装置的手术室中,即使氧化亚氮达 6000ppm 和氟烷达 10ppm,也难以证实对人有不良的心理行为影响。有学者认为只有 5% ~ 10% MAC 高浓度麻醉药物环境,才有可能影响人类的心理行为,并导致麻醉操作准确性下降。

2. 致癌性 1968 年 Bruce 等对 ASA 成员的死亡原因作了回顾性调查,提示女性成员死于淋巴肿瘤者较多,由此对长期暴露于微量麻醉废气的致癌问题得到普遍关注。

(1) 致癌的可能性:①某些吸入麻醉药物与化学致癌物一样,可与 DNA 分子共价结合。化学致癌物的致癌过程,一般说与此种共价结合有密切关系,共价结合所引起的细胞损伤,如果不能修复,即可能引起细胞增生而形成肿瘤。已证实氯仿和氟烷的活性降解物,可与小鼠的肝脏形成共价结合。②许多吸入麻醉药的化学结构与致癌物相似。甲氧氟烷、恩氟烷和异氟烷与化学致癌物二(氯甲基)醚、氯甲基醚和二(α-氯乙基)醚均是 α-卤化醚;氟烷和氯仿与动物致癌剂甲基碘、丁基溴和丁基氯均是烷基卤化物;多数吸入麻醉药、三氯乙烯与人和动物的致癌物氯乙烯相同,都是含氟烯属烃;氟乙烯醚和二乙烯基醚均含有乙烯基。尽管吸入麻醉药与化学致癌的化学结构式有相似之处,但绝不意味着吸入麻醉药有同样的致癌性。因毕竟存在结构的差异,故不能等同相视。③某些吸入麻醉药可能引起体细胞突变,可能与肿瘤的形成有关。④吸入麻醉药用于离体实验,在麻醉浓度下证实对各种细胞具有免疫抑制作用,但对人体免疫力的影响尚难定论。

(2) 对人类致癌的调查:对人类长期暴露于各种微量麻醉废气是否可致癌问题,目前尚缺乏有说服力的资料,因没有测定接触人群中各种吸入麻醉药的浓度。曾有几项调查结果似乎认为长期暴露于吸入麻醉废气的女性,其癌症发病率有不同程度的增高,但结论较片面,未得到公认。

(3) 动物致癌的试验研究:各种吸入麻醉药的致癌性,在动物实验方面已有大量研究。用极高剂量氯仿经口灌药,可使 B6C3F1 小鼠产生肝癌,也可诱发大鼠出现肾脏肿瘤;经口灌注三氯乙烯仅使小鼠产生肝肿瘤。这种经口灌注药使动物致癌的资料,可能与临床上吸入途径用药的后果毫无相关性。给怀孕小鼠吸入麻醉药,出生后的小鼠继续短时期吸入,其中异氟烷是唯一致癌阳性的全麻药。但另有作者做类似的研究,使小鼠每天 4h,每周 5d 暴露于最大耐受量(0.4% 异氟烷)中,结果证实并不增加致癌率。使动物终生吸入氟烷、恩氟烷、N₂O 或氟烷/N₂O 最大耐受量的数项实验研究表明,均不增加致癌率。

综合上述动物实验研究和临床观察的结果表明,手术室工作人员长期接触麻醉废气并不增加致癌危险。但长时间在没有排污设备的手术室内工作,对身心的影响不可忽视。

(三) 对生育功能的影响

麻醉废气污染对手术室女性工作人员生育功能的影响,可能是最受关注的问题,但争论最大,也难以得到确切可信的证实资料。孕期妇女长期暴露于微量麻醉废气中,是否导致自发性流产率增加、婴儿畸形率增高或非自愿性不孕率增高,至今仍不明确。

在人体上研究麻醉废气对生育功能影响,主要采用流行病学调查方法进行。但在 20 多年来虽然做过许多流行病学调查,但大多均存在某些限制,不能说明任何问题。例如,缺乏严格的对照组;没有严格的调查设计控制诸如孕妇年龄、既往有无流产史、吸烟和饮酒等其他影响自发流产率的因素。

1. 回顾性填表调查 1967 年首次报道回顾性填表调查结果,此后历年都有资料报道。尽管在长期接触麻醉废气的手术室女性和男性成员的妻子,自发流产率和婴儿畸形率有所增加,但发现回顾性填表调查方式本身有明显的缺陷,如回复率低,不回复者可能存在不愿回答的问题,对妊娠、流产、婴儿畸形和不孕的诊断可靠性不能保证,同时还存在对麻醉废气污染的偏见等,这些都可直接影响调查结果的准确性和可靠性。

2. 诊断可靠性的显著性意义 瑞典自 1973 年开始实行生育注册登记制度,并对全体护士进行注册登记。利用两项登记资料,研究麻醉废气污染对生育功能的影响,其性质接近前瞻性调查,具有资料完整、报告准确和无记忆误差之优点。Ericson 等总结了 1973 年至 1975 年期间至少孕期的一半时间在手术室工作的妇女 494 次妊娠的资料。结果显示,暴露于麻醉废气的妇女,其早产率和婴儿畸形率与对照组均无差别,只是妊娠期短于 37 周者较多。

迄今仅英国报道一项前瞻性研究结果,对 1977

年至 1986 年 10 年期间各专业 40 岁以下的所有女医师,通过邮寄填写调查表方式进行研究,回复率基本满意。结果显示:①流产率与既往妊娠史、怀孕年龄、母体吸烟和饮酒有关;②与专业、手术室工作年限长短及其有无污染设备无关;③先天性畸形和胎儿出生体重,与微量麻醉废气污染无关。

（四）其他疾病的影响

小动物长期暴露于微量吸入麻醉药环境,可引起白细胞减少和肝、肾、脑功能下降。手术室工作人员可能出现头痛不适、消化道或呼吸道疾病、散发性肝病、喉炎、肌肉无力、偏头痛、房颤以及哮喘加重等疾病,认为可能与长期吸入微量麻醉废气有关。

三、麻醉废气污染的控制措施

控制麻醉废气污染,要从减少污染源及依靠排污设备着手,二者不可偏废。原则是尽量少用或不用吸入麻醉,需要使用时,应取低流量紧闭式静吸复合麻醉。

（一）麻醉气体漏气

1. 高压系统漏气的检查 将 N_2O 中心供气系统的接头浸没于水中,可发现是否漏气。麻醉机是否漏气,可用下列检查方法:如果是 N_2O 中心供气系统,先关闭输入麻醉机的气源;如果是 N_2O 钢瓶,先开启钢筒阀后随即关闭,然后记录压力表读数,如果存在漏气,压力表指针多在 1 小时内降为零。

2. 低压系统漏气的检查 先关闭逸气活瓣,折除贮气囊,用塞子或手指堵住贮气囊接口和 Y 形管口,然后开启氧流量表,使麻醉机压力值达到 3.9kPa($40cmH_2O$),通过调节氧流量的大小,使压力表值维持在此水平,如果氧流量为零,表示无漏气;否则表示有漏气,其漏气量相当于当时的氧气流量。应定期作上述检查,特别在更换二氧化碳吸收剂以后应列为常规检查。

（二）减少麻醉废气污染的操作方法

在不影响麻醉正常进行的前提下,采用减少麻醉气体泄漏的操作方法有以下几种:①选用密闭度适宜的麻醉面罩;②待麻醉机与患者建立回路通气后才启用麻醉气体;③气管内吸引时先关闭麻醉气源,排尽气囊内残余气体后方可吸引;④麻醉结束拔除气管导管或移开患者面罩之前,先给予纯氧吸入,待麻醉气体完全排入排污系统后再拔除导管;⑤向挥发器内添加麻醉药物时,应在麻醉结束后或麻醉开始前进行,不应在麻醉期间添加;⑥向挥发器内加药过程中应尽量防止麻醉药物外漏,否则将显著升高手术室内的麻醉药物浓度。如果已经闻到麻醉药气味,其浓度至少达到 33ppm,如果已经有强烈气味,则麻醉浓度至少超过规定的 100 倍以上。

（三）麻醉废气清除系统

麻醉废气清除系统,简称清除系统(scavenging system),是将麻醉通气系统中多余的麻醉气体排到手术室外的装置,是减少麻醉污染最重要的措施,污染率减少可达 90% 左右。清除系统一般由三部分组成:气体捕获装置、处理装置和连接装置。

1. 气体捕获装置 该装置分收集系统和输送系统两部分,可收集麻醉机通气系统、体外循环机氧合器或麻醉呼吸器排出的多余麻醉废气,输送至处理装置。当代新型麻醉机均已配置性能良好的气体捕获装置,其收集系统与输送系统已合为一体,与麻醉机通气系统和麻醉呼吸器相互接通,并具有足够的废气清除能力。

2. 处理装置 由废气处理管和废气驱动装置组成。用患者自身的呼吸作为驱动力者,称为被动清除(passive scavenging)。用抽气泵作为废气排出驱动者,称为主动清除(active scavenging)。

（1）被动清除是将麻醉机上的废气处理管直接通到手术室外即可。要求:废气处理的管径合适,抗压性能强;通到手术室外的排气口应与风向相顺,防止气流倒灌;排气口应安装钢丝虑网,防止灰尘、昆虫等进入废气处理管道内而造成阻塞;如果将废气处理管外口置于排风扇邻近,则排气效果会更好。被动清除一般对患者无大危险性,但仍然应注意防止废气处理管曲折,否则可致呼气阻力增高,呼吸做功增加,从而干扰麻醉通气系统中的气流模式,导致 $PaCO_2$ 升高。有人建议在 30L/min 气流量时,废气处理管内气流阻力不应大于 0.049kPa(0.5cmH_2O);警惕紧靠患者侧废气处理管的受阻意外,一旦发生而未能发现,可导致肺内压力增高,甚至心搏骤停。

（2）主动清除为一种抽气驱动排污装置,包括中心真空泵、排气扇、喷射装置以及抽气泵等部件。由于抽气泵负压较大,故选用细长的废气处理管即可。

3. 连接装置 是气体捕获装置与处理装置之间的连接装置,是清除系统中最重要的组成部件。实际上,清除系统的设置扩大了麻醉通气回路,不仅增加复杂性,更重要的清除系统的管道一旦受阻,或抽气泵发生故障,均可将正负压直接传递至麻醉机通气回路、呼吸器或氧合器内,由此可显著影响麻醉通气回路等的正常工作状态,严重者甚至可威及生命安全。为防止上述危险,设置了连接装置,可有多种不同的设计类型,但必须能有效调整清除系统的内压力,使正压不超过 $0.98kPa(10cmH_2O)$,最大负压变化在 $0.049 \sim 0.098kPa(0.5 \sim 1.0cmH_2O)$。典型的连接装置由两部分组成:贮气装置,可贮存暂时超出清除能力的气体;压力保护装置,可防止正压和负压过大。连接装置又可分为密闭式和开放式两种,密闭式的贮气装置由可膨胀气囊、正压排气阀和负压进气阀组成。提供压力保护,适用于低流量装置或被动清除。开放式的压力保护由输送装置和处理装置之间的开孔或裂隙所提供,作为贮气装置的管道,其一端封闭,另一端开口于大气,管道上有不同位置的进气口和清除排气口,适合于高流量处理装置。

(四) 通风系统

手术室内的麻醉废气往往先沉积于手术室地面,但因工作人员的走动和活动,麻醉废气可被搅动而满布整个手术间。因此,手术室内应设置有效的通风系统,或空调系统,以辅助麻醉机清除系统的排污工作。

通风系统的排污有效性,一般按手术间空气每小时可被完全更换的次数来表示,至少每小时能更换 10 次方称有效。通风系统有隧道设置,其中有高流速区和流速较低的淤滞区,而麻醉机应放置于高流速区为妥。手术间空气更换的次数,与麻醉废气污染水平不相关。值得注意的是再循环通风方式,不仅可使正在进行麻醉的手术间污染加重,还可因麻醉废气的再分布而使没有麻醉的手术间乃至休息室均招致不同程度的污染,因此不宜采用。

四、手术室内的其他有害物质的污染

(一) 其他有害化学物质污染

手术室内其他有害化学物质污染的研究资料还比较少,缺乏完善的评价标准,因此对其影响手术室工作人员健康的关系,难以作出客观评价。

手术室内有害化学物质主要为消毒剂,如甲醛、戊二醛、异丙醇、乙醇、苯酚及环氧乙烷等。此外,还有紫外线照射分解空气所产生的臭氧、工作人员呼

出的二氧化碳、骨水泥挥发气体中所含的甲基丙稀甲酯和对苯二酚及激光器所释放的毒气等。

甲醛和戊二醛对黏膜有刺激性,为致敏性物质,动物实验证明其具有致突变、致癌和致畸形性。德国法律规定,工作人员在 8h 工作时间内,最大的平均接触水平,甲醛为 0.5ppm,戊二醛为 0.2ppm。有报道用 0.228% 甲醛和 0.15% 戊二醛混合液施行手术间消毒时,两者在手术间内的 8h 平均浓度,均可能已超过上述的规定。用甲醛气体消毒时,手术间和走廊中的甲醛浓度为 4 ~ 20ppm。晚间用甲醛气体消毒手术间,次日晨甲醛仍可达到 5ppm。

甲基丙稀酸甲酯可引起局部和全身毒性作用,如头痛、全身不适、眼结膜刺激等,可能系通过破坏谷胱甘肽等非蛋白质的巯基起反应,消耗细胞的保护性物质所致。高浓度对苯二酚可引起眼刺激症状、畏光,甚至结膜溃疡。

激光器所用的染料,多数是高毒性物质,如花青和碳化青是极毒物质。激光束照射于组织,可产生烟雾,其中含有苯、醛及多环芳香烃等气体和颗粒状污染物,气味难闻,对呼吸道可造成不同程度的危害。用激光烧灼乳头状瘤时,烟雾中的乳头状瘤病毒可能不受影响,或影响轻微而又恢复感染力,因此,工作人员面临感染病毒的威胁。激光下的乙型肝炎病毒和人类免疫缺陷病毒也存在这种可能性。紫外线激光器可产生臭氧,紫外线空气消毒和电源的电晕,也可以产生臭氧;臭氧是眼和肺组织最危险的刺激物,慢性接触可导致肺气肿和肺组织纤维化,对动物证实具有致突变、致畸形和致癌性。

苯酚是一种细胞原浆毒,慢性吸收可致动物肺损伤和致癌;对人可引起神经和消化系统症状。乙醇为神经毒物,慢性吸收可降低脑氧化还原电位,引起神经胶质细胞蛋白破坏及脑白质萎缩。孕妇长期饮酒可致胎儿酒精综合征。环氧乙烷对眼和皮肤均有刺激性,吸入后可出现头痛、头晕、反应迟钝及嗜睡等中枢神经抑制症状,还可引起恶心、呕吐、腹痛和腹泻等,慢性接触对人类和动物均有致癌性。二氧化碳浓度达 0.05% 时,可引起人体不适,达 0.2% ~ 0.6% 时可产生危害。

上述这些化学物质的污染水平一般都较低,但污染时间长,各个化学物质的化学特征不同,对手术室工作人员仍可能引起损害。数种有害物质混合污染空气时,其毒性作用可相加,这是环境毒理学的一般规律,其所引起的环境病,临床症状常不典型,也缺乏特异性诊断标准,但可能有潜在的遗传毒理学

效应。因此,对空气混合污染,应引起高度重视,减少排放、加强清除。特别需要有良好的通风换气等预防措施,进一步加强有关的科学研究,以保障手术室工作人员的身体健康。

(二) 噪声污染

手术室噪声常被忽视。目前对噪声污染的有害影响已有了一定认识。所谓噪声系指不需要、不悦耳、紧张而有害的声音。有许多测定的方法,但大多数以 dB-A 为单位来分级。通常 A-加权声级为 10dB(频率在 1000 ~ 4000Hz)时,刚可听到声音;10 ~ 40dB 代表相当安静;40 ~ 80dB 则属中等声响;80 ~ 100dB 已很响,100 ~ 300dB 则令人很不舒服。

根据美国规定,手术室内允许最高的噪声定为 90dB。噪声的来源涉及全体工作人员的动作和交谈以及机器设备工作的声音。许多常规操作也可以产生不愉快的声音,如打开纸包、穿衣戴手套、台桌的轮子滚动、手术器械的接触以及工作中的机械呼吸器等。

噪声可引起内分泌、心血管和听觉系统的生理改变。如刺激垂体-肾上腺轴,使下丘脑核释放 ACTH,引起皮质激素的分泌增加和髓质分泌肾上腺素和去甲肾上腺素增加,可使周围血管收缩,血糖和血压升高。除非持久和反复刺激,一般为暂时性反应。超过 80dB 时,有的人听力可减退。

手术室内噪音常接近 90dB,这可影响患者的安睡,使局麻患者需要更多的镇静和镇痛药,又可使工作人员思想不集中,精力分散,工作中容易出差错。

为此,手术室内应限制不必要的交谈、限制不必要的人数、噪音大的器械移到手术室外;应用无噪音技术,如加橡皮垫,改用塑料制器械等;加强保护性医疗制度,做到走路轻、说话轻、动作轻。建立闭路电视,减少参观人员;采用无声反射墙壁当更理想。

(三) X线辐射污染

过去的几十年里,随着外科手术技术和仪器设备的发展,包括介入放射手术在内的 X 射线相关手术大量增加,明显增加了麻醉医师和手术室工作人员暴露于 X 射线的危险。因为这种辐射不能被人体感知,所以采取措施加以保护就显得格外重要。

X 射线所产生的电离辐射,可使人体产生生物学改变。如果接触的辐射足够严重,会造成组织破坏或染色体变异而引发恶性增殖。

接触 X 线的剂量通常以雷姆(roentgen equivalents man,rem)为单位,用来测量作用于人体的射线对组织造成的生理伤害。人体自然辐射暴露剂量是不同的,它取决于地理位置,国内通常每年为 100 ~ 200mrem。主要来自于宇宙射线和周围环境中具有放射性的化合物。大多数医师接触的职业辐射量不超过自然辐射量。

X 线和普通光线一样能被物体表面反射,职业暴露的主要原因是患者和周围设备散射的 X 线。虽然 X 线机设计时尽量减少杂散辐射,但还是有散射会被工作人员吸收。

对 X 射线的防护主要是时间防护、距离防护和屏蔽防护。

射线辐射的剂量和时间成正比,在满足诊断和治疗质量的前提下,曝光时间越短,工作人员所受辐射剂量就越少。而射线的强度与距离的平方成反比,3m 的距离可以使射线衰减 81%,所以麻醉医师和其他工作人员应尽量远离 X 射线管和散射体。

仅靠时间和距离防护当然非常有限,还需要采用屏蔽防护,所谓屏蔽防护就是在放射源和散射线与工作人员之间放置一道能有效吸收隔离射线的屏障,常用的包括专用铅板、铅玻璃防护屏、加厚或者添加有防护材料的混凝土墙壁以及用于穿着的防护用品如铅衣、防护围脖和防护帽等等。麻醉医师在有 X 线辐射情况下进行麻醉操作(常见于介入手术室内)应当穿戴防护服装,尤其对敏感器官如甲状腺、性腺等应加以保护。

第3节 感 染

麻醉时必须充分考虑感染从患者到患者、从患者到麻醉医师和从麻醉医师到患者之间的相互传播的危险(通过个人、环境和麻醉器械的传染)。许多研究已证实麻醉医师由于职业特点接触血液和其他感染性体液而极易患感染性疾病。大量著作阐述了感染肝炎病毒和反转录病毒的危险性。手术室传播血源性病原体危险的重要途径是通过皮肤损伤,主要是针刺造成的。虽然血源性病原体传播成功需要许多条件,但其中一个决定因素是传染病原体接种的数量。研究表明由于空心穿刺针传播的血液容量远远大于实体针,因此传播疾病的机率更大。与手术室其他人员比较,在与针刺有关的损伤中,麻醉医师受到空心穿刺针损害的比例最高（麻醉医师为82%，技术人员为28%，外科医师为15%）。

一、乙型病毒性肝炎

乙型病毒性肝炎（viral hepatitis B），简称乙型肝炎，由乙型肝炎病毒（HBV）引起。乙肝可通过受感染者的血液、黏膜表面或破损的皮肤表面，接触到感染者的血液、血制品以及体液（尿液和唾液）传播，也可通过性接触传播。HBV 是 DNA 病毒，由 DNA 和蛋白质（核心抗原）组成核心，外面包绕着一层蛋白质和脂质（表面抗原）。HBV 在外界很稳定，甚至可在干燥的血液中保持 1 周的活性。

（一）病原学与血清学

HBV 主要从乙型肝炎患者及病毒携带者的血清、肝组织中检测出。HBV 包括三个抗原抗体系统，即表面抗原抗体系统（HBsAg，抗-HBs）、核心抗原抗体系统（HBcAg，抗-HBc）及 e 抗原抗体系统（HBeAg，抗-HBe）。除抗-HBs 单独阳性可能是注射乙型肝炎疫苗后产生的抗体外，其余各项阳性，均提示已经感染过 HBV，其中 HBsAg、HBeAg（被含HBeAg 阳性的血液针头刺破出血，至少有 30% 的医护人员要感染乙肝）及抗 HBcIgM 阳性，表示 HBV 在体内复制。若仅抗-HBe 和抗-HBcIgM 阳性，说明已经感染过 HBV，目前体内无 HBV 复制。我国 HBsAg 携带者约为 10%。HBV 抵抗力强，耐酸，对下列消毒剂敏感：0.5% 过氧乙酸、3% 漂白粉、1% 碘酒、5% 甲醛和 2% 戊二醛。

（二）麻醉医师感染 HBV 的危险性

HBV 主要经血液、血液制品和注射器传播。乙型肝炎患者的唾液、乳汁、汗液、精液、月经、阴道分泌物及尿液中可检测出 HBV，与这些体液接触，也是主要传播途径之一。麻醉各项基本操作如静脉穿刺置管、注射药物、抽取标本、安置导尿管、腰椎穿刺、口腔插管、清理呼吸道等，都有可能导致麻醉医师感染乙型肝炎，甚至吸入乙型肝炎病毒污染液体也可以感染乙型肝炎。多数麻醉医师在临床工作中都有被刺破手指的经历，则更容易感染乙型肝炎。美国的研究指出，麻醉医师乙型肝炎的感染率为 12.7%（8.7% ~ 22.7%），是普通人群的两倍。另有报道麻醉医师乙型肝炎的感染率可达20% ~ 30%。

（三）减少麻醉医师感染乙型肝炎的预防措施

1. 手术前患者尽可能常规做乙肝免疫学检查，以明确是否存在传染性，若未能查出，应视患者的血液和分泌物有传染性。

2. 遇到乙肝检查阳性的患者，防止皮肤和黏膜直接接触患者的血液和体液，应采取必要的防护措施：①尽可能不直接接触患者的皮肤、黏膜、血液和分泌物；②必须接触时，穿隔离衣服，戴手套、口罩、护目镜及护面罩等；③尽可能使用一次性物品；④吸引瓶内加用消毒剂；⑤清洗和消毒已经用过的器械前，先用甲醛等消毒溶液浸泡至少 3h；⑥对手术切除标本应贴危险标志；⑦手术后对地面、器械台及麻醉机等用消毒液擦洗，呼吸机螺纹管、面罩等用甲醛气体或氧化乙烯消毒；⑧如果接触了患者的血液或体液，应立即清洗手或其他皮肤表面，脱下手套后应用肥皂和清水将手洗干净，以防止患者与医务人员之间的交叉感染。

3. 污染乙肝病毒的针头或刀片意外刺伤手指等时，应立即取患者和麻醉医师的血液送检。①若患者 HBsAg 阴性，则无需进一步处理；②若患者证实有传染性，而麻醉医师有高滴度保护性抗体—抗-HBs（10RIA 单位），一般也无需特殊处理；③如果抗-HBs 低下或缺乏者，应于 48 小时内肌肉注射高滴度的乙型肝炎免疫球蛋白，1 个月后重复注射 1 次，剂量为 0.06ml/kg。

4. 受伤后处理措施不能到达 100% 有效，因此为减少职业性接触危险的预防措施的关键是麻醉医师行为改变：包括了解感染的危险程度，培训和改进有创操作步骤，减少使用传染性危险性高的仪器和设备，给穿刺针加帽，采用无针系统操作。

5. 其他　麻醉医师应勤洗手。定期检查，早期发现乙型肝炎症状，如发热、恶心、腹痛、黄疸、关节痛以及一些其他特异性症状，一旦发现异常应及时治疗。有条件应常规预防注射乙型肝炎疫苗。大约 95% 的接种者可以产生达到保护作用的抗体效价，保护作用至少可持续 13 年。

二、获得性免疫缺陷综合征

获得性免疫缺陷综合征（acquired immuno-deficiency syndrome，AIDS），简称艾滋病，是人类免疫缺陷病毒（HIV）所引起的新型传染病，现已形成世界性流行。

（一）病原学及传播途径

HIV 是一种双螺旋 RNA 病毒，对光、热、pH 变化及各种消毒剂都比较敏感,在体外不易生存。HIV 侵犯 T 辅助细胞(Th 或 T_4),T_4 细胞大批破坏使患者淋巴细胞减少,同时也可以攻击巨噬细胞及中枢神经系统内的细胞。机体免疫功能因 B 细胞、自然杀伤细胞、单核细胞及巨噬细胞功能异常而进一步受损。HIV 抗体的出现可确认感染,虽然血清学变化并不意味着活动性疾病。

艾滋病患者和病毒携带者是唯一的传染源。传播介质主要为被 HIV 污染的血液、血浆;未经灭活处理的血液制品和凝血因子制剂;冻存精液;带 HIV 的供肾等。传播方式主要是性接触和共用未消毒的针头等用具,因此,同性恋、宿娼、注射毒品、娼妓等人群的感染率最高。医源性传播如输血和血制剂,特别是凝血因子Ⅷ和Ⅸ及母婴传播等,均已经证实是 HIV 的传播方式。

HIV 感染数天后出现一个非特异性病毒感染综合征,表现为发热、不适、潮红、关节痛以及淋巴结肿大。这些症状只见于少数患者,消退后将转入漫长的无症状期,大约在感染病毒达 6 个月时血清学呈阳性,而到临床症状明显时则需数月或数年时间。艾滋病的临床表现症状较多,但无特征性症状,其中包括消瘦、乏力、贫血、白细胞减少、慢性腹泻以及渐进性痴呆等。也有最初的表现是恶性肿瘤,如 Kaposi 肉瘤或非霍奇金淋巴瘤。艾滋病的主要特征是对条件性感染的易感性,如卡氏肺囊虫性肺炎、弓形体病、念珠菌病、隐球菌病、组织胞浆菌病、巨细胞病毒、单纯疱疹病毒、进行性多灶性脑白质病及非典型性分支杆菌等。

(二) 麻醉医师的自我防护措施

因艾滋病病毒通过血液或体液传播(其中包括精液和阴道分泌物),如直接接触艾滋患者和带病毒者的血液、体液和分泌物,及 HIV 患者用过的针头和器械等,均可感染 HIV。手术室工作人员有接触这些危险物品的可能性,所以必须重视,并进行自我保护,防止 HIV 感染。针头或锐器的意外损伤是麻醉医师感染艾滋病最危险的因素。暴露的黏膜、结膜以及破损的皮肤也都有感染危险性。

对 HIV 血清试验阳性而无症状的患者,应视为艾滋患者对待。术前访视一般多无危险。患者痰液和尿液的传播性目前还不清楚,但仍以危险物对待为好。对出血广泛或已被隔离的患者进行检查时,应戴手套,穿隔离衣服,甚至戴眼罩。戴一层可使直接接触到血液的机会减少80%,因此如再加戴一层手套则使穿透里层的危险性又减低了50%。

将多痰、大量出血的患者,从病房运送至手术室时,麻醉医师应穿隔离衣服。施行麻醉时还应特别注意:穿刺血管时防止血液外流;被污染的锐性器具,应立即集中放于专备的容器中;静脉穿刺后的针芯,要注意避免刺伤手指;气管插管和拔管时,手指尽可能不接触其唾液和血液;尽量使用一次性麻醉用品,否则于使用后应立即消毒;尽可能减少所用的器械用具数量,以缩小污染范围;衣服和皮肤应尽量减少与患者血液和引流物接触。

工作人员的皮肤一旦被患者血液和分泌物污染的锐器损伤时,应立即挤压受伤部位,使之出血,以尽可能排出含 HIV 的血液,并用肥皂和清水彻底冲洗。皮肤受伤后引起血清学转阳的危险因素包括:①损伤的情况(刺入皮肤内的血液的量,针头的内径,损伤深度,针头的血液情况,既往血管内器材或针头的接触情况等);②传染源(循环中病毒的效价、临床状态及抗病毒药物的应用);③医务人员健康状况(隔离物品的使用及接触后的处理)。目前尚无被缝合针刺伤后艾滋病血清学转阳的证据,但也不能排除被感染的可能性。目前齐多夫定(zidovudinei ZDV)200mg,3 次/d 是唯一有效的药物,为了增加抗反转录病毒活性或抗 ZDV 耐药性毒株的活性,应加用拉米夫定(lamivudine,3TC)800mg,3 次/d。对那些接触了 HIV 高危传染患者的医务人员则应加用蛋白酶抑制剂(如 indinavir,IDV;600mg,3 次/d)。最好在接触艾滋病后 1~2 小时内就开始快速、积极地实施接触后预防(PEP)。尽管 36h 后开始治疗可能无效,但对高危接触者即使在 1~2 周后也应进行治疗。PEP 的最佳疗程目前还未确定,但只要能耐受,治疗或许应持续 4 周。在目前推荐使用的剂量范围,ZDV PEP 通常可以很好地耐受;短期的毒性作用包括胃肠道症状、乏力、头痛。其他药物的副作用目前还未总结出来。如果患者 HIV 感染源不明,PEP 的开始应根据接触的危险及患者感染 HIV 的可能性决定。皮肤接触并不增加感染危险性,药物毒性的危害大于 PEP 的益处。对有感染危险的工作人员应取基础血样检测 HIV 标志物,并在接触后的 5 周、3 个月、1 年内复查。接触 HIV 患者的医务人员应注意:①PEP 的效果和毒性都是有限的;②除了 ZDV 以外的一些药物,只对非 HIV 患者或孕妇有毒性;③ZDV 在妊娠中 3 个月和末 3 个月使用尚未发现严重的副作用,但在妊娠首 3 个月应用资料还很少；④PEP 可能被接触过 HIV 的患者的医务人员拒绝。

三、其他感染

（一）丙型病毒性肝炎

丙型肝炎病毒（HCV）又称非甲非乙型肝炎病毒，丙肝大约是输血后肝炎 90% 的原因，而病原体大部分可以用抗 HCV 抗体试验检测到。丙肝以有转为慢性病倾向为特征，目前数据表明 90% ~ 100% 的患者有持久的感染。但尚不明了有多少患者发展成为慢性疾病的症状（包括肝硬化）和后遗症。慢性携带者发生肝硬化的高达 20%。丙肝的传播途径与乙肝相同，所以同样应采取必要的措施防止感染。一旦感染后平均需要 12 周，最长达 6 个月，血清转化才能达到可检测出抗 HCV 抗体的水平，抗体的出现一般提示有活动性的 HCV 复制及感染性。

目前对 HCV 感染还没有有效的疫苗，也没有任何一种有效的被动免疫方法。尽管没有科学的根据来对接触 HCV 后采取预防措施，但一些学者建议对接触者的对象为 HCV 阳性或怀疑有丙型肝炎者，接触后使用干扰素或超免疫球蛋白。通过性传播的 HCV 尽管比率很低，但绝对不是没有。

（二）单纯疱疹病毒（HSV）

通常继发于口腔或结膜感染（如感冒），单纯疱疹病毒也可导致生殖器损害。疱疹性瘭疽是手指的 HSV 感染，发生于受损皮肤接触了口腔分泌物后。它可继发于轻微的皮肤损伤，因此戴手套可预防感染。口腔损伤不是病毒播散的必须途径。HSV 可通过疱疹水疱传播，活动期疱疹性瘭疽者不应直接处置患者直至所有的病损干燥和结痂。鉴别疱疹性损伤和蜂窝织炎及脓肿很重要，因为切开引流会严重加剧疱疹性瘭疽感染。

（三）结核

近年来，由于对免疫接种的忽视和耐药菌株的产生，结核的发病率有所增加。对于活动性和开放性结核的患者如需要麻醉和手术，一般应送至专门的医院（结核病医院）进行。此类医院应该有着良好的环境控制和呼吸保护，包括专门的隔离病房、手术室的通气和过滤、废气的处理、手术和麻醉设备的消毒处理及医护人员个人的防护设备等。对有结核传播可能的患者，麻醉医师在全身麻醉气管插管时的风险最大，需要佩戴相应的口罩和面罩，要求能够

过滤小于 1μm 颗粒，在吸入流速达到 5L/min 时滤过有效性为 95%。

（侯炯　邓小明）

参 考 文 献

1. Practice Advisory for the Prevention and Management of Operating Room Fires. An Updated Report by the American Society of Anesthesiologists Task Force on Operating Room Fires. Anesthesiology,2013,118:271-290.

2. Michael Overcash. A Comparison of Reusable and Disposable Perioperative Textiles: Sustainability State-of-the-Art 2012. Anesthesia & Analgesia,2012,114(5):1055-66.

3. Ben E. Edwards, Robert E. Reiman. Comparison of Current and Past Surgical Smoke Control Practices. AORN Journal, 2012,95(3):337-350.

4. Donna Castelluccio. Implementing AORN Recommended Practices for Laser Safety. AORN Journal,2012,95(5):612-627.

5. Scott J. Engel,Nikesh K. Patel,Colin M. Morrison,et al. Operating Room Fires: Part II. Optimizing Safety. Plastic and Reconstructive Surgery,2012,130(3):681-689.

6. Ibrahim Alkatout, Thoralf Schollmeyer, Nusrat A. Hawaldar, etc. Principles and Safety Measures of Electrosurgery in Laparoscopy. JSLS,2012,16:130-139.

7. Simon,Mary. Laser safety:practical measures and latest legislative requirements. The Journal of Perioperative Practice, 2011;21(9):299-303.

8. MJ Blokker-Veldhuis,PMMJ Rutten,SG De Hert. Occupational exposure to sevoflurane during cardiopulmonary bypass. Perfusion,2011,26(5):383-389.

9. Donald D Miller,Lars I. Eriksson,Lee A. Fleisher,et al. Miller's Anesthesia,7th Edition. Elsevier Inc. ,2011.

10. Francis Duval Smith. Management of Exposure to Waste Anesthetic Gases. AORN Journal,2010,91(4):482-494.

11. Kay Ball. Compliance With Surgical Smoke Evacuation Guidelines:Implications for Practice. AORN Journal,2010, 92(2):142-149.

12. I. E. Yardley, L. J. Donaldson. Surgical fires, a clear and present danger. The surgeon,2010,8:87-92.

13. Estibaliz Blazquez,Chris Thorn. Fires and explosions. Anaesthesia and Intensive Care Medicine, 2010, 11 (11): 455-457.

14. Be la Tanko, Csilla Molnar, Tímea Budi, et al. The Relative Exposure of the Operating Room Staff to Sevoflurane During Intracerebral Surgery. Anesthesia & Analgesia, 2009, 109 (4):1187-1192.

15. Christine Stowe Rinder. Fire safety in the operating room. Anaesthesiology,2008,21:790-795.

16. Brenda C. Ulmer. The Hazards of Surgical Smoke. AORN J, 2008,87(4):721-34.

17. Silvia Cristina Meneghetti, Mark M. Morgan, Janet Fritz, et al. Operating Room Fires:Optimizing Safety. Plastic and Reconstructive Surgery,2007,120(6):1701-1708.

18. Geeta Kumari, Pratik Kumar, Pankaj Wadhwa, et al. Radiation exposure to the patient and operating room personnel during percutaneous nephrolithotomy. International Urology and Nephrology,2006,38:207-210.

19. Karen Andersen. Safe Use of Lasers in the Operating Room:What Perioperative Nurses Should Know. AORN Journal, 2004,79(1):171-188.

20. 庄心良,曾因明,陈伯銮. 现代麻醉学. 第 3 版. 北京:人民卫生出版社,2003.

第91章 麻醉恢复室

第1节 概　述

麻醉恢复或麻醉后监护(postanesthesia care, PAC)尚无准确定义。2013年ASA有关PAC指南中认为其是指管理麻醉及手术后患者的医疗活动,其目的是通过评估、监护、治疗等手段来确保患者的术后安全;其实施场所是麻醉恢复室或麻醉后监护病房(postanesthesia care unit, PACU)。PACU在术后患者的恢复、麻醉并发症的防治等方面日益发挥着重要作用,是现代麻醉科的重要组成部分。相对于手术间,PACU属于麻醉科建制下的窗口单位,直接面对患者及家属,为畅通医患关系和树立科室形象增加了一条途径,同时也给麻醉科工作带来了新的挑战。

一、PACU 的历史

有记载的PACU最早出现于1801年英国纽卡斯尔医院(Newcastle Infirmary)。该PACU是手术室旁的两间病房,每个房间有5张病床,专为那些身患严重疾病或刚刚经历了大手术的患者而准备。随后各地陆续建立麻醉恢复室,然而直到第二次世界大战期间PACU的数量才开始迅速增加。PACU的建立不仅缓解了病房的压力,而且大大减少了术后早期并发症发生率及死亡率。我国PACU的建立始于20世纪50年代末。20世纪60年代以后,随着心血管手术、颅脑手术及器官移植等高难度手术的开展,危重症患者的增多,术后患者的危险性增高,使得PACU在外科术后早期恢复中占有越来越重要的地位,受到越来越多的关注。20世纪90年代以后,国内的PACU在三级医院,甚至二级医院逐渐普遍开展,并在确保手术患者术后安全方面的重要性日渐突出,至今已经成为麻醉质量控制以及三甲医院评选的重要标准之一。

二、PACU 的任务

患者无论接受何种麻醉(全身麻醉、区域麻醉、MAC等),原则上都应于术后送入PACU进行恢复。临床实际工作中,分管的麻醉医师可依据手术大小、麻醉方式、术后患者具体情况以及PACU占用情况来决定患者是否在PACU恢复。根据择期手术与急症手术量,PACU可24小时开放,亦可日间开放,晚间急症手术可由值班麻醉医师在PACU对患者进行进行监护。

麻醉恢复室的任务是:

1. 为手术患者提供专业性的术后恢复服务 针对术后患者的意识、呼吸、循环等生命体征及感觉和运动阻滞平面的恢复情况做全程无缝连接的监测,使其病情平稳并返回外科病房。

2. 提高连台手术和麻醉衔接的安全、质量与效率 麻醉恢复室为高质量高效率的进行连台手术和麻醉提供了安全保证。连台手术的衔接期麻醉人员既要使下一台手术麻醉如期开始又要使上一台手术患者麻醉清醒与恢复,往往难以兼顾这些患者的安全与质量保证,且不能保证工作连贯与顺畅地进行。一旦某个环节脱节很可能带来安全隐患,并造成工作忙乱和低效率,同时也浪费人力、物力和时间。PACU 将手术麻醉恢复期患者进行统一的专门管理,并充分发挥麻醉科护士的作用,使麻醉医师能集中精力管理麻醉恢复的患者或下一台手术的患者。

3. 患者安全恢复后无异常,可送入病房;如病情危重或不稳定,则可护送入 ICU 进一步加强监测治疗。

三、PACU 的建制

PACU 是临床麻醉的延续,也是围手术期患者管理的一部分,均由麻醉科进行管理。PACU 应配置至少一名专职高年资主治医师分管负责,大型综合性三甲医院可配置一名副主任医师或主任医师专职负责。该负责人应具有多年临床麻醉经验且有 ICU、心内科、呼吸科等学科的轮转经历;同时兼有对轮训麻醉医师的教学能力。在三甲医院或教学医院,该负责人还需要具备一定的临床科研能力。

PACU 日常的监测及治疗主要由麻醉科护士执行,护士的编制按护士与病床之比 1:2～3。麻醉科护士除有一定的临床经验外,还应了解麻醉及其相关用药,熟悉各种监测仪的使用和分析,掌握气管插管的实施和心肺复苏方法,正确使用呼吸机。根据 PACU 规模可设立 PACU 护士长或者护理组长,协助分管负责人进行 PACU 管理。对常规病例,护士与患者的比例为 1:2～3;对高危患者、既往有重大疾病史的患者、术中出现重要并发症的患者,护士与患者的比例为 1:1。

PACU 同时应配置轮训麻醉医师,数量按照病床与医师之比 3～5:1,轮训时间可根据各医院具体情况而定,建议 2～3 个月为宜。

另可配有护工 1～2 名,负责清洁卫生工作。

四、PACU 与麻醉 ICU

根据医院具体情况,如果麻醉科下属无分管的 ICU,则可在 PACU 基础上成立麻醉加强监测治疗病室(anesthesia ICU, AICU)。有别于医院其他 ICU,AICU 的主要任务是对围手术期,尤其是围麻醉期危

重患者实施相对于 PACU 更高级别的监测治疗(图 91-1)。

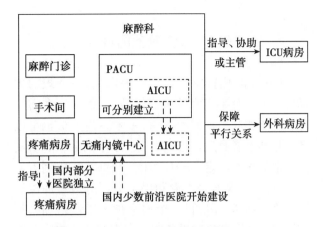

图 91-1　麻醉科的建制图,其中 PACU 以及 AICU 是重要组成部分

1. 建制　AICU 隶属麻醉科,接受麻醉科主任的直接领导,具体可由单独的责任医师负责或由 PACU 分管的责任医师兼管,在 PACU 建制基础上,可酌情增设呼吸治疗师等。AICU 的医师和护士可来自于 PACU,但需要接受更加严格的 ICU 知识培训,并建议在 ICU 轮转 3～6 个月。

2. 床位及设备　建立在 PACU 上,依据医院具体情况设立床位,一般 3～5 张适宜;相对于 PACU 的设备,AICU 应具有更加齐全的监护治疗和抢救设备,并与 PACU 床位相对独立隔离。

3. 收治对象　相对于 PACU,AICU 主要收治在手术麻醉期间或者 PACU 恢复期间出现各种严重意外事件的患者,如心搏骤停、休克、心力衰竭、呼吸衰竭等;且 PACU 分管责任医师和外科主诊医师共同判断病情有望在较短时间内(24～72 小时)恢复且不需要特殊 ICU 治疗的患者。其次收治手术前合并严重内科疾病或伴有严重病理状况,围手术期容易发生各种严重并发症,在麻醉手术后需要继续加强监测治疗的患者,如高龄、各种严重心脏病、高血压、糖尿病、重要脏器功能障碍及其他严重疾病等。原则上不收治烧伤、晚期癌症、濒死患者、传染性疾病、精神性疾病、慢性内科疾病等患者。

4. 工作流程上与 PACU、手术间、普通病房之间无缝连接　除需要进入医院 ICU 的手术患者之外,其余手术患者依据病情演变在手术间、PACU、AICU、普通病房间流动并进行病情交接,最大限度保障手术患者术后不同阶段的安全。

第2节　PACU的设计、设备和药品耗材配置

一、麻醉恢复室的设计

PACU的位置应设在临近手术室,最理想的位置是处于整个手术室的中心区域,可以保证在需要时患者能够马上返回手术室,手术室内人员也可以迅速赶到患者身边。其规模应按手术间数量和所实施手术的种类而定。PACU床位与手术间比例不低于1:3,可以根据手术量和手术类型适当增加该比例。除了病床,还应设一个中央护士工作站和医师工作站以及贮藏室和设备间。内部结构上应为开放式,便于同时观察所有的患者,可留置一个封闭空间,用于隔离控制特殊感染的患者。每张病床的使用面积不小于10m²,所在空间除去放置监护仪、呼吸机、放射成像设备和安置输液泵的空间外,剩余空间应该足够进行对患者的各种处理活动。PACU要求光线充足,应有空气调节装置,配有中央供氧和负压吸引器。PACU的病床应装有车轮并有刹车固定装置,床边装有可升降的护栏,并且床头可适当抬高。每个床位应配备多个多头电源插座和至少两个供氧装置和一个吸引插头。

二、PACU的监护与治疗设备配置

PACU应当具有监测和处理手术与麻醉后并发症的基本设施及特殊装置。每张床应有脉搏氧饱和度(SpO_2)、心电监测(ECG)和无创血压(NIBP)监测。对气管插管或需要机械通气的患者以及可能呼吸功能恢复不全的患者,还必需监测呼气末二氧化碳($ETCO_2$);部分患者可能需要监测有创压力等。因此部分监护仪应该能监测呼气末二氧化碳($ETCO_2$)以及至少两路压力:有创动脉压、中心静脉压或肺动脉压。PACU还应配有神经肌肉松弛监测仪、体温监测以及体温保护装置如变温毯等。PACU应配备至少一台麻醉机、若干台呼吸机。

PACU内每张床应具备吸氧装置及负压吸引装置,床旁应具备有灭菌的吸痰管、导尿管、吸氧导管或面罩、口咽及鼻咽通气道、胸腔闭式引流瓶、尿引流瓶(袋)、胃肠减压装置等。病室内应备有随时可取用的灭菌手套和注射器,必须配备充足的导管以准备血管内(动脉、外周静脉、中心静脉或肺动脉)穿刺置管。还应具备随时可用的急救设备,包括一个气道管理推车:各种经口气管插管、经鼻气管插管、喉罩和气管造口导管、喉镜、气管镜和简易呼吸囊;还应包括一个随时待命的"急救推车":配备心肺复苏装置和急救药品。PACU还应备有除颤器、起搏器和起搏电极、胸腔穿刺包、外科切开包及气管切开包。

三、PACU的药品配置

PACU内应备有各种急救药品,并分门别类放置于急救推车内,药品应有明显标记。

标准配置急救车中的急救药品包括:

1. 升压药　肾上腺素、去甲肾上腺素、去氧肾上腺素、麻黄素、多巴胺、间羟胺、甲氧胺、异丙肾上腺素等。

2. 降压药　压宁定、艾司洛尔、柳胺苄心定、地尔硫䓬、酚妥拉明、硝酸甘油注射液、硝普钠等。

3. 抗心律失常药　利多卡因、溴苄胺、普罗帕酮(心律平)、维拉帕米(异搏定)、艾司洛尔、普鲁卡因酰胺、苯妥英钠、氯化钾、硫酸镁等。

4. 强心药　地高辛、去乙酰毛花苷、多巴酚丁胺、氨力农、米力农等。

5. 抗胆碱药　阿托品、长托宁、东莨菪碱、654-2等。

6. 抗胆碱酯酶药　新斯的明、毒扁豆碱等。

7. 利尿脱水药　呋塞米、甘露醇、甘油果糖等。

8. 中枢神经兴奋药及平喘药　尼可刹米(可拉明)、沙丁胺醇、异丙托品、氨茶碱等。

9. 镇静、镇痛药及拮抗药　地西泮、咪达唑仑、丙泊酚、氯丙嗪、哌替啶、芬太尼、瑞芬太尼、苏芬太尼、吗啡、杜冷丁、曲马多、可待因、布托啡诺、烯丙吗啡、氟比洛芬酯(凯纷)、帕瑞昔布钠(特耐)、丙帕他莫以及纳洛酮、氟马西尼等。

10. 肌肉松弛药　琥珀酰胆碱、罗库溴铵、阿曲库铵、顺阿曲库铵、维库溴铵、哌库溴铵等。

11. 凝血药及抗凝药　维生素K、凝血质、止血芳酸、纤维蛋白原、凝血酸、肝素等。

12. 激素　琥珀酰氢化可的松、氢化可的松、地塞米松、甲泼尼龙等。

13. 作用于子宫药物 缩宫素(催产素)。
14. 抗组胺药 苯海拉明、异丙嗪、扑尔敏等。
15. 治疗液体 平衡液、各种人工胶体液、5%

碳酸氢钠、生理盐水、5% 葡萄糖、10% 葡萄糖、50% 葡萄糖、10% 氯化钠、10% 氯化钙及 10% 葡萄糖酸钙等。

第3节 PACU日常工作

一、患者进入 PACU 的转运和交接

将患者从手术室转运至 PACU 时应由一名熟知其病情的麻醉组成员和一名手术医师陪同。在运送过程中,患者应在恰当的密切监护和支持下接受连续的评估和治疗。转入时,麻醉医师使用能够进行头高或头低位调节的推车或有轮病床将术后患者直接护送入 PACU。对血容量不足的患者可取头低位,呼吸功能或心功能不全患者可取头高位或半坐位,呕吐或上呼吸道出血危险的患者可取侧卧位。所有可能存在低氧血症的患者在转送时均应吸氧,病情不稳定的患者应带气管导管转送,并且转动途中均要求用便携式监护仪监护 ECG、SpO$_2$ 和 BP,备好抢救药物。

护送患者到达 PACU 时,麻醉医师应与 PACU 医务人员进行当面交接,交接包括如下内容:

1. 患者的姓名、年龄、术前简要相关病史、麻醉方式及麻醉中情况、手术方法及手术中的意外情况等。

2. 麻醉期间所用的药物,包括麻醉前用药、抗生素、麻醉诱导和维持用药、肌肉松弛药和逆转药、术后镇痛药配方以及血管活性药等。

3. 麻醉与手术中生命体征(血压、心电图、脉搏氧饱和度、呼吸、尿量和体温等)情况,有无险情或重大病情变化如困难气道、血流动力学不稳定或心电图有异常变化等。

4. 经过何时处理或治疗性药物处理,效果如何。

5. 手术中液体平衡情况,包括输液量和种类、尿量、出血量与输血量等。

6. 各种导管情况,如外周动静脉穿刺导管、中心静脉导管、气管导管、导尿管、胸腔或腹腔引流管、胃肠道减压管等。

7. 估计手术麻醉后可能发生的并发症以及其他有必要交接的内容。

PACU 医务人员立即接收患者,监测血压、ECG、脉搏及脉搏血氧饱和度、呼吸等,并向麻醉医师和

(或)手术医师询问相关病情。将患者妥善固定,以免摔伤、坠床或擅自拔除各种导管。

二、PACU 患者的监护与治疗内容

(一) PACU 患者的监护内容及其评价

PACU 患者应常规监测 SpO$_2$、ECG 和 NIBP 以及气道通畅程度,部分患者需要监测 ETCO$_2$ 和有创压力,必要时可监测体温与肌松等,并且至少每 15 分钟记录一次。

患者围手术期与麻醉后管理内容包括定期评价与监测呼吸功能、心血管功能、神经肌肉功能、意识状态、体温、疼痛、恶心呕吐、液体量、尿量、引流量以及出血量。2013 年 ASA 更新的"麻醉后监护实践指南"对上述内容循证评价如下:

1. 呼吸功能 对麻醉恢复早期及恢复期患者应该定期评价和监测气道通畅程度、呼吸频率和脉搏血氧饱和度(SpO$_2$)。

2. 心血管功能 麻醉恢复早期和恢复期应常规监测脉搏、血压和 ECG,这样可发现心血管并发症,从而减少不良后果。对某些普通患者可能并无必要常规监测 ECG。

3. 神经肌肉功能 神经肌肉功能的评估主要靠体格检查,有时可以用神经肌肉监测。接受非去极化类神经肌肉阻滞药或伴有神经肌肉功能障碍的患者在麻醉恢复早期及恢复期应评价神经肌肉功能,它可发现可能的并发症,从而减少不良后果的发生。

4. 意识状态 麻醉恢复早期及恢复期应定期评价患者意识状态,它可发现并发症,减少不良后果的发生。目前可应用数种评分系统进行意识状态的评价。

5. 体温 麻醉恢复早期及恢复期应常规评价患者体温,从而发现并发症,减少不良后果的发生。

6. 疼痛 麻醉恢复早期及恢复期应常规评价和监测患者疼痛,从而发现并发症,减少不良后果的发生率。

7. 恶心和呕吐　麻醉恢复早期及恢复期应常规评价和监测患者恶心呕吐。多数学者认为常规评价和监测患者恶心呕吐可发现并发症，减少不良后果。

8. 液体量　围手术期常规评价患者水化状态和液体管理可减少不良后果，并改善患者舒适度和满意度。

9. 尿量和尿排空　目前认为尿量的评价可发现并发症，并可减少不良后果，但是麻醉恢复早期及恢复期患者尿量的评价没有必要作为常规，而应该用于某些特殊的患者。麻醉恢复期应常规评价尿排空，但是评价和监测尿排空是否可发现并发症以及是否可减少不良后果尚有争议。

10. 引流量和出血量　麻醉恢复早期及恢复期应常规评价和监测引流量和出血量，它可发现并发症，并可减少不良后果。

（二）PACU 患者的有关治疗及其评价

PACU 患者的治疗或药物干预是 PACU 日常工作的重点内容之一，尤为注意如下内容：

1. 给氧　转运或 PACU 患者给氧可减少低氧血症发生率。但是转运或 PACU 的所有患者是否应该常规给氧尚存有不同意见。因此目前认为转运期间或 PACU 中存在低氧血症风险的患者应该给氧。

2. 维持患者正常体温　围手术期宜维持患者体温正常；应用强力空气加温装置可减少患者寒颤，并提高患者舒适度和满意度，因此有条件的情况下可用于治疗低体温。

3. 药物治疗减少寒颤　低体温是患者寒颤的常见原因，应该通过加温治疗低体温。目前认为哌替啶治疗麻醉恢复早期及恢复期患者寒颤的效果优于其他阿片受体激动剂或激动剂-拮抗剂以及非阿片类药物。当哌替啶属于禁忌或无效时，可考虑应用其他阿片受体激动剂或激动剂-拮抗剂。

4. 恶心呕吐的预防和治疗　手术操作刺激、麻醉药物、气腹、术后疼痛、致吐药物以及性别因素等可通过乙酰胆碱、组胺、多巴胺、5-羟色胺等递质刺激外周感受器和呕吐中枢而诱发患者发生术后恶心呕吐（postoperative nausea and vomiting，PONV）。目前认为成人患者发生 PONV 的危险因素包括女性、既往有 PONV 史、非吸烟者、有晕动史以及年龄<50岁。手术类型与 PONV 的关系尚有争议，但是新的证据提示胆囊切除术、妇科手术以及腹腔镜下手术与 PONV 发生率较高有关。与麻醉相关的预测PONV 因素据强度依次为应用吸入麻醉药、麻醉持续时间、术后应用阿片类药物以及应用氧化亚氮。在某些手术如内镜类手术中 PONV 发生率甚至高达46%，致使术后患者焦虑不安、痛苦、伤口裂开等并发症，因此 PONV 的预防和治疗是 PACU 常规工作中的主要内容之一。

药物预防 PONV 可提高患者舒适度和满意度，缩短出院时间，应该有选择性地适用于 PONV 的中高危患者。目前预防 PONV 的药物包括抗组胺药、5-HT$_3$拮抗剂、镇静安定类、甲氧氯普胺、东莨菪碱和地塞米松。2013 年 ASA 更新的"麻醉后监护实践指南"对这六类药物预防 PONV 的循证评价如下：

（1）抗组胺药：新近一项随机对照试验证实了以前的结果，即异丙嗪可减少术后恶心呕吐。

（2）5-HT$_3$拮抗剂：目前仍然认为 5-HT$_3$拮抗剂可有效地预防 PONV，并减少治疗性止吐药的应用，这些特异性 5-HT$_3$拮抗剂包括多拉司琼（呕吐减少）、格拉司琼（呕吐减少）、昂丹司琼（呕吐及治疗性止吐药应用减少）和托烷司琼（呕吐及治疗性止吐药应用减少）。但是帕洛诺司琼对 PONV 的效果尚有争议。雷莫司琼可有效地预防 PONV，并减少治疗性止吐药的应用。

（3）强效镇静药：氟哌利多及氟哌啶醇均可有效地减少 PONV 以及治疗性止吐药的应用。羟嗪、奋乃静和氯吡嗪的效果不确切。

（4）甲氧氯普胺：甲氧氯普胺（10mg）对麻醉手术恢复早期的恶心呕吐无明显效果，但可减少术后24 小时内的呕吐。

（5）东莨菪碱：透皮东莨菪碱可减少 PONV，且无头昏、嗜睡、疲劳、视力模糊或口干。

（6）地塞米松：地塞米松可有效地预防术后呕吐，并减少治疗性止吐药的应用，而较大剂量下可预防恶心。

联合使用两种不同的止吐药可更有效地预防 PONV，而头痛、头晕、嗜睡、焦虑、烦躁不安与使用一种药物无显著差异。但是目前认为是否应该使用多种药物来预防 PONV 尚有争议。

患者一旦出现 PONV，则应该使用药物来治疗这种 PONV，这样可提高患者舒适度和满意度，并缩短患者出院时间。一般认为 5-HT$_3$拮抗剂昂丹司琼、多拉司琼和托烷司琼可有效地治疗患者麻醉恢复期出现的 PONV。目前尚无充足的证据支持多种止吐药物联合使用治疗 PONV 的效果优于单纯一种药物。因此是否应该使用多种药物来治疗 PONV 尚存有争议。

总之,有指征的情况下应该使用止吐药物来预防和治疗PONV。有指征的情况下可以使用多种止吐药物来预防或治疗PONV。有关内容还可参阅第85章。

5. 镇静药、麻醉性镇痛药和肌松药的拮抗　对麻醉药物的及时有效拮抗,有助于减少麻醉相关并发症并能够提高患者的舒适度和满意度。

(1) 苯二氮草类药物的拮抗:PACU应备有苯二氮草类药物的特异性拮抗剂。目前氟马西尼仍然是拮抗苯二氮草类药物的最有效药物,但不应常规使用,可以用于拮抗某些患者的呼吸抑制与镇静。使用氟马西尼后,应延长监护时间,以确保患者不会再次出现呼吸循环抑制。

(2) 阿片类药物的拮抗:PACU应备有阿片类药物拮抗剂。阿片类药物拮抗剂(纳洛酮)不应常规使用,但是可能用于拮抗某些患者的呼吸抑制。使用药物拮抗后,应延长监护时间,以确保患者不会再次出现呼吸循环抑制。同时应高度警惕快速拮抗阿片类药物的作用可能引起患者出现疼痛、高血压、心动过速或者肺水肿。

(3) 肌松药的拮抗:PACU应备肌松药拮抗剂。有指征的情况下,应该给予特异性拮抗剂来逆转残余神经肌肉阻滞作用。

在处理危重患者时,PACU医师应该随时与患者主诊医师和麻醉医师保持联系;危重患者出现病情恶化、难以控制时,主管PACU医师应该及时请示麻醉科副主任或主任到场处理患者;必要时及时邀请相应专科住院总医师或高年资医师会诊。

三、气　管　拔　管

气管拔管前,PACU医师应了解患者气道情况,并做好需要再次气管内插管的准备。拔管前给予充分吸氧,吸引气管导管内、口腔内和咽部分泌物;拔管后面罩给氧,监测SpO_2,评估是否存在气道梗阻或通气不足的征象。普通患者满足下述标准可进行拔管;对于某些患者,可以考虑深麻醉状态拔管或者进行咽喉部表面麻醉后拔管。

成人常规拔管的标准:

1. 吸空气情况下$PaO_2>65mmHg$、$SpO_2>92\%$。

2. 呼吸方式正常　T形管通气10分钟试验表明,患者能自主呼吸,呼吸不费力,呼吸频率<30次/min,潮气量>300ml。

3. 意识恢复,可以合作。

4. 保护性吞咽、咳嗽反射恢复。

5. 肌力恢复,持续握拳有力,抬头试验阳性(无支撑下抬头坚持10秒以上)。

四、PACU患者的离室及去向

PACU麻醉医师应及时动态地评估患者的病情,依据患者的病情演变,纳入不同的流程。(图91-2)

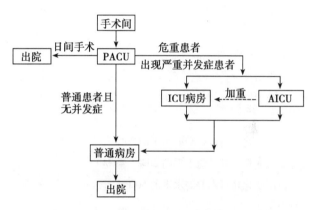

图91-2　手术患者在PACU中恢复后的离室流程

1. 病情稳定、恢复良好且达到离室标准的患者可送回普通病房　目前一般根据Aldrete评分(表91-1)或者Steward评分(表91-2)来判定患者是否可以离开PACU回普通病房。临床多采用Aldrete评分,离开PACU的患者评分至少要达到9分。

2. 建议的具体标准包括:①神志清楚,定向能力恢复,平卧时抬头>10s。②能辨认时间地点,能完成指令性动作。③肌肉张力恢复正常,无急性麻醉或手术并发症,如呼吸道水肿、神经损伤、恶心呕吐等。④血压、心率改变不超过术前静息值20%,且维持稳定30分钟以上;心电图正常,无明显的心律失常和ST-T改变。⑤呼吸道通畅,保护性吞咽、咳嗽反射恢复,通气功能正常,呼吸频率在12~30次/min,能自行咳嗽,排除呼吸道分泌物,$PaCO_2$能保持在手术前正常范围内。吸空气下SpO_2不低于95%。⑥电解质及血细胞比容在正常范围内。⑦无术后疼痛、恶心呕吐,体温正常。⑧椎管内麻醉患者出现感觉和运动阻滞消退的征象,且感觉阻滞平面不高于T_{10}水平。⑨非腹部或者其他需要禁食患者,嘱患者饮用少量清水且不出现呛咳反应。

3. 病情不稳定且有发生严重并发症的可能性,

或者发生了严重并发症经过及时救治后病情恢复稳定但需要继续监测的患者,需要转入 AICU 或 ICU。

4. 发生了严重并发症,经过救治后病情仍然不稳定,需要进一步诊治的患者,需要转入 ICU。

表 91-1   Aldrete 评分

评估指标	分值
氧合	
吸空气 SpO_2 >92%	2
吸空气 SpO_2 >90%	1
吸空气 SpO_2 <90%	0
呼吸	
能自由地深呼吸和咳嗽	2
呼吸困难、通气浅或受限	1
呼吸暂停	0
循环	
血压变化不超过麻醉前水平的20%	2
血压变化为麻醉前水平的20% ~49%	1
血压变化超过麻醉前水平的50%	0
意识	
完全清醒	2
呼喊能唤醒	1
不易唤醒	0
活动度	
按指令四肢活动	2
按指令双个肢体活动	1
无法按指令活动肢体	0

注:Aldrete 评分表是氧饱和度、呼吸、循环、意识及活动度一系列量化分值的简单总和。如果患者要转往其他的加强监护病房,则不需要达到所有的标准。患者离开 PACU 时总评分达到 10 较为理想,但至少达到 9

表 91-2   全身麻醉患者术后 Steward 评分

清醒程度	完全清醒	2
	对刺激有反应	1
	对刺激无反应	0
呼吸道通畅程度	可按医师吩咐咳嗽	2
	不用支持可以维持呼吸道通畅	1
	呼吸道需要予以支持	0
肢体活动度	肢体能作有意识的活动	2
	肢体无意识活动	1
	肢体无活动	0

注:综合评定≥4 患者方可离开 PACU

五、患者转出 PACU 的转运与交接

普通患者从 PACU 转运至普通病房时,需由 1 名麻醉科医务人员与 1 名手术医师共同护送。危重患者转运至病房监护室、AICU 或 ICU 途中,应由麻醉医师和手术医师共同护送,并且转送途中要求需用便携式监护仪监测 ECG、SpO_2 和 BP,必要时监测 $ETCO_2$ 和直接动脉压,备好抢救药物。并向病房值班护士或 ICU 医师与护士详细交代病情,并移交病历,包括监护与治疗记录。

在转运途中应该注意观察病情,防治患者躁动、恶心呕吐、呼吸抑制、患者坠床,防止各种导管脱出等,另外护送人员还应考虑到电梯停电或故障、转运车损坏等意外情况,并针对意外情况及时处理,安慰患者,使患者保持安静状态。

六、日间手术(day surgery)手术患者的麻醉恢复

随着外科医疗技术的进步和医疗环境的改善,日间手术的运行作为一种典型医疗绿色通道、医疗效率提高的标志以及能够显著节约医疗资源等优势逐渐受到重视,亦是未来医疗资源争夺的焦点之一。目前日间手术在国内占所有手术的30%左右,而在欧美发达地区可达到80%。日间手术是指患者在术前一天完成术前检查以及手术签字,手术当日直接到手术室接受手术,术后依据情况进入 PACU,充分恢复后出院回家。相对于住院患者,日间手术患者的术后恢复有如下特殊性:

1. 无明显心肺肾等基础疾病的日间手术患者,接受的是局部阻滞/浸润麻醉,手术结束后恢复良好且无外科观察项目,同时主刀外科医师判断保证安全前提下,患者可以直接从手术间离开,不必进入 PACU 恢复。如局部浸润麻醉下健康患者的拔牙手术、皮肤脂肪瘤切除、星源激光除斑手术等。如果外科角度有需要观察项目,外科主诊医师可与 PACU 医师进行协商判断后决定是否进入 PACU。

2. 日间手术患者存在影响围手术期安全的基础疾病时,无论接受何种手术,原则上需进入 PACU 进行风险评估。日间手术患者无论接受何种手术,只要实施全身麻醉,原则上需要进入 PACU 监护和恢复。

3. 日间手术患者在 PACU 恢复时,需要依据情况适当延长恢复时间。在完全清醒、生命体征平稳、能自行安全活动的前提下,建议能够自行正常排尿、自行饮水无不适等后方可离开。

4. 日间手术的出室或离院标准可参阅第 68 章。日间手术患者离室时,PACU 医师和患者家属进行书面交接并签字,PACU 医师依据患者具体情况向至少一名患者家属交代术后注意事项,并强调 24 小时内不得进行开车或机械操作等存在危险性的工作或行为。

七、监护期间的探视和陪伴

基于类似于 ICU 封闭式管理理念,PACU 最初禁止患者家属探视,认为探视会影响 PACU 的日常工作以及对患者恢复不利。随着研究的深入和观念的更新,PACU 对患者家属探视和陪伴的认识逐渐发生改变。首先是"患者家属被认为是患者的延伸"这一医疗护理理念的重大更新,强调同时关注患者和家属的医疗和护理;其次多项临床研究显示家属探视和陪伴对患者的恢复有益,尤其是对小儿患者;并认为可以减少患者和家属的焦虑,增进医患之间的交流,提供家属参与术后医疗护理的机会;即探视既是患者的权利,也是促进患者在 PACU 恢复的有益手段。在 PACU 探视中仍需注意以下几点:

1. PACU 负责医师制定患者家属陪伴麻醉恢复须知,并挂贴在 PACU 入口处。负责医师应该就统一理念、学习交流技巧和介绍措施等对 PACU 所有医务人员进行培训。

2. 患者家属入 PACU 陪伴时,需按手术室规定更换衣帽、鞋;同时不得携带相机、拍照手机等私人物品。

3. 麻醉科护士或医师向患者家属交待陪伴注意事项;如叮嘱患者家属不得干扰其他患者的恢复。

4. 除非病情严重,小儿清醒拔管后,原则上请家属陪伴后续恢复过程。PACU 应该常备不同年龄阶段小儿感兴趣的玩具。

5. PACU 医师应从有益于成年患者的病情以及心理健康的角度判断是否让其家属陪伴恢复。

6. 危重患者不需要医疗处置时,PACU 医师从患者最大受益角度判断是否让患者家属陪伴恢复,或仅进行探视。

7. 危重患者需要进行医疗处置时,原则上不宜安排家属陪伴恢复;如果患者家属十分担心或者焦虑,同时单靠病情交待亦无法缓解家属焦虑状态,以及外科主诊医师亦判断探视不会对患者的诊治造成影响时,PACU 医师可以陪同患者家属进入 PACU 进行较短时间的探视。

第4节　PACU 常见并发症

对 PACU 患者并发症的快速准确识别和处理是 PACU 管理的重要环节。国内外多项大宗回顾性病例报道 PACU 患者有 10% ~ 20% 出现低氧血症、高血压、心律失常、恶心呕吐、躁动等各类并发症,其中术前 ASA 分级Ⅲ级或Ⅲ级以上以及老年患者是出现并发症的高危人群。具体内容可参阅第 85 章。

第5节　PACU 中针对患者实施人性化管理的措施

全麻苏醒期,面对陌生的环境和未知的手术结果,手术患者更多地表现出人性脆弱的一面;同时苏醒期的各种不适和并发症亦会给患者心理上造成极大的恐惧与刺激。为了更好地帮助患者度过手术及麻醉后的不稳定期,减少患者心理创伤,在 PACU 中应该倡导人文关怀思想下的个性化管理,加强对患者生命与健康、权利与需求、人格与尊严的关注;亦是现代医学倡导的"以患者为中心"的理念。

1. 在 PACU 中应保护患者隐私,尊重患者信仰
对手术完毕、无法穿衣裤者,用干净的病服覆盖患者身体,在患者清醒之后做好解释工作。在进行一些暴露性操作时,做好适当的遮拦,避免多人围观,接受乳腺手术、妇产科手术的女性患者尤需注意隐私保护。交接班时,对涉及患者明显或重大隐私(如患有淋病、梅毒、乙肝等传染性疾病)者,采取私下或事先汇报的形式。尊重患者的知情权,在进行任何操作前做好解释工作;禁止愚弄、嘲笑或歧视患者。尊重患者的信仰,患者携带具有特殊意义的用物,应注意保护其不受破坏,清醒之后及时告之患者用物完好、置于患者能看到或者能摸得着的地方。对于

清醒合作的患者,应及时松解约束带,并做好解释工作。

2. 让手术患者在 PACU 无疼痛、舒适自然地清醒 在患者未清醒前清除呼吸道分泌物,以避免剧烈咳嗽所致疼痛与不适。给予适量镇痛镇静药,减少术后躁动,稳定患者心态。及时连接术后自控镇痛泵,并根据患者的需要追加负荷量。通过改善患者的呼吸状态、补充液体量、纠正水电解质酸碱平衡紊乱、稳定循环系统等使其全身情况得到改善、自然苏醒。当患者意识逐渐恢复后,发现自己身处陌生的环境,特别是气管插管患者突然发现自己无法发声时,会产生紧张、恐惧、甚至窒息感。此时患者如有躁动、挣扎,则应用亲切和蔼的话语主动介绍所处环境,告知其手术已结束,且有医护人员严密监护,切勿紧张,指导患者平静呼吸,配合好呼吸支持,并告知达到拔管指征时,医师将会拔除导管。

3. 对患者及家属实施心理护理 良好的印象是建立信任的基础,相对于手术间,PACU 医务人员应更加注重仪态,穿戴整齐、举止得体、以诚相待。对患者进行细致的观察和分析,根据每个患者的不同心理状态,采取灵活多样的心理护理措施。安慰哭泣的患者,注重目光的交流,谈话尽量从患者熟悉的方面开始。患者为小儿时,可采取轻轻抚摸患者的头、肩等,会收到很好的效果,不宜采取恐吓、大声斥骂等方式。老年人自尊心强、敏感性强,手术对老年人来说是一种生与死的考验,因此会变得脆弱。应注意倾听他们的需要,不与之争论,保护他们的自尊。中年人大多是家庭的支柱,面对疾病可能忧心忡忡,有较多顾虑,应该教给患者如何面对疾病、如何适应患者角色。对于恶性肿瘤患者来说,应鼓励他们增强信心,接受治疗。对于不孕者可能害怕家属的指责、抛弃,应注意谈话环境,以患者的角度换位思考,可向患者介绍一些术后成功怀孕的病例增加其信心。加强非语言交流,用手势或比划形象做好指导工作,或递给患者纸笔让其表达需要。认真回答家属提出的问题,了解家属的需求,尽量满足其合理要求,交代家属注意事项非常重要;并根据具体情况决定是否让家属陪伴。

4. PACU 基础护理之中强化个性化护理 对于麻醉后眼睑不能完全闭合者,给予外涂眼膏以保护结膜,并用医用透气胶布轻轻贴合。转运患者时头发可能散落,应将患者头发塞进帽缘,避免口水污染头发。当患者有便意时,应仔细查看是否插有导尿管、引流是否通畅、膀胱是否充盈、是否由于疾病或者灌注药物后需要暂时夹闭等。未插导尿管者应及时提供尿壶或便盆,协助患者在床上大小便。依据病情给患者取合适的体位,对于腹部手术者适当抬高上身可以减轻腹部皮肤张力,减轻疼痛与不适。保持皮肤清洁干燥,使用清洁纱布擦净其头面部及肢体等部位血渍。

(鲁开智 李恩有 易斌 邓小明)

参 考 文 献

1. 庄心良,曾因明,陈伯銮. 现代麻醉学. 第 3 版. 北京:人民卫生出版社,2003:2051-2067.

2. 岳云,吴新民. 摩根临床麻醉学. 第 4 版. 罗爱伦译. 北京:人民卫生出版社,2007,935-851.

3. 邓小明. 米勒麻醉学. 第 7 版. 曾因明主译. 北京:北京大学医学出版社,2006:2703-2730.

4. American Society of Anesthesiologists. Practice Guidelines for Postanesthetic Care. Anesthesiology,2013,118:291-307.

5. Chia YY, Lo Y, Liu K, et al. The effect of promethazine on postoperative pain: A comparison of preoperative, postoperative, and placebo administration in patients following total abdominal hysterectomy. Acta Anaesthesiol Scand, 2004, 48: 625-630.

6. Burmeister MA, Standl TG, Wintruff M, et al. Dolasetron prophylaxis reduces nausea and postanaesthesia recovery time after remifentanil infusion during monitored anaesthesia care for extracorporeal shock wave lithotripsy. Br J Anaesth,2003, 90:194-198.

7. Eberhart LH, Morin AM, Hoerle S, et al. Droperidol and dolasetron alone or in combination for prevention of postoperative nausea and vomiting after vitrectomy. Ophthalmology, 2004, 111:1569-1575.

8. Iatrou CA, Dragoumanis CK, Vogiatzaki TD, et al. Prophylactic intravenous ondansetron and dolasetron in intrathecal morphine-induced pruritus: A randomized, double-blinded, placebo-controlled study. Anesth Analg,2005,101:1516-1520.

9. Sukhani R, Pappas AL, Lurie J, Hotaling AJ, Park A, Fluder E:Ondansetron and dolasetron provide equivalent postoperative vomiting control after ambulatory tonsillectomy in dexamethasone-pretreated children. Anesth Analg, 2002, 95: 1230-1235.

10. Wagner D, Pandit U, Voepel-Lewis T, et al. Dolasetron for the prevention of postoperative vomiting in children undergoing strabismus surgery. Paediatr Anaesth, 2003, 13: 522-526.

11. Dua N, Bhatnagar S, Mishra S, et al. Granisetron and ondansetron for prevention of nausea and vomiting in patients undergoing modified radical mastectomy. Anaesth Intensive

Care,2004,32:761-764.

12. Peixoto AJ, Celich MF, Zardo L, et al. Ondansetron or droperidol for prophylaxis of nausea and vomiting after intrathecal morphine. Eur J Anaesthesiol,2006,23:670-675.

13. Pirat A,Tuncay SF,Torgay A,et al. Ondansetron,orally disintegrating tablets versus intravenous injection for prevention of intrathecal morphine-induced nausea,vomiting,and pruritus in young males. Anesth Analg,2005,101:1330-1336.

14. Tzeng JI,Chu KS,Ho ST,et al. Prophylactic iv ondansetron reduces nausea, vomiting and pruritus following epidural morphine for postoperative pain control. Can J Anaesth, 2003,50:1023-1026.

15. Wig J,Chandrashekharappa KN,Yaddanapudi LN,Nakra D, Mukherjee KK:Effect of prophylactic ondansetron on postoperative nausea and vomiting in patients on preoperative steroids undergoing craniotomy for supratentorial tumors. J Neurosurg Anesthesiol,2007,19:239-242.

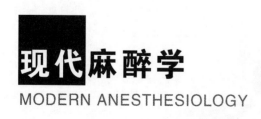

现代麻醉学
MODERN ANESTHESIOLOGY

第六篇　危重病医学

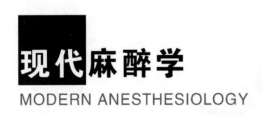

现代麻醉学

MODERN ANESTHESIOLOGY

第92章　加强医疗病房

第1节　围手术期重症监测与治疗

加强医疗病房(intensive care unit,ICU)是重症医学学科的临床基地,而重症医学(critical care medicine,CCM)是在医学科学中逐渐形成的临床学科,主要研究重症的发生和发展规律及其临床诊疗方法。随着人们对生理功能认识的不断深入和生物医学工程的发展,各种先进的监测设备和技术已广泛地应用于临床实践。通过对生理功能的连续监测和对监测参数的科学分析,使人们对重症患者的病理生理改变有了更深一步的认识,有的参数可以用数字来表示。这对疾病的早期诊断和及时处理提供了可靠依据,大大地提高了疾病的治愈率,显著降低了病死率和病残率。在手术患者中,有相当一部分患者常常合并外科疾患以外的疾病,这些并存疾病本身对外科手术治疗可能没有任何妨碍,但在麻醉期间及手术后恢复过程却可能给患者带来严重影响,甚至有生命危险。在围手术期对重症患者的生理功能进行监测显得十分必要。最典型的例子就是,合并心肌梗死(MI)病史患者行非心脏手术后的再梗死率和死亡率的改变。20世纪70年代以前的研究表明,在一般人群中麻醉和手术后发生MI者低于0.2%,而在合并MI者中围手术期的危险性显著增加。术前近期(6个月内)发生MI者,术后心肌再梗死的发生率为30%~100%。其中3个月以内发生MI者,术后发生再梗死者约为37%;在4~6个月发生MI者,术后再梗死率约为16%;而在MI后6个月以后手术者,术后再梗死率降为4%~5%。但20世纪80年代以后的资料却有明显变化。Kaplan等报道了48例术前3个月内有MI史的患者,术后无一例发生再梗死。Rao等也发现,术前有MI史733

例,术后再梗死率仅为1.9%。其中在3个月以内发生MI者,术后发生再梗死者低于5.7%;在4~6个月发生MI者,术后再梗死率为2.3%。可见,合并MI病史者术后再梗死的发生率显著降低。分析其原因认为,这种改变与有创血流动力学监测技术的应用和对并发症的及时处理有关。因为上述大多数患者在围手术期间都进行了直接动脉压监测和放置Swan-Ganz导管监测血流动力学参数;在术中控制动脉压和心率的改变不超过术前的20%;围手术期发生的心律失常都能得到积极有效的治疗;在733例患者中有596例于术后都收入ICU并停留24~36小时。因此Rao等建议,在术前将患者的病理生理状态纠正到最佳程度,围手术期进行有创性监测,积极有效地治疗任何血流动力学的异常,可将心脏并发症和死亡率降到最低。同样,如果能对合并有其他系统疾病者也进行严密的监测,及早发现危险病情的征兆,做到早期预防和治疗,其并发症发生率和死亡率也将会大大降低。据统计,术后24小时内死亡者,约有半数是可以通过严密监测和积极处理而避免的。

在ICU中大量的日常工作是对重症患者进行严密的观察和监测,并根据所获得的临床资料对病情进行分析综合,从而得出正确的诊断并采取相应的治疗措施。对重症患者和休克病例常用的监测参数约有20多项,按其应用频率排列顺序如下:动脉血压,心率,ECG,体温,呼吸频率,SpO_2,血红蛋白和血细胞比容,尿量,CVP,血浆电解质(K^+,Na^+,Cl^-等),动脉血气分析和pH,潮气量和分钟通气量,肺动脉压(PAP)和肺动脉楔压(PAWP),心排血量(CO),

$ETCO_2$、V_{CO2}、V_D/V_T，血浆渗透压，脑电图，氧运输量，经皮 PO_2 和 PCO_2，血容量和血浆容量等。临床可根据不同病种、病情的严重程度及设备条件选择适当的监测指标。依据监测指标的临床意义、难易程度及监测频率，一般可将临床监测分为三级：

一级监测一般包括：①连续监测 ECG、SpO_2、直接动脉压和 PAP，每 2~4 小时测定一次 CVP 或 PAWP，每 8 小时测定一次心排血量。②每小时测呼吸频率一次，每 4 小时检查动脉血气分析一次；实行机械通气治疗者应根据需要定期测定潮气量、肺活量、最大吸气负压、胸肺顺应性及血气分析。③记录每小时的尿量及其比重，每 2~4 小时总结一次出入量的平衡情况。④每 2~4 小时测定并记录一次体温。⑤每 12 小时检查一次血浆电解质、血糖和 HCT，每 24 小时检查一次血和尿常规化验，肝、肾功能及胸部 X 线片。

二级监测一般包括：①连续监测 ECG、SpO_2、直接动脉压，每 2~4 小时测定一次 CVP。②每小时测呼吸频率一次，每 8 小时检查动脉血气分析一次，实行机械通气治疗者应根据需要定期测定潮气量、肺活量、最大吸气负压、胸肺顺应性及血气分析。③记录 2~4 小时的尿量及其比重，每 8 小时总结一次出入量的平衡情况。④每 4~8 小时测定并记录一次体温。⑤每 24 小时检查一次血和尿常规化验、血浆电解质、血糖、HCT、肝、肾功能及胸部 X 线片。

三级监测一般包括：①连续监测 ECG、SpO_2，每 1~2 小时以无创方法测定一次血压。②每 2~4 小时测呼吸频率一次，每 24 小时检查动脉血气分析一次。③记录 4~8 小时的尿量及比重，每 24 小时总结一次出入量的平衡情况。④每 8 小时测定并记录一次体温。⑤每 24 小时检查一次血和尿常规化验、血浆电解质和血糖，必要时检查肝、肾功能及胸部 X 线片。

以上监测分级仅作为不同病情在选择临床监测指标方面的基本区别，而在实际临床工作中应根据具体情况而变更，尤其是病情变化很快的患者，监测频率不可固定不变。重症患者常常涉及许多器官功能的问题，应根据患者的主要问题选择重点监测项目。但在围手术期使用率最高的是监测循环和呼吸功能的参数。

第 2 节 加强医疗病房

加强医疗病房是集中各有关专业的知识和技术，先进的监测和治疗设备，对重症患者的生理功能进行严密监测、调控和及时有效治疗的专门单位。ICU 的发展与临床麻醉工作有着密切的关系。麻醉期间麻醉科医师使用各种监测技术最为频繁，尤其是对呼吸、循环及中枢神经系统功能的监测；麻醉科医师对呼吸道管理和人工呼吸最为熟悉，包括呼吸道的管理、人工呼吸、气管内插管、机械通气等；术中经常进行大量、快速输液输血，使用多种血管活性物质及其他强效、速效药物；对心肺脑复苏知识和技术也最为熟悉。所有上述内容都是 ICU 中主要的工作内容。麻醉科医师对以上内容熟悉和掌握的程度，是其他专业人员所难以相比的。凭借这些监测技术和治疗手段，能够及时和准确地了解到患者生理功能的改变，从而采取有针对性的治疗措施，减少处理方面的失误。尤其在病情急剧变化阶段，能够及时果断地进行抢救。这些工作内容和工作方式，也正是 ICU 诊疗工作中所必须的。

在 20 世纪 40 年代，为了解决麻醉后的监测与护理工作，逐渐建立了麻醉恢复室（Recovery Room）。其主要任务是对麻醉后患者进行观察和处理。因为麻醉和手术结束后数小时内，麻醉药、肌肉松弛药及神经阻滞药的作用尚未完全消失，患者的保护性反射亦未完全恢复，手术治疗对器官功能的影响依然存在。在此期间，呼吸和循环系统的并发症发生率很高，尤其是一些危及患者生命的并发症，如急性呼吸道梗阻、低氧血症、高碳酸血症、心室纤颤等，可危及患者的生命安全。恢复期间所发生的许多严重合并症，在恢复室内大都能得到及时预防或治疗。这不但保证了术后患者的生命安全，而且集中了受过特殊训练的医护人员和监护、治疗设备，提高了工作效率，取得较好经济效益。麻醉恢复室的积极作用启发了 ICU 的建立。第二次世界大战期间建立的"休克治疗室"（shock unit），进一步证实了集中监测治疗的优越性，有利于降低死亡率和致残率，提高医疗质量。随着人们对人体生理功能的深入研究，各种新的监测技术和治疗方法也应用到临床。人工（机械）呼吸是生命支持治疗的有效方法，在 20 世纪 50 年代已逐渐将呼吸道控制方法和机械通气技术应用于重症患者的治疗。1952 年在丹麦首都哥本哈根发生的脊髓灰质炎大流行中，有许多患者因延髓病变导致呼吸肌麻痹而死于呼吸衰竭。在麻醉科医师和内科医师的共同努力下,将呼吸衰竭患者集中治疗,以气管内插管或气管切开来维持呼吸道通畅,并首先将间歇正压通气应用于呼吸衰竭的治疗,使死亡率显著降低。集中救治的作用不仅在医学界获得肯定,而且也产生了良好的社会影响。20 世纪 60 年代对氧中毒概念的认识、动脉血气分析及低压套囊导管的临床应用,对提高呼吸衰竭的治愈率、减少并发症起到重要作用。灾害性抢救和战伤救护使人们积累了更多的急救和复苏经验,特别是在呼吸道的控制、正压通气和胸部物理治疗(chest physical therapy,CPT)技术等方面的发展,大大降低了重症患者的死亡率。自 20 世纪 60 年代以来,各种复杂手术的开展,心肺复苏技术的提高,各种监测和治疗仪器的应用,如 Swan-Ganz 漂浮导管、多功能监测仪、除颤器和呼吸器等,使 ICU 得到进一步发展。ICU 的建立是临床医学的需要,也是医学科学发展的必然趋势,是医疗机构中不可缺少的医疗单位。我国 ICU 的建立晚于发达国家,起始于 20 世纪 80 年代初,90 年代发展较快,到 2010 年已建立独立的重症医学科。但各地发展不平衡,ICU 的建设和专业人员的培养仍有待于规范化。

ICU 的设立应根据医院的规模、病种、技术力量和设备条件而定。一般认为,我国三级医院和有条件的二级医院均应建立重症医学科,可设综合性 ICU 或专业 ICU。ICU 的专业化已是近年来发展的趋势,如外科加强医疗病房(SICU)、烧伤加强医疗病房(BICU)、神经科加强医疗病房(NICU)、内科系统有冠心病加强医疗病房(CCU)和呼吸加强医疗病房(RICU),还有新生儿 ICU、器官移植 ICU 等。有的医院将各专业 ICU 集中在一个区域,建立 ICU 中心,可以集中使用大型仪器和设备,有利于最大限度地利用人力、物力和财力资源。ICU 床位数的设置,可因医院的大小、功能及专业特点的不同而异。现代综合医院的 ICU 床位应占总床位的 2% ~ 8%;专科医院(如心脏外科、神经外科、儿童外科等)的 ICU 床位比例更大,可高达 10% ~ 15%。每个 ICU 管理单元张床数为 8 ~ 12,床位使用率以 65% ~ 75% 为宜。每管理单元的床位太少或过多,对于人员安排、病房管理及开展治疗工作等方面都有一定困难。

ICU 的建筑设计和布局应该以利于监测、治疗和护理为原则。专科 ICU 应邻近本专业病房,而 SICU 应靠近手术室,便于患者转运,对麻醉医师和外科医师观察和处理患者也较为方便。同时应考虑

距离检验科和血库较近。病床可选用完全隔离式,适用于需要隔离的患者;关闭式,即用墙壁或玻璃隔断分开;开放式,必要时用帷幕隔开,便于护理和治疗。一般来说,每张床位的占地面积为 15 ~ 18m^2 为宜,病床之间的距离不应小于 1.5m,否则不利于抢救工作。隔离间面积为 18 ~ 25m^2。各床旁监测仪可与中央监测仪联网,各床旁监测仪之间亦可相互联网,达到随时随地都能对任何病床(人)进行监测的目的。现代化的 ICU 对人流、物流及气流方向等方面的要求很高,强调室内空气的温度、湿度和洁净度的标准化,采用层流净化设备,防止污染和交叉感染,尤其是对于免疫功能低下的患者更为重要。

ICU 室内要求:①光线充足,包括自然光和灯光。②床旁应有压力足够的氧气、压缩空气和负压吸引系统及其连接装置。③室内所有电源(除 X 线和动力电源外)都应经过稳压系统,以保护各种仪器的安全使用。④床头应有放置监测仪、输液泵及其他用具的柜台或支架。如能安装可移动的多功能吊塔,则更为方便。⑤隔离病房内应有专用急救药品柜,洗手池。⑥ICU 应有仪器、用具和药品的储藏室、治疗室、医师和护士的办公室及值班室。⑦室内设有闭路电视、中央监测屏幕和报警系统,以便随时了解病情。⑧中央控制台应设有电脑终端,可随时查阅检查及治疗记录和其他相关资料。

ICU 应配备监测和治疗设备。监测设备包括:多功能监测仪,ECG 记录仪,脉搏血氧饱和度仪,心排血量测定仪;肺量计,血气分析仪,ETCO$_2$ 测定仪等。有条件的单位可配备彩色超声仪和经食管超声仪等。治疗设备包括:呼吸器,氧治疗用具,呼吸功能训练器,输液泵,除颤器等。急救用具包括:口咽或鼻咽通气道,气管插管喉镜,人工呼吸器,气管切开器械或相应器械,纤维支气管镜等。同时应根据本单位的情况,配备必要的教学和科研设备。

ICU 是一个多专业协同工作的单位,因此必须分工明确,组织有序,相互配合默契,技术操作规范,才能保证工作的正常进行。ICU 专科医师的人数与床位数的比例为 0.8 ~ 1:1。ICU 主任全面负责医疗、教学、科研及行政管理工作。定期查房,主持病例讨论和教学查房,指导对重危患者的治疗。在综合 ICU 或 SICU 的主任和专职医师主要由麻醉科医师组成。这是由他们在日常医疗工作中积累的监测和处理患者的经验,及其所掌握的综合知识和操作技

能所决定的。每一ICU单位应有主治医师1~2名，主要负责日常医疗工作，并与护士长共同负责日常管理工作。住院医师2~4名，实行24小时值班制，负责收治患者，基本监测的实施和常规治疗。患者入ICU后虽然主要由ICU主治医师负责管理与治疗，但患者的原病情仍应由该专业的主管医师负责处理，即患者原来的经管医师仍然是该患者的主管医师，并对治疗负责。除每天查房外，对患者的治疗有权提出意见，并参加特殊治疗方案的研讨和决策。此外，因病情复杂，常常需要多专业共同研讨和处理，ICU医师必须与心脏病学、药理学、营养学、影像医学等专家保持密切合作关系，提高临床疗效。

ICU的护理工作十分繁重，护理质量的高低直接影响到重症患者的转归。因此，护士应进行专门培养，除掌握一般护理知识外，还应熟悉气管内插管、心肺复苏、心律失常的识别和紧急处理（包括电除颤）以及呼吸器的临床应用等技术。护士长1~2名，负责护理和护士培训工作，并参与行政管理工作。在正常工作期间，责任护士与床位数的比例为1:1~2。专科护士总数与床位数的比例为2.5~3:1以上。在ICU中心，护理部门可根据各单位的工作量进行协调。在ICU集中了大量仪器设备，应由专门技术人员负责定期调试、校准和维修。呼吸机应由呼吸治疗师负责使用和维护。有的医院设立呼吸治疗科负责全院的呼吸治疗工作。胸部物理治疗（CPT）可由专门技术员负责，也可由护士经过一定训练后承担。

第3节　ICU的工作内容

ICU的主要工作内容是对重症患者的各器官功能进行严密监测，收集临床第一手资料；对现有临床资料和既往资料进行综合和科学分析，及时发现和预测重症患者的病情变化和发展趋势；针对病情采取积极有效的治疗措施，防止病情的发展，改善和促进器官功能的恢复，或进行生命支持治疗以便争取时间治疗原发病；经过适当治疗后，应及时对病情进行分析和判断，以衡量治疗效果及其预后。机体的一个功能系统发生紊乱时，常常可引起其他系统的并发症，使病情复杂化，并有发生多器官功能衰竭的危险。对重症患者进行监测和治疗的主要内容包括：

一、循环系统

（一）循环监测

心电图监测已广泛应用于临床，是危重患者的常规监测项目。监测心电图的临床意义主要是能了解心率的快慢，对心律失常的类型进行确切诊断，对心肌缺血状况的判断也有重要价值。血流动力学的监测是ICU中常用的监测手段，尤其是有创伤性监测方法，可以实时准确地反映患者的循环状态，如CVP的动态改变可反映心功能与右心前负荷的关系，PAWP可用于估计肺循环状态和左心室功能，是衡量左心室前负荷的可靠指标。同时，可根据测定的心排血量和其他心内压力值计算出血流动力学的其他参数（如外周血管阻力、左室作功指数等），为临床诊断、治疗和评估其预后提供了较为可靠的依据。

（二）循环功能的评价和治疗原则

在ICU维持重症患者的循环功能稳定是十分重要的。维持正常循环功能有赖于对心率、心律、心脏前负荷、后负荷和心肌收缩性的正确评价和维持。

1. 根据监测参数评价循环功能

（1）由血压和心率的改变分析循环状态：在循环状态不稳定时，心率和血压的改变是最先、也是最容易监测到的。在连续监测心率和血压变化趋势的基础上，分析心率和血压改变之间的关系，从中找出其可能原因，或需要做进一步的检查，并提出有针对性的治疗措施。表92-1是从血压和心率改变的关系来分析循环状态，对临床有一定参考意义。

（2）CVP和血压变化之间的关系，对于临床分析病情具有重要意义（表92-2）。但应注意，CVP并不直接反映血容量的多少，仅表示右心室对回心血量的泵出能力，即回心血量与右心功能之间的平衡关系。CVP的变化对输液的反应比PAP或PAWP要慢，不应强求要达到某一标准，以免发生输液超负荷。

（3）心排血量的测定是衡量心脏泵血功能的定量指标。在分析发生CO降低的原因时，应结合所测定的心内压力值综合分析，才能较为准确地作出诊断（表92-3）。

表92-1 从血压与心率改变分析循环状态

血压与心率的关系	病因	症状与体征	治疗
心率↑血压↑	交感神经兴奋	躁动,CVP↑,PAP↑	镇静,镇痛
心率↓血压↓	1. 心脏传导阻滞	ECG改变	异丙肾上腺素,起搏·
	2. 严重缺氧	发绀	吸氧,机械通气
	3. 镇静镇痛药作用	近期用药	减少用量
心率↓血压↑	颅内压升高	意识障碍,瞳孔散大	利尿,甘露醇,适当过度通气
心率↑血压↓	1. 低血容量休克	CVP↓,尿量↓,四肢循环差	输液
	感染休克早期	CVP↓,尿量↓,四肢灌注好	输液,抗感染
	2. 心包压塞	CVP↑,尿量↓,肺顺应性↓	引流,再开胸
	3. 气胸	躁动,肺顺应性↓	胸腔引流
	4. 快速心律失常	ECG改变,CVP↑	抗心律失常
	5. 肺栓塞	胸痛,发绀,CVP↑,ECG改变	吸氧,抗凝,肺动脉造影
	6. 过敏反应	皮疹,近期用药或输血	抗过敏,输液

表92-2 CVP与血压关系的临床意义

CVP	BP	临床意义
低	低	血容量不足
低	正常	血容量轻度不足
高	低	心功能不全,血容量相对过多
高	正常	容量血管收缩,肺循环阻力高
正常	低	心排血量↓,容量血管过度收缩,血容量不足或正常

表92-3 低心排血量的病因鉴别

病因	CVP/RAP	PAWP	PAPd比PAWP
低血容量	↓	↓	PAPd=PAWP
左心衰竭	-/↑	↑	PAPd=PAWP
右心衰竭	↑	-	PAPd>PAWP
慢性肺动脉高压	↑	-	PAPd>PAWP
心包压塞	↑	↑	PAPd=PAWP

注:↑=升高,↓=降低,-=正常

CVP:中心静脉压,RAP:右心房压,PAWP:肺小动脉楔压,PAPd:肺动脉舒张压

2. 根据监测结果决定治疗原则

(1) 根据循环监测结果决定治疗的基本原则:①当PAWP低于4~6mmHg,提示心脏前负荷降低,有效循环血量不足。应参考血细胞比容(HCT)及血浆胶体渗透压来选择补充晶体液、胶体液或血液成分。在一定范围内,前负荷增加可使CO增加。当PAWP高于18mmHg时,说明心脏前负荷升高,应用利尿药或血管扩张药降低前负荷,可使PAWP降低,保护心肌功能,CO增加或维持不变。②当周围血管

总阻力(TPR)小于1000dyn·s·cm^{-5}时,提示心脏后负荷降低,应首先补充血容量,并可应用小剂量血管收缩药。当TPR大于2000dyn·s·m^{-5}时,提示心脏后负荷升高,应用血管扩张药可使SV、CO增加,并降低心肌氧耗量。③当心肌收缩性降低时,表现为CI和LVSWI降低,应用正性心肌力药物治疗,必要时可应用主动脉内球囊反搏治疗。当心肌收缩力增强,心率增快,血压升高,心肌氧耗量增加时,适当应用β肾上腺能受体阻滞剂及钙离子阻断剂,可降低心肌的氧耗量,起到心肌保护作用。

(2) 根据CVP、PAWP指导容量治疗:①根据CVP的改变指导临床输液已较广泛应用,但因其影响因素较多,亦不能反映左室功能状态。因此,在临床应用时仍应结合临床表现和体征综合判断。所谓"5-2"法则是针对成人而言的,即当CVP<8cmH$_2$O时,可在10分钟内输液200ml;CVP为8~13cmH$_2$O时,在10分钟内输液100ml;CVP>14cmH$_2$O时,在10分钟内输液50ml。在输液期间同时监测CVP的变化。如果CVP升高超过5cmH$_2$O,表示容量已经足够,应停止继续扩容。当CVP升高2~5cmH$_2$O时,可暂时停止输液10分钟,再观察CVP的变化。如果仍然升高大于2cmH$_2$O,表示容量已补足,应停止继续扩容。如CVP升高不超过2cmH$_2$O,仍然可以继续按上述标准输液,直到CVP升高超过5cmH$_2$O,或暂停输液10分钟后,仍然升高2cmH$_2$O以上为止。②根据PAWP的改变指导扩容治疗时,可应用"7-3"法则(成人):当PAWP<11mmHg时,可在10分钟内输液200ml;PAWP为11~18mmHg时,可在10min内输液100ml;PAWP>18mmHg时,在10

分钟内输液 50ml。输液后监测 PAWP 的变化。如果 PAWP 升高 7mmHg 以上时应停止输液，表示容量已足够。如果 PAWP 升高 3～7mmHg，应停止输液 10 分钟再监测 PAWP。如升高仍然超过 3mmHg，则不应再输液；如果 PAWP 升高低于 3mmHg，仍可继续按上述标准输液，直到 PAWP 升高超过 7mmHg，或停止输液 10 分钟后仍超过 3mmHg 为止。

3. 对血流动力学参数的分析和整合 从漂浮导管测得的参数不应该孤立地进行解释，应结合相关参数和临床状态进行分析，以增加评估的准确性。正常值因资料来源不同也不尽相同，以动态观念来分析血流动力学变化的趋势，要比孤立的看待变量更具有临床意义。所获得的参数包括：压力（ABP、CVP、PAWP），容量（CO、CI、SV、SI），氧供需平衡（SvO_2、$ScvO_2$）。它们在评价血容量或容量与心功能关系方面，都有参考意义。但都不能直接反映血管内容量。因此，应根据它们之间的相互关系，正确解读，才可能解决临床问题。

（1）正确认识血流动力学参数的优先次序：机体细胞的活动有赖于氧和能量的持续输送。SvO_2 是反映组织氧平衡的重要参数，是血流动力学参数中核心变量。因此，首先应检查 SvO_2，如果 SvO_2 在正常范围，说明机体的氧代谢仍正常，尽管其他参数有异常，也可不急于进行处理。如果 SvO_2 降低，应分析原因并作针对性处理；如果 SvO_2 明显降低，必须进行紧急处理。如果 SvO_2 降低合并出现 SV/SI 降低、肺水肿等，应纠正心功能，改善 CO/CI 和心脏充盈压（PAWP）；如果 SvO_2 异常低，除改善心功能，纠正 SV/SI 外，还应评估血红蛋白是否正常，SaO_2 是否在 0.90 以上，是否存在氧耗量增加等原因。

（2）SV/SI 与心脏充盈压（容量与压力）：PAWP、CVP、RAP 都是反映心脏充盈压的参数，对于评估心室前负荷是有意义的。但是，心脏充盈压并不等于心脏充盈容量，压力和容量的关系与心脏的顺应性相关。如果心脏顺应性发生改变，压力和容量的关系也将发生变化。如果心脏舒张末期容量相对固定，心脏顺应性的降低将使充盈压升高。因此，在临床上常见到，只有维持较高充盈压时，才能维持血流动力学稳定。在临床评估时，如果压力与容量之间仍存在差异，仍需要结合 SV/SI 的改变以判断其临床意义。如果 SV/SI 在正常范围，心率不快，即使充盈压偏低，也可不急于处理。如果 SV/SI 异常低，表示心脏功能不正常，即使 PAWP 和 CVP 正常，也应及时处理。如果 PAWP 和 SV/SI 都异常，则需

要紧急处理。SV/SI 是反映心脏泵功能的有用指标，PAWP 和 CVP 在反映心脏泵功能时不如 SV/SI 有帮助。如果 PAWP 和/或 CVP 低，同时 SV/SI 低，可能是低血容量；如果 PAWP 和/或 CVP 高，同时 SV/SI 低，可能存在心脏泵功能衰竭。

（3）SvO_2 与血压（氧合与压力）：如果 SvO_2 正常，说明组织氧平衡适当。反映组织氧合时，SvO_2 比血压更有意义。因为组织灌注取决于血压和血管阻力两个因素，血压正常只能说明组织具有一定的灌注压，如果能维持 SvO_2 在正常范围，才可认为组织氧合良好。如果 ABP 或 CO/CI 稍低，而 SvO_2 正常，可以继续观察而不急于处理；但应检查 SV/SI，如果 SV/SI 也已降低，应及时处理。如果 SvO_2 异常低，说明组织氧合失平衡，机体已处于缺氧状态，即使血压正常也应及时处理。

（4）SvO_2 与 CO/CI（氧合与容量）：根据 Fick 方程式，SvO_2 的改变可以反映 CO/CI 的改变。对于任何特定患者，常常应用 SvO_2 来判定 CO/CI 低到何种程度才需要处理。如果能维持 SvO_2 在正常范围，即使 CO/CI 值偏低，仍可维持正常的机体氧代谢，可不急于处理；但一旦 SvO_2 低于正常值，CO/CI 降低是有临床意义的，应立即应用正性肌力药物，以增强心肌收缩力，增加 CO/CI，保证 SvO_2 正常。

二、呼 吸 系 统

（一）呼吸功能的监测

急性肺通气功能衰竭在术后患者中并非少见。据统计，术后死亡病例中，约有 50% 的病例直接或间接与呼吸功能衰竭有关。术后肺部并发症（postoperative pulmonary complication，PPC）是引起死亡的主要原因之一。术后即刻发生的呼吸衰竭可能与麻醉有关。由于麻醉药的作用，患者苏醒延迟、肌张力降低或声门水肿而引起上呼吸道梗阻；麻醉性镇痛药对呼吸中枢的抑制，引起肺泡通气不足；肌松药的残余作用，使呼吸肌无力导致通气功能衰竭。术后早期可出现低肺容量综合征、肺不张、误吸综合征、肺水肿及支气管痉挛等。后期可能发生肺部感染或肺炎，肺栓塞或 ARDS。以肺不张、肺炎和急性通气功能衰竭最为多见。手术前有肺功能异常者最容易发生术后肺部并发症。术前肺活量和呼气速率正常者，术后肺部并发症发生率约 3%；而以上两项异常者则为 70%。因此正确认识和监测术后肺功能改

变对于预防和治疗术后肺部并发症的发生有着重要意义。围手术期主要是对肺通气功能、氧合功能和呼吸机械功能的监测，以帮助判断肺功能的损害程度，呼吸治疗效果以及组织器官对氧的输送和利用状况。

通气功能监测包括：潮气量（V_T）、呼吸频率（RR）、分钟通气量（MV）、死腔量/潮气量（V_D/V_T）、$PaCO_2$ 和 $ETCO_2$、CO_2 产量和呼吸商。氧合功能监测包括：PaO_2、SaO_2、肺泡-动脉氧分压差（$P_{(A-a)}O_2$）、肺内分流量（Q_S/Q_T）和氧耗量（VO_2）。呼吸力学功能监测包括：肺活量（VC）、最大吸气负压（MIF）、呼吸系统顺应性（Crs）、气道阻力（R）和呼吸作功。

（二）呼吸治疗

1. 氧治疗（oxygen therapy）　循环功能的好坏是输送氧的关键，而氧供（oxygen delivery，DO_2）取决于血液在肺内氧合的程度，血液携带氧的能力，心排血量以及组织细胞利用氧的能力。低氧血症（hypoxemia）是指动脉血的氧分压（PaO_2）低于正常，不仅可反映血浆中物理溶解的氧量减少，而且反映与血红蛋白结合的氧量也减少。所以，PaO_2 是决定氧供的重要因素之一。氧治疗是通过不同的供氧装置或技术，使患者的吸入氧浓度（FiO_2）高于大气的氧浓度（21%），以达到纠正低氧血症，提高氧供的目的。缺氧症（hypoxia）是指组织细胞水平的氧不足而引起的全身性缺氧，动脉血的氧含量低于或等于正常。氧治疗并不能治疗所有的缺氧症，但可以不同程度地提高吸入氧浓度，当患者的通气功能无障碍时，其肺泡氧浓度也有相应的升高。结果，肺泡气和肺毛细血管血的氧分压差增加，有利于氧由肺泡向血液方向弥散，使 PaO_2 升高。但是，当肺泡完全萎陷，或肺泡的血液灌注完全停止，则气体交换不能进行。这时肺泡氧分压再高，也难以进到血液中。当因各种原因引起的吸入氧浓度降低或肺泡通气/血流比例失调而导致的低氧血症，如轻度通气不足、肺部感染、肺水肿等，对氧治疗较为敏感，疗效较好。对于其他原因引起的缺氧，必须针对病因治疗，如贫血性缺氧必须纠正贫血，心排血量降低者必须改善循环状态等，而氧治疗仍可在一定限度内提高 PaO_2 和 CaO_2，是一种不可缺少的辅助治疗方法。

2. 呼吸道正压治疗（positive airway pressur therapy）　肺容量降低是术后肺功能障碍的最常见原因，特别是胸腹部大手术后更为多见。由于胸壁创伤、手术刺激、腹胀和术后疼痛，使得胸壁、腹壁及膈肌运动受限，影响肺泡的膨胀，降低肺容量。据测定，术后肺容量降低主要是功能残气量（FRC）和肺活量（VC）的降低，而对残气量的影响不大。有报道，上腹部手术后 FRC 可降低 30% 左右，严重者可降低 40% ~ 50%。一般 7 ~ 10 天才能逐渐恢复到术前水平。下腹部和四肢手术后对 FRC 的影响较轻，恢复也较快。FRC 严重降低可引起小气道狭窄和关闭，使通气/血流比例失调，肺内分流量增加，导致术后低氧血症。在剖胸和上腹部手术后的 24 小时内，VC 可降低 50% ~ 75%。上腹部手术后即刻，VC 可降低到术前的 40%；术后 5 ~ 7 天，VC 仍只有术前的 60% ~ 70%。VC 的大小反映了肺的通气储备功能，当肺组织受损害、肺扩张受限制、胸廓和膈肌运动受限及呼吸道梗阻时，VC 均可降低。正常成人 VC 为 65 ~ 75ml/kg，当 VC 降低到 15ml/kg 以下时，则严重影响患者的通气储备功能，表现为不能深吸气，咳嗽无力，以小潮气量进行浅而快的呼吸。由此可继发肺不张和肺部感染。为了预防和治疗术后肺容量降低导致的低氧血症，减少肺部并发症，呼吸道正压治疗是一有效方法。呼吸道正压治疗主要适用于 FRC 明显降低而导致不同程度的低氧血症的患者，无论是自主呼吸或是机械通气的患者，都可以应用呼吸道正压治疗方法。呼吸道正压治疗可使跨肺压增加，使肺容量增加，改善肺顺应性，逆转通气/血流比例的失调，从而纠正低氧血症。呼吸道正压治疗主要有呼气末正压（PEEP）和持续呼吸道正压（CPAP）。

3. 机械通气治疗　机械通气是目前治疗呼吸衰竭的有效方法，也是 ICU 中基本治疗措施之一。呼吸衰竭可因肺氧合功能或呼吸泵功能障碍而引起。前者是因肺病理改变引起肺泡气与血液之间的气体交换障碍，表现为低氧血症。低氧血症可引起患者呼吸急促、用力，导致呼吸作功增加。如果呼吸作功过度增加，可因呼吸肌疲劳而导致呼吸泵功能衰竭。呼吸泵功能衰竭又称通气功能衰竭，其原因有：呼吸肌疲劳、胸廓运动障碍、神经肌肉接头病变、运动神经功能丧失以及中枢神经功能抑制或丧失。一般来说，肺实质病变主要是引起氧合功能障碍或衰竭，也可继发 CO_2 排出障碍。而泵功能衰竭主要影响 CO_2 的排出，但也可继发低氧血症。因泵功能衰竭引起的低氧血症，机械通气使肺通气功能恢复后即可纠正。因肺实质病变引起的低氧血症，单纯依赖机械通气有时很难改善，应该采取氧治疗、胸部物理治疗（CPT）、呼气末正压（PEEP）或循环支持治疗等综合治疗措施。可见，机械通气在治疗呼吸衰竭中有一定的局限性,有时决定机械通气治疗比较容易,但想达到理想效果则较难。因为并非单纯机械通气就能解决所有的呼吸问题。任何机械通气模式都有治疗的一面,也存在潜在的并发症。近年来的研究表明,机械通气本身还可引起或加重急性肺损伤,称为机械通气引起的肺损伤(ventilator-induced lung injury, VILI)。肺内压过高或肺泡过度扩张都可导致肺组织及间质结构的破坏和肺泡膜损伤。表现为肺水肿、肺顺应性降低和氧合功能障碍,并可引起纵隔气肿、皮下气肿和气胸等。VILI 的发生率为 0.5% ~38%,死亡率可高达 13% ~35%。VILI 与肺吸气末容量、气道压及持续时间等因素相关,而肺泡吸气终末容量是影响 VILI 的主要因素。VILI 的主要病理改变是肺泡毛细血管膜的通透性增加,可能与肺泡表面活性物质减少或失活、肺泡表面张力升高、肺泡内皮通透性增加、炎性细胞和递质释放等因素有关。因此,正确认识机械通气对生理的影响,选择适当的通气模式、呼吸参数及辅助治疗措施,对于提高疗效和减少并发症,都具有重要意义。

4. 胸部物理治疗(chest physiotherapy),呼吸道加温和湿化治疗 胸部物理治疗是几种维护呼吸道卫生、辅助呼吸道内分泌物排出、预防或逆转肺萎陷的方法的总称,包括体位引流、拍背、胸部震颤、辅助咳嗽和呼吸功能训练等。术后患者常可继发肺不张或肺部感染,除了必要的呼吸支持治疗和应用适当的抗生素外,胸部物理治疗是非常有效的治疗方法。呼吸道加温和湿化对于危重患者是十分必要的。在正常生理情况下,吸入气经过鼻腔、口腔、咽喉部加温湿化后进入呼吸道,气体的含水量约为 34mg/L,肺泡部的饱和水蒸气为 43.4mg/L。但在病态时,尤其是呼吸窘迫、高流量吸氧、建立人工气道等情况下,吸入气的温度和湿度都难以达到生理要求。结果,可使肺表面活性物质减少或活性降低,呼吸道内分泌物变稠,气管黏膜纤毛运动发生障碍,导致肺不张和肺部感染等并发症。为了使吸入气体达到生理要求,必须采取有效的加温湿化措施。

三、肾功能的监测与治疗

从历史上来看,围手术期对于肾功能的监测的重视程度远不及对心肺功能的监测。其主要原因是对肾脏的生理功能的深入认识较晚,检测手段比较局限,目前所常用于临床的监测肾功能的参数多为间断性,难以反映实时的生理状态。但是,连续监测肾功能的动态变化不仅能评价肾脏本身的功能状态,而且在评估全身的组织灌注、体液平衡状态及心血管功能等方面都有重要价值。尤其在重症患者中,肾功能的监测更为重要。因为连续监测肾功能的动态改变可以及时发现肾功能不全的早期征兆,以便采取有力的治疗和预防措施,以免发生急性肾衰竭。比如,在 ICU 抗生素的应用与肾功能之间常常发生矛盾,如能及早发现某些抗生素的肾毒性,则可提醒临床医师及时更换治疗措施。从目前的医疗能力来讲,急性肾衰竭是可以治疗的,但在发生多器官功能障碍或衰竭时,合并肾衰竭可严重影响对其他器官功能障碍的治疗,死亡率也明显增加。在治疗急性呼吸衰竭时,体液平衡、循环功能的维持、机械通气治疗及抗生素的应用等治疗措施都是非常重要的,但如果合并肾衰竭,以上治疗措施都可受到严重限制。因此,应根据不同病情,选择监测参数和监测的频率,为临床治疗提供参考。

四、水、电解质和酸碱平衡的调控

体液和酸碱代谢的动态平衡是维持人体内环境稳定和正常生理功能所必需的。正常人对体液和电解质的需求,或体内电解质含量及酸碱度的改变,具有很强的自身调节功能,可以根据正常生理功能的反应及时补充所需体液和排泄生理代谢所产生的酸性物质。故一般不易发生失衡。但在重症患者中,因某种病因或病理生理改变,使其自身调控能力受到限制或完全丧失,这不仅可使原发病加重或恶化,而且可引起相应器官的功能障碍和并发症,严重者可危及患者的生命安全。酸碱失衡还涉及多系统的相互交叉影响,不仅可使正常生理功能发生障碍,而且可影响机体对药物治疗的反应。如在电解质紊乱时容易发生心律失常,在严重酸中毒时对血管活性药物很不敏感。因此,维持水、电解质和酸碱的平衡,对于重症患者尤为重要。维持人体水、电解质和酸碱平衡的主要任务是:根据生理和病理生理对体液和电解质的需求,以及临床监测所获得的实际参数,维持体液和电解质出入量的平衡;维持血管内液晶体和胶体渗透压的正常和稳定;维持酸碱平衡稳定,避免发生呼吸性或代谢性酸碱失衡。

五、营养支持治疗

对重症患者的营养支持治疗是十分重要的。如呼吸衰竭患者,在机械通气治疗过程中如果发生营养不良,脱离呼吸机是十分困难的。因为营养不良使机体的肌肉蛋白质消耗明显增加,骨骼肌的肌力明显减退,呼吸肌特别容易发生疲劳。由于各种创伤、感染、器官功能障碍等,使患者都处于不同程度的应激反应状态,为了修复创伤和恢复器官功能,对能量的需求明显增加,结果引起代谢亢进。但危重患者往往不能正常地摄取营养,如果不给予营养支持治疗,势必引起营养状态的迅速恶化,这对于病情的恢复是十分不利的。营养支持治疗的目的是有效供给患者能量和营养物质,促进患者对能量的利用,而患者能有效利用能量更为重要。因为,只有患者能利用和消耗能量,才有可能修复创伤和恢复器官功能。但在临床上,首先要供给足够的营养物质和代谢所必需的氧,这需要根据患者对能量的储存情况、营养不良的程度、所处代谢状态及耐受能力等方面来判断患者对能量的需求,同时根据治疗后的反应(营养状态的评定)来调整治疗方案。

第4节 ICU的收治标准和病情评估

(一) ICU的收治标准

ICU主要收治那些经过严密监测和积极治疗后有可能恢复的各类重症患者。进一步说,所收治的患者需要ICU中的特殊监测、治疗和护理;在ICU中确实能获得在普通病房所不能达到的疗效。而晚期恶性肿瘤患者,需严格隔离的传染病、严重开放性感染、急性肝炎及其他传染病患者,均不宜收入普通ICU。对于外科ICU(SICU)收治的患者可分为:

1. 术后患者存在某些不稳定因素需要在ICU进行观察和对重要器官功能进行监测,以便及时发现和处理危险事件。有些高危患者也可以在术前收入ICU,通过必要的监测和治疗进行充分的术前准备,使其各器官功能在术前处于最佳水平。包括:

(1) 老年患者(>65岁)接受较高风险手术者。

(2) 创伤较大的高风险手术后患者:食管癌或胃癌根治术,肝叶或全肺切除术,胰头癌根治术(Whipple手术),门静脉高压者行分流或断流术,心脏直视手术及器官移植术(肾、心、心肺、肝)等。

(3) 合并较高风险并存疾病行手术治疗者:①心血管系统:严重高血压而未以药物控制者,冠心病,有心肌梗死史(特别是<6个月者),各种瓣膜病、心肌病、心律失常等;②呼吸系统:哮喘病,慢性阻塞性肺疾病(COPD),急、慢性肺部感染,支气管扩张,肺大疱及其他肺部疾患伴肺功能异常者;③神经系统:脑血管意外后遗症,神经系统的急、慢性炎症,重症肌无力,癫痫等;④内分泌系统:甲状腺功能亢进,糖尿病,肾上腺皮质功能异常(Addison病,Cushing病),嗜铬细胞瘤,垂体瘤伴尿崩症等;⑤血液系统:各种凝血机制障碍、血友病、白血病及其他血液系统肿瘤等;⑥消化系统:急、慢性肝功能不全者;⑦泌尿系统:急、慢性肾炎或肾衰竭者。

(4) 其他:术中有严重低血压史(>20分钟),术中大量失血及输血者(>2500ml),术中发生严重过敏反应者,术中发生麻醉意外需复苏后治疗者等。

2. 需要进行加强治疗者 病情变化迅速,影响全身一个或多个器官的功能,往往危及患者生命,需严密监测并在监测指导下进行有效治疗。包括:①各种原因引起的休克;②意外心搏骤停复苏后需进行复苏后治疗或脑复苏的患者;③急性心肌缺血或MI;④对血流动力学有严重影响的心律失常;⑤高血压危象、甲状腺危象;⑥严重创伤、大面积烧伤;⑦单个或多器官功能不全或衰竭,如呼吸衰竭、急性肾衰竭、心力衰竭等。

(二) 病情评估方法

在临床工作中,对病情严重程度的评估及其转归的预测是一项难度很大的工作。主要因为对病情的判断因人而异,而且重症患者的病情本身也在不断变化,在对比研究中有许多临床情况是不能重复的。因此,目前还没有一种为大家所公认的方法。但是,在ICU对病情和预后进行正确的评估对于治疗是十分重要的。

1. ASA分级 美国麻醉医师协会(ASA)将病情分为五级(表92-4),对病情的判断有重要参考价值。为了提高手术麻醉的安全性,术前应仔细阅读病历,详细了解病史及检查结果,平时体力活动能力及目前的变化,并对并存病的严重程度进行评估。根据访视和检查结果,对病情和患者对麻醉及手术的耐受能力作出全面评估。一般认为,Ⅰ～Ⅱ级患者对麻醉和手术的耐受性良好,风险性较小。Ⅲ级患者的器官功能虽在代偿范围内,但对麻醉和手术的耐受能力减弱,风险性较大,如术前准备充分,尚能耐受麻醉。Ⅳ级患者因器官功能代偿不全,麻醉和手术的风险性很大,即使术前准备充分,围手术期死亡率仍很高。Ⅴ级者为濒死患者,麻醉和手术都异常危险,不宜行择期手术。围手术期死亡率与ASA分级的关系密切。对ASA分级和与麻醉相关的循环骤停的分析表明,大多数循环骤停病例发生在Ⅲ~Ⅳ级患者,其存活率为48%;发生于Ⅰ~Ⅱ级者约占循环骤停总数的25%,存活率为70%。说明病情越重,发生循环骤停者越多,死亡率也越高。

表 92-4　ASA 病情分级和围手术期死亡率

分级[*]	标　　　准	死亡率(%)
Ⅰ	体格健康,行一般手术	0.06~0.08
Ⅱ	除外科疾病外,有轻度并存病,功能代偿健全	0.27~0.40
Ⅲ	并存病较严重,体力活动受限,但尚能应付日常工作	1.82~4.30
Ⅳ	并存病严重,丧失日常工作能力,经常面临生命威胁	7.80~23.0
Ⅴ	无论手术与否,生命难以维持 24 小时的濒死患者	9.40~50.7

[*] 急症病例注"急"或"E",表示风险较择期手术增加

2. 治疗干预评分系统(therapeutic intervention scoring system,TISS,表 92-5)　是根据患者所需要采取的监测、治疗、护理和诊断性措施等多少,以及每项干预措施的重要性进行评分的方法。这种方法的根据是,病情越重,所采取的监测、治疗措施越多,并需要更多的检查进一步明确诊断,在护理方面所做的工作和所投入的人力也较大。一般认为,积分为 40 分以上者都属高危者,当积分达4 分以上者可收入 ICU。此外,在衡量护理工作量时也有参考意义。一般认为,积分达 43 分者,每班需要一名有经验的护士护理;积分为 12~13 分以下者,一名护士约可护理 4 名患者。TISS 评分系统的优点是简单易行,可以在患者的床旁进行。缺点是未考虑患者的年龄和既往的健康状况,不同水平的医疗单位所采取的监测和治疗方法也不一致。

表 92-5　TISS 评分标准

评分	标　　　准	评分	标　　　准
4 分	1) 心搏骤停或电除颤后(48h 内) 2) 控制呼吸,用或不用 PEEP 3) 控制呼吸,间断或持续用肌松药 4) 食管静脉出血,三腔管压迫止血 5) 持续动脉内输液 6) 放置肺动脉漂浮导管 7) 心房和(或)心室起搏 8) 病情不稳定者行血液透析 9) 腹膜透析 10) 人工低温 11) 加压输血 12) 抗休克裤(MAST) 13) 监测颅内压 14) 输血小板 15) 主动脉内球囊反搏(IABP) 16) 急诊手术(24h 内) 17) 急性消化道出血灌洗 18) 急诊行内窥镜或纤维支气管镜检查 19) 应用血管活性药物(>1 种)	3 分	1) 静脉营养(包括肾、心、肝衰竭营养) 2) 备用起搏器 3) 胸腔引流 4) IMV 或辅助通气 5) 应用 CPAP 治疗 6) 经中心静脉输注高浓度钾 7) 经鼻或口气管内插管 8) 无人工气道者行气管内吸引 9) 代谢平衡复杂,频繁调整出入量 10) 频繁或急查动脉血气分析、出凝血参数(>4 次/班) 11) 频繁成分输血(>5 单位/24h) 12) 非常规静脉单次注药 13) 静脉注射一种血管活性药物 14) 持续静脉注射抗心律失常药物 15) 电复律治疗心律失常 16) 应用降温毯 17) 动脉置管测压 18) 48h 内快速洋地黄化

评分	标 准	评分	标 准
	19）测定心排血量		10）频繁更换敷料
	20）快速利尿治疗体液超负荷或脑水肿		11）静脉注射垂体后叶素
	21）积极纠正代谢性碱中毒	1分	1）监测 ECG
	22）积极纠正代谢性酸中毒		2）每小时记录生命体征
	23）紧急行胸腔、腹膜后或心包穿刺		3）开放 1 条静脉输液
	24）积极抗凝治疗（最初 48h）		4）慢性抗凝治疗
	25）因容量超负荷行静脉放血		5）常规记录 24 小时出入量
	26）静脉应用 2 种以上抗生素		6）急查血常规
	27）药物治疗惊厥或代谢性脑病（发病 48h 内）		7）按计划间歇静脉用药
	28）复杂性骨牵引		8）常规更换敷料
2分	1）监测 CVP		9）常规骨牵引
	2）同时开放 2 条静脉输液		10）气管切开护理
	3）病情稳定者行血液透析		11）褥疮
	4）48h 内的气管切开		12）留置导尿管
	5）自主呼吸：气管内插管或气管切开者接 T 型管或面罩吸氧		13）吸氧治疗（鼻管或面罩）
	6）鼻饲		14）静脉应用抗生素（<2 种）
	7）因体液丢失过多行补液治疗		15）胸部物理治疗
	8）静脉化疗		16）伤口、瘘管或肠瘘需加强冲洗、包扎或清创
	9）每小时记录神经体征		17）胃肠减压
			18）外周静脉营养或脂肪乳剂输注

注：PEEP：呼气末正压通气；CPAP：连续气道正压通气；IMV：间歇指令通气

3. 急性生理及慢性健康评估系统（acute physiology and chronic health evaluation，APACHE） 是目前比较广泛采用的对危重病情的评估和预测方法。APACHE 系统是 Knaus 于 1978 年设计的，APACHE Ⅱ 是根据 12 所医院 ICU 收治的 5815 例危重患者的资料而设计的，主要由急性生理改变、慢性健康状况以及年龄三部分组成，包含了 12 项生理指标和 Glasgow 昏迷评分（表 92-6），加上年龄和既往健康等状况，对病情进行总体评估。每项评分是根据入住 ICU 第一个 24 小时所测定值进行评定，所测定生

理指标正常者为零分，高于或低于正常值都要加分，异常的程度不同，分值也有区别（表 92-7）。因此，积分越高病情越重，预后也越差。APACHE Ⅱ 的积分与内科患者或外科患者的预后都有明显的相关性。APACHE Ⅱ 评分大于 24 时，死亡率在 90% 以上；而小于 10 时，死亡率几乎接近 0。因此，可以帮助医师了解治疗的效果，预测患者的预后。但是，APACHE Ⅱ 并未能考虑入住 ICU 之前的治疗情况，有的患者可能因入住 ICU 之前的治疗而使病情改善，积分降低，则不能反映患者真正的危险性。

表 92-6 Glasgow 昏迷评分标准

	检查项目	评分		检查项目	评分		检查项目	评分
睁	无	1	语	无	1	运	无	1
眼	对疼痛有反应	2	言	不能理解	2	动	能伸展	2
反	对声音有反应	3	反	不能表达	3	反	异常屈曲	3
应	自动睁眼	4	应	对话条理不清	4	应	躲避收缩	4
				正常	5		定向定位	5
							服从指令	6

表 92-7　APACHE Ⅱ 评分标准

生理参数	不正常值高限范围				不正常值低限范围				
	+4	+3	+2	+1	0	+1	+2	+3	+4
1. 肛温(℃)	≥41	39~40.9		38.5~38.9	36~38.4	34~35.9	32~33.9	30~31.9	≤29.9
2. MAP(mmHg)	≥160	130~159	110~129		70~109		50~69		≤49
3. 心率(bpm)	≥180	140~179	110~139		70~109		55~69	40~54	≤39
4. 呼吸(bpm)	≥50	35~49		25~34	12~24	10~11	6~9		≥5
5. 氧合功能									
a. A-aDO$_2$(FiO$_2$≥0.5)	≥500	350~499	200~349		<200				
b. PaO$_2$(FiO$_2$<0.5)					>70	61~70		55~60	<55
6. 动脉血 pH	≥7.7	7.6~7.69		7.5~7.59	7.33~7.49		7.25~7.32	7.15~7.24	<7.15
7. 血钠(mmol/L)	≥180	160~179	155~159	150~154	130~149		120~129	111~119	≤110
8. 血钾(mmol/L)	≥7	6~6.9		5.5~5.9	3.5~5.4	3~3.4	2.5~2.9		<2.5
9. 血肌酐(mg/dl,急性肾衰竭评分加倍)	≥3.5	2~3.4	1.5~1.9		0.6~1.4		<0.6		
10. HCT(%)	≥60		50~59.9	46~49.9	30~45.9		20~29.9		<20
11. WBC(千/mm^3)	≥40		20~39.9	15~19.9	3~14.9		1~2.9		<1
12. Glasgow 昏迷评分(GCS),分值=15-实测 GCS 值									

A. 急性生理评分(APS)= 12 项评分总和
B. 年龄评分:

年龄(岁)	评分值
<44	0
45~54	2
55~64	3
65~74	5
≥75	6

C. 慢性健康状况评分:
器官功能严重障碍或免疫力低下患者的评分*:
a. 不能手术或急诊手术者 5 分
b. 择期手术者 2 分

APACHE Ⅱ 评分=A+B+C
A:APS 评分
B:年龄评分
C:慢性健康状况评分
APACHE Ⅱ 总评分

＊器官功能严重障碍指入院前按以下标准诊断:
1. 肝脏　证实有门脉高压及上消化道出血史;肝衰竭、肝性脑病、昏迷史;活检证实有肝硬化。
2. 心血管系统　纽约心脏学会分级标准Ⅳ级。
3. 呼吸系统　慢性限制性、阻塞性或肺血管疾患导致的活动严重受限,如不能登楼梯或进行一般家务劳动;有慢性缺氧,高碳酸血症,继发性红细胞增多症;严重的肺动脉高压(>40mmHg),或依赖呼吸器。
4. 肾脏　长期接受血液透析。
＊免疫功能低下:接受免疫抑制治疗、化疗、放射治疗;近期或长期接受大剂量激素治疗;晚期白血病、淋巴瘤、艾滋病等抗感染能力低下。

（杨拔贤）

参 考 文 献

1. Task Force on Guidelines, Society of Critical care unit design. Crit Care Med,1988,16:796.

2. Groeger JS, Strosberg MA, Halpern NA, et al. Descriptive analysis of critical care units in the United States. Crit Care Med,1992,20:846.

3. Knaos WA,Draper EA,Wagner DP,et al. APACHE Ⅱ:A severity of disease classification system. Crit Care Med,1985, 10:818.

4. Bastos PG, Sun X, Wagner DP, et al. Glasgow coma scale score in the evaluation of outcome in the intensive care unit: Findings from the acute physiology and chronic health evaluation Ⅲ study. Crit Care Med,1993,21:1459.

5. Goldhill DR,Sumner A. Outcome of intensive care patients in group of British intensive care units. Crit Care Med,1998,26: 1337.

6. Shoemaker WC. Textbook of Critical Care. 4th ed. Harcourt Asia W. B. Saunders,2001.

7. Emmanuel R, Marion C, Gilles L et al. Clinical relevance of data from the pulmonary artery catheter. *Critical Care*, 2006; 10(Suppl 3):S3.

8. *Harold JS*. The Pulmonary Artery Catheter in Anesthesia Practice. *Anesthesiology*,2005,103(4):890-893.

9. 中华医学会重症医学分会. 中国重症加强治疗病房建设与管理指南(2006). 中华外科杂志,2006,44(17):1156-1157.

第93章　急性肺水肿

在正常的肺组织,肺毛细血管内外存在压力差,肺组织间隙处于相对的负压状态,以致不断有少量液体、溶质及小分子血浆蛋白通过肺毛细血管内皮间隙不断渗出至肺间质。肺泡表面为上皮细胞(主要是 I 型肺泡细胞)覆盖,排列紧密,正常情况下渗出液不能进入肺泡腔,而是通过淋巴系统引流,回收至血液循环。在肺毛细血管与肺泡、肺组织间隙及淋巴管之间存在一定的动态压力平衡,因某些原因打破上述平衡时,肺组织间隙和肺泡内就会积存过多的血管外液,引起肺生理功能紊乱,称为肺水肿。水肿液可以积聚在肺间质(间质型性水肿),也可以积聚在肺泡腔(肺泡型肺水肿),通常间质性肺水肿的发生早于肺泡型。急性肺水肿是临床中引起重症患者急性呼吸衰竭最常见的原因之一,是危重病医学的重要课题。

第1节　肺水肿的生理和解剖基础

一、影响肺内液体运转的生理性因素

肺脏在结构上分为肺血管腔、肺泡、间质腔和淋巴管腔 4 个分隔的腔室,彼此之间进行液体的移动和交换。各腔室间液体转运之所以保持动态平衡,主要取决于肺血管内、组织间隙的静水压和胶体渗透压以及肺毛细血管壁和肺上皮细胞的通透性。肺毛细血管静水压和肺组织间隙胶体渗透压是促使液体由毛细血管内向血管外滤过的力量,而肺组织间隙静水压和血浆胶体渗透压是将液体从毛细血管外重吸收的力量。

(一) 肺毛细血管内静水压与血浆胶体渗透压

在毛细血管本身,决定肺毛细血管内外液体交换的因素包括肺毛细血管静水压和血浆胶体渗透压。肺毛细血管静水压为 $0.53 \sim 1.60$ kPa($4 \sim 12$ mmHg),可以使水和溶质自由穿过疏松的内皮间隙进入肺间质;血浆胶体渗透压为 3.33 kPa(25 mmHg),是防止血管内液体外渗的主要因素。两者间压力梯度达到

2.14 kPa(16 mmHg),如果只有这两种压力存在,则肺间质和肺泡会持续干燥,也不会存在淋巴循环。然而,事实并非如此,一定存在其他的制约因素来维持肺脏的正常功能,使肺泡处于湿润状态,又不至于出现肺水肿。

(二) 肺组织间隙静水压与胶体渗透压

肺间质处于肺毛细血管内皮细胞基底膜和肺泡上皮之间,主要分布于动脉和支气管树周围的间隙结构,其内有许多弹性纤维。肺血管周围间质呈独特的负压,静水压平均为 $-0.40 \sim 2.27$ kPa($-3 \sim -17$ mmHg),肺血管受向外的放射状的牵张力,使血管扩张,肺血容量增加,毛细血管静水压加大,促使更多的液体渗入至血管外。生理状态下,人体处于坐位或站位时,肺下垂部位(尤其是低于右心房)的肺区域,血管半径增加,血管阻力降低,血流量受肺动静脉压力差的影响而增加,肺毛细血管静水压和肺间质静水压均增高,但前者升高的程度大于后者,这就解释了为何肺水肿易发生在受重力影响最明显的区域。

组织间隙的液体绝大部分呈凝胶状,极少部分

呈液态。组织间隙内也存在各种血浆蛋白质,但其浓度低于血浆。肺组织间隙胶体渗透压平均为 1.60kPa(12mmHg),主要来自血管外蛋白,以及影响渗透压的其他物质如透明质酸,是促使液体渗出的重要因素。当渗出液体较少时,间隙内胶冻状物有较强的吸附能力和膨胀性,使游离态液体不至于过多,而且渗出的液体可降低肺组织间隙胶体渗透压,这也是机体对抗肺水肿的重要方式。由于凝胶连接紧密不易变形,当渗出液体较多时,液体多呈液态,自由流动,形成肺水肿。肺间质负压的存在,以及负压所引起的肺血容量增加,使肺泡腔和肺毛细血管内的液体易于向肺组织间隙渗出,并经淋巴管引流。肺间质内含有丰富的疏松结缔组织,间隙大,易滞留液体,故往往先发生间质型肺水肿,只当液体的聚积超过 500ml 时,才出现肺泡型肺水肿。

(三) 肺毛细血管屏障和肺上皮屏障

肺毛细血管-上皮屏障的通透性主要与内皮连接和Ⅰ型肺泡上皮连接中孔径的大小有关。

肺毛细血管壁的屏障作用是机体对抗肺水肿的第一道防线。肺毛细血管内皮细胞连续性较好,细胞间连接虽较紧密,但仍具有一定的通透性,参与了血液和肺间质之间水及电解质(如 Na^+、K^+、Cl^-)的交换,而大分子物质(如蛋白质)的通过则受到限制。当毛细血管大量充血,或生物理化因子及炎症介质的作用使内皮细胞受损时,内皮间的裂隙受拉增宽,管壁通透性增高。不同解剖位置的肺血管内皮细胞的通透性并不一致,肺毛细血管内皮的通透性要小于肺动脉内皮细胞,这一特性是机体抑制肺血容量增加而产生肺水肿的机制之一。

肺泡 90% 的表面由Ⅰ型肺泡细胞覆盖,Ⅱ型肺泡细胞虽然覆盖面积较少,但数量却多于Ⅰ型。Ⅱ型肺泡细胞富含二棕榈酰卵磷脂,可在肺泡表面形成表面活性物质,降低肺泡表面张力,稳定肺泡功能,并可在儿茶酚胺依赖性和非依赖性机制的调解下,主动清除肺泡内水分。肺泡上皮细胞连接极为紧密,对水和蛋白质的通透性远低于肺毛细血管壁,是机体防止液体进入肺泡腔、对抗肺水肿的最后一道防线。各种损伤因素使肺泡上皮连接破坏时,极大增加了肺水肿发生的可能性。

(四) 淋巴引流

肺脏的淋巴系统十分丰富,每日淋巴液流动量达 500ml,这可能与肺组织间隙静水压呈负值和间隙胶体渗透压较低有关。淋巴管内静水压低于大气压,间质内液体可以通过压力梯度进入淋巴系统。

同时,间质水分增加刺激增加了肺毛细血管旁"J"感受器,反射性地使呼吸加快加深,胸腔负压增加,淋巴引流量增多。淋巴系统代偿能力大,引流量可增加至正常的 10 倍以上。当肺间质静水压接近大气压时,肺间质容量和顺应性达到峰值,淋巴发挥最有效的引流,可达平常引流量的 20 倍。

细淋巴管的内膜细胞边缘呈重叠状,在淋巴回流中起到"瓣膜"作用。当肺间质静水压升高时,瓣膜开放,液体进入淋巴管;当淋巴管内压增加时,则瓣膜关闭。负压、淋巴管瓣膜和肺动脉波动都有助于淋巴液向肺门处流动,回收至中心静脉。

二、肺循环的生理特点

肺动脉及其分支短而粗,管壁薄,血流阻力仅为体循环的 1/10。右心室输出量与左心室基本相等,因此肺循环压力明显低于体循环。肺循环具有低阻力低压力的特点,血容量变化大,病理情况下易发生肺血容量的非正常增多,肺循环毛细血管静水压增加,液体外漏,形成肺水肿。此外,肺毛细血管壁仅为单层内皮细胞覆盖,肺脏由于大气相通,易受炎症介质、理化因子等损害,使通透性增加,血浆外漏。

三、肺水肿的发生机制

Starling 公式描述了控制液体滤过肺毛细血管壁的各种因素,解释了在正常肺脏中液体持续滤过并保持肺脏湿润的原因,也阐明了两种基本类型的肺水肿(心源性和非心源性)的发生机制。

$$Qf=Kf[(Pmv-Ppmv)-\sigma f(\pi mv-\pi pmv)]$$

Qf:在单位时间内液体通过单位面积毛细血管壁的净流量。

Kf:液体过滤系数。

σf:反射系数,表明毛细血管膜对蛋白的屏障作用。

Pmv:毛细血管静水压。

Ppmv:肺组织间隙的静水压。

πmv:血浆蛋白胶体渗透压。

πpmv:组织液的胶体渗透压,以淋巴为代表。

通过 Starling 公式可以看出,肺毛细血管内皮滤过的液体是由促使液体流出血管的跨毛细血管壁静水压差（Pmv-Ppmv）和使液体滞留在血管内的跨毛细血管壁胶体渗透压差（πmv-πpmv）决定的。

肺毛细血管：Pmv = 0.667kPa（5mmHg），πmv = 3.33kPa（25mmHg）

肺组织间隙：Ppmv = -0.933kPa（-7mmHg），πpmv = 1.60kPa（12mmHg）

因此：Qf = 1 × [5 - (-7) - 0.8 × (25 - 12)] = 1.6（以 mmHg 计）

正常情况下，肺淋巴引流量与 Qf 相似，使肺血管外水的生成量与移除量平衡。当 Qf 从 1.6 增高到 3.6 时，此时虽然淋巴引流增加，但其内在的贮备容量已严重削减，出现肺水肿的可能性增加。

Qf 的增加主要由以下因素调控：

1. 肺毛细血管静水压（Pmv） 肺毛细血管静水压是肺液体平衡的重要决定因素。临床上可通过 Swan-Ganz 漂浮导管测定（PAWP），它在一定程度上反映肺静脉压，并间接反映左心房压。Pmv 正常为 4 ～ 12mmHg，当压力超过 25mmHg 或左心房压略高于胶体渗透压时，可引起间质型肺水肿；当超过 40mmHg 或左心房压进一步增加（>25mmHg）时，水肿液会通过上皮连接，产生肺泡型肺水肿。临床中 Pmv 增高所导致的肺水肿，常见于心肌梗死、高血压、二尖瓣狭窄和主动脉瓣疾病引起的左心衰竭，以及肺静脉闭塞性疾病和肺血管阻力增高等。Ppmv 的下降可使静水压梯度增加，如肺不张后排气或抽液速度过快、过多，再充气时所出现的复张性肺水肿。

2. 血浆胶体渗透压（πmv） 人体正常 πmv 约 25mmHg，白蛋白是构成 πmv 的主要成分。临床中 πmv 升高并不常见，大多不是血浆蛋白的绝对量增多，而是循环血量减少，如高热患者大量出汗、急性严重腹泻等病因所致的严重失水。临床上因血浆蛋白减少或循环血容量增多所致的全身水肿较常见，如肠道疾病患者和大量快速静脉输注晶体液者都有发生全身水肿的倾向。另外，一般程度的营养不良、肾病综合征、肠道病变引起的蛋白丢失经常引起全身水肿，却很少发生肺水肿。这是因为肺周围疏松的间质和强大的淋巴引流能力可以处理过多的肺血管外水，πmv 的下降可与 πpmv 的降低相平行。当 Pmv<15mmHg，毛细血管的通透性正常时，即使 πmv-PAWP<4mmHg，血管外肺水增多仍不显著。Luz 等建议以 πmv-PAWP<9mmHg 作为出现肺水肿的界限，也可作为治疗肺水肿疗效动态观察的一项灵敏指标。

3. 毛细血管通透性 肺毛细血管管壁薄，管径小，血流慢，通透性大。当内皮细胞遭受炎症介质、细菌毒素、缺血、缺氧等刺激时可造成内皮细胞损伤，内皮间隙增宽，对血管内蛋白特别是白蛋白通透性增加，使 πmv 与 πpmv 间梯度下降。此时，渗透压梯度已不再对液体的滤过发挥作用，其主要决定因素是 Pmv。对危重患者而言，通过降低 Pmv 来预防肺水肿的措施和维持重要脏器灌流两者之间似乎很难达到双赢。

Hopewell 描述了肺血管外水含量与左房压之间的关系，如图 93-1 所示。当 πmv 和内皮通透性正常时，尽管左房压急剧上高，但只要低于 25mmHg，肺血管外水并不增加；但是超过 25mmHg 这个阈值时，肺血管内水滤过量显著增加。πmv 降低时，只要左房压低于 10mmHg 就不会出现肺水肿。当通透性增加时，尽管 πmv 可能正常，但左房压处于较低水平时仍可发生严重肺水肿。

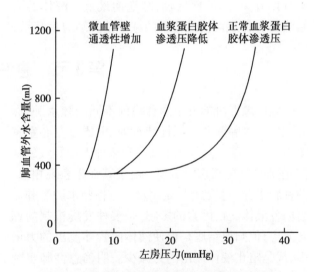

图 93-1 肺血管外液与左房压之间的关系。右侧曲线代表正常毛细血管通透性和血浆胶体渗透压；中间曲线代表血浆胶体渗透压降至正常值一半时；左侧曲线代表显著降低的毛细血管壁屏障

目前，在分子水平上已经证实水通道 AQP1（位于肺内皮细胞）、AQP4（位于小气道黏膜上皮基底边膜）和 AQP5（肺泡上皮细胞膜）参与气道、肺泡和毛细血管之间水的转运。动物实验表明 AQP1、4、5 蛋白促进由渗透压改变引起的肺水的快速转运，上述基因敲除的小鼠其肺毛细血管与肺泡之间水的通透性亦明显降低，但并不伴有呼吸功能的异常。临床中是否可通过抑制水通道的基因表达来减轻肺水肿，有待深入研究。

四、机体对抗肺水肿的生理因素

1. 肺动、静脉压力增高会增加肺毛细血管静水压,引起跨毛细血管静水压梯度加大,增加液体滤过,然而肺血管外水的增加最终会被同时降低的间质胶体渗透压抑制。此外,间质内基质成分有阻止白蛋白进入的特性,间质胶体渗透压也会显著下降。Erdmann 证实,这两个因素联合增加了跨壁胶体渗透压梯度,可以抵消近 50% 因肺静水压增高引起的肺水肿。

2. 随着肺水肿的发生,肺组织间隙的容量和静水压增加,跨壁静水压梯度较少,抑制肺水肿的严重程度。

3. 肺组织强大的淋巴循环,使其回收间质内水和蛋白的能力比平时高出 10 ~ 20 倍。

4. 肺水肿所引起的缺氧性肺动脉收缩,使肺动脉压和毛细血管静水压下降。

第 2 节 急性肺水肿的病理和病理生理

水肿肺表面苍白,含水量多,肿胀有弹性,质变实,重量为正常的 2 ~ 3 倍,切面有淡红色泡沫状液体渗出。

根据时间发展顺序,肺水肿分为间质期、肺泡壁期和肺泡期。肺水肿可影响肺顺应性、气体弥散、通气/血流比值和呼吸类型,影响程度与上述病理分期有关,间质期最轻,肺泡期最重。液体的大量渗出和肺表面活性物质的减少使肺顺应性降低,增加呼吸做功和氧耗。液体在肺泡隔内积聚使肺内气体弥散距离加大,影响弥散效率,加重缺氧和二氧化碳潴留的趋势;同时增加的肺毛细血管静水压可增加肺循环阻力,使血流动力学恶化。当肺泡内充满液体可严重降低肺通气/血流比值。肺水肿患者多呈浅快呼吸,当呼吸肌疲劳不能代偿以保证肺泡通气时,患者易出现呼吸性酸中毒,甚至呼吸衰竭。

第 3 节 急性肺水肿的病因

临床患者可能发生两种病因不同的肺水肿,即心源性肺水肿和非心源性肺水肿,主要由左心室衰竭引起肺毛细血管静水压增高和多种因素导致的肺泡-血管壁屏障损伤所引起。由于其临床表现相似,两种肺水肿的鉴别有一定困难。急性肺水肿受肺血管内外液体交换因素的影响,是多种发病机制的综合效应,但归根结底是促使液体向管外流出的力增多,或是阻止液体流出的力减少。明确急性肺水肿的病因对其治疗有重要意义。

一、心源性肺水肿

常见于急慢性二尖瓣或主动脉瓣病变、心肌梗死、左心房粘液瘤、三腔心、心肌病、心律失常、左室舒张功能障碍等。正常情况下,左右心腔的心排血量相当恒定。若右心排血量或回心血量急剧增多或左心排血量减少时,大量血液滞留在肺循环中,肺静脉压和左房充盈压暂时性增高,直至左心排血量作出相应的调节,使两侧心腔的排出量又处于平衡状态。但在某些病理状态下,如果左心调节能力未能作出相应反应,势必导致肺毛细血管静水压急剧上升,发生肺水肿。

二、非心源性肺水肿

各种伤害刺激使肺毛细血管内皮细胞和肺泡上皮间隙通透性增加,肺血管内液体渗入肺间质和肺泡,引发非心源性肺水肿。由心源性肺水肿以外的病因导致的肺水肿都归类于非心源性肺水肿。按发生机制可分为 7 类:

(一)肺毛细血管静水压增高

1. 肺静脉狭窄或闭锁 如先天性肺静脉根部狭窄,纵隔肉芽肿、纵隔肿瘤等。

2. 输液不当 包括输入液体、血制品过量和单位时间内过快两方面。常见于创伤、急性大量失血或休克患者静脉补液治疗。另外,肾功能障碍时体内液体潴留、容量过负荷导致的肺水肿也属于此类。当输入胶体液达血浆容量的 25% 时,心排血量可增多至 300%;经 25 ~ 30 分钟后,心排血量又恢复到正常水平,但血容量仍处于增多状态。此时通过压力感受器和应激松弛机制,降低心肌收缩力和全身静脉张力。若存在急性心力衰竭,虽通过交感神经兴奋性增高以维持心排血量得以维持,但神经性静脉舒张作用已大为削弱,对肺血管压力和容量的骤增起不到有效的调节作用,以致出现肺组织间隙的水肿。晶体液可增加血管内静水压,但容量的增加不如胶体液显著。同时,因血管内渗透压下降,增加液体从血管内滤出,使肺组织间隙含水量增加。

（二）肺毛细血管通透性增高

各种刺激因素损伤肺泡上皮细胞或肺毛细血管内皮细胞,导致肺泡-毛细血管屏障受损,通透性增加。

1. 感染　如全身或肺部细菌、病毒感染。

2. 吸入有害气体　如光气、臭氧、氮氧化合物等引起的过敏和损害。

3. 血液循环毒素和血管活性物质　如蛇毒液、组胺、5-羟色胺等引起的过敏、肺静脉收缩和淋巴管痉挛。

4. 弥散性毛细血管渗漏综合征　如脓毒血症全身性血管通透性增加,大量使用生物制剂等。

5. 弥漫性血管内凝血、严重烧伤等。

6. 免疫反应　如药物特异性反应。

7. 急性呼吸窘迫综合征 ARDS　最为严重的急性肺间质水肿。

8. 尿毒症　主要表现为毛细血管通透性增加为主的肺水肿。

9. 误吸　食物、淹溺等引发的误吸性肺炎。

10. 放射性物质　使用大剂量放射物质治疗肺部肿瘤引发的放射性肺炎。

11. 氧中毒　长时间(12~24 小时)吸入高浓度氧($>60\%$),可能引起氧自由基增多。

（三）血浆胶体渗透压降低

严重的肝肾疾病,蛋白丢失性肠病,营养不良性低蛋白血症等。

（四）淋巴循环障碍

如肺移植术后、矽肺症等。

（五）组织间隙负压增高

临床常见于上呼吸道梗阻后肺水肿和复张后肺水肿,大量、快速负压抽吸胸腹腔积液也可引起肺水肿。

1. 梗阻后肺水肿(postobstructive pulmonary edema,POPE)　也称负压性肺水肿。此类患者吸气负压峰值可超过$-50cmH_2O$,胸腔压力进行性增高,使肺毛细血管压升高。最新统计资料表明健康成年人全麻时 POPE 的发生率为 $0.05\%~0.1\%$,而需要气管插管和气管切开来减轻上气道梗阻者 POPE 的比例

发生率高达 $11\%~12\%$。成人麻醉期间若发生Ⅰ型 POPE,即与急性气道梗阻有关,多由麻醉诱导期药物和插管的强烈刺激引起喉痉挛所致(图93-2)。婴幼儿患者一般由会厌炎、哮喘和喉气管支气管炎引发。

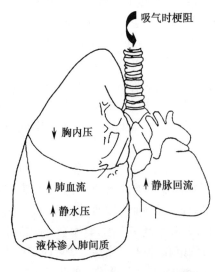

图93-2　Ⅰ型肺水肿发生机制示意图

2. 复张后肺水肿(reexpansion pulmonary edema,RPE)　气胸、胸腔积液患者出现肺萎缩,快速排气、抽液($>2000ml$)后肺迅速复张,肺间质负压增高,发生复张后肺水肿。多发生于肺复张后即刻或复张 1 小时内,最迟不超过 24 小时,多为单侧发病,持续 24 小时以上。RPE 是一种少见的非心源性肺水肿,患者多伴有不同程度的低氧血症,如果未得到及时诊治可造成不可逆的呼吸窘迫综合征甚至多器官功能衰竭,病死率高达 20%。RPE 发病的共同特征是胸腔负压过大或气道压、潮气量过大所致萎陷肺的过快复张,肺毛细血管通透性增加是首要因素。

RPE 的发生与以下因素有关。

（1）肺复张的速度:肺萎陷采用高压快速抽吸肺急剧膨胀,肺泡周围形成一个负压,作用于因肺萎陷而缺氧受损的肺毛细血管,促使液体从肺毛细血管漏至肺泡和组织间隙,形成肺水肿。

（2）肺萎陷的时间和程度:肺水肿发生率随肺萎陷时间延长而增加。肺萎陷的程度越重,在复张时越可能出现肺水肿。

（3）肺毛细血管通透性增加和肺表面活性物质的减少:肺复张过程中,毛细血管过度伸展造成机械性损伤以及中性粒细胞释放自由基引起肺毛细血管通透性增加,促进肺水肿发展。此外肺萎陷后因缺氧损伤Ⅱ型肺泡细胞,引起肺表面活性物质减少,从而导致肺泡表面张力增高,因此需要比正常情况

更高的胸腔内负压方能保持肺泡膨胀,以致引起肺毛细血管内液体移向肺间质及肺泡内形成肺水肿。

(六) 其他原因肺水肿

1. 神经源性肺水肿　大脑受挤压而颅内压升高导致的神经源性肺水肿通常可引起最严重的肺损伤,如急性肺损伤和急性呼吸窘迫综合征。神经源性肺水肿常见于颅脑外伤、感染、蛛网膜下腔出血和肿瘤等疾病,其机制可能为:①交感神经兴奋,周围血管收缩,血液由体循环移至肺循环;②左心排血阻力增加引起左心衰竭,心排血量下降,肺大量淤血。

2. 高原肺水肿　因海拔高、氧浓度低引发的肺水肿。

3. 药物性肺水肿　某些药物引起机体的过敏反应,肺毛细血管壁通透性增加;某些药物直接损伤肺组织或中枢神经系统而引发肺损伤。这些药物包括阿司匹林、海洛因、利多卡因、美沙酮、特布沙林等。

4. 肺移植和肺叶切除后　其引起肺水肿的机制包括:①肺缺血再灌注损伤;②再灌注后高灌注压使血管侧壁压力增加、肺毛细血管内皮细胞间隙加大;③肺组织切除后保留的肺组织接受超过自身容量的血流量,肺组织间隙淋巴引流减少;④复张性肺水肿;⑤供肺长期吸烟,质量欠佳。

(七) 麻醉期间肺水肿

心功能不全的患者在麻醉诱导期可能发生肺水肿。原因包括:①患者焦虑、不安;②体位从坐位改为平卧位;③用药不当,如应用阿托品、泮库溴铵、氯胺酮诱发心动过速;④应用具有抑制心肌的麻醉药或 α-受体兴奋药;⑤心功能不全,术前缺乏充分的准备;⑥气管插管时引起心血管应激反应。

麻醉药用量应准确把握,药物过量也可导致肺水肿,见于吗啡、美沙酮、巴比妥酸盐等。其机制包括:①抑制呼吸中枢,患者严重缺氧,周围血管收缩,肺容量增加,缺氧性肺动脉收缩也使血液积聚于肺静脉;②缺氧时交感神经兴奋,左心排血阻力增加,肺毛细血管静水压增加;③个别患者对麻醉药发生过敏反应。

术后肺水肿多发生在麻醉结束后 30min 内,可能与如下因素有关:①术中输液过多过快;②撤除正压通气;③心排血量增加;④$PaCO_2$ 升高;⑤PaO_2 下降;⑥呼吸道梗阻;⑦高血压。

第4节　临床表现和检查

一、临床表现

1. 初期症状　恐惧、面色苍白、心动过速、血压升高、出冷汗。

2. 间质性肺水肿　咳嗽、胸闷、呼吸困难与急促、端坐呼吸、发绀、颈静脉怒张。听诊可闻及干啰音或少量湿啰音。此时,心排血量下降、血压下降、PaO_2 下降、中心静脉压升高。

3. 肺泡性肺水肿　严重的呼吸困难,咳大量白色或粉红色泡沫痰。听诊两肺布满湿啰音。PaO_2 降低更明显,出现 CO_2 潴留和混合性酸中毒。

4. 晚期　血容量减少,血压下降,心律失常,意识模糊,休克。若病程继续恶化,则发生呼吸衰竭和心力衰竭,最终死亡。

二、检查方法

(一) 影像学检查

1. X 线检查　肺水肿时,胸部有明显的 X 线解剖学改变,是临床中最常用的判断肺水肿严重程度的无创检查。只有当肺血管外液量增加 30% 时,胸部 X 线才出现异常阴影,肺野密度增高。

(1) 间质性肺水肿:以出现间隔线为主要表现,肺血再分布,即上肺野血管纹理增多,下肺野血管纹理减少,肺门阴影增大且轮廓不清,肺小叶间隔加宽可见 Kerley A、B、C、D 线,以 A、B 线最常见,其出现时间较临床症状早,变化迅速,是估计左心衰竭程度和疗效的常用指标。A 线多出现于中央区,在肺外野斜向肺门呈放射状分布,长约 2~5cm,多见于急性左心衰竭。B 线短于 A 线,呈水平走行、无分支的高密度线状阴影,多见于肋膈角上方肺野外带,常见于发病慢的病例。叶间胸膜及肋膈角处胸膜增厚,伴少量胸腔积液。支气管、血管周围阴影增强,出现"袖口征"。

(2) 肺泡性肺水肿:肺泡实变,呈大小结节或融合扩大的斑片状,以双肺居多。按分布和形态可分为 3 型:①中央型:以肺门为中心,向两肺野扩大的阴影,呈蝶翼状分布;②弥漫性肺水肿:弥漫性分布于两肺野,大小和密度不等,轮廓不清,融合呈不规则模糊的阴影;③局限性肺水肿:右肺多见,以肺叶为界限的大片阴影,或假肿瘤状,常见于长期卧床患者,尤其是侧卧位患者。

胸部 X 线不能测定肺水肿的肺水含量和引发肺水肿的病因,但是对于区分心源性肺水肿和非心源性肺水肿有一定意义。心源性肺水肿表现为肺上叶血管宽于下叶血管,出现 Kerley B 线,左心室扩大,肺门处阴影扩大,呈"蝶翼状"表现,并伴随胸腔积液,当积液达 400ml 以上时,可出现"袖口征"。非心源性肺水肿表现为弥漫性肺泡浸润阴影,以外周分布为主,存在支气管气像。

2. 心脏超声　对于病情危重、询问病史和查体不配合、胸部 X 线等资料仍不能明确肺水肿病因的重症患者,床旁心脏超声可以评价左心室及各瓣膜的功能,有助于明确肺水肿的病因。

(二) 实验室检查

1. 水肿液成分分析　心源性肺水肿的水肿液为漏出液,水肿液与血浆蛋白含量比值<0.5,支气管液与血浆蛋白渗透压的比值<60%。非心源性肺水肿水肿液为渗出液,水肿液与血浆蛋白含量比值>0.7,支气管液与血浆蛋白渗透压的比值>75%。

2. 血气分析　疾病早期 PaO_2 降低,吸氧常能纠正,随着疾病恶化,通气/血流比例严重失衡,吸氧不能达到提升 PaO_2 的目的。早期 $PaCO_2$ 降低,后期机体不能代偿而升高,出现混合性酸中毒。

3. Swan-Ganz 导管检查　应用肺动脉导管测量肺动脉楔压被认为是判断急性肺水肿病因的"金标准"。床边进行 Swan-Ganz 导管测肺毛细血管楔压(PCWP)可以明确肺毛细血管血压增高引起的肺水肿,同时监测心室充盈压力、心排血量以及全身血管的阻力,但 PCWP 不一定与肺水肿程度吻合。Swan-Ganz 导管可保留数天作为心源性肺水肿的监测,在治疗中维持 PCWP 在 1.9 ~ 2.4kPa(14 ~ 18mmHg)。但是,Swan-Ganz 导管长期应用的不良反应应予以重视,主要包括插管部位血肿、动脉损伤、出血、心律失常和感染等。

4. 其他实验室检查　进行血尿常规、血生化、肝肾功能、心电图、心肌酶学等检查心肌酶谱等检查,明确肺水肿病因,给予病因治疗。肺功能检查以明确肺水肿的严重程度;放射性核素(常用 [131]Indium-DTPA 和 ^{125}I-HAS)检查以明确肺泡毛细血管通透性增高的程度;经胸热稀释方法(PiCOO)可计算血管外肺水含量,明确肺水肿的类型。

第 5 节　诊断及鉴别诊断

根据病史(引起急性肺水肿的原因)、症状(烦躁、紫绀、严重的呼吸困难、咳嗽、咳粉红泡沫痰)、体征(急性病容、两肺大量湿啰音及哮鸣音、心率增快、端坐呼吸、胸痛)和辅助检查(X 线、动脉血气)等通常可以明确诊断肺水肿。早期诊断可采用测定肺小动脉楔压和血浆胶体渗透压的方法,若压差<4mmHg,则发生肺水肿的可能性较大,但此方法为侵入性检查。必要时 CT 和磁共振也有助于肺水肿的早期诊断。值得指出的是,单侧肺水肿不如双侧弥漫性肺水肿常见,X 线结果易与单侧性肺泡或间质浸润相混淆,应仔细辨别,以防误诊。

急性心源性肺水肿和非心源性肺水肿的病情发展和治疗在本质上是不同的,因此,对二者作出准确的鉴别十分重要。心源性肺水肿和非心源性肺水肿鉴别诊断见表 93-1。

表 93-1　心源性肺水肿与非心源性肺水肿的鉴别

比 较 项	心源性肺水肿	非心源性肺水肿
病史	常有心脏病史,可导致左心衰竭	一般无心脏病史,但有其他致病因素,如感染、吸入毒气等
发病速度	突然发作	进行性加重,相对较缓
发病机制	肺毛细血管静水压增高	肺毛细血管通透性增高
体征	心脏病体征,一般心电图检查有异常	一般无心脏病体征
X 线	常见 Kerley B 线,肺门扩展至外周的"蝴蝶"状阴影	肺周围片状阴影,可有支气管气道征
肺部听诊	双肺湿啰音,分布与体位有关,多见于肺低垂部	全肺广泛分布

续表

比 较 项	心源性肺水肿	非心源性肺水肿
心排血量	下降	正常
水肿液性质	以红细胞为主	以血浆蛋白、体液为主
水肿液蛋白含量/血浆蛋白含量	<0.5	>0.7
水肿液胶体渗透压/血浆胶体渗透压	<60%	>75%
肺毛细血管楔压(PCWP)	>12mmHg,通常 20～25mmHg	<12mmHg,通常 5～10mmHg
肺内分流量 Qs/Qt	升高不明显	显著升高
肺泡气-动脉氧分压差 P(A-a)O$_2$	升高不明显或正常	显著升高
血浆脑钠尿肽(BNP)	>500pg/ml	<100pg/ml

第6节 治 疗

急性肺水肿的治疗原则是解除病因,降低心脏前后负荷,抑制交感神经兴奋,充分供氧和机械通气治疗,纠正低氧血症。此外,患者应取坐位,双腿下垂,镇静,并预防和控制感染。急性肺水肿治疗计划如下,见表93-2。

表93-2　急性肺水肿的治疗计划

治疗步骤	治 疗
1	确定病因,积极病因治疗
2	吸氧,以纠正缺氧。氧气可先通过含有消泡剂(常用酒精或硅酮溶液)的液体湿化。如患者呼吸衰竭,需给予 NPPV;若仍不能纠正低氧,改用机械通气治疗
3	减少静脉回流:患者取坐位或半卧位,两腿下垂。低血压、休克患者慎用
4	利尿剂:首选呋塞米,20～40mg 静注,安全剂量范围较大,可重复静注和(或)持续泵注,以降低心脏前负荷
5	镇静镇痛:常用吗啡 5～10mg 皮下或肌内注射,或 2～5mg 缓慢静注。警惕有无呼吸抑制的发生。小剂量苯二氮䓬类药物的呼吸系统并发症可能更少
6	血管扩张剂:常用酚妥拉明、硝酸甘油、硝普钠等,须做好血压监测,防止出现低血压
7	适当循环支持
8	其他:根据不同的患者和病因,酌情采用糖皮质激素、强心药、解痉药、抗心律失常药、血液超滤等治疗

一、病 因 治 疗

病因治疗是缓解和消除肺水肿的积极措施,对预后至关重要。对于心源性肺水肿,要积极治疗心脏原发病,如二尖瓣疾病、主动脉疾病、急性心肌梗死等。对于非心源性肺水肿,要及时移除致病因素。对输液过多过快的患者,应减少减慢输液;对脓毒症患者,应有效控制感染;对吸入有毒物质患者,应迅速脱离现场环境;对麻醉药物过量者,应给予相应拮抗药物;对血液循环毒素过多者,应给予血液透析。

二、氧疗和机械通气

吸氧是肺水肿患者首先应给予的治疗,通过增加吸入氧浓度通常可以缓解急性肺水肿引起的低氧血症。急性肺水肿失代偿的重症患者鼻管和简易面罩给氧多难奏效。临床中常用带有双向活瓣气囊的密封面罩,以提高吸入氧浓度,并在吸气时加压供氧,疗效较好。吸氧虽能有效地改善氧合,但应预防长时间吸入高浓度氧而引起的氧中毒,表现为胸骨后疼痛、干咳、呼吸困难等,严重时可引起眼晶状体纤维增生。研究表明高流量、高浓度的氧疗并不会改善肺水肿患者的症状和预后,因此临床治疗肺水肿时吸入氧浓度维持在 60% 左右即可。

当吸氧不能纠正低氧状态时,通常使用无创正压通气(noninvasive positive pressure ventilation, NPPV)以改善肺水肿症状,避免气管插管带来的不良反应,减少患者住院天数及费用成本。NPPV 包括持续气道正压通气(noninvasive continuous positive airway pressure, Ni-CPAP)或双水平气道正压通气(bilevel positive airway pressure，Ni-BiPAP），压力维持在 5～10cmH$_2$O，尤其适用于心源性肺水肿患者。NPPV 增加胸内压，改善前后负荷和心排血量。与以前的结论相反，最新研究表明肺水肿患者使用 CPAP 和 Bi-PAP 并不增加心肌梗死的风险，增加 NPPV 使用的安全性。

若患者持续低氧，高碳酸血症进一步发展，患者需要气管插管或切开，进行机械通气治疗。治疗指征包括：①呼吸衰竭；②吸入高浓度氧后 PaO$_2$ 仍<60mmHg，SaO$_2$<93%；③高碳酸血症，但 PaO$_2$>60mmHg；④酸中毒，pH<7.2；⑤对 NPPV 治疗无效。若患者在正压通气时给予呼吸末正压通气（positive end expiratory pressure，PEEP）可达到与 NPPV 相似的有益的血流动力学改变。PEEP 呼气时扩张肺泡，有利于肺内过量的液体重新分布，但 PEEP 易导致血压下降和气胸，所以 PEEP 只是一种支持疗法。PEEP 常用值为 5～15cmH$_2$O。

肺水肿患者吸氧的同时应使用消泡剂，如50%～75% 乙醇，能够减少呼吸道内因气流冲击而形成的泡沫，减少肺血管内液体的滤过。高浓度乙醇作为消泡剂时应间隔使用，并观察患者是否耐受。此外，吸氧时应注意湿化，预防上呼吸道干燥给患者带来的不适。

三、体　　位

如果患者清醒，能够配合，尽量使其处于半坐位或坐位，双脚下垂，使回心血量减少，减轻肺淤血。

四、镇　　静

吗啡，成人剂量 8～10mg，皮下或静脉注射可用于治疗急性心源性肺水肿，其机制包括：①吗啡促进组胺释放，扩张外周血管，减轻心脏前负荷；②吗啡有抗焦虑作用，减少儿茶酚胺释放，扩张外周血管，减轻心脏后负荷。然而，治疗肺水肿时吗啡也有不利的副作用，包括：①大剂量吗啡可抑制呼吸中枢，研究表明使用吗啡治疗肺水肿的患者较未使用者气管插管的几率高出 5 倍；②已有心脏缺血基础疾病的患者使用吗啡时抑制心肌功能，增加左右心室充盈压，降低心脏指数；③吗啡释放的组胺能够增加儿茶酚胺的合成，使心脏后负荷增加。Mattu 等建议使

用小剂量的苯二氮䓬类代替吗啡用于急性肺水肿的治疗，因为苯二氮䓬类药物较少引起过敏反应和循环、呼吸系统的抑制。

五、减轻心脏前负荷

（一）硝酸甘油

硝酸甘油松弛血管平滑肌，扩张血管，减少回心血量，减轻肺水肿，是最有效、最快速地降低前负荷的药物。舌下含服 5 分钟即可达到降低前负荷的作用，也可静滴。

（二）利尿药

呋塞米是 Na-Cl-K 同向转运抑制剂，直接通过肾利尿作用排除体内水分，降低前负荷。呋塞米的用量个体差异较大，使用时应用滴定法小量、缓慢使用，以达到最佳的利尿效果又避免损害肾功能。值得注意的是，对于感染、有毒气体等导致肺毛细血管通透性增高引起的肺水肿，体内液体很少超负荷，一般不需用呋塞米利尿。

六、减轻心脏后负荷

（一）血管紧张素转换酶抑制剂（angiotensin converting enzyme inhibitor，ACEI）

舌下含服或静脉给予 ACEI 类药物（卡托普利）下调肾素-血管紧张素-醛固酮系统，降低周围血管阻力（后负荷），如增加肺毛细血管楔压（前负荷），改善左心室功能。作为二线治疗药物，ACEI 药物起效快速（6～12 分钟），可有效改善血流动力学和呼吸困难症状。在一项对心源性肺水肿患者的调查研究中发现 ACEI 可以显著降低患者死亡率和住院天数。ACEI 类药物和硝酸甘油在治疗急性肺水肿上可联合应用，也可单独用药。AHA 指南指出 ACE 抑制剂对伴有高血压和左心室肥厚的肺水肿患者是有利的。

（二）血管紧张素受体阻滞剂（angiotensin receptor blockers，ARB）

血管紧张素受体阻滞剂也是临床肺水肿治疗中广泛使用的药物。心力衰竭导致的肺水肿，ACEI 类和 ARB 类是单一用药还是联合用药，目前还存在争议。

七、肾上腺皮质激素

减轻炎症反应,降低肺毛细血管壁通透性,促进肺表面活性物质生成,抑制肺水肿。临床常用氢化可的松、地塞米松和泼尼松龙,多主张在 24～48 小时内大剂量应用,但不宜长期应用。

(崔晓光)

参 考 文 献

1. 庄心良,曾因明,陈伯銮. 现代麻醉学. 第 3 版. 北京:人民卫生出版社,2003.
2. 刘大为. 实用重症医学. 北京:人民卫生出版社,2010.
3. Ronald D. Miller. 米勒麻醉学. 第 6 版. 北京:北京大学医学出版社,2006.
4. Chen HI. From neurogenic pulmonary edema to fat embolism syndrome:a brief review of experimental and clinical investigations of acute lung injury and acute respiratory distress syndrome. Chin J Physiol,2009,52:339-344.
5. Johnson JM. Management of acute cardiogenic pulmonary edema:a literature review. Adv Emerg Nurs J,2009,31:36-43.
6. Shin JH. Unilateral Pulmonary Edema:A Rare Initial Presentation of Cardiogenic Shock due to Acute Myocardial Infarction. J Korean Med Sci,2012,27:211-214.
7. Cleland JG. Practical applications of intravenous diuretic therapy in decompensated heart failure. Am J Med,2006,119:S26-36.
8. Peacock WF. Morphine and outcomes in acute decompensated heart failure:an ADHERE analysis. Emerg Med J,2008,25:205-209.
9. Gray A. Noninvasive ventilation in acute cardio-genic pulmonary edema. N Engl J Med,2008,359:142-151.
10. Roguin A. Long-term prognosis of acute pulmonary oedema-an ominous outcome. Eur J Heart Fail,2000,2:137-144.
11. Caruana L. Do patients with suspected heart failure and preserved left ventricular systolic function suffer from 'diastolic heart failure' or from misdiagnosis? A prospec-tive descriptive study. BMJ,2000,321:215-218.

第94章 急性呼吸衰竭

急性呼吸衰竭(acute respiratory failure),是指既往无气道、呼吸系统疾病和心脏内分流的患者,由于突发因素,在数秒或数小时内发生通气和/或换气功能障碍,导致缺氧伴或不伴 CO_2 潴留,产生一系列病理生理改变的急性综合征。呼吸衰竭所致的低氧血症使全身各组织的氧输送量减少,脏器可能因缺氧而出现功能障碍或衰竭。在呼吸一个大气压的空气时,动脉氧分压(PaO_2)≤60mmHg 和/或动脉二氧化碳分压($PaCO_2$)≥50mmHg,即为呼吸衰竭。急性呼吸衰竭发病迅速,可能危及患者生命。近几十年来,随着动脉血气分析技术及床边快速诊断系统的应用,急性呼吸衰竭的早期诊断和救治成功率得到明显提高。

某些既往存在不可逆呼吸系统疾病的患者,随着疾病的进展缓慢出现呼吸衰竭状态,称为慢性呼吸衰竭(chronic respiratory failure)。慢性呼吸衰竭由于各种病因在短时间内加重者称为慢性呼吸衰竭急性加重(acute-on-chronic),其病理生理改变和临床症状兼有急性呼吸衰竭的特点,治疗原则也与急性呼吸衰竭相似。

急性呼吸窘迫综合征(acute respiratory distress syndrome,ARDS)作为急性呼吸衰竭的一个特殊类型,本书将另起章节详述。

第1节 急性呼吸衰竭的病因及分类

一、急性呼吸衰竭的病因

导致急性呼吸衰竭的原因很多,常见原因如下:

（一）呼吸道梗阻及病变

各种原因导致的呼吸道阻塞,如:喉部急性炎症(如会厌炎),喉水肿、喉或支气管痉挛、水肿,呼吸道异物、分泌物或血块等阻塞,气道肿瘤阻塞,颌面、喉、气管复杂外伤,声带麻痹,以及舌根后坠等,均可引起通气不足导致缺氧和/或 CO_2 潴留。

（二）肺组织病变

各种心源性或非心源性肺水肿、肺炎、肺不张和肺出血等导致肺容量、通气量、有效弥散面积减少。

（三）肺血管病变

肺动脉栓塞、脂肪栓塞、气体栓塞、多发性微血栓形成等,使肺换气功能损害,导致缺氧。

（四）胸廓及胸膜病变

多发性肋骨骨折、连枷胸、手术创伤、胸膜炎、大量气胸或胸腔积液等,影响胸廓活动和肺扩张。

（五）中枢性呼吸抑制

脑血管病变、颅内占位性病变、脑部炎症(脑炎、脑膜炎等)、脑外伤、电击、药物中毒、中枢低氧性抑制(如新生儿窒息)及各种麻醉催眠药物的中枢作用等直接或间接抑制呼吸中枢。

（六）神经肌肉病变

脊髓灰质炎、多发性神经炎、高颈段截瘫等周围神经疾病,高位硬膜外麻醉、重症肌无力、破伤风、低钾性麻痹(包括阵发性家族性或运动性)、各种肌松药作用、具有神经肌肉阻滞作用的抗生素或毒物(毒蕈、河豚毒等)导致膈肌及呼吸肌群麻痹;腹部外科手术后、大量腹水、腹膜炎等引起膈肌运动受限等。

（七）系统性疾病引起的肺损害

1. 各种重症感染性疾病 如脓毒症、化脓性胆道炎等所致的严重炎症。

2. 肠管、胰腺的严重疾病 如各种原因所致的肠梗阻(尤以绞窄性)、急性重症胰腺炎、胰管梗阻等。

3. 病理性产科 如妊娠高血压综合征、胎死宫内、胎盘早剥、羊水栓塞等。

4. 各种严重创伤 广泛软组织捻挫伤、大面积烧伤、麻醉或酒醉、昏迷后长时间肢体受压所致骨筋膜室综合征,胸腹腔大手术后、多发性骨折引起肺脂肪栓塞,重症颅脑创伤后的反应等。

5. 输血输液反应 如输入异型血、大量输入库血或污染的液体、血液,体外循环后反应等。

6. 各种原因所致的休克及弥散性血管内凝血。

7. 吸入性肺损伤 如吸入刺激性气体、毒性气体、高温气体等导致气道内膜损伤,胃内容物返流误吸、淹溺、高浓度长时间吸氧等。

8. 其他因素 如肺部爆震伤、气压伤、尿毒症、有机磷农药中毒、拟交感神经胺应用不当等。

二、急性呼吸衰竭的分类

与呼吸相关的各个组织和器官发生病变均可导致呼吸衰竭。根据病因和病变累及部位的不同,呼衰可分为:①肺衰竭:因肺组织和肺血管病变所致的氧合功能衰竭;②泵衰竭:由于呼吸驱动力不足或呼吸运动受限所致的通气功能衰竭。根据病理生理和血气改变将呼吸衰竭分为换气性、通气性和混合型呼吸衰竭,此分类方法有利于临床的诊断和治疗。

血气变化需参考的指标包括:肺泡气氧分压(P_AO_2)、动脉血氧分压(PaO_2)、肺泡-动脉氧分压差($P_{(A-a)}O_2$)和动脉血二氧化碳分压($PaCO_2$)。PaO_2和$PaCO_2$可直接由血气分析测得,P_AO_2需通过肺泡气计算公式计算:

$$P_AO_2 = (P_B - P_{H_2O}) \cdot F_iO_2 - PaCO_2/RQ$$

其中,P_B表示大气压,P_{H_2O}表示水蒸汽压力(体温37℃时为47mmHg),FiO_2代表吸入气氧浓度,RQ代表呼吸商(常设为0.8)。吸入室内空气时,$P_{(A-a)}O_2$多低于15mmHg,并随年龄的增加和F_iO_2的升高成线性增加。

1. 急性换气性呼吸衰竭 即Ⅰ型呼吸衰竭。主要由各种原因引起肺部充血、间质水肿、炎性浸润、实变和不同程度的肺泡萎陷,导致肺泡顺应性低下,通气与血流比例失调,肺泡气与肺毛细血管血液之间的气体交换受到严重损害,弥散功能障碍,肺内动-静脉分流量增加,导致严重缺氧,PaO_2下降和$P_{(A-a)}O_2$增加。由于CO_2向肺泡内弥散的速率较O_2高约20倍,故$PaCO_2$可正常,若发生代偿性过度通气则伴低碳酸性呼吸性碱中毒。

2. 急性通气性呼吸衰竭 即Ⅱ型呼吸衰竭。任何原因导致通气功能障碍,引起无对流或低对流通气,导致肺泡通气不足,P_AO_2下降,肺泡气二氧化碳分压(P_ACO_2)升高,且二者呈对应性的变化。血气特点为$PaCO_2$升高常伴有PaO_2降低,$P_{(A-a)}O_2$保持在正常水平。

3. 急性混合型呼吸衰竭 即Ⅰ型加Ⅱ型呼衰。在不同原因作用后逐渐引发肺实质病变,且合并通气障碍,患者缺氧的程度比单纯Ⅰ型或Ⅱ型所致的缺氧更为严重。此时,常表现为机体缺氧(或缺氧症)(hypoxia)伴呼吸性酸中毒,其血气特点是PaO_2降低,$PaCO_2$和$P_{(A-a)}O_2$升高。

第2节 急性呼吸衰竭的发病机制与病理生理

一、发 病 机 制

(一) 通气功能障碍

肺泡通气不足指单位时间内到达肺泡的新鲜空气量减少。肺泡通气量是引起$PaCO_2$改变的主要因素。在没有合并气体弥散功能障碍的情况下,$PaCO_2$与P_ACO_2相等,并可通过下列公式计算:

$$P_ACO_2 = PaCO_2 = 760 \times 0.863 \times V_{CO_2}/V_A$$

其中,V_{CO_2}代表每分钟的CO_2产生量(L/min);V_A代表肺泡有效通气量(L/min)。

由于各种原因导致的V_A下降,可引起$PaCO_2$升高,CO_2潴留。而根据肺泡气计算公式,在FiO_2不变的条件下,$PaCO_2$的升高将导致P_AO_2的降低。而因为不存在影响气体交换的肺实质病变因素,$P_{(A-a)}O_2$应在正常范围。呼吸空气的条件下,缺氧和CO_2潴留的严重程度与肺泡通气量的关系见图94-1。

通气功能障碍可分为阻塞性和限制性通气功能障碍。

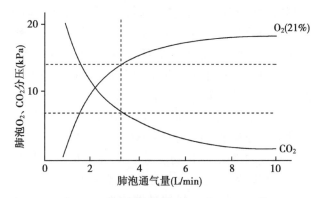

图 94-1 肺泡通气量对 P_AO_2 和 P_ACO_2 的
影响（呼吸空气）

1. 阻塞性通气功能障碍 多见于气道炎症，尤其是小气道粘液腺或杯状细胞分泌亢进致分泌物阻塞、气道壁黏膜水肿、充血等，导致气道壁增厚。当肺实质部分破坏时，辐射状牵引力减退或丧失，加上气道痉挛等因素，可引起气道部分狭窄，导致气道阻力增加、肺泡通气不足。气道管径的大小与阻力成反比，即管径越小，阻力越大，肺泡通气量则越少，这是产生缺氧和 CO_2 潴留的原因。

2. 限制性通气功能障碍 可由中枢性驱动力减弱、神经传导障碍或胸廓机械性运动力减低、肺容积减少等因素引起，但主要机制是胸廓或肺的顺应性降低，致肺泡通气不足，进而引起缺氧或合并 CO_2 潴留。

（二）肺泡通气与血流比例（$\dot{V}/Q$）失调

通气与血流比例失调是引起低氧血症最常见的病理生理学改变。肺泡通气与灌注周围毛细血管血流的比例必须协调，才能保证有效的气体交换。一般肺泡通气量为 4L/min，肺毛细血管血流量为 5L/min，二者的比例为 0.8。若肺泡通气量与血流量比率小于 0.8，则形成静脉样分流，多见于通气功能障碍，肺泡通气不足，临床表现以缺氧或伴 CO_2 潴留为主。CO_2 潴留与肺泡通气量密切相关，通气量越小，CO_2 潴留越严重（$PaCO_2$ 越高）。肺泡通气量与血流量比率大于 0.8，则形成生理死腔增加，多见于肺泡通气功能正常或增加，而肺血流量减少，如换气功能障碍或肺血管病变为主的疾病，临床表现以缺氧为主，$PaCO_2$ 正常或偏低。通气与血流比例失调，大多情况下，仅产生缺氧，并无 CO_2 潴留。此因静-动脉血 CO_2 分压差较小，仅 6mmHg。CO_2 弥散力大，约为 O_2 的 20 倍，可借助健全的肺泡过度通气，排出较多的 CO_2，甚至排出太多的 CO_2 以至于发生呼吸性碱中毒。由于血红蛋白氧离曲线左移，不利于氧合

血红蛋白释放 O_2 给组织细胞利用，因而加重组织缺氧。O_2 的弥散能力差，加上血红蛋白氧离曲线的特征（图 94-2，图 94-3），健全肺泡毛细血管血氧饱和度已经处于平坦段，吸空气时，肺泡氧分压虽有所增加，但血氧饱和度上升极少，因此，借健全肺泡的过度通气以代偿通气不足的肺泡所致摄氧不足的能力有限，终究发生缺氧。

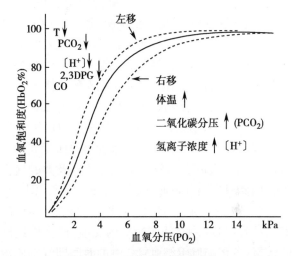

图 94-2 血红蛋白氧离曲线

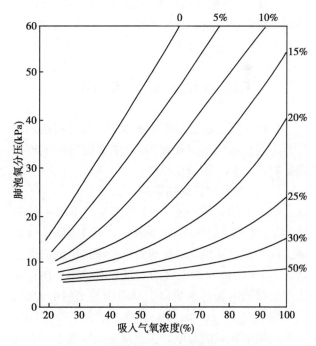

图 94-3 提高 FiO_2 不能纠正因通气/血流
比例失调所致低氧血症

（三）肺内静-动脉分流

肺动静脉瘘或由于肺部病变如肺泡萎陷、肺不张、肺炎和肺水肿等，均可导致肺内分流量增加。静-动脉分流使静脉血没有接触肺泡气进行气体交

换的机会,故 PaO_2 可明显降低,但不伴有 $PaCO_2$ 升高,甚至因过度通气反而降低,到病程晚期方出现 CO_2 蓄积。提高吸氧浓度并不能有效增加 PaO_2。图 94-3 示分流量超过 30% 以上,吸氧对 PaO_2 的影响有限。

(四) 肺泡气体弥散障碍

肺完成气体交换的功能部位是肺泡-毛细血管膜,它由六层组织结构组成,从肺泡内层始依次为:肺泡表面活性物质、肺泡上皮细胞、肺泡上皮细胞基底膜、肺间质、毛细血管内皮细胞基底膜及毛细血管内皮细胞。换气功能直接受肺泡至毛细血管膜的距离、气体弥散面积、分压差、弥散系数和气体与血液流经时间的影响。此结构中的任何一层遭破坏发生变化,尤其是间质病变(如间质水肿),即可引起气体交换障碍。正常人肺泡毛细血管膜的面积大约为 $70m^2$,相当于人体表面积的 40 倍,具有极大的代偿能力,因此只有当弥散面积破坏或减少 1/3 以上时,才会发生缺氧。由于 O_2 的弥散能力仅为 CO_2 的 1/20,故弥散障碍主要影响 O_2 的交换,产生单纯缺氧。肺泡气体与肺毛细血管接触的时间即红细胞流经肺、毛细血管的时间,正常情况下每 0.7 秒完成一次气体交换,血流缓慢或血流过速均可影响气体交换而导致缺氧。

二、病理生理和临床表现

急性呼吸功能衰竭可使机体所有器官和组织均受到不同程度的影响和损害,但主要的病理生理基础是缺氧和 CO_2 潴留。

(一) 缺氧对机体的影响

临床上的缺氧(hypoxia)定义为组织水平的氧供不足,氧输送量(oxygen delivery,DO_2)下降。在临床工作中通过氧供和氧耗的关系来评估组织的氧合状态,对于准确判断患者的病情很有价值。DO_2 是指单位时间内循环系统向全身组织输送氧的总量,氧耗量(oxygen consumption,VO_2)则为单位时间内全身组织消耗氧的总量。在正常基础状态下二者比值约为 3:1,即 DO_2 足可以满足 VO_2,因此后者的大小由代谢决定而不受 DO_2 变化的限制。组织耗氧在一定生理范围内还可以通过提高氧摄取率(oxygen extraction rate,O_2ER)获取足够的氧,使 VO_2 不依赖 DO_2,这称为非氧依赖关系。但当 DO_2 进行性下降,低于"临界氧输送"(critical DO_2,DO_2c)时,

O_2ER 的增加不能满足组织的氧供,出现无氧酵解,VO_2 则随着 DO_2 的变化而变化,二者呈线性关系,称此为"生理性氧供依赖性氧耗"。在呼吸衰竭患者,当 DO_2 还处在高于生理状态的 DO_2c,VO_2 也随 DO_2 的变化呈线性依赖关系,即"病理性氧供依赖性氧耗"。其机制主要是微血管调控功能减低、组织氧弥散功能下降和细胞线粒体功能障碍等致使组织灌注不足和氧的摄取、利用功能受损,产生氧债的结果。

组织缺氧是由于低氧血症或灌注障碍所致,低氧血症和低灌注将对机体各器官造成影响,且影响的程度还取决于缺氧发生的速度和持续的时间。

1. 对中枢神经系统的影响　脑组织的重量仅为全身的 2%,而静息时脑平均耗氧量高达 3.5ml/(100g·min),占全身氧耗量的 25%。大脑皮层对缺氧最为敏感,急性缺氧时,中枢神经系统症状出现最早,也最凶险。如吸入纯氮 20 秒钟,即可出现深昏迷、全身抽搐。缺 O_2 早期,脑血管扩张,血流量增加,起到有益的代偿作用;严重缺 O_2 时,脑血管扩张,血流缓慢,血管通透性增加,出现脑水肿与颅压增高。脑缺氧时,有氧代谢水平下降,甚至停止,代之无氧代谢,其不良后果是:①ATP 生成减少,"离子泵"作用减弱,细胞复极困难,进入细胞内的 Na^+ 无法泵出细胞外,K^+ 不能进入细胞内与 Na^+ 交换,H_2O 逸入细胞内,形成细胞内水肿;②乳酸生成量增多,造成代谢性酸中毒,后者又可加重细胞内 K^+ 外逸。由于酸中毒和缺氧,脑血管扩张,血流缓慢,毛细血管壁通透性增加,血浆外渗,形成间质性脑水肿。上述各种变化综合起来,可造成颅内压升高。缺氧还可以直接损害脑细胞,首先影响大脑皮层功能。通常,轻度缺氧时,可出现注意力不易集中,智力减退,定向障碍;中度缺氧时,出现烦躁不安,神志恍惚,视力障碍,谵妄;重度缺氧时出现昏迷。

2. 对心血管系统的影响　心肌耗氧量约为 10ml/(100g·min),其中 2/3 用于心肌收缩。轻度缺氧时,出现代偿性心率加快,心肌收缩力增加,心排血量增加,血压升高。但是,缺氧进一步加重时,心肌受到抑制,心率减慢,心肌收缩力下降,心排血量减少,血压下降,心脏传导功能障碍;严重的急性缺氧,甚至可以导致室颤及心跳骤停。缺氧使内脏、皮肤血管收缩,而脑血管和冠状动脉扩张,同时可使肺血管收缩,肺循环阻力增加,导致急性肺动脉高压,加重右心负荷。

3. 对呼吸系统的影响　当 $PaO_2 \leqslant 60mmHg$ 时,通气量增加,但如 $PaO_2 < 30mmHg$ 时则直接抑制呼

吸中枢,造成通气量骤减。患者可表现为呼吸困难、呼吸频率加快,鼻翼扇动,辅助呼吸肌运动增强,呼吸节律紊乱,失去正常规则的节律。缺氧严重,中枢神经和心血管系统功能严重障碍时,呼吸可变浅、变慢,甚至呼吸停止。

当 PaO_2 低于 50mmHg 时,患者口唇黏膜、甲床部位发绀,但受患者血红蛋白含量、皮肤色素和心功能状态等因素影响以及受观察者主观因素的影响,发绀虽是一项可靠的低氧血症体征,但不够敏感。

4. 对消化系统的影响　缺氧可损害消化系统功能,包括消化道黏膜糜烂、溃疡、出血,甚至可导致消化道大出血、肝小叶坏死、转氨酶、胆红素升高。

5. 对肾功能的影响　PaO_2<40mmHg 时,肾血流减少,肾功能受抑制,血液中尿素氮、肌酐含量升高,尿中可出现蛋白、血细胞或管型。

(二) CO_2 潴留对机体生理功能的影响

CO_2 潴留导致的高碳酸血症,程度严重而且发生时间短,对各组织均产生有害影响。

1. 对中枢神经系统的影响　CO_2 潴留可使脑血管扩张,脑血流增加,$PaCO_2$ 升高 10mmHg,脑血流增加 50%,$PaCO_2$ 达 80mmHg 时,脑血流量增加一倍。脑血流量增加,严重时可造成间质性脑水肿,颅内压升高。CO_2 潴留,H^+ 进入脑细胞,使 pH 值下降,导致细胞内酸中毒。当脑脊液 pH 值降至 6.8 时,脑电活动几乎完全停止。CO_2 潴留早期,直接抑制皮层,使兴奋性降低。随着 CO_2 潴留的增加,皮层下刺激增强,间接引起皮层兴奋。当 CO_2 浓度继续增高,皮层及皮层下均受到抑制,即"CO_2 麻醉"。表现为头痛、兴奋、烦躁不安,扑翼样震颤也是 CO_2 蓄积的一项体征,可进一步发展为神志恍惚、嗜睡、昏迷。

2. 对心血管系统影响　轻度 CO_2 潴留时,由于儿茶酚胺分泌增加,导致心率增快,血压升高。但重度 CO_2 潴留时,由于中枢神经系统受抑制和酸中毒作用,心肌收缩力反而下降,心排血量减少,血压下降,心律失常。

3. 对呼吸系统的影响　CO_2 为强有力的呼吸兴奋剂,对延髓的呼吸中枢及颈动脉体感受器均有兴奋作用,但主要对中枢化学感受器起作用。$PaCO_2$ 每升高 1mmHg,分钟通气量相应增加 2L,但若 $PaCO_2$ 过高,尤其长时间持续 $PaCO_2$ 升高时,其刺激呼吸的作用逐渐减弱。

4. 对消化系统的影响　高碳酸血症时,碳酸酐酶活性增加,胃壁细胞活性增加,胃酸分泌增多,易致消化道溃疡、出血。

(三) 酸碱失衡和电解质紊乱

严重低氧血症和高碳酸血症几乎均伴随着酸碱状态失衡。如缺氧而通气过度,可发生急性呼吸性碱中毒;急性 CO_2 潴留,可表现为呼吸性酸中毒。急性呼衰时,由于 CO_2 潴留、缺氧,机体进行无氧代谢,体内乳酸生成增加,因此发生急性呼吸性酸中毒,合并代谢性酸中毒。代谢性和呼吸性酸碱失衡可同时存在,表现为混合性酸碱失衡。酸碱平衡紊乱的同时,会发生体液和电解质代谢障碍。酸中毒时 K^+ 从细胞内逸出,导致高血 K^+,pH 每降低 0.1 血清 K^+ 大约升高 0.7mmol/L。酸中毒时发生高血 K^+,如同时伴有肾衰(代谢性酸中毒),易发生致命性高钾血症。

第3节　急性呼吸衰竭的诊断及临床评估

一、急性呼吸衰竭的诊断

急性呼吸衰竭的早期诊断对治疗极为重要,有助于改善患者预后。诊断应从三方面考虑:引起急性呼吸衰竭的原发疾病、临床症状和体征及动脉血气分析。同时,不仅要诊断呼吸衰竭的存在与否,还需要判断呼吸衰竭的性质,是急性呼吸衰竭,还是慢性呼吸衰竭基础上的急性加重,更应当辨别产生呼吸衰竭的病理生理学过程,明确是 Ⅰ 型还是 Ⅱ 型呼吸衰竭,以利采取恰当的治疗措施。

对存在可能发生急性呼吸功能衰竭病因的患者,如胸部外伤或手术后,严重肺部感染或重症革兰阴性杆菌脓毒症等患者,应密切注意其呼吸、循环和中枢神经系统的表现,及时做出呼吸衰竭的诊断。但某些急性呼吸衰竭早期的患者,当低氧血症、二氧化碳蓄积程度不十分严重时,依据上述临床表现做出诊断有一定困难。动脉血气分析能直接提供 PaO_2、$PaCO_2$ 水平,可作为诊断呼吸功能衰竭的直接依据。因此,连续监测血气分析变化在呼吸衰竭诊断上的作用非常重要。

在诊断和紧急处置的过程中,应尽快鉴定并处理产生呼吸衰竭的原发病因,否则虽经治疗,PaO_2 和 $PaCO_2$ 能维持相对正常,但因原发病因未得到有效诊治,仍有再次发生呼吸衰竭的危险。

二、急性呼吸衰竭的监测和临床评估

在急性呼吸衰竭患者的临床处理中,除了进一步明确原发疾病的诊断外,准确地评估患者缺氧及二氧化碳潴留程度至关重要。虽然血气分析仍作为急性呼吸衰竭的诊断依据,但目前临床上有很多新的监测方法,能无创、即时、准确地反映全身及组织氧合,或 CO_2 的变化,有利于临床医师随时对病情进行处理。

1. 动脉血气分析　动脉血气分析可作为诊断呼吸功能衰竭的直接依据。$PaO_2 \leq 60mmHg$ 和/或 $PaCO_2 \geq 50mmHg$ 即可诊断呼吸衰竭。但对于病程早期或疑似病例,应对发病时和正常血气进行比较,在相同的给氧条件下,PaO_2 下降 $10mmHg \sim 15mmHg$,并伴有临床症状的加重,需考虑急性呼衰;在无代谢性酸中毒情况下,动脉血 pH 值迅速降低、$PaCO_2$ 明显升高也可诊断急性呼衰。

2. 全身性氧合监测

(1) 氧摄取率(O_2ER):反映组织从血液中摄取氧的能力。正常值为 $0.22 \sim 0.30$,若 $O_2ER < 0.22$,表明氧摄取障碍,可能为心排血量过多、血流灌注分布异常等;若 $O_2ER > 0.30$,表明氧需求增加,输送到组织的氧不能满足细胞代谢需要。

(2) 混合静脉血氧分压(PvO_2):指肺动脉血的血氧分压。反映全身氧供与氧耗平衡的情况。PvO_2 正常值在 $40mmHg$ 左右,$PvO_2 < 35mmHg$ 需考虑存在组织缺氧。

(3) 混合静脉血氧饱和度(SvO_2)和中心静脉血氧饱和度($ScvO_2$):SvO_2 是肺动脉血的血氧饱和度,可以动态反映全身氧供需平衡的变化。SvO_2 正常值为 75%($65\% \sim 80\%$)。当 DO_2 不能满足组织氧需要时 SvO_2 下降,当血流分布不均或组织氧利用障碍使 SvO_2 升高。SvO_2 的连续测量需置入 Swan-Ganz 导管,其复杂性和风险性限制了其在临床的普及。现在临床上应用新型光导纤维技术,将光导纤维探头插入普通中心静脉导管腔的远端,连续监测患者的 $ScvO_2$。$ScvO_2$ 比 SvO_2 的绝对值要低,但两者的变化趋势具有相关性。

(4) 血乳酸浓度(Lac):在血流动力学基本稳定的患者,组织缺氧是造成持续性乳酸增高的主要原因。正常人非剧烈运动时血乳酸水平为 $1mmol/L$,血乳酸作为全身灌注和氧代谢的重要指标,其升高反映了低灌注情况下无氧代谢增加。肝功能不良可能影响乳酸的测量。

3. 局部氧合监测　组织氧合的监测手段得到极大发展,如胃黏膜内 pH(pH_i)、组织氧电极、局部血氧饱和度监测、舌下二氧化碳图法测定组织 PCO_2、局部组织乳酸测定等,其中 pH_i 监测是床旁组织氧合监测中比较敏感、准确、简单易行、相对无创的方法。pH_i 一般以 7.32 为界,小于 7.32 为异常。pH_i 下降增高说明胃黏膜内酸中毒,反映胃黏膜组织氧合不良,无氧酵解增加。

4. 呼吸末二氧化碳　指呼气终末期呼出的混合肺泡气含有的二氧化碳分压($P_{ET}CO_2$)或二氧化碳浓度($C_{ET}CO_2$)值。$P_{ET}CO_2$ 为 $35 \sim 45mmHg$,$C_{ET}CO_2$ 为 5%($4.6\% \sim 6.0\%$)。$P_{ET}CO_2$ 监测可用来评价肺泡通气、整个气道及呼吸回路的通畅情况、通气功能、循环功能、肺血流及细微的重复吸入情况。连续监测 $P_{ET}CO_2$ 有助于判断 II 型呼吸衰竭的病情变化及治疗效果。

5. 心电图　急性呼吸衰竭时可出现多种心律失常。急性大面积肺栓塞时 ECG 常表现为 $S_I Q_{III} T_{III}$、电轴右偏、右束支传导阻滞(RBBB)和肺型 P 波等。

6. 胸部 X 线　有助于病因的诊断,如气胸、血气胸、多发肋骨骨折、肺部感染或肺水肿等。

7. 血流动力学监测　肺动脉楔压(PCWP)监测有助于判断心源性和非心源性肺水肿。

8. 其他　肺栓塞的诊断需依靠肺核素造影或肺动脉造影确诊。怀疑药物或毒物中毒时,需进行相应血尿指标检查。

第4节　急性呼吸衰竭的治疗

急性呼吸衰竭的处理应该迅速、果断,数分钟或更长时间的犹豫、观望或拖延,可造成脑、肾、心、肝等重要脏器因严重缺氧而发生不可逆性损害;而及时、正确的抢救和处置可能为去除或治疗诱发呼吸衰竭的基础病因争取到必要的时间。急性呼吸衰竭的治疗原则是:维持呼吸、循环稳定,保证组织的供氧充分,积极诊断并治疗原发疾病,控制肺部及全身性感染等。

（一）呼吸道管理

1. 保证呼吸道通畅　通畅的呼吸道是进行各种呼吸支持治疗的必要条件。保证呼吸道的通畅，尤其在重症急性呼吸衰竭，又合并有意识不清的患者，保证呼吸道的通畅更加重要，他们常因咽部肌肉失去正常的肌肉张力，软组织松弛，极易发生舌根后坠阻塞上呼吸道。通常需采取如下措施：

（1）体位：立即使患者头部偏向一侧，颈部后仰，抬起下颌。此种体位可以解除部分患者的因舌后坠引起的上呼吸道梗阻。

（2）胸部理疗：胸部理疗是通过医务人员或特殊装置促进患者气道分泌物排出的多种操作技术。包括：叩击/振动胸壁松动气道分泌物；利用重力作用进行体位引流使气道分泌物排出。

（3）有效的气管内负压吸引：吸引清除阻塞于呼吸道内的分泌物、血液或误吸物，有时可立即解除梗阻，改善通气。气道吸引可能引发的并发症包括低氧血症、血流动力学不稳定、心律失常、焦虑、损伤气道、加重感染和喉痉挛。正确的吸引可减少这些并发症的发生。吸引前给患者高 FiO_2 增加氧储备量，然后将一无菌软吸引管送入鼻腔或气管。吸引管的外径应小于 1/2 气管导管内径，以避免损伤气道、减少可能的支气管阻塞并防止吸引过度而发生的气道萎陷。在气道内一次负压吸引时间不宜超过 20s，吸引负压不应超过 -100mmHg，吸引后立即重新通气。采用闭合系统的吸引导管有助于降低气道污染，但只适用于已建人工气道者。

纤维支气管镜常被用于吸引支气管内潴留的分泌物，并治疗肺不张。但由于纤维支气管镜需要熟练操作人员，且属于有创操作，通常只用于对普通吸引或胸部理疗效果不佳的肺叶或全肺萎陷患者。

（4）建立人工气道：当以上两种措施仍不能使呼吸道通畅时，则需建立人工气道。上呼吸道阻塞可置入口咽或鼻咽导管，但意识清醒的患者一般不能耐受，而且不能进行机械通气。昏迷患者应尽量作气管插管（经口或经鼻）；存在急性喉痉挛或咽部炎症、水肿、肿瘤阻塞、无法行气管插管者，可先以粗针头行环甲膜穿刺，以缓解致命的阻塞，然后考虑气管切开术。具体对人工气道方法的选择，常有不同意见，应当根据病情需要、医疗条件以及人工气道的材料性能来考虑。留置气管导管 7d 以上，经评估仍无法拔管者再行气管切开术。

2. 气道湿化　无论是经过患者自身气道或通过人工气道进行氧疗，都必须充分注意呼吸道黏膜的湿化。干冷气体直接进入下呼吸道，可损伤气道黏膜上皮细胞，黏膜粘液分泌和纤毛活动受影响，气道自净能力降低或消失；影响咳嗽功能；气道失水增多（800~1000ml/d），分泌物易变黏稠而形成痰栓阻塞气道，影响通气功能；肺泡表面活性物质减少，肺顺应性下降，引起或加重炎症、缺氧；易诱发支气管痉挛；易加重肺部感染和导致呼吸机相关性肺炎等。未建立人工气道、需长期低流量氧疗的患者或短期（<24 小时）高流量氧疗的患者无需湿化，可以盐水雾化替代，促进患者排痰。建立人工气道的患者，可直接使用或与机械通气机连接应用湿化器或雾化器装置。观察痰液是否容易咳出或吸出，是评价湿化是否充分的最好指标。应用湿化装置后，应当记录每日通过湿化器消耗的液体量，以免湿化过量。

（二）氧疗

氧疗作为一种治疗手段，有其适应证、禁忌证和可能的不良反应。氧疗是纠正低氧血症的有效治疗措施，可以减少呼吸做功，增加心血管系统氧供，避免缺氧引起的机体损伤。通常情况下，所有低氧血症患者或有低氧血症风险的患者，应该根据所需供氧浓度和氧流量选择给氧设备。氧疗的给氧方式包括鼻导管、普通面罩、文氏管面罩及连接有储气囊的面罩，它们可提供的氧浓度逐步升高，其中文氏管面罩具有精确调节氧浓度的功能，可用于有 II 型呼吸衰竭风险患者的控制性氧疗。在氧疗过程中，可通过监测动脉血气分析，特别是动脉血氧饱和度（$SatO_2$）来设定氧疗目标及判断氧疗疗效。急症患者没有高碳酸血症风险的氧疗目标 $SatO_2$ 为 94%~98%，有出现高碳酸血症风险的患者，$SatO_2$ 目标为 88%~92%。

需要注意的是，在临床工作中，医师会对呼吸困难但无低氧血症的患者实施氧疗，这可能增加高碳酸血症昏迷及氧中毒的风险。下面一些疾病并不是氧疗的适应证，除非有低氧血症存在：①急性冠脉综合征；②急性发作的脑功能障碍；③怀孕和产科急症；④情绪焦虑引起的过度换气；⑤药物中毒（如：百草枯或博莱霉素中毒）；⑥代谢紊乱和肾功能紊乱。

（三）机械通气

当患者呼吸骤停，或发生急性通气性呼吸衰竭、二氧化碳急骤升高、严重低氧血症，经过一般给氧治疗仍不能纠正时，应及时进行机械通气（mechanical ventilation）。当各种原因使患者需要依靠通气支持以减轻心肺负荷、纠正已经发生或即将发生的呼吸衰竭,也应考虑应用机械通气。诱发呼吸衰竭的原因及其影响呼吸功能的严重程度,是判断是否进行机械通气的依据。

机械通气的目的包括:改善肺泡通气,纠正急性呼吸性酸中毒;纠正低氧血症,改善组织氧合;降低呼吸功耗,缓解呼吸肌疲劳;防治肺不张;确保镇静和肌松药物的安全使用;稳定胸壁。对于通气性呼吸衰竭,机械通气的目的主要是恢复有效的肺泡通气,而换气性呼吸衰竭则以改善缺氧为主要目的。

机械通气包括无创正压通气(non-invasive positive pressure ventilation,NPPV)和建立人工气道的机械通气。

1. NPPV　适用于各种系统疾病导致的急性呼吸衰竭。禁忌证包括:①意识障碍;②呼吸微弱或停止、心搏骤停;③无力清洁气道或具有较高的误吸风险;④严重的脏器功能不全;⑤未经引流的气胸或纵隔气肿;⑥严重腹胀、肠梗阻;⑦上气道或颌面部损伤/术后/畸形致上呼吸道梗阻;⑧不能配合NPPV或鼻(面)罩不适;⑨近期食管、胃肠道手术或出血。

NPPV通常可选择模式为:持续气道正压(CPAP)和双水平正压通气(BIPAP)。根据患者的耐受程度及呼吸改善的情况调节吸气压、呼气压及呼吸频率等,使$SatO_2$维持在90%~95%。

当出现下列情况需停止无创正压通气,改有创机械通气:①出现意识障碍或意识障碍呈加重趋势;②不能清除呼吸道分泌物致病情恶化;③无法耐受呼吸机连接方法致病情加重;④血流动力学指标恶化;⑤使用无创正压通气后呼吸功能无改善或加重。

2. 机械通气　各种病因导致的呼吸衰竭加重都可建立人工气道,行机械通气。如:患者NPPV疗效不佳、意识障碍加重、呼吸不规则甚至停止、气道分泌物多不易咳出或吸引、胸廓功能障碍、呼吸道梗阻等都应尽早行机械通气。机械通气无绝对禁忌证,但存在下列相对禁忌证时,宜慎重使用:①气胸及纵隔气肿未行引流者;②肺大疱及肺囊肿;③呼吸道严重灼伤;④严重肺出血;⑤气管-食管瘘。

机械通气的模式多种多样,选择适当的通气模式及参数,有助于改善低氧血症和促进CO_2的排出。在改善低氧血症的设置中,呼气终末正压(positive end-expiratory pressure,PEEP)最为常用,它可增加功能残气量,使肺泡在呼气末不易陷闭,提高肺泡-动脉血氧分压差,促进肺间质及肺泡水肿的消退,从而改善肺的顺应性和肺泡通气。除了常规通气模式外,还可选择高频通气(HFV)、反比通气(IRV)等。

机械通气的具体实施方法参见本书其他章节。

(四) 改善循环系统对氧的输送效能

积极处理供氧及治疗原发病时,应注意改善循环系统对氧的输送效应问题,建立良好的供需平衡关系。

低氧血症和二氧化碳潴留本身会影响心脏功能,常与呼吸衰竭并存的心血管疾病也将增加呼吸衰竭治疗的困难。在治疗急性呼吸衰竭过程中,应当注意观察各项心血管系统功能的的变化。如有条件,对危重患者应放置漂浮导管了解心排血量、右心室压力、肺动脉压力、PCWP和肺循环阻力,并可直接测定混合静脉血氧和二氧化碳的浓度。经氧疗或机械通气治疗后,低氧血症仍不能纠正时,可用以上数据分析在呼吸功能障碍时是否还存在着心功能不全的问题,必要时也可选用适当的强心、利尿剂。另外,通过及时纠正低血容量、低血红蛋白、低心排及各种休克或心功能衰竭状态,保证氧在血液及脏器组织内的有效输送和灌注。

(五) 治疗原发疾病

氧疗、机械通气等只能纠正患者的低氧血症,只有纠正了呼吸衰竭的诱因和病因,才能完全解决呼吸衰竭。因此,治疗原发疾病才是治疗呼吸衰竭的根本。引起急性呼吸衰竭的病因很多,治疗各异。例如,重症肺炎时抗生素的应用,哮喘持续状态时支气管解痉剂和肾上腺皮质激素的合理使用,均各具特殊性。另外在治疗急性呼吸衰竭的过程中防止多器官功能障碍(MODS)的发生。避免使用损害心、肝、肾等器官的药物,监测重要器官功能的变化、加强营养及支持治疗。

(六) 纠正酸碱、水电解质失调

1. 维持酸碱平衡　一般情况下,通气改善后,酸碱失衡即可逐渐恢复,故不应操之过急给予药物干预。如已发展为混合型酸中毒,单纯加强通气不能纠正酸碱失衡,可考虑应用碱性药物。对于呼吸性碱中毒,除调低每分钟通气量外,还可利用增加回路的复吸死腔来减少CO_2外排。

在酸碱失衡过程中,容易合并电解质失调,尤其是高钾或低钾,应密切监测,必要时及时纠正。

2. 维持体液平衡　急性呼吸衰竭患者的救治过程中,应十分注意维持适当的液体平衡。全身性液体负平衡有助于缓解肺水过量,可以小心地使用利尿剂或超滤透析等方法排出液体,但应维持稳定的血容量,尽可能使它们接近正常生理状况。血流动力学监测可以很好地指导液体治疗。

第 5 节 常见的围手术期急性呼吸衰竭及处理

一、术后呼吸功能不全

(一) 常见症状与原因

术后呼吸功能不全可表现为轻度通气不足,也可因 ARDS 而导致急性肺水肿。本病轻微时难以觉察,重则表现凶险,甚至数分钟内危及生命。虽被统称为呼吸功能不全,但由于本病的严重性和临床表现存在较大差异,需提高警惕。肺功能不全常可引起一系列病变,也可系列地引起相关病变。简单的讲主要集中在以下方面:①氧摄取降低;②二氧化碳排除障碍;③最终导致循环功能负性改变,如心率减慢、心律不齐、心排血量下降等。呼吸功能不全可表现为上述一项或多项异常。表 94-1 列出了导致术后呼吸功能不全的常见病因及相关危险因素。

表 94-1 术后呼吸功能衰竭的常见病因和诱发因素

临床表现	病 因	诱 发 因 素
上呼吸道梗阻	喉痉挛	反射迟钝、咽部分泌物/血、Ca^{2+}↓
	上呼吸道肌肉松弛	反射迟钝、残存肌松药、肥胖
	口咽部水肿、血肿	气管插管、舌牵引器、上呼吸道手术
	黏液栓	慢性支气管炎、COPD
肺水肿	充血性心衰	心肌缺血、心脏扩大、心肌肥厚及心动过速性心肌病等导致的心功能衰竭
	容量超负荷	大量容量复苏、体外循环后灌注肺
	ARDS	脓毒症、肺炎、全身性炎症反应综合征、吸入性肺炎、羊水栓塞等诱发
	负压性肺水肿	人工气道阻塞、声门紧闭
V/Q 失调	肺炎	免疫抑制、既往肺部疾患
	胸膜渗出	充血性心衰、肾病综合征、肿瘤
	气胸	气压伤、中心静脉穿刺
	肺出血	胸部创伤、凝血功能障碍
	肺不张	体位、肥胖、疼痛、吸入高浓度 O_2 而导致吸收性肺不张
通气不足	CNS 疾病	颈动脉狭窄、血栓栓塞
	药物性	阿片类、残存吸入麻醉药及肌松药
	机械通气	继发于低二氧化碳血症的中枢性呼吸性碱中毒
喘鸣	支气管狭窄	哮喘、过敏反应、过敏样反应(如阿片类、箭毒引起的组胺释放)、充血性心力衰竭
	COPD	吸烟史、接触工业污染物(煤矿、石棉、油漆及染料、硅矿等)
肺动脉栓塞	血栓	高凝状态、手术时间过长或长期制动、肥胖、下肢矫形术、
	气栓	中心静脉穿刺、手术切开心房水平以上无顺应性的静脉(如骨/软骨)或手术中负压通气过度
	其他(羊水、脂肪、肿瘤脱屑等)	分娩中、骨科手术、盆骶部范围广的复杂肿瘤切除等

COPD:慢性阻塞性肺病;CNS:中枢神经系统

(二) 临床诊断

1. 临床表现　全面细致的望诊可以提供呼吸系统疾病病因学方面的重要依据。上呼吸道梗阻患者常表现为呼吸用力而呼吸效果差,可能伴有哮鸣音。支气管痉挛患者常需要辅助呼吸肌参与呼吸运动,表现为呼吸频率增加、哮鸣音及呼气延长。仔细观察双侧呼吸运动是否对称,如气胸患者可表现为一侧呼吸运动度减弱。

2. X 线检查及实验室检查　术后呼吸功能不全的诊断首先往往是依靠体检发现,但胸部 X 线(CXR)检查和其他相关实验室检查如:①动脉血气分析;②血电解质分析;③心电图监测;④中心静脉压和肺动脉压的测定等均能提供辅助诊断或进一步确诊的依据。例如,当患者临床表现为一侧呼吸运动度减弱、呼吸音消失疑为气胸时,则需 CXR 来确诊。再如,当观察到患者呼吸浅慢而诊断为通气不足时,病情的严重性需要结合氧饱和度及动脉血二氧化碳分压($PaCO_2$)的监测结果来证实、判断。

对呼吸系统和循环系统功能均有影响的疾病需要结合体检、心电图及 CXR 等多方面资料才能诊断。另外,必要时可以进行有创监测,了解心排血量、肺动脉楔压及体循环阻力等。颈静脉怒张、肺部啰音和第三心音、CXR 显示肺血管充盈、肺动脉楔压增高而心排血量减少等均提示充血性心衰。

$A\text{-}aDO_2$ 增加,特别是下肢体积描记图显示外周深静脉血栓形成时,往往提示肺栓塞的发生。但确诊有赖于放射性核素肺通气/灌注扫描或肺血管造影。

(三)危险因素

术后呼吸功能不全的主要危险因素包括:①年龄>70 岁;②COPD;③吸烟史;④肥胖;⑤胸部或上腹部手术。

手术部位与术后呼吸系统并发症的发生有关。上腹部和胸部手术术后发生呼吸系统并发症的危险性比下腹部和其他部位手术大。上腹部及胸部手术后,用力肺活量减少达 55%,且需要 10～14 天才能恢复正常;其他部位手术术后用力肺活量也会减少,但通常能在短期内恢复正常。

全麻中,膈肌上移,功能残气量明显减少,氧合下降;机械通气使生理无效腔和机械无效腔均增加,导致一定程度的肺泡低通气。吸入麻醉药和扩血管药会影响低氧性肺血管收缩,从而影响氧合。此外,静脉麻醉药和阿片类药也会影响低氧性肺血管收缩和高二氧化碳性通气反应。

(四)治疗

即使是轻度的呼吸功能不全也可能会进展迅速,从而危及生命。所以必须尽快稳定病情,并进行气道管理。术后恢复期必须保持足够的警惕性。

任何原因引起的呼吸功能不全,首选治疗都应该遵循 ABC(Airway,Breathing and Circulation)复苏原则,应进行氧气治疗。同时针对导致呼吸功能不全的病因进行治疗。

1. 上呼吸道梗阻 由于应用镇痛、镇静药导致的上呼吸道梗阻而呼吸肌肌力正常的患者,只要托起下颌或放入口咽或鼻咽通气道就可以有效地解除梗阻。如果上述方法无效,则需要辅助应用带呼吸活瓣的囊袋式面罩或气管内插管。如果呼吸道梗阻是由于组织水肿(如长期气管内插管引起声门水肿)引起,则可以试用肾上腺素雾化吸入和静脉应用激素来减轻水肿。如果上述方法不能迅速减轻水肿,则需要气管内插管。

分泌物过多引起的上呼吸道梗阻需要及时进行呼吸道吸引清理以及密切监护,必要时行术后气管内插管。

2. 肺水肿 由充血性心衰引起的肺水肿应以最恰当的抗心衰治疗为主。传统的方法是应用利尿剂和硝酸酯类药以减轻左心室前负荷;应用扩血管药(如血管紧张素转化酶抑制剂或硝普钠)来减轻后负荷;正性肌力药(如多巴酚丁胺)可以加强疗效。

非心源性肺水肿(如急性呼吸窘迫综合征)主要在于解除病因,由感染引起的,给予抗生素,同时进行支持治疗(详见 ARDS 章)。

负压性肺水肿通常是自限性的,以支持治疗为主,利尿剂可能有效。

3. 通气/血流(V/Q)失衡 引起 V/Q 失衡的原因很多,治疗上也因各患者的病情特征不同而有所变化。例如,局部肺萎陷需要通过辅助通气或改变体位来恢复肺的正常生理状态。低 V/Q(接近残气量)通气和长时间(数小时)接受高浓度氧(FiO_2)通气,可能会发生吸收性肺不张。气胸或大量胸膜渗出则可能需要胸廓造口术。

4. 通气不足 由于通气不足引起的低氧血症,大多可通过增加氧流量和开放通气回路即能得到满意的治疗,通常并不需要正压通气,除非发生严重的 PCO_2 升高或顽固性低氧血症。继发于阿片类药物的通气不足,可以通过缓慢滴注小剂量纳洛酮(如成人 40～80μg)拮抗呼吸抑制作用、而不拮抗镇痛作用来治疗。同样道理,氟马西尼则对由苯二氮䓬类药引起的呼吸抑制病例有效。应该牢记:持续的中度低二氧化碳通气导致长期呼吸性碱中毒,可能会抑制呼吸中枢。

中枢神经系统疾病引起的呼吸抑制,如中风,在疾病的急性期通常需要正压通气。

5. 哮喘 哮喘可以是心源性的,也可以由支气管狭窄(支气管哮喘)引起。解除支气管狭窄,除给予氧疗外,还包括:①消除刺激源:引起组胺释放的药物(如吗啡,箭毒)、残留的肺分泌物、呼吸道刺激

（气管内插管）；②给予支气管扩张剂：缓解支气管痉挛通常首选 β_2-肾上腺素受体激动剂（气雾吸入）；接受 β_2-肾上腺素受体激动剂治疗的支气管痉挛患者合并应用抗胆碱能药异丙托溴胺（气雾吸入或通过吸入器吸入），疗效会更明显；氨茶碱在治疗急性支气管痉挛中的作用有些争议，但也可作为候选药。③糖皮质激素：静脉注射糖皮质激素起效慢（需几个小时），但对于严重的急性支气管痉挛患者可能会特别有效。

6. 栓塞 非手术患者静脉血栓导致肺栓塞时，应进行系统性抗凝治疗（静脉注射肝素一个疗程后，口服华法林3～6个月）。肺栓塞导致严重的心肺功能衰竭时，可进行溶栓治疗（尿激酶，链激酶）或行取栓术，或溶栓治疗加取栓术。不过，术后短期内发生的肺栓塞，在治疗过程中必须权衡严重出血的危险性与抗凝和溶栓治疗的利弊。如果怀疑肺栓塞的血栓来自下肢静脉，则应放置下腔静脉滤器，可免除系统性抗凝治疗。

严重的静脉、空气栓塞导致心肺并发症时，治疗上应防止空气再进入体内，同时进行全面的心肺复苏，经右房导管吸出空气。

（五）预防

1. 术前维持最佳的肺功能状态 导致肺功能不全的可逆性病因，应该在择期手术前纠正。术前数周戒烟可以降低气道反应性，提高呼吸道黏膜纤毛的运动功能，从而改善呼吸道的清洁功能，并使分泌物减少。对于术前病情控制差的哮喘患者，可以应用支气管扩张剂和糖皮质激素。同样，对严重COPD患者或者心脏疾病尚未得到满意控制的患者，进行充分的术前评估和最大限度的病情改善，均可使患者受益。

2. 手术技巧 上腹部和胸部手术术后呼吸系统并发症的危险性比下腹部和外周手术大。手术部位不可能改变，但手术技巧可以改进。例如，尽量借助腹腔镜或胸腔镜进行手术，呼吸功能受到的影响就会减轻。

3. 麻醉技巧和术后镇痛 改进术中麻醉的技巧，对各类不同病情的患者选择不同的麻醉方式，或不同麻醉方式、不同麻醉药物的联合应用均可以减少术后呼吸系统并发症，如：①完全彻底地拮抗肌松剂的作用；②保持体温正常；③呼吸道分泌物吸引干净；④对高龄合并症较多的虚弱患者行外周手术或诊断性检查时，可采用局部神经阻滞，或监测麻醉管理（MAC）；⑤新的静脉药靶控输注技术 TCI 的出现，使用药更精确、合理，结果是对患者的呼吸、循环功能干扰减少，合并症随之减少。

另外，手术时间过长，会导致广泛的血容量转移，故应保留气管内插管，直到认为上呼吸道水肿引起的气道腔减小的可能性降低时，再拔除气管插管。

最后，术后镇痛也可大大降低术后肺部并发症，主要是因为镇痛有利于肺功能的恢复，尤其对于全麻后的患者更有利，利于肺的扩张及运动，利于气体有效交换，利于排痰，对高危患者应考虑应用硬膜外局麻药和阿片类药进行术后镇痛。

二、负压性肺水肿

（一）病因与症状

负压性肺水肿（negative pressure pulmonary edema）或梗阻后肺水肿（postobstruction pulmonary edema）是严重上呼吸道梗阻过程中或梗阻解除后发生的急性肺水肿。其主要病理生理改变是，胸膜腔内极度负压的产生增加了肺血管的跨壁压（见表94-2）。胸膜腔内极度负压、缺氧、儿茶酚胺过度增加、血流动力学急剧改变、肺血管通透性增加等共同作用，造成肺流体动力学平衡紊乱。血管内的液体和蛋白成分从肺血管加速转移到肺间质，超过了淋巴系统的清除能力，导致间质性肺水肿。当肺泡上皮细胞损伤，屏障作用丧失，则发展成为肺泡性肺水肿。

由于梗阻后肺水肿发展很快且病情严重，迅速诊断和及时治疗至关重要。

（二）诊断

1. 临床表现 急性气道梗阻解除后，仍存在呼吸功能不全，应高度怀疑上呼吸道梗阻后并发肺水肿。通常可见于以下情况或出现以下症状：①儿童或成人表现为低氧血症、呼气延长、哮鸣音、啰音，放射学检查有或没有双肺浸润影；②急性或慢性上呼吸道梗阻，行气管插管后，气管内泡沫性分泌物突然增多；③急性喉痉挛解除后或由肿瘤、异物引起的上呼吸道梗阻解除后氧合反而恶化（见表94-2）；通常，梗阻后肺水肿在气管插管或拔管后很快或几分钟内发生。但是，有时症状和体征可能几个小时也不会出现，故临床医生应密切监控那些发生了严重的围手术期梗阻事件的患者，时间应不少于18小时。

表 94-2 梗阻后肺水肿的发病机制、诊断和治疗原则

发 病 机 制	诊 断	治 疗 原 则
1. 严重上呼吸道梗阻	1. 常见临床疾病	1. 开放呼吸道
2. "负压性"肺水肿	喉炎/会厌炎	2. 气管内插管/再插管
3. 胸膜腔内过度负压	喉痉挛	3. 保证足够的氧合/通气
1)肺血管跨壁压增大	上呼吸道肿瘤、异物	4. 增加 F_iO_2
2)低氧、高碳酸血症、酸中毒	扁桃体和腺样体肥大	5. 面罩 CPAP
肺血管收缩、心肌抑制、毛细血	阻塞性睡眠呼吸暂停	6. 气管内 CPAP
管通透性增加	2. 气道梗阻中或解除前肺水肿	7. 机械通气
3)交感神经系统兴奋状态	非限制性梗阻(如吸气性呼吸困难为著者)	压力支持/PEEP
外周血管收缩	低氧血症、喘鸣、呼气延长	8. 镇静
血容量中枢性转移	胸部平片显示肺门片状阴影	9. 其他
毛细血管通透性增加	3. 气道梗阻解除后肺水肿	利尿剂
4)急剧的血流动力学改变	限制性梗阻(由 Valsalva 动作,自主 PEEP 代	有创性心血管监测、血管活性药
右心静脉血回流明显增加	偿)	并发因素/病因的特殊治疗
心室相互依赖	鲜红/粉红泡沫样蛋白性液体	10. 转送上级医疗机构/治疗后观察
左室顺应性下降	即刻或数分钟内发生、延迟发生(几小时	
左、右心室后负荷增加	内)	
左室每搏量减少	进行性呼吸窘迫	
肺血容量和压力增加	胸部平片显示双侧肺浸润影	
间质性肺水肿	4. 常见鉴别诊断	
4. 肺淋巴系统超负荷	吸入性肺炎	
5. 肺泡上皮细胞屏障破坏	医源性液体过负荷	
6. 肺泡性肺水肿	心源性疾病	

其次,还有一些特殊的临床现象值得注意,它们往往预示病情的严重性,在多数严重病例中,大量的水肿液呈粉红色泡沫状,含高蛋白物质。胸部 X-线平片经常表现为双侧肺门斑块状浸润及主肺动脉周围水肿,是血管内容量和压力增加导致内皮损伤的结果。

对于梗阻后急性肺水肿的预后及延续时间,受发病原因、处理时机、治疗措施、患者的生理状况等多因素影响,没有一定之规。但总的说来,梗阻发生的越快,急性肺水肿越严重。限制性上呼吸道梗阻患者,通过用力呼气(Valsalva maneuver)或空气被动吸入,呼气末压(自主 PEEP)增加,使吸气负压得到了相当程度的代偿,他们更可能在梗阻解除后发展成为肺水肿。而非限制性上呼吸道梗阻患者(吸气过程梗阻更严重),则更易于在梗阻过程中发展成为肺水肿。

2. 鉴别诊断 治疗及时,梗阻后肺水肿通常 12h~24h 内即可缓解,但需 96h 才能恢复。许多轻症病例可能觉察不出来。需鉴别诊断的疾病包括:吸入性肺炎及其他增加毛细血管通透性的原因(如脂肪栓塞或脓毒症)、医源性液体负荷过量、心源性疾病、颅脑创伤、海洛因过量、快速拮抗麻醉性镇痛药、空气栓塞、肺动脉取栓术后、身处高海拔环境等也会发生急性肺水肿。通常,对患者既往病史和一些偶发事件的回顾可以提示诊断。在一些复杂情况下,超声心动图、有创血流动力学监测,或二者同时进行,可以帮助我们排除其他病因。梗阻后肺水肿患者在呼吸道梗阻解除后血流动力学检查可以显示正常。导致过度肺间质负压和肺水肿的其他原因还包括,将萎陷肺快速再扩张及胸腔内或通过胸导管进行有创性胸膜腔吸引。

(三)危险因素

任何人由于声门紧闭(Mueller 动作)或严重的上呼吸道梗阻,而足以产生明显的持续性胸膜腔内负压时,都有发生梗阻后肺水肿的危险。这种情况更常发生于年轻、健康成人。尽管实际发生率并不明确,但据估计,由于各种病因引起上呼吸道梗阻而需要紧急气管内插管或气管切开的成人和儿童,

11%～12%会由此而致肺水肿。其中,全麻苏醒期发生的喉痉挛或呼吸道肿瘤导致的喉梗阻约占报道的成人病例的50%。小于10岁的儿童中,喉炎和会厌炎约占报告病例的一半以上。

（四）治疗

临床中大多数情况下,存在严重上呼吸道梗阻的患者,建立呼吸通道后,临床症状可得到明显改善。但某些情况下也有例外,如一个平素健康的成人,在呼吸道梗阻解除前、解除过程中、解除后,均有可能导致肺水肿,而且会发生急剧的变化,这一过程快且严重,如果不能快速诊断和及时治疗,有可能导致严重后果。相反,很重要的是,梗阻后肺水肿在梗阻解除后病情具有自限性的。若诊治及时,则预后良好,且不会复发。

1. 治疗原则　诊断成立后,最主要的是畅通呼吸道,通过氧疗,用或不用持续正压通气（CPAP）和呼气末正压通气（PEEP）（见表94-2）为体内提供足够的氧气。对大多数（85%）成人和儿童而言,气管内插管或再插管来维持呼吸道通畅是必要的,多于一半的成人和稍少的儿童需要机械通气。

开放呼吸道后,先给100%氧,并以特定方式应用CPAP（例如,自发呼吸合并使用CPAP,气管内插管使用CPAP,或压力支持和PEEP进行机械通气）进行氧气治疗,同时应评估病情的严重性,并排除其他原因。应给予适当的镇静。当肺泡-动脉氧分压差改善,且患者不再表现出呼吸抑制后,应降低吸入氧浓度,调节F_iO_2至40%范围内。随后通气和气道压力支持可以逐渐减少。当并发液体过量或存在心功能障碍时,可以应用利尿剂或血管活性药。不过,通常并不需要加用药物,轻症病例可能仅需要氧气治疗即可。

2. 预防　给儿童注射抗侵入性流感嗜血杆菌b型疫苗,可以有效地减少严重会厌炎的发病,并可以减少因会厌炎导致的梗阻后肺水肿的病例。应用牙垫可以防止患者因咬合而引起的气管内插管阻塞。其他需要避免的因素通常与喉痉挛有关,如反复的气管内插管、麻醉深度不够、喉分泌物过多等。慎重选择全麻后拔管的时机,避免在兴奋期给予不必要的刺激,可以减少梗阻后肺水肿的危险。及时对高危患者进行气管插管或拔管后CPAP,可以减轻本综合征的严重程度,并减少再插管和机械通气的可能。

（袁世荧）

参考文献

1. O'Driscoll BR,Howard LS,Davison AG,British Thoracic Society. Emergency oxygen use in adult patients:concise guidance,2011,11:372.
2. British Thoracic Society Standards of Care Committee. Non-invasive ventilation in acute respiratory failure. Thorax,2002,57:192.
3. O'Driscoll BR,Howard LS,Davison AG,British Thoracic Society. BTS guideline for emergency oxygen use in adult patients. Thorax,2009,64:91.
4. 盛卓人. 实用临床麻醉学 第4版. 北京:科学出版社,2009.
5. 曾因明. 米勒麻醉学（Miller's Anesthesia）. 第6版. 北京:北京大学医学出版社,2006.
6. Kbar FA,Campbell IA. Oxygen therapy in hospitalized patients:the impact of local guidelines. J Eval Clin Pract,2006,12:31.
7. Murphy R,Mackway-Jones K,Sammy I,et al. Emergency oxygen therapy for the breathless patient. Guidelines prepared by North West Oxygen Group. Emerg Med J,2001,18:421.
8. Dellinger RP,Levy MM,Rhodes A,Surviving Sepsis Campaign Guidelines Committee including the Pediatric Subgroup. Surviving sepsis campaign:international guidelines for management of severe sepsis and septic shock:2012. Crit Care Med,2013,41:580.
9. Rubenfeld GD,Caldwell E,Peabody E,et al. Incidence and outcomes of acute lung injury. N Engl J Med,2005,353:1685.
10. Lewandowski K,Lewandowski M. Epidemiology of ARDS. Minerva Anestesiol,2006,72:473.
11. Akero A,Christensen CC,Edvardsen A,et al. Hypoxaemia in chronic obstructive pulmonary disease patients during a commercial flight. Eur Respir J,2005,25:725.
12. Kuisma M,Boyd J,Voipio V,et al. Comparison of 30 and the 100% inspired oxygen concentrations during early post-resuscitation period:a randomised controlled pilot study. Resuscitation,2006,69:199.
13. Turan A,Apfel CC,Kumpch M,et al. Does the efficacy of supplemental oxygen for the prevention of postoperative nausea and vomiting depend on the measured outcome,observational period or site of surgery? Anaesthesia,2006,61:628.
14. Goldstein LB,Whitsel LP,Meltzer N,et al. American Heart Association and nonprofit advocacy:past,present,and future. A policy recommendation from the American Heart Association,2011,123:816.
15. Swedberg K,Cleland J,Dargie H,et al. Task Force for the Diagnosis and Treatment of Chronic Heart Failure of the European Society of Cardiology. Guidelines for the diagnosis and treatment of chronic heart failure:executive summary(update 2005). Eur Heart J,2005,26:1115.

16. Masip J, Roque M, Sánchez B, et al. Noninvasive ventilation in acute cardiogenic pulmonary edema: systematic review and meta-analysis. JAMA, 2005, 294: 3124.

17. Scottish Intercollegiate Guideline Network (SIGN). Postoperative management in adults. Guideline No 77. 2004. http://www. sign. ac. uk/pdf/sign77. pdf.

18. Beasley R, Aldington S, Weatherall M, et al. Oxygen therapy in myocardial infarction: an historical perspective. J R Soc Med, 2007, 100: 130.

19. Wettstein RB, Shelledy DC, Peters JI. Delivered oxygen concentrations using low-flow and high-flow nasal cannulas. Respir Care, 2005, 50: 604.

第95章　急性呼吸窘迫综合征

1967年Ashbaugh报道了一组12人的病例,这些患者具有共同的特点:呼吸急促、难治性发绀、肺顺应性降低、胸部X线显示双肺弥漫性浸润影。Ashbaugh把这样的一组临床表现称为急性呼吸窘迫综合征(acute respiratory distress syndrome,ARDS)。随后又经过几十年的发展和规范,1994年欧美共识会议(American-European Consensus Conference,AECC)提出了在一段时间内被广泛接受的急性肺损伤(acute lung injury,ALI)和ARDS的定义和诊断标准,即ALI和ARDS是指由心源性以外的各种肺内外致病因素导致的急性、进行性缺氧性呼吸障碍。

ALI和ARDS具有相同的病理生理改变,重度的ALI即为ARDS。其主要临床表现为呼吸频数和呼吸窘迫、顽固性低氧血症,胸部X线显示双肺弥漫性浸润影。上述定义应用于临床实践与研究以后,极大促进了对ALI和ARDS流行病学及临床研究工作的开展。

但近年来的研究也显示出AECC的诊断标准存在着很多争议。2011年,欧洲重症医学会、美国胸科学会和重症医学会共同参与的专家组,根据多中心临床研究数据库荟萃分析的结果,达成共识形成了ARDS柏林诊断标准,发表在2012年6月的JAMA杂志上。

根据柏林会议的定义,ARDS被认为是一种急性弥漫性肺部炎性反应,可导致肺血管通透性增加、肺重量增加以及参与通气的肺组织减少。其临床特征为低氧血症、双肺透光度降低、肺内分流和生理死腔增加以及肺顺应性降低。ARDS急性期的病理学特征为弥漫性肺泡损伤(水肿、炎性反应、透明膜形成或出血)。ALI的概念在2012年的柏林共识中被去除。

从1967年首次报道ARDS以来,经过40多年大量的基础和临床研究,ARDS的病死率虽有下降趋势,但仍在50%左右。因其晚期多发展为多器官功能障碍综合征(multiple organ dysfunction syndrome,MODS),预后不容乐观,应予以高度重视。

第1节　病　因

引起ARDS的原发疾病多达100种以上,以往根据病因和病理特点的不同,ARDS还有许多不同的名称,如休克肺、创伤性湿肺、充血性肺不张、灌注肺和肺透明膜病等。引起ARDS的常见原因有脓毒症、休克、严重创伤、大量输血、急性重症胰腺炎、胃内容物误吸、多发性骨折和大面积烧伤等。根据肺损伤机制的不同,现将ARDS的常见病因归纳成以下两个方面:

一、直接引起肺部损害的因素

1. 肺部感染　如细菌、病毒、真菌及肺囊虫感染等;

2. 误吸　胃内容物误吸,当胃内容物的pH<2.5时,误吸易导致ARDS;新生儿胎粪误吸;

3. 毒性气体的吸入　常见毒气如氯气、二氧化硫、光气、氨和烟雾等。另外,长期吸入高浓度的氧

（50%以上），可发生氧中毒，进而发生 ARDS；

　　4. 淡水、海水或污水淹溺；

　　5. 放射性肺损伤；

　　6. 肺挫伤；

　　7. 肺栓塞　如脂肪和羊水栓塞等。

二、间接引起肺部损害的因素

　　1. 脓毒症；

　　2. 休克；

　　3. 胸部以外的多发伤；

　　4. 大面积烧伤；

　　5. 心肺脑复苏后；

　　6. 大量输入库存血；

　　7. 体外循环；

　　8. 弥散性血管内凝血（DIC）；

　　9. 神经源性损害　见于脑干或下丘脑损伤等；

　　10. 其他　如急性重症胰腺炎、肝功能衰竭、尿毒症、糖尿病酮症酸中毒等。

第2节　病 理 生 理

一、肺的病理改变

　　弥漫性肺泡损伤（diffuse alveolar damage，DAD）是 ARDS 急性期的特征性病理改变。肉眼观，初期肺比重增加，切面呈水肿样，其表面充血，边缘圆钝，并可见散在的点状出血，2~3 天后肺即呈肝样暗红色。晚期病例合并感染时，则表现为支气管肺炎改变，可见大小脓肿和化脓性分泌物，血管中有血栓形成。ARDS 病理过程大致可分成三个阶段：渗出期、增生期和纤维化期。三个阶段常常重叠存在，很难截然分开：

　　（1）渗出期：为病变早期，表现为间质和肺泡水肿、出血、透明膜形成和微小肺不张。肺间质炎性细胞浸润，肺泡上皮细胞和血管内皮细胞变性、坏死。电镜下毛细血管内皮细胞水肿，细胞间连接增宽。

　　（2）增生期：在发病后 3~7 天。肺泡Ⅱ型上皮细胞明显增生，几乎覆盖了整个肺泡表面。肺水肿减轻，成纤维细胞浸润，胶原沉着，透明膜开始机化。

　　（3）纤维化期：在发病后 7~10 天，肺泡中性粒细胞浸润消失，出现大量单核细胞和肺泡巨噬细胞。肺泡间质和透明膜纤维母细胞大量增生，逐渐转化为纤维组织。这一过程发展迅速，很快扩展到全肺，导致弥漫性肺间质纤维化。

二、病理生理特征

　　由于肺毛细血管内皮细胞和肺泡上皮细胞受损，肺泡毛细血管膜通透性增加，富含蛋白的液体渗出血管外至肺间质和肺泡腔内，引起肺间质和肺泡水肿。正常情况下，肺泡Ⅱ型上皮细胞通过调控上皮细胞上的 Na^+-K^+-ATP 酶，在清除肺水的过程中发挥重要作用。急性肺损伤时，Na^+-K^+-ATP 酶活性下降，肺泡Ⅱ型上皮细胞处理水钠的能力也因此而减弱或丧失；另一方面，肺泡Ⅱ型上皮细胞受损致肺表面活性物质生成减少，加上肺泡水肿液稀释肺表面活性物质并抑制其功能，导致肺泡表面张力增高，肺顺应性下降，形成肺不张。另外，肺泡Ⅱ型上皮细胞是肺泡上皮细胞修复过程的重要因素，其功能受损会导致内皮细胞排列紊乱和纤维化修复。中性粒细胞释放出的白三烯等介质使支气管收缩和水肿，堵塞小气道，也可造成通气障碍。这些因素共同作用导致肺通气/血流比失调，形成功能性分流和真性分流。ARDS 患者分流量可达肺血流量的 30%。肺微血管痉挛或狭窄、广泛肺栓塞、血栓形成等引起部分肺单位周围的毛细血管血流量明显减少甚至中断，导致死腔样通气。ARDS 晚期死腔量可高达 60%。因此通气/血流比例失调是引起低氧血症的重要原因之一。

　　肺间质和肺泡水肿、透明膜形成及以后的细胞增生和纤维化，均可增加肺泡-毛细血管膜的厚度，导致弥散功能障碍，进一步加重低氧血症。此外，二氧化碳的排出也受到影响，导致呼吸频率增快、分钟通气量和呼吸做功增加。

　　肺顺应性降低引起的限制性通气障碍和小气道栓塞引起的阻塞性通气障碍，造成部分肺泡通气量减少，未受累或病变轻的肺泡反而代偿性通气增强，排出过多的二氧化碳，故患者可出现低碳酸血症。当肺泡-毛细血管膜损伤更广泛严重时，全肺总的肺泡通气量将减少，CO_2 蓄积而发生高碳酸血症，此时

PaO_2 将进一步下降。

肺通气障碍、PaO_2 降低对颈动脉窦和主动脉体化学感受器的刺激可反射性刺激呼吸中枢,产生过度通气;肺充血和肺水肿刺激肺毛细血管旁 J 感受器,导致患者呼吸窘迫。

ARDS 时肺循环的特征性改变是肺动脉高压,一般来说肺动脉压力轻度或中度升高,但有些患者严重升高甚至右心衰竭。其主要原因是低氧血症、血小板栓塞和某些血管活性物质的作用。ARDS 后期的肺循环高压和严重的纤维化是不可逆的,预后不良。肺动脉压力虽然明显升高,但肺毛细血管楔压一般正常,据此可与心源性肺水肿相区别。

治疗 ARDS 最重要的就是适时有序地恢复肺泡的气体交换功能,而增加肺泡液体的转运,清除肺泡腔中富含蛋白的水肿液,恢复肺 II 型上皮细胞正常分泌肺表面活性物质的功能是非常重要的。

第3节　发病机制

ARDS 的发病机制至今仍不十分清楚。有些致病因素可损伤肺泡-毛细血管膜使其通透性增高,如误吸、毒气吸入等。更重要的是致病因素对肺脏的间接损伤,如脓毒症、坏死性胰腺炎和休克等。当机体遇到一定强度的感染或非感染性刺激时,迅速启动防御机制,激活单核巨噬细胞系统,释放多种促炎细胞因子等炎性介质;与此同时,作为代偿机制,机体又启动抗炎症反应,释放抗炎介质。促炎和抗炎反应为保持机体内稳态的平衡不断进行调控。但是,当初始释放促炎介质的量过多;或抗炎介质释放过少;或尽管最初促炎和抗炎介质释放间没有失衡,却因没有控制原发病因或受到第二次外来打击,而破坏了这种平衡,导致感染的发生,并随着其不断的发展,引起体内过度或失控性炎症反应。这种炎症反应是全身性的,称为全身炎症反应综合征(systemic inflammatory response syndrome,SIRS)。

在 SIRS 中,肺脏是首先受累的靶器官,ARDS 只不过是这种全身炎症反应的一部分,故应将 ARDS 视为 SIRS 在肺部的表现。此外,抗炎介质虽有助于防止或减轻 SIRS 引起的自身组织损伤,但若该反应过度,则成为代偿性抗炎反应综合征(compensatory anti-inflammatory response syndrome,CARS)。其后果包括两个方面:①使炎性介质由保护性作用转为损伤性作用,炎症过程失控,局部组织及远隔脏器均遭损伤,形成包括 ARDS 在内的 MODS;②使机体的免疫功能严重受抑,从而引发脓毒症,进一步诱发或加重 ARDS 或 MODS。

当引起 ARDS 的各种致病因子作用于机体后,激活单核巨噬细胞系统,释放出多种炎症反应细胞因子,如肿瘤坏死因子(tumor necrosis factor,TNF)、白细胞介素(IL-1、IL-6 和 IL-8 等)和血小板活性因子等,激活中性粒细胞;中性粒细胞大量和长期的激活导致上皮细胞基底膜破坏,从而增加肺泡-毛细血管屏障的通透性。中性粒细胞也通过释放多种炎性介质、促凋亡介质、氧自由基、促凝血因子等产生破坏作用。中性粒细胞经肺脏上皮细胞的移行是 ARDS 的重要特征。

肺血管内皮细胞可分泌一氧化氮等血管活性物质。炎症刺激时,肺血管内皮细胞生成大量一氧化氮,过量的一氧化氮还可与氧反应,生成毒性更强的过氧化亚硝酸离子,损伤细胞和组织。另外,在 ARDS 的病理机制中,肺脏与全身血液循环中凝血机制亢进,纤维蛋白溶解作用过度受抑制,导致纤维蛋白在肺泡内沉积,这是早期急性肺损伤的重要指标。纤维蛋白会抑制肺泡表面活性物质的功能,加重气体交换障碍与肺泡萎陷。此外,补体系统的激活在 ARDS 的发病机制中也起着重要作用。

第4节　临床表现与分期

一、临床表现

(一)症状和体征

典型的症状为呼吸频数和呼吸窘迫。呼吸频率常大于每分钟 20 次,严重时可达每分钟 60 次以上。应注意大手术或其他原因并发的 ARDS,因为应用了大量的麻醉剂和镇静剂,呼吸可不增快。妇女、小儿和年老体弱者呼吸窘迫可不明显。随着呼吸频率的加快以及呼吸困难的加重,缺氧愈来愈明显,口唇、甲床发绀。患者烦躁不安,心率加快,可有神志恍惚或淡漠,吸氧难以改善缺氧症状。早期除呼吸频率加快外,可无明显呼吸系统体征。随着患者的发展,出现吸气"三凹征"。晚期肺部可闻及干性和湿性啰音,合并肺感染时可有畏寒、发热和咳痰等症状。

(二) 辅助检查

1. X 线胸片 ARDS 患者的 X 线表现常滞后于临床表现 4~24 小时,一般早期可无异常,或仅有轻度间质性改变,表现为模糊和肺纹理呈网状。继而出现大小不等、边缘模糊的斑片状阴影,常融合成大片,成为均匀致密的"磨砂玻璃样影",并可见支气管充气征。后期可出现肺间质纤维化的改变。

2. 动脉血气分析 早期常表现为 $PaCO_2$ 下降、呼吸性碱中毒和不同程度的低氧血症,PaO_2 呈进行性下降,一般低于 60mmHg。晚期 $PaCO_2$ 升高,提示病情危重。氧合指数(PaO_2/FiO_2)是诊断 ARDS 的必要条件之一,正常值为 400~500mmHg。根据 PaO_2/FiO_2 及 PEEP 的不同,将 ARDS 分为轻度、中度和重度。

3. 肺呼吸力学监测 可用床边呼吸功能监测仪监测,其主要改变包括顺应性下降、气道阻力增加和死腔通气量增加等。

4. 其他 还有一些辅助检查如 CT 检查、病原学检查、肺泡支气管灌洗液检查、炎症因子及基因标记物测定等对 ARDS 的诊断和治疗有一定的指导意义。

二、临床分期

一般可分为四期,但在临床未必可见到如此典型过程,且各期间也并无绝对界线,只是便于了解各期的主要特点,对诊断和治疗有所帮助。

第一期(损伤期):以原发病表现为主,呼吸频率可增快,过度通气,发展为低碳酸血症,但 X 线胸片无明显阳性发现。这时若能及时识别并治疗,其病程容易逆转,治愈后可不留后遗症。实际上不少第一期患者,临床上自发生至痊愈从未被确诊。

第二期(相对稳定期):其特点为经积极救治全身循环状态已明显好转(如休克缓解、动脉血压回升),但呼吸困难却进行性加重,低氧血症进一步发展,X 线胸片可见肺纹理增多、模糊和网状浸润影,提示肺血管周围液体增多和间质性水肿。此期经积极合理治疗后仍可能完全恢复。

第三期(急性呼吸衰竭期):此期病情发展迅速,出现发绀,并进行性加重。患者呼吸困难十分严重,常规吸氧不能缓解。体检可发现阳性体征,如呼吸频率加快,可达每分钟 35~50 次,胸部听诊可闻及湿啰音。X 线胸片示两肺散在斑片状阴影或呈磨砂玻璃样改变,可见支气管充气征。血气分析 PaO_2 和 $PaCO_2$ 均降低,常呈代谢性酸中毒合并呼吸性碱中毒。

第四期(终末期):极度呼吸困难和严重发绀,出现神经精神症状,如嗜睡、谵妄、昏迷等。X 线胸片示融合成大片状浸润阴影,支气管充气征明显。血气分析示严重低氧血症、二氧化碳潴留,常有混合性酸碱平衡紊乱,最终可发生循环功能衰竭。

第5节 诊 断

一、诊 断 标 准

自从 1967 年 Asgbaugh 等首次提出 ARDS 以来,各国诊断标准很难统一,直到 1994 年 AECC 提出了新的 ARDS 诊断标准。该标准的主要内容为:①急性起病;②氧合指数(PaO_2/FiO_2)≤200mmHg;③正位 X 线胸片显示斑片状浸润影;④肺动脉楔压(PAWP)≤18mmHg 或无左心房压力增高的证据。同时符合以上 4 项者可以诊断为 ARDS;满足上述其他条件而氧合指数≤300mmHg 者为 ALI。

参照此标准,我国于 1999 年在昆明召开的全国呼吸衰竭学术会议研讨会上提出了我国的 ALI 和

ARDS 诊断标准如下:①有发病的高危因素;②急性发病,呼吸频数和(或)呼吸窘迫;③低氧血症:ALI 时氧合指数≤300mmHg;ARDS 时氧合指数≤200mmHg;④胸部 X 线检查示两肺浸润阴影;⑤肺毛细血管楔压(PCWP)≤18mmHg 或无左心房压力增高的临床证据。同时符合以上 5 项者可以诊断 ARDS(或 ALI)。

上述以 AECC 标准为基础的各种诊断标准一经推出,便很快得到了世界范围内的广泛认可和接受,客观上统一了对 ARDS 的认知,极大地促进了 ALI 和 ARDS 的早期诊断和治疗。但随着对 ARDS 认识的不断深入,以 1994 年 AECC 标准为基础的各种诊断标准也受到了越来越多的质疑。这些质疑归纳起

来主要包括：

1. 由于当初制定 AECC 标准时（20 世纪 90 年代）尚缺乏足够的有关 ARDS 的流行病学资料，因而对标准中的"急性起病"的时限缺乏明确的定义。

2. 虽然标准制定的初衷仅是将 ALI 和 ARDS 看成是同一病理生理过程的不同发展阶段，两者并未被割裂起来，但在临床上，尤其是对于氧合指数介于 200~300mmHg 之间的患者，容易混淆 ALI 和 ARDS 的概念；同时，近年的研究也发现，仅以氧合指数区分 ALI 和 ARDS，在对患者预后（死亡）的判断上并不存在明显的差异；再者，ALI 和 ARDS 两个概念的并存也为基础和临床科研的分类带来一定的困扰。

3. 现已明确，ARDS 患者在不同的病理状态下，不同的 FiO_2 与 PaO_2 之间并非呈线性关系；另外，不同水平的 PEEP 对氧合指数也存在显著影响。因此，单纯以氧合指数为标准的可信度也存在明显不足。

4. 不同观察者对同一胸部 X 线片的解读可能存在明显差异，因而胸部 X 线检查的结果往往缺乏可靠性和客观性；另外，CT 等影像学技术的诊断价值已明显高于常规的 X 线胸片。

5. 一方面近年来肺动脉导管的临床应用已呈现明显减少的趋势，另一方面，PAWP 本身的诊断价值也值得商榷。PAWP 的升高并非单纯受心功能的影响，如某些情况下，ARDS 患者可以合并静水压力性肺水肿，此时 PAWP 即可高于 18mmHg（高 PAWP 与 ARDS 同时存在）。

6. 诊断标准中并未将 ARDS 的危险因素列入诊断需考虑的参数。

有鉴于此，2011 年由欧洲危重病医学会倡议并联合美国胸科学会和美国危重病医学会组成了专家组，对来自于 4 个多中心临床研究数据库的 4188 例 ARDS 患者及 3 个单中心生理学研究数据库的 269 例 ARDS 患者的数据进行荟萃分析，并对诊断标准草案进行诊断试验评估，历时 4 个多月的讨论分析，最终形成了共识性的 ARDS 诊断柏林标准（表 95-1），并于 2012 年 6 月在 JAMA 进行了公布。该标准中彻底去除了 ALI 的概念，并将 ARDS 分成轻、中、重三级。

表 95-1　ARDS 诊断标准

项　　目	诊　断　标　准
发病时间	具有已知危险因素后 1 周内发病 新出现的或原有呼吸系统症状加重后 1 周内发病
胸部 X 线或 CT 成像	无法用渗出、肺叶/肺萎陷或结节完全解释的双肺透光度降低
水肿原因	无法完全用心力衰竭或容量负荷过多解释的呼吸衰竭 如无明确的危险因素，则需通过客观检查（如超声心动图）排除静水压性肺水肿
氧合指数 * 轻度 中度 重度	200mmHg<PaO_2/FiO_2≤300mmHg，且 PEEP 或 CPAP≥5cmH$_2$O 100mmHg<PaO_2/FiO_2≤200mmHg，且 PEEP≥5cmH$_2$O PaO_2/FiO_2≤100mmHg，且 PEEP≥5cmH$_2$O

* 海拔>1000m 时，校正氧合指数为：PaO_2/FiO_2×（大气压/760）。符合上述各项诊断标准者即可诊断为 ARDS

值得注意的是，制定柏林标准的专家组成员在制定定义时，首次采用了共识讨论与经验评估相结合的方法，经过初步的准备和面对面的共识性讨论后，提出定义草案，并进行经验评估，重点在于关注定义的可行性、可靠性和临床有效性，旨在帮助临床医师及时识别 ARDS，并提高对治疗和预后判断的有效性。经初步的研究发现，与 AECC 标准相比，柏林标准的有效性得到了明显提高。依此标准，ARDS 的严重程度越高，则机械通气治疗时间越长、死亡率越高。但我们必须意识到，与 AECC 标准一样，柏林标准的制定并非依据的是一个预后判断的模型，而且，受目前认知水平所限，众多可能相关的参数，尤其是生物学指标，并未被涵盖在定义中，因而在可预见的将来可能需要进一步修订。

二、早 期 诊 断

早期诊断及治疗是降低 ARDS 病死率的关键，如等待 X 线胸片检查及体征明显异常时才予确诊，此时多已延误有效的治疗时机。所以在检查、确诊、明辨病理生理分期的同时，即应开始早期按 ARDS

治疗,因为早期病例经常表现为"三无"特点:无明显发绀及低氧症状(肉眼)、无明显肺部体征、无 X 线胸片大片阴影的表现,而肺的听诊和叩诊仍无阳性征可见。因此,对于有导致 ARDS 病因或诱因的患者,应严密监视。动态监测动脉血气,计算氧合指数,是较早发现 ARDS 的有效方法。

近年来,随着对 ARDS 发病机制的深入研究,逐渐发现一些新的实验室指标,虽然不是确诊的特异性指标,但有高危因素的情况下,联合检测这些指标,对于早期发现 ARDS 仍有一定的临床价值。

肺表面活性物质相关蛋白 D(surfactant protein D,SP-D)和糖基化终产物受体(receptor for advanced glycation end-products,RAGE):SP-D 和 RAGE 是肺泡内皮细胞损伤的有效生物标记物。SP-D 由肺泡Ⅱ型上皮细胞分泌,具有抗炎症反应和促进吞噬细胞对病原体吞噬的作用,并对中性粒细胞及单核细胞有很强的化学趋化作用。SP-D 与肺损伤的严重程度及疾病的预后相关。RAGE 主要是由肺泡Ⅰ型上皮细胞分泌的跨膜免疫球蛋白,在 ARDS 患者的血浆和肺泡灌洗液中显著增加。

脂多糖结合蛋白(lipopolysaccharide binding protein,LBP):在一项 180 例严重脓毒症患者的调查研究中,LBP 被证实与肺损伤的严重性直接相关,能预测患者的预后及发展为 ARDS 的几率。

中性粒细胞弹性蛋白酶(neutrophil elastase,NE):NE 除了具有有效的宿主防御功能外,也是体内最具破坏力的酶类之一。NE 能分解内皮细胞外基质,增加血管通透性,促进血浆蛋白和活性物质的外漏。此外,NE 还能促进炎症细胞因子的释放,从而引起典型的 ARDS。

人克拉拉细胞蛋白(Clara cell protein 16,CC16):研究显示,与非 ARDS 患者相比,血浆 CC16 水平在 ARDS 患者中增加 3 倍。CC16 ≥ 18ng/ml 时,ARDS 的诊断敏感性达 80%,特异性 92%。同时,在 ARDS 发生前 24 ~ 48 小时,血浆 CC16 水平已经升高,提示 CC16 可能对 ARDS 的临床进展有指导作用。

三、鉴 别 诊 断

ARDS 的突出临床表现是肺水肿和呼吸困难,因此必须与以下疾病进行鉴别:

1. 心源性肺水肿　见于各种原因引起的急性左心功能不全,如瓣膜病、冠心病、高血压性心脏病、心肌炎和心肌病等。其病理基础是由于左心功能衰竭,致肺循环流体静压升高,液体漏出肺毛细血管,故水肿液蛋白含量不高。ARDS 时则因肺泡毛细血管膜通透性增加,水肿液蛋白含量较高。根据病史、病理基础、临床表现,结合 X 线胸片和血气分析等,鉴别诊断多不困难。值得注意的是,ARDS 也可并发心血管功能异常。ARDS 急性期,约 20% 可出现心功能异常。因此,心源性肺水肿在常规强心、利尿和扩血管治疗后,如增加吸氧浓度后仍不能纠正低氧血症,需考虑 ARDS 的可能。

2. 非心源性肺水肿　见于输液过量、肝硬化和肾病综合征等引起的血浆胶体渗透压降低的患者。还可见于胸腔抽液或抽气过多过快,或抽吸负压过大,使胸膜腔负压瞬间增大而形成复张后肺水肿的患者。此类患者的特点是:病史明确、肺水肿的症状、体征及 X 线征象出现较快,治疗后消失也快;低氧血症一般不严重,吸氧后容易纠正。

3. 急性肺栓塞　各种原因导致的急性肺栓塞患者也可突然发病,表现为呼吸急促、烦躁不安、咯血、胸痛和发绀。血气分析示 PaO_2 和 $PaCO_2$ 均降低,与 ARDS 相似。临床上突然出现脉搏血氧饱和度和呼气末二氧化碳分压的急速下降,并有发生肺栓塞的可能因素,对肺栓塞的诊断特别有帮助。急性肺栓塞患者,多有长时间卧床、深静脉血栓史或肿瘤、羊水栓塞和心脏病史等,临床出现剧烈的胸痛、发热等症状。胸部 X 线或 CT 可发现典型的楔形或圆形阴影。核素肺扫描和选择性肺动脉造影可确诊肺栓塞。

4. 特发性肺间质纤维化　此病原因不明,临床突出表现为干咳、进行性呼吸困难和持续性低氧血症,可与 ARDS 相混淆。但本病多属慢性经过,少数呈亚急性;临床上杵状指多见;肺脏听诊可闻及连续高调的爆裂性细湿啰音,是本病的一个特征。由于本病与免疫功能有关,免疫指标检查如 IgG 和 IgM 等常有异常;X 线胸片可见双肺网状结节影,呈由下向上发展;病理上以广泛的间质性肺炎和肺间质纤维化为特点;肺功能检查为限制性通气障碍和弥散功能降低。据此可与 ARDS 相鉴别。

第6节 治 疗

对于 ARDS 目前尚无特效的治疗方法,目前主要根据其病理生理改变和临床表现,采取综合性治疗措施。治疗原则是积极治疗原发病,控制感染,支持呼吸和循环功能,防治并发症和 MODS。

一、原发病的治疗

治疗 ARDS 的原发病或诱因是首要措施。例如,感染的控制、休克的纠正、骨折的复位和伤口的清创等。特别强调的是控制感染,严重感染是导致 ARDS 的首要高危因素,也是最常见的死亡原因,应及时选用有效抗生素控制感染。

二、通气治疗

机械通气是目前重要的治疗措施,其根本目的是纠正低氧血症,维持适当的通气,减少通气做功。ARDS 机械通气指征无统一标准,多数学者认为应尽早进行机械通气。早期轻症患者可采用无创性机械通气,但多数患者需做气管插管或切开行机械通气。近几年来人们逐渐认识到 ARDS 患者残存的有通气功能的肺泡数量明显减少,严重者只有 30% 的肺泡参与通气,其容量犹如"婴儿肺"。因此对于这样的"小肺"给予与正常肺相当的潮气量势必会导致气道峰压过高、有通气的肺区过度膨胀而导致气压伤、容积伤和生物伤,又称为"呼吸机相关性肺损伤"(ventilator associated lung injury, VALI)。为防止这种与 ARDS 相似的医源性肺损伤,提出了"肺保护性通气策略(lung protective ventilation strategy, LPVS)"。

1. 呼气末正压 呼气末正压(positive end-expiratory pressure, PEEP)是最常用的通气模式。目前治疗 ARDS 的呼吸模式几乎都与 PEEP 联用。PEEP 能扩张萎陷的肺泡,纠正通气/血流比例失调,增加功能残气量和肺顺应性,有利于氧通过呼吸膜弥散。因此,PEEP 能有效提高 PaO_2,改善动脉氧合,降低 FiO_2,改善通气效果。但 PEEP 本身并不能防治 ARDS,只是作为一种支持手段,为综合治疗赢得机会。使用时需注意:①一般从低水平($3 \sim 5cmH_2O$)

开始,然后根据情况逐渐增加,常用 PEEP 水平为 $5 \sim 15cmH_2O$,但一般不超过 $20cmH_2O$;②吸气峰压(PIP)不应太高,以免影响静脉回流及心功能,并减少气压伤的发生;③如 PaO_2 达到 80mmHg,$SaO_2 \geqslant 90\%$,$FiO_2 \leqslant 0.4$,且稳定 12h 以上者,可逐步降低 PEEP 至停用。近来有人提出"开放肺(open lung)"技术,保持 PEEP 高于肺压力-容量曲线的低拐点,以防肺泡萎陷,限制 PIP 不高于压力-容量曲线的高拐点,以期减轻 VILI。

2. 小潮气量和容许性高碳酸血症(permissive hypercapnia, PHC) 是肺保护性通气策略的重要组成部分。为避免高气道压的危害,采取小潮气量($4 \sim 7ml/kg$)通气,允许一定的二氧化碳潴留($PaCO_2$ $60 \sim 80mmHg$)和呼吸性酸中毒(pH $7.25 \sim 7.30$)。其优点是可防止肺泡过度膨胀而导致气压伤,避免肺损伤进一步加重。但因酸中毒扩张脑血管,清醒患者多难耐受,需使用镇静、肌松药。1994 年开始,美国国立卫生研究院(NIH)的心肺血液研究所(NHLBI)牵头对小潮气量(6ml/kg)与传统潮气量(12ml/kg)进行前瞻性、随机对照临床试验,至 1999 年已达 861 例,因已能明确显示 6ml/kg 组(432 例)的病死率(31%)比 12ml/kg 组(429 例)的病死率(40%)减低,足以证明小潮气量的有益作用,于 1999 年 3 月 15 日提前结束试验,并于 2000 年 3 月 10 日在 N Engl J Med 杂志网站上提前发布实验结论。至此,以小潮气量、低气道压($<30cmH_2O$)、适度 PEEP 和适度 $PaCO_2$ 升高为特征的 LPVS,成为 30 年来"第一个能改善 ARDS 后果的疗法",被评为循证质量 1 等,可推荐应用 B 级。

3. 其他模式

(1)部分液体通气(partial liquid ventilation, PLV):PLV 是应用全氟化碳液(perfluorocarbon)部分代替气体进行呼吸。全氟化碳液与肺有非常好的相容性,并可以携带氧,是较理想的肺内气体交换媒介。它还可以降低肺泡表面张力、增加通气肺组织和冲洗细胞碎片。它可随重力作用较多地分布于下肺,正好对抗了 ARDS 病理生理改变,所以又称之为"液体 PEEP"。但目前仍缺乏有关 PLV 的对照性研究,确切疗效有待进一步临床评价。

(2)俯卧位通气:由仰卧位变俯卧位可以使背侧肺组织的通气得到改善,从而改善通气/血流比例,提高 ARDS 患者的氧合,此方法简便易行,其疗效与疾病类型的分期等有关。危重患者较难实施。

（3）反比通气:延长吸气时间使吸呼时间比大于1:1。延长正压吸气时间,有利气体进入阻塞时间较长的肺泡使之复张,恢复换气,改善气体分布,增加弥散面积;缩短呼气时间,使肺泡容积保持在小气道闭合容积之上,具有类似 PEEP 的作用。反比通气可降低气道峰压和平台压,增加气道平均压,改善通气/血流比。但在意识清醒患者常需使用镇静或肌松药配合。

（4）体外气体交换:包括体外膜肺氧合(extracorporeal membrane oxygenator,ECMO)和体外二氧化碳清除(extracorporeal CO_2 removal,$ECCO_2R$)。这些措施的优点是支持气体交换而不会引起呼吸机和氧中毒等带来的进一步的肺损害,使肺得到充分休息,促进其康复。但由于应用时耗费大,操作复杂,并发症多,临床效果有待进一步评价。

三、药 物 治 疗

1. 一氧化氮(nitric oxide,NO)　NO 被证实能由肺上皮细胞、肺泡巨噬细胞和内皮细胞产生,能够保护肺泡 II 型上皮细胞免受牵张性损伤。NO 使微循环的血管舒张,增加组织灌注,改善肺通气/血流比,改善组织氧合。NO 还能改善营养物质输送,减少血小板和淋巴细胞对内皮细胞的黏附,发挥对内皮组织的保护作用。NO 半衰期极短,易被血红蛋白迅速灭活,吸入 NO 只作用于肺血管而对体循环血管几乎无影响。NO 本身无毒性,但会产生有毒的 NO_2 导致肺损害,因此应用过程中需准确监测气体浓度。

尽管 NO 在离体实验和动物实验中被证实具有诸多保护作用,但是一系列的随机对照临床实验并没有得到有利的结论。无论是在住院病死率、机械通气时间、脱离呼吸机辅助的时间上都没有表现出优势。氧合指数的改善也仅仅在吸入 NO 后第1天观察到,在24h~48h 后这种作用即消失。因此,吸入外源性 NO 并不作为治疗 ARDS 的常规治疗手段。

2. 肺表面活性物质(pulmonary surfactant,PS)　PS 具有降低肺表面张力、稳定肺泡的作用,因而可明显改善通气和氧合。此外,它还有抑制微生物生长和免疫调节的作用。目前应用的外源性 PS 包括从动物肺组织中提取后加工而成的天然 PS 以及人工合成 PS。给药方式可经气管注入,也可雾化吸入。由于 PS 能较容易均匀地分布于肺泡表面,它也可作为某些抗生素或其他药物的载体。虽然外源性 PS 动物实验和临床研究很多,但效果都不尽如人意,可能与剂量不足、给药时间和途径不当有关。

3. 糖皮质激素　有广泛的抗炎症、抗休克、抗毒素及减少毛细血管渗出等药理作用,以往应用于 ARDS 治疗。但最新研究表明,糖皮质激素既不能预防,也不能降低 ARDS 患者的病死率,反而显著增加感染的发生率。但对脂肪栓塞、误吸、呼吸道烧伤和有毒气体(含高浓度氧)、脓毒性休克等主张应用激素治疗。一般主张早期大量短程用药,例如地塞米松每天30~40mg,连用3天停药。在 ARDS 晚期,为防止过多的胶原沉积,也可应用激素。

4. 活化蛋白 C(activated protein C,APC)　APC 是重要的抗凝物质,它通过负反馈调节机制作用于凝血级联反应体系,起到抑制凝血和促进纤溶的作用。最新的研究显示,APC 还可通过调节胞内基因表达、抗炎、抗凋亡及保护内皮细胞屏障等发挥细胞保护作用。动物实验中已证实 APC 能改善 ARDS 时的氧合指数、减少渗出,是降低 ARDS 病死率的独立因素。但临床研究结果并不理想。

5. β_2 受体激动剂　对于 β_2 受体激动剂的作用存在争议。动物实验证实 β_2 受体激动剂能通过减少炎症反应,上调肺泡电解质和水的转运,加速肺泡水肿液的消退。但 NHLBI ARDS Network 的多中心、大样本、随机对照研究显示,沙丁胺醇气雾剂没有显著临床疗效,认为这可能与肺泡上皮细胞严重受损,导致沙丁胺醇不能很好地扩散到肺泡。但是,来自英国的一项小样本、单中心的随机对照研究显示,静脉使用沙丁胺醇能减少血管外肺水含量。

6. 骨髓间充质干细胞(mesenchymal stem cells,MSCs)　骨髓间充质干细胞能分化成很多类型的细胞,如血管内皮细胞和肺泡上皮细胞。MSCs 还具有旁分泌作用,能分泌生长因子、抗炎细胞因子和调控屏障通透性的相关因子,从而减轻 ARDS。体外灌注的人类肺组织实验证实,MSCs 能将内毒素引起的内皮细胞通透性和肺水含量增加降至正常水平,同时抑制炎症细胞浸润。而且 MSCs 的培养基具有几乎等同的作用。进一步的研究证实,角质形成细胞生长因子(keratinocyte growth factor,KGF)在其中发挥重要作用。用 siRNA 抑制 KGF,MSCs 的保护作用消失,再次使用重组 KGF,MSCs 的保护作用恢复。1 期和 2 期临床试验正在进行中。

总之,尽管药物治疗在一系列动物实验中显示出令人鼓舞的效果,但在临床 3 期试验中都没有得到有利的证据,这些药物包括:外源性肺表面活性物质、吸入 NO、静脉使用前列腺素 E_1、糖皮质激素、酮康唑、利索茶碱、丙半胱氨酸及活化蛋白 C (表 95-2)。

表 95-2　ALI 和 ARDS 临床药物治疗效果

治疗药物	年份	研究阶段	病例数	结果	研究项目
糖皮质激素(急性呼吸衰竭期)	1987	临床 3 期	99	无效	Bernard 等
糖皮质激素(急性呼吸衰竭期)	1988	临床 3 期	75	无效	Luce 等
肺表面活性物质	1996	临床 3 期	725	无效	Anzueto 等
N-乙酰半胱氨酸	1997	临床 2 期	42	无效	Domenighetti 等
糖皮质激素(终末期)	1998	临床 3 期	24	降低病死率	Meduri 等
吸入 NO	1998	临床 2 期	177	无效	Dellinger 等
吸入 NO	1999	临床 3 期	203	无效	Payen 等
PGE1 脂质体(大剂量)	1999	临床 3 期	350	无效	Abraham 等
酮康唑	2000	临床 2 期	234	无效	NIH ARDS Network
PGE1 脂质体(小剂量)	2001	临床 3 期	102	无效	Vincent 等
利索茶碱	2002	临床 2~3 期	235	因无效而终止	NIH ARDS Network
糖皮质激素(终末期)	2005	临床 3 期	180	无效	Steinberg 等
沙丁胺醇(静脉)	2006	临床 2 期	40	减少血管外肺水,改善存活	Perkins 等
丙半胱氨酸	2008	临床 3 期	215	因无效而终止	Morris 等
活化蛋白 C	2008	临床 2 期	75	因无效而终止	Liu 等
沙丁胺醇(吸入)	2008	临床 3 期	279	因无效而终止	ARDS Network:未发表数据

四、液体管理、营养支持和防治并发症

液体管理是 ARDS 治疗的重要环节。ARDS 发生时,毛细血管通透性增加,液体向组织间液渗出,静水压增加而渗透压降低,导致肺水含量增加。传统的液体治疗包括严格限制液体输入,加强利尿以减少肺水肿的发生。但这种液体管理方案是否有效仍存在争议。2006 年 NHLBI ARDS Network 公布了一项前瞻性、随机对照研究,对比保守液体治疗和自由液体治疗两种方式。两种液体策略在病死率上没有显著差别,但是保守液体治疗降低肺损伤指数,改善氧合,降低气道平台压,减少机械通气的时间和 ICU 留治时间。同时证实,与使用中心静脉导管指导治疗相比,使用肺动脉导管指导治疗并不能改善患者的临床转归。

ARDS 患者常处于高代谢状态,能量消耗增加,通常不能进食,故常导致营养缺乏,更容易导致多脏器功能障碍、免疫功能低下和呼吸肌疲劳而增加病死率,故危重患者应尽早开始营养代谢支持。营养支持的关键是减少由于炎症反应导致的蛋白质分解代谢。由于这类患者多合并多种疾病,热量的计算十分困难,应该根据病情变化随时调整热量输入。对于急性患者,一般每日供应能量 125.4~167.4kJ/kg,其中蛋白质 1.5~3.0g/kg,脂肪应占总热量的 20%~30%。

根据患者的胃肠道功能情况决定营养途径。胃肠道功能障碍的患者,采用肠外营养。肠道功能正常或部分恢复的患者,尽早开始肠内营养,有助于恢复肠道功能和肠黏膜屏障功能,防止毒素及细菌转位。少量和中等量的肠内营养能维持小肠绒毛的高度和结构,并通过刺激分泌刷状缘酶(brush border enzyme)、内源性肽、分泌型 IgA 和胆汁盐减少感染和降低病死率。

在肠内营养成分的选择上应合理地使用脂类并

减少碳水化合物以降低肺的通气负担。尽管鱼油（EPA 和 DHA）及其衍生物 resolvin、docosatriene 和 neuroprotectin 被认为能减少炎症反应的发生、改善氧合、减少 ICU 留治时间，但使用的时机、剂量、比例以及是否需要添加琉璃苣油（borage oil）等都需要进一步深入研究。

SIRS 可以首先累及肺脏导致 ARDS，随着病情的发展常导致多个器官的功能障碍，发展为 MODS。因此治疗中维持其他脏器的功能，预防 MODS 是治疗 ARDS 的重要方面。在有效的通气支持情况下，呼吸衰竭已不是 ARDS 的主要死因。ARDS 患者因严重缺氧，合并感染以及不适当的通气治疗等，易合并心功能损害，必要时可酌情选用血管活性药物和心肌营养药物以减轻心脏负荷、增加心肌收缩力和组织灌注，维持有效的心功能。另外，应注意监测和保护肾功能，防治消化道应激性出血和 DIC，维持电解质和酸碱平衡等。

五、综 合 疗 法

在 ARDS 的治疗中，唯一被证实能改善生存率的治疗手段是小潮气量通气。而保守液体治疗策略虽然不能改善生存率，但是在早期撤离呼吸机、缩短 ICU 留治时间方面显示出优势。因此有专家建议，小潮气量通气策略应该作为治疗常规，同时选用保守液体治疗策略以缩短机械通气的时间和 ICU 留治时间。

Ullrich 等在 1999 年报道了 84 例重度 ARDS 患者，以 LPVS 为基础，加用俯卧位（每次 12h）、脱水（利尿药或连续性静脉血液滤过）和吸入 NO（5 ~ 20ppm），结果有 71 例（85%）的 PaO_2 升高幅度 > 20%，FiO_2 和 PIP 降低，最终 59 例存活。其余 13 例经 96 小时治疗病情未能改善而实施 ECMO，结果 8 例存活，总病死率为 20%（17/84）。以上经验提示，对 ARDS 的治疗，不能寄期望于单一的治疗措施，合理综合应用多种治疗措施，ARDS 的病死率是有望进一步降低的。

（李文志 张兵）

参 考 文 献

1. 庄心良,曾因明,陈伯銮. 现代麻醉学. 第 3 版. 北京:人民卫生出版社,2003.
2. Levitt JE, Gould MK, Ware LB, et al. Analytic review: the pathogenetic and prognostic value of biologic markers in acute lung injury. J Intensive Care Med,2009,24:151-167.
3. Johnson ER, Matthay MA. Acute lung injury: epidemiology, pathogenesis,and treatment. J Aerosol Med Pulm Drug Deliv, 2010,23:243-252.
4. Beasley MB. The pathologist's approach to acute lung injury. Arch Pathol Lab Med,2010,134:719-727.
5. National Heart, Lung, Blood Institute, and Acute Respiratory Distress Syndrome Clinical Trials Network, Wiedemann HP, Wheeler AP,et al. Comparison of two fluid-management strategies in acute lung injury. N Engl J Med, 2006, 354:2564-2575.
6. National Heart, Lung, Blood Institute, Acute Respiratory Distress Syndrome Clinical Trials Network, Wheeler AP, Bernard GR,et al. Pulmonary artery versus central venous catheter to guide treatment of acute lung injury. N Engl J Med, 2006, 354:2213-2224.
7. Rival G, Patry C, Floret N, et al. Prone position and recruitment manoeuvre: the combined effect improves oxygenation. Crit Care,2011,15:R125.
8. Maybauer MO, Maybauer DM, Fraser JF, et al. Recombinant human activated protein C attenuates cardiovascular and microcirculatory dysfunction in acute lung injury and septic shock. Crit Care,2010,14:R217.
9. Matthay M, Brower R, Thompson B, et al. Randomized, placebo-controlled trial of an aerosolized beta-2 adrenergic agonist (albuterol) for the treatment of acute lung injury. Am J Respir Crit Care Med,2009,179:A2166.
10. Perkins GD, McAuley DF, Thickett DR, et al: The betaagonist lung injury trial (BALTI): a randomized placebo controlled clinical trial. Am J Respir Crit Care Med,2006,173:281-287.
11. Hernandez G, Velasco N, Wainstein C, et al. Gut mucosal atrophy after a short enteral fasting period in critically ill patients. J Crit Care,1999,14:73-77.
12. Xu J, Woods CR, Mora AL, et al. Prevention of endotoxin-induced systemic response by bone marrow-derived mesenchymal stem cells in mice. Am J Physiol Lung Cell Mol Physiol, 2007,293:L131-L141.
13. Tsushima K, King LS, Aggarwal NR, et al. Acute lung injury review. Intern Med,2009,48:621-630.
14. Diaz JV, Brower R, Calfee CS, et al. Therapeutic strategies for severe acute lung injury. Crit Care Med,2010,38:1644-1650.
15. Khemani RG, Newth CJ. The design of future pediatric mechanical ventilation trials for acute lung injury. Am J Respir Crit Care Med,2010,182:1465-1474.
16. Villar J, Blanco J, Kacmarek RM. Acute respiratory distress

syndrome definition: do we need a change? Curr Opin Crit Care, 2011, 17:13-17.

17. Matthay MA, Goolaerts A, Howard JP, et al. Mesenchymal stem cells for acute lung injury: preclinical evidence. Crit Care Med, 2010, 38: S569-S573.

18. Turner KL, Moore FA, Martindale R. Nutrition support for the acute lung injury/adult respiratory distress syndrome patient: a review. Nutr Clin Pract, 2011, 26:14-25.

19. ARDS Definition Task Force, Ranieri VM, Rubenfeld GD, et al. Acute respiratory distress syndrome: the Berlin Definition. JAMA, 2012, 307:2526-2533.

第96章 心律失常

心律失常是指心律起源部位和心律频率、节律以及冲动传导等任何一项或多项异常。心律失常是临床上常见的病症,患者往往伴有不同程度的心脏病,也可见于心脏无明显器质性病变者。心律失常可引起心源性猝死,70% ~ 80% 为快速型心律失常。与一般情况相比,围手术期心律失常更为常见。因此,现代麻醉除了将心电图作为常规监测项目以外,还与血流动力学指标乃至动态多普勒超声影象学检查结果相结合,使得对心律失常的处理更准确,更具针对性,还能对治疗的效果进行动态追踪。随着分子生物学、微电子学、遥控技术、介入性诊疗技术(如心律失常的标测和射频消融、植入性心脏起搏器和除颤器的程控等)的广泛应用,乃至心律失常遗传基因的发现以及突变监测的进展,心电生理学、心电病理学和心律失常领域从基础到临床均取得了长足的进展。使人们对心脏节律性病变的电生理特性以及对抗心律失常药物治疗及机械性治疗有了更广泛而深入的认识,加之心律失常监测技术水平的提高与发展,使患者围手术期发生的心律失常能得到及时诊治,大大降低了由心律失常导致的心源性猝死的发生率,保障了患者的安全。就心律失常发生的电生理机制而言,围手术期心律失常的本质也就是心脏冲动的形成及其传导异常或二者并存。

第1节 心律失常的发生机制

一、心律失常的解剖学基础

(一)心脏的传导系统

心脏传导系统是由心脏中特有的、功能高度专一的心肌组织构成,专门负责心脏内激动的产生与传导。

1. 窦房结 窦房结在电子显微镜下可见 4 种细胞,即 P 细胞、过渡细胞、浦肯野细胞及普通心肌细胞。P 细胞是窦房结的起搏细胞,集中在结的中央。窦房结中央的 P 细胞簇虽是窦房结激动的起源,但不同的 P 细胞簇,其自律性频率不同,因此可出现窦性心律常不齐。当窦房结的头、体、尾三部的 P 细胞簇轮流发出冲动时,除频率改变外,还可有 P 波形态不同,形成窦房结内游走心律。病理状态下,窦房结及其周围组织可有缺血、纤维化、炎症、退行性变或窦房结动脉部分闭塞,使窦房结内 P 细胞减少,结周纤维化,导致窦性激动形成或(和)传出障碍,从而形成病态窦房结综合征。

2. 结间束 大多数学者认为窦房结与房室结之间存在着特殊传导束,称为结间束。共有 3 条,分别称为前结间束(Bachmann 束)、中结间束(Wenck-ebach 束)、后结间束(Thorel 束)。随着新的标测系统或心腔内超声定位技术的发展,新近发现了心房间传导的三条主要传导通路,即 Bachmann 束、卵圆窝肌性边缘和冠状窦肌袖。由于激动发出的部位不同,其选择的优势传导途径可有不同,并可能有不同的心房间传导模式。当结间束或心房间传导通路损伤或被切断时,易引起交界性心律、房室分离及房内传导阻滞等心律失常。

3. 房室结 房室结为房室间传导的唯一通道。

房室结的细胞种类与窦房结相同,但以过渡细胞为主,少量P细胞散在其中。过渡细胞细而长,细胞间连接是通过简单的桥粒而无润盘,加之房室结的上部传导纤维彼此交错成网状,形成迷路样系统,因而激动通过房室结时传导减慢,发生40~50ms的生理延搁,以保证心房收缩后心室再收缩。房颤及其他室上性激动经房室结下传时都会遇到这种生理性延搁,部分则被阻滞不能下传,这是保护心室免受过快激动的天然屏障。同时,这里也是容易发生房室传导阻滞的部位。房室结的下部,传导纤维呈纵向排列成束状结构,并有胶原纤维把它们分隔开,这种束状纤维的排列直至房室束。在生理或病理因素的影响下,被分隔的传导纤维之间的不应期及传导速度可有很大的差异,结果形成了房室结双径路或多径路传导。此外,房室结具有双向传导的功能,即激动可以从心房顺行下传心室,亦可以从心室逆传进入心房。房室结的双向传导功能及双径路或多径路传导功能的存在,是产生房室结内折返性心律失常的基础,阵发性室上性心动过速大都由此引起。

房室交接区各组成部分均有自律性,为心脏的第二起搏点,是形成房室交接性期前收缩和逸搏的基础。

4. 房室束及左、右束支 房室束又称希氏(His)束,为房室结的延续部分,并穿过右纤维三角,沿室间隔膜部后下缘下行,在室间隔肌部的顶端分成左右束支。房室束在右纤维三角内长约1mm并变细,故当结缔组织变性硬化时,可压迫房室束造成房室传导阻滞。右束支为房室束的延续,呈细长状,较左束支细小易折,临床上右束支传导阻滞十分常见。左束支从房室束分出时,其纤维排列呈扇状、瀑布样,因此不易发生完全性左束支传导阻滞。

5. 浦肯野纤维 左、右束支的末梢逐渐分成细小的分支,称为浦肯野纤维。浦肯野纤维互相交织成网,广泛分布于左、右心室的内膜面,可直接与普通心肌纤维相连,从而将激动传入心肌。

浦肯野纤维呈网状,因此往往激动传导的速度不均而造成折返,形成心律失常。

6. 旁路传导束 心房与心室之间除正常的传导束外,在某些人还存在变异的旁路传导束。激动能通过旁路传导束绕过房室结而更迅速地下传至心室,引起一部分心肌提前激动。已发现的旁路传导束有:①房室旁路(Kent束),经左、右房室环而直接连接心房和心室的肌束;②房束旁路(Janes旁路),绕过房室结主体止于其下部或连于房室束;③结室旁路和束室旁路(Mahaim纤维),由房室结、房室束发出,直接进入室间隔。

旁路传导束的存在,是产生预激综合征和房室折返性心动过速的基础。

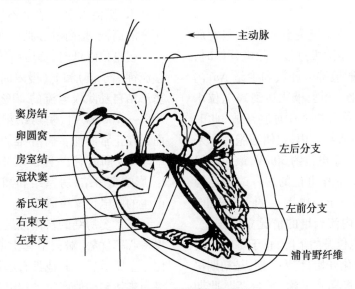

图96-1 心脏传导系统

左侧标注:窦房结、卵圆窝、房室结、冠状窦、希氏束、右束支、左束支

右侧标注:主动脉、左后分支、左前分支、浦肯野纤维

(二) 心脏传导系统的供血与神经分布

1. 心脏传导系统的供血 窦房结由窦房结支供血,窦房结动脉多为一支(94.7%),发自右冠状动脉居多(58.7%),发自左冠状动脉旋支占38.5%,左、右冠状动脉均发出窦房结支的约占2.8%。房室交接区由三条互相吻合、侧支循环丰富的动脉供血:①房室结动脉:大多发自右冠状动脉(92.3%);②左旋后支:发自旋支占7.0%;③房间

隔前动脉:发自右冠状动脉或旋支。冠状动脉及其分支的狭窄、损伤或梗塞,不仅可引起整个心脏及其不同部位的心肌缺血或坏死,同时也可造成相应传导系统的供血障碍,引起心律失常。

2. 心脏传导系统的神经分布　窦房结、房室结和房室束均接受交感神经和副交感神经的支配。支配窦房结的交感神经和副交感神经以右侧占优势,而在房室结则以左侧为主。故刺激右侧交感神经和副交感神经,对窦房结功能影响较大;而刺激左侧的交感神经和副交感神经,则主要影响房室结功能。正常生理状态下,交感神经与副交感神经对传导系统的作用是相互制约并协调地调节传导系统的活动。当二者功能失调时,可产生心律失常。

二、心律失常的电生理学基础

(一) 心肌细胞的电活动

1. 静息电位　如果将一根直径小于 $0.5\mu m$ 的玻璃电极插入心肌细胞内;另一电极放在细胞外,就可记录到细胞膜内外存在着一个电位差,即跨膜电位。在心室肌舒张期处于静息状态时,跨膜电位约为$-80 \sim -90mV$,细胞内是负电位而细胞外是正电位。细胞静息状态的跨膜电位称为静息电位(亦称静息膜电位),心肌细胞的这种膜两侧所保持的内负外正状态称为极化。

2. 动作电位　当心肌细胞受到自律细胞发放的动作电流刺激时,就发生除极过程。除极开始时,首先引起电压门控 Na^+ 通道部分开放和少量 Na^+ 内流,使细胞膜部分去极化。当去极化达到阈电位水平(膜内$-70mV$)时,可激活快 Na^+ 通道开放,此时 Na^+ 经快通道由细胞外进入细胞内,致使细胞内原来的负电位迅速减小直至呈正电位约 $30mV$,最大除极速度(Vmax)达 $1000V/s$,动作电位的这一改变称为0 期,属快速除极期,相当于心电图上的 RS 波群。随着快通道的关闭,Na^+ 内流聚增的情况立即停止,K^+ 短暂外流,细胞内正电位开始下降,止于零电位附近,历时 $10ms$,此乃复极化开始,称为 1 期,是初期快速复极期。2 期(缓慢复极期),又称"平台期",此期为慢钙和慢钠通道开放,Ca^{2+}、Na^+ 缓慢内流,同时伴 K^+ 外流所致。细胞内电位在零电位持续约 $100ms \sim 150ms$。整个心肌间无电位差,相当于心电图上的 S-T。3 期为后期快速复极化过程,细胞内电位再次到达负值,并持续直至最大复极电位(即静息膜电位),因此复极化是在 3 期终末时完成的。造成 3 期电位变化的主要原因是 K^+ 从细胞内流出增加,3 期相当于心电图上的 T 波,历时 $150ms$。$0 \sim 3$ 期的时程合称为动作电位时程(action potential duration, APD)。此后较长一段时间细胞内电位稳定在$-80 \sim -90mV$ 的水平,即 4 期(静息期)。在 4 期的开始阶段,细胞内$[Na^+]$还较高,而$[K^+]$较低,此时细胞膜钠-钾泵在 ATP 酶激活下启动,将 Na^+、Ca^{2+}泵出细胞外而使 K^+进入细胞内,从而恢复细胞膜内外离子极化状态的分布,以利于下次除极的开始。

心肌细胞动作电位的形成机制与下列因素有关:①细胞内外的离子浓度差;②细胞膜通道对离子的选择通透性,即膜的离子电导;③细胞膜上离子泵的活动。

(二) 心肌的生理特性

1. 自律性　心脏传导系统中特殊的细胞可在无外界刺激的情况下有节律地自动发放电冲动,产生动作电位,导致心脏有节律地收缩舒张,称为自律性。其离子基础是在 4 期舒张时获得一内向正离子流。所有的心脏起搏细胞均具有电压依从性通道,膜电位$-50 \sim -60mV$ 时被激活,起搏电流 I_f(由钾离子和钠离子携带的起搏电流)的通过从而形成内向电流。此内向电流由与单价阳离子相对应的非选择性通道所携带,K^+和 Na^+都可提供离子转运,但细胞内负电压时起搏电流携带大量 Na^+ 的时候更多。细胞外 K^+激活 I_f,Na^+ 浓度不影响其电导。自动兴奋频率的高低,是衡量心肌细胞自律性高低的指标。

膜电位降低时,窦房结的自律性主要与 I_k(迟发整流钾离子流)和 I_{si}(慢内向电流)有关,I_f仅占导致窦房结自动除极电流的 20%。如果超极化,膜电位$-50 \sim -100mV$ 时,窦房结细胞呈现显著的 I_f 电流。而 I_k 在正常的浦肯野纤维的自动除极中作用不大。I_k的减少同时伴一种性质不明的背景内向电流和 I_{si},影响窦房结、房室结和浦肯野纤维的起搏过程,产生的膜电位又可激活 I_f。

正常窦房结的自律性最强,即其起搏频率最快,保持心率优势,对去甲肾上腺素和乙酰胆碱的作用比心室肌敏感。其他具有起搏功能的细胞在自动除极尚未达到阈值产生动作电位时已被窦房结节律所控制,成为潜在起搏点。窦房结对潜在起搏点的抑制作用与窦房结和潜在起搏点之间的频率差别成正比,频率差别越大,抑制作用越强,这种高位起搏点对低位起搏点的抑制作用称超速抑制。在窦房结对具有自律性的房室结细胞、心房肌细胞、希氏束-浦肯野纤维和心室肌细胞的抑制作用中,以对浦肯野纤维和心室肌细胞的抑制作用最强。当高位起搏点的起搏冲动突然停止,低位潜在起搏点刚开始发放冲动时,其频率比其固有的频率缓慢,然后才逐渐恢复至固有频率,这一现象称为温醒现象。

影响自律性的因素:

(1)舒张期自动除极的速度:速度变大,达到阈值的时间短,发放起搏冲动的频率快,自律性增高;反之,舒张期自动除极速度减慢,达到阈值的时间长,兴奋频率减慢,自律性降低。

(2)阈电位:阈电位水平下降(膜电位负值增大),与细胞膜的舒张期电位距离缩短,自动除极达到阈电位所需时间减少,兴奋频率增快,自律性高;阈电位水平上升(膜电位负值变小),与舒张期膜电位距离加大,自动除极时限延长,兴奋频率下降,自律性降低。

(3)最大舒张期电位:最大舒张期电位变大(膜电位负值减小),与阈电位距离缩短,自动除极所需时间减少,兴奋频率增快,自律性高;反之,则自律性低。其中,以舒张期自动除极的速度最为重要。上述影响因素与自律性强度的关系见图96-2。

2. 兴奋性 心肌细胞受到刺激时,能够发生除极和动作电位的特性,称为兴奋性。

(1)兴奋性的衡量指标——兴奋阈值:当细胞受到各种形式的刺激时,如化学、机械、电学等形式,细胞膜除极达到阈电位,引起动作电位,该处的兴奋可以传播到整个心脏,可以引发心肌细胞除极化产生动作电位,导致心肌兴奋的最小刺激强度,称为兴奋阈值,它是衡量兴奋性的指标。当刺激电脉冲宽度固定,引起心肌兴奋的最小电压或电流可反映兴奋阈值。固定脉冲强度(电压或电流)后,引起心肌兴奋的最小脉冲宽度也可反映兴奋阈值。兴奋阈值越高,兴奋性越低;兴奋阈值越低,兴奋性越高。

(2)影响兴奋性的因素

1)最大舒张膜电位:阈电位不变的情况下,最

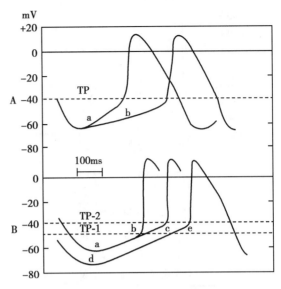

图96-2 影响自律性的因素

A:舒张期自动除极速度由 a 减少到 b,自律性降低;
B:阈电位由 TP-1 上升到 TP-2,自律性降低。最大舒张期电位由 a 降到 d,则自律性降低。TP 为阈电位

大舒张膜电位负值变小,与阈电位距离靠近,兴奋所需的刺激阈值小,兴奋性高;反之,兴奋性低。

2)阈电位:在舒张期膜电位保持不变的情况下,阈电位水平越低(负值越大),与膜电位的距离越小,兴奋性越高;反之,兴奋性则越低。

如乙酰胆碱作用于心肌细胞膜的胆碱能受体,激活钾离子外流,舒张期电位负值增大,兴奋性降低。I 类抗心律失常药物奎尼丁抑制钠通道活性,阈电位负值变小,心肌兴奋性降低。(图96-3)

3)兴奋性的周期性变化:心肌细胞受到刺激后产生兴奋反应,细胞膜电位发生变化,在这一系列的变化过程中,细胞兴奋性也发生了改变。在快反应细胞的心室肌细胞兴奋周期性改变如下(图96-4)。

A. 绝对不应期(absolute refractory period,ARP):从除极开始至复极到−55mV 左右的间期为绝对不应期。要此期间细胞受刺激后细胞膜除极,快钠通道开放,膜电位负值迅速降低,继而钠通道失活。当

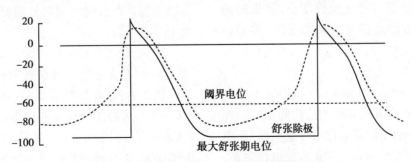

图96-3 自律性细胞(虚线)和做功细胞的动作电位

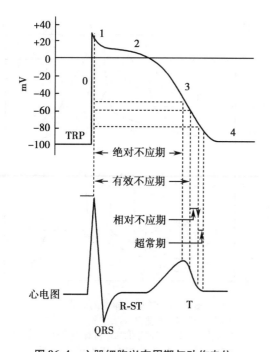

图 96-4　心肌细胞兴奋周期与动作电位、心电图的关系
上图:心室肌细胞动作电位。下图:与上图相应的心电图

复极到-55mV 时,快、慢通道均处于失活状态,所以从[0]相开始到细胞复极至-55mV,不论用多大的强度刺激细胞,也不能使细胞膜再次兴奋。绝对不应期相当于心脏收缩期。

B. 有效不应期(effective refractory period,ERP):当细胞兴奋后复极至-55～-60mV 时,部分钠通道恢复到备用状态,强大的刺激可以产生局部兴奋,但不论怎样强大的刺激均不能形成动作电位及扩布性兴奋。故从[0]相到复极后-60mV 左右的间期称为有效不应期。

C. 相对不应期(relative refractory period,RRP):从有效不应期结束到复极至膜电位-80mV,此时期细胞受刺激能兴奋,但传导缓慢,称为相对不应期。此期间钠通道已逐渐恢复兴奋性,但由于此时钠通道开放能力并未完全恢复正常,故细胞的兴奋性仍低于正常;又由于细胞内外电位梯度小,除极时的 I_{Na} 量少,[0]相除极的速度和振幅均下降,传导延缓,细胞受刺激产生兴奋的阈值也升高,但动作电位时限缩短。

D. 超常期(supernormal phase):即相对不应期后,膜电位从-80mV 到复极完毕的这段间期。当细胞复极至-80～-90mV 时,膜电位已经基本恢复,由于膜电位与阈电位较近,兴奋性比正常膜电位时高,所需的刺激阈值比正常的小,所以低于正常兴奋阈

值的刺激即可产生扩布性兴奋。

E. 正常反应期(normal refractory period,NRP):复极过程全部完成,兴奋性完全恢复至正常,从这一时刻起直至下一次兴奋开始,属于正常反应期。

F. 易损期(vulnerable period,VP):易损期时,由于心肌细胞间存在细胞兴奋性恢复的快慢及前后差异,所以这时细胞的兴奋性、传导性、不应期变化很不一致,加上此时为相对不应期的开始,较强的刺激易致心肌颤动。心房肌易损期位于 QRS 波末到 ST 段开始后 20ms,心室肌的易损期位于 T 波升支顶峰前 30ms。

以上这种兴奋的周期性变化中,快反应细胞是电压依从性,慢反应细胞是时间依从性。当有效不应期延长时,兴奋周期延长,早搏刺激不易引起期前兴奋,折返环容易因不应期延长而被阻断;反之,有效不应期缩短,易出现期前兴奋,形成折返,导致心律失常。可见,不应期与心律失常关系密切。

3. 传导性　细胞膜一处兴奋后,兴奋过程将以动作电位的形式由该处沿细胞膜向外传播,直至整个心肌细胞,这一生理特性称为传导性。静息状态下,细胞膜内外分别携带相等量的正负电荷成为电容。细胞膜受刺激兴奋,膜电位负值减小,与相邻的细胞膜之间形成电位差,膜外阳离子由未兴奋处移向已兴奋处,膜内阳离子由已兴奋点移向未兴奋点,形成局部电流。局部电流使未兴奋处的细胞膜发生除极化,一旦达到阈值,则产生动作电位成为新的兴奋点,又与和它紧邻的未兴奋处形成局部电流,如此往复兴奋得以传导。通常情况下,将动作电位的传导速度作为衡量心肌传导性的指标。

(1) 心脏内兴奋传导的途径和特点

1) 心脏内兴奋传导的途径:心脏兴奋是通过其特殊传导系统进行的。正常情况下,窦房结发出的兴奋通过心房肌组成的优势传导通路及心房肌传导到左、右心房肌房室交界区,然后由希氏束传至左、右束支,最后经浦肯野纤维网引起心室肌兴奋。心室肌再将兴奋由内膜侧向外膜侧心室肌扩布,引起整个心室兴奋。

2) 心脏内兴奋传导的特点

A. 兴奋在心室各部位传导的速度不同。从快到慢依次为:浦肯野纤维 2～4.0m/s,房室束 1.2～2.0m/s 心房内优势传导通路 1.0～1.2m/s,心室肌 1.0m/s,心房肌 0.4m/s,窦房结 0.05m/s,房室结 0.02m/s。其中浦肯野纤维传导速度最快,对于保持心室的同步收缩具有十分重要的意义。

B. 传导在房室交界区存在房室延搁。兴奋通过这一部位要延搁0.1秒,使心房和心室不至于同时兴奋与收缩,防止房室收缩的重叠。其意义在于保证心脏各部分有顺序而协调地进行收缩和舒张活动。

(2) 影响传导性的因素

1) 解剖因素

A. 心肌细胞的直径是决定和影响心肌传导性的主要结构因素。这是因为细胞的直径大小与细胞内电阻呈反比关系,直径愈小内电阻愈大。浦肯野纤维细胞的直径最大,兴奋传导速度最快,而结区细胞直径最小,传导速度最慢。

B. 心肌细胞传导性与其轴向密切相关;心肌细胞呈细长或圆柱状,纵轴方向一致,具有较好的"电缆"样特性,局部电流通过细胞间低阻力的缝隙连接和闰盘向邻近心肌细胞传导。沿细胞纵轴方向阻力小,传导快,横轴方向则阻力大,传导慢。

2) 生理因素

A. 动作电位0期去极化的幅度和速度:心肌细胞兴奋的传导也是通过形成局部电流实现的,而局部电流是兴奋部位膜0期去极化所引起的。0期去极化的幅度和速度大时,传导速度快,反之则慢。窦房结和房室结细胞的0期主要是由 I_{si} 决定,而 I_{si} 激活所需的时间较 I_{Na} 长,所以0期除极速度缓慢,传导性亦低。

B. 静息电位水平:兴奋前静息电位水平是决定动作电位0期去极化的幅度和速度的重要因素。当静息电位水平增大,则钠通道开放多,0期去极化的幅度和速度有所增大;如静息电位减小,钠通道开放少,0期去极化的幅度和速度也较小,传导速度明显减慢;当膜电位在-60mV时,动作电位便不能产生。钠通道开放速度的快慢和数量的多少,成为 Na^+ 通道的效率。Na^+ 通道的效率具有电压依从性,效率的高低取决于接受刺激之前的静息膜电位的大小。单向阻滞、衰减性传导、[3]相阻滞和[4]相阻滞均与之相关。

C. 邻近膜部位的兴奋性:兴奋在心肌细胞上的传导,就是心肌细胞膜依次逐步兴奋的过程。只有当邻近未兴奋部位心肌的兴奋性处于正常,而且处于非不应期时,兴奋才可以得以传导。如果邻近未兴奋部位膜的钠通道处于失活状态,兴奋性尚未恢复,则不能产生动作电位,导致传导发生阻滞。

(三) 心律失常的电生理机制

心律失常的电生理机制一般与冲动形成异常和(或)冲动传导异常有关。

1. 冲动发生异常 正常心脏以窦房结自律性最高。因此,窦房结发出冲动经心脏传导系统传导并激动整个心脏,称之为窦性心律;如冲动发自窦房结以外的心肌组织,则称之为异位节律。各种因素使单个心肌细胞或细胞群体细胞膜的局部离子流发生改变,即可使冲动发生异常,通常将其分为自律性异常和触发活动。

(1) 自律性异常:正常情况下,仅少数心肌细胞具有自律性,包括窦房结、窦周传导束、冠状窦口附近纤维,房室结远端和希氏束-浦肯野纤维。心房肌和心室肌无自律性。

1) 窦房结:窦房结的4期除极速度最快,对其他自律性细胞具有超速抑制作用。窦房结的频率通过自律性活动和内部疾病引起改变。当窦房结的冲动频率>100次/分钟(成人)称为窦性心动过速,交感神经兴奋和去甲肾上腺素分泌增加,均可使其频率增加。窦房结冲动频率<60次/分钟称为窦性心动过缓,迷走神经兴奋或窦房结及其周围组织病变可以减慢、阻滞甚至停止窦房结的冲动发放,出现窦性心动过缓、窦房阻滞、窦性停搏等。

2) 潜在起搏点:在正常窦性心律时,具有自律性的低位起搏点细胞被抑制,当窦房结冲动频率低于这些低位起搏点细胞的固有频率,如房室结的固有频率40~60次/分钟,浦肯野纤维20~60次/分钟时,低位起搏点者暂时控制整个心脏,出现逸搏或逸搏心律,以保证心脏及机体的基本生理功能。这些低位自律性细胞又称为潜在起搏点。

3) 异位搏动:当潜在起搏点的冲动发放频率超过它们的固有频率,甚至干扰窦房结的正常节律时,成为异位搏动,如期前收缩、心动过速等。当交感神经兴奋,局部儿茶酚胺释放增加或β肾上腺素受体兴奋性增高时,房室结区、希氏束-浦肯野纤维的自律性均增高,但最高频率通常小于200次/min。另外,心肌病变也可改变潜在起搏点的自律性,如心肌梗死残存的浦肯野纤维自律性增高,而急性心肌缺血时浦肯野纤维的自律性反而被控制。病窦综合征、束支病变导致的房室传导阻滞中,心室逸搏的频率显著下降。

4) 无自律性细胞转变为自律性细胞:病理情况下,一些原来没有自律性的心肌细胞,从快反应纤维转变为慢反应纤维,具有自律性。如心肌梗死使普通工作细胞的细胞膜除极,I_k 失活,I_{si} 激活,导致自动除极,产生异常自律性。

5）影响因素：当膜电位低于-70mV 时，I_f 与自律性相关；当膜电位为-50～-70mV 时，细胞可能是静止的，受周围正常极化或更多除极心肌的电紧张作用影响，当膜电位在-50mV 以上时，I_k 和 I_{si} 与异常自律性有关。降低舒张膜电位的电流可以干扰正常心肌和浦肯野纤维动作电位的 4 期过程，产生异常自律性；最大舒张膜电位负值降低，细胞的异常自律性增高。

（2）触发活动：触发活动（friggered activity）不是心肌细胞膜的 4 期自动除极活动，而是在动作电位的复极过程中或复极完毕后的膜电位震荡，称为震荡性后电位或称后除极，它与正常的自律性以及异常的自律性机制完全不同。后除极达到阈电位也可产生兴奋，形成触发活动。后除极可发生在两个时相，当心脏动作电位的 2 期、3 期膜电位水平从下降变为上升时称为早期后除极。当发生于完全复极后 4 期时，膜电位震荡称为延迟后除极。这些后除极一旦达到阈电位水平即兴奋形成触发活动，又可触发另一个后除极（图 96-5）。决定后除极振幅的因素见表 96-1。由后除极即触发活动所致的心律失常称为触发性心律失常。

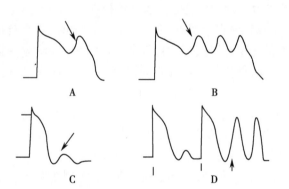

图 96-5　两种后除极的表现

A、B 为早期后除极，C、D 为延迟后除极；A：触发一次早期后除极；B：触发一串早期后除极；C：触发一次延迟后除极，但未达到阈电位；D：第一个动作电位后触发一次延迟后除极，第二个动作电位后触发的后除极达到阈电位，产生触发一串异位激动

表 96-1　后除极振幅的决定因素

干扰因素	早期后除极	延迟后除极
长周期（基础周期和过早周期）	↑	↓
长动作电位时限	↑	↑
降低膜电位	↑	↓
钠通道阻滞剂	无作用	↓
钙通道阻滞剂	↓	↓
儿茶酚胺	↑	↑

注：↑振幅增加，↓振幅下降

1）早期后除极：早期后除极发生在 2 期或 3 期，此震荡电位达到阈电位水平，可产生一个或一串的兴奋。其形成机制主要是：①钾离子外流减少，背景钾电导（GK_1）减弱及 K^+ 外向电流变小，导致复极过程变慢，动作电位时程延长；②钙离子内流增加，并通过 L-型钙通道发生作用；③钠通道失活减弱或延迟失活。凡是能引起动作电位 2、3 期正离子内流增加或外流减少的因素，均可延长动作电位和复极过程，从而引起早期后除极。

早期后除极所致心律失常的特点：①慢频率依赖型，当心率减慢时可促发心动过速发作，超速起搏可使其终止，但停止超速起搏心率再变慢时心动过速可复发；②由触发的室性期前收缩或心动过速与前一心搏间的联律间期极短，这是由于多发生在 2 相平台期或 3 相所致，大致相当于体表心电图的 ST 段或 T 波的起始部；③若条件不变，触发活动与前一心动周期的间距相对固定，可形成二联律；④心动过速发作时可呈尖端扭转型室性心动过速，频率极快，甚至诱发室颤；⑤心动过速可反复发作，每次发作时可伴晕厥，心动过速也可自行终止，但在终止前其异位激动频率具有递减现象；⑥临床上多见于 Q-T 间期延长综合征和奎尼丁晕厥、再灌注性心律失常、低钾血症和联律间距极短的尖端扭转型室性心动过速等。

在临床上可以诱发早期后除极的情形可见于：①细胞外液离子成份和浓度明显改变，如低钾血症、低镁血症、高钙血症等；②选择性影响离子通道的药物或毒物如奎尼丁、乌头碱、Cs^{2+}、Ba^{2+}、氨氯吡咪等；③心肌处于异常的病理状态，如低氧、缺血、酸中毒、低温和缺血再灌注等；④心肌细胞的损伤，如心肌病、心肌炎、心肌梗死等。

2）延迟后除极：延迟后除极发生在 4 期。即于膜电位复极完毕之后发生的震荡电位，其振幅如达到阈电位，可产生一个或一连串兴奋。其发生机制主要是细胞内钙异常增加，由瞬时内向电流激动引起震荡性后电位所致。凡能导致细胞内 Ca^{2+} 浓度升高或超负荷的各种因素均可诱发延迟后除极。目前认为延迟后除极的离子基础是短暂内向电流（I_{ti}）。在正常生理条件下，I_{ti} 极小甚至不存在。当细胞内钙离子浓度增加，如细胞外钾离子降低、儿茶酚胺升高、洋地黄中毒和超速起搏时，钙离子通过激活非选择性阳离子通道，或促进钠-钙交换，内运 3 个钠离子，外运 1 个钙离子，导致主要由钠离子携带的短暂内向电流，产生延迟后除极。延迟后除极具有短周期依从性,心动周期越短,产生的除极电位越高,越容易达到阈电位,引发触发活动。

延迟后除极所致心律失常的特点:①具有快心率依赖性,随着心率加快,触发心律失常的可能性增加,在心动周期为600ms时最易触发;②超速起搏可诱发心动过速,并且对超速起搏的反应表现为超速加速,期前收缩的配对间期越短,触发性室性心动速频率越快;③所致心律失常可被程控电刺激诱发和终止;④触发活动发生于前一心动周期的舒张晚期,在体表心电图上相当于T波的峰点或降支,期前收缩联律间期短于其前的心动周期,一个期前兴奋可触发一连串的兴奋,形成快速型心律失常;⑤窦性心律周期决定了触发性室速的周期,即窦律周期越短,室速周期亦越短;⑥心率增快时易于出现异位激动,期前收缩联律间期与期前的心率显示有稳定的关系,并且随着心率的加快,联律间期进行性缩短;⑦由导致的触发活动相对不易发生,但一旦心动速发生易于加速,心动过速也可自行终止。

临床上多见于洋地黄中毒、快速心律失常、特发性心动过速、运动诱发的腺苷敏感型室性心动过速、起源于冠状窦的室上性心动过速和再灌注性室性心动过速等。

(3)电刺激对触发活动和自律性的影响:触发活动和自律性对电刺激的反应不同。当电刺激频率比触发活动的频率更快时(超速起搏),延迟后除极表现为超速加速现象,正常自律性则呈现超速抑制现象。短配对间期的期前收缩刺激,延迟后除极的振幅增加,周期缩短,呈现期前收缩间期越短,触发活动的振幅越大,逸搏间期越短的特点。儿茶酚胺诱发的延迟后除极振幅随其配对间期缩短而进行性增加,洋地黄诱发的延迟后除极的振幅在极短的配对间期达到最大值后下降。超速加速的机制并不清楚,可能与舒张期除极斜率变大和钠钾泵相关。临床上抑制延迟后除极触发活动引起的心动过速并不容易。有时窦性频率加快,可触发延迟后除极的心律失常发生或加快其频率,电刺激频率增加,延迟后除极的振幅增加一旦达到阈电位,即可触发心律失常。

由于一个期前收缩刺激可以诱发和终止触发活动,使与折返的区别变得非常困难,超速刺激有助于两者的区别,触发活动表现为超速加速,折返则无此反应。

2. 冲动传导异常 冲动传导异常可表现为传导速度和传导途径的异常。冲动传导延迟或阻滞可

以导致缓慢型心律失常;传导途径异常可引起折返,导致快速性心律失常。冲动的传导及传导速度与心肌细胞动作电位的0期上升幅度和速度、传导冲动组织的兴奋性和组织形态等相关。

(1)折返:在正常窦性节律时,来自窦房结的兴奋,在依次激动心房、房室交界区和心室后兴奋终止。兴奋终止的原因是心肌细胞具有不应期。心脏每一次活动都必须等待来自窦房结的冲动。在某些特定情况下,心脏一次活动完成后,仍存在兴奋的传导,并再次激动兴奋性已经恢复的心房或心室肌,成为折返激动。折返是心律失常的常见电生理现象,如阵发性室上性心动过速和固定配对间期的期前收缩,折返性心动过速始于期前收缩,冲动从某处循一途径传出,又从另一途径返回原处,并循环往复。所以它不能自发开始,但能自动持续。形成折返的基本条件是:①至少存在有两条或以上功能性或解剖上的传导途径,并在近端和远端形成闭合环;②其中一条具有单向阻滞;③有足够长的传导时间,使得单向传导阻滞的径路不应期得以恢复其应激性,即存在可激动间隙。

根据折返的形成特点分为:解剖上的折返,功能上的折返,各向异性折返,反射等类型。

1)解剖上的折返:折返模型在解剖上具有分离的传导径路,特点为:单向传导阻滞,冲动能回到起点并重复循环,切断传导径路则折返现象消失。折返模型存在二条(或更多)具有不同电生理特性的传导径路,其中一条(A径路)不应期比另一条(C径路)长,冲动在A径路顺传阻滞,经C径路缓慢传导,并兴奋A径路远处的组织,沿着A径路逆传回到折返环开始的阻滞点,再次兴奋阻滞部位附近的组织(图96-6)。由解剖决定的折返径路长度是固定的。降低C径路的传导速度或缩短A径路的不应期促进折返产生,延长A径路不应期或加快C径路传导则不利于折返的产生。折返激动呈环形运

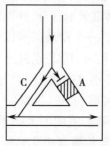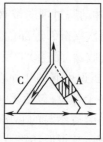

图96-6 典型解剖折返模型 A和C为传导径路,A径路存在单向传导阻滞,C径路前向传导缓慢

动,在折返环中,从前一周期的不应期末到下一周期的除极开始,组织能兴奋,这一间隙称为可激动间隙,这是由于折返环的波长短于径路长度的结果。电刺激可以经可激动间隙侵入折返环,并重排折返环周期或诱发心动过速;在折返性心动过速时,也可终止心动过速。常见的解剖上折返可发生在房室结、房室间、窦房结、心房、心室等。

2）功能上的折返:不存在解剖径路,仅由于邻近纤维的电生理特点不同,形成功能上的折返。功能性折返环通路的长度由最小的折返环决定,环的大小变化,心动过速的频率也将改变。较短的波长可能易引起颤动,没有可激动间隙存在,决定心动过速周期的主要因素是环中组织的不应期。环外的冲动难以进入折返环,故难以对折返环周期进行重排或终止折返。理论上,延长不应期而不影响传导的药物可以减慢由折返导致的心动过速,但对具有可激动间隙的心动过速只有当不应期延长至超过可激动间隙时才有影响。减慢传导的药物主要对具有可激动间隙的折返起作用,对无可激动间隙折返引起的心动过速无效。有时解剖和功能上的折返混合存在,使得功能上折返也显得好像存在可激动间隙。

3）各向异性折返:复极时间和传导速度多变的组织结构导致折返的传导缓慢、阻滞,引起各向异性折返。在病变心肌,甚至在具有正常膜电位和均一不应期的正常心肌组织中,传导在纤维长轴水平方向可出现阻滞,与纤维长轴垂直的方向出现传导缓慢,并可能在阻滞区形成折返。这种折返已经在心房肌、心室肌中发现,可能与心肌梗死后存活的心外膜肌发生的室性心动过速有关。各向异性折返存在可激动间隙。

4）反射:反射是折返的一种特殊亚型,指冲动在一条径路上先后经两个方向传导形成的折返。反射必须存在传导延迟区域,冲动离开和回到开始部位的总时间必须超过邻近部位的不应期。冲动沿一个方向传播遇有传导削弱区,兴奋传播被终止。电紧张性作用下,冲动跨过削弱带兴奋远端部分,并返回穿过削弱带再次兴奋邻近部位。一个单反射可以引起一配对期前收缩,而连续的反射可引起心动过速。

5）折返引起的几种心动过速:折返可以发生在心脏的各个部位,包括窦房结、心房、房室结及心室内以及由旁道参与的心房和心室间的大折返,引起心动过速。其折返环路及其传导方式见图96-7。

A. 心房扑动:折返是心房扑动最可能的原因。心房扑动大多具有多个折返波,在心房内不规则传

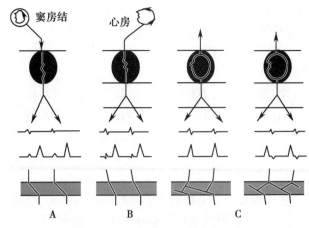

图96-7　折返性心动过速示意图
A:窦折返;B:房内折返;C:房室结折返

播,其波阵面行于心房中的径路已经心房解剖确认,具有不应期离散且冲动延迟的特点。电脉冲刺激后出现心房扑动的拖带现象也说明心房扑动的产生机制是具有可激动间隙的折返引起。

B. 心房颤动:动物实验显示快速心房刺激和迷走神经刺激可引起心房颤动,如果夹住心耳,心耳的颤动即停止。维持折返受组织特性、不应期和传导速度的影响,这些因素影响决定颤动存在的可能性和子波存在的数量。房内折返环构成心房颤动中多折返子波的基础,心房颤动对快速起搏刺激呈拖带现象,心电图结果不变,但第一周期长度均有变化。起搏刺激太慢不能持续夺获和拖带。刺激频率太快促进心房的不同步和颤动的进程。

C. 窦折返性心动过速:一般认为窦折返有窦房结与窦周组织参与,提供缓慢传导的折返基础,它形成的心动过速在心房内的激动顺序与窦性心律相同(图96-7A),心率相对较慢,在130次/min左右,可由房性期前收缩诱发,能被右心房上部的单个心房刺激终止。窦折返的折返环可包括部分心房,但大部分心房并不参与心动过速的折返环。按压颈动脉窦可使窦折返性心动过速的频率减慢并终止。

D. 房内折返性心动过速:折返环位于心房内,房内折返引起的心动过速表现为房内激动顺序与窦性心律时不同(图96-7B),频率120～240次/min,跨度较大,可由心房期前收缩刺激诱发,但受心房固有的不应期,传导性不均匀程度的影响。心动过速时,P-R间期与心动过速频率相对应,大多P-R间期<R-P间期,折返形成仅需心房的一部分参与。房内折返时常伴有自律性障碍,区别房性心动过速是由心房自律性异常或折返引起相当困难,前者频率较慢,不能重复被心房期前收缩刺激诱发或终止,刺激

迷走神经亦不能终止;房内折返引起的心动过速则可通过刺激迷走神经而终止,洋地黄、维拉帕米、乙胺碘呋酮等抗心律失常药物有效。

E. 房室结折返性心动过速:房室结双径路或多径路是形成房室结折返的基本条件,然而目前尚未对其在解剖学上得到证实。房室结折返表现为心房的期前刺激落在一条径路(通常为快径)的不应期而受阻不能下传,该径路的特点是传导速度快,不应期长,冲动沿另一径路(通常为慢径)缓慢下传,该径路的特点是冲动传导缓慢,不应期短。当冲动经缓慢径路达到心室时,快径路已脱离不应期,冲动沿快径路逆行回到心房,折返形成(图96-7C)。少见的是快径的不应期短,慢径的不应期长,折返从快径下传而由慢径逆传,心动过速的折返方向逆转。房性期前收缩是房室结折返性心动过速最常见的诱发方式,房室结传导延迟是引起心动过速的最重要因素。适时的心房期前收缩刺激可以终止心动过速,提示折返环中有可激动间隙存在。刺激迷走神经可终止心动过速或减慢其频率。钙离子拮抗剂和β受体阻滞剂作用于慢径,延长其不应期,从而终止心动过速,而Ⅰ类抗心律失常药物阻滞快径逆传,乙胺碘呋酮对快、慢径均有作用,主要是阻滞快径逆传。

F. 心室折返性心动过速:动物实验和临床研究均证明心室折返是持续性室性心动过速的一个原因。临床上最常见的室性心动过速是由心室肌内的折返环引起的,缺血性心脏病的许多室性心动过速是由心室肌折返引起的。折返区常小于 $1.4cm^2$,仅极少数为围绕梗死瘢痕的大折返。急性心肌缺血时,$[K^+]_0$ 升高,pH 下降,动作电位降低,缺血心肌传导延迟,可导致折返。心肌梗死后梗死的局部和存活心肌的结构明显影响折返的产生,当心肌内壁存活时,存活心肌可成为折返环的一部分;固有的肌纤维方向和各向异性传导及心肌梗死后纤维变性引起心肌束传导冲动间断、不连续,构成慢传导基础,出现折返的连续电活动。

束支折返也可导致持续性室性心动过速。折返环是由希氏束-束支-浦肯野纤维和心室肌-浦肯野纤维-另侧束支-希氏束组成,希氏束-束支-浦肯野纤维呈现传导延迟的表现。体表心电图示:窦性心律时,室内传导延迟,可伴有 P-R 间期的延长,最常见的 QRS 波群呈左束支阻滞图形,频率 200 次/min,尤其在扩张型心肌病中多见。希氏束电图示:H-V 间期延长。折返性室性心动过速可重复由心室程序刺激和(或)快速起搏而骤然终止。束支折返性心动过速首选治疗手段是导管消融右束支。

G. 旁道折返性心动过速:附加旁道传导比正常房室结传导快得多,传导速度不具有频率依赖现象,恢复兴奋的时间却更长,即旁道不应期超过房室结的不应期。典型预激综合征一次房性期前收缩足以使旁道顺传阻滞,冲动经正常心室结-希氏束进入心室,激动心室,然后冲动又经附加旁道逆传回到心房,这就形成折返性心动过速。折返环是心房激动顺传经过房室结、希氏束、浦肯野纤维、心室肌,通过旁道逆传回心房。折返环路中心房、心室均参与;少数为心房激动顺传通过旁道,逆传经房室结回心房。其他旁道,如那些不常具有房室结类似电生理特性的旁道,结束纤维或结室纤维(Mahaim 纤维),可以为往复的心动过速构成一个环。具有结室纤维的患者的心动过速可顺传于这些纤维,而逆传于浦肯野纤维-希氏束和房室结的一部分形成的环路(图96-8)。

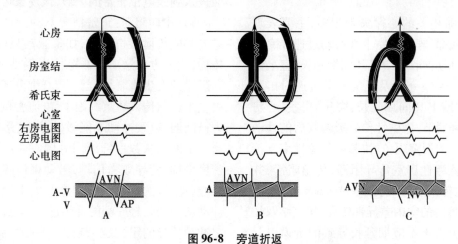

图96-8 旁道折返
A:左侧旁道,正道顺传,旁道逆传;B:左侧旁道,正道逆传,旁道顺传;
C:结束纤维构成右侧旁道,正道逆传,旁道顺传

心房期前收缩刺激可诱发顺向性房室折返性心动过速,心室期前收缩刺激亦可诱发,主要由于心室刺激冲动单从旁道逆传至心房,然后经正常房室结下传完成环行运动。心房、心室期前收缩刺激也可诱发逆向性房室折返性心动过速。由旁道参与的房室折返性心动过速,折返环大,需心房、心室参与,经心房、心室施加期外刺激能终止心动过速。

LGL 综合征(短 P-R 间期,正常 QRS 波群)。由 James 纤维连接心房和房室结-希氏束远端。大多数呈现加速的房室结传导,心房内和希氏束-浦肯野纤维传导正常。预激综合征伴室上性心动过速均由于折返产生,可用 β 受体阻滞剂、钙离子拮抗剂、I 类抗心律失常药物治疗,药物治疗无效可采用射频消融术。

(2)传导障碍:由于生理或病理的原因引起的冲动传播过程中出现传导缓慢或传导中断,与许多心律失常的产生密切相关。常见的是传导延迟或传导阻滞。

1)[3]相阻滞:又称快频率依赖性传导阻滞。指发生在心肌细胞动作电位[3]相时的传导阻滞。从发生机制方面可分以下两种:

A. 正常情况下,动作电位[3]相时心肌细胞尚处于绝对不应期或相对不应期,当后一个激动与前一个激动间距较短,即频率较快时,后一激动到达正处于前一激动的动作电位的[3]相,则呈现传导中断或延缓,实质上这种[3]相传导阻滞是生理性的干扰现象,一旦频率减慢,激动落于不应期外,传导便恢复正常。

B. 病理情况下,心肌细胞动作电位的不应期异常延长,频率略增快,冲动就落在延长的不应期内,出现传导障碍。

与[3]相阻滞相关的心律失常很多,主要表现为:室上性期前收缩、阵发性室上性心动过速伴室内差异性冲动,房性期前收缩中 P-R 间期延长,室上性期前收缩未下传,心室夺获及反复心动过速时出现室内差异性传导或 P-R 间期延长,窦房、房室、心房内、心室内干扰和脱节,隐匿性传导影响其后的冲动传导,房室传导中的裂隙现象,快频率依赖性束支传导阻滞,快频率依赖性房室传导阻滞,传出阻滞,并行心律的保护性传入阻滞,房颤中 Ashman 现象,房扑 2:1 或 1:1 下传时的室内差异性传导,房室结双径路,预激综合征及由于不应期延长导致的折返引起的阵发性心动过速。由此可见。[3]相传导阻滞在心律失常中发挥重要作用。

2)[4]相阻滞:指在[4]相自动除极化时,由于膜电位的减小而产生的传导障碍。[4]相阻滞很罕见,绝大多数是病理性的。

[4]相自动除极中,膜电位负值逐渐下降,在此时到达的激动,由于与阈电位的距离缩小,跨膜压差变小,所以引起的动作电位[0]相上升速率减小,传导缓慢,当膜电位负值减小到 −75mV 以下时,就会出现这种冲动障碍。达到阈电位前,由于跨膜电压差太小,兴奋的动作电位的振幅和速度太小,不能形成可扩布的兴奋,从而出现传导阻滞。如果心动周期短(心率快),冲动在[4]相除极前或早期到达,产生的动作电位正常,传导亦正常。所以[4]相阻滞又称为慢频率依赖性传导阻滞。发生在[4]相阻滞的舒张期自动除极化的心肌细胞常伴有膜反应性下降,兴奋性降低。

与[4]相阻滞相关的心律失常主要表现为:慢频率依赖性束支传导阻滞,阵发性传导阻滞,并行节律点的传入和传出阻滞,异位起搏点的传出阻滞,[4]相阻滞的折返运动。

3)不均匀性传导:根据心脏组织的解剖、病理、生理特性,激动传播时,激动波前进不同步,前进的速度不匀齐,减弱了传播的效力,称为不均匀性传导。例如:房室结组织结构纵横交织,容易形成不均匀性传导;心肌缺血、梗死时,心肌纤维缺血坏死程度不一,激动传播易形成不均匀性传导。不均匀性传导还有助于形成纵向分离的双通道或多通道。

4)衰减性传导:冲动传播时,舒张期膜电位未完全复极的组织区域,细胞[0]相除极的速度和振幅均降低,激动传播减弱,由此该细胞前方的反应将更加减弱,此组织区域呈现衰减性传导。如果传播又进入到膜电位正常的区域,该现象可望得到纠正。

5)单向阻滞:正常情况下,心肌组织从顺向和逆向都能传播兴奋激动,如果激动只能沿一个方向传播,相反方向激动就不能通过,称为单向阻滞。单向阻滞的发生机制是:当一束纤维分成数束时,激动由主干分散传入数束纤维中,电流密度分散,冲动效力被削弱,以致冲动不能激动分支,形成传导阻滞;当多个激动从数束纤维同时传向一束纤维时,电流密度增加,传导效力倍增,激动得以传播。另外,如果心肌纤维两端的病变程度及电生理特性不一致,冲动从病变较轻一端的纤维进入,呈递减性传导,加之冲动传导的阻抗越来越大,兴奋所需的阈值电位越来越高,冲动不能从病变较轻端传播至病变较重一端,也会出现传导阻滞。

3. 冲动形成异常与冲动传导异常并存 冲动形成异常和冲动传导异常并存最常见的是并行心律。

经典的并行心律定义是异位起搏点自律性增加,形成异位心律,以固定频率起搏,它们的间期不随主节律而改变,与心脏主节律同时控制心肌细胞的电活动。可见并行心律存在冲动形成异常,异常自律性增高。它可以发生在窦房结、房室结、心房、心室和房室交界区。同时并行心律伴有冲动传导异常,表现为心脏主节律连续或间断的完全传入阻滞,

隔离和保护并行收缩中心与周围的电活动,以不受主要心脏节律放电的干扰;近期研究表明心脏的主节律可调整并行节律的放电频率,同时可伴有异位节律的传出阻滞,使异位起搏点冲动不能在周围形成有效冲动。并行心律心电图特点:①异位节律(并行心律)和心脏主节律(通常为窦律)间的配对间期不等;②异位节律形成的波群间,最小的时间间隔是较长时间间隔的约数;③经常产生融合波;④异位冲动能在心脏可兴奋时存在,如心电图上未能显示则推测由于并行异位起搏点周围伴有传出阻滞。

第2节 心律失常的分类

一、心律失常常用分类方法

目前心律失常的分类方法尚未完全统一,可按发生机制、起源部位、心率的快慢、引起循环障碍的严重程度和预后等进行分类。

(一) 根据发生机制对心律失常进行的分类

1. 折返机制引起的心律失常 包括房室结内折返性心动过速、经旁道折返性心动过速、心房扑动、心房颤动、持续性单形性室性心动过速、束支折返性室性心动过速、房内折返性心动过速等。

2. 异常自律性引起的心律失常 包括多源性房性和室性心动过速等。

3. 触发活动引的心律失常 各种快速性心律失常、加速性和心室自主节律以及某些类型的室性心动过速。

4. 传导异常引起的心律失常

(1) 传导阻滞:包括窦房传导阻滞、房室传导阻滞、束支传导阻滞、房内或室内传导阻滞等。其中窦房和房室传导阻滞又可分为一度、二度、三度;束支传导阻滞可分为左、右束支传导阻滞,根据其 QRS 波宽度,又可进一步分为完全性和不完全性。

(2) 旁路传导:如 W-P-W 综合征、L-G-L 综合征等。

(3) 窦室传导:P 波消失,窦性激动直接传入房室结后再传入心室,引起 QRS 波群。

(二) 根据起源部位对心律失常进行的分类

1. 窦性心律失常 ①窦性心动过速;②窦性心动过缓;③窦性心律不齐;④窦房传导阻滞;⑤窦性停搏;⑥病态窦房结综合征。

2. 房性心律失常 ①房性期前收缩;②房性心动过速;③心房扑动;④心房纤颤;⑤房内传导阻滞;⑥房性逸搏和逸搏心律。

3. 结性心律失常 ①结性期前收缩;②结性(房室交界性)心动过速(包括阵发性和非阵发性);③结性逸搏和逸搏心律;④房室传导阻滞。

4. 室性心律失常 ①室性期前收缩;②室性心动过速(包括阵发性和非阵发性);③室性逸搏和逸搏心律;④室内传导阻滞(包括希氏束、左右束支和左前后分束支);⑤心室扑动;⑥心室颤动;⑦心脏电静止。

5. 其他 ①干扰及房室分离;②预激综合征。

(三) 根据心律失常的速率、发病机制及电生理学特性分类

见表96-2 ~ 表96-4。

表96-2 心律失常的速率分类

(一) 快速心律失常
  1. 期前收缩:
    (1) 房性
    (2) 房室交界性
    (3) 室性
  2. 心动过速
    (1) 窦性
    (2) 室上性:①阵发性室上性心动过速;②非阵发性房性心动过速;③非阵发性交接性心动过速室性;④室性心动过速(阵发性、持续性);⑤尖端扭转型;⑥加速性心室自主心律

3. 扑动和颤动:①心房扑动;②心房颤动;③心室扑动;④心室颤动

4. 可引起快速性心律失常的预激综合征

（二）缓慢性心律失常

  1. 窦性缓慢性心律失常:①窦性心动过缓;②窦性停搏;③窦房阻滞;④病态窦房结综合征

  2. 房室交界性心律

  3. 心室自主心律

  4. 可引起缓慢性心律失常的传导阻滞

  5. 房室传导阻滞:一度;二度（Ⅰ型、Ⅱ型）;三度

  6. 心室内传导阻滞:①完全性右束支传导阻滞;②完全性左束支传导阻滞;③不完全性左或右束支传导阻滞;④左前分支阻滞;⑤左后分支阻滞;⑥双侧束支阻滞;⑦右束支传导阻滞合并分支传导阻滞;⑧三分支传导阻滞;⑨四分支传导阻滞

表96-3　心律失常的临床分类

（一）激动发源不正常所引起的心律失常

  1. 激动自窦房结发出:①窦性心动过速;②窦性心动过缓;③窦性心律不齐

  2. 激动自异位节律点发出:

    （1）被动性异位心律:①房性心律;②交界性逸搏及交界性自搏心律;③心室性逸搏及心室自搏心律

    （2）自动性异位心律:①期前收缩（房性、交界性、室性、窦房结性）;②阵发性心动过速（室上性、室性）;③非阵发性心动过速（室上性、室性）;④心房扑动（慢性、阵发性）;⑤心房颤动（慢性,阵发）;⑥心室扑动,颤动

（二）激动传导不正常所引起的心律失常

  1. 干扰及干扰性房室脱节

  2. 心脏传导阻滞

    （1）窦房传导阻滞

    （2）房内传导阻滞

    （3）房室传导阻滞:①房室传导延迟（即一度 AVB）;②不完全房室传导阻滞（二度 AVB）;③完全性房室传导阻滞（三度 AVB）

    （4）心室内传导阻滞（束支传导阻滞）;阵发性、永久性或间歇性

      1）左束支传导阻滞(LBBB):①完全性 LBBB;②不完全性 LBBB;③左前分支阻滞(LAH);④左后分支阻滞(LPH);⑤左中隔支阻滞(LSB)

      2）右束支传导阻滞(RBBB):①完全性 RBBB;②不完全性 RBBB

      3）双侧束支传导阻滞、三分支传导阻滞及四分支传导阻滞

  3. 房室间附加途径的传导　各种类型的预激综合征;近年来又发现隐匿性房室间逆行传导束

  4. 折返心律

    （1）阵发性心动过速:①窦房结折返;②房内折返;③房室结折返;④房室速折返;⑤束支内折返（大型循环折返激动）;⑥心室肌层折返（微型循环折返激动）

    （2）反复心律及反复性心动过速

（三）自律性异常与传导异常并存

  1. 并行心律

    （1）并行性自搏性心律（房性、交界性、室性）

    （2）并行性心动过速（房性、交界性、室性）

    （3）双重性心动过速（心房、交界区、心室内各有一个并行的心动过速,形成两个或两个以上的并行节奏点）

    （4）成双心动过速（多见于交界区内有两个并行节奏点）

  2. 异位节律伴外出传导阻滞

  3. 扑动或颤动（房性、室性）

（四）人工起搏器引起的心律失常

表96-4 心律失常的电生理学分类

（一）激动形成异常
    1. 慢纤维自律性变化（其[4]相自发性除极坡度呈现变化）
      （1）增强的自律性（[4]相除极坡度上升）
      （2）降低的自律性（[4]相除极坡度下降）
    2. 快纤维自律性变化
      （1）浦肯野起搏细胞呈现快纤维的[4]相自发除极
      （2）浦肯野纤维在药物或病理影响下，由快动作电位转变为慢动作电位
    3. 触发的自律性（triggered autom autom atieity）
      （1）早期后除极现象（after depolarization）
      （2）迟发的后除极现象：①无效的阈下电位；②后电位继续上升达阈电位—[4]相振荡电位
（二）激动传导异常
    1. 折返激动（re-entry）
      （1）反复心律（reciprocal rhythm）
      （2）反复性心动过速（reciprocal tachycardia）
      （3）晚电位（late potential）在 QRS 后的碎裂微型电活动
      （4）复发性连续的室性心动过速（repetitive sustained VT）晚电位构成微型的循环折返激动
    2. 传导障碍　可发生于传导系统多层水平
      （1）传导延迟和传导阻滞（[3]相阻滞及[4]相阻滞）
      （2）递减性传导（decremental conduction）
      （3）不均匀性传导（In homogeneus conduction）
      （4）差异性传导（abcrrant conduction）
    3. 超常传导（supernormal conduction）
    4. 空隙现象（gap phenomena）
    5. 干扰与脱节
    6. 隐匿性传导（concealed conduction）
（三）激动的形成异常和激动传导异常并存
    1. 并行心律（parasystole）
    2. 异位心律伴外出传导阻滞（[4]相阻滞 ectopic rhythm with exit block）
    3. 颤动及扑动

（四）根据引起循环障碍的严重程度和预后对心律失常进行的分类

1. 良性心律失常　主要指无器质性心脏病的室性期前收缩或非持续性室性心动过速（室性心动过速持续时间<30 秒）。

2. 有预后意义的心律失常　主要指已有器质性心脏病患者的室性期前收缩或非持续性室性心动过速。

3. 恶性心律失常　有明确心脏病基础（如冠心病、心肌病、心力衰竭等）的患者，发生有严重血流动力学后果的持续性室性心动过速或心室颤动。

二、室性心律失常的分类

严重的心律失常可引起休克、心力衰竭，甚至引起心脏性猝死，心源性猝死75%～80%为快速性心律失常，且主要为致命性室性心律失常（如室性心动过速、心室扑动、心室颤动）所致。可见，室性心律失常较其他类型的心律失常，对机体的干扰更显著，加之大多伴有器质性心脏病变，更能提示疾病的严重程度，对生命的威胁也最大。

对室性心律失常进行分类，不仅有助于对病情进行判断和危险分层，而且对治疗尤其是对决定进一步的治疗策略具有重要的指导意义。目前关于室性心律失常的分类方法有：

（一）根据临床表现分为

1. 血流动力学稳定性室性心律失常：无症状、轻微症状和心悸；

2. 血流动力学不稳定性室性心律失常：晕厥先兆（头昏、头晕、乏力或虚脱、黑矇）或晕厥、心脏猝死和心搏骤停。

（二）根据心电图特点分为

1. 非持续性室性心动过速（包括单形性和多形

性室性心动过速,持续时间<30秒);

2. 持续性室性心动过速(包括单形性和多形性室性心动过速,持续时间>30秒);

3. 束支折返性室性心动过速;

4. 双向性室性心动过速;

5. 尖端扭转型室性心动过速;

6. 心室扑动和心室颤动。

(三) 根据室性心动过速的病因分为

1. 慢性冠状动脉心脏病室性心动过速;

2. 心力衰竭室性心动过速;

3. 先天性心脏病室性心动过速;

4. 神经系统异常性室性心动过速;

5. 心脏结构"正常"的室性心动过速;

6. 婴儿猝死综合征室性心动过速;

7. 心肌病室性心动过速(包括扩张性心肌病、肥厚性心肌病及致心律失常性右心室心肌病室性心动过速)。

三、室性心律失常的危险分层

对室性心律失常进行危险分层,在临床上具有非常重要的意义,但是目前尚缺乏公认的权威危险分层方法。以下所要介绍的方法虽都不尽完善,存在一定的局限性,但在在临床上如果结合其他相关指标进行综合分析,对病情演变、严重程度及预后判断仍有一定参考价值,并能对治疗策略提供帮助。

(一) Lown 分级

Lown 曾建议将室性期前收缩分为 6 级,见表 96-5。

表 96-5　室性期前收缩分级

分级	室性异位冲动情况
0	无室性期前收缩
1	偶发单个室性期前收缩
2	频发室性期前收缩(每分钟超过一次或每小时超过 30 次)
3	多源性或多形性室性期前收缩
4A	成对出现的期前收缩(二联律、三联律)
4B	室性心动过速(连续 3 个以上的室性期前收缩)
5	提早的室性期前收缩(R 波落在 T 波上 R-on-T)

凡 3 级以上特别是 4A、4B 级和 5 级危险性很大,易于发展成最严重的心律失常——心室纤颤。由于

此分级是依据急性心肌梗死的患者,有一定的局限性。因为室性心律失常不能独立作为估计预后的因素,复杂性室性期前收缩不能与器质性心脏病相提并论,在未全面系统地检查有无器质性心脏病及判断病情严重性之前,不能将单纯的复杂性室性期前收缩作为判断预后的依据。由此术前估价病情时,除了参考上述分级以外,还应注意下列各点:①QRS 波的宽度和形态:凡 QRS 波振幅<0.1mV,波群时间>0.16s;QRS 波群形态不光滑,有明显切迹或顿挫,波群呈多源性、多形性或 R-on-T 型室性期前收缩,当期前收缩指数即 Q-R(室性期前收缩的偶联间期)/Q-T(室性期前收缩前一个窦性心律)<0.85 时,容易引起 R-on-T 现象,这些常提示心脏的病变严重,危险性也将明显增加。②室性期前收缩伴其他异常:室性期前收缩起源于左心室或左束支,QRS 波群呈右束支传导阻滞;室性期前收缩 ST 段有水平段或期前收缩 T 波与 QRS 主波同方向,且 T 波变尖并两肢对称;不同类型的期前收缩(房性、交界性、室性)同时存在或(和)传导阻滞并存;室性期前收缩后第 1 个或最初几个窦性心律的 S-T 段有改变;室性并行心律。遇此类室性期前收缩,都应考虑为病理情况,并予以警惕。③心脏功能状态:凡室性期前收缩伴有心脏功能衰竭者,危险性亦明显增加。④原发疾病:以缺血性心脏病、心肌炎(风湿性、细菌性或病毒性)、心肌病等为病因者,麻醉手术后发生危险的可能性相对较大。

(二) 基于临床疾病的室性心律失常分级

室性心律失常的危险程度更多地与伴随疾病的严重程度密切相关,结合疾病的病因、病理生理改变及诱因进行综合判断,可以提高室性心律失常的特异性价值。基于临床疾病的室性心律失常危险程度分级见表 96-6 及表 96-7。

(三) 高危室性心律失常

1. 高危室性心律失常的概念　发生心室扑动或(和)颤动之前常出现某种程度的室性心律失常,往往是心脏猝死的先兆。高危室性心律失常就是指这种有可能恶化为室性心动过速或心室颤动(简称室速或室颤)的室性心律失常,故又称为致命性心律失常或恶性心律失常。包括:

(1) 频率在 230 次/min 以上的单形性室性心动过速;

(2) 心室率逐渐加速,有发展成心室扑动或(和)室颤趋势的加速型室性心动过速;

(3) 室性心动过速伴血流动力学紊乱,出现休克或左心衰竭;

表96-6　室性心律失常危险程度分级(一)

临床情况	良性	潜在恶性	恶性
猝死危险	很低	中	高
临床表现	心悸	心悸	心悸、晕厥
心脏病	无	存在	存在
心肌瘢痕或心肌肥厚	无	有	存在
室性期前收缩	低→中	中→高	高
自发持续性室性心动过速	无	无	有
程控刺激引起室性心动过速	无	无	有
血流动力学效应	无	轻	重
治疗目标	对症	有症状治疗	有症状治疗,预防 VT、Vf,预防猝死

表96-7　室性心律失常危险程度分级(二)

临床情况	I 级	II 级	III 级
心律失常	偶发、频发、单形、多形、二联律或三联律	威胁生命的心律失常,主要是持续性室性心动过速	致命性心律失常表现为多形性室性心动过速、扭转型室性心动过速及原发性室性心动过速
症状	无或仅有心悸	中	严重
血流动力学障碍	无	中	高
预后	好	差	极差

（4）多形性室性心动过速,发作时伴晕厥;

（5）特发性心室扑动或(和)室颤。

2. 高危室性心律失常可能机制　心电不稳定是高危室性心律失常的发病基础,其可能的机制有:

（1）室颤阈下降。冠脉急性闭塞时室颤阈降低,一般在心肌梗死发生后 10 分钟内室颤阈最低,急性心肌梗死 1h 内发生室颤的可能性较 24 小时后高 25 倍;

（2）复极离散引起多发性折返。如先天性长 Q-T 综合征或低钾血症,奎尼丁、普罗帕酮(心律平)、胺碘酮等药物引起的继发性长 Q-T 综合征;

（3）神经因素影响,中枢神经强烈刺激可引发室颤,刺激交感神经可降低室颤阈值,刺激迷走神经可以间接地起作用。

3. 高危室性心律失常常见病因　引起高危室性心律失常的疾病很多,临床较为常见的病因有:

（1）冠心病,是高危室性心律失常最常见的病因;

（2）心肌炎,是年轻患者高危室性心律失常最常见病因之一;

（3）扩张性、肥厚性心肌病及心力衰竭;

（4）缺氧、电解质紊乱(低钾血症、低镁血症)或过量服用延长复极的药物,如奎尼丁、普罗帕酮、胺碘酮等;

（5）心脏外科手术后;

（6）预激综合征伴心房纤颤、旁道前传;

（7）遗传性疾病,如先天性长 Q-T 综合征、Brugada 综合征、致心律失常右室发育不良等。

第3节　正常心电图各波、段的形成及其正常值

正常心电图的形态及形成机制的描述详见第 36 章第 1 节,本节只对其作简要介绍。

一、P 波

P 波代表左右两心房除极时的电位变化,P 波的形态在大部分导联上一般呈钝圆形,有时可能有轻度切迹,由于心房除极的综合向量是指向左、前、下的,所以 P 波方向在 I 、II 、aVF、$V_3 \sim V_6$ 导联中均向上,在 aVR 导联向下,其余导联呈双向、倒置或低平。如 V_1、V_2 导联上 P 波可以双向、III 、aVL 导联上 P 波可以倒置。P 波最清楚的导联通常是 II 、V_1 导联。P 波低小一般无临床意义。正常 P 波宽 0.04 ～

0.11 秒。P 波振幅在肢体导联不超过 0.25mV,胸导联不超过 0.2mV。由于心房复极波振幅很低且埋藏 QRS 波群中,故普通心电图通常记录不到心房复极过程。

二、P-R 间期主 P-R 段

P-R 间期代表自心房开始除极至心室开始除极的时间,为房室传导的时间,即自 P 波的起点至 R 波(或 Q 波)起点的时程,心率在正常范围时,成年人的 P-R 间期为 0.12s ~ 0.20 秒。在幼儿及心动过速的情况下,P-R 间期相应缩短,在老年人及心动过缓的情况下,P-R 间期可略延长,但不超过 0.22 秒。

三、QRS 综合波

QRS 波位于 P 波和 PR 间期之后,是左右心室除极的结果,由 Q、R、S 3 个波连接而成,其除极向量的次序及所对应的 QRS 波如图 96-9 所示。如果 3 个波的振幅大致相等,为 QRS 型,如果其中 1 个或 2 个波形较小,则为 qRS、qRs 型等。Q 波是波峰向下的波形,部分导联可以无 Q 波。正常的 Q 波振幅应小于同导联中 R 波的 1/4,持续时间小于 0.04s(唯 Ⅲ、aVR、aVL 导联可略超过),V_1 导联中不应有 q 波,即所有 3 个波形都向下,为 QS 型。正常人出现 Q 波的导联有 Ⅰ、aVL、V_4、V_5 和 V_6,如果 V_6 上的 Q 波消失,提示室间隔除极异常。R 波是波峰向上的波形,持续时间小于 0.01ms。S 波是波峰向下的波形,深度一般不超过 6mm,在标准肢体导联有时可见不到 S 波。正常人 V_1、V_2 导联多呈 rS 型,V_1 的 R 波一般不超过 1.0mV。V_5、V_6 导联可呈 qR qRs Rs 或 R 型,R 波不超过 2.5mV。在 V_3、V_4 导联,R 波和 S 波的振幅大体相似,R 波在胸导联自 V_1 ~ V_6 逐渐增高,S 波逐渐变小,V_1 的 R/S 小于 1,V_5 的 R/S 大于 1。aVR 导联的 QRS 主波向下,可呈 QS、rS rSr 或 Qr 型,其 R 波一般不超过 0.5mV。aVL 与 aVF 的 QRS 波群可呈 qR Rs 或 R 型,也可呈 rS 型。aVL 的 R 波小于 1.2mV,aVF 的 R 波小于 2.0mV。标准肢体导联的 QRS 波群在没有电轴偏移的情况下,其主波均向上,Ⅰ 导联的 R 波小于 1.5mV。

QRS 时间为自心室开始激动至心室完全激动所

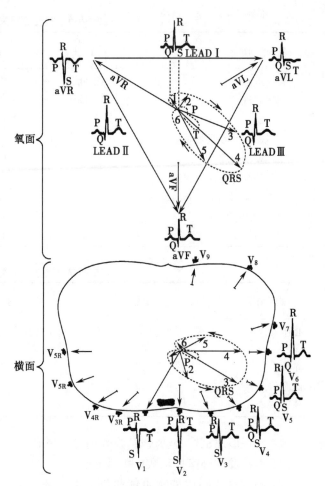

图 96-9　额面和横面上 QRS 综合波的形式示意图

经过的时间,正常成年人一般为 0.06 ~ 0.10 秒,最宽不超过 0.11 秒。5 岁以下的小儿为 0.04 ~ 0.08 秒。5 ~ 14 岁为 0.05 ~ 0.09 秒。在胸导联上从 QRS 综合波的起点到 R 波顶点经过的时间一般认为反映激动自心内膜至心外膜下激动的时间,称为室壁激动时间(ventricular activation time,VAT)。右心室室壁激动时间($VAT_{V1、V2}$)正常为 0.01 ~ 0.03 秒,左心室室壁激动时间($VAT_{V5、V6}$)正常为 0.02 ~ 0.05 秒。

各肢体导联的每个 QRS 正向与负向波振幅相加其绝对值不应低于 0.5mV,胸导联的每个 QRS 波振幅相加的绝对值不应低于 0.8mV,否则即为低电压。心室肥大时波幅增高。

四、S-T 结合点(J 点)

QRS 波群的终末与 ST 段起始的交接点为 J 点(亦称连接点)。大多在等电位线上见图 96-10,通常随 ST 段的偏移而发生移位。

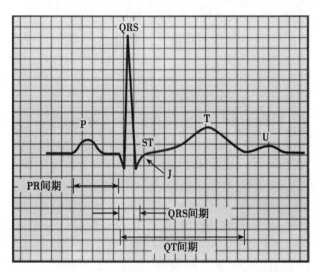

图96-10　所示为正常心电图各波群形态,其中斜行箭头所指为J点(引自《米勒麻醉学》第七版)

五、S-T 段

S-T 段是自 QRS 波群的终点至 T 波起点间的线段,表示心室除极刚结束尚处于缓慢复极的一段短暂时间。正常的 ST 段多为一等电位线,但也可受心房复极波的影响而向上或向下稍有偏移。但在任一导联,ST 段下移不应超过 0.05mV;ST 段上升在 V_1、V_2 导联不超过 0.3mV,V_3 导联不超过 0.5mV,$V_4 \sim V_6$ 及肢体导联均不超过 0.1mV。

六、T 波

T 波是代表快速心室复极时的电位变化,在正常情况下,T 波的方向与 QRS 波的主波方向一致,在 Ⅰ、Ⅱ、$V_4 \sim V_5$ 导联向上,aVR 导联向下,Ⅲ、aVL、aVF、$V_1 \sim V_3$ 导联可以向上、双向或向下,但若 V_1 的 T 波向上,则 $V_2 \sim V_6$ 导联就不应向下。

正常在 QRS 波群主波方向向上的导联中,T 波的高度应大于 R 波的 1/10(胸导联中应>R 波的 1/8),否则为 T 波的低电压。T 波在胸导联中高达 R 波的 2/3,一般无临床意义,T 波高度在胸导联有时可高达 1.2 ~ 1.5mV 亦属正常。

七、Q-T 间期

Q-T 间期为自 Q 波起点至 T 波终点的时间,代表心室肌除极和复极全过程所需的时间。Q-T 的长短与心率的快慢密切相关,心率越快,Q-T 越短,反之则越长。心率在 60 ~ 100 次/分钟时,Q-T 间期为 0.32 ~ 0.44 秒。当心率超出此范围常用校正的 Q-T 间期,即 Q-Tc = Q-T/$\sqrt{R-R}$。

八、U 波

U 波为心动周期中最后的一个小波,其意义尚不十分清楚。在 T 波后约 0.02 ~ 0.04 秒出现,宽约 0.20 秒,其方向一般与 T 波一致,高不超过 0.5mm,多见于 Ⅰ、Ⅱ 导联及胸导联中,有时低平不能看出,U 波可能为心室间隔部分的复极作用。

第4节　围手术期常见心律失常的诊断

关于心电图形态异常及形成机制的描述详见第 36 章第 3 节,本节结合心电图的异常改变,就围手术期心律失常的诊断有关问题进行简要讨论。

一、窦性心律失常

1. 窦性心动过缓　起搏点位于窦房结,表现为心率缓慢,多见于急性下壁心肌梗死、低氧、迷走神经刺激和高位交感神经阻滞。也可见于颈动脉窦过敏、颅内高压、低温、脑垂体功能低下、阻塞性黄疸、呕吐等。药物效应包括使用 β 受体阻滞剂、钙通道阻滞剂、胺碘酮等。窦性心动过缓占术中心律失常的 11%。其心电图表现为:

(1) 窦性 P 波;

(2) 成人 P 波频率小于 60 次/分钟,长期服用 β 受体阻滞剂者心率小于 50 次/分钟;

(3) 节律规则,P-R 间期不小于 0.12 秒;

(4) 有时可见逸搏或逸搏心律。

2. 窦性心动过速　起搏点位于窦房结,表现为心率快速。生理状态下见兴奋、焦虑、吸烟、饮茶等。

病理因素包括发热、心力衰竭、心肌炎、心包炎、甲状腺功能亢进、肺梗塞、嗜铬细胞瘤等。术中多见于疼痛刺激、麻醉深度不够、血容量减少、低氧血症和药物不良反应等。心电图表现为：

（1）窦性 P 波；

（2）心率大于 100 次/分钟，多数在 160 次/分钟以内，但高热发作时可高达 170 次/分钟；

（3）节律规则，P-R 间期不绝对匀齐；

（4）心率加快或减慢都是逐渐改变的。

3. 窦性心律不齐　起搏点在窦房结，表现为节律快慢交替性改变。多见于健康人，亦可见于心脏病患者。小儿的发生率高于成人。根据形成机制不同分为呼吸性窦性心律不齐、非呼吸性窦性心律不齐和室相性窦性心律不齐。临床上以呼吸性窦性心律不齐最多见，表现为与心率随呼吸而改变。非呼吸性窦性心律不齐较少见，主要见于洋地黄中毒。室相性窦性心律不齐可见于高度或完全性房室传导阻滞及有完全代偿间歇的室性期前收缩患者。心电图表现为：

（1）窦性 P 波；

（2）P-R 间期固定且在正常范围内；

（3）节律不规则，P-R 间距互差达 0.16 秒。

二、室上性心律失常

1. 房性期前收缩　起搏点在左心房或右心房，P 波形态不同于窦房结。在正常人，房性期前收缩比室性期前收缩少见，其严重性取决于基础疾病。如果基础疾病较重，或伴有心房扩大、增厚、房内压增高，可使房早进展为房速、房扑或房颤，对血流动力学产生严重影响，并影响左心室收缩和舒张功能，诱发心力衰竭和肺动脉高压。当房性期前收缩发生于急性心肌梗死、严重风湿性心瓣膜病时则应高度警惕。心电图表现为：

（1）P 波形态异常，并提前出现，有时呈逆行 P 波，甚至消失在 QRS 或 T 波中；

（2）节律不规则；

（3）P-P′ 小于正常的 P-R 间期。

（4）QRS 波群一般正常。

2. 阵发性室上性心动过速　阵发性室上性心动过速（paroxysmal supraventricular tachycardia, PSVT）是指突然发生又突然终止，心室率规则，频率 140～250 次/分钟的心动过速，其发生及传导途径都位于

或涉及心室水平以上。折返是形成 PSVT 的重要机制（图 96-11），按其折返途径分为：窦房结折返性心动过速、阵发性房性心动过速、房室结折返性心动过速和房室折返性心动过速四种类型，其中以房室结折返性心动过速最多见，占 50% 左右。正常成年人群中有 5% 的人可发生 PSVT。在病理情况下，可见于 WPW 综合征或其他预激综合征的患者。在麻醉期间，PSVT 占所有心律失常的 2.5%，并且与原有的心脏疾病、系统性疾病、甲状腺疾病、洋地黄中毒、肺动脉栓塞和妊娠有关。术中患者自主神经系统张力的改变、药物的作用、血管内血容量的变化都能诱发 PSVT，引起血流动力学严重紊乱。心电图表现的特点为：

（1）心率 130～270 次/分钟；

（2）节律规则，QRS 波呈室上性；

（3）若为房室结折返性心动过速或房室折返性心动过速可见逆行 P 波；

（4）房室折返性心动过速有时会出现宽大畸形的 QRS 波，酷似室性心动过速。

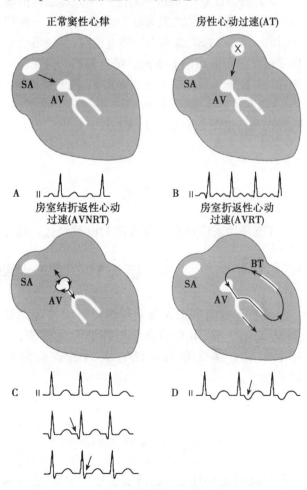

图 96-11　室上性心动过速形成过程中的各种机制
（引自《米勒麻醉学》第七版）

3. 心房扑动 心房扑动绝大多数为大折返性心律失常,由于其心率极快,所以往往伴有房室传导阻滞。根据其临床发作情况分为阵发性和持久性(慢性)房扑,其中以阵发性房扑最多见。根据其折返机制又普通型(典型或Ⅰ型)和非普通型(Ⅱ型)。Ⅰ型为大折返环折返所致,额外刺激易进入可激动间隙,可被心房超速起搏终止。Ⅱ型为小折返环折返所致,较难为超速起搏法终止。房扑往往表示严重心脏疾病。多见于急性心肌梗死、心肌缺血、肺栓塞、酸碱平衡失调及电解质紊乱、甲状腺功能亢进、心脏创伤、心力衰竭、心脏手术等。心电图表现的特点为:

(1) P波消失代之以F波(图96-12),普通型心房率为~350次/分钟,心室率约为150次/分钟(2:1或者3:1房室传导阻滞),非普通型心房率可达340~430次/分钟;典型的F波在Ⅱ、Ⅲ、aVF导联上出现;

(2) F波之间无等电位线,普通型F波可见向下的锐角,而非普通型则无;

(3) 节律取决于房室传导阻滞类型,固定者则规则,否则不规则;

(4) QRS波呈室上性。

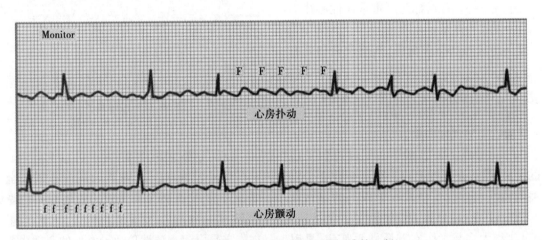

图96-12 房扑和房颤(引自《米勒麻醉学》第七版)

4. 心房颤动 心房颤动是常见的心律失常,在普通的年轻人群的发生率为0.5%,80岁以上可达6%。临床常用的分类是由Sopher和Camm提出的3P分类法:①阵发性心房颤动:此类心房颤动不需药物或电能转复,可自行转为窦性心律,通常持续时间<24小时;②持续性心房颤动:心房颤动不能自行终止,但具有转律指征,能被药物或电能转复为窦性心律;③永久性心房颤动:无复律指征的心房颤动。引起心房颤动的病因复杂,其主要危害是:①引起心悸、胸闷等症状;②诱发和加重心功能不全;③导致缺血性脑卒中。心电图表现的特点是:

(1) 心房率350~500次/分钟,心室率为60~170次/分钟;

(2) 节律绝对不规则;

(3) P波消失代之以形态各异、大小不同、间隔不匀的f波(图96-12);

(4) QRS波群为室上性,当心室率快时,可出现室内差异性传导,导致QRS波群宽大畸形,需与室性期前收缩相鉴别。

三、交界性心律失常

正常情况下房室结自身不存在[4]相自动除极过程,因此房室结细胞并不能作为起搏点。但有时在房室交界区内有一个异位起搏点,在靠近房室结的下方或上方产生,所引发的心律极似房室交界性节律,根据异位起搏点放电频率不同,心律可以表现为结性期前收缩、结性四联律、三联律或者二联律,结性逸搏或结性心动过速。交界性心律失常在麻醉过程中很常见,发生率约为20%,特别是在应用卤素族麻醉药时。交界性节律可导致血压和心排血量下降15%,在心脏患者可下降30%。心电图表现的特征是:

(1) 心率40~180次/分钟;

(2) 节律规则;

(3) P波形态的改变存在三种情况:①高位结性节律时,P波在QRS波群之前,并可伴有P-R间期缩短;②中位结性节律时,P波消失在QRS波群中;③低位结性节律时,P波出现在QRS波群之后;

（4）QRS 波群为室上性。

四、室性心律失常

1. 室性期前收缩 室性期前收缩是麻醉过程中常见的一种心律失常,约占麻醉中心律失常的15%。在有基础心脏病患者的麻醉更常见。电解质与血气异常、药物相互作用、脑干刺激和心脏创伤等也导致室性期前收缩的发生。室性期前收缩属轻中度心律失常,其危害在于室性期前收缩可能进展为室性心动过速或室扑,室颤,称为严重致命性心律失常。心电图表现的特点是:

（1）提早出现的 QRS-T 波群,其前没有和其有关的异位 P 波;

（2）QRS 波群形态畸形,QRS 间期多大于0.12 秒;

（3）期前收缩后代偿间期完全。

2. 室性心动过速 关于室性心动过速多采用 Wellens 的定义,即凡是自发出现连续 3 个或 3 个以上;程序刺激诱发出连续 6 个或 6 个以上的室性期前收缩,频率≥100 次/分钟,称为室性心动过速。室性心动过速绝大多数发生在器质性心脏病,易引起心源性猝死、休克和心力衰竭,预后严重。心电图表现的特征(图 96-13):

（1）心率 100～200 次/分钟;

（2）节律通常规则,但如果室性心动过速呈阵发性,则心律不规则;

（3）P 波与 QRS 波群没有固定关系,QRS 波群中能见到 P 波;

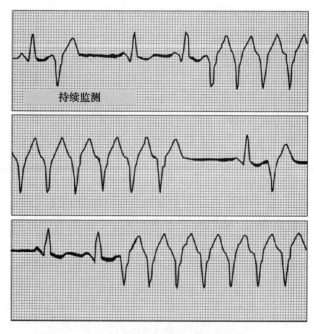

图 96-13 短阵室性心动过速
（引自《米勒麻醉学》第七版）

（4）QRS 波群增宽,大于 0.12 秒。

3. 心室颤动 心室颤动是指心室完全失去收缩能力,呈快速而微弱无效的收缩或不协调的乱颤状态,是一种极端严重的心律失常,常迅速导致死亡。它是引起心源性猝死最常见的心律失常。其发生机制是冲动来自一个或多个心室异位起搏点快速放电,或来自心室多条折返回路。心肌缺血、低氧、低温、电休克、电解质失衡和药物作用等原因均可导致。心电图表现的特点是(图 96-14):

（1）心率快速且十分紊乱;

（2）节律完全不规则;

（3）P-QRS-T 波群消失;

心室颤动

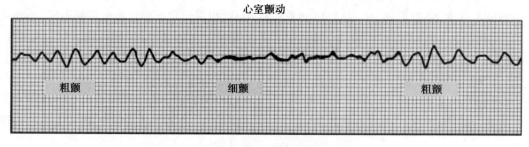

图 96-14 心室颤动(引自《米勒麻醉学》第七版)

五、传 导 阻 滞

心脏传导阻滞的发生大多为慢性过程,往往表明心脏心肌组织或传导系统存在病变。心肌缺血可导致传导阻滞。临床上一些简单的操作,如放置肺动脉导管穿过右心室时可引起心脏传导阻滞。高度的房室传导阻滞(二度和三度房室传导阻滞)显著影响血流动力学,术中需加强对其严密监测。心脏传导阻滞主要包括窦房传导阻滞、房室传导阻滞和心室内传导阻滞三种类型。

1. 窦房传导阻滞　窦房传导阻滞是病态窦房结综合征的主要表现之一。急性心肌炎、冠心病(尤其是急性心肌梗死)、洋地黄中毒、心肌病、迷走神经张力过高亦可引起。轻型的窦房传导阻滞多为功能性,一般不引起明显症状。较重或频繁的窦房传导阻滞多为器质性,常有明显症状。由于其没有启动心房兴奋,在心电图上看不到 P 波。

2. 房室传导阻滞　房室传导阻滞(atrioventricular block,AVB)可因房室传导系统的功能性或器质性病变引起。见于迷走神经张力增高、缺氧、药物作用、电解质紊乱、体位改变等。器质性的原因常见为心肌炎、冠心病(下壁心肌梗死更易发生)、传导系统及心肌的退行性变、传导系统损伤(手术或外伤)

等。临床上通常将房室传导阻滞分为一度、二度和三度,其中二度又分为Ⅰ型和Ⅱ型。一度房室传导阻滞时 P-R 间期延长(>0.21 秒)或超过该心率上限。二度房室传导阻滞呈间歇性房室传导,Ⅰ型的P-R 间期呈文氏现象(图 96-15);Ⅱ型的 P-R 间期固定,且大多数在正常范围内。房室传导比例为2:1 的房室传导阻滞可视为二度房室传导阻滞的特殊类型。房室传导比例在 3:1 以上称为高度房室传导阻滞。一度和二度房室传导阻滞是不完全性的,而三度房室传导阻滞是完全性的。三度房室传导阻滞时心房活动(P 波)和心室活动(QRS 波)各自独立,均有其固定频率,互不相关,P 波频率总是高于 QRS 波频率(图 96-16),心室率均低于 60次/分钟。

二度Ⅰ型房室传导阻滞

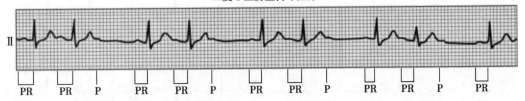

图 96-15　莫非氏Ⅰ型房室传导阻滞(文氏现象,引自《米勒麻醉学》第七版)

三度(完全型)房室传导阻滞

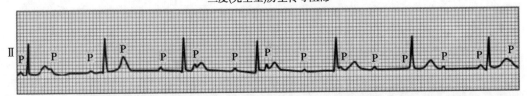

图 96-16　三度房室传导阻滞(房室分离,引自《米勒麻醉学》第七版)

3. 心室内传导阻滞　束支传导阻滞的发生率约为 0.2% ~ 1.0% ,小部分完全性房室传导阻滞由束支传导阻滞尤其是慢性双束支传导阻滞发展而来。心室内传导阻滞分为左束支传导阻滞(图 96-17)、右束支传导阻滞(图 96-18)、左束支分支阻滞(图 96-19),在此基础上可出现双支(图 96-20)和三支阻滞。完全性左束支传导阻滞在人群中发生率为 0.09‰ ~ 0.36‰,与基础疾病变密切相关。左束支的左后分支由双侧冠状动脉分支供血,不易发生传导阻滞。如有发生,多为器质性病变所致。常见的病因是冠心病、高血压、心肌病、主动脉病变及手术损伤等。不伴器质性心脏病的左束支阻滞可长期稳定不变,预后良好。右束支传导阻滞的发生率约

为 1.5‰ ~ 2.9‰,单纯性不完全性右束支传导阻滞可见于正常人,常见的病因为右室肥大、冠心病、前间壁心肌梗死、特发性希浦束退行性变(Lenegre病)、心肌病及手术损伤等。

室内传导阻滞与房室传导阻滞不同,不会发生完全分离现象。因为当一侧的束支发生阻滞时,激动依然能从健侧心室借室间隔缓慢地传递到对侧心室,由于传递的时间延长,表现在心电图上的 QRS波增宽,临床上根据 QRS 波的时限是否大于 0.12秒分为完全性和不完全性束支传导阻滞。所谓完全性束支传导阻滞并不意味着束支绝对不能下传,只有当发生严重的三束支传导阻滞时,可能会演变为完全性房室传导阻滞。

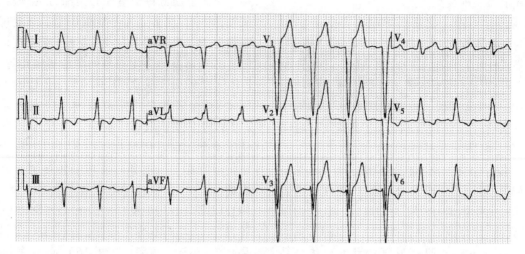

图96-17　完全性左束支传导阻滞

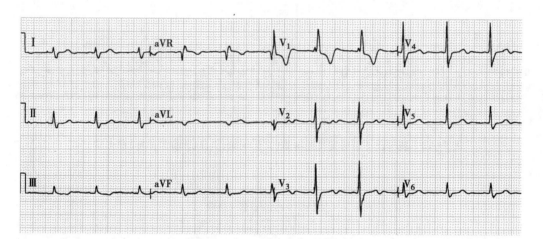

图96-18　完全性右束支传导阻滞

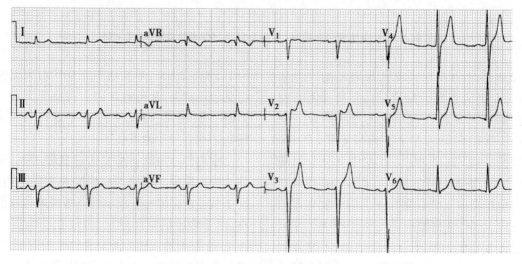

图96-19　左前分支传导阻滞

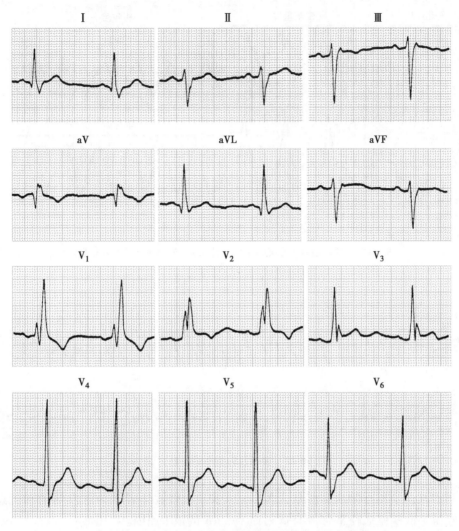

图96-20 完全性右束支传导阻滞加左前分支传导阻滞

六、电解质异常导致的心律失常

心脏的电生理特性是以离子活动为基础的,细胞外或血浆内的离子浓度变化,可导致心肌的自律性与传导性异常,从而引起心律失常。临床上低钾血症、低镁血症和高钾血症时最易发生心律失常。

1. 血钾异常

(1) 低钾血症时,心肌的兴奋性增高和超常期延长,加以异位起搏点的自律性增高,形成各种自律性心律失常。由于传导减慢和有效不应期缩短,利于兴奋折返,形成折返性心律失常。临床上低钾血症可引起各种类型心律失常,其中以房性和室性期前收缩、室上性和室性心动过速及不同程度的房室传导阻滞较为多见。心电图改变的主要特点是T波低平和Q-T间期延长。

(2) 高钾血症时,由于传导性降低和不应期缩短有利于兴奋折返,形成折返性心律失常。在房室

传导系统或浦肯野纤维末梢发生传导阻滞时,可形成不同程度的房室传导阻滞或心室停搏。心律失常的类型取决于血钾升高的的速率。当血钾缓慢升高时,可引起心脏传导障碍与自律性受抑制,出现缓慢性室性心律失常与心脏停搏;当血钾迅速升高时,则引起快速性室性心律失常,最后出现室颤。其心电图具有特征性改变,随着血钾浓度升高,早期表现为T波高尖,Q-T间期缩短,继而QRS波增宽,P波幅度变小和P-R间接延长,以致出现三度房室传导阻滞(图96-21)。

2. 血钙异常 钙离子活动参与心肌动作电位2期(平台期)的形成,高钙血症时使动作电位平台期时程缩短,而低钙血症延长其时程,在心电图上表现为Q-T间期缩短或延长。严重的高钙血症(血清钙浓度>15mg/dL)时,导致T波低平或者倒置,V_1、V_2导联S-T段抬高,酷似急性心肌缺血。

3. 血镁异常 轻到中度的血镁异常不会引起显著的心电图异常改变。但是严重的高镁血症(血

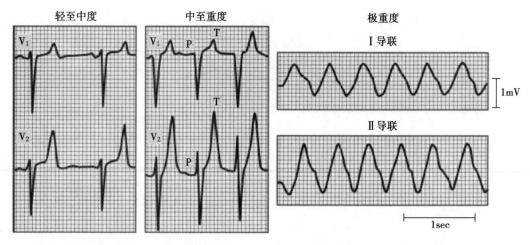

图96-21　高钾血症时的心电图改变(引自《米勒麻醉学》第七版)

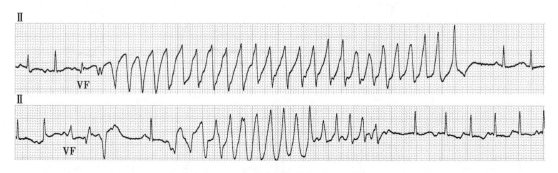

图96-22　尖端扭转型室性心动过速

镁>15mmoL/L)可引起房室传导阻滞和心室内传导阻滞,甚至心脏停搏。低镁血症往常常伴有低钙血症和低钾血症,可诱发长 Q-T 间期综合征和尖端扭转型室性心动过速(图96-22)。

七、再灌注心律失常

再灌注心律失常是指冠状动脉痉挛或血管在短暂时间内闭塞,血流中断,后因自然开放或药物作用、机械性再通等使血流重新灌注心肌而发生新的生理、生化改变造成的心律失常。再灌注可诱发各种形式的心律失常,以室性心律失常最常见,可出现短暂的加速室性自主心律,短阵室性心动过速(室速)或心室颤动(室颤),房室或束支传导阻滞或出现一过性窦性心动过缓、窦房阻滞等,其发生率达50%~80%,多见于冠状动脉痉挛、冠状动脉内血栓溶解再通、心脏外科体外循环术中等。再灌注心律失常与再灌注后氧自由基的暴发、细胞内 Ca^{2+} 超负荷、细胞内 K^+ 丢失后快速不均匀的恢复等因素有

关。大多数学者认为触发活动和折返激动是缺血RA 的根本原因。

再灌注心律失常可能的电生理机制是:①缺血再灌注损伤造成心肌细胞除极不均匀,传导减慢,这不仅表现在缺血区与非缺血去之间,也表现在缺血区的中心区域与周边区;在心肌缺血过程中,传导变慢和不均匀的不应期可以导致心室不应期的波前兴奋和折返兴奋,在再灌注过程中这些电生理紊乱快速发生逆转,也可以导致不应期内的兴奋和折返。与缺血条件下相比,在再灌注过程中存在局部心肌血流和细胞外 K^+ 的空间不均匀性,这种传导和不应期的空间不均一性由再灌注的不一致所造成,并为折返激动和室颤创造了必要条件;②由于心肌细胞除极不均匀,导致复极也不均匀,动作电位时程延长及不应期缩短,形成折返激动;③心肌细胞内钙超载,激发震荡性后电位,引起延迟后除极;④缺血心肌再灌注时儿茶酚胺的释放刺激 α-受体,导致自律性增加等。再灌注心律失常的发生率及严重性与缺血时间的长短、缺血的严重程度、心肌缺血的范围以及再灌注的速率等因素有关。

第5节 心律失常与血流动力学改变

一、心律失常类型与血流动力学

对血流动力学影响较重的心律失常类型有以下8种：

1. 心房颤动和扑动 心房颤动（房颤）时，由于心房收缩节律不齐，心房收缩功能丧失，心室率快慢不一，使心室充盈下降，尤其是心室率较快时，血流动力学影响就更明显，可使心排血量下降20%～40%，有时可诱发急性肺水肿。当采用多普勒超声心动图观察房颤的血流动力学变化时，可发现R-R间期超过0.60秒时，二尖瓣及主动脉瓣口血流量基本恒定，当小于0.60秒时，瓣口血流量明显减少，瓣口血流量与R-R间期之间呈显著正相关。

心房扑动（房扑）如是3:1下传，心室率100次/min左右，对血流动力学影响较小；如果是2:1下传，心室率较快，可使心排血量下降；1:1下传，可导致室颤而危及生命。

2. 阵发性室上性心动过速（PSVT） PSVT时心率多在160～250次/min，过快的心室率使心室充盈时间减少，心室充盈下降，心排血量显著减少。另外由于PSVT时，P波为逆传，多在QRS波群内或后，使房室收缩的顺序性丧失，有时心房、心室同时收缩，心室收缩时其内压高于心房压力，心房不能将血液排入心室，反而使心室血液逆流入心房。若逆P在QRS波群后0.20秒，心室尚未舒张，房室瓣仍关闭着，心房收缩也不能将血液充盈到心室。即使逆P在QRS波群前0.11秒，此时心室也处于收缩前期，由于时间短暂，也不能很好使心室充盈。因此PSVT心室率在180次/min以上时，因心排血量下降，导致血压下降，甚至休克或晕厥。

PSVT和阵发性房颤还可通过利钠激素（心房肽）影响血流动力学。PSVT和阵发性房颤利钠激素大量释放，短时间尿量显著增多，可达3000～6000ml，使血容量减少，有效循环血量下降，组织灌注不足。

3. 室性心动过速（VT） 采用多普勒超声心动图观察阵发性心动过速的血流动力学改变，计算二尖瓣、主动脉瓣压力阶差和平均流量、瓣口开放面积、峰值速度、每搏量及射血时间，结果显示，峰值速度显著降低，射血时间显著缩短，平均为218ms，瓣口开放面积变小，血流显著减少，平均每搏量28ml。

VT对血流动力学的影响主要取决于：

（1）心室率增快，可达130～200次/min，使射血时间缩短，心排血量明显降低。

（2）房室收缩顺序异常，心房率低于心室率，可出现心室心房同时收缩或舒张而不能很好充盈。

（3）心肌收缩力下降，VT时心肌缺血缺氧，导致收缩力下降。

（4）心室收缩顺序异常，特别是在尖端扭转型室性心动过速，心室收缩部位先后顺序异常多变，使心排血量显著下降。非阵发性室性心动过速，由于心室率不快，对血流动力学影响较阵发性和尖端扭转型室性心动过速要小。

4. 窦性停搏或心房停搏 在窦性停搏、窦房传导阻滞、心房停搏时，当逸搏心率频率很慢，位置较低，对血流动力学影响就较大。有时窦性停搏后，低位逸搏点未能及时起搏，使排血终止，导致阿-斯综合征发作，甚至猝死。

5. 房室传导阻滞 一度房室传导阻滞对血流动力学影响不大，二度Ⅰ型房室传导阻滞影响也较小，但部分患者漏搏感可能很明显。二度Ⅱ型房室传导阻滞的影响主要取决于房室传导比率，如果3:1、4:1、5:1时，心室率较慢，对血流动力学影响就较大。三度房室传导阻滞，除了房室顺序异常外，逸搏心率的频率和部位可直接影响血流动力学，虽然心室舒张期充盈时间延长，但心室充盈量并不增加。如果逸搏点位置很低，频率很慢，使心室收缩顺序异常，将进一步加重对血流动力学的影响，每分搏出量就显著下降。

6. 室性期前收缩 室性期前收缩对血流动力学影响取决于室性期前收缩的联律间期。多普勒超声心动图心室程控刺激诱发室性期前收缩的血流动力学定量研究显示，室性期间收缩时，主动脉瓣口流速积分（AVI）和二尖瓣口的流速积分（MVI），明显低于正常心动周期时AVI和MVI，期前收缩后的每搏量也仅能代偿25%；室早提前指数（T-R′/R-R）与室早排血比值（EAVI/NAVI）及室早充盈比值（EAVI/NMVI）呈良好相关。当T-R′/R-R<0.22时，EAVI/NAVI降至0，即无血液搏出。随着提前指数的不断降低，期前收缩时的收缩压、舒张压也逐渐降低，当T-R′/R-R<0.22时，动脉血压为0。证明室性期前收缩时，心排血量和充盈量明显下降，室性期前收缩后心

排血量和充盈量代偿不足。室性期前收缩发生的时间与左室充盈和心排血量的降低密切相关。

7. 心室颤动和停搏　心室颤动和扑动是最为严重的心律失常，为一种无效的频率收缩，心排血量基本终止。有些患者虽有心电活动，但心肌无收缩，出现电-机械分离，血液循环也终止。心室停搏如果不及时抢救，很快因血液循环终止而导致死亡。

8. 起搏器综合征　安装起搏器治疗心律失常，过去主要是用于缓慢性心律失常治疗。近年来，随着植入型除颤复律起搏器的应用，对快速性心律失常也起到了有效治疗作用。但心室起搏可引起血流动力学异常，如 VVI 型起搏器。其主要原因为：

（1）单纯心室起搏时，心排血量比正常心室顺序收缩时降低 20% ~35%，血压可下降 20mmHg。

（2）房室瓣不能同步活动，心房收缩时，房室瓣可能关闭；血液反流入静脉系统导致静脉压升高，心室收缩时，房室瓣可能开放；心室血液反流入心房，引起心房和静脉压升高。

（3）竞争心律：在使用固定频率起搏器或同步起搏器因同步不良或感知功能减退，或心室自身 QRS 波振幅过低均可发生竞争心律。由于提前心室收缩，心室充盈不足心排血量就降低，当竞争心律频发时，症状就较明显。

（4）起搏器介导的心动过速：如起搏器频率奔放，起搏器介导的折返性心动过速和环行运动性心动过速等，快速性心律失常同样也可引起血流动力学异常。

（5）室房传导刺激心房和静脉壁上的牵张感受器，反射性引起周围血管扩张。以上因素共同作用，可导致患者头晕、头胀、心慌、胸闷、疲乏、低血压、晕厥先兆或晕厥等即为起搏器综合征。

对 AAI 和 VVI 起搏器对血流动力学及心钠素、肾素-血管紧张素系统影响的研究发现，AAI 起搏时心排血量（CO）、心脏指数（CI）显著地高于 VVI 起搏时（P < 0.05 ~ 0.01），而肺毛细血管楔嵌压（PCWP）、肺动脉压（PAP）、右房压（RAP）和血浆心钠素（ANP）、肾素活性（PRA）及血管紧张素 Ⅱ（A-Ⅱ）均较 VVI 起搏时低，提示 AAI 较 VVI 有良好的血流动力学效应。

二、临 床 表 现

心律失常所致血流动力学改变的临床表现主要

取决于心律失常的性质、类型、心功能及对血流动力学影响的程度，如轻度的窦性心动过缓或过速、窦性心律不齐、偶发的房性期前收缩、一度房室传导阻滞对对血流动力学影响甚小，故亦无明显的临床表现。较严重的心律失常，如病态窦房结综合征、快速心房纤颤、阵发性室上性心动过速、持续性室性心动过速等，可引起心悸、胸闷、头昏、低血压、出汗，严重者可出晕厥、阿-斯综合征，甚至猝死。

由于心律失常的类型等不同，临床表现各异，主要表现为以下几组症状：

1. 冠状动脉供血不足的表现　各种心律失常均可引起冠状动脉血流量降低，偶发房性期前收缩可使冠状动脉血流降低 5%，偶发室性期前收缩降低 12%，频发性的室性期前收缩可降低 25%，房性心动过速时冠状动脉血流量降低 35%，快速型心房颤动则可降低 40%，室性心动过速时冠状动脉血流量降低 60%，心室颤动时冠状动脉血流量可能为零。

冠状动脉正常的人，各种心律失常虽然可引起冠状动脉血流降低，但较少引起心肌缺血，然而，对有冠心病的患者，各种心律失常都可能诱发或加重心肌缺血。主要表现为心绞痛、气短、周围血管衰竭、急性心力衰竭、肺水肿、急性心肌梗死等。

2. 脑动脉供血不足的表现　不同的心律失常对脑血流量的影响也不同，频发性房性与室性期前收缩，脑血流量各自下降 8% 与 12%。室上性心动过速，下降可达 14% ~23%，当心室率极快时甚至达 40%。室性心动过速时可达 40% ~75%。

脑血管正常者，上述血流动力学的障碍不致造成严重后果。倘若脑血管发生病变时，则足以导致脑供血不足，其表现为头晕、乏力、视物模糊、暂时性全盲，甚至于失语、瘫痪、昏迷等一过性或永久性的脑损害。

3. 肾动脉供血不足的表现　心律失常发生后，肾血流量也发生不同的减少。频发房性期前收缩可使肾血流量降低 8%，而频发室性期前收缩使肾血流量减少 10%；房性心动过速使肾血流量降低 18%；快速型心房纤颤和心房扑动可降低 20%；室性心动过速则可降低 60%。临床表现有少尿、蛋白尿、氮质血症等。

4. 肠系膜动脉供血不足的表现　快速心律失常时，血流量降低 34%，肠系膜动脉痉挛，可产生胃肠道缺血的临床表现，如腹胀、腹痛、腹泻，甚至发生出血、溃疡或麻痹。

5. 心功能不全的表现　主要为咳嗽、咯痰、呼吸困难、倦怠、乏力等。

第6节 围手术期心律失常的病因学特点

围手术期导致心律失常的原因很多,在围手术期的不同阶段,引起心律失常的病因和诱因有所不同,具有其自身的病因学特点。主要包括三个方面:①麻醉手术前已存在的心律失常;②在麻醉手术期间出现的心律失常;③麻醉(术后)后出现的心律失常。值得强调的是,术前已存在的心律失常可因麻醉用药、麻醉处理、手术刺激、术后管理以及患者病情变化发生演变,有些患者即使术前无心律失常也可在围手术期出现心律失常。

一、麻醉前已存在的心律失常

麻醉前的心律失常既可见于健康人,亦可见于患者存在有各种病理变化,应予鉴别。前者对麻醉耐受良好,后者则因病理改变的不同而有特殊要求。由于病因不同,心律失常的类型亦异。总体来说,术前已存在心律失常的病因主要包括:

1. 精神因素 术前精神紧张、焦虑、失眠、对周围环境不适应、情绪激动等;

2. 各种器质性心血管疾病 缺血性及瓣膜性心脏病、心肌病、重症复杂性先天性心脏病、充血性心力衰竭、高血压等;

3. 中枢神经系统疾病 如颅内高压、颅脑外伤、脑血管意外、脊髓损伤等;

4. 各种严重感染 如脓毒血症、感染性休克等;

5. 肺部疾病 慢性阻塞性肺部疾病、特别是合并肺心病,哮喘,肺纤维化,呼吸道梗阻,肺大疱,张力性气胸,因呼吸衰竭引起的缺氧或高碳酸血症。

6. 内分泌疾病 如甲状腺功能亢进、嗜铬细胞瘤等;

7. 肾功能障碍 肾功能衰竭、透析后;

8. 组织损伤 严重烧伤、动脉栓塞坏死;

9. 药物作用 如服用可导致心律失常的药物等;

10. 水、电解质、酸碱平衡失调。

二、麻醉期间出现的心律失常

麻醉期间心律失常的发生率可因监测方法的不同而有所差异。采用连续监测,其发生率可达60%以上,心律失常在麻醉诱导期、维持期、终止期以及术后均可发生,其发生的原因亦是多方面的。

(一) 麻醉用药

目前使用的麻醉药多能直接或间接地影响心律,麻醉药对心律的影响,除了药物本身对心肌及其电生理活动的作用外,还受到其他因素的影响:①麻醉药用量和麻醉的深度;②$PaCO_2$的水平,主要是有无高碳酸血症;③药物之间的相互作用,如肾上腺素等。

1. 吸入麻醉药

(1) 氟烷:随着氟烷吸入浓度的增加,[4]相舒张期除极坡度趋于降低,阈电位下降(负值减少),最大舒张期电位增大(负值增加),因此自律细胞的冲动释放减慢,房室结传导速度亦随氟烷吸入浓度的增加而呈比例的减慢,还可延长心肌的不应期,因此氟烷麻醉时可有心率减慢,并可引起折返节律。氟烷麻醉时如不伴有二氧化碳蓄积,则心律失常并不多见。氟烷麻醉下二氧化碳蓄积所致内源性儿茶酚胺增多是引起心律失常的重要原因,由于氟烷对β-肾上腺素能受体有直接兴奋作用,可增加心肌对儿茶酚胺的敏感性。氟烷麻醉时即使$PaCO_2$正常,若局部浸润肾上腺素其量超过$6.9\mu g/kg$,几乎所有患者均可发生室性心律失常。氟烷引起室性期前收缩的肾上腺素的阈剂量为$2.1\mu g/kg$,血浆浓度为$(48\pm6)ng/ml$。氟烷麻醉下以室性期前收缩为多见,严重时可发生阵发性心动过速,甚至心室纤颤。

(2) 甲氧氟烷:甲氧氟烷对窦房结的作用比较复杂,一方面可由于最大舒张期电位减少而使冲动释放速率增加;另一方面又使阈电位减低。随着甲氧氟烷浓度的增加,[4]相舒张期除极坡度增加,可发生心动过速。但甲氧氟烷较少引起严重的心律失常。

(3) 恩氟烷:就心脏电生理而言,恩氟烷和氟烷一样可致房室传导时间延长,但其程度远较氟烷为轻,且恩氟烷对心室内传导无明显影响,因此麻醉时心律的变化较少。虽可偶发心律失常,但经通气改善或纠正低血压后即可消失。麻醉时即使应用肾上腺素亦很少造成心律失常。恩氟烷麻醉下肾上腺素引起室性期前收缩的阈剂量约为$10.9\mu g/kg$,血浆浓度为$(101\pm25)ng/ml$。

（4）异氟烷：异氟烷对心律影响甚微，即使麻醉前已有室性期前收缩的患者，在麻醉维持期间也不会增加其发生频率和严重性。应用肾上腺素亦少发生室性心律失常，因为异氟烷麻醉期间引起室性心律的肾上腺素阈剂量较恩氟烷麻醉为大，其血浆浓度为 207±31ng/ml。但异氟烷可引起 Q-T 间期延长。

（5）七氟烷：七氟烷对心率影响小，甚至在 2MAC 浓度时无心动过速，心律稳定，肾上腺素引起心律失常的阈值高于异氟烷，其血浆浓度为（175±28）ng/ml。有研究显示 1.3MAC 七氟烷不增加兔离体心脏跨室壁不均一性，不延长动作电位时程，未引起触发活动及触发性心律失常。但另有报道七氟烷预处理能缩短成人左心室肥厚 CPB 后患者的 QTd 与 QTcd，提示术后心肌复极不均一性增加。

（6）地氟烷：1.0MAC 时心率变化不大，但可影响心排血量，2.0MAC 对心率的变化与异氟烷相同，心律稳定，心肌对外源性儿茶酚胺的敏感性，程度与异氟烷相似。地氟烷不增加血中儿茶酚胺的浓度，但在深麻醉时可以出现心律失常。研究证明，吸入 1～1.3MAC 地氟烷的同时，给予低剂量的肾上腺素（7μg/kg）不会诱发心律失常；给予高剂量的肾上腺素（7～13μg/kg）则有 25% 以上的患者发生心律失常，如结性心律失常。

2. 静脉麻醉药 硫喷妥钠可使血压下降而引起反射性心动过速，实验证明对离体心脏有直接抑制作用，临床上亦可见心缩力减弱。氯胺酮引起心率增快的原因，一般认为是交感神经过度兴奋和副交感神经抑制所致。临床研究也证明，应用氯胺酮后循环内去甲肾上腺素增高，因此心率增快的同时伴有血压升高。γ-羟丁酸钠则可使副交感神经系统的活动亢进，导致心率减慢。依托咪酯对心脏的影响极微，对心脏的自律性和传导性均无影响。地西泮和咪达唑仑可使心率增快。丙泊酚在引起血压下降的同时可出现心率增快。1998 年 Bray 首次提出丙泊酚灌注综合征的概念，即长时间（>48 小时）、大剂量[>5mg/（kg·h）]输注丙泊酚后出现的原因不明的心律失常、难治性心力衰竭、高钾血症、高脂血症、代谢性酸中毒、肝脏肿大或肝脏脂肪浸润、横纹肌溶解、肾功能衰竭为主要特征的一种罕见的致命的临床综合征。心律失常的发生时间可从 0.5 小时到 156 天不等，而且也可发生在低灌注时。丙泊酚可导致 Brugada 型 ECG 改变，这些改变常出现在恶性室性心律失常发生之前。Brugada 综合征是一种遗传性心脏离子通道疾病，呈常染色体显性遗传，但临床穿透性不尽相同。病变基因定位于编码心肌细胞膜钠通道 α 亚单位的 SCN5A 基因，这也是目前与该综合征研究比较广泛和确切的一个基因，迄今已经发现该基因有 20 余种突变可以致病。突变后的钠通道针对时间依赖性的激活、失活和复活状态发生改变，主要是 Ito 电流增加，总体表现为钠通道的失活减速，导致心肌细胞动作平台期消失，引起心肌复极离散度增加，容易发生[2]相折返，从而构成恶性室性心律失常发作的基础，是属于心肌复极异常的一类疾病。但 SCN5A 基因并不是导致 Brugada 综合征的惟一基因，SCN5A 基因突变导致的 Brugada 综合征约占全部患者的 18%～30%，新近陆续有其他的基因被发现。

总的说来，静脉麻醉药对于心律的影响是比较轻微的，即使造成心率的变化，其机理多数也是由于静脉麻醉药干扰自主神经系统的平衡所致。

3. 局部麻醉药 局部麻醉药对心肌的自律性和传导性均有抑制，传导的抑制包括房内、房室结和室内传导减慢，其程度与血中局麻药的浓度成比例。因此，当局麻药逾量时可引起心动过缓或室性心律。但是局麻药又可降低心肌的应激性，例如利多卡因血内浓度达 1～5μg/ml 时，对室性心律失常有治疗作用，但是当超过 7μg/ml 时又可能发生心脏抑制，可出现传导阻滞和室性心律。但最近研究发现并证实了利多卡因可诱发 Brugada 型 ECG 和恶性心律失常，并与 SCN5A 基因突变有关。细胞电生理研究揭示，钠离子通道中间失活态加速，及突变的 SCN5A 钠离子通道和利多卡因之间的相互作用发生了改变，以致于利多卡因表现为 Ic 类抗心律失常药的特征：减慢动作电位 0 相上升速度和传导，及轻微延长动作电位时程。利多卡因诱发 Brugada 型 ECG 是由于抑制了突变钠通道电流。布比卡因也可导致 Brugada 型 ECG 改变，其发现早于利多卡因，由 Phillips 等在 2003 年首次报道。近年，Brugada 研究组对一使用布比卡因后出现 Brugada 型 ECG 伴有频发室性期前收缩的患者进行了观察，发现停用布比卡因后，典型的 Brugada 型 ECG 消失。基因筛查 SCN5A 发现该患者具有 G1743E 突变，细胞电生理研究揭示是由突变钠离子通道的电流显著降低所致。

4. 肌松药 婴幼儿静注琥珀酰胆碱后可引起严重的心动过缓，成年人也可发生，当应用于烧伤、截瘫或洋地黄化患者可导致心律失常发生。除了心动过缓外，还可有窦性抑制、室上性或室性心律失常。心律失常在第1次给药时发生率较低,两次以上重复给药则发生率明显增加。琥珀酰胆碱引起心律失常的机制,一般认为与下列因素有关:①琥珀酰胆碱由两个分子的乙酰胆碱组成,因此对心肌起了类似乙酰胆碱的作用;②琥珀酰胆碱可刺激大血管压力感受器,反射性地使心脏迷走神经兴奋性增加;③肌肉释放钾离子,高钾血症对心肌的影响。因此,心肌的自律性、传导性、应激性均可下降。当窦房结抑制时,可发生交界处节律。

加拉碘铵有类似阿托品的作用,同时具有β-受体兴奋作用,可导致心动过速。本可松与毒蕈碱受体有竞争作用,因而可阻滞迷走神经兴奋冲动的传递,引起心动过速。筒箭毒碱则具有神经节阻滞和奎尼丁样作用。泮库溴铵的作用轻微,但有较明显的心血管效应,可特异性阻滞心脏窦房结M胆碱受体也能阻滞,对交感神经元及交感神经末梢的M-胆碱受体也能阻滞,此外,泮库溴铵尚能抑制神经末梢对去甲肾上腺素的正常摄取,故应用后可引起心动过速。阿曲库铵对心血管系统影响很小,神经节阻滞作用为右旋筒箭毒碱的1/20,组胺释放作用为右旋筒箭毒碱的1/3。

5. 其他　吗啡可抑制交感神经,并作用于脑干,使迷走神经张力增加,产生心动过缓,但是吗啡不增加心肌的应激性,因此很少引起心律失常。哌替啶对静息电位无明显影响,对自主神经系统功能的平衡亦无明显干扰,因而也无明显心律失常发生。芬太尼由于对迷走神经心脏抑制中枢的刺激,可产生迷走神经兴奋作用,因此心率可减慢,亦有认为心率减慢的原因与心脏胆碱能受体附近部位游离的乙酰胆碱增加有关。此外,芬太尼尚可抑制由于内脏神经和交感神经兴奋所引起的心动过速。苏芬太尼对心率影响程度与芬太尼相同,可引起心率减慢。

氟哌利多可使心肌的绝对不应期延长,舒张期除极坡度减少,因而对肾上腺素-氟烷诱发的室性期前收缩和室性心动过速有预防效果。氟哌利多引起的心率增快,一般认为是由于血管扩张、血压下降所致的反射性改变。地西泮具有类似利多卡因的抗心律失常作用。巴比妥类药可延长房室传导的时间,因而对儿茶酚胺诱发的心律失常无预防效果,但是可使心动过缓和室上性传导障碍的发生率降低。

纳洛酮可拮抗麻醉性镇痛药,由于痛觉突然恢复,可产生交感神经系统兴奋现象,表现为血压升高、心率增快、心律失常,甚至肺水肿和心室颤动。因此须慎用,不可滥用。

(二) 自主神经平衡失调

交感神经或副交感神经活动增强,或两者之间的平衡失调是麻醉期间发生心律失常的另一常见原因。

交感神经过度兴奋,可使心脏节后交感神经末梢释放去甲肾上腺素增多,亦可使内源性儿茶酚胺分泌增多,血浆内儿茶酚胺浓度升高,引起心率增快,心房、房室结、心室的传导速度也明显加快,心脏的收缩期明显缩短,但不应期仅有轻微缩短,强烈的交感神经兴奋有时可引起心室颤动。

左、右两侧交感神经具有不同的作用。右侧交感神经丛主要影响窦房结,当交感神经兴奋时,窦房结的兴奋性增强;左侧交感神经丛主要影响房室结,当左侧交感神经兴奋时,房室结传导加快。交感神经的活动受到中枢神经系统的控制,主要包括下丘脑,脊髓束和交感神经节。

迷走神经兴奋对心脏的作用是多方面的:①对窦房结的抑制作用。右侧迷走神经分布到窦房结的减速纤维比左侧迷走神经要多,故对窦房结有更强的抑制作用。刺激右侧迷走神经可引起窦缓和窦性静止。窦性冲动减慢的机制主要是由于[4]相舒张除极的坡度降低,而窦性静止则可能是由于窦房结自律细胞受迷走神经强烈兴奋的影响,使阈电位减低所致。刺激迷走神经也可使窦房结细胞对钾的通透性增高,使最大舒张期电位增大,引起窦房结冲动减慢或静止。②对房室结的抑制作用,主要是通过左迷走神经产生影响。③增加心房肌的易激期和降低其颤动阈。因此,在迷走神经兴奋的同时如刺激心房肌,易引起心房颤动。然而,有人通过微电极的研究证明,迷走神经兴奋时心房肌的静息和动作电位均可降低,尤其是动作电位的降低较明显,而动作电位的降低可影响冲动的传导,因此偶尔亦可消除房颤或房扑。④缩短心房肌的不应期。最强的迷走神经刺激可使心房肌的绝对不应期缩短50% ~ 70%。

临床麻醉工作中,交感神经兴奋较为多见,副交感神经兴奋的情况亦有发生,但比前者相对为少。

1. 年龄　1岁以内的小儿交感神经活动占优势,而老年人则是迷走神经活动相对较强。

2. 精神因素　术前恐惧心理和焦虑可使交感神经活动增强。

3. 疾病　充血性心力衰竭,任何原因导致的心排血量减少和动脉压下降等,均使交感神经活动亢进,这是机体的一种反射性代偿机制。麻醉时高血压是促发心律失常的重要原因,而血压升高使负荷增加,导致心肌纤维伸展又是诱发心律失常的主要机制。当心肌纤维伸长时,心肌自律细胞舒张期除极时间延长,静息膜电位降低,心肌的自主节律性增强,由此可激发多源性异位节律活动,产生心律失常。

4. 麻醉操作　静脉快速诱导时喉镜窥视和气管内插管可引起血压升高、心动过速和心律失常等心血管反应已为人们所熟知,其原因主要与刺激咽喉和气管内感受器引起交感神经活动增强有关,此时血内儿茶酚胺水平亦增高。心律失常以室性期前收缩为多见,偶见室性心动过速,罕见心搏骤停。

5. 缺氧和二氧化碳蓄积　缺氧时通过颈动脉体化学感受器使脑干血管收缩中枢兴奋,交感神经传出纤维的活动增强,内源性儿茶酚胺分泌增加。高碳酸血症除作用于颈动脉体化学感受器,还可直接作用于血管运动中枢。因此,缺氧和(或)二氧化碳蓄积使自主神经系统的平衡失调是麻醉期间发生心律失常的重要诱因。

(三) 电解质紊乱

心肌的活动极易受细胞外液中 K^+、Ca^{2+}、Na^+、Mg^{2+}的影响。

1. K^+　膜电位的高低与 $\frac{[K^+]_i}{[K^+]_0}$ 的对数成正比($[K^+]_i$为细胞内液 K^+ 浓度,$[K^+]_0$为细胞外液 K^+ 浓度),在此,$[K^+]_0$的改变可以影响到膜电位,当$[K^+]_0$增加时,膜电位降低,膜内外的电位梯度减少。在这种情况下,当心肌纤维发生兴奋时,钠的内流速度即减弱,使心肌动作电位上升坡度减小,心肌传导速度减慢,舒张期除极坡度也减少,因此可出现冲动的释放频率减少、减弱、传导阻滞,以致心脏可停止于舒张状态。此外,$[K^+]_0$增加,可使复极时细胞膜对钾的通透性增强,K^+ 外流,[3]相加速,不应期缩短,这是导致心律失常的一个重要因素。因此$[K^+]_0$增加时,可发生室性期前收缩、室性心动过速,甚至心室颤动。此外当$[K^+]_0$增加时,可使 Ca^{2+}内流减少、兴奋-收缩耦联减弱、心肌收缩力减弱。

2. Ca^{2+}　$[Ca^{2+}]_0$升高时,心肌动作电位时程缩短,去极化过程加强,心肌动作电位的下台区上升,这是由于 $\frac{[Ca^{2+}]_i}{[Ca^{2+}]_0}$ 的比值加大而使 Ca^{2+}内流增加的结果。$[Ca^{2+}]_0$使心肌兴奋收缩-耦联加强,心肌收缩力增加。

3. Na^+　Na^+在体液中的主要作用是维持细胞内外的渗透压平衡。但是,如$[Na^+]_0$改变过大,超过其总量的10%时,亦可导致心律失常,当$[Na^+]_0$降低时可使窦房结自律细胞[4]相舒张除极的坡度变小,速率变慢,心肌应激性降氏,传导减慢,因此可发生心动过缓。如$[Na^+]_0$过低,心脏可停搏,心脏停止于心室扩张状态。

4. Mg^{2+}　低镁血症时易发生心律失常,甚至可突发室颤,$[Mg^{2+}]$减少时心肌应激性增加,心肌不应期缩短,故易产生异位节律点兴奋和折返心律。当血镁超过 5mmol/L 时,则可抑制窦房结的功能,减慢房室和室内传导,可出现心动过缓和传导阻滞。

(四) 低温

低温的主要并发症之一就是心律失常。心电图的表现为进行性心率减慢、P-R 间期延长、QRS 波增宽和 Q-T 时间延长。当体温降至 30℃ 以下时,窦房结起搏点就受到抑制,此时低级的起搏点开始活跃,因而可出现房性逸搏或房室期前收缩,亦可出现交界性心律、房颤或完全性房室分离;严重时可出现心室颤动。当体温降至 30℃ 以下时,可导致心搏停止。

(五) 外科手术操作

外科手术操作常可引起心律失常,手术可直接刺激心脏,亦可以是刺激心脏以外的部位引起反射心律失常,例如,胆囊手术时,胆囊、胆总管区的手术刺激可导致心动过缓、室性期前收缩或心搏骤停。眼科手术和压迫眼球可导致眼心反射。颈动脉窦刺激、肠系膜牵拉、腹腔探查亦可发生心动过缓伴血压下降或期前收缩。颅脑外科手术时刺激脑干附近常诱发心律失常。心脏手术时,手术刺激心房常致房性期前收缩或室性心动过速,偶可发生室颤。心肌损伤、水肿、压迫、缝合等,均可造成房室传导阻滞或室内传导阻滞。此外,心脏手术中,还会发生再灌注心律失常,其心律失常类型可多种多样。手术中出现的传导阻滞是否可逆则因传导组织受损性质不同而异。此外,大血管手术、心包手术、心内导管插入等均可引起心律失常。

三、术后出现的心律失常

随着麻醉恢复室、术后 ICU 的建立,连续、动态的心电图监测已成为基本的监护项目之一,为术后心律失常的识别、诊断、治疗提供了依据。如麻醉期一样,术后心律失常发生率相当高,约 7.5% ~

20%,其原因也复杂多样。

（一）麻醉因素

麻醉药的作用,患者未完全清醒,肌张力下降及声门水肿引起上呼吸道梗阻;麻醉性镇痛药对呼吸中枢的抑制;肌松药的残留致通气量减少,术后早期肺功能改变(低肺容量、肺不张等)等均可致缺氧、二氧化碳蓄积,引起各种心律失常的发生,其中以心动过速、房性期前收缩、交界性期前收缩及室性期前收缩最为常见。

（二）手术因素

手术创伤后应激反应,致内源性儿茶酚胺大量释放,心脏手术术中损伤传导系统、心肌保护差、心肌缺血再灌注损伤均可引起术后相当段时间内出现心律失常。

（三）电解质及酸碱紊乱

术后电解质、酸碱紊乱较为常见,是术后心律失常发生最常见的原因之一。

1. 钾 轻度低钾血症多表现为窦性心动过速、房性及室性期前收缩。重度低钾血症可致室上性或室性心动过速及室颤等严重心律失常。低钾血症可加重洋地黄中毒,故更易出现心律失常。低钾严重时,通过自主神经可引起末梢血管扩张,血压降低。高钾血症通常出现心搏过缓和心律紊乱,轻度高钾 $5.5 \sim 7mmol/L$ 时,心电图表现为 Q-T 时间缩短,T 波变得尖高对称,基底狭窄而呈帐篷状;至 $7 \sim 9mmol/L$ 时,出现 P 波振幅降低、P-R 间期延长,以至 P 波消失;$9 \sim 11mmol/L$ 时,室内传导更为缓慢,QRS 波群变宽、S-T 段和 T 波融合而成双相曲折波形;至 $12mmol/L$ 时,极易引起折返运动形成室性异位搏动、室性心动过速、心室扑动、心室纤颤乃至心脏停搏。

2. 镁 镁是激活 Na^+-K^+-ATP 酶必需的物质,低镁血症可导致心肌细胞失钾,致静息膜电位、传导性和复极发生改变;镁也是钙抑制剂,低镁血症可增加缓慢钙离子,因此而促进心律失常的发生,如频发房性或室性期前收缩、多源性房性心动过速、室性心动过速及心室颤动。并且镁缺乏引起的心律失常往往对一般抗心律失常药有对抗性。而难以控制症状,但在补镁后常消失。高镁血症可引起心脏的刺激传导障碍和抑制细胞膜兴奋性。引起低血压、心动过缓和室内传导阻滞,当超过 $7.5mmol/L$ 时可发生完全性传导阻滞,并可抑制心脏收缩致心脏停搏。

3. 钙 高钙血症时各种心律失常均可发生。心电图表现为 Q-T 时间缩短、ST-T 段改变、房室传导阻滞。若未及时治疗可致致命性心律失常。低钙血症心电图表现为 Q-T 时间延长,S-T 段延长及 T 波平坦或倒置。

4. 酸碱失衡 酸中毒时 H^+ 可竞争性抑制 Ca^{2+} 与肌钙蛋白结合减弱心肌收缩力,使心室纤颤阈下降,易诱发心室颤动。此外,酸中毒时细胞内 K^+ 外流引起高钾血症,引起各种心律失常。碱中毒时,血红蛋白氧解曲线左移,使 HbO_2 在组织内不易释放氧,此时虽然混合静脉血氧饱和度(SvO_2)正常,但组织内仍可存在缺氧,致酸性代谢产物增加。此外,碱中毒常与低钾血症同时存在,易诱发心律失常或易发生洋地黄中毒。

（四）机械性刺激

手术切口疼痛、气管内导管刺激(气管插管、吸痰、拔管)、胃肠胀气、躁动、焦虑、膀胱胀满及各种引流管刺激均可造成交感神经系统过度兴奋,心肌耗氧增加,氧供、氧耗失衡,造成心肌缺血和心律失常。

（五）循环功能

术后苏醒期由于内源性和各种外源性刺激致交感神经兴奋,肾素-血管紧张素-醛固酮系统分泌异常,心脏及主动脉压力感受器刺激,药物"撤退"反跳性心血管兴奋等均可引起术后高血压的发生,致心脏负荷加重,室壁张力增加,心肌氧耗增加,引起心律失常的发生。任何原因所致的低血压、低心排综合征,引起重要脏器灌注不足,组织器官和心肌氧供减少,组织细胞水平的物质和气体交换障碍,产生代谢性酸中毒,内源性儿茶酚胺释放增多,均可诱发和引起各种心律失常的发生。一旦发生心律失常,又可进一步影响心排血量,形成恶性循环。

从低温状态复温时以及某些血管活性药物对血管收缩功能的影响,可导致血管舒缩功能失调,从而影响血流的再分布和重要器官的有效灌注;肺血管阻力和体循环阻力增加,致左、右心室负荷加重,易产生心肌缺血、损伤和心律失常。

（六）药物

术前长期应用心得安的患者,术后易出现心率减慢和心力衰竭;洋地黄过量可引起各种心律失常,奎尼丁可减慢心室内传导。术毕纳洛酮应用致心血管处于兴奋状态,引起高血压、肺水肿、心肌耗氧增加及心律失常。低钾血症时,应用异丙肾上腺素、肾上腺素、钙剂、碳酸氢钠以及过度换气均易发生室性心律失常。

（七）其他

术后低体温、高热、脓毒症、内分泌功能障碍均可导致心律失常的发生。

第7节　围手术期常见心律失常的处理

一、处理原则

围手术期常见心律失常的治疗,首先需要在明确心律失常的性质及产生心律失常的背景的情况下,决定是否对其治疗。因为并不是所有的心律失常都需要立即进行治疗和处理。其次是针对需要治疗和处理的心律失常,决定治疗策略和治疗目标,制定治疗方案和具体方法。对于一些有预期终极治疗目标的患者,还要确定对疗效和预后进行评价的方法。在治疗措施实施过程中,可遵循以下处理原则:

1. 对是否需要进行治疗和处理的心律失常进行做出正确判断。一般来说,对于那些经一段时间观察,无演变、病情稳定,不会产生严重后果的心律失常,如窦性心动过缓、窦性心动过速、各种期前收缩或自主节律等,可以不作积极的治疗和处理。但对于下列情形的心律失常则应考虑采取必要的治疗措施进行处理:

(1) 持续性和非持续性室性心动过速,80%以上都基于某种器质性心脏病的基础,有恶化的趋势,有可能危及生命,需积极进行治疗。

(2) 对于产生严重的血流动力学障碍,不加干预,直接危及生命的心律失常以及恶性心律失常(如多源性室性期前收缩、R-on-T 的室性期前收缩、多形性室性心动过速、室扑、室颤等),需立即进行治疗和处理。

(3) 心律失常虽不危及生命,但伴有心悸、气短等各种不适症状,可产生严重的并发症,如心房颤动可产生各种栓塞,需要治疗。

(4) 多种阵发性室上性心动过速,骤起心率加快,多伴有明显的症状,且多次发作,需设法中止和根治。

(5) 一些通道疾病,虽无器质性心脏病依据,心脏结构、功能正常,但所产生的心律失常是危及生命的,目前虽无良好的根治措施,但发作时必需加以中止。

(6) 心动过缓、长间歇心脏停搏,如三度房室传导阻滞及室率缓慢的二度房室传导阻滞等,产生黑蒙、晕厥,需植入心脏起搏器进行纠治。

2. 连续、动态心电监测,正确判断各种心律失常,尽可能找出心律失常的发生原因或诱因;积极针对病因进行治疗;同时积极纠正心律失常的诱发因素,特别要注意麻醉深度、二氧化碳蓄积、手术刺激、电解质紊乱、低体温以及术后疼痛、机械性刺激、缺氧、电解质酸碱失常、血流动力学不稳定等因素。

3. 根据心律失常性质、基本疾病、患者状态和愿望可选用人工起搏、RFCA、ICD/CRT2D 或药物治疗。

4. 药物治疗重在中止心律失常急性发作,远期应用药物辅助,在力求根治的同时,努力预防和减少心律失常复发。对危及生命的心律失常,药物选择主要考虑有效性,对改善症状的心律失常治疗,主要考虑药物的安全性,如针对适宜使用 Ic 类药物和胺碘酮治疗的心律失常,心脏无结构异常、心功能正常者可应用 Ic 类药物;心脏结构异常、心功能不全者以胺碘酮为安全。

5. 当药物治疗的效果不确定,无效甚或禁忌的情况下,尚可选择非药物治疗。有些心律失常采用非药物治疗,效果更确切,预后更好。

6. 在积极进行心律失常药物治疗的同时要注意因此而引起的治疗的副作用。某些抗心律失常药物有促心律失常现象如 Ic 类药物可引起无休止 VT,Ⅲ类药物为间断扭转型室性心动过速(TdP),洋地黄可表现多种心律失常,Ia 类药物增加猝死等;促心律失常易感性不仅取决药物,也取决心脏自身状态,心肌缺血、心力衰竭、电解质紊乱、通道异常等都可增加 AAD 敏感性,用药前应考虑患者对药物的耐受性,实行个体化用药。

7. 无论采用何种治疗方法,治疗的关键是治疗所产生的效果,强调病因治疗,改善产生心律失常的基质,重在改善心肌供血、纠正心脏功能,改善血流动力学异常等,比治疗心律失常本身更重要。

二、围手术期常见心律失常的处理

围手术期心律失常药物治疗的目的是控制心律失常恶化,并最终消除心律失常,并维持血流动力学的稳定。对高危或恶性心律失常要及时识别发现,结合病理生理改变及时正确处理。当采用药物处理时,一定要基于正确的治疗策略,正确选择药物,既要考虑抗心律失常药物的治疗效应,又要考虑到抗心律失常药物的促心律失常作用。积极按照用药指南正确合理用药。关于抗心律失常药物的分类和药物特性详见某章某节。一般来说,对于室性心动过速,首先要控制其不发展成室颤,并纠正室性心动过速,消除室性期前收缩;房室传导阻滞则要增加室率,控制其向三度房室传导阻滞发展,甚至阿-斯综合征发作,或尽力消除阻滞。为了便于治疗,可将围手术期的心律失常分成两类,即快速型和缓慢型心律失常。

(一) 快速性心律失常的药物治疗

1. 窦性心动过速 窦性心动过速包括生理性窦速、体位性(直立性)窦性心动过速、不适当的窦速和窦房结折返性心动过速。患者术前紧张焦虑、低血容量和浅麻醉是常见的原因,积极针对病因治疗:

(1) 对于心肌缺血的患者,在排除低血量的情况下,应积极应用β-受体阻滞剂,如艾司洛尔。

(2) 当有心力衰竭时,可选用洋地黄类药物。

(3) 不适当的窦速,β-受体阻滞剂和非二氢吡啶类钙通道阻滞剂如维拉帕米和地尔硫草是首选药物。对难治性不适当的窦速,导管消融改良窦房结仍是在围手术期的一种治疗选择。

(4) 窦房结折返性心动过速的患者,可能对迷走刺激、腺苷、胺碘酮、β-受体阻滞剂、非二氢吡啶类钙通道阻滞剂甚至地高辛都有效。

(5) 体位性窦性心动过速缺乏有效的治疗措施,首选增加钠与水的摄入、高枕卧、穿弹力袜等;药物可选用比索洛尔、氟氢可的松或两药联用。

2. 阵发性室上性心动过速 阵发性室上性心动过速通常是由房室折返和房室结折返引起,在临床上表现为有规律的、突发突止的阵发性心悸,发作时心率快,常常伴有血流动力学的显著变化,应立即积极处理:

(1) 迷走神经手法:

1) Muller 法:呼气后再作深吸气动作;

2) Valsalva 法:深吸气后屏气再用力作呼气动作;

3) 颈动脉窦压迫法:每次压 5 秒(颈动脉窦过敏者禁用此法);

4) 压眼球:先压右侧后压左侧。

(2) 选用腺苷一次静脉注射 6mg,可再次或第三次快速静脉注射 12～18mg;儿童予 50～100μg/kg 给药,最大量 250～300μg/kg。腺苷起效快,半衰期短,用药时应注意快速推注;但伴有房室传导阻滞者不宜选用;

(3) 静脉注射维拉帕米 2.5～10mg,以终止房室结折返;儿童按 0.1～0.2mg/kg,不超过 5mg/次,<1mg/min 缓慢静脉注射;近些年多选用地尔硫草;

(4) 静脉注射胺碘酮,负荷量为 150mg;儿童负荷量为 5～6mg/kg;

(5) 艾司洛尔一次静脉注射 1mg/kg,继以 50～200mg/(kg·min)维持;

(6) 滕喜龙 5～10μg 单次静脉注射;

(7) 如果患者伴有低血压,可静脉注射去氧肾上腺素 100μg;

(8) 伴有心功能不全者静脉注射短效洋地黄,如西地兰 0.25～0.5mg,或地高辛 0.5～1.0mg;儿童西地兰初始用首剂饱和量的 1/2(饱和剂量为 0.03～0.04mg/kg),余量分 2 次给予;

(9) 超速起搏;

(10) 同步电复律:对血流动力学不稳定的患者可选用直流电复律,可逐渐增加能量至 100J、200J、300J 和 360J,最好在电复律前静脉注射苯二氮草类药;

(11) 当怀疑房室附加通道顺行传导的室上速时,可选择普鲁卡因胺;

(12) 导管射频消融术。导管射频消融术对大多数持续存在的房室折返性或局灶性房性室上性心动过速是可靠的能获得长期疗效的治疗方法。

3. 心房扑动 心房扑动绝大多数为大折返性心律失常。发作时处理策略取决于病情,如果心房扑动发作导致了心力衰竭、休克、急性心肌梗死,则立即电复律。如果发作时病情稳定,可以选择复律或室率控制。

(1) 控制心室率

①应用 β 受体阻滞剂,如单次静脉注射艾司洛尔 1mg/kg;

②应用钙通道拮抗剂,如维拉帕米 5～10mg 静脉注射;或应用地尔硫草 10mg 或 75～150μg/kg 静脉注射,儿童按 0.15～0.25mg/kg 给药;

③普鲁卡因胺静脉注射,负荷量为 5～10mg/kg,注射速度应<0.5mg/(kg·min);

④也可用胺碘酮,但效果相对较差;

(2) 药物复律

①对于新近发作的房扑患者可应用第Ⅲ类抗心律失常药物伊布利特 1mg 缓慢静脉注射;伊布利特转复成功率较高(38%～76%),平均在用药30分钟转复,低血压副反应较低,但 1%～2%可出现尖端

扭转型室性心动过速,用药后 4~8 小时内必须严密监护。严重器质性心脏病、QT 延长、窦房结功能障碍者禁止使用伊布利特。也可用多非利特,急性发作时静脉给药,剂量为 4~8μg/kg;

②西地兰 0.4~0.8mg 静脉注射,2~4 小时后再静注 0.2~0.4mg;

③普罗帕酮 0.5~1.0mg/kg 静脉注射,3~5 分钟推注完;

④胺碘酮,用法同阵发性室上性心动过速;

⑤索他洛尔,静脉注射,每次 1.5~2.0mg/kg,或每次 20~60mg,注射时间不少于 10 分钟。

(3) 心外直流电复律:当房扑伴快速心室率并出现血流动力学改变时,应选择心外直流电复律。体外直流电复律治疗房扑的成功率为 95%~100%。能量需要<50J(尤其是双向波复律时)。

(4) 心房超速起搏:应用快速心房起搏可以有效终止房扑,成功率 55%~100%。当心脏手术后发生房扑时尤其适用心房外膜超速起搏,应用抗心律失常药物,包括普鲁卡因胺、伊布利特、普罗帕酮,可有助于心房起搏转律。

(5) 导管射频消融治疗:在三尖瓣瓣环和下腔静脉之间进行导管消融以阻断心房扑动折返环,可治愈房扑。通过严格的检测标准来证明消融结果达到峡部双向传导阻滞,如达到峡部双向传导阻滞,导管射频消融术的成功率为 90%~100%。

(6) 抗凝治疗:房扑患者血栓栓塞的发生率为 1.7%~7%,未经抗凝治疗的患者心房血栓的发生率为 0~34%。当房扑持续发作超过 48h,血栓的发生率明显增加,因此应考虑抗凝治疗。

4. 心房颤动 心房颤动是临床最常见的心律失常之一。房颤和心力衰竭有着共同的危险因素,两者之间存在复杂的内在关系,两种疾病过程常同时存在并相互促进,心房颤动后心功能受损,诱发心力衰竭或使心力衰竭加重。对房颤患者治疗策略主要包括:①心率控制;②节律控制;③维持窦律;④抗栓治疗;⑤上游治疗等方面。心室率控制,使心室有足够的时间充盈,增加心排血量,从而有利于血流动力学改善。建议静息时室率控制在 60~80 次/min,中度运动时控制在 90~115 次/min。持久房颤患者静息时心率可控制在<110 次/min,其效果并不劣于严格控制心率。一般来说,无症状或症状能耐受,把心率控制在<110 次/min,如有症状或心脏扩大,发展成心动过速性心肌病,则采取严格控制心率。有症状的快速房颤患者需要紧急药物治疗,当患者有

低血压、心绞痛或心力衰竭存在时可以考虑直接电转复。在理论上,维持窦性心律的临床益处大于控制心室率,但是目前临床研究没有证实节律控制患者在死亡率、住院率、脑卒中等方面优于室率控制患者,可能是抗心律失常药物的不良反应降低了窦性节律维持带来的益处。心房颤动的上游治疗旨在预防,在围手术期仍然具有十分重要的临床意义。

(1) 控制心率

1) 对阵发性和持续性房颤患者,测定其静息状态下的心室率,应用 β 受体阻滞剂和非二氢吡啶类钙拮抗剂控制其心室率;

2) 不合并预激的低血压或心力衰竭患者,静脉应用 β 受体阻滞剂(艾司洛尔、美托洛尔、普萘洛尔)和非二氢吡啶类钙拮抗剂(维拉帕米、地尔硫䓬)减慢应激、运动状态下房颤的心室率;

3) 对不合并旁路的心力衰竭患者,静脉应用地高辛或胺碘酮控制房颤的心室率;

4) 对活动后出现房颤相关临床症状的患者,应充分控制其运动时的心室率,调整其药物治疗确保心率维持在正常生理范围内。口服地高辛可控制房颤的静息心室率,尤其适用于合并心力衰竭、左心功能不全的患者。

值得强调的是胺碘酮一般不用于心率控制,除非上述药物不能控制心率,普罗帕酮不用于心率控制。以上用于房颤心率控制的药物用法可参照房扑心率控制的用药剂量。药物必要时可联合应用,能减少单药剂量,从而在保持疗效的前提下又能减少药物的不良反应,药物控制心率应根据心率反应逐步加量,采取个体化用药。

(2) 节律的控制

1) 房颤的药物复律

A. 氟卡尼:2mg/kg 静注 10 分钟或口服 200~300mg,但不能用于明确的结构性心脏病,能增加心房扑动的房室传导比例,使心率加快;

B. 普罗帕酮:2mg/kg 静注 10 分钟或口服 450~600mg,不适用于明确的结构性心脏病,心房扑动可转成 1:1 房室传导,加快心率;

C. 多非利特:8μg/kg 静脉注射;

D. 依布利特:1mg/kg 静注 10 分钟,必要时相隔 10 分钟,可在 10 分钟内静注 1mg,转复心房扑动比房颤有效,如发生多形性室性心动过速,常需电复律;

E. Vernakalant:3mg/kg 静注 10 分钟,相隔 15

分钟再次用药,10分钟内静脉2mg/kg。

F. 胺碘酮:5mg/kg静脉注射,1小时后50mg/h维持,窦律恢复多比较慢,但可减慢房颤心室率;

奎尼丁和普鲁卡因胺用于房颤的药物复律是可以考虑的,但其安全性并未得到确认。

2) 房颤的电复律:房颤患者出现心肌缺血、症状性低血压、心绞痛或心力衰竭且药物治疗不能很快起效时,尽快行同步电复律;房颤合并预激若出现快速心室率、血流动力学不稳定者,尽快行同步电复律;不存在血流动力学障碍、但房颤症状难以忍受者,也应行电复律治疗,若复律后早期房颤复发,可再次电复律并继以抗心律失常药物治疗。直流电复律是房颤患者长期治疗策略中恢复窦性心律的一项有效措施。

(3) 维持窦性心率:无论心脏结构正常与否,只要心功能稳定,NYHA心功能Ⅰ、Ⅱ级,阵发性房颤、持续性房颤患者维持窦律,首选是决奈达龙,当其无效时才选胺碘酮,而氟卡尼、普罗帕酮、索他洛尔只限用于无心脏病患者或心脏有轻微异常者维持窦律。在重症心力衰竭时(NYHA Ⅲ、Ⅳ级)或NYHA心功能Ⅱ级心力衰竭不稳定,只能选用胺碘酮。

(4) 抗栓治疗:房颤后卒中发生率高出窦性心律者5~6倍,任何房颤患者,只要没有抗栓治疗禁忌证,或年龄<65岁的孤立性AF,都应接受抗栓治疗。房颤持续时间超过48h或房颤持续时间不明者,不管药物复律或电复律,在复律前至少3周、复律后至少4周需抗凝治疗(INR=2.0~3.0)。对于持续48小时以上的房颤,因血流动力学不稳定需紧急复律者,若无使用肝素的禁忌证,应立即静脉注射肝素,然后静脉滴注以维持活化部分凝血激酶时间较正常对照延长1.5~2倍。

(5) 导管射频消融术:对症状严重、抗心律失常药物失败且左心房大小正常或轻度增加、左室功能正常或轻度减低并且不合并严重肺病的阵发性房颤在有经验的中心(每年>50例)行导管消融,症状性持续性房颤可行导管消融治疗,或伴有显著左心房扩大或严重左室功能不全的症状性阵发性房颤行导管消融术。

(6) 房颤的上游治疗:房颤上游治疗的药物有血管紧张素转换酶抑制剂(ACEIs)、血管紧张素受体阻滞剂(ARBs)、醛固酮拮抗剂、他汀类和多不饱和脂肪酸,用于预防AF的发作(一级预防)或减少AF的发复(二级预防)。

5. 交界性心动过速

(1) 局灶性交界性心动过速:是一种非常少见的心律失常,多与运动或应激有关。患者心脏结构多正常或有先天性心脏结构异常,如房间隔缺损(房缺)或室间隔缺损。这类患者常常症状明显,如果不治疗,尤其是心动过速发作无休止时可能出现心力衰竭。患者一般对β受体阻滞剂有一定的效果。静脉注射氟卡尼可以减慢或终止心动过速,导管射频消融可以根治。但是,消融房室结附近的局灶起源点有导致房室传导阻滞的危险(5%~10%),也有一定的复发率。

(2) 非阵发性交界性心动过速:非阵发性交界性心动过速起源是病理性的,发作时QRS波窄,心率在70~120次/min。其发生机制可以是高位交界区自律性增高或者是触发活动。有典型的"温醒"及"降温"现象(心动过速发作时逐步加快,终止时逐步减慢),不能被起搏终止。这种心动过速的最重要的特征是它可能提示存在严重的病理状态,如洋地黄中毒、低钾血症、心肌缺血或出现于心脏手术之后,还可能在慢性阻塞性肺病伴低氧血症及炎症性心肌炎时出现。治疗非阵发性交界性心动过速主要是要纠正基础病因。洋地黄中毒引起非阵发性交界性心动过速时应及时停药。非阵发性交界区心动过速持续发作可以使用β受体阻滞剂或钙拮抗剂治疗。

6. 室性心动过速 室性心动过速的处理原则是:血流动力学不稳定者,立即同步电转复;血流动力学稳定者,允许选用药物终止发作。

(1) 在无器质性心脏病的基础上,有与心律失常直接相关的症状非持续性室性心动过速,首选β受体阻断剂,也可选用普罗帕酮、美西律、莫雷西嗪等抗心律失常药物。

(2) 器质性心脏病合并的非持续性室性心动过速不可用Ⅰc类抗心律失常药物,而应针对基础心脏病进行治疗,以保护和改善心室功能,而不是单纯最求消除非持续性室性心动过速。

1) 急性心力衰竭患者出现的非持续性室性心动过速应尽快控制心力衰竭,注意查找和纠正低钾血症、低镁血症、洋地黄中毒等可致室性心律失常的原因;

2) 急性心肌梗死应尽快实施再灌注治疗(溶栓、直接PTCA或支架)。起病早期如无明显低血压状态或心源性休克,应尽早开始使用血管紧张素转换酶抑制剂(ACEI)以及β受体阻断剂;

3）慢性充血性心力衰竭的患者合并非持续性室性心动过速，在无洋地黄中毒的前提下应提倡使用 ACEI、利尿剂、洋地黄类药物和 β 受体阻断剂或胺碘酮治疗；

4）陈旧性心肌梗死合并的室性期前收缩或非持续性室性心动过速的治疗主要用阿司匹林、β 受体阻断剂、ACEI、硝酸酯类以及他汀类药物调脂治疗，改善血管的内皮功能及心肌供血；

5）对严重心力衰竭的频发非持续性室性心动过速患者也可考虑使用胺碘酮，如果伴有血流动力学不稳定可考虑电复律。

（3）器质性心脏病合并的持续性室性心动过速

1）药物治疗首选胺碘酮，10 分钟内静推 150mg，如室性心动过速不终止，隔 5 ~ 10 分钟可重复 150mg，若直接终止室性心动过速后采用静滴 1mg/min 维持 6 小时，改用 0.5mg/min 维持，原则上 24 小时不超过 2000mg；用于器质性心脏病并发室性心动过速或心功能不全伴室性心动过速；

2）利多卡因以往一直是室性心动过速的首选药物，近来发现其对起自正常心肌的室性心动过速终止有效率低，终止器质性心脏病或心力衰竭中室性心动过速有效率不及胺碘酮和普酸胺，在急性心肌梗死的治疗中预防性应用利多卡因，室颤发生率降低，但死亡率上升、诱发心脏停搏的病例增多。此外，终止室性心动过速室颤复发率高，往往不能预测停药后的效果，因而被胺碘酮取代。只有在胺碘酮无效或疗效不佳时选用或加用利多可因；

3）苯妥英钠对洋地黄中毒所致室性心动过速特别有效，急用时可以 100mg/5 ~ 10min 的速度静脉注射，一般用量以 150 ~ 250mg 为宜；

4）当伴有血流动力学不稳定时首选电复律；室速/室颤最有效的终止措施是直流电复律。室性心动过速者低能量（25 ~ 50J）放电就能有效。但电复律应与药物配合使用，单用药物终止室性心动过速，可能使用药物量过大，产生促心律失常反应。单用电击复律或除颤，复发率高或不易转复。因此二者应配合使用，如应用胺碘酮 150mg 2 次或 3 次，如不能终止室性心动过速者应考虑加用电复律，终止后再用胺碘酮静滴维持。

当药物和直流电复律均未成功时，可给溴苄胺治疗。首次剂量 250mg 静脉注射，若未见效时，在 2 小时内可重复 1 次。复律成功后每 6 小时肌内注射 1 次，24 小时总量不超过 2g。由于该药降压作用较

明显，而且在用药初期有促使儿茶酚胺释放的作用，因此仅其他措施无效时选用。

值得强调的纠正诱发因素，如缺氧、低血压、酸中毒、心力衰竭等。有时诱发因素纠正，室性心动过速即可自行转复为窦律。

（4）尖端扭转型室性心动过速的治疗

1）病因治疗：纠正低钾血症和低镁血症等电解质紊乱、缺血、缺氧等诱因，停用延长复极的药物；

2）终止发作：药物首选硫酸镁，2 ~ 5g 静注，5 分钟注完，后以 2 ~ 20mg/min 静滴；无效可试用胺碘酮静注；也可应用异丙肾上腺素提高基本心率使复极离散度减少加快心率，缩短 QT 间期，有助于控制室性心动过速，且较少引起室颤。上述无效可行心脏起搏，可缩短 QT 间期，消除心动过速。

7. 心室颤动　为最危险的心律失常，危及生命，必须立即进行心肺复苏，尽早实施电除颤。应用直流除颤器进行非同步电除颤，能量宜逐渐增加，为 200 ~ 300J。在危及情况下可以用两个串联式跨胸壁除颤器，一个采用前后位，另一个放置在左腋中线至右腋中线方向。两个除颤器同时放电以提高除颤成功率。目前认为，除颤前给予肾上腺素使室颤的波形变粗有利于除颤成功。血管加压素也可以作为室颤处理的药物，单次 40U 静脉注射。如果给予了血管加压素，则应在给药后 5 分钟后才能再给予肾上腺素。其他支持药物包括利多卡因、胺碘酮、溴苄胺、普鲁卡因胺、苯妥英钠或艾司洛尔等。

（二）缓慢性心律失常

急性缓慢性心律失常的发生机制可由于冲动起源异常，如自发性或心动过速中止后窦性停搏所致；或因冲动传导异常。包括窦房、房室或希氏-浦肯野系统的传导阻滞。当室率突然减慢至 30 次/min 左右，就可能导致严重的结果。当室率<50 次/min，或虽室率>50 次/min 但已有血流动力学干扰时，应立即进行处理。

1. 窦性心动过缓　窦性心动过缓分为功能性、病理性和药源性等几类。围手术期以病理性及药源性窦性心动过缓多见。尤其是麻醉中，许多麻醉药物可对心脏传导系统产生抑制作用。在疾病病理基础上更易发生。病态窦房结综合征、严重缺氧、低温、严重恶心呕吐、血管迷走性晕厥，某些手术刺激等，均可导致窦性心动过缓。如果心肺复苏后出现窦性心动过缓，往往是预后不良的征象。治疗上积极判明并去除病因，药物处理可静脉给予阿托品，阿托品无效可考虑应用异丙肾上腺素。

2. 窦房阻滞 窦房阻滞在心电图上呈现窦性节律中有长间歇漏搏,间歇长度与 PP 间期呈倍数关系。如果漏搏次数多,间歇时间过长,可出现头晕眼花症状和低血压表现,甚至会出现阿-斯综合征发作。此时应及时应用阿托品、异丙肾上腺素等药物治疗,必要时使用多巴胺。对于出现心源性晕厥的患者,需及时心肺复苏或安装人工心脏起搏器。

3. 窦性静止 窦性静止多见于急性心肌梗死、洋地黄中毒、严重缺氧、高钾血症、脑卒中及迷走神经张力过高等。治疗强调首先去除病因,可用阿托品及异丙肾上腺素等治疗,严重者常需安装心脏起搏器。

4. 病态窦房结综合征 病态窦房结综合征临床上可表现为窦性心动过缓、窦性静止、窦房阻滞、窦房和房室传导阻滞并存,严重者可出现缓慢型窦性、房性、室性心律和快速型房性甚至室性心律失常共存现象,最大的特点是过缓和过速的心律失常交替出现。患者病程较长并有心律紊乱和心力衰竭,严重时发生阿-斯综合征而导致死亡。

治疗上由于较难去除病因,因此在选择药物治疗时,应针对患者即时的病情进行处理。缓慢型心律失常主要治疗药物为阿托品、异丙肾上腺素、茶碱类药物等;如果为快速型心律失常,主要为洋地黄、β-受体阻滞剂、钙拮抗剂等。当药物无效或患者症状显著,尤其有晕厥史者,应安置人工心脏起搏器。

5. 房室传导阻滞 在围手术期,麻醉、心脏射频消融术、房间隔或室间隔修补术、肺动脉栓塞、高钾血症等均可导致严重的房室传导阻滞。其治疗需根据临床表现决定治疗原则,如果患者无症状,血流动力学稳定,主要针对病因治疗;如果患者症状明显,应结合阻滞的情况发展的情况,酌情使用药物或起搏治疗。对于二度Ⅱ型或三度房室传导阻滞伴有明显症状的患者一般考虑安装人工心脏起搏器。

6. 室内传导阻滞 通常认为左束支阻滞多见于左心负荷过重的心脏病患者,如高血压、主动脉狭窄、冠心病等,右束支阻滞多见于右心负荷过重的患者,如二尖瓣狭窄、房间隔缺损、肺心病等。也可见于某些药物的作用,如麻醉药、局麻药、某些抗心律失常药等。关于束支传导阻滞尚无特效疗法,主要是针对病因治疗,演变为完全性房室传导阻滞的患者,应积极安置人工心脏起搏器。

（刘金东）

参 考 文 献

1. Harry D, patton MD. textbook of physiology. 21st ed. 1990, 771-820.
2. MJ 安多纳西奥. 心血管药理学. 北京:人民卫生出版社, 1987,226-295.
3. 魏太星. 临床心电图学及图谱. 第 2 版. 郑州:河南科学技术出版社,1990,15-20.
4. 杨菊贤,王福军. 实用心律失常学. 成都:成都科技大学出版社,1995,4-10.
5. Gatzouis MA, Freeman MA, Siu SC, et al. Atrial arrhythmia after surgical closure of atrial defects in adults. N Engl J Med. 1999,340(11):839-846.
6. 张开滋,吾柏铭,唐其柱,等. 临床心律失常学. 长沙:湖南科学技术出版社,2000,14-41.
7. Triedman JK, Arrhythmias in adults with congenetal heart disease. Heart,2002,87(4):383-389.
8. Scherlag BJ, Yamanashi WS, Hou Y, et al. Magnetism and cardiac arrhythmias. Cardil Rev,2004,12(2):85-90.
9. Hood RE, Shorofsky SR. Management of arrhythmias in the emergency department. Cardiol Clin,2006,24:125-133.
10. Dobrzynski H, Boyett MR, Anderson RH. New insight into pacemaker activity: promoting understanding of sick sinus syndrome. Circulation,2007,115:1921-1932.
11. Huikuiri HV, Raatikanen MJ, Moerch-Joergensen R, et al. Predictiong of fatal or near-fatal cardiac arrhythmia events in patients with deperssed left ventricular function after an acute myocardial infarction. Eur Heart J,2009,30(6):689-698.
12. 向晋涛,黄从新. 论心律失常发生基质. 中国心脏起搏与心电生理杂志,2011,25(4):283-286.
13. 张励才. 麻醉解剖学. 第 3 版. 北京:人民卫生出版社,2011,91-94.

第97章　急性冠状动脉综合征

心血管疾病是工业化国家人群死亡的首位原因。其中,冠状动脉疾病是最常见的病因,并且与高死亡率和高致残率有关。急性冠状动脉综合征(acute coronary syndrome,ACS)是20世纪80年代后提出来的概念,特指由于急性心肌缺血引发的一组临床症状。

ACS的诊断对临床医师是个巨大挑战,尤其是没有明确症状和心电图表现的患者。尽管现代治疗技术明显提高,但是ACS患者的住院病死率和远期死亡率仍高达6%和12%。是冠心病中的急危重症,也是冠心病致死的主要原因。

第1节　急性心肌缺血的原因及发生机制

一、冠状动脉血流的调节

冠状循环的功能是供应心肌氧和营养物质,并排出代谢废物。心脏收缩功能有赖于有氧代谢,在基础状态下其氧摄取率超过60%,冠状动脉血流量适当增加即可满足心肌氧耗量(MvO_2)的增长需求。在剧烈运动时,冠状动脉血流可增加5倍。心肌机械做功的多少主要以氧耗量衡量,决定心肌氧耗量的主要因素为心率、心室壁张力和心肌收缩状态。

冠状动脉系统可分为三个功能成分。近端部分是大的心包脏层冠状动脉,其具有传导功能,对血管阻力无明显作用;中间部分为前小动脉,连接心包脏层的传导血管和小动脉血管,起阻力血管的作用;远端部分是小动脉,是冠状动脉血流代谢调节的主要场所,担负约40%的冠状动脉血流调节,其血管张力由神经刺激和局部物质自主反馈调节。冠状动脉血管总阻力很大程度上由血管张力决定,而心肌灌注的透壁分布主要由血管外部受到的压力决定。心内膜下血管外压力最高,朝心包脏层方向呈直线下降,这决定了心内膜下层更容易缺血。

当冠状动脉血流不能满足心肌的氧供和代谢物质的需求,无法维持适当的心脏功能时,便会出现心肌缺血。心肌缺血最常见的原因(90%)是冠状动脉粥样硬化所致的狭窄,其他原因有:血管痉挛、脉管炎、创伤、休克、冠状动脉血栓栓塞、瓣膜性心脏病、肥大性或扩张性心肌病等。当侧支循环尚未充分建立时,即可造成冠状动脉管腔严重狭窄和心肌血供不足。在此基础上,一旦血供进一步急剧减少或中断,使心肌严重急性缺血达1h以上,即可发生急性心肌梗死。围手术期急性心肌缺血的常见原因见表97-1。

二、急性心肌缺血的原因与机制

ACS是冠状动脉粥样硬化的一种威胁生命的表现。ACS可能的病理过程包括斑块出现不稳定性、不稳定粥样斑块破裂、冠脉内血栓形成导致栓塞、冠脉血流量减少、心肌缺血及不可逆心肌损伤和坏死。急性心肌缺血是ACS发病过程中的重要一环。急性心肌缺血时,ATP降解为腺苷,腺苷从心肌细胞弥散,引起小动脉扩张和心绞痛。游离脂肪和酰基肉毒碱聚集,心肌细胞的蛋白合成与转化受损,释放的

表97-1　围手术期心肌缺血的常见原因

心肌氧供下降	心肌氧需增加
冠脉血流下降	心率增快:麻醉过浅、发热、疼痛等室壁张力增加
冠状动脉狭窄:CAD、冠状动脉痉挛等	前负荷增加:容量过多等
主动脉舒张压降低:低血压、主动脉瓣关闭	后负荷增加:高血压等
不全、血容量不足等	收缩性增加:正性肌力药
血液携氧能力降低	交感-肾上腺系兴奋
血红蛋白含量减少:失血、贫血	
血氧饱和度下降:肺换气或和通气功能下降	
氧合血红蛋白解离曲线异常:碱中毒	

自由基可致心肌细胞功能障碍。合并冠状动脉疾病或风险的患者,其围手术期心肌缺血发生率为20%～63%,术后心肌缺血发生率显著高于术前或术中,其比例分别为3:1和5:1。术后心肌缺血的发生有两个高峰期,早期为术后0～3天,晚期为术后4～7天。既往无心脏病史的患者,行非心脏手术时围手术期ACS发生率低于1%,合并心脏疾病或心脏疾病风险因素时,ACS发生率则为3%～17%。其中,以小手术发生率为最低,血管手术为最高。术后心肌缺血的持续时间与术后缺血性心脏事件强烈相关。术后长时间ST段压低型缺血患者,更易发生ACS和血肌钙蛋白水平升高。围手术期心肌缺血与术后早期和远期(5年)死亡率相关。

围手术期心肌缺血常见诱因包括:①围手术期精神紧张、疼痛、手术损伤、贫血和低温控制等均可引起应激性激素增加和交感神经兴奋,致冠脉收缩挤压粥样斑块引起斑块破裂,血中应激性儿茶酚胺增高而持续至术后数天;②围手术期心动过速、高血压等可对冠脉血管产生剪力作用,致斑块结构重构而引起冠脉狭窄;③术后促凝血物质增加、血小板反应性增强、内皮抗凝功能下降和纤溶性下降等均是围手术期心肌缺血的危险因素。

(一)心肌氧供下降

决定心肌氧供的因素主要是冠状动脉灌流量和血氧含量。其中影响最大的是冠状动脉狭窄,包括冠状动脉粥样硬化、冠状动脉痉挛等所致的冠状动脉灌注量下降。

1. 冠状动脉灌流量下降

(1)冠状动脉狭窄:冠状动脉主要分支的狭窄或突然阻塞,伴随着心肌代谢改变。当冠状动脉血流突然阻塞数秒钟内,心肌代谢即从有氧代谢转变为无氧的糖降解。

1)冠状动脉粥样硬化:冠状动脉粥样硬化是造成冠脉血流受阻的主要因素,亦是术前心肌缺血的重要原因。对于冠状动脉粥样硬化引起冠状动脉管腔狭窄程度的评估,临床上常以造影所见狭窄部分直径比其附近未狭窄血管直径减少的百分率来表达,血管的截面积改变较血管直径改变对血流的影响更为明显。依据直径与面积为平方比关系,经计算直径减小50%等于其截面积减少75%,而直径减小80%相当于截面积减少96%。

粥样斑块约有60%～80%的病变是偏心性的,只有20%～40%的病变是同心性的,即全周血管壁均为粥样斑块。同心性血管硬化的管腔固定不变,不能扩张或收缩;偏心性血管硬化的血管壁因还有一部分相对正常的血管壁和平滑肌,仍有一定的舒缩功能,舒张时可增加血流,但在痉挛时常将狭小的管腔完全闭塞而引起血流终止,发生心肌急性缺血,甚至梗死。

2)冠状动脉痉挛:冠状动脉痉挛可发生在正常血管或有硬化病变的血管。粥样硬化斑块附近冠脉内皮功能受损,通过内皮素激活一氧化氮合酶和环氧合酶介导的舒血管机制失活,导致内皮素作用于内皮素A和B受体引起的直接效应为血管收缩。冠状动脉痉挛可能与钙引起冠状动脉平滑肌收缩有关,亦可能与自主神经系统功能失调、交感肾上腺兴奋、创伤应激以及局部血管活性物质如组胺、白介素、血管加压素、5-羟色胺、前列腺素、血栓素及血小板聚集因子等的释放有关。

心外膜的冠状动脉痉挛是变异型心绞痛的发病机制。ACS患者中冠状动脉痉挛的发生率为20%～38%,远高于稳定型心绞痛患者(<6%)。亚洲人较白种人发生冠状动脉痉挛的频率更高。

(2)主动脉舒张压降低:冠状动脉灌注压为主

动脉舒张压与右房压之差。在收缩期心腔内压等于或稍大于主动脉压,由于心肌收缩张力必然压迫心肌内血管,造成收缩期心肌几乎无灌流。因此,心肌灌流主要发生在心动周期的舒张期,主动脉舒张压升高,灌流流速增快,灌流量就越大。当失血过多、麻醉过深等因素导致血压过低时,主动脉舒张压降低可引起心肌灌流不足、缺血,尤其是伴有主动脉瓣关闭不全患者。

(3) 心率增快:心肌每分钟灌流量=流速×每分钟舒张总时间。心率加快,每个心动周期的时间缩短,舒张期的缩短远比收缩期显著,所以每分钟舒张总时间缩短,从而导致心肌灌流量减少,可出现急性心肌缺血,甚至急性心肌梗死。围手术期麻醉过浅、容量过多或过少、疼痛、感染和发热等均可引起心率增快。

2. 冠状动脉血氧含量下降 冠状动脉血氧含量与血红蛋白浓度和动脉血氧饱和度呈正相关,但酸碱平衡和药物等亦会影响氧合血红蛋白离解曲线。因此,围手术期严重贫血、呼吸功能不全或通气管理不当造成的低氧血症以及急性碱中毒等均可能诱发急性心肌缺血和急性心肌梗死。

正常心肌要摄取冠状动脉灌流血中65%的氧,而其他组织一般仅从动脉血中摄取25%左右的氧。正常时心肌对冠状动脉血氧的摄取已接近最大限度,当心肌氧需求量增加时,则难以从血中摄取更多的氧,而几乎只能依靠冠状动脉血流量的增加来弥补。当冠状动脉因粥样硬化造成狭窄或冠状动脉痉挛而氧供减少,经调动一切扩血管因素包括建立侧支循环仍不能满足心肌氧需时,就可能发生急性心肌缺血,甚至急性心肌梗死。

(二) 心肌氧需增加

决定心肌氧需的主要因素是心率、心肌收缩性(力)及室壁张力(包括前、后负荷),其中以心率的影响最为重要。

1. 心率 研究表明,心动过速是临床影响心肌氧需的最重要因素。围手术期血流动力学处理与维持的重要目标是控制心率。心率不仅是决定心肌氧需的一个关键性因素,也是心肌氧供的一个重要决定因素。围手术期心率明显增快可显著增加心肌氧需,降低心肌氧供,导致心肌氧供需平衡失调,可能诱发心肌缺血和心肌梗死。

2. 心肌收缩力 正性肌力药物如西地兰、多巴酚丁胺等可增强心肌收缩力并加快收缩速率、增加每搏量,因此增加心肌氧耗量。但是这些药物可减小心室容积,降低室壁张力,从而减少氧耗量。所以这些药物对心肌氧需的影响由两者的净效应所决定。

3. 室壁张力 室壁张力取决于主动脉收缩血压(后负荷)、LVEDP(前负荷)与心室容积。根据Laplace定律,室壁张力(T)与左心室半径(r)和左心室内压(P)成正比,而与室壁厚度(h)成反比,即 $T \propto P \cdot r/2h$。

(1) 前负荷:前负荷是指左心室舒张末期的静息张力,主要取决于左心室舒张末期容积和左心室顺应性。前负荷增加时,心室容积和半径增加,根据Laplace定律,室壁张力就增加,即心肌氧需增加。同时室壁张力增加致心肌灌注有所下降,氧供减少。围手术期输血输液过多、区域麻醉恢复期间回心血量增加等均可增加前负荷,诱发心肌缺血,尤其是心功能不全患者。

(2) 后负荷:左心室内压反映收缩期时为维持射血,心室内所必须达到的压力。射血时的主要阻力是后负荷,因而一般可粗略地用收缩压表示左心室内压。围手术期后负荷增加的主要原因是高血压,尤其是收缩压升高为主的高血压。高血压可增加而不是降低冠状动脉灌注压力。控制收缩压可以尽量减少心肌氧耗,但是禁忌将舒张压降低至危及冠状动脉灌注压水平。如果降低收缩压而导致心动过速或交感张力增高,那么此时的心肌氧耗量可超过较高收缩血压下心肌氧耗量,可能出现心肌缺血。

为了较好地反映心肌氧耗量,临床上常采用简便的二因素乘积,即收缩压乘心率来表示。收缩期心内膜下心肌张力比心外膜下心肌大,在舒张期又处于冠状动脉灌注的远端。所以心内膜下心肌的氧需较大而氧供条件较差。正常时依靠其小动脉张力低(易扩张),尚能维持其血流量。一旦冠状动脉狭窄引起灌流量降低,心外膜下冠状动脉亦扩张,而心内膜下心肌的小动脉由于已处于扩张状态,再没有更多的扩张潜力。所以心内膜下心肌容易发生缺血,产生损伤电流,引起心电图 ST 段压低。

第2节　急性冠状动脉综合征的诊断

一、急性冠状动脉综合征的分类

ACS 通常是由于动脉粥样硬化处的不稳定斑块破裂或者表面糜烂,从而继发血栓形成,造成冠状动脉不同程度的狭窄乃至完全闭塞,引起不同程度的心肌缺血,导致严重不良事件的发生。ACS 包括心源性猝死、ST 段抬高型心肌梗死(ST segment elevation myocardial infarction,STEMI)、非 ST 段抬高型心肌梗死(non ST segment elevation myocardial infarction,NSTEMI)以及不稳定型心绞痛(unstable angina,UA)。目前,通常将猝死视为 ACS 的一种临床表现,是 ACS 患者中最严重和最终的表现,但是并不能将所有猝死都划分到 ACS 中。

ACS 实际上是一个统一的术语,代表一个共同的终点结果,也即急性心肌缺血。急性心肌缺血通常是由动脉粥样硬化性 CAD 所致,并且与心源性猝死和心肌梗死的危险性增加相关。ACS 包括了急性心肌梗死与不稳定型心绞痛。事实上,不稳定型心绞痛、NSTEMI 和 STEMI 具有相似的病理生理特征,但临床表现的严重性有差异。ACS 主要根据心电图 ST 段是否抬高而将其分成 ST 段抬高的 ACS 和非 ST 段抬高 ACS,前者绝大多数为 STEMI,后者包括不稳定性心绞痛和 NSTEMI。

二、急性冠状动脉综合征患者的筛选

对怀疑 ACS 的患者,其正确的初步筛选应最终将患者分为:①ACS;②非 ACS 的心脏急症,如心包炎、主动脉夹层或肺动脉栓塞;③非心脏原因的胸痛,如胃食管反流病;④尚未确定的其他非心脏状况。若 ECG 显示新发的 ST 段抬高的 ACS 患者,应被诊断为 ST 段抬高心肌梗死,且应考虑给予即刻再灌注治疗,可选择药物溶栓或经皮冠状动脉介入治疗(PCI)。若 ECG 无 ST 段抬高,但有心肌坏死证据,则应诊断为非 ST 段抬高心肌梗死(NSTEMI);对无心肌坏死证据的患者,应诊断为不稳定型心绞痛。

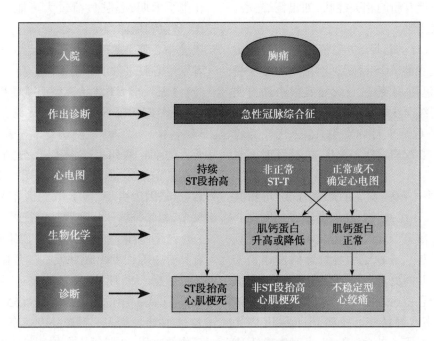

图 97-1　ACS 筛选与诊断流程

(一) 不稳定型心绞痛

不稳定型心绞痛(UA)是指介于稳定型心绞痛和急性心肌梗死之间的临床状态,通常继发于因冠状动脉粥样硬化所致的心肌灌注的降低。不稳定型心绞痛通常包括除稳定型劳力性心绞痛以外的初发型、恶化型劳力性心绞痛和各型自发性心绞痛。不过,破裂的动脉粥样硬化斑块上形成的非阻塞性血栓并不引起任何心肌坏死生化标志物的增高。不稳定心绞痛与 NSTEMI 可被视为紧密连接的临床状况,有相似的临床与病理生理,严重性却不同。

不稳定型心绞痛是在动脉粥样硬化基础上,发生冠状动脉内膜下出血、斑块破裂、破损处血小板与纤维蛋白凝集形成血栓、冠状动脉痉挛及远端小血管栓塞引起的急性或亚急性心肌供氧减少所致的急性冠状动脉综合征中的常见类型。

不稳定型心绞痛患者中,约有 20% 可发生心肌坏死而无 ST 段抬高,也就是 NSTEMI。区分不稳定型心绞痛与 NSTEMI,只能通过血液心肌肌钙蛋白和心肌酶学分析来区分。在既往存在的动脉粥样硬化斑块上形成的非阻塞性血栓,是不稳定型心绞痛和 NSTEMI 的最常见原因,其他病因也可导致急性冠状动脉缺血,如心包脏层动脉的动态闭塞导致强烈的局部血管痉挛(变异性心绞痛)。

原有稳定的阻塞性冠状动脉病变者,在下列情况下可诱发不稳定型心绞痛,如:贫血、感染、甲状腺功能亢进或心律失常等。下述线索可帮助诊断不稳定型心绞痛:诱发心绞痛的体力活动阈值突然或持久降低;心绞痛发作频率、严重程度及持续时间增加;出现静息性或夜间心绞痛;胸痛放射至附近的或新的部位;发作时伴有新的相关症状,如出汗、恶心、呕吐、心悸或呼吸困难。

不稳定型心绞痛的诊断,主要依赖仔细的病史采集,因而是最主观的 ACS 诊断。不稳定型心绞痛的三个主要类型包括:①静息心绞痛或很小用力便诱发的心绞痛,持续至少 20min;②新发的严重心绞痛,通常定义为最近一个月内发生;③恶化性心绞痛,既往已确诊的心绞痛发作频率增加、持续时间延长或程度加重。

根据不稳定型心绞痛发生的严重程度,可将其分为 Ⅰ、Ⅱ、Ⅲ 级。Ⅰ 级:即初发的、严重或加剧性心绞痛,发生在就诊前 2 个月内,无静息时疼痛。每日发作至少 3 次或以上,或稳定型心绞痛的发作趋于频繁与严重,持续时间更长,或诱发体力活动的阈值降低。Ⅱ 级:即静息型亚急性心绞痛,就诊前 1 个月内发生或 1 次或多次静息性心绞痛,但近 48h 内无发作。Ⅲ 级:即静息型心绞痛,在 48 小时内有 1 次或多次静息性心绞痛发作。

根据不稳定型心绞痛发生的临床环境,可分为A、B、C 级(Braunwald 分级):A 级:继发性不稳定型心绞痛。在冠状动脉狭窄的基础上,同时伴有冠状动脉血管床以外的疾病引起的心肌氧供与氧需平衡的不稳定,加剧心肌缺血,如贫血、感染、发热、低血压、快速性心律失常、甲状腺功能亢进、继发于呼吸衰竭的低氧血症。B 级:原发性不稳定型心绞痛。无可引起或加重心绞痛发作的心脏以外的因素,且患者 2 周内未发生过心肌梗死。C 级:心肌梗死后不稳定型心绞痛。在确诊心肌梗死后 2 周内发生的不稳定型心绞痛,约占心肌梗死的 20% 。

(二) ST 段抬高型心肌梗死

STEMI 代表了 ACS 最致命的形式,完全的堵塞性血栓导致相应冠状动脉区域血流完全停止,表现为 ECG 上的 ST 段抬高;心室壁全层或近全层坏死导致典型的新的 Q 波形成。不可逆的心肌损伤发生于血流完全中断至少 15 ~ 20 分钟后,大部分损伤发生于血流中断最初 2 ~ 3 小时,但在缺血 4 ~ 6 小时后高危区域的心肌出现最大范围不可逆损伤。因此,在 STEMI 起病 4 ~ 6 小时内恢复血流可挽救心肌,若在 1 ~ 2 小时内恢复血流,心肌挽救可能性更大。

STEMI 发病诱因较多,如呼吸道感染、情绪激动、环境压力等。对冠状动脉粥样硬化损伤易感患者,任何一个突发压力或干预均可能导致 STEMI 的发生。业已明确,麻醉和手术也可增加这种风险。在围手术期,心脏负荷过大可能由心动过速、低血压、贫血和低体温等诱发。有研究显示,冠心病患者接受非心脏手术时,与正常体温患者相比,低体温患者发生心脏事件的相对风险升高。

(三) 非 ST 段抬高型心肌梗死

NSTEMI 较 STEMI 更为常见,其年发生率约为 3‰。尽管 STEMI 住院病死率显著高于 NSTEMI,但两者的半年病死率非常接近,分别为 12% 和 13% 。长期随访显示,NSTEMI 患者死亡率高于 STEMI 患者,这是因为由于 NSTEMI 患者年龄较大,合并疾病较多,尤其是糖尿病和肾功能衰竭。

与不稳定型心绞痛和 STEMI 相比,NSTEMI 患者具有中等程度出现并发症的危险,其诊断需涉及坏死证据。NSTEMI 将更趋普遍,可能与下列因素有关:①人群中危险因素的分布发生变化,如年龄增大、女性患者增多和糖尿病发病率升高等;②预防性药物的应用;③肌钙蛋白检测灵敏度的提高等。

对 NSTEMI 的风险评分方法较多,推荐使用 GRACE 评分或 TIMI 评分。GRACE 评分参数包括年龄、心率、收缩压、肌酐水平、Kilip 分级、ST 段压低、心肌标志物升高及心搏骤停,计算较为复杂,建议 ACS 患者在入院与出院时分别评估一次。TIMI 评分简便,但对 ACS 患者远期预后的预测能力较差。

三、急性冠状动脉综合征的诊断

在临床 ACS 的诊断中,病史采集在诊断中作用很大,患者胸痛的诱因、性质、特点、发作时间和发作时的特征等对诊断具有重要价值;同时,传统的心电图仍然是最重要的检查,动态观察 T 波、ST 段改变以及病理 Q 波,有助于 ACS 的诊断。近年来心肌损伤标志物的测定使得临床 ACS 的诊断更容易,特别在不稳定性心绞痛与大多数无 STEMI、NSTEMI 的鉴别诊断中价值很大。

(一)临床表现

1. 诱发因素　急性心肌梗死多发生于冬春季,与气候寒冷、气温变化大有关,常在安静或睡眠时发病,以清晨 6 时至午间 12 时发病最多。大约有 1/2 的患者能查明诱发因素,如剧烈运动、过重体力劳动、创伤、情绪激动、精神紧张或饱餐、急性失血、出血性或感染性休克、主动脉瓣狭窄、发热和心动过速等引起的心肌耗氧增加的情况均可能是心肌梗死的诱因。在变异型心绞痛患者中,反复发作的冠状动脉痉挛也可能发展为急性心肌梗死。

2. 先兆症状　半数以上患者在发病前数日有乏力、胸部不适、活动时心悸气急、烦躁、心绞痛等前驱症状,其中以新发生心绞痛(初发型心绞痛)或原有心绞痛加重(恶化型心绞痛)最为突出。心绞痛发作较前频繁、程度加剧、持续时间延长,硝酸甘油疗效差,诱发因素不明显,疼痛时伴有恶心、呕吐、大汗和心动过速,或伴有心功能不全、严重心律失常、血压大幅度波动等。同时,心电图显示 ST 段一过性明显抬高(变异型心绞痛)或压低,T 波倒置或增高,应警惕近期内发生心肌梗死的可能。

3. 临床症状

(1)疼痛:ACS 各型均存在心肌的相对或绝对缺血,胸痛是患者最为突出、出现最早的症状。典型的缺血性胸痛多表现为胸骨后压榨性疼痛或胸部压迫感、紧缩感、烧灼感等,可向颈、颌、肩、背或臂放射,且伴呼吸困难、恶心、呕吐、出汗等症状,但这些并非 ACS 所特有,许多心血管疾病如心肌炎、心包炎和主动脉瓣狭窄等也常有类似症状,易被误诊为 ACS。此外,有些非心血管疾病如肋间神经痛和反流性食管炎等,也可有胸部疼痛或不适,常被误诊为 ACS,应注意鉴别,避免误诊而导致过度治疗。

ACS 疼痛部位和性质与心绞痛相同,但常出现于安静或睡眠时,疼痛程度较重,范围较广,持续时间可长达数小时或数天,休息或含服硝酸甘油片多不能缓解。常伴有烦躁不安、出汗、恐惧,有濒死感。在我国,约 1/6 ~ 1/3 的患者疼痛性质及部位不典型,容易导致漏诊,如 ACS 引起的上腹部疼痛、恶心、呕吐等症状被误诊为急腹症;颈及咽部疼痛被误诊为上呼吸道感染;颌部疼痛被误诊为牙病等。有些糖尿病或老年人发生 MI 时,往往没有胸痛症状或胸痛症状很轻,而表现为明显的呼吸困难及循环衰竭症状,临床应注意甄别,避免漏诊。

(2)全身症状:主要是发热,伴有心动过速、白细胞增高和红细胞沉降率增快等,多由坏死物质吸收所致。约有 1/3 的患者,出现恶心、呕吐和上腹胀痛,与坏死心肌刺激迷走神经和心排血量降低所致组织灌注不足有关。在 2011 年新版《非 ST 段抬高急性冠状动脉综合征治疗指南》中,血糖与血常规成为预测 NSTEMI 患者预后的指标。即便对非糖尿病患者,入院时高血糖也是患者死亡和心力衰竭的重要预测因素,空腹血糖波动和持续空腹血糖异常都是判断预后的重要因素。血常规参数中,贫血、白细胞总数升高和血小板减少都是提示 NSTEMI 患者预后差的因素。

(3)心律失常:见于 3/4 以上的患者,最常见于急性心肌梗死后 24 小时内,以室性心律失常最多见,尤其是室性期前收缩。若室性期前收缩频发(每分钟 5 次以上)成对出现。心电图多表现为多源性或落在前一心博的易损期时,常预示即将发生室性心动过速或心室颤动。室上型心律失常较少见,多发生于心力衰竭患者。下壁心肌梗死易发生房室传导阻滞,其阻滞部位多位于房室束以上处,预后较好。前壁心肌梗死而发生房室传导阻滞时,往往是多束支同时阻滞,部位多位于房室束以下,且常伴有休克或心力衰竭,预后较差。

(4)低血压和休克:疼痛期血压下降常见,可持续数周后再上升,但常不能恢复至以往水平。若疼痛缓解而收缩压低于 80mmHg,患者烦躁不安、面色苍白、皮肤湿冷、脉细而快、大汗淋漓、尿量减少(<20ml/h)、神志迟钝、甚至晕厥者,则为休克的表现。休克多于起病后数小时至 1 周内出现,多为心源性,为心肌广泛坏死、心排血量急剧下降所致,神经反射引起的周围血管扩张多为次要因素。

（二）心电图

在围手术期，患者由于镇静、机械通气等支持治疗，胸痛症状多不典型，或无法报告主诉。因此，在临床 ACS 的诊断中，心电图的作用很大。标准 12 导联心电图，仍是目前临床对心肌梗死检出和定位的最实用方法，其监测心肌缺血的敏感性为 61% ~ 90%，特异性为 66% ~ 97%。也有研究提示，在怀疑 ACS 的患者，应常规行 18 导联心电图检查，与 12 导联心电图相比，能提高对左冠回旋支和右冠病变的诊断率，明显提高心电图诊断的敏感性和准确性。不稳定性心绞痛发作时，只有约 40% ~ 80% 的患者伴有心电图改变，除极少数患者可出现一过性 Q 波外，绝大多数表现为 ST 段以及 T 波的改变。

监测心肌缺血的敏感导联集中于 Ⅱ、Ⅲ、V3、V4、V5 导联。对动脉粥样硬化斑块破裂者，推荐联合肢体 Ⅲ 导联和 V3、V5 导联监测缺血。ST-T 段代表心肌复极化，是 ECG 中对急性心肌缺血最敏感的一部分。心脏监护时实时进行 ST 段分析，对心肌缺血的监测十分重要。心肌缺血心电图诊断标准为：J 点下移 ≥ 1mm 伴 ST 段下移或 T 波低平、ST 段缓慢上斜型压低（其定义为距 J 点 80ms 处 ST 段压低 2mm）或 ST 段抬高。值得注意的是，患者存在左室肥大、非窦性心率时心电图诊断心肌缺血准确率下降，围手术期电解质紊乱也会干扰心电图，影响心肌缺血的识别。在围手术期，心电监护上发现最多的是应激引起的 ST 段下斜型缺血。

STEMI 心电图表现因心肌梗死的时期不同而表现不同。目前，通常分为急性期、亚急性期和慢性期。急性期心电图的主要表现为 T 波的改变，ST 段的改变及 Q 波的出现，急性期一直持续到 Q 波稳定，T 波开始逐渐演变为倒置，持续约 1 个月。急性期的心电图可再分成 3 个亚期：①超急性期（T 波改变期）；②进展期或称急性早期（ST 段改变期）；③心肌梗死确定期（Q 波及非 Q 波期）。亚急性期主要涵盖了从 T 波倒置变浅一直到直立，此期约持续 2 个月。慢性期的心电图常只遗留病理性 Q 波的改变，无 Q 波性心肌梗死在此期 ST-T 的演变也已结束，时间约为梗死发生 3 个月后。心电图表现是临床上诊断 ST 段抬高型心肌梗死的重要依据，不同时期的心电图表现对临床治疗有指导意义。

ST 段的改变常见且重要，可表现为抬高或压低。抬高或压低又有多种形态，而且动态变化大。分析 ST 段改变时，需注意伴发的不同临床情况，还要注意 ST 段改变的导联数目和幅度，这些往往预示着临床预后不同：兼有 ST 段抬高或下移的患者，ST 段改变的导联数目越多，临床情况更重，预后差。T 波改变可表现为振幅下降、T 波低平、也可能倒置呈"冠状 T 波"。NSTEMI 心电图改变和不稳定性心绞痛心电图改变常相同，单凭心电图图形的改变多不能区分，只是 NSTEMI 心电图改变持续时间更久，常达 24 小时以上，此时诊断更多依赖心肌生化标记物。

1. 特征性改变

（1）STEMI：在面向透壁心肌坏死区导联上，出现以下特征性改变：①宽大而深的 Q 波（病理性 Q 波）；②ST 段抬高，呈弓背向上型；③T 波倒置，往往宽而深，两支对称。在背向心肌梗死区的导联上，则出现相反的改变，即 R 波增高，ST 段压低，T 波直立并增高。

（2）NSTEMI：不出现病理性 Q，波持续发生 ST 段压 ≥ 0.1mV，但 aVR 导联（有时还有 V1 导联）ST 段抬高，或有对称性 T 波倒置。

2. 动态性改变

（1）STEMI：起病数小时内，可尚无异常，或出现异常高大，两肢不对称的 T 波；数小时后，ST 段明显增高，弓背向上，与直立的 T 波连接，形成单向曲线（又称 ST 段抬高型心肌梗死）。数小时至 2 天内出现病理性 Q 波，同时 R 波减低，为急性期改变。Q 波在 3~4 内稳定不变，以后 70% ~ 80% 永久存在。如不进行干预治疗，ST 段抬高持续数日至 2 周左右，逐渐回到基线水平，T 波则变为平坦或倒置，是亚急性期改变。数周至数月后，T 波呈 V 形倒置、两肢对称、波谷尖锐，为慢性期改变，T 波永久倒置，也可在数月至数年内逐渐恢复。合并束支阻滞时，在原来部分再发急性心肌梗死时，心电图表现多不典型，不一定能准确反映急性心肌梗死表现。

（2）急性非 Q 波性心肌梗死：显示 ST 段普遍压低（aVR、有时 V1 导联除外）或 SY 段轻度抬高，继而显示 T 波倒置，但始终不出现 Q 波，相应导联的 R 波电压进行性降低，ST 段和 T 波的改变常持续存在。

（三）心脏损伤标志物

1. 炎症标志物　高敏 C 反应蛋白（hs-CRP）在冠心病、中风及周围血管疾病的诊断与预测中发挥重要作用。hs-CRP 微量（正常值 < 10mg/L，平均值约为 3.5mg/L）存在于健康人血液中，机体发生急性炎症、损伤或组织梗死时，hs-CRP 急剧升高。已经明确，hs-CRP 作为 AMI 和心血管意外事件的预测因

子是敏感与可靠的,可独立预测 ACS 患者再发心血管事件的危险。

血清淀粉样蛋白 A(SAA)是肝脏来源的高密度脂蛋白(HDL)相关的载脂蛋白。SAA 微量(1～5mg/L)存在于血液中,在炎症等损伤时 SAA 血清浓度急剧上升,可超正常值的 1000～2000 倍,是目前最敏感的炎症标志物之一。冠心病患者 SAA 浓度升高,可促进动脉粥样斑块的不稳定性,导致 ACS 的发生。

2. 血栓形成标志物　血栓前体蛋白(TpP)是凝血酶作用于纤维蛋白原所产生的纤维蛋白单体彼此聚合而形成的可溶性纤维蛋白多聚体。一项针对 2349 例 ACS 患者与 284 例健康成人的研究表明,TpP 均值大于 8.9mg/L 者,其复合终点事件的风险可相应增加 1.45 倍,死亡或心肌梗死风险增加 1.42 倍。TpP 可作为心血管疾病的危险因素,又可对高危 ACS 患者进行准确的危险分层。P-选择素属黏附分子中的选择素家族。ACS 患者冠状动脉斑块破裂,内膜受损,启动凝血系统。凝血酶的形成,可反馈性诱导 P-选择素在活化的血小板和内皮细胞上表达。血小板选择蛋白被认为是血栓形成并诱导 AMI 发生的标志物。D-2 聚体可预测出发生血栓并发症的危险度,但其特异性差,在非缺血性心脏病致心力衰竭时也可升高。

3. 心肌缺血缺氧标志物　当心肌缺血标志物浓度明显升高时,可认为心肌处于缺血缺氧状态,而尚未出现胸痛等症状。若能早期发现此类标志物变化并予以干预,可减轻甚至逆转心肌细胞损伤。糖原磷酸化酶同功酶 BB(GPBB)尽管是心肌非特异性的,但几乎所有胸痛患者血浆 GPBB 在胸痛发作后 2 小时均升高,6 小时后 GPBB 与肌红蛋白(MG)和肌酸激酶(CK)相比,其敏感性和特异性最高。心肌型脂肪酸结合蛋白(H-FABP)特异性存在于心肌细胞胞质中,进入能量代谢体系氧化分解后,最终产生 ATP,为心肌提供能量。AMI 时,H-FABP 可从心肌细胞迅速释放入血,1～3 小时开始升高,8h 达高峰,12～24 小时恢复至正常。H-FABP 不仅可反映心肌损害状况,还可推测心肌梗死范围,判定冠状动脉能否再通与否及作为心外科手术中的心肌保护指标,故是早期诊断心肌梗死程度的有效标志物。

脑钠肽(BNP)为心室肌细胞分泌的一种神经内分泌激素,有利尿排钠、扩血管、拮抗交感神经及肾素-血管紧张素-醛固酮系统的作用。N-末端脑钠肽原(NT-proBNP)则是 BNP 生成过程中的副产物,其半衰期更长,血浆浓度更高,在外周血更易被检测。心肌缺血是刺激 BNP 分泌的重要因素,一过性缺血可使 BNP 与心肌缺血成比例的合成与释放。因此,BNP 可反映心肌缺血损伤的范围与严重程度,可作为 ACS 近期与远期风险分层的重要指标。NT-proBNP 能独立评价 AMI 后左室舒张功能降低并判断预后。

4. 心肌坏死标志物　从 20 世纪 60 年代测定门冬氨酸氨基转移酶(AST)以来,相继发现了乳酸脱氢酶(LDH)及其同工酶、肌红蛋白(Mb)、肌钙蛋白等对 MI 具有诊断意义。肌酸激酶(CK)与 CK 同工酶 MB(CK-MB)作为 AMI 生化标志物的“金标准”为临床应用已有 20 多年,是目前仍沿用的心肌坏死酶学指标。CK 虽有高灵敏性但特异性不强,故目前多以 CK-MB 替代 CK。

心肌肌钙蛋白(cardiac troponins,cTn)作为心肌损伤的非酶学指标,在 AMI 的诊断中因其敏感性高、特异性强、在血液中出现早、持续时间长和对微小心肌损伤具有诊断价值等优点而在近年备受重视,目前已作为新的“金标准”而逐渐取代 CK-MB 的地位,广泛应用于 ACS 的诊断。特别是微小心肌损伤,仅靠临床症状、体征和心电图检查难以发现,又无典型的酶学变化,cTn 以其高度的特异性和敏感性受到重视。同时,cTn 检测还用于 ACS 的危险分层和预后判断及临床治疗策略中的选择。肌红蛋白(Mb)广泛存在于心肌和骨骼肌中,其峰值出现较 CK-MB 早,1～4 小时即达高峰,半衰期较短,是心肌坏死的早期标志物,但特异性差,在 AMI 早期检出 Mb,应再测定 CK-MB 或 cTn 予以证实;如早期不升高,对排除心肌梗死有诊断意义。此外,研究认为,相关炎症标志物如 C-反应蛋白、血清基质金属蛋白酶、肿瘤坏死因子、白细胞介素、黏附分子参与 ACS 的发生和发展,这类指标的检测有助于临床 ACS 的诊断和治疗,特别是对预后的判断有一定意义。

(四)影像学检查

1. 无创成像技术　在无创成像技术中,超声心动图检查因其快速和广泛应用而成为是急诊时最重要的检查手段。左心室收缩功能是 ACS 患者最重要的预后参数,可以用超声心动图对其进行精确评估并且该方法简单易行。有经验的操作者,可以发现缺血期间的短暂节段性运动减弱或运动消失。而且,还可以发现主动脉夹层、肺栓塞、主动脉狭窄、肥厚型心肌病或心包积液并且进行鉴别诊断。因此,在急诊室、ICU 或手术室应配备超声心动图机。

在 12 导联心电图不能作出诊断、心脏生物标志物阴性、但怀疑 ACS 的患者，如果患者没有胸痛，可以施行负荷影像检查。各种研究已经显示负荷超声心动图检查正常时的阴性预测值高。

心脏磁共振成像在一次检查中就能够完成功能评估及灌注的检查并发现疤痕组织，但是这种成像技术还没有得到广泛应用。各种研究已经证实应用磁共振成像排除或发现 ACS 的价值。此外，心脏磁共振成像有助于评估心肌存活性和发现心肌炎。

肌核素灌注成像在 ACS 诊断中具有一定价值，但不能 24 小时持续使用。静息心肌核素显像可以帮助最初识别有胸痛但是没有心电图变化或有进行性心肌缺血或心肌梗死的患者。负荷-静息心肌核素显像可以提供诱发性心肌缺血的信息。

2. 有创影像检查（冠脉造影）　冠脉造影可以提供是否有冠脉疾病和其程度的独特信息，因此仍然是诊断 ACS 的金标准。建议在冠脉内注射血管扩张剂（硝酸甘油）之前和之后都进行冠脉造影检查可以减轻和抵销常见于急性冠脉综合征的血管收缩并可以观察动态变化。在血流动力学受损的患者（即肺水肿、低血压或严重威胁生命的心律失常），最好在置入主动脉气囊反搏装置后完成冠脉造影，减少冠脉注射次数并避免行左心室造影。在高危患者和鉴别诊断不清楚的患者应当尽快行诊断性冠脉造影。

在症状持续或肌钙蛋白升高但是心电图变化缺乏诊断意义的患者，发现急性血栓性阻塞（例如回旋支）尤其重要。来自 TIMI-3B 和 FRISC-2 研究的资料显示，30% ~38% 的不稳定 ACS 患者有单支病变，44% ~59% 有多支病变（直径狭窄 >50%）。左主干狭窄发生率为 4% ~8%。多支病变患者以及那些左主干狭窄患者是发生心脏严重事件的最高危患者。冠脉造影结合心电图表现和节段性室壁运动异常往往可以帮助识别潜在病变。

典型的血管造影表现是偏心、边缘不规则、溃疡、模糊不清以及提示存在冠脉内血栓的充盈缺损。

对于那些难以评估严重程度的病变，在造影后 5 天进行血管内超声或血流分数储备评估有助于决定治疗策略。

四、急性冠状动脉综合征的并发症

ACS 的急性并发症包括心律失常、猝死、心源性休克、心肌梗死延展、纤维性心包炎、心脏破裂（包括乳头肌破裂）、心室壁血栓与栓塞。其中，尤以心律失常、猝死和心源性休克最为常见。

（一）心律失常与猝死

急性心肌梗死后最初数小时，发生的缓慢性心律失常由下壁心肌梗死触发，且通常是良性的，而 24h 后出现的传导障碍常需高度关注。前壁心肌梗死引起的传导障碍（右束支阻滞与左前分支阻滞）有较高的死亡率。急性心肌梗死后心动过速，通常由再灌注改变了的自主节律或血流动力学不稳定导致。

心源性猝死心肌梗死患者中发生率为 25%，多发生于入院前。引起院外 ACS 患者死亡最多的心律失常是室性心动过速和心室颤动。在所有心肌梗死患者中，67% 的急性心肌梗死患者在 12h 内发生室性心动过速，非持续性心动过速与死亡率增加无关。

（二）心源性休克

心源性休克是在有足够血管容量条件下，体循环心排血量降低所致。心源性休克是住院 ACS 患者最常见死亡原因，其发生率较高，约为 10%。心源性休克引起的死亡，占心肌梗死后短期死亡的 44%，剩余的死亡由心脏破裂（26%）和心律失常（16%）引起。心肌梗死延展是指梗死区域变薄而非心肌坏死增加所致。心肌梗死延展是由心肌束的牵拉所致，降低了梗死室壁区域心肌细胞的密度，并导致梗死心肌层组织减少。

第3节　急性冠状动脉综合征的预防

一、急性冠状动脉综合征危险度分层

ACS 起病突然，易反复且转归难以预测，目前现

有的筛查手段和治疗方法均不足以提前预知事件的发生。因此，早期识别不稳定斑块并进行有效防治，是预防 ACS 的主要途径。对围手术期 ACS 高危患者而言，应加强术前、术中与术后的科学评估。术前应充分评估并预测患者 ACS 发生风险，必要时可延

期手术,尽量避免或减少心脏事件的发生;术中尽量减少麻醉、手术对患者循环系统的干扰,术后加强监护,以便及时发现 ACS 先兆和有效防范与处理。

ACS 患者的危险度分级可以用于评估其发生死亡和心肌缺血事件的风险。用于 ACS 危险分层的因素包括很多方面,如病史、症状发作的特点、心电图表现、心肌损伤血清标志物的水平等,有的还包括冠脉造影所见和血流动力学改变等。最常用的 TIMI 危险分层方法包括下列 7 项指标,可用于 ACS 患者死亡和心肌缺血事件发生危险度的等级评估:①年龄≥65 岁;②至少有 3 个提示冠状动脉病变的危险因素;③冠状动脉狭窄≥50%;④心电图有 ST 段改变;⑤24 小时内至少有 2 次心绞痛;⑥7 天内服用阿司匹林;⑦血清心肌酶升高。计分为 0~1 时,其死亡或心肌缺血事件的发生率为 4.7%,计分为 2 时发生率为 8.3%,计分为 3 时 13.2%,计分为 4 时 19.9%,计分为 5 时 26.2%,计分为 6~7 时达 40.9%。危险度计分值也与疗效呈显著相关性。从 ACS 患者最初检查中所获取的常规临床资料,可参照以上危险度计分方法建立一个简单的系统,以预测患者可能发生死亡和心肌缺血事件的危险度等级。

利用危险度分级,可对患者预后及疗效进行评估,也可作为选择治疗方法的依据,例如是否要更多的抗凝治疗,是否需要选择早期介入治疗等。采用负荷心电图、运动或药物负荷超声心动图以及运动或药物负荷核素心肌灌注断层显像,如发现缺血心肌占存活心肌的 50% 以上,则患者需要接受冠脉造影,适合做血运重建的病变需要进行血运重建治疗,对于缺血心肌较少的患者则只需保守治疗;高度危险组的患者首选急诊介入治疗;中等危险性患者,建议入院观察,动态进行危险评估,如发现患者具有高危临床表现,则可以选择早期介入治疗和强化抗血小板治疗,如患者病情趋于稳定,则可在必要时进行负荷试验,决定是否需要接受冠脉造影和血运重建治疗。

二、急性冠状动脉综合征 的预防策略

(一) 药物疗法

1. 他汀类药物　降脂治疗是 ACS 患者至关重要的治疗措施,目前指南建议早期开始降脂治疗,使低密度脂蛋白胆固醇(LDL-C)降至 2.6mmol/L(最好 1.8mmol/L)以下。LDL-C 水平的升高是缺血性

心脏病的一个重要的独立危险因素。许多研究证实,他汀可降低冠心病患者的临床风险。他汀的作用是通过减少胆固醇的聚集,从而限制斑块的进展。强化降脂是指将高危患者 LDL-C 水平降至正常水平。IMPROVE IT-TIMI 的研究证明,将 LDL-C 强化降至 1.7mmol/L 时,患者仍有获益。近期两项采用血管内超声作为检测手段的研究显示,ACS 患者进行积极的他汀治疗,尤其是将 LDL-C 降至 1.8mmol/L 以下可以逆转冠状动脉疾病。目前,关于 ACS 患者采取更强化降脂治疗的研究正在进行当中,IMPROVE IT 试验联合应用依折麦布和辛伐他汀,旨在将 LDL-C 降低至 1.3~1.4mmol/L。与强化降脂研究积极开展及强化降脂理念不断升温不相匹配的是,临床血脂控制达标率不容乐观。来自欧洲的一项调查显示,目前正在接受他汀治疗的缺血性心脏病患者 LDL-C 的达标率也仅为 50%。

2. 阿司匹林　阿司匹林可减少血小板聚集,降低冠心病患者心脏事件的发生率。对不稳定斑块患者,阿司匹林发挥抗炎与抗血小板的双重作用。值得注意的是,正进行抗血小板治疗的患者拟行手术时,应权衡停用阿司匹林风险与减少手术出血并发症之间的利弊。

3. β 受体阻滞剂　β 受体阻滞剂可降低心肌收缩力,减少心脏负荷来降低心肌氧需,通过延长舒张期,改善心内膜下灌注而增加心肌氧供,进而降低围手术期心脏事件发生率。对具心脏事件高风险患者,围手术期 β-受体阻滞剂治疗可产生保护效应。

(二) 冠状动脉重建

部分拟行非心脏手术的冠心病患者,可行冠状动脉血管重建术。其手术适应证为:①存在严重左主干狭窄的稳定型心绞痛患者;②存在三支病变的稳定型心绞痛患者;③存在两支病变包括左前降支近段严重狭窄,且 EF 小于 0.5 或无创检查确诊存在缺血的稳定型心绞痛患者;④高危不稳定型心绞痛或 NSTEMI 患者;⑤STEMI 患者。

(三) 其他疗法

1. 术后镇痛　对围手术期患者而言,完善的术后镇痛可消除应激反应,避免不良血流动力学事件和高凝反应,对围手术期 ACS 等心脏事件的预防尤为重要。有资料分析表明,术后硬膜外镇痛可降低围手术期心肌梗死发生率,尤其是胸段硬膜外镇痛。

2. 维持体温　低体温是心脏不良事件的独立预测因素,维持正常体温可降低围手术期患者心脏不良事件的发生风险。一项针对腹股沟下血管再通

手术的研究发现,与正常体温(中心体温≥35℃)比,低体温(中心体温<35℃)增加了心肌缺血的风险。ACS 高危患者接受非心脏手术时,积极地维持体温可显著降低围手术期心脏不良事件(不稳定性心绞痛、心肌缺血、心搏骤停、NSTEMI),室性心功过速发生率也有所降低。

第4节　急性冠状动脉综合征的治疗

一、药　物　治　疗

(一) 抗心肌缺血

1. 硝酸盐类药物　硝酸盐类药物能降低心肌氧需,同时增加心肌氧供,通过扩张外周血管来减少前负荷,扩张动脉血管来减少后负荷,扩张冠状动脉和侧血管,对缓解心肌缺血有一定帮助。对需要住院治疗的 ACS 患者,在无禁忌证的情况下可以考虑静脉使用硝酸盐类药物,可以减轻持续缺血的不适感、控制血压和肺充血。当症状控制后,静脉硝酸盐类可被口服药物取代。

硝酸甘油可以抑制血小板的激活和聚集。推荐硝酸甘油应用于以下患者:急性心肌梗死 24~48 小时、慢性充血性心力衰竭或者局部持续缺血的患者、超过 48 小时复发心绞痛或者持续肺充血的患者。对于右心室心肌梗死患者,应慎重使用硝酸甘油,会导致心排血量下降。

2. β-受体阻滞剂　β-受体阻滞剂可竞争性地阻断细胞膜上 β-受体的儿茶酚胺作用,通过降低心肌收缩力、减缓心率、降低收缩压而减少心肌耗氧量,从而改善心肌缺血,减少恶性心律失常及心肌梗死,降低病死率,要求无禁忌证者均应使用,且治疗过程中要求及时加至治疗量或最大耐受量。有研究表明,在 STEMI 后,早期应用 β 受体阻滞剂明显降低病残率和病死率。而在 NSTEMI 后,早期应用 β-受体阻滞剂能否改善患者预后仍缺乏充足的循证医学证据。

β 受体阻滞剂禁用于以下情况:中重度慢性充血性心力衰竭、肺水肿、左心室功能障碍、阻塞性肺部疾病、心源性休克、严重的外周血管疾病、抑郁症病史。使用 β-受体阻滞剂治疗期间,应经常监测心律、心率、血压及心电图。

3. 钙拮抗剂　钙拮抗剂可以减少钙离子通过细胞膜内流,因而抑制心肌和血管平滑肌收缩,它可以用于已使用足量硝酸甘油和 β 受体阻滞剂的患者或不能耐受硝酸甘油或 β 受体阻滞剂的患者或变异性心绞痛的患者。

钙拮抗剂可以抑制心肌和血管平滑肌收缩,有效地降低心肌需氧量。有些钙拮抗剂可以减缓心率和房室传导速率,增加舒张期充盈时间,从而增加心肌氧供。钙拮抗剂还可以减少血小板的聚集,干扰血栓的形成。在治疗变异型心绞痛和 NSTEMI 中,对于已经服用硝酸盐类和 β-受体阻滞剂的患者或者对硝酸盐类和 β-受体阻滞剂禁忌的患者,钙拮抗剂可以控制持续性缺血症状。对于左心室功能或房室传导明显受损的患者应避免使用钙拮抗剂。

4. 血管紧张素转化酶抑制剂(angiotensin converting enzyme inhibitor,ACEI)　在 ACS 的治疗中也可应用 ACEI,其作用涉及降低动脉壁应力、抑制神经内分泌活性、血管重塑、稳定斑块及抗血栓效应。急性心肌梗死患者在入院后 24 小时内应用 ACEI 可以大大降低梗死后的病死率。扩张血管效应可以减少后负荷,降低心脏做功,还可预防和减缓左心室功能障碍的发生发展。ACEI 可通过影响心肌重塑,减轻心室过度扩张而减少充盈性心力衰竭的发生率和病死率。一般从低剂量开始,逐渐加大剂量到最大耐受量,功能不全者慎用。如不能耐受 ACEI 者,可选用血管紧张素 Ⅱ 受体拮抗剂。

(二) 抗血小板治疗

血小板活化是 ACS 发病机制的关键环节,抗血小板治疗须贯穿整个治疗阶段。目前,抗血小板药物主要包括三类,即水杨酸类、噻吩吡啶类和糖蛋白 Ⅱb/Ⅲa 拮抗剂。在抗血小板治疗方面,阿司匹林和氯吡格雷通过不同的作用机制抑制血小板的聚集,目前多主张联合应用阿司匹林和氯吡格雷,高危或 PCI 患者可联合应用糖蛋白 Ⅱb/Ⅲa 拮抗剂。

根据《急性冠状动脉综合征非血运重建患者抗血小板治疗的中国专家共识(修订版)》建议,所有 NSTEMI 患者若能耐受,应尽早给予阿司匹林,负荷剂量为 150~300mg,随后均长期治疗,维持剂量为 75~100mg;ACS 患者拟行 CABG 术前不建议停药;STEMI 患者无论是否接受溶栓治疗,除非有禁忌证,初诊均应给予阿司匹林 150~300mg 嚼服,非肠溶制剂较肠溶制剂经口腔黏膜吸收更快,随后予长期治疗,每天 75~150mg;服用阿司匹林后发生出血或有出血倾向的 ACS 患者,应选择较低剂量的阿司匹林(75~100mg/d);不能耐受者,可选择氯吡格雷75mg/d 替代。

缺血事件发生研究(CURE)中显示,联合阿司匹林和氯吡格雷组与单用阿司匹林组比较,患者心血管性死亡、AMI、卒中总和率及大出血的发生率均低。有研究发现,ACS 患者包括药物治疗或行介入治疗的,出院后停用氯吡格雷组较继续服用氯吡格雷组死亡率及因 MI 住院率均明显上升。

目前,大量循证医学证据均主张,ACS 行药物治疗或行裸支架治疗的,氯吡格雷至少服用 1 个月,理想的最好服用 1 年,而行药物支架治疗的至少应该服用 1 年以上;同时主张经皮冠状动脉介入治疗(PCI)前 6 小时给予充足剂量的氯吡格雷,能够减少与 PCI 操作相关的血栓事件发生。糖蛋白 Ⅱb/Ⅲa 拮抗剂为第三代血小板抑制剂,通过阻断血小板聚集的最后共同途径,阻断 Ⅱb/Ⅲa 受体激活,抑制纤维蛋白结合而防止血小板聚集。目前推荐用于准备接受 PCI 治疗的所有患者,可与阿司匹林和肝素同时使用,而准备行冠脉旁路移植术(CABG)者也可以应用。

(三)抗凝血系统

肝素的正确使用是 ACS 抗凝治疗的重要组成部分。目前广泛使用的低分子肝素(LWMH)是普通肝素(uFH)酶解或化学降解的产物,抗凝作用与普通肝素无明显区别,虽然 LWMH 相对分子质量小,但是具有更强的抗血栓形成作用,这与其抗 Ⅹa、抗 Ⅱa 活性比例增加有关,而且对已和血小板结合的 Ⅹa 亦有抑制作用。ACC、AHA 与欧洲心脏学会(ESC)指南对 ACS 治疗过程中肝素使用原则的推荐是:①在抗血小板治疗的基础上,短期使用普通肝素的临床治疗效果优于不用肝素;②ACS 急性期,应用低分子肝素治疗优于普通肝素,且不需常规监测部分活化凝血活酶时间;③应用血小板精蛋白 Ⅱb/Ⅲa 受体拮抗剂的安全性优于普通肝素;④如需延迟冠脉干预时间,可考虑适当延长低分子肝素的使用时间,作为血运重建的桥梁。研究证明抗凝治疗可降低 ACS 的相对危险度。低分子肝素是否较普通肝素更好,FRIC 试验、ESSENCE 试验、TIMI ⅡB 试验和 FRAXIS 试验得出的结论并不一致。但低分子肝素的优点是可以皮下注射,无需监测,较少发生肝素诱导的血小板减少性紫癜。此外,尽管低分子肝素的抗凝效果不易检测,但低分子肝素尤其是依诺肝素仍是 PCI 时的主要抗凝药物。

磺达肝癸钠是一种新型抗凝药物,是第一个人工合成的 Ⅹa 因子选择性抑制剂。磺达肝癸钠不与血小板结合,不能抑制血小板的聚集,也不与血小板因子 4 相互作用,所以临床罕有肝素诱导的血小板减少现象的发生。有研究表明,磺达肝癸钠治疗的获益明确优于其他抗凝药物,而且其出血和缺血的相对风险显著降低。但是,使用磺达肝癸钠后,导管血栓的发生率却是增加的,成为磺达肝癸钠面临的一个问题。在经皮冠状动脉介入治疗术中按标准剂量应用肝素,可降低导管内血栓发生率,而不增加出血风险。

(四)降脂治疗

降脂治疗是 ACS 患者至关重要的治疗措施,目前指南建议早期开始降脂治疗,使低密度脂蛋白胆固醇降至 2.6mmol/L(最好 1.8mmol/L)以下。近期两项采用血管内超声作为检测手段的研究显示,ACS 患者进行积极的他汀治疗尤其是将 LDL-C 降至 1.8mmol/L 以下可以逆转冠状动脉疾病。目前,关于 ACS 患者采取更强化降脂治疗的研究正在进行当中,IMPROVEIT 试验联合应用依折麦布和辛伐他汀,旨在将 LDL-C 降低至 1.3~1.4mmol/L。

总之,ACS 的治疗进展是他汀类药物的广泛使用,并取得大量的循证医学证据。他汀类药物的非降脂作用如稳定斑块、改善内皮功能、减少炎症反应和抑制血栓形成等作用与心脑血管事件发生率的降低相关联。田静文等研究认为 ACS 患者中,阿托伐他汀治疗组与安慰剂治疗组相比,白介素-6 及 C-反应蛋白水平明显下降,而且阿托伐他汀较大剂量组下降更明显。临床研究已证实,这两种炎症因子上升与动脉粥样斑块的形成和破裂密切相关。另外,有研究认为更大剂量的他汀类药物(舒降之)治疗可使患者血脂达标率更高,血浆 C-反应蛋白浓度下降更明显,心血管事件发生率下降,虽然副反应例数有增加,但无统计学意义。

REVERSAL 和 PROVE-IT 研究均显示 ACS 患者早期、足量应用他汀类药物可有效阻止动脉粥样硬化的进展,并降低全因死亡率和主要心血管事件发生率。对于不稳定性心绞痛和(或)NSTEMI,由于冠脉内血栓属白色血栓,故抗血小板和抗凝血酶治疗尤显重要,主张抗栓而不溶栓。尽管 NSTEMI 有相对高的病死率与再梗死率,但目前尚无证据表明常规溶栓有益,相反有害,这可能与纤溶药物的致血栓形成倾向增加有关。而 ST 段抬高的心肌梗死进行早期药物再灌注治疗具有益处。

二、介　入　治　疗

对于不稳定性心绞痛和（或）NSTEMI 是否进行介入治疗目前尚无一致意见。有些主张根据病史、体格检查和 12 导联心电图、新的心肌标志物尤其是 cTnT 和 cTnI 对患者的危险度进行评估，对于高危患者建议采用介入治疗；对于强化治疗（包括抗心肌缺血、抗血小板、抗凝血酶和调脂等）24～48 小时仍不能控制症状或病情恶化者，应行介入治疗。

目前，全球最大的 ACS 注册研究——GRACE 研究显示，约有 40% 的 ACS 患者未进行导管检查，NSTEMI 患者仅 32.5% 接受了冠脉介入（PCI）治疗，STEMI 患者介入治疗比例则为 53.7%。

PCI 治疗是使 ACS 患者尤其是 STEMI 患者血管得到再通的最有效手段，约 90% 的患者在接受 PCI 术后可获得理想的血液再灌注状态，达到 TIMI 3 级血流，并且 PCI 显著改善患者近期和远期的预后。对 STEMI 患者，应积极进行再灌注治疗，根据患者症状发作时间、心肌梗死危险、溶栓的危险和 PCI 相关的延误选择综合确定。有研究证实，与单纯药物治疗相比，PCI 术后 30d 和 6 个月的主要不良心脏事件的发生率明显降低，分别为 4.3% 和 6.9%，尤其对于高危患者，PCI 带来的益处更明显。

具有下列一项特征的患者属中危或高危，应首选早期介入治疗：①难治型心绞痛、静息型心绞痛或强化抗心绞痛药物治疗后仍复发者；②ECG 显示 ST 段压低（>2mm）或 T 波倒置较深，或 ST-T 动态改变；③肌钙蛋白水平升高；④心力衰竭或血流动力学不稳定；⑤致命性心律失常；⑥糖尿病，肾功能减退；⑦心功能不全（LVEF<40%）；⑧PCI 术后半年内；⑨曾行 CABG。

对药物洗脱支架和金属裸支架治疗弥漫病变的比较研究表明，药物洗脱支架对复杂弥漫病变的治疗有良好的效果，与金属裸支架治疗相比能明显降低再狭窄率。有研究者对急性心肌梗死支架内再狭窄率进行了随访研究。随访 6 个月后，与裸支架组相比，应用国产西罗莫司洗脱支架组患者的支架内再狭窄率、节段内再狭窄率、支架内再狭窄率显著降低。其中支架内再狭窄率（4.5% 比 40.0%）、节段内再狭窄率（6.8% 比 44.9%）、主要不良心脏事件发生率（8.0% 比 24.4%）和缺血性靶血管重建率

（3.4% 比 11.6%）的减少是支架组主要心脏事件发生率降低的主要原因。这一结果表明，与裸支架相比，国产西罗莫司洗脱支架治疗并没有增加 AMI 患者 6 个月内支架内血栓再形成的发生率，反而显著降低了 6 个月内的支架内再狭窄率和主要心脏事件发生率。

对国产生物降解涂层雷帕霉素洗脱支架（EXCEL 支架）置入术治疗冠心病的研究结果表明，与其他药物洗脱支架的关键性研究相比，术后 1 年支架内再狭窄和主要不良心脏事件发生率相似，患者术后接受 6 个月氯吡格雷抗血小板治疗是安全的，氯吡格雷治疗时间的缩短，一方面可以减少药物相关的出血等不良反应的发生率，另一方面可明显降低治疗费用。大型对照研究 PASSION 试验主要用于探讨药物洗脱支架在急性心肌梗死患者中的临床疗效，选用支架为紫杉醇药物洗脱支架。该研究结果显示，紫杉醇药物洗脱支架组与金属裸支架相比，患者的主要不良心脏事件发生率有降低趋势（8.7% 比 12.6%）。上述两项临床试验所获得的结果虽然有所不同，但都证实了药物洗脱支架治疗急性心肌梗死的良好疗效，为今后治疗急性心肌梗死优先选用药物洗脱支架提供了循证医学依据。

值得注意的是 BASKET LATE 试验，这项研究包括 746 例患者，受试者以 1∶1∶1 的比例给予金属裸支架、紫杉醇涂层支架或西罗莫司涂层支架治疗，存活 6 个月并且没有发生主要的不良心脏事件。停用氯吡格雷治疗，对这些受试者再随访 12 个月，结果接受药物洗脱支架治疗的患者在结束 6 个月的氯吡格雷治疗后，1 年内主要复合终点死亡和心肌梗死事件发生率明显高于接受金属裸支架治疗的患者（4.9% 比 1.3%），非致死性心脏不良事件的发生率也显著增高（4.1% 比 1.3%）。此外，药物洗脱支架组患者晚期血栓事件的发生率为金属裸支架组患者的 2 倍（2.6% 对 1.3%）。因此，寻求更理想的支架和更科学的治疗手段可能是解决药物洗脱支架不足之处的根本办法。

三、冠状动脉旁路移植术

关于冠脉旁路移植术（CABG），有学者对冠脉多支病变的患者（包括 ACS 和非 ACS）做了研究，总共 998 名患者随机进入 CABG 组及 PCI 组，其中 ACS 患者 242 名（n=126，CABG；n=116，PCI）。结

果显示,ACS 患者两组间 1 年猝死及心肌梗死发生率无明显差异,且 1 年时两组患者的心绞痛发生频率、生活质量及体力活动限制程度也无差异,但 CABG 组术后需再次血管成型术的患者明显减少。同时,国外对 12 988 名 ACS 患者做的回顾性分析研究认为,对 ACS 高危患者早期行 CABG 能降低住院期间病死率,甚至比行 PCI 治疗和药物治疗的低危患者住院期间病死率更低。目前,CABG 因其创伤相对较大,手术风险相对高,多应用于冠脉造影显示多支病变、左主干病变特别是合并有糖尿病、高脂血症及心功能差等危险因素的高危患者。

(李金宝 邓小明)

参 考 文 献

1. Valentin Fuster, Richard Walsh, Robert Harrington. Hurst's the Heart,13th Edition. New York McGraw-Hill Professional, 2010.
2. 陈灏珠,林果为.实用内科学.第 13 版.北京:人民卫生出版社,2009.
3. Vandvik PO,Lincoff AM,Gore JM,et al. Primary and Secondary Prevention of Cardiovascular Disease: Antithrombotic Therapy and Prevention of Thrombosis,9th ed: American College of Chest Physicians Evidence-Based Clinical Practice Guidelines. Chest 2012; 141:e637S-668S.
4. Valgimigli M,Minarelli M. Triple antiplatelet therapy in acute coronary syndromes. Drugs 2011; 71:1703-1719.
5. Hamm CW,Bassand JP,Agewall S,et al. ESC Guidelines for the management of acute coronary syndromes in patients presenting without persistent ST-segment elevation: The Task Force for the management of acute coronary syndromes (ACS) in patients presenting without persistent ST-segment elevation of the European Society of Cardiology (ESC). Eur Heart J 2011; 32:2999-3054.
6. Silvain J,Cayla G,O'Connor SA,et al. Antiplatelet options for secondary prevention in acute coronary syndromes. Expert Rev Cardiovasc Ther 2011; 9:1403-1415.
7. Danchin N,Puymirat E. Efficacy and safety of a routine invasive strategy in non-ST segment elevation acute coronary syndromes according to age: an illustration of the difficulty in using combined endpoints with different clinical significance. Heart 2012; 98:173-174.
8. Knight CJ,Timmis AD. Almanac 2011: Acute coronary syndromes. The national society journals present selected research that has driven recent advances in clinical cardiology. Heart 2011; 97:1820-1827.
9. Skinner JS, Smeeth L, Kendall JM, et al. NICE guidance. Chest pain of recent onset: assessment and diagnosis of recent onset chest pain or discomfort of suspected cardiac origin. Heart 2010; 96:974-978.
10. Wang N,Zhao D,Liu J,et al. Impact of heart failure on in-hospital outcomes of acute coronary syndrome patients in China-Results from the Bridging the Gap on CHD Secondary Prevention in China (BRIG) project. Int J Cardiol 2011 doi: 10.1016/j.ijcard.2011.03.010.
11. Giugliano RP,Braunwald E. The year in non-ST-segment elevation acute coronary syndrome. J Am Coll Cardiol 2011; 58:2342-2354.
12. Patel MR, Dehmer GJ, Hirshfeld JW, et al. ACCF/SCAI/STS/AATS/AHA/ASNC 2009 Appropriateness Criteria for Coronary Revascularization: a report by the American College of Cardiology Foundation Appropriateness Criteria Task Force, Society for Cardiovascular Angiography and Interventions, Society of Thoracic Surgeons, American Association for Thoracic Surgery, American Heart Association, and the American Society of Nuclear Cardiology Endorsed by the American Society of Echocardiography, the Heart Failure Society of America, and the Society of Cardiovascular Computed Tomography. J Am Coll Cardiol 2009; 53:530-553.
13. Kereiakes DJ, Tcheng J, Fry ET, et al. Pharmacoinvasive management of acute coronary syndrome in the setting of percutaneous coronary intervention: evidence-based, site-and spectrum-of-care strategies for optimizing patient outcomes in NSTE-ACS. J Invasive Cardiol 2003; 15:536-553.
14. Hanna EB,Chen AY,Roe MT,et al. Characteristics and in-hospital outcomes of patients with non-ST-segment elevation myocardial infarction and chronic kidney disease undergoing percutaneous coronary intervention. JACC Cardiovasc Interv 2011; 4:1002-1008.
15. Jernberg T,Johanson P,Held C,et al. Association between adoption of evidence-based treatment and survival for patients with ST-elevation myocardial infarction. JAMA 2011; 305:1677-1684.
16. Arntz HR,Bossaert LL,Danchin N,et al. European Resuscitation Council Guidelines for Resuscitation 2010 Section 5. Initial management of acute coronary syndromes. Resuscitation 2010; 81:1353-1363.
17. Hamm CW,Bertrand M,Braunwald E. Acute coronary syndrome without ST elevation: implementation of new guidelines. Lancet 2001; 358:1533-1538.
18. Eikelboom J,Guyatt G,Hirsh J. Guidelines for anticoagulant use in acute coronary syndromes. Lancet 2008; 371:1559-1561.

第98章 急性心力衰竭

心力衰竭是一种因心脏结构或功能异常导致心室充盈或射血能力受损的复杂临床综合征。心力衰竭的主要临床表现为呼吸困难和疲乏无力,运动耐量减低,液体潴留导致肺淤血和外周性水肿。临床上将急性心力衰竭分为急性左心衰竭和急性右心衰竭,前者最为常见。

急性左心力衰竭指急性发作或加重的左心功能异常所致的心肌收缩力明显降低、心脏负荷加重、心排血量骤降、肺循环压力突然升高和周围循环阻力增加,引起肺循环充血而出现急性肺淤血、肺水肿并可伴组织器官灌注不足和心源性休克的临床综合征。急性右心衰竭是指各种原因使右心室心肌收缩力急剧下降或右心室的前后负荷突然加重,使得右心心排血量急剧减低的临床综合征。急性心力衰竭可以突然起病,也可以在原有慢性心力衰竭基础上急性加重,大多数表现为收缩性心力衰竭,也可以表现为舒张性心力衰竭;发病前患者多数合并有器质性心血管疾病。急性心力衰竭常危及患者生命,必须紧急救治。

国内对42家医院住院病历的回顾性分析结果表明,心血管病住院患者中,因心力衰竭住院者占16.3%~17.9%,心力衰竭患者中60岁以上者超过60%。心力衰竭常见病因为冠心病、风湿性心瓣膜病和高血压病,并且多为慢性心力衰竭急性加重。目前尚缺乏有关围手术期急性心力衰竭的流行病学资料。

第1节 病因和分类

一、病 因

熟悉并及时准确判断急性心力衰竭的病因,特别是围手术期发生的急性心力衰竭,对于急性心力衰竭的抢救治疗、挽救患者的生命至关重要。

(一)急性左心衰竭的常见病因

1. 慢性心力衰竭急性加重。

2. 急性心肌损伤、心肌坏死 ①急性冠状动脉综合征,包括不稳定性心绞痛、急性心肌梗死;②急性重症心肌炎;③围生期心肌病及应激性心肌病;④药物和毒物对心肌的毒性损害。

3. 急性心律失常 室性心动过速、心房颤动或心房扑动伴快速心室率、室上性心动过速以及严重的心动过缓、房室传导阻滞等。

4. 急性血流动力学障碍 ①急性心瓣膜大量反流或原有瓣膜反流加重,如感染性心内膜炎所致的心瓣膜穿孔、急性心肌梗死所致二尖瓣腱索乳头肌断裂、室间隔穿孔,外伤性瓣膜撕裂以及人工瓣膜的急性损害等;②重度二尖瓣或主动脉瓣狭窄;③高血压危象;④主动脉夹层;⑤心包压塞等。急性舒张性左心力衰竭,多见于高血压控制不良的老年患者。

5. 急性左心衰竭常见诱因 ①慢性心力衰竭药物治疗依从性差;②心脏容量超负荷;③严重感染:肺炎、败血症;④严重颅脑损伤或剧烈的精神心理应激;⑤麻醉及手术;⑥高心排血量综合征如甲状腺功能亢进危象、严重贫血、妊娠;⑦应用负性肌力药物,如β受体阻滞剂、维拉帕米、地尔硫䓬等;⑧嗜铬细胞瘤。

（二）急性右心衰竭的病因

急性右心衰竭多见于右心心肌梗死、急性大块肺栓塞和右心瓣膜病等。

二、分　类

目前尚无统一的急性心力衰竭临床分类。根据病因、血流动力学与临床特征分类有利于急性心力衰竭的诊断和治疗。

1. 急性左心衰竭　①慢性心力衰竭急性失代偿;②急性冠状动脉综合征;③高血压急症;④急性左心瓣膜功能障碍;⑤急性重症心肌炎和心肌病;⑥严重心律失常。

2. 急性右心衰竭　①急性右心心肌梗死;②大块肺栓塞;③急性右心瓣膜功能障碍。

3. 非心源性急性心力衰竭　①高心排血量综合征;②严重肾脏疾病;③严重肺动脉高压等。

第2节　病　理　生　理

一、急性左心衰竭的病理生理

1. 急性心肌损伤和坏死　①急性大面积心肌梗死或急性重症心肌炎:可造成广泛心肌坏死,使心脏的收缩单位减少;②急性心肌缺血:大面积心肌缺血(包括无症状心肌缺血)也可诱发急性心力衰竭。心肌缺血使部分心肌处于心肌顿抑和心肌冬眠状态,导致心肌收缩及舒张功能障碍。当冠状动脉恢复血液灌注,冬眠心肌功能得到改善,而顿抑心肌功能不全仍会持续,仅对正性肌力药物有反应。长时间严重心肌缺血会造成心肌的不可逆损害。

2. 血流动力学障碍　①心排血量(CO)下降,血压下降以及外周组织器官灌注不足,导致脏器功能障碍和末梢循环障碍,发生心源性休克;②左心室舒张末压和肺动脉楔压(PAWP)升高,发生低氧血症、代谢性酸中毒和急性肺水肿;③右心室充盈压升高,使体循环静脉压升高,主要脏器淤血、水肿。

3. 神经内分泌及炎症反应激活　交感神经系统和肾素-血管紧张素-醛固酮系统(RAAS)的兴奋是机体在急性心力衰竭早期的代偿机制。通过加快心率、增强心肌收缩力以及收缩外周血管而维持正常的CO。然而,过度兴奋就会使得多种内源性神经内分泌与炎症细胞因子激活,加重心肌损伤、心功能下降和血流动力学紊乱。反之,又刺激交感神经系统和RAAS,使之兴奋,形成恶性循环。

4. 慢性心力衰竭的急性失代偿　慢性心力衰竭短时间内急剧恶化,心功能失代偿,演变为急性心力衰竭。一般存在加重心力衰竭的诱发因素。

5. 心肾综合征　心力衰竭和肾功能衰竭常并存,并互为因果关系,临床上称之为心肾综合征。心肾综合征分为5种类型:

1型:心功能恶化导致急性肾功能损伤;

2型:慢性心力衰竭引起进展性慢性肾病;

3型:原发、急速的肾功能恶化导致急性心功能不全;

4型:慢性肾病导致心功能下降和(或)心血管不良事件增加;

5型:急性或慢性全身性疾病导致心肾功能同时出现衰竭。

二、急性右心衰竭的病理生理

单纯右心室梗死很少见,常合并左心室下壁梗死。患者有不同程度的右心室功能障碍;部分患者可出现严重的血流动力学障碍。此类患者多为右冠状动脉开口处或近段血管闭塞。右心室梗死所致右心室舒缩活动障碍使得右心室充盈压和右心房压升高;右心室排出量减少导致左心室舒张末容积下降、PAWP降低。

急性大块肺栓塞使肺血流受阻,出现持续性严重肺动脉高压,右心室后负荷骤然增加,导致右心衰竭;右心排血量降低影响体循环和左心功能,导致血压下降、心动过速、冠状动脉灌注不足;同时影响肺脏的气体交换;释放各种血管活性物质引起肺小动脉收缩,进一步加重缺氧,反射性地促进肺动脉压升高,形成恶性循环。

右心瓣膜病所致急性右心衰竭多为慢性右心衰竭急性加重。

第3节 临床表现和诊断

一、临床表现

（一）急性左心衰竭的临床表现

1. 基础心血管疾病的临床表现 大多数患者有心脏病史,存在引起急性心力衰竭的各种病因。成年人中主要的病因为冠心病、高血压病、心瓣膜病以及急性重症心肌炎、心肌病。

2. 早期表现 心功能正常者出现原因不明的疲乏或运动耐力明显减低以及心率增加 15~20 次/分钟,可能是左心功能受损的最早征兆;继而可出现劳力性呼吸困难、夜间阵发性呼吸困难。体检发现左心室增大,可闻及舒张早期或中期奔马律、P2 亢进,两肺底部有湿啰音、干啰音和哮鸣音,提示已有左心功能衰竭。

3. 急性肺水肿 起病急骤,病情可迅速恶化。突发极度呼吸困难、端坐呼吸、喘息不止、烦躁不安、有恐惧感、频繁咳嗽、咯粉红色泡沫样痰。未吸氧时 $SpO_2 < 90\%$。听诊心率快,心尖部第一心音减弱,可闻及奔马律;两肺满布湿啰音和哮鸣音。

4. 心源性休克 表现为持续性低血压,收缩压 $<90mmHg$,或平均动脉压下降 $>30mmHg$;皮肤湿冷、苍白、紫绀;尿量减少 $[<0.5ml/(kg \cdot h)]$,甚至无尿;极度烦躁不安、有濒死感,逐渐出现表情淡漠、意识模糊甚至昏迷。$PAWP \geqslant 18mmHg$,心脏指数(CI) $\leqslant 2.2L/(min \cdot m^2)$。

（二）急性左心衰竭的辅助检查

1. 常规实验室检查 血常规和血生化检查,包括电解质(钠、钾、氯等)、肝肾功能、血糖、白蛋白及高敏 C 反应蛋白(hs-CRP)。hs-CRP 对评价急性心力衰竭患者的严重程度和预后有一定的价值。

2. 心力衰竭标志物 血中 B 型利钠肽(BNP)及其 N 末端 B 型利钠肽原(NT-proBNP)浓度升高是诊断心力衰竭的客观指标,并且对于心力衰竭的鉴别诊断、危险分层、疗效评价以及预后评估均有一定临床意义。$BNP < 100ng/L$ 或 $NT-proBNP < 400ng/L$,心力衰竭可能性很小;$BNP > 400ng/L$ 或 $NT-proBNP > 1500ng/L$,可以诊断急性心力衰竭。

3. 心肌坏死标志物 动态检测心肌肌钙蛋白 T 或 I(CTnT 或 CTnI)以及肌酸磷酸激酶同工酶(CK-MB)是客观评价心肌损伤或坏死的特异性指标,用于急性冠状动脉综合征的确诊。严重心力衰竭患者存在心肌细胞坏死、肌原纤维不断崩解,血清中 cTn 水平可持续升高。

4. 动脉血气分析 急性左心衰竭常伴低氧血症。应监测 PaO_2、$PaCO_2$ 和氧饱和度,以评价通气和换气功能。组织灌注不足与二氧化碳潴留可导致酸中毒。

5. 心电图 了解有无急性心肌缺血、心肌梗死以及心律失常等,为急性心力衰竭的病因诊断提供依据。

6. 胸部 X 线检查 急性心力衰竭可以出现肺门血管影模糊、呈蝶形肺门,甚至弥漫性肺内大片阴影等肺淤血征。还可根据心血管影像改变,评估基础心脏病。

7. 超声心动图 包括经胸和经食管超声心动图。用于了解心脏的结构和功能、急性心肌梗死的机械并发症、室壁运动失调、心瓣膜以及心包病变;测定左心室射血分数(LVEF),监测心脏收缩/舒张功能;间接测量肺动脉压、左右心室充盈压等。超声心动图是快速诊断急性心力衰竭,动态监测患者病情变化的最具临床价值的检查方法之一。

（三）急性左心衰竭的监测

1. 无创性监测 常规动态监测患者的体温、心率、呼吸频率、血压、心电图、SpO_2 和尿量等。有条件者可实施无创心排血量监测。

2. 有创血流动力学监测

(1) 适应证:适用于伴有肺水肿或心源性休克、血流动力学不稳定的重症患者。

(2) 方法:①床边漂浮导管:用于测定右心房压力、肺动脉压力(PAP)、PAWP 等血流动力学指标,应用热稀释法测定 CO。据此监测指标的动态变化,适时调整治疗方案,评估治疗效果;②外周动脉插管测压:外周血管收缩时,袖带测量的血压值明显低于实际血压值。外周动脉置管可以实时准确监测动脉血压变化,并且方便采集动脉血样标本。

(3) 注意事项:①二尖瓣狭窄、主动脉瓣反流、肺动脉闭塞以及左心室顺应性不良等病变,PAWP 并不能准确反映左心室舒张末压;严重三尖瓣反流的患者,热稀释法测定 CO 也不可靠。②有创监测时可能发生感染、血栓形成或栓塞以及血管损伤等并发症。应结合患者风险评估以及麻醉科医师的经验做出综合判断,慎重选择实施。

（四）急性右心衰竭的临床表现

1. 右心室梗死伴急性右心衰竭　心肌梗死患者心电图出现 V1、V2 导联 ST 段压低,应考虑右心室梗死或左心室后壁梗死;下壁导联 ST 段抬高型心肌梗死伴血流动力学障碍者应观察 V4R 导联,并作超声心动图检查,如果出现右心室扩大伴室壁活动减弱,即可确诊右心室梗死。右心室梗死伴急性右心衰竭者临床出现低血压、颈静脉充盈及肺部呼吸音清晰三联症。

2. 急性大块肺栓塞伴急性右心衰竭　突发呼吸困难、剧烈胸痛、有濒死感、咳嗽、咯血,发绀、皮肤湿冷、休克和晕厥,伴颈静脉怒张、肝肿大,肺梗死区呼吸音减弱、肺动脉瓣区杂音等。如有基础病因及诱因,当出现不明原因的发作性呼吸困难、紫绀、休克,无心肺疾病史而突发右心负荷过重和右心衰竭,都应考虑肺栓塞。

3. 右心瓣膜病伴急性右心衰竭　主要为右心衰竭的临床表现。颈静脉充盈、下肢水肿、肝脏淤血等。

二、诊断及鉴别诊断

（一）诊断

1. 确立诊断　根据基础心血管疾病,结合病史、临床症状、体征以及各种检查即可作出急性心力衰竭的诊断。

2. 急性左心衰竭严重程度分级

（1）Killip 分级:用于急性心肌梗死患者,根据临床和血流动力学状态分级。具体分为:

Ⅰ级:无心力衰竭;

Ⅱ级:有心力衰竭,两肺中下部有湿啰音(肺野下 1/2),可闻及奔马律,X 线胸片有肺淤血;

Ⅲ级:严重心力衰竭,有肺水肿,两肺(超过肺野下 1/2)遍布细湿啰音;

Ⅳ级:心源性休克,持续低血压(收缩压<90mmHg)、紫绀、冷汗、少尿。

（2）Forrester 分级:根据血流动力学指标如 PAWP、心脏指数(CI)以及外周组织低灌注状态分级,适用于有血流动力学监测条件的病房、手术室和重症监护室。

Ⅰ级:PAWP≥18mmHg,CI>2.2L/(min·m²),无肺淤血及周围组织灌注不良;

Ⅱ级:PAWP>18mmHg,CI>2.2L/(min·m²),有肺淤血;

Ⅲ级:PAWP<18mmHg,CI≤2.2L/(min·m²),无肺淤血,有周围组织灌注不良;

Ⅳ级:PAWP>18mmHg,CI≤2.2L/(min·m²),有肺淤血及周围组织灌注不良。

（3）临床程度分级:通过观察末梢循环和肺部听诊进行分级,简便易行。

Ⅰ级:皮肤干暖,无肺部啰音;

Ⅱ级:皮肤湿暖,有肺部啰音;

Ⅲ级:皮肤干冷,有或无肺部啰音;

Ⅳ级:皮肤湿冷,有肺部啰音。

（二）鉴别诊断

急性左心衰竭应与能引起明显呼吸困难的疾病如支气管哮喘、急性大块肺栓塞、肺炎、慢性阻塞性肺病(COPD)、急性呼吸窘迫综合征(ARDS)、非心源性肺水肿以及非心源性休克等疾病相鉴别。急性右心衰竭应与肺不张、ARDS、主动脉夹层、心包压塞、心包缩窄等疾病相鉴别。

第4节　急性心力衰竭的治疗

一、治　疗　原　则

1. 迅速缓解呼吸困难等严重症状,纠正低氧血症;

2. 尽快稳定血流动力学状态,维持收缩压≥90mmHg,保证重要脏器的血液灌注和氧供,防止功能损害;

3. 及早针对基础病因治疗,去除引起心力衰竭的诱因;

4. 纠正水、电解质紊乱和酸碱失衡,维持内环境稳定;

5. 降低死亡风险,改善预后。

二、急性左心衰竭的治疗

（一）急性左心衰竭的一般处理

1. 体位　静息状态下呼吸困难者应取半卧位或端坐位,双腿下垂以减少回心血量,降低心脏前负荷。麻醉手术状态下按需调整手术床的位置以改变患者体位。

2. 四肢轮换加压　四肢轮流绑扎止血带或血压计袖带。通常同一时间只绑扎三个肢体，每间隔15~20分钟轮流放松一个肢体。血压计袖带的充气压力应较舒张压低10mmHg，使动脉血流顺利通过，静脉血回流受阻。此法可降低心脏前负荷，减轻肺淤血和肺水肿。

3. 吸氧　呼吸困难和低氧血症患者应尽早采用鼻导管吸氧，氧流量从2~3L/min开始，若无CO_2潴留，可高流量给氧（6~8L/min）。伴有呼吸性碱中毒的患者可面罩吸氧。在氧气通过的湿化瓶中加50%~70%的酒精或有机硅消泡剂，使肺泡内的泡沫表面张力减低而破裂，改善肺泡通气。吸氧后使患者$SaO_2 \geq 95\%$（伴COPD者$SaO_2 > 90\%$）。

4. 控制出入量　应严格限制饮水量、静脉输液量及输液速度。对于无低血容量患者每天液体摄入量不超过1500~2000ml，保持出入量负平衡约500ml/d或更多，以减少水钠潴留和缓解症状。注意防止发生低血容量及电解质紊乱。

（二）急性左心衰竭的药物治疗

1. 镇静剂　吗啡可通过抑制中枢交感神经，反射性降低外周静脉和小动脉张力，减轻心脏负荷；中枢镇静作用消除患者的紧张、恐惧情绪；松弛支气管平滑肌，改善肺通气功能。用法：2.5~5.0mg缓慢静脉注射，必要时每隔15分钟重复1次，共2~3次，或5~10mg皮下注射。常见不良反应包括呼吸抑制、低血压、恶心等。持续性低血压、休克、意识障碍、COPD患者等禁忌使用，老年患者慎用。

2. 利尿剂　适用于急性心力衰竭伴肺循环和（或）体循环明显淤血以及容量负荷过重的心力衰竭患者。选择作用于肾小管亨利襻的利尿剂，如呋塞米、托塞米、布美他尼等，静脉注射，能够短时间内迅速降低心脏容量负荷。首选呋塞米，静脉注射20~40mg，可根据反应重复使用，总剂量在起初6小时不超过80mg，24小时不超过200mg。对于襻利尿剂反应不佳者，可联合应用噻嗪类和（或）醛固酮受体拮抗剂：氢氯噻嗪25~50mg、每日2次，或螺内酯20~40mg/d。应用利尿剂治疗必须监测尿量，根据尿量和心力衰竭症状的改善状况调整药物剂量；过度利尿会导致低血容量、低钾血症、低钠血症及肾功能不全；低血压患者（收缩压<90mmHg）应谨慎应用利尿药治疗，因血压太低，肾脏灌注压不足，利尿药的效果也不好。

3. 支气管解痉剂　氨茶碱有支气管舒张作用，可减轻呼吸困难，还可增强心肌收缩力和心排血量；与速尿合用时，可增加肾灌注，增强利尿作用。氨茶碱0.125~0.25g用5%葡萄糖注射液稀释后缓慢静脉注射，4~6小时后可重复一次；或以0.25~0.5mg/(kg·h)静脉滴注。也可应用二羟丙茶碱0.25~0.5g静脉滴注，速度为(25~50)mg/h。不宜用于急性冠状动脉综合征所致的急性心力衰竭患者，伴有心动过速或心律失常的患者慎用。

4. 血管扩张药物　用于急性心力衰竭早期阶段。适用于正常血压或高血压的急性心力衰竭患者。可降低左、右心室充盈压和全身血管阻力，减轻心脏负荷，缓解呼吸困难。在缓解肺淤血和肺水肿的同时不影响心排血量，也不增加心肌耗氧量。而对于持续低血压（收缩压<90mmHg）、严重阻塞性心瓣膜疾病、梗阻性肥厚型心肌病的患者，禁用血管扩张药物。

（1）硝酸甘油：在不减少每搏量和不增加心肌氧耗情况下能减轻肺淤血，特别适用于急性冠状动脉综合征伴心力衰竭的患者。硝酸甘油与呋塞米合用治疗急性心力衰竭有效。硝酸甘油静脉滴注起始剂量0.25μg/(kg·min)，逐渐加量，最大剂量5μg/(kg·min)；用药过程中监测血压，防止血压过度下降。

（2）硝普钠：适用于严重心力衰竭、原有后负荷增加以及伴心源性休克的患者。起始剂量0.3μg/(kg·min)，可酌情逐渐增加剂量至5.0μg/(kg·min)，静脉滴注。用药过程中要密切监测血压，根据血压调整合适的维持剂量。适宜短期使用，停药应逐渐减量以避免反跳现象。

（3）萘西立肽（nesiritide）：重组人脑钠肽（rhB-NP），与内源性BNP的氨基酸序列及生物活性完全相同。是一种新型血管扩张剂，其药理作用是扩张静脉和动脉（包括冠状动脉），从而降低心脏前、后负荷；同时具有利尿排钠和阻断肾素-血管紧张素-醛固酮系统（RAAS）的作用。临床应用能够显著降低PAWP，增加CO，缓解呼吸困难症状，改善血流动力学。用法：负荷量1.5μg/kg静脉缓慢推注，维持剂量0.0075~0.015μg/(kg·min)静滴24小时。常见不良反应为低血压。

（4）乌拉地尔：具有外周和中枢双重扩血管作用，可降低血管阻力，降低后负荷，增加心排血量，对心率无影响，不增加心肌耗氧量。用法：静脉滴注100~400μg/min，并根据血压和临床状况调整或增加剂量。

5. 正性肌力药物:适用于低心排血量综合征,如持续性低血压,心排血量降低伴有末梢循环障碍患者,可缓解组织低灌注所致的症状,保证重要脏器的血供。

(1) 多巴胺:维持剂量 $2\sim10\mu g/(kg\cdot min)$ 静脉滴注。该药应用个体差异较大,由小剂量开始,逐渐增加剂量,短期应用。

(2) 多巴酚丁胺:短期应用可以缓解急性心力衰竭的症状。用法:维持剂量 $2\sim10\mu g/(kg\cdot min)$ 静脉滴注。使用时注意监测血压,常见不良反应有心律失常,心动过速,偶尔可因加重心肌缺血而出现胸痛。正在应用 β 受体阻滞剂的患者不宜用多巴酚丁胺和多巴胺。

(3) 磷酸二酯酶抑制剂:米力农,首剂 $25\sim50\mu g/kg$ 静脉缓慢注射,维持剂量 $0.25\sim0.50\mu g/(kg\cdot min)$ 静脉滴注。氨力农,首剂 $0.5\sim0.75mg/kg$ 静脉缓慢注射,维持剂量 $0.25\sim0.50\mu g/(kg\cdot min)$ 静脉滴注。常见不良反应有低血压和心律失常。

(4) 左西孟旦:是一种钙增敏剂。通过与心肌细胞上的肌钙蛋白 C 结合而促进心肌收缩;通过介导 ATP 敏感的钾通道而发挥血管舒张作用;具有抑制磷酸二酯酶的效应。能够增加急性心力衰竭患者 CO 和每搏量;降低 PCWP、全身血管阻力和肺血管阻力;增强心肌收缩力但并不增加心肌耗氧量,不诱发心律失常。用法:首剂 $12\sim24\mu g/kg$ 缓慢静脉注射,维持剂量 $0.05\sim2.0\mu g/(kg\cdot min)$ 静脉滴注。对于收缩压<100mmHg 的患者直接用维持剂量,以防止发生低血压。

(5) 洋地黄类:轻度增加 CO,降低左心室充盈压。主要用于缓解心房颤动并发快速心室率所诱发的急性心力衰竭患者的临床症状。临床多用毛花苷丙,首剂 $0.2\sim0.4mg$,用5%葡萄糖注射液稀释后缓慢静脉注射,$2\sim4$ 小时后可以重复使用,总量不超过 $1.2mg$。急性心肌梗死(发病24小时以内)、低钾血症、高度房室传导阻滞、梗阻性肥厚型心肌病、甲状腺功能低下者禁用。

(三) 急性左心衰竭的非药物治疗

1. 主动脉内球囊反搏(IABP) 主动脉内球囊反搏通过升高舒张压来增加冠状动脉血流,从而有效改善心肌灌注,降低心肌耗氧量和增加心排血量。适用于严重心肌缺血或急性心肌梗死并发顽固性肺水肿、心源性休克、严重血流动力学障碍且药物治疗难以奏效的急性心力衰竭患者。主动脉瓣关闭不全及凝血功能障碍的患者不宜应用。

2. 机械通气 机械通气通过正压通气改善患者的通气状况,减轻肺水肿;纠正缺氧和 CO_2 潴留,缓解呼吸衰竭。急性心力衰竭患者出现心搏呼吸骤停行心肺复苏或者合并严重呼吸衰竭者,均需要机械通气治疗。机械通气有两种方式:

(1) 无创呼吸机辅助通气:由面罩供氧、患者自主呼吸触发的机械通气治疗。分为持续气道正压通气(CPAP)和双水平气道正压通气(BIPAP)两种模式。适用于呼吸衰竭常规吸氧和药物治疗仍不能纠正的患者。

(2) 气管内插管和人工机械通气:用于心肺复苏、严重呼吸衰竭伴有酸中毒、意识障碍的患者。

3. 血液净化治疗 通过血液滤过、血液透析等血液净化方法纠正心力衰竭患者水、电解质和酸碱平衡紊乱,稳定内环境;消除水钠潴留;清除肌酐、尿素、尿酸等毒素以及与心力衰竭相关的细胞因子、炎症介质、心脏抑制因子等。适用于利尿剂治疗无效的肺水肿或外周组织水肿;严重低钠血症(血钠<110mmol/L);肾功能进行性减退(血肌酐>500μmol/L)等急性心力衰竭患者。

4. 心室机械辅助装置 急性心力衰竭使用常规药物治疗无明显改善时,有条件者可根据急性心力衰竭的不同类型选择应用心室辅助装置,如体外膜式人工肺氧合器(ECMO)、心室辅助泵(如可置入式电动左心辅助泵、全人工心脏),短期辅助心脏功能,作为心(肺)脏移植的过渡。

5. 外科手术 急性左心衰竭合并有以下病症时,应选择手术治疗:

(1) 急性冠状动脉综合征:急性冠状动脉综合征合并心源性休克,并经冠状动脉造影证实为严重左主干或多支血管病变,而介入治疗及药物治疗无效者,可急诊行冠状动脉旁路移植术。

(2) 心肌梗死后合并心室游离壁破裂、室间隔穿孔、重度二尖瓣关闭不全者。

(3) 急性瓣膜病变:急性二尖瓣或主动脉瓣关闭不全,二尖瓣或主动脉瓣严重狭窄心功能失代偿,人工瓣膜血栓形成或瓣膜功能障碍。

(4) 急性主动脉夹层并发主动脉瓣反流出现急性心力衰竭。

(5) 其他:主动脉窦瘤破裂、心脏内肿瘤以及心脏内巨大血栓形成等均会造成瓣膜反流或流出道梗阻,心导管检查和介入治疗发生严重并发症等所导致急性心力衰竭,需要立即手术。

三、急性右心衰竭的治疗

急性右心衰竭主要针对病因进行治疗。

(一) 右心室心肌梗死伴急性右心衰竭

1. 发生心源性休克时,在监测中心静脉压(CVP)或肺动脉楔压(PAWP)的基础上谨慎地进行扩容治疗。可选用人工胶体液或含钠晶体液 20ml/min 静脉滴注,直至 PAWP 上升至 15~18mmHg,血压回升和周围组织灌注得以改善。如右心室心肌梗死同时合并广泛左心室心肌梗死,则不宜盲目扩容,防止发生急性肺水肿。吸入一氧化氮可以选择性扩张肺动脉,减低右心室后负荷,改善右心室梗死合并心源性休克患者的急性血流动力学障碍;同时并不影响体循环血压及肺脏通气血流比。

2. 对于充分扩容而血压仍低者,可给予多巴酚丁胺或多巴胺等正性肌力药物。如存在严重左心功能衰竭,不宜使用扩张血管的药物,应考虑主动脉内球囊反搏治疗。

3. 禁用利尿剂、吗啡和硝酸甘油等血管扩张剂,以避免进一步降低右心室充盈压。

(二) 急性大块肺栓塞所致急性右心衰竭

1. 对症治疗 给予吗啡或哌替啶缓解疼痛;鼻导管或面罩吸氧 6~8L/min。

2. 血流动力学不稳定,合并心源性休克的患者给予血管活性药物升压治疗。

3. 溶栓治疗 急性期用尿激酶或人重组组织型纤溶酶原激活剂(rt-PA)溶栓,停药后应继续肝素治疗,持续滴注 5~7 天。用药期间监测凝血酶原时间,使之延长至正常对照的 1.5~2.0 倍。停用肝素前 3 天加用华法林长期口服抗凝治疗。

4. 介入或手术治疗 经内科治疗无效的危重患者,若经肺动脉造影证实为大块肺动脉栓塞,可行介入治疗;必要时可在体外循环下紧急切开肺动脉摘除栓子。

(三) 右心瓣膜病所致急性右心衰竭

右心衰竭的治疗主要应用利尿剂,以减轻水肿;但要防止过度利尿造成心排血量减少。此外,对基础心脏病如肺动脉高压、肺动脉狭窄以及合并肺动脉瓣或三尖瓣关闭不全、感染性心内膜炎、肺源性心脏病等合并的急性右心衰竭,相应地予以对因治疗。

四、急性心力衰竭基础疾病的治疗

(一) 缺血性心脏病所致的急性心力衰竭

成年人心力衰竭的最常见病因是缺血性心脏病,约占 70%。针对缺血性心脏病的病因治疗包括:

1. 心肌缺血诱发和加重的急性心力衰竭 如果患者血压高、心率快,可慎重应用 β 受体阻滞剂,有利于减慢心率和降低血压,减少心肌耗氧量;同时给予硝酸酯类药物扩张冠状动脉,改善心肌缺血。

2. ST 段抬高型急性心肌梗死 有治疗指征且条件允许时,应采用急诊介入治疗或静脉溶栓治疗等再灌注治疗方法,及早开通相关梗死冠状血管,挽救濒死心肌、缩小梗死面积,有利于急性心力衰竭的治疗。已出现急性肺水肿和呼吸衰竭者则首先纠正肺水肿和呼吸衰竭。

3. 合并低血压和休克 如有条件可积极给予 IABP 辅助支持治疗,有助于提高抢救成功率。

4. 抗血小板治疗 急性冠状动脉综合征患者,服用阿司匹林和氯吡格雷等强化抗血小板治疗,并给予肝素或低分子肝素抗凝治疗。

5. 他汀类药物治疗。

(二) 高血压所致的急性心力衰竭

其临床特点是血压急剧升高(>180/120mmHg),属于高血压急症。心力衰竭进展迅速,CI 正常,PAWP>18mmHg,X 线胸片正常或呈间质性肺水肿。此类患者急性心力衰竭的治疗关键在于适当而稳妥地控制高血压。慢性高血压患者快速降压可导致心、脑、肾等重要脏器供血不足,加重脏器缺血。伴发肺水肿的患者 1 小时内将平均动脉压较治疗前降低≤25%,6 小时内逐步降至 160/(100~110)mmHg,24~48 小时内使血压逐渐降至正常。静脉给予硝酸甘油或硝普钠,根据血压的动态变化调整药物剂量。乌拉地尔适用于基础心率快的高血压患者。呋塞米等襻利尿剂静脉注射能起辅助降压之效。

(三) 心瓣膜病所致的急性心力衰竭

内科药物治疗不能消除或缓解心脏瓣膜的器质性病变,最终发生心肌重构,导致心力衰竭。诸如感染、体力负荷加重、心律失常等诱因均可诱发心功能失代偿而发生急性心力衰竭。因此,对于心瓣膜病患者,采用介入或外科手术矫治是预防心力衰竭的唯一途径。伴发急性心力衰竭的患者,经过积极治疗,病情稳定后尽快进行心瓣膜的矫治术。反复心力衰竭发作不仅加重病情,还会增加手术的风险,并且影响术后心功能的恢复以及生活质量的改善。

（四）非心脏手术围手术期发生的急性心力衰竭

临床较为常见,是围手术期患者死亡的主要原因之一。

1. 患者风险评估及危险分层　根据患者可能发生急性心力衰竭的风险,术前可作出危险分层。除非急诊手术,高危患者应推迟或取消手术;中、低危患者应做好充分的术前准备。

（1）高危:不稳定性心绞痛、急性心肌梗死（7天以内）、新近发生心肌梗死（7天~1个月）、失代偿性心力衰竭、严重心律失常、严重心瓣膜病。

（2）中危:缺血性心脏病史、心力衰竭或心力衰竭失代偿史、脑血管病（短暂性脑缺血发作、脑卒中）、糖尿病以及肾功能不全。

（3）低危:年龄>70岁、心电图异常（左心室肥厚、完全性左束支传导阻滞、非特异性 ST-T 改变等）、非窦性心律以及未经控制的高血压。

2. 手术风险评估

（1）心脏危险>5%的手术:急诊大手术,尤其是老年人,主动脉、大血管手术,外周血管手术;

（2）心脏危险1%~5%的手术:胸腔或腹腔内手术、头颈部手术、颈动脉内膜切除术、矫形手术、前列腺手术;

（3）心脏危险<1%的手术:内窥镜手术、体表手术、白内障手术、乳腺手术。

3. 积极的预防方法

（1）治疗基础疾病:如控制高血压、改善心肌缺血、控制血糖、保护肾功能。

（2）药物应用:围手术期应用 β 受体阻滞剂可减少心肌缺血和心肌梗死危险,并降低冠心病死亡率。

（3）治疗已有的慢性心力衰竭:利尿剂、ACEI、β 受体阻滞剂、血管紧张素受体拮抗剂等,术前不必停药,以减少围手术期心血管事件的发生率。应注意与麻醉药物的协同作用,避免血压过度下降。

4. 麻醉处理

（1）麻醉方式的选择:根据患者的具体情况并结合手术部位及手术方式等多重因素选择适当的麻醉方式。每种麻醉方式均各有利弊,总体而言,无论区域麻醉还是全身麻醉,对于患者预后的影响并无显著差别。椎管内阻滞可以缓解手术应激反应及提供完善的术后镇痛,且其对血流动力学的影响有利于心力衰竭的治疗。对于冠心病患者,采用胸段硬膜外阻滞麻醉及镇痛,可以减少术中及术后早期缺血性心脏事件的发生。

（2）麻醉药物的选择:应考虑其心血管效应。常用的麻醉药物并无绝对禁忌,但应掌握个体化用药原则。宜选用对心功能及血流动力学影响小的药物,如咪达唑仑、吗啡、芬太尼、依托咪酯等。吸入麻醉药物通过缺血预适应可发挥心肌保护作用。

（3）围手术期加强监测:包括采取有创血流动力学监测及麻醉深度监测。

（4）维持血流动力学稳定:保持适当的血容量及外周血管阻力,维持心肌收缩力,酌情使用正性肌力药物、血管扩张药物或血管活性药物,保持适当心排血量以保证心、脑、肾等重要脏器的灌注。

（5）避免增加心脏做功:心动过速及心脏前、后负荷增加均增加心肌耗氧量,使得心脏做功增加。麻醉过程中常见的诱发心动过速的因素:麻醉诱导后气管插管及术后拔管、外科手术刺激、低血容量、贫血、低氧血症、高碳酸血症、术后疼痛、恶心呕吐、寒战、谵妄、膀胱过度充盈、留置导尿管刺激等。术中增加心脏负荷的常见因素:术中大血管阻断、颅内压急剧升高、嗜铬细胞瘤释放大量儿茶酚胺、短时间内大量输血输液、肾衰合并严重高血压、拟交感活性药物误用或使用过量、甲状腺功能亢进以及麻醉过浅等。

5. 围手术期的治疗　围手术期一旦发生急性心力衰竭,应按照前述的治疗方法积极处理,以保证患者的生命安全。

（五）急性重症心肌炎所致的急性心力衰竭

急性重症心肌炎系病毒感染所致。因广泛心肌损害或心脏传导系统受损而引起心力衰竭。临床表现为急性肺水肿、心源性休克和恶性心律失常。检测心肌损伤标志物和心力衰竭生物学标志物,并结合 ECG 及心脏超声检查有助于确诊。临床处理要点如下:

1. 积极治疗急性心力衰竭　低氧血症患者给予吸氧和人工辅助呼吸。严重肺水肿和心源性休克者在血流动力学监测下应用血管活性药物。

2. 药物应用　糖皮质激素适用于急性期有严重心律失常（严重窦性心动过缓、二度Ⅱ型或三度房室传导阻滞）、心源性休克、心脏扩大伴心力衰竭的患者。α 干扰素和黄芪注射液用于早期抗病毒治疗。维生素 C 静脉滴注以保护心肌,可能减轻自由基和脂质过氧化损伤。由于细菌感染是病毒性心肌炎患者的条件致病因子,因此患者治疗初期可使用青霉素静脉滴注。

3. 非药物治疗 严重的缓慢性心律失常有晕厥发作或伴严重血流动力学改变者应安置临时起搏器;严重心力衰竭患者可采用心室辅助装置;血液净化疗法有助于清除血液中大量的炎症因子、细胞毒性产物以及急性肝肾功能损害后产生的代谢产物,避免心肌继续损伤。

五、急性心力衰竭合并症的治疗

(一)肾功能衰竭

急性心力衰竭合并肾衰时,二者相互影响,使得患者病情更趋复杂,增加了治疗的难度,患者死亡率也明显增加。急性心力衰竭时低心排血量导致肾脏血液灌注减少,产生肾缺血性损伤,使得肾功能进一步恶化;反之,肾功能衰竭患者合并贫血、高血压、水电解质代谢紊乱和酸碱平衡失调以及尿毒症性心肌病、心包炎等,均加重心力衰竭且使得治疗更为困难。对合并肾功能衰竭的急性心力衰竭患者必须予以高度重视:

1. 检测肾功能损伤标志物 血肌酐、肌酐清除率及肾小球滤过率估测值等,早期识别肾衰并进行治疗。

2. 中至重度的肾衰患者常合并电解质代谢紊乱,如严重的低钾或高钾血症、低镁或高镁血症、低钠血症以及代谢性酸中毒等,易诱发心律失常;水钠潴留而对利尿剂不敏感,出现难治性水肿时,宜采用血液滤过或血液透析治疗。

3. 治疗心力衰竭药物的毒副作用 ACEI 可能会加重肾衰和高钾血症,血管紧张素受体拮抗剂和螺内酯也可引起高钾血症,应减量或停用。洋地黄类药物排泄减少、硝普钠的代谢产物硫氰酸盐等均易产生蓄积中毒,应减小药物剂量并严密监测药物的毒副作用。

4. 围手术期避免使用非甾体抗炎药等损害肾脏功能的药物。

(二)心律失常

急性心力衰竭与心律失常常互为因果关系。患者无论是合并快速性心律失常,还是严重缓慢性心律失常,其后果都加重血流动力学障碍。心力衰竭和心律失常进一步恶化,成为急性心力衰竭的死亡

原因之一。因此,急性心力衰竭患者的严重心律失常应及时纠正。

1. 快速性心律失常 窦性心动过速、非阵发性交界性心动过速、房性心动过速伴房室传导阻滞等,其处理以减慢心室率为主,重在基础疾病和心力衰竭的治疗。心力衰竭患者中伴有快速心室率的新发房颤,极易引发低血压、肺水肿、心肌缺血,应立即电复律;也可选用胺碘酮复律及维持窦性心律;急性心力衰竭中慢性房颤治疗以控制心室率为主,首选毛花苷丙静脉注射,如心率控制不满意,也可静脉缓慢注射胺碘酮 3～5mg/kg(10～20 分钟),此剂量胺碘酮对慢性房颤基本不能复律。急性心力衰竭合并房颤者一般不选用 β 受体阻滞剂减慢心率。

2. 缓慢性心律失常 如果血流动力学稳定,无需特殊处理。对于严重缓慢心律失常,如二度 Ⅱ 型房室传导阻滞、三度房室传导阻滞、以及心室率<45 次/分钟的窦性心动过缓,或者血流动力学不稳定时,选择 β 受体激动剂如异丙基肾上腺素静脉滴注,维持剂量 0.1～2μg/(kg·min)。缺血性心脏病及甲状腺功能亢进的患者慎用。药物治疗无效时考虑置入临时心脏起搏器。

3. 室性心律失常 室性早搏患者,如有低钾血症,应补钾、补镁,一般不用抗心律失常药物,应着重抗心力衰竭治疗;如果并发持续性室速,易恶化成室颤,首选电复律纠正,并加用胺碘酮静脉注射预防复发,负荷量150mg(10 分钟),然后静脉注射 1mg/min×6 小时,继以 0.5mg/min×18 小时。室颤者电除颤后需应用胺碘酮预防复发。利多卡因也用于心力衰竭患者中室性心律失常的治疗,但剂量不宜过大,75～150mg(3～5 分钟)静脉注射,继以静脉滴注 2～4mg/min,维持 24 小时。

围手术期急性心力衰竭合并心律失常时,首先应针对引发心力衰竭的基础心脏病积极抗心力衰竭治疗,同时维持适当的麻醉深度,避免麻醉过深或过浅;去除外科操作的不良刺激,纠正诸如低血容量、低氧血症、低血压以及高碳酸血症等因素。在此基础之上,选用适当的抗心律失常药物治疗。

(赵国栋)

参 考 文 献

1. Braunwald E. Heart disease: A text book of cardiovascular medicine. 8th ed. Philadaphia, Saunders Elsevier, 2008:583-610.

2. Valentin F. Hurst's The Heart. 13th ed. New York, McGraw

Hill,2011:719-780; 1973-1994.

3. Ronald D. Miller. Miller's Anesthesia. seventh edition. Churchill Livingstone Elsever. 2010:595-632; 1267-1328.

4. 急性心力衰竭诊断和治疗指南（中华医学会心血管病学分会,中华心血管病杂志编辑委员会).《中华心血管病杂志》2010,38(3):195-208.

5. Skhiri M. Evidence-Based Management of Right Heart Failure. Revista Espanola de Cardiologia,2010,63(4):451-471.

6. ESC Guidelines for the diagnosis and treatment of acute and chronic heart failure 2008. European Heart Journal,2008,29:2388-2442.

7. Hunt,et al. 2009 Focused Update Incorporated Into the ACC/AHA 2005 Guidelines for the Diagnosis and Management of Heart Failure in Adults. Circulation. 2009,14:e390-e481.

8. James C. Pharmacotherapy for acute heart failure syndromes. American Journal of Health-system Pharmacy,2011,68:21-35.

9. H.-J. Priebe. Preoperative cardiac management of the patient for non-cardiac surgery:an individualized and evidence-based approach. British Journal of Anaesthesia,2011,107 (1):83-96.

10. G. Michael Felker. Clinical Trials of Pharmacological Therapies in Acute Heart Failure Syndromes:Lessons Learned and Directions Forward. Circulation Heart Failure,2010,3:314-325.

11. Peter F Weissmann. Perioperative heart failure in noncardiac surgery. 2010. Official reprint from UpToDate®. www.uptodate.com

12. Peter S. Pang. The current and future management of acute heart failure syndromes. European Heart Journal. 2010,31:784-793.

13. John T. Parissis. Acute pulmonary oedema:clinical characteristics,prognostic factors,and in-hospital management. European Journal of Heart Failure,2010,12:1193-1202.

14. Neal L, et al. Acute Heart Failure Syndromes:Emergency Department Presentation,Treatment,and Disposition:Current Approaches and Future Aims:A Scientific Statement From the American Heart Association. Circulation, 2010, 122:1975-1996.

15. Andrew Ambrosy, et al. Acute heart failure syndromes:assessment and reconstructing the heart. Journal of Cardiovascular Medicine. 2011,12:001-006.

16. Johan P. E. Lassoes, et al. Markers of renal function and acute kidney injury in acute heart failure:definitions and impact on outcomes of the cardiorenal syndrome. European Heart Journal,2010,31:2791-2798.

第99章　休　　克

休克(shock)是机体指因各种强烈致病因子(如大出血、创伤、感染、过敏、心脏泵衰竭等)引起的急性血液循环障碍,全身有效循环血量下降,微循环血灌注量急剧减少,从而导致各重要器官灌注不足,继而出现细胞功能和代谢障碍及器官功能障碍的一种病理生理过程。有效血容量明显降低和组织器官低灌注是休克的血流动力学特征,组织缺氧是休克的本质,其最后结果导致全身多器官功能障碍或衰竭。一般来说,如果发现早,治疗及时,休克较易逆转,否则将导致重要器官的功能障碍或衰竭,甚至因之而造成死亡。随着医学科学技术的发展,研究水平不断深入,对休克发病机制的认识已由微循环进入细胞、亚细胞及分子水平,对休克时细胞代谢功能障碍有了较新和较深的认识。许多新的理论和认识不断地提出,休克的治疗也获得了新的进展。

第1节　休克的病因与分类

一、休克的病因

休克是强烈的致病因子作用于机体引起的全身危重病理过程,常见的病因有:

(一) 失血与失液

1. 失血　大量失血可引起失血性休克,常见于外伤、消化道出血及产后大出血等。休克的发生取决于血液丢失的速度和丢失量,一般在 15 分钟内失血量少于全身血量的 10% 时,机体可通过代偿机制使血压和组织灌流量保持相对稳定。若快速失血量超过总血量 20% 左右,即可引起休克;超过总血量50% 则往往导致迅速死亡。

2. 失液　剧烈呕吐、腹泻、肠梗阻、大汗淋漓导致体液的丢失,也可引起有效循环血量的锐减。

(二) 烧伤

大面积烧伤伴有血浆大量丢失,可引起烧伤性休克。烧伤性休克早期与疼痛及低血容量有关,晚期可继发感染,发展为脓毒性休克。

(三) 创伤

严重创伤可导致创伤性休克。尤其是在战争时期多见,这种休克的发生与疼痛和失血有关。

以上三种休克均存在有效血容量降低,统称为低血容量性休克。

(四) 感染

严重感染特别是革兰阴性细菌感染常可引起脓毒性休克。在革兰阴性细菌引起的休克中,细菌内毒素起着重要作用。静脉注入内毒素可引起内毒素休克。脓毒性休克常伴有败血症,故又称败血症性休克。脓毒性休克按血流动力学的特点分为两型:低动力型休克和高动力型休克。

(五) 过敏

给过敏体质的人注射某些药物(如青霉素)、血清制剂或疫苗,可引起过敏性休克,这种休克属 I 型变态反应。发病机制与 IgE 及抗原在肥大细胞表面结合,引起组胺和缓激肽等大量释放入血,血管床容积扩张,毛细血管通透性增加有关。

过敏性休克和脓毒性休克都有血管床容量增加。脓毒性休克时,血细胞黏附,引起微循环淤滞。高动力型脓毒性休克和过敏性休克时血管扩张,血管床面积增加,有效循环血量相对不足,导致组织灌流及回心血量减少。

(六) 急性心力衰竭

大面积急性心肌梗死、急性心肌炎、心包压塞及严重心律失常(房颤与室颤),引起心排血量明显减少,有效循环血量和灌流量下降,称为心源性休克。

(七) 强烈的神经刺激

剧烈疼痛,高位脊髓麻醉或损伤,可引起神经源性休克。

二、休克的分类

常用的分类方法是按病因和发生的起始环节来划分的。

(一) 按病因分类

1. 失血性休克(hemorrhagic shock);
2. 烧伤性休克(burn shock);
3. 创伤性休克(traumatic shock);
4. 脓毒性休克(septic shock);
5. 过敏性休克(anaphylactic shock);
6. 心源性休克(cardiogenic shock);
7. 神经源性休克(neurogenic shock)。

(二) 按发生休克的起始环节分类

1. 低血容量性休克(hypovolemic shock) 见于失血、失液、烧伤或创伤等情况。血容量减少导致静脉回流不足,心排血量下降,血压下降。由于减压反射受抑制,交感神经兴奋,外周血管收缩,组织灌流量进一步减少。

2. 血管源性休克(vasogenic shock) 过敏性休克时,由于组胺、激肽、补体、慢反应物质作用,使后微动脉扩张,微静脉收缩,微循环淤滞,通透性增加。高动力型脓毒性休克,由于扩血管因子的作用大于缩血管因子的作用,引起高排低阻的血流动力学特点。

3. 心源性休克(cardiogenic shock) 心源性休克是由于急性心泵功能衰竭或严重的心律失常而导致的休克。常见于大面积急性心肌梗死、心外科手术、心肌缺血再灌注损伤等。心源性休克发病急骤,死亡率高,预后差。

(三) 按血流动力学变异分类 近年来有人主张按照血流动力学的变异作如下分类:

1. 低血容量性休克;
2. 心源性休克;
3. 分布性休克(distributive shock) 休克的原始病因并非血容量不足,而是心排血量在体内的分布异常,包括脓毒性休克、神经源性休克和过敏性休克(相当于血管源性休克)。

4. 梗阻性休克(obstructive shock) 某些患者的血容量并无不足,但由于回心血流受阻和(或)心排出通路梗阻,如缩窄性心包炎、心包压塞和栓塞症等,导致组织器官的灌注不足。

第2节 休克的病理生理学

各类休克共同的病理生理基础是有效循环血量锐减,组织灌注不良而发生以氧供(DO_2)不足及氧摄取利用受限为特征的氧代谢障碍。所涉及的基本病理生理变化包括微循环、氧代谢及细胞代谢的变化,进而导致器官功能损害。在休克的病理过程中,组织细胞缺氧是休克的本质,休克时严重的组织低灌注和细胞缺氧,糖的有氧代谢受阻,无氧酵解增强,三磷酸腺苷(ATP)生成显著减少,乳酸生成显著增多并蓄积,导致乳酸性酸中毒,进而造成组织细胞和重要生命器官发生不可逆性损伤,直至发生多器官功能障碍综合征(MODS)。

一、血流动力学变化

低血容量时,引起交感-肾上腺髓质系统的兴奋,主要表现在心脏收缩力和心率的改变,体内血液和细胞外液的重新分布。低血容量发生后,首先是静脉回流量减少,心排血量降低,以致平均动脉压不能维持在正常水平。交感-肾上腺髓质系统兴奋时,儿茶酚胺的分泌量增加。动物实验证实失血性休克时,肾上腺素与去甲肾上腺素的释出量增加 10~100 倍左右。升高的儿茶酚胺对脑血管和心脏冠状血管的影响较少,尚能保证心、脑的供血。与此相反,皮肤与内脏的 α-受体分布较密,故交感-肾上腺髓质系统兴奋时,内脏与皮肤的血管强烈收缩,使血液从外周循环转向中心循环,这是休克早期重要的血流动力学变化。如果这类应激反应持续时间过久或过于强烈,会对机体造成严重损害,包括微循环障碍、组织灌流急剧下降、钙内流超载等。

细胞外液的重新调整在休克早期的作用也很重

要。休克早期交感神经兴奋,毛细血管前微动脉和括约肌强烈收缩,血液不能进入毛细血管床,因此静水压降低。当休克持续未得到纠正,毛细血管前微动脉和括约肌松弛,而后微静脉仍处于收缩状态,血液淤积在毛细血管网,使静水压升高超过胶体渗透压,且毛细血管的通透性亦增加。此时液体漏入组织间隙,特别常见于创伤组织中,造成组织水肿,形成所谓的"第三间隙"。这对维持功能性细胞外液的稳定极为不利。创伤愈严重,就需要更多的平衡溶液来维持有效循环血容量。约在48h后毛细血管的通透性恢复,大量水肿液重吸收,可致循环超负荷,损害心肺功能。

休克时由于失血、失液,血液浓缩,血浆渗透压升高,细胞外容量减少,一方面抗利尿激素可大量释放,使肾小管重吸收水的能力增强,使水排除量减少,维持血容量和增加细胞外液量;另一方面肾动脉压力下降,肾小球旁细胞分泌肾素增多,肾素通过血管紧张素作用,促进肾上腺皮质分泌醛固酮;此外,休克时血液浓缩,血浆渗透压升高,尿钠升高,通过刺激球旁的致密斑也可促进醛固酮分泌。醛固酮促进肾小管钠重吸收及钾的排出,从而促进水分再吸收而增加细胞外液量。这一机制在休克早期有较好的代偿作用。

各种原因引起的休克所致血流动力学的变化特征,对判断休克的严重程度很重要,包括以下各项内容:

1. 动脉压 休克时血压常有不同程度的降低,在一定情况下降低的程度和休克的严重性成正比。但血压降低并不能反映外周组织和器官的血液灌注状况,更不能反映不同器官血液灌注的情况,不同原因的休克影响血压的因素也不同。低血容量性休克所致血压降低,显然与有效循环血容量不足有关。心源性休克主要是与心肌收缩力减弱有关。脓毒性休克对血流动力学的影响有两种类型:一种为低血压伴有心排血量降低,周围阻力升高,循环时间延长;另一种为低血压伴有心排血量升高,周围阻力降低,循环时间正常。低心排血量、高阻力型主要是由于细菌内毒素直接作用于血管内皮细胞、Ⅻ因子、血小板和白细胞而致DIC,因而使大量血液淤积在周围血管床,减少静脉回心血量,致心排血量降低。高心排血量、低阻力型主要是由于大量动静脉短路开放,周围阻力下降,静脉回心血量增加,心肌收缩力增强所致。

2. 心排血量 维持正常心排血量主要靠足够

的静脉回心血量和心肌收缩力。大部分休克患者的心排血量均减少,特别是在心源性休克、低血容量性休克和部分脓毒性休克患者。一般心排血量降低必然会减少组织的供血。在脓毒性休克时,有时虽心排血量可以正常,甚至增多,但组织的血液灌注量仍减少。

3. 总周围血管阻力 健康人的总外周血管阻力约为900~1600dyne·s·cm^{-5}。低血容量性休克和心源性休克时,总外周血管阻力升高,而某些脓毒性休克时则降低。虽然不能用它来衡量休克的严重程度,但有助于了解休克时血流动力学的反应,为治疗提供参考。

4. 中心静脉压 中心静脉压(CVP)的变化可间接反映静脉回流血量和右心排血功能之间的关系。因此,监测CVP对于评估右心功能与其前负荷之间的关系具有一定的意义。正常值为5~12cmH$_2$O。血容量不足或静脉回心血量降低时,CVP降低;反之,心射血功能减弱和肺动脉高压时,CVP升高。应该强调的是,CVP不应单纯看其单次测定值的高低,连续观察CVP的动态改变,比单次测定CVP更具有临床指导意义。如要了解左心功能,需用漂浮导管测定肺毛细血管楔压或左心室舒张末压。

二、微循环功能变化

各种原因所致休克,最终必导致组织灌注不足和细胞功能障碍。但在休克的发展进程中,微循环也发生不同的变化,可人为地分为三个阶段:

1. 缺血期(代偿期) 失血性和创伤性休克的血容量减少和血压降低、脓毒性休克的致病微生物和毒素、心源性休克的心排血量减少等,均可通过不同的途径,引起交感-肾上腺髓质系统强烈兴奋,血中儿茶酚胺含量显著升高,皮肤和内脏的血管收缩而缺血,以重点保证脑、心等生命脏器的血供。此外,引起血管收缩的因素尚有肾素-血管紧张素-醛固酮系统以及TXA$_2$-PGI$_2$系统。皮肤和内脏的阻力血管发生强烈收缩,周围阻力增加,调节全身血压;肌性微静脉和小静脉收缩,使血管容积缩小,迅速短暂地增加回心血量,起到"快速自身输液"的作用,又称为休克时增加回心血量的"第一道防线";由于毛细血管内压降低,有利于组织间液的重吸收,组织液进入血液循环,起到"缓慢的自身输液"的作用,又称为休克时增加回心血量的"第二道防线"。这三点在血容量减少初期对维持有效循环血量、回心血量及血压有一定代偿意义,故称为代偿期。又由于微血管收缩,局部组织苍白、缺血,而称为缺血期。

2. 淤血期(失代偿期)　休克进一步发展,内脏微循环由缺血期转入淤血期。产生这种变化的原因主要是微动脉对代谢产物的敏感性比微静脉强。在持久的缺血缺氧条件下,微动脉比微静脉先舒张,当微动脉丧失对儿茶酚胺的反应时,微静脉仍保持有收缩反应。若休克不能及时控制,出现微动脉舒张而微静脉收缩,造成毛细血管网内淤血,即使补充大量体液也不能恢复有效循环血量。缺氧刺激肥大细胞产生组胺,使肺外阻力血管舒张。局部的代谢产物如 CO_2、乳酸等也有舒血管作用。毛细血管网淤血的后果是减少回心血量,血浆外渗导致血液浓缩,血流缓慢导致红细胞聚集,使休克恶化,形成恶性循环。上述改变在体内各脏器之间是不均一的,微循环的血流淤滞主要见于肝、肠、胰,晚期还可见于肺脏;脾、肾上腺一定程度淤滞;而皮肤、骨骼肌、肾脏则一直是处于缺血状态。

3. 弥散性血管内凝血(DIC)期　各种休克的病因和休克本身均可激活凝血因子和血小板的功能,使血液呈高凝状态。休克晚期血液逐渐浓缩,纤维蛋白原浓度增加,促进红细胞凝集,血液黏滞性增加,血流缓慢淤滞,代谢障碍加剧,代谢性酸中毒越来越重。肝素在酸性环境下失活,内皮细胞受到损害,这些条件均促进 DIC 的发生。依照休克的病因不同,DIC 的发生有早有晚,严重程度亦各异。如严重创伤和烧伤性休克的患者,大量的组织因子释放入血;脓毒性休克的病原微生物和内毒素直接作用并损伤内皮细胞;异型输血所致溶血释出的细胞膜成分等,均可通过不同途径很快诱发 DIC。而失血性休克只有到晚期才发生 DIC。DIC 的危害是造成微血管的堵塞,使血液黏度增高,阻力血管舒张,容量血管收缩,加重微循环障碍;DIC 后期由于凝血因子和血小板减少、纤溶系统激活可引起广泛出血,从而使循环血量进一步减少,加重微循环障碍。

4. 器官功能衰竭期　细胞内多数酶都需在一定的 pH 环境下发挥其功能。细胞代谢功能障碍,就是酶的活性发生障碍。休克晚期组织中的乳酸堆积过多,pH 愈来愈低,不仅使大多数酶体系活性降低甚至灭活,而且导致溶酶体膜破裂,蛋白水解酶释放使细胞自溶。不论何种休克,血乳酸盐超过

10mmol/L,几乎无存活的希望。测定血中酸性磷酸酶、β-葡萄糖醛酸酶及组织蛋白酶,可反映溶酶体膜破裂情况。测定血中乳酸脱氢酶及其同工酶、谷丙转氨酶、谷草转氨酶的活性,可反映细胞坏死程度。当功能丧失的细胞达一定的数量时,该器官功能就会陷入衰竭状态。

三、氧动力学变化

休克的氧动力学障碍是对休克认识概念上的重大进展,休克患者因组织灌注严重受损,易发生以氧供(DO_2)不足及氧摄取利用受限为特征的氧代谢障碍,成为各类休克病情发展的共同病理生理基础。对休克期间氧动力学障碍认识的发展改变了对休克的评估方式,对休克的治疗也由血流动力学调整转向为更关注氧动力学的调控,改善组织氧代谢成为休克治疗的基本目标。

(一) 氧动力学的基本概念

1. 动脉血氧含量(CaO_2)　CaO_2 表示每100毫升动脉血中含氧总量,正常值为 $16 \sim 22ml/dl$,是红细胞和血浆中含氧量的总和,包括 HbO_2 中结合的氧和物理溶解氧两部分。计算公式为:

$$CaO_2 = HB \times 1.34 \times SaO_2 + 0.003 \times PaO_2$$

2. 氧输送(oxygen deliver, DO_2)　DO_2 是指单位时间内由左心室向全身组织输送氧的总量,正常人在静息状态下 DO_2 为 $460 \sim 650ml/(min \cdot m^2)$。其计算公式为:

$$DO_2 = CI \times CaO_2 \times 10ml/(min \cdot m^2)$$

从计算公式可得知,氧输送取决于心排血量、血红蛋白含量及肺氧合能力。

3. 氧耗量(oxygen consumption, VO_2)　VO_2 指单位时间内组织细胞实际消耗氧的量,正常人在静息状态下 VO_2 为 $96 \sim 170ml/(min \cdot m^2)$。其计算公式为:

$$VO_2 = CI \times (CaO_2 - CvO_2) \times 10ml/(min \cdot m^2)$$,式中 CvO_2 为混合静脉血氧含量。

4. 氧摄取率(oxygen extraction ratio, O_2ER)　O_2ER 表示组织从血液中摄取氧的能力,与组织氧需求量与血液氧供量的最适匹配有关,是组织利用氧的定量指标。静息状态下正常人 O_2ER 为 $23\% \sim 32\%$,最大代偿性增高可达 $75\% \sim 80\%$。静息下若

$O_2ER<23\%$ 表明氧摄取障碍,若$>32\%$表明氧需求增加。计算公式为:

$$O_2ER = VO_2/DO_2 = 1 - S_vO_2/S_aO_2$$

式中S_vO_2为混合静脉血氧饱和度,SaO_2为动脉血氧饱和度。

5. 生理性氧供依赖(physiological oxygen supply dependency) 在生理条件下,氧输送下降时氧耗与氧输送的关系呈双相变化。当氧输送在一定范围内降低时,组织通过提高氧摄取率以满足氧需要,使氧耗量不依赖于氧输送而保持相对稳定,此称为非氧供依赖。非氧供依赖标志着氧输送已满足机体氧需求,或至少说明即使存在缺氧,也并非通过增加氧输送所能解决。当氧输送进一步下降到某临界值,即使提高氧摄取率也不再能满足组织对氧的需求,氧耗量随氧输送的下降而成比例减少,两者呈线性关系,出现氧耗量对氧输送的依赖现象,称为生理性氧供依赖。这个临界值亦称为临界氧供值(critical DO_2,cDO_2)。目前认为麻醉状态下的健康人的cDO_2值为330ml/(min·m²),此值也被认为是有氧代谢与无氧代谢的分界点。

6. 病理性氧供依赖(pathological oxygen supply dependence,POSD) 危重患者(如休克、ARDS、MODS)机体自身氧供代偿机制受损,cDO_2出现增高性改变,DO_2虽处于正常或超常范围,但氧最大摄取率降至正常以下水平(可低于50%),组织丧失了对氧摄取率的调控,导致VO_2随DO_2呈线性变化,称之为病理性氧供依赖。病理性氧供依赖的出现反映了低氧及氧债的存在。病理性氧供依赖的原因与下列因素有关:①血管功能紊乱:微血管自身调节功能障碍和血管栓塞;②氧摄取功能紊乱:细胞利用氧的能力降低,出现低而固定不变的O_2ER;③弥散障碍:增加了弥散距离,氧释放时间不足。

7. 氧债(oxygen debt) 氧债是实际氧耗量与氧需求量之差,形成氧债往往是由于氧供不足或氧利用障碍所致。氧债用公式表示为:VO_2 debt $= VO_2$ need$-VO_2$ actual。实验或临床研究可采用半定量方法测算累积氧债。方法是先测定术前VO_2值,如果是在麻醉后测定者应作麻醉及体温对VO_2影响的校正。以此VO_2为对照,与实验中或术后过程实测的VO_2值相减即得氧债。然后对氧债-时间曲线下面积积分,求出任何时间点的氧债累积量。据Shoemaker方法,VO_2 need是经麻醉和体温校正后的估算值。VO_2 need $= VO_2$(麻醉)$\times 10^{-0.036667\times(98.6-T)}$,其中

T为华氏度肛温,VO_2(麻醉)$= 10\times kg^{0.72}$。如果出现氧债,表示机体已经存在氧供依赖性氧耗关系,且氧供已经低于cDO_2。

(二) 休克时氧供氧耗关系变化

由于循环系统的主要功能是运输氧和能量物质,组织细胞接受氧和能量供应维持生命功能活动。休克时因组织细胞缺血和灌注不良,很快发生全身或局部性氧供减少,同时机体氧供与氧耗(DO_2/VO_2)关系也发生变化。正常机体在生理性氧供依赖时,DO_2与VO_2之间存在着呈线性相关的供氧依赖区及呈平台状非线性关系的供氧非依赖区,两区相交点为cDO_2。当DO_2低于cDO_2时,VO_2依赖于DO_2的提高而增加,但当DO_2高于cDO_2时,VO_2不再随之而增加。失血性休克或心源性休克的早期虽然出现持续的DO_2下降,但在降低到cDO_2之前VO_2仍可维持在正常基础值。当DO_2进一步降低至cDO_2以下时,VO_2即随DO_2降低而减少。在休克的后期,随着微循环和细胞功能的损害及各类炎性因子的作用,cDO_2发生增高性改变,此时即使将DO_2提高到高于原先的cDO_2水平,仍可能存在氧供依赖性氧利用问题,全身仍可能未达到合适的VO_2,即出现"病理性氧供依赖性氧耗"。

病理性氧供依赖性氧耗可能与微循环的改变及组织细胞对氧的亲和性及摄取能力降低有关,是导致组织缺氧和无氧代谢增加的重要原因。脓毒性休克患者的氧耗在早期即可出现病理性氧供依赖性氧耗,最大氧摄取率下降,氧利用障碍出现较早。由于组织氧需求的增加,使得临界氧供应水平升高。脓毒性休克患者氧摄取率的降低表现为混合静脉血氧饱和度的上升以及动静脉血氧梯度缩小,导致这种氧代谢的障碍可能与微循环中动静脉短路开放或血流分布不当有关;也可能与细胞水平上氧利用障碍,或是器官氧合代谢的下调有关。高动力状态脓毒性休克患者液体治疗时,增加氧供的同时伴氧耗的上升及血乳酸水平下降,但仍高出正常。提示氧负债可通过增加氧供而获得改善,但外周代谢障碍依然存在。在某些情况下,氧耗对氧供的依赖状况可能持续存在,此时提高氧供水平,纠正组织缺氧,逆转氧债,消除病理性氧依赖,可避免和减少多器官功能衰竭出现的危险。

(三) 氧债与累积氧债

临床观测表明,患者的症状与体征及某些临床指标如休克指数、动脉压及中心静脉压等,对休克的准确评估存在较大的局限性。现知,氧债是外科及

其他临床危重症患者普遍存在问题。休克过程中由于组织灌注不良和氧合不足,氧债形成是其显著特征之一。通过测定并计算累积氧债使之作为休克评估的量化指标应成为可能。累积氧债指组织缺氧的程度与持续时间的累积,既反映休克的程度,又提示休克的预后。

正常静息状况下,氧供应与氧利用是相匹配的。机体总的氧供应通常是机体氧消耗的 3~4 倍,而氧摄取率则在 25%~33%。当氧耗增加或氧供应下降到一定程度时,氧耗与氧供应之间的关系出现改变。休克可因心排血量下降、血红蛋白浓度减少或氧饱和度下降等导致氧转运下降,氧转运下降的临界点在麻醉后患者约为 $330ml/(min \cdot m^2)$。当氧供应下降到低于临界水平时,由于氧摄取量低于机体的氧需求,出现氧债。随着氧债的增加,无氧代谢增强,血乳酸水平显著升高。严重酸中毒(pH<7.2)时,心血管系统对儿茶酚胺的反应性降低,进而使心动过缓、心肌收缩力下降,血管扩张,毛细血管床内红细胞瘀积,甚至引发弥漫性血管内凝血。因此,动脉血乳酸增加是休克预后严重的预警指标。

四、体液因子的调节

休克时产生很多体液因子,下面介绍其中较重要的几种。

1. 儿茶酚胺 休克时由于交感-肾上腺髓质系统的兴奋性增强,血内儿茶酚胺浓度升高。各类休克均可发生此种反应,这是机体对应激的一种反应。如果休克未纠正,微血管长期收缩,会加重细胞的损害。但是儿茶酚胺不是造成难治性休克的唯一因素。

2. 组胺 过敏性休克、创伤性休克、脓毒性休克和失血性休克时血浆组胺浓度增加。给动物注射组胺可造成"组胺性休克"。组胺的来源有二:许多组织的肥大细胞含有组胺,而血液中的组胺主要来源于嗜碱性粒细胞和血小板。组胺对血管的作用因动物的种属不同而异。已知在周围血管中有两类组胺受体:H_1 和 H_2 受体,各自有相应的受体阻断剂。H_1 受体的阻断剂为苯海拉明,H_2 受体阻断剂为甲氰咪胍。关于组胺在休克中的作用,意见尚不一致。休克时如果组胺作用于 H_1 受体,使血管收缩,尤其是后微静脉的收缩,使微循环淤滞,加重休克。相反,如作用于 H_2 受体,则使微血管舒张,而且增加心肌收缩力,有抗休克作用,应用 H_2 受体阻断剂-布立马胺(burimamide)则使休克恶化。

3. 激肽 激肽原存在于血浆中 α_2 球蛋白,也存在于肝、肾、心和脑组织中。$XIIa$ 因子使激肽释放酶原转变成激肽释放酶,后者使激肽原水解为激肽。其作用是扩张小血管和增加毛细血管的通透性,降低血压。休克时血中激肽增多的原因是生成过多和分解减少。休克使水解激肽原的酶增多,包括溶酶体破裂而释出的蛋白水解酶和 $XIIa$ 因子,它们使激肽释放酶原转变成激肽释放酶。此外,胰蛋白酶被激活,分解组织蛋白,产生类似激肽的物质。酸中毒时抑制羧肽酶的活性,使激肽灭活减少。

4. 肾素-血管紧张素系统 肾素本身为酶,可将血管紧张素原水解成血管紧张素 I,由转化酶进一步水解成血管紧张素 II,然后又由血浆或组织中的氨基肽酶 A 的作用,转变成血管紧张素 III。休克早期肾素-血管紧张素系统的活动增强,维持正常的血压和血容量。血管紧张素 II 加重休克的原因是使血管平滑肌痉挛,加强儿茶酚胺的释放反应,使组织的血液灌注进一步降低,同时抑制心肌的收缩力。用血管紧张素拮抗剂卡托普利(captopril)作实验治疗,可改善失血性休克血液灌流,使血压回升,存活率增加。

5. 心肌抑制因子(MDF) 内脏微循环障碍,胰腺缺血,溶酶体释放酸性蛋白水解酶,蛋白质被分解成 MDF,通过淋巴管进入血流。MDF 是一种多肽类物质,近年通过对其理化性质的分析,MDF 作为休克产生的体液因素已确定无疑。MDF 能抑制心肌收缩力,使心脏小血管收缩以及抑制单核吞噬细胞系统的吞噬功能,加重休克时心血管系统功能的障碍。

6. 调理纤维连接蛋白(opsonic fibronectin) 调理纤维连结蛋白是血液、淋巴液、组织液及许多细胞的细胞外间质中的一种高分子糖蛋白。体液中的纤维连结蛋白(FN)是可溶的,而结缔组织、基膜及各种细胞表面的 FN 是不可溶的。它由成纤维细胞、血管内皮细胞、巨噬细胞、肝细胞及其他有选择性的细胞所产生,血浆中浓度约 $300~350\mu g/ml$。FN 的功能是有利于吞噬细胞从健康正常组织中识别大分子异物和体内衰老的组织碎片。FN 对自然和变性的胶原、纤维蛋白、纤维蛋白原、肌动蛋白、肝素、金黄色葡萄球菌以及吞噬细胞和成纤维细胞的表面有高度的亲和力。组织中 FN 是一种有黏附作用或成为结构成分的糖蛋白,而体液中 FN 是一种有调理作用的糖蛋白。FN 与细胞间相互作用、细胞-底物黏附、微血管完整性和伤口愈合，以及吞噬细胞清除异物或组织损伤和感染终产物等有关系；与凝血纤溶系统两者的成分也有相互作用。FN 障碍与 DIC 和动脉粥样硬化中的血管损害的病程有关。严重感染和多器官功能障碍，与网状内皮系统（RES）吞噬功能降低有关，而 FN 的缺乏也是重要因素之一。RES 功能受抑制与血浆中 FN 的消耗过度有密切关系。

7. 补体 补体系统的功能，是中和病毒，趋化白细胞，刺激 B 细胞产生抗体，灭活内毒素及溶解细菌、病毒、肿瘤细胞等。脓毒性休克时，补体消耗过多。内毒素激活补体系统主要是通过备解素途径，产生过敏毒素 C_{3a} 和 C_{5a}，使肥大细胞释放组胺，使毛细血管通透性增高及平滑肌收缩。C_{3b} 又可激活激肽释放酶系统，产生激肽类物质。激肽释放酶又激活凝血因子Ⅶ和Ⅻ，参与 DIC 过程。C_{3b} 还可激活纤溶系统，产生大量的纤维蛋白降解产物（FDP）。

8. 前列腺素（PG） 细胞膜中的磷脂在磷脂酶 A_2 的作用下生成花生四烯酸，后者在环氧合酶作用下生成 PGG_2 及 PGH_2。在血小板、白细胞和吞噬细胞膜中，由血栓素（TX）合成酶将 PGG_2 和 PGH_2 合成 TXA_2（thromboxane A_2），有强烈的缩血管作用及促血小板聚集的作用。在血管内皮细胞膜中由前列环素合成酶合成 PGI_2，其作用使血管强烈扩张，并可使血小板解聚。休克时因缺氧、酸中毒或内毒素作用，血管内皮严重受损，PGI_2 产生减少，而随着儿茶酚胺释放和内皮下胶原的暴露，血小板发生聚集释放反应，TXA_2 增加，引起血管强烈收缩及血小板进一步聚集，血栓形成。在白细胞膜中花生四烯酸在脂氧合酶的作用下，生成白三烯（1eukotriene，LT）。其中 LTB_4 是最强的趋化物质，促使白细胞贴壁和释放溶酶体酶，增加血管通透性和炎症反应。LTC_4、LTD_4、LTE_4、LTF_4 可使肺、肠系膜、冠状血管收缩，支气管平滑肌收缩，增加血管通透性。

9. 内啡肽（EOP） 无论是内毒素、感染和菌血症性休克，还是严重出血性、烧伤、过敏性、内脏系膜动脉阻塞和心源性休克，内啡肽都可能是它们的病因。发生休克后注射纳洛酮不仅可改善血液动力学变化，而且也可预防或逆转代谢、自主神经系统和其他病理生理变化。血浆中的内啡肽主要来自垂体、大脑间叶、脊髓交感神经节及肾上腺髓质中。在休克的病理生理中，EOP 的中枢作用与外周作用均很重要。一般认为内啡肽通过抑制交感神经活动而减

弱心血管系统活动；通过延髓疑核增强迷走活动而引起心率减慢等效应；可能还通过改变压力感受器反射活动而产生心血管效应，也可能影响脑内其他递质的活动而产生心血管效应，如 5-HT、P 物质等。内啡肽除通过中枢通路抑制交感-肾上腺髓质系统，抑制儿茶酚胺的分泌外，还可能直接作用于肾上腺髓质系统来抑制儿茶酚胺的分泌。内啡肽对心脏有直接的抑制作用。对代谢及溶酶体酶的作用也有一定的影响。

10. 氧自由基 无论何种原因的休克，均可使组织细胞发生缺血缺氧。再灌注开始，缺血的细胞重新获得氧合血的灌注，导致"缺血-再灌注损伤"。白细胞在这种损伤和"无再流现象"中起着关键性作用。缺血后再氧合时，内皮细胞内的黄嘌呤脱氢酶转换成黄嘌呤氧化酶，产生大量氧自由基和活性氧，包括 O_2^-、$OH \cdot$、$^1O_2$、H_2O_2，引起再灌注损伤。休克时灌注压降低，白细胞易栓塞在微血管，白细胞受刺激后增强黏附作用，且受激活的白细胞可引起呼吸爆发，产生大量氧自由基。花生四烯酸代谢、儿茶酚胺自氧化、线粒体细胞色素氧化酶功能失调均可产生氧的单电子还原，生成氧自由基。这些氧自由基可与细胞成分、亚细胞成分反应，特别是攻击膜的不饱和脂肪酸，引起细胞的损伤。在休克晚期，实质器官的功能障碍可能是由于氧自由基介导的损伤，但这种作用可被脂氧合酶抑制剂或自由基清除剂所阻断。

11. 肿瘤坏死因子（TNF） TNF 是引起脓毒性休克的一种重要介质，各种休克晚期都存在内毒素血症，均有 TNF 参与。TNF 是巨噬细胞受到内毒素等的刺激而释放的。它是内毒素的一种重要介质。给动物注射人重组 TNF，可复制出脓毒性休克所见到的心血管、炎症、代谢及血液学的异常。TNF 可使其他一些炎症介质继发性释放，包括白三烯、血小板活化因子（PAF）、IL-1、粒细胞-巨噬细胞集落生长刺激因子（GM-CSF）和大多数干扰素。这些介质的释放主要受 TNFmRNA 分子编码的影响。TNF 诱发休克的机制尚不清楚，可能与下述情况有关：①TNF 直接对内皮细胞产生毒性。内皮细胞受损后使血浆逸出血管外间隙；②TNF 可诱发其他炎症介质的释放，也是引起休克的原因，如发烧、低血压、中性白细胞和血小板减少；③TNF 降低细胞跨膜电位，细胞膜钠-钾泵失效，细胞内钠增高，导致细胞水肿和有效循环血容量减少；④TNF 和 IL-1 有协同作用。

12. 白介素-1（IL-1） 动物实验证明一次注射

重组人 IL-1β（5μg/kg）后，很快发生全身动脉压降低，同时全身血管阻力和 CVP 降低，而心排血量和心率增加，白细胞和血小板减少。这些反应可被布洛芬阻断。如将 IL-1 或 TNF 的剂量减少至 1μg/kg，则不会发生这种休克样状态。类似于 TNF，IL-1 能诱发动物发生脓毒性休克的血流动力学和血液学的典型变化。IL-1 和 TNF 同时注射则效果更强。IL-1 还能介导感染和创伤伴有的全身变化，如发烧、白细胞增多，增加肝急性反应蛋白合成、低铁血症和皮质激素升高。IL-1 的合成和释放是巨噬细胞和其他细胞受到细菌、内毒素、外毒素或组织损伤的刺激所致。IL-1 中以 IL-1β 为主。许多疾病都可产生 IL-1，如发烧疾病、血液透析，正常人在剧烈运动或排卵后也可产生 IL-1。IL-1 产生低血压的机制可能是：①增加内皮细胞产生 PGE$_2$、PGI$_2$ 和 PAF，此外也增加中性白细跑和巨噬细胞产生 TXB$_2$。这些物质突然增加导致全身血管扩张和白细胞聚集，全身血管阻力降低；②人单核细胞和培养的内皮细胞与 TNF 接触后可产生 IL-1。脓毒性休克是由于 TNF 和 IL-1 共同作用的结果；③通过布洛芬阻断环氧合酶的作用，证实了花生四烯酸代谢产物如 PGI$_2$、PGE$_2$、TXB，介导了内毒素和细胞因子诱发的低血压。

五、血液流变学变化

休克时血液流变学变化是很重要的，这方面的研究日益增多。

1. 血细胞比容（Hct） 正常时 Hct 为 40% ~ 50%。低于 40% 时对血液黏度影响不大；大于 50% 时，若切变率低，即血流缓慢时，血液黏度明显增加；Hct 达 80% 时血液几乎停滞。休克时 Hct 的变化取决于毛细血管静水压和通透性。失血性休克早期，毛细血管静水压降低，组织间液被吸收入血管内，造成血液稀释，黏度降低，血管阻力减小，血流加快。反之，在淤血期则血液浓缩。在脓毒性休克和烧伤休克，因毛细血管通透性增加，血液发生浓缩，Hct 升高，血液黏度升高。

2. 红细胞变形性 正常红细胞通过毛细血管时均需变形。红细胞的可塑性与下述因素有关：①红细胞具有双凹盘状的构形特点，这样表面积大，容积小，易于变形，如为球状则不易变形；②红细胞膜的结构与红细胞内能量代谢有关。红细胞膜可以收缩变形，变形时需要 ATP 的存在；③红细胞内部

黏度的改变。pH 变化影响黏度，pH 降低可降低红细胞的变形能力；④血浆黏度与红细胞内黏度比。血浆黏度增加，红细胞变形性增高。休克时发生酸中毒及渗透压升高，红细胞内黏度增加。由于淤血性缺氧，ATP 产生减少，影响红细胞膜的正常功能和结构。晚期有血液浓缩，Hct 升高，黏度增加，因血中游离脂肪酸增多，降低红细胞的变形能力。

3. 红细胞聚集性 红细胞聚集性是血液的一种正常属性。血液中红细胞的聚集或分散对血液流动有严重影响，血中红细胞聚集增多，血黏度会随之升高。红细胞聚集性受机体一些促聚集因素（主要是一些大分子蛋白质）和一些抑制聚集因素（切应力和负电荷）的影响。另外，血细胞比容对红细胞的聚集性也有一定影响。如前所述，休克由于失血、失液、液体外渗，导致血液浓缩，血流缓慢，红细胞切应力减小、比积增加，从而使红细胞聚集性升高。

4. 白细胞黏附和扣押 生理情况下，白细胞数量很少，其容积仅占红细胞的 0.9%，对血液黏度和血液流变影响很小。但白细胞的体积大于红细胞，且不易变形，白细胞流经毛细血管时，不易通过，常引起血流减慢或暂停。由于白细胞数量极少，血流间歇也只发生在少部分毛细血管内，有人认为这可能是毛细血管分批开放或关闭的一个调节因素。休克时由于缺血、缺氧，大量酸性产物聚集，毛细血管扩张，通透性升高，液体外渗，血液浓缩，血流减慢，使得白细胞趋边、贴壁、黏附增多，严重时导致毛细血管嵌塞，影响微循环灌流。微循环灌流障碍又可反过来影响白细胞流态，加重白细胞贴壁、黏附、嵌塞，引发恶性循环。近期的研究表明，休克时白细胞黏附、贴壁除与血液本身流态及微循环因素有关外，黏附分子在其中起了非常重要的作用。

5. 血小板聚集 如前所述，就血小板数量和体积而言，它对血液流变、血液黏度影响不大，但由于血小板有十分活跃的黏附、聚集和释放功能，因此它在血液流变学中也起非常重要的作用，在病理情况下如血液浓缩、血流过度减慢，均为血小板的贴壁提供了较好的前提条件。大量酸性代谢产物及其他毒性物质损害血管内皮细胞，为血小板的黏附提供了极好的场所。黏附在血管内皮上的血小板被激活，释放血小板因子和花生四烯酸代谢产物，又可进一步加重血小板的黏着聚集。血小板的黏着聚集，加上休克时血液黏度升高，可启动凝血系统诱发凝血，严重时可致 DIC，影响组织灌流，导致组织器官功能障碍。

6. 血浆黏度　血浆黏度与其所含蛋白质的种类、浓度及理化性质有关。蛋白质的分子量愈大或体积愈大，黏度便愈大。蛋白质分子的形状也很重要，如条索状、纤维状的蛋白质比球形者黏度大。蛋白质分子不对称，黏度也更高。血浆蛋白中，对血黏度影响最大的是纤维蛋白原，其浓度虽然小，但分子量大，且呈不对称的长链形，因而能产生较大的阻力。纤维蛋白原对血液黏度的影响很复杂：一方面使血浆黏度增加，另一方面增加红细胞的变形能力而降低血液黏度。创伤和休克时纤维蛋白原可成倍增加，影响血黏度。

7. 灌注压　血液为非牛顿液，即黏度随外压和流速的变化而异；压强低时，黏度大，流量小。这是因为压强低时切变率小，红细胞聚集成缗钱状，故黏度大而流量小。正常时微静脉和小静脉切变率小，常为红细胞的聚集场所。压强渐增时，血液黏度下降，因此血流量增加，这是因为红细胞钱缗在压强和切变率高的情况下发生解聚。休克时血压下降，切变率减少，因而黏度增加，促进红细胞聚集。

8. 血管口径　按照 Poiseuille 公式，黏度与血管半径的 4 次方成反比，即管径大，黏度小；管径小，黏度大。如果压强恒定，在一定范围内管径愈小，黏度降低愈明显，此即 Signa 现象，也称为 Fahraeus-Lindquist 现象。其原因和红细胞在小血管内流动时产生轴向集中（轴流）有关。但此现象有一定的限度，超过限度即管径小于 5 ~ 7μm 时，血液黏度不是降低而是升高，此称为倒置现象。其原因和红细胞与毛细胞管壁之间的摩擦有关。休克时血压低、流速及心率快，使轴流现象减弱，血液黏度增加。同时血液 pH 降低及渗透压增加，使红细胞变硬，变形能力降低，易发生倒置现象，血液黏度增加，从而加重休克时微循环的障碍。

9. 红细胞与血浆蛋白间的相互关系　血液黏度除与构成血液的各成分的黏度有关外，更重要的是取决于各成分之间的相互关系。在 Hct 正常时，红细胞与血浆蛋白之间的关系占重要地位；Hct 超过 90%，则红细胞彼此之间的相互关系更重要。红细胞形成缗钱状与纤维蛋白原有关。纤维蛋白原将红细胞聚集在一起形成缗钱状物，当切变率增加时，缗钱状物解聚，黏度变小；当切变率降低时，缗钱状物不能解聚，因此黏度增加。红细胞聚集形成缗钱状物，是休克时最重要的血液流变学变化，严重影响微循环血流，可见于各种类型的休克。红细胞常聚集在血流最慢、血压最低的部位和器官，如微静脉及静脉窦。肝、肾、肺等器官血压低，红细胞易聚集。休克时血液浓缩，Hct 及纤维蛋白原增加，易于发生红细胞聚集及缗钱状物形成。持久的聚集可导致红细胞的淤塞（sludging），即红细胞的不可逆聚集，可能与严重的酸中毒有关。

六、凝血纤溶系统变化

各种类型的休克都可发生不同程度的 DIC。DIC 的发生与休克的发展关系密切，且有互为因果的关系。

（一）休克时凝血变化的动因

各种原因的休克都可在不同程度上成为诱发 DIC 的动因，下述情况尤为突出。

1. 创伤　严重创伤后损伤的组织碎片进入血流，组织凝血活酶可激活外源凝血途径，而且组织碎片作为异物也可激活XII因子，因此又激活内源途径。挤压伤时大量红细胞被破坏，也易产生 DIC。创伤后的严重感染也是发生 DIC 的促进因素。

2. 感染　细菌、病毒、立克次体及内毒素均可引起 DIC，其机制较复杂：①上述致病原因可直接损害血管内皮细胞而激活XII因子，使内源途径激活，同时也可激活外源途径；②内毒素可增强白细胞的促凝活性；③内毒素可使血小板聚集和释放，也可直接增加血小板激活因子 X 的活性。内皮细胞受损后，PGI_2 减少，间接增加血小板聚集；④内毒素可通过经典途径与备解素途径激活补体系统，这与 DIC 的发生有一定的关系，但非决定因素；⑤内毒素对细胞有毒性作用，可减少血管内皮细胞合成和释放纤溶酶原激活物，从而降低纤溶活性。

（二）DIC 的诊断标准

DIC 的初期临床表现为低血压，当发展到继发性纤溶阶段，则表现为广泛出血（包括手术切口渗血，皮下淤血，穿刺部位出血等）。这两项非特异性症状和体征必须结合诱发 DIC 的病因及实验室检查，才能作出准确的判断，也应当与抢救休克时大量输血和血液稀释所致凝血障碍相鉴别。DIC 诊断一般标准：

1. 存在易致 DIC 的基础疾病，如感染、恶性肿瘤、病理产科、大型手术及创伤等。

2. 有下列两项以上临床表现：①严重或多发性出血倾向；②不能用原发病解释的微循环障碍或休克；③广泛性皮肤、黏膜栓塞、灶性缺血性坏死、脱落及溃疡形成,或不明原因的肺、肾、脑等脏器功能衰竭;④抗凝治疗有效。

3. 实验检查同时有下列三项以上异常:①血小板计数<100×10⁹/L(白血病、肝病<50×10⁹/L)或是进行性下降,或下列二项以上血小板活化分子标志物血浆水平增高:β-血小板球蛋白(β-TG),血小板第4因子(PF4),血栓烷B2(TXB₂),血小板颗粒膜蛋白-140(P-选择素,GMP-140);②血浆纤维蛋白原含量<1.5g/L(肝病<1.0g/L,白血病<1.8g/L)或>4.0g/L或呈进行性下降;③3P试验阳性,或血浆FDP>20mg/L(肝病>60mg/L)或血浆D-二聚体水平较正常增高4倍以上(阳性);④PT延长或缩短3s以上(肝病>5s),APTT延长或缩短10s以上;⑤AT-Ⅲ活性<60%(不适用于肝病)或蛋白C(PC)活性降低;⑥血浆纤溶酶原抗原(PLg:Ag)<200mg/L);⑦因子Ⅷ:C<50%(肝病必备);⑧血浆内皮素-1(ET-1)水平>80ng/L或凝血酶调节蛋白(TM)较正常增高两倍以上。

根据DIC的病理生理变化,凝血激活后最终形成凝血酶,此时血内的AT-Ⅲ有消耗性降低(即含量或活性下降),间接了解凝血酶形成情况有助于诊断。利用凝血酶能裂断显色肽基质(S-2238),可进行AT-Ⅲ的快速诊断。在纤维蛋白大量形成后纤溶系统受到激活。因而纤溶酶原(FLG)发生消耗性减少,利用显色肽基质(S-2251)可测定FLG的含量或活性。上述两项可以测定凝血和纤溶两系统的功能。再加上血小板数和FDP,作为快速诊断DIC的实验项目:即血小板数少于15×10⁹/L,AT-Ⅲ高于17.1mg/dl,PLG高于27.1mg/dl,FDP高于0.4mg/L。

(三) DIC 的预后

DIC的预后取决于致病因素是否得到控制,如感染病灶、死胎、羊水栓塞等。DIC累及的器官和系统的多少,也影响患者的预后。网状内皮系统有清除内毒素、免疫复合物、凝血活酶、红细胞基质等凝血激活物以及激活的凝血因子及FDP等功能,可纠正凝血功能障碍。如其功能受抑制,则DIC不易纠正。体内发生凝血后,纤溶功能亦同时活跃,纤溶酶溶解已形成的纤维蛋白,防止血管内凝血或血栓形成,对机体有保护作用。纤溶酶原激活物以血管内皮细胞中含量最多,受刺激后释出以溶解病变部位的血栓。如果激活受到抑制,或者血内抗纤溶酶含量增多,均使纤溶酶的活性降低,助长DIC的发展。

七、内脏器官的继发性损害

休克的致病因素通过激活体内多种病理反应和信号转导通路引起内脏器官的继发性损害,导致器官功能失常或衰竭,严重影响休克的治疗,对此应有高度的重视。

1. 肺 肺是休克时极易受损的器官。在低灌注和缺氧状态下,肺毛细血管内皮细胞和肺泡上皮细胞均受到损害,导致肺血管通透性增高,出现肺间质水肿、低氧血症。肺泡上皮细胞损害后导致肺表面活性物质生成减少,肺泡表面张力增高,继发肺泡塌陷,局部肺不张。由于存在因肺灌流不足导致的"无效腔通气"和因肺不张导致的"肺内分流"使肺通气血流比例失调,进一步加重组织缺氧。休克引起的缺氧和呼吸代偿使呼吸肌做功增加,呼吸肌氧耗从占全身氧耗的比例从正常的3%增加到20%～50%,呼吸肌氧耗过高和低氧血症可进一步影响心排血量,导致氧输送效率低下,全身缺血缺氧加重和休克恶化。

2. 心 心脏的血液灌注80%来自舒张期,舒张压成为影响心脏灌注水平的重要因素。由于冠状动脉的平滑肌β-受体占优势,在休克早期由于血中儿茶酚胺浓度上升,冠状动脉没有明显的收缩。因此,除心源性休克外,其他类型休克的早期阶段心功能损伤表现不明显。在脓毒性休克,心脏功能损伤的进程可明显加快。通过使用床旁放射性核素造影、超声心动图检测表明脓毒性休克病员左、右心室射血分数均降低和心室轻度扩张,心肌收缩力减弱。细菌及内毒素激活的炎性细胞因子TNF-α、IL-1β对心肌的抑制是一众所周知的原因,其对心肌的抑制也涉及到激活一氧化氮(NO)-cGMP通路。内毒素和炎性介质通过Ca^{2+}-依存性/非依存性路径激活心脏cNOS和iNOS,导致心脏NO的过量产生。过量产生的NO使心肌细胞内cGMP含量增加,心肌内Ca^{2+}浓度下降、心收缩力降低,同时还干扰心脏β-受体的生物信号传递呈现负性肌力效应。由于致病因子对心肌血管内皮细胞的损伤,导致冠状血管收缩、冠状动脉自身血流调节机制障碍、血小板积聚、凝血现象、心肌缺血及使心肌细胞氧利用障碍,也进一步损伤心肌,削弱心脏泵功能。过量产生的NO除了上述cGMP通路抑制心功能外,还与超氧化负离子(O_2^-)结合生成过氧亚硝酸阴离子($ONOO^-$)。$ONOO^-$是一种强氧化剂,通过多种途径包括不可逆抑制线粒体呼吸链,造成心肌能量供应障碍;DNA破裂;抑制心肌肌原纤维肌酸激酶,减弱心肌收缩力;诱导心肌细胞凋亡等直接或间接的作用使心脏功能受损。

3. 肝、肾和胃肠道等 肝脏、肾脏和肠道等内脏器官和皮肤骨骼肌的血管 α 受体密度较高,对儿茶酚胺敏感性高。休克早期交感神经兴奋引起血管收缩更为显著,结果内脏和皮肤骨骼肌的血流量明显降低,氧输送也明显减少。由于内脏器官是氧需较高的器官,结果导致内脏器官氧供和氧需失衡,引起组织缺氧。在肝脏可因微血栓形成导致肝小叶中心坏死,肝脏解毒和代谢能力下降,酸碱失衡。肾脏表现为肾小球滤过率锐减,尿量减少。肾皮质肾小管发生缺血坏死,导致急性肾功能衰竭。肠道是最早发生缺氧的器官,可因严重的缺血缺氧导致肠黏膜受损、糜烂,释放出具有细胞毒性的蛋白酶和多种细胞因子,加之肠道屏障功能损伤导致的细菌移位可迅速加重休克和多脏器功能衰竭。

第3节 休克的临床表现及特征

一、休克的临床分期

不同类型休克的临床过程各有不同的特点。根据休克的病程演变,休克可分为三个阶段,即休克代偿期、休克期和休克晚期。

1. 休克代偿期 有效循环血量降低 20% 以上时,由于机体的代偿作用,患者的中枢神经系统兴奋性提高,交感神经活动增加。表现为精神紧张或烦躁、面色苍白、手足湿冷、心率加速、过度换气等。血压正常或稍高。反映小动脉收缩情况的舒张压升高,故脉压缩小。尿量正常或减少。体温改变在休克早期可能不明显,但肢体温度和色泽能反应体表灌流的情况。四肢温暖、皮肤干燥、轻压指甲或口唇时局部暂时苍白而松压后迅速转为红润,表示外周循环已有改善。四肢皮肤苍白、湿冷、轻压指甲或口唇时颜色变苍白而松压后恢复红润缓慢,表示末梢循环不良,休克依然存在。对早期出现的休克症状要及时识别和处理,如果处理不当,则病情发展,进入休克期。

2. 休克期 患者神志淡漠、反应迟钝,甚至可出现神志不清或昏迷、口唇肢端发绀、出冷汗、脉搏细速、血压下降、脉压更缩小。全身皮肤黏膜明显发绀,四肢冰冷,若肛温低于 36℃ 提示存在严重的生理功能紊乱是患者生存的强烈预警信号。脉搏扪不清,血压测不出,无尿。

3. 休克晚期 在休克期患者出现皮肤、黏膜淤斑或消化道出血,表示病情已发展至弥散性血管内凝血(DIC)阶段。此期患者因组织严重缺氧、酸中毒、血液高凝状态以及血管内皮细胞损伤而凝血因子耗竭,纤溶活性亢进,出现出血致微循环血流停滞,组织得不到氧和营养物质供应,微血管平滑肌处于麻痹状态,对血管活性药物失去反应出现微循环衰竭期。同时也出现进行性呼吸困难、脉速、烦躁、发绀或咳出粉红色痰,动脉血氧分压降至 60mmHg 以下。吸氧也不能改善症状和提高氧分压,常提示发生 ARDS,甚至发生多器官功能衰竭。

在临床医疗实践中对常见的失血性休克和脓毒性休克还需注意其临床征象特征。失血性休克除了上述休克临床表现的共性外,突出的症状为因急性大量失血导致的面色、球结膜苍白,皮肤湿冷,脉搏细速,低血压、脉压减小。脓毒性休克的临床表现却因血流动力学分型的不同而有不同的症状。高动力型休克患者因周围血管扩张、阻力下降、舒张压减低、心排血量增加而有皮肤潮红、温暖干燥,同时往往伴有寒战、发热,神志谵妄,呼吸深快等征象。低动力型休克患者则可表现为烦躁不安,皮肤湿冷、青紫,呼吸急促,低血压、脉压变窄,心率快,少尿等症状。

二、休克的临床特征

(一)低血容量休克

产生低血容量的病因甚多,一般归纳为四类。

1. 失血性休克 失血性休克的严重性,取决于有效循环血容量缺少的程度以及机体在失血前循环功能状态。一般可根据临床症状分析所丢失的血容量和急救时所需要补充的容量。

Ⅰ级:患者轻度出血,丧失 10% ~ 15% 的血容量(约 750ml),有心动过速,而不改变血压和呼吸。快速输入 2L 平衡溶液能有效恢复循环血容量和心排量。肾灌注正常,末梢血管阻力和肾血管阻力接近正常。

Ⅱ级：丧失 20% ~ 25% 血容量（1000 ~ 1250ml），伴有心动过速，收缩压降低，脉压减少，肾血管阻力增加，伴有滤过率和尿量的降低。肾血流量减少时，自身调节使肾小球前、后血管都收缩，因此肾小球滤过率减少不明显。早期复苏时快速输入 3 ~ 4L 平衡溶液，扩充血浆容量和补充间质容量的缺乏。只要没有进一步的出血，患者尿量可恢复正常，24 小时内肾灌注和肾小球滤过均可恢复正常。

Ⅲ级：严重出血将快速丧失 30% ~ 35% 的血容量。除心动过速外，末梢灌注减少和酸中毒，呼吸急促，脉压减少，低血压和尿少。全身和肾血管阻力明显增加，肾血流明显减少，肾小球滤过率降低。需快速输入 4 ~ 6L 平衡溶液，并准备输血。虽肾小球滤过和尿电解质排出常在 24h 内恢复，但肾血管阻力增加将持续 48 ~ 96 小时。

Ⅳ级：致命性急性失血达到 40% ~ 45% 血容量（约 2 ~ 3L），不急救会立即心跳停止。末梢和肾血管阻力会明显增加，表现冷而湿的皮肤和无尿，说明肾脏缺乏血液灌注和无滤过。在急诊科就需要快速补液和急送手术室。肾小球滤过率需 48 ~ 72 小时才恢复，肾血管阻力增加要持续 4 ~ 7 天。

2. 创伤性休克　失血性休克不一定伴有严重创伤，而创伤尤其是严重创伤常伴有大量失血，晚期还可伴有严重感染。严重创伤患者除出现休克的常见症状和体征外，早期还因严重创伤或处置措施不力而迅速出现致命三联症（triad of death）：凝血障碍、低温、代谢性酸中毒。

（1）凝血功能障碍：严重创伤以大量失血为基本特征，创伤后早期死亡病例 30% ~ 40% 归结于出血。美国外科医师协会对创伤后失血的评估作了大致 Ⅰ ~ Ⅳ 级的划分，提出失血量<15% 总血容量为 Ⅰ 级，>40% 为 Ⅳ 级，并指出年轻人能耐受 50% 的失血量，但老年人耐受血容量丢失的能力大大低于年轻人。机体受到创伤后，血管内皮细胞的完整性被破坏，暴露的内皮下基质介导了血小板的活化、黏附以及血小板血栓的形成。血小板血栓参与活化凝血蛋白，加速凝血过程，致使凝血因子的耗损。组织损坏、缺氧和休克等因素会激活凝血过程，随之激活纤溶系统，导致大量出血。创伤早期急性凝血障碍的原因除了直接的凝血因子丢失外，还有凝血过程中被激活的血栓调节素-蛋白 C 通路和继发的纤溶亢进。蛋白 C 是由肝脏产生的一种丝氨酸蛋白酶，血液中以非活性的酶原形式存在。当创伤启动体内凝血过程血栓形成时，血栓与内皮细胞表面的一种膜蛋白——血栓调节素形成酶复合物，后者激活蛋白 C 形成活化蛋白 C（aPC），在辅助因子蛋白 S 的参与下使 Ⅴa 和 Ⅷa 失活而不能形成凝血酶原复合物，从而阻断血栓的形成。aPC 除了直接抑制纤维蛋白形成外，还直接抑制纤溶酶原激活物抑制物 1（PAI-1），导致纤溶亢进，使已形成的血凝块降解，导致广泛的创面渗血。

（2）低温：创伤后机体因开放的伤口，大量失血，快速容量复苏，手术散热，腹腔冲洗等导致患者低温降低。体温过低将导致：①全身细胞代谢障碍；②血管收缩，心排血量减少；③寒战、耗能增加；④促使氧离曲线左移，组织乏氧，代谢性酸中毒；⑤凝血酶及凝血因子活力降低，影响凝血功能等。据美军伊拉克战地医院统计，约有 18% 伤员有严重体温较低，带来了不良的预后。低体温直接与损伤严重程度相关，是导致死亡的独立危险因素。体温 35℃ 凝血因子 Ⅺ 与 Ⅻ 的功能仅及正常体温的 65%，体温 34℃ Ⅶ 因子活性仅达正常温度的 80%，肛温 32.8℃ 将至 100% 死亡。在创伤复苏期间要警惕，低温和酸中毒都可因复苏期间大量的液体治疗而加重。

（3）代谢性酸中毒：代谢性酸中毒是严重创伤患者的并发症。当动脉血 pH 达 7.2 以下时，可出现心肌收缩力下降和心排血量降低，可表现为血管扩张、低血压、心动过缓以及重要脏器血流减少。酸中毒可影响凝血功能，使 Ⅶa 活性降低。当 pH 从 7.4 降低到 7.06，凝血酶活性将减少 90%。酸中毒情况下血小板会改变内部构型失去变形能力，钙离子结合位点亲和力下降。pH 达 7.1 时，由凝血酶产生的血凝块将减少 50%，纤维蛋白原减少 35%，血小板数量减少 50%。

由于严重创伤患者迅速出现以"创伤凝血病、低体温、酸中毒"为特征的致命三联症，对此类患者应考虑是否实施损伤控制性手术（damage control surgery，DCS）目的在于控制活动性出血，并即刻展开损伤控制性复苏（damage control resuscitation，DCR）治疗和积极实施麻醉处置。损伤控制性复苏的中心内容包括在有效循环血容量接近正常的基础上，维持"允许性低血压"，应用新鲜血液或血液制品补充凝血因子，纠正早期凝血障碍，适量高张盐制剂和应用等量血浆红血球进行容量复苏，减少晶体液应用，纠正酸中毒，恢复体温等急救措施。应避免持续、大量应用血管收缩剂维持血压"正常"的假象，造成后续的急性肾功能衰竭。

这类患者的麻醉处置要素除上述复苏处理外，

还应根据创伤情况选用麻醉药物及方式,控制气道、机械呼吸,调整酸碱平衡,实施围手术期脏器功能保护与调控等一系列综合性治疗。

3. 烧伤休克 烧伤是由热、化学物质、光、电及放射线等所造成的皮肤及深层组织的损害。早期可因大量体液丢失而致低血容量性休克,晚期又可因感染而致严重的脓毒性休克。休克又可导致代谢、免疫、内分泌及各脏器功能方面的变化。

4. 失液性休克 大量丧失功能性细胞外液,致使有效循环血容量不足,也可导致休克,如急性肠梗阻、空肠瘘等。从消化道的任何一段快速丧失大量的消化液,均可致电解质和水的丢失。高位梗阻如幽门梗阻,可因呕吐而丧失大量胃液;小肠梗阻则因梗阻的近端对肠液吸收停止,而分泌仍继续进行,致大量液体被隔离在肠腔内而失去交换功能;如果为绞窄性梗阻,除液体外尚有大量血液被阻在肠系膜、肠壁中,同时腹腔内也有大量渗出液;以上各种因素造成的大量功能性细胞外液丧失,是引起肠梗阻患者发生低血容量休克的主要原因。

所有低血容量性休克患者的恢复过程,要经过三个不同的阶段。第Ⅰ阶段是活动性出血阶段,从受伤开始经手术或切除受伤器官而完成止血。第Ⅱ阶段是强制性血管外液体扣押。从出血停止开始至体重增加最大时为止,反映液体在血管外间隙蓄积。第Ⅲ阶段是血管内再充盈和利尿期。从获得最大的体重开始,直到随之而来的最大的体重丧失为止,反映肾脏排出重回到血管内间隙的液体。

(二)脓毒性休克

感染所致休克有许多不同的名称,如中毒性休克、败血症性休克、脓毒性休克、菌血性休克等。临床上似乎统称之为脓毒性休克较为恰当。内毒素休克则限于实验室应用。1991 年美国胸科学会和危重医学学会联合讨论提出以下概念:①全身炎症反应综合征(SIRS)包括下述两种或两种以上的表现:体温>38℃ 或<36℃,心率>90 次/min,呼吸>20 次/min 或 $PaCO_2$<32mmHg,WBC>$12×10^9$/L 或<$4×10^9$/L 或幼稚细胞>10% 。炎性反应可因感染或非感染性疾病引起;②脓毒症:由感染引起的 SIRS;③脓毒性休克:指脓毒症伴有低血压,即在充分补液及排除其他原因后,收缩压<90mmHg,或较基础值降低≥40mmHg,并伴有组织灌流不足的表现,动脉血乳酸浓度≥4mmol/L,少尿,神志的急剧变化。

脓毒性休克导致的循环功能障碍,主要表现为低有效循环血量、心肌抑制、血管张力改变及对血管活性药物不敏感(血管低反应性,vascular hyporeactivity)。①低有效循环血量:小动脉和静脉扩张引起血容量相对不足;体液的外丢失、毛细血管通透性增加引起血管内液向间质转移;②心肌抑制:脓毒性休克早期即可发生心肌抑制,导致心肌抑制的病理因素除细菌及内毒素激活的炎性细胞因子 TNF-α、IL-1β 等以外,还与 NO 的心肌负性肌力作用有关,表现为心室扩张、射血分数降低;③血管张力改变及低反应性:脓毒性休克时血管功能障碍可表现为区域性血管床张力改变,血中缩血管物质(儿茶酚胺、血管紧张素Ⅱ、内皮素、血栓素 A_2 等)与扩血管物质(NO、扩血管作用的前列腺素等)的平衡失常。血管张力降低可出现顽固低血压、血管内皮细胞受损、毛细血管通透性增加、组织水肿等。区域性血管床张力改变使肠道、肾脏血管处于高收缩状态而相对应的是骨骼肌血流增加。这种"高需低供"和"低需高供"的血流分布异常使重要脏器的氧供氧耗失衡,迅速导致器官功能不全。脓毒性休克时过量产生的 NO 与可溶性鸟苷酸环化酶(sGC)的血红素辅基中的 Fe^{2+} 结合后激活 sGC,导致细胞内 cGMP 水平升高,通过多种路径降低细胞内 Ca^{2+} 浓度,使血管松弛,血管反应性降低,引起顽固性低血压。同时,过量产生的 NO 与 O_2^- 迅速反应生成 $ONOO^-$,$ONOO^-$造成休克时血管功能损伤的主要机制表现为:①耗竭细胞能量,降低收缩性:$ONOO^-$与核酸作用,生成8-羟脱氧鸟嘌呤核苷酸或 8-硝基鸟核苷酸等导致核酸戊糖环脱氧,引起 DNA 裂解。此过程还可激活多-ADP 核糖基化合成酶(PARS),致使辅酶Ⅰ(NAD^+)和 ATP 大量消耗,细胞内代谢障碍和能量耗竭,血管平滑肌收缩力减低;②损伤血管内皮细胞:$ONOO^-$通过脂质过氧化,酶系失活,干扰线粒体能量代谢,破坏 DNA 等致使血管内皮细胞损伤或凋亡,造成内皮依存性调节机制失常,加重休克时血管功能障碍;③$ONOO^-$在适当条件下可作为 NO 的供体,同时亦作用于离子通道如激活 Ca^{2+}-敏感性 K^+ 通道和 ATP-敏感性 K^+ 通道等,减弱血管平滑肌收缩,造成血管麻痹。

脓毒性休克时组织对氧的摄取能力受到严重损害,即使心排血量(CO)和氧供(DO_2)增加,而氧耗(VO_2)却未必增加,仍可发生组织缺氧和血乳酸含量增加。由于不同部位的血管发生不协调的舒缩,导致血流分布异常,使需氧量增加部位的血管反而收缩,引起低灌流状态。粒细胞、血小板和纤维蛋白在血管内的聚集,又可加重血流分布异常。内皮细胞损伤可增加血管通透性,血管内液向血管外转移引起组织水肿,进一步损害组织灌注,无氧代谢增加导致血乳酸含量增加。组织灌注不足引起细胞缺氧和坏死,最终导致多器官功能障碍和死亡。

引起革兰阴性菌感染的细菌大多数为胃肠道的共生菌,但必须注意患者在进院后不久,消化道和呼吸道的微生物变换为医院内的常见菌株,这些菌株几乎都对抗生素耐药,伤情越危重,越易感染这类菌株。患者的基本状况常决定主要的病灶所在,即在腹部手术时肠道是可能的病灶;生殖泌尿道器械检查时病灶主要在生殖泌尿道;烧伤患者的主要病灶在皮肤和皮下组织;免疫抑制患者的病灶在肺,而体弱的患者如广泛播散的癌肿或肝硬化患者,其原发病灶不很突出,轻微的感染便可导致休克。

(三)过敏性休克

过敏性休克属 I 型变态反应,发生于对某些变应原(完全抗原或半抗原)已经致敏的患者。I 型变态反应的机制如下:变应原使机体致敏产生 IgE (或 IgG),IgE FC 段与靶细胞(肥大细胞、嗜碱性粒细胞、血小板)结合后,机体呈致敏状态,当变应原再度进入致敏机体,与 IgE 结合引起细胞脱颗粒反应,并释放或合成一系列化学介质(组胺、5-羟色胺、激肽、慢反应物质-A、血小板活化因子、嗜酸性粒细胞趋化因子等),使血管扩张,支气管平滑肌收缩,毛细血管通透性增加,引起过敏性休克。

一般休克早期都有微循环痉挛(缺血缺氧期),但过敏性休克例外,早期微循环呈淤血性缺氧期,血管床容量增大,回心血量减少,血压明显下降,这是过敏性休克的特殊血流动力学特点。

(四)心源性休克

心源性休克主要是由于心泵作用衰竭而导致的休克,常见于急性心肌梗死或心脏手术后,其他较少见的原因有心脏创伤、动脉栓塞、心室壁破裂伴有急性心包压塞等。非心源性休克如失血、创伤、烧伤、液体丧失、感染、过敏等,其早期损害主要是在末梢循环,当休克严重或持久时,常发生继发性心肌损害而导致心源性休克。

第4节 休克的监测

一、基 本 监 测

1. 动脉血压 动脉血压分为收缩压,舒张压,脉压和平均动脉压。根据患者的基础血压,收缩压下降20%～30%以上,即进入休克。舒张压过高必将减少冠状动脉的血液灌注。脉压正常值为30～40mmHg,由每搏量和总血容量所决定。平均动脉压是和心排血量及末梢血管阻力有关。一般认为动脉血压降低超过原基础血压 1/3 以上,脉压小于20mmHg,并且有组织血流减少的表现,如尿量少于20ml/h、意识障碍、皮肤湿冷等,即可诊断为休克。休克指数=脉率/收缩压,大于 1.0 时提示有效血容量明显减少。

2. 脉搏和心率 早期脉搏细快,要先于血压下降前发生。血压下降,心率由快变慢,脉搏细弱,说明心肌严重缺血、心力衰竭,休克恶化。

3. 意识状况 神经细胞对缺氧的反应主要是兴奋,出现烦躁不安,焦虑。脑组织血流灌注明显减少,神经细胞功能转为抑制,出现表情淡漠、意识模糊,最后出现昏迷。

4. 皮肤改变 皮肤苍白或苍黄、青紫、呈现花纹或花斑状,多由于皮肤血管收缩和血流淤滞所致。毛细血管再充盈时间延长,静脉萎陷。

5. 尿量 正常成人每小时尿量可达 20～30ml 以上。早期休克可出现少尿或无尿。

6. 血常规 要特别注意红细胞、血红蛋白、血细胞比容(Hct)和血小板计数及功能。

7. 动脉血乳酸值 正常值小于 2mmol/L。测定时应注意寒战、抽搐、过度通气和血管活性药物的影响。

二、脏器功能监测

(一)循环功能

血流动力学监测主要包括下面一些内容:

1. 肺动脉楔压(PAWP) PAWP 反映左心房平均压,正常范围在 8～12mmHg 之间。心功能正常时,PAWP 小于 18mmHg,小于 8mmHg 时提示有血容量相对不足;大于 20mmHg 多为中度肺淤血;大于 25mmHg 则为重度肺淤血;大于 50mmHg 常有明显的肺水肿。

2. 中心静脉压(CVP) CVP 导管管口位于右心房时,CVP 正常值为 0～3cmH$_2$O。位于颈内静脉或右心房入口处时,压力为 6~10cmH₂O。乃是反映右心室充盈、排空的情况。CVP 大于 15~20cmH₂O 表明有明显右心功能不全急需用药降低前负荷和改善心功能;如小于 5cmH₂O,需输血输液以补充血容量。张力性气胸、胸腔积液、正压通气时可使 CVP 增高。当低血容量与右心衰同时存在,CVP 偏高常掩盖低血容量,低血压难以改善。左心衰时稍过量补液不明显增加 CVP,此时 PAWP 则可明显增加而出现肺水肿。

3. 心排血量(CO)　临床常以心脏指数(CI)作为判断心功能的依据,正常范围是 2.6~4.0L/(min·m²)。

(二) 呼吸功能

1. 动脉血氧分压(PaO₂)和吸入氧分数(FiO₂)　PaO₂ 的正常值在吸入空气时为 80~100mmHg。这两项指标反映氧气通过肺泡膜至血液内氧合的情况,以及肺内分流的情况。

2. 动脉血二氧化碳分压(PaCO₂)　PaCO₂ 反映肺泡通气水平的指标,正常值为 40mmHg 左右。

3. 肺泡-动脉血氧分压差(A-aDO₂)　它与肺内功能性分流大小以及肺泡膜对氧的弥散阻力有关。正常值约为 10mmHg。吸空气时 PaCO₂ 升高而 A-aDO₂ 正常,多为肺泡通气不足。若 A-aDO₂ 也升高,需吸入纯氧来鉴别,如 A-aDO₂ 明显增高,提示肺内存在解剖分流;如转为正常或轻度升高,可能是弥散性障碍或功能性分流。

4. 肺内分流率(Qs/Qt)　吸入纯氧 20min 前后分别测得的 Qs/Qt,前者为肺内总的分流百分比,后者为解剖分流量,两者的差即为功能性分流量。Qs/Qt 值小于 0.3 时,死亡率低于 20%;大于 0.4 者说明病情极为严重;大于 0.6 者常难以存活。密闭吸入纯氧时,15 分钟后测量 PaO₂ 大于 400mmHg 者通常认为不存在异常解剖分流;低于此值提示存在异常的解剖分流;若低于 100mmHg 则说明分流率高达 0.3~0.5。

5. 混合静脉血氧饱和度(SvO₂)　SvO₂ 反映氧的交换、输送和组织利用的总状况,代表体内供养与耗氧的平衡情况。SvO₂ 的正常范围为 70%~78%。低于 60% 表示供氧不足或氧耗增加,而且超过了机体的代偿能力;小于 50% 提示存在严重代谢性酸中毒;小于 40% 的患者代偿能力基本丧失,处于死亡前状态。

(三) 肾功能

测定每小时尿量、血肌酐、2h 肌酐清除率。如血肌酐浓度持续高于 177.2μmol/L,每小时尿量不减少提示是非少尿型肾衰竭。每日尿量<400ml,血肌酐浓度>177.2μmol/L,则提示为少尿型肾衰竭,并区分肾前性、肾性、或肾后性(表 99-1)。

表 99-1　肾前性、肾性与肾后性少尿型肾衰竭的特点

	肾前性	肾性	肾后性
尿钠浓度(mmol/L)	<20	>40	>40
尿/血浆肌酐比率	>40	<20	<20
尿中氯化物	<20	>20	
尿渗透压(mmol/L)	>500	300~500	>350
尿比重	>1.020	<1.010	可变
血清尿素/肌酐比值	>20:1	10:1	可变

三、氧动力学监测

系统监测机体的氧代谢状况需从全身、器官及细胞三个层次进行,但床边危重患者的细胞水平氧代谢监测仍困难。当前主要通过监测机体氧输送有关指标、血乳酸浓度及器官功能来评价机体氧代谢状态(表 99-2)。临床对休克患者常用氧代谢监测指标:

1. 脉搏氧饱和度(SpO₂)　SpO₂ 主要反映氧合状态,可在一定程度上表现组织灌注状态。低血容量休克的患者常存在低血压、四肢远端灌注不足、氧输送能力下降或者给予血管活性药物的情况,影响 SpO₂ 的精确性。

2. 动脉血气分析　动脉血氧分压(PaO₂)的正常值为 80~100mmHg,动脉血 pH 值正常在 7.35~7.45 范围内。休克初期患者由于过度通气,动脉血二氧化碳分压(PaCO₂)常有降低。随着休克的进展,如无明显的通气障碍,出现低氧血症(PaO₂<60mmHg)和(或)高碳酸血症(PaCO₂>55mmHg),提示需给予氧疗或通气支持。动脉血 pH 的监测可了解休克过程中酸碱失衡的情况。碱剩余(BE)或碱缺失(BD)可反映全身组织酸中毒的情况,碱缺失可间接反映血乳酸的水平。当休克导致组织供血不足时碱缺失下降,提示乳酸血症的存在。碱缺失与血乳酸结合是判断休克组织灌注较好的方法。

3. 氧输送(DO₂)和混合静脉血氧饱和度(mixed venous oxygen saturation,ScvO₂)　DO₂ 和 ScvO₂ 可作为评估低血容量休克早期复苏效果的良好指标,动

表99-2　机体氧代谢的监测指标

监测水平	监测指标
整体水平	心排血量
	血压
	动脉和混合静脉血氧含量
	氧输送和氧耗
	氧摄取率
	动脉血乳酸
	动静脉二氧化碳分压差和pH差
器官组织水平	器官功能
	黏膜pH
	动脉和黏膜pH的差值
	经皮PCO_2与动静脉血PCO_2差值
细胞水平	$NADH^+/NAD$的比值
	细胞色素aa3的还原状态
	ATP,ADP
	细胞内pH和PCO_2

态监测有较大意义。DO_2计算公式参见表99-3。临床上测量$ScvO_2$需放置肺动脉导管,操作不方便,目前采用中心静脉血氧饱和度(central venous oxygen saturation,$ScvO_2$)来代替。$ScvO_2$与$ScvO_2$有良好的

相关性,在生理条件下后者比前者略低2%~3%。SvO_2超过65%提示氧储备良好,低于35%则提示可能有组织氧合的明显障碍,$SvO_2<50\%$常伴有无氧代谢。在败血症时,SvO_2不降低可能与外周动静脉解剖与功能性分流增加有关。

4. 动脉血乳酸　动脉正常血乳酸盐水平<2mmol/L,脓毒症导致的休克定义为组织低灌注指标为经过最初的液体复苏后持续低血压或者血乳酸浓度≥4mmol/L。动脉血乳酸浓度是反映组织缺氧的高度敏感的指标之一,动脉血乳酸增高常较其他休克征象先出现。持续动态的动脉血乳酸以及乳酸清除率监测对休克的早期诊断、判定组织缺氧情况、指导液体复苏及预后评估具有重要意义。当血乳酸水平>12mmol/L,死亡率超过90%。休克患者经复苏治疗血乳酸盐水平在24小时内恢复正常者,其存活机会显著高于48小时后开始恢复正常的患者。

5. 胃黏膜内pH值　采用特制的胃管,定期采样测定胃黏膜释放的CO_2,同时测定动脉血碳酸氢钠浓度,即可按Henderson方式计算出胃黏膜内pH值(pHi)。在休克时的组织灌流中,胃黏膜首先受影响,而复苏后恢复最迟,故pHi可作为反映低灌注时内脏组织无氧代谢状况的指标。

表99-3　氧动力学监测的相关参数

名　词	计 算 公 式	正常值
动脉血氧分压(PaO_2)	直接测量	(95±5)mmHg
动脉血氧饱和度(SaO_2)	直接测量	97%±2%
混合静脉血氧分压(PvO_2)	直接测量	(40±5)mmHg
混合静脉血氧饱和度(SvO_2)	直接测量	75%±5%
血红蛋白(Hb)	直接测量	120~180g/L
氧输送(DO_2)	$DO_2=CI\times CaO_2\times10$	460~650ml/(min·m²)
氧耗(VO_2)	$VO_2=CI\times(CaO_2-CvO_2)\times10$	96~170ml/(min·m²)
动脉血氧含量(CaO_2)	$CaO_2=Hb\times1.34\times SaO_2+0.003\times PaO_2$	16~22ml/dl
混合静脉血氧含量(CvO_2)	$CvO_2=Hb\times1.34\times SvO_2+0.003\times PvO_2$	12~17ml/dl
氧摄取率(O_2ER)	$O_2ER=VO_2/DO_2=1-SvO_2/SaO_2$	0.23~0.32

四、凝血功能监测

在休克早期即进行凝血功能的监测,对选择适当的容量复苏方案及液体种类有重要的临床意义。常规凝血功能监测包括血小板计数、凝血时间(CT)、凝血酶原时间(PT)、活化部分凝血活酶时(APTT)、国际标准化比值(INR)、纤维蛋白原含量、纤维蛋白降解物(FDP)、优球蛋白凝块溶解时间(ELT)、D-二聚体(活性和定量),有条件还包括血栓弹力描记图(TEG)检查等。通过对这些指标的动态分析,及时了解体内凝血功能状态,及时予以调整。

第5节　休克的治疗

一、基本治疗措施

尽管引起休克的病因不同,但均存在有效循环血量减少、微循环障碍、组织氧债。因此休克的治疗原则包括在尽早去除休克病因的同时,尽快恢复有效循环血量、纠正微循环障碍、纠正组织缺氧和氧债,防止发生 MODS。治疗的方法分为病因治疗和支持治疗。病因治疗是休克治疗的基础,针对导致休克的不同病因采取不同的治疗措施,制止休克的进一步恶化,是休克基本治疗的首先措施。在继后的支持治疗中,要积极实施容量复苏,恢复组织器官灌注,纠正机体缺氧,防止 MODS 发生等综合性治疗措施。

(一) 病因治疗

休克所导致的组织器官损害的程度与容量丢失量和休克持续时间直接相关。如果休克持续存在,组织缺氧不能缓解,休克的病理生理状态将进一步加重。所以,尽快纠正引起容量丢失的病因是治疗低血容量休克的基本措施。

对于创伤后存在进行性失血或内脏进行性失血的患者,要立即对体表和四肢的创面和出血部位进行包扎、固定和应急止血措施,争取早期手术止血,以提高抢救成功率。对于存在失血性休克又无法确定出血部位的患者,使用包括床旁超声在内的检查进一步评估很重要。同时,根据伤情判断是否实施损伤控制性手术和损伤控制性复苏策略,目的在于控制活动性出血。

对于脓毒性休克患者,感染灶的切除和引流不能延迟。外科疾病如脓性梗阻性胆管炎、肠坏死、消化道穿孔急性腹膜炎等引起的脓毒性休克,应在尽快恢复有效循环血量的同时,实施急诊手术切除坏死肠袢,修补消化道穿孔和腹腔脓液引流等。同时强调积极实施支持治疗,为进一步病因治疗赢得时间。对脓毒性休克或者严重脓毒症患者,建议在诊断 1h 之内尽早静脉使用抗生素进行治疗。在进行抗生素应用之前留取合适的标本以作细菌培养。可以经验性抗感染治疗,包括使用一种或多种抗生素以足够的药物浓度覆盖可能的病原体。

(二) 复苏治疗

根据休克复苏治疗的目标,可将休克的复苏治疗过程分为纠正血流动力学紊乱、氧代谢紊乱和防止 MODS 为目的的 3 个阶段。各个阶段的治疗中心环节和措施各有侧重,但都是相互倚重、综合应用,以尽早使患者脱离休克状态,恢复脏器功能为目的。

1. 血流动力学恢复阶段　该阶段患者处于休克失代偿期,血压低、心率快、血流动力学不稳定、全身各器官均处于缺血缺氧状态,尽快改善氧供、纠正血流动力学紊乱是该阶段的复苏目标。

(1) 气道开放与机械通气:休克患者发生低氧血症、通气功能衰竭、重要器官低灌注和意识障碍时,首先应给予吸氧。当氧疗无效时,应气管插管和机械通气。呼吸频率增加或减慢、腹式呼吸、胸腹矛盾运动等呼吸肌疲劳的表现,是通气功能衰竭的早期征象。意识障碍往往会引起误吸和呼吸道梗阻,引起或加重低氧血症,使组织缺氧恶化,应早期气管插管和实施机械通气。机械通气在提高动脉血氧分压同时能代替患者呼吸肌做功,使呼吸肌氧耗明显降低,降低全身氧需,有助于改善全身氧供/氧需平衡,纠正组织缺氧。

(2) 循环功能支持:无论是何种类型的休克,容量复苏和血管活性药物应用都是循环支持的重要措施。根据临床症状与体征,参考国际和国内专业学会的指南和专家意见,合理实施容量复苏和选用血管活性药物是支持循环功能的重要措施。

容量复苏是循环功能支持的首要措施,液体复苏的方式、制剂选择与休克的种类和致病因素有关。休克患者的容量复苏强调早期容量复苏,力争在休克发生后 6h 内容量复苏达到预期目标。容量复苏制剂的种类和数量根据不同休克的病理生理改变各有侧重,将在后述。经充分的容量复苏后,血压仍不能有效维持,组织灌注没得到有效改善,则有指征使用血管活性药及正性肌力药。

2. 氧代谢恢复阶段　经过休克治疗的血流动力学恢复阶段,休克患者进入氧代谢恢复阶段。该阶段患者血流动力学已基本稳定或者休克由失代偿转为代偿性休克,血压趋于正常、尿量基本正常、四肢温暖,但全身组织细胞仍然存在缺氧和氧债,氧输送不能满足内脏器官尤其是肠道和肾脏等器官的需要。纠正氧代谢紊乱、改善全身及内脏器官缺氧是氧代谢恢复阶段的主要复苏目标。

(1) 氧输送(DO_2):氧输送不能满足全身氧需

的要求,是导致器官组织缺氧和氧债的重要原因。纠正缺氧应从提高 DO_2 做起。虽然脓毒性休克患者的氧输送可能是正常或升高的,但维持较高的氧输送仍然是目前治疗休克的主要措施,也是临床上可行的基本措施。由于氧输送不仅与心排血量有关,而且取决于血红蛋白浓度及动脉血氧饱和度,因此循环复苏时应注意提高血红蛋白及血氧饱和度水平。

（2）氧摄取与利用:休克患者烦躁、疼痛、发热、寒战以及与呼吸机对抗等因素,均可导致机体氧需增加,其中体温每增加 $1\,^{\circ}\mathrm{C}$,机体氧需增加 7%,而一旦发生寒战,则机体氧需增加 100% ~400%。因为增加氧需的因素可能使休克患者缺氧恶化,采取镇静、镇痛、降温和调整呼吸机等措施,降低机体氧需,有助于恢复氧需/氧供平衡,改善组织缺氧。

3. MODS 防治阶段 该阶段虽血流动力学紊乱和氧代谢紊乱得到一定程度纠正,但由于炎症反应、肠道细菌/毒素移位、缺血再灌注损伤等因素可加重全身性炎症反应综合征进一步导致 MODS。对 MODS 的防治包括:①防治自由基/再灌注损伤:预防性应用自由基清除剂、钙离子拮抗药;②抑制炎症介质表达和释放:如使用皮质激素、炎症介质拮抗药以内毒素或肿瘤坏死因子单克隆抗体、IL-1 受体拮抗药和 IL-1 单克隆抗体,血液滤过、肺泡灌洗等清除血浆或组织中的炎症介质,但上述治疗策略在临床中的疗效还待进一步的评价;③控制肠道细菌/毒素移位:通过选择性消化道去污染(SDD)抑制肠道致病菌繁殖,或通过积极肠道营养(谷氨酰胺)恢复肠道屏障功能。

二、液 体 复 苏

（一）早期复苏

1. 脓毒性休克的早期容量复苏 2004 年国际严重脓毒症与脓毒性休克治疗指南及 2008 年、2012年对该指南的修订均重视休克的早期复苏治疗,并指出应当在确定存在组织低灌注或血乳酸值 ≥4mmol/L 的第一时间进行早期复苏。对脓毒症导致的休克组织低灌注最初 6h 内的标准程序化复苏目标包括:①中心静脉压(CVP):8 ~12mmHg;②平均动脉压(MAP) ≥65mmHg;③尿量:≥0.5mL/(kg·h)。中心静脉(上腔静脉)或者混合静脉氧饱和度分别 ≥70% 或者 ≥65%。早期复苏治疗策略中,建

议在 3h 内予以 30ml/kg 晶体液进行容量复苏,持续晶体液行容量复苏时应考虑加用人体白蛋白。经液体复苏后仍存在低血压或血乳酸 ≥4mmol/L,应考虑应用血管活性药物。

在早期复苏中,为使患者迅速脱离休克状态,推荐采用中心静脉置管的液体冲击疗法。此法要求持续补液直到血流动力学(例如 MAP、CVP、心率、尿量)得到改善。容量复苏制剂的选择上,2012 年 SSC(拯救脓毒症运动)国际指南推荐用晶体液复苏。由于使用 6% HES(130KD/0.42)于脓毒血症患者的容量治疗带来了比对照制剂林格液更高的死亡率和肾脏功能损伤,目前的国际指南已推荐不要将羟乙基淀粉作为严重脓毒血症或脓毒性休克患者容量复苏的制剂。

尽管指南提出的早期集束化治疗目标给临床救治带来了便利和达到一定治疗效果,但日益增加的批评认为指南提出的早期目标导向治疗(EGDT)的临床证据不充分,没有获得真正意义的循证医学证据支持,澳大利亚和新西兰危重病医师协会因此在 2008 年拒绝签署该项指南。随后在 2012 年指南升级时 SSC 应用新的循证医学证据对早期集束化目标导向治疗策略作了说明,指南编写委员会认为尽管围绕复苏目标上仍然存在争议,但 CVP 和中心静脉混合氧浓度检测因简单易行还是将其作为复苏定量目标,将早期目标导向治疗(EGDT)术语改为早期定量复苏(early quantitative resuscitation)。简而言之,休克的早期复苏治疗重要性是不言而喻,针对导致休克的具体病因,采取针对性的个体化治疗应该是遵循的基本原则。

2. 低血容量休克的早期复苏 本节内容所涉的低血容量休克患者,主要指因各种原因所致内出血(如宫外孕、外伤性肝脾破裂等)或严重复合性创伤所致低血容量休克。尽管这类患者早期容量复苏的目标基本等同于脓毒性休克的救治,但因创伤失血性休克的病理生理机制与脓毒性休克有区别,在容量复苏时对容量制剂的选择有所不同。由于此类患者遭受创伤后机体迅速出现以"凝血障碍、低温、酸中毒"为特征的三联症,故在早期容量复苏中注意的环节是容量复苏制剂的选择,量的选择和输入顺序的选择。不要过快输入冷晶体液尤其是乳酸钠林格液,其弊端是增加医源性乳酸,加重乳酸堆积,降低体温和稀释血液,加重凝血功能障碍,导致继发性出血。对这类患者在救治起初要立即申请血液制品包括新鲜冰冻血浆(FFP)和凝血因子。在等待血液

制品同时,可适量输入加温醋酸钠林格液或小量高渗盐制剂,配合血管活性药物,在有效循环血容量接近正常的基础上,实施"允许性低血压"(MAP≥70mmHg)以维持基本生命灌注。在出血有效控制后,即以晶体、胶体、FFP(以15ml/kg计算,一次性输入以补充凝血因子)和血液制品按一定比例及时加温输入。在复苏过程中,注意血气分析、凝血功能和Hb检查,使Hb维持在≥80g/L,动脉血乳酸值逐渐下降,凝血指标基本回复。

(二) 容量复苏制剂

液体复苏治疗时可以选择晶体溶液(如生理盐水和等张平衡盐溶液)和胶体溶液(如白蛋白和人工胶体液)。由于5%葡萄糖溶液很快分布到细胞内间隙,因此不推荐用于液体复苏治疗。

1. 晶体液　液体复苏治疗常用的晶体液为生理盐水和乳酸林格液。在一般情况下,输注晶体液后会进行血管内外再分布,约有25%存留在血管内;而其余75%则分布于血管外间隙。因此,低血容量休克时若以大量晶体液进行复苏,可以引起血浆蛋白的稀释以及胶体渗透压的下降,同时出现组织水肿。生理盐水的特点是等渗但含氯高,大量输注可引起高氯性代谢性酸中毒;乳酸林格液的电解质组成接近生理,含有少量的乳酸。一般情况下,其所含乳酸可在肝脏迅速代谢,大量输注乳酸林格液应该考虑到其对血乳酸水平的影响。

2. 高渗盐溶液　高渗盐溶液的钠含最为400~2400mmoL/L。近年来临床应用的高渗盐溶液包括高渗盐右旋糖酐注射液(HSD7.5% NaCl+6% dextran70)、高渗盐注射液(HS7.5%、5%或3.5%氯化钠)、11.2%乳酸钠等高渗溶液。休克复苏时高渗盐右旋糖酐注射液(HSD)或高渗氯化钠羟乙基淀粉注射液(HSH)的扩容效率优于HS和生理盐水,但对死亡率没有影响。目前认为HS抗休克的机制有:①扩充血容量,改善休克时的血液流变学。高渗作用促进细胞内和细胞间质的水进入血液循环,血浆容积迅速扩大,血黏度下降。红细胞及血小板聚集及白细胞贴壁减轻。静脉收缩,回心血量增加。②加强心脏功能,细胞内 Na^+ 明显增高,通过 Na^+-Ca^{2+} 交换机制使细胞内 Ca^{2+} 升高,心肌收缩力增强。③降低外周血管阻力,HS扩张小动脉及前毛细血管,明显降低重要器官血管阻力,增加组织灌流量,同时收缩骨骼肌血管,促进血液重分配;也可通过降低肺迷走神经反射,兴奋肺组织内渗透压感受器,改善心血管功能。④减轻组织水肿,增加

尿量,降低颅内压,改善脑、肺、肾等器官功能。⑤增加细胞免疫功能。

高渗盐溶液使用不当会引起不良反应,如高氯性酸中毒、低血钾症、影响血凝、血压升高增加继发性内出血的可能、神经脱髓鞘变等。临床一般应用7.5%氯化钠加6%右旋糖酐-70,剂量为4ml/(kg·d)或出血量的1/10静滴,一次用量不超过250ml。应用7.2%氯化钠加6% hetastarch 200/0.5,剂量为5ml/(kg·d),一次总量一般不超过250ml。在使用时注意血钠浓度不要超过155mEq/L,或不能超过原血钠值10mEq/(L·d)。

3. 胶体液　提高血浆胶体渗透压将组织间隙水分回吸入血管内,可迅速、有效、长时的维持有效血容量及心排血量,降低血管阻力,改善和恢复组织器官及微循环的灌注和氧转运。

(1) 人工胶体:目前有很多不同的胶体液可供选择,包括羟乙基淀粉、明胶多肽、右旋糖酐。临床上低血容量休克复苏治疗中应用的胶体液主要有羟乙基淀粉和琥珀酰明胶。羟乙基淀粉(HES)是人工合成的胶体溶液,不同类型制剂的主要成分是不同分子质量的支链淀粉。输注1L HES能够使循环容量增加700~1000ml。天然淀粉会被内源性的淀粉酶快速水解,而羟乙基化可以减缓这一过程,使其扩容效应能维持较长时间。HES在体内主要经肾清除,分子质量越小,取代级越低,其肾清除越快。有研究表明,HES平均分子质量越大,取代程度越高,在血管内的停留时间越长,扩容强度越高,但是其对肾功能及凝血系统的影响也就越大,在使用安全性方面应关注对患者的住院死亡率、肾功能和凝血功能的影响。目前临床应用的人工胶体还包括明胶和右旋糖酐,都可以达到容量复苏的目的。明胶多肽近年来在临床使用日益增多,其不仅具有一般胶体液的特性,还有容量效应好,能恢复血管内外间的液体平衡,改善组织灌注并促进利尿,对凝血系统影响小,不引起组织脱水及单核巨噬系统蓄积,且不受用量限制的特点。需要注意到是随着一些有关羟乙基淀粉动物实验和临床应用的研究论文被撤销,对羟乙基淀粉在休克患者临床应用的利弊有不同的看法,尤其是高分子量和高取代级制剂对患者死亡率、肾脏功能及凝血机制的影响还需临床医生警惕。2012年SSC严重脓毒血症和脓毒性休克治疗指南和2012欧洲危重病协会颁布的共同声明都对此作了清楚的说明。

(2) 血制品:包括全血、成分血、新鲜冰冻血浆(FFP)和白蛋白。

1）浓缩红细胞：为保证组织的氧供，血红蛋白降至70g/L时应考虑输血。对于有活动性出血的患者、老年人以及有心肌梗死风险者。血红蛋白保持在较高水平。无活动性出血的患者每输注1单位（200ml全血）的红细胞其血红蛋白升高约10g/L，血细胞比容升高约3%～4%。目前，临床一般制订的输血指征为血红蛋白≤70g/L。

2）血小板：血小板输注主要适用于血小板数量减少或功能异常伴有出血倾向的患者。血小板计数<50×10⁹/L，或确定血小板功能低下，可考虑输注。对大量输血后并发凝血异常的患者联合输注血小板和冷沉淀可显著改善止血效果。

3）新鲜冰冻血浆：输注新鲜冰冻血浆的目的是为了补充凝血因子的不足，新鲜冰冻血浆含有纤维蛋白原与其他凝血因子。FFP通常应15ml/kg～20ml/kg一次性集中输入以达治疗效果。多数失血性休克患者在抢救过程中纠正了酸中毒和低体温后，凝血功能仍难以得到纠正。因此，大量失血时输注红细胞的同时应注意使用新鲜冰冻血浆，以早期改善凝血功能。

4）冷沉淀：内含凝血因子Ⅴ、Ⅷ、Ⅻ、纤维蛋白原等，适用于特定凝血因子缺乏所引起的疾病、肝移植围手术期以及肝硬化食道静脉曲张等出血。对大量输血后并发凝血异常的患者及时输注冷沉淀可提高血循环中凝血因子及纤维蛋白原等凝血物质的含量，缩短凝血时间、纠正凝血异常。

5）白蛋白：白蛋白是一种天然的血浆蛋白质，在正常人体构成了血浆胶体渗透压的75%～80%，白蛋白的分子质量约66～69kD。目前，人血白蛋白制剂有4%、5%、10%、20%和25%。作为天然胶体，白蛋白构成正常血浆中维持容量与胶体渗透压的主要成分，可暂时增加血浆胶体渗透压，扩充血容量。一些临床对照研究证明对脓毒血症患者输入白蛋白不仅安全而且能减少28天住院死亡率，因而SSC2012指南将其列为对需持续输入晶体液复苏患者的胶体补充治疗。另一方面，白蛋白可降低肾功能，加重休克时肾损害的发生，在休克晚期白蛋白可透过通透性升高的毛细血管壁，促进间质性肺水肿发生的潜在危险因素。一项使用白蛋白进行休克容量复苏的前瞻、双盲、多中心、大样本（7000余例）的随机对照研究中证实，使用白蛋白进行容量复苏没有显示有更好的生存率，反而增加医疗费用和死亡率有增加趋势。因此，对白蛋白的临床应用还需根据休克的不同类型及对病情进展的分析，适时予以

用量调整，以策安全。

全血和成分血的输注主要用于大量失血时对红血球和凝血因子的补充，对防止因过多晶体液输入而致的继发性出血有积极作用。

三、强心药及血管活性药物的使用

如果充分的液体复苏仍不能恢复动脉血压和组织灌注，则应使用升压药物。即使低血容量状态尚未纠正，液体复苏的同时仍可暂时使用升压药以维持生命和器官灌注。针对严重脓毒血症引起的休克，目前国际指南推荐去甲肾上腺素首选升压药物（尽快通过中心静脉导管给药）。去甲肾上腺素对脓毒性休克升压反应不佳时，推荐首选肾上腺素作为替代或加用。多巴胺仅作为特定患者的去甲肾上腺素的替代药（不易出现快速心律失常或心动过缓患者），不推荐使用小剂量多巴胺[<2μg/（kg·min）]用于肾脏保护。不建议使用去氧肾上腺素治疗脓毒性休克，以下几种情况除外：①去甲肾上腺素引起严重心律失常；②心排血量较高但持续低血压；③正性肌力药物、血管升压药物和血压加压素联合应用仍难以达到MAP靶目标。

不推荐单独使用小剂量血管加压素治疗脓毒症诱导的低血压，不应常规使用大于0.03U/min～0.04U/min的血管加压素。去甲肾上腺素最小剂量可为0.01μg/（kg·min），必要时可用到0.5μg/（kg·min），亦有报道最大剂量达5μg/（kg·min）。临床治疗中应根据患者的反应和是否和多巴胺合用来灵活掌握和调整剂量。去甲肾上腺素效果不理想时，也可考虑予以血管加压素0.03U/min静脉泵注。

在出现心脏充盈压升高心排血量降低，提示出现心肌功能障碍时，应该静脉滴注多巴酚丁胺，其剂量范围为2～20μg/（kg·min）。若经容量复苏及血管活性药物治疗后患者仍呈低血压应考虑给予氢化可的松≤300mg/d。多巴酚丁胺有较强的正性肌力作用，同多巴胺合用可改善心肌的作功，提升血压。

临床判断血容量已基本补足，CVP、血压虽已维持在正常范围，但仍存在四肢冰冷、皮肤苍白、花斑、尿少、血内乳酸盐升高等外周阻力增高的症状，此时也是血管扩张药的应用指征。常用药物如酚妥拉明、硝普钠、硝酸甘油等可改善微循环及组织灌注；由于血管扩张，血管床容积相对增加，有效血容量减

少,因此最好应用输液泵输注血管扩张药并注意同时在适当补充血容量,加强监测。需要指出的是硝酸甘油剂量低于 $1.5\mu g/(kg\cdot min)$,主要扩张静脉,超过此水平,可引起动脉扩张。

四、糖皮质激素的应用

动物实验证明休克时糖皮质激素受体下调,给予激素对各类型休克都有良好的治疗作用,表现在:①促进并增强心肌收缩效应,增加有效循环血量;②大剂量有扩血管效应,利于改善微循环和降低肺血管阻力;③直接恢复和促进房室结传导效应;④增强中枢神经系统应激反应,提高机体反应力;⑤通过抑制纤维细胞活性,阻止中性粒细胞脱颗粒,降低毛细血管通透性,抑制氧自由基释放,增加细胞氧摄取和保护内皮细胞完整性,减轻休克全身性反应;⑥稳定溶酶体膜和线粒体膜,减少细胞损害。近来研究进一步认为激素进入细胞后,通过与胞浆受体结合入核,促进 I-κB 基因转录使细胞内 I-κB 增加,I-κB 与 NF-κB 结合从而抑制 NF-κB 的活性,使一系列与炎症因子有关的基因转录下调而达到抗炎作用。激素的不良反应为抑制免疫功能,降低机体的防御屏障功能,导致感染加重或继发感染,产生或加重应激性溃疡等。对于经足够的液体复苏仍需升压药来维持血压的感染性休克患者,推荐静脉使用糖皮质激素,氢化可的松 200mg/d。无休克的全身性感染患者,不推荐应用糖皮质激素。但对于长期服用激素或有内分泌疾病者,可继续应用维持量或给予冲击量。对心肌梗塞所致的心源性休克患者,皮质激素可能会影响心肌的愈合过程,应当慎用。

五、纠正酸血症

代谢性酸中毒的处理应着眼于病因处理、容量复苏等干预治疗,在组织灌注恢复过程中酸中毒状态可逐步纠正,过度的血液碱化使氧解离曲线左移,不利于组织供氧。因此,在低血容量休克的治疗中,碳酸氢盐的治疗只用于紧急情况或 pH < 7.15,以减轻酸中毒对机体的危害,常用的碱性药物为 5% 的碳酸氢钠溶液,具体用法参见本书有关章节。

六、重要器官支持治疗

主要目标是通过改善组织灌流预防器官的衰竭。对伴有 ALI 和(或)ARDS 患者的机械通气,应避免高潮气量和高气道平台压,早期应采用较低的潮气量(如在理想体重下 6ml/kg),使吸气末平台压不超过 30cmH$_2$O。采用小潮气量通气和限制气道平台压力,允许动脉血二氧化碳分压($PaCO_2$)高于正常,即达到允许性高碳酸血症。采用能防止呼气末肺泡塌陷的最低呼气末正压,应用高吸氧浓度或高气道平台压通气的 ARDS 患者,若体位改变无明显禁忌证,可采用俯卧位通气。对休克患者要注意保持水电解质平衡,使尿量 > 50ml/h。患者往往存在不同程度的凝血机制障碍如 PT、APTT 延长,血小板减少等,要密切监测凝血功能指标,及时分析病情予以调整。DIC 常是终末症状,在治疗上存在争议,多数人不主张使用肝素治疗而建议使用新鲜冰冻血浆和血小板以补充凝血因子及血小板,更重要的是尽快控制感染。

对重要脏器功能维护过程中。要进行代谢支持以保持正氮平衡。针对高分解代谢的特点,要提高蛋白质及氨基酸的摄入量,限制糖的摄入,使热:氮比值维持在100:1左右,并提高支链氨基酸比例。

七、代谢性治疗药物的应用

1. ATP-MgCl$_2$ 治疗休克的作用包括:①为细胞提供能量,同时作催化剂,启动已损伤的线粒体功能,促进高能化合物的合成;②稳定生物膜结构,改善其功能;③扩张外周血管,降低血管阻力,增加微循环毛细血管数,减轻组织水肿;④增强免疫功能;⑤改善心肌功能,增加 CO 及 SV,舒张冠脉,减少氧耗。临床上已将其用于多种休克,均取得较好的疗效。但应注意其有较强的扩血管作用及减慢心率,故给药速度以不引起明显低血压为宜,同时应配合扩容治疗。

2. 胰岛素-葡萄糖-氯化钾极化液(GIK) 休克时机体处于能量供应不足状态,儿茶酚胺及胰高血糖素分泌亢进,葡萄糖的利用率下降。GIK 可促进糖原合成和葡萄糖的氧化利用,增加 ATP 含量,改善能量代谢。

3. 双丁酰环磷酰胺(DB-cAMP) DB-cAMP 作

用与 cAMP 相同,但脂溶性强,因此其作用较外源性 cAMP 强而持久。DB-cAMP 可以抑制磷酸二酯酶活性,增加心肌细胞内 Ca^{2+} 水平,增加心肌收缩力;扩张血管及利尿;解除休克时儿茶酚胺对胰岛素分泌的抑制作用,增强线粒体呼吸功能;降低血栓素水平等。一般抗休克时以 40mg 溶于 250ml 葡萄糖液中静滴,每日一次,随病情适当增减。

4. 1、6-二磷酸果糖(FDP) FDP 主要作用于细胞膜,增加细胞内高能磷酸化物的含量,调节缺血缺氧心肌细胞的能量代谢;促使细胞的 K^+ 内流,具有钙拮抗作用,恢复细胞内的极化状态,减轻细胞膜损伤;降低血黏度,拮抗氧自由基,改善外周循环,增强心肌收缩力等。FDP 可改善血流动力学,延长休克患者存活时间;但其临床疗效尚有分歧,有待进一步观察。

八、其他的一些抗休克药物

1. 细胞因子拮抗剂 细胞因子如 TNF、PAF、IL-6 和 IL-8 等在休克的病理生理中有重要意义。对抗这些细胞因子主要采取两种方法:一是抑制或减少细胞因子的合成与释放,一是削弱或阻断细胞因子的作用。一些能提高细胞内 cAMP 浓度的药物(如磷酸二酯酶抑制剂)可明显较少 TNF 的合成释放,地塞米松通过抑制 TNF 基因的转录、mRNA 表达而阻止 TNF 的合成。目前已有抗细胞因子抗体或细胞因子受体抗体出现,如抗 TNF 抗体(CDP571)等,动物实验证明该类药物在各型休克均取得一定疗效,但结果仍不令人满意,有待进一步深入。

2. 内毒素拮抗剂 细菌内毒素或脂多糖(LPS)在脓毒性休克中是重要的诱发因子-扳机(trigger),因此迫切需要寻找针对脓毒性休克的内毒素拮抗剂。

(1) 抗内毒素抗体:目前已有两种应用前景的抗内毒素单克隆抗体 E_5 和 HA-1A。E_5 是直接针对脂多糖类脂 A 的鼠 IgM 抗体,它可与革兰阴性菌的脂多糖结合,降低患者的死亡率。HA-1A 是内毒素核心糖脂的人单克隆抗体,可提高动物内毒素血症及脓毒性休克患者的生存率。

(2) 杀菌性通透性增强蛋白(BPI):BPI 是小分子量蛋白质,对细菌内毒素脂多糖具有高度亲和力,因而可抑制中性粒细胞活性,中和内毒素的毒力,阻断内毒素的多种作用。另外 BPI 与 G^- 细菌外膜也可特异性结合,使细菌停止生长而最终导致细菌溶解死亡。但临床应用价值尚待研究。

(3) 某些抗生素:如多粘菌素 B、褐霉素对失血性休克的细菌及内毒素肠原性移位有抑制作用,降低内毒素休克血中的内毒素水平,同时也能降低血浆中 TNF_α、IL-1、IL-6 水平,延长存活时间。

3. 抗自由基药物 如黄嘌呤氧化酶抑制剂(如别嘌呤醇)、环氧合酶抑制剂(布洛芬)、铁离子螯合剂(去铁胺)可减少氧自由基生成;SOD、过氧化氢酶、维生素 E 等清除自由基的药物及减轻氧自由基、脂质过氧化损伤的药物辅酶 Q 等,动物实验有一定效果,但作用较弱,预防作用比治疗作用疗效好,临床应用前景尚待证实。

美蓝是一种鸟苷酸环化酶的强力抑制剂,抑制该酶而达到抑制 NO 的作用,人体及动物实验均证实对脓毒性休克给予适当剂量后短时间内(2h)可提高动脉压、肺动脉压、增强外周及肺血管阻力,但对心肌收缩功能以及组织供氧、氧耗影响不明显。使用氨基胍、S-甲基异硫脲选择性、特异性抑制 iNOS 可能对休克有益。

(景亮 刘宿 刘怀琼)

参 考 文 献

1. 金惠铭主编. 微循环与休克. 第 1 版. 上海:上海医科大学出版社,1993,1～109.

2. 王迪润主编. 病理生理学. 第 1 版. 北京:人民卫生出版社,1994,301～355.

3. Redl H and Schlag G (eds):Cytokine in Severe Sepsis and Septic Shock. Switzerland,Birkhäuser Verlag,1999,1～332.

4. Shoemaker WC,Appel PL,Kram HB. Role of oxygen debt in the development of organ failure sepsis,and death in high-risk surgical patients. Chest. 1992,102(1):208-215.

5. 招伟贤,肖广钧. 休克治疗中氧代谢监测与调控. 中华麻醉学杂志,2000,20(6):382-384.

6. 第七届全国血栓与止血学术会议制定的几项诊断参考标准. 中华血液学杂志,2000,21(3):165-168.

7. 景亮. 严重创伤患者宜施行损伤控制性复苏. 国际麻醉学与复苏杂志. 2011,32(5):513-516.

8. American College of Surgeons. Committee on Trauma. Advanced Trauma Life Support for Doctors. 7th ed. Chicago,IL,2004.

9. Midwinter MJ,Woolley T. Resuscitation and coagulation in the severely injured trauma patient. Phil. Trans. R. Soc. B,2011,366(1562):192-203.

10. Theusinger OM,Spahn DR,Ganter MT. Transfusion in trauma:why and how should we change our current practice?

Curr Opin Anaesthesiology,2009,22(2):305-312.

11. Martini WZ,Cortez DS,Dubick MA,et al. Thromboelastography is better than PT,aPTT and activated cotting time in detecting clinically relevant clotting abnormalities after hypothermia,hemorrhagic shock and resuscitation in pigs. J Trauma Injury,Infect. Crit. Care,2008,65(3):535-543.

12. 邱海波,周韶霞.多脏器功能障碍综合征现代治疗. P231-232. 2001,第1版,人民军医出版社.

13. Leone M,Blasco V and Martin C. Use of Mixed Venous Oxygen Saturation in ICU Patients. Yearbook of Intensive Care and Emergency Medicine,2008,Volume 2008,Section XVI,641-653.

14. R. Phillip Dellinger,MD；Jean M. Carlet,MD；Henry Masur,MD；Herwig Gerlach,MD,PhD；Thierry Calandra,MD；Jonathan Cohen,MD；Juan Gea-Banacloche,MD,PhD；Didier Keh,MD；John C. Marshall,MD；Margaret M. Parker,MD；Graham Ramsay,MD；Janice L. Zimmerman,MD；Jean-Louis Vincent,MD,PhD；Mitchell M. Levy,MD；for the Surviving Sepsis Campaign Management Guidelines Committee. Surviving Sepsis Campaign guidelines for management of severe sepsis and septic shock. Crit Care Med. 2004,32(3):858-873.

15. R. Phillip Dellinger,Mitchell M. Levy,Jean M. Carlet,Julian Bion,Margaret M. Parker,Roman Jaeschke,Konrad Reinhart,Derek C. Angus,Christian Brun-Buisson,Richard Beale,Thierry Calandra,Jean-Francois Dhainaut,Herwig Gerlach,Maurene Harvey,John J. Marini,John Marshall,Marco Ranieri,Graham Ramsay,Jonathan Sevransky,B. Taylor Thompson,Sean Townsend,Jeffrey S. Vender,Janice L. Zimmerman,and Jean-Louis Vincent. Surviving Sepsis Campaign:International guidelines for management of severe sepsis and septic shock:2008. Intensive Care Med. 2008 January;34(1):17-60.

16. Raghavan M.,et al. Management of sepsis during the early "golden hours". Journal of emergency medicine,2006,31(2):185-199.

17. Perel A. Bench-to-bedside review:the initial hemodynamic resuscitation of the septic patient according to Surviving Sepsis Campaign guidelines-does one size fit all? Crit Care. 2008;12(5):223.

18. Barochia AV,Cui X,Vitberg D,Suffredini AF,O'Grady NP,Banks SM,Minneci P,Kern SJ,Danner RL,Natanson C,Eichacker PQ. Bundled care for septic shock:an analysis of clinical trials. Crit Care Med. 2010,38(2):668-678.

19. Singer M. The Surviving Sepsis guidelines:evidence-based. or evidence-biased? Crit Care Resusc. 2006,8(3):244-245.

20. Marik PE. Surviving sepsis guidelines and scientific evidence? J Intensive Care Med. 2011,26(3):201-202.

21. Marik PE. Surviving sepsis:going beyond the guidelines. Ann Intensive Care. 2011,1(1):17.

22. Hicks P,Cooper DJ,Webb S,Myburgh J,Seppelt I,Peake S,Joyce C,Stephens D,Turner A,French C,Hart G,Jenkins I,Burrell A. The Surviving Sepsis Campaign:International guidelines for management of severe sepsis and septic shock:2008. An assessment by the Australian and New Zealand intensive care society. Anaesth Intensive Care. 2008 Mar;36(2):149-151.

23. O'Shaughnessy DF,Atterbury C,Bolton Maggs P,Murphy M,Thomas D,Yates S,Williamson LM；British Committee for Standards in Haematology,Blood Transfusion Task Force. Guidelines for the use of fresh-frozen plasma,cryoprecipitate and cryosupernatant. Br J Haematol. ,2004；126(1):11-28.

24. Finfer S,Bellomo R,Boyce N,French J,Myburgh J,Norton R；SAFE Study Investigators. A comparision of albumin and saline for fluid resercitation in the ICU. N Eng J Med. ,2004,350:2247-2256.

25. Richard J. Beale,MBBS；Steven M. Hollenberg,MD,FCCM；Jean-Louis Vincent,MD,PhD,FCCM. Vasopressor and inotropic support in septic shock:an evidence-based review. Crit Care Med. 2004,32(11 Suppl):S455-465.

第100章 术后脑功能障碍

第1节 概　述

术后脑功能障碍(postoperative cerebral disorder)是指患者在手术后新发生的急性大脑功能障碍。Roach 等的研究将其分为两大类:Ⅰ类包括因脑卒中或缺氧性脑病而导致的死亡、非致命性脑卒中、短暂脑缺血发作(TIA)、出院时木僵或昏迷;Ⅱ类包括新发智力功能恶化、意识错乱、躁动、定向力障碍、记忆力下降、没有局部脑损害证据的惊厥。临床上常将其分为三类:脑卒中(stroke)、谵妄(delirium)和认知功能障碍(cognitive dysfunction)。

脑卒中(stroke)是一种突然起病的脑血液循环障碍性疾病,是指脑血管疾病的患者,因各种诱发因素引起脑内动脉狭窄、闭塞或破裂,而造成的急性脑血液循环障碍。临床上表现为一过性或永久性脑功能障碍的症状和体征。脑卒中通常分为缺血性脑卒中和出血性脑卒中,主要表现为新出现并持续存在的局灶性感觉运动功能缺失,可仅由临床确认,也可通过磁共振成像(MRI)、计算机断层扫描(CT)或其他脑部成像技术等手段确诊。

谵妄被描述为一过性的认知功能损害、意识水平下降、睡眠模式明显改变和注意力异常,可通过患者的临床表现诊断。认知功能障碍主要表现为记忆力(memory)、集中力(concentration)等智力功能的恶化,其特征是诊断需行神经心理学测验(neuropsychological testing)。

人们对术后脑卒中的关注始于 20 世纪 50 年代,主要是因为心脏手术和大血管手术的发展使这一问题变得突出。后来的研究也发现非心脏、非血管手术患者同样存在术后脑卒中的问题。对于术后谵妄的研究也始于 20 世纪 50 年代,人们发现心脏手术后许多患者出现了精神症状。因此,麻醉药是否会对智力功能造成影响成为人们关注的问题。1955 年 Bedford 首先报告了老年患者在全麻手术后出现痴呆的病例,并认为术后出现轻度痴呆并非罕见。1967 年 Blundell 对 86 例老年患者进行逐日心理测试,发现患者在手术后即刻和长期的计算、记忆能力均明显下降,综合思维能力下降尤为明显,并持续数周。此后术后认知功能障碍的问题逐渐引起人们重视。本章主要讨论术后谵妄(postoperative delirium,POD)和术后认知功能障碍(postoperative cognitive dysfunction,POCD)。

第2节 术后谵妄

一、术后谵妄的定义

谵妄的定义随着人们对于谵妄认识的深入而不断变化。目前公认的标准定义出自美国精神病学会的《精神疾病的诊断与统计手册》第四版(diagnostic and statistical manual of mental disorders,4th edition text revision,DSM-Ⅳ-TR)和世界卫生组织的《国际疾病与相关健康问题统计分类》第十版(International Statistical Classification of Diseases and Related Health Problems,10th revision,ICD-10)。

根据 DSM-IV-TR 定义,谵妄具有以下特征:①意识水平紊乱(如对环境觉知的清晰度下降)伴有注意力难以集中、持续或转移;②认知功能改变或发生知觉紊乱(如记忆力下降、定向力障碍、语言不流利),并且不能用先前存在的或进展的痴呆解释;③以上紊乱通常在短时间(数小时到数日)内发生,且病情在一日之内有波动;④病史、体检或实验室检查提示上述紊乱是机体情况改变引起的直接生理结果所致。

ICD-10 的谵妄定义较复杂,包括:①意识紊乱(从意识模糊到昏迷)和注意力损害(注意力集中、维持及转移能力降低);②认知功能全面恶化(知觉失真,错觉和幻觉,抽象思维和理解力损害,即时记忆和近期记忆障碍而远期记忆相对完好,对时间、地点、人物的定向力障碍);③精神运动障碍(活动过少或过多及无预兆的相互转换,反应时间延长,语速增快或变慢,惊吓反应增强);④睡眠-觉醒周期紊乱(失眠或完全无眠或睡眠-觉醒周期颠倒,白天嗜睡,夜间症状加重,多梦或噩梦,觉醒后可出现幻觉);⑤情感障碍(如抑郁,焦虑或恐惧,易怒,欣快,淡漠或迷惑);⑥症状常突然发作,一日内病情有波动,总持续时间不超过 6 个月。上述临床表现具有明显的特征性,即使基础疾病不明确仍可做出谵妄的诊断。如果诊断有疑问,除机体或脑部疾病病史外,可能还需要脑功能异常的证据(如脑电图异常,通常表现为背景波频率减慢)。

术后谵妄是指患者在经历外科手术后出现的谵妄,其最主要特点是意识水平紊乱和认知功能障碍,病情起伏大而病程相对较短。

二、术后谵妄的流行病学

有关术后谵妄发生率的报导变异很大,可能与目标人群的差异、谵妄检测方法的差异以及医疗处理的差异有关。1995 年的回顾分析显示,术后谵妄的发生率为 36.8%(范围 0%~73.5%)。2006 年的荟萃分析入选了 25 项研究,术后谵妄发生率为 5.1%~52.2%。

谵妄的发生率与手术类型有关,通常小手术和日间手术后谵妄的发生率较低。一项为期一年的随访研究发现,老年患者白内障手术后谵妄的发生率仅为 4.4%。接受大手术的外科患者中以髋部骨折患者(16%~43.9%)和主动脉手术患者(46%~52.2%)术后谵妄发生率较高。Bruce 等的荟萃分析显示,髋部骨折患者术后谵妄发生率(4%~

53.3%)明显高于接受择期矫形外科手术的患者(3.6%~28.3%)。心血管手术后谵妄的发生率为 3%~52%。研究发现,长时间体外循环增加术后谵妄的发生,但体外循环与谵妄的关系仍有争议。目前,关于神经外科术后谵妄的研究资料较少。Oh 等在一项回顾性研究中报道了神经外科术后谵妄的发生率约为 21.4%。Gao 等报告脊髓手术后的谵妄发生率约为 3.3%。

术后谵妄的发生具有明显的时间特点,即主要发生在术后早期,特别是术后前三日。谵妄的发生严重影响患者的术后恢复,包括 ICU 内停留时间延长、住院时间延长、围手术期并发症发生率、死亡率增加以及存活者远期生活质量降低等。

三、术后谵妄的病因学

术后谵妄是多种因素共同作用的结果,可分为易感因素(表 100-1)和促发因素(表 100-2),谵妄的

表 100-1　术后谵妄的易感因素

高龄(65 岁或以上)	严重疾病
认知功能储备减少	多种并存疾病
痴呆,抑郁	脑卒中史
认知功能损害	代谢紊乱
生理功能储备减少	创伤或骨折
自主活动受限	终末期疾病
活动耐量降低	合并 HIV 感染
视觉或听觉损害	药物应用
经口摄入减少	有精神作用的药物
脱水	应用多种药物
营养不良	酗酒
并存疾病	ApoE4 基因型

表 100-2　术后谵妄的促发因素

药物	疼痛刺激
镇静催眠药	精神紧张
抗胆碱能药物	并发疾病
多种药物治疗	感染
酒精或药物戒断	医源性并发症
手术	严重急性疾病
心血管手术	代谢紊乱
矫形外科手术	发热或低体温
长时间体外循环	休克
非心脏手术	低氧血症
各种诊断性操作	贫血
收住 ICU	脱水
环境改变	低蛋白血症
身体束缚	营养不良
导尿管和引流管	脑卒中

发生是易感人群在促发因素诱导下出现的结果。了解这些因素有助于识别术后谵妄的高危人群,以便采取相应的预防措施。

(一) 易感因素

常见的易感因素如下:

1. 高龄 大多数研究证实,高龄是谵妄易感因素。Pandharipande 等研究显示,65 岁以上患者谵妄发生率明显增加;平均年龄每增加 1 岁,谵妄风险增加 2%。老年人大脑代谢功能、神经递质的分布和传递都与年轻人有很大的不同,容易受到影响,另外老年人的认知水平本身即有所下降,而且多患有脑血管疾病(如动脉粥样硬化和颈动脉狭窄等),因此术后容易发生神经系统的功能损害。

2. 认知功能储备减少 术前存在认知功能改变(如痴呆、认知功能损害、抑郁等)的患者易于发生术后谵妄。Lee 等对 425 例老年髋部骨折患者的观察发现,痴呆患者术后谵妄发生率明显高于非痴呆患者 Freter 等研究显示,术前存在认知功能损害是术后发生谵妄最重要的预测因素(OR 8.26,95% CI 2.44~27.99)。此外,术前记忆力下降、轻度认知功能减退和抑郁情绪等都与手术后谵妄的发生有关。术前对认知功能状况进行筛查有助于发现术后谵妄的高危患者。

3. 生理储备功能降低 术前存在自主活动受限、活动耐量降低或存在视觉、听觉损害的老年患者,术后更容易发生谵妄。

4. 摄入不足 良好的营养状态有助于维持正常的脑功能,严重营养不良可导致意识混乱。维生素缺乏在谵妄的发病机制中可能发挥作用。脱水也被发现与谵妄的发生有关。

5. 并存疾病 病情严重往往意味着多个器官系统受累或存在代谢紊乱(如酸碱失衡、电解质紊乱、高血糖等),均可导致术后谵妄风险增加。创伤和骨折患者术前即遭受强烈的应激刺激,其术后谵妄的发生率要明显高于择期手术者,而且很多患者的谵妄是从术前开始的。HIV 感染者是谵妄的高发人群,但其术后谵妄的发生情况未见报道。在疾病终末期,高达 85% 的患者出现谵妄症状。

6. 药物 术前应用影响精神活动的药物以及酗酒、吸烟等均可增加术后谵妄风险。研究发现,术前使用药物品种过多,预示发生术后谵妄的风险增加,可能与多种并存疾病的作用有关。

7. 遗传因素 研究证实,ApoE4 等位基因与老年痴呆的发生有关。最近有研究发现,ApoE4 等位基因也可使术后谵妄的发生率增加。提示遗传因素在谵妄的发生机制中可能发挥作用。

(二) 促发因素

常见的易感因素如下:

1. 药物 在围手术期常用药物中,苯二氮䓬类药物(如劳拉西泮、地西泮、咪达唑仑等)会导致谵妄发生风险增加。抗胆碱能药物(如格隆溴铵、阿托品、东莨菪碱、戊乙奎醚等)主要用于减少唾液腺分泌、治疗心动过缓以及增强围手术期遗忘等。但其副作用是可引起谵妄和认知功能损害,老年患者尤其敏感,可能与其通过血脑屏障阻断中枢 M 受体有关。常用抗胆碱能药物的血脑屏障通过率:格隆溴铵<阿托品<东莨菪碱<戊乙奎醚。围手术期使用抗胆碱能药物时应尽可能选择透过血脑屏障少的药物,如格隆溴铵和阿托品。目前尚未发现不同麻醉方法(全身麻醉与区域阻滞相比)对术后谵妄发生率的影响。

2. 手术种类 谵妄在心血管手术和矫形外科手术后较为多见,非心脏大手术和高危手术后也较多见,而小手术后发生率较低。体外循环是影响谵妄发生的重要因素,长时间体外循环可增加术后谵妄的发生,而非体外循环冠脉搭桥术可减少神经并发症和术后谵妄。对于必须在体外循环下手术的患者,在体外循环期间维持常温和较高的灌注压(80~90mmHg)有助于降低术后谵妄的发生率。

3. ICU 环境 ICU 是谵妄的高发病区,除了 ICU 患者多为高龄、高危患者外,与 ICU 的特殊环境可能也有关。对于术后患者,ICU 是一个陌生而封闭的环境;随着麻醉作用的消失,伤口疼痛逐渐加重,导尿管、引流管和身体束缚等所引起的不适感更为难忍;加之对病情的担心等,使患者处在高度紧张和焦虑之中,易于出现谵妄。术后疼痛与谵妄的关系密切,剧烈的疼痛会导致谵妄,而有效的镇痛明显减少谵妄的发生。

4. 术后并发症 术后并发症会增加谵妄发生的风险,并发症的数量越多发生谵妄的风险越大。研究表明,谵妄的发生可使并发症的发生率增加和预后恶化,在时间上并发症与谵妄均多见于术后早期。通常认为,发生在谵妄之前或同时发生的并发症为促发因素;但实际上很多在谵妄之后明确诊断的并发症在数日前就已产生不良影响,因此也具有促发因素的作用。并发症与谵妄的因果关系也从一些干预性研究得到了证明,如术前通过纠正营养不良可减少老年髋部骨折患者谵妄的发生。

（三）术后谵妄的风险预测

根据术前详细的病史、体格检查（包括对认知功能、精神状态、躯体功能等的检查）和实验室检查结果，可对患者术后谵妄的风险进行预估。Marcantonio 等通过对非心脏手术患者的研究筛选出了 7 项危险因素，Rudolph 等对心脏手术患者的研究筛选出了 4 项危险因素。表100-3 为两种术后谵妄风险预测方法。危险因素的作用是可叠加的，存在多个危险因素可导致谵妄的发生风险明显增加。

表 100-3　术后谵妄风险预测

危险因素	计分标准	计分	总分	预计谵妄发生率（%）
非心脏手术				
认知损害	TICS 评分<30	1	0	1~2
年龄	>70 岁	1	1~2	8~19
躯体功能	SAS 分级Ⅳ级	1	≥3	45~55
酗酒		1		
电解质或血糖异常	Na$^+$<130 或>150mmol/L；K$^+$<3.0 或>6.0mmol/L；血糖<3.3 或>16.7mmol/L	1		
主动脉瘤手术	是/否	2		
胸外手术	是/否	1		
心脏手术				
认知损害	MMSE 评分<24	2	0	18~19
	MMSE 评分24~27	1	1	43~47
低蛋白血症	<3.5g/dl	1	2	60~63
抑郁	GDS 评分>6	1	≥3	86~87
既往脑卒中或 TIA 史	是/否	1		

TICS:电话认知状态评估(改良的 MMSE,可经电话交流进行,总分 0~41 分);MMSE:简化心智状态检查;SAS:特异活动分级。SAS 分级 Ⅳ 级的患者不能以 4km/h 速度步行一个街区,整理床铺或自己穿衣时需要中间停顿;GDS=老年抑郁量表;TIA=短暂脑缺血发作

四、术后谵妄的发病机制

普遍认为，术后谵妄是多种因素导致的脑功能损害。神经心理和神经影像学检查提示，谵妄患者有弥漫性高级皮层功能异常，包括额叶前皮层、皮层下结构、丘脑、基底神经节、额叶和颞顶叶皮层等，尤其是在非优势侧大脑。脑电图检查的特征性表现包括后部优势节律减慢、弥漫性 θ 或 δ 慢波活动、无规律的背景波以及对睁眼、闭眼的反应性消失。但谵妄的发病机制仍有待阐明，胆碱能学说、应激反应学说和炎性反应学说是目前研究较多的可能机制。

（一）胆碱能学说

认为胆碱能系统功能减退可能是术后谵妄和认知功能障碍的最终共同通路。乙酰胆碱（acetylcho-line）是脑内广泛分布的调节型神经递质，其中从前脑基底部发出支配全部大脑皮质和旧皮质（特别是海马）的胆碱能纤维，是维持皮质功能状态的主要传入通道，控制着很多与各个皮质区域有关的脑功能（如感觉、学习、认知、感情、判断等）；从脑干发出支配丘脑的胆碱能纤维与唤醒、注意力等过程有关。中枢胆碱能系统的功能随着老龄化而逐渐减退，同时与学习、记忆有关的各种功能逐渐减退。此外，胆碱能系统很容易受到外界因素的影响，如脑卒中、颅脑损伤、多种药物及应激刺激等均会导致胆碱能系统功能损害；胆碱能系统功能减退又会引起其他神经递质系统的紊乱，从而导致谵妄发生。研究发现，使用抗胆碱能药物是引起谵妄的一个独立危险因素；而胆碱酯酶抑制剂可以改善抗胆碱能药物引起的谵妄症状。

（二）应激反应学说

大量临床研究发现，术后谵妄在大手术后发生率高，而小手术后发生率低。提示机体应激反应可

能在谵妄的发生中发挥作用。糖皮质激素是重要的应激反应指标,其分泌与应激反应的强度成正比。应激和血液中糖皮质激素水平对认知功能有影响,这是由于与认知功能有密切关系的额叶皮质特别是海马中存在糖皮质激素受体。糖皮质激素对认知功能的影响呈倒 U 形量效曲线:激素水平过低或过高均导致记忆功能的损害,而适当的激素水平可增强记忆功能。正常情况下,位于海马的糖皮质激素受体兴奋后可反馈性地抑制肾上腺皮质进一步释放糖皮质激素。随着年龄的增加,海马的糖皮质激素受体逐渐减少,可导致其负反馈作用机制减弱。研究表明,老年人在手术应激后容易出现糖皮质激素的过度分泌,这可能是老年患者在大手术后易发生认知功能障碍的原因。最近有研究发现,老年患者在心脏和非心脏大手术后血清皮质醇水平升高是谵妄发生的独立危险因素。动物研究也证实,应激产生的皮质醇过度分泌会损害认知功能,而给予糖皮质激素受体拮抗剂(如米非司酮)可以改善应激后的学习和记忆能力。

(三)炎性反应学说

炎性反应与认知功能损害之间的关系是目前研究的热点之一。炎性反应是机体遭受手术创伤后的必然反应,但炎性反应引发认知功能损害的证据主要来自动物实验。研究显示,产生于外周的促炎症介质(如 IL-1β、TNF-α、IL-6 等)会通过各种途径影响到大脑,包括经迷走传入神经的神经通路、直接透过血脑屏障或经脑室周围区域进入(这些区域血脑屏障不完整)。这些细胞因子通过诱导大脑的小神经胶质细胞产生炎性介质而引起神经炎性反应。与年轻个体相比,老年个体在外周免疫系统激活后会产生更严重的中枢炎性反应,可能为老年患者更容易发生术后谵妄的原因。小神经胶质细胞所产生的促炎介质可引发神经炎性反应的恶性循环,最终导致神经元退行性改变和认知功能损害。一项研究发现老年患者外周血促炎细胞因子(IL-6、IL-8)水平升高与谵妄的发生相关。另一项对尸检病例进行对照研究发现,谵妄患者神经炎性反应的程度有明显加重,表现为脑部小神经胶质细胞激活、星形胶质细胞激活和 IL-6 含量升高。

五、术后谵妄的临床表现

术后谵妄病人可有多种临床表现,包括以下方面:

1. 意识水平紊乱　表现为对周围环境认识的清晰度下降(尤其是缺乏外界环境刺激时)或者出现不同程度的木僵或昏迷。意识受损的程度呈明显波动性,例如患者可能在一段时间情感淡漠、反应迟钝、嗜睡,短时间后又可能变得不安宁、焦虑或易激惹,之后又恢复正常。一日之内病情多变,一般常在夜间加重。

2. 注意力障碍　表现为注意力不能集中,维持或转移障碍,例如,患者不能长时间继续同一话题,无法将注意力转移到某一足以引起其注意的事件上或对指令的反应速度减慢。可以用一些简单的方法进行测试,如累加试验(每次加 7)、倒叙语句或倒数数字。如果患者无法完成以上测试则可诊断注意力障碍。但是这些测试方法会受到患者年龄和教育程度的影响。

3. 认知功能损害　主要有定向力障碍、记忆力(尤其是短时记忆力)损害、语言能力障碍等。定向力障碍常表现为时间、地点定向力障碍,严重者出现人物定向力障碍;记忆力损害表现为患者无法回忆刚刚发生的谈话内容,或回忆内容与实际不相符;语言能力障碍表现为患者无法准确用语言表达自己的想法,出现妄语、失语、失写等。

4. 感知障碍　主要表现为对物体大小、形状、位置、运动感知异常,可出现错觉或幻觉,并可导致行为异常。

5. 思维无序　表现为谈话主题不固定或漫无边际,语速忽慢忽快,不能清晰理解语义,判断力下降,思维不清晰,逻辑混乱。

6. 神经运动异常　根据谵妄类型有不同表现。高活动型表现为警觉、激动,可出现乱抓、拔出气管导管或输液器以及攻击医务人员的行为;低活动型表现为嗜睡,运动活动明显减少;混合型患者则可交替出现高活动型和低活动型症状。

7. 睡眠-觉醒周期紊乱　表现为不同程度的睡眠障碍,从轻度的睡眠缺失到严重嗜睡,部分患者表现为昼睡夜醒(夜间睡眠缺失白天嗜睡)。夜间多梦也是表现之一。

8. 情绪失控　表现为间断出现恐惧、妄想、焦虑、抑郁、躁动、淡漠、愤怒、欣快等,且症状不稳定有波动。

谵妄的临床表现有两个明显的特征,即起病急和病程波动。起病急是指症状常在数小时或数日内突然发生;病情波动是指症状常在 24 小时内出现、消失或加重、减轻,有明显的波动性,并有中间清醒期。

据谵妄的临床表现来诊断,但对低活动型谵妄的诊断比较困难,有报导谵妄的漏诊率可高达66%。DSM-IV-TR 和 ICD-10 制定的谵妄诊断标准适合精神专业人员应用,对于非精神专业人员并不容易掌握;此外,应用该标准来评估比较耗时,不适合大规模使用。为此,许多研究者制定了一些简便易行、适合非精神专业人员使用的谵妄诊断工具(表100-4)。以下是几种目前国际上公认的常用谵妄诊断方法。

六、术后谵妄的诊断

谵妄根据其精神运动性可分为三类:低活动型、高活动型和混合型。大部分谵妄为"低活动型"或"混合型",仅有约1%为单纯"高活动型"。一般根

表100-4 谵妄诊断工具

英 文 名 称	中 文 译 名	说 明
Confusion Assessment Method(CAM)	意识错乱评估法	可由非精神专业的医师、护士快速实施,有多种语言版本。但不适合 ICU 气管插管患者。敏感性86%,特异性93%
Confusion Assessment Method for the ICU(CAM-ICU)	ICU 患者意识错乱评估法	原则同 CAM,适合 ICU 气管插管患者。敏感性81%,特异性96%
Delirium Rating Scale(DRS)	谵妄等级评定量表	由接受过精神专业训练的医师实施,有10项等级评定标准。但不能区分高活动型和低活动型谵妄。敏感性95%,特异性79%(以总分>10为诊断标准)
Delirium Rating Scale-Revised(DRS-R-98)	谵妄等级评定量表-修正版	由接受过精神专业训练的医师实施;有16项评定标准,包括13项严重程度评定标准和3项诊断评估标准。适合症状广泛的谵妄诊断和严重程度评估。敏感性93%,特异性89%(以总分>20为诊断标准)
Intensive Care Delirium Screening Checklist(ICDSC)	重症监护谵妄筛选表	用于 ICU 患者的谵妄筛查。敏感性99%,特异性62%
Memorial Delirium Assessment Scale(MDAS)	记忆谵妄评估量表	包括10项内容,其中3项评估认知功能。但未包括一些谵妄的重要特征,因此用于筛选谵妄时有可能漏诊。谵妄诊断已经明确时可用于评估谵妄的严重程度。敏感性92%,特异性92%
Mini Mental Score Examination(MMSE)	简明心智评分测验	包括30项针对定向力、记忆力、注意力集中的测试,用于评估老年人认知功能,但不适合用于谵妄诊断。敏感性96%,特异性23%~55%(以总分<24为诊断标准)
NEECHAM Confusion Scale	NEECHAM 意识错乱量表	可由护士进行快速床旁评估,但评估内容并非依据标准的谵妄定义制定。敏感性30%~95%,特异性78%~92%。
Nursing Delirium Screening Scale(Nu-DESC)	护理谵妄筛选量表	基于护士的临床观察设计,可用于 ICU 患者的谵妄筛查。敏感性83%,特异性81%

(一) 护理谵妄筛选量表(nursing delirium dcreening scale, Nu-DESC)

这是一种可以供护理人员使用的谵妄筛查工具。主要观察五个方面的症状:定向力异常、行为异常、交流异常、幻觉、精神运动迟缓。每个症状依据其严重程度记为0~2分,最高分10分,总评分>2分即可诊断为谵妄。该量表所观察的症状均为护士在日常工作中所观察的内容,简便易行。最近

Luetz 等研究表明,与 DSM-IV 相比,Nu-DESC 的敏感性为83%,特异性为81%。适合于 ICU 患者的谵妄筛查。

(二) ICU 患者意识错乱评估法(confusion assessment method for the ICU, CAM-ICU)

可用于不能说话的危重患者的谵妄诊断。首先应进行镇静深度评估,推荐使用 Richmond 躁动镇静分级(richmond agitation sedation scale, RASS)。处于

深度镇静或不能唤醒状态的患者不能进行谵妄评估;如果患者能够唤醒,则继续进行下一步 CAM-ICU 评估。CAM-ICU 评估法包括四个特征:①急性发生的精神状态改变或波动;②注意力不集中;③思维无序;④意识水平改变。患者必须同时具备特征①、②和③或④才能诊断谵妄。熟练者完成 1 例评估的平均时间不超过 5 分钟。

(三) 谵妄等级评定量表-修正版(delirium rating scale-revised-98,DRS-R-98)

是原谵妄等级评定量表(delirium rating scale, DRS)的修订版。与原来的 DRS 相比,DRS-R-98 的敏感性和特异性更高,根据分数高低可以将患者分为不同严重程度的谵妄。它包含 16 项标准,包括 13 项严重程度标准和 3 项诊断标准,每项标准的分值为 0、1、2、3 分,如果其中某项标准无法进行评估,则默认为 1.5 分。因此,该量表严重程度最高分为 39 分,最高总评分为 46 分。一般认为严重程度评分大于 15 分或总分大于 18 分即可诊断谵妄。如果以 15 和 25 分作为谵妄的诊断标准,其敏感性和特异性分别为 92% 和 93%。

七、术后谵妄的预防

(一) 非药物预防

由于谵妄通常是由多种易感因素和促发因素共同作用的结果,预防谵妄也应针对多种危险因素进行干预。因此,应详细了解患者的现病史、并存疾病、药物和手术治疗情况,识别危险因素。1999 年 Inouye 等首次提出针对多种危险因素进行干预以预防谵妄发生。研究的人群是普通内科住院患者,所针对的危险因素包括:认知损害、睡眠剥夺、制动、视觉损害、听觉损害和脱水;所采取的干预措施包括:保持定向力、改善认知功能、早期活动、尽可能采用非药物措施、改善睡眠、积极交流、佩戴眼镜和助听器、预防脱水等。结果显示,干预组的谵妄发生率从 15% 降至 9.9%。以后又有作者针对外科患者的危险因素进行了多因素、多学科干预,结果发现这些干预明显减少了谵妄的发生或缩短了谵妄的持续时间。表 100-5 为针对各种危险因素的干预措施。

(二) 药物预防

1. 抗精神病药　氟哌啶醇是典型的抗精神病药物。Kalisvaart 等对 430 例老年髋部手术患者进行随机对照研究,患者随机接受氟哌啶醇(0.5mg,口

表 100-5　多因素干预研究中的危险因素及干预措施

危险因素	干预措施
认知损害	• 改善认知功能:与患者交谈,让患者读书、看报、听收音机等 • 改善定向力:提供时钟、日历等 • 避免应用影响认知功能的药物
活动受限	• 早期活动,如可能从术后第一日起定期离床 • 每日进行理疗或康复训练
水、电解质失衡	• 维持血清钠、钾正常 • 维持血糖正常 • 及时发现并处理脱水或液体过负荷
高危药物	• 减量或停用苯二氮䓬类、抗胆碱能药物、抗组织胺药和哌替啶 • 减量或停用其他药物,以减少药物间相互作用和副作用
疼痛	• 常规使用对乙酰氨基酚或 NSAIDs 药物 • 用小剂量阿片类药物治疗残留疼痛 • 避免使用哌替啶
视觉、听觉损害	• 佩戴眼镜或使用放大镜改善视力 • 佩戴助听器改善听力
营养不良	• 正确使用假牙,注意适当体位,帮助进食 • 给予营养支持
医源性并发症	• 术后尽早拔除导尿管,注意避免尿潴留或尿失禁 • 加强皮肤护理,预防压疮 • 促进胃肠功能恢复,必要时可用促进胃肠蠕动的药物 • 必要时进行胸部理疗或吸氧 • 适当的抗凝治疗 • 注意有无尿路感染,必要时给予治疗
睡眠剥夺	• 减少环境噪音 • 非药物措施改善睡眠

服,3 次/日,从术前起至术后 3 天)或安慰剂。结果发现,氟哌啶醇未能减少术后谵妄的发生率,但使谵妄的严重程度减轻、持续时间缩短。其原因可能与氟哌啶醇口服后的生物利用度很低(仅约 35% ~ 60%)、有效剂量不足有关。Wang 等对 457 例老年非心脏手术患者进行随机对照研究,结果发现,预防性静脉给予小剂量氟哌啶醇(0.5mg 负荷量,继以 0.1mg/h 输注 12 小时)明显减少了术后谵妄的发生

率,并缩短了患者在 ICU 的停留时间。有些研究还观察了其他非典型抗精神病药物的作用。Prakanrattana 等对 126 例心脏手术患者进行了随机对照研究,结果发现,在麻醉苏醒时舌下含服 1mg 利培酮明显减少术后谵妄的发生率。但该研究只观察了手术当日的谵妄发生率。Larsen 等的研究发现,手术前、后口服 5mg 奥氮平可明显减少术后谵妄的发生率,但在奥氮平组发生谵妄者的病情更重、持续时间更长。因此,对于老年高危患者,术后可考虑预防性静脉给予小剂量氟哌啶醇。

2. 胆碱酯酶抑制剂 有三项随机对照研究观察了围手术期(从术前开始,术后继续应用)应用多奈哌齐(donepezil)在矫形外科手术患者中的作用,结果均显示多奈哌齐未能减少术后谵妄的发生率。另一项研究中,术后应用多奈哌齐的持续时间达 30d,结果谵妄发生没有明显减少,而副作用却有明显增加。一项随机对照研究观察了在 120 例心脏手术患者预防性应用利斯的明(rivastigmine)的作用,结果未发现降低术后谵妄的发生率。因此,目前不建议将胆碱酯酶抑制剂用于术后谵妄的预防。

3. 右美托咪啶 是一种选择性 α2-肾上腺素能受体激动剂,近年来被越来越多地用于机械通气患者的镇静和手术患者围手术期的镇静、镇痛。有两项大样本随机对照研究观察了右美托咪啶用于 ICU 机械通气患者的镇静效果。Pandharipande 等研究比较了右美托咪啶与劳拉西泮的作用,发现右美托咪啶镇静组患者无谵妄、无昏迷、存活时间更长,达到目标镇静深度的时间也更长。Riker 等研究比较了右美托咪啶与咪达唑仑的作用,发现两组患者达到目标镇静深度的时间相似,但右美托咪啶组患者谵妄发生率更低,机械通气时间更短。也有研究观察了右美托咪啶用于心脏手术患者术后镇静的作用。Maldonado 等研究发现,与吗啡或丙泊酚相比,右美托咪啶术后镇静减少了谵妄的发生;Shehabi 等对照研究发现,与吗啡相比,右美托咪啶术后镇静虽然没有明显减少谵妄的发生率,但明显缩短了谵妄的持续时间。总之,右美托咪啶是个有希望的术后谵妄预防用药,但应用时需注意其心动过缓的副作用。

(三)麻醉及围手术期处理

1. 麻醉方法选择 有多项研究比较了区域阻滞麻醉与全身麻醉的作用。Bryson 等荟萃分析发现,两种麻醉方法对术后谵妄发生率的影响无明显差异,仅 1 项研究发现区域阻滞麻醉减少了术后早期谵妄的发生。但这些研究所涉及的患者人群各

异,所使用的麻醉药物和手术的种类也各不相同,因此并未进行统计学意义上的荟萃分析。另外硬膜外阻滞复合全麻对术后谵妄的影响还无研究结果。

2. 麻醉药物的选择 虽然区域阻滞麻醉与全身麻醉在对术后谵妄发生率的影响无差异,但不同麻醉药物的影响有无差异仍然值得关注。Nishikawa 等研究比较了七氟烷与丙泊酚全身麻醉的差异。结果显示,两组患者术后谵妄的发生率无明显差异,但术后第 2、3 日谵妄的严重程度,七氟烷组明显低于丙泊酚组。Leung 等研究发现 N_2O 辅助全身麻醉并不影响术后谵妄发生率。Sieber 等研究观察了区域阻滞麻醉复合丙泊酚镇静的影响,结果发现对患者术后谵妄发生率明显升高。心脏手术患者麻醉诱导时给予氯胺酮(0.5mg/kg)能减少术后谵妄的发生,可能与炎性反应减轻有关,总之,关于麻醉药物与术后谵妄关系的研究仍不充分;初步研究结果显示七氟烷吸入麻醉可能优于丙泊酚静脉麻醉;如果必须实施丙泊酚镇静,应尽可能采用浅镇静;氯胺酮的作用值得进一步关注。

3. 阿片类药物镇痛 疼痛是术后谵妄的危险因素,因此术后应给予有效镇痛。阿片类药物是术后镇痛的主要药物,但与谵妄的关系还存在争议。有研究发现,谵妄的发生风险随阿片类药物用量增多而增加,建议高危患者应慎用阿片类药物。但也有研究发现,谵妄患者虽然使用了较大剂量的阿片类药物,但其 VAS 评分仍然较高,提示可能认为是剧烈疼痛而非药物导致了谵妄的发生。研究证明,哌替啶可增加谵妄的发生,可能与其抗胆碱能特性有关,因此不适用于谵妄高危患者的术后镇痛;其他阿片类药物之间则未发现明显差异。原则上不应限制阿片类药物的使用,完善的镇痛可减少谵妄的发生,但应避免使用哌替啶。

4. 神经阻滞镇痛 有两项早期随机对照研究比较了静脉镇痛与硬膜外镇痛对术后谵妄发生率的影响,结果显示谵妄发生率无明显差异。Mouzopoulos 等研究发现髂筋膜阻滞可明显降低围手术期谵妄发生率。

5. 辅助镇痛药物 加巴喷丁(及其同类药普瑞巴林)常用于慢性疼痛的治疗,也用作术后镇痛的辅助药物,可改善镇痛效果并减少阿片类药物的用量。有研究发现加巴喷丁用作术后镇痛辅助药物可明显减少谵妄的发生,但这种作用还有待大规模临床研究的进一步证实。对乙酰氨基酚和非甾体类抗炎药(NSAIDs)也是术后常用的辅助镇痛药,有两项研究

将其用作多模式镇痛的一部分,结果均减少了术后谵妄的发生。但尚无研究单独观察对乙酰氨基酚或 NSAIDs 的作用。目前认为炎性反应(包括神经炎性反应)可能在谵妄的发生机制中发挥作用,因此推测 NSAIDs 用于术后辅助镇痛除通过改善镇痛效果、减少阿片类用量外,还可能通过抑制过度的炎性反应而发挥作用。

八、术后谵妄的治疗

(一) 非药物治疗

为谵妄的首选和基本治疗方法,包括去除危险因素和支持治疗。患者发生谵妄时,应尽快详细了解现病史、合并症和药物史、手术治疗情况,识别危险因素。应尽可能纠正可逆的危险因素,对于不能纠正的因素也应尽可能予以改善,支持治疗的内容包括保持气道通畅、防止意外损伤、维持通气正常和循环稳定、保障输液和营养、预防发生并发症等。需要注意的是针对危险因素的治疗(如抗感染治疗)有时并不能很快缓解谵妄症状。因此去除诱因的同时仍应密切观察,以防突然发生躁动伤及自身或他人。

(二) 药物治疗

药物治疗仅适用于躁动症状严重患者,如不及时控制有可能危及患者自身安全(如意外拔管、拔除输液通路或引流管等)或他人安全。

1. 抗精神病药物　氟哌啶醇是目前推荐用于治疗危重患者谵妄的首选药物。与同类药(如氯丙嗪)相比,氟哌啶醇的抗胆碱能作用和镇静作用较弱,更适合用于谵妄患者的治疗。氟哌啶醇可口服,也可经静脉、肌肉或皮下注射给药。口服时生物利用度较低(约 $35\% \sim 60\%$),需要适当增加剂量。经静脉给药可减少锥体外系副作用,但有可能引起剂量相关的 QT 间期延长,增加发生尖端扭转型室性心律失常的风险,剂量超过 2mg 或患者合并心脏疾病时,QT 间期延长的风险增大。此外,有研究比较了氟哌啶醇与二代抗精神病药物(如奥氮平、利培酮、喹硫平等)的作用,结果发现两者在控制谵妄症状方面同样有效,而后者引起的锥体外系副作用更少。但最近 FDA 警告,二代抗精神病药物用于老年患者会导致死亡率增加。术后谵妄的持续时间通常较短(多为 $1 \sim 4$ 天),用于因此谵妄症状控制后可持续用药 $2 \sim 3$ 天停药。常用抗精神病药物在谵妄治疗中的应用见表 100-6。

表 100-6　抗精神病药物用于谵妄治疗

	药物	剂量和用法	副作用	说　明
典型抗精神病药物	氟哌啶醇	$0.5 \sim 2mg$, 1 次/$2 \sim 12h$, po/iv/sc/im[1]	• 锥体外系症状,特别当剂量>3mg/d 时 • QT 间期延长 • 神经安定药恶性综合征[2]	• 谵妄治疗的首选药物 • 老年患者从小剂量开始 • 高活动型谵妄患者推荐肠道外给药,每 $15 \sim 20min$ 可重复,直至症状控制 • 酒精/药物依赖患者、肝功能不全患者慎用
非典型抗精神病药物	利培酮	$0.25 \sim 2mg$, 1 次/$12 \sim 24h$, po	• 锥体外系症状略少于氟哌啶醇 • QT 间期延长	• 用于老年患者时死亡率增加
	奥氮平	$2.5 \sim 10mg$, 1 次/$12 \sim 24h$, po		
	喹硫平	$12.5 \sim 200mg$, 1 次/$12h \sim 24h$, po		

[1] po=口服;iv=静脉注射;sc=皮下注射;im=肌肉注射
[2] 神经安定药恶性综合征的典型表现包括肌肉僵硬、发热、自主神经功能不稳定、谵妄等,可伴有血浆肌酸磷酸激酶升高

2. 苯二氮䓬类药物　对于谵妄高危患者,该类药物的使用会导致谵妄发生风险增加。对于普通的谵妄患者(指无酒精依赖、无苯二氮䓬类药物依赖病史),使用该类药物往往会产生适得其反,患者会出现意识紊乱加重、躁动加剧。因此不推荐该类药物作为治疗谵妄的药物。但对于因酒精戒断或苯二氮䓬类药物戒断而产生谵妄者,该类药物是首选治疗药物。此时氟哌啶醇仅作为辅助药物用于控制诸如幻觉、好斗等精神症状。需要注意的是酒精依赖患者往往合并维生素 B_1 缺乏,后者可引起 Wernicke 脑病和 Wernicke-Korsakoff 综合征。因此,治疗酒精戒断性谵妄者时应同时补充维生素 B_1。

3. 胆碱酯酶抑制剂 最近研究观察了谵妄患者在氟哌啶醇治疗的基础上加用利斯的明的效果。有结果发现加用利斯的明后,患者死亡率更高、谵妄持续时间更长。说明利斯的明不适合用于谵妄患者治疗。

4. 右美托咪啶 最近一项研究发现与氟哌啶醇相比使用右美托咪啶后患者机械通气时间更短、在 ICU 的停留时间也更短。提示右美托咪啶有希望用于谵妄患者的治疗,但这方面还需要进一步的研究证实。

第3节 术后认知功能障碍

一、术后认知功能障碍的定义

术后认知功能障碍(postoperative cognitive dysfunction,POCD)是指患者在麻醉、手术后出现的记忆力、集中力、信息处理能力等大脑高级皮层功能的轻微损害。根据 DSM-IV,POCD 属于轻度神经认知紊乱。其诊断需要除外谵妄、痴呆、遗忘症这三种情况,且神经心理测验显示两个或两个以上方面的认知功能出现新发的、持续两周以上的损害。POCD 与术后谵妄的区别见表 100-7。痴呆累及认知功能的各个方面,但通常为慢性病程,进行性缓慢发展,一般不影响意识水平。遗忘症则主要累及记忆功能,表现为记忆障碍或记忆丧失。

表 100-7 术后认知功能障碍与术后谵妄的区别

	术后谵妄	术后认知功能障碍
起病时间	数小时~数日	数周~数月
起病方式	急性	不明显
持续时间	数日~数周	数周~数月
注意力	损害	损害
意识水平	异常	正常
可逆性	通常可逆	通常可逆,但持续时间长

二、术后认知功能障碍的流行病学

不同研究报告的 POCD 发生率差异很大。研究中 POCD 的发生率往往会被高估,可能与缺乏统一的诊断标准、统计学方法不同以及缺乏正常人对照组有关。

1998 年 Moller 等的第一项大规模前瞻性研究(ISPOCD1),分析了 1218 例在全麻下接受非心脏大手术的老年患者(>60 岁)POCD 的发生情况。结果显示,术后 1 周时 POCD 发生率为 25.8%,术后 3 个月时为 9.9%,均明显高于非手术对照组正常人的发生率(分别为 3.4% 和 2.8%)。高龄、麻醉时间长、受教育程度低、二次手术、术后感染、术后呼吸并发症等是术后早期 POCD 的危险因素;高龄是术后 3 个月时 POCD 的唯一危险因素。2008 年 Monk 等采用与 ISPOCD 同样的方法,调查了不同年龄的成年患者在非心脏大手术后 POCD 的发生情况,结果发现,各年龄组患者在出院时 POCD 发生率为 30.4% ~ 41.4%,均明显高于同年龄的对照组正常人;但手术 3 个月后只有老年患者(>60 岁)POCD 发生率(12.7%)明显高于对照组正常人。回归分析显示,高龄、教育水平低、脑血管意外病史和出院时 POCD 是术后 3 个月 POCD 的危险因素。

手术创伤的大小对术后早期 POCD 的发生率有明显影响。在 ISPOCD2 研究中,Canet 等观察了 372 例在全身麻醉下接受小手术的老年患者(>60 岁),结果显示,POCD 发生率在术后 1 周时为 6.8%、术后 3 个月时为 6.4%,均与对照组正常人无明显差异;其中术后 1 周时 POCD 发生率明显低于 ISPOCD1 中接受大手术的老年患者。分析显示年龄 >70 岁和住院手术是术后 1 周 POCD 的危险因素。

心血管手术后早期的 POCD 发生率略高于非心脏大手术患者,但这方面缺乏严格的比较研究。Newman 等对 261 例接受冠脉搭桥手术患者进行了长达 5 年的随访,POCD 发生率在术后出院时为 53%、术后 6 周时为 36%、术后 6 个月时为 24%、术后 5 年时为 42%;高龄、受教育年限短、出院时 POCD 是术后 5 年认知功能障碍的危险因素。该研究的缺陷是未设正常人对照组。Liu 等的研究采用了与 ISPOCD 同样的诊断标准,发现冠脉搭桥手术后 POCD 的发生率在术后 1 周时为 49.1%、术后 3 个月时为 11.7%,均明显高于对照组正常人(分别为 5.3% 和 2.7%)。最近 Evered 等的研究同时观察了心脏手术患者、非心脏手术患者和正常人对照组,结果显示术后 7 日的 POCD 发生率冠脉搭桥术者明显高于全髋关节置换术者(43% 比 17%,$P<0.01$),但术后 3 个月时两组间无差异(均为 16%)。

术后早期 POCD 往往预示术后远期认知功能损害风险升高,而术后远期认知功能损害与患者生活质量下降和工作能力减退明显相关。此外,POCD 的发生也预示患者死亡风险升高。研究发现出院时有 POCD 患者,在术后 3 个月内的死亡率明显升高;出院时和术后 3 个月时均有 POCD 者,术后 1 年内的死亡率也明显升高。

三、术后认知功能障碍的病因学

POCD 的发生是多因素作用的结果,包括患者方面的易感因素和外界的促发因素。

(一)易感因素

1. 年龄　高龄和术前基础认知功能差的患者更容易发生 POCD。绝大多数研究都证实,POCD 发生率随患者年龄增加而升高。正常老龄化过程伴随着大脑结构改变,包括灰质容积减少、有髓鞘轴突长度缩短等。随着老龄化而发生的神经元树突减少、突触传递和受体数量减少导致认知功能的正常衰退。由于老年人认知功能储备减少,因此受到神经损害时比年轻人更容易出现明显的认知功能改变。

2. 受教育水平　受教育水平低者术后容易出现 POCD。类似情况也见于其他人群,如在患有帕金森病的患者中,受教育水平高者发生认知功能障碍的风险降低。受教育水平影响 POCD 发生的机制不明。有研究发现,受教育水平较高的老年人可延缓其认知功能衰退的速度。或许受教育水平高的人群因其基础认知功能较好,而降低 POCD 的发生。

3. 术前认知功能损害　术前存在轻度认知功能损害者术后更容易发生认知功能障碍,特别是注意力/集中力和精神运动速度方面。有研究显示,术前存在的认知功能损害多因缺血性脑损害所致。而脑血管疾病会增加 POCD 的发生。

4. 脑血管疾病　术前存在脑血管疾病会明显增加术后中枢神经系统并发症的风险和认知功能障碍的发生率。一方面脑血管疾病和脑卒中本身可导致术前基础认知功能损害,而认知功能储备降低增加 POCD 的发生风险;另一方面脑血管疾病损害了脑血管的自主调节功能,使患者对术中血压波动的耐受性降低,容易发生围手术期脑血管事件,从而增加了 POCD 的风险。

5. 糖尿病　普通人群中糖尿病患者发生认知功能障碍和痴呆的风险明显高于非糖尿病患者,可能与血糖波动大、微血管或大血管病变、抑郁及遗传因素有关。研究显示,糖尿病患者发生 POCD 的风险升高;即使术前没有糖尿病者,术中高血糖也会增加 POCD 的风险。

6. 高血压　对于高血压患者,血压控制不佳增加认知功能损害的风险,良好控制血压可减少认知功能损害的发生;但另一方面,血压过低也会影响脑灌注,导致认知功能损害。在外科患者中,术前合并高血压的患者更容易发生 POCD。部分原因可能是由于高血压患者脑血管自主调节范围上移,对低血压的耐受性下降所致。有研究发现,高血压患者术中最低平均动脉压水平与术后 1 日和术后 1 个月时认知功能下降的程度密切相关,而非高血压患者则不存在这种关系。

7. 肝脏疾病　肝脏功能障碍会造成机体内环境紊乱,继而引起认知功能改变。对于肝硬化患者,认知功能损害的程度与肝脏功能障碍的程度相关。终末期肝病患者在肝脏移植手术后认知功能会有明显改善,但仍会遗留一定程度的认知功能损害。有研究发现在非肝硬变的慢性肝病患者,认知功能损害与肝病的严重程度无关,但此类患者术后认知功能的改变尚无研究报告。

8. 肾脏疾病　在普通人群中,肾功能障碍者也伴有认知功能损害的发生率增加。对于终末期肾病患者,肾移植会明显改善其认知功能,提示肾功能障碍引起的内环境紊乱可能是造成其认知功能损害的原因。

9. 药物依赖　术前有酒精依赖/滥用者发生术后认知功能损害的风险增加。虽然吸烟会对中枢胆碱能系统产生影响,但研究并未发现长期吸烟对 POCD 发生率产生影响。目前尚无研究观察术前长期服用药物(如苯二氮䓬类药物)对 POCD 的影响。

10. 术前精神疾病　研究发现术前抑郁会增加术后近期和远期认知功能障碍的发生率,但仍有争议。此外,有人发现术前的创伤后应激障碍(post-traumatic stress disorder,PTSD)病史也会增加 POCD 发生率。

11. 遗传因素　ApoE4 等位基因与老年痴呆的发生有关,但与 POCD 的关系仍有争议。有发现,ApoE4 基因增加了 POCD 的发生,也有研究发现 ApoE4 基因与 POCD 的发生无关。因此,ApoE 基因型与 POCD 的关系仍需进一步研究。

(二)促发因素

1. 手术创伤　POCD 主要见于大手术和心脏手

术后,小手术和非心脏手术后则发生较少,提示POCD 的发生可能与手术创伤引起的应激反应程度有关。但这种差异主要见于术后 1 周时,术后 3 个月时已不明显。有研究比较了冠心病患者接受 CABG 手术或内科治疗后远期(1~6 年)认知功能障碍的发生率,结果发现无明显差异。提示手术本身对认知功能并不产生远期的影响。但上述研究不是随机对照研究,因此不同组别患者之间的基础情况可能存在差异。

2. 麻醉方式　麻醉方式是否与 POCD 的发生有关一直存在争议,主要是由于不同研究中对认知功能障碍的判定和比较方法差异较大。此类研究中规模最大的随机对照研究是 ISPOCD2。该研究发现术后 1 周时的 POCD 发生率全身麻醉组略高于区域阻滞组,但无统计学意义(19.7% 比 12.5%);术后 3 个月时两组间无明显差异(14.3% 比 13.9%)。但如果在分析时去除随机分组后未接受预定麻醉方法者(即进行完成治疗分析),则术后 1 周时 POCD 发生率全身麻醉组明显高于区域麻醉组(21.2% 比 12.7%)。Mason 等的荟萃分析显示与非全身麻醉相比,全身麻醉使患者术后早期认知功能障碍的发生率略有升高。但最近的荟萃分析发现,全身麻醉与术后远期 Alzheimer 病的发生之间并不存在联系。因此,全身麻醉可能增加了术后早期认知功能障碍的发生,但其影响也主要是一过性的。

3. 全身麻醉药　实验研究中发现,吸入麻醉药可产生中枢神经系统毒性作用,这再次引发了全身麻醉药与 POCD 关系的关注。但临床研究的结果有所不同,有研究发现与静脉麻醉药丙泊酚相比,吸入麻醉药(七氟烷、地氟烷)减少了术后早期认知功能障碍的发生。而在吸入麻醉药(异氟烷、七氟烷、地氟烷、氙气等)中,异氟烷、氙气麻醉后似乎认知功能恢复更快。但目前的研究结果还不足以得出明确结论。

4. 全身麻醉深度　有研究发现,术中维持较深的麻醉可减少 POCD 的发生,但也有研究发现麻醉深度与 POCD 之间并无关联。全身麻醉深度与 POCD 的关系值得关注。

5. 围手术期其他用药　具有抗胆碱能作用的药物可引起认知功能损害,但抗胆碱能药物与 POCD 的关系还无直接的研究证据。苯二氮䓬类药物可增加术后谵妄发生的作用,但未发现其与 POCD 的发生相关。此外,荟萃分析发现不同术后镇痛方法(静脉镇痛与硬膜外镇痛相比)对 POCD 发生的影响也无明显差异。

6. 体外循环　体外循环曾被认为是导致心脏手术后 POCD 的重要因素,可能的原因包括非生理性灌注、脑部微栓、触发炎性反应等。随着非体外循环下 CABG 手术的普及,体外循环在 CABG 手术中的应用越来越少。但研究发现与常规体外循环下 CABG 手术相比,非体外循环下 CABG 手术并未减少 POCD 的发生。尽管如此,仍有研究发现体外循环期间维持较高灌注压、复温期减慢复温速度以避免脑部温度过度升高可能有助于减少 POCD 的发生。

7. 脑灌注不足　脑氧饱和度监测在反映脑灌注情况方面比较敏感。研究发现,术中脑氧饱和度降低可增加术后早期认知功能障碍发生的风险,脑氧饱和度降低的持续时间与术后认知功能障碍的程度相关。

8. 术后谵妄　在内科患者中,谵妄的发生预示以后发生认知功能障碍的风险增加。研究显示外科患者中同样存在这种关系:术后发生谵妄的患者更易于发生认知功能障碍;术后谵妄的持续时间越长,发生 POCD 的风险越大。

四、术后认知功能障碍的发病机制

有关 POCD 的发病机制仍不清楚,可能的机制包括:

(一) 全身麻醉药的神经毒性作用

有大量实验研究发现全身麻醉药可产生明显的神经毒性作用,这些研究主要来自对离体细胞和啮齿类、非人类灵长类动物的观察。研究发现给幼年大鼠不同的麻醉药组合(咪达唑仑、氧化亚氮、异氟烷)可产生广泛的神经元凋亡,并引起学习记忆功能损害;异氟烷用于新生恒河猴麻醉也能产生类似作用;氯胺酮用于胎儿或新生儿期恒河猴也会引起明显的大脑神经元凋亡。但也有研究发现异氟烷用于新生鼠所产生的神经元损害并未持续至成年,也未影响成年动物的学习记忆功能。

全身麻醉药神经毒性作用的发现再次引起了人们对麻醉药引起 POCD 的关注。临床研究及最近的荟萃分析发现全身麻醉使术后患者早期认知功能障碍的发生率有所增加,但在术后 3 个月时并无差异。POCD 的发生可能会增加 Alzheimer 病的发生风险,但荟萃分析并未发现全身麻醉与 Alzheimer 病的发生之间存在联系。不同类型的全身麻醉药对术后早期认知功能恢复的研究发现,与丙泊酚麻醉相比,吸入麻醉药(七氟烷、地氟烷)麻醉后认知功能恢复的速度更快;而异氟烷、氙气麻醉后认知功能的恢复似乎更快。此外,研究也未发现苯二氮䓬类药物和术后镇痛治疗与 POCD 的发生有关。相反,麻醉诱导期给予小剂量氯胺酮可减少心脏手术后早期认知功能障碍的发生。因此,目前的证据并不支持全身麻醉可引起长期的认知功能损害。

如果全身麻醉药的神经毒性作用与 POCD 的发生有关,术中麻醉过深显然对术后认知功能的恢复不利。但有研究发现,术中维持较深的麻醉深度减少了术后早期认知功能障碍的发生。提示除麻醉外,其他因素如手术创伤应激程度可能在 POCD 的发生中发挥作用。

总之,全身麻醉对术后早期认知功能障碍的发生可能有一定作用,但实验研究所发现的全身麻醉药神经毒性作用并不能完全解释人类 POCD 的发生。

(二) 脑灌注不足

早期研究发现,围手术期常规监测 SpO_2 并未使术后早期认知功能障碍的发生率产生明显变化。在 ISPOCD1 研究中,危险因素分析也未发现术后低血压或低氧血症与术后早期认知功能障碍的发生有关。有研究观察了控制性降压对 POCD 的影响,235 例在硬膜外麻醉下接受全髋关节置换手术者,随机接受深度降压(MAP 45~55mmHg)或一般降压(MAP 55~70mmHg),结果术后早期和远期 POCD 的发生率两组间均无明显差异。

通常情况下脑血管具有自主调节功能。由于缺乏敏感的监护措施,上述研究中的低血压或低氧血症是否真正引起了脑缺血、缺氧不得而知。最近广泛用于临床的脑氧饱和度监测可敏感地反映脑灌注的情况。研究发现,术中脑氧饱和度降低可使术后早期发生 POCD 的风险增加,脑氧饱和度降低的持续时间与 POCD 的程度相关。Barber 等利用脑部磁共振成像技术观察心脏手术后脑缺血损害的发生情况,发现脑缺血性损害与 POCD 的发生有关,并呈量效关系。

研究发现,在接受 CABG 手术的脑卒中高危患者中,术中低血压明显增加术后早期 POCD 的发生。最近的研究发现,术中长时间的严重低血压(较基础血压降低30%以上)会增加术后缺血性脑卒中的发生率。而体外循环期间维持较高灌注压(80~90mmHg)可减少术后早期认知功能障碍的发生。

因此,脑灌注不足所引起的缺血性损害可能在 POCD 的发生机制中发挥重要作用,维持足够的脑灌注可能是减少 POCD 发生的重要措施。

(三) 睡眠障碍

手术可导致明显的睡眠障碍,在睡眠周期上表现为术后第 1 日快动眼睡眠明显减少,术后第 2~4 日则反跳性增加;在睡眠质量上表现为睡眠效率低且难以维持。术后睡眠障碍的发生与手术应激的强度和术后阿片类药物镇痛有关,其程度在术后第 1 周最明显,而完全恢复往往需要 2 个月甚至更长时间。对于老年患者,长期睡眠障碍可导致明显的认知功能损害。研究发现,术后睡眠障碍与 POCD 的发生明显相关。目前相关研究还不够充分,但改善术后睡眠质量可能是预防 POCD 的一个切入点。

(四) 其他

术后谵妄与 POCD 同属术后认知功能并发症,两者的易感和促发因素具有一定的相似性。研究显示术后谵妄与 POCD 的发生之间也存在关联:谵妄患者更容易发生 POCD;谵妄持续时间越长,POCD 的风险越大。这提示两者在发病机制方面可能存在共同通路,但还缺乏相关的研究结果。

五、术后认知功能障碍的表现

POCD 常累及记忆力、集中力、信息处理能力等认知功能。其严重程度不一,轻者可以仅表现轻微的记忆功能损害,严重者可出现不能集中注意力或不能处理获得的信息。对于程度较轻者,往往只有患者自己和/或其配偶才能感觉到或发现有认知功能的损害。由于 DSM-IV 要求只有神经心理测验结果显示在两个或两个以上的认知功能领域出现新发、持续两周以上的损害才能诊断 POCD,患者的临床表现不能作为诊断的依据。而患者自己的认知功能损害主诉并不总能被神经心理测验证实。造成这种差异的原因即有方法方面的问题(如测验项目不敏感、缺乏对照组、缺乏等效平行测验工具、认知功能损害的标准过高等),也有患者心理方面的问题(如对认知功能损害的感受、心境、应对方式、个性等)。

Price 等研究了老年患者在非心脏大手术后认知功能损害的类型和程度。在完成术后 3 个月调查的 308 例患者中,77 例出现了认知功能损害(25.0%)。

从认知功能损害的类型上看,308 例患者中 42 例(13.6%)仅出现记忆力降低,26 例(8.4%)仅出现执行力(指信息处理速度和组织能力)降低,9 例(2.9%)出现记忆力和执行力均降低。从认知功能损害的程度上看,308 例患者中 36 例为轻度损害(11.7%,较术前基础值降低 1 ~ 1.5 个标准差),25 例为中度损害(8.1%,较术前基础值降低 1.5 ~ 2 个标准差),16 例为重度损害(5.2%,较术前基础值降低≥2 个标准差)。进一步的分析发现,执行力发生损害或记忆力/执行力均发生损害者发生日常生活能力(包括旅行、购物、备餐、家务劳动、行医、财务等)下降的风险增加。

六、术后认知功能障碍的诊断

不同研究报告的 POCD 发生率差异很大,这一方面与研究人群有关,另一方面与诊断方法有关,包括测验项目的选择、测验时机的选择和诊断标准。

(一) 神经心理测验项目的选择

理想的方法是进行一套完整的神经心理测验,以全面评价认知功能的各个方面。但这种做法成本过高,所需时间过长。对围手术期患者进行测验时持续时间不能太长,以免患者因疲倦不能完成测验或因厌烦而拒绝测验。因此,临床研究的实际测验项目是根据测验所需时间和需要检测的认知功能两方面决定的,最好是采用快速易行的测验方法。

选择神经心理测验项目的原则一是要对易受损大脑区域(如"分水岭"区域)的认知功能敏感,二是要对多种认知功能损害敏感。1995 年发表的心脏手术后认知功能评估共识,推荐神经心理测验应包括记忆、语言、精神运动速度和注意力/集中力等四个方面。大量研究结果表明,术后最常见的是注意力/集中力、神经运动速度、运动灵活性和语言学习方面的认知功能障碍。常用的神经心理测验项目有:韦氏成人记忆量表中的累加(mental control,测验注意力集中程度)、视觉再生(visual retention,测验视觉记忆能力)、联想学习(paired associate verbal learning,测验语言学习和记忆能力)和数字广度-顺向/逆向(digit span-forward/backward,测验注意力集中能力)测验;韦氏成人智力量表(修订)中的数字符号测验(digit symbol,测验精神运动速度),以上测验项目得分越高代表功能越好。还包括联线测验(trail making test A,测验注意力转移和精神运动速度)和钉板测验-利手/非利手(grooved pegboard-dominant/nondominant hand,测验精细运动功能),此两项测验项目得分越低代表功能越好。

(二) 神经心理测验的时机

术前应进行基础值测验,以评估同一患者术后各个测验项目的功能变化。术前基础值测验通常在术前 1 天进行,也有在术前数日或手术当日进行。由于即将接受手术,术前患者常处于焦虑、抑郁状态。这种术前的情绪变化可能会对神经心理测验结果产生影响,因此一般建议在神经心理测验的同时进行焦虑、抑郁状态评估。术后测验的时机对测验结果影响很大。一般而言,术后测验越早,检出认知功能变化的几率越大。但术后测验越早,患者受到麻醉药残余作用、手术疼痛、镇痛药物作用及患者疲劳等因素的干扰也越多。目前多数研究在术后第 7 天(或出院前)进行第一次测验,因为此时干扰因素相对减少,而且此时的认知功能状态对术后远期认知功能有预测价值。之后在术后 1 ~ 3 个月时进行第二次测验,以评估术后持续的认知功能状态。

(三) 神经心理测验结果的分析

重复进行神经心理测验时存在"学习效应",即重复测验时结果"改善"。由于"学习效应"的存在,直接比较两组患者的测验结果并不合适。因为未发生认知功能障碍者"改善"的结果会抵消发生认知功能障碍者恶化的结果。推荐在术后每项测验结果与该患者术前基础值进行对照比较,以判断是否发生功能恶化;术后发生功能恶化的测验项目超过预定数目则判断该患者发生了 POCD。

判断患者是否发生 POCD 有三种方法:①20% ~ 20%原则(20% ~ 20% rule):将术后测验值与基础值相减,术后恶化超过该项目基础值的 20%,则判断该测验项目发生功能恶化;术后有 20% 或以上的项目发生功能恶化则判断该患者发生 POCD。②1 个标准差原则(1SD rule):将术后测验值与基础值相减,术后功能恶化超过该项目全部患者基础值 1 个标准差,则判断该测验项目发生功能恶化;术后有 2 个或以上项目发生功能恶化则判断该患者发生 POCD。③ISPOCD 研究所采用的可靠性变化指数原则(I-RCI rule):要求设不接受手术的正常人对照组,在与手术患者同样的时间间隔接受神经心理测验。首先将对照组相同时间间隔后的测验值与基础值相减,得到量化的学习效应。然后将患者的术后测验值与基础值相减,再减去平均学习效应,除以对照组学习效应的标准差,得到每个测验项目的 Z 值;

将单个患者所有测验项目的 Z 值相加,除以对照组所有测验项目 Z 值之和的标准差,得到该患者总 Z 值。如果有两个以上测验项目 Z 值>1.96 或总 Z 值>1.96,则可诊断该患者发生了 POCD。

有研究比较了 3 种分析方法在诊断 POCD 方面的敏感性和特异性。结果发现 I-RCI 原则的综合敏感性和特异性最好。因此推荐使用 I-RCI 作为 POCD 的诊断标准。

七、术后认知功能障碍的预防

由于 POCD 的发生是多种因素共同作用的结果,因此其预防也应针对这些相关的因素。但患者自身的易感因素是无法改变的,预防措施主要应针对外界的促发因素。

(一) 手术类型的选择

现有研究发现 POCD 主要出现于大手术后,小手术后则发生率较低。因此高危患者应尽可能选择小手术或微创手术,以减小手术创伤、减轻应激反应(包括炎性反应的程度),也可减轻术后疼痛、减少术后阿片类药物的使用。对于拟行 CABG 手术的患者,选择在非体外循环下手术可明显减少脑部微栓的数量,但可能并不减少术后远期 POCD 的发生。对于必须在体外循环下手术的患者,体外循环期间维持较高灌注压(80~90mmHg)、体外循环复温期减慢复温速度以避免脑部温度过度升高有助于减少 POCD 的发生。此外,尽管研究仍未证实脑部微栓在 POCD 发生中的作用,但体外循环回路中采用膜氧合器和动脉滤器减少微栓的数量,可减少微小脑部缺血梗死的发生。

(二) 麻醉方式选择

研究发现与全身麻醉相比,老年患者采用区域阻滞麻醉可能减少术后早期(1w)认知功能障碍的发生,但对术后远期认知功能的影响不大。此外,荟萃分析还显示与全身麻醉相比,高危患者采用区域阻滞麻醉可以减少术后其他并发症的发生并降低患者死亡率。目前还不清楚究竟是全身麻醉增加了 POCD 的发生,还是区域阻滞麻醉减少了 POCD 的发生。

(三) 改善围手术期的管理

1. 麻醉深度的维持　有研究显示麻醉期间维持较深的麻醉(BIS 30~40)可减少 POCD 的发生。但也有研究发现术中麻醉过深(BIS<40,持续>5 分钟)常伴随术后远期死亡率升高,但两者的因果关系还不完全明确。总之,迄今为止还无充分证据说明术中维持过深麻醉对患者有益,建议以维持适当麻醉深度为宜。

2. 抗胆碱能药物　此类药物(特别是透过血脑屏障较多的东莨菪碱、戊乙奎醚等)具有明确的损害认知功能的作用,围手术期应尽可能减少使用。

3. 维持足够脑灌注　研究显示术中脑氧饱和度降低增加术后早期认知功能障碍的风险。因此高危患者应常规监测脑氧饱和度,术中尽可能避免脑氧饱和度降低。脑卒中高危患者(如颅内动脉或颈动脉狭窄患者)术中血压过低会增加术后早期认知功能损害的风险,应将术中血压维持在较高水平。

4. 维持血糖稳定　研究发现,在接受 CABG 术的非糖尿病患者中,术中高血糖(血糖>11.1mmol/L)增加 POCD 的风险;但低血糖的脑功能损害作用也是明确的。因此,术中应监测血糖水平,维持血糖稳定,避免出现高血糖或低血糖。

5. 术后体温管理　Grocott 等调查了 300 例在体外循环下接受 CABG 手术者,发现术后 24 小时内最高体温与术后 6 周时认知功能指数变化呈负相关。发热引起认知功能损害的原因还不清楚,可能是由于发热增加了脑氧耗,从而增加了脑氧供需失衡的风险;也可能是因为炎性反应(包括脑部炎性反应)的程度较重,从而引发了认知功能损害的发生。术后积极治疗(必要时应用 NSAID 类药物),控制体温正常可能有助于改善术后认知功能的恢复。

(四) 药物预防

目前还没有公认的有效预防药物。

1. 利多卡因　有两项研究发现,心脏手术患者围手术期给予抗心律失常剂量利多卡因,可减少术后早期 POCD 的发生。但随后的大样本随机对照研究并未发现利多卡因可减少 POCD 的发生;相反,大剂量利多卡因与认知功能的恶化相关。

2. 抑肽酶　有研究发现,预防性给予抑肽酶(20 万 KIU 负荷量,20 万 KIU 预充量,50 万 KIU 维持量)可减少术后 4 天和术后 6 周时认知功能障碍的发生。但以后的大样本研究发现,CABG 手术中应用抑肽酶增加了死亡率和肾功能损害发生率。

3. 尼莫地平　在一项随机对照研究的过程中发现,瓣膜置换术围手术期给予尼莫地平未能减少 POCD 的发生,反而增加了出血量和患者的死亡率,因而该研究被提前终止。

4. 瑞马西胺(remacemide)　是一种 NMDA 受

体拮抗剂,推测可能通过减轻兴奋性氨基酸的毒性作用而对微栓引起的脑缺血损害发挥保护作用。在一项随机对照研究中,171 例拟在体外循环下行 CABG 手术的患者随机接受瑞马西胺(从术前 4d 至术后 5d)或安慰剂。结果显示,瑞马西胺组患者术后 8w 时认知功能的总体 z 值明显改善,但 POCD 发生率无明显减少。

5. 其他 硫喷妥钠、前列环素、CM1 神经节苷酯、丙泊酚、培戈汀(pegorgotein,抗氧化剂)、氯美噻唑(clomethiazole)、来昔帕泛(lexipafant,血小板激活因子拮抗剂)、培克珠单抗(pexelizumab,补体抑制剂)等都在随机对照研究中被发现对心脏手术后认知功能障碍的发生情况无明显影响。

(王东信 穆东亮)

参 考 文 献

1. Iglesias I, Murkin JM. Chapter 35. Central nervous system dysfunction after cardiopulmonary bypass. In: Kaplan JA, Reich DL, Lake CL, et al, eds. Kaplan's Cardiac Anesthesia. 5th revised edition. Singapore: Saunders, 2006. 1103-1129.

2. American Psychiatric Association. Diagnostic and Statistical Manual of Mental Disorders. Washington, DC: American Psychiatric Association; 2000.

3. International Statistical Classification of Diseases and Related Health Problems 10th Revision (ICD-10) Version for 2010. www. who. int/classifications/icd/en/bluebook. pdf (accessed on 2012-1-29).

4. Shi CM, Wang DX, Chen KS, et al. Incidence and risk factors of delirium in critically ill patients after non-cardiac surgery. Chin Med J (Engl), 2010, 123:993-999.

5. Mu DL, Wang DX, Li LH, et al. High serum cortisol level is associated with increased risk of delirium after coronary artery bypass graft surgery: a prospective cohort study. Crit Care, 2010, 14:R238.

6. Inouye SK. Delirium in older persons. N Engl J Med, 2006, 354:1157-1165.

7. Inouye SK, Bogardus ST Jr, Charpentier PA, et al. A multi-component intervention to prevent delirium in hospitalized older patients. N Engl J Med, 1999, 340:669-676.

8. Wang W, Li HL, Wang DX, et al. Haloperidol prophylaxis decreases delirium incidence in elderly patients after noncardiac surgery: A randomized controlled trial. Crit Care Med, 2012, 40:731-739.

9. Monk TG, Price CC. Postoperative cognitive disorders. Curr Opin Crit Care, 2011, 17:376-381.

10. Moller JT, Cluitmans P, Rasmussen LS, et al. Long-term postoperative cognitive dysfunction in the elderly: ISPOCD1 study. Lancet, 1998, 351:857-861.

11. Newman MF, Kirchner JL. Phillips-Bute B, et al. Longitudinal assessment of neurocognitive function after coronary-artery bypass surgery. N Engl J Med, 2001, 344:395-402.

12. Liu YH, Wang DX, Li LH, et al. The effects of cardiopulmonary bypass on the number of cerebral microemboli and the incidence of cognitive dysfunction after coronary artery bypass graft surgery. Anesth Analg, 2009, 109:1013-1022.

13. Steinmetz J, Christensen KB, Lund T, et al. Long-term consequences of postoperative cognitive dysfunction. Anesthesiology, 2009, 110:548-555.

14. Mason SE, Noel-Storr A, Ritchie CW. The impact of general and regional anesthesia on the incidence of post-operative cognitive dysfunction and post-operative delirium: a systematic review with meta-analysis. J Alzheimers Dis, 2010, 22 Suppl 3:67-79.

15. Rasmussen LS, Johnson T, Kuipers HM, et al. Does anaesthesia cause postoperative cognitive dysfunction? A randomised study of regional versus general anaesthesia in 438 elderly patients. Acta Anaesthesiol Scand, 2003, 47:260-266.

16. Tang L, Kazan R, Taddei R, et al. Reduced cerebral oxygen saturation during thoracic surgery predicts early postoperative cognitive dysfunction. Br J Anaesth, 2012, 108:623-629.

17. 穆东亮, 王东信, 李立环, 等. 冠状动脉旁路移植手术后早期谵妄与认知功能障碍的关系. 北京大学学报(医学版), 2011, 43:57-64.

18. Price CC, Garvan CW, Monk TG. Type and severity of cognitive decline in older adults after noncardiac surgery. Anesthesiology, 2008, 108:8-17.

19. Newman S, Stygall J, Hirani S, et al. Postoperative cognitive dysfunction after noncardiac surgery: a systematic review. Anesthesiology, 2007, 106:572-590.

20. Lewis MS, Maruff P, Silbert BS, et al. The sensitivity and specificity of three common statistical rules for the classification of post-operative cognitive dysfunction following coronary artery bypass graft surgery. Acta Anaesthesiol Scand, 2006, 50:50-57.

第101章　急性肝功能衰竭

急性肝功能衰竭（acute liver failure，ALF）是由突发性肝脏实质细胞大量坏死及代谢功能障碍导致的一种罕见临床综合征。其临床特点为既往无肝脏病史，以凝血功能障碍和神志改变（肝性脑病）为特点的快速进展性肝功能障碍（病程<26周）。临床症状往往始于凝血功能障碍，国际标准化比值（international normalized ratio，INR）>1.5，8周内出现精神状态改变。其病死率居高不下，是需要进行紧急医疗救治的临床症候群。

第1节　病因与发病机制

一、病　　因

急性肝功能衰竭的发病原因存在地域差别。美国和很多西欧国家，对乙酰氨基酚（扑热息痛）等药物引发的机体特异质反应是导致ALF的主要原因；在发展中国家，急性重度乙型肝炎病毒感染引发的ALF更为常见；其他病因也可导致ALF（表101-1）

表101-1　急性肝功能衰竭的病因

乙肝病毒
甲肝病毒
对乙酰氨基酚
药物特异质反应
自身免疫性肝炎（初始症状）
子痫，先兆子痫
妊娠期脂肪肝
溶血，肝酶升高，低血小板计数（HELLP）综合征
其他病毒感染（例如：EB病毒，单纯疱疹病毒，巨细胞病毒）
肝缺血（例如：心源性休克，容量不足）
恶性肿瘤浸润（例如：淋巴瘤，恶性血液病，转移性肺癌或乳腺癌）
肝移植后原发性移植肝无功能
毒素［例如：进食毒鹅膏（一种毒蕈），海蜇叮咬］
血管异常（布-加综合征，窦状隙阻塞症候群，医源性门静脉阻塞等）
Wilson病（初始症状）

1. 病毒感染

（1）嗜肝病毒：肝炎病毒感染是发展中国家引发ALF的主要原因。以甲型、乙型、丙型肝炎病毒引起者最常见（约占90%），其他病毒（丁型、戊型、庚型肝炎病毒及疱疹病毒、巨细胞病毒、EB病毒）引起者偶见。病毒性肝炎导致的ALF常为超急性，即从首次出现ALF症状到肝性脑病仅需几天或几周。急性甲肝病毒（hepatitis A virus，HAV）感染很少引起ALF（<0.01%），且预后相对较好。乙肝病毒（hepatitis B virus，HBV）是引起ALF的最常见病毒，但急性HBV感染患者发生ALF发生率<1%，且多发生在肿瘤化疗、类固醇替代治疗、HIV患者抗逆转录病毒治疗等机体免疫功能被抑制时。HBV引发的ALF中有4%患者合并丁肝病毒（hepatitis D virus，HDV）感染。研究证实，HBV前C区终止密码和核心区启动子的变异，与ALF发生有关。急性戊型肝炎病毒（hepatitis E virus，HEV）感染引发的ALF主要发生在热带国家，且孕妇是易感人群。近年来随着器官移植技术的广泛开展，欧洲报道移植受体因HEV感染发生ALF的危险性有所增加。

（2）其他病毒：非嗜肝病毒感染，包括EB病毒（Epstein-Barr virus，EBV）、巨细胞病毒（cytomegalo virus,CMV)、水痘-带状疱疹病毒、单纯疱疹病毒（herpes simplex virus,HSV)及细小病毒 B-19,占成人急性肝衰竭总数的比例不足 1% 。

2. 药物性 ALF　可引起 ALF 的药物很多,国外以解热镇痛药对乙酰氨基酚(扑热息痛)最常见,国内以抗结核药异烟肼和利福平最常见。对乙酰氨基酚是剂量依赖性肝毒素,可引起严重的急性肝细胞损伤,临床多为超急性,病程进展迅速、凶险。有研究显示,每天摄入 4g 对乙酰氨基酚可使 40% 的健康志愿者出现中度、一过性转氨酶升高。许多药物包括各种抗生素、非甾体类解热镇痛抗炎药、抗癫痫药等,均与 ALF 有关,其中异烟肼(16%)、丙硫氧嘧啶(9%)、苯妥英(7%)、和丙戊酸(7%)是导致 ALF 的常见药物。

3. 妊娠相关性 ALF　妊娠相关性肝病可发展为 ALF。妊娠相关性肝病包括妊娠急性脂肪肝(acute fatty liver of pregnancy,AFLP)和以溶血、肝酶升高及血小板计数减少为特征的 HELLP 综合征。AFLP 的特点是孕晚期线粒体迅速脂肪变,导致线粒体功能障碍、代谢性酸中毒及凝血功能障碍,而血清转氨酶仅轻或中度升高。存在长链脂肪酸代谢缺陷的女性发生 ALFP 风险增加,并且超过 50% 的发病与先兆子痫有关。

4. Wilson 病　是一种常染色体隐性遗传病,以胆汁排泄铜障碍为特点,超过 25% 的患者出现 ALF。多数患者在 20 ~ 30 岁发病,表现为显著的溶血、碱性磷酸酶降低、谷草转氨酶/谷丙转氨酶(AST/ALT)比值升高、尿液排出铜增加以及角膜出现 Kayser-Fleisher 环。

5. 缺血性损伤　心源性休克或低血容量引起的肝动脉灌注不足可导致缺血性肝炎,并可能进展为 ALF。

6. 其他罕见病因　包括蕈伞形真菌中毒(毒鹅膏)、布-加综合征(Budd-Chiari syndrome)、Reye 综合征(一种急性脑病和 ALF 的综合征,常见于 6 ~ 9 岁儿童)、自身免疫性肝炎和恶性肿瘤浸润等。

7. 病因不明性 ALF　有近 20% 成人患者和 50% 儿童患者 ALF 病因难以明确。病因不明性 ALF 在血清学检查时,甲、乙、丙、丁、戊型肝炎病毒阴性,且无其他已知原因,约占全球急性肝衰竭总数的 15% ~ 44% 。患者多表现出病毒感染的前驱症状,临床期待更加灵敏的分子生物学检测技术来确定其病因。

二、发病机制

1. HBV 感染后 ALF 发病机制　ALF 发病机制因病因不同而异。在我国,病毒性肝炎是 ALF 发生最常见的原因,其中乙型肝炎的发病机制研究最为广泛,归纳起来为两次攻击和三个环节。第一次攻击是原发性肝损伤,包括由体液免疫、细胞免疫介导的免疫性肝损伤,以及由多种病毒混合感染、病毒基因变异等病毒本身的作用所导致的肝细胞损伤(第一环节),进而导致肝衰竭。第二次攻击是继发性肝损伤,包括细胞因子过度激活和细胞代谢紊乱(第二、三环节),细胞因子过度激活是指免疫反应释放的细胞因子和炎症介质通过对肝血窦内皮细胞的损伤,引起肝细胞缺血性损伤,使细胞代谢机制紊乱,包括自由基过量生成、谷胱甘肽耗竭、细胞膜脂质过氧化、钙自稳调节机制障碍,最终导致肝细胞死亡。

目前认为细胞毒性 T 淋巴细胞(cytotoxic T lymphocyte,CTL)是导致肝细胞广泛性坏死的主要效应细胞:①CTL 细胞通过双识别机制攻击受 HBV 感染的肝细胞。受主要组织相容复合物(major histocompatibility complex,MHC)-Ⅰ的限制,受攻击的肝细胞膜上需同时表达 HBV 的膜抗原 HBcAg 及 MHC-Ⅰ,CTL 也必须同时识别这两种抗原才能与靶细胞结合,释放穿孔素及其他淋巴因子攻击溶解靶细胞;②CTL 细胞表面还有淋巴细胞功能相关性抗原-1(lymphocyte function associated antigen-1,LFA-1),肝细胞膜上则存在 LFA-1 的配基——细胞间黏附分子-1(intercellular adhesion molecule-1,ICAM-1),使得肝细胞可吸引表达 LFA-1 的 CTL 细胞,并与之黏附,强化 CTL 对肝细胞的毒性反应;③肝细胞膜上还存在 Fas 抗原,可与 CTL 膜上的 Fas 配体相互作用,诱导肝细胞的凋亡;④在肝脏遭受以上的免疫损伤时,其解毒功能受损,形成内毒素血症,导致肝脏内外的单核-巨噬细胞系统释放多种细胞因子,加重肝脏损害,其中最重要的是肿瘤坏死因子-α(tumor necrosis factor-α,TNF-α)。TNF-α 与肝细胞膜上肿瘤坏死因子受体 1(tumor necrosis factor receptor 1,TNFR1)结合,激活蛋白酶及磷脂酶 A2,诱导自由基产生,导致膜性结构损伤和 DNA 断裂,还可与窦内皮细胞膜上的受体结合,损伤窦内皮细胞,促使肝血窦内纤维蛋白沉积和微血栓形成,造成肝细胞的微循环障碍和细胞坏死;⑤HBV 前 C 区突变使 HBeAg 合成中断,血清中 HBeAg 消失,使得 HBeAg 对 CTL 干扰和抑制作用消失(HBeAg 与肝细胞膜上 CTL 靶抗原 HBcAg 存在交叉反应),因此更多的 CTL 攻击 HBcAg 阳性肝细胞,导致大量肝细胞死亡。

2. 其他肝炎病毒感染后 ALF 的发病机制　HCV 感染导致的 ALF 发病机制与 HBV 感染相似;甲型肝炎的发病机制也是以免疫反应为主,在早期由 HAV 在肝细胞内大量增殖及 CTL 细胞的毒性作用共同导致肝细胞损伤,病程后期内源性 γ-干扰素可诱导被感染肝细胞膜上 MHC-Ⅰ表达,促进 CTL 的作用,杀伤肝细胞,清除 HAV;HDV 与 HBV 双重感染往往出现大块肝坏死,可能是 HDV 对肝细胞的直接致病性与机体免疫损伤共同作用所致;HEV 感染所致 ALF 也以细胞免疫性损伤为主,孕妇感染 HEV 容易引发 ALF 的原因是由于孕妇血清免疫球蛋白水平低下及对 HEV 的敏感性和反应性增高所致。

3. 对乙酰氨基酚引发 ALF 的机制　正常情况下,对乙酰氨基酚在肝脏内经过酚基的糖脂化作用和硫化作用代谢,终产物由尿液排出,此时不会造成肝损害。当对乙酰氨基酚剂量超过肝脏正常的代谢能力时,多余的药物在细胞色素 P450(cytochrome P450)作用下,发生氧化反应,生成高活性亲电子的 N-乙酰磷酸苯醌亚胺(N-acetyl-p-benzoquinone imine,NAPQI),与肝脏蛋白共价结合,引起肝小叶中心型坏死;某些诱导细胞色素 P450 活性增强的情况(如慢性

酗酒、服用苯妥英钠或异烟肼类药物等),也可导致 NAPQI 积聚,从而消耗肝内谷胱甘肽,引发肝毒性;另外,长时间饥饿也可减少体内谷胱甘肽的储存,增加机体对扑热息痛肝毒性的易感性(图 101-1)。

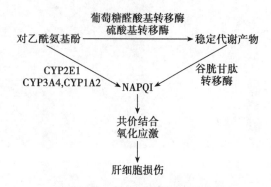

图 101-1　对乙酰氨基酚的代谢
CYP2E1,细胞色素 P-450 2E1;CYP1A2,细胞色素
P-450 1A2;CYP3A4,细胞色素 P-450 3A4

NAPQI 引起肝细胞死亡的机制尚未阐明,可能与细胞内关键性调节蛋白失活、生成氧自由基以及激活 Kupffer 细胞等有关。调节蛋白的失活可引起肝细胞钙离子稳态失衡和线粒体能量代谢障碍,同时由于肝脏是人体最重要的免疫器官之一,超过 35% 的肝脏由非实质细胞,如内皮细胞、Kupffer 细胞和淋巴细胞组成。因此原发性肝细胞损害又可诱导免疫细胞释放细胞因子和炎症趋化因子,加重继发性肝损伤。

第 2 节　病理及病理生理学表现

一、肝脏的病理改变

ALF 时,肝脏组织学可观察到广泛的肝细胞坏死,坏死的部位和范围因病因和病程不同而不同。根据坏死的范围程度,可分为大块坏死(坏死范围超过肝实质的 2/3)、亚大块坏死(约占肝实质的 1/2 ~ 2/3),融合性坏死(相邻成片的肝细胞坏死)及桥接坏死(较广泛的融合性坏死并破坏肝实质结构)。

ALF 的肝脏病理大体上可分为两型:①由病毒、药物或毒素引起者:肝细胞多呈广泛性坏死(超过肝实质的 2/3),病变呈弥漫性分布,整个肝小叶及肝细胞溶解坏死,网状支架塌陷,残存的肝细胞肿胀变性并伴有淤胆,汇管区及其周围有大量淋巴细胞、单核细胞及粒细胞浸润(图 101-2);②由急性妊娠期脂肪肝、Reye 综合征、四环素等引起者:由于肝细胞

器功能衰竭导致脂肪代谢障碍,肝细胞内有均匀分布的小脂滴,肝细胞肿胀苍白,往往无肝细胞坏死,亦缺乏炎症细胞浸润。

二、病理生理学表现

(一) 肝性脑病

肝功能衰竭若合并门-体静脉分流(portal-systemic shunt)增加,常会引发中枢神经系统(central nervous system,CNS)功能障碍,称为肝性脑病(hepatic encephalopathy)。引起肝性脑病可能的致病物质有氨、锰、酚(phenol)、短中链脂肪酸、章鱼胺(octopamine)与硫醇(mercaptan)等。其中以氨引发肝性脑病的机制最为明确。食物的蛋白质经由肠道细菌代谢成氨,氨再经由肝门循环进入肝脏,在肝脏内

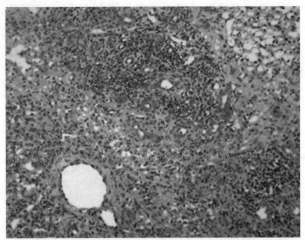

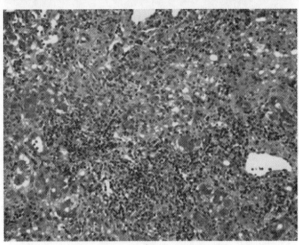

图101-2　由 HBV 引发的 ALF 肝脏组织病理表现
上图为肝实质大片坏死,肝小叶淋巴细胞及 Kupffer 细胞浸润。门静脉分支近端肝小叶塌陷,同时伴有胆管的再生;下图为肝脏实质的亚大块坏死,同时有淋巴细胞及 Kupffer 细胞浸润(苏木精-伊红染色,×75)

由尿素循环(urea cycle)分解成尿素。若有肝细胞疾病或门-体静脉分流增加时,则过多的氨进入体循环,穿过血脑屏障,进入 CNS。氨可以增强 γ-氨基丁酸(gamma amino-butyric acid,GABA)对 GABA 受体的作用,从而引发 CNS 功能抑制。肝硬化患者大脑苍白球在磁共振 T1 影像显示有高强度异常,这与肝性脑病的严重程度无关,而与肝衰竭程度有关。这些高强度异常可能是因肝衰竭和门-体静脉分流导致锰元素在脑内沉积造成。患者接受肝移植后,这些影像上的高强度异常会消失。脑内锰含量增加与肝性脑病锥体外系症状有关,但锰螯合剂对肝性脑病治疗效果尚不明确。因肝性脑病死亡的患者,其主要的解剖病理变化为大脑皮质、豆状核、视丘、黑质、小脑皮质、红核、齿状核及桥脑神经核的星形胶质细胞数目增加、体积增大。星形胶质细胞在脑内

对神经元正常的功能活动具有重要调节作用。氨在星形胶质细胞内与谷氨酸结合生成谷氨酰胺,过多的谷氨酰胺积聚可引起星形胶质细胞肿胀,进而引发脑水肿(图101-3)。肝性脑病患者还可出现大脑皮质、豆状核、小脑皮质等处神经元数目减少与髓鞘神经纤维变性。

(二) 脑水肿

75% ~80% 出现Ⅳ级肝性脑病的 ALF 患者合并有脑水肿,此时颅内压多超过 5.32kPa(40mmHg),表现为脑实质显影差,脑室变窄和中脑导水管模糊等,且往往成为其主要致死原因。ALF 患者脑水肿病理生理学机制尚未完全清楚,氨在 ALF 患者脑水肿发生、发展及预后中的重要作用日益得到关注。动物实验中通过电镜分析、脑组织尸检及脑组织称重等方法发现,ALF 动物脑水肿高发区为灰质和星形胶质细胞。如上所述,星形胶质细胞是脑中唯一含有谷氨酰胺合成酶的细胞,能将进入细胞的氨与谷氨酸合成谷氨酰胺。当血氨升高时,星形胶质细胞合成谷氨酰胺明显增加,细胞呈高渗状态,引起细胞肿胀,脑组织膨大。脑内高浓度的氨与 α-酮戊二酸结合生成谷氨酸;α-酮戊二酸的减少使三羧酸循环受阻,ATP 生成减少;谷氨酸生成过程中还会消耗大量的还原型辅酶 1(NADH),妨碍了呼吸链中的递氢过程,以致 ATP 生成不足;另外谷氨酸与氨结合生成谷氨酰胺,也会消耗很多 ATP。以上变化均导致能量代谢异常、糖酵解增多。临床试验也发现患者细胞外和脑组织中乳酸含量上升。除了上述细胞毒性外,血中持续高浓度的血氨、胆红素和内毒素还会导致脑毛细血管内皮损伤、血脑屏障破坏、脑血管自动调节能力丧失,引发难治性、不可逆的脑水肿甚至脑疝形成。

(三) 弥散性血管内凝血(disseminated intravascular coagulation,DIC)和消化道出血

1. ALF 患者发生凝血功能障碍的主要原因 ①肝脏合成凝血因子障碍和纤溶活性异常:肝细胞合成凝血因子包括Ⅰ(纤维蛋白原)、Ⅱ(凝血酶原)、Ⅴ、Ⅶ、Ⅸ、Ⅹ减少,抗凝血酶Ⅲ(AT-Ⅲ)合成减少,清除可溶性凝血物质功能降低,导致原发性纤溶;②血小板数量和功能降低:脾肿大、消耗性凝血和骨髓抑制导致血小板数量减少,单核-巨噬细胞系统对衰老血小板的清除作用衰退导致血小板质量下降;③毛细血管脆性增加也易导致出血。

2. 临床表现:全身出血倾向,常表现为皮下出血、消化道出血、血尿及鼻衄等。消化道出血发生率

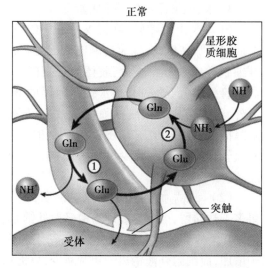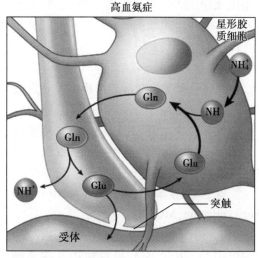

图 101-3　星形胶质细胞氨超载导致的代谢性脑紊乱
1. 谷氨酰胺酶作用;2. 谷氨酰胺合成酶作用。Gln:谷氨酰胺;Glu:谷氨酸

可达 35% 以上。

（四）肾功能衰竭

ALF 并发肾血流动力学改变及肾功能异常者占 70%~80%,表现为肌酐清除率<40ml/min、肾小球滤过率<10ml/min、血清肌酐>133μmol/L、稀释性低钠血症(<130mmol/L)、少尿(<400ml/d)或无尿(<100ml/d),称为肝肾综合征。引起 ALF 患者急性肾功能衰竭的常见原因为:①功能性肾衰竭,常见于晚期 ALF 患者;②急性肾小管坏死:由肾毒性药物或食物引起,如扑热息痛、磺胺类药物、氟烷类药物和蕈伞形毒菌毒素。另外,感染造成的 ALF 会在早期出现以肾小管坏死为特征的肾功能衰竭;③肾前性氮质血症,常因内脏大出血、脱水、低血压时含氮物质入血造成。

（五）感染

ALF 患者存在不同程度的免疫功能障碍,而大多数患者需要进行有创检查,从而提供了感染传播的入口。进行血尿培养以及每天进行血液透析的患者发生感染的几率高达 90%。ALF 患者感染性致病菌包括细菌和真菌,以革兰阳性菌较多,包括葡萄球菌和链球菌;此外还有革兰阴性肠致病菌以及真菌念珠菌感染。呼吸道、泌尿道及导管相关的感染占有主导地位,其中肺炎占 50%,尿道感染占 22%,静脉导管所致感染占 12%。自发性感染占 16%,且近三分之一的 ALF 患者缺乏典型的临床感染症状。

（六）呼吸系统并发症

常见有肺部继发感染和肺水肿,其他有肺内出血、肝肺综合征和肝性胸水、肺不张、支气管胸膜瘘、气胸和纵隔气肿等。也有近三分之一的 ALF 患者会因内毒素血症出现急性呼吸窘迫综合征(acute respiratory distress syndrome,ARDS)。免疫功能低下且呼吸道分泌物排出不畅是引起肺部继发感染的基础因素,常可引起细菌和真菌感染;肺内分流明显增多、肺内血管异常扩张、肺静脉压增加及神经源性因素(脑水肿)等参与了肺水肿的发生。另外还可见急性心源性肺水肿;凝血功能障碍导致肺内出血;肝肺综合征是肝衰竭终末期因肺部血流动力学改变而出现的肺功能严重障碍,表现为肺部血管异常扩张,肺通气/血流比例严重失调,出现不同程度的 PaO_2 降低、杵状指、紫绀和高动力性循环表现。

（七）循环衰竭与心功能异常

1. 循环衰竭　ALF 以高动力循环伴心排血量升高、平均动脉压(mean arterial pressure,MAP)及全身血管阻力降低为特征,类似于创伤或全身炎症反应综合征(systemic inflammatory response syndrome,SIRS)引起的循环改变。在扑热息痛引起的超急性肝衰竭患者中,会出现外周循环爆发性紊乱,是早期死亡的讯号。其他亚急性患者可出现与慢性肝病失代偿和肝肾综合征相似的周围血管改变,即因血管活性下降导致外周血管扩张。该类患者若合并呕吐,将引起循环血容量急性降低和低血压。

2. 心功能异常　ALF 心脏并发症的临床表现主要有进行性心脏扩大、急性心源性肺水肿、心源性低血压和猝死。这些改变与全身代谢紊乱(低氧血症、电解质失衡、酸碱紊乱等)、肝炎病毒或过量药物的直接损害、凝血机制障碍、胆汁酸盐的刺激作用及脑干功能异常等有关。心脏病理改变包括心脏广泛点状出血、淋巴细胞浸润、心肌脂肪变性、心肌松弛扩张和心内膜下结缔组织水肿等,部分患者可见少量心包积液。

(八) 胰腺损害

ALF 常合并胰腺损害。有报道尸检中发现肝萎缩者,8.7% 有胰腺出血坏死、7.5% 有胰腺脂肪坏死、7.3% 有急性胰腺炎。其机制尚不明确,推测胰腺水肿和急性胰腺炎是发病基础,临床表现多被 ALF 症状所掩盖,难以发现。

(九) 多器官功能障碍综合征(multi-organ dysfunction syndrome,MODS)

ALF 常引起 SIRS 和 MODS。ALF 时感染与非感染因素均可引起 SIRS。ALF 患者往往存在多种免疫功能紊乱或缺陷,继发感染后可发生 SIRS;部分患者虽无感染,但 ALF 本身可直接诱发机体产生非感染性 SIRS。SIRS 以过度炎症反应、循环高动力状态、持续高代谢状态为特征。循环高动力状态表现为心排血量增加和外周血管阻力降低。持续高代谢状态表现为氧耗增加,过度通气以及血糖和血乳酸升高、蛋白质分解加速等高分解代谢表现。机体在发生 SIRS 的同时,还会出现代偿性抗炎反应,包括 Th2 细胞活性增加,内源性抗炎介质如 IL-10、转化生长因子、IL-1 抑制物等释放增多,糖皮质激素水平增高等,从而抑制炎症反应,减轻组织损伤。若代偿过度,则将发生代偿性抗炎反应综合征(compensatory anti-inflammatory response syndrome,CARS),使机体免疫功能紊乱,损伤加重。ALF 时,若 SIRS 不能及时控制,进行性加重则可导致 MODS,出现肺、肾、心血管系统、血液系统、神经系统等功能障碍。因此,ALF 患者 MODS 发生机制主要包括:①全身炎症反应失控;②肝细胞功能障碍,对血管活性物质和毒性物质灭活减少;③细胞碎片及血管内皮细胞损伤等引起微循环障碍。

(十) 其他

ALF 患者还会出现以下病理生理学表现:

1. 低血糖 血糖<2.2mmol/L。造成低血糖的原因有:①肝脏糖合成和释放障碍;②高胰岛素血症(肝降解减少);③无氧代谢使葡萄糖消耗量增加;④继发性细菌感染。

2. 缺氧症(hypoxia) 因组织细胞水平的氧不足而引起全身性缺氧。组织缺氧的主要原因是高乳酸血症及代谢性酸中毒导致的动静脉分流,使动脉血氧通过动静脉短路绕过组织细胞直接回流而导致组织细胞缺氧。

3. 水、电解质和酸碱平衡紊乱

(1) 水代谢障碍:肝衰竭时肝组织结构紊乱,造成门静脉高压,产生大量淋巴液,参与腹水形成;肝细胞合成白蛋白减少,胶体渗透压降低,水分子向血管外渗漏,这些都是水代谢障碍的肝内因素。另外,腹水形成和内脏淤血使有效血容量减少,导致醛固酮和血管加压素分泌增多,同时肝对醛固酮和血管加压素降解减少等肝外因素也可加重水钠潴留。

(2) 低钠血症:ALF 时水钠潴留,但肾脏水潴留多于钠潴留,因此多表现为稀释性低钠血症;由于钠泵功能障碍导致钠离子分布异常,细胞内液钠离子增加,而细胞外液钠离子相对减少,故稀释性低钠血症是细胞能量衰竭的表现。

(3) 钾代谢失调:早期可出现低钾血症,晚期因肾功能不全可出现高钾血症。

1) 低钾血症:常见原因为①钾摄入不足:长期食欲不振、进食不足;②肾排泄增加:应用排钾性利尿剂、肾小管性酸中毒、急性肾衰竭的多尿期以及醛固酮分泌过多等,使肾排泄钾增加;③钾补充不足:补液患者长期接受不含钾盐的液体或钾盐补充不足;④肾外途径丢失:持续胃肠减压、呕吐、肠瘘等。⑤钾离子分布异常:钾向细胞内转移,常见于大量输注葡萄糖和胰岛素,或伴有代谢性碱中毒或呼吸性碱中毒的患者(图 101-4)。

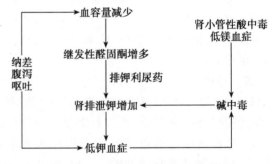

图 101-4 ALF 时低钾血症的发生机制

2) 高钾血症:常见原因为①钾摄入过多:口服或静脉输入含钾药物,以及大量快速输入保存期较久的库存血等;②肾排泄功能减退:合并肾衰竭、应用保钾利尿剂以及醛固酮分泌减少等;③钾离子分布异常:钾向细胞外转移。ALF 晚期常合并代谢性酸中毒或因使用过多的精氨酸、复方氨基酸等导致酸中毒,可促使细胞内钾外移。此时病情危重,进展迅速,症状易被掩盖,常突发致命性心律失常。值得注意的是,在多尿或非少尿期也可出现高钾血症,这在临床上易被忽视。

（4）低氯血症：患者不能进食、呕吐或持续胃肠减压时丢失大量氯离子；应用排钠、排钾性利尿药时，氯离子伴随钠、钾的排出而排出。因此，低钾血症常伴有低氯血症。另外，低氯血症可加重代谢性碱中毒，继而诱发肝性脑病。

（5）低镁血症：摄入不足、胃肠吸收障碍、长期的消化液丢失、腹泻，可导致低镁血症。

（6）低血钙及低血磷：ALF时血清中降钙素活性增强，低镁血症可加强降钙素活性并抑制甲状旁腺素作用，使钙向骨骼转移，导致低钙血症。故有人认为低钙血症单纯补钙而不能纠正时，只有同时补镁才能纠正。肝性脑病时常有呼吸性碱中毒，细胞外磷进入细胞内；昏迷患者糖酵解增强，消耗更多的磷；输入大量葡萄糖及胰岛素使磷进入细胞内等均可导致低磷血症。

（7）酸碱平衡紊乱：ALF时可发生各种酸碱平衡紊乱，其中常见的是代谢性碱中毒、呼吸性碱中毒或呼吸性碱中毒合并代谢性碱中毒，晚期患者可以出现混合性酸碱平衡紊乱（如呼碱+代碱+代酸），单纯代谢性酸中毒和呼吸性酸中毒相对少见。在病程的各个阶段均可出现碱中毒。其中低钾、低氯血症所致的代谢性碱中毒颇为常见且易诱发肝性脑病，应特别提高警惕。细胞内钾向细胞外转移时，3个钾离子溢至细胞外，即有2个钠离子和1个氢离子进入细胞内，使细胞外液氢离子降低而致代谢性碱中毒；另外，低钾血症时，肾小管上皮细胞也缺钾，肾远曲小管 K^+-Na^+ 交换增加，也是导致低钾性碱中毒的原因。低氯血症时，为了代偿阴离子的丧失，维持血液中负电荷的平衡，HCO_3^- 增加，引起低氯性碱中毒。肝性脑病时，由于毒性物质（如血氨）刺激呼吸中枢，常有通气过度，呼吸增快，$PaCO_2$ 下降，血 pH 升高，出现呼吸性碱中毒。患者由于低血压及低氧血症/组织缺氧，或由于肾功能不全，体内大量酸性代谢产物堆积，可致代谢性酸中毒，最后由于内毒素、脑水肿或并发呼吸道感染等原因引起呼吸抑制，当出现高碳酸血症时，则引起呼吸性酸中毒。

第3节 临床表现与诊断

一、临床表现

（一）一般情况

健康状况全面衰退，表现为虚弱、极度乏力、甚至生活不能自理。明显消化道症状：食欲极差，厌食、频繁恶心、呕吐、呃逆、明显腹胀、肠鸣音消失、肠麻痹。

（二）黄疸

短期内黄疸进行性加重，以肝细胞性黄疸为主，血清胆红素迅速上升，每日上升幅度往往 >17 ~ 34μmol/L；大部分患者表现为巩膜、皮肤黄染进行性加深；偶见无明显黄疸而出现意识障碍者，常易误诊为精神疾病。

（三）肝臭

由于含硫氨基酸在肠道经细菌分解生成不能被肝脏代谢的硫醇，从呼气中排出一股似水果腐烂的臭味，称为肝臭，其程度可反应病情的严重性。体检时肝脏进行性缩小，提示预后不良。

（四）消化道症状

表现为食欲严重下降、不思饮食、恶心呕吐与呃逆、腹胀明显、闷胀不适，黄疸出现后消化道症状进行性加重。伴随胆道运动功能障碍时可出现腹痛，偶见剧烈腹痛，易误诊为胆囊炎等急腹症，但无急腹症的体征；当胆道痉挛时可诱发剧烈绞痛。

（五）肝性脑病

根据严重程度的不同，将肝性脑病分为四级（表101-2）。体格检查时，多数Ⅰ、Ⅱ级患者出现扑翼样震颤或震颤，Ⅲ、Ⅳ级患者表现为反射亢进、阵挛和肌肉强直。Ⅰ~Ⅱ级属轻度、可逆转；Ⅲ~Ⅳ级属重度、难逆转、预后差。

（六）脑水肿、脑疝与颅内出血

脑水肿是 ALF 最常见的并发症。其典型临床表现为血压持续升高，瞳孔异常变化，呼吸不规则，视乳头水肿。发生Ⅲ或Ⅳ级肝性脑病者，80%以上存在脑水肿。严重脑水肿可导致脑疝。脑水肿患者具有颅内压（intracranial pressure，ICP）升高和脑功能障碍的表现，与肝性脑病的临床表现有重叠，难以区分。肝性脑病合并脑水肿时，烦躁不安、激动、肌张力增高的表现较单纯肝性脑病者多见。若出现瞳孔、呼吸改变，抽搐或癫痫发作，应警惕脑疝发生。ALF 晚期可发生颅内出血，导致患者心搏骤停而猝死。因此，一旦发生原因不明的心搏骤停，应考虑颅内大出血的可能。

表 101-2　肝性脑病分级

精神神经障碍分级	精神意识特征	神经症状	脑电图
Ⅰ	轻度性格改变,睡眠紊乱,注意力分散	扑翼样震颤(±) 病理反射(−) 生理反射存在	对称性 θ 慢波
Ⅱ	嗜睡,定向障碍,意识模糊	扑翼样震颤(+) 病理反射(+) 肌张力可增强 生理反射存在	对称性 θ 慢波
Ⅲ	昏睡能唤醒,反应存在,易激动,烦躁不安	扑翼样震颤(+) 病理反射(+) 肌张力显著增强 生理反射存在	对称性 θ 慢波
Ⅳ	昏迷,不能唤醒,强刺激有微弱反应(ⅣA)或无反应(ⅣB),癫痫样发作,去脑或去皮质强直	扑翼样震颤(−) 生理反射消失 病理反射(±)	极慢 δ 波

（七）凝血功能障碍

大多数凝血因子和抗凝因子在肝脏合成,同时许多凝血活性因子及其抑制物也在肝脏代谢灭活。因此,凝血功能障碍的转归主要取决于肝细胞损害的程度,一些凝血指标和抗凝指标具有判断预后的意义。最常见的是皮肤黏膜出血和胃肠道出血,还可出现注射或穿刺部位渗血、紫癜、瘀斑、牙龈、结膜、胃肠道、泌尿生殖道、肺、肾、腹膜后出血,甚至颅内出血。ALF 时,出血的发生率达 73%,其中严重出血者可占 30% 以上。

（八）内毒素血症与感染

ALF 患者免疫功能低下常易并发感染。临床表现主要包括:各种感染征象,如发热、血白细胞计数升高、原有病情急剧恶化以及各系统感染所出现的特有症状。约 30% 的 ALF 并发感染者无临床表现,出现以下情况时应怀疑感染的存在:①不明原因的血压降低;②全身血管阻力降低;③不明原因的尿量减少,而心血管充盈压正常;④肝性脑病恶化而 ICP 不升高;⑤发生严重酸中毒;⑥合并 DIC。另外,约 30% 的 ALF 患者并发真菌感染,致病菌常为白色念珠菌。当经过长时间的抗生素治疗后,出现菌群紊乱或患者免疫功能极度低下时,如果发生急性肾衰竭、病情迅速恶化（肝性脑病进行性加重）、外周血白细胞计数升高、发热不退而用一般抗菌药物治疗无效,常提示真菌感染。

（九）高动力循环综合征与低血压

高动力循环综合征表现为心排血量增加、射血分数增大、皮肤温暖、末梢毛细血管搏动明显、脉搏洪大、外周血管阻力降低、低血压、脉压增大、循环时间缩短,通过组织的血流量增大和内脏血容量增加。值得注意的是,这种高排低阻状态并不能改善组织氧代谢。高动力循环的发生机制十分复杂,概括起来主要与肝内组织结构破坏引起肝内血流短路,肺内血管结构改变形成肺内动静脉瘘,系统性血管结构异常导致门腔静脉短路、门肺血流短路等因素有关。各种循环短路导致循环中扩血管物质含量增高,而大量扩血管物质的持续作用促进各循环短路开放,形成恶性循环。ALF 患者低血压时对缩血管药物敏感性降低,因此要提高警惕。

（十）心、肺功能异常

1. 心功能异常　临床表现为进行性心脏扩大、急性心源性肺水肿、心源性低血压和猝死。心电图改变为低电压、心电轴左偏、ST-T 改变和心律失常;临床常见室性期前收缩、心动过缓、房室传导阻滞、心动过速等。持续性心动过缓提示严重 ICP 升高,是终末期特征。另外,严重黄疸患者血清和组织中有大量胆汁酸盐,也常可导致窦性心动过缓。

2. 呼吸系统并发症　常见的主要有肺部继发感染和肺水肿,其他有肺内出血、肝肺综合征、肝性胸水、肺不张、支气管胸膜瘘、气胸和纵隔气肿等。临床表现为呼吸困难、严重低氧血症、咯血、肺部湿啰音、肺野弥漫性浸润阴影。大出血时可引起窒息而危及生命。肝肺综合征是肝衰竭终末期因肺部血流动力学改变出现的肺功能严重障碍。失代偿患者主要表现为:肺部血管异常扩张,肺通气/血流比值失调,出现不同程度的 PaO_2 降低、杵状指和高动力循环的表现。80% ~90% 患者因肺内动-静脉短路、肺内血管异常扩张和肺水肿,导致肺弥散容积缩小;若患者由平卧位改为直立位,则在重力作用下大量血液滞留于肺底异常扩张的血管床, PaO_2 可降低 10% 以上;平卧时呼吸困难可缓解。

(十一) 其他

ALF 患者还会出现低氧血症、低血糖、水、电解质和酸碱平衡紊乱,甚至 MODS 等临床表现(详见本章上一节)。

二、诊　断

(一) 诊断要点

诊断主要依赖病史、临床表现和实验室检查结果。目前广为接受的实验室诊断标准为,血清总胆红素 $>342\mu mol/L$,并持续 5 天以上;AST>正常值的 2 倍;凝血酶原时间(prothrombin time,PT)>20s,且维生素 K 试验阳性或已出现肝性脑病。

(二) 分期

1. 早期　全身及消化道症状严重,黄疸迅速加深,血清胆红素 $\geqslant 171\mu mol/L$,凝血酶原活动度(prothrombin time activity,PTA)≤40% ,但未发生明显的肝性脑病,亦未出现明确的腹水。

2. 中期　发生 Ⅱ 级以上的肝性脑病或出现明确的腹水。

3. 晚期　发生难治性(或致死性)并发症,如脑水肿、肝肾综合征、上消化道大出血、严重继发性感染等,此期实际上已进入 MODS。

(三) 国际肝病委员会专家小组推荐的临床诊断标准及注意事项

1. 急性起病,且持续进展至肝功能不全,既往无肝病史,起病 4 周内发生肝性脑病是其主要特征。

2. PT 和凝血因子 Ⅴ 等凝血参数是比肝性脑病更为敏感的指标,对诊断及判断预后均有价值。凝血酶原活动度<40%是诊断 ALF 的重要指标。急性肝炎向肝功能不全进展时,至少应检测一次凝血酶原活动度;对每例 ALF 患者,应密切观察这些指标。条件允许时应监测 ICP。

3. 时限分型　超急性是指急性起病 10 内发生肝性脑病,暴发性是指 10 ~30 天间发生肝性脑病。

4. 病因分型　肝炎病毒 A ~E 及其他病毒如疱疹病毒、腺病毒等,药物(如对乙酰氨基酚、异烟肼)、毒物及其他因素,或原因不明。诊断时应注明病因,如表述为"急性肝衰竭:超急性,乙型肝炎"。

5. 应注意的例外　先前有肝病史,此次又重叠发生肝豆状核变性、药物/毒物中毒或病毒性肝炎等,仍诊断为 ALF。

三、鉴 别 诊 断

ALF 应与下列疾病相鉴别:全身性感染、胆道疾病、肝内胆汁淤积综合征、黄疸型病毒性肝炎、溶血性疾病、中毒型肝损伤、肝缺血缺氧、肝癌、精神障碍性疾病以及其他。

(一) 全身性感染

可有高动力循环状态表现,心排血量增加和外周血管阻力降低,组织灌注减少,存在氧代谢障碍;全身性感染出现脑水肿、肝功能损害、黄疸、凝血功能障碍,易误诊为 ALF。检查凝血因子Ⅷ有鉴别意义,该凝血因子可在肝外合成,ALF 时可保持在正常水平,而在全身性感染时大量消耗而降低。

(二) 胆道疾病

肝外胆道阻塞常为胆管结石、胆道肿瘤、胰腺肿瘤等所致。此类疾病常有发热、腹痛、肝肿大、黄疸进行性加深,如为胆结石引起的黄疸可呈波动性。一般肝功能损害较轻,ALT 上升幅度较小,但碱性磷酸酶(alkaline phosphatase,ALP)、γ-谷氨酰转肽酶(γ-glutaryl transpeptidase,γ-GT)升高明显。影像学检查可帮助诊断。

(三) 肝内胆汁淤积综合征

特别是胆汁淤积性肝炎,黄疸可以很深,有时误诊为重型肝炎。肝内胆汁淤积综合征有"三分离"特点:黄疸深而消化道症状轻,黄疸深而血清转氨酶并不很高,黄疸深而 PT 延长不明显。患者多有明显皮肤瘙痒和粪便色浅,血清 ALT 和 γ-GT 活性明显升高,肝性脑病、出血及腹水少见。

(四) 黄疸型病毒性肝炎

血清胆红素 $>171\mu mol/L$,甚至高达 500 ~600$\mu mol/L$,但全身情况较好,乏力和消化道症状不很严重,出血倾向不明显,凝血酶原活动度>40%。此类患者预后较好,不过也可进一步加重,发生肝功能衰竭。

(五) 溶血性疾病

伯氨喹啉等药物治疗疟疾时可引起溶血性黄

疸。蚕豆病是由于红细胞6-磷酸葡萄糖脱氢酶缺乏所致,有遗传倾向,儿童多见。在服食蚕豆后数小时至数日,突然发生溶血,可出现昏迷、呕吐、黄疸和急性肾功能衰竭,易误诊为 ALF,但患者起病时有寒战、高热、贫血貌,可出现酱油色血红蛋白尿,外周血白细胞总数及中性粒细胞显著升高等可供鉴别。红细胞6-磷酸葡萄糖脱氢酶测定、谷胱甘肽稳定性试验以及血液高铁血红蛋白还原试验可明确诊断。

第4节 治疗和预后

一、治　疗

急性肝衰竭多发生于青年,死亡率极高。在肝移植技术推广之前,生存率不足 15%。肝移植后,短期生存率可达 65%。肝移植对于终末期肝病患者具有重要意义,已经成为各种原因引起的急性或慢性肝衰竭最有效的治疗方法。根据 2005 年美国肝病学会(American Association for the Study of Liver Diseases,AASLD)对 ALF 处理的建议,现将 ALF 治疗要点归纳为以下内容。

(一) 诊断和最初的评估

对中、重度急性肝炎患者应密切注意观察临床和实验室变化,一旦出现 PT 时间延长 4~6 秒或以上(INR≥1.5)和神志障碍应立即住院,有条件者收入加强医疗病房(ICU)。要仔细询问各种相关病史,检查相关体征和神经精神系统。最初的评估包括病因和 ALF 程度 (表 101-3)。AASLD 建议:①ALF 患者应密切观察,最好住院收入 ICU;②与肝移植中心联系,并立即评估 ALF 患者是否适合作肝移植;③明确 ALF 病因可作为进一步处理的依据。

表 101-3　ALF 患者最初的实验室检查

凝血酶原时间/INR
肝肾功能
电解质
动脉血气分析
动脉血乳酸浓度
血常规
对乙酰氨基酚或其他毒物学筛查(必要时)
肝炎病毒指标
血浆铜蓝蛋白(疑有肝豆状核变性)
妊娠试验(女性)
血氨(最好动脉血)
自身免疫标志(ANA、ASMA、免疫球蛋白)
HIV(考虑作肝移植)
淀粉酶和脂肪酶

(二) 判定病因和特异性治疗

1. 病毒性肝炎　病毒性肝炎是引起 ALF 的常见原因。AASLD 建议:①甲型、乙型和戊型病毒性肝炎相关的 ALF,需给予积极的支持治疗,但没有证据证明特异的抗病毒治疗有效;②HBsAg 阳性的肿瘤患者进行化疗前应给予核苷类似物,直至化疗结束后再继续 6 个月,以防止乙型肝炎复发;③如患者被确诊或疑似为单纯疱疹病毒或带状疱疹(水痘)病毒引起的感染则用阿昔洛韦治疗。

2. 对乙酰氨基酚中毒　对乙酰氨基酚中毒时常有明显的转氨酶升高,可达 3500U/L。N-乙酰半胱氨酸(NAC)是治疗对乙酰氨基酚中毒的解毒药物。用法:首剂口服140mg/kg,以后每4 小时70mg/kg,共 17 个分剂;或首次静滴 150mg/kg(加在 5% 葡萄糖内静滴 15 分钟),以后 4 小时内静滴 40mg/kg,最后 16 小时内 100mg/kg。AASLD 建议:①确诊或疑似为对乙酰氨基酚过量者,如确定服药未超过 4 小时,则应在 NAC 治疗前,先服用活性炭 1g/kg;②患者服用过量药物或药物浓度超过正常,同时伴有血清 ALT 增高均提示将有肝损伤出现,应立即开始用 NAC 治疗;③患者有 ALF,如可疑为对乙酰氨基酚中毒,即使入院时病史资料不足,也可用 NAC 治疗。

3. 毒蕈中毒　毒蕈中毒(通常是鬼笔鹅膏蕈类)可引起 ALF,诊断主要根据近期是否食用过蕈类,且通常于食用数小时至 1 天内出现严重消化道症状(恶心、呕吐、腹痛和腹泻等)进行判断。阻止吸收、增加排泄及维持体液平衡等都是合理的治疗方法。尽管大剂量青霉素 G (每天静滴 30 万 ~ 100 万 U/kg)临床应用更为广泛,但也有报道称水飞蓟素(每天静滴或口服 30 ~ 40mg/kg,维持 3 ~ 4 天)比之更为有效。AASLD 建议:①确诊或疑似为毒蕈中毒的 ALF 患者,考虑用青霉素 G 和水飞蓟素治疗;②应将这类患者列入肝移植登记名单。

4. 药物引起的肝毒性　除了剂量相关性肝损伤药物外,尚有多种药物属于特异质性肝损伤药物,如:异烟肼、磺胺类、氟烷等;有些联合用药如异烟肼

+利福平等还可增强肝毒性，甚至连草药（如薄荷、金不换、何首乌等）和某些保健食品都可导致肝损伤。因此，详细询问患者在最近所应用的药物，一一列举并加以分析十分重要。AASLD 建议：①详细了解过去1年内所有服用的处方药、非处方药、草药和保健食品的名称、剂量、开始和最后服药日期；②如有可能，了解服用非处方药的成分；③诊断或可疑为药物性 ALF 时，应立即停用一切相关药物。

5. 肝豆状核变性　即 Wilson 病，多呈慢性活动性肝病过程，多见于青年，实际上所有患者均存在肝硬化证据，但如发病迅速，出现血清酮水平显著升高，引起血管内溶血，血清胆红素（TBIL）>340μmol/L（20mg/dl），且 TBIL 与血清碱性磷酸酶（ALP）比值>2.0，则诊断为 ALF。该类患者不宜使用青霉胺，以防发生过敏反应。尽管有包括持续性血液滤过、血浆置换等在内的降酮措施，但完全康复还是需要肝移植。AASLD 建议：①肝豆状核变性的诊断方法应包括：血浆酮蓝蛋白、血清酮和尿酮定量、总胆红素/碱性磷酸酶比值、裂隙灯检查 Kayser-Fleisher 角膜环，如有可能作肝活检，检测肝铜含量；②如可疑为肝豆状核变性引起的 ALF 者，应立即登记列入肝移植名单。

6. 自身免疫性肝炎　同肝豆状核变性一样，自身免疫性肝炎可以忽视持续存在的慢性状态，仍可诊断为 ALF。尽管一些患者对激素治疗敏感，但还是有一部分患者需要肝移植。AASLD 建议：①当疑为自身免疫性肝炎的 ALF，应考虑作肝活检明确诊断；②自身免疫性肝炎患者出现 ALF，应给予泼尼松40～60mg/d；③即使正处于泼尼松标准治疗中，患者还应登记列入肝移植名单。

7. 妊娠期急性脂肪肝，HELLP 综合征　妊娠偶可引起 ALF，多见于妊娠后期，特征为黄疸、凝血障碍和血小板降低等，常并发于先兆子痫，应早期识别，一经确诊即终止妊娠。AASLD 建议：妊娠期急性脂肪肝/HELLP 综合征患者，应请产科专家会诊和及时引产。

8. 急性缺血性肝损伤　任何原因引起的休克或血流动力学不稳定，肝脏因血流灌注减少而发生的弥漫缺血性损害，也称休克肝，多属于全身多器官衰竭的一部分。AASLD 建议：对急性缺血性肝损伤的 ALF 患者，循环支持是治疗的首选。

9. 布-加综合征（BCS）　根据肝区痛、肝肿大、顽固性腹水等临床表现，结合多普勒超声、CT 及选择性血管造影，可诊断为 BCS。AASLD 建议：在除外恶性肿瘤基础上，肝静脉血栓形成伴肝衰竭，为肝移植的适应证。

10. 恶性肿瘤浸润　急性重度肝浸润发生于乳腺癌、小细胞癌、淋巴瘤和黑色素瘤。肝移植并非此类患者的选择。AASLD 建议：过去有肿瘤病史或肝脏明显肿大出现 ALF 的患者，影像学和肝活检以确定或排除恶性肿瘤浸润的诊断。

11. 病因不明者　AASLD 建议：在初步评估之后如未能确定病因，肝活检有助于特异性病因诊断和制定有效治疗策略。

（三）并发症的治疗

1. 中枢神经系统　脑水肿和颅内高压是 ALF 最严重的并发症，与肝性脑病的分级相关。脑水肿很少见于Ⅰ～Ⅱ级肝性脑病患者，当进展到Ⅲ级或Ⅳ级肝性脑病时，脑水肿发生的危险度分别增加25%～35%、65%～75%，甚至更高。ICP 和脑灌注压（cerebral perfusion pressure，CPP）均是监测脑水肿的指标。在 ICP 监测下治疗脑水肿，基本要求是使 ICP 维持在20～25mmHg 以下，CPP 维持在50～60mmHg 以上。应用甘露醇是治疗脑水肿的主要方法。当 ICP 轻、中度升高，血浆渗透压≤320mosm/L 时，应快速静脉输注甘露醇0.5～1g/kg，5分钟内注射完毕，必要时可重复1～2次以预防颅内高压反跳。反复用甘露醇等综合方法治疗无效者，称为"顽固性 ICP 升高"。此时应考虑用巴比妥静脉注射疗法。适当增加通气使 $PaCO_2$ 降至30～35mmHg，可通过血管收缩减少脑血流，从而快速降低 ICP，但效果短暂。糖皮质激素通常用于防治脑部肿瘤和某些中枢神经系统感染引起的颅内高压者，但对于 ALF 患者，无论是控制脑水肿，还是改善生存率都没有作用。用全身适度降温疗法（32～34℃）可以防治脑水肿。

AASLD 建议：①肝性脑病早期尽可能避免用镇静剂，可用乳果糖，但要考虑到增加腹胀的可能及对随后的肝移植造成影响；②患者如进展为Ⅲ级或Ⅳ级肝性脑病，头应抬高30°，并作气管内插管；③癫痫症状应当用苯妥英钠和低剂量苯二氮䓬类药物控制；④尽管未得到一致意见，对已登记肝移植的患者，应考虑作 ICP 监测；⑤如无 ICP 测压条件，应定期对颅内高压的症状和体征进行监测，以便早期发现脑疝；⑥如有颅内压增高，应给予甘露醇和加强通气以暂时降低 ICP；⑦短效巴比妥类药物可考虑用于顽固性颅内高压者；⑧糖皮质激素不能用于控制 ALF 患者的颅内高压。

2. 继发感染　鉴于 ALF 患者继发感染发生率高而严重，有学者主张无论有无感染迹象，均常规预防性应用抗生素。虽然这可能降低某些继发感染的发生率，但并不能明显降低 ALF 患者的病死率。若未能预防性应用抗生素，则应连续进行血、尿、痰真菌和细菌培养，以及床旁 X 光等以监测感染，同时可以适当放宽抗细菌和抗真菌治疗的适应证。AASLD 建议：①定期监测培养以尽早发现细菌和真菌感染，并及时开始治疗；②可以考虑用预防性抗细菌和抗真菌治疗，但未证实能改善预后。

3. 凝血功能障碍　对无出血征象的患者，预防性输注新鲜冰冻血浆(fresh frozen plasma，FFP)并不能降低 ALF 患者出血发生率和病死率。ALF 患者有可能存在 Vit K 缺乏，为此可给予 5 ~ 10mg/d 皮下注射。对于补充血小板制剂，尚无统一意见。一般认为，应维持血小板计数 $50×10^9/L$ 以上。AASLD 建议：只有出血或做有创操作者，才推荐对血小板降低或凝血酶原时间延长者进行替代补充治疗。

4. 胃肠道出血　ALF 患者容易发生胃肠道出血，而且一旦发生预后不良。因此预防更为重要。AASLD 建议：在 ICU 病房，应给予 ALF 患者 H_2 受体阻滞剂或质子泵抑制剂(或作为二线用药的硫糖铝)，以降低应激引起的胃肠道出血风险。

5. 肾功能衰竭、血流动力学紊乱与 MODS　常同时发生于 ALF，其机制至今尚未完全清楚，临床处理十分棘手。AASLD 建议：①维持 ALF 患者的体液平衡，保持足够的血容量；②如急性肾功能衰竭患者需要透析支持，推荐用连续方式而不是间歇方式；③对血流动力学不稳定者，应放置肺动脉导管进行监测，以指导血容量的补充；④在补充血容量后，如平均动脉压仍不能维持在 50 ~ 60mmHg，可给予肾上腺素、去甲肾上腺素或多巴胺，而不是加压素。

6. 代谢紊乱　AASLD 建议：仔细维持 ALF 患者的代谢稳态平衡，定期监测营养状态，以及葡萄糖、磷、钾、镁等水平，迅速纠正失衡。

(四) 肝移植和人工肝支持系统

1. 肝移植　肝移植是各类终末期肝病患者，包括急、慢性肝功能衰竭患者最后可能有效的治疗措施。AASLD 建议：当患者预后指标提示濒临死亡，应进行急诊肝移植。

2. 人工肝支持系统(artificial liver suspension system，ALSS)　肝移植作为治疗终末期肝衰竭的有效方法，受到供肝来源少、花费高、病死率相对较高并需终身应用免疫抑制药的限制，而且有时患者的病情不允许等待供肝。因此，人工肝支持系统对于延长患者生存期，等待供肝到来具有十分重要的意义。体外人工肝装置分为两大类：

(1) 血液透析吸附系统：是应用血液透析技术使血浆或血液通过三种分别浸满活性炭、树脂和白蛋白的中空纤维过滤器而实现。虽然这些装置可以清除循环中的毒素，但是它们并不能代替肝脏的其他功能。白蛋白透析[如分子吸附再循环系统(molecular adsorbent recirculating system，MARS)]采用连续全血透析结合白蛋白透析器和活性炭过滤。这种技术较血浆置换简单，在肝硬化合并肝性脑病的患者试验研究中显示出一定的疗效，但尚缺乏此系统对 ALF 治疗安全性与有效性的报道。

(2) 生物人工肝装置：主要为生长在特殊中空纤维盒中的肝细胞，患者的血浆需要灌流到中空纤维盒内。其效果主要依赖于所含肝细胞的质量、这些肝细胞维持肝功能的程度以及持续时间。因为目前这些装置仅含有肝细胞，所以由非实质细胞(例如枯否细胞和胆管上皮细胞)引起的紊乱得不到纠正。2004 年报道了 Hepat Assist 生物人工肝装置的研究结果，该设备包括一个含有近 100g(7 亿)猪肝细胞的低温透析盒及一个活性炭过滤器。经 Hepat Assist 生物人工肝治疗的 85 名 ALF 患者与标准治疗的 86 名 ALF 患者相比，30 天的生存率(71% vs. 62%，P = 0.26)无改善。但患者对此装置的耐受性较好，且血小板减少症、低血压和其他不良反应的发生率在治疗组未见明显增多。此外，治疗组中无猪逆转录病毒传播或异种抗体产生的报道。虽然这次预试验未能发现应用 Hepat Assist 装置可明显改善转归，但证明了猪肝细胞体外人工肝装置可以应用于临床并且能使代谢、血流动力学和临床参数得以改善。同时我们也期待拥有更多数量肝细胞、流程简化且具有肝细胞各种功能的生物人工肝支持系统的诞生。

二、预　后

ALF 预后的评估，需进行多因素的综合分析，才能做出全面、客观的判断。年龄愈大，预后愈差，40 岁以下者比 40 岁以上者的预后好；一般状态差和消化道症状严重者，如极度乏力、频繁恶心呕吐、伴有肝臭、或兼有中毒性肠麻痹者，收缩压<85mmHg 者，预后不良；肝脏进行性缩小，肝浊音界明显缩小 2 ~

3 指者,预后凶险;肝性脑病程度,Ⅰ~Ⅱ级预后相对好,Ⅲ~Ⅳ级预后差;严重感染伴有中毒性休克、弥漫性出血或消化道大出血以及肾功能衰竭,提示病情已属终末期;血清胆红素迅速上升至 340μmol/L 者,预后不良;AST/ALT 比值 0.31~0.63 者预后良好,1.20~2.26 者则预后差;血浆支链氨基酸/芳香族氨基酸比值<1 者,预后极差;PT>50 秒者预后不良;凝血酶原活动度<20% 者,绝大多数病例死亡;凝血因子Ⅴ及Ⅶ明显下降时,预后极差;甲胎蛋白明显升高,提示肝细胞再生活跃,预后相对较佳,低水平甲胎蛋白,提示预后不良;肝组织学检查时,肝细胞呈水肿型预后好,大块融合坏死者预后差,残存肝细胞>35% 预后较好,反之则差。ALF 出现并发症者病死率约为 80%,临床上往往是多种并发症并存,依次为脑水肿、消化道大出血、严重感染、肾功能衰竭。

(王国林　王海云)

参 考 文 献

1. Larsen FS, Bjerring PN. Acute liver failure. Curr Opin Crit Care, 2011, 17(2):160-164.

2. Bernal W, Auzinger G, Dhawan A, et al. Acute liver failure. Lancet, 2010, 376(9736):190-201.

3. Stravitz RT, Kramer DJ. Management of acute liver failure. Nat Rev Gastroenterol Hepatol, 2009, 6(9):542-553.

4. Fontana RJ. Acute liver failure including acetaminophen overdose. Med Clin North Am, 2008, 92(4):761-794.

5. Lee WM, Brown KE, Young NS, et al. Acute Liver Failure Study Group. Brief report: no evidence for parvovirus B19 or hepatitis E virus as a cause of acute liver failure. Dig Dis Sci, 2006, 51(10):1712-1715.

6. Stravitz RT, Kramer AH, Davern TJ, et al. Intensive care of patients with acute liver failure: Recommendations of the U.S. Acute Liver Failure Study Group. Crit Care Med, 2007, 35:2498-2508.

7. 万献尧,马晓春. 实用危重症医学. 北京:人民军医出版社,2008.

8. 桂红莲,谢青. 美国肝病学会对急性肝功能衰竭处理的建议. 肝脏,2005;10(4):326-329.

9. Demetriou AA, Brown RS Jr, Busuttil RW, Fair J, McGuire BM, Rosenthal P, Am Esch JS 2nd, Lerut J, Nyberg SL, Salizzoni M, Fagan EA, de Hemptinne B, Broelsch CE, Muraca M, Salmeron JM, Rabkin JM, Metselaar HJ, Pratt D, De La Mata M, McChesney LP, Everson GT, Lavin PT, Stevens AC, Pitkin Z, Solomon BA. Prospective, randomized, multicenter, controlled trial of a bioartificial liver in treating acute liver failure. Ann Surg, 2004, 239(5):660-667.

10. Stravitz RT, Kramer AH, Davern TJ, et al. Intensive care of patients with acute liver failure: Recommendations of the U.S. Acute Liver Failure Study Group. Crit Care Med, 2007, 35:2498-2508.

第102章 急性肾损伤

急性肾损伤(acute kidney injury, AKI)是指由于多种原因导致的急性肾功能受损,引起肾小球滤过率急剧下降,出现水、电解质和酸碱平衡紊乱。具有起病急、进展快的特点。2005年由国际肾脏病学会(ISN)、美国肾脏病学会(ASN)、美国肾脏病基金会(NFK)等多国专家成员组成的急性肾损伤网络(acute kidney injury network, AKIN)根据血清肌酐和尿量的变化水平,将AKI的严重程度分为了3个级别。与急性肾衰竭(acute renal failure, ARF)相比,AKI涵盖的肾损害范畴更广,其目的是早期诊断,早期治疗。

第1节 急性肾损伤的危险因素及病因

根据病变部位和病因不同,急性肾损伤可分为肾前性、肾性和肾后性三大类。肾前性损伤是由于各种原因引起肾灌注不足所导致;肾性损伤是由于内源性肾毒性物质(肌球蛋白、血红蛋白、免疫球蛋白轻链等)、外源性肾毒性物质(肾毒性药物、食物、生物毒素、重金属等)及缺血造成的肾实质损伤;肾后性损伤主要是由于急性尿路梗阻(结石、肿瘤等)造成。

一、围手术期急性肾损伤的危险因素

(一) 有肾功能障碍基础
常见慢性肾衰,长期高血压、糖尿病、动脉粥样硬化造成的肾损伤等。

(二) 肾灌注不足
常见脱水、充血性心力衰竭、感染性休克、过敏性休克、大量失血、手术中较长时间阻断肾血管等。

(三) 有肾小管阻塞的病理生理基础
溶血、DIC、体外循环中机械破坏产生的红细胞碎片,以及蛇毒、肌病、挤压综合征导致横纹肌溶解,发生肾小管阻塞的几率很高,易造成急性肾损伤。

(四) 肾毒性药物与制剂
服用新霉素、多黏菌素、万古霉素、环孢菌素、顺铂等有肾毒性的药物;接触重金属汞、铬、铅,化学制剂乙二醇、甲苯等均极易发生急性肾损伤。

二、急性肾损伤的病因

(一) 肾前性损伤
该类损伤的特点是肾血液灌流不足,而肾组织的结构无明显损害。常见致病原因如下:

1. 全身性组织灌注压不足 心源性休克、脓毒血症、过敏性休克、药物中毒等。

2. 全身血容量不足 大量失血、胃肠失液、烧伤、脱水等。

3. 肾组织有效灌注不足 肝硬化肝肾综合征、肾血管收缩等。

4. 肾脏自身调节功能障碍 肾动脉狭窄时应用ACEI类药物,肾低灌注时应用非甾体类抗炎药抑制前列腺素合成。

5. 肾脏大血管阻塞 肾动脉血栓形成、栓塞、受压等。

（二）肾性损伤

其特点是肾实质组织病变,以肾小管坏死最为常见。毒素和缺血是引起肾性损伤的两大主要病因。

1. **肾小管坏死**　低灌注导致肾缺血可直接引起肾小管坏死,血管内溶血(血型不合溶血、DIC、自身免疫性溶血等)产生大量红细胞碎片和游离血红蛋白在肾小管中形成管型,阻塞管腔导致肾小球滤过率急剧下降。挤压综合征时横纹肌破坏产生的肌红蛋白及肌肉破坏产物也可引起肾小管阻塞和坏死。

2. **肾毒性药物与制剂**　包括两性霉素、新霉素、多黏菌素、万古霉素、四环素、磺胺、氨基苷类等抗生素。环孢菌素 A、FK506 等免疫抑制剂;顺铂、丝裂霉素等化疗药物;阿司匹林、布洛芬、保泰松等非甾体类抗炎药;汞、铬、铅等重金属;蛇毒、鱼胆、蜂毒等生物毒素。

3. **肾小球或肾微血管床疾病**　肾小球肾炎、高血压、糖尿病、DIC 等。

4. **急性肾小管间质性疾病**　常见于泌尿系统感染。

（三）肾后性损伤

主要由尿路梗阻造成,包括尿路结石、尿路炎性水肿、邻近器官、肿瘤的压迫等。

第2节　急性肾损伤的发病机制

一、回漏学说

由于肾小管上皮损伤或断裂,使肾小管的通透性发生改变,肾小球的滤过液可部分或全部被再吸收,包括正常时不吸收的菊根粉等。肾小球滤过功能的测定主要测定尿内菊根粉或肌酐的浓度。在急性肾衰竭时,可因肾小管坏死使菊根粉及肌酐从管腔向小管周围循环中回漏,致使尿液中排出减少,而表现为肾小球滤过率正常。对氯化汞致肾衰竭小鼠进行显微穿刺检查结果支持回漏学说。但在肾衰竭动物模型中,比较菊根粉(分子量5500)及甘露醇(分子量180)的通透性,并不支持回漏学说。

二、肾小管阻塞学说

肾小管管腔被红细胞碎片、肌红蛋白、管型、间质水肿阻塞,导致肾小球滤过率降低。在急性肾衰竭时,可见肾脏肿大,小管内管型形成,以及肾单位之近端小管扩大等表现。

三、肾血流重新分布学说

当各种原因引起肾血流减少时,肾近球细胞分泌肾素增加。血浆中的血管紧张素原在肾素的作用下水解为血管紧张素Ⅰ,并进一步生成血管紧张素Ⅱ和血管紧张素Ⅲ,其作用于血管平滑肌的血管紧张素受体产生缩血管效应。肾素-血管紧张素系统在反馈性调节血压稳定中发挥了重要作用,但严重缺血刺激肾素-血管紧张素系统产生大量的缩血管物质引起肾血管收缩,进一步降低肾脏有效灌注。由于肾皮质外1/3的肾小球入球小动脉对缩血管物质的敏感性较高,故肾皮质的缺血更为严重。近髓质的肾小球出球小动脉较粗、阻力较小,故流入肾髓质的血流相对增多,出现肾内血流再分布现象。这些因素共同作用使得肾小球滤过压、滤过分数降低,引起急性肾损伤。

四、肾小球滤过膜受损学说

肾小球滤过膜由毛细血管内皮细胞、基底膜和上皮细胞构成。滤过膜各层空隙允许通过的物质与其大小和所带电荷有关。各种病因可导致肾小球滤过膜结构损伤,表现为内皮细胞肿胀、内皮细胞骨架破坏、内皮细胞间的复合连接受损、上皮细胞断裂、基底膜损伤等;肾小球滤过膜功能异常,表现在细胞膜上钠-钾泵功能异常、能量代谢障碍等引起的细胞内外钠/钾分布异常,可导致细胞内渗透压升高,水向细胞内转移而造成细胞肿胀。前述原因均可引起肾小球滤过率降低或大分子物质的滤出,引起急性肾损伤。

五、炎性反应学说

炎性反应时炎性细胞和可溶性炎性介质是急性肾损伤过程中的重要因素。肾血管内皮细胞受损后可生成多种炎性介质、激活补体,并表达多种黏附分子(ICAM-1、P-选择素、E-选择素)及趋化因子促进中性粒细胞、巨噬细胞和淋巴细胞趋化到炎性部位。内皮细胞、白细胞还可分泌 TNF-α、干扰素-γ(IFN-γ)、IL-6、IL-8、IL-12 等多种细胞因子加重炎性反应。有研究表明急性肾损伤患者血浆 IL-6 和 IL-8 水平升高提示死亡率增高和预后不良。

Toll 样受体(TLR)是参与非特异性免疫的一类跨膜蛋白质,最近发现 Toll 样受体 2(TLR-2)在缺血性急性肾损伤中起到了促进炎性反应的作用。缺血性急性肾损伤引起肾小管 TLR-2 表达增加,敲除 TLR-2 可降低 TNF-α、IFN-γ、IL-6、IL-8、IL-1β 等促炎介质的生成,并减轻急性肾损伤。

补体系统活化产生的膜攻击复合物也可损伤肾小管上皮细胞,C5a 有很强的募集炎性细胞如中性粒细胞、单核细胞和 T 淋巴细胞的作用。缺血性损伤时肾小管上皮细胞 C5a 受体表达明显上调,更易受到炎性细胞的免疫攻击。

第3节 急性肾损伤的病理生理改变

肾重量仅占人体总体重的 0.4%,而血流量占心排血量的 25%。静息状态下肾的每克组织血流量为肌肉的 8 倍。肾血浆滤过速度可达 125~140ml/min。在急性肾损伤中,各种病因造成肾有效灌注减少或肾单位的结构和功能异常,引起肾小球滤过率降低、尿量减少、代谢产物蓄积以及水、电解质、酸碱平衡紊乱。不同类型的急性肾损伤其病理生理改变也不同。

一、肾前性损伤

正常情况下,肾灌注压在 80~180mmHg 范围内变化,肾小球入球小动脉和出球小动脉通过自身调节能保持肾灌注的相对稳定。如果平均动脉压低于 80mmHg,超出了肾血流自身调节的范围,肾小球入球小动脉和出球小动脉间的压力差相应下降,有效滤过压降低,肾小球滤过率减少导致少尿。动脉压低至 40~50mmHg 时,可导致无尿。肾血流量降至正常值的 20% 时,可引起肾小管的损伤,进展为急性肾损伤。

二、肾性损伤

由肾小球毛细血管、肾小管、血管内皮细胞损伤引起。其中又以急性肾小管坏死(acute tubular necrosis,ATN)和急性间质性肾炎(acute interstitial nephritis,AIN)最为多见。肾缺血和肾毒性物质直接损伤肾小管上皮细胞是 ATN 最常见的原因。无论何种原因导致 ATN,坏死的肾小管上皮细胞脱落使得肾小管堵塞,管腔内压力增加,肾小球滤过率减少,并通过肾小管-肾小球反馈效应引起入球动脉收缩而降低肾小球毛细血管滤过压。若肾小管损伤较轻,造成的损伤通常是可逆的。AIN 主要由一些肾毒性药物如非甾体类抗炎药和抗生素引起。这些药物可沉积于肾组织间隙引起免疫反应造成肾损伤。

三、肾后性损伤

各种病因引起的尿路梗阻造成肾小管压力增加,导致肾小球滤过率降低。此时肾小球滤过和重吸收减少,尿量减少。如果能及时解除梗阻,随后的 24~48 小时尿量将急剧增加。此期间应警惕由于血容量不足引起肾前性急性肾损伤。

第4节 急性肾损伤的临床表现与诊断

根据其发病原因的不同,急性肾损伤的临床表现也有所不同。尿量及实验室相关指标对急性肾损伤的早期诊断较为重要。

一、临床表现

(一)水潴留
表现为浮肿、肺水肿、心力衰竭、头痛、恶心、呕吐、意识障碍、抽搐及昏迷等。

（二）电解质紊乱

高钾血症可引起心动过缓、房室传导阻滞、异位心律甚至心搏骤停；低钠血症可引起恶心呕吐、血压降低甚至惊厥昏迷；钙磷平衡失调（低钙血症、高磷血症）可引起手足抽搐。

（三）酸碱平衡紊乱

代谢性酸中毒可出现心律失常、心肌收缩力降低、血压降低，胸闷、深大呼吸。

（四）代谢产物蓄积

严重急性肾损伤由于肾小球滤过率降低，使代谢产物蓄积，出现尿毒症。可累及全身几乎所有系统：

1. 消化系统　食欲不振、恶心、呕吐。
2. 心血管系统　高血压、心律失常、肺水肿。
3. 造血系统　贫血、出血倾向。

4. 神经肌肉系统　谵妄、昏迷、抽搐、感觉异常。
5. 皮肤　色素沉着、瘙痒。

二、诊　　断

（一）急性肾损伤的诊断及分级标准

2002 年急性透析质量建议组（acute dialysis quality initiative group，ADQI）第二次会议根据血清肌酐、肾小球滤过率和尿量的变化将急性肾损伤分为危险（risk）、损伤（injury）、衰竭（failure）、肾功能丧失（loss）和终末期肾病（ESRD）5 个等级，即RIFLE 诊断标准（表 102-1）。血清肌酐升高超过基础值 1.5 倍或 GFR 下降大于 25%，和（或）尿量小于 0.5ml/（kg·h）超过 6 小时即可诊断急性肾损伤。

表 102-1　RIFLE 诊断及分级标准

分级	Scr 或 GFR	尿　量
危险（risk）	Scr 升高>原肌酐值 1.5 倍或 GFR 下降>25%	<0.5ml/（kg·h）持续 6h 以上
损伤（injury）	Scr 升高>原肌酐值 2 倍或 GFR 下降>50%	<0.5ml/（kg·h）持续 12h 以上
衰竭（failure）	Scr 升高>原肌酐值 3 倍或 GFR 下降>75%，或 Scr>4mg/dl（352μmol/L）并伴随有 0.5mg/dl（44.1μmol/L）以上的快速上升	<0.3ml/（kg·h）持续 24h 以上或超过 12h 完全无尿
肾功能丧失（loss）	持续肾功能完全丧失>4 周	
终末期肾病（ESRD）	终末期肾病持续>3 月	

注：Scr—血清肌酐；GFR—肾小球滤过率

有研究表明，通过 RIFLE 标准诊断的急性肾损伤住院患者，其死亡率较未发生急性肾损伤的患者高。"I"级的患者的死亡率是"R"级的 2.2 倍，"F"级患者的死亡率是"R"级的 4.9 倍。提示 RIFLE 诊断标准不但可评估急性肾损伤的严重程度，也能在一定程度上预测急性肾损伤的预后。

RIFLE 标准也有局限性，当存在血清肌酐和肾小球滤过率基础值未知、血清肌酐的变化与肾小球滤过率的变化不一致或利尿剂影响尿量等因素时，难以采用 RIFLE 标准进行诊断和评估。并且 Loss 和 ESRD 两个分级应归于急性肾损伤的预后情况而非严重程度。

2005 年由来自国际肾脏病学会（ISN）、美国肾脏病学会（ASN）、美国肾脏病基金会（NFK）等多国专家成员组成的急性肾损伤网络（acute kidney injury network，AKIN）召开了 AKI 国际合作研讨会。

在 RIFLE 诊断标准的基础上对急性肾损伤的定义进行了修订（表 102-2）。主要包括以下 5 个方面：①将急性肾损伤定义为在 48 小时内的肾功能急剧减退；②血清肌酐升高超过 0.3mg/dl（26.4μmol/L）即可诊断；③凡是需要进行肾脏替代治疗（renal replacement therapy，RRT）的均归为 AKIN 3 级；④去掉了 GFR 指标作为诊断依据；⑤取消了 Loss 和 ESDR 两个分级。因此，AKIN 制订的 AKI 诊断标准为：48 小时内血清肌酐升高大于 0.3mg/dl（26.4μmol/L）或血清肌酐增加为原来的 1.5～2 倍，和（或）尿量小于 0.5ml/（kg·h）超过 6h。新的标准强调了诊断急性肾损伤的时间窗为 48 小时，强调了血清肌酐的动态变化，与 RIFLE 标准相比，AKIN 标准规定血清肌酐只要轻微升高（大于 0.3mg/dl）即可诊断急性肾损伤。而此种情况可能被 RIFLE 标准漏诊，故提高了诊断的灵敏性，为早期诊断、早期治疗提供了可能。与 RIFLE 标准相同，AKIN 标准以尿量作为诊断与分级标准时，需考虑影响尿量的因素，如使用利尿剂、血容量状态、尿路梗阻等。由于引起急性肾损伤的因素多种多样，AKIN 标准是否适用于不同病因、不同类型的急性肾损伤尚待进一步研究证实。

表 102-2 AKIN 对 AKI 的诊断及分级标准

分级	Scr	尿 量
AKIN 1	Scr 升高为原肌酐值 1.5～2 倍或 Scr 升高>0.3mg/dl（26.4μmol/L）	<0.5ml/（kg·h）持续6h 以上
AKIN 2	Scr 升高为原肌酐值 2～3 倍	<0.5ml/（kg·h）持续 12h 以上
AKIN 3	Scr 升高>原肌酐值 3 倍以上或 Scr>4mg/dl（352μmol/L）并伴随有 0.5mg/dl（44.1μmol/L）以上的快速上升	<0.3ml/（kg·h）持续24h 以上或超过 12h 完全无尿

（二）急性肾损伤的生物学标志物

由于目前急性肾损伤诊断标准的敏感性和特异性均有待提高，而且没有考虑年龄、性别、种族、个体差异以及药物对肌酐生成的影响。因此，基于血清肌酐和尿量的急性肾损伤的定义并不能反映急性肾损伤的所有临床特征。

近年来，一些新的生物学标志物的发现，为急性肾损伤的诊断提供了更多的手段。理想标志物的要求是检测快速简便、特异性和灵敏性高，能够在肾损伤的数分钟或数小时内而不是数天，通过一个或几个病因特异的识别标志清楚的诊断和区别急性肾损伤各种亚型及其密切相关的疾病。但目前尚无一种生物学标志物能够完全满足上述要求。

1. 胱抑素 C（cystatin C） 胱抑素 C 是半脱氨酸蛋白酶抑制物蛋白，分子量 13 000。有核细胞释放胱抑素 C 至血浆，自肾小球滤过后全部被肾小管重吸收并完全代谢分解。因此，其血中浓度由肾小球滤过决定，而不依赖任何外来因素，如性别、年龄、饮食的影响，是一种反映肾小球滤过率变化的理想同源性标志物。有研究发现 ICU 中发生急性肾损伤的患者，其血清胱抑素 C 的升高早于血清肌酐 1～2 天。目前胱抑素 C 已在临床上广泛应用。但严格地讲，胱抑素 C 是肾清除率的标志物，不是肾损伤的标志物。

2. 肾损伤分子-1（kidney injury molecule-1，KIM-1） KIM-1 属于 1 型跨膜糖蛋白，在正常肾组织表达非常低。近端肾小管上皮细胞受到缺血和肾毒性损伤后释放 KIM-1 增多。有研究发现 KIM-1 可作为预测缺血性急性肾小管坏死的指标，而且对近端肾小管损伤有较高的特异性。腹主动脉瘤修复手术后出现急性肾损伤者，术后 12h KIM-1 明显升高，并早于血清肌酐的升高。急性肾损伤小鼠尿液中 KIM-1 水平升高先于 Scr，BUN、尿蛋白等指标。

3. 中性粒细胞明胶酶相关蛋白（neutrophil gelatinase-associated，NGAL） NGAL 是一类与明胶酶结合的蛋白，最初在中性粒细胞中发现，在肾脏上表达较低，但在上皮细胞受到刺激时表达明显增高。循环中的 NGAL 可能来源于肝脏，然后被近端肾小管吸收。肾缺血后，NGAL 迅速分泌至尿液。多项研究报道均显示，NGAL 可作为早期急性肾损伤诊断的指标。儿童心脏手术后 2 小时，尿 NGAL 明显升高预示将发生急性肾损伤，且早于血清肌酐的变化。目前认为，NGAL 是诊断无并发症急性肾损伤较敏感和特异性指标，但需除外影响 NGAL 水平的因素如慢性肾病、全身或尿路感染。

4. 白介素-18（IL-18） IL-18 是促炎细胞因子，缺血后在损伤的近端肾小管产生。有研究表明，急性肾损伤患者尿 IL-18 明显升高。138 例急性呼吸窘迫综合征伴急性肾损伤者，尿 IL-18 升高比血清肌酐早 1 天，且是死亡率的独立预示因素。儿童心脏术后急性肾损伤者 12 小时尿 IL-18 达到最高峰，而血清肌酐则需要 48 小时。

5. 钠/氢交换体异构体 3（NHE3） NHE3 是近端肾小管内膜最丰富的钠转运蛋白，主要功能是重吸收滤液中的钠离子。正常人尿中测不到，急性肾损伤后释放至尿中。尿 NHE3 可区分急性肾损伤和肾前性氮质血症、梗阻性肾病以及尿路感染。在区分肾前性与肾性急性肾损伤时优于滤过钠排泄分数。但其测定方法十分复杂，有待于改进后供临床应用。

作为诊断急性肾损伤的生物学标志物，目前尚无一种可代替传统的肾功能检测。找到一种检测快速方便，且具有较高特异性和敏感性，能客观的反映急性肾损伤的严重程度、损伤类型及预测预后的生物学指标是今后研究的方向。有学者推测,由于急性肾损伤是复杂的疾病,需要一组标志物并结合其他的临床参数组成一套诊断工具,用以区分急性肾损伤的不同类型病因如肾前性氮质血症、梗阻、缺血、脓毒血症、中毒等。

(三) 肾活检在急性肾损伤诊断中的作用

肾活检作为一种侵入性检查,用于急性肾损伤的诊断需慎重。其对原发性肾脏疾病的早期诊断的灵敏性和特异性较好(如早期发现肾移植后排斥反应),而对肾前性、肾后性损伤的诊断价值较小。对急性肾损伤病因不明患者,应用肾活检的指征是:

1. 急性肾损伤病因不明;
2. 合并全身性疾病和肾外表现;
3. 大量蛋白尿和持续血尿;
4. 少尿超过 3 周;
5. 无尿且已排除尿路梗阻。

第 5 节　急性肾损伤的预防和治疗

急性肾损伤重在预防,如早期发现并处理得当,一定程度上可降低急性肾衰竭的发生。

一、急性肾损伤的预防原则

根据 ADQI 在 2004 年制定的临床建议和指南,预防原则如下:

(一) 一级预防

针对没有既往肾损伤基础的患者,降低急性肾损伤发生率的临床措施如下:

1. 尽可能避免使用具有肾毒性的药物;
2. 早期积极补液可减轻肌红蛋白尿的肾毒性;
3. 需要使用造影剂时,最好使用非离子等渗造影剂,静脉输入等张液体可降低造影剂肾病的发生率;
4. 对于重症患者,就预防急性肾损伤而言,胶体液并不优于晶体液;
5. 在 ICU 进行严密监测和及时有效治疗,可降低急性肾损伤的发生率。

(二) 二级预防

指在原有肾损伤的基础上预防进一步的肾损伤,目标是防止二次打击,改变初次损伤的自然结局。

1. 维持肾灌注,避免低血压(收缩压不低于 80mmHg),当需要血管活性药物逆转全身性血管扩张时(如脓毒性休克)首选去甲肾上腺素。
2. 肾替代治疗(renal replacement therapy,RRT)是严重 AKI 的主要治疗措施。AKI 患者血流动力学不稳定,而分解代谢更旺盛,需要加强营养治疗,需要摄入更多的液体,应根据病情需要进行针对性治疗。

二、急性肾损伤预防和治疗的一般措施

(一) 早期诊断

除症状、体征外,可通过尿液检查、实验室检查等早期发现急性肾损伤。尿路阻塞可通过膀胱残余尿作出诊断,尿路平片可发现 90% 的尿路结石,B 超、CT 等影像学手段可了解盆腔占位性病变对输尿管压迫情况。

(二) 及早治疗原发疾病

及早治疗肾小球肾炎、间质性肾炎、尿路感染、脓毒血症等可导致急性肾损伤的原发疾病。

(三) 停用可能造成肾损伤的药物

两性霉素、新霉素、多黏菌素、万古霉素、四环素、磺胺、氨基苷类等肾毒性较大的抗生素。环孢菌素 A、FK506 等免疫抑制剂。顺铂、丝裂霉素等化疗药物。阿司匹林、布洛芬、保泰松等非甾体类抗炎药。特别是多种肾毒性较大的药物合用时更应警惕急性肾损伤的发生。

(四) 改善肾灌注

肾脏有效灌注减少是发生急性肾损伤的重要原因,对于失血性休克、大面积烧伤、心衰、败血症、过敏反应等各种病因造成的肾有效灌注不足应及时找出病因,进行对症处理如补充血容量、应用血管活性药物升高血压、改善肾脏循环。

三、常见急性肾损伤的预防与治疗

(一) 手术后常见的急性肾损伤

心脏、大血管手术,脏器移植,消化道出血,绞窄

性肠梗阻或连续进行多次手术可引起肾素-血管收缩素-肾上腺皮质类固醇系统机能亢进,致使肾血流量减少;绞窄性肠梗阻及腹膜炎可发生败血症及内毒素性休克;人工心肺机引起的溶血、肾动脉阻断时间过长等原因,均可导致术后肾衰竭。严重创伤后的大量出血,也是发生急性肾衰竭的诱因。凡遇以上可诱发肾衰竭的情况时,应尽快调节水电解质、酸碱平衡,输血、补液维持循环血容量,稳定动脉压。手术中尽量减少肾缺血缺氧、低灌流时间。并纠正其原发病,必要时应用利尿剂,以预防急性肾衰竭的发生。

（二）产科急性肾损伤

出血性休克和异型输血为最常见原因。胎盘早期剥离、死产、羊水栓塞、人工流产等,也可引起肾衰竭。弥散性血管内凝血,强烈的变态反应(schwartzman反应)时亦有肾衰竭表现。由于血小板破坏,释放血管收缩素,使肾皮质血管挛缩、子宫内感染、内毒素性败血症、妊娠时网状内皮系统功能减退、纤维蛋白原减少、凝血时间延长而出现消耗性血凝固疾病。早期应用肝素,可使肾小球内的凝血溶解;应用苯苄胺,扩张末梢血管;使用抗生素控制感染对急性肾损伤均有治疗作用。

（三）异型输血及血管内溶血

此类肾损伤重在预防。一旦发生,患者可出现寒战、胸闷、腰痛、血压下降、面色苍白,甚至青紫、休克。如在麻醉过程中发生异型输血,因患者无主诉,临床症状可能发现较晚,需密切观察。体外循环中人工心肺机可造成机械破坏性溶血,游离的血红蛋白与血清中的结合珠蛋白从肾排出,可发生血红蛋白尿;尿呈酸性时,正铁血红素能使肾小管发生阻塞。处理:早期应用速尿、甘露醇等利尿药,使尿量增加,有利于血红蛋白的排出;同时应用碳酸氢钠碱化尿液,可促进正铁血红素溶解。此外,醋唑磺胺既有利尿作用,又可碱化尿液,也可使用。

（四）肾移植后急性肾损伤

主要病因为肾缺血再灌注损伤和急性排斥反应。术后早期移植肾易受血流动力学影响,应注意维持循环稳定,保证足够尿量。术后一周易出现急性排斥反应,排除手术因素后应加强免疫抑制剂的治疗。

（五）感染后急性肾损伤

全身性的严重感染除了去除病灶抗感染治疗外,还应该重视血流动力学稳定,维持肾有效灌注,必要时加用缩血管药物、糖皮质激素防止急性肾损伤的发生。严重的全身炎性反应综合征(SIRS)和脓毒症休克应考虑及早进行血液净化治疗去除血液中的促炎因子以避免多器官功能衰竭的发生。

四、开始肾脏替代治疗的时机

何时开展RRT治疗的指征尚无统一标准。目前认为出现氮质血症、无尿及急性肾损伤的并发症(如肺水肿、严重液体超负荷、高钾血症及无法控制的代谢性酸中毒)应尽早开始RRT,适应证如下:

1. 无尿或少尿(尿量在12h内<200ml);
2. BUN>80mg/dl;
3. Scr>4mg/dl(352μmol/L);
4. 血清钾>6.5mmol/L;
5. 利尿剂治疗无效的肺水肿;
6. 严重的代谢性酸中毒(pH<7.1);
7. 高热>40℃且药物治疗无效;
8. 尿毒症严重并发症(脑病、神经病变、肌肉病变、心包炎等);
9. 全身水肿或严重液体超负荷;
10. 肾功能失代偿导致的器官衰竭和(或)全身炎性反应综合征、败血症、肾功失代偿导致的感染性休克。

第6节　血液净化技术

一、概　　述

血液净化又称肾脏替代治疗(RRT)或人工肾,它是利用人工合成膜模拟肾脏功能清除体内代谢的废物或毒素,同时纠正水、电解质与酸碱平衡,是目前治疗急、慢性肾功能衰竭重要的方法。自1944年Kolff首次应用人工肾救治急性肾衰患者以来,血液净化已不仅是单纯的透析疗法,已发展为血液透析、血液滤过、血液透析滤过、连续性肾脏替代治疗、血液灌流、血浆置换、免疫吸附等多种手段。而腹膜透析的方式也已由原来的间歇性腹膜透析进展至非卧床连续性腹膜透析,以及夜间腹膜透析等多种方式。

二、血 液 透 析

(一) 血液透析疗法的基本原理

1. 透析和半透膜 透析是通过半透膜进行的,半透膜是一种有一定大小微孔的薄膜,只有较小分子能通过微孔,分子较大时即不能通过。尿素的分子量较小,通过半透膜弥散较易,葡萄糖分子通过半透膜较为困难。用半透膜隔开两种不同浓度的溶液时,溶质和溶剂的膜通透性和运动,具有一定的规律性。

(1) 水分子、离子通过半透膜的特点:由于其分子或离子大小远远小于半透膜的微孔,能自由通过半透膜进行弥散。如果有两种不同物质的水溶液,用半透膜隔开,经过一定时间后,这两种物质在半透膜两边的浓度相等,如氯化钾和醋酸钠。到达平衡状态所需时间取决于以下因素:①溶液的温度越高,物质微粒运动的速度越快,弥散速度越快,达到平衡时间越短;②半透膜的面积越大,单位时间内通过的物质越多,达到平衡的时间越短;③浓度越高,弥散越快。如果一种物质不同浓度的水溶液用半透膜隔开,溶质即由浓度高的一侧向低的一侧移动,水则从液面高的一侧向低的一侧移动,最后达到膜两边浓度一样、液面高相等的平衡状态。

(2) 渗透现象和渗透压:将一种溶液和组成这个溶液的溶剂放在一起时,这个溶液总是会自动稀释,直到浓度均匀一致为止。这是溶液中物质运动的结果,称为弥散。如果将溶液和组成这个溶液的溶剂,用该溶液的溶质不能通过的半透膜隔开,则溶剂分子将渗入溶液,使溶液的体积增加,液面上升,浓度降低。若将两种浓度不同的溶液用它们的溶质不能通过的半透膜隔开,同样可以看到稀溶液的溶剂分子通过半透膜弥散到浓溶液中去,这种由纯溶剂通过半透膜渗入溶液,或由稀溶液渗入浓溶液的弥散过程,称为渗透。达到平衡时半透膜两侧产生的位能差为渗透压。

(3) 膜平衡特性:半透膜的微孔孔径有一定大小,可以把一种含有不能通过半透膜的高分子电解质溶液和能通过半透膜的低分子电解质溶液隔开。但由于有不能通过半透膜的大离子的存在,会通过半透膜吸收带有相反电荷的小离子,使其通过半透膜进入同一侧;同时阻止带有相反电荷的小离子使其不能透过半透膜。这样,由于不能通过半透膜的大离子的存在,通过电荷吸附作用直接影响了离子的移动,结果造成这些小离子在膜的两边分布浓度不均匀。

半透膜对于物质的通透性是比较复杂的。它不仅取决于膜孔的大小,而且还和膜中所含液体的性质、膜本身的化学性质、粒子的被吸附性,以及所带电荷性质等因素有关。例如高分子电解膜,它的微孔壁上含有固定不动的离子化基团,它会吸引相应的离子基团使分布在它的周围。因此,如果孔径小到一定程度,同这种基团带有相同电荷符号的离子就不能通过这种半透膜。由于膜孔排列的不规则、孔道的弯曲等等,离子要通过半透膜都不是很容易的,只有比膜孔小得多的离子才能自由通过。因此,在透析膜的选择上必须注意这些问题。

2. 透析膜的物理性能与生物相容性 决定透析膜功能的主要因素之一是膜上微孔的大小,孔径用单位 A(angstrom)来表示。赛璐酚膜的孔径平均为 50A,一般蛋白质分子、细菌、病毒的体积均在 200A 以上,故均不能通过。此外,膜愈薄,则弥散速度愈快。膜的厚薄以 PT 数表示,膜愈薄,PT 数字也愈小。特制的铜仿膜较标准醋酸纤维膜要薄得多,铜仿 PT150 比铜仿 PT300 要薄。这类膜对分子量在 40 000 以上的物质,均不能透过;5000 ~ 40 000 分子量的物质透过极慢;5000 或 5000 以下的通过较易。分子量在 300 ~ 1500 之间的蔗糖、维生素 B_{12},常常作为测试中分子物质透析性能的代表。与蛋白质结合的小分子物质也不能通过透析膜,这就是某些药物和电解质即使分子量较小也不能通过透析膜的原因。

由于透析膜是一种人工合成的异体物质,它与血液接触会导致人体的一系列反应,补体 C_{3a}、C_{5a} 被激活使患者产生过敏反应,临床上出现平滑肌收缩、胸痛、背痛、呼吸急促,又称"首次使用综合征"。透析膜可激活血细胞,被激活中性细胞粘附于肺血管床导致肺栓塞、低氧血症;粒细胞可释放大量的 β_2-微球蛋白导致淀粉样变性及腕管综合征,骨质损害;单核细胞被激活后造成 T 细胞功能缺陷,IL-2 形成减少,NK 细胞活性受损,免疫功能下降。凝血系统也可被激活,使透析器血栓形成,而肝素、枸橼酸盐可改善这种现象。因此,应选择生物相容较好的透析膜,有研究报道聚砜膜、PMMA 膜优于纤维素膜。

(二) 血液透析的设备

血液透析的基本结构可分为透析液供给装置、透析器和监视装置三个部分。

1. 透析液

(1) 透析液需具备的基本条件

1) 透析液的浓度:高浓度一侧的溶质可向低浓度一侧移动。膜内外物质移动的速度与其浓度差成正比。尿毒症时的毒素,仅存在于膜内血液中,不存在于透析液中。透析开始阶段,浓度差最大,透析速度也最快,随着血中尿毒素浓度的下降,透析后期,尿毒素向膜外移动的速度也渐缓慢。透析液中各种电解质的浓度应与正常血液中电解质的含量相仿,这样才可使血中缺乏的得到补充,多余的则向膜外移动。

2) 透析液的酸碱度:透析液酸碱度应调节 pH 值为 6~8 之间。由于透析患者均有代谢性酸中毒的倾向,体内碱储备下降。透析液 pH 应略高于血液中 pH。

3) 透析液的渗透压:为了控制水分的移动,透析液渗透压必须略高于血渗透压,才可使体内过多的水分向膜外移动。现已应用膜外负压超滤水分。

4) 透析液须用净化水配制:透析液应不含细菌、致热原及其他杂质,尤其对慢性透析患者,杂质虽少,但透析时间长也可发生并发症(如砷、锰、硫酸中毒等),因此要求用水质稳定的净化水来配制透析液。

(2) 透析液中各种组分:原则上要根据患者血液中生化变化情况来决定配方。尿毒症患者血中生化的变化虽有个体差异,但基本上存在共同的规律性。电解质中变化最大的是钠和钾,应按血中的浓度变化变动,而氯、镁、钙、磷基本上是固定的。透析液的酸碱度,则要根据患者血二氧化碳结合力的高低来选择。最后还要计算透析液的渗透压。目前常用透析液中的成分都能通过透析膜,主要成分有钾、钠、钙、镁、氯和碱性基团及葡萄糖。

2. 透析器 现在临床上常用的透析器主要有管型透析器、平板型透析器和空心纤维型透析器。新型透析器有滤过型透析器,这是一种用新型多孔膜制造成功的透析器。根据滤过物质要求不同,膜的孔径自 100A 到 1000A 不等。滤过与透析的不同之处在于:溶质越过半透膜不是依赖弥散作用,不同的滤过性膜可以从溶液中提取不同的溶质;液体静力压梯度是滤过的动力。应用水压渗透性较大的新膜(如聚甲基丙烯酸甲酯膜,水压渗透性 20 倍于铜仿膜),可驱使水和伴随溶质越过半透膜。应用血液滤过法可使膜的超滤效能提高到 50~250ml/min,中分子物质的清除率达 100~120ml/min。这种血液滤过治疗方法,脱水性能优异,中分子量物质的除去性能高。

(三) 血液透析中的并发症

1. 常见并发症

(1) 晕厥:多发生在透析早期,同时伴有低血压。常见原因为①失血;②低血容量或超滤过多;③血管迷走性晕厥;④败血症。

(2) 头痛:常见原因为①精神紧张;②平衡失调;③高血压;④颅内出血。

(3) 呕吐:常发生于尿毒症严重患者。上述引起低血压及头痛的原因,均可同时引起呕吐。剧烈呕吐可引起微血管破裂出血,结膜下出血,可应用止吐剂治疗。

(4) 肌肉痉挛:常常发生在小腿三头肌,可能与缺钠或迅速脱水有关。静注生理盐水后常能好转。随着有效的透析,症状会逐渐减轻。

(5) 昏睡:昏睡常常与失眠交替,不应滥用镇静催眠药物。加强透析,常能好转。

(6) 发热:在透析时可发生不明原因的发热。平时有低热的患者,体温可在透析时升高。发热常在透析开始后几个小时内出现,发现时要常规作血培养。

2. 严重并发症

(1) 急性循环衰竭:主要原因有:①逾量输血;②透析过程中血管外水分迅速向血管内移动;③应用管型透析器时体外循环部分的容量迅速改变。

(2) 出血性并发症:①顽固的鼻衄;②动静脉瘘出血;③月经过多;④胃肠道出血;⑤颅内出血。

(3) 透析平衡失调综合征:出现头痛,烦躁不安,恶心呕吐,血压略升高;重者可发生定向障碍,震颤,或出现精神分裂症状;心律不齐,癫痫样发作、昏迷,甚至死亡。脑电图示慢波增加,尖波增加,δ 波断裂,α 波消失。

其原因是快速透析使血中尿素突然下降,而尿素通过血脑屏障比较缓慢,这种渗透梯度的改变使水向脑脊液内移动而引起脑水肿。

平衡失调综合征在临床上应与下列情况鉴别:①急性铜中毒;②硬膜外血肿;③尿毒症;④脑栓塞形成;⑤急性脑血管意外;⑥透析精神病;⑦心律失常;⑧过度超滤引起的低血压和精神失常;⑨低血糖;⑩透析液配方错误或可控容量泵失灵引起的低钠血症或高钠血症。

平衡失调综合征的防治:①预防透析中血浆渗透压的急剧下降,可在透析液中增加葡萄糖、尿素等;②预防透析中溶质除去过快,可缩短透析时间,增加透析次数或减慢血流量;③预防或治疗性应用抗痉剂,如短效巴比妥类药物(硫苯妥钠等)及长效巴比妥类药物(苯巴比妥等)。

(4) 透析中心搏骤停:常见于高钾血症,应仔细观察、及时发现、及时抢救。

三、血 液 滤 过

血液滤过(hemofiltration,HF)是血液透析和超滤的进一步发展,主要是模拟正常人肾小球的滤过功能,以对流的方式给予患者不断补充电解质置换液,并以此同时作相应的体液超滤,以清除血液中的水分及毒素,所以血液滤过更接近正常人的肾小球滤过功能,因而有较稳定的血液动力学。其特点为:①不用透析液;②脱水性能优异(每 3h 能脱水 20L);③需根据超滤量多少,从滤过器的静脉端输给含有生理浓度电解质的无菌补充液,以调整机体内环境的平衡(3h 内补充 18L);④中分子物质清除性能高;⑤治疗时间短,每周 3 次,每次 3h。血液滤过除了能够清除血液透析能清除的 BUN、Scr、钾离子等小分子物质外,还可清除化学药物、胆红素、细胞因子、炎性介质等大、中分子物质。

(一) 血液滤过的适应证

1. 常规血液透析血压不稳定及心力衰竭的患者。

2. 血液滤过对清除大、中分子毒素优于血液透析,对有继发性甲状旁腺功能亢进,高磷血症的患者可改善肾性骨病及转移性钙化。

(二) 血液滤过的注意事项

1. 大量补液应注意患者体液及电解质平衡,防止心力衰竭或低血压发生。

2. 注意营养、蛋白质及维生素的补充。每天每公斤体重应补充 1.1~1.2g 左右蛋白质。

3. 严格消毒置换液防止污染。

(三) 血液滤过的并发症

丢失大量氨基酸及蛋白质、体内活性物质及出现激素丢失综合征(如皮质醇、胰岛素、生长激素等)。

四、血液透析滤过

血液透析滤过(hemodiafiltration)结合了血液透析和血液滤过两者的优点,不但能清除 BUN、Scr、钾离子等小分子物质,还能清除化学药物、胆红素、细胞因子、炎性介质等大、中分子物质。其特点为:①具有透析和滤过两种效果;②脱水性能好(每 3 小时能脱水 10L);③可除去小分子及大中分子物质,具有类似肾脏的生理功能;④治疗时间短,每周透析 3 次,每次 3 小时。其适应证和并发症同血液滤过。

五、连续性肾脏替代疗法

早在 1979 年 Krarner 首次提出连续性动静脉血液滤过(continuous arterio-venous hemofiltration,CAVH)治疗多脏器功能衰竭及急性肾衰竭(acute renal failure,ARF)。CAVH 是利用动静脉压力差作为体外循环的动力,以对流方式清除中、小分子毒素,以超滤方式清除体内水分,一般连续 24 小时,可缓慢进行,血液动力学影响较小,可在床旁进行。经过近 30 年临床发展,CAVH 的技术已作了大量改进,如连续性静脉-静脉血液滤过(continuous veno-venous hemofiltration,CVVH),连续性动-静脉血液透析滤过(continuous arterio-venous hemodiafiltration,CAVHDF),连续性动-静脉血液透析(continuous arterio-venous hemodialysis,CAVHD),连续性静脉-静脉血液透析(continuous veno-venous hemodialysis,CVVHD),及缓慢连续性超滤(slow continuous ultrafiltration,SCUF)以上统称为连续性肾脏替代治疗(continuous renal replacement therapy,CRRT)。

(一) 连续性动静脉血液滤过(CAVH)

CAVH 是利用动静脉压力差,应用高效率滤过器,平均动脉压在 8.0~12.0kPa(60~90mmHg)时,血流量可达 50~120ml/min,连续性不断将血浆中水分滤出,24 小时可超滤 12~18L 液体,相当于肾小球滤过率 8~14ml/min,根据患者的需要不断补充相应的液体。

主要适应证:急性肾衰竭,纠正水电解质及酸碱失衡。连续性血液滤过比普通的血液滤过更接近肾小球滤过功能,无需特殊设备,操作简单。CAVH 的缺点是对溶质清除率较低。对严重低血压患者禁用。

(二) 连续性静脉-静脉血液滤过(CVVH)

CVVH 是采用静脉-静脉血管通路,应用血泵驱动血液循环。CVVH 的优点:①应用血泵便于血流量控制,操作步骤标准化;②对血液动力学影响优于 CAVH;③避免动脉穿刺带来的各种并发症。

（三）连续性动-静脉血液透析滤过（CAVH-DF）

这一治疗方法是在 CAVH 及血液透析二者结合的基础上发展而来，它弥补了 CAVH 对小分子物质的清除不足的缺点，其机制包含对流及弥散，因而对大中小分子均有清除作用，溶质清除率增加 40% 左右。

（四）连续性静脉-静脉血液透析（CVVHDF）

CVVHDF 具有血液透析及血液滤过的双重原理，又具备影响血液动力学较少的优点，易被医护人员及患者接受。

（五）连续性动-静脉血液透析（CAVHD）

CAVHD 以弥散原理清除小分子物质。

（六）缓慢连续性超滤（SCUF）

SCUF 分为两种类型：一种是动静脉缓慢连续性超滤（A-VSCUF），一种是静脉-静脉缓慢连续性超滤（V-VSCUF）。此法对溶质清除不理想，适用于水肿，难治性心力衰竭，尤其应用于手术后、创伤后细胞外液容量负荷过重，均采用低通量透析器。

此外尚有超滤泵辅助连续性动静脉血液滤过（ultrafiltration pump assisted continuous arterio-venous hemofiltration，UPA-CAVH），连续性高流量透析（continuous high flux dialysis，CHFD）以及高容量血液滤过（high volume hemofiltration，HVHF）。连续性血浆滤过吸附（continuous plasmafiltration adsorption，CPFA）是应用血浆滤过器连续分离血浆，滤过的血浆进入蛋白制成的囊膜所包裹的活性炭或树脂吸附装置，净化后的血浆再往静脉管路回至体内，可选择性去除炎性介质、细胞因子、内毒素和活化的补体。

六、血 液 灌 流

血液灌流（hemoperfusion）是一种应用一种固态吸附型的灌流器，以吸附患者体内某些外源性或内源性毒素的装置。将患者的血液引入灌流器中，通过灌流器吸附毒素后再通过静脉输入体内。血液灌流对药物中毒治疗效果好，对氮质血症的治疗效果不及一般血液透析和血液滤过，也不能纠正水电解质紊乱。

（一）血液灌流的适应证

1. 药物与毒物中毒 安眠药、解热镇痛剂、抗抑郁药、心血管药物、抗肿瘤药物、苯碱类、酚类、有机磷、有机氯等。

2. 尿毒症、肝昏迷、重症黄疸、免疫性疾病、高脂血症、银屑病。

（二）血液灌流的并发症

与血液透析相似，可以出现发热、出血、失血、凝血、空气栓塞、失血、失衡综合征、血小板减少、维生素丧失、药物、微囊包裹炭微粒脱落导致等。

七、血 浆 置 换

血浆置换（plasma exchange，plasma pheresis）是将患者的血液引出，应用血浆分离器，将血球血浆分离，去除血浆以清除患者血浆内的自身抗体、免疫复合物、内外源性毒素等。因此血浆置换主要用于治疗由于自身免疫性疾病或肾移植后排斥反应引起的急性肾损伤。血浆置换的并发症有出血或凝血功能障碍、低钙血症、低血压、低蛋白血症等。

八、免 疫 吸 附

免疫吸附（immunoadsorption）是在血浆置换的基础上发展而来，进一步应用高度特异性的抗原，抗体或有特定物理化学亲和力的物质（配基），以及吸附材料结合，制成吸附剂以体外循环式选择性吸附体内相应的致病因子。与血浆置换相比其优点在于选择性高、处理效率高、不需补充血浆。免疫吸附适应证和并发症与血浆置换相同。

九、腹 膜 透 析

腹膜透析自 1923 年应用于临床以后，曾因感染难以控制而一度被废用。后来由于抗生素的发现，加之操作技术上的逐渐改进，腹膜透析遂又广泛用于治疗尿毒症。20 世纪 60 年代以来，血液透析迅速发展，腹膜透析有被遗忘的趋势。但是，近年来发现腹膜透析对于中分子尿毒素的清除率比人工膜为佳，纠正水电解质平衡安全有效，且可辅助血液透析之不足，对保留残余肾功能优于血液透析。

（一）原理

腹膜是具有良好渗透作用的半透性膜，它的平均面积大至相当于肾小球毛细血管的面积，也大于多数人工肾的面积。成人腹膜的平均面积为

2.2m²。透析时在腹腔内输入透析液,使体内蓄积的电解质与代谢废物经透析液排出,透析液中的某些物质亦可经过腹膜向体内移行。低分子及中分子物质透过腹膜的弥散力与其梯度成正比。腹膜透析的效率以清除率来表示,其取决于以下三个因素:①注入腹腔内透析液的量;②透析液在腹腔内停留时间;③腹膜温度。腹膜透析的清除率为血液透析的1/4~1/6。

(二) 透析液配制的原则

1. 透析液的电解质成分与正常细胞外液相似。

2. 透析液的渗透压应高于患者血浆渗透压。

3. 根据患者血浆电解质及时调整透析液电解质。

(三) 腹膜透析的方式

1. 间歇性腹膜透析(intermittent peritoneal dialysis,IPD) 每次输入透析液 1000~2000ml,停留于腹腔内1小时,24小时共10~20次,适用于急性肾衰竭患者。

2. 连续性非卧床腹膜透析(continuous ambulatory peritoneal dialysis,CAPD) 每日透析4~6次,每次输入透析液2000ml,适用于慢性肾衰竭患者,是目前最常用的腹膜透析方式。

3. 连续循环式腹膜透析(continuous cyclic peritoneal dialysis,CCPD) 夜间应用腹膜透析机进行交换腹透液4~6次,每次2000ml,日间腹透液保留于腹腔2000ml,腹透液在腹腔内进行充分交换。适用于坚持工作患者。

4. 夜间间歇性腹膜透析(nocturnal intermittent peritoneal dialysis,NIPD) 每晚10小时内透析8~10次,日间腹腔内不保留腹膜透析液,应用于腹膜易吸收葡萄糖患者,疝的患者。

5. 潮式腹膜透析(tide peritoneal dialysis,TPD) 第一次灌注腹腔最大耐受量3000ml,以后每次交换液量1500ml,应用腹透机每次交换不超过20分钟,停留腹腔4~6分钟,共8~10小时,第10小时时全部放空。适用于体表面积较大,腹膜透析不充分的患者,多数在晚间进行,又称NTPD。

(四) 腹膜透析的并发症及其处理

1. 与操作技术有关的并发症

(1) 切口出血:手术中遇有小出血点亦应妥为结扎,预防出血。如切口发生血肿,应即引流,清除血块,并再缝扎止血。

(2) 透析液外漏:缝合腹膜时必须严密,荷包缝合虽较密切,但换管不便,故导管两侧各缝一针,

呈半荷包状,可防止漏液,换管亦较容易。

(3) 透析管堵塞或引流不畅:置管时应试行灌注,并调整管端位置,以保证回流通畅。透析一段时间后,管腔被纤维蛋白堵塞,则应更换透析硅胶管。

(4) 内脏损伤:操作粗暴,或腹内有粘连时,偶可在插入导管时损伤肠系膜或肠壁,甚至引起肠穿孔。可在腹腔内先注入500~1000ml液体进行预防。插管时应远离腹壁原有疤痕。

(5) 腹腔感染:腹腔感染仍是目前腹膜透析中较常见的并发症,应用闭式透析装置可减少感染发生率。若出现腹部压痛,肠鸣音减少,发热,细菌>100/μl,应立即细菌培养并用抗生素治疗。出现感染时,透析仍应继续进行,因透析的引流作用可以减少腹膜感染。若感染严重,则应考虑改用血液透析,尤其是真菌感染应拔管。

2. 体内生化改变发生的并发症

(1) 高钠血症:由于水分通过腹膜速度较快,而膜内外钠浓度的平衡就需要较长的时间。在应用高渗透析液时,水分从血液中脱出较快,而钠的移动较慢,出现高钠血症。

(2) 低钾血症及高钾血症:晚期慢性尿毒症患者,细胞内钾往往大量缺乏,而血清钾升高,透析纠正酸中毒及供应适量葡萄糖后,血清钾转向细胞内,遂形成暂时的低钾血症。高钾血症发生的原因是:①钾摄取过多;②酸中毒;③严格限制氯化钠摄入。

(3) 高血糖症及高渗透压症:透析液中葡萄糖浓度过高时,由于其渗透作用,部分葡萄糖可进入血液,因此,对于糖尿病患者应密切监护。若用山梨醇代替葡萄糖,也可发生高渗性昏迷。近年来有用果糖得到较好效果的报道。

(4) 透析平衡失调综合征:腹膜透析很少发生平衡失调综合征,但晚期慢性肾衰竭患者,最初几次透析时较易发生意识模糊及定向错乱。

3. 其他内科并发症

(1) 疼痛及迷走神经反射:常可出现腹痛或肩胛痛,可在透析液中加入5%~10%普鲁卡因或1%~2%利多卡因减轻疼痛。透析管亦可引起疼痛,调整导管位置可减轻疼痛。在输入或排出透析液时可能发生心跳过缓、低血压、呼吸困难等迷走神经反射,肌注阿托品或减慢透析液流速可改善症状。

(2) 肺部并发症:肺部并发症包括肺不张、肺炎、急性支气管炎、胸膜渗液等。最主要的预防方法是物理疗法,鼓励患者深呼吸及咳嗽,或嘱患者坐起,甚至坐位行透析。

（3）营养障碍：①蛋白质和氨基酸的丢失：腹膜并非完全不能通过蛋白质及氨基酸，腹膜透析时不可避免地要丢失一些白蛋白、球蛋白。每天透析一个疗程，丢失蛋白质 20～40g，腹膜炎及体温升高时损失可达 200～300g。蛋白大量损失可引起持久性低蛋白血症、腹水、水肿和营养不良。应及时补充。②维生素的丢失：慢性腹膜透析，可丢失大量维生素，患者出现全身不适，食欲不振，甚至嗜睡、昏迷等所谓"丢失综合征"。在透析期中补充维生素、叶酸等，可以起到预防的作用。

（4）腹腔内压增高，可出现腹壁疝，阴囊会阴水肿，胸腔积液等。

（闵苏 曹俊）

参 考 文 献

1. Bellomo R, Ronco C, Kellum JA, Mehta RL, Palevsky P. Acute renal failure-definition, outcome measures, animal models, fluid therapy and information technology needs: the Second International Consensus Conference of the Acute Dialysis Quality Initiative (ADQI) Group. Crit Care, 2004, 8 (4): R204-212.

2. Mehta RL, Kellum JA, Shah SV, et al. Acute Kidney Injury Network: report of an initiative to improve outcomes in acute kidney injury. Crit Care, 2007, 11 (2): R31.

3. Carvounis CP, Nisar S, Guro-Razuman S. Significance of the fractional excretion of urea in the differential diagnosis of acute renal failure. Kidney Int, 2002, 62 (6): 2223-2229.

4. Van Biesen W, Van Massenhove J, Hoste E, Vanholder R. Defining acute kidney injury: playing hide-and-seek with the unknown man. Nephrol Dial Transplant, 2011, 26 (2): 399-401.

5. Laville M, Juillard L. Contrast-induced acute kidney injury: how should at-risk patients be identified and managed. J Nephrol, 2010, 23 (4): 387-398.

6. Coca SG, Yusuf B, Shlipak MG, Garg AX, Parikh CR. Long-term risk of mortality and other adverse outcomes after acute kidney injury: a systematic review and meta-analysis. Am J Kidney Dis, 2009, 53 (6): 961-973.

7. Cruz DN, de Geus HR, Bagshaw SM. Biomarker strategies to predict need for renal replacement therapy in acute kidney injury. Semin Dial, 2011, 24 (2): 124-31.

8. Pannu N, Nadim MK. An overview of drug-induced acute kidney injury. Crit Care Med, 2008, 36 (4 Suppl): S216-223.

9. Lameire N, Van Biesen W, Vanholder R. The rise of prevalence and the fall of mortality of patients with acute renal failure: what the analysis of two databases does and does not tell us. J Am Soc Nephrol, 2006, 17 (4): 923-925.

10. Xue JL, Daniels F, Star RA, et al. Incidence and mortality of acute renal failure in Medicare beneficiaries, 1992 to 2001. J Am Soc Nephrol, 2006, 17 (4): 1135-1142.

11. Cerda J, Ronco C. Modalities of continuous renal replacement therapy: technical and clinical considerations. Semin Dial, 2009, 22 (2): 114-122.

12. Cerda J, Sheinfeld G, Ronco C. Fluid overload in critically ill patients with acute kidney injury. Blood Purif, 2010, 29 (4): 331-338.

13. Han WK, Waikar SS, Johnson A, et al. Urinary biomarkers in the early diagnosis of acute kidney injury. Kidney Int, 2008, 73 (7): 863-869.

14. Parikh CR, Edelstein CL, Devarajan P, Cantley L. Biomarkers of acute kidney injury: early diagnosis, pathogenesis, and recovery. J Investig Med, 2007, 55 (7): 333-340.

15. Soni SS, Ronco C, Katz N, Cruz DN. Early diagnosis of acute kidney injury: the promise of novel biomarkers. Blood Purif, 2009, 28 (3): 165-174.

16. Haase M, Haase-Fielitz A. Can novel biomarkers complement best possible clinical assessment for early acute kidney injury diagnosis. J Am Coll Cardiol, 2011, 58 (22): 2310-2312.

17. Josephs SA, Thakar CV. Perioperative risk assessment, prevention, and treatment of acute idney injury. Int Anesthesiol Clin, 2009, 47 (4): 89-105.

18. LEE VWS, Harris D, Anderson RJ, et al. Acute renal failure. Disease of the kidney & Urinary Tract. 8th ed. Philadelphia: Wolters Kluwer, 2007, 986-1034.

第103章 多器官功能障碍综合征

多器官功能障碍综合征(multiple organ dysfunction syndrome,MODS)是严重创伤、感染、脓毒症、大手术、大面积烧伤、长时间心肺复苏及病理产科等疾病发病24小时后出现的两个或两个以上的器官先后或同时发生的功能障碍或衰竭。即急性损伤患者多个器官功能改变不能维持内环境稳定的临床综合征,受损器官包括肺、肾、肝、胃肠、心、脑、凝血及代谢功能等。

第1节 概 论

早在第二次世界大战以前,失血性休克和感染是严重创伤后的首要致死因素。20世纪40年代后,随着休克复苏技术的进步和各种抗生素的临床应用,使得许多严重休克和感染伤员得以度过早期的打击而幸运地存活下来,但这些伤员却面临着器官功能障碍或衰竭的威胁。在朝鲜战争和越南战争期间,急性肾功能衰竭、急性呼吸窘迫综合征以及弥散性血管内凝血等单器官功能衰竭成为严重创伤休克复苏后的主要致死原因,从而促进了对各器官功能支持治疗的研究。20世纪60年代末和70年代初,一种新的临床综合征在外科领域引起人们的注意,即当全身某一器官遭受严重创伤及应激打击后,能导致其他器官功能的损害,而且受累的器官可以是原发病灶邻近器官,也可以是远隔器官。人们开始意识到,在单器官衰竭被控制时,多器官损伤可能正在出现。

1973年Tilney报道了18例腹主动脉瘤破裂的患者成功实施手术后,相继出现了多个器官和系统衰竭。尽管全力治疗,但却未能挽回大部分患者的生命,该组病例死亡率高达90%。在此报道中,Tilney称此为"序贯性系统衰竭"(sequential system failure)。1975年Baue又提出了"序贯性器官功能衰竭综合征",为MODS概念的确立做出了贡献。1977年Eiseman将不同原发疾病导致的多个器官相继发生功能衰竭这一综合征命名为"多器官衰竭"(multiple organ failure,MOF),并在此后十几年间一直被广泛采用。但这一传统命名主要描述临床过程的终结及程度上的不可逆,在概念上反映出认识的机械性和局限性,忽略了临床器官功能动态的变化特征。1991年,美国胸科医师学会(ACCP)和危重病医学会(SCCM)召开联席会议,共同倡导将MOF更名为多器官功能障碍综合征(MODS)。同时将感染和创伤引起的持续全身炎性反应失控的临床表现命名为"全身炎性反应综合征"(systemic inflammatory response syndrome,SIRS),并制定了相应的诊断标准(表103-1)。SIRS是感染或非感染因素导致机体过度炎性反应的共同特征,MODS是SIRS进行性加重的结果,而MOF则是MODS继续发展的最严重的结果。概念的提出,目的是为了纠正既往过于强调器官功能障碍的终结,而着眼于SIRS发展的全过程,重视器官衰竭前的早期预警和治疗,反映了人们对该综合征的认识更加深入,已得到国内外学术界的广泛接受。SIRS的发生可以来自感染和非感染的原因。对SIRS的发生保持警惕有助于对脓毒症、脓毒性休克和MODS的预防和早期诊断。

表 103-1 SIRS 的临床诊断标准
（满足以下两项或两项以上）

项目	标准
体温	>38℃ 或 <36℃
心率	>90 次/分钟
呼吸	呼吸频率>20 次/分钟
	或过度通气使 $PaCO_2$<32mmHg
白细胞	外周血白细胞>$12×10^9$/L 或<$4×10^9$/L
	或幼稚杆状核白细胞>10%

MODS 常续发于重大手术、创伤和休克,其中以感染和休克为最常见的诱因。严重组织损伤和急性胰腺炎可以不伴有感染,但仍可诱发一系列复杂级联式(cascade)细胞因子和炎性介质的过量释放。在机体调控失衡下,引起细胞和体液免疫系统全面活化,心血管内稳态紊乱,加剧靶器官的功能受损或发生障碍,所以有学者把 MODS 称为"介质性疾病"。无论是感染还是非感染的原因,均有着相似的生理、组织病理和病理生理改变的发展过程。

将全身性感染和 MODS 归咎于失控的全身炎性反应和各种炎性介质的效应是近 10 余年来人们在认识方面的主要变化。与过去相比较,更强调的是机体的反应性而不是感染的本身(图 103-1),尽管感染往往与全身反应有密切联系,但并非总是一致。所以 MODS 本质上是机体炎性反应失控的结果。感染、创伤等是引起机体炎性反应的促发因素,而机体炎性反应的失控,则最终导致 MODS 的发生。两者最大的区别在于:传统观念认为,全身性感染和 MOF 是难以控制感染的结果;而当前认为,过度的全身炎性反应是根本原因。其中,炎性介质是主要的介导物。

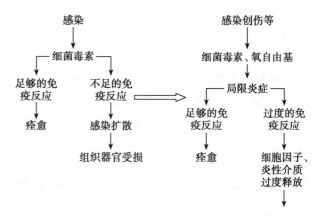

图 103-1 全身性感染和 MODS 形成的传统与当前认识的转变

第2节 病因与病理生理

研究表明,MODS 是多因素诱发的临床综合征。严重的感染、创伤、休克以及抗酸治疗或糖皮质激素使用不当等,均可诱发 MODS。临床上,易于引起 MODS 发生的危险因素,如表 103-2 所示。

表 103-2 诱发 MODS 的危险因素

严重创伤	营养不良
持续存在的严重感染病灶	肠道缺血
各种类型的休克	外科手术意外事故
复苏不充分或延迟复苏	糖尿病
基础器官功能失常	糖皮质激素的使用
年龄≥55 岁	恶性肿瘤
酗酒	抑酸药物的使用
大量输血	高乳酸血症

在 MODS 发生、发展过程中,各器官病理生理的表现虽各有特点,但应视为是全身性炎性反应在不同器官的反映。各器官间有密切的联系并相互影响,而不是孤立的。

一、肺功能障碍

肺脏不仅是与大气环境直接相通的器官,也是唯一接受全部心排血量的器官,是循环内细菌、微粒和异物的滤器。因此,肺脏是 MODS 中最容易和最早受到损害的器官之一,而呼吸功能的障碍又可加重 MODS 的发展。

急性肺损伤(ALI)的病理生理主要表现在以下几个方面:

(1)肺泡毛细血管膜通透性增高导致肺间质水肿、肺泡水肿,肺组织释放趋化因子和来自循环中的炎症介质导致中性粒细胞在肺组织中浸润和跨内皮移行是肺损伤的病理基础。如感染时细菌内毒素脂多糖(LPS)与血内特异性蛋白结合,形成脂多糖结合蛋白(LBP)。它不仅增加黏附分子 CD_{18} 的表达,促使中性粒细胞与内皮细胞间的黏附,还诱发肺泡巨噬细胞产生细胞因子如肿瘤坏死因子(TNF-α)等。同时,LPS/LBP 复合物与 CD_{14} 相互作用会诱发一系列细胞内生化改变而导致肺损伤。被内毒素激活的补体也可刺激中性粒细胞和单核细胞在肺组织中集聚,加重了肺组织的炎性损伤。

（2）肺泡Ⅱ型细胞代谢障碍导致肺泡表面活性物质的成分改变和产生不足。如表面活性物质相关的磷脂和蛋白含量的降低,引起肺泡表面张力增加,降低肺间质及血管周围组织压力,促使液体向间质和肺泡内转移,从而加重肺水肿。血浆蛋白的渗出也将降低肺表面活性物质的活性,提高肺泡表面张力,引起肺泡萎陷或肺不张。

（3）内皮细胞损伤将影响肺血管的调节功能。如引起缺氧性肺血管收缩功能障碍是造成ARDS顽固性低氧血症的重要原因。事实上,内皮细胞损伤并不局限于肺血管,而是全身内皮细胞损伤在肺部的表现比较突出。

（4）肺微血管循环障碍和血栓栓塞,引起通气-血流比率失调,增加了混合静脉血的掺杂。当前对ARDS是否是MODS的早期表现还是独立的病症尚有不同意见。但ARDS未必要发展为MODS而治愈和ARDS最终多死于MODS是为临床所共识的。

关于ARDS的定义及诊断标准,在1992年的欧美联席会议（American-European Comsensus Conference,AECC）上正式命名为急性呼吸窘迫综合征,明确了诊断标准(见表103-3)。且首次提出了急性肺损伤(acute lung injury,ALI)的概念。此后,这一概念沿用了数十年。直到2011年在柏林召开的欧洲危重病学会,在ARDS流行病学、病理生理学和临床研究基础上,提出了ARDS新定义,称ARDS柏林定义(表103-4)。

表103-3　1992年AECC关于ALI/ARDS的诊断标准

标准	急性肺损伤（ALI）	急性呼吸窘迫综合征（ARDS）
起病	急性	急性
氧合指数 PaO_2/FiO_2	≤300	≤200
胸部X线	双侧浸润影	双侧浸润影
肺动脉嵌顿压	≤18mmHg或无左房压升高的临床依据	≤18mmHg或无左房压升高的临床依据

表103-4　2011年ARDS的柏林定义

	轻　度	中　度	重　度
发病时间		已知临床损伤后发生1周内	
低氧血症	PEEP/CPAP≥5cmH₂O时 PaO_2/FiO_2:201～300	PEEP/CPAP≥5cmH₂O时 PaO_2/FiO_2≤200	PEEP/CPAP≥10cmH₂O时 PaO_2/FiO_2≤100
肺水肿原因		呼吸衰竭不能完全用心衰或液体超负荷解释	
影像学异常	双侧致密影*	双侧致密影*	至少3个象限致密影*
其他生理紊乱	N/A	N/A	VEcorr★>10L/min或静态顺应性<20ml/cmH₂O

* 致密影不能用液体、新生物包块、肺叶/肺塌陷充分解释,需训练有素的放射科医师

★ VEcorr校正分钟通气量＝VE×PaO_2/40

二、肾功能障碍

急性肾衰竭(acute renal failure,ARF),是指在短时间(数日或数周)内肾小球滤过率(GFR)迅速下降,且伴有血内尿素和肌酐的蓄积。1951年,Homer W Smith首次提出了ARF的概念,此后50余年ARF的概念得到广泛认可。但随着人们对于疾病认识的深入,ARF这一命名的不足也凸显出来。近年来的研究表明,住院患者轻微的血肌酐改变就已经与严重不良预后相关。在致病因子作用下,有些患者虽已经发生不同程度的急性肾功能异常,但还未进入衰竭阶段。衰竭(failure)一词不如损伤(injury)更能体现早期的病理生理变化。2004年,美国急性透析质量指导组(The Acute Dialysis Quality Initiative Work Group,AQDI)提出新的定义、分类系统和

RIFLE 分类标准,并将急性肾功能衰竭改为急性肾损伤(Acute Kidney Injury,AKI)。2005年,急性肾损伤网(Acute Kidney Injury Net,AKIN)正式建立,并将 RIFLE 标准修正为 AKIN 标准,现为公认的诊断标准。

MODS 时肾功能障碍的主要原因是由于肾血流灌注不足,以及毒素与活化的炎性细胞和介质所直接引起的组织损伤。如在休克或低血容量时,儿茶酚胺分泌增加,肾素-血管紧张素系统活化和血管扩张性前列腺素合成减少,以及内皮素(endothelin)释放增多等因素,均可引起肾血管收缩;随之肾血流量下降和肾小球滤过率减少。若不及时纠正和治疗,则可能导致肾功能障碍。

导致危重患者发生 ARF 的最常见病因是脓毒症。当脓毒症发生时,肾小管细胞之间及肾小管细胞与周围细胞之间互相作用,在局部微环境下释放炎症介质和细胞毒性物质,导致肾功能损伤。当肾脏缺血时,肾小管上皮细胞及间质炎症细胞可释放 TNF-α、IL-1、IL-8 和巨噬细胞趋化蛋白(MCP)-1,介导局部炎症反应,引起肾脏损伤。肾间质白细胞的激活还可以释放氧自由基、一氧化氮等损害肾小管上皮细胞的毒性介质。有动物实验表明,应用 α-黑素细胞刺激激素(α-MSH)和 IL-10 等炎症介质的拮抗药抑制局部炎症反应,α-MSH 能够明显防止缺血导致的肾损伤,甚至在肾脏缺血 6h 给药依然有效。

三、胃肠道功能障碍

在 MODS 中,胃肠道往往是最早受到损害的器官之一。而胃肠道一旦受到损伤,又可发生细菌和内毒素移位,导致或加重其他器官功能的损伤,预后凶险。重视肠道功能的保护是防治 MODS 的重要方向。

正常肠道黏膜屏障由机械屏障、化学屏障、免疫屏障与生物屏障共同构成。机械屏障是指完整的彼此紧密连接的肠黏膜上皮结构;肠黏膜屏障以机械屏障最为重要,其结构基础为完整的肠黏膜上皮细胞以及上皮细胞间的紧密连接。正常情况下肠黏膜上皮细胞、细胞间紧密连接与菌膜三者构成肠道的机械屏障,能有效阻止细菌及内毒素等有害物质透过肠黏膜进入血液。化学屏障由肠黏膜上皮分泌的黏液、消化液及肠腔内正常寄生菌产生的抑菌物质构成。免疫屏障由肠黏膜淋巴组织(包括肠系膜淋

巴结、肝库普弗细胞(Kupffer cells)和肠道内浆细胞分泌型免疫球蛋白(S-IgA)构成。它们通过细胞免疫和体液免疫作用,防止致病性抗原对机体的伤害。S-IgA 进入肠道能选择性地包被革兰氏阴性菌,形成抗原抗体复合物,阻碍细菌与上皮细胞受体相结合,同时刺激肠道黏液分泌并加速黏液层的流动,可有效地阻止细菌对肠黏膜的黏附。生物屏障即对外来菌株有抵抗作用的肠内正常寄生菌群。肠道常驻菌与宿主的微空间结构形成了一个相互依赖又相互作用的微生态系统。在正常情况下,肠道内微生物群构成一个对抗病原体的重要保护屏障。

肠道屏障功能障碍和细菌移位的主要原因:①在休克情况下,肠系膜小血管收缩,使得肠壁缺血缺氧,肠黏膜上皮最容易受损。肠黏膜上皮细胞含有丰富的黄嘌呤脱氢酶,肠缺血期间,细胞内大量 ATP 分解成次黄嘌呤,促使黄嘌呤脱氢酶向氧化酶转化,组织再灌注后,次黄嘌呤在黄嘌呤氧化酶的作用下,生成黄嘌呤,释放氧自由基,造成组织细胞损伤。同时,S-IgA 分泌减少,增加了细菌黏附机会进而发生移位。长时间禁食会促使肠黏膜萎缩,导致其屏障功能的丧失。②致病菌在胃内繁殖与医疗上失当有关。为预防应激性溃疡的发生,常用药物中和胃酸,使小肠蠕动减慢或麻痹;肠液和胆液反流,均有利于致病菌在胃内生存繁殖,并向肠管扩散;不合理应用广谱抗生素,使肠内生态环境失衡,肠内原正常菌群受到抑制,而富有耐药性的外源性致病菌在肠内繁殖,并经肠壁向腹腔移位,通过肠系膜淋巴结进入门静脉系统。③休克后患者延迟进食,使黏膜受损,便于细菌和内毒素移位进入门静脉,将刺激肝库普弗细胞释放炎性介质,增强应激反应和降低免疫反应,而引起终末器官的损伤。④单核-巨噬细胞系统的抑制,引起调理素和纤维连接蛋白的缺失,或伴有低蛋白血症或毛细血管渗漏综合征,增强了肠壁水肿和蠕动失常。⑤肠内高渗状态和肠外营养不仅可破坏正常肠内菌群生态环境,且使肠黏膜萎缩和肠内防御机制削弱。

肠屏障功能的保护已引起广大医务人员的重视,研究采取有效的保护措施,防止肠黏膜屏障功能损害,已成为日益关注的课题。肠黏膜充足的血液灌注及营养物质的肠道供给是维护肠黏膜屏障功能的两个重要因素,而肠内营养在保护肠黏膜的完整性、防止肠道菌群移位、降低肠源性感染等方面具有独特的作用。

血脑屏障的改变。

四、肝功能障碍

在 MODS 的发展过程中,肝脏易于受到损害,但常被忽视。MODS 患者中,肝脏可能因以下原因导致损伤:①缺血缺氧:肝脏缺血缺氧导致能量代谢障碍,钠-钾泵正常功能无法维持,使得肝细胞功能受损;缺血再灌注损伤时,产生大量氧自由基亦可引起肝功能损害。②急性化脓性胆管炎、消化道穿孔、腹腔感染等腹部脏器病变,细菌毒素及其他大量有害物质经过门静脉系统进入肝脏,肝脏在发挥解毒功能的同时,也可能受到损害,脓毒症时机体产生的大量细胞因子在脓毒症性肝损害的发病机制中占有重要地位。③机体在遭受严重创伤打击后,由于补体激活、炎性介质释放、毒素吸收及创伤失血性休克和缺血再灌注损伤等一系列病理生理变化,导致全身多脏器功能损害。肝脏是体内最大的代谢器官,容易受累。④肝脏是药物在体内代谢的最主要场所,很多药物在体内发挥防治疾病作用的同时,也不可避免的影响到肝脏的结构和功能,导致各种类型的药物性肝损害,重症患者尤为如此。

肝脏一旦因细胞毒素,低灌注或组织分解物等而受到损害时,将会牵连到其他器官的功能。如临床上常见的"肝肺综合征"、"肝肾综合征"等,就表明肝功能障碍会引起的严重后果。代谢方面:在 MODS 早期,促进糖原异生和急性相蛋白合成;蛋白质分解代谢和氨基酸增加,助长了高代谢状态。随着病情的发展,肝细胞的分泌、合成和生物转化功能进一步恶化以及糖原的消耗,将导致低血糖、高甘油三酯及胆红素、尿素和乳酸水平的增高。血转氨酶水平的升高,可反映出肝实质的损害。肝胆管分泌抑制、低氧血症、药物引起胆汁淤积、输血等原因导致血内胆红素的增高,可出现于不同病因的危重患者,但是非特异性的。肝细胞的损害,将导致凝血因子的缺乏和进行性血小板减少症,从而出现出血倾向。

随着肝功能障碍或衰竭可出现肝性脑病,在临床上表现为轻度烦躁、兴奋、昏睡,乃至晚期对刺激无反应的昏迷状态。虽然对脑病发生的原因还不十分清楚,但目前认为可能血内苯二氮䓬样物质作用于与其受体相邻的 γ-氨基丁酸(GABA)受体有关。另一方面,近 80% 严重肝功能衰竭患者合并有脑水肿,这也是引起死亡的主要原因之一。可能因细胞毒性和血管源性发生血管内皮细胞的损害,引起了

五、心功能障碍

虽然有人认为心功能障碍或衰竭是 MODS 的终末阶段,但休克早期心肌即可发生较明显的病理或功能的改变。尤其在脓毒症休克时,休克早期即可出现心肌细胞线粒体肿胀、结构破坏、基质密度消失及钙盐沉着。临床上特征性表现为:可逆性心脏功能减退;左、右心室明显扩张;局部心肌或全心受累;对儿茶酚胺类药物不敏感。

目前对于脓毒症心肌损伤的病理生理机制已经形成一定的共识,普遍认为有多种机制参与。循环中的心肌抑制因子包括肿瘤坏死因子(TNF-α)、白细胞介素(IL-1、IL-6)、溶菌酶(LZM)和内皮素-1(ET-1)等,可以直接抑制心肌收缩;线粒体功能不全和心脏能量代谢异常、钙离子代谢异常等均参与了这一病理生理过程。

生化标志物是诊断脓毒症心肌损伤的重要手段,不仅可以直接或间接反映心肌细胞损伤和(或)心脏功能减退,还可用来进行疾病严重程度分层和预后判断。如临床广泛应用的肌钙蛋白(cTnI 和 cTnT)和 B 型钠尿肽(BNP)。其他新的标志物如心脏型脂肪酸结合蛋白(H-FABP)、糖原磷酸化酶 BB(GPBB)、髓过氧化酶(MPO)等,但其临床应用价值有限。

血流动力学指标不仅可以用来诊断脓毒症心功能障碍,还可以用来指导液体治疗和血管活性药物的使用等。脉搏指数连续心排血量(PiCCO)监测技术由于其操作简单,又可快速获得每搏量变异度(SVV)、心脏指数(CI)、周围血管阻力指数(SVRI)、胸内血容量指数(ITBVI)及血管外肺水容量指数(EVLWI)等功能性血流动力学参数,有助于重症患者的临床评价和治疗决策。随着超声成像技术的发展,床旁心脏超声技术已经开始在临床评价重症患者包括脓毒症患者心脏功能方面发挥越来越重要的作用。

六、脑功能障碍

MODS 患者尤其是脓毒症患者,其大脑可由多种因素造成功能障碍。大脑在脓毒症的发展中占据重

要的地位,其既是免疫反应的传递者,也是疾病发展的一环。脓毒症相关性脑病(sepsis associated encephalopathy,SAE)是脓毒症的一大并发症,是指缺乏中枢感染的临床或者实验室证据,由全身炎症反应(SIRS)引起的弥漫性脑功能障碍,主要表现为谵妄、认知功能损伤、学习记忆能力减弱等。有研究发现脓毒症患者 SAE 的发生率为 50% ~ 70%,Sprung 等研究发现伴有神志状态改变的脓毒症患者的死亡率达到 49%,而神志正常的脓毒症患者的死亡率是 26%。

SAE 的发病机制目前尚不完全清楚,可能有以下机制:①大脑信号传递紊乱:脓毒症时,大脑信号活动可能被各种因素影响。有研究发现通过药物抑制胆碱能通路能改善 SAE 患者的病态行为。同时有研究在脓毒症模型中观察到在大脑新皮质和海马,大脑的胆碱能通路、β-肾上腺能受体、γ-氨基丁酸和血清素激活的信号传递,都被炎性介质所改变。②微循环改变和血脑屏障损伤:有研究发现 SAE 伴随着血管舒缩反应受损。这可能与脓毒症引起 iNOS 表达与 ET-1 分泌的平衡被破坏有关。内毒素和炎症因子通过触发 CD_{40} 分子、增加内皮素选择素和血管内皮细胞黏附分子以及细胞间黏附分子-1 的表达,同时激活内皮细胞环氧合酶 2 以及抑制蛋白 a(IkB-a)/核因子-κB(NF-κB)通道,激活内皮细胞,从而增加对中性粒细胞和单核细胞的聚集,进一步增加炎性因子的释放,并穿过内皮细胞进入血管外周,单核细胞进一步转化为巨噬细胞,这些都会加重大脑的炎性反应。③神经递质的改变与氨基酸的改变。④氧化应激、线粒体功能障碍和细胞凋亡。

SAE 是脓毒症复杂的并发症,常常导致死亡率增加,其具体机制目前仍然没有被完全阐明。大脑信号传递紊乱以及神经系统与内分泌系统的相互作用是最近提出的一些观点,可能是未来研究的热点。SAE 是脓毒症的并发症,其发病机制应该是一种网状的,是神经免疫内分泌等几个方面的复杂交叉。因此应该从整体来把握它,而不应该只局限于颅脑。相信单因素或者单因素的混合而引起脓毒症,并能从中找出治愈脓毒症方法的想法是错误的。先天基因及免疫遗传因素,基因突变,炎性因子等都可能对脓毒症患者的转归有重大影响。

七、凝血功能障碍

MODS 尤其是脓毒症患者中,凝血功能障碍是比较常见的。其中最严重的凝血功能障碍是消耗性凝血病,即弥散性血管内凝血(DIC),其特点是广泛血管内凝血,随之因凝血因子耗损和继发性纤溶而导致出血,即 DIC 综合征。

脓毒症患者中,炎症细胞以及炎症因子可以激活凝血级联反应、抑制体内抗凝机制及纤溶系统活性,从而影响凝血系统的功能。在全身性感染中,在促炎因子如 IL-6、TNF-α 的作用下,凝血系统活化失去机体的控制,从而导致过量的微血栓形成及微循环功能障碍。

炎症影响凝血功能的主要机制包括生理抗凝机制下调、组织因子(tissue factor,TF)介导的凝血酶生成以及纤溶系统的抑制。①生理性抗凝机制下调:体内的促凝作用被三种重要的抗凝机制所调节:抗凝血酶(AT)、蛋白 C 系统以及组织因子途径抑制物(TFPI)。机体发生脓毒症时,炎性介质及细胞因子在引发凝血系统活化的同时,这三种抗凝机制均受到抑制。②组织因子介导的凝血酶生成 TF 在脓毒症引发的凝血系统反应中占有重要地位。大多数表达组织因子的细胞存在于组织中,并不直接接触血液。当机体因创伤、脓毒症等原因导致血管壁的完整性受到破坏或内皮细胞和血液循环中的细胞开始表达组织因子时,TF 就可以和血液直接接触激活凝血系统。在脓毒症中,促炎因子如 IL-6、TNF-α 可作用于单核细胞、多形白细胞以及内皮细胞等表达组织因子,从而活化凝血系统。TF 暴露于血液后与活化的Ⅶ因子相结合,催化 X 因子转化成活化 X 因子(FXa),后者与 FVa、凝血酶原及钙离子构成凝血酶原复合物,最终生成凝血酶。脓毒症时,内毒素或促炎因子如血小板活化因子可直接活化血小板,凝血酶本身也是强大的血小板激活剂。活化的血小板表面可以表达 P-选择素(P-selectin),能够介导血小板黏附在内皮细胞和白细胞,激活核因子-κB(NF-κB),进一步增强单核细胞表面组织因子的表达,从而促进纤维蛋白的生成,发挥对凝血功能的影响。③纤溶系统抑制:在脓毒症患者中,TNF-α 和 IL-1β 对纤溶酶原激活剂和抑制剂发挥核心调节作用。循环中的 TNF-α 和 IL-1β 能够引起血管内皮细胞储存的纤溶酶原激活剂释放,尤其是组织型纤溶酶原激活剂(tPA)和尿激酶型纤溶酶原激活剂(uPA)。但是,这种纤溶酶原激活剂的增加及后续纤溶酶的生成作用被迟发的但持续增加的纤溶酶原激活剂抑制物-1(PAI-1)所抵消中和。最终的结果是抑制纤溶系统激活,但不能充分降解纤维蛋白,造成微循环血栓形成。

第3节 发病机制

MODS 的发病机制十分复杂,涉及神经体液、内分泌、免疫甚至基因学方面。因此,诸多学者提出了"炎性失控学说"、"缺血再灌注学说"、"细胞凋亡学说"、"二次打击学说"等。迄今为止,人们对于 MODS 发病机制的认识还不甚完善,许多问题仍然需要解决。对于 MODS 发病机制的研究,依然是当前医学科学领域的一个重要课题。彻底阐明 MODS 的发病机制,对于 MODS 早期、及时、准确的治疗具有重要意义。

一、炎性失控学说

细胞因子是由不同炎性细胞释放的多种小分子信号肽。其承担着机体防御、伤口愈合和有关代谢的重要功能,对内稳态平衡发挥主要作用。一旦细胞因子产生或释放过多,除了直接对靶细胞发挥作用外,还可强化其他作用来扩大宿主的反应,最终引起进行性细胞生理功能障碍,甚至是不可逆的。细菌和细菌毒素不但产生于感染本身,也可以是休克引起的,即近年来人们所关注的由肠道缺血、缺氧所导致的细菌和毒素移位。在细菌毒素方面,内毒素无疑是最重要的一种。它与内毒素结合蛋白(LBP)和炎症细胞膜的 CD14+受体结合为复合体,成为启动炎症细胞释放各种炎性介质的最主要途径。促炎性细胞因子包括有:肿瘤坏死因子(TNF-α),白介素(IL-1,IL-6),血小板活化因子(PAF),集落刺激因子(CSF)和相关介质如一氧化氮、氧自由基等,是引起一系列生理学紊乱的关键因素。上述促炎细胞因子在 MODS 的主要作用见表103-5。

表103-5 在 MODS 中主要促炎细胞因子的作用

细胞因子	作用
白介素类	
IL-1	刺激释放 TNF-α、IL-6、IL-8、PAF、前列腺素类;兴奋 T 和 B 细胞;诱发横纹肌蛋白水解;发热;促进急性相蛋白产生和释放;增加黏附分子表达;促进内皮层促凝血活性
IL-2	刺激 TNF-α 和 IFN-γ 释放;低血压;增强 T 细胞增殖和细胞毒 T 细胞功能
IL-6	刺激急性相蛋白产生和释放;促进 T 和 B 细胞活性;发热;增进中性粒细胞活性和集聚
肿瘤坏死因子	
TNF-α	刺激 IL-1、IL-6 和 PAF,前列腺素释放;增进中性、嗜酸性粒细胞、单核细胞的活性;增加黏附因子的表达;激活补体和凝血瀑布;增加血管通透性;发热;低血压
集落刺激因子	
粒细胞集落刺激因子(G-CSF) 粒细胞-巨噬细胞集落刺激因子(GM-CSF)	刺激粒细胞生长刺激粒细胞、嗜酸性粒细胞和巨噬细胞生长
干扰素	
IFN-γ	刺激 TNF-α、IL-1、IL-6 释放;促进巨噬细胞活性和功能

全身炎性反应有助于机体对病原体的局限、清除,促进受损组织的修复,加强和动员各系统和器官的代偿潜能,适应机体对病原抵抗中的消耗。因此,全身炎性反应本质上是机体抗病的一种保护性反应。事实上,炎性反应在发挥保护功能的同时,机体也在付出一定的代价。如果炎性反应持续发展甚至失控,则炎性反应发生本质的转变,由对机体保护转变为对机体的损伤,最后形成 MODS。

由于发生 SIRS、脓毒症和 MODS 过程中涉及数十种细胞因子和介质。它们之间的关系不仅是级联式的反应,而且可以是相互交叠,呈正性或负性反馈反应;在疾病发展的不同阶段、时相和严重程度反应各不相同,体外因素也会影响到其释放水平,即使牵动其中之一,也会影响到整个细胞因子和介质的网络平衡。目前还难以确定哪种细胞因子或介质在发病中起着首要(或"始作俑")的作用,也没有单一的细胞因子能导致机体死亡。因此,近几年来临床上尝试使用拮抗 TNF-α、IL-1 等促炎因子的方法来治疗严重脓毒症和 MODS 患者,均未能取得满意效果。有学者研究了高迁移率族蛋白 B1(HMGB1)对单核细胞株 THP-1 释放 TNF-α、IL-1、IL-6 和 IL-8 的时间和量效关系,发现随着 HMGB1 浓度的增加和刺激时间的延长,THP-1 分泌 TNF-α、IL-1、IL-6 和 IL-8 呈递增的关系。由于 TNF-α、IL-1、IL-6 和 IL-8 均为重要的炎症因子,可进一步促进其他细胞因子的分泌和增强其功能。因此,认为 HMGB1 在炎症反应的晚期起到放大和加强的作用。动物研究表明,给予抗 HMGB1 抗体或 HMGB1 拮抗剂后,动物可免于罹患脓毒症及 MODS,甚至在感染 24 小时后给予 HMGB1 拮抗剂,仍能显著降低脓毒症动物的死亡率,这无疑为临床上脓毒症的治疗提供了充裕的时间窗。

无论面临着感染或非感染性刺激,只要达到一定的强度机体都将迅速启动防御机制,与此同时,作为代偿机制机体又启动了抗炎症反应,释放出抗炎症细胞因子如 IL-4、IL-6、IL-10、IL-11、可溶性 TNF 受体和 IL-1 受体拮抗剂(IL-1ra)和转化生长因子等抗炎症细胞因子(表 103-6)。患者呈现代偿性抗炎症反应综合征(compensatory anti-inflammatory reaction syndrome,CARS)。

在生理状态下,这些细胞因子抑制性作用是作为调节免疫的组成成分,以限制持续炎症反应可能引起的损伤。在病理状态下,抗炎症介质作用包括:①不足以控制免疫介导疾病中过度的促炎症活性;②免疫反应过度的代偿或抑制,都促使宿主面临全身性感染的危险。同时,所有抗炎症细胞因子除了 IL-1ra 之外,都具有一定促炎症的作用,从而导致了病理生理的复杂性。任何一种细胞因子的最终效应(net effect),都取决于细胞因子释放的时间、作用时的局部环境、是否存在有竞争或协同的成分、细胞因子受体密度和组织对各个细胞因子的反应性等。

表 103-6　具有抗炎症活性的细胞因子与可溶性细胞因子受体

细胞因子	来　源	主　要　活　性
IL-1ra	单核/巨噬树状细胞	在 IL-1 细胞受体水平,是介导细胞活性 IL-1 IL-1β 的特殊抑制剂
IL-4	T 细胞、肥大细胞、B 细胞和基质细胞	促进 Th2 淋巴细胞产生;抑制 LPS 诱发促炎症细胞因子合成
IL-10	单核细胞/巨噬细胞、T 细胞、B 细胞	抑制单核细胞巨噬细胞和中性白细胞产生细胞因子,抑制 Th1 型淋巴细胞反应
IL-11	基质细胞、成纤维细胞	通过单核巨噬细胞抑制促炎症细胞因子反应促使 Th2 淋巴细胞反应
IL-13	T 细胞	分担 IL-4 同种功能和 IL-4 受体功能;削弱单核细胞巨噬细胞功能
k-TGF-β	固有表达在多种细胞系	抑制单核细胞巨噬细胞 MHC Ⅱ型表达和促炎症细胞因子合成
可溶性 TNF 受体 p55	多种细胞系	在循环内与 TNF 三聚体结合,阻止细胞 TNF 受体配体相互结合

由此可见,基因、环境或微生物等引起细胞因子网络的紊乱,势必引起严重的后果。促炎症和抗炎症反应均是机体防御机制或免疫系统的重要组成,犹如一枚钱币的两面。为保持机体内稳态的平衡,对两者不断进行调控,适当上调或下调。当面临如下三种情况之一时,即可诱发感染的发生和发展:①初始释放大量的促炎症介质,明显超过 CARS 机制;②虽然释放的促炎性介质没有超量,但抗炎性介质释放过少;③尽管释放促炎性和抗炎性介质间没有失衡,但因没有控制原发病因,或受到第二次外来的打击而破坏了这种平衡。另一可能是产生过度的代偿性抗炎性反应,超越促炎性反应而导致免疫抑制,或谓之"免疫麻痹(immune paralysis)",或谓之"免疫缺陷窗(window of immunodeficiency)"。在临床上,有一些患者在发生感染后迅速发生休克,甚至导致死亡,或与此机制有关。Osuchowski 提出了 CARS 的诊断标准,即外周血单核细胞 HLA-DR 的表达低于正常值的 30%,且伴有炎性介质释放减少。

二、缺血/再灌注损伤学说

内稳态对低灌流和低氧血症的反应,首先是保证对脑和心脏的氧输送,而选择性减少皮肤、皮下组织和肠道的血流供应。内脏循环因受局部激素的影响,最易受到血流再分布的损害。MODS 时,机体组织器官微循环障碍明显,内脏器官的血流灌注明显减少。感染、创伤或大出血时,均可导致有效循环血量不足,微循环障碍。血管收缩的介质,如儿茶酚胺、血管紧张素Ⅱ、抗利尿激素、内皮素和血栓素 A_2 等都将引起或加重内脏的低灌流状态。因此受累的器官如肠道血流灌流障碍可进一步加重全身炎性反应,导致休克状态持续和不可逆,终于引起 MODS 的发生。

恢复组织微循环灌注是产生大量氧自由基的过程,而缺血再灌注产生的氧自由基在 MODS 发病过程中起着重要的作用。内皮细胞是缺血再灌注损伤产生氧自由基的最初来源。氧自由基活化补体,促使中性粒细胞和单核细胞活化,产生更多的氧自由基,后者进一步攻击内皮细胞加重损伤。研究证实:内皮细胞与白细胞相互作用导致细胞损伤,是多种原发诱因(包括细菌、内毒素、缺血、细胞因子等)造成 MODS 的共同途径之一。内皮细胞是人体中分布广泛,具有多种生理功能的细胞群体。能产生多种抗凝和促凝因子,并调节其平衡;通过 NO、前列腺素(PGI)和内皮素调节血管张力平衡和维持血管通透性。缺血再灌注损伤造成内皮细胞功能发生紊乱,释放氧自由基,参与再灌注损伤过程;通过多种炎性介质上调黏附分子表达,与中性粒细胞相互作用诱导细胞间黏附,进而导致细胞损伤和炎性反应。因此,内皮细胞损伤及中性粒细胞与内皮细胞在多种黏附分子和炎性介质作用下产生的黏附连锁反应,是加重器官微循环障碍和导致细胞损伤进而诱发 MODS 的关键环节。

三、肠道动力学说

肠道作为人体的消化器官,在维持机体正常营养中起着极其重要的作用。同时,肠道积极参与创伤、烧伤和感染后的各种应激反应,是 MODS 发生的动力器官。实验研究表明,创伤、休克、应激和全身炎性反应可在很短的时间内造成肠上皮细胞损伤,从而导致肠道细菌和毒素移位。肠道细菌和毒素移位为炎性反应提供了丰富的刺激物质,导致炎性反应持续发展。因此,有学者称胃肠道为 MODS 的"始动器官"。

在脓毒症、多发创伤、休克等损伤后,肠道处于低灌注状态,加之长时间禁食等原因,导致黏膜屏障功能受到削弱或损伤。表现为肠黏膜萎缩、屏障功能受损,肠黏膜通透性增加,大量细菌和内毒素经肠系膜淋巴系统及门静脉侵入,造成细菌移位及肠源性感染。同时,肝脏库普弗细胞、网状内皮系统在受到细菌和内毒素过度刺激后,还可以通过释放大量炎性介质、细胞因子、花生四烯酸、氧自由基等,相互介导、相互激活,形成瀑布效应,导致 MODS。因此,肠道是炎症细胞激活、炎性介质释放的重要场所之一,也是炎性反应失控的策源地之一。

四、细胞凋亡失控学说

细胞凋亡(apoptosis)是一种生理学进程,是基因调控的细胞程序性死亡。通过细胞激活内在的程序引起有控制的细胞死亡,凋亡的细胞呈有膜的空泡被巨噬细胞所清除而不引起炎性反应。正常细胞的发生发展,如胚胎发育,免疫成熟、老化、上皮表层的细胞转化以及炎症的消除均为正常凋亡表达。但在危重病时细胞凋亡表达发生了变化,淋巴细胞和肠上皮细胞凋亡增加,中性粒细胞则延迟。MODS 的发生是靶器官细胞大量凋亡及免疫炎症细胞凋亡紊乱的结果。有学者发现:在创伤、脓毒症、休克患者中,其肠系膜淋巴结、胸腺、肝、肺等处均可检测到大量凋亡细胞,尤其以淋巴组织和肠上皮细胞最为显著,且发现死于脓毒症的患者均并发淋巴细胞减少,而死于非脓毒症的患者中不存在淋巴细胞凋亡的增加。凋亡失控导致机体整体免疫功能障碍,各主要脏器的实质细胞发生凋亡,造成器官功能损害甚至衰竭。还有研究表明,MODS 时存在内皮细胞凋亡,直接导致早期血管内皮细胞损伤,引发器官微循环障碍和中性粒细胞在微循环中聚集,从而导致多脏器损伤。近年来研究认为,FAS 和 FASL 系统功能失调是一些疾病的主要发生机制。FAS(CD95)基因是 TNF 受体超家族中的成员,它通过与细胞表面的 FAS 配体(FASL)结合,能在体内多种细胞中表达,进而诱导这些细胞凋亡。由于 FAS

基因的作用在机体清除病原体感染并且活化免疫细胞过程中是必需的,因此 FAS 基因表达障碍,将不能有效清除活化的炎性细胞,导致过度炎性反应和自身免疫紊乱;而 FAS 基因超量表达,也将引起多种炎性细胞和实质细胞的过度凋亡,导致淋巴细胞减少及免疫抑制而诱发脓毒症和 MODS。因此,FAS 基因介导的细胞凋亡可能是 MODS 发病的主要机制之一。

在不同的炎症实验模型中,调节细胞凋亡表达可改善其后果。如通过假单胞菌诱发气管上皮细胞凋亡,或以大肠杆菌诱发肺中性粒细胞凋亡,结果分别提高了实验性肺炎和小肠缺血/再灌流损伤的生存率。尽管目前调控细胞凋亡表达还不能作为治疗靶点,但有可能预防危重患者器官功能障碍。

五、基因多态性学说

基因多态性也称遗传多态性,是指在同一群体中,染色体同一基因位点上有 2 种或 2 种以上的基因型。在临床上,基因多态性是决定人体对疾病易感性、临床表现多样性及药物治疗反应差异的重要因素。

临床上不难发现,同样病情和同样的治疗,在不同个体的预后可能截然不同,人们往往将其归咎于"个体差异"。在脓毒症和 MODS 患者也通常使用"异质性"(heterogeneity)一词来解释许多难以解释的预后。但是通常只关注患者的年龄、基础状态、原发疾病等方面的不同。随着人类基因组研究的不断深入,人们认识到遗传学机制的差异性是许多疾病发生发展中的内在因素。研究证实:基因的多态性是决定机体对应激打击的易感性、耐受性、临床表现多样性及对药物治疗反应差异性的重要因素。

Medzhitov 等在人类细胞表面发现 Toll 样受体(TLRs),其通过识别病原相关分子模式(pathogen associated molecular patterns,PAMPs)在机体防御外来微生物入侵的先天性免疫过程中发挥着关键作用。而 TLR4 是 LPS 跨膜信号转导的重要受体。实验表明,TLR4 mRNA 的表达存在明显的组织差异性和年龄差异性,TLR4 mRNA 表达在肺组织中最强,肝、心组织中次之,肾组织中仅有微量表达;且老年组大鼠各组织中 TLR4 mRNA 的表达显著高于青年组,表明了 MODS 病理过程中老年大鼠肺组织 TLR4 对于 LPS 刺激具有明显的易感性。目前通过对创伤后并发严重脓毒症或 MODS 患者重要炎性介质基因型分析,发现 TNF、IL-1 及其受体拮抗剂、IL-10 等均存在基因多态性。该研究为进一步探索 MODS 的基因学机制开辟了新的领域。有研究发现,TNF-β_2 纯合子患者循环 TNF-α 水平和死亡率均高于杂合子或 TNF-β_1 纯合子患者,证实 TNF-β_2 基因型可能是严重脓毒症患者出现较高 TNF-α 水平和不良预后的基因标志之一。

基因多态性与脓毒症、MODS 的发生密切相关,可以部分解释危重患者发生 MODS 的易感性和临床转归的不同。目前的研究都是采用候选基因的方法,即根据对 MODS 发生机制的认识,确定可能与其发生有关的基因,采用病例对照的方法,研究这些基因在正常群体和患病群体之间的等位基因和基因型频率的差异。但这种方法存在着可重复性差及容易遗漏某些易感基因的缺点。人类基因组计划(HGP)和人类单体型(HapMap)计划的完成及高通量基因分型技术的发展,使在全基因组范围内筛选与疾病相关的单核苷酸多态性(SNPs)成为可能。以后可以利用全基因组关联研究(GWAS)方法筛选出新的、相关性更好的 SNPs,从而更好的理解 MODS 的发生机制;还可以根据患者的基因型,对患者发生 MODS 的风险进行分层,对高危患者进行更早期的干预、更个体化的治疗,以提高 MODS 患者的生存率。

第4节 临床诊断与监测

一、临床诊断及其分期

MODS 患者多有创伤、感染、大手术等病史,且有 SIRS 的临床表现;随着病情的发展,有关器官的临床表现亦趋恶化。对于 MODS 的诊断方法和诊断标准,目前尚未完全统一。1980 年 Fry 提出了第一个 MOF 的诊断标准。由于对血液系统、代谢以及神经系统的衰竭和功能紊乱缺乏明确的诊断方法,因此,Fry 在提出多器官功能衰竭的诊断标准时,仅包含了呼吸、肝脏、肾脏和胃肠道系统,见表 103-7。

表 103-7 多器官功能衰竭诊断标准(Fry,1980 年)

衰竭器官	诊断标准
呼吸功能衰竭	在创伤或手术后,为纠正低氧血症需机械通气 5d 以上
肾功能衰竭	血肌酐>177mol/L 或原有肾脏疾病者,血肌酐浓度升高 1 倍以上
肝功能衰竭	血胆红素>34mol/L,并伴有转氨酶较正常值升高 1 倍
胃肠功能衰竭	上消化道出血,24h 需输血 400ml 以上

MODS 患者临床表现差异很大,一般情况下,MODS 病程可分为 4 期,每个时期都有其相应的临床特征(表 103-8)。对 MODS 的分期是相对的,即使在同一发展阶段,各器官功能障碍的程度也非一致。又如呼吸系统在病程上,可以在短时间内很快达到衰竭程度(约 1.8 天±4.7 天),而肝功能衰竭的发展需要较长的时间(约 4.7 天±5.5 天)。

二、MODS 严重程度的评分法

随着对 MODS 病理生理的不断认识,1995 年加拿大学者 Marshall 和 Sibbald 等人提出了针对 MODS 诊断评估的评分标准(表 103-9)。

表 103-8 MODS 的临床分期和临床表现

项目	1 期	2 期	3 期	4 期
一般情况	正常或轻度烦躁	急性病态,烦躁	一般情况差	濒死
循环系统	需补充容量	容量依赖性高动力学	休克,CO↓,水肿	依赖血管活性药物维持血压,水肿,SvO₂↑
呼吸系统	轻度呼碱	呼吸急促,呼碱,低氧血症	ARDS,严重低氧血症	呼酸,气压伤,低氧血症
肾脏	少尿,利尿药效果差	肌酐清除率↓轻度氮质血症	氮质血症,有血液透析指征	少尿,透析时血压不稳定
胃肠道	胃肠道胀气	不能耐受食物进食	应激性溃疡、肠梗阻	腹泻、缺血性肠炎
肝脏	正常或轻度胆汁淤积	高胆红素血症,PT 延长	临床黄疸	转氨酶↑,重度黄疸
代谢	高血糖,胰岛素需求↑	高分解代谢	代酸,高血糖	骨骼肌萎缩,乳酸酸中毒
中枢神经系统	意识模糊	嗜睡	昏迷	昏迷
血液系统	正常或轻度异常	血小板↓,白细胞增加或减少	凝血功能异常	不能纠正的凝血功能障碍

表 103-9 MODS 严重程度的评分系统(Marshall,1995)

器官系统	严重程度评分				
	0	1	2	3	4
呼吸 PaO_2/FiO_2	>300	226~300	151~225	76~150	≤75
肾脏血肌酐(μmol/L)	≤100	101~200	201~350	351~500	>500
肝脏胆红素(μmol/L)	≤20	21~60	61~120	121~240	>240
心血管(PAR)*	≤10.0	10.1~15	15.1~20.0	20.1~30.0	>30
血液血小板计数(×10⁹/L)	>120	80~120	51~80	21~50	≤20
神经系统(Glasgow 计分)	15	13~14	10~12	7~9	≤6

* 采用 PAR(血压与标准心率)= 心率×右房压(或 CVP/平均动脉压),以消除因应用变力药物产生的影响

Marshall 提出的 MODS 评分系统中,MODS 分数与病死率呈显著的正相关性(表 103-10),对于临床 MODS 的预后判断具有指导作用。

1996 年 Vincent 等提出了全身性感染相关器官功能衰竭评分(SOFA),不但体现了器官和系统功能衰竭的病理生理过程和程度评价,也是对疾病(感染)特异性的 MODS 进行评估(表 103-11)。

表 103-10　MODS 评分与预计死亡率

MODS 评分	预计死亡率
0	0
9 ~ 12	25
13 ~ 16	50
17 ~ 20	75
>20	100

表 103-11　全身性感染相关性器官功能衰竭评分标准(SOFA)

分值	1	2	3	4
呼吸系统 PaO_2/FiO_2	<400	<300	<200(机械通气)	<100(机械通气)
凝血系统血小板($\times10^q$)	<150	<100	<50	<20
肝脏、胆红素(mg/dl)	1.2 ~ 1.9	2.0 ~ 5.9	6.0 ~ 11.9	>12.0
循环系统低血压	MAP<70mmg	Dopa≤5 或 Doba(不论剂量)	Dopa>5 或 EP≤0.1 或 NE≤0.1	Dopa>15 或 EP>0.1 或 NE>0.1
中枢神经系统 GCS 评分	13 ~ 14	10 ~ 12	6 ~ 9	<6
肾脏肌酐(mg/dl)	1.2 ~ 1.9	2.0 ~ 3.4	3.0 ~ 4.9	>5.0
或尿量(ml/d)			或<500	或<200

Dopa:多巴胺;Doba:多巴酚丁胺;EP:肾上腺素;NE:去甲肾上腺素;活性药的剂量均为 $\mu g/(kg \cdot min)$

三、临床监测和检查

对 MODS 患者的监测十分重要,该类患者病情瞬息万变,因此应予以严密的观察与监测。

1. 基础检测　包括体温、脉搏、血压、血氧饱和度等,反映病情的严重和危急程度。

2. 呼吸监测　①临床症状包括体位、呼吸肌的协调运动、呼吸频率、胸廓运动幅度、紫绀和出汗等。②呼吸功能及呼吸力学的监测包括潮气量、分钟通气量、气道压力、最大吸气压力、肺顺应性等。③X 线胸片提示两侧肺野弥散性浸润的阴影,或发展为片状融合。床旁 X 线胸片检查,可每 24 ~ 48 小时复查一次。④动脉血气分析,可依据病情的进展情况,每日可定时或多次复查。⑤其他监测,如计算(A-a)DO_2 有助于判断肺泡的弥散功能。必要时,还可进一步计算肺内的分流率(Qs/Q_T)。

3. 血流动力学监测　连续监测有创动脉压、中心静脉压。漂浮导管可了解右房压、肺动脉压和肺毛细血管楔压等,同时测定心排血量和混合静脉血的氧饱和度(S_vO_2),以了解 DO_2 与 VO_2 的失衡趋势。脉搏指数连续心排血量(PiCCO)监测技术可快速获得每搏量变异度(SVV)、心脏指数(CI)、周围血管阻力指数(SVRI)、胸内血容量指数(ITBVI)及血管外肺水容量指数(EVLWI)等功能性血流动力学参数,有助于重症患者的临床评价和治疗决策。床旁心脏超声技术可无创测定心功能参数,已经开始在临床评价重症患者包括脓毒症患者心脏功能方面发挥越来越重要的作用。

4. ECG 监测　缺氧、低血压或电解质紊乱的情况下,容易发生心律失常,因此有必要连续监测 ECG。

5. 内环境监测　包括 pH 值、BE、动脉血乳酸、电解质以及血浆渗透压等。

6. 肾功能检查　①尿量、尿比重及尿渗透压,不仅反映肾功能情况,且能为调节水、电解质平衡提供参考。②血钾和血、尿肌酐和尿素氮测定。

7. 肝功能检查　除了胆红素外,还有转氨酶如 SGOT、LDH、SGPT 等,反映肝实质受损的程度。

8. 凝血功能检查　感染患者血小板可下降至< $100\times10^9/L$,其他检查还包括凝血酶时间,部分凝血酶时间、纤维蛋白原等。

9. 胃肠道功能监测　包括观察有无腹胀、腹泻、腹痛及肠鸣音变化情况,胃液颜色及隐血试验。胃黏膜 pH 值(pHi)可反映胃肠道微循环的情况。

10. 血清降钙素原(PCT)　是反映感染的敏感指标,且与感染的严重程度呈正相关。CRP 的变化可在一定程度上反映机体应激水平的高低和 MODS 的严重程度。

第 5 节 预防、治疗和预后

一、预 防

患者一旦发生 MODS，其死亡率必然增高。而且一旦出现器官功能损害虽经治疗仍可遗留某些器官功能的障碍，如 ARDS 后的呼吸功能低下将影响到患者的生活质量。MODS 的发生不仅治疗复杂困难，耗费甚大，并且死亡率高，因此预防 MODS 发生显得尤为重要。MODS 重在预防和早期发现，早期治疗。包括：①对创伤或术后感染，应进行彻底清创和充分引流。②早期而充分的复苏。组织细胞的缺氧是休克的本质所在。随着对休克认识和监测水平的提高，人们逐渐认识到，早期积极的液体复苏可以改善组织的灌注，从而达到改善患者预后，减少MODS 发生的目的。严重脓毒症和脓毒性休克是以全身性感染导致器官功能损害为特征的复杂性临床综合征，死亡率高达 30% ~ 70%。2008 年，由 Vincent 等联合制定的脓毒症治疗指南中就提到了早期液体复苏的目标，即：在 6 小时内的早期复苏目标包括：a. 中心静脉压（CVP）6 ~ 12cmH$_2$O；b. 平均动脉压（MAP）≥65mmHg；c. 尿量≥0.5ml/（kg · h）；d. 中心静脉（上腔静脉）血氧饱和度（ScvO$_2$）≥70%，混合静脉血氧饱和度（SvO$_2$）≥65%。由于尿量、中心静脉压以及平均动脉压无法反应微循环是否存在缺氧，因此最近几年反映氧供与氧耗的乳酸代谢及乳酸清除率成了新的热点。监测乳酸的变化可能为临床诊治提供新的参考，以最终达到预防MODS 的发生。在肝功能正常的情况下，血乳酸水平越高，说明组织缺氧越严重。因此，通过监测血乳酸浓度可较好地反映组织的缺氧程度。大量的研究已证实，乳酸水平越高，病情越严重。虽然乳酸是反映组织缺氧的敏感指标，但单次的乳酸测定有许多不足，动态监测乳酸变化，即计算乳酸清除率比单次测定乳酸水平更重要和准确。研究表明，对于脓毒性休克患者，早期乳酸清除率低是预后不良的独立预测因素。血乳酸得不到清除，说明组织细胞灌注和氧合未得到改善，病情继续恶化，极易发生MODS，使得病死率升高。反之，如果临床治疗得当，组织灌注和氧合得以很快恢复，乳酸清除率增高，则提示病情好转。因此，以 6h 乳酸清除率≥10% 作为早期液体复苏的终点目标，具有较高的临床价值。

但因存在"洗出现象"及"应激乳酸"等影响，使得该指标也具有一定的局限性。微循环的监测还包括中心静脉氧饱和度（ScvO$_2$）以及近年来出现的正交偏振光谱成像技术（orthogonal polarization spectral imaging，OPS）以及侧流暗视野显微镜（sidestream dark-field microscopy，SDF）技术。该技术可观察到舌下微循环情况，但由于 OPS 和 SDF 的设备和软件尚未达到临床实时监测微循环的要求，有待进一步的改进。③早期肠内营养支持。早在 1985 年胃肠道就被认为是休克、多发伤等危重症患者出现 MODS 的"原动力"器官。随着人们对于肠黏膜机械屏障、免疫屏障以及生物屏障的认识，认为肠黏膜屏障功能障碍是引起肠道细菌及内毒素移位导致 MODS 发生的重要机制之一。与肠外营养相比，早期肠内营养可以维持肠黏膜屏障功能，减少肠道细菌移位，防止肠黏膜萎缩，降低 MODS 的发生率。因此，在 ICU 的危重病患者，只要能耐受肠内营养，应及早启动。特殊营养物质是指具有抗炎、免疫调理作用及维持细胞正常功能的营养物质，其中被公认具有疗效的是谷氨酰胺。其他的特殊营养物质包括精氨酸、核苷酸、维生素 A 等均有维持肠黏膜屏障功能的作用。④提高机体的免疫能力。

二、治 疗

尽管人们对于 MODS 的认识不断进步，但现有的治疗措施对于 MODS 预后的改善仍然让人感到遗憾，MODS 的死亡率居高不下。随着人们对于 MODS 发病机制的认识，目前研制出了一些特异性制剂如内毒素单克隆抗体、TNF 抗体等，拟阻断此恶性循环中的诱发因素或环节，以达到治疗的目的（如表 103-12）。

目前，仍没有一种制剂能真正达到降低 MODS 患者死亡率的目标。原因是全身炎性反应中各种炎性介质所发挥的作用远比我们目前了解的复杂得多，其产生的临床表现也是各种炎性介质综合作用以及不同机体对于这些作用在不同时期有着不同的反应而产生的综合结果。目前对于 MODS 的治疗仍然是以原发病的治疗以及器官功能的支持为原则。

**表 103-12 对脓毒症和 MODS 实验性
特异性治疗的制剂**

制剂	治疗的基础
1. 抗内毒素抗体	中和内毒素
2. 抗氧化剂化合物	中和介导氧化剂的组织损伤
3. 肿瘤坏死因子(TNF)抗体	在组织水平阻断 TNF 作用
4. 组成 TNF 可溶性受体	在组织水平阻断 TNF 作用
5. 白介素(IL-1)受体拮抗剂	抑制 IL-1 对细胞受体作用
6. 白介素(IL-1)抗体	防止 IL-1 与受体相互作用
7. 环氧化酶抑制剂	阻断血栓素和前列环素过多的产生
8. 血栓素拮抗剂	抑制血管收缩和血小板集聚
9. 血小板活化因子拮抗剂	防止血小板活化和炎性介质释放
10. 白细胞-黏附分子的抑制剂	防止内皮细胞-白细胞的相互作用

(一)原发病的治疗

原发病的治疗是 MODS 治疗的关键,应采取积极有效的办法治疗原发病。对于重症感染患者,必须积极有效地清除或引流感染灶。如腹腔手术后出现的 ARDS,多与腹腔(如膈下或腹膜后)感染有关,即使是小脓肿也应充分引流和清创。否则不仅难以改善 ARDS,且有发展为 MODS 的可能。

(二)器官功能支持

1. 改善氧代谢 随着对休克认识和监测水平的提高,人们逐渐认识到,组织细胞的缺氧是休克的本质问题。而氧代谢障碍是 MODS 的特征之一,改善氧代谢障碍包括增加全身氧供,降低组织氧耗。氧输送是单位时间内心脏泵出的血液所携带氧气的量,由心脏泵功能、动脉氧分压以及血红蛋白浓度共同决定。因此,增加全身氧供可通过改善这三方面来达到。①增加心排血量,适当增加前负荷、降低心脏后负荷以及使用正性肌力药物是达到增加心排血量的主要方法。②增加动脉氧分压,必要时应给以呼吸机的支持,使动脉氧分压维持在 80mmHg 以上。但对于急性呼吸窘迫综合征的患者来说,维持动脉氧分压在 80mmHg 以上往往需要增加 PEEP 水平或提高吸入氧浓度来达到,这可能导致气压伤或干扰循环。因此,对于这类患者,维持动脉氧分压的目标是达到 55~60mmHg 水平以上。③增加血液携氧能力。维持适当的血红蛋白浓度时改善机体氧供的重要措施。一般认为,将红细胞压积维持在 30% 左右。

降低组织氧耗在 MODS 的治疗中往往被忽视。疼痛及不适感是导致机体氧耗增加的常见原因。因此,合理的镇静镇痛,使患者处于相对舒适的状态,可有效降低机体应激从而降低组织的氧耗,有助于防治 MODS。MODS 患者可能因发热导致氧耗增加,体温每增加 1℃,机体耗氧增加 7%。因此,降温对于降低发热患者的氧耗非常有必要。

2. 循环支持 血管活性药物的使用是休克治疗重要环节,对于维持患者循环以及组织灌注起着重要的作用。多巴胺和去甲肾上腺素是目前临床上作为抗休克治疗的一线血管活性药物。目前认为,去甲肾上腺素因更少导致快速性心律失常等不良并发症,在感染性休克患者中可能更安全。而关于血管加压素,认为用于合并急性肾功能不全的脓毒性休克患者可改善预后。在心源性休克患者中,使用主动脉内球囊反搏(intra-aortic balloon counter pulsation,IABP)可以改善外周循环和血流动力学,增加心排血量,从而防止心源性休克恶化发展为 MODS。近年来,随着医疗技术、材料技术及应用技术的不断发展和提高,体外膜氧合(extracorporeal membrane oxygenation,ECMO)的适应证已逐渐从新生儿扩大到成人,并挽救了越来越多的成人危重病患者。但 ECMO 作为一项复杂的生命支持技术,存在一定的治疗风险,应用时应权衡利弊,把握应用时机。

3. 呼吸支持 对严重低氧血症、ARDS 和急性肺损伤等患者,给以机械性通气的目的在于保持机体内稳态平衡,充分供氧和 CO_2 排出,缓解超负荷的呼吸作功,并避免扩大肺损伤或影响肺组织的修复。传统 ALI/ARDS 通气策略是采用较大水平的潮气量(10~15ml/kg)促进萎陷的肺泡复张,维持正常的动脉血气,以最小的 PEEP 达到足够的动脉氧合。近年的研究显示,传统的通气策略存在片面性,对机体有害,易导致肺泡过度膨胀,引起呼吸机相关性肺损伤(VALI),包括气压伤(barotrauma)、容积伤(volume trauma)和萎陷伤等。而 VALI 可进一步导致 MODS 的发生。保护性机械通气策略包括:小潮气量使平台压<30cmH_2O,避免 VALI,PEEP 通过氧合指数指导设置在中等水平,维持 SaO_2 在 90%,允许性高碳酸血症等。

4. 营养支持 与肠外营养相比,早期肠内营养可以维持肠黏膜屏障功能,减少肠细菌移位,防止肠黏膜萎缩,降低 MODS 的发生率。因此,在 ICU 的危重病患者,只要能耐受肠内营养,应及早启动。关于重症患者血糖的控制问题,即强化胰岛素治疗(IIT)

一直存在争议。2001 年比利时 Van den Berghe 教授提出了 IIT 的理念，发现维持重症患者血糖在 4.5 ～ 6.0mmol/L 可大幅度降低危重症患者的病死率，被认为是里程碑式的发现。可是，随后进行的许多研究并未得到相同的结果，反而发现 IIT 时，低血糖的发生率增高。近年来关于危重患者强化胰岛素治疗的研究不断深入，但仍然缺乏可靠的循证学依据。强化胰岛素治疗对于危重症患者的预后影响有待进一步的科学研究。

（三）血液净化治疗

血液净化（blood purification）技术是指各种连续或间断清除体内过多水分、溶质方法的总称，该技术是在肾脏替代治疗技术的基础上逐步发展而来。血液净化方法有肾脏替代治疗、血液灌流、免疫吸附、内毒素吸附和血浆置换等。ICU 中应用最多的是连续肾脏替代治疗（continuous renal replacement therapy，CRRT）。20 世纪 70 年代末，CRRT 主要用于治疗重症急性肾功能衰竭患者。随着技术不断发展，近 30 年，CRRT 已用于严重创伤、重症急性胰腺炎、脓毒症、中毒和 MODS 等危重症的救治。关于血液净化治疗对于脓毒症及 MODS 等治疗的机制认为可能与清除炎性介质、调节机体免疫功能，重建机体免疫内稳态以及调整稳定血流动力学和改善氧代谢等有关。而对于血液净化治疗的时机与治疗剂量，目前仍没有一个公认的标准。

（四）基因治疗

基因多态性与脓毒症、MODS 的发生密切相关，可以部分解释危重患者发生 MODS 的易感性和临床转归的不同。随着人们对于 MODS 发病机制的不断认识，人们似乎可以通过基因调控来干预炎症刺激信号的转导来改变 MODS 的进程，从而达到治疗 MODS 的目的。但目前基因调控治疗尚处于探索阶段，其前途将取决于相关领域的进一步研究以及临床的可操作性。

三、预　　后

无论人们作了多大的努力，目前 MODS 患者的预后仍然很差。据 ICU 内 MODS 评分回顾性研究结果报道，其死亡率：9 ～ 12 分为约 25%；13 ～ 16 分为 50%；17 ～ 20 分为 75%；>20 分为 100%。

第 6 节　问题与探讨

经过多年的探索，对于 SIRS 以及 MODS 的发生发展机制有了更深层次的了解。针对这些机制，学者们研究了大量的针对 MODS 的防治方案：包括特异性制剂如内毒素单克隆抗体、TNF 抗体等的使用，血液净化治疗的开展，抗氧化剂的应用。针对休克及微循环监测使用的各项措施，诸如胃黏膜 pH 值、乳酸清除率、中心静脉氧饱和度监测以及正交偏振光谱成像技术和侧流暗视野显微镜技术等。针对脓毒症、ARDS 等治疗方案，制定了众多的指南，诸如：拯救脓毒症指南、早期目标导向治疗（EGDT）、ARDS 治疗六步法等。遗憾的是，对于 MODS 的机制以及相应的治疗方法，仍然没有取得实质上的成功。

基因调控治疗尚处于探索阶段，通过患者基因型来预测对特殊药物的代谢和药代动力学反应，从而获得契机。采用基因芯片技术来揭示危重病一定阶段的基因表达型式，依据来自结构染色体组分和生物信息形成的新原理，来合理设计药物以激发特殊的信号通路。基因治疗似乎可以预测 MODS 患者的预后，并通过基因调控达到降低死亡率的目的。未来通过更全面的基因组方面的研究，从而更好地理解 MODS 的发生机制。还可以根据患者的基因型，对患者发生 MODS 的风险进行分层，对高危患者进行更早期的干预、更个体化的治疗，以提高 MODS 患者的生存率。

（郭曲练　刘志勇）

参 考 文 献

1. Tilney NL, Bailey GL, Morgan AP, et al. Sequential system failure after rupture of abdominal aortic aneurysms: an unsolved in postoperative care. Ann Surg,1973,178:117.

2. Carrico CJ,Meakins JL,Marshall JC,et al. Multipleorgan-failure syndrome. Arch Surg,1986,121:196.

3. Fry DE,Pearlstein L,Fulton RL,et al. Multiple system organ failure. Surg Clin North Am,1988,68:107.

4. Janet V Diaz, Roy Brower, Michael A Matthay. Therapeutic strategies for severe acute lung injury. Crit Care Med,2010, 38(8):1644-1650.

5. De Backer D,Biston P,Devriendt J,et al. Comparison of dopamine and norepinephrine in the treatment of shock. N Engl J Med,2010,362(9):779-789.

6. Anthony C,Gordon,James A,et al. The effects of vasopressin

on acute kidney injury in septic shock. Intensive Care Med, 2010,36(1):83-91.

7. Van den Berghe G,Wouters P,Weekers F,et al. Intensive insulin therapy in critically ill patients. N Engl J Med,2001, 345:1359-1367.

8. Dellinger RP, Levy M, Carlet J, et al. Surviving sepsis campaign: international guidelines for management of severe sepsis and septic shock:2008. Intensive Care Med,2008,34:17-60.

9. Wiener RS,Wiener DC,Larson RJ. Benefits and risks of tight glucose control in critically ill adults:a meta-analysis. JAMA, 2008,300:933-944.

10. Marshall gc, Cook Dg, Christou NV, et al. Multiple organ dysfunction score:A reliable descriptor of complex clinical outcome. Cirt Care Med,1995,23:1638.

11. Arabi YM,Tamim HM,Rishu AH. Hypoglycemia with intensive insulin therapy in critically ill patients: predisposing factors and association with mortality. Crit Care Med,2009, 37(9):2536-2544.

12. Kellum J A. Acute kidney injury. Crit Care Med,2008,36 (Suppl 4):S141-S145.

13. Hunter JD,Doddi M. Sepsis and the heart. Br J Anaesth, 2010,104(1):3-11.

14. Marik PE. Techniques for assessment of intravascular volume in critically ill patients. J Intensive Care Med,2009,24(5):

329-337.

15. Carl DE,Grossman C,Behnke M,et al. Effect of timing of dialysis on mortality in critically ill,septic patients with acute renal failure. Hemodialysis International,2010,14(1):11-17.

16. Rimmele T, Assadi A, Cattenoz M, et al, High-volume haemofiltration with a new haemofiltration membrane having enhanced adsorption properties in septic pigs. Nephorlogy Dialysis Transplantation,2009,24(2):421-427.

17. Levi M. The coagulant response in sepsis and inflammation. Hamostaseologic,2010,30:10-16.

18. Meade MO,Cook DJ,et al. Ventilation strategy using low tidal volumes, recruitment maneuvers, and high positive end-expiratory pressure for acute lung injury and acute respiratory distress syndrome:A randomized controlled trial. JAMA, 2008,299:637-645.

19. Sjauw KD,Engstrom AE,et al. A systematic review and meta-analysis of intra aortic balloon pump therapy in ST-elevation myocardial infarction:should we change the guidelines? Eur Heart J,2009,30:459-468.

20. Peek GJ,et al. Efficacy and economic assessment of conventional ventilatory support versus extracorporeal membrane oxygenation for severe adult respiratory failure(CESAR):A multicentre randomized controlled trial. Lancet,2009(374): 1351-1363.

第104章 心肺脑复苏

复苏的原意是指为了挽救生命而采取的所有医疗措施。例如,以人工呼吸代替自主呼吸以建立肺通气功能,以心脏按压代替自主心搏以形成暂时的血液循环,促进心脏恢复自主搏动等,都是典型的复苏措施。然而,如何判断构成威胁生命安全的原因,却是难以界定的。窒息、呼吸停止、心搏骤停等显然是威胁生命的病情,但其他如中毒、脱水、失血等虽然也是危重病情,但未必都已达到威胁生命安全的程度,但对这些病情所采取的治疗措施也统称之为复苏。在本章中主要讨论心肺复苏(cardio pulmonary resuscitation,CPR),即针对心搏骤停所采取的紧急医疗措施。

第1节 CPCR 的基本概念

一、心搏骤停

(一) 定义

心搏骤停(cardiac arrest)是指心脏因急性原因突然丧失其有效的排血功能而导致循环和呼吸功能停止,全身血液循环停滞,组织缺血、缺氧的临床死亡状态。但严重心脏病终末期或其他慢性病晚期发生的心跳停止不属于此范畴,也不是心肺复苏(cardiopulmonary resuscitation,CPR)的主要对象。

(二) 心搏骤停的类型

根据心电图(ECG)改变可分为以下 4 种形式:

1. 心室纤颤(ventricular fibrillation,VF) 心室肌有不规则的电活动引起心肌呈不规则蠕动,但无有效心排血量,ECG 显示 QRS 波群消失,代之以不规则的连续的室颤波。在心搏骤停早期最常见,约占 80%。心室肌张力弱者,蠕动波幅度小,ECG 表现为不规则的锯齿状小波,称为"细颤";心室肌张力强者,波幅较大,ECG 表现为较大的锯齿波,为"粗颤"。

2. 无脉性室性心动过速(pulseless ventricular tachycardia,VT) ECG 表现为比较有规律的、心室肌的快速心电活动,但心脏无排血功能,不能驱动血液流动,摸不到动脉的搏动。

3. 无脉性心电活动(pulseless electric activity,PEA) 包括心肌电-机械分离(electro-mechanical dissociation,EMD)、室性自搏心律、室性逸搏心律等。心肌存在比较规律的心电活动,但不能引起心肌的机械收缩,或即使可引起微弱的心肌活动也不足以引起可触及的脉搏,心脏无排血功能。

4. 心脏静止(asystole 或 ventricular asystole) 实际上是指心室肌没有能测到的心电活动,处于完全静止状态,并丧失收缩/舒张功能,而心房或可有电活动,因此 ECG 表现为平线或偶见 P 波。

但无论什么原因引起的心搏骤停,其临床表现和可能带来的后果基本上是相同的,即全身有效血液循环停止,组织细胞立即失去血液灌注,导致缺血缺氧。如不能迅速恢复血液循环,心、脑等生命器官将发生不可逆性损害。因此,在基本生命支持(basic life support,BLS)阶段的处理程序和方法基本相同。

(三) 病因

心搏骤停可以是原发的,也可以是继发的。

原发的心搏骤停常见原因包括:缺血性心脏病

和心肌炎患者突发室性心律失常,以室颤的发生率最高。各种严重意外,如溺水、触电(低压交流电)、窒息、药物中毒或不良反应等。

继发性心搏骤停包括:心导管刺激应激性增高的心内膜所引起的室颤,牵拉内脏引起的严重迷走反射可致室颤或心肌电-机械分离,急性高钾血症常导致无脉性心电活动。继发的心搏骤停发生可快可慢,但一般都有一过程或可预见性,继发于肺栓塞、缺氧窒息、急性呼吸道梗阻或呼吸停止、大量失血等原因所导致的心搏骤停发生很快;而因慢性严重低氧血症、高碳酸血症、各种原因引起的严重低血容量或休克、低体温等引起的心搏骤停发生较慢。但不管何种原因引起的心搏骤停,一旦发现就应立即开始 BLS。临床上,如能及时去除引发心搏骤停的病因者,复苏效果及预后较好。

(四) 诊断

对心搏骤停的诊断和早期识别十分重要。一提到"诊断",势必想到要收集临床证据,如测血压、听心音、记录心电图等,这在急救现场是很难做到的。因此,强调早期快速识别和诊断至关重要,千万不能延误治疗。

传统观点认为,符合以下条件即可诊断为心搏骤停:①患者神志突然丧失,呼之不应;②大动脉(颈动脉和股动脉)搏动消失,心音消失;③自主呼吸停止或呈喘息样呼吸;④瞳孔散大,对光反射消失。

但要完成以上检查对非专业的现场救护者来说是非常困难的,对专业人员也很难在短时间内做到。为了避免在判断过程中花费过多时间,在 2010 年 AHA 心肺复苏指南中强调早期"识别",不再将检查是否有大动脉搏动作为诊断心搏骤停的必要条件,也将"看、听、感"作为判断是否有呼吸存在的方法从传统的复苏指南中删除。对于非专业人员来说,如果发现有人突然神志消失或晕厥,可轻拍其肩部并大声呼叫,如无反应(无回答、无活动),没有呼吸或有不正常呼吸(如喘息性呼吸),就应该判断已发生心搏骤停,并立即开始 CPR。

二、复苏的阶段

呼吸和循环是最直接关系到生命安全的生理功能。因此,对呼吸和循环功能的支持和维护,始终是复苏的主要内容,亦即称为 CPR。然而,复苏工作不仅是要恢复和维持呼吸及循环功能的稳定,还应使其他器官功能得到恢复,尤其是中枢神经系统功能的恢复。因此,心肺复苏已演变为心肺脑复苏(cardio pulmonary cerebral resuscitation,CPCR)。

灾害、战争或其他意外伤害时,固然有直接对呼吸和(或)循环进行复苏的问题,但更常见的是急症患者的心肺复苏,如缺血性心脏病突发心室纤颤是心肺复苏的主要对象之一。现场复苏后,呼吸和心脏功能虽然能得到基本恢复,但并存的原发病(如缺血性心脏病等)尚未能获得妥善处理,已经恢复的呼吸和循环功能也未必能维持稳定。另一方面,由呼吸循环功能发生意外到复苏生效这一期间的缺血缺氧,可能已给机体造成新的损害,常发生低血容量、心功能障碍、组织灌注不足及全身炎性反应综合征(SIRS)等,仍需要综合治疗。因此,挽救生命既有短期存活的问题,也有长期生存的问题。长期生存所涉及的问题更为复杂,往往涉及多学科、多专业的知识。

一般将复苏工作分为三个阶段,即基本生命支持(basic life support,BLS)、高级生命支持(advanced cardiovascular life support,ACLS)和复苏后治疗或心搏骤停后治疗(post-cardiac arrest care,PCAC)。BLS 系指在事故或发病现场的应急抢救阶段,主要指心肺复苏,是挽救患者生命的基础。ACLS 是指在具有较好的技术和设备条件下对患者进行治疗,在生存链中起到关键作用。经过 ACLS 尽管自主循环得到恢复,但仍需要维持循环功能的稳定,需要对引起心搏骤停的病因及心搏骤停后的并发症进行治疗,称为复苏后治疗(PCAC)。

第2节　循环支持

一、心脏按压

心脏按压亦称心脏按摩,是间接或直接施压于心脏,使心脏维持充盈和搏出功能,并能诱发心脏自律搏动恢复的措施。正确有效的心脏按压,一般都能保持心排血量和动脉血压基本满足机体低水平的要求,起到人工循环的作用。在胸壁外施压对心脏间接按压的方法,称为胸外心脏按压或闭式心脏按压;切开胸壁直接挤压心脏者,称开胸心脏按压或胸内心脏按压。

(一) 胸外心脏按压(external chest compression,ECC)

于胸壁上相当于心脏的部位施加压力以诱发心搏的方法已有较久的历史,但直到20世纪60年代以后才得到较系统研究和广泛应用。对于胸外心脏按压能引起血液循环的机制有两种解释。传统观念认为,在ECC期间,按压使胸骨下陷,心脏在胸骨和脊柱之间被挤压,左右心室内压增高,引起二尖瓣和三尖瓣关闭,主动脉瓣和肺动脉瓣开放,将血液分别驱入主动脉和肺动脉,如同正常心搏的收缩期形成体循环和肺循环;当按压松开,胸廓凭弹性恢复,使左、右心室再充盈,相当于正常心搏的舒张期。此过程随着胸外按压而形成人工循环以供应心、脑及其他脏器的血流,被称为ECC的心泵机制。在20世纪70年代末和80年代初的研究表明,在胸外按压期间,各心腔、胸腔内大血管内的压力普遍升高,几乎不存在压力差;凡能使胸内压升高的措施都能使胸腔内的心腔和大血管内的压力增加并形成血流;腔静脉在胸腔入口处的静脉瓣可阻挡血液的反流而二尖瓣并不关闭,血液是从肺直接进入主动脉。因而认为,压迫胸壁所致的胸内压的改变起着主要作用。在胸外心脏按压时胸内压力明显升高,此压力可传递到胸内的心脏和大血管,再传递到胸腔以外的血管,驱使血液向前流动,肺内的血量是被动地挤至左心,经主动脉到体循环;当按压解除时,胸内压下降并低于大气压,静脉血又回流到心脏,称为胸泵机制。

在临床上,这两种解释也并不相互排斥,只要正确操作,即能建立一暂时的人工循环。可能在不同的临床情况下心泵机制和胸泵机制的作用有所不同。胸外心脏按压时动脉压可达80~100mmHg或更高;但舒张压却很难达到40mmHg,颈动脉压仅40mmHg左右,颈动脉血流量也只相当于正常的1/4~1/3。虽然如此,对初期复苏而言,却足以防止脑细胞缺血性损害。值得注意的是,中心静脉压(收缩期)和颅内静脉压的上升几乎与动脉压相似。因此,组织灌注压极低,难以完全满足组织细胞代谢的需要。在心肺复苏期间,主动脉舒张压与自主循环功能的恢复呈正相关,冠状动脉的灌注压较高将预示自主循环的恢复。如能在心肺复苏时应用肾上腺素,则可维持较高的主动脉舒张压,心肌和脑的血流量也明显增加,从而提高复苏的效果。胸外心脏按压的优点在于操作易于掌握,无需特殊条件,随时随地皆能进行。因此,在现场的非专业人员可立即开始复苏,能争取极其宝贵的时间,为以后的复苏奠定良好的基础。

施行胸外心脏按压时,患者仰卧,保持头部与心脏在同一水平上,背部有硬支撑物如木板等。胸外心脏按压的部位在胸骨下1/2处或剑突以上4~5cm处。施救者站在或跪在患者一侧,将一手掌跟部置于按压点,另一手掌跟部复于前者之上。手指向上方翘起,两臂与水平面垂直,凭自身重力通过双臂和双手掌,垂直向胸骨加压。胸外心脏按压应有力而迅速,每次按压后应使胸廓完全恢复原位,但手掌不离开胸骨。如果胸廓不能完全复位可导致胸内压升高,影响静脉血的回流和心排血量,并可降低冠状动脉和脑组织的灌注。如此反复操作,按压时心脏排血,松开时心脏再充盈,形成人工循环(图104-1)。心脏按压的频率和按压持续的时间对于自主心跳的恢复非常重要。在CPR期间,冠状动脉灌注取决于按压时间占心脏按压周期(包括按压和松开时间)的比例和按压后胸廓回弹的程度。研究表明,按压时间占按压周期的20%~50%时,冠状动脉和脑的灌注最好。根据胸泵理论,胸外心脏按压与松开的时间相等时循环血流量最大。为了操作方便和易于掌握,推荐心脏按压时间占按压周期的50%,即按压与松开时间相等。

根据2010年AHA心肺复苏指南,复苏的质量是影响复苏预后的重要因素,胸外心脏按压应采取"用力尽快"原则,尽早呼叫专业人员进行复苏可显著提高复苏质量。高质量的复苏措施包括:胸外按压频率由过去的 100 次/分钟改为至少 100 次/分钟;按压深度至少为胸部前后径的 1/3 或至少 5cm,大多数婴儿约为 4cm,儿童约为 5cm;要求保证每次按压后胸部充分回弹;维持胸外按压的连续性,尽量避免或减少因人工呼吸或电除颤而使心脏按压中断。在心脏按压过程中,容易发生疲劳而影响心脏按压的频率和深度,因此,如果有 2 人以上进行心脏按压时,建议每 2 分钟就交换一次。但交换时不能影响按压,一人在患者一旁按压,而另一人则在对侧做替换准备,当对方手掌一离开胸壁,另一方立即取代进行心脏按压。在心脏按压期间应尽量减少影响或停止按压次数和时间的事件,无论是人工呼吸、电除颤、建立人工气道或进行检查等操作,都应以不干扰心脏按压为原则。因为停止心脏按压的时间越长,复苏效果越差。心脏按压与人工呼吸比为 30:2,直到人工气道的建立。人工气道建立后可每 6 ~ 8 秒进行一次人工呼吸或 8 ~ 10 次/分钟,而不中断心脏按压。

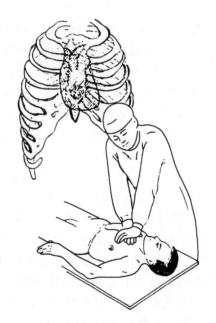

图 104-1 胸外心脏按压

在有效的胸外心脏按压期间可以触到大动脉的搏动,并可测量到动脉血压。只有当心肌,尤其是心肌起搏系统,得到足够血液灌注,才可能恢复自主循环。胸外心脏按压过程中如果瞳孔立即缩小并有对光反射者,预后或可较佳;如无药物的影响但瞳孔始终完全散大且角膜呈灰暗色者,预后一般不良;更常见的是瞳孔呈中等程度散大且始终不改变者,预后也往往不良。但心搏骤停后瞳孔的变化只有参考意义,并非决定性体征,不宜根据瞳孔的变化决定是否

继续复苏,更不应反复进行检查而中断心脏按压。动物研究结果表明,在 CPR 期间心肌血流量达到 15 ~ 20ml/(min · 100g)时,主动脉舒张压达到 40mmHg,冠状动脉灌注压达到 15 ~ 25mmHg 时,一般都能恢复自主循环。因此,在 CPR 期间如能监测直接动脉压,对提高复苏质量无疑是很有帮助的。

肋骨骨折是胸外心脏按压较常见的并发症。因折断的肋骨而损伤内脏以致穿孔、破裂、出血等,也都是可能发生的并发症,尤以肺、肝和脾较易遭受损伤,应尽量避免。

(二) 开胸心脏按压(open chest cardiac compression,OCC)

在心肺复苏期间,提高冠状动脉灌注压是恢复自主心律的关键,而冠状动脉灌注压为主动脉舒张压与左室舒张末压之差。因此,如何提高主动脉舒张压是非常关键的。胸外心脏按压时的心排血量只有心搏骤停前的 10% ~ 33%,心肌的灌注压和脑灌注压也都很低。研究表明,正规的开胸心脏按压比胸外心脏按压能更好地维持血流动力学稳定;由胸外心脏按压改为胸内按压可使心排指数、冠状动脉及大脑的灌注量得到改善,心排指数可达正常的 52%,冠状动脉血流量可达正常的 50% 以上,脑血流量可达正常的 60% 以上。

开胸心脏按压不仅更容易激发自主循环的恢复,而且对中心静脉压和颅内压的影响较小,有利于改善冠状动脉的灌注和脑细胞功能的保护。动物研究表明,当心搏骤停 15 分钟时立即行开胸心脏按压,可明显改善动物的存活率;当心搏骤停后先行胸外心脏按压,20 ~ 25 分钟后再行开胸心脏按压,血流动力学虽有改善,但对其预后并无明显效果。因此,对于胸廓严重畸形、胸外伤引起的张力性气胸、心包压塞、机械瓣膜置换者、胸主动脉瘤破裂等,以及心搏骤停发生于已行开胸手术者,都不宜进行胸外心脏按压,应该首选胸内心脏按压。胸外心脏按压效果不佳者,只要具备开胸条件,应采用开胸心脏

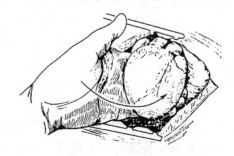

图 104-2 开胸心脏按压

按压。尤其在手术室内,应于胸外心脏按压的同时,积极做开胸的准备,一旦准备就绪而胸外心脏按压仍未见效时,应立即开胸进行胸内心脏按压。

开胸心脏按压的开胸切口可选胸骨左缘第 4 肋间,沿肋间切至左腋前线。胸膜切开后,术者即可将一手伸入纵隔并将心脏托于掌心进行按压(图 104-2)。按压时忌用指端着力,以免损伤心肌;应以除拇指以外的四指对准大鱼际肌群部位或胸骨进行按压。如果心包内有较多积液或心脏扩大较显著者,也可将心包剪开进行心包内按压,否则按压效果难以满意。自主心搏恢复、循环基本稳定、检查胸腔内无活动出血后即可关胸。胸壁应行分层缝合,并安置闭式引流。

二、其他循环支持方法

1. 体外膜肺氧合(extra-corporeal menbrane oxygenation,ECMO)　ECMO 是体外循环技术临床应用的延伸。是将静脉血引出到氧合器(人工肺),进行气体交换后再通过动力泵(人工心脏)输送到人体各器官组织。将静脉血引入氧合器氧合后再泵入另一静脉,称为 V-V 转流,适用于单纯肺功能衰竭者;将静脉血引出到氧合器进行气体交换后,再通过动力泵泵入动脉系统,称为 V-A 转流,可同时支持心、肺功能,适用于心肺功能衰竭者。如果存在长时间心脏停搏者(>3 小时),应开胸在左右心房插管,将血液引入氧合器进行气体交换,再泵入动脉系统,成为 A-A-A 转流。

ECMO 与体外循环不同之处在于,ECMO 是密闭管道系统,其中血液是流动的,因此对血液抗凝要求较低;使用时间可长达 1~2 周或更长;操作较简便,不需要开胸,熟练者在 10min 左右可以启用。由于 ECMO 具有很强的心肺替代功能,在心肺复苏和重症患者的抢救中应用越来越多,可通过对呼吸、循环功能的支持,保护其他器官功能,防止心搏骤停的再发生,争取时间治疗原发病。而对无并存疾病者,通过实施 ECMO 的支持可迅速恢复,脱离和撤除 ECMO。但因经验和费用问题,在我国的临床应用仍较少,也仅适用于有条件的院内复苏。

2. 插入性腹部加压复苏　是指在胸外心脏按压期间,在按压松开相由另外一名急救者按压患者腹部。按压部位为腹中线、剑突与脐中点,按压的力量应保持腹主动脉和腔静脉压力在 100mmHg 左右,使之产生与正常心跳时相似的主动脉搏动。随机临床研究表明,院内复苏中插入性腹部加压复苏的效果优于单纯胸外心脏按压,但在院外复苏中未显示出明显的优越性。鉴于插入性腹部加压复苏方法是无创伤性,且能改善血流动力学,在院内复苏中已受到重视。但对于腹主动脉瘤患者、孕妇以及近期腹部手术的患者,仍限制了该方法的应用。

3. 机械(活塞)心肺复苏　是以一种心肺复苏机械装置替代人工胸外心脏按压,机械装置的优点是始终能保持一定的按压频率和按压幅度,从而消除了因操作者的疲劳或操作误差等因素而影响复苏质量的因素。但也存在活塞脱位、仪器放置或操作不当、胸骨骨折、价格等问题,有时可因装置的重量而影响胸廓弹性复位和静脉回流,尤其在发生肋骨骨折时更为明显。

第3节　呼　吸　支　持

以人工的方式进行肺泡通气代替患者的自主呼吸,称人工呼吸。人工呼吸可有徒手人工呼吸、简易呼吸器人工呼吸和机械通气等方法。徒手人工呼吸主要适用于缺乏器械的现场复苏。简易呼吸器是便于携带到现场的人工呼吸装置,较徒手人工呼吸的通气效果更好,是机械通气的雏形。机械通气所使用的人工呼吸装置称呼吸器或呼吸机,其性能不仅可以代替患者的自主呼吸,而且还能根据患者病情选用不同的通气模式以改善其肺功能,起到治疗作用。

传统的成人复苏顺序为 A-B-C,即在心脏按压前开放呼吸道(A)进行人工呼吸(B),人工呼吸开始后进行心脏按压(C)。2010 年 AHA 心肺复苏指南将成人复苏的顺序由 A-B-C 改为 C-A-B,即现场复苏时,一开始就进行胸外心脏按压(C),心脏按压开始后再处理呼吸道(A)和进行人工呼吸(B)。

一、呼吸道的管理

保持呼吸道的通畅是进行有效人工呼吸的先决条件,呼吸道梗阻也常是发生心搏骤停的原因。完全性呼吸道梗阻在 5~10 分钟,可引起严重的低氧血症和高碳酸血症,导致心搏骤停。发生不完全性呼吸道梗阻也可引起缺氧性脑损害、肺水肿,严重者可导致呼吸衰竭,继发呼吸和心搏骤停。呼吸道梗阻的常发部位是咽喉部。因舌肌及颈部肌群的松弛,舌和会厌下垂并与咽后壁或声门紧密接触,形成部分或完全性呼吸道梗阻。大约1/3昏迷患者可因呼吸道分泌物、充血或水肿而发生梗阻,当患者用力吸气时也容易使舌和会厌紧贴咽后壁和声门而发生呼吸道梗阻。口腔、咽喉部及气管内因异物堵塞,如呕吐物、分泌物及血块等,也常常是形成呼吸道梗阻的原因。因此,在复苏过程中必需重视口腔和呼吸道内的异物清除。

解除因舌后坠引起的呼吸道梗阻,最简单有效的方法是仰头抬颏法,适用于无头、颈外伤的患者。操作者一手置于患者颈后部,将患者的颈部向上方抬起,另一手置于患者前额,将其前额向下、后方推移,使头部尽量后仰,随后抽出颈后部的手,置于颏部将颏上抬,以解除因舌后坠引起的呼吸道梗阻(图104-3)。但对于有颈椎或脊髓损伤者,应采用托下颌法。托下颌的操作较为复杂,需经过培训。操作者以除拇指外的四指将患者的下颌角用力向前方推移,同时将拇指置于患者下唇部,向前、下方拨动下颌,使患者张口,以利患者经口呼吸(图104-4)。还可以借助于口咽或鼻咽通气道保持呼吸道通畅。

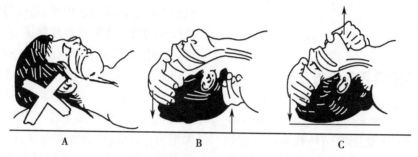

图104-3　头后仰法
A. 不正确位置;B. 头后仰;C. 提起下颏

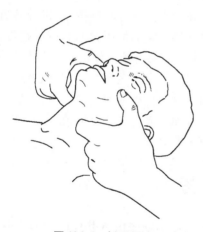

图104-4　托下颌法

在条件具备时应尽快建立人工气道。在复苏时常用的人工气道有:食管-气管联合导管(图104-5)、喉罩(laryngeal mask airway,LMA,图104-6)、气管内插管和气管切开。食管-气管联合导管和喉罩的置入不需要喉镜引导,操作较容易,可不需要中止心脏按压,但都难以达到气管内插管对呼吸道控制的程度。如果具备气管内插管的条件,应立即施行气管内插管。因气管内插管可以确保呼吸道通畅,防止发生误吸,使肺泡通气和供氧更加有效,有利于清除呼吸道内的分泌物,人工呼吸可不受心脏按压的限制。因某些原因,如面部、口腔或咽喉部严重损伤等,不宜行气管内插管时,应该立即行气管切开术或环甲膜穿刺置管,以保持呼吸道通畅和有效通气。

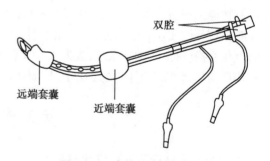

双腔

远端套囊　　近端套囊

图104-5　食管-气管联合导管

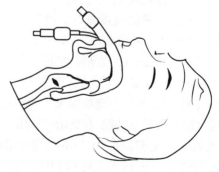

图104-6　喉罩

在 CPR 期间,不管采用哪种人工气道,都不能停止或中断胸外心脏按压,气管内插管或置入其他人工气道的时间都力求不要超过10s,以免影响心脏按压。

二、口对口人工呼吸

凡是能使胸廓容积改变或能将空气(或氧)吹入肺的措施,都能取得一定的人工呼吸效果。然而,理想的人工呼吸,应能保持患者的 PaO_2 和 $PaCO_2$ 接近正常。徒手人工呼吸是心肺复苏时重要的人工呼吸方法,最常用方法是口对口(鼻)或口对面罩人工呼吸,尽管这种方法的吸入气中含有 4% 的 CO_2 ,而 O_2 只有 17% ,但这对于维持生命已足够。其优点是无需任何特殊器械,适合现场复苏。

施行口对口人工呼吸时,应先保持呼吸道通畅。操作者一手保持患者头部后仰,并将其鼻孔捏闭,另一手置于患者颈部后方并向上抬起。深吸一口气并对准患者口部用力吹入;每次吹毕即将口移开并做深吸气,此时患者凭胸廓的弹性收缩被动地自行完成呼气(图 104-7)。

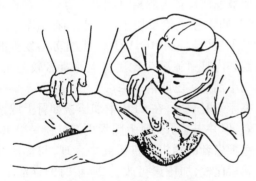

图 104-7　口对口人工呼吸

研究表明,在 CPR 期间心排血量很低,从肺泡摄取的氧和从血液弥散到肺泡的 CO_2 也相对减少。因此,较低的肺泡通气量即可维持有效通气和通气/灌注比例。在成人 CPR 期间,未建立人工气道时,潮气量大小以可见胸廓起伏为度,约为 500 ~ 600ml;每次吹气时间应长于 1 秒,以降低气道压;每 30 次胸外心脏按压进行 2 次人工呼吸,呼吸频率为 6 ~ 8 次/分钟。人工呼吸时尽量不要中断胸外按压,并应避免过度通气,因为过度通气不仅可增加胸内压而影响静脉回流,降低心排血量,同时容易引起胃胀气、反流和误吸。

三、简易人工呼吸器

凡便于携往现场施行人工呼吸的呼吸器,都属简易呼吸器。各种简易呼吸器中,以面罩-呼吸囊人工呼吸器的结构最为简单,使用方便,复苏效果也好,已广泛应用。这种呼吸器由面罩、呼吸活瓣和呼吸囊所组成。使用时将面罩扣于患者口鼻部,挤压呼吸囊即可将气体吹入患者肺内。松开呼吸囊时,随胸肺的弹性回缩将气体呼出,并经活瓣排到大气(图 104-8)。人工气道建立后,也可将呼吸囊与人工气道相连接进行人工呼吸。呼吸囊远端有侧管和储氧囊,可与氧气源连接,提高吸入氧浓度。简易人工呼吸器是高级生命支持阶段常用的和不可缺少的设备。

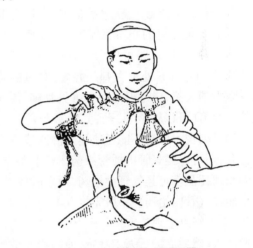

图 104-8　简易人工呼吸器

四、机械通气

利用机械装置(呼吸机)辅助或取代患者的自主呼吸,称机械通气。进行机械通气必须有气管内插管或气管切开。主要用于高级生命支持和复苏后治疗,适用于医院内、ICU 或手术室等固定医疗场所使用。机械通气可以改善患者的通气功能和氧合功能,纠正高碳酸血症和低氧血症,降低患者的呼吸作功和氧耗量,并能改善患者呼吸系统某些病理性改变。因此,应用多功能呼吸机进行机械通气,是复苏后治疗中一项重要措施。

应用呼吸机进行机械通气时,应特别注意正压通气对循环功能的影响。因为正压通气时可使胸内压增加,减少静脉回心血量,因而降低心排血量,尤其是在心脏复苏后早期以及低血容量的情况下,心排血量的降低更为明显。动物实验表明,比较慢的呼吸频率(6~12次/分钟)可改善血流动力学参数和短期存活率。因此,呼吸机潮气量的设置不宜过高,呼吸频率不宜过快,一般潮气量不超过 8ml/kg,频率 8~10次/分钟为宜。机械通气期间应监测通气量、$P_{ET}CO_2$和气道压,以避免气道压过高和过度通气。

第4节　CPR 期间的用药及输液

一、给药途径的选择

复苏时用药的目的是为了激发心脏恢复搏动并增强心肌收缩力,防治心律失常,调整急性酸碱失衡,补充体液和电解质。复苏期间的给药务必做到迅速、准确,所有药物的给药途径首选为经静脉(IV)或骨髓腔内(IO)注射。如已有中心静脉置管者应由中心静脉给药,没有中心静脉置管者可由肘静脉穿刺给药。如果建立静脉通路困难者,尤其是继发于低血容量休克的心搏骤停者,可迅速建立 IO 注射通路。建立 IO 通路可用专用骨髓穿刺针在胫骨前、粗隆下 1~3cm 处垂直刺入胫骨,穿过胫骨皮质后有阻力消失感,以注射器回吸可见骨髓,说明穿刺成功。经 IO 可以输液、给药,其效果与静脉途径相当。如果因技术困难不能迅速建立静脉或骨内给药途径者,还可以经气管内插管给药。肾上腺素、利多卡因和阿托品都可经气管内给药,而碳酸氢钠、氯化钙不能经气管内给药。一般先将以上药物的常规用量 2~2.5 倍以生理盐水稀释到 10ml,经气管内插管迅速注入,然后立即行人工呼吸,使药物弥散到两侧支气管系。由于心内注射引起的并发症较多,如张力性气胸、心包压塞、心肌或冠状血管撕裂等,一般不主张采用。

二、CPR 的常用药物

1. 肾上腺素(epinephrine)　为心肺复苏中首选药物,其药理特点:①具有 α 与 β 肾上腺素能受体兴奋作用,有助于停搏心脏恢复自主心律;②其 α 受体兴奋作用可使周围血管总阻力增加,而不增加冠状动脉和脑血管的阻力,同时可使舒张压升高,因而可增加心肌和脑的灌注;③能增强心肌收缩力,室颤者用肾上腺素后可由细颤波转为粗颤波,使电除颤成功率明显提高。

研究表明,在心脏按压时用肾上腺素能使冠状动脉和心内膜的血流量明显增加,并可增加脑血流量。心脏按压若未能使心搏恢复时,可静脉注入肾上腺素 0.5~1.0mg,或 0.01~0.02mg/kg 以促进心跳的恢复,必要时可重复注射,重复给药时间为 3~5 分钟。有人主张在 CPR 期间应用大剂量(0.1~0.2mg/kg)的肾上腺素,认为肾上腺素与复苏成功率之间存在着量效关系。用 0.01mg/kg 肾上腺素的复苏成功率为 40%,而用 0.1mg/kg 者则提高到 90%。有报道 10 例院外复苏患者分别用肾上腺素 1mg、3mg 和 5mg,结果发现用 5mg 者主动脉舒张压明显升高,而用 1mg、3mg 者无明显改变。但临床研究表明,虽然大剂量肾上腺素可使心脏复跳率提高,但并未提高心搏骤停患者的存活率。

2. 血管加压素(vasopressin)　为一种抗利尿激素,大剂量应用时可作用于血管平滑肌的 V_1 受体,产生非肾上腺素样的血管收缩作用,使外周血管阻力增加。其半衰期为 10~20 分钟,比肾上腺素长。动物实验研究表明,在 CPR 期间加压素维持生命器官的血液灌注比肾上腺素可能更为有效。在长时间的 CPR 期间,重复给予加压素可改善存活率。一次用量及重复用量为 40U,IV/IO。但复苏后发生的心肌抑制和内脏血流减少比用肾上腺素者较为明显,但可用小剂量多巴胺治疗。

临床研究表明,在 CPR 中加压素如肾上腺素一样有效,但并未显示比肾上腺素更好。在一组 40 例院外室颤患者的随机双盲研究中发现,与常规剂量肾上腺素比较,加压素可改善 24 小时的存活率,但出院率未见明显差别。在一项大样本临床研究中,200 例住院患者中在存活 1 小时或恢复出院方面,两者未见明显差异。最近一项多中心、随机研究中,在 1186 例院外心搏骤停患者的复苏中,比较了最初两次应用加压素或肾上腺素的效果,两组的存活入院率(36% vs 31%)及出院率(10% vs 10%)无明显差异。有研究认为,在长时间或困难复苏患者中,维持血动力学方面血管加压素可能优于肾上腺素,或先用血管加压素再用肾上腺素可能改善复苏的预后。因此,有人建议,血管加压素与肾上腺素结合应用可能更好些。

3. 去甲肾上腺素(noepinephrine)　去甲肾上腺

素是一种血管收缩药和正性肌力药。主要兴奋 α_1 受体,对 β_1 受体兴奋作用远较肾上腺素为弱,故生理效应主要为外周血管收缩,阻力增加而升高血压,又可反射性地兴奋迷走神经使心率减慢。药物作用后心排血量可以增高,也可以降低,其结果取决于血管阻力大小、左心功能状况和各种反射的强弱。

临床主要用于治疗各种顽固性低血压。在复苏中,主要用于自主心跳恢复后维持血压的稳定,以保证适当的冠状动脉灌注压。严重的低血压(收缩压<70mmHg)和低周围血管阻力是其应用的适应证。去甲肾上腺素常用剂量:单次静脉注射为 5～20μg,连续静脉注射为 0.04～0.4μg/(kg·min),应逐渐调节剂量以维持血压稳定。应用时应特别注意:药液渗出血管外可致局部组织坏死;可引起肾血管痉挛,加重肾缺血;长期大量应用可发生急性左心衰竭、肺水肿、心内膜下心肌梗死等;如停药,应逐渐降低药量直至完全撤除。

4. 多巴胺(dopamine) 属于儿茶酚胺类药物,是合成去甲肾上腺素的化学前体,存在于机体交感神经及中枢神经等组织中,药用注射剂为人工合成。多巴胺既能兴奋多巴胺受体(包括 D_1 和 D_2 等受体),也可兴奋 β 和 α_1 受体。用量为 1～3μg/(kg·min)时,主要表现为兴奋多巴胺受体。多巴胺 D_1 受体的激活可引起血管扩张,肾血流和肾小球滤过率增加、尿量增加,肠系膜血流增加。用量为 3～10μg/(kg·min)时,主要表现为兴奋 β_1 和 β_2 受体,使心率增快、心肌收缩力增强和心排血量增加,而全身血管阻力和肺血管阻力降低。用量大于 10μg/(kg·min)时,可兴奋 α、β_1 及 β_2 受体,引起全身血管阻力增加,肾血管收缩,心动过速或心律失常,因后负荷增加而降低心排血量。在复苏过程中,由于心动过缓和恢复自主循环后的低血压状态,常常选用多巴胺治疗。多巴胺和其他药物合用(包括多巴酚丁胺)仍是治疗复苏后休克的一种方案。如果充盈压改善,低血压持续存在,可以使用正性肌力药(如多巴酚丁胺)或血管收缩药(如去甲肾上腺素),以纠正和维持体循环的灌注和氧的供给。多巴胺常用剂量:单次静脉注射为 1～2mg,连续静脉注射为 5～20μg/(kg·min),超过 10μg/(kg·min)可导致体循环和内脏血管的收缩。

5. 多巴酚丁胺(dobutamine) 多巴酚丁胺是一种合成的儿茶酚胺类药物,具有很强的正性肌力作用,常用于治疗心肌收缩力降低引起的心功能不全。多巴酚丁胺在增加心肌收缩力的同时伴有左室充盈

压的下降,并具有剂量依赖性。该药在增加每搏量的同时,可反射性引起周围血管扩张,用药后动脉压一般保持不变,而与多巴胺合用可明显改善心功能和血压。多巴酚丁胺的正性心肌力作用对重症患者来说变化很大,老年患者对多巴酚丁胺的反应性明显降低。用量大于 20μg/(kg·min)时可使心率增加 10% 以上,能导致或加重心肌缺血。复苏期间主要用于改善已恢复自主心跳的心肌收缩力,与其他药物合用以维持循环稳定。常用剂量范围为 2～20μg/(kg·min)。

6. 利多卡因 利多卡因是最早用于治疗心律失常的药物,且对血流动力学几乎没有影响。利多卡因可使心肌因缺血或梗死而降低的纤颤阈值得以恢复或提高,并于心室舒张期,使心肌对异位电刺激的应激阈值提高,尤其适用于治疗室性期前收缩和阵发性室性心动过速。对于除颤后又复发室颤而需反复除颤的病例,利多卡因可使心肌的激惹性降低,或可缓解室颤的复发。在 CPR 期间,为了迅速达到和维持适当血药浓度,使用剂量可相对大一些。应用利多卡因的适应证包括:频发性室性早搏、室性二联律、多形性室性早搏、室性心动过速,还可预防性用于心肺复苏后和放置心导管时。单次静脉注射开始用量为 1～1.5mg/kg,每 5～10 分钟可重复应用,重复用量为 0.5～0.75mg/kg。CPR 期间单次给药就可以,一旦恢复窦性心律即可以 2～4mg/min 的速度连续静脉输注。

7. 胺碘酮(amiodarone) 胺碘酮的药理学作用较为复杂,同时具有钠、钾、钙离子通道阻断作用,并有 α 和 β 肾上腺素能受体阻滞功能。因此,对治疗房性和室性心律失常都有效。在 CPR 时,如果室颤或无脉性室速对电除颤、CPR 或血管加压素无效,可考虑应用胺碘酮。一项随机、双盲、对照的临床研究结果表明,对于院外发生的、顽固性室颤或无脉性室速成年患者,与用安慰剂或利多卡因相比较,给予胺碘酮(300mg 或 5mg/kg)可改善存活入院率,但存活出院率无明显差别。其他研究也证实,无论在临床上还是动物实验,胺碘酮在治疗室颤或室性心动过速方面都具有一定的优势,但低血压和心动过缓的发生率较高。对于 CPR、电除颤或血管加压素治疗无效的室颤和无脉室速,可选择胺碘酮治疗。成人胺碘酮的初始单次剂量为 300mg(或 5mg/kg)IV/IO,必要时可重复注射 150mg(或 2.5mg/kg)。维持用量 10～30μg/(kg·min),6 小时后减半。

以下几种药物在传统的心肺复苏中都作为常规

用药,但在 2010 年 AHA 心肺复苏指南中将它们都列为非常规用药。

8. 阿托品 是 M 型抗胆碱药,可通过阻断心肌 M_2 胆碱受体拮抗乙酰胆碱或迷走神经兴奋作用,可增强窦房结的自律性和房室传导。因此,阿托品对于因迷走神经亢进引起的窦性心动过缓和房室传导障碍有一定的治疗作用。但目前还没有前瞻性、临床对照研究证明阿托品用于心脏静止(asystole)和 PEA 时能改善其预后。发生心脏静止和 PEA 的主要原因是严重心肌缺血,而迷走神经兴奋在心脏静止和 PEA 的发生中有多大意义值得怀疑。心脏静止和 PEA 最为有效的治疗方法是通过胸外心脏按压及应用肾上腺素来改善冠状动脉血液灌注和心肌供氧。因此,2010 年 AHA 心肺复苏指南中不推荐在心脏静止和 PEA 中常规使用阿托品。但对于因严重心动过缓而引起临床症状或体征(如神志突然改变、心绞痛、心力衰竭、低血压等)时,阿托品仍然是一线用药。临床研究表明,静脉注射阿托品可以明显改善心率和因心动过缓引起的临床症状和体征。

9. 氯化钙 钙可以增强心肌收缩力和心室自律性,使心脏的收缩期延长。因此,在传统的心肺复苏中,如果使用肾上腺素未能恢复自主循环时,可以静脉注射氯化钙。但是,多个临床研究都发现,钙剂在促进心脏静止和 PEA 的恢复中几乎没有任何效果。因此,心搏骤停不是应用钙剂的适应证。但在并存以下合并症时是应用钙剂的适应证,包括:高钾血症、低钙血症、高镁血症以及钙通道阻断剂中毒

等。如果使用钙剂,建议使用氯化钙,使用剂量为 10% 氯化钙溶液 2.5~5ml,或 2~4mg/kg。

10. 碳酸氢钠 在 CPR 期间,心排血量很低,组织灌注和氧供不足,导致无氧代谢增加和乳酸性酸中毒。酸中毒的严重程度与心搏骤停的时间长短和 CPR 的效果相关。因此,在 CPR 期间纠正代谢性酸中毒的最有效方法是提高 CPR 的质量,增加心排血量和组织灌注,改善通气和氧供,以利于自主循环的恢复。在 CPR 期间常规、盲目应用碳酸氢钠来纠正酸中毒是很不利的。因为在心脏按压时心排血量很低,通过人工通气虽然可维持动脉血的 pH 在正常或偏高水平,但静脉血和组织中的酸性代谢产物及 CO_2 不能排出,导致 pH 降低和 PCO_2 升高。给予的碳酸氢钠可解离生成更多的 CO_2,因不能及时排出,又可使 pH 降低。同时,由于 CO_2 的弥散能力很强,可以自由地透过血脑屏障和细胞膜,而使脑组织和细胞内产生更加严重的酸中毒。这对心肌和脑功能都有抑制作用,尤其是对缺血性心脏更为严重。实际上,在 CPR 期间代谢性酸中毒的发展很缓慢,直到心搏骤停 15~20 分钟,酸中毒才会严重。因此,在复苏期间不主张常规应用碳酸氢钠。对于已知原已存在严重的代谢性酸中毒、高钾血症、三环类或巴比妥类药物过量,可考虑给予碳酸氢钠溶液。碳酸氢钠的首次用量为 1mmol/kg,如未进行血气分析时,每 10 分钟可重复给 0.5mmol/kg。最好能根据动脉血气分析结果按下列公式计算给予:

$$NaHCO_3(mmol) = BE \times 0.25 \times 体重(kg)$$

第5节 心肺复苏期间的监测

CPR 时,在不影响胸外按压的前提下,应立即建立必要的监测和输液途径,以便于对病情的判断和进行药物治疗。主要监测内容包括:心电图、$ETCO_2$、冠状动脉灌注压(CPP)、动脉压、CVP、SpO_2 和中心静脉氧饱和度($ScvO_2$)。尤其是监测 $ETCO_2$、CPP 和 $ScvO_2$ 对于病情的判断,以及评估患者对救治措施的反应都具有重要价值。因为,在 CPR 期间这些参数都与心排血量和心肌血液灌注相关。如果以上参数低于自主心跳恢复的阈值,复苏是很难成功的;如果突然升高,常表示自主心跳的恢复;而且不需要中断胸外按压就可以监测到。

1. 心电图(ECG) 监测心电图十分重要,因为心搏骤停时的心律可能是心室停顿、电-机械分离,

也可能是心室纤颤或无脉性室性心动过速,心脏都已失去泵血功能,都应施行胸外心脏按压。但对心室纤颤或无脉性室性心动过速尽早进行电除颤治疗,其效果和预后是不相同的。只有心电图(或开胸直视)才能对其进行鉴别。在复苏过程中还可能出现其他心律失常,心电图监测可以明确其性质,为治疗提供极其重要的依据。

2. 呼气末 CO_2(End-Tidal CO_2,$ETCO_2$) $ETCO_2$ 是指呼气末呼出气体中 CO_2 的浓度或分压,正常值为 35~40mmHg。近年来在复苏过程中连续监测 $ETCO_2$ 用于判断 CPR 的效果,是一较为可靠的指标。在心搏骤停时,体内仍然产生 CO_2,但因肺循环也停止,体内的 CO_2 不能转运到肺泡,即使肺泡有通气,

也测不到 CO_2，为零。一旦建立人工循环，体内 CO_2 即可通过肺循环转运到肺泡。在建立人工气道进行 CPR 期间，体内 CO_2 的排出主要取决于心排血量和肺组织的灌注量而非通气量。当心排血量和肺灌注量很低时，肺泡死腔量增大，$ETCO_2$ 则很低（<10mmHg）；当心排血量增加、肺灌注量改善时，$ETCO_2$ 则升高（>20mmHg），表明胸外心脏按压已使心排血量明显增加，组织灌注得到改善。当自主循环功能恢复时，最早的变化是 $ETCO_2$ 突然升高，可达 40mmHg 以上。可见，在肺泡通气比较稳定时，$ETCO_2$ 与心排血量具有很好的相关性。因此，连续监测 $ETCO_2$ 可以判断胸外心脏按压的效果，指导进行高质量的 CPR。在 CPR 期间如果能维持 $ETCO_2$ > 10mmHg 表示心肺复苏有效。但在应用碳酸氢钠时可影响其可靠性，也只适用于院内 ICU 和手术室内的复苏。

3. 动脉血压（arterial blood pressure，ABP）　血压是衡量循环功能状态的基本参数，在 CPR 期间如能监测 ABP，不仅可以实时地评估心脏按压时冠状动脉灌注压的情况，还可以评价心脏按压的有效性，用以指导提高按压的质量。如果在胸外按压时，动脉舒张压低于 20mmHg，是很难恢复自主心跳的，应进一步提高 CPR 的质量，或同时应用肾上腺素或血管加压素。

4. 冠状动脉灌注压（coronary perfusion pressure，CPP）监测　CPP 为主动脉舒张压与右房舒张压之差，对于改善心肌血流灌注和自主心跳的恢复十分重要。临床观察表明，在 CPR 期间 CPP 低于 15mmHg，自主心跳是难以恢复的。实际上，在 CPR 期间很难监测和计算 CPP，如果能监测直接动脉压，动脉舒张压与主动脉舒张压很接近。因此，在 ACLS 阶段监测动脉压对于评价 CPR 的有效性和鉴别自主心跳是否恢复都是十分重要的。

5. 中心静脉压（central venous pressure，CVP）是指位于胸腔内的上、下腔静脉或平均右心房的压力。CVP 主要反映右心功能与静脉回心血量之间的平衡关系，对于评估右心功能与其前负荷之间的关系具有重要的临床意义。因此，一般都在进入复苏后治疗阶段建立 CVP 监测，即可评价是否存在低血容量或心功能障碍，又是一条非常有效的静脉通路。CVP 的正常值为 6～10mmHg，小于 4mmHg 表示右心充盈不佳或血容量不足；CVP 高于 12mmHg 时，表示右心功能不全或输液量超负荷。应该强调的是，

CVP 不应单纯看其单次测定值的高低，更不应强求以输液来维持所谓正常值，这样往往导致输液超负荷。在重症患者中，连续观察 CVP 的动态改变，比单次测定 CVP 更具有临床指导意义。

6. 脉搏氧饱和度（SpO_2）　动脉血氧饱和度（SaO_2）是指血液中氧合血红蛋白占功能性血红蛋白（氧合血红蛋白+去氧血红蛋白）的百分比，表示在一定的 PaO_2 时血红蛋白与氧结合的程度，直接影响血氧含量。SaO_2 与血红蛋白的量无关，与 PaO_2 呈 S 形曲线关系，即氧解离曲线。在吸空气时的正常值为 96%～98%。当低于 90% 时，PaO_2 已降到 60mmHg 以下，处于曲线的陡坡部位，表示 SaO_2 随着 PaO_2 的降低而显著下降，说明缺氧已处于失代偿状态。根据氧合血红蛋白与去氧血红蛋白具有不同的吸收光谱，并通过动脉搏动信号排除静脉和毛细血管的干扰而设计的脉搏氧饱和度测定仪（pulse oximeter），可连续监测患者的 SpO_2。根据测定，SpO_2 与 SaO_2 呈显著相关，相关系数为 0.90～0.98。因此，监测 SpO_2 已广泛应用于临床麻醉和重症患者。在 CPR 期间由于心排血量很低，末梢的血流灌注很差，很难监测到 SpO_2，只有自主心跳恢复，全身循环状态改善后，才能监测到 SpO_2。因此，在 CPR 期间如能监测到 SpO_2，说明复苏是有效的。

7. 中心静脉血氧饱和度（$ScvO_2$）监测　$ScvO_2$ 与混合静脉血氧饱和度（S_vO_2）有很好的相关性，是反映组织氧平衡的重要参数，而且在临床上监测 $ScvO_2$ 更具可操作性。$ScvO_2$ 的正常值为 70%～80%。在心肺复苏过程中，$ScvO_2$ 一般为 5%～20%，如果复苏不能使 $ScvO_2$ 达 40%，即使可以间断测到血压，复苏成功率仍很低。如果 $ScvO_2$ 大于 40%，则有自主心跳恢复的可能；如 $ScvO_2$ 在 40%～72%，自主心跳恢复的几率逐渐增大；当 $ScvO_2$ 大于 72% 时，自主心跳可能已经恢复了。因此，在 CPR 期间持续监测 $ScvO_2$ 为判断心肌氧供是否充足，自主循环能否恢复提供了客观指标。在复苏后早期，患者的血流动力学常不稳定，有发生再次心搏骤停的可能，连续监测 $ScvO_2$ 有利于早期发现病情变化。如果 $ScvO_2$ 突然或逐渐降低（<40%～50%），提示可能再次心脏骤停；而 $ScvO_2$ 大于 60%～70%，提示血流动力学趋于稳定。持续异常高的 $ScvO_2$（>80%），同时存在较低的 DO_2，提示机体对氧的利用能力发生障碍，其预后很差。可能与停跳时间过长及大量应用血管收缩药物有关。

第6节　基本生命支持

尽管引起心搏骤停的原因很多,但复苏的基本策略大致相同。对于成人来说,"生存链"(chain of survival)包括:①早期识别心搏骤停和启动 EMSs;②尽早进行 CPR,强调立即进行胸外心脏按压;③尽早进行电除颤;④进行有效的高级生命支持;⑤实施全面的复苏后治疗。如果以上"生存链"能有效实行,对于院前因室颤引起的心搏骤停的救治存活率可达 50%。

BLS 是心搏骤停后挽救患者生命的基本急救措施。胸外心脏按压和人工呼吸(包括呼吸道的管理)是 BLS 的主要措施。成人 BLS 的基本内容包括:立即识别心搏骤停和启动紧急医疗服务系统(EMSs);尽早实施高质量的 CPR;早期进行电除颤(图 104-9,10)。通过 BLS 可维持患者的基本生存需要,以便专业复苏队伍进行高质量的复苏,或可使病情恢复到可维持的程度,以便尽早得到高级生命支持和全面的复苏后治疗。

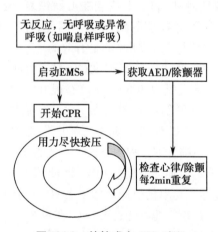

图 104-9　简捷成人 CPR 流程

1. 尽早识别心搏骤停和启动紧急医疗服务系统(EMSs)　对心搏骤停的早期识别是十分重要的,但这对非专业或专业人员来说都是很困难的。一旦犹豫不定,就可能失去宝贵的抢救时间。因此,为了避免在判断过程中花费过多时间,在 2010 年 AHA 心肺复苏指南中不再强调检查是否有大动脉搏动作为诊断心搏骤停的必要条件,也将"看、听、感"作为判断是否有呼吸存在的方法删除。

对于非专业人员来说,如果发现有人突然神志消失或晕厥,可轻拍其肩部并大声呼叫,如无反应(无回答、无活动),没有呼吸或有不正常呼吸(如喘息性呼吸),就应该立即判断已发生心搏骤停,不需要检查是否有脉搏。这时,应立即呼叫急救中心,启动 EMSs,以争取时间获得专业人员的救助和得到电除颤器。即使是专业救治人员,在 10 秒内还不能判断是否有脉搏,也应该立即开始 CPR。如果有 2 人或 2 人以上在急救现场,一人立即开始进行胸外心脏按压,另一人打电话启动 EMSs。如果认为事发现场不安全,应立即将患者转移到安全地带后进行急救。

2. 尽早开始 CPR　CPR 是复苏的关键,启动 EMSs 后应立即开始 CPR。胸外心脏按压是 CPR 的重要措施,因为在 CPR 期间的组织灌注主要依赖心脏按压。因此,在成人 CPR 一开始就优先进行胸外心脏按压。

在过去的 CPR 程序中,将人工呼吸放在第一位,但这样可能会影响现场旁观者参与施救的意愿,使其不能及时参与进行早期复苏,因为他们可能会觉得:自己缺乏复苏训练;操作较复杂,尤其是人工呼吸;施救者害怕自己受到伤害,不愿意进行口对口(鼻)人工呼吸。因此,往往会延迟开始复苏的时间。

实际上,在心搏骤停的最初数分钟内仍有氧存留在患者肺内和血液中,及早开始胸外心脏按压可尽早建立血液循环,可将氧带到大脑和心脏。研究表明,对于院前心肺复苏,单纯胸外心脏按压与传统的 CPR 相比,存活率是相近的。因此,2010 年 AHA 心肺复苏指南将成人 CPR 的顺序由 A-B-C 改为 C-A-B,建议非专业人员在在现场复苏时,先进行单纯胸外心脏按压。这样更容易被大多数旁观者所接受,能更早地开始心肺复苏。

胸外心脏按压开始后,即可开始进行人工呼吸。在 CPR 期间进行人工呼吸的目的是供给机体的 O_2 和排出 CO_2。对于心搏骤停时间长者,或因窒息引起心搏骤停者,如溺水、小儿窒息等,人工呼吸与心脏按压同样重要。因为这时血中的氧可能已耗尽,或患者已处于严重低氧血症状态。进行人工呼吸时,推荐每次送气时间应大于 1 秒,以免气道压过高;潮气量以可见胸廓起伏即可,尽量避免过度通气;先进行心脏按压 30 次,然后进行 2 次人工呼吸,以后以心脏按压与人工呼吸之比为 30∶2 进行复苏,直到人工气道的建立。心脏按压应持续进行,不能因为人工呼吸而中断心脏按压。

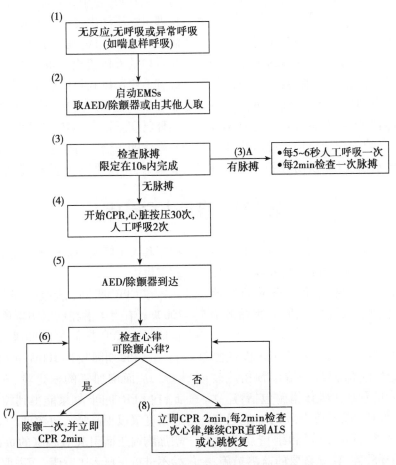

(1) 无反应,无呼吸或异常呼吸
(如喘息样呼吸)

(2) 启动EMSs
取AED/除颤器或由其他人取

(3) 检查脉搏
限定在10s内完成

(3)A 有脉搏
• 每5~6秒人工呼吸一次
• 每2min检查一次脉搏

无脉搏

(4) 开始CPR,心脏按压30次,
人工呼吸2次

(5) AED/除颤器到达

(6) 检查心律
可除颤心律?

是 否

(7) 除颤一次,并立即
CPR 2min

(8) 立即CPR 2min,每2min检查
一次心律,继续CPR直到ALS
或心跳恢复

图 104-10　专业人员进行成人 BLS 流程

3. 尽早进行电除颤(defibrillation)　电除颤是以一定量的电流冲击心脏使室颤终止的方法,以直流电除颤法应用最为广泛。在心搏骤停中心室纤颤的发生率最高,以 Holter 监测结果表明,在医院外发生心搏骤停者,85% 以上的患者开始都有室性心动过速,很快转为室颤,而电除颤是目前治疗室颤和无脉室速的最有效方法。对于室颤者,如果除颤延迟,除颤的成功率明显降低,室颤后 4 分钟内、CPR 8 分钟内除颤可使其预后明显改善。发生室颤后数分钟内即可发展为心脏静止,复苏也更加困难。因此,施行电除颤的速度是复苏成功的关键,应尽快施行电除颤。尽早启动 EMSs 的目的之一,也是为了尽早得到自动除颤器(automated external defibrillator, AED)以便及时施行电除颤。如果在事发区域内可以取到 AED,应派在场者迅速取来。

如果发病超过 5 分钟,则应先进行 CPR 2 分钟后再除颤。根据心电图波形的振幅和频率高低,室颤可分为粗颤和细颤,反映了心肌损害的严重程度。严重心肌缺血可减弱心肌的电活动,降低振幅和频率,即为细颤。如不能将细颤转变为粗颤,除颤效果

及预后不佳。初期复苏的各种措施再加注射肾上腺素,一般均能使细颤转变为粗颤。

目前市售的除颤器都为双相性除颤器,但也有以前生产的单向性除颤器。双向性除颤器所需除颤的能量相对较低(≤200),除颤成功率也较高,但无改善出院率的证据。除颤时将电极板置于胸壁进行电击称为胸外除颤;开胸后将电极板直接放在心室壁上进行电击称为胸内除颤。胸外除颤时将一电极板放在靠近胸骨右缘的第 2 肋间,另一电极板置于左胸壁心尖部。电极下应垫以盐水纱布或导电糊并紧压于胸壁,以免局部烧伤和降低除颤效果。成人双相波胸外除颤电能为 120~200J(焦耳),如果不知道生产商的推荐剂量,则后续除颤可选择最大能量。小儿开始的能量一般为2J/kg,再次除颤至少为4J/kg,最大不超过10J/kg 或成人最大剂量。胸内除颤的能量,成人从10J开始,一般不超过40J;小儿从5J开始,一般不超过20J。除颤后应立即行心脏按压和人工呼吸。室上性或室性心动过速也可行电复律治疗,但所需的电能较低。治疗成人心房纤颤所需双相波能量为 120~200J,心房扑动为 50~

100J。治疗儿童室上性心动过速所需能量为0.5~1J/kg，不超过2J/kg。

对于特殊环境下发生心搏骤停者的复苏也是不同的。如溺水者，无论淡水或海水淹溺的患者，BLS的处理并无差别。如果患者无呼吸，救援人员应立即施行口对口人工呼吸，但在水中无施行胸外心脏按压的必要，因为水内按压并不能生效。疑有颈椎骨折（跳水淹溺）时，必须先用硬板垫于患者头和背部之后才将患者抬出水面，以免损伤脊髓。如需进行人工呼吸，忌用头后仰位，仅将头部置于自然正中位即可。淹溺患者如因吞入大量水而致胃肠显著胀满者，必要时可将其置于侧卧位并于上腹部加压，使其胃内的液体流出。也可将患者置于俯卧位，并悬起其上腹部以利胃内液体的外流。淹溺者经过BLS后应尽早送往医疗单位继续诊治，即便复苏后呼吸循环已恢复稳定，亦应送往医院继续观察，以免贻误并发症的防治。对电击或雷击者，行CPR之前一定要确定患者已脱离危险环境，如已切断电源等。

第7节 高级生命支持

高级生命支持（advanced cardiovascular life support，ACLS）是基本生命支持的继续，是专业人员以高质量的复苏技术，复苏器械、设备和药物进行治疗，以争取最佳疗效和预后的复苏阶段，是生命链中重要环节。

高级生命支持的内容包括：继续BLS以恢复自主心跳，防止再发生心搏骤停，采取干预措施改善自主心跳已恢复者的预后。具体措施包括：建立人工气道，进行人工呼吸，以维持有效的肺泡通气和供氧；继续高质量的CPR，恢复和维持自主心跳，防止再次发生循环骤停；建立必要的监测措施，如心电图、血压、SpO$_2$及ETCO$_2$等，以达到高质量的CPR，并可及时识别自主循环是否恢复和心律失常的类型；建立静脉/骨髓腔内（IV/IO）输液通路，采取必要的治疗措施，包括输液、药物、电除颤等，促进自主心跳的恢复和维持循环功能稳定。高级生命支持的总目标是恢复自主心跳，使患者的病情趋于稳定，以便进入复苏后治疗。因此，承担高级生命支持的单位，包括医院，急救中心，急救车、船、飞机等，必须有受过专门训练的专业人员，并准备复苏专用仪器和设备。

（一）维持呼吸道通畅和有效人工呼吸支持

在高级生命支持阶段应该强调人工呼吸和氧供的重要性，实际上在CPR期间胸外心脏按压和人工呼吸是缺一不可的。在心搏骤停早期，血液内还储存了一定的氧，关键是将这些氧通过血流送到生命器官去。因此，心脏按压的意义优先于人工呼吸，不能因人工呼吸而打断了心脏按压。但血液内，尤其是脑组织的氧，在数分钟内即可消耗殆尽，一旦心脏按压已开始，就应及时进行人工呼吸，目的是给机体提供氧和将体内产生的CO$_2$排到体外。在此阶段应利用专业人员的优势和条件，进行更高质量的心脏按压和人工呼吸，以充分提高生命器官的血液灌注和氧供。

在CPR期间，氧吸入非常重要。尽管吸入100%氧有发生潜在的氧中毒危险，但目前还没有证据证明在CPR期间短时间吸入纯氧的危害。实际上，在CPR期间吸入100%氧可明显增加动脉血氧含量，从而增加氧的输送量，有利于心脏复苏。因此，在CPR期间，如果能得到纯氧的话，应尽量吸入高浓度氧以提高吸入氧浓度。鉴于正压人工通气可增加胸内压而引起对心脏的负面影响，有人主张开始不进行正压人工呼吸，而采取被动吸氧方法供氧。所谓被动吸氧（passive oxygen delivery）是指在CPR期间，保持呼吸道通畅，将与氧气连接的面罩覆盖在患者的口鼻部，随着胸外按压可将肺内气体排出，同时胸廓复张时将氧气吸入。有人观察到，在CPR开始前6min内，采取被动吸氧方法可改善存活率。但被动吸氧方法能否获得良好的通气效果仍有待于研究。

为了获得良好的肺通气效果，必需维持呼吸道通畅，并适时建立人工气道，这样更有利于心脏复苏和复苏后的进一步治疗。但建立人工气道的最佳时间或采用何种人工气道最好仍无循证医学的依据。有观察表明，在院内复苏期间，心搏骤停后5分钟内气管内插管并未增加自主循环的恢复率，但可改善24小时的存活率。一般认为，在ACLS时最佳选择是气管内插管，不仅可保证CPR的通气与供氧、防止发生误吸、避免中断胸外心脏按压，并可监测ETCO$_2$，有利于提高CPR的质量。气管内插管的定位是非常重要的，当患者已转送到医疗单位后，应常规检查胸部X片以确定气管内导管远端在气管内隆突以上。通过高级人工气道进行正压通气时，除了应监测呼吸频率外还应监测通气量和气道压力。由于正压通气可使胸内压增高,减少回心血量,降低心排血量,尤其是在低血容量、心肺复苏期间更为明显。同时,在复苏期间,心排血量都比较低,所需要的通气量也相应减少。因此,潮气量和呼吸频率都可适当降低,呼吸频率为 8 ~ 10 次/分钟,维持气道压低于 $30cmH_2O$,避免过度通气。

（二）恢复和维持自主循环

高级生命支持期间应着力恢复和维持自主循环,为此应强调高质量的 CPR 和对室颤和无脉室速者进行早期除颤。因室颤和无脉室速引起心搏骤停者,早期 CPR 和迅速除颤可显著增加患者的存活率和出院率;对其他类型的心搏骤停者,ACLS 的首要任务应该采取高质量的复苏技术和药物治疗以迅速恢复并维持自主心跳。经过 CPR 自主循环恢复者,应避免再次发生心搏骤停,并采用体液治疗和药物来维持循环稳定,即进入到复苏后治疗阶段,以求改善患者的预后。

高质量的 CPR、药物治疗(详见第 4 节)和规范的复苏程序对于恢复自主心跳非常重要(图 104-11)。一开始 CPR 后即要考虑是否进行电除颤,应用 AED 可自动识别是否为室颤或无脉室速(VF/VT),如果 VF/VT 诊断成立应立即除颤。除颤后不要急于检查脉搏,而是立即 CPR 2 分钟,并应建立静脉通路(IV)或骨髓腔内注射通路(IO)以便进行药物治疗。CPR 2 分钟后再检查心律,如果仍为 VF/VT,则再次除颤,并继续 CPR 2 分钟;通过 IV/IO 给予肾上腺素(每 3 ~ 5 分钟可重复给予),同时建立人工气道,监测 ETCO₂。再次除颤、CPR 2 分钟后仍为 VF/VT,可继续除颤并继续 CPR 2 分钟,同时考虑应用抗心律失常药物治疗,如胺碘酮,并针对病因进行治疗。如此反复进行救治,直到自主心跳恢复。如果是无脉性电活动或心脏静止 PEA/asystole,则应立即进行 CPR,并应开放静脉或骨髓腔内输液通路,给予肾上腺素,每 3 ~ 5 分钟可重复给予,同时建立人工气道,监测 ETCO₂。CPR 2 分钟后检查心律,如为 VF/VT 则进行除颤治疗,如仍为 PEA/asystole 应立即 CPR 2 分钟,同时进行病因治疗。如此反复循环救治,直到自主循环恢复并进入复苏后治疗。

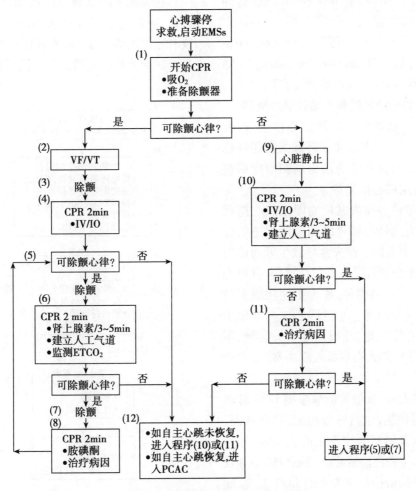

图 104-11　高级生命支持（ACLS）流程

要进行高质量的CPR以促进自主循环的恢复，监测患者的生理功能与生命体征，如ECG、ETCO₂、动脉血压、ScvO₂等（详见第5节）是非常重要的。在CPR期间，不仅可以在不间断心脏按压的情况下对心律的性质或者自主心跳是否恢复进行判断，而且能实时地监测复苏或操作技术的效果，改善复苏质量，并有利于评估预后。例如，在CPR期间，如果ETCO₂低于20mmHg，表明CPR的质量不高或复苏效果不满意；如果动脉舒张压低于20mmHg或冠状动脉灌注压低于15mmHg，患者的自主心跳是很难恢复的；如果经过努力的复苏，能使ScvO₂大于60%，则有自主心跳恢复的可能性。因此，适当的监测手段对于提供高质量的CPR，促使自主循环的恢复和维持循环稳定都是十分有益的。

病因的治疗对于成功复苏十分重要，尤其是对于自主心跳难以恢复或已恢复自主心跳而难以维持循环稳定者，应考虑对引起心搏骤停的病因进行治疗。引起心搏骤停的常见病因包括：5个"H"，即Hypoxia（低氧血症）、Hypovolemia（低血容量）、Hydrogen ion（酸中毒）、Hypo-/Hyperkalemia（低/高钾血症）、Hypothermia（低温）；5个"T"，即Toxins（中毒）、Tamponade（cardiac）（心包压塞）、Tension pneumothorax（张力性气胸）、Thrombosis（pulmonary）（肺栓塞）、Thrombosis（coronary）（心肌梗死）等。

（三）有症状的心动过缓和心动过速的处理

在ACLS阶段常遇到各种各样的心律失常，及时诊断和治疗对于有效恢复自主循环和维持循环稳定都是十分重要的，目标在于快速识别和治疗那些引起生理功能不稳定的心律失常。

毫无疑问，无脉性心律失常应立即按照心搏骤停进行复苏，而对有脉性心动过缓和心动过速的处理流程是不同的。患者因心律失常导致生理功能处于不稳定状态，其生命器官发生了急性损伤，有可能即将发生或正在发生心搏骤停，称为生理功能不稳定心律失常，应该立即治疗。患者因心律失常而引起了临床症状，如心慌气短、呼吸困难或头痛等，不会有即刻的生命威胁，称为有症状心律失常，救治者仍可有时间来考虑如何采取最佳处理措施。

一旦发生心律失常，救治者应该根据ECG和临床表现及体征进行评估，包括呼吸功能、氧合状态、血压、心率、神志以及器官灌注不足的表现等，并判断心律失常是引起生命危险或症状的原因还是继发于其他病因。如果仅依据心律失常的ECG表现，而忽视了其临床表现和体征，往往会导致处理错误。

例如，感染性休克患者常表现为窦性心动过速，心率超过140次/分钟，血压降低，是非常危险的。但这是一种代偿性心率增快，而不是引起生理功能不稳定的原因，单纯纠正心动过速并不能改善患者的生理功能不稳定状态。相反，对于严重缺血性心脏患者来说，突然的心率增快，可显著增加心肌耗氧量而加剧心肌缺血，可导致严重并发症。在这种情况下，尽快降低心率可有效改善心肌的氧供需平衡，从而改善心功能状态。如果是合并有呼吸衰竭和低氧血症者，发生了低血压和心动过缓，这时的心动过缓也不是引起生理功能不稳定的主要原因，单纯治疗心动过缓而不纠正低氧血症也是不能改善病情的。因此，判断引起生理功能不稳定的原因是十分重要的，可针对病因采取直接的治疗措施。

1. 心动过缓（bradycardia） 一般认为，心率低于60次/分钟即可诊断为心动过缓，但能引起临床症状的心率一般都低于50次/分钟。因此，首先应判断心动过缓是否引起了临床症状或影响了循环稳定性，然后再判断导致心动过缓的原因。

在临床上缺氧是引起心动过缓的最常见原因。因此，应首先检查呼吸和SpO₂，如过存在低氧血症或有呼吸困难体征，应及时保持呼吸道通畅，吸氧，必要时给予呼吸支持治疗。同时检查血压、神志、组

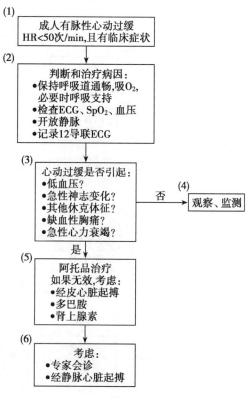

图104-12 心动过缓的处理流程

织灌注情况等,并记录 12 导联 ECG 以判断心动过缓的性质。如果因心动过缓引起循环功能不稳定、急性神志障碍等,应立即治疗。首选药物是阿托品,0.5mg(iv),3～5 分钟可重复应用,最大总量为 3mg。无效者可应用异丙肾上腺素、多巴胺或肾上腺素。对于严重心脏传导阻滞者应进行体外或经静脉心脏起搏,不能因药物治疗而延误起搏(图 104-12)。

2. 心动过速(tachycardia)　一般认为,心率大于 100 次/分钟即可诊断为心动过速,但能引起明显的临床症状,心率多超过 150 次/分钟。快速心律失常包括:窦性心动过速、窄 QRS 波室上性心动过速和宽 QRS 波心动过速。

一般来说,现场救治者可能难以鉴别室上性或室性心动过速,多数宽波心动过速都来源于心室,应按室性心动过速处理。当发生心动过速时,首先应辨别心动过速是引起临床症状的原因还是继发于其他病症。因为,机体在应激状态或并存其他病症时,也可引起反应性或代偿性心率增快。许多人认为,如果心率小于 150 次/分钟,都不会引起明显的不稳定状态,除非已有心室功能损害。图 104-13 是 2010 年 AHA 心肺复苏指南推荐的成人有脉性心动过速的处理流程。该流程与 2005 年指南相比较,更为简捷明了。发现心动过速,首先要保持患者的呼吸道通畅,吸氧,必要时给予呼吸支持;同时检查 ECG,SpO_2,临床表现和体征。如果吸氧后病情未改善,应鉴别患者是否处于不稳定状态及与心动过速的关系。如果患者发生低血压、神志突然改变、休克、缺血性胸痛或急性心力衰竭,应立即进行同步电复律。

如果心率小于 150 次/分钟,且无心功能障碍,一般都为继发性;如为规律的、窄 QRS 波心动过速,未发生低血压,可在准备电复律时先以腺苷治疗。如果病情稳定,救治者有时间检查 12 导联 ECG 以判断是否为宽 QRS 波(≥0.12 秒)。如果为宽波、规律性快速心律失常,可给予腺苷或其他抗心律失常药物治疗。如果为窄波,可采用迷走神经刺激法治疗,心律规律者可给予腺苷、β 受体阻滞剂或钙通道阻断剂治疗。

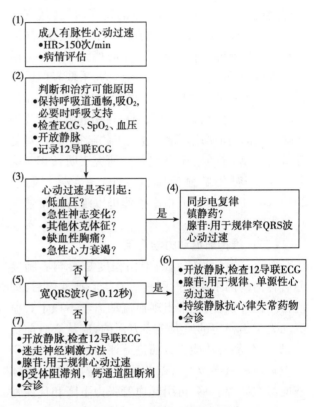

图 104-13　心动过速的处理流程

第8节　复苏后治疗

进行系统有效的心搏骤停复苏后治疗(post-cardiac arrest care,PCAC)不仅可以降低因复苏后循环不稳定引起的早期死亡率及因多器官功能衰竭和脑损伤引起的晚期死亡率,而且可改善存活者的生存质量。因此,发生心搏骤停者自主循环一旦恢复,即应立即转运到有条件的医疗单位,最好是 ICU,进行复苏后治疗。

PCAC 的主要任务包括:维持血流动力学稳定和氧合以改善生命器官的组织灌注和供氧,控制性低温对脑细胞进行保护以促进神经功能的恢复,预防和治疗多器官功能障碍或衰竭,治疗病因尤其是对急性冠状动脉综合征的介入治疗。可见,复苏后治疗是一项集多学科智慧于一体、更为复杂和困难的工作。

(一) 呼吸管理

一旦自主循环恢复后,即应再次检查并确保呼吸道或人工气道的通畅和有效的人工呼吸,维持良好的呼吸功能对于患者的预后十分重要。通常情况下都已经行气管内插管,在病情稳定后应摄 X 线胸片以判断气管内插管的位置、有无肋骨骨折、气胸及肺水肿等。对于自主呼吸已经恢复者,应进行常规吸氧治疗,并密切监测患者的呼吸频率、SpO_2 和 $P_{ET}CO_2$。对于仍处于昏迷、自主呼吸尚未恢复、或有通气或氧合功能障碍者,应进行机械通气治疗,并根据血气分析结果调节呼吸机参数，以维持 PaO_2 为 100mmHg 左右，$PaCO_2$ 为 40~45mmHg，或 $ETCO_2$ 为 35~40mmHg。氧合功能在复苏后治疗期间对心、脑功能的恢复十分重要。因为组织灌注都已有不同程度的损害，如果再发生低氧血症，可直接影响对心、脑的供氧，应对其原因进行判断，并做相应治疗。

为了防止氧中毒的发生，应避免长时间吸入纯氧，以最低吸入氧浓度达到 $SpO_2 \geqslant 96\%$ 为适宜。同时应避免高气道压和大潮气量的过度通气（适宜潮气量为 6~8ml/kg），以免由此带来的肺损伤、脑缺血和对心功能的不利影响。对于心搏骤停者自主循环恢复后的呼吸管理，传统观念认为，采取轻度过度通气有利于缓解颅内高压。尽管过度通气可降低 $PaCO_2$ 而有利于降低颅内压，但也可引起脑血管收缩而降低脑的血流灌注，导致进一步的脑损伤，这对复苏后脑功能的恢复是很不利的。研究表明，$PaCO_2$ 降低 1mmHg 可使脑血流降低 2.5%~4%。因此，2010 年 AHA 心肺复苏指南推荐仍以维持正常通气功能为宜。

（二）维持血流动力学稳定

血流动力学稳定和脑损伤程度是影响心肺复苏后存活的两个决定性因素。发生心搏骤停后，即使自主循环恢复，也常出现血流动力学不稳定。血流动力学不稳定的原因是多方面的，应从心脏前负荷、后负荷和心功能三方面进行评估和治疗。由于组织缺血缺氧导致血管壁的通透性增加，血管内体液向组织间隙转移，可引起血管张力下降和代谢性酸中毒，结果可发生绝对或相对的血容量不足。心脏缺血再灌注和电除颤，都可引起心肌顿抑或功能障碍，一些死于多器官功能衰竭者常常在复苏后 24 小时内发生顽固性低心排综合征。因此，自主循环恢复后，应加强生命体征的监测，全面评价患者的循环状态。最好能建立有创性监测，如直接动脉压、CVP、尿量等，有条件者可应用经食管心脏超声或放置 Swan-Ganz 漂浮导管，以便能实时、准确测定血流动力学参数，并用以指导治疗。一般来说，复苏后都应适当补充液体，人工胶体液对于维持血管内容量和血浆渗透压非常重要，应结合血管活性药物的应用（如去甲肾上腺素、肾上腺素、多巴胺或多巴酚丁胺等），以维持理想的血压、心排血量和组织灌注。一般认为，能维持平均动脉压 $\geqslant$ 65mmHg，$ScvO_2 \geqslant 70\%$ 较为理想。对于顽固性低血压或心律失常者，应考虑病因治疗，如急性心肌梗死、急性冠状动脉综合征等，应采相应的治疗措施或介入治疗。

（三）多器官功能障碍（MODS）或衰竭（MOF）的防治

MODS 是指各种疾病导致机体内环境稳态的失衡，包括早期内环境紊乱到 MOF 连续的病理生理过程。任何创伤、感染或应激反应都可引起 SIRS。SIRS 是感染或非感染因素导致机体过度炎性反应的共同特征，MODS 是 SIRS 进行性加重的后果，而 MOF 是 MODS 继续发展的最严重结果。

缺血再灌注损伤是心肺复苏后引起 MODS 的主要原因。缺血缺氧可导致组织氧代谢障碍，包括氧输送减少和组织氧利用障碍；缺血再灌注后可促发机体氧自由基大量释放，稳态的分子氧转化为极不稳定的氧自由基；氧自由基与细胞成分发生反应，造成脂质过氧化，生物膜的通透性增加，酶系统受损，细胞遗传信息改变，可导致细胞结构、代谢和功能的紊乱；加上白细胞与内皮细胞的相互作用，造成内皮细胞损伤和功能紊乱。最终导致器官微循环障碍和实质细胞损伤，引起 MODS。

心搏骤停虽只数分钟，复苏后患者却可有数小时以至数天的多器官功能障碍，这是组织细胞灌注不足导致缺血缺氧的后果，也称为心搏骤停后综合征（post arrest syndrome）。临床表现包括：代谢性酸中毒、心排血量降低、肝肾功能障碍、急性肺损伤或急性呼吸窘迫综合征等。机体某一器官的功能障碍或衰竭，往往会影响其他器官功能的恢复；外周器官功能的异常（如低血压、通气功能障碍等），也无疑会影响到脑组织的病理性改变。因此，缺氧性脑损伤实际也是复苏后多器官功能障碍或衰竭的一个组成部分。如不能保持外周器官功能的完好，亦即难以使缺氧性脑损伤获得有效防治。因此，在防治复苏后多器官功能障碍或衰竭的工作中，首先应保持复苏后呼吸（见呼吸管理）和循环功能的稳定。心肺复苏后仍难免还有组织细胞灌注不足，因而有必要继续调整体液平衡，改善灌注压和心肌的收缩力，使血流动力学处于最佳状态，组织细胞的灌注得到改善。复苏后脑水肿的病例，体液的调整应以保持血管内液不低于正常，但血管外（包括细胞内）液却有明显减少的状态。为此，一方面应积极进行利尿，但同时还必须输入足量的胶体液，保持血浆胶体渗透压不低于正常。应密切监测尿量，血、尿渗透压和电解质浓度，并及时予以调节，预防肾功能衰竭的发生。为了准确评估心血管的功能状况，常需监测动脉压、中心静脉压和尿量,对于心血管功能不稳定或原有心血管疾患的患者,还需放置 Swan-Ganz 漂浮导管或建立其他同类监测措施,借以深入了解血流动力学状况并指导临床治疗。

第9节 脑 复 苏

一、全脑缺血的病理生理

由于心搏骤停后有效组织灌注停止,引起组织细胞缺氧、无氧代谢和代谢产物蓄积。如果不能在数分钟内恢复有效循环,生命器官将丧失功能,或遗留永久性功能损害。心肺复苏成败的决定因素固然是原发病的严重程度,但复苏措施的建立是否及时、室颤的治疗是否及时有效、心肺复苏期间冠状动脉和脑血管的灌注是否足够,都是影响复苏预后的重要因素。一般认为,在常温下脑细胞经受4~6分钟的完全性缺血缺氧,即可造成不可逆性损害;但若存在即便是微小的灌注,脑细胞的生存时限亦可明显延长。

发生室颤者的临床特点可分为三相:①电学相,发生在心搏骤停的前4~5分钟,早期电除颤是复苏成功的关键;②血流动力相是其后的10~15分钟,主要危险是心肌灌注障碍;③代谢相是因组织缺血缺氧而引起代谢障碍,心肌及脑的缺血性损伤非常明显,复苏的成功率很低。可见,时间在心肺复苏中非常重要,"时间就是生命"在此得到真正体现。随着对复苏理论研究的进展和临床经验的积累,心搏骤停10分钟以上仍能恢复良好神经功能的病例也不乏报道。研究表明,脑细胞不可逆性损害并不是在脑血流停止时形成的,而是发生在脑再灌注之后,即脑缺血再灌注损害。这样,就有可能通过干预措施来延迟或减轻这种再灌注损害,从而增加了脑细胞功能恢复的机会。由于临床情况较为复杂,对心搏骤停的"安全时限"应从积极意义上来理解,要力争在最短时间内恢复自主循环和生命器官的灌注,即使已超过这一时限,仍应争取机会而不应轻易放松复苏工作。实际上随着开始复苏时间的延长,复苏的成功率也随之降低。因此,初期复苏时立即建立有效的人工循环是复苏成功的关键。

二、脑复苏的措施

复苏的目的不仅是能恢复和稳定患者的自主循环和呼吸,而且应恢复中枢神经功能。防治心搏骤停缺血性脑损害所采取的措施,称为脑复苏(cerebral resuscitation)。脑复苏实际上是复苏后治疗的一个重要组成部分。

人脑组织按重量计算虽只占体重的2%,而脑血流量却占心排血量的15%~20%,需氧量占20%~25%,葡萄糖消耗占65%。可见脑组织的代谢率高、氧耗量大,但氧和能量储备则很有限。当脑完全缺血10~15秒,脑的氧储备几乎耗尽;20秒后自发和诱发脑电活动停止,细胞膜离子泵功能开始衰竭;5分钟内脑的葡萄糖及糖原储备和三磷酸腺苷(ATP)即耗竭。大脑完全缺血5~7分钟以上者,发现有多发性、局灶性脑组织缺血的形态学改变。但当自主循环功能恢复、脑组织再灌注后,这种缺血性改变仍然继续发展。神经细胞发生不可逆性损害是在脑再灌注后,相继发生脑充血、脑水肿及持续低灌注状态。结果使脑细胞继续缺血缺氧,导致细胞变性和坏死,称为脑再灌注损害(reperfusion injury)。脑细胞从缺血到完全坏死的病理变化过程是非常复杂的。有人观察到在心搏骤停5分钟后,以正常压力恢复脑的血液灌注,可见到多灶性"无再灌注现象"(no reflow phenomenon),可能与红细胞凝聚、血管痉挛等因素引起的毛细血管阻塞有关。脑细胞因缺血缺氧可释放细胞有害物质,导致脑细胞水肿。

脑复苏的任务在于改善脑缺血再灌注损伤和预防继发性脑损伤的发生。已经坏死的脑组织并不能再生,但脑损伤的过程及其演变并不只限于脑组织完全缺血阶段;全身循环恢复以后,脑内的病理过程还在继续演变;脑外的病理因素也可使脑组织的灌注紊乱,加剧脑水肿的发展。例如,低血压、缺氧、高碳酸血症、高体温、惊厥、呛咳等,都可使颅内压升高,使脑水肿加重。换言之,循环恢复之后,还有许多脑内和脑外因素可以造成继发性脑损伤。迄今对于原发的缺氧性脑损伤还缺乏有效治疗的证据,但对于继发性损伤却仍有防治的可能。

(一)控制性低温治疗

低温在脑复苏中的意义和地位,多年来在国内外存在着较大的分歧。我国学者在20世纪60年初即已在临床上确立了低温对脑复苏的效益,而国外学者因顾虑低温对血液流变学、心血管功能和防御感染能力等方面的不良影响,对低温用于脑复苏持谨慎态度。自 20 世纪 80 年代末以来对低温的研究,使人们越来越认识到低温是脑复苏综合治疗的重要组成部分。因为低温可使脑细胞的氧需要量降低,从而维持脑氧供需平衡,对脑缺血再灌注损伤具有保护或治疗作用。研究表明,体温每降低 1℃可使脑代谢率下降 5% ~ 6% ,脑血流量降低约 6.7% ,颅内压下降 5.5% 。这对于防治复苏后发生的脑水肿和颅内高压十分有利。但是,全身低温也可带来一些不利的应激反应,如寒战、心肌抑制、对凝血的影响等。临床和实验研究资料表明,浅低温和中低温对心搏骤停复苏后的神经功能恢复是有益的。来自欧洲和澳洲的多中心、大样本的临床研究结果具有重要意义。欧洲的研究结果表明,因室颤引起心搏骤停经复苏恢复自主循环后,施行 32 ~ 34℃ 低温,持续 24 小时,6 个月后神经功能恢复的良好率和死亡率(55% ,41%)均显著优于常温组(39% ,55%)。澳洲的研究认为,医院外心搏骤停经复苏自主循环恢复后,施行 33℃低温,持续 12 小时,神经功能恢复优良率为 48.8%,显著优于常温组(26.5%)。但在临床上对复苏后施行治疗性低温的适应证,降温开始时间、达到目标温度时间和持续时间,降温程度以及方法等问题,仍然有待于进一步研究。

低温对脑和其他器官功能均具有保护作用,对于心搏骤停自主循环恢复后仍然处于昏迷,即对于口头指令没有反应者,都主张进行低温治疗。但不能认为凡是发生心搏骤停者都必须降温。一般认为,心搏骤停不超过 3 ~ 4 分钟者,其神经系统功能可自行迅速恢复,无使用低温的必要;循环停止时间过久以致中枢神经系统严重缺氧而呈软瘫状态者,低温亦不能改善其功能。因此,对于心搏骤停时间较久(>4 分钟),自主循环已恢复仍处于昏迷者,或患者呈现体温快速升高或肌张力增高,且经过治疗后循环稳定者,应尽早开始低温治疗。如果心搏骤停时间不能确定者,则应密切观察,若患者神志未恢复并出现体温升高趋势或开始有肌紧张及痉挛表现时,应立即开始降温。如待体温升高达顶点或出现惊厥时才开始降温,可能为时较晚,疗效也难以满意。

心搏骤停后开始降温的时间对脑功能恢复是否有影响还不完全清楚。来自欧洲和澳大利亚的研究结果认为,在自主循环恢复后 2 小时内或 8 小时左右开始降温,其预后都优于常温组。我国学者的经验是,脑缺氧发生后约 3 小时内开始降温,对于降低颅内压、减轻脑水肿及降低脑细胞代谢的作用最为明显,8 小时后的效果明显减弱。因此,临床应用低温治疗应越早开始越好。

低温是指体温低于 35℃ ,又分为浅低温(35 ~ 32℃),中低温(32 ~ 28℃),深低温(28 ~ 20℃)和超低温(<20℃)。降温的幅度可随患者而异,应以降至患者只需最小剂量的镇静药即可抑制肌痉挛,并保持呼吸、血压平稳的温度即可。欲达到此目的,多数病例只需浅低温即可;也有部分病例需要中度低温才能产生疗效。但体温低于 30℃ 存在发生严重心律失常的可能。体温在 30℃ 以上时,很少发生室颤;而体温在 28℃ 以下时,室颤的发生率明显增加。因此,在实施中度低温时更应密切监测,务必保持体温的波动不超过 ±2℃ 的范围。一旦开始低温治疗,就应持续到患者神志恢复,尤其是听觉恢复,然后逐渐(2 ~ 3 天内)复温。有的可在 24 小时后即可完全恢复神志;如果 24 小时未能恢复者,可持续低温 72 小时。临床上也有低温持续时间更长者(>5 天),但患者的预后都不好。2010 年 AHA 心肺复苏指南推荐,对于院外、因室颤发生的心搏骤停,经 CPR 已恢复自主循环但仍处于昏迷的成年患者,应进行浅低温(34 ~ 32℃)治疗 12 ~ 24 小时。这种低温治疗对于因其他心律失常或院内心搏骤停者也是有益的。在低温治疗过程中应密观察患者的反应,但不宜主观猜测患者神志是否已经恢复,更不应过早地减浅镇静程度或使体温回升以观察患者的意识是否恢复。镇静药的使用应持续至体温恢复正常以后方宜停药。

尽管低温治疗方法很多,但还没有一种理想的方法。能自动反馈的血管内降温装置可较稳定地维持目标温度,但因其有创性和操作较复杂而未能在临床广泛应用。目前比较常用的降温方式还是体表降温方法,以降温毯或将冰袋置于体表大血管部位进行降温。体表降温方法虽然比较慢,但只要细心去做,一般都能在 2 小时内将体温降到目标温度。根据我国关于头部重点低温综合疗法的研究和在临床脑复苏中的经验,如果能"及早降温",同时以"冰帽"进行头部重点低温,可能更有利于脑保护。

降温过程可分为诱导和维持两个阶段。前者指降温开始至体温达到目标温度;后者指将体温维持于目标温度。在低温治疗期间,持续监测核心体温十分重要,常用体温监测方法是应用食管温度计、膀胱温度计(有尿者)、血温(如已放置漂浮导管)或鼓膜温度。在诱导期应尽量减少寒战反应,并应在最短时间内完成。寒战反应的强弱取决于中枢神经系统被抑制的程度。深度昏迷的病例,虽不增加任何措施亦可不出现明显的寒战反应,但多数患者仍需给以一定量的中枢神经抑制药,甚至应用肌松药,才能控制寒战反应。

(二) 促进脑血流灌注

1. 提高平均动脉压　在心搏骤停后,以正常压力恢复脑的灌注后,仍可见到多灶性"无再灌注现象"。在缺血期间,由于组织代谢产物的蓄积和 Ca^{2+} 的转移,使脑血流的自动调节机制受到损害,缺血脑组织的灌注主要取决于脑灌注压或动脉压的高低。针对这种现象,可通过暂时性高血压和血液稀释以增加脑灌注压,改善脑组织的灌注。因此,有人主张在自主循环恢复后即刻应控制血压稍高于基础水平,并维持 5~10 分钟。以后通过补充容量或应用血管活性药物维持血压在正常偏高水平。

2. 降低颅内压　脑血流量取决于脑灌注压的高低,而脑灌注压为平均动脉压与颅内压之差。因此,除了维持适当血压外,还应降低颅内压和防治脑水肿,以改善脑灌注压。脱水、低温和肾上腺皮质激素的应用仍是现今行之有效的防治急性脑水肿和降低颅内压的措施。理想的脱水治疗主要是减少细胞内液,其次才是细胞外液和血管内液。但临床脱水治疗的顺序完全相反,首先受影响最大的是血管内液,其次是组织间液的改变,而细胞内液的变化发生最晚。因此,在脱水过程中必须严格维护血容量的正常,适当补充胶体液以维持血容量和血浆胶体渗透压于正常偏高水平。这样或可使细胞内和组织间质脱水而维持血管内的容量正常。同时,脱水应以增加排出量来完成,而不应过于限制入量,尤其不应使入量低于代谢的需要。脱水时应维持血浆胶体压不低于 15mmHg(血浆白蛋白 30g/L 以上),维持血浆渗透压不低于 280~330mOsm/L。脱水所用药物可根据临床情况选用肾小管利尿药(如呋塞米)或渗透性利尿药(如甘露醇)。但渗透性利尿药的作用相对缓和、持久,可作为脱水治疗的主要用药。血浆白蛋白既有利于维持血浆胶体渗透压,也有较好的利尿作用,是脑复苏时的常用药之一。估计心搏骤停超过 3~4 分钟以上的病例,于呼吸和循环恢复稳定后即可开始利尿。脑水肿的发展一般都于第 3~4 天达到高峰,因此脱水治疗可持续 4~5 天。

3. 改善脑微循环　通过适当血液稀释维持 HCT 在 30%~35%,可降低血液黏度,改善脑微循环,有利于脑内微循环血流的重建,改善脑血流灌注,促进神经功能恢复。但过度血液稀释有损于血液携氧能力,应予避免。

4. 血糖控制　血糖浓度增高可明显加重脑缺血性损害,因血糖增高可增加脑缺血期间乳酸产生而加剧脑损伤。因此,在脑缺血再灌注期间,无论何种原因(糖尿病、输糖过多、应激反应、应用皮质类固醇等)引起的高血糖,均应予以控制。但在应用胰岛素控制高血糖时,一定要避免低血糖的发生,因为低血糖本身就可导致不可逆脑损伤。血糖控制在什么水平仍无定论。目前的观点认为,为了避免发生低血糖症,建议控制血糖在 8~10mmol/L,不主张将血糖控制在 4.4~6.1mmol/L。

(三) 药物治疗

对缺氧性脑细胞保护措施的研究虽已不少,但迄今仍缺乏能有效应用于临床者。硫喷妥钠及其他巴比妥类药的脑细胞保护作用虽曾引起过广泛的关注,但经过多医学中心的验证,现知其并非如此。然而,积极保护脑细胞仍然是脑复苏的最根本的问题,仍值得不断的探索和研究。

1. 钙通道阻断剂(calcium entry blocker, CEB)　关于钙通道阻断剂的脑保护作用仍在研究中。CEB 是根据细胞内钙超载理论提出的。正常脑细胞内、外的 Ca^{2+} 浓度相差上万倍,主要靠细胞膜对 Ca^{2+} 相对无通透性和离子泵功能主动外排来维持的。脑缺血缺氧后,细胞膜的通透性和离子泵功能发生改变,使大量 Ca^{2+} 在细胞内蓄积。结果引起细胞的结构、代谢和功能的改变,电压门控性钙通道开放,配基门控通道由于兴奋性氨基酸的释放而被激活,导致细胞内 Ca^{2+} 超载,严重者可导致脑细胞死亡。从理论上讲,CEB 具有稳定钙通道作用,阻断 Ca^{2+} 内流,防止因细胞内 Ca^{2+} 升高而引起的各种负性反应,如激活磷脂酶、促进游离脂肪酸释放、诱发氧自由基的产生等。实验研究表明,心搏停止后立即给予利多氟嗪(lidoflazine)有助于早期(12 小时)神经功能的恢复。在心搏停止 10 分钟恢复自主循环后,立即给予利多氟嗪 1mg/kg,并于 8 小时和 10 小时重复给药,结果发现,与对照组比 96 小时后的脑损害有明显改善。但临床对比研究并未发现利多氟嗪对脑复苏的成功率有明显改善。因此,其临床应用仍有待于进一步研究。

2. 氧自由基清除剂(free radical seavenger,

FRS）认为游离铁离子可促进氧自由基的生成。在缺氧和再灌注过程中，自由基的大量增加可与细胞内的 Ca^{2+} 及多种不饱和脂肪酸起反应，而导致细胞膜和线粒体的损害及其功能障碍，甚至细胞坏死。应用自由基清除剂可消除其活性。超氧化物歧化酶（superoxide dismutase, SOD）和过氧化氢酶可使超氧阴离子（SO）、过氧化氢（H_2O_2）转化为水。但其临床应用价值仍在研究之中。

3. 肾上腺皮质激素　在理论上对脑复苏是有利的，但在临床应用的争议较多。实验研究表明，肾上腺皮质激素能使神经胶质细胞的水肿缓解，这是临床应用的理论依据。虽然肾上腺皮质激素对于神经组织水肿的预防作用较明显，但对已经形成的脑水肿的作用似有疑问。因此，只能认为是一辅助措施，并不能起到主要作用。一般主张宜尽早开始用药，使用 3~4 天即可全部停药，以免引起不良并发症。

三、脑复苏的结局

（一）脑损伤程度的判断

在复苏后治疗中，脑损伤的程度是决定患者预后的主要因素。除了患者一般情况外，如年龄、并存疾病、体格情况等，脑缺血缺氧的时间是最为重要的，要结合总体情况进行综合分析判断。

一般将脑缺血缺氧的时间分为几个时间段：①心搏骤停前缺氧时间：指心搏停止前严重低血压、低氧血症或严重贫血时间。②心搏骤停时间：指心搏骤停到开始 CPR（胸外心脏按压）的间隔时间。③CPR 时间：指开始 CPR 到心脏自主心跳恢复的间隔时间，亦称为"CPR 低灌注期"。④后续缺氧期：指自主心跳恢复后仍发生严重低血压、低氧血症或严重贫血的持续时间。将以上 4 个时间相加的总和，即为脑损伤的总时间。脑缺血缺氧的总时间越长，脑损伤越严重。但在院外或普通病房中发生心搏骤停者，心搏骤停前缺氧时间和心搏骤停时间是很难精确判断和估计的，只有从旁观者、家属或病友所提供的信息加以估算。

（二）脑复苏的结局

目前主要是根据 Glasgow-Pittsburg 总体情况分级（OPC）来判定脑复苏的最终结局。可分为 5 个等级：

1 级：脑及总体情况优良。清醒、健康，思维清晰，能从事工作和正常生活，可能有轻度神经及精神障碍。

2 级：轻度脑和总体残废。清醒，可自理生活，能在有保护的环境下参加工作，或伴有其他系统的中度功能残废，不能参加竞争性工作。

3 级：中度脑和总体残废。清醒，但有脑功能障碍，依赖旁人料理生活，轻者可自行走动，重者痴呆或瘫痪。

4 级：植物状态（或大脑死亡）。昏迷，无神志，对外界无反应，可自动睁眼或发声，无大脑反应，呈角弓反张状。

5 级：脑死亡：无呼吸，无任何反射，脑电图呈平线。

（三）脑死亡

脑死亡是指全脑（包括脑干）的所有功能呈现不可逆性丧失，特别是脑干功能的丧失。脑干功能的丧失在脑死亡的诊断中十分重要，必须绝对确定。在临床昏迷患者中，有的可以恢复，但有可能存在不同程度的功能障碍，有的则处于顽固昏迷状态。在顽固昏迷者中，一些患者丧失了大脑皮质的功能，而脑干功能仍然存在，仍可以自主呼吸，称为植物状态（俗称植物人）。如果治疗或护理适当，植物人可以存活相当长的时间。而那些脑干功能也同时丧失，表现为昏迷及自主呼吸停止者为脑死亡。自从 1968 年哈佛大学医学院制定的关于脑死亡诊断标准发表以来，人们已逐渐接受了这一新的死亡概念，并将其作为判断人类死亡的新标准。1976 年英国皇家医学院发布关于脑死亡的备忘录，认为脑干死亡是脑死亡的必须和重要组成部分，脑死亡即等于临床死亡。但是，目前在国际上还没有一个统一的脑死亡诊断标准，各国的学术单位或学术团体都是根据美国及英国的有关指南及本地区的社会背景来制订自己的脑死亡诊断标准。

我国于 2002 年也制定了《中国脑死亡诊断标准》（草案）。一般认为，诊断脑死亡必须具备以下四项：①意识完全丧失（深昏迷）且无任何自主动作；②对疼痛刺激无任何体动反应，包括去大脑状态和去皮质状态，但患者的脊髓反射仍可能存在；③脑干反射消失，包括瞳孔对光反应、角膜反射、眼前庭反射及咳嗽反射等；④自主呼吸完全停止，当 $PaCO_2$ 升高到 50mmHg（或 60mmHg）并持续 3min，自主呼吸仍未恢复。

关于脑电图（EEG）平坦是否作为诊断脑死亡的必要条件仍有不同意见。在有的标准中将脑电图平

坦作为诊断脑死亡的必要条件之一,但大多数认为
EEG 在脑死亡诊断中并不是必须的,而在严重脑损
伤病例的早期具有一定的诊断意义。脑死亡的诊断
标准只适用于除外低温、低血压、代谢或内分泌异
常、神经肌肉阻滞或药物等引起的脑功能障碍者。
因此,在判断脑死亡之前应识别和治疗引起深昏迷
和自主呼吸停止的任何潜在的可逆性原因。如果患
者符合脑死亡的临床标准,即临床诊断为脑死亡者,
6 小时后应重复进行一次临床评估,观察期至少在
12 小时以上。在大多数情况,通过以上临床诊断方
法即可判定是否为脑死亡。如果认为临床检查结果
有可疑之处或判断不准确时,应进行确认性实验室
检查。这些检查方法中,脑血管造影、脑电图、经颅
多普勒超声检查较为常用。

(杨拔贤)

参 考 文 献

1. Safar P,Behringer W,Bottiger BW,et al. Cerebral resuscitation potentials for cardiac arrest. Crit Care Med,2002,30(4 suppl):140-144.
2. Klouche K,Weil MH,Sun S,et al. Stroke volumes generated by precordial compression during cardiac resuscitation. Crit Care Med,2002,30(12):2626-2631.
3. Ebmeyer U,Katz LM. Brain energetics of cardiopulmonary cerebral resuscitation. Curr Opin Crit Care,2001,7(3):189-194.
4. Safar P,Tisherman SA,Behringer W,et al. Suspended animation for delayed resuscitation from prolonged cardiac arrest that is unresuscitable by standard cardiopulmonary-cerebral resuscitation. Crit Care Med,2000,28(11 suppl):214-218.
5. The Hypothermia Cardiac Arrest Study Group. Mild therapeutic hypothermia to improve the neurologic outcome after cardiac arret. N Engl J Med,2002,346(8):549-556.
6. Bernard SA,Gray TW,Buist MD,et al. Treatment of comatose survivors of out-of hostital cardiac arrest with induced hypothermia. N Engl J Med,2002,346(8):556-563.
7. Ong ME,Ng FS,Anushia P,et al. Comparison of chest compression only and standard cardiopulmonary resuscitation for out-of-hospital cardiac arrest in Singapore. Resuscitation,2008,78:119-126.
8. Sanders AB,Kern KB,Ewy GA,et al. Improved resuscitation from cardiac arrest with open-chest massage. Ann Emerg Msd,1984,13:572.
9. Abella BS,Sandbo N,Vassilatos P,et al. Chest compression rates during cardiopulmonary resuscitation are suboptimal:a prospective study during in-hospital cardiac arrest. Circulation,2005,111:428-434.
10. 谢荣. 麻醉学. 第 3 版. 北京:科学出版社,1994,p434.
11. 李德馨. 一种简便有效的头部降温法. 解放军医学杂志,1965,2(4):388.
12. Werner C. Mild and moderate hypothermia as a new therapy concept in treatment of cerebral ischemia and craniocerebral trauma. Pathophysiologic principles. Anasthesiol Intensivmed Notfallmed Schmermiaused,1997,32:210-218.
13. The American Heart Association:2010 American Heart Association Guidelines for Cardiopulmonary Resuscitation and Emergency Cardiovascular Care. Circulation,2010,122(suppl 3):S640-S934.

第105章 新生儿复苏

胎儿出生时发生一系列生理改变,以适应子宫外生活而成为新生儿。新生儿出生后如不能适应这一变化,可发生窒息缺氧,如未及时进行复苏处理,可造成新生儿死亡或中枢神经系统损害。新生儿在出生后数分钟内不能建立有效通气以维持供氧和排出二氧化碳,或因循环障碍,不能提供生命器官有效灌注者,均需进行复苏处理。新生儿复苏以处理窒息缺氧为主,少数窒息新生儿需行心脏按压术。新生儿复苏常在产房、手术室和新生儿科进行,据统计产房内6%新生儿需复苏,体重低于1500g的新生儿需复苏处理的百分比更高。因此,麻醉医师均需熟练掌握新生儿复苏技术。随着围产期医学的发展以及胎儿监测和心肺脑复苏的进展,新生儿复苏的有关理论和技术也在不断发展。

第1节 新生儿生理基础

一、围产期应激反应

胎儿后期及新生儿可产生大量儿茶酚胺,以准备出生后适应子宫外生活并适应缺氧。研究证实:出生时缺少儿茶酚胺分泌的动物与儿茶酚胺分泌正常的动物相比,不易在缺氧条件下存活。儿茶酚胺在出生前即开始自肺清除液体,并促使 II 型肺泡上皮细胞合成肺泡表面活性物质。新生儿窒息时儿茶酚胺可维持心排血量,并使血流自外周再分布至心、脑、肾上腺等重要器官。儿茶酚胺可升高血压、降低心率及心肌氧耗量。此外,储存能量的分解也需儿茶酚胺的参与。剖宫产时由于产妇不用费力,故其新生儿血糖浓度比经阴道分娩者低。经阴道分娩时器官血流量较高,与血浆儿茶酚胺浓度有关。儿茶酚胺浓度高的新生儿的Apgar评分比儿茶酚胺浓度低的新生儿高。因此,应激反应是胎儿自子宫内移行至子宫外生活的重要组成部分。

二、中枢神经系统

虽然出生时髓鞘形成尚未完善,但新生儿中枢神经系统的反应是积极有效的,脑电图可记录到大脑皮质的活动。新生儿能感受到疼痛的刺激,表现为心动过速、血压升高、骨骼肌张力增加等。新生儿神经系统功能不稳定,缺乏控制系统,对呼吸、肌肉活动及体温调节不稳。新生儿皮质下中枢兴奋性较高,且对皮质下中枢的调控不足,遇强烈刺激后的兴奋过程易扩散,表现为惊厥、躁动。然而,新生儿的自主神经系统发育良好,副交感神经系统占优势,易发生心动过缓。

三、呼 吸 系 统

(一)解剖特点

新生儿头大、颈短,颈部肌肉发育不完全,易发生上呼吸道梗阻。即使施行椎管内麻醉,若体位不当也可发生呼吸道梗阻。新生儿多经鼻呼吸而不会经口腔呼吸,但因鼻腔狭窄,鼻塞时常可致呼吸困难。口小舌大,会厌长而硬,喉头位置较高且前移,气管插管时喉部暴露困难。可选用直喉镜暴露声门,有时需采用修正体位,即将头部处于中间位或颈部轻度屈曲使气管插管容易完成。新生儿气道最狭窄的部位在声门下区环状软骨水平,年龄越小越明显。新生儿气管总长度约 4～5cm,内径 4～5mm,气管长度随体重增加而增长。气管分叉位置较高,新生儿位于 3～4 胸椎水平,成人在第 5 胸椎下缘。左、右主支气管夹角分别为(47.5±7.1)°和(28.9±4.5)°。导管插入过深进入右主支气管的机会多于左侧,与成人相似。

新生儿胸廓相对狭小,骨及肌肉菲薄,肋骨呈水平位,肋间肌不发达,因此胸廓扩张力小,主要靠膈肌上下运动,易受腹胀等因素影响。纵隔在胸腔内占据较大空间,限制了吸气时肺脏的扩张,因此新生儿呼吸储备能力较差。

(二)结构与功能的发育

1. 气道和肺泡　妊娠第 4～8 周肺开始发育。在这阶段,肺芽分化出主支气管;在第 6 周所有支气管分支均可辨认;到第 16 周从气管轴上长出的小气道数已接近成人。当气道发育完全时,终末气道再塑形并成倍增加而形成一簇大肺泡囊或肺泡雏形,进行气体交换。真正的肺泡于出生后出现,肺泡囊在出生后便逐渐变薄,直到出现分隔。

新生儿肺弹力组织的数量较少,弹力蛋白仅延伸至肺泡管。以后弹力蛋白继续延伸至肺泡水平并于 18 岁时达到顶点。

2. 肺循环妊娠　第 14 周出现肺动脉主干。20 周时肺循环的分支已接近成人,并且表面的侧支血管结构出现。在胎儿期,动脉与气道和肺泡囊相伴行。在妊娠 9～12 周之间出现支气管动脉。血管壁在妊娠 12 周时发育出良好的弹力蛋白层,肌细胞于妊娠 14 周时开始发育。在妊娠 19 周之前,弹力结构延伸至第 7 代肺动脉分支,肌细胞亦向远端延伸。肺动脉血管处于主动收缩状态,直至妊娠末期。出生后即刻,肺血流增加到接近成人水平。肺静脉系统发育与肺动脉系统相似。

3. 生化发育　受孕 24 日,胎儿肺即开始发育,20 周时呼吸道发育出上皮及毛细血管,26～28 周时毛细血管紧贴终末呼吸道,有氧及二氧化碳交换。此时如早产,经精心治疗和护理可以维持生命。孕 20 周时肺泡细胞产生肺泡表面活性物质,28～32 周在呼吸道腔内出现肺泡表面活性物质,但终末呼吸道 34～38 周时并无明显的肺泡表面活性物质出现,除非应激反应或应用肾上腺糖皮质激素,终末呼吸道才有该物质产生和释放。出生后开始呼吸,能进一步增加肺泡表面活性物质的浓度。肺泡表面活性物质可降低肺泡表面张力,使肺泡不易萎陷。如肺泡表面活性物质缺乏,可产生肺不张及新生儿呼吸窘迫综合征或新生儿肺透明膜病,应用肺泡表面活性物质可降低婴儿呼吸窘迫综合征及严重心肺并发症的发生率。早产新生儿复苏时应用肺泡表面活性物质是复苏措施的重要组成部分。

4. 呼吸转换　胎盘到肺:足月胎儿肺内含有血浆超滤过液,每天自肺产生约 50～150ml/kg。超滤过液可排入口腔,然后吞咽入胃或排至羊水中。正常时肺内并无羊水污染,但如胎儿在宫内因缺氧等刺激,出现呼吸深度增加,羊水可被吸入肺内。这种胎儿出生后,可在其肺中发现鳞状细胞和其他碎屑。胎儿经阴道分娩时,胸廓在阴道内受盆腔底部肌肉挤压,此压力达 30～250cmH$_2$O,能将肺内约 2/3 液体挤出,但此时肺仍萎陷,并无空气。肺内残余的液体(血浆超滤过液及羊水)在出生后被淋巴管及毛细血管吸收或经呼吸道排出。早产儿、低体重儿和产程快的新生儿通过阴道分娩时所受挤压少,剖宫产儿未受阴道挤压,肺内残液均较多,肺水潴留引起新生儿短暂呼吸增快,清除肺水应在出生后立即进行。

正常新生儿出生 30 秒时出现呼吸,90 秒时可维持呼吸节律规则。娩出后受阴道挤压的胸廓弹复,使空气入肺。轻度酸中毒、缺氧及二氧化碳增高刺激呼吸中枢,诱发节律性呼吸。寒冷、触觉刺激、疼痛及钳闭脐带可进一步刺激呼吸。但严重酸中毒及缺氧、中枢神经损害、产妇用药(如麻醉性镇痛药、镇静药、镁盐、乙醇等)均会抑制新生儿的呼吸。

新生儿第一次呼吸的吸气容量为 20～75ml,当呼吸建立后,每分钟呼吸 40～60 次,潮气量 6～7ml/kg,分钟通气量 100～150ml/kg,氧耗量 3ml/(min·kg),PaO$_2$ 60～90mmHg,PaCO$_2$ 35～40mmHg,pH 7.35～7.45。

出生后第 1 分钟新生儿即存在功能性残气,出生后为扩张萎陷的肺必须克服气管支气管液体回流、萎陷肺泡的表面张力以及肺的弹力等阻力。扩张新生儿肺所需的压力不必超过 20cmH$_2$O,但也有学者认为新生儿需 40～80cmH$_2$O 的压力来克服这些阻力。因此,必要时可用较高的正压使肺扩张,但应注意早产儿加压通气时压力过高,可引起气压伤和(或)闭合性气胸。

四、循　环　系　统

胎儿和新生儿在成熟的过程中不断经历循环系

统结构和功能的变化,理解这些变化过程对于循环衰竭的诊断和治疗是非常必要的。

胎儿血液供应来自胎盘,故母体(子宫)-胎盘-胎儿为同一体。胎儿是并行循环,与成人不同。胎儿有心内及心外分流,以及卵圆孔和动脉导管(图105-1)。胎儿左右心室排血量不相等,右心室排血占心排血量的2/3,左心室排血占1/3。从胎盘经脐静脉回流的氧合血,大部分不经过肝脏而自静脉管直接流入右心房,再经卵圆孔分流至左心房,然后经左心室分布至全身循环,因此灌注心、脑血流的氧含量较高。从上半身回流的去氧饱和血经上腔静脉流入右心室,由于肺循环阻力(PVR)高,右心排血量中仅5%的血液进入肺循环,95%的血液经动脉导管进入降主动脉,因此氧合较低的血液灌注氧耗量低的下半身。

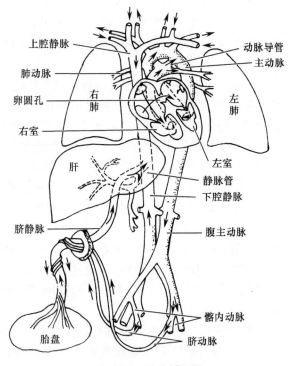

图105-1 胎儿循环图

胎儿肺循环阻力高,出生后因肺扩张、呼吸、pH升高和肺泡氧分压升高,使肺循环阻力显著下降。出生后5分钟~24小时肺循环阻力的降低还因小动脉扩张而进一步下降,在以后的数周中,因小动脉壁肌纤维减少,肺循环阻力继续下降。剖宫产出生的新生儿肺动脉压力及肺循环阻力均比经阴道分娩的新生儿高。当有缺氧、酸中毒、低血容量、低通气量、肺不张、寒冷等情况时,肺循环阻力增高,缺氧合并酸中毒时肺循环阻力明显增高。

出生后脐带钳夹,脐动脉血流终止,体循环阻力(SVR)及主动脉压增高;脐静脉钳夹降低了静脉回流和右心房压力,使自右心房经卵圆孔至左心房的分流以及自肺动脉经动脉导管至主动脉的右向左分流降低。而出生时肺扩张所致的肺循环阻力和肺动脉压的下降,有利于进一步降低经动脉导管的分流;由于肺血流增加,氧合改善,左心房压上升,进一步降低经卵圆孔的分流。上述二种情况使胎儿循环转为成人循环,其标志是脐带钳夹后全身动脉压上升和空气入肺引起的肺血流增加。

当左房压高于右房压时,卵圆孔闭合。肺动脉压低于主动脉压时,动脉导管闭合。动脉导管解剖上闭合时间:足月儿是生后10~14天,早产儿可延长至数月才闭合。足月新生儿在2周内,早产儿在数月内如有肺炎、缺氧、低体温及酸中毒存在,可使肺循环阻力升高,引起肺动脉高压。当肺动脉压超过主动脉压即右房压超过左房压时,卵圆孔及动脉导管可重新开放,出现右向左分流现象,引起低氧血症和代谢性酸中毒。低氧血症和代谢性酸中毒是胎儿循环继续存在的特征。

胎儿的心脏在妊娠第6周时左右开始形成,但是在出生后的第一年,肌纤维的成熟和密度才逐渐开始增加。在此期间,肌细胞处于快速的蛋白合成和细胞生长过程,细胞中细胞核、内质网、线粒体的浓度都很高。新生儿的心肌纤维富含这些非弹性和非收缩性成分,因而顺应性和效率比成人的心肌纤维要低很多。在胎儿和新生儿中,心室顺应性较低导致舒张末期容积的轻微改变可以引起舒张末期压的巨大改变。新生儿主要依靠心率来维持心排血量。

常见新生儿心血管疾病有先天性心脏病、急性循环衰竭、心律失常等。

1. 先天性心脏病 先天性心脏病引起新生儿出生后一系列的显著病理生理变化,如氧合作用、灌注,心肌功能等。这类异常变化可以分为缺氧和非缺氧病变。非缺氧病变包括左心的梗阻性疾病(二尖瓣狭窄、主动脉瓣狭窄、主动脉狭窄、肺静脉回流异常、室间隔缺损或动脉导管未闭合并右向左分流)。缺氧病变包括三尖瓣狭窄、肺动脉瓣狭窄、肺动脉狭窄或发育不良、法洛四联症。如果左向右分流的血液足以引起充血性心脏衰竭(CHF)和肺水肿,右心病变会导致缺氧。

可以通过体检,心电图(ECG),胸片,超声心动图来诊断先天性心脏病。心导管检查可以作为介入治疗或诊断工具。磁共振成像（MRI）可用于明确手术前病变心脏的解剖。

2. 儿童急性循环衰竭　急性循环衰竭的定义是以满足人体代谢需要的全身血流量不足。休克的临床综合征，包括循环容量不足和循环衰竭代偿的症状和体征。新生儿释放内源性儿茶酚胺，增加外周自主神经张力以代偿循环容量不足。休克的早期征象包括焦虑或烦躁不安，四肢湿冷，面色苍白，不明原因心动过速。呼吸急促，中度代谢性酸中毒，少尿以及嗜睡是组织灌注不足的迹象。反应迟钝，周期性呼吸，呼吸暂停是即将发生心搏呼吸骤停的迹象。动脉血压不能作为患儿灌注是否足够的指标，因为在病程后期血压才开始降低。循环衰竭可以由心脏衰竭，血管内血容量不足，低血糖或低血钙引起。低血容量既可能是真正的血容量丢失（血液、血浆和水），也可能是体循环血管阻力改变引起。低血容量是新生儿循环衰竭最常见的原因。患儿心室前负荷下降，每搏量和心排血量减少。

3. 心律失常　低氧引起的窦性心动过缓是新生儿最常见的心律失常。治疗方法有保持呼吸道通畅、吸氧和通气治疗。若无效，应给予阿托品。

五、体温调节

当暴露于寒冷环境时，机体会产生热量以维持体温，成人及小儿通过肌肉收缩（寒战）的物理方式产热，新生儿则通过化学方式即非寒战产热。

新生儿受寒冷刺激，氧耗量及代谢活动增加，大量释放去甲肾上腺素（成人释放肾上腺素），使脂肪组织的激酶激活，分解棕色脂肪（由于这些脂肪血管丰富，故称棕色脂肪），产生甘油三酯。后者被水解为甘油及非酯化脂肪酸（non-esterified fatty acid，NEFA），NEFA 被释出细胞外或在细胞内氧化为 CO_2 和 H_2O，并产生热量，这是一种产热反应。NEFA 可与甘油结合再酯化为甘油三酯，这一通过辅酶 A-NEFA 的再酯化过程需要细胞外葡萄糖分解成 α-甘油磷酸盐的参与，是另一种产热反应。甘油三酯的再合成也产生热量，因在形成辅酶 A-NEFA 复合物时需利用 ATP（图 105-2）。

非寒战产热主要发生于新生儿的棕色脂肪中。棕色脂肪位于肩胛间组织，颈部肌肉及血管、锁骨及腋部、胸部入口处大血管及腹部内脏（尤以肾及肾上

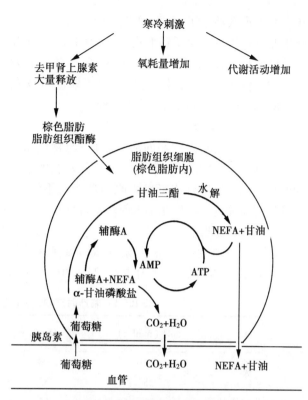

图 105-2　热量代谢示意图

腺周围为多）。肩胛间脂肪组织静脉回流至背部肌肉，形成椎体外静脉丛，在此处引流至脊髓周围的静脉丛，然后进入颈或奇静脉，供应脊髓及心脏热量。

新生儿复苏时必须努力维持适宜的温度环境（新生儿是 32～34℃），此时代谢（以氧耗量反映）最低，但足以维持体温。当皮肤温度与环境温度相差＜1.5℃时，氧耗量最小。

六、代　谢

（一）葡萄糖代谢

足月新生儿糖元主要储存在肝和心脏。产后 4 小时内肝糖元耗竭，血糖水平迅速降低，因而不能耐受较长时间禁食禁饮，术前可补充葡萄糖液以防止低血糖的发生。血糖低于 1.7mmol/L 可出现苍白、出汗、紧张不安和心动过缓，血糖低于 1.1mmol/L 则出现呼吸暂停和惊厥。手术会造成儿茶酚胺升高，葡萄糖摄取减少及麻醉状态下机体对糖的需要减少。新生儿术中很少需补糖，但应监测血糖，根据血糖情况决定是否给予含糖溶液。

（二）钙代谢

钙经胎盘主动转运以满足胎儿的需要。出生后一周内因母体不再供钙及婴儿甲状旁腺功能未充分

建立而出现低钙血症。过度通气伴碱中毒、早产儿、新生儿窒息均可发生低钙血症。血钙<1.87mmol/L为低钙血症,出现低血压、抽搐和惊厥,少数可有发绀。发生低血钙症时,可在心电监测下输注10%葡萄糖酸钙(100~200mg/kg)予以治疗。

(三) 肝肾功能

新生儿肝细胞内质网的活力较低,药物代谢酶的活性低,当合并有特殊情况时,新生儿药物的半衰期明显延长。肝脏合成凝血酶原的功能尚不健全,易发生凝血障碍。新生儿手术前应常规使用维生素K_1,以改善凝血功能。

新生儿肾脏发育不完善,尿浓缩和稀释能力较差。出生后一周内24小时尿量为25~30ml,一周时应为100~200ml,出生一周后平均尿量约1ml/(kg·h)。出生时肾小球滤过率约为成人的30%,出生后2周增长较快,4~6个月时肾小球功能完全成熟。肾小管功能成熟晚于肾小球,由于髓襻较短,保钠能力较弱。远曲小管碳酸酐酶活性较弱,碳酸氢离子重吸收的能力较弱,有引起酸中毒的倾向。

七、动脉血气和酸碱值

临产时正常胎儿都有轻度呼吸性和代谢性酸中毒,血 pH 为7.25~7.35(表105-1)。

表 105-1 临产时产妇、胎儿、新生儿动脉血气和酸碱测定正常值

	PaO$_2$(mmHg)	SaO$_2$(%)	PaCO$_2$(mmHg)	pH	BE(mmol/L)
产妇动脉	100	98	30	7.40	−4
胎头毛细血管	25	55	45	7.28	−6
新生儿脐静脉	30	65	40	7.32	−5
新生儿脐动脉	15	20	50	7.24	−7

新生儿娩出后血 pH 短暂降低并伴碱剩余(BE)负值,于4分钟达到高峰。出生后轻度代谢性酸中毒可能与新生儿无氧糖原酵解旺盛,乳酸产生多,且肾脏保碱排酸功能差有关。正常新生儿在娩出后1小时,pH 可自行纠正至7.35,PaCO$_2$:35mmHg~40mmHg。

第2节 胎儿和新生儿窒息

当胎盘(胎儿)或肺(新生儿)气体交换不足时发生胎儿或新生儿窒息,窒息时血氧分压下降、二氧化碳分压升高、pH下降,并产生大量酸性代谢产物,其中一部分可被碳酸氢盐所缓冲。宫内窒息常因产妇缺氧、胎盘-脐血流降低及胎儿心力衰竭引起。产妇如有发绀型心脏病、充血性心力衰竭或呼吸衰竭,可导致缺氧。产妇低血压、儿茶酚胺分泌、胎盘早期剥离或胎盘疾病(纤维化、钙化、梗死、感染)可使胎盘-脐血流降低。

一、胎儿和新生儿窒息原因

新生儿窒息原因很多,大致如下:

(一) 母体因素

1. 体格情况 ①心肺疾病:高血压、低血压、缺氧、子宫动脉收缩、贫血、心肌或瓣膜疾病;②感染;③肾衰竭;④糖尿病;⑤肥胖;⑥甲状腺功能亢进或减退。

2. 妊娠或分娩异常 ①妊娠毒血症;②过期产或产程延长;③胎位异常(臀位、面位等);④头盆不称;⑤子宫收缩无力;⑥产钳分娩;⑦宫内操作,剖宫产;⑧前置胎盘,胎盘早期剥离;⑨脐带脱垂。

3. 分娩期间用药 ①麻醉性镇痛药;②巴比妥类药物;③苯二氮䓬类药物;④镇静药物;⑤吸入全身麻醉药。

(二) 胎儿因素

①早产;②先天性畸形;③脐带压迫或脱垂;④宫内感染;⑤胎粪吸入;⑥多胎。

(三) 新生儿因素

①生产时窒息;②低体重;③新生儿休克;④新生儿低温;⑤皮肤、指甲、脐带胎粪污染;⑥心肺功能障碍。

二、胎儿和新生儿窒息的病理生理变化

（一）呼吸改变

1. 原发性呼吸暂停（primary apnea）　胎儿或新生儿窒息缺氧时，最初 1～2 分钟为呼吸深快，如缺氧未及时纠正，会发展为呼吸抑制和反射性心率减慢，此为原发性呼吸暂停。此时患儿肌张力存在，血管轻微收缩，血压升高，循环尚好，但有发绀，如及时给氧或予以适当刺激，可恢复自主呼吸。

2. 继发性呼吸暂停（secondary apnea）如缺氧持续存在，则出现喘息样呼吸，心率继续减慢，血压开始下降，肌张力消失，苍白，呼吸运动减弱，最终出现一次深度喘息而发展为继发性呼吸暂停，如无外界呼吸辅助则无法恢复而死亡。

窒息产生的呼吸失代偿常以肺水肿为特征，肺水肿可能继发于低氧性心肌功能衰竭导致的微血管压力升高，或由于毛细血管内皮损伤所致的毛细血管渗漏。

（二）各器官缺血缺氧改变

1. 心血管系统　窒息初期，由于低氧血症和代谢呼吸混合性酸中毒，通过抑制延髓心脏调节中枢的功能和引起心动过缓从而导致心排血量下降，还可引起心肌收缩力减弱。作为对心排血量下降的代偿，肺、肠、肾、肌肉、皮肤等组织器官血管收缩，血流量减少，从而保证重要器官如心、脑、肾上腺等的供血。患儿体温低，身上可出现斑点，表现为低心排血量性休克。如缺氧继续，无氧代谢使酸性代谢产物迅速增加，导致重度代谢性酸中毒。此时体内储存糖原耗尽，血流代偿机制丧失，心脏功能受损，心率和动脉压下降，重要器官供血减少，脑损伤发生；其他已处于缺血情况下的器官，则因血内含氧量的进一步下降而更易受到缺氧缺血的伤害。

2. 中枢神经系统　窒息时中枢神经系统并发症包括脑室内出血、皮层梗死以及脑水肿。脑室内出血易发于早产儿，可能是脑室旁生发基质缺血坏死所导致。该区域在窒息损伤数小时或数天后可液化并破裂到脑室。皮层梗死常以“分水岭模式”发展，可影响控制上肢的运动中枢和视觉中枢。脑水肿相对出现较迟，一般在窒息损伤后 8～72 小时左右。由于神经系统功能的最终结局主要取决于窒息时皮层损伤的程度，因此对脑水肿的积极治疗能够预防或减少后期的进一步损伤。应采取措施保证充足的氧合和稳定的血流动力学。

3. 肾及其代谢效应　窒息可导致肾小管或肾小球毛细血管床栓塞，造成肾小管及肾小球坏死。窒息引起的代谢并发症还包括低血糖、低血钙、低血镁以及代谢性酸中毒，均可造成严重的心肌抑制和血压过低。

4. 血液系统　窒息导致的血液系统并发症主要是 DIC。维生素 K 依赖因子（II、VII、IX、X）水平可能因低氧性肝功能障碍而降低，可以通过补充维生素 K 而改善。

5. 消化系统　内脏缺血可导致肠黏膜坏死，继而整个胃肠道皆可出现溃疡和穿孔。监测包括观察鼻饲管分泌物和大便是否带血，听诊肠鸣音并测量腹围，行腹部平片以检查胃肠腔内、胃肠壁内、门脉内或胃肠外气体。坏死性小肠结肠炎是早产儿窒息后的常见并发症。在重症患儿中，肠穿孔、腹膜炎以及脓毒症均可致死。治疗主要就是最大限度地减少进食导致的渗透性负荷，直至胃肠功能完全恢复。应在胃肠损伤后数天或数周内避免任何经口或胃肠道饮食。开始进食时应使用低渗性溶液。胃肠道恢复期间应通过中心静脉导管给予静脉内营养。监测胃内 pH 值，并使用抗酸药或 H_2 受体拮抗剂。肝组织缺氧以及低灌注可造成肝细胞损伤，病理生理损害的程度与机体组织损伤的持续时间和严重程度直接相关。症状包括转氨酶水平升高、凝血功能异常、胆红素升高以及糖代谢不稳定，应尽量纠正所有的功能性异常以及实验室异常。

第 3 节　新生儿临床评估

（一）Apgar 评分

1953 年 Apgar 提出用 5 项指标（心率、呼吸情况、肌肉张力、神经反射和皮肤色泽）来评估新生儿出生时情况，称为 Apgar 评分法（表 105-2）。每项指标分 0 分、1 分、2 分三类，10 分为满分，表示新生儿情况良好。由于方法简便实用，在出生后 1 分钟及 5 分钟分别评分，还可评估复苏效果。Apgar 评分已为各国广泛采用。Apgar 评分虽能提供重要参考，但某些新生儿由于心率及血压相对稳定，评分正常，但因外周血管收缩，仍应注意可能存在酸中毒情况。

表 105-2　Apgar 新生儿评分法

评分	0分	1分	2分
心率(次/分)	无	<100	>100
呼吸情况	无	呼吸浅表,哭声弱	佳,哭声响
肌肉张力	松弛	四肢屈曲	四肢自主活动
神经反射(叩足底或插口咽通气管)	无反应	有些动作,皱眉	哭,喷嚏
皮肤色泽	青紫或苍白	躯干红,四肢发绀	全身红润

1. **心率**　正常新生儿心率 120～160 次/分钟,新生儿对心率快的耐受性好,心率即使达 200～220 次/分钟,大部分新生儿仍无不良反应。但心率<100 次/分钟,新生儿即不能耐受,因心率减慢时心排血量及组织灌流减少。窒息新生儿常出现心率减慢。患先天性心脏病、先天性心脏传导阻滞以及充血性心力衰竭的新生儿偶尔也伴有心率减慢,产前心电图及超声心动图检查可在出生前诊断这些疾病,有助于早期治疗。

2. **呼吸**　正常新生儿在出生 30 秒内开始呼吸,90 秒即维持平稳。出生数分钟后呼吸频率是 30～60 次/分钟,吸气与呼气间无间歇,有利于发展和维持正常的功能性余气。呼吸 30～60 次/分钟时,肺的功能性残气不易呼出。呼吸暂停和呼吸过慢时呼气相延长,功能性残气量减少,导致缺氧。严重酸中毒、窒息、母体用药、感染(肺炎、脑膜炎、脓毒症)及中枢神经系统损伤时发生呼吸暂停和呼吸过慢。而呼吸急促(>60 次/分钟)则发生于低氧血症、低血容量、酸中毒、中枢神经系统出血、肺部疾病(如透明膜病、误吸综合征和感染)、肺水肿和母体用药(如麻醉性镇痛药、乙醇、镁和巴比妥类药物)。

3. **肌张力**　多数新生儿包括早产儿,出生时对刺激的反应是四肢有活动。但缺氧、产妇用药、中枢神经系统损伤、重症肌无力、先天性肌弛缓症时肌张力降低。肌肉呈屈曲性挛缩且缺乏关节皱折是宫内中枢神经损伤的征象。

4. **神经反射(对刺激的反应)**　以吸痰管吸引新生儿鼻孔时有皱眉及啼哭,弹打四肢有运动反应。如无这些反应,提示有缺氧、酸中毒、产妇用药、中枢神经系统损伤或先天性疾病等。

5. **皮肤色泽**　新生儿出生时皮肤有发绀,60 秒后大部分转红润,但手足仍有发绀。如 90 秒仍有躯干发绀,应考虑新生儿有窒息、心排血量降低、高铁血红蛋白血症、先天性心脏病、心律失常、红细胞增多症或肺部疾病(呼吸道阻塞、呼吸窘迫、肺发育不全、膈疝等)。新生儿出生后皮肤苍白,常因窒息、低血容量、酸中毒、贫血或先天性心脏病所致。

Apgar 评分应在出生后 1 分钟及 5 分钟各进行一次。评分越低,酸中毒和低氧血症越严重。出生后 1min 评分与酸中毒及存活率有关,5 分钟评分与神经系统的预后有关。为了便于记忆,可按 APGAR 字母次序来评分,即:A(appearance,皮肤色泽)、P(pulse,心率)、G(grimace,皱眉反应)、A(activity,四肢活动)、R(respiration,呼吸)来评分,可供参考。

评分 8～10 分,提示新生儿情况良好,90% 以上新生儿属此类。正常新生儿出生后 1min 四肢常呈发绀,评分常是 9 分,但 5min 评分四肢转红润,可得 10 分。

5～7 分为轻度抑制,对强烈刺激及向鼻部吹氧有反应,3～5 分钟后常有好转,2 分钟时 PaO_2 50～70mmHg,$PaCO_2$ 40～50mmHg,pH 7.15～7.25,BE 为 -10mmol/L,至 10 分钟后 pH 增至 7.30,$PaCO_2$ 和 BE 恢复正常。

3～4 分为中度抑制,常有发绀和呼吸困难,如用面罩给氧或加压通气仍不好转,则应立即气管插管。

0～2 分为严重抑制,需立即气管插管并进行复苏。

出生时严重窒息应立即进行复苏,而不应等待 1min 评分的结果。此外,心率、呼吸和肌张力的评分意义超过 Apgar 总评分,因这三项评分为决定是否需要复苏的重要指标。

(二)脉搏氧饱和度

近年来应用脉搏氧饱和度仪监测新生儿的氧合情况,可连续监测新生儿血氧饱和度(SpO_2)及脉率。其反应迅速,数据可靠,可评价新生儿呼吸情况及复苏效果,已在临床上逐渐推广。监测时将特制小儿探头置手指或足趾处,也可钳夹在跟腱处监测。新生儿出生时 SpO_2 较低(64%),5 分钟后达 82%。如果产妇吸氧,新生儿出生时 SpO_2 可达 90% 以上,故产妇应常规吸氧。SpO_2 临床应用也有一定局限性,当寒冷、低血压、胎脂过厚、胎儿肢体活动剧烈或使用不适合的探头时,正确性将受影响。

第4节　新生儿复苏术

新生儿复苏时应注意母体(子宫)-胎盘-胎儿一体化的处理。胎儿血氧亲和力高于成人,产妇临产时吸氧可提高脐静脉血氧分压。产妇子宫收缩过强或过快可减少胎盘脐带血供应,加重胎儿缺氧。剖宫产手术时应用硬膜外阻滞,可抑制子宫收缩,从而改善胎盘血液供应。

美国心脏学会和儿科学会推荐新生儿复苏应在1分钟内完成三个步骤,即①擦干新生儿皮肤,以减少热量丧失,将新生儿放置于红外线保温床上,并吸引口鼻分泌物,此步骤应在20秒内完成。②评估呼吸并及时处理,应在30秒内完成。③评估心率。

胎儿宫内窘迫,新生儿出生时 Apgar 评分低的发生率明显高于无窘迫的胎儿,早产儿评分低发生率高于足月儿,故对宫内窘迫的胎儿及早产儿应作好新生儿复苏的充分准备。有羊水污染史的胎儿,出生后常需在喉镜直视下作气管内吸引。而对双胞胎者应准备好两套新生儿复苏设备。

一、新生儿复苏常备器具和药品

1. 新生儿复苏需要有一定的设备、工具和药品(表105-3),产房及手术室应配备齐全,并放置于新生儿复苏专用推车中或新生儿复苏包中备用,并应经常检查及补充。

2. 复苏常用药物　见表105-4。

表 105-3　新生儿复苏器具

红外线辐射保温床	肩垫、揩拭羊水用的棉垫、纱布或毛巾
听诊器	静脉穿刺套管针(22G、24G)
吸引器、吸引管和吸痰管(新生儿用)	脐动静脉插管包(包括导管及虹膜剪、血管钳)
新生儿面罩	注射器、三通管
呼吸囊(250ml、500ml、750ml 各一个)	手套
婴儿口咽通气管(00、0 号)	剪刀、胶布
喉镜及气管插管导管(内径 2.5mm、3.0mm、3.5mm)	药物:肾上腺素、碳酸氢钠、多巴胺、纳洛酮、葡萄糖注射液、乳酸钠复方氯化钠液、阿托品
氧气及氧气管	

表 105-4　新生儿复苏时常用药物

药物	适应证	剂量	用药途径	注意事项
肾上腺素	心搏骤停	浓度 1:10000 0.1~0.3ml/kg 或 0.05~2.0μg/(kg·min)	静脉注射 气管内注入	快速注药 气管内注药时用 生理盐水稀释至 1~2ml
阿托品	心动过缓	0.03mg/kg	静脉注射	可导致显著心动过速
异丙肾上腺素	心动过缓、低血压、低心排血量	将4mg溶于250ml 的 5% 葡萄糖溶液中,以 0.01μg/(kg·min) 开始输注并增加剂量至心率上升或 0.05~2.0μg/(kg·min)	静脉注射	可导致心律失常,如果心率大于180~220 次/min 将导致心排血量下降
葡萄糖酸钙	低心排血量	心电图监测下 5~10min 给予 100mg/kg	静脉注射	可导致心动过缓
5% 碳酸氢钠	代谢性酸中毒	35ml/kg	静脉注射	注射速度要慢(5min)同时进行有效通气
扩容剂	低血容量	10ml/kg	静脉注射	5~10min 缓慢注射
全血或5%白蛋白溶液	低血容量	10ml/kg	静脉注射	5~10min 缓慢注射
纳洛酮	镇痛药引起的呼吸抑制	0.01~0.03mg/kg 最大 0.1mg/kg	静脉注射 肌肉注射	快速给药。可引起肺水肿

续表

药物	适应证	剂量	用药途径	注意事项
多巴胺	低血压	$5 \sim 20 \mu g/(kg \cdot min)$	静脉输注	用静脉泵控制剂量 严密监测血压、心率
多巴酚丁胺	低血压	$2.5 \sim 10 \mu g/(kg \cdot min)$	静脉输注	用静脉泵控制剂量 严密监测血压、心率
米力农	心力衰竭	推注 $50 \mu g/kg$,至少 $10min$ 输注:$0.375 \sim 0.75 \mu g/(kg \cdot min)$	静脉输注	用静脉泵控制剂量 严密监测血压、心率
去甲肾上腺素	低血压	$0.05 \sim 1.0 \mu g/(kg \cdot min)$	静脉输注	用静脉泵控制剂量 严密监测血压、心率
硝普钠	外周阻力高	$0.5 \sim 10 \mu g/(kg \cdot min)$	静脉输注	用静脉泵控制剂量 严密监测血压、心率
硝酸甘油	外周阻力高	$1 \sim 20 \mu g/(kg \cdot min)$	静脉输注	用静脉泵控制剂量 严密监测血压、心率

二、初步复苏

出生后立即用几秒钟的时间快速评估 4 项指标:①足月吗? ②羊水清吗? ③有哭声或呼吸吗? ④肌张力好吗? 如以上 4 项中有 1 项为"否",则进行以下初步复苏。

新生儿出生后由于产房及手术室温度远低于子宫内温度,新生儿体温调节不健全,且体表面积大,全身皮肤为羊水湿润,出生后经蒸发大量散热,很易导致体温下降。新生儿对寒冷环境耐受性差,在寒冷环境下,代谢亢进,全身氧耗量增加,体温下降使肺血管收缩,增加右向左分流,加重了窒息新生儿的低氧血症和代谢性酸中毒。体温下降使新生儿对复苏的反应降低,甚至毫无反应,故新生儿复苏中保暖的好坏直接关系到复苏的成败,必须重视。

产房及手术室温度应保持在 $26 \sim 27℃$,使皮肤温度与室温温差减小,氧耗量可以降低,体温亦可维持,应注意不可有对流风。新生儿出生后应立即放置于红外线辐射保温床上或电热毯上,用棉垫擦干体表羊水,并用棉毯包裹全身保温。当皮肤擦干后,蒸发散热即减少。据统计新生儿皮肤擦干及保温后,热量丧失比湿润新生儿明显减少,仅为后者的 1/5,故擦干羊水及保暖是每个新生儿出生后必须采取的措施,应在出生 20s 内完成。对体重<1500g 的极低出生体重儿可将其头部以下躯体和四肢放在清洁的塑料袋内,或盖以塑料薄膜置于辐射保温台上,摆好体位后继续初步复苏的其他步骤。如无红外线辐射保温床或电热毯,也可借助照明灯光保暖,但要注意与新生儿保持一定距离,以免造成灼伤。应注意在新生儿转运至婴儿室途中,也要注意保暖,重度窒息新生儿应放置在保暖箱中运送。另外,要注意保暖温度不能过高,以防引发呼吸抑制。

(一)清除上气道分泌物

1. 体位 置新生儿头轻度仰伸位(嗅花位)。

2. 吸引 在肩娩出前助产者用手将新生儿的口咽、鼻中的分泌物挤出。娩出后,用吸球或吸管(12F 或 14F)先口咽后鼻腔清理分泌物。过度用力吸引可能导致喉痉挛和迷走神经兴奋引起的心动过缓并使自主呼吸出现延迟。应限制吸管的深度和吸引时间(10s),吸引器的负压不超过 100mmHg(13.3kPa)。

3. 羊水胎粪污染时的处理 当羊水有胎粪污染时,无论胎粪是稠或稀,胎儿一经娩出,即先评估新生儿有无活力:新生儿有活力时,继续初步复苏;如无活力,采用胎粪吸引管进行气管内吸引。

4. 刺激 用手拍打或手指轻弹新生儿的足底或摩擦背部 2 次以诱发自主呼吸,若无效,表明新生儿处于继发性呼吸暂停,需要正压通气。

三、呼吸复苏

新生儿呼吸复苏的主要措施是吸引、面罩及呼吸囊加压吸氧、气管插管和张肺。首先要保证呼吸道通畅,建立有效通气,关键是吸出呼吸道液体及胎粪,及早张肺,必要时应施行气管插管吸引及给氧。根据 Apgar 评分,8 ~ 10 分的新生儿仅需吸引呼吸道,5~7分者给予一般刺激及吸氧,3~4分者需用面罩加压吸氧,需要时行气管插管给氧。0~2分者需立即行气管插管加压给氧。

(一)面罩及呼吸囊加压通气

1. 加压通气指征 新生儿用面罩及呼吸囊加压给氧可以获得足够的通气。建立充分的正压通气是新生儿复苏成功的关键。其应用指征是:①呼吸暂停或喘息样呼吸;②心率<100 次/分;③虽经鼻导管吸氧,新生儿仍有发绀。

2. 加压通气方法 面罩应小并能紧贴新生儿面部,面罩下无效腔应<5ml,面罩应覆盖口鼻部而不遮盖眼球且不超过下颌,这样可获得足够通气量。新生儿潮气量小,为避免并发症,开始加压通气时用较低容量(潮气量20ml),逐渐增加至40ml,辅助呼吸频率为40~60 次/分钟(胸外按压时为30 次/分钟)。大部分新生儿需要20~25cmH$_2$O 通气压力,少数病情严重的新生儿可用2~3 次30~40cmH$_2$O压力通气,以后通气压力维持在20cmH$_2$O,以免肺泡破裂。加压装置常用 Mapleson D 或 Jackson-Rees 半开放无活瓣装置,呼吸囊用500~750ml。也可用新生儿自动充气式气囊(250ml),使用前要检查减压阀,有条件最好配备压力表。自动充气式气囊不能用于常压给氧。

3. 加压通气的评估 有效的正压通气应显示心率迅速增快,由心率、胸廓起伏、呼吸音及氧饱和度来评估。如张肺不充分,应再次吸引咽喉部,并改变头部及面罩位置,检查气囊是否漏气,必要时用直接喉镜检查。持续气囊面罩正压通气(>2 分钟)会有气体进入胃,应常规插入8F 胃管,用注射器抽气和开放端口来处理。如面罩加压通气良好,心率可增快(>100 次/分钟),呼吸恢复,面色转为红润,可逐渐减少并停止加压通气。如心率仍慢(<100 次/分钟),呼吸恢复不佳,应作胸部心脏按压及气管插管给氧。

4. 给氧方法 无论足月儿或早产儿,正压通气应在氧饱和度仪的监测指导下进行。足月儿可以用空气进行复苏,早产儿给予30%~40%的氧,通过空气-氧气混合仪根据氧饱和度调整给氧浓度,使氧饱和度达到目标值。如暂时无空气-氧气混合仪可用自动充气式气囊去除储氧袋(氧浓度为40%)进行正压通气供氧。如果有效通气90s 后心率不增加或氧饱和度增加不满意,应当考虑将氧浓度提高到100%。

(二)气管插管

1. 插管指征 遇有下列情况,应进行气管插管:①用来清理呼吸道,特别是呼吸道液体黏稠及羊水胎粪污染者,直接经气管导管清除的效果更好。羊水污染的新生儿可能有60%发生误吸,其中20%并发呼吸窘迫综合征、肺炎或气胸。娩出后尽快进行气管插管吸引,可以明显降低呼吸窘迫的发生率和死亡率。②Apgar 评分0~3 分,病情严重,单纯面罩吸氧常不能改善,只有气管插管加压给氧才能使病情迅速改善。③评分4~6 分经面罩或一般吸氧未迅速出现呼吸,且患儿仍呈缺氧窒息者。④个别新生儿评分7~10 分经1~5 分钟后病情恶化,评分明显降低,这些患儿常因母体用药(尤其是麻醉性镇痛药、硫酸镁等)导致新生儿呼吸抑制。新生儿某些先天性畸形尤其是呼吸道畸形,可发生评分进行性降低。⑤需要经气管给药。⑥胸外按压。⑦其他特殊复苏情况,如先天性膈疝或超低出生体重儿。气管插管对新生儿复苏很重要,可适当放宽指征。

2. 插管方法 新生儿颈短、喉头位置高,头后仰时喉头位置更偏向前上方,声门不易显露,造成插管困难,故新生儿插管时头部应置于正中改良位(图105-3),声门容易显露。插管时应有助手在甲状软骨上加压,使喉部向后移位。单人操作时可用左手拇指和示指持咽喉镜,中、环指托下颌,小指在甲状软骨上加压,右手可将气管导管顺利插入。喉镜片根据操作者习惯选用直型或弯型镜片。一般建议用直镜片直接挑起会厌,显露声门后插管。弯型镜片视野显露较好,也可采用。整个操作要求在20 秒内完成。插入导管时,如声带关闭,可采用 Hemlish 手法。即助手用右手食指和中指在胸外按压的部位向脊柱方向快速按压1 次促使呼气产生,声门张开。气管导管根据新生儿体重可选用2.5、3.0、3.5 号导管,导管插入声门下1.5~2cm,用胶布固定导管。

当正压通气在20~30cmH$_2$O 时,型号恰当的导管内径会有轻微漏气。型号过大会导致患儿永久性

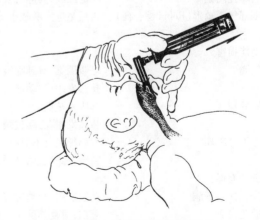

图105-3 新生儿气管插管

咽喉或声门下严重损害。小儿的气管软骨柔软、声门相对狭窄，无套囊导管用于 5 岁以下的小儿一般不会漏气。但若患儿因肺部疾病而需要高压通气，则带套囊的导管更为适宜。小套囊气管内导管经常用于 ICU 中，但应注意确保正压通气在 20 ~ 30cmH$_2$O 时有少量的漏气。套囊导管通常会避免导管周围漏气，但套囊充气过多可阻断静脉回流及损伤气道。目前尚无将套囊导管长期用于新生儿是否安全的资料。

3. 确定导管进入气管的方法　①胸廓起伏对称。②听诊双肺呼吸音一致，尤其是腋下，且胃部无呼吸音。③无胃部扩张。④呼气时导管内有雾气。⑤心率、肤色和新生儿反应好转。⑥可使用呼气末 CO$_2$ 监测，可有效确定有自主循环的新生儿气管插管位置是否正确。

判断导管尖端位于气管中点的常用方法：①声带线法（导管声带线与声带水平吻合）。②胸骨上切迹触摸法：操作者或助手的小指垂直置于胸骨上切迹，当导管在气管内前进触碰到小指时，表明尖端已达气管中点。③体重法：体重 1、2、3kg 的唇-尖端距离分别为 6 ~ 7cm、7 ~ 8cm、8 ~ 9cm。头位改变会影响插入深度。

在小儿，气管隆突与声带之间距离很短。因此，气管导管容易过深。小儿头颈部屈曲会使气管导管位置滑入更深；而头颈部的拉伸会使导管向外移位，甚至可能脱出气道。头部转动偏向一侧则可能使导管前端接触到气管壁，导致 CO$_2$ 潴留、缺氧或二者同时发生。

患儿气管插管后必须持续监护，以防分泌物阻塞管腔和导管意外脱出或滑入主支气管。

（三）置入喉罩

喉罩已成功地应用于新生儿复苏及机械通气，可部分代替气管插管，特别适用于气管插管困难的新生儿（小下颌或舌体相对较大，如 Pierre-Robin 综合征和唐氏综合征），其他适应证包括新生儿复苏气囊-面罩通气无效，气管插管失败或无法插管时。

（四）拔管

当新生儿呼吸恢复，皮肤口唇转红，出现肌张力及张口反应（哭泣动作）时，提示新生儿情况良好，可以拔管。注意拔管时应作好再行气管插管的准备，当新生儿病情有变化时，可随时插管。

（五）**肺泡表面活性物质的应用**

肺内注入肺泡表面活性物质可显著改善早产新生儿的预后，注入肺泡表面活性物质后，肺气体泄漏、透明膜样病、支气管肺发育不良及肺间质气肿的发生率下降，新生儿死亡率也降低。通常在出生后将肺泡表面活性物质按 5ml/kg 剂量注入气管内，注入后短时间内可出现氧饱和度降低，但随后大部分患儿因肺顺应性增加，动脉血氧饱和度迅速增加。肺顺应性增加后肺泡过度扩张，此时应降低通气压力，否则可引起肺损伤或肺气体泄漏。

（六）**特殊情况**

如按复苏流程规范复苏，新生儿心率、肤色和肌张力状况应有改善。如无良好的胸廓运动，未听及呼吸声，可能有以下问题（表 105-5）。（引自新生儿复苏指南，中国当代儿科杂志，2011，9）

表 105-5　新生儿复苏的特殊情况

情　况	病史/临床症状	措　施
气道机械性阻塞		
胎粪或黏液阻塞	胎粪污染羊水/胸廓运动不良	气管导管吸引胎粪，然后正压通气
后鼻孔闭锁	哭时红润，安静时发绀	口咽通气道，气管插管
咽部气道畸形（Robin 综合征）	舌后坠入咽喉上方将其堵塞，通气困难	俯卧体位，鼻咽通气道或喉罩或气管插管
肺功能损害		
气胸	呼吸困难，双肺呼吸音不对称 持续发绀/心动过缓	胸腔穿刺抽气，严重时放置引流管
胸腔积液	呼吸音减低 持续发绀/心动过缓	胸腔穿刺引流放液，必要时气管插管
先天性膈疝	双肺呼吸音不对称 持续发绀/心动过缓，舟状腹	必要时气管插管 插入胃管减压，手术治疗
心脏功能损害		
先天性心脏病	持续发绀/心动过缓	明确诊断，进一步治疗
胎儿失血	苍白；对复苏反应不良	扩容，可能包括输血

四、心脏复苏及用药

新生儿复苏时全身缺氧,导致酸中毒,酸中毒时心肌收缩力差,心排血量降低,同时心动过缓,严重窒息时甚至引起心搏骤停。新生儿心脏复苏指征与成人有所不同,除心搏骤停需行心脏胸外按压外,苍白窒息伴心率<80～100 次/分钟,对吸氧无反应时,也应开始胸外心脏按压。

（一）胸外按压

方法　应在新生儿乳头连线的下方,即胸骨中部进行按压。拇指法:双手拇指按压胸骨,根据新生儿体型不同,双手拇指重叠或并列,双手环抱胸廓支撑背部。此法不易疲劳,能较好的控制下压深度,并有较好的增强心脏收缩和冠状动脉灌流的效果(图105-4)。双指法:右手食指和中指的指尖放在胸骨上,左手支撑背部。其优点是不受患儿体型大小及操作者手大小的限制。按压深度约为前后胸直径的1/3,产生可触及脉搏的效果。按压和放松的比例为按压时间稍短于放松时间,放松时拇指或其余手指不应离开胸壁。按压频率 100～150 次/分钟。注意不可按压胸骨下部,以免损伤腹腔器官。胸外心脏按压与人工呼吸之比为 5:1,新生儿心脏复苏通常不需电击除颤。按压时应监测心率,当心率>120次/分钟,血压达 80/20mmHg 时,心脏复苏满意,此时瞳孔应缩小并在中间位。如瞳孔扩大,提示脑部血流及氧合不足。收缩压低或舒张压<10mmHg,可引起冠状血管灌注不足。新生儿复苏时,很少需要用药。新生儿心动过缓通常是因为肺部膨胀不充分或严重缺氧,而纠正心动过缓的最重要步骤是充分的正压通气。当复苏效果欠佳时,应加用药物治疗。常用药物及其适应证见表105-4,注意酸中毒时药物效应减弱,必须同时纠正酸中毒。用药时应注意药液容量要小,否则可导致血容量过多。

（二）复苏药物

1. 常用药物　见表105-4。

2. 常用心血管药物　心血管药物包括正性肌力药物、血管扩张剂、血管收缩剂和抗心律失常药物等。大多数常用药物没有在小儿中得到充分的研究,所以推荐剂量及预期效果都应从成人的剂量和临床经验中来推断。

正性肌力药物用于增加循环衰竭患者的心排血量。大多数正性肌力药物同样影响心率和血管紧张度。新生儿对心动过速通常有良好的耐受性。新生

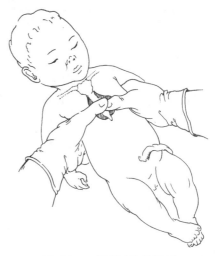

图 105-4　拇指法胸外按压

儿的心室顺应性较差,每搏排出量变化幅度小,提高心率是增加心排血量的一个重要手段。由于增加心率或收缩性的药物会同时增加心肌耗氧量,应用这些药物就需提供足够的氧气和足够的代谢底物。严重的酸中毒或可能存在的败血症会减弱拟交感神经血管药物的药效,因此这类药物应快速输注,并随酸中毒的情况调整。常用的正性肌力药物(见表105-6)。

（1）肾上腺素:肾上腺素具有强心作用,是多种低血压的首选药物。

（2）多巴胺:多巴胺是新生儿最常输注的正性肌力强心药物。其作用呈剂量依赖性,小剂量时兴奋多巴胺能受体,中等剂量时兴奋 β-肾上腺素能受体,大剂量时兴奋部分 α-肾上腺素能受体。小儿需要高于成人的剂量才能达到同样的药效。

（3）异丙肾上腺素:异丙肾上腺素是一种强效的纯 β-肾上腺素能受体激动剂,同时具有很强的正性变时效应。小儿对其耐受性较好,但大剂量的异丙肾上腺素可以导致心肌缺血,异丙肾上腺素也可引起血管扩张。

（4）多巴酚丁胺:多巴酚丁胺具有正性肌力和降低后负荷的效应。在新生儿可诱发心动过速。

（5）去甲肾上腺素:去甲肾上腺素是 α、β-肾上腺素能受体激动剂。适用于心功能接近正常并伴有外周血管扩张的患儿。尤其在脓毒症引起的休克、过敏反应、肝衰竭和区域麻醉相关的交感神经阻滞等情况下有效。

（6）米力农:米力农是磷酸二酯酶Ⅲ抑制药,可提高环腺苷酸的浓度。米力农同时具有变力性和血管扩张作用,已经证实可以改善小儿手术后低心

表105-6　儿科血管活性药物

药物	受体	变力作用	变时作用	血管舒张	血管收缩
肾上腺素	α, β	++	++		++
异丙肾上腺素	β_1, β_2	++	++	+	
多巴胺	δ			+肾脏、内脏	
	β>α	+	+		+/-
	β, α		+		+
米力农		+		+	
					++
去甲肾上腺素		轻微+	+		++
硝普钠				++ 动脉>静脉	
硝酸甘油				++	

排出量综合征的预后。米力农的负荷量为 25 ~ 75μg/kg,维持量是 0.25 ~ 0.75/(kg·min)。低血压和心动过速主要发生在注射负荷剂量后,可快速输液纠正。肾衰竭时,该药的清除半衰期明显延长。

(7) 洋地黄:洋地黄对于长期治疗儿童心力衰竭非常有效,但对新生儿却效果不佳。因其半衰期长且不可预测,应谨慎用于血钾、钙和 pH 值改变的患儿。复苏时应选用其他起效快、可输注给药的正性肌力药物。

(8) 钙剂:当血清离子钙低于正常时,应用钙剂有正性肌力效果。如果钙离子水平正常,则其正性肌力作用不明显。低钙血症最常见于 DiGeorge 综合征、含枸橼酸保存液的血制品大量快速输注后以及钙代谢不稳定的新生儿。钙剂对心脏传导系统也有影响,快速给予可以导致严重心动过缓或心搏骤停。这种作用在低血钾和应用洋地黄类药物时更为严重。钙剂是否有血管收缩作用仍有争议,但大多数研究认为其可以提高 SVR 和 PVR。

(9) 血管扩张药:血管扩张药包括硝普钠、硝酸甘油、肼屈嗪、前列腺素 E_1 等。常被用于控制体循环阻力升高引起的高血压,通过降低后负荷提高心排血量,控制肺动脉高压,减少心内分流。血管扩张药用于控制体循环阻力升高引起的高血压和提高 CHF 患儿的心排血量是非常有效的。用于治疗肺动脉高压和心内分流则效果有限。

(10) 抗心律失常药:利多卡因能降低心室兴奋性及在除颤后维持正常心率。它可以降低心肌收缩力,因此只有在给予利多卡因才能维持心率才建议使用。单次使用剂量为 1mg/kg;可反复给药或以 20 ~ 50μg/(kg·min)的速度静脉输注。

胺碘酮(5mg/kg,静注或骨内注射)用于治疗室性心动过速。胺碘酮可减慢房室传导、延长房室不应期和 QT 间期以及减慢室性传导。对于心搏骤停的患儿可快速给予胺碘酮,而对于监测心电图已发现心动过缓的其他患者应缓慢给药。

3. 其他常用药物

(1) 纳洛酮:纳洛酮用于拮抗麻醉性镇痛药所致的呼吸抑制,已成为阿片类药物所致呼吸抑制的标准治疗方法。它是特异性阿片受体拮抗药,与分布在脑干等部位的阿片受体结合,能有效的阻断 β-内啡肽和脑啡肽等内源性阿片样物质介导的各种效应,除改善循环和呼吸障碍外,还可能明显改善脑血流量,增加脑灌注压,使缺氧后的脑血流量重新分布。

临床上,阿片类药物拮抗剂主要用于阿片类药物过量或阿片类药物麻醉患者自主呼吸抑制时促进自主呼吸恢复。应用纳洛酮的患者,其吗啡需要量显著减少,提示纳洛酮能增强吗啡的镇痛作用。这种明显自相矛盾的作用机制可能是纳洛酮增强了内源性阿片样物质的释放,并使阿片受体上调。

纳洛酮在 20 世纪 60 年代后期开始应用于临床,曾有关于其不良反应(心率增快、血压升高)及较严重并发症(如肺水肿)的报道。静脉注射纳洛酮起效迅速(1 ~ 2 分钟),半衰期和作用时间都很短,约 30 ~ 60 分钟。如果无静脉通路,经气管内给予与静脉相似剂量的纳洛酮后也可被有效地吸收。由于阿片类药物的呼吸抑制持续时间可能要长于纳洛酮单次注射或短期输注的作用时间,因此需要持续输注纳洛酮来维持对呼吸抑制的逆转作用。

由于纳洛酮半衰期短,使用后可出现再发性呼吸抑制。该现象常发生于使用纳洛酮拮抗长效阿片类药物(如吗啡)时。短效阿片类药物(如阿芬太尼)则很少发生此现象。

产妇曾应用麻醉性镇痛药,新生儿则可能需要使用纳洛酮来改善因阿片类药物所致的呼吸功能和中枢抑制状态,迅速逆转新生儿的无呼吸状态,提高新生儿窒息复苏成功率,减少死亡率及神经系统后遗症发生率。应用纳洛酮后,新生儿至少需观察4h,以防呼吸抑制复发。产妇分娩使用全身麻醉,由于全麻药可作用于新生儿,此时需保证氧供,给予刺激并等待清醒,不需用纳洛酮。

(2)由于糖原储备低及糖原异生作用不全,严重窒息的新生儿常伴有低血糖,血糖<2.22~2.5mmol/L(40~45mg/dl)。产妇合并糖尿病时,可促进胎儿胰岛细胞增生,胰岛素分泌增多,娩出后新生儿易出现低血糖。可静脉推注10%葡萄糖溶液0.5~1ml/kg,然后监测血糖,仍有低血糖时可静脉输注葡萄糖溶液5~7mg/(kg·min)。血糖过高可加重缺血缺氧症状,加重中枢神经系统损害,降低复苏存活率,故只有血糖监测确诊有低血糖的新生儿,才可输注葡萄糖。

(3)窒息新生儿心动过缓主要是由于缺氧引起,很少因迷走反射所致,因此窒息新生儿复苏时不推荐应用阿托品。

(三)给药途径

新生儿复苏常用的给药途径有经脐静脉、外周静脉及经气管内给药。直接静脉穿刺给药易穿破静脉形成血肿,故建议静脉置管。气管内给药时,药物需稀释至1~2ml再注入,注入后行控制呼吸,促使药物到达气管隆突及支气管。为避免心内穿刺引起气胸、冠状动脉撕裂、心包积血等并发症,以及避免中断胸外心脏按压,新生儿不建议心内穿刺给药。

五、治疗低血容量

(一)低血容量的评估

早产儿及窒息新生儿为了早期复苏,常较早行脐带结扎及切断,故出生时60%患儿伴有低血容量。足月新生儿如有脐带钳夹过早(可损失血液达30ml/kg)、脐带绕颈、胎盘早期剥离、产前及产时出血过多等情况,可发生低血容量。低血容量可通过测定动静脉压、观察皮肤色泽、毛细血管充盈时间、脉搏容量及四肢温度等诊断(表105-7)。

表105-7　新生儿低血容量诊断

失液量	皮肤色泽	毛细血管充盈时间(s)	胫后动脉搏动	皮肤温度
无	红	<2	++++	温暖
5%	苍白	3~4	++	小腿及前臂中段远端冷
10%	灰	4~5	0	大腿及上臂中段远端冷
15%	斑纹	>5	0	整个肢体冷

低血容量患儿常见症状有苍白、迟钝、毛细血管充盈时间延长、脉搏细弱、动脉压和中心静脉压低。新生儿动脉压与体重有关,3kg以上新生儿血压为50~80/30~50mmHg,足月新生儿收缩压低于50mmHg则认为是低血压,需立即静脉输液治疗。只要袖带合适,新生儿能够测得血压,也可用超声血流仪测定,必要时可应用脐动脉插管,直接测量动脉压。脐静脉插管可监测中心静脉压,新生儿中心静脉压正常值4~8cmH_2O,如中心静脉压低于4cmH_2O,应考虑低血容量。连续测定中心静脉压的变化比单次测定值更有意义。

(二)低血容量的治疗

1. 脐动静脉置管　新生儿复苏时需用药及输液,要保证静脉通路,以脐静脉为首选。可用24G套管针留置静脉内或用头皮针行脐静脉穿刺给药,但药物不能很快进入心脏,药物起效较慢,且穿刺时易造成血肿,影响再次用药,故目前推荐经脐动脉将导管插至主动脉或经脐静脉插至胸部下腔静脉。

具体操作方法如下:皮肤消毒铺巾,脐带用碘酊及乙醇消毒,距脐孔5~7cm处用刀片将脐带修齐,并用纱布扎紧以防出血。寻找脐动脉或脐静脉。脐静脉腔大、单根、壁薄无肌层。脐动脉腔小、成对、壁厚有肌层。用3.5F或5F号不透X线的导管插入脐动(静)脉(图105-5)。插管前导管内充满肝素盐水并连接注射器,插管时用血管钳牵引脐带断端,导管通过脐孔直至有回血。当导管进入肝脏血管时无回

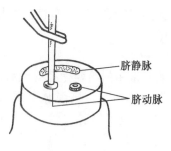

脐静脉

脐动脉

图 105-5　脐血管插管

血,此时应缓慢退管直至回血通畅,然后扎紧纱带。脐静脉插管通过脐孔约 5～7cm 后可进入胸腔下段静脉,可按肩-脐垂直距离的 2/3 来估计,导管尖端位于第 6～9 胸椎水平。脐动脉插管深度为肩-脐垂直距离的 110%(超过膈肌),导管尖端位于第 3～4 胸椎水平或向下达第 3～4 腰椎水平,可通过 X 线摄片确定导管位置。

脐静脉插管有导致感染和门静脉血栓形成的潜在危险,通常在复苏完毕拔除,以后可经外周静脉或脐动脉输液和用药。脐动脉插管后以 1～2ml/h 的速度持续输注 1U/ml 的肝素稀释液(用输液微泵控制),以保持导管通畅。如无微泵,可每隔 15～30min 注入肝素生理盐水 1～2ml(每 ml 含肝素 1U)。当发现下肢或臀部苍白(动脉痉挛)或动脉搏动消失;一侧下肢皮肤较对侧色泽异常、温度降低或肢端变黑;脐部有感染或导管阻塞时,应立即拔除脐动脉导管。

2. 补充血容量　低血容量治疗的关键在于用血浆和晶体液来扩充血容量。还可以使用白蛋白,但其扩充血容量的有效性尚难肯定。如果怀疑胎儿出生时存在低血容量的可能,应将母体血和一个单位的 O 型、RH 阴性浓缩红细胞和一个单位的 O 型、RH 阴性全血进行交叉配血。两份血均应冰冻包装,在新生儿出生前送至分娩室。新生儿偶尔需要输注大量血液或液体使动脉血压提高到正常水平。有时必须补充占血容量 50% 以上的血液(足月儿 85ml/kg,早产儿为 100ml/kg),特别是在出生时胎盘被切或破裂者。在大多数情况下,新生儿只需补充 10～20ml/kg 以下的血液即可达到正常的平均动脉压水平。

补充血容量时应加强监测,不要扩容过度而引起高血容量及高血压。窒息新生儿的脑血管自动调节功能丧失,血容量过多可引起颅内压过高,以致发生脑水肿和脑出血,尤其对于早产儿更是如此。

3. 纠正低血糖、低钙血症、高镁血症　低血糖、低钙血症、高镁血症也可引起低血压。高镁血症经扩容治疗,低血压可以纠正,而用多巴胺静脉输注效果更好。葡萄糖酸钙 100mg/kg 缓慢(超过 5min)静脉注射或每天 100～300mg/kg 连续静脉输注,可使高镁血症新生儿血压上升。

4. 纠正红细胞增多症　红细胞增多症(Hct>0.65)可使肺循环阻力增加及左室充盈压下降,也可引起低血压。因血黏稠度增加,体循环阻力也增加。缺氧合并血管阻力增加引起心脏及呼吸衰竭,应及时行换血疗法或血液稀释使 Hct 降至 0.50～0.55,改善全身状况。

六、纠正酸中毒

新生儿窒息时,由于二氧化碳潴留和组织氧合不足引起乳酸蓄积,常有呼吸性及代谢性酸中毒。经复苏后只要呼吸循环情况稳定,轻度及中度酸中毒均不需应用碱性药物。但 Apgar 评分<6 分的新生儿,常有严重酸中毒,需加以纠正。有些缺氧窒息的新生儿血 pH 仅 7.15～7.25,BE 为 -10mmol/L,$PaCO_2$ 40～45mmHg,需使用碳酸氢钠治疗。早产儿伴酸中毒时,肺血流和肺泡表面活性物质减少,肺部并发症增多,脑缺氧病变可能加重,故早产儿娩出后应及时治疗。

（一）碳酸氢钠的使用

对呼吸性酸中毒应加强通气,促进二氧化碳排出。对出生 1min 时 Apgar 评分≤2 分,5min 时评分<5 分的新生儿,可予碳酸氢钠 2mmol/kg 缓慢静脉输注(5% 碳酸氢钠 1ml = 0.6mmol),同时过度通气,然后根据血气分析补充。

如 pH<7.0,$PaCO_2$<45mmHg,可再补充缺少量的 1/4,可按下列公式计算:

碳酸氢钠需要量(mmol)

$$= \frac{0.6 \times 体重(kg) \times (正常\ BE - 实测\ BE)}{4}$$

如 pH>7.10,可继续加强通气,5 分钟后如 pH>7.15,只需持续通气,可暂缓碳酸氢钠治疗。如无血气分析资料,对心搏呼吸停止者,每 10 分钟可给碳酸氢钠 1mmol/kg。

（二）使用碳酸氢钠的潜在危险性

1. 5% 碳酸氢钠是高渗液,当快速大量输注时,可扩张血管内容量,并可引起新生儿颅内出血。

2. 碳酸氢钠与氢离子作用后产生二氧化碳,50mmol 碳酸氢钠可产生二氧化碳约 1.25L。如通气良好,大部分二氧化碳经肺排出,$PaCO_2$ 仅增高 1～3mmHg;但窒息新生儿通气不良,$PaCO_2$ 可迅速增高,可能导致室颤及颅内压增高。因此碳酸氢钠输注速度不宜超过 1mmol/(kg·min),同时应加强通气,以保持 $PaCO_2$ 正常。

3. 碳酸氢钠输注可诱发低血压,因酸中毒伴低血容量的新生儿,外周血管强烈收缩以维持血压。酸中毒纠正后降低了循环阻力,由于血容量不能充盈扩张的血管,引起低血压。

（三）治疗低血容量和心力衰竭

低血容量和心力衰竭均可引起代谢性酸中毒,应该治疗原发病,否则酸中毒无法纠正。pH <7.0 时可发生心力衰竭,用碳酸氢钠将 pH 提高至 7.15 或以上,可改善心排血量,心排血量

改善后,肝血流灌注增加,酸性产物得以经肝代谢清除。如心脏病引起心力衰竭,可用异丙肾上腺素 0.05μg/(kg·min) 静脉输注以增加心排血量,新生儿心率 160~190 次/min 时,心排血量最好。

七、早产儿复苏需特别关注的问题

1. 体温管理　置于合适中性温度的暖箱。对 <1500g 的极低出生体重儿进行复苏时可采用塑料袋保温(见初步复苏部分)。

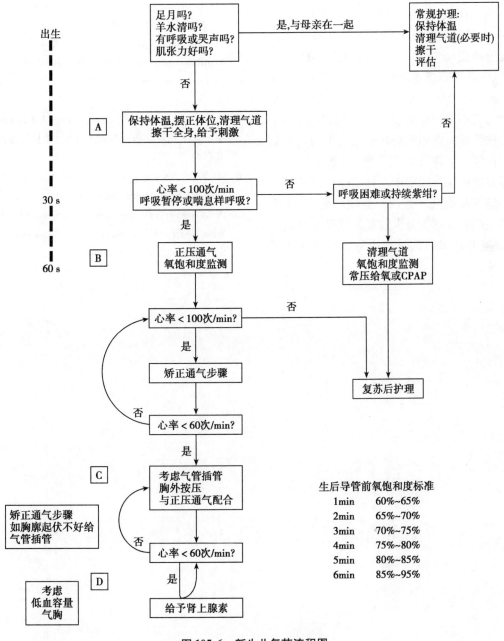

图 105-6　新生儿复苏流程图

2. 对极不成熟早产儿,因肺不成熟,缺乏肺泡表面活性物质可发生呼吸窘迫综合征,出生后有可能需要气管内注入肺泡表面活性物质(PS)进行防治。

3. 早产儿由于肺发育不成熟,通气阻力大,不稳定的间歇正压给氧易使其受伤害。正压通气需要恒定的吸气峰压(PIP)及呼气末正压(PEEP)。

4. 由于早产儿生发层基质的存在,易造成室管膜下-脑室内出血。心肺复苏时要特别注意保温、避免使用高渗药物、注意操作轻柔、维持颅压稳定。

5. 围产期窒息的早产儿因缺血缺氧易发生坏死性小肠结肠炎,应密切观察、延迟或微量喂养。

6. 早产儿对高动脉氧分压非常敏感,易造成氧损害。需要规范用氧,复苏时尽量避免使用100%浓度的氧,并进行脉搏氧饱和度或血气的动态监测使氧饱和度维持在85%~95%,定期眼底检查。

总之,新生儿复苏措施以呼吸复苏为重点,复苏人员包括麻醉科、产科及儿科医师,应作为一个整体,通力协作,按图105-6的复苏流程图进行(图中出生后气管插管前氧饱和度指新生儿出生后将血氧饱和度监护仪探头固定于右手手掌,气管插管后血氧饱和度指监护仪探头固定于左脚足弓),可使新生儿复苏工作进一步提高。经以上各项措施,绝大多数新生儿均能顺利复苏。极少数复苏效果不佳的新生儿,应考虑窒息缺氧时间过长或患儿有严重先天性畸形(气管食管瘘、膈疝、复杂心脏畸形以及气胸等)情况时,应将患儿转送至新生儿重症监测治疗病房(NICU)继续治疗。如患儿出生后无心跳,经积极复苏1h后心跳仍不恢复,在征得家长同意后可放弃复苏,宣布新生儿死亡。

(连庆泉　蒋懿斐)

参 考 文 献

1. Kattwinkel J, Perlman JM, Aziz K. Part 15: neonatal resuscitation: 2010 American Heart Association Guidelines for Cardiopulmonary Resuscitation and Emergency Cardiovascular Care. Circulation, 2011 Oct 11; 124(15): e406.

2. Schmölzer GM, Kamlin OC, Dawson JA, Respiratory monitoring of neonatal resuscitation. Arch Dis Child Fetal Neonatal Ed, 2010 Jul; 95(4): F295-303.

3. Neil N. Finer, Wade Rich, Airway Obstruction During Mask Ventilation of Very Low Birth Weight Infants During Neonatal Resuscitation. Pediatrics, Vol. 123 No. 3 March 1, 2009, 865-869.

4. Miller RD. Anesthesia. 7th ed. George A. Gregory, 2010; 84.

5. 中国新生儿复苏项目专家组. 新生儿复苏指南. 中国当代儿科杂志, 2011, 9.

6. Monica E. Special Report-Pediatric Basic and Advanced Life Support: 2010 International Consensus on Cardiopulmonary Resuscitation and Emergency Cardiovascular Care Science With Treatment Recommendations. Pediatrics, Vol. 126, No. 5, November 2010, 1261-1318.

第106章　急性药物中毒的诊治

急性药物中毒是世界性影响公众健康的主要问题之一。例如,在美国,每年药物中毒患者急诊就诊率为232/10万;在日本,急性药物中毒是患者急诊住院的前50个病因之一;在中国台湾,权威健康部门的统计结果显示,在2007年,药物中毒相关的自杀为第九大死亡原因。在我国湖北省,杀虫剂中毒导致的死亡人数占所有急性中毒致死人数的37.6%。

急性药物中毒指短时间内接触大剂量药物后很快引发急性中毒表现,甚至死亡。一般来说,急性药物中毒具有明确的剂量-效应关系。在急性药物中毒诊治过程中必须熟知所中毒药物的毒理作用、临床表现和有效治疗措施,了解药物对机体的损害,及时实施积极有效的救治。对于需手术治疗的急性药物中毒患者,麻醉处理也有其特殊性。

第1节　药物中毒的概论

一、药物中毒的毒理

药物进入人体后对机体产生损害的能力称为药物毒性。药物的毒性越强对机体的危害越大。此外,药物的摄入剂量、毒理特性以及机体状况和耐受性等与中毒程度密切相关,短时间内摄入大量吸收率高的药物者通常病情较重。药物的毒性反应和其药物作用的过程相似,分为三个不同的时相,即接触相(药物相)、毒物动力相(药物动力相)和毒效相(药效相)。

(一) 接触相

过量的药物经皮肤及黏膜、消化道、呼吸道或注射等途经与机体直接接触,在未被吸收之前,由于对接触部位的直接刺激可出现不同的毒性反应,如药物刺激眼睛引起流泪、结膜充血等,刺激了消化道引起恶心、呕吐等。

(二) 毒物动力相

指过量药物的吸收、分布、代谢及排出等体内过程,与其毒性作用的强弱有关。

1. 吸收　药物的吸收受其脂溶性、胃肠充盈度以及胃肠道 pH 等影响;

2. 分布　过量药物进入体内随血液循环分布于全身,在不同的靶器官和组织中的分布并不均匀。影响过量药物分布的因素很多:如药物的理化性质,器官血流量和组织亲和力等;药物与血浆蛋白的结合率;药物通过血脑屏障、胎盘屏障等的能力;体液 pH 的影响等。有些物质对某种组织有特殊的亲和力,如氟对牙齿和骨骼、洋地黄对心肌的亲和力等。

3. 代谢　过量药物吸收后在体内表现出的毒性作用在参与或者影响机体生理过程的同时,大多数药物经过生物转化作用其毒性被不同程度地降解代谢。药物的生物转化主要在肝脏进行,在以肝细胞微粒体药物代谢酶起主导作用的酶系统作用下,过量的药物通过氧化、还原、水解、结合等方式进行转化。但当过量吸收的药物超过机体的解毒能力时,机体就会出现中毒症状。

4. 排出　过量药物多数经过机体分解代谢后以分解产物的形式排出,少数以原形排出。排出途径主要包括肾脏、消化道、呼吸道、汗腺、乳腺、泪腺等。其中高水溶性的药物多经肾脏排出,重金属类药物多由消化道排出,气体或者挥发性药物主要经呼吸道排出,脂溶性过量药物可由汗腺、乳腺分泌等途径排出。

(三) 毒效相

过量的药物与机体靶组织中的受体作用而出现中毒效应,而不是药物的治疗作用。超过治疗量的药物浓度作用于机体时,过量药物通过血脑屏障、组织细胞膜到作用部位,使正常酶系统发生障碍、离子通道活性改变、受体活性受影响,影响机体正常的代谢和生化过程,从而表现毒性作用。不同的药物作用于不同的靶器官,药物过量产生中毒症状时也同样有靶器官效应。镇静催眠类药物及麻醉性镇痛药物中毒在急性药物中毒中的发生率最高,达到50%~70%。镇静催眠类药物以及麻醉性镇痛药主要引起神经系统损害,也可伴有不同程度的精神情绪方面的改变。经胃肠道途径给药的药物过量时主要引起消化系统损害。强心苷类等药物中毒时可产生心肌损伤、心律失常以及血压异常等。抗癫痫药,抗精神病药,麻醉药,抗真菌药灰黄霉素、酮康唑等药物中毒可引起肝脏损害。

二、急性药物中毒的临床表现和诊断

急性药物中毒的发生率有逐年增多趋势,病情也极为复杂,如救治不及时,其伤残病死率也会增高。急性药物中毒中急危重症患者多;典型的中毒体征和症状常在急性接触后数分钟或数小时内发生,并在数小时内达到高峰;有特征性的中毒症状和体征与常见内科急症相似;而不同药物过量引起的中毒表现又可能相近或重叠;此外,同种药物过量引起的中毒反应在不同的机体其表现也会有差别,因此容易发生误诊或漏诊。急性药物中毒诊断需要详细体格检查,结合病史以及必要的实验室检查,对可疑的毒物进行分析及药物检测,进行综合判断,做好鉴别诊断,排除非药物性中毒,方能明确诊断。

(一) 病史

采集详尽的中毒病史是诊断急性药物中毒的首要环节。详细询问家属或现场见证人有关急性中毒患者的药物接触史对诊断有很大帮助。要了解患者的个人生活及精神状态、本人和家属惯常服用的药物、职业史,还要认真检查中毒时所处的环境,现场发现的所有药物以及化学物质。尽量调查患者最近的生活情况、人际关系、活动范围、精神状态、反常行为以及可能的药品来源等。对于确诊的急性中毒患者,要通过病史询问了解中毒的开始时间、药物种类和中毒途径,大致估算所中毒药物的剂量;了解中毒后出现哪些症状,注意有无呕吐、腹泻;就诊前已作过何种处理及效果,是否催吐、洗胃和应用解毒剂等,最后对急性药物中毒患者的中毒程度做初步判断。

(二) 中毒表现

药物中毒的表现和临床症状依据患者所接触的药物和毒物的不同而不同。临床上根据常见的症状划分为不同的中毒综合征(见表106-1,表106-2),这有助于快速判断所中毒药物或毒物的类别。阿片类药物过量导致的中毒症状包括呼吸抑制,心率和脉率减慢,瞳孔针尖样大小以及由于低氧引起的口唇和甲床发绀;此外,患者还可以出现肌痉挛,惊厥,意识淡漠等。常用药物急性中毒时的症状和体征见表106-4。

对急性药物中毒的诊断要强调整体观念,力求快速准确并对患者的病情做出初步评估。诊断要点可归结于意识水平、呼吸功能、循环功能及体温监测等。

表106-1　几类常见的中毒综合征

症状	BP	HR	呼吸频率	体温	瞳孔	肠鸣音	出汗
抗胆碱类	~	↑	~	↑	↑	↓	↓
胆碱类	~	~	不变	不变	↓	↑	↑
阿片类	↓	↓	↓	↓	↓	↓	↓
拟交感神经类	↑	↑	↑	↑	↑	↑	↑
镇静催眠类	↓	↓	↓	↓	~	↓	↓

备注:~为变化不一定

表 106-2　常见中毒综合征的症状和体征

综合征	症状和体征	常见原因
抗胆碱能类	谵妄,高热,肠梗阻,瞳孔散大,心动过速,尿潴留,皮肤温暖而干燥	抗组胺药,阿托品,精神药物,东莨菪碱,三环类抗抑郁药
胆碱能类(毒蕈碱样)	心动过缓,支气管黏液增多,喘息综合征(流涎,流泪,排尿,排便,胃肠痉挛和呕吐)	毒扁豆碱,毛果芸香碱,吡啶斯的明(溴吡啶斯的明)
胆碱能类(烟碱样)	腹部疼痛,肌束颤动,高血压,麻痹,心动过速	尼古丁
阿片类	低血压,低体温,通气不足,镇静	阿片类药物
拟交感神经类	兴奋,出汗,低血压,低体温等,瞳孔散大,精神病,癫痫发作,心动过速	安非他明,咖啡因,苯丙醇胺,茶碱

表 106-3　格拉斯哥昏迷评分法(Glasgow coma scale,GCS)

项目	分数					
	6 分	5 分	4 分	3 分	2 分	1 分	其　他
睁眼反应(E)			自动睁眼	呼唤睁眼	刺痛睁眼	不能睁眼	眼睛肿胀无法睁开(C)
语言反应(V)		回答正确	回答错误	含混不清	唯有呻吟	无任何反应	插管或气切无法正常发声(T)
运动反应(M)	遵命动作	定位动作	逃避反应	肢体屈曲	肢体伸直	无任何反应	
总分							

备注:昏迷程度以 E、V、M 三者分数加总来评估,得分值越高,提示意识状态越好,14 分以上属于正常状态,13 ~ 14 分为轻度意识障碍,9 ~ 12 分为中度意识障碍,3 ~ 8 分为重度意识障碍。7 分以下为昏迷,昏迷程度越重者的昏迷指数越低,3 分多提示脑死亡或预后极差

1. 意识水平　急性药物中毒的患者可以表现昏迷,即出现严重的意识障碍,提示中枢神经系统功能严重受损,是急性药物中毒最常见的症状之一。通常采用格拉斯哥昏迷评分法(Glasgow coma scale,GCS)来判断意识障碍程度以及评价治疗的效果和预后,见表 106-3。

表 106-4　常用药物急性中毒时的症状和体征

药物	症状体征
对乙酰氨基酚	食欲不振,肝酶升高,黄疸,嗜睡,肝功能衰竭,恶心,呕吐,面色苍白
苯二氮䓬类药物	顺行性遗忘,共济失调,昏迷,混乱,昏睡,嗜睡,镇静
β 受体阻滞剂	酸中毒,心动过缓,支气管痉挛,昏迷,血糖异常,高血钾,低血压,呼吸抑制,癫痫发作
钙通道阻滞剂	心律失常,心动过缓或过速,昏迷,眩晕,低血压,嗜睡,癫痫发作
可乐定	呼吸暂停,心动过缓,昏迷,高血压或低血压,低体温,精神状态改变,瞳孔缩小
阿片类药物	中枢神经系统抑制(嗜睡或昏迷),便秘,恶心和呕吐,潮红和瘙痒,低血压,肺水肿,呼吸抑制,癫痫发作
水杨酸类	碱中毒或酸中毒,昏迷,出汗,神志不清,电解质异常(如血钠异常,低血钾),血糖异常,过度通气,恶心,呕吐,肾衰竭,癫痫发作,耳鸣或耳聋
磺脲类药物	昏迷,食欲减退,眩晕,低血糖,嗜睡,抽搐,无力
三环类抗抑郁药	昏迷,意识混乱,谵妄,瞳孔散大,口干,低血压,癫痫发作,心动过速,尿失禁

2. 呼吸功能　急性药物中毒常伴有呼吸功能障碍,急性呼吸抑制和呼吸衰竭也是急性药物中毒常见的死亡原因。在各类急性药物中毒患者中,镇静催眠类药物中毒居第一位,其中以苯二氮䓬类最为常见。镇静催眠类药物中毒、阿片类药物等中毒时,可导致机体呼吸中枢抑制和呼吸道梗阻,引起窒息和呼吸衰竭;有机磷农药中毒后可出现唾液分泌增加、支气管痉挛等,导致气道阻力增加,呼吸抑制

和呼吸衰竭;有机磷农药、阿片类药物、水杨酸盐、三环类抗抑郁药等中毒可引起呼吸抑制;对合并有肺结核或其他慢性呼吸道感染的患者,抗癌药、某些抗高血压药中毒时可诱发哮喘发作或加重原有咳喘症状。急性药物中毒患者呼吸功能的监测应包括观察呼吸道是否通畅、自主咳嗽反射情况以及患者的呼吸频率、潮气量、是否存在发绀等,必要时血气分析有助于明确呼吸衰竭的诊断和指导治疗。

3. 循环功能 急性药物中毒时循环系统的损害主要包括心率的改变、低血压、高血压、心律失常、传导阻滞,重者可出现休克和心搏骤停。过量药物对循环系统的影响主要是其对心肌的直接毒性和药物中毒后出现的水电解质紊乱、酸碱平衡失调所致。阿片类药物、巴比妥类药物、β受体阻滞剂、钙通道阻滞剂等中毒可引起心动过缓;可卡因、麻黄碱、大麻、阿托品、甲状腺素等中毒可引起心动过速。多数药物中毒后常表现为组织灌注不足,尿量减少和血压降低,但可卡因、麻黄素、大麻、肾上腺素、尼古丁、有机磷中毒等可引起高血压,在临床诊断时要注意。洋地黄类强心药和三环类抗抑郁药中毒常出现心肌损害、心律失常和传导阻滞。诊断和治疗过程中要动态监测心率、血压、心电图、尿量和中心静脉压等,了解循环功能,注意心力衰竭的早期征象。必要时可采用有创血流动力学监测,以有助于进一步了解循环功能。

4. 体温 体温变化常是药物中毒的症状之一。急性药物中毒者约有半数出现体温降低,如巴比妥类药物、乙醇、阿片类药物、吩噻嗪类药物等中毒者常有体温过低,但抗胆碱能药物、抗组胺药、甲状腺素、巴比妥类药物等中毒可出现发热。加强体温监测,包括鼻咽温、食管温度、鼓膜和直肠温度等中心温度,还要监测反映外周体温的皮肤温度。若外周体温下降而中心体温不变或升高提示外周组织灌注不良,有助于进一步的诊治。

(三)实验室检查和过量药物的检测

当诊断不明确、毒物不明时,应及时采集现场剩余的毒物以及患者的呕吐物、吸引物和首次胃冲洗物、排泄物等标本进行送检。对昏迷的急性药物中毒患者,辅助检查对中毒的最终诊断往往起到重要的作用。除血常规、尿常规和粪常规外,必要时测定肝肾功能、电解质血气分析。对于那些有症状的或自杀的患者,应检测血清电解质、血尿素氮、肌酐、葡萄糖、尿液分析、全导联心电图。伴有精神状态变化的患者应进行血常规、凝血功能测定、血清淀粉酶、钙、镁、肌酸磷酸激酶、肝脏酶水平的测定以及胸部X线片。

此外尤其要注重特征性检查。一些灭鼠药中毒患者尿液呈橘红色;某些三环类抗抑郁药、氯喹中毒时,因为药物的心肌毒性作用可呈现宽大畸形的QRS波;巴比妥类药物和某些镇静催眠类药物严重中毒患者的脑电图可表现出周期性等电位线。急性药物中毒的患者伴有血钾异常时,低钾血症下考虑可能的药物有:氨茶碱、氯喹、肾上腺素、胰岛素、可卡因、糖皮质激素、利尿剂、秋水仙碱等;急性药物中毒伴发高钾血症的药物有:洋地黄类药物、免疫抑制药、血管紧张素转换酶抑制剂等。血浆胆碱酯酶测定有助于有机磷农药中毒的诊断。

中毒药物的检测最好在治疗开始之前收集标本,以免影响毒理分析结果,但应注意不能以过量药物检测结果作为诊断和治疗的唯一依据。

三、急性药物中毒的治疗

急性药物中毒的诊断一经确立,不论其毒物是否明确,均应立即进行救治。其治疗原则是最大限度地减轻毒物对机体损害,维护机体重要脏器的生理功能,尽快帮助患者度过危险阶段。

无论何种原因引起的急性药物中毒,必须保持患者的呼吸道通畅,维持呼吸、循环等重要脏器功能,挽救患者的生命。对呼吸功能障碍的患者应采取积极有效的措施,包括吸氧、无创机械通气、有创机械通气等。对食入性中毒的患者,应采取催吐、洗胃、导泻法,以排除尚未吸收的过量药物。在治疗前和整个治疗过程中,必须加强对患者的监测,尤其要监测患者的血压、心率、心律、呼吸频率、脉搏血氧饱和度、体温、心电图、尿量等变化。对症治疗能使受累的器官和组织尽早恢复功能,改善急性药物中毒患者的预后。

(一)支持疗法

1. 呼吸支持治疗 首先要及时清除口咽内分泌物,清理呕吐物,摘除义齿等,保持呼吸道通畅;为防止胃内容物误吸,对伴有中枢神经系统抑制的患者应给予气管内插管。应禁止利用咽喉反射来确定是否需要气管内插管,因为过强的刺激也可使昏迷患者出现咽反射。试图引出咽反射本身会诱发呕吐,导致昏迷患者误吸。对于伴有极端行为或者精神亢奋需要用镇静药、抗精神病、抗惊厥药或肌肉松弛剂治疗的患者,也需要行气管内插管。对于昏迷的患者,给予神经肌肉松弛剂治疗,有助于气管内插管的进行。对于经充分氧合或人工通气也不能纠正低氧的药物中毒患者,可以考虑体外膜肺氧化（ECMO）,体外 CO_2 排出（$ECCO_2R$）、心肺旁路、部分碳氟液体通气、高比重氧、外源性肺表面活性物质等更积极的救治措施。

2. 循环支持治疗 循环支持治疗的目标是恢复正常的血压、脉搏及心律。急性药物中毒可引起循环障碍,导致有效循环血量减少,甚至发生低血容量休克,应静脉补充血容量。对于难控制的低血压应给予血管活性药,同时注意水电解质、酸碱平衡和血浆渗透压的维持。室性心律失常的治疗除了药物治疗之外,还包括电解质和代谢异常的纠正。由抗心律失常药、三环类抗抑郁药和可能的其他膜活性剂引起的广泛复杂的心动过速应用碳酸氢钠、高渗盐和（或）过度通气等治疗是有效的。对于常规治疗无效的患者可考虑外置或内置心脏起搏器,主动脉内球囊反搏术或心肺旁路术。

3. 神经肌肉活动过度的治疗 要预防和限制横纹肌溶解以及体温过高。对于使用镇静药和抗惊厥药治疗失败的患者,应给予肌肉松弛剂治疗,可预防出现持久性的神经损伤。

4. 全身支持和对症治疗 在救治过程中一定要时时考虑支持和维护重要脏器的生理功能,维持酸碱和水电解质平衡,防止少尿或无尿、体温过低或过高、颅内高压、惊厥和昏迷等并发症的出现。

（二）清除尚未被吸收的过量药物

对于吸入性中毒的患者应立即撤离中毒现场,保持呼吸道通畅,吸氧或者新鲜空气。对于接触中毒的患者应立即脱去其身上的被污染衣物,用干布抹去沾染物,再用清水洁净皮肤。近年来对由胃部祛除过量药物的意义存在质疑。因为部分经过催吐、洗胃处理的重症药物中毒患者,尸检结果却显示患者上消化道内仍可存留药物,且药物已在胃内形成凝结物。尽管如此,催吐、洗胃等方法仍可以使胃肠内大部分药物排出而达到降低中毒程度的目的。常用胃肠道净化方法的适应证、禁忌证和推荐剂量见表106-5。

表 106-5 常用胃肠道净化方法的适应证、禁忌证和推荐剂量

方 法	适 应 证	禁 忌 证	推 荐 剂 量
活性炭	1h 以内摄入大量潜在毒性药物	意识不清,摄入物质对活性炭亲和力低（如铁、锂）,增加胃肠道出血或穿孔风险	1 岁以内的婴儿:10g～25g 或者 0.5g/kg～1g/kg。1～12 岁的儿童:25g～50g 或者 0.3g/kg～1g/kg。青少年和成人:25g～100g
洗胃	适用于特殊情况下摄入大量潜在毒性药物	不能确保气道通畅,吸入高浓度的气体（比如烷类）,摄入强酸强碱,增加胃肠道出血或穿孔的风险	成人通过大口径的胃管进行洗胃,每次 200～300ml 温生理盐水或者清水;儿童 10ml/kg 温生理盐水,持续盥洗直到洗胃液不含药物残渣
导泻	没有明确的适应证。考虑摄入大量缓释性、肠溶性潜在毒性药物,或者活性炭吸收不良的药物	肠梗阻或者肠穿孔,肠鸣音减弱,近期肠手术,容量不足,电解质紊乱	仅单次使用（1 岁以下的儿童和老年人慎用）。成人:70% 山梨醇溶液 12ml/kg 或者 10% 硫酸镁溶液 250ml;儿童 35% 山梨醇溶液或者 10% 硫酸镁溶液 4.3ml/kg
全肠灌洗	考虑摄入大量缓释性、肠溶性潜在毒性药物,或者活性炭吸收不良的药物	未受保护的气道,肠穿孔、肠梗阻,顽固性呕吐,血流动力学不稳定	经鼻饲管注入或者患者口服聚乙二醇电解质溶液,直到排泄物清亮。9 个月～6 岁的儿童:500ml/h;6～12 岁儿童:1000ml/h;>12 岁:1500ml/h～2000ml/h
吐根糖浆	没有治疗作用,不推荐使用		

1. 催吐 对于神志清楚、合作良好的患者以及年龄较小的儿童,催吐方法较为合适,因为催吐所造成的心理伤害比插入胃管小得多。对于拒绝洗胃的成年人,催吐也不失为一种较好的选择。催吐常在洗胃前进行,可起到迅速清除过量药物的作用,但有时胃排空不够彻底。方法:嘱患者服用 200～300ml 温开水,用手指、压舌板或筷子等刺激咽后壁和舌根部,往往有 70% 的患者在 20min 内将出现呕吐现象。

若无效,再给予相同量的温开水,反复多次直至绝大多数胃内容物吐出。必要时可选用药物催吐,如阿朴吗啡等。但阿片类药物中毒者不宜选用阿朴吗啡,以免加重中枢神经抑制程度。催吐的禁忌证:摄入的毒物为强酸、强碱,摄入石油蒸馏物,昏迷患者等。

2. 洗胃 近年来的研究表明,洗胃并不能有效地清除所中毒的药物,在中毒 4~6 小时内洗胃,其绝对排出量往往为大部分药物服用量的 5%~10%;随着时间的推移,即在 4~6 小时后洗胃的效果更差;故推荐在急性药物中毒 4 小时内洗胃。但对于服用药量过大、所服药物不易吸收或者吸收后又向胃内分泌的患者(如巴比妥类等)超过 6h 仍要洗胃。阿司匹林、抗胆碱能药物、三环类抗抑郁药等药物中毒可延缓胃排空,对此类药物中毒患者也应积极洗胃。洗胃之前,必须确定吸引器功能良好,以确保在短时间内吸出大量胃内容物。

(1) 体位:患者取头低位、偏向一侧(以利于医护人员操作为准),以免胃内容物反流或洗胃液误吸入气管内。

(2) 胃管的选择与置入:成人最好选择 22 号漏斗式洗胃器皮球以下的长管,在胃管的进口端交错剪 2~3 个侧孔,以防止胃管堵塞。经口或者经鼻腔置入胃管,成年人胃管经鼻腔入胃的长度在 60cm 左右。对昏迷患者胃管置入困难时,可在麻醉喉镜协助下置管;当贲门高度痉挛,置入胃管困难时,可请外科行胃造瘘后建立洗胃通道。

(3) 洗胃液的选择:不能明确所中毒药物时,洗胃液选用清水、温开水或生理盐水。阿片类、烟碱、毒扁豆碱、奎宁等药物口服中毒时可 1∶15 000 高锰酸钾溶液清洗,1∶15 000 高锰酸钾溶液可使氰化物及磷氧化失去毒性,但可使有机磷氧化成更高毒性的化合物。5% 碳酸氢钠溶液可用于有机磷农药中毒(敌敌畏除外)。钡盐中毒可用 0.5% 硫酸钠灌洗。无机磷中毒可用 0.5%~1% 硫酸铜灌洗,但注意用量过大时可引起急性铜中毒。碘中毒可用 10% 硫代硫酸钠,或用 70~80g 淀粉溶于 1000ml 水中洗胃。每次灌注量 500ml 左右。若灌注的洗胃液量过多,容易促使毒物进入肠道,还可以导致急性胃扩张或灌洗液体反流入气道;反之,若洗胃液量过少,容易清洗不彻底,延长洗胃时间。

(4) 操作:在洗胃之前尽量将胃内容物抽出,每次注入洗胃液 300~400ml 后利用吸引器将其吸出,重复操作直至吸出的液体没有药物的残渣为止。

洗胃结束时,在保持吸引器正常运转条件下,必须用手指将管口完全堵住,防止拔出胃管时残留在管内的液体流入咽部引起误吸。若患者出现上腹部疼痛或洗出液呈血性时应立即停止操作,并做相应处理。

(5) 注意事项:遇有昏迷的患者需要洗胃时,应在采取气道保护措施后进行,防止误吸;伴有休克的急性药物中毒患者应迅速采取抗休克治疗,当收缩压维持在 90~100mmHg 后再进行洗胃;患有上消化道出血、怀疑胃穿孔、伴有食管静脉曲张的患者不宜洗胃;洗胃时应注意防止吸入性肺炎、水中毒和脑水肿等。

3. 吸附 对于多数摄入药物的净化推荐使用口服药用活性炭(因其具有强有力的吸附作用)。口服或经胃管注入均可,药用活性炭的吸附作用在服用 30 分钟内最大。其有效剂量与中毒药物的比例至少为 10∶1;对于存在肠肝循环的药物中毒,如三环类抗抑郁药、巴比妥类和阿片类等可反复多次使用,在前 24h 内每隔 4~6 小时重复一次,最大量可达 1~2g/kg。但对于强酸强碱服用中毒或者全身毒性低的碳水化合物,不推荐使用药用活性炭;药用活性炭对无机盐(如汞、铁、锂等)没有吸附作用,对氰化物中毒效果较差。

4. 导泻 泻药不能防止药物吸收但可加速肠道排泄,常用的导泻药有硫酸钠(10~30g 溶于 200ml 水)、50% 硫酸镁、蓖麻油(30ml)、20% 甘露醇等。一般首选硫酸钠,口服或者经胃管注入。导泻药过量服用可引起严重腹泻、脱水、电解质紊乱及酸碱失衡,对老年人及体弱患者尤其要注意。用导泻药后,要严密观察病情及疗效,尤其注意排便次数,防止不良后果的发生。此外,导泻药还可防止药用炭引起的便秘。有肾功能损害的患者应避免应用硫酸镁导泻;脂溶性药物过量中毒忌用油类导泻药;磷化锌杀鼠药中毒患者可服用液体石蜡 30ml,但忌用镁类导泻药、植物油导泻。导泻药禁用于腐蚀性毒物中毒患者,也不建议用于肾功能不全的患者及腹泻患者。

(三) 促进体内已吸收的过量药物排出

1. 利尿 对于肾功能良好、循环稳定的急性药物中毒患者,强制性利尿可加速中毒药物及其活性代谢产物经肾脏排泄;利尿还可以减少肾小管对过量药物的再吸收,加速过量药物的排出。强制性利尿可通过增加静脉输液量、应用利尿剂、酸化或者碱化尿液等实现。

(1) 利尿剂:静脉快速滴注 20% 甘露醇 250ml

利尿效果较好;应用呋喃苯胺酸或利尿酸钠等利尿药时要注意防止水电解质平衡紊乱,尤其注意防止低钾血症;对于短效和中效的巴比妥类药、三环类抗抑郁药、安眠酮、醋氨酚、苯妥英钠等中毒的药物,利尿药不能加速其排泄。

(2) 碱化尿液:通过碱化尿液(尿液 pH 值在7.5 以上)的离子障作用,可促进弱酸性药物如苯妥英钠、水杨酸、磺胺异噻二唑、氟化物、2,4-D-氯磺丙脲等的肾脏排出。输液用碱性药液的配制:在 1L 5% 葡萄糖溶液中加入 134mmol/L 碳酸氢钠。苯妥英钠中毒在碱性利尿时,肾脏排泄量可增加 7 倍。碱化尿液时应特别注意监测酸碱度、电解质参数(尤其是血钾和血镁浓度)、呼吸功能。

(3) 酸化尿液:苯丙胺、奎宁及部分碱性药物在酸性尿中因为增加离子化而迅速排出。口服或静脉注射氯化铵来达到酸化尿液的目的:以 500ml/h 的速度交替输注 5% 右旋糖酐 1L 和生理盐水 500ml,在输注右旋糖酐时每小时给 1 次氯化铵 (1.5g),同时用试纸测定尿液酸碱度使其维持在 pH 5.0 以下,后视需要重复给予氯化铵。口服或静脉注射维生素 C(0.5 ~ 2.0g) 也可酸化尿液。甘露醇利尿可产生足够的酸性尿。

2. 体外疗法　体外疗法包括血液透析、血液灌流、血浆置换、血液过滤、腹膜透析、交叉输血等,其中血液透析和血液灌流最常用。

(1) 血液透析:凡急性药物中毒患者,大量药物进入体内呈高血浓度状态,患者的病情危重,经一般解毒疗法无效或者毒物已经损伤肾脏导致急性肾衰竭时,即可考虑血液透析治疗。血液透析原理:由于透析膜两侧存在溶质浓度和渗透压梯度,经过弥散、滤过、渗透等作用,可使血液中过量的药物及其代谢产物,通过半透膜进入透析液,降低或者清除过量药物及其代谢物的毒性作用。血液透析最好在急性药物中毒 12 ~ 16 小时内进行,病情危重者不必等待检验结果即开始透析治疗。药物的相对分子质量、药物与血浆蛋白结合情况、透析膜的特性、透析器的表面积、透析液的流速等均能影响透析的效果:①小分子量、极性高的药物,容易通过透析膜,血液透析效果好,大分子量药物很难通过透析清除。对一些分子量小的过量药物,如镇静催眠药引起昏迷者,应在 4 ~ 6 小时内进行血液透析,过量药物的清除率>90%;而大分子量药物如地高辛,应用高通透性的透析器进行血液透析,其药物的清除率>50%。②药物与血浆蛋白结合率低,透析效果好;如果药物与血浆蛋白紧密结合,透析效果很差。③血浆药物浓度很高时,有效血液透析后过量药物能被充分清除;如果过量药物已广泛分布于体内,其毒性作用与组织内药物浓度有关,此时降低血浆药物浓度可能并无显著意义。如氟哌酸醇中毒尚未分布于组织时,透析效果显著;若在体内分布后,其血浆量仅为总中毒量的 0.25%,此时血液透析效果很差。④血液透析只对进入机体后呈可逆反应的药物有效,对进入机体后无可逆作用的药物如氰化物、有机磷农药、胆碱酯酶抑制剂等基本无效。血液透析对巴比妥类药物、催眠药、水杨酸类药、对乙酰氨基酚、茶碱、异烟肼等药物中毒,铊、砷、砷化氢、醇类、卤化物等中毒有效,尤其对清除巴比妥类药、乙酰水杨酸制剂效果显著。

(2) 血液灌流:血液灌流是治疗重度药物中毒最有效的方法之一。将患者血液引入装有固态吸附剂的灌流容器中,通过吸附剂清除血液内过量药物、某些外源性毒物或内源性毒素,达到血液净化的方法。常见的血液灌流器外形为圆柱状或卵圆形状,内含有约 100 ~ 300g 的吸附剂,还包括血液管道和保温装置等。吸附剂主要有活性炭、中性树脂,还有碳、氧化铝铜仿膜毛细管制成的膜型碳肾。树脂吸附剂具有吸附量大、速度快、吸附广、对脂溶性物质吸附能力优于活性炭的特点;此外树脂灌流较活性炭灌流血液相容性好,血小板的破坏和凝血因子吸附现象减少。活性炭吸附能力一般为 2 ~ 3 小时,血液灌流时间应为 2 ~ 3 小时。血液灌流适用于脂溶性药物及与蛋白质结合的过量药物的清除。活性炭对氨茶碱中毒以及树脂对洋地黄中毒的清除效果显著。

(四) 通过使用解毒剂逆转药物中毒

根据解毒剂的作用机制,将解毒剂分为一般解毒剂和特殊解毒剂。

1. 一般解毒剂　根据过量药物的毒理学特性,采用氧化剂、中和剂、吸附剂、保护剂和沉淀剂等类的解毒和拮抗药物,以改变过量药物的理化性质,使其失去毒性或者降低其溶解度,或通过吸附作用,减少药物的过量吸收,到达解毒的目的。如高锰酸钾可氧化有机化合物而解除其毒性;强酸中毒可服用氧化镁、镁乳、氢氧化铝凝胶等;强碱中毒服用 1% 稀醋酸,稀释的食醋,柠檬水,橘子水等;活性炭混悬剂可吸附过量的生物碱、磺胺、巴比妥类药。

2. 特异性解毒剂　又称作选择性解毒药,通过与毒性化合物竞争与靶部位结合或竞争代谢物激活途径而起作用:①通过中和作用,产生抗原抗体反应,或者通过螯合作用相互结合;②通过影响毒物代谢解毒。选择特异性解毒剂时需要了解解毒剂的特殊适应证、禁忌证、安全应用剂量以及潜在的并发症。常用的特异性解毒剂及用法见表106-6。

表106-6 常用的特异性解毒剂及用法

药物	治疗	
	成 人	儿 童
对乙酰氨基酚	N-乙酰半胱氨酸:口服负荷剂量为140mg/kg,之后每4h口服70mg/kg,共17次。静脉注射,负荷剂量为150mg/kg,15~60min内给完,接下来4h的剂量为12.5mg/(kg·h),最后16h的剂量为6.25mg/(kg·h)(中毒发生在10h之内,考虑使用)	N-乙酰半胱氨酸:口服和静脉给药的用法用量与成人相同,但应除外体重低于40kg的儿童
苯二氮䓬类	氟马西尼:在3~5min内静脉输注0.5~5mg	在3~5min静脉输注0.05~0.2mg
	胰高血糖素:初始剂量为50~150μg/kg,在3~5min内可重复给予一次,然后开始静脉输液每小时的有效剂量	胰高血糖素:初始剂量为50~150μg/kg,在3~5min内可重复给予一次,然后按0.1mg/(kg·h)静脉滴注
	10%葡萄糖酸钙溶液:初始剂量为0.6ml/kg,在5~10min内输完;然后以(0.6~1.5)ml/(kg·h)静脉输注	葡萄糖酸钙(与成人的用法相同)
β-受体阻滞剂	肾上腺素:1μg/(kg·min)(可能需要大剂量)	肾上腺素:10~30μg/min(可能需要大剂量)
	维持正常血糖的胰岛素治疗:普通胰岛素与葡萄糖按1IU:(4~6)g的比例输注,维持血糖水平在5.6~13.9mmol/L	与成人用法用量相同
	碳酸氢钠:5%的碳酸氢钠1mmol/kg静滴	碳酸氢钠:如果QRS波群大于120ms,给予5%碳酸氢钠1~2mmol/kg静滴
钙通道阻滞剂	胰高血糖素,葡萄糖酸钙,肾上腺素,胰岛素和碳酸氢钠的用法用量同上	胰高血糖素,葡萄糖酸钙,肾上腺素,胰岛素和碳酸氢钠的用法用量同上
	纳洛酮:如果无呼吸抑制,初始静脉注射剂量为0.1~0.4mg;如果并发有呼吸抑制,初始静脉注射剂量为1~2mg,如果呼吸抑制没有缓解或部分缓解,然后每过3~5min静脉注射2mg,总量不超过10~20mg	纳洛酮:对于年龄<5岁,或体重<20kg的儿童,如果无呼吸抑制,初始静注剂量为0.1mg/kg;如果并发有呼吸抑制,初始静脉注射剂量为2mg,如果呼吸抑制没有缓解或部分缓解,然后每过3~5min静脉注射2mg,总量不超过10~20mg
可乐定	阿托品:0.5~1mg	阿托品:0.02mg/kg,最大剂量不超过0.16mg
	多巴胺:(5~20)μg/(kg·min)	多巴胺:初始剂量为5μg/(kg·min),增加量为5μg/(kg·min),如果用量超过20μg/(kg·min),则联合应用去甲肾上腺素
阿片类药物	纳洛酮:用法用量同上	纳洛酮:用法用量同上
磺脲类药物	根据低血糖的程度静脉推注或者滴注葡萄糖	1个月~2周岁:静脉推注25%葡萄糖的溶液2~4ml/kg
		>2岁:静脉推注50%葡萄糖溶液1~2ml/kg
	奥曲肽(善宁):50~100μg皮下注射,2~3次/日	奥曲肽:(4~5)μg/(kg·d)分成4次,皮下注射,最大剂量不超过50μg(根据病例报告)
	胰高血糖素:每次1mg,如需要可每20min重复使用一次	胰高血糖素:儿童每次0.5mg,新生儿和婴幼儿每次0.025mg/kg,如需要可每20min重复使用一次(仅作为临时紧急治疗用);可以考虑持续输注葡萄糖

药物	治　疗	
	成　人	儿　童
三环类抗抑郁药	癫痫发作时考虑应用苯二氮䓬类药物(避免巴比妥类药物和苯妥英钠):劳拉西泮(控制病情)2~4mg	癫痫发作时考虑应用苯二氮䓬类药物(避免巴比妥类药物和苯妥英钠):劳拉西泮 0.05~0.1mg/kg
	多巴胺:用法用量同上	多巴胺:用法用量同上
	避免使用毒扁豆碱和 I_A 和 I_C 抗心律失常药	避免使用毒扁豆碱和 I_A 和 I_C 抗心律失常药

第2节　常见急性药物中毒

一、阿片类药物中毒

阿片类药物分为阿片类生物碱、半合成类以及合成类阿片类镇痛药。阿片类生物碱主要有阿片、吗啡、可待因、罂粟碱、复方樟脑酊等;半合成类阿片类镇痛药有纳布啡、丁丙诺啡、氢吗啡酮和羟吗啡酮等;合成的有苯哌啶类、芬太尼、美沙酮、曲马多、喷他佐辛等。

(一) 作用机制

1. 阿片类药物主要与中枢神经系统内 μ 阿片受体结合,产生镇静、镇痛作用和欣快感;同时显著抑制呼吸中枢、咳嗽中枢;兴奋延髓催吐化学感受器;兴奋动眼神经,使瞳孔缩小;兴奋平滑肌,提高胃肠、输尿管平滑肌及括约肌张力,减低肠蠕动。超过治疗剂量(吗啡为 5~10mg/次)可出现不良反应。过量会导致急性中毒,主要表现为中枢神经系统和呼吸抑制。

2. 与 κ 受体结合,产生止痛作用,伴发烦躁不安和精神症状。

3. 与 σ 受体结合,可引起精神症状和运动失调。

吗啡毒性作用的个体差异性大,婴儿、老人、体弱者以及甲状腺功能亢进、贫血或肝、肾功能不全的患者对吗啡比较敏感,易发生中毒;成瘾者则耐受性较大。

(二) 中毒表现

轻度中毒可表现为欣快感,头昏,心动过速,口渴,恶心,呕吐,兴奋不安,谵妄,失去时间和空间感;重度中毒出现昏迷,高度呼吸抑制,针尖样瞳孔,同时可伴有牙关紧闭,角弓反张,如处理不及时可出现严重发绀。

(三) 治疗

1. 支持治疗　保持呼吸道通畅,吸氧,高度呼吸抑制时考虑机械通气治疗。建立静脉通路,对于血压下降患者行扩容治疗,必要时可应用血管活性药物。

2. 清除未吸收药物　口服中毒者应洗胃,但应避免使用吐根糖浆等催吐药物,避免误吸可能。

3. 特异性解毒药　纳洛酮是阿片受体拮抗药,能竞争结合各类阿片受体,能完全纠正阿片类物质的中枢抑制效应,如呼吸抑制,镇静和昏迷。该药物存在明显的个体差异,应用时应根据患者的具体反应而确定用药量。如果无呼吸抑制,初始静脉注射剂量为 0.1~0.4mg;如并发有呼吸抑制,初始静脉注射剂量为 1~2mg,如果呼吸抑制没有缓解或部分缓解,然后每 3~5 分钟静脉注射 2mg,总量不超过 10~20mg。

纳美芬是内源性阿片物质的阻断剂,能与 μ、κ 和 σ 等各型阿片受体结合,尤其是与 μ 受体结合作用最强。因其起效快,半衰期长,副作用少,与受体结合作用强,近年来在治疗阿片类药物中毒方面有逐渐取代纳洛酮的趋势。用法:初始剂量为 0.25μg/kg,而后每 5 分钟可重复给药 1 次,直至意识呼吸恢复,最大剂量不超过 1μg/kg。

二、巴比妥类药物中毒

巴比妥类药为传统的镇静催眠药,随剂量逐渐增加而产生镇静、催眠、嗜睡、抗惊厥和麻醉作用。服用常用剂量 5 倍以上可发生急性中毒,致死剂量为常用剂量 10~15 倍。急性中毒的常见原因为自杀,误服等。根据其作用时间的不同,可分为长效类

（如苯巴比妥）、中效类（如异戊巴比妥、戊巴比妥）和短效类（如司可巴比妥）和超短效类（如硫喷妥钠）。

（一）毒理

巴比妥类药物是巴比妥酸（丙二酰脲）的衍生物。巴比妥酸本身并无中枢抑制作用，但其分子结构中第五位上的碳原子上的两个氢被烃基、烯烃基或芳香基团取代时，则生成具有中枢抑制作用的衍生物。巴比妥类药物通过抑制丙酮酸氧化酶，抑制神经细胞的兴奋性，阻断脑干网状结构上行激活系统，使整个大脑皮层产生弥漫性抑制。中毒剂量时出现中枢系统的全面抑制，包括抑制延髓呼吸中枢，降低呼吸频率、潮气量，严重者甚至发生呼吸衰竭；抑制体温调节中枢，使体温下降；抑制循环系统，导致低血压、休克；造成肝、肾功能损害，重者可出现急性肾衰竭。

（二）中毒表现

短效和超短效类药物脂溶性高，较易透过血脑屏障，中毒后潜伏期短，出现临床症状早，病情较凶险；中长效药物从口服过量药物到出现临床症状往往需要较长的时间。

1. 轻度中毒　嗜睡，对外界刺激尚有一定反应，反射存在。主要表现：言语不清，情绪不稳，感觉迟钝，判断力和定向力障碍，生命体征正常。

2. 中度中毒　深睡，部分反射存在。主要表现：失去答问，腱反射和咽喉反射减弱或消失，角膜反射存在，唇、手指和眼球震颤，体温低，尿少，呼吸浅慢，血压偏低。

3. 重度中毒　昏迷，反射消失。呼吸变慢变浅，可出现肺水肿，呼吸骤停，并伴有代谢和呼吸性酸中毒；心肌收缩力下降，血管扩张，血压下降，少尿，脉搏细速，休克；瞳孔散大，全身肌肉松弛，各种深浅反射消失。

（三）治疗

近来40年来对巴比妥类药物中毒治疗的认识发生了显著变化，从曾经使用中枢兴奋剂对抗巴比妥类药物中毒到目前推荐使用斯堪的纳维亚疗法（scadinavian method），使得急性巴比妥类药物中毒患者的死亡率由过去的40%下降至不到1%，其主要内容包括维持生命体征、阻止药物吸收、加速体内药物消除和防治并发症等。

1. 支持疗法　保持气道通畅，避免误吸发生，深昏迷者立即行气管插管机械通气，注意避免吸入高浓度氧；监测血压变化，维持循环系统稳定，维持水电解质平衡，纠正酸碱失衡，适用补液治疗，如效果不理想可应用血管活性药，如多巴胺、去甲肾上腺素等。

2. 防止药物再吸收　可选用洗胃、导泻和活性炭吸附等方法清除胃肠道内残余药物，昏迷患者避免催吐，具体方法见表106-5。

3. 加速体内毒物消除　常用强制性利尿，碱化尿液和血液净化治疗。利尿可加速药物经肾排泄，但不同药物的差异很大，长效巴比妥类增加最显著，短效类药物排泄量增加不明显。用碳酸氢钠、乳酸钠碱化尿液能使肾小管内游离型药物增加，重吸收减少，加速肾脏排泄，可使长效巴比妥类排泄速率增加35倍。碱化尿液必须在补液、纠正休克、确保肾脏血液灌注基础上使用。治疗过程中应监测电解质和血pH值。透析疗法常用血液透析，适用于常规治疗无效、病情变化、血药浓度过高和肝肾功能受损的重症患者。该法能加快体内药物清除，对巴比妥类的清除相当于健康肾的20～30倍，且能缩短患者的昏迷时间。对长效类药物效果最明显，中效类药物次之，短效类药物几乎无效。活性炭血液灌流可使中毒者苯巴比妥血浆浓度下降71%。树脂血液灌注对长、短效巴比妥类急性中毒均有效。

4. 防止并发症　急性巴比妥药物中毒后期的主要致死原因是严重并发症，包括肺炎、急性肾衰竭、肝功能损害、体温降低、休克等，对可能出现的并发症应给予相应的预防措施；对已出现的并发症给予相应的处理。

5. 心理护理　对有自杀倾向的患者需要进行心理疏导，给予家庭社会情感支持，避免患者单独留在病房。

三、苯二氮䓬类药物中毒

苯二氮䓬类药物归属于抗焦虑药，其药物种类多，化学结构很相似，其临床应用较普遍，安全性大，副作用小，但在急性药物中毒中仍占有很高的比例。

（一）毒理

苯二氮䓬类主要作用于脑干网状结构和大脑边缘系统（杏仁核、海马等），与作用部位的苯二氮䓬受体结合后，促进GABA与$GABA_A$受体结合，增加Cl^-通道开放频率，促进Cl^-内流增加，引起细胞超极化，从而实现中枢抑制效应。临床剂量均具有镇静、催眠、抗焦虑、抗惊厥、抗癫痫等作用，部分种类还具有中枢性肌肉松弛作用，但不同药物作用各有侧重；

大剂量导致共济失调,急性中毒时可出现运动功能失调,语言含糊不清,甚至昏迷及呼吸抑制。其致死原因主要和呼吸抑制及反流误吸有关。

(二)中毒表现与诊断

1. 病史 有大量服用苯二氮䓬类药物史。

2. 临床表现

(1)轻度中毒:出现记忆力减退,嗜睡,无力,眼球震颤、共济运动失调,知觉障碍和呼吸变慢等症状;

(2)重度中毒:很少出现严重症状,但如合并其他药物中毒者(如抗精神病药物)可出现中枢神经系统、呼吸系统和循环系统的抑制症状,如长时间昏迷、腱反射消失、瞳孔散大及对光反射消失、呼吸抑制和血压下降、循环衰竭等。有的患者意识障碍恢复后,经12小时左右可再次出现中毒症状。

3. 实验室检查 血、尿及胃液的定性检查有助于诊断,但血药浓度并不与临床症状平行,也难以判断预后。血液生化检查有助于判断并发症,并为后续治疗提供依据。

(三)治疗

1. 对症及支持治疗 首先清理呼吸道,保持呼吸道的通畅,防止反流误吸的发生。对出现严重呼吸抑制的患者行气管插管,机械通气治疗。对出现血压下降,心率减慢等循环不稳定的患者,可给予适当血管活性药并行补液治疗。

2. 清除毒物 对于清醒能配合的患者采用催吐办法排出未吸收毒物,对于昏迷患者,最新研究结果建议放弃洗胃治疗,因其在患者意识转清醒及重要脏器功能恢复方面并无优越性,并且会产生各种并发症。

3. 解毒剂应用 氟马西尼(flumazenil)是特异性苯二氮䓬类拮抗剂,其作用机制是竞争性抑制苯二氮䓬类药与其受体结合,从而快速有效地逆转其对呼吸、循环系统的抑制效应,并对其所有的药理效应均有拮抗作用。一般采用静脉推注,在3~5分钟内给予0.5~5mg,直到患者清醒。合并有其他药物中毒时,需要量可能较大。常见的不良反应为激动、不安、发冷,可能和氟马西尼用量过大有关,对合并三环类抗抑郁药中毒患者需慎用,以免用药后出现抽搐、惊厥等不良事件。

四、对乙酰氨基酚中毒

对乙酰氨基酚是世界卫生组织推荐的首选解热镇痛药,其正常治疗量时安全性良好,是目前常用的多种感冒药、镇痛药的主要活性成分,应用非常广泛。近年因超剂量服用或误服多种含有此成分的药物而发生的药物中毒已成为药源性急性肝衰竭的主要原因;在美国,对乙酰氨基酚是故意或非故意药物过量中毒最常见的药物。

(一)毒理

在治疗剂量时,大约90%的对乙酰氨基酚在肝脏与硫酸盐和葡萄糖醛酸结合,生成无活性、无毒性代谢产物,通过尿液排出。仅少部分经肝内细胞色素P450氧化酶氧化,生成有毒性的中间代谢产物N-乙酰-P-苯醌亚胺。N-乙酰-P-苯醌亚胺与肝脏内谷胱甘肽反应,生成无毒性的产物,从尿液排出。当药物过量时,N-乙酰-P-苯醌亚胺生成增多,肝内谷胱甘肽耗竭,毒性产物造成肝细胞破坏,从而造成肝脏破坏,甚至死亡。

(二)中毒表现与诊断

1. 病史 有过量服药史,成人单次用量超过7.5g,儿童服药剂量超过200mg/kg时应考虑有潜在药物毒性。

2. 临床表现 在服药24小时内,患者可能无症状,或者仅有恶心、呕吐等轻微症状;24~72小时,可出现肝炎症状,包括腹痛,食欲不振,肝区疼痛,转氨酶水平升高;72~96小时,可出现严重的肝肾等多脏器损害,如肝性脑病、急性肝衰竭、凝血时间延长、出血、DIC、黄疸,严重者甚至出现死亡。

(三)治疗

1. 促进未吸收药物的排出 通过催吐,导泻等手段促使未吸收药物排出。口服活性炭的应用目前尚存在争议,因其可影响特异性解毒药N-乙酰半胱氨酸(NAC)的肠道吸收。

2. 应用特异性解毒药 N-乙酰半胱氨酸是对乙酰氨基酚中毒的特异性解毒剂。最好在中毒发生4~8小时内给药,12小时内给药治疗效果满意,超过24小时疗效较差。用法:口服负荷剂量为140mg/kg,之后每4小时口服70mg/kg,共17次;病情严重者可静脉用药,负荷剂量为150mg/kg,15~60分钟内给完,接下来4小时的剂量为12.5mg/(kg·h),后16h的剂量为6.25mg/(kg·h)。

3. 对症支持治疗 保持呼吸道通畅,防止误吸的发生;对呕吐严重的患者可给予氟哌利多、昂丹司琼等药物止吐;维持水电解质平衡,给予营养支持;有出血倾向的应用维生素K_1;补充谷胱甘肽,保护肝细胞;对发生肝衰竭的患者可行肝移植术延长患者生命。

五、三环类抗抑郁药中毒

据世界卫生组织统计,全球抑郁症的发病率为3%～5%,在发达国家接近6%。三环类抗抑郁药(TCAs)是目前临床上应用较多的抗抑郁药,该类药物治疗窗窄,较易发生药物过量和药物中毒。

(一) 毒理

TCAs 在小肠碱性环境中吸收迅速,30 分钟内起效,2～8 小时达到血药浓度高峰。治疗剂量时其药理作用主要是抑制中枢神经系统去甲肾上腺素、多巴胺和5-羟色胺的再摄取,从而实现其抗抑郁作用。急性中毒时,TCAs 阻滞心肌快 Na^+ 通道直接导致心肌抑制,阻断外周 α-肾上腺素能受体引起血管扩张,其他作用还包括对乙酰胆碱、5-羟色胺、γ-氨基丁酸受体突触后抑制。

(二) 中毒表现

1. 中枢神经系统症状　早期主要表现为谵妄、幻觉、步态不稳、抽搐等兴奋状态,严重者可出现阵挛、惊厥、癫痫发作等症状,服用致死量的患者可出现昏迷。

2. 抗胆碱能症状　包括瞳孔扩大、皮肤黏膜干燥、心动过速、肠鸣音减少、体温升高、尿潴留、便秘、谵妄及昏迷。

3. 心血管系统症状　低血压及多种心律失常。常见表现主要有窦性心动过速,不同程度的房室传导阻滞,QRS、QT 间期延长伴有非典型或多形性室速,严重者可出现窦性心动过缓甚至心搏骤停。

(三) 治疗

1. 加强监测　心电图、脉搏氧饱和度、血压是必须监测项目,并应密切观察,尽早发现病情突然变化。

2. 支持治疗　开放气道,保持呼吸道通畅,吸氧,建立静脉通路。

3. 减少胃肠道内药物的吸收　洗胃,药物中毒后60 分钟内洗胃有积极作用,中毒2h 内洗胃仍有效。应用活性炭,首次剂量为 1g/kg,胃肠蠕动功能良好的患者可在 4h～8h 内重复给予一次。硫酸镁导泻,用法用量详见表106-5。避免使用吐根糖浆等诱吐药物,防止误吸的发生。

4. 血液灌流和血液透析　对重症患者应行血液净化,降低血药浓度,维持酸碱平衡,从而起到良好临床疗效。

5. 碳酸氢钠和高渗盐的应用　在常规治疗基础上应用高渗盐水,碳酸氢钠,过度通气,使血 pH值达到 7.45～7.55,血钠达到 145～150mmol/L,可改善 TCAs 引起的心脏毒性。

6. 对症治疗　应用地西泮治疗躁动不安、抽搐和癫痫发作,避免应用巴比妥类药物和苯妥英钠。对应用毒扁豆碱治疗外周抗胆碱能症状尚存争议,但对于昏迷、抽搐、室性心律失常和尿潴留的患者应禁用。对于补液治疗无效的低血压患者,可试用碳酸氢钠,并联合应用多巴胺、去甲肾上腺素等血管活性药物。对于 QRS 波群大于 100ms 的患者应立即用碳酸氢钠治疗,室性心律失常首选碳酸氢钠,次选利多卡因,禁用普萘洛尔,钙通道阻滞剂和胺碘酮等 I_A、I_C 类抗心律失常药。

六、有机磷农药中毒

各种原因引起的急性有机磷农药中毒(acute organophosphorus pesticides poisoning,AOPP)是一个威胁人类健康的全球性问题,在我国发病率较高,病死率高达 10% 以上。有机磷农药大多数属磷酸酯类或硫代磷酸酯类化合物,是目前应用最广泛的农药。目前我国生产和使用的有机磷农药多为高毒性或中等毒性的杀虫剂,如甲拌磷(3911)、内吸磷(1059)、对硫磷(1605)、活螟磷(苏化203)、敌敌畏、乐果、敌百虫等。

(一) 毒理

有机磷农药中毒的途径主要有呼吸道、消化道和皮肤。因为有机磷农药对皮肤无刺激作用,在经皮肤吸收的中毒患者中,不易被觉察,需要提高警惕。有机磷被吸收入血后,迅速分布到全身各个器官,其中以肝脏含量最高。有机磷在体内主要是在肝脏内进行生物转化,其中氧化产物毒性增强,而水解后毒性降低。

有机磷农药的磷酸根部分与胆碱酯酶活性部分结合,生成磷酰化酶,使胆碱酯酶丧失水解乙酰胆碱的能力,导致神经突轴间隙和神经肌肉接头处乙酰胆碱积聚,作用于胆碱能受体,使胆碱能神经和中枢神经系统过度兴奋,继而转为抑制和衰竭,严重时出现昏迷和呼吸麻痹。磷酰化酶的转归有自动活化、老化和重活化,应用胆碱酯酶活化剂使胆碱酯酶重活化是抢救有机磷农药中毒患者的根本措施。

（二）急性中毒表现

有机磷农药进入人体的途径不同,其潜伏期和发病时间也不同。一般经消化道最短,约5～20分钟后即可出现症状,而经皮肤途径最长,约2～6小时。急性中毒的症状主要有三类:毒蕈碱样症状、烟碱样症状和中枢神经系统症状。

1. 毒蕈碱样症状　主要有瞳孔缩小,视物模糊,多汗、流涎、呼吸道分泌增加,恶心、呕吐,腹痛、腹泻,心率减慢,心律失常,血压下降,支气管痉挛,肺水肿和呼吸困难等;系副交感神经兴奋致平滑肌收缩和腺体功能亢进所致。

2. 烟碱样症状　主要表现有胸部压迫感、全身紧束感、全身肌肉颤动、肌痉挛,晚期发展为肌无力,肌肉麻痹,甚至呼吸肌麻痹;系自主神经节和运动神经兴奋所致。

3. 中枢神经系统症状　头晕、头痛、烦躁不安、脑水肿时发生惊厥、昏迷,可因中枢性呼吸衰竭而死亡。

（三）实验室检查

1. 全血胆碱酯酶活性的测定　轻度中毒时乙酰胆碱酯酶活性为正常的50%～70%;中度中毒为30%～50%;重度中毒为<30%。血清胆碱酯酶活性的变化可作为病情的动态监测指标。

2. 胃液或可疑食物的毒物分析有助于确诊。

（四）治疗

1. 现场急救　对接触中毒者应迅速脱去污染的衣服和鞋帽等,用大量生理盐水或清水或肥皂水(敌百虫中毒者禁用)彻底清洗被污染部位。吸入中毒者应将患者移至空气清洁的环境。口服中毒者应尽早催吐及洗胃。如无洗胃装置,患者又处于清醒状态时,可令其大量饮用温水;或轻轻刺激咽喉致使呕吐,如此反复多次进行,直到呕吐出的水达到要求为止。对发生呼吸困难者,有条件时应立即吸氧。

2. 防止毒物再吸收　因为有机磷农药(敌百虫除外)易在碱性溶液中分解失效,故常用2%～4%碳酸氢钠溶液洗胃,也可用生理盐水或清水洗胃,也有用活性炭或去甲肾上腺素加入洗胃液中,吸附胃内有机磷和使胃内血管收缩,减少毒物吸收。洗胃时间不受限制,应反复、多次、彻底的清洗,直到洗出液无味为止。对服毒量大而洗胃困难者可行剖腹洗胃。

3. 特异性解毒剂

（1）阿托品:阿托品可阻断乙酰胆碱毒蕈碱样作用,提高机体对乙酰胆碱的耐受性,可解除平滑肌

痉挛,抑制支气管分泌,保持呼吸道通畅,防止发生肺水肿。其用药原则是早期、足量、反复、持续,给药达到阿托品化后仍要维持较长时间且增减剂量适时恰当。阿托品化的指征是面红、皮干、口干、瞳孔扩大、心率增快、血压偏高和肺部啰音消失等,血液胆碱酯酶活性稳定于50%～60%。若出现阿托品过量要立即停用阿托品,予以补液、利尿、纠酸和镇静、止痉、降温,必要时用拟胆碱药拮抗。

（2）盐酸戊乙奎醚(长托宁):长托宁为一种新型抗胆碱药物,选择性地作用于胆碱能神经,较阿托品副作用小,在急性有机磷农药中毒的抢救中起效较慢,作用时间长,但不能完全取代阿托品。目前的观点倾向于长托宁和阿托品联合使用治疗急性有机磷农药中毒,可显著缓解患者的中毒症状,不良反应减少,用药量也减少。

（3）胆碱酯酶重活化剂　主要包括解磷定、氯磷定、双复磷等。与磷酰化酶的磷酰基结合,将磷酰基从中毒酶上分离,放出活化酶,恢复胆碱酯酶水解乙酰胆碱的活性;对解除烟碱样作用和促进昏迷患者苏醒有明显作用。一般中毒时间超过48小时给药疗效差。与阿托品有协同作用。

4. 对症治疗　及时清理呼吸道分泌物,保持呼吸道通畅;必要时行气管插管,正压给氧。纠正水和电解质紊乱,对肺水肿或脑水肿的患者应严格掌握输液速度和输液量。对症状改善不明显者可输新鲜血,提高胆碱酯酶的活力。重度中毒的患者可给肾上腺皮质激素。

（五）几种特殊临床表现

1. 有机磷中毒反跳　指有机磷农药中毒经过积极抢救和治疗,症状明显缓解后,重新出现中毒症状致使病情突然急剧恶化,甚至死亡。有机磷农药中毒反跳的发生率为5.6%,而发生反跳患者的死亡率为56.8%。多发生在中毒后2～8天,一般认为与毒物继续吸收、农药种类、阿托品和胆碱酯酶复能剂停用过早或减量过快、大量输液及体内严重损害等有关。处理是给予足量解毒剂,尽快重新阿托品化,注意清洗皮肤和洗胃、导泻,积极防治脑水肿等。

2. 中间综合征　少数病例在急性有机磷中毒症状缓解和发生迟发神经病变前,在急性中毒后24～96小时突然发生死亡,称为中间综合征。死亡前可先有颈、上肢肌无力和呼吸肌麻痹;累及脑神经者,可出现眼睑下垂、眼外展障碍和面瘫。发病机制与胆碱酯酶长时间受抑制,引起终板区持续去极化,

导致神经肌肉接头处传导障碍有关。一旦出现中间综合征，要迅速建立人工气道，进行气管插管、机械通气，加强呼吸管理，为有效的解毒药物应用赢得时间。

3. 迟发性猝死　指有机磷农药中毒经抢救好转，病情恢复时，可突然出现"电击式死亡"，多发生于中毒后 3～15 天。多见于口服中毒患者。其机制可能与有机磷农药对心脏的迟发性毒性有关，心电图表现为心动过速、房室传导阻滞、Q-T 间期延长、ST-T 改变以及室速、室颤和心跳停止。处理原则是加强 ECG 监护，重在预防，一旦出现立即按心肺复苏的程序进行抢救。

七、氰化物中毒

氰化物是含氰基的一类化学物质的总称，可分为无机氰化物和有机氰化物；以氰化氢（又称氢氰酸）为代表的无机氰化物多属高毒性。氰化氢的毒性取决于在体内可游离出氰离子的速度和数量。在职业活动中，由于接触氰化物可引起急性氰化物中毒；而在非职业活动中接触氰化物或进食含氰甙的植物果实和根部（如苦杏仁、枇杷仁、白果等都含有氰化物）也可引起急性氰化物中毒，甚至死亡。常用的血管扩张药硝普钠为亚硝基铁氰化钠，过量也会引起氰化物中毒。此外，氰化物也可作为一种大规模杀伤性武器，被恐怖分子使用，尤其在机场、车站等封闭环境中制造恶性恐怖事件，这些均可导致大量的人员伤亡。

（一）毒理

氰化物进入体内游离出的氰离子与氧化型细胞色素氧化酶中的三价铁结合，形成氰化高铁型细胞色素氧化酶，从而抑制了细胞色素氧化酶的活性，导致呼吸链中断，使组织细胞不能利用氧，造成细胞内窒息。氰化物也可与高铁血红蛋白结合，形成氰化高铁血红蛋白，使其失去携氧能力，引起组织细胞缺氧。中枢神经系统是氰化物毒理作用的主要靶器官之一。氰离子进入脑组织后，迅速抑制细胞色素氧化酶，使脑细胞生物氧化过程受阻，导致中枢神经系统生化代谢、病理形态和生理机能改变，从而引起一系列中枢神经中毒症状。

氰化物中毒主要是通过呼吸道，其次是在高浓度下通过皮肤吸收，日常生活中氰化物中毒以口服为主。

（二）诊断

氰化物中毒患者可表现为不同程度的中枢神经系统、呼吸系统、心血管系统等多系统受损的临床表现。但因其临床表现缺乏特异性，故需根据患者毒物接触情况、临床表现，并结合现场调查进行综合分析才能做出诊断。

急性氰化物中毒的临床猝死率高，可在数秒钟内突然昏迷，甚至 2～3 分钟内死亡。非猝死型氰化物中毒的临床表现分为前驱期、呼吸困难期、痉挛期、麻痹期。但多数患者各期界限难以分清。

急性氰化物中毒的症状和体征如下：

1. 神经系统　早期或轻度氰化物中毒患者可出现头晕、头痛、焦虑、意识混乱、虚弱、多汗、面色发红以及视网膜动脉和静脉发红；晚期或重度氰化物中毒可出现癫痫发作、僵木、麻痹，乃至昏迷。

2. 呼吸系统　早期或轻度氰化物中毒患者可出现呼吸急促、呼吸困难；晚期或重度氰化物中毒可出现呼吸抑制、通气不足，呼吸暂停、非心源性肺水肿，呼吸停止。

3. 心血管系统　早期或轻度氰化物中毒患者可出现暂时性高血压伴反射性心动过缓、心律失常、心动过速；晚期或重度氰化物中毒可出现低血压、ST 抬高或压低、房室传导阻滞、心室纤颤，甚至心搏骤停。

实验室检查：正常人全血氰离子浓度低于 $20\mu g/dl$（$7.69\mu mol/L$），氰化物中毒者的血氰离子浓度明显升高，有特异性的诊断价值。一般应在中毒 8 小时内进行检测。

（三）治疗

由于急性氰化物中毒具有迅速致命的特点，早期治疗处理对于挽救患者生命和减少死亡率是必需的。

1. 急救措施　在院前急救时，将氰化物中毒患者迅速撤离氰化物源，清除患者沾染的毒物，及早给予支持治疗。施行救治人员应该避免接触氰化物浸湿的衣物，因为可能通过散发的蒸汽污染其他人；救治人员应该戴丁基橡胶手套，保护自己免受患者皮肤上氰化物的危害。对口服摄入氰化物中毒的患者，不应使用催吐处理；除有禁忌外，应立即用氧化剂溶液如 5% 硫代硫酸钠或 0.02% 高锰酸钾洗胃，并灌服活性炭。在院前急救可行的前提下，应该给予或准备给予氰化物解毒剂。

2. 解毒剂的应用　氰化物中毒后应及早给予

特效解毒剂,首选高铁血红蛋白形成剂及供硫剂,需要在中毒后及时静脉注射。常用的解毒剂主要有亚硝酸异戊酯、亚硝酸钠、4-二甲基氨基苯酚(4-DMAP)、对氨基苯丙酮及硫代硫酸钠等。

(1)亚硝酸盐-硫代硫酸钠法:立即将 1~2 支亚硝酸异戊酯放到手帕中压碎,给患者吸入 15~30 秒,间隔 2~3 分钟再吸一支,直到静脉注射亚硝酸钠为止;尽快将 3% 亚硝酸钠 10~15ml 用 5% 葡萄糖液稀释至 20~40ml,缓慢静注,发现血压下降立即停药,再静注 25%~50% 硫代硫酸钠 25~50ml,必要时可重复给药一次。2011 年 8 月新型氰化物中毒解毒剂 Nithiodote 在美国正式获准上市。Nithiodote 实为由亚硝酸钠注射液和硫代硫酸钠注射液组成的一种制剂包。

(2)新型氰化物解毒剂　氰化物中毒为公众事件时,往往涉及人数多,伤亡反应重,速度快,因此国外在开发新型氰化物解毒剂方面开展了大量研究,且在给药方式上寻求突破。在不影响甚或提高救治效果的前提下,开发比静脉注射更方便快捷(如口服或肌注等)的给药方式。目前处于研究阶段的解毒剂有钴啉醇酰胺、3-硫基丙酮酸等。

3. 支持治疗　基础生命维持阶段的标准原则适用于急性氰化氢中毒的患者。尽快进行人工呼吸或气管插管,心搏骤停时要立即实施胸外心脏按压术,给予呼吸兴奋剂和强心药等处理,确保适当的呼吸和循环功能。待呼吸、心跳恢复后,有条件的尽快行高压氧治疗。并积极补液纠正水电解质紊乱、酸碱失衡。重度者可早期、短程、足量应用糖皮质激素,防止脑水肿及其他损伤,同时用葡醛内酯片、还原型谷胱甘肽、维生素 C 等护肝治疗。抢救呼吸停止者应尽量使用人工呼吸器,避免口对口人工呼吸以防止救治者中毒。

第 3 节　急性药物中毒患者的麻醉处理

大多数急性药物中毒的患者经过积极、正确的内科抢救和治疗,症状能得到缓解,但仍有少数患者需要进行外科治疗。急性药物中毒同时并存消化道异物的患者,由于催吐、洗胃效果不佳,需行剖腹探查术;误服强腐蚀性药物引起的消化道穿孔等,需行胃肠道穿孔修补术;由于中毒后意识错乱造成严重外伤,大出血的患者,需根据病情制定相关手术方式。手术方式应以挽救患者生命为主,麻醉应在保证患者生命、手术需要的前提下尽可能选择简便迅速的麻醉方式。

一、麻醉前准备

急性药物中毒需行手术治疗的患者,病情危重,情况紧急,一般都会有发绀,昏迷,呼吸困难,休克,少尿等症状;同时可能存在饱胃,躁动等不利因素,所以必须充分做好麻醉前准备。

(一)详细了解中毒病史及诊治经过

包括接触毒物的时间,中毒环境和途径,药物名称和剂量,询问家属是否携带剩余药品及药盒或药瓶,内科处理及用药情况,病情进展,以及既往生活史及健康状况。

(二)尽可能调整纠正患者紊乱的生理功能

急性药物中毒的患者术前一般都会存在内环境及生理功能的紊乱,可能涉及多脏器系统,应在"最有利患者"的原则下,依据病情的轻、重、缓、急,积极进行纠正。例如,伴有出血性休克的患者应积极补充血容量,适当应用血管活性药物改善循环系统和组织灌注,并且积极纠正电解质紊乱。

(三)充分稳定患者情绪

意识清楚的药物中毒患者可能因病情变化而出现紧张、焦虑、濒死感等负面情绪,这些情绪会兴奋交感神经系统,进而引起儿茶酚胺类激素的释放,使得患者血压升高,心率加快,呼吸急促,进一步加重内环境的紊乱。因此对于此类患者,在排除可能的药物禁忌的前提下,可以给予适当的镇静药物和阿片类镇痛药物。例如,药物中毒伴急性肺水肿的患者,在排除绝对禁忌后,重复少量给予吗啡能显著缓解患者焦虑、呼吸困难和濒死感。

(四)恰当选择麻醉前用药

在麻醉前用药的选择上应依据患者情况、药物性质及可能的麻醉方法而定。

1. 巴比妥类和阿片类药物中毒患者,避免用麻醉前用药。

2. 有机磷农药中毒者术前应继续应用阿托品有惊厥时适量地西泮能止痉和减少脑损伤。巴比妥类药物是酶诱导剂,可能会增加有机磷的氧化增毒代谢。

3. 乙醇中毒时不用镇痛剂,以免加重呼吸抑制患者兴奋躁动时地西泮减量应用,巴比妥类药物能使乙醇毒性增加,致死血药浓度显著降低,故禁用。

4. 洋地黄中毒患者　紧急手术前应先给予必要的处理,待心肌毒性缓解后才能进行,如术前用东莨菪碱解除迷走神经作用,给地西泮以防止心律失常,苯巴比妥能加速洋地黄代谢,使血药浓度降低。

5. 阿片类药物中毒患者　应使用呼吸中枢兴奋剂和阿片受体拮抗剂纳洛酮,维持患者呼吸和循环系统的稳定。对拟行椎管内麻醉的患者,尽量使患者呼吸循环稳定,应对苯二氮䓬类和阿片类药物充分拮抗;而对拟行全身麻醉循环系统稳定的患者可不予拮抗。

(五) 全身支持和对症治疗

吸氧能缓解患者焦虑情绪,改善肺气体交换,提高血氧含量。对于高热或者低体温的患者,应给予降温或保温处理,但不要求体温达到正常水平。

(六) 做好麻醉用品、麻醉设备、监护仪、麻醉药品和急救药品等准备工作

二、麻 醉 处 理

(一) 麻醉处理原则

在保证患者安全和满足手术需要的基础上,尽可能使用简便、快速、熟练的麻醉方法。

(二) 麻醉方法选择

1. 局部麻醉或神经阻滞麻醉　用于清醒、配合、呼吸循环稳定,拟行四肢骨折复位固定术或清创缝合术等患者。其优点在于简便易行,安全性大,并发症少,患者保持清醒,对呼吸循环系统影响轻微,能有效地避免可能发生的反流误吸等风险。

2. 椎管内麻醉　适用于清醒、合作、拟行腹部或下肢手术的患者。其优点在于能提供满意的肌松和镇痛效果满意。麻醉期间要注意:①连续硬膜外阻滞宜低浓度、小剂量、分次给药。②但对于伴有休克的患者,椎管内麻醉应视为绝对禁忌。因椎管内麻醉后阻滞了交感神经系统,导致血管扩张,血压下降,可能引起心搏骤停等严重后果。③对伴有腹内压明显增高或有脊柱外伤的患者,应用椎管内麻醉也应慎重。④对水杨酸盐类、抗凝血药中毒和肝功能受损严重者,由于凝血机制障碍不宜选用,以免引起硬膜外血肿等并发症。

3. 全身麻醉　全身麻醉适用于昏迷、休克、饱胃或呼吸循环功能抑制的患者,能满足所有手术的需求,因而是急性药物中毒患者应用最多的麻醉方式。

(1) 麻醉诱导:对于急性药物中毒的患者,除有明确证据证明患者胃内无食物残留外,所有患者都应按饱胃患者处理。饱胃患者的全麻诱导,现推荐使用快速顺序诱导插管技术(rapid sequence induction and intubation,RSII),即静脉注射丙泊酚、罗库溴铵、芬太尼等快速诱导药物,在短时间内迅速完成气管插管,其优点在于迅速完成麻醉诱导,呛咳、反流误吸的发生率低。对于插管过程中是否压迫环状软骨仍存在争议,最新的文献报道并不支持环状软骨压迫。对于此类患者现在仍有人使用环甲膜穿刺下的清醒气管插管术。医师应根据患者的具体情况和自己对这两种技术掌握的熟练程度选择适合的麻醉诱导方法。

(2) 麻醉维持　吸入麻醉维持,依靠持续吸入挥发性麻醉药来实现。现最常用的吸入麻醉药物为七氟烷和异氟烷,一般吸入浓度为 1～2MAC,术中依据手术刺激大小,患者循环系统状态调整麻醉深度。其优点在于麻醉深度可控性好,对心血管系统抑制作用小,对肝肾无毒性作用,但会引起脑血流量增加,导致颅内压升高。静脉麻醉维持,依靠静脉麻醉药-肌松药-镇痛药复合模式来维持麻醉状态。其优点在于药物种类齐全,可以依据患者不同病情、不同手术方式及身体状况选择不同的药物。静吸复合麻醉维持是国内最常用的方法。其优点在于能够取长补短,减少每种麻醉药的用量,但会增加药物间的相互作用,改变药物的药代动力学,可能出现意料之外的药物毒副作用,其对麻醉医师药理学知识及临床经验有较高要求。

(三) 麻醉药物的选择与药物间的相互作用

急性药物中毒患者因血浆中残留有中毒药物,可能与麻醉药物发生相互作用,在实施临床麻醉过程中必须熟知这些药物的相互作用,并引起高度重视。

1. β 受体阻滞剂　吸入麻醉药对心肌产生负性肌力作用,这种作用呈现剂量依赖性,并能和 β 受体阻滞剂中毒引起的心率减慢效应相加。其中七氟烷的心肌抑制作用最轻,异氟烷次之。β 受体阻滞剂还可抑制肝脏对药物的代谢。

2. 强心苷类药物　洋地黄药物中毒患者应禁用琥珀酰胆碱,因后者会引起肌肉持续去极化,使得细胞外 K^+ 浓度升高,会进一步增加洋地黄的毒性作用,易诱发严重的心律失常,甚至心搏骤停。氯胺酮

有拟交感作用,会降低心肌对洋地黄的耐受性,在麻醉过程中因尽可能避免应用该药。吸入麻醉药减慢心率作用与洋地黄类药物作用可相加,易诱发心动过缓,应用时应慎重。

3. 钙通道阻滞剂　钙通道阻滞剂中毒患者,应用有负性肌力的药物时应慎重,因两者合用可诱发严重的心动过缓或心搏骤停。在发生心动过缓时应用氯化钙和异丙肾上腺素予以补救。钙通道阻滞剂还可增强肌松药的作用,有条件应行肌松监测。

4. 抗癌药物　抗癌药物中毒患者对镇静药物及镇痛药物敏感性增加,常规剂量即可引起严重低血压;某些抗癌药物会影响体内假性胆碱酯酶活性,某些依赖该酶代谢的药物,如琥珀酰胆碱作用时间会延长。

5. 抗高血压药物　在给这类患者行麻醉时,应减少吸入麻醉药用量的20% ~ 30%,以免引起血压的过度下降。并且在应用吗啡等镇痛药时也应警惕血压下降。

6. 静脉诱导药物选择　与丙泊酚相比,依托咪酯不会产生严重的低血压,但是其对肾上腺皮质功能有抑制作用,对于伴有严重感染的患者应用时应慎重。丙泊酚的优势在于能很好地抑制咽喉反射,有研究表明,丙泊酚用于快速顺序诱导时能提高插管质量。另外丙泊酚还有线粒体保护作用,可减轻脑缺血再灌注损伤。氯胺酮是唯一能加快心率,升高血压的静脉麻醉药,但其在用于重度休克和血容量明显不足的患者时,也可能导致血压下降。

(四) 麻醉期间监测与管理

1. 麻醉监测　急性药物中毒患者,一般情况较差,除了呼吸、心率、脉搏、血压、血氧、尿量、体温等常规监测外,对血流动力学不稳定的患者还应行有创动脉压测定和中心静脉压的测定,以便于能及时处理术中循环功能的异常;对于呼吸道及呼吸系统有损伤的患者还应行呼气末 CO_2 监测,并进行血气分析,以便及时调整通气策略,纠正体内酸碱、电解质失衡;对镇静、镇痛药物中毒患者,还可行 BIS 监测,以便及时调整麻醉深度,避免术后苏醒延迟;对休克和大出血的患者可行术中血红蛋白监测,以指导术中输血补液;对某些特殊毒物中毒患者,如 CO 中毒患者,血氧饱和度并不能真实反映患者体内氧合情况,应进行动脉血气分析。

2. 麻醉管理　急性药物中毒需行手术治疗的患者,除了要经历毒物对机体的损害,还要经受手术麻醉对机体的打击,因此在术前准备和麻醉手术期

间应尽可能减少对患者机体平衡的影响,并对失衡的系统予以纠正,加强生命支持。

(1) 及时清理呼吸道分泌物,并在严密监测血氧饱和度的情况下,调整吸入氧浓度,避免高浓度氧对已经受损的肺组织造成进一步损伤。

(2) 依据血压、中心静脉压及时补充血容量,必要时应用血管活性药物,以维持循环系统稳定。对心功能本身有异常的患者,在麻醉维持时更应谨慎,避免出现不可逆的心律失常和心肌损害。

(3) 注意对肝肾功能的保护,必要时应用利尿剂,避免急性肾衰竭(ARF)的发生,同时可以碱化或酸化尿液,以利于毒物的排出。在选择麻醉药物时尽可能避免依赖肝肾代谢的药物,避免加重肝肾负担,比如七氟烷、顺式阿曲库铵、瑞芬太尼等药物。

(4) 注意纠正体内电解质紊乱,维持酸碱平衡。必要时补充 Na^+、K^+、Ca^{2+} 等。

(5) 采取进一步措施清除体内毒物,促进毒物排出,可以应用解毒剂等。

(宋子贤　刘华琴)

参 考 文 献

1. Xiang Y, Zhao W, Xiang H, et al. ED visits for drug-related poisoning in the United States,2007. AM J Emerg Med,2011, 30(2):293-301.

2. Okumura Y,Shimizu S,Ishikawa KB, et al. Clinical and procedural characteristics of emergency hospital admissions for drug poisoning and other causes. The 108th Annual Meeting of the Japanese Society of Psychiatry and Neurology. Sapporo, 2012.

3. Hu Y,Chou H,Lu W, et al. Features and prognostic factors for elderly with acute poisoning in the emergency department. J Chin Med Assoc,2010,73(2):78-87.

4. Liu Q,Zhou L,Zheng N, et al. Poisoning deaths in China: Type and prevalence detected at the Tongji Forensic Medical Center in Hubei. Forensic Science International. 2009,193: 88-94.

5. Lewis N, Neal L, Mary AH, et al. Goldfrank's Toxicologic Emergencies. Ninth Edition. New York:McGraw-Hill Professional,2010.

6. Frithsen IL, Simpson WM. Recognition and management of acute medication poisoning. Am Fam Physician, 2010, 81 (3):316-323.

7. 于进彩等译. 药物过量与中毒手册. 北京:人民卫生出版社,2009,1-15.

8. 李林春,李朝阳,吴晓燕. 职业卫生与应急救援,2006,24 (4):190-191.

9. 郭杨. 急性药物中毒的治疗. 中国社区医师, 2007, 23 (17):3-4.

10. 柴青焕, 陆将. 血液透析在急性药物中毒治疗中作用. 第四军医大学学报, 2002, 23 (24):2243.

11. 王汉斌, 牛文凯, 刘晓玲. 急性氰化物中毒的诊治现状. 中国全科医学, 2009, 12 (10B):1882-1884.

12. 王涤新, 黄金祥, 翟明芬, 等. 中华人民共和国国家职业卫生标准 GBZ209-2008-职业性急性氰化物中毒诊断标准. 北京:人民卫生出版社, 2009, 1-3.

13. 邹仲敏, 程晋, 叶枫, 等. 美国氰化物中毒救治药物研发项目及进展. 军事医学, 2012, 36 (3):465-470.

14. El Orbany M, Connolly LA. Rapid sequence induction and intubation: current controversy. Anesthesia and Analgesia, 2010, 110 (5):1318-1325.

15. 张继志, 吉中孚. 精神药物的合理应用. 北京:人民卫生出版社, 2009, 398-402, 410-411.

第107章 氧疗和高压氧治疗

临床上通过增加吸入气中氧浓度,以提高血氧饱和度,是纠正或缓解缺氧状态的有效治疗措施,称为氧疗(oxygen therapy)。氧疗是改善或纠正低氧血症迅速而有效的措施。在密闭的加压舱内,在超过一个大气压的标准下吸入纯氧或高浓度氧进行治疗的方法称为高压氧疗法(hyperbaric oxygen therapy, HBO 疗法)。高压氧治疗是一种特殊的氧疗方法,它具备常压下一般氧疗所不能达到的治疗作用,其治疗的疾病涉及临床诸多学科,已成为临床主要的基础治疗手段之一。但氧疗及高压氧治疗选择不当可产生毒副作用,加重病情,甚至危及患者生命。因此应掌握氧疗指征、适应证及注意事项,并在氧疗的同时兼顾其他有效的病因治疗。

第1节 氧 疗

氧疗主要用来纠正缺氧。所谓缺氧,是指氧的供应与消耗间的失衡,提供给组织细胞的血氧量不能满足其代谢需要,可表现为低氧血症和 PaO_2 下降,但 $PaCO_2$ 可能正常。

一、氧 的 输 送

氧的输送过程包括 4 个阶段,即肺与外界间的气体交换,称为肺通气;肺泡与毛细血管间的气体交换,称为肺换气;氧在血液中的运输;血液与细胞间的气体交换,称为内呼吸,也称为组织呼吸或组织换气。以上任何一个阶段出现异常均可导致缺氧(表107-1)。

为便于诊断和治疗,将缺氧分为 4 类:低张性缺氧、等张性(血液性)缺氧、循环性(低动力性)缺氧和组织性缺氧。

(一)低张性缺氧

动脉血氧分压、氧含量和血红蛋白氧饱和度均减低。常见原因为吸入气体中氧分压过低、肺通气或换气功能障碍以及静脉血分流入动脉。

表 107-1　氧的输送与缺氧的原因

氧的输送过程	影响因素	缺氧的常见原因
肺通气	肺泡中氧分压	吸入气氧浓度低:空气中氧分压低(如海拔 2000m 以上吸入气中氧浓度不足、氧源供应中断等)
肺换气	肺泡的弥散功能	肺泡通气量不足(如呼吸道梗阻、肌松药与麻醉药对呼吸的抑制、胸肺顺应性降低、手术及体位的影响、急性药物中毒、呼吸肌疾病以及中枢或外周神经系统疾病等)
	通气/血流比例	肺泡交换面积下降(如部分肺泡通气不良、ARDS)
		弥散距离增大(如肺水肿、肺纤维性变)
		肺内分流增多(如肺不张、支气管阻塞、先心病右向左分流)

氧的输送过程	影响因素	缺氧的常见原因
氧在血液运输	循环功能	无效腔增大(如肺栓塞)
		心排血量降低(如低血容量或休克、心包缩窄或压塞、二尖瓣狭窄、各种心律失常)
组织呼吸	血红蛋白浓度与携氧能力	器官血流量不足(如微循环障碍、低血压)
		血红蛋白浓度不足(如贫血)
	氧离曲线	血红蛋白携氧能力下降(如一氧化碳中毒、氰化物中毒、正铁血红蛋白血症)
	组织氧消耗	氧离曲线左移,氧解离障碍(如 pH 值升高、血内 CO_2 浓度下降、温度下降、2,3-DPG 含量下降)
		氧耗增加(如高热、寒颤、抽搐等)

(二) 等张性(血液性)缺氧

由于血红蛋白数量减少或者性质改变,以致血氧含量降低或血红蛋白结合氧不易解离而引起的缺氧。动脉血氧含量大多降低而氧分压正常。常见原因有贫血、一氧化碳中毒和高铁血红蛋白血症。

(三) 循环性(低动力性)缺氧

由于组织血流量减少所致的缺氧,循环性缺氧又分为缺血性缺氧和淤血性缺氧。前者为动脉压降低或者动脉阻塞使毛细血管床血液灌注量减少;后者则为静脉压升高使血液回流受阻,而导致毛细血管床淤血所致。根据原因分为休克和心力衰竭引起的全身循环性缺氧以及栓塞或血管病变引起的局部循环性缺氧。

(四) 组织性缺氧

即氧利用障碍性缺氧,常见原因为氰化物中毒、硫化物中毒、大量放射线照射或细菌毒素对线粒体损伤。

临床所见缺氧多为混合性缺氧。各类缺氧的血氧变化特点见表107-2。

表 107-2　各类缺氧的血氧变化

缺氧类型	动脉血氧分压	动脉血氧饱和度	血氧容量	动脉血氧含量	动-静脉氧含量差
低张性缺氧	↓	↓	N	↓	↓或N
等张性缺氧	N	N	↓或N	↓或N	↓
循环性缺氧	N	N	N	N	↑
组织性缺氧	N	N	N	N	↓

↓降低;↑升高;N 正常

氧在肺内运输与弥散中,若出现异常可表现出低氧血症,临床上 PaO_2 低于 80mmHg 即为低氧,PaO_2 低于 60mmHg 为低氧血症。氧血液运输与在组织细胞处氧的释放出现异常可致组织细胞氧合不足,但 PaO_2 正常。相反在某些条件下虽存在一定程度氧合降低,但细胞仍能保持一定的有氧代谢维持生命需要,这主要在于机体组织细胞有一定的氧储备能力以及对缺氧的耐受力。

二、氧的储备与影响机体耐受缺氧的因素

体内氧的储备分为肺泡内和血液两种,但是机体氧储备量很小,一旦氧供应中断,维持生命的时间一般为 5~8 分钟。呼吸空气时,氧主要储备在血液内,故贫血患者氧储备下降,而通过高原锻炼使红细胞代偿性增多,可提高对高原低氧的耐受力。呼吸纯氧时,氧主要储备于肺内,故慢性肺疾病患者即使用纯氧过度通气,其耐受呼吸停止的安全时限仍低于正常。

此外,年龄、代谢、中枢神经系统功能状态以及缺氧发生速度、程度和持续时间等均影响机体耐受缺氧的能力。新生儿对缺氧耐受性较高,而老年人对缺氧耐受性较低。镇静药可降低中枢神经系统兴奋性而增强机体对缺氧的耐受性;任何提高机体代谢的因素如发热、肌肉活动增强、高温和甲状腺功能亢进等,都会降低机体对缺氧的耐受性;而人工低温可增强机体对缺氧的耐受性。

三、缺氧对机体的影响

（一）中枢神经系统

脑约为体重的 2%，但脑血流量约占心排血量的 15%，脑耗氧量约占人体总耗氧量的 23%，因此中枢神经系统对缺氧非常敏感，尤其是大脑皮质。缺氧时大脑皮质首先受损，其次影响皮层下及脑干生命中枢。所以缺氧时最早出现神经精神症状。轻度缺氧可有注意力不集中，智力减退和定向力障碍；缺氧加重时可出现烦躁不安，神志恍惚，甚至昏迷。突然中断脑的氧供 15～20 秒后可出现全身抽搐。测定脑静脉（或颈内静脉血）氧分压，有助于判断中枢神经系统功能障碍程度。正常人脑静脉血氧分压为 34mmHg；当降至 28～25mmHg 时，出现精神错乱等反应；降至 20～18mmHg 时意识丧失；降至 12mmHg 将危及生命。

脑对缺氧的适应机制是脑血管扩张，血管阻力降低及血流量增加。$PaO_2 < 50mmHg$ 时，脑血管扩张、血流量增加；PaO_2 为 35mmHg 时，脑血流增加 70%；PaO_2 为 24mmHg 时，脑血流为正常的 4～5 倍，达最大代偿限度。

脑组织缺氧损害的主要改变是脑水肿。若突然中断氧供，可因钠泵运转功能障碍发生细胞中毒性脑水肿，组织含水量可增加 2.5%。严重水肿可使颅内压升高，颅内压升高又可使脑血流量下降，加重缺氧，形成恶性循环。PaO_2 下降 20mmHg，脑细胞不能摄氧，可发生不可逆性脑损害。

（二）呼吸系统

急性缺氧时，$PaO_2 < 60mmHg$ 可刺激主动脉、颈动脉体化学感受器，反射性兴奋呼吸中枢，使呼吸加深加快。SaO_2 每下降 1%，分钟通气量增加 0.16～0.35L。但是严重缺氧可抑制呼吸，$PaO_2 < 24～30mmHg$ 时可出现呼吸慢而不规则，甚至呼吸停止。

低氧血症可损害肺泡上皮和血管内皮细胞，使肺毛细血管通透性增加，导致肺水肿。缺氧减少肺泡 II 型细胞分泌表面活性物质，使肺泡表面张力增加引起肺不张，加大肺内分流量而进一步加重缺氧。缺氧还可使支气管黏膜上肥大细胞增多，介质（组胺、5-羟色胺等）分泌增多，引起支气管痉挛。

缺氧时肺总量及残气量均增加，肺活量增加甚少。肺血管充血，肺泡壁氧弥散增快，$A-aDO_2$ 几乎为零，呼出气中氧浓度降低，表明红细胞从肺泡中摄取更多的氧。慢性缺氧可产生肺动脉高压。

（三）心血管系统

缺氧的代偿反应是心率加速，每搏量及心排血量增加，循环系统以高动力状态代偿氧含量的不足。同时产生血流再分配，脑及冠脉血管选择性扩张以保证足够氧供。严重缺氧时由于心内膜下乳酸堆积，高能磷酸键合成降低，可引起心肌抑制、心率减慢、血压下降与心排血量降低，并可出现心律失常乃至心搏骤停。

急性和慢性缺氧时 PaO_2 分别在 30～60mmHg 和 20～40mmHg 情况下，可使心肌应激性增高，出现心律失常。$PaO_2 < 20mmHg$，可引起心搏骤停。缺氧可引起肺血管收缩，使病变部分的肺区出现血流受阻，而健康肺区血流增多，这有助于减少肺内分流。

（四）血液

缺氧可引起循环内红细胞数量增加，从而增加血液中的携氧容量，这是一种代偿适应机制。急性缺氧时，不成熟红细胞（网织红细胞）被释放入血。慢性缺氧可刺激肾小球旁细胞产生促红细胞生成素，刺激骨髓加速红细胞的生成，使血中成熟红细胞增多。严重红细胞增多症可使血液黏稠度增加，使心脏超负荷并加重肺动脉高压。

（五）红细胞代谢及电解质的影响

缺氧主要损害红细胞的线粒体功能，引起 ATP 产生不足，使细胞所有需能过程受损。正常时线粒体氧分压 8～38mmHg，当线粒体氧分压降至临界水平以下时，氧化磷酸化停止。由于 ADP 蓄积，葡萄糖酵解加速，无氧代谢要达到与有氧代谢产生相同的能量，葡萄糖消耗增加 19 倍；而组织细胞葡萄糖贮备有限，因此缺氧后可迅速造成能源耗竭和酸性代谢产物聚积，导致细胞损害。严重缺氧时可发生三羧酸循环与氧化磷酸化抑制，造成大量乳酸、酮体和无机磷蓄积，引起代谢性酸中毒。

无氧代谢的情况下，由于 ATP 生成减少和能量不足，使细胞离子交换功能障碍，Na^+ 及 H^+ 移入细胞内，K^+ 从细胞内释放，可导致细胞内水肿及酸中毒而细胞外血钾升高。

（六）其他

缺氧可损害肝功能使转氨酶升高；缺氧可减少肾血流，降低肾小球滤过率，使尿量减少，引起氮质血症。长时间缺氧可致急性肾衰竭。

四、缺氧的诊断与监测

（一）临床表现

缺氧临床表现主要为发绀、呼吸加深加快、心动过速和血压升高等,但是缺氧的临床表现缺乏特异性,因此缺氧的诊断主要依据实验室检查。

（二）血氧测定

1. 动脉血气分析　这是监测缺氧血症最可靠的方法,一般以 PaO_2 降低程度作为划分缺氧血症的标准。PaO_2 正常范围为:$[100-(0.3×年龄)±5]mmHg$。PaO_2 凡低于同龄人正常下限称为缺氧。

2. 脉搏血氧饱和度(SpO_2)监测　其具有连续、准确、无创等优点。当 PaO_2 在 $60～100mmHg$ 范围内,SpO_2 与 PaO_2 具较好的相关性。

3. 混合静脉血氧分压(PvO_2)监测　PvO_2 是监测氧供需平衡可靠的指标。PvO_2 正常范围为 $35～40mmHg$,PvO_2 $28mmHg$ 为缺氧阈值;$PvO_2<20mmHg$ 可出现细胞功能进行性障碍,PvO_2 低于 $12mmHg$ 的患者数分钟即会死亡。有人强调以 PvO_2 作为组织缺氧的指标。休克、严重心肺疾病和体外循环患者 PvO_2 和乳酸水平与患者生存率的相关性优于心排血量参数。

（三）其他

1. 血乳酸测定　血乳酸增高提示无氧代谢增加。对各类型休克和急性缺氧血症的研究均提示,血乳酸水平与病情严重程度和死亡率之间有显著相关性。但血乳酸增高并非诊断缺氧血症的特异性依据。

2. 阴离子间隙　正常为 $12～14mmol/L$。阴离子间隙明显增大提示有机酸中毒或严重肾衰竭,乳酸中毒时阴离子间隙超过 $25mmol/L$。监测血乳酸含量和阴离子间隙,可反映组织缺氧程度。

3. 内脏组织氧合监测　应用胃肠道张力计(gastrointestinal tonometry)可监测胃肠黏膜 PCO_2,并计算其 pH 值。它可准确、敏感地反映局部组织氧合状态,对危重病患者病情估计、指导治疗及预后判断有较大帮助。近年来,采用胃肠黏膜血氧饱和度测定对判断局部组织缺氧具有重要的价值。

此外,尚有经皮及经球结合膜氧分压监测($PtcO_2$、$PtjO_2$)、经皮二氧化碳分压监测($PtcCO_2$)等。

临床上划分低氧血症严重程度的标准如下:

(1) 轻度低氧血症:无发绀,$PaO_2 > 50～60mmHg$,$SaO_2>80\%$;

(2) 中度低氧血症:有发绀,PaO_2 为 $30～50mmHg$,SaO_2 为 $60\%～80\%$;

(3) 重度低氧血症:显著发绀,$PaO_2<30mmHg$,$SaO_2<60\%$。

临床上 $PaO_2 \leqslant 50mmHg$ 时,常推断已有组织缺氧的存在,但组织缺氧也可以在没有低氧血症的情况下发生,如各种原因所致循环功能不全、贫血、一氧化碳中毒等。对于无低氧血症的组织缺氧,除一氧化碳中毒以外,氧疗的效果一般较差或无效。

五、氧疗的适应证

（一）氧疗的目的

氧疗的目的在于改善低氧血症。凡属于通气/血流比例失衡所引起的低氧血症,氧疗有一定疗效。至于较大的右向左分流、静脉血掺杂所致的动脉血氧分压不足,氧疗效果颇为有限。氧疗只能预防低氧血症所致的并发症,如缺氧的精神症状、肺性脑病、心律失常、乳酸中毒和组织坏死等,故氧疗只是防止组织缺氧的一种暂时性措施,绝不能取代对病因的治疗。

（二）氧疗的适应证

1. 有低氧血症的组织缺氧　理论上,凡存在动脉低氧血症,便是氧疗指征。但最好根据血气分析结果决定是否实施氧疗及如何实施,其中 PaO_2 测定尤为重要,同时参考 $PaCO_2$ 来确定缺氧的类型与严重程度。低氧血症可分为两类,第一类为单纯低氧血症,其 PaO_2 低于正常,$PaCO_2$ 尚正常,包括所有通气功能正常或有轻度抑制的患者。这类患者可给予无控制性氧疗,因为即使给予较高浓度的氧亦无 CO_2 潴留的危险,而任何较高浓度的氧都能维持满意的血氧分压,但应注意长时间吸入较高浓度氧的危险。氧疗后 PaO_2 的理想水平是 $60～80mmHg$。第二类为低氧血症伴高碳酸血症,其 PaO_2 低于正常,$PaCO_2$ 高于正常,包括所有通气功能异常、主要依赖低氧作为兴奋呼吸中枢的患者(如 COPD、阻塞性肺气肿、慢性肺心病)。这类患者的氧疗指征较严格,一般在 $PaO_2<50mmHg$ 时才开始氧疗,且必须结合患者的通气功能实施控制性氧疗,以避免因解除低氧性呼吸驱动而抑制呼吸中枢的危险。如患者合并心肌梗死、循环衰竭或大脑缺氧等,必须保持患者动脉血氧合良好。在给予高浓度氧吸入时,应酌情使用机械通气支持以避免高碳酸血症。

2. 血氧正常的组织缺氧　血氧正常的组织缺氧是指有组织缺氧而无明显低氧血症,包括休克、心排血量减少、急性心肌梗死、严重贫血、氰化物或一氧化碳中毒以及全麻及大手术后的患者等。此类患者的 PaO_2 对判断是否需要氧疗及氧疗效果的价值有限,尽管其疗效较难预测,但是临床一般均给予氧疗。只有一氧化碳中毒时的氧疗效果确切。必要时可给予较高浓度氧疗或高压氧疗治疗。

（三）慢性肺部疾病的氧疗指征

1. 轻度低氧血症　这类患者已适应轻度低氧血症,一般不需用氧疗。对病情可能恶化的患者,早期氧疗可能具有一定的治疗作用。

2. 中度低氧血症　氧疗有益于长期处于慢性缺氧状态的 COPD 患者。该类患者氧疗期间可出现渐进性通气量降低,$PaCO_2$ 可能升高($>55mmHg$);如果出现 CO_2 潴留,则吸入氧浓度应控制在 28% 左右。

3. 严重低氧血症　这类患者需要氧疗,且常伴有 CO_2 潴留。氧疗过程中可发生渐进性通气量不足,因此这些患者宜选用控制性氧疗,吸入氧浓度尽可能从 24% 开始,然后逐步提高吸入氧浓度;若氧疗过程中 CO_2 下降至正常水平,可适当提高吸入氧浓度。

长时程氧疗是治疗 COPD 合并静息性低氧血症患者的有效措施。在正确使用的情况下,长时程氧疗可以提高 COPD 患者的存活率。长时程氧疗氧浓度需控制在 45% ~70%,每天使用大于 15h。

（四）围手术期氧疗

能够满足组织氧代谢需要的足够氧供在围手术期尤为重要,有利的氧疗是优化氧供而非单纯增加吸入氧浓度,包括通过扩容或强心优化氧供。围手术期增加氧供可以降低缺氧的发病率和死亡率。高危手术患者围手术期氧疗可减少术后恶心呕吐,加快组织愈合,预防感染和减低病死率。

六、氧疗的方式

（一）无控制性氧疗

无控制性氧疗指吸入氧浓度不需严格控制,适用于无通气障碍的患者。

根据吸入氧浓度可分为三类:

1. 低浓度氧疗　吸入氧浓度在 24% ~35%,适用于轻度低氧血症患者,以缓解缺氧症状。全麻或大手术术后的患者,常给予低浓度氧吸入,可维持 PaO_2 处于较高水平。

2. 中等浓度氧疗　吸入氧浓度在 35% ~50%,适用于有明显 V_A/Q 失调或显著弥散障碍且无 CO_2 潴留的患者,如左心衰竭引起的肺水肿、心肌梗死、休克、脑缺血,特别是血红蛋白浓度低或心排血量不足的患者。在组织缺氧时宜采用中等浓度氧疗。

3. 高浓度氧疗　吸入氧浓度在 50% 以上,适用于无 CO_2 潴留的严重 V_A/Q 失调,即有明显动-静脉分流的患者,如 ARDS、一氧化碳中毒。Ⅰ型呼吸衰竭经中等氧疗未能纠正低氧血症者,也可采用高浓度氧吸入。心肺复苏患者在复苏后短时间内一般都采用高浓度氧疗。

（二）控制性氧疗

控制性氧疗指严格控制吸入氧浓度,适用于慢性阻塞性肺疾患患者。这些患者低氧血症伴 CO_2 潴留,其呼吸中枢对 CO_2 潴留已不敏感,呼吸驱动主要来自低氧对外周化学感受器的刺激。这类患者吸氧后易加重 CO_2 潴留,所以氧疗时必须控制吸入氧浓度,采取持续低浓度吸氧。

采用控制性氧疗,开始的吸入氧浓度为 24%,以后复查 PaO_2 和 $PaCO_2$。若吸氧后,PaO_2 仍低于中度低氧血症水平,$PaCO_2$ 升高不超过 $10mmHg$,患者神志未趋向抑制,可适当提高吸氧浓度,如 26% ~28%。这类患者吸入氧浓度一般不宜超过 35%,保持 $PaCO_2$ 上升不超过 $20mmHg$。

若控制性氧疗不能明显纠正低氧状况,提高吸入氧浓度后,又可导致 CO_2 潴留,意识障碍加重,可考虑无创机械通气、气管插管或气管切开行机械通气。

七、给氧装置和方法

临床上氧疗的方法多种多样,有各种不同给氧装置可供选择和应用。这些装置在价格、疗效、给氧浓度的准确性及操作的复杂性方面均存在差异。

（一）低浓度与中等浓度给氧装置

1. 鼻导管和鼻塞　鼻导管为普遍使用的方法,有单侧、双侧鼻导管两种。单侧鼻导管置于鼻前庭,若鼻腔炎症或鼻导管不易插入,可改用双侧鼻导管或鼻塞;后两种较单侧鼻导管方便和舒适,但吸氧效果相近。吸入氧浓度与氧流量的关系可用公式计算:吸氧浓度(FiO_2)(%)$= 20+4\times$每分钟氧流量(L/min)。这种计算方法比较粗略,受患者潮气量和呼吸频率等因素影响。

该给氧装置简便实用、无重复呼吸、不影响咳嗽排痰和进食等,患者易接受。其缺点有:①吸入气和氧浓度不恒定,受患者呼吸的影响;②易于堵塞,需经常检查;③对局部有刺激性,氧流量 5L/min 以上时,干燥的氧气可致鼻黏膜干燥、痰液黏稠;氧流量在 7L/min 以上时,患者大多不能耐受,可改用面罩给氧。

2. 普通面罩　固定在鼻或口部的面罩有多种规格,一般借管道连接贮气囊和氧源(中心供氧或氧气筒)。有无重复呼吸面罩、部分重复呼吸面罩、带 T 型管面罩等多种类型。给氧浓度随患者分钟通气量而异,但吸入氧浓度很难达到100%。

3. 空气稀释面罩(Venturi 面罩)　根据 Venturi 原理制成,氧气以喷射状进入面罩,而空气从面罩侧面开口卷吸进入面罩。因输送氧的喷嘴有一定的口径,以致从面罩侧孔卷吸进入的空气与氧气混合后可保持固定比率,比率大小决定吸入氧浓度的高低。因 Venturi 面罩所提供的气体总流量远超过患者吸气时的最高流量和潮气量,故它提供的 FiO_2 不受患者通气量的影响,吸氧浓度恒定,也不受张口呼吸的影响,不需湿化。因高流量气体不断冲洗面罩内部,呼出气中的 CO_2 难以在面罩中滞留,故基本为无重复吸入,使用舒适。Venturi 面罩虽可提供 40% ~ 50% 的 FiO_2,但不如低 FiO_2 时准确可靠。其缺点为影响患者饮食、咳痰;体位变换时面罩容易移位或脱落;若不慎将面罩空气入口封闭,会严重影响氧疗效果。

Venturi 面罩已广泛用于临床,对容易产生 CO_2 潴留、低氧血症伴高碳酸血症、需持续低浓度给氧的患者尤为适用。

（二）可提供高浓度氧及操作方法较复杂的给氧装置

1. 机械通气　机械通气可扩张细支气管和肺泡,提高氧疗疗效。为防止氧中毒,使用呼吸机时,一般采用中等浓度氧达到有效的 PaO_2 水平最为理想,但 ARDS、心肺复苏后短时间内可用高浓度给氧。

2. 氧帐或改进式氧气头帐　氧帐是一种大容量给氧系统,对于需要高浓度氧疗患者,此法常不理想。因为容积大,容易漏气,必须长时间(约 30 分钟)和高流量(20L/min)给氧才可达到 50%。改进式氧气头帐,每分钟给氧 10 ~ 20L,在患者肩部及颈部用胶布固定,氧浓度可达 60% ~ 70%。

3. 高压氧治疗　见第 2 节。

4. 内给氧疗法　又称过氧化氢疗法。将过氧化氢直接注入人体内,产生氧气并与血红蛋白结合,提供组织代谢的需要,从而改善机体缺氧状态,不受呼吸功能或肺组织疾病的影响;但注射过快可致血

管痉挛性收缩,此外还可能出现溶血、气体栓塞、自由基产生增多等并发症。晶体过氧化氢较其水溶液作用持久、纯度高、毒性低,临床应用较为安全。

八、氧疗的毒副作用

（一）一般并发症

1. CO_2 蓄积　吸入高浓度氧有两种情况可引起 CO_2 蓄积:①慢性阻塞性肺疾病患者的呼吸驱动力主要依靠低氧对外周化学感受器的刺激;一旦吸入高浓度氧,则丧失或抑制了低氧对外周化学感受器的刺激,结果通气量急剧降低,造成 CO_2 蓄积;②慢性低氧血症患者中在 V_A/Q 比值低下的区域,因缺氧收缩血管,吸氧后有不同程度的舒张,增加 CO_2 蓄积。

控制性氧疗可减少该并发症的发生,但低浓度吸氧也必须密切观察,避免 $PaCO_2$ 明显升高。

2. 吸收性肺不张　呼吸道不完全阻塞的患者,呼吸空气时,肺泡内氧被吸收后,留下氮气而维持肺泡不致塌陷。氧疗后 V_A/Q 低下的肺泡内,大部分的氮气被吸入的氧气替代,肺泡内氧又迅速弥散至肺循环,肺循环吸收氧气的速度超过肺泡吸入氧气的速度,而致呼吸道部分阻塞的肺泡萎陷。

急性呼吸衰竭的患者,小支气管周围水肿及小气道内有分泌物,易造成低 V_A/Q 区。若 FiO_2 超过 60%,肺泡萎陷而形成分流。肺下垂部肺泡比较小,又易聚积水肿液及分泌物,故吸收性肺不张多见于肺的下垂部。

预防的方法:①吸氧浓度尽可能不超过 60%;②若行通气治疗,可用呼气末正压通气;③鼓励排痰。

（二）氧中毒　参见第 2 节"氧中毒"部分。

九、氧疗注意事项

（一）氧疗效果评价

1. 临床监测　观察患者的神志、精神、呼吸、心率、血压、发绀等临床表现。若氧疗后,呼吸困难及发绀有所改善,神志好转,血压稳定,呼吸幅度加大、频率减慢,心率减慢 10 次/min 以上,提示氧疗有一定疗效。反之,若呼吸幅度减小,神志模糊,嗜睡或昏迷加重,收缩压降低、脉压减少和出现心律失常,

都表明病情恶化,说明氧疗效果不佳。

2. 血气分析　氧疗后应定期或不定期行动脉血气分析,观察各项氧合指标、酸碱状态的变化趋势,有助于直接而较全面地评价氧疗效果。

此外,脉搏血氧饱和度监测及各种组织缺氧的监测方法均有助于评价氧疗的效果。

（二）积极防治氧疗毒副作用

氧疗的毒副作用重在预防,尤应避免长时间高浓度吸氧而致氧中毒。常压氧疗的毒副作用与氧浓度和吸氧时间成正比,高压氧疗的毒副作用与氧分压和时间成正比。为防止氧中毒必须控制氧浓度、压力和吸氧时间。氧浓度时限与压力时限为:

1. 常压氧疗　一般认为吸入氧浓度低于 40% 是安全的;吸入纯氧不应超过 8 小时。

2. 高压氧疗的压力时限　3 绝对大气压(atmosphere absolute, ATA) < 1 小时,2. 5ATA < 1. 5 小时,2. 0ATA<2 小时。

（三）注意吸入气湿化和加温,预防交叉感染,并注意防火和安全

通过鼻导管、鼻塞或人工气道(气管造口、气管内插管等)给予的干燥氧气未经呼吸道生理湿化区而直接进入下呼吸道,可使分泌物黏稠、呼吸道纤毛运动减弱。因此氧疗时吸入气应通过良好的湿化,使吸入气湿度大于 70% 。

鼻导管、鼻塞、面罩、湿化器等所有的给氧装置或用品均应定期消毒,一般宜专人专用。更换给别的患者应用时,更要严格消毒。此外,应注意氧疗期间防火及安全。

（四）停止氧疗的指征和方法

停止氧疗的指征包括:患者病情稳定;缺氧和 CO_2 潴留得到改善;血流动力学稳定;呼吸平稳,呼吸空气 30 分钟后,PaO_2>60mmHg,$PaCO_2$<50mmHg。

停止氧疗的方法:应逐步撤除,如减少吸氧量后病情仍平稳,再逐步减量直至完全撤除。

第2节　高压氧治疗

在高气压(超过 1 个标准大气压)环境下吸入纯氧或混合氧以达到治疗各种疾病的方法,即为高压氧(HBO)治疗,亦称高压氧疗法。高压氧治疗的特殊设备称为高压氧舱。舱内所加压力称附加压(additional pressure),1 个大气压加上附加压称为绝对大气压(ATA)。临床治疗压力一般以绝对大气压计算,其相互关系为:

绝对大气压(ATA)= 1 个大气压+附加压

1ATA = 1 个大气压 = 760mmHg = 1kg/cm^2

2ATA = 1 个大气压 + 1 附加压 = 1520mmHg = 2kg/cm^2

3ATA = 1 个大气压 + 2 附加压 = 2280mmHg = 3kg/cm^2

一、治疗原理与作用

（一）提高血氧弥散和增加有效弥散距离

高压氧下肺泡氧分压增高,肺泡内与血液间氧分压差增大,故氧从肺泡向血液弥散的量增加,动脉血氧分压增高,结果血液的氧向组织弥散增加。正常静息状态下,肺泡氧分压与毛细血管氧分压相差 1mmHg 时,每分钟氧的弥散率为 15 ~ 20ml。随氧分压升高,通过溶解氧供应组织的氧量相应增多;在

3ATA 下吸纯氧,氧向组织细胞间的弥散量可增加约 22 倍,有利于改善或纠正组织缺氧。同时血氧向组织弥散的半径也会增加。常压下毛细血管中氧的弥散半径为 30μm;在 3ATA 吸纯氧时,氧的弥散半径可增至 100μm,有利于改善或纠正组织缺氧。

（二）提高血氧分压、增加氧含量

正常情况下血液输送氧气有两种方式:一是血红蛋白与氧结合的氧合血红蛋白,二是氧呈物理状态溶解在血液中,称为物理溶解氧。在常压下吸空气时,血红蛋白饱和度已达 97% ,故无论通过何种手段均不能较大幅度地提高氧合的血红蛋白含量,但物理溶解氧随血氧分压的增高而呈比例地增加。根据气体溶解定律(即 Henry 定律:一定湿度下气体在液体中的溶解量与其分压成正比)及气体分压定律(即 Dalton 定律:混合气体的总压力等于组成气体的压力总和),物理溶解氧量与分压成正比,而压力又与吸入气体的总压力有关。生理情况下,呼吸空气时 PaO_2 在 13.33kPa 左右,溶解氧为 0.3ml;若改吸纯氧,则 PaO_2 高达 88.64kPa,溶解氧量达 2.0ml,提高 6 倍以上;当呼吸 3ATA 纯氧时,PaO_2 达 292kPa,物理溶解氧量达 6.6ml,增加 22 倍,相当于正常时每 100ml 动静脉血的氧差(即组织代谢消耗的氧量)。因此在高压氧下即使无红细胞携氧,依靠物理溶解氧基本可维持机体需要。

（三）增加组织氧合量和储氧量

高压氧可不同程度地增加各组织的氧含量而显著增加组织储氧量。常温常压下，正常人体组织储氧量为13ml/kg，耗氧量为3~4ml/min，阻断循环的安全时限为3~4分钟。在3ATA吸纯氧时，组织储氧量增至53ml/kg，此时阻断循环的安全时限增至8~12分钟；若配合低温等措施，更可延长至20分钟以上。因此，高压氧能极有效地改善机体的缺氧状态，对心、脑、肝、肾等重要脏器有保护作用。高压氧条件下，既可提高血、脑组织和脑脊液的氧分压，又可减轻脑水肿和降低颅内压，从而打断脑缺血缺氧的恶性循环，促进脑功能恢复，故高压氧对防治各种脑缺氧和脑水肿（尤其是心搏骤停后的急性脑缺氧）有独特的疗效。

（四）其他作用

1. 抑菌作用　高压氧使菌体中辅酶的巯基氧化而丧失活性，菌体因而发生代谢障碍；且在高压氧下厌氧菌生长不良。故高压氧对需氧或厌氧菌的生长与繁殖均有抑制作用，可减低细菌的毒力和活力，并减少细菌毒素的分泌与毒素的活力。

2. 对恶性肿瘤的作用　大部分恶性肿瘤借助无氧代谢，其过氧化氢（H_2O_2）较正常组织少。高压氧可使组织产生H_2O_2或过氧化物增多，后二者均有强烈的氧化作用，对肿瘤细胞蛋白与酶产生抑制或破坏作用，因此与放疗或化疗联用，可增强放疗或化疗疗效，且可减少放疗、化疗的骨髓抑制作用。

3. 使组织内气泡消失　根据波义耳定律，温度恒定时压力越高，气体体积越小。故高压氧条件下气泡的体积相应缩小，而且氧气可置换气泡中的惰性气体，促进气泡气体溶解，加速组织内气泡消失，可用于治疗气体栓塞、减压病等。

4. 促进血管新生、创伤修复　高压氧下血氧含量增加，血氧分压和组织间液氧分压增高，氧的弥散半径增大，有利于小血管新生和侧支循环形成，故有利于皮瓣移植、断肢再植、神经损伤等的修复。

二、指征与方法

（一）适应证

高压氧治疗在临床上广泛应用已有近50年的历史，积累了丰富的临床经验。但是各国对高压氧的认识和实践仍不一致，所制定的适应证也有所差异。我国2004年高压氧医学会推荐的适应证为60种，美国为23种，日本为25种，前苏联为63种。现将我国中华医学会高压氧医学分会2004年重新修订的高压氧治疗的适应证介绍如下。

1. 急诊适应证
（1）急性CO中毒及其他有害气体中毒；
（2）气性坏疽、破伤风及其他厌氧菌感染；
（3）减压病；
（4）气栓症；
（5）各种原因引起心肺复苏后急性脑功能障碍；
（6）休克的辅助治疗；
（7）脑水肿；
（8）肺水肿（除心源性肺水肿）；
（9）挤压综合征；
（10）断肢（指、趾）及皮肤移植术后血运障碍；
（11）药物及化学物中毒；
（12）急性缺血缺氧性脑病。

2. 非急诊适应证
（1）CO中毒及其他中毒性脑病；
（2）突发性耳聋；
（3）缺血性脑血管病（脑动脉硬化症、TIA、脑血栓形成、脑梗死）；
（4）颅脑损伤（脑震荡、脑挫裂伤、颅内血肿清除术后、脑干损伤）；
（5）脑出血恢复期；
（6）骨折及骨折后骨愈合不良；
（7）中心性浆液性脉络视网膜炎；
（8）植物状态；
（9）高原适应不全症；
（10）周围神经损伤；
（11）颅内良性肿瘤术后；
（12）牙周病；
（13）面神经炎；
（14）骨髓炎；
（15）无菌性骨坏死；
（16）脑瘫；
（17）胎儿宫内发育迟缓；
（18）病毒性脑炎；
（19）糖尿病及糖尿病足；
（20）冠状动脉粥样硬化性心脏病（心绞痛、心肌梗死）；
（21）快速性心律失常（房颤、期前收缩、心动过速）；
（22）心肌炎；

（23）周围血管疾病（脉管炎、雷诺病、深静脉血栓形成等）；

（24）眩晕症；

（25）慢性皮肤溃疡（动脉供血障碍、静脉淤血、褥疮）；

（26）脊髓损伤；

（27）消化性溃疡；

（28）溃疡性结肠炎；

（29）传染性肝炎（使用传染病专用舱）；

（30）烧伤；

（31）冻伤；

（32）整形术后；

（33）植皮术后；

（34）运动性损伤；

（35）放射性损伤（骨、软组织、膀胱炎等）；

（36）恶性肿瘤（与放疗或化疗并用）；

（37）视神经损伤；

（38）疲劳综合征；

（39）血管神经性头痛；

（40）脓疱疹；

（41）银屑病；

（42）玫瑰糠疹；

（43）多发性硬化；

（44）急性感染性多发性神经根炎；

（45）复发性口腔溃疡；

（46）麻痹性肠梗阻；

（47）支气管哮喘；

（48）急性呼吸窘迫综合征。

高压氧治疗的适应证仍处在一个不断探索的阶段。适应证的分类方法也有多种，可采用以下几种分类方法。

1. 按疾病系统分类

（1）循环系统疾病：如冠心病、心血管外科手术等；

（2）呼吸系统疾病：如慢性支气管炎、哮喘病等；

（3）消化系统疾病：如胃十二指肠溃疡等；涉及全身各系统及临床各科疾病。

2. 按高压氧治疗机制分类

（1）缺氧性疾病：①急性缺氧性疾病，如一氧化碳等有毒气体中毒、心肺脑复苏等；②慢性缺氧性疾病，如周围血管病、缺血性脑病、突发性耳聋、冠心病等。

（2）微循环障碍性疾病：如脑水肿、肺水肿、挤压综合征、皮肤移植等。

（3）厌氧菌感染性疾病：如气性坏疽、破伤风、

放线菌病等。

（4）禁锢于体内的气泡所致疾病：如减压病、气体栓塞等。

（5）物理因素所致疾病：如烧伤、冻伤、放射病、化疗损伤等。

（6）其他：进行性肌营养不良等。

3. 按高压氧治疗疗效分类

（1）第 Ⅰ 类：HBO 作为首选疗法而起主要作用，其临床疗效肯定，包括：急性一氧化碳及其他有毒气体中毒、高山病、急性减压病、急性气体栓塞、厌氧菌感染、颅脑和脊髓及周围神经损伤或缺血、脑复苏等。

（2）第 Ⅱ 类：HBO 作为辅助治疗方法之一，其可提高疗效，包括：内科系统疾病（如冠心病）、外科（如骨折延迟愈合、慢性骨髓炎）、妇产科（高危妊娠等）、眼科、耳鼻喉科和口腔科某些疾病以及职业病等。

（3）第 Ⅲ 类：HBO 有一定疗效，但尚需深入研究，包括传染性肝炎、肝硬化、尿毒症、结缔组织病等。

（二）禁忌证

各国制定的高压氧治疗禁忌证也不尽相同。我国高压氧医学会推荐的禁忌证如下。

1. 绝对禁忌证

（1）未经处理的气胸、纵隔气肿；

（2）肺大疱；

（3）活动性内出血及出血性疾病；

（4）结核空洞形成并咯血。

2. 相对禁忌证

（1）重症上呼吸道感染；

（2）重度肺气肿；

（3）支气管扩张症；

（4）重度鼻窦炎；

（5）心脏 Ⅱ 度以上房室传导阻滞；

（6）血压过高者（160/100mmHg）；

（7）心动过缓（50 次/min）；

（8）未经处理的恶性肿瘤；

（9）视网膜剥离患者；

（10）早期妊娠（3 个月内）。

三、高压氧舱的种类与治疗方法

（一）高压氧舱的种类

高压氧舱是 HBO 治疗的专用设备。为承受高

于大气压的治疗压力,一般用钢材或有机玻璃特制而成。一个完整的高压氧舱应由以下几部分组成,即舱体或舱内设施、加压系统、供氧系统、空调系统、通讯系统、照明和监护装置、控制操作系统等,按舱的容积大小和载人多少可分为以下两种。

1. 单人氧舱 多数为纯氧舱(以纯氧进行加压),只容纳一人治疗,优点为设备简单,造价低廉,易安装和普及;适合婴儿、幼儿和不能配戴吸氧面罩的患者以及气性坏疽、大面积烧伤的患者。缺点有不能在舱内进行治疗、手术和抢救工作;患者发生氧中毒时,不能立即停止吸氧;高压纯氧极易燃爆。

2. 多人氧舱 又分大、中、小型。如三舱七门式大型加压舱,是由三个舱室(治疗舱、手术舱、过渡舱)相互连接组成,共有七个门。过渡舱的用途在于帮助舱内外人员、患者紧急进出舱室,过渡舱也可进行减压病的治疗。舱内用压缩空气进行加压。舱内氧浓度低于30%,患者在舱内通过面罩、头部氧帐或气管插管吸入氧气。其优点包括容积大,同时治疗多人;可在舱内进行手术治疗;安全性提高,患者感觉舒适。缺点是占地面积大,成本高。

(二) 高压氧舱的治疗方法

HBO 可分为三个阶段:①加压(compression):指用压缩空气或氧气输入舱内以升高舱内压力。若部分患者因咽鼓管口开张动作不适应,发生耳部胀痛,可减慢加压速度,以后如无不适可适当加快加压速度。②稳压吸氧:又称高压下停留,即高压舱内压力升高到预定值后保持不变,稳压时间长短和吸氧时间分配根据不同适应证和不同病情而定。③减压:指治疗完毕后将舱内压力逐渐降低至常压,减压不当可造成减压病,因此必须严格按减压方案进行。

高压氧舱使用的压力通常为 $2 \sim 2.5ATA$,$3ATA$ 用于手术治疗或治疗气性坏疽。面罩供氧是最常用的吸氧方法,重危、昏迷患者可用气管插管吸入高压氧。吸氧方案有多种,一般按 $1 \sim 3$ 次/d、$7 \sim 10$ 天为一疗程进行,治疗过程结合某些药物治疗(如活血通络药、血管扩张剂、利尿剂等)以提高疗效,并根据患者的病情、治疗反应、个体差异随时调整高压氧疗方法。

四、高压氧治疗并发症

(一) 氧中毒

机体吸入高压高浓度的氧或吸氧时间过长,可造成机体功能性或器质性损害,称氧中毒。关于氧中毒的发病机制目前尚未完全阐明,有以下三种假说:①自由基学说:认为高压高浓度的氧可诱发机体内氧自由基产生增多,后者攻击蛋白质或酶、核酸及脂质引起细胞结构损害、功能丧失而导致细胞死亡。损害包括细胞膜脂质过氧化反应而致膜通透性增加、非过氧化线粒体损伤、攻击 DNA 致其单链或发生碱基修饰、蛋白构型改变及酶活性降低或丧失等。②酶抑制学说:高压氧可氧化机体含巯基的酶,使之活性丧失。机体内三羧酸循环、氧化磷酸化等过程中许多酶为巯基酶,一旦受损可抑制能量代谢,继而发生细胞内外离子浓度紊乱、细胞水肿等。③神经-体液学说:高压氧作用于机体内的感受器,反射性兴奋垂体、肾上腺等内分泌腺体,或直接刺激大脑皮层、下丘脑、脑干的网状结构,使垂体-肾上腺皮质系统和交感-肾上腺髓质系统兴奋,分泌大量 ACTH、TSH 等激素和儿茶酚胺类血管活性物质,造成严重的应激反应而致组织细胞损伤。氧中毒的自由基学说已为大多数学者公认。近来的研究表明,自由基损害与其他介质密切相关,如肿瘤坏死因子、IL-1、黏附分子及花生四烯酸的某些代谢产物等,这些介质在触发炎症反应,导致氧中毒后组织损害中起重要作用。

按临床表现不同,氧中毒可分为以下四型。

1. 眼型氧中毒 压力在 $0.3ATA \sim 1ATA$ 时或吸氧时间过长($2 \sim 3$ 小时)时可发生眼型氧中毒。视网膜血管对 HBO 特别敏感,随压力递增,其血管收缩程度相应增大,可表现为视野缩小、畏光、视物变形、视力减退等,一般均可逆。HBO 可引起未成熟婴儿眼球后纤维组织增生,视网膜成纤维细胞增生浸润和大量血管新生,甚至造成永久性失明。眼型氧中毒与 PaO_2 高、视网膜血管发育不成熟有关,成人 HBO 治疗不易发生该并发症。

2. 肺型氧中毒 压力在 $2 \sim 2.5ATA$ 或常压下吸高浓度(>50%)氧达 48 小时以上易发生,在已有肺损害的患者更易引起。早期为渗出期,表现为气管刺激感、干咳、胸骨后压迫或灼烧感。肺功能测定显示为急性限制性和实质性损害;肺活量、肺总量、肺顺应性和弥散功能降低;血气分析提示 PaO_2 下降、$PaCO_2$ 偏低、$A-aDO_2$ 增大。晚期为增生期,表现为进行性呼吸困难,出现发绀,双肺闻及细湿啰音;胸部摄片可见双肺小片状阴影;血气分析提示 PaO_2 继续下降,$PaCO_2$ 上升,呼吸性酸中毒合并代谢性酸中毒;患者可因心肺功能衰竭而死亡。

3. 脑型氧中毒　压力在 3ATA 以上可引起,典型的临床表现为类似癫痫样大发作。

4. 溶血型氧中毒　HBO 下机体可发生不同程度的溶血,溶血程度随压力增高和时间延长而加重。常规 HBO 治疗造成的溶血极为轻微。

HBO 中应严格控制压力和吸氧时限,并采用间歇吸氧法,氧中毒是可预防的。此外,根据其发病机制,辅用抗氧化剂、疏基保护剂、肾上腺素阻滞剂可能亦有一定效果。麻醉药物、巴比妥类药物、低温等可降低机体代谢,提高对氧中毒的耐受性。

氧中毒的治疗关键是及时发现,立刻停止吸氧,改吸空气,减压出舱并对症处理。

(二) 减压病

由于在高压下过快减压,溶解在血液中的氮气大量逸出,形成气泡在血管内外形成栓塞和压迫所致的病变。表现为皮肤瘙痒、肌肉关节疼痛,可出现头痛头晕、恶心呕吐、耳鸣等症状,重者出现神经、呼吸、循环系统损害的症状,如昏迷、瘫痪、呼吸困难、甚至休克。

严格遵守减压规则是预防减压病的关键,目前常用阶段减压法。一旦发生减压病,应立即再加压治疗,这是唯一有效的方法,并对症处理。

(三) 气压伤

气压伤是体内某些含气腔的器官因受力不匀而致的机械损伤。常见器官包括中耳、鼻窦、肺等处,可引起局部充血、水肿、疼痛甚至破裂损伤。

预防措施有:①避免中耳炎、鼻窦炎、肺部炎症者接受 HBO;②加压前用 1% 麻黄碱滴鼻;加压时作张开咽鼓管动作(如吞咽);减压时匀速呼吸,绝对避免屏气;③严格按规定加压,肺气压伤需立即减压治疗,并作相应的对症处理。

五、注 意 事 项

1. 严格掌握高压氧治疗的适应证和禁忌证。严格按治疗方案进行,注意防治并发症。

2. 防止火灾,清除舱内可燃物质(如易燃、易爆物质,易引起静电火花的服装),严格控制火种;严格控制舱内氧浓度。

3. 入舱前不宜过多饮水或保持空腹,并排便。

4. 患者在工作人员指导下,了解供氧装置、通讯联络方式的使用以及张开咽鼓管的方法。

5. 舱内一切操作都必须注意压差改变带来的

变化,防止造成损伤性事件。如输液应用开放式输液法,所有引流必须通畅,并防止反流,在减压时所有皮条或引流管均应开放,防止空腔脏器或有关部位因压力膨胀、扩张而损伤。

6. 严格执行消毒隔离制度,预防交叉感染。

7. 严格遵守高压氧安全操作规则,做好经常性的设备维护工作。

(姚尚龙)

参 考 文 献

1. Eckmann, DM. Transtracheal oxygen delivery. Crit Care Clin, 2000,16(3):463-472.

2. Steen, PA. Oxygen toxicity in resuscitation. Resuscitation, 2000,45(3):229-230.

3. Tighe SQ, Nelson RA. Hyperbaric oxygen therapy. Br-J-Anaesth,2000,85(4):656-658.

4. Maizes JS,Murtuza M,Kvetan V,et al. Oxygen transport and utilization. Respir-Care-Clin-N-Am,2000,6(4):473-500.

5. Henig NR, Pierson DJ. Mechanisms of hypoxemia. Respir-Care-Clin-N-Am,2000,6(4):501-521.

6. Barnes TA. Equipment for mixed gas and oxygen therapy. Respir-Care-Clin-N-Am,2000,6(4):545-595.

7. DesRosiers A, Russo R. Long-term oxygen therapy. Respir-Care-Clin-N-Am,2000,6(4):625-644.

8. Farrero E, Escarrabill J, Prats E, et al. Impact of a hospital-based home-care program on the management of COPD patients receiving long-term oxygen therapy. Chest, 2001, 119(2):364-369.

9. Moloney ED,Kiely JL,McNicholas WT,et al. Controlled oxygen therapy and carbon dioxide retention during exacerbations of chronic obstructive pulmonary disease. Lancet, 2001, 17, 357(9255):526-528.

10. Eaton TE, Grey C, Garrett JE, et al. An evaluation of short-term oxygen therapy: the prescription of oxygen to patients with chronic lung disease hypoxic at discharge from hospital. Respir-Med,2001,95(7):582-587.

11. Aton T,Rudkin S,Garrett JE,et al. The clinical utility of arterialized earlobe capillary blood in the assessment of patients for long-term oxygen therapy. Respir-Med, 2001, 95(8):655-660.

12. Ong BC,bin-Katjo J,Tan BL,et al. Acute failure of oxygen delivery. Anesthesiology,2001,95(4):1038-1039.

13. Garattini L,Cornago D,Tediosi FA,et al. Comparative analysis of domiciliary oxygen therapy in five European countries. Health-Policy,2001,58(2):133-149.

14. Weaver LK, Churchill S. Pulmonary edema associated with hyperbaric oxygen therapy. Chest.,2001,120(4):1407-1409.

15. Roberts DH, Lepore JJ, Maroo A, et al. Oxygen therapy improves cardiac index and pulmonary vascular resistance in patients with pulmonary hypertension. Chest, 2001, 120(5): 1547-1555.

16. 肖平田. 高压氧治疗学. 北京: 人民卫生出版社, 2009.

17. Katsenos S, Constantopoulos SH. Long-Term Oxygen Therapy in COPD: Factors Affecting and Ways of Improving Patient Compliance. Pulm Med, 2011, 325-362.

18. Vallet B, Futier E. Perioperative oxygen therapy and oxygen utilization. Curr Opin Crit Care, 2010, 16(4): 359-364.

第108章　呼吸机和呼吸功能支持

呼吸机是实施机械通气的工具,随着微电脑技术在呼吸机领域中的应用,呼吸机技术得到了迅速发展,性能也渐趋完善。临床上已广泛应用于麻醉和ICU中,用以改善患者的氧合和通气、减少呼吸做功、支持呼吸和循环功能以及进行呼吸衰竭的治疗。

呼吸功能支持是抢救危重患者常用而有效的方法。按患者是否存在自主呼吸的情况,可分为完全机械通气和部分呼吸支持两类。在临床应用时,一般先用完全机械通气,选择最佳通气方式,在最小潮气量和最低气道压力条件下,最大限度地增加呼气末容量,达到良好氧合和通气的效果,并逐步过渡到部分机械通气,最后给予呼吸支持并恢复自主呼吸,减少呼吸做功,促进患者早日脱机。此外,应该引起重视的是机械通气和呼吸管理不当也会给患者带来不利影响,并产生许多并发症。因此必须正确实施、掌握适应证、防治并发症,才能达到有效治疗危重患者的目的。

第1节　呼　吸　机

呼吸机的种类和型号繁多,使用方法各异。但无论呼吸机产品种类和型号如何改进或更新,原理和结构大致相同。了解呼吸机的基本结构有助于合理地应用呼吸机,并及时发现呼吸机使用过程中出现的问题,以便及时处理,使机器故障给患者造成的危害降至最低水平。

一、呼吸机的分类

(一) 按控制方式分类

1. 电动电控型呼吸机　驱动和参数调节均由电源控制,如SC5及EV800电动电控呼吸机等,其吸入氧浓度(FiO_2)由氧流量调节,缺少精确数字显示,最好另装氧浓度监测仪。

2. 气动气控型呼吸机　需$4kg/cm^2$以上氧源和空气源,由逻辑元件控制和调节呼吸机参数。

3. 气动电控型呼吸机　是多数现代化呼吸机的驱动和调节方式,如Evita、Servo900C、Bennett7200、Adult star、鸟牌8400及纽邦E-200等。

(二) 按用途分类

按用途可分为成人呼吸机、婴儿和新生儿呼吸机、辅助呼吸或治疗用呼吸机、麻醉呼吸机、携带式急救呼吸机、高频正压呼吸机等。

二、呼吸机的基本结构

不管是何种类型的呼吸机,其基本结构是相似的,应包括:①气源;②供气和驱动装置;③空氧混合器;④控制部分;⑤呼气部分;⑥监测报警系统;⑦呼吸回路;⑧湿化和雾化装置。

(一) 气源

绝大多数呼吸机需高压氧和高压空气。氧气源可来自中心供氧系统,也可用氧气钢筒。高压空气可来自中心供气系统,或使用医用空气压缩机。氧气和压缩空气的输出压力不应大于$5kg/cm^2$,因此,使用中心供氧、中心供气,或高压氧气钢筒,均应装配减压和调压装置。

医用空气压缩机可提供干燥和清洁的冷空气;

供气量为 55 ~ 64L/min 的连续气流,最大输出连续气流 120L/1.5s,工作压力 50PSI(3.4kg/cm²),露点下降 5 ~ 10F(-2.8 ~ -5.6℃),噪声小于 60dB(1m 之内),并有低压报警(30PSI 或 2.04kg/cm²),高温报警(150F 或 70℃)及断电报警。滤过器可消除 90% 以上的污染。使用时应注意每天清洗进气口的滤过海绵及排除贮水器的积水。并观察计时器工作,一般满 2000 ~ 3000 小时应检修一次。

电动型呼吸机不需高压空气,其中部分需高压氧,部分不需高压氧,经氧流量计供氧。

(二) 供气和驱动装置

呼吸机供气部分的主要作用是提供吸气压力,让患者吸入一定量的吸气潮气量,并提供不同吸入氧浓度的新鲜气体。

1. 供气装置 大多数呼吸机供气装置采用橡胶折叠气囊或气缸,在其外部有驱动装置。当采用橡胶折叠气囊时,呼吸机的自身顺应性较大,除本身的弹性原因外,还不能完全使折叠囊中的气体压出。但折叠囊更换容易,成本低,无泄漏,当作为麻醉呼吸机时有独特的优越性。采用气缸作为供气装置时,呼吸机自身顺应性小,可使气缸内的气体绝大部分被压出,但密封环处可能有少量泄漏。近来有采用滚膜式气缸作为供气装置,兼有上述两种优点,且无泄漏,顺应性小。

2. 驱动装置 驱动装置的作用是提供通气驱动力,使呼吸机产生吸气压力。在呼吸机发展史上曾有 7 种驱动装置:①重力风箱;②负荷弹簧风箱;③线性驱动活塞;④非线性驱动装置;⑤吹风机;⑥喷射器;⑦可调式减压阀。

可调式减压阀为目前应用较多的一种驱动方式。它是指通过减压通气阀装置将来源于贮气钢筒、中心气站或压缩泵中的高压气体转化成供呼吸机通气用的压力较低的驱动气。使用该驱动装置的呼吸机常称为气动呼吸机。

吹风机、线性驱动装置、非线性驱动活塞均需使用电动机作为动力。如吹风机是通过电动马达快速恒定旋转,带动横杆向前运动,推动活塞腔中的气体排出,产生一个恒定恒速驱动气流;非线性驱动活塞采用电动马达使轮盘旋转,带动连杆运动而推动活塞。采用这些驱动装置的呼吸机常称为电动呼吸机。电动呼吸机的优点是不需要压缩气源作为动力,故一般结构小巧。

3. 驱动方式 按驱动装置产生的驱动气流进入患者肺内的方式不同,可分为间接驱动和直接驱动。

(1) 间接驱动:如果从驱动装置产生的驱动气流不直接进入患者肺内,而是作用于另一个风箱、皮囊或气缸,使风箱、皮囊或气缸中的气体进入患者肺内,称为间接驱动。间接驱动类呼吸机称为双回路呼吸机。间接驱动型耗气量大,一般耗气量大于分钟通气量,最大可达 2 倍的分钟通气量。

(2) 直接驱动:如果从驱动装置产生的驱动气流直接进入患者肺内,称为直接驱动。直接驱动类呼吸机称为单回路呼吸机。直接驱动主要适用于可调式减压阀和喷射器这两种驱动装置。就喷射器而言,其采用 Venturi 原理,高压氧气通过一个细的喷射头射出,有一部分空气被吸入。FiO_2 随吸气压力、氧气压力变化而变化,且变化幅度较大。可调式减压阀驱动装置直接驱动时,常有性能良好的空氧混合器,有伺服性能良好的吸气伺服阀,甚至可直接用两个吸气伺服阀,一个伺服压缩空气,另一个伺服氧气,这种类型的装置可以使患者得到各种不同的吸入氧浓度。伺服阀既可伺服流量,也可伺服压力,阀身小,反应时间快,用这种结构的呼吸机,可以有很多种通气功能,故为多功能呼吸机的首选方案。

(三) 空氧混合器

空氧混合器是呼吸机的一个重要部件,其输出气体的氧浓度可调范围应在 21% ~ 100%。空氧混合器分简单和精密两种。

1. 简单空氧混合装置 以贮气囊作为供气装置的呼吸机,常配置空氧混合装置,其结构比较简单,混合度不可能很精确,氧浓度是可调的,由单向阀和贮气囊组成。工作原理是:一定流量的氧气经入口先进入贮气囊内,当贮气囊被定向抽气时,空气也从入口经管道抽入贮气囊内,从而实现空氧的混合。要达到预定的氧浓度,则通过调节氧输入量来取得。

氧流量通过计算:气流量 = 分钟通气量 × (混合气氧浓度 - 20%)/80%。例如要求混合气氧浓度达到 40%,当分钟通气量为 10L 时,其输入氧浓度的计算方式,即为:氧流量 = 10 × (40% - 20%)/80% = 2.5L/min。上述计算表明,当分钟通气量为 10L 时以 2.5L/min 的纯氧流量,即可获得含 40% 氧混合气(FiO_2 = 0.4)。

2. 精密空氧混合器 结构精密、复杂,必须耐受输入压力的波动和输出气流量的大范围变化,以保证预定氧浓度不变。通常由一级或二级压力平衡阀、配比阀及安全装置组成(图 108-1)。当压缩空气和氧气输入第一级平衡阀时,由于这两种输入气体的压力不可能相等,所以同轴阀蕊将向压力低的一方偏移,造成压力低的一端气阻小,降压也小。而

压力高的一端气阻大,降压也大。因而在第一级平衡阀的两端阀,作进一步压力平衡。其工作原理同第一级一样,这次的输出压力已相当均等了。

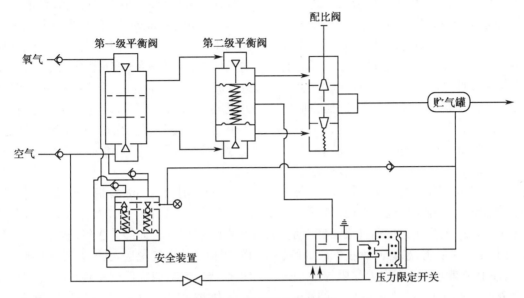

图108-1　空氧混合器的结构

配比阀实际上是同一轴上的两只可变气阻,当一只气阻减小时,另一只气阻增大。来自前级的等压力进入配比阀后由于受到的气阻不同,所以流入贮气罐的流量也不同(流量=压力/气阻)。如果流入贮气罐的空气流量为7.5L/min,流入的氧流量是2.5L/min,则混合后的氧浓度=(2.5+7.5×20%)/(7.5+2.5)=40%。如果调节配比阀在中间位置,则配比阀两边气阻相同,流入贮气囊的两股气流量也相同。若氧和空气的流入量都是5L/min,则混合后得到氧浓度=(5+5×20%)/(5+5)=60%。

根据上述情况可知,尽管输入的两种压缩气体的压力会有波动,但经过二级平衡之后输出压力是相当均等的,并且不会影响已调定的氧浓度。唯有调节配比阀后,氧浓度才会改变。

为了贮气罐内压力不致升得太高,可安置压力开关,当气罐内压力升至预置值时,压力开关使第二级平衡阀产生压力泄漏而关闭,致使贮气罐因得不到气流补充而压力下降。当压力下降至预置时,压力开关使平衡阀重新启动。安全装置的作用是当两种压缩的气体中的任何一种发生耗竭,或已不符合使用要求时,则另一种气体能立刻自动转换以维持供气,同时能发出声光报警。

(四)控制部分

控制部分是呼吸机的关键组成部分。根据控制所采用的原理不同,可将控制部件分为三种:气控、

电控和微处理机控制。控制部分使呼吸机在吸气相和呼气相两者之间切换。

1. 控制原理

(1)气控:呼吸机无需电源,在某种特定的环境很有必要。如急救呼吸机在担架上、矿井内、转运过程中等。它的特点是精度不够高,难以实现较复杂的功能,一般可作一些简单控制。随着器件的低功耗化,以及高性能蓄电池的出现,气控方式有被逐渐淘汰的可能。

(2)电控:是用模拟电路和逻辑电路构成的控制电路来驱动和控制电动机、电磁阀等电子装置的呼吸机,称为电控型呼吸机。

电控型呼吸机控制的参数精度高,可实现各种通气方式。电控型呼吸频率误差一般为5%～10%,气控型为15%～20%,吸呼比由气控呼吸机较难实现,而电控型十分容易,还有同步、压力报警功能等均是如此,故电控型呼吸机有很大的优越性。

(3)微处理机控制:仍属电控型。由于近年计算机技术的迅速发展,这种控制型呼吸机也日趋成熟。呼吸机控制精度高,功能多,越来越多的呼吸机均采用此种方法。目前,呼吸机已可以不改变硬件和呼吸机的结构件,而只需改变控制系统的软件部分,即可修改呼吸机的性能、发展呼吸机的功能。所以,利用微电脑作为呼吸机的控制部分,是呼吸机发展和更新的总趋势。

2. 控制方式

（1）启动（initiating）：是指使呼吸机开始送气的驱动方式。启动有3种方式：时间启动、压力启动和流量启动。①时间启动：用于控制通气。它是指呼吸机按固定频率进行通气。当呼气期达到预定的时间后，呼吸机开始送气，即进入吸气期，不受患者吸气的影响。②压力启动：用于辅助呼吸。压力启动指当患者存在微弱的自主呼吸时，吸气时气道内压降低为负压，触发（trigger）呼吸机送气，而完成同步吸气。呼吸机的负压触发范围（灵敏度，sensitivity）通常为−1～−5cmH$_2$O，一般成人设置在−1cmH$_2$O以上，小儿在−0.5cmH$_2$O以上。辅助呼吸使用压力触发时，能保持呼吸机工作与患者吸气同步，以利撤离呼吸机，但当患者吸气用力强弱不等时，传感器装置的灵敏度调节困难，易发生过度通气或通气不足。此外，由于同步装置的限制，患者开始吸气时，呼吸机要迟20ms左右才能同步，这称为呼吸滞后（lag time）。患者呼吸频率越快，呼吸机滞后时间越长，患者呼吸做功越多。③流量启动：用于辅助呼吸。流量启动指在患者吸气开始前，呼吸机输送慢而恒定的持续气流，并在呼吸回路入口和出口装有流速传感器，由微机测量两端的流速差值。若差值达到预定水平，即触发呼吸机送气。持续气流流速一般设定为10L/min，预定触发流速为3L/min。流量触发较压力触发灵敏度高，患者呼吸做功较小。

理想的呼吸机触发机制应十分灵敏，可通过两个参数来评价，即灵敏度和反应时间（response time）。灵敏度反映了患者自主吸气触发呼吸机的做功大小。衡量灵敏度的一个指标为敏感百分比，敏感百分比=触发吸气量/自主潮气量×100%。理想的敏感百分比应小于1%，一般成人呼吸机的触发吸气量为0.5ml。小儿呼吸机则更低。

（2）限定（limited）：正压通气时，为避免对患者和机器回路产生损害作用，应限定呼吸机输送气体的量。有3种方式：①容量限定：预设潮气量。通过改变流量、压力和时间三个变量来输送潮气量；②压力限定：预设气道压力，通过改变流量、容量和时间三个变量来维持回路内压力；③流速限定：预设流速，通过改变压力、容量和时间三个变量来达到预设的流速。

（3）切换（cycling）：指呼吸机由吸气期转换成呼气期的方式。有4种切换方式：①时间切换：达到预设的吸气时间，即停止送气，转回呼气；②容量切换：当预设的潮气量送入肺后，即转向呼气；③流速切换：当吸气流速降低到一定程度后，即转向呼气；④压力切换：当吸气压力达到预定值后，即转向呼气。

3. 流速形态 有方波、递减波、递增波、正弦波等（图108-2），常用的为前两者。吸气时方波维持恒定高流量，故吸气时间短、峰压高、平均气道压低，更适合用于循环功能障碍或低血压的患者。递减波时，吸气时间延长，平均气道压增高，吸气峰压降低，更适合于有气压伤的患者。在呼吸较强，初始吸气流速较大的患者，与方波相比，递减波不仅容易满足患者吸气初期的高流量需求，也适合患者呼气的转换，配合呼吸形式的变化，故应用增多。

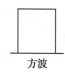

方波　　　递减波　　　递减波　　　正弦波　　　递增波

图108-2 不同的流速形态

（五）呼气部分

呼气部分是呼吸机中的一个重要组成部分。其主要作用是配合呼吸机作呼吸动作。它在吸气时关闭，使呼吸机提供的气体能全部供给患者；在吸气末，呼气阀仍可以继续关闭，使之屏气；它只在呼气时才打开，使之呼气。当气道压力低于PEEP时，呼气部分必须关闭，维持PEEP。呼气只能从此回路呼出，而不能从此回路吸入。呼气部分主要有三种功能的阀组成，如呼气阀、PEEP阀、呼气单向阀，也可由一个或两个阀完成上述三种功能。

1. 呼气阀 常见呼气阀有电磁阀、气鼓阀、鱼嘴活瓣（兼有吸气单向阀功能）、剪刀阀。

（1）电磁阀：有两种型式，常见的是动铁型电磁，通径一般小于8mm，通常指的电磁阀就是动铁型阀；另一种是动圈型电磁阀，常称电磁比例阀，电磁部分输出的力与电流有关，与输出部分的位移无关；由于电磁比例阀动作部分重量比较轻，反应速度比较快，通径可设计得比较大。由于电磁比例阀不是通用件，一般由专业厂专门设计生产，所以价格比较高。电磁阀多用于婴儿呼吸机中，因为电磁阀结构小、通径小、气阻较大,通过流量不可能很大。

（2）气鼓阀:形式很多,采用这种结构的呼吸机也很多。它可以由电磁阀控制,将电磁阀作为先导阀,此时控制气鼓阀的流量可很小;也可兼有 PEEP 阀功能。如呼气时使气鼓内压力不是"0",可使气道内维持 PEEP。更为方便的是,可将吸气压力作为控制气鼓阀的气源,结构变得非常简单,但此时不能兼有 PEEP 阀功能。

（3）鱼嘴活瓣:常在简单型呼吸机中采用,因为它兼有吸气单向阀的功能。电磁比例阀是通过控制线圈中的电流来控制呼气阀的开与关,可作为压力限制阀和 PEEP 阀,其反应时间快,性能良好,可开环控制,故十分方便。

（4）剪刀阀:结构如剪刀,故称剪刀阀。它除了作开启或关闭的呼气阀以外,亦可控制其呼出流量,且比其他阀方便。

2. PEEP 阀　PEEP 阀是临床上用于治疗急性呼吸窘迫综合征的重要手段,PEEP 阀除了上述可由呼气阀兼有外,还有几种阀可以实施 PEEP 功能。如水封 PEEP 阀,把插入水中的深度作为 PEEP 值,早期的呼吸机是采用此法实施 PEEP 功能的。较多见的利用弹簧 PEEP 阀,作为单独的 PEEP 阀。磁钢式 PEEP 阀是用磁钢吸引力代替弹簧。重锤式 PEEP 阀是利用重锤来限制呼出气的,但改变数值时较麻烦,需要垂直于地面。

3. 呼气单向阀　为了防止重复吸入呼出气或自主吸气时产生同步压力触发,呼吸机都需要呼气单向阀。呼气单向阀大多数由 PEEP 阀和呼气阀兼任,但有时还必须要装一单向阀,以确保实现上述功能。

（六）监测和报警系统

呼吸机能否正常工作或运转,对患者的抢救成功与否至关重要。因此,呼吸机的监测系统越来越受到研制者和临床应用者的重视。

呼吸机监测系统的作用有两个方面,一是监测患者的呼吸状况,二是监测呼吸机的功能状况,两者对增加呼吸机应用的安全性,均具有相当重要的作用。呼吸机的监测系统包括压力、流量、吸入氧浓度、呼出气 CO_2 浓度、经皮 O_2 分压、CO_2 分压、血氧饱和度等。大部分呼吸机不直接带有呼气 CO_2、血氧饱和度监测装置,而只作为配件装置附带。呼吸机常配有的监测装置有如下三个方面。

1. 压力监测　主要有平均气道压（Paw）、吸气峰压（Pmax）、吸气平台压（Platen）和 PEEP 上下限压力报警等,还有低压报警。压力监测的方式是通过压力传感器实施的,传感器一般连接在患者 Y 型接口处,称为近端压力监测。也有接在呼吸机的吸气端或呼气端。

低压报警主要作为通气量不足、管道脱落时压力下降时的报警,有些呼吸机用低分钟通气量报警来代替,呼吸机一般均设置这两种功能。高压报警是防止气道压力过高所致的呼吸器官气压伤可能。高压报警有超过压力后报警,兼切换吸气至呼气功能。也有只报警而不切换呼、吸气状态的,使用时应注意。

PEEP 监测是将呼气末的压力显示出来,以监测呼吸机的性能。Pmax 代表吸气的最高压力,Pplateau 代表屏气压力。上述三个压力数据与流量数据结合,可得到吸气阻力、呼气阻力及患者的肺、胸的顺应性测定数据。

2. 流量监测　多功能呼吸机一般在呼气端装有流量传感器,以监测呼出气的潮气量,并比较吸入气的潮气量,以判断机器的使用状态、机械的连接情况和患者的情况。也有的呼吸机应用呼气流量的监测数据来反馈控制呼吸机。

（1）呼出气潮气量:可监测患者实际得到的潮气量。在环路泄漏的定容量通气,特别是定压通气中,有一定的价值。有的呼吸机甚至用此数据馈控吸气压力,还可提供给微电脑计算其顺应性。

（2）呼出气分钟通气量:可通过流量的滤波（即把呼气流量平均,可得到呼出气的分钟通气量）或由潮气量、呼吸时间来计算。前者反应慢,后者反应快;前者可由分立元件实现,后者必须采用微电脑计算。由于每次呼出气的潮气量与呼吸时间均可能有变化,每次计算出的数据变化较大,一般是将 3～6 次呼吸平均后作为呼出气的分钟通气量。该数据可作为控制分钟的指令通气的关键数据,也可作过度通气与通气不足报警,还可作管道导管接头脱落或窒息等报警监测。流量传感器可以安装在患者的 Y 型接管处,缺点是增加了一定量的无效腔量,优点是可用一个传感器同时监测吸入与呼出气的流量。

3. FiO_2 监测　一般安装在供气部分,监测呼吸机输出的氧浓度,以保证吸入所需浓度的新鲜空-氧混合气体。监测氧浓度的传感器有两种,一是氧电极,二为氧电池。氧电极需要一年一次的更换或加液,氧电池是随弃型。它们的共同缺点是,都只能用一年左右,一旦呼吸机的氧电池失效,呼吸机将总是报警,以致呼吸机不能正常使用。

（七）呼吸回路

多数呼吸机应用管道呼吸回路,吸气管一端接呼吸机气体输出管,另一端与湿化器相连,有时可接雾化器和温度探头。呼气管一端有气动呼气活瓣,中段有贮水器。呼气管与吸气管由 Y 型管连接,只有 Y 型管与患者气管导管或气管切开导管相连处是机械无效腔(图108-3)。

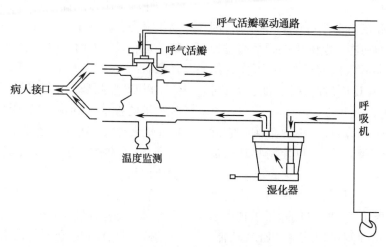

图108-3　标准呼吸机的呼吸回路

湿化器大多数是通过将湿化罐中的水加温后使其蒸发,并进入吸入的气体中,最终达到使吸入气加温和湿化的作用。为达到较好的加温和湿化的效果,一般使吸入气体通过被加温罐中的水面;或增加其湿化面积(如用吸水纸);也有用"鼓泡型"的方法,即使吸入的气体从加温罐的水中通过,但这种方法现已很少用,因为水的振动容易引起误动作或误触发等。

最先进的湿化器是采用特制的多孔纤维管道加温,使水在管道壁外循环,并逐渐弥散管道加温,既有湿化的作用(图108-4),又基本不影响呼吸机的顺应性,这对婴儿呼吸机十分重要,湿化点可放置在吸入气管口的附近,可使湿化的效果大为改善。有些湿化器为减少气体输送过程中的温度损失和减少积水,在吸入气的管道口中还安装了加热线。

2. 雾化器　雾化器是利用压缩气源作动力进行喷雾,雾化的注射用水可增加湿化的效果,也常可用作某些药物的雾化吸入。雾化器产生的雾滴一般小于5μm,而湿化器产生的水蒸气以分子结构存在于气体中;前者的水分子以分子团结构运动,容易沉淀到呼吸道壁,不易进入肺的下肺单位,后者的水分子不易携带药物;雾化器容易让患者吸入过量的水分,湿化器不会让患者吸入过量水分,通常还需在呼

（八）湿化器与雾化器

1. 湿化器　湿化器是对吸入气体进行加温和湿化,以使气道内不易产生痰栓和痰痂,并可降低分泌物的粘稠度;同时,维持气道内适当的相对湿度对保持纤毛运动功能至关重要。较长时间使用呼吸机时,良好的湿化可预防和减少呼吸道的继发感染,同时还能减少热量和呼吸道水分的消耗。

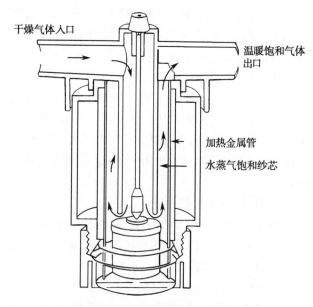

图108-4　湿化器的结构和原理

吸道内滴入适宜的生理盐水以补充其不足。

在使用雾化器过程中,特别要注意雾化是否增加潮气量。有些呼吸机的雾化器能使潮气量增加,有的可不增加;还要注意有些呼吸机的雾化器是连续喷雾,有些是随患者的吸气而喷雾,使用时宜采用降低通气频率、放慢呼吸节奏的方法,使雾化效果更加完善。

三、呼吸机的消毒和保养

呼吸机的清洗与消毒、保养与维护是临床安全使用呼吸机的可靠保证。维持呼吸机良好的状态，也可延长呼吸机的使用寿命。呼吸机的清洗与消毒直接关系着各种感染的发生率，直接影响着危重患者综合救治的成功率。如果清洗与消毒的方法不当，可能损害呼吸机元器件；保养与维护不及时，无法保障呼吸机的正常运转。因此，凡呼吸机的使用部门、单位和应用呼吸机的人员，在呼吸机的使用过程中，应当高度重视呼吸机的清洗与消毒、保养与维护工作；在具体的操作过程中，除了了解和掌握呼吸机清洗与消毒、保养与维护的技术要点，也要熟悉呼吸机功能，零部件的作用等知识，还应具备高度的工作责任感和踏实的工作态度。

（一）呼吸机的清洗与消毒

1. 气源过滤网　该零件一般在空气压缩泵的进气端，如不及时清洗，过滤网将会被尘埃堵塞，导致压缩泵内温度迅速升高，轻则减少压缩泵寿命，重则造成压缩泵无法工作。具体清洗方法是，先将过滤网从压缩泵上取下，用清水冲净表面尘埃后，用力甩干，然后放回原位。呼吸机在使用过程中，一般应每 24～72 小时清洗一次。

2. 呼吸机内部气路　呼吸机内部气路一般是指呼吸机机身内部气体回路中，不需要工具可拆卸的管路部分，其材料有金属件与橡胶件；还包括传感器的过滤器，有的呼吸机具备该部分零件，但不用工具是不可能拆卸的，这些呼吸机的内部气路不要求清洗或消毒，故具体实施可按照说明书要求进行处理。

（1）传感器过滤器：一般均为一次性使用物品，使用的时间或周期长短依呼吸机类型不同而异，具体实施过程中可按照说明书要求及时或定期更换。

（2）管路部分：无论材料为金属或橡胶，清洗原则应在保证不损坏材料性质的前提下进行。具体清洁方法为：先用清水冲去管路内壁污物，然后将管路浸入所规定的消毒液中约 1 小时，取出后再用清水冲去管路内、外的消毒液，晾干后即可再次使用。

（3）有电气元器件的管路部分：如流量传感器。该部分为呼吸机管路内的特殊零件，在用消毒液浸泡的过程中，需将电器接头置于消毒液液面之上，电气部分切忌被消毒液浸泡，以免接触不良、绝缘性能下降，导致机器故障，影响呼吸机使用。

3. 呼吸机外部气路　呼吸机外部气路是指暴露在呼吸机外部的管道，包括加温湿化器和过滤器。

（1）管道部分：包括连接患者人工气道的各部分接头与储水罐。具体步骤是先用清水将管壁内污物清除，并将其浸入消毒液内，酸性或碱性液均可；常用的有过氧乙酸、84 消毒液；浓度酌情掌握，一般以杀死铜绿假单胞菌为限；时间约 30 分钟，硅胶制品浸泡时间过长，易受损坏；外部管道需定时更换或消毒（24～36 小时）。

（2）加温湿化器：塑料部分清洗和消毒与上述管道部分相同；金属与电器加热部分，应先用清水冲洗干净，去除用过的湿化纸，并将湿化器晾干后，表面以碘尔康棉球消毒。

（3）过滤器：一般有两种，分别为一次性或重复性使用，具体应按呼吸机说明书掌握。现在呼吸管理中一般使用一次性过滤器。对可重复性使用的过滤器，可酌情定期用气体消毒，如福尔马林熏箱、环氧乙烷或钴 60 照射。

4. 机身与台面　主要以软布及时去除表面的污物与尘埃。当推至层流无菌病房时，除应将机身与表面的灰尘清除外，尚需用消毒液清洁表面，尤其是轮胎部分的污垢，更应仔细清除。

（二）呼吸机的保养与维护

1. 呼吸机的保养　主要按照机器说明书的要求定期更换易损件、调试或校正有关参数。一般每用过一个患者后，就应及时调试或校正有关参数；特殊情况下，需随时检查机器的工作状态，以便发现问题，并及时解决，以保证临床使用。

2. 呼吸机的维护

（1）气源部分：空气压缩泵是机械零件较多的部件，机械磨损问题应被摆在该维护的主要点来考虑：①大保养：一般呼吸机工作 5000～8000 小时需做一次大保养，该保养工作应由专业人员执行，具体包括泵的阀门、活塞圈等更换，马达部分的除尘工作等。②气路部分：主要由金属降温管路、储气罐、水气分离器、压力调节阀等部分组成。重点应放在水气分离器（分水滤气器）的保养，同样应由专业人员更换其中的铜芯过滤器和垫圈，并清除其内部的污垢，同时尚需察看各部分管路的连接情况，酌情更换将要破损的管路。上述保养完毕后，应由专业人员将泵的工作压力调节至最佳位置。如果氧气源为瓶装氧气，需注意定期检测氧气瓶及减压器的安全性，以防意外，氧气源为中心供氧时例外。

（2）空-氧混合器：由于空气与氧气中带有微小颗粒，无油空气压缩机产生的压缩空气是高湿气体，随着季节的变化或其他因素，其中可能带有水分，有可能影响空-氧混合器的正常工作。空-氧混合器有带过滤器与不带过滤器之分，在遇到水分后均会受到一定程度的影响，轻者影响空-氧混合气体的比例，即 FiO_2 失准；重者阻塞气路通道使呼吸机不能工作。有的呼吸机有水分过滤装置，需定期排水，如 Servo-300 和 Bird 8400/6400。也有的呼吸机没有排水装置或并不存在类似问题。

空-氧混合器输出氧浓度误差必须在 10% 以内，高质量的空-氧混合器输出氧浓度误差在 3% 左右。

（3）主机部分：主机电源一般应在气源（包括空气与氧气），接通之后方可打开；接通气源后听不到漏气声，电源打开后连接模拟肺观测吸气潮气量设置值与监测值一致，误差在 10% 左右；把呼吸机平台（吸气暂停，屏气）时间调到最大，观测吸气平台时压力计的指针应不下降，说明管道接头、湿化器都无泄漏，呼吸机处于正常状态。在使用时主机箱上方不能放置任何溶液，以免溶液流入呼吸机内造成机器损伤或电路故障；若发现机器不能正常运转，应立即由厂商认可的专业人员开机检修。

（4）加温、湿化器部分：温控传感器插头的金属部分切不可置于消毒液内浸泡，若误入其内，应立即用清水冲净，并擦干；时间稍久，就有可能造成该部件不可逆性的损伤，并使表面金属氧化，从而影响传感器的准确性。与患者气道连接的温控传感器塑料部分，很容易被折断，用时应小心谨慎。

第2节 机械通气的模式

机械通气的目的是通过最小的呼吸做功产生气体流量和容量以提供充足的肺泡通气。在患者吸气相气道开放时应用"正压"（即高于一个大气压的压力）是当前实施控制和辅助呼吸的主要方法。根据是否需要患者的吸气触发和呼吸做功，机械通气模式主要分为"完全"或"部分"呼吸机控制呼吸，即机械控制通气和机械辅助/控制通气。

机械控制通气是指患者的自主呼吸完全由呼吸机取代，呼吸肌收缩力（Pmus）因镇静和呼吸肌麻痹而消失，由呼吸机提供呼吸所需的吸气流量、潮气量（V_T）和（或）压力。机械辅助通气是指当患者自主呼吸时，呼吸机给予一个预设的吸气流量、V_T 和（或）压力，患者自己决定呼吸频率，在某些情况下也可以决定吸气时间和呼气时间，以及吸气时间占呼吸周期时间的比例。

一、机械控制通气

机械控制通气（control mechanical ventilation，CMV）是临床出现最早、应用最普遍的通气模式，也是目前最基本的机械通气模式。CMV 由呼吸机完成全部的吸气呼吸功，是一种完全呼吸支持模式。CMV 时，吸气相是定时启动的，与患者的自主呼吸周期无关，即是非同步的。CMV 时若 PEEP=0，又称为间歇正压通气（intermittent positive pressure ventilation，IPPV）。若 PEEP>0，则称为持续正压通气（continuous positive pressure ventilation，CPPV）。

CMV 的主要特征是呼吸机按预定的时间变量启动或停止呼吸，控制气体输送的限制变量是流量/容量（容量控制通气）或压力（压力控制通气）（图 108-5）。前一种方式中呼吸机以恒定的（方形）或非恒定的（主要为递减的）流量传送预设的 V_T，无论患者的气道阻力如何，呼吸机维持预设的流量模式，以保证潮气量。后一种方式中呼吸机向患者的气道开口施加预设的正压水平（通常是方形的），输送的潮气量则取决于吸气时间和患者呼吸系统顺应性。吸气流量一开始即达到峰值，随后呈指数式衰减，当预

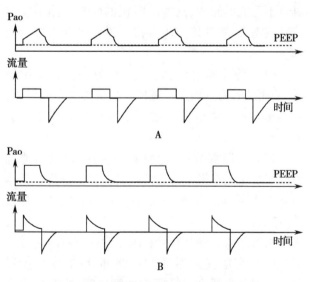

图 108-5 两种机械控制通气模式中的流量和气道开口压（Pao）的变化

A. 容量控制通气；B. 压力控制通气

设压力与肺泡压相等时衰减为零。

（一）容量控制通气

容量控制通气（volume controlled ventilation，VCV）是时间启动、容量限定、容量或时间切换。在吸气时由呼吸机产生正压，将预设容量的气体送入肺内，气道压力升高；呼气时肺内气体靠胸肺弹性回缩，排出体外，气道压力回复至零。

（二）压力控制通气

压力控制通气（pressure controlled ventilation，PCV）是时间切换压力控制模式。其特点是气道压力迅速上升到预设峰压，后接一个递减流量波形以维持气道压力于预设水平。PCV 时，若肺顺应性或气道阻力发生改变时，潮气量即会改变。所以，使用该通气模式时应严密监测，并保持报警系统工作正常。PCV 的优点是：①降低气道峰压，减少气道压发生的危险性；②气体分布更加均匀；③改善气体交换；④适用于儿童、不带套囊的气管导管及有瘘道的患者，因为通过增加流量可维持预设的压力。

（三）压力调节容量控制通气

容量控制通气和压力控制通气各有优缺点，选择哪种方式更好目前并没有定论。近年来新型的呼吸机能够提供理论上兼具恒定压力和确保预设潮气量优点的控制通气模式（"压力调节容量控制"或"容量补偿"），即根据对静态呼吸系统顺应性的测量，改变每一次呼吸时施加的压力水平以达到"目标"潮气量。

压力调节容量控制（pressure regulated volume control，PRVC）是设预置潮气量，先给第一次控制呼吸（吸气压为 5cmH$_2$O），后根据呼吸机自动连续测定胸肺顺应性和容量/压力关系，调节第二次呼吸的潮气量和通气压力（为上述计算值的 75%），依次类推，直至第四次呼吸后，通气压力峰值达到 100%（图108-6），使实际潮气量与预置潮气量相同。吸气峰压在预置下 5cmH$_2$O 时，可自动调节，两个相邻

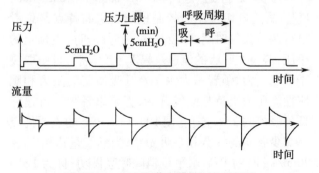

图 108-6　压力调节容量控制（PRVC）

吸气峰压超过预置压力 50% 时，可自动转换为呼气，以防发生气压伤。PRVC 主要用于无自主呼吸的患者，如支气管哮喘患者的呼吸支持，可加用 PEEP。

二、机械辅助通气

机械辅助通气（assisted mechanical ventilation，AMV）的主要特点是在呼吸机给予通气支持的同时保留患者的呼吸肌收缩力（Pmus），其目的是减少镇静和肌肉松弛的需要，防止呼吸肌失用性萎缩，并且使与机械通气相关的心血管副作用降到最低。而且与控制通气相比，部分通气支持可能会通过膈肌收缩的作用使肺重力区复张从而改善通气/血流比值。

（一）辅助/控制机械通气

辅助/控制机械通气（assist/control ventilation，A/C）是一种压力或流量触发、压力或容量限定、时间切换的通气方式。辅助/控制通气可自动转换，当患者的自主呼吸通过气道压或吸气流量触发呼吸机时，进行辅助/压力控制通气或辅助/容量控制通气。当患者无自主呼吸或自主呼吸负压较小，不能触发呼吸机时，呼吸机自动转换到控制通气。

理论上讲，A/C 可保持呼吸机工作与患者吸气同步，以利患者呼吸恢复，并减少患者呼吸做功。但是一些研究表明，在患者触发呼吸机进行辅助通气时呼吸用力并未停止，患者的呼吸做功并没有减少，因此在 A/C 过程中总的吸气做功甚至可能超过自主呼吸。

（二）同步间歇指令通气

同步间歇指令通气（synchronized intermittent mandatory ventilation，SIMV）实际上是自主呼吸和控制呼吸的结合，在自主呼吸的基础上，给患者有规律地和间歇地触发指令潮气量，并将气体强制送入肺内，提供患者所需要的那部分通气量，以保持血气分析值在正常范围（pH 值小于 7.35，PaCO$_2$ 35~45mmHg）。与 CMV 类似，潮气量由呼吸机自动产生，患者容易从机械通气过渡到自主呼吸，而最后撤离呼吸机。

SIMV 的优点：①气道内压和胸内压较 CMV 和 AMV 低，故对心脏和肾脏功能的影响较小，气压伤的危险性也少；②保证适当通气量，降低通气过度和通气不足的风险；③减少镇静、镇痛和肌肉松弛药的使用；④维持呼吸肌活动，减少呼吸肌失用性萎缩和不协调；⑤V/Q 比值更适当；⑥使患者迅速脱离呼吸

机。

SIMV 的缺点:①不能随临床病情变化而随时调节通气量,易致 CO_2 潴留;②呼吸做功增加;③呼吸肌疲劳;④若 SIMV 频率减少太慢,则呼吸机撤离延长;⑤在机械通气撤离期间可能发生心脏功能不全;⑥呼吸幅度增大发生气压伤机会多。

SIMV 是 IMV 的一种改良方式,为了保证机械呼吸与患者自主呼吸相同步,又不干扰患者的自主呼吸,除调节 SIMV 的机械通气频率外,还必须调节同步呼吸的触发或灵敏度,在有规律的触发时间内(触发窗),通过吸气努力使 SIMV 与自主呼吸同步(图 108-7)。

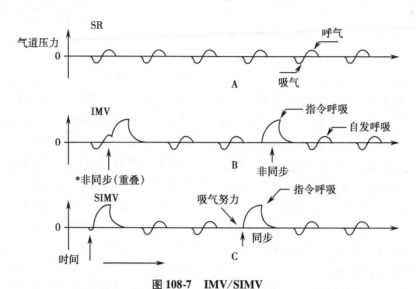

图 108-7　IMV/SIMV

*自主呼吸呼气尚未结束,指令呼吸已经开始

IMV/SIMV 主要用于脱机前的训练和过度,也可用于一般的常规通气,如部分呼吸情况相对平稳的情况下。应用于脱机前准备时,可将 IMV/SIMV 的呼吸次数由正常水平逐渐减少,直到完全脱机。一般当指令呼吸次数降至 4~5 次/min,患者仍可保持较好氧合状态时,即可考虑脱机。

(三) 分钟指令通气

分钟指令通气(mandatory minute volume ventilation,MMV)最早由 Hewlett 于 1977 年首先介绍。产生和设计 MMV 的主要目的是试图解决采用 IMV/SIMV 脱机时可能遇到的问题:患者自主呼吸不稳定,使潮气量和分钟通气量下降,而 IMV/SIMV 不能自动弥补其不足,从而可能发生缺氧和(或)二氧化碳潴留。MMV 则可根据患者需要,自动根据预设通气量来控制和调节指令通气的频率,当分钟通气量达到预先设定的通气量时,仍依靠患者的自主呼吸;但当自主呼吸所产生的分钟通气量低于预定值时,机器可自动提高指令通气的频率予以补足分钟通气量。

对呼吸不稳定和通气量不恒定的患者,用 MMV 通气方式作脱机前的准备或从机械通气的形式过渡到自主呼吸,可能较 IMV/SIMV 更安全。

(四) 容量支持通气

容量支持通气(volume support ventilation,VSV)是 Servo300 特有的通气方式,工作原理与压力调节容量控制(PRVC)基本相同。不同的是 VSV 仅用于自主呼吸的患者,需调节吸气负压灵敏度才能启动。呼吸频率和吸/呼比率也由患者自主呼吸控制,当吸气减慢至流速 50% 吸气时间超过预置呼吸周期 80% 时,吸气停止,转换为呼气。吸气压力支持也可随自主呼吸增强而自动降低,而且当呼吸暂停时间成人超过 20 秒,儿童超过 15 秒,新生儿超达 10 秒时呼吸机可自动将 VSV 转换为 PRVC。VSV 主要用于存在自主呼吸而尚不完善的患者,麻醉和手术后呼吸支持、COPD 伴呼吸功能不全及撤离呼吸机时,并可与其他通气方式联合使用。

(五) 压力支持通气

压力支持通气(pressure support ventilation,PSV)是流量切换压力控制模式。它的特点是患者自行调节吸气时间、呼吸频率、由呼吸机产生预定的正压;若自主呼吸的流速及幅度不变,潮气量则取决于吸气用力、预置压力水平及呼吸回路的阻力和顺应性。压力支持从吸气开始,直至患者吸气流速降低到峰值的 25% 停止(图 108-8)。PSV 的主要优点是减少膈肌的疲劳和呼吸做功;当潮气量达到 10~20ml/kg 时的 PSV 水平可消除呼吸做功,称为 PSV-max。PSV 可与 SIMV 或 CPAP 联合应用,有利于撤

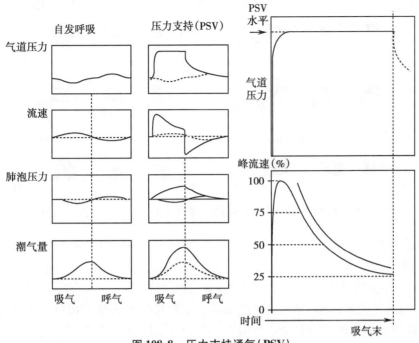

图 108-8　压力支持通气（PSV）

离呼吸机。PSV 是一种辅助通气方式，预置压力水平较困难，可能发生通气不足或过度、呼吸运动或肺功能不稳定者不宜单独使用。

（六）比例辅助通气

比例辅助通气（proportional assist ventilation，PAV），也称成比例压力支持（PPS），是 Evita-4 呼吸机提供的一种新的辅助呼吸模式，是用于自主呼吸需要辅助或由于气道阻力增加和（或）肺顺应性降低而致呼吸功增加的患者。它可看作是压力支持通气（PSV）的进一步发展，虽然二者之间有着某些显著的差别。PSV 时，患者自主吸气触发呼吸机后，呼吸机提供预设的压力。当患者自主吸气增大后，呼吸机提供的压力并不改变。虽然呼吸机提供的气流速度和容量相应增加，相应于该部分的呼吸功其实是由患者完成。

以公式表示即：$Pvent + Pmus = R \times V + 1/c \times V$

$$(108-1)$$

Paw：即呼吸机提供的压力

Pmus：即患者自主呼吸时肌肉收缩力

R：气道阻力　V：气流速度

C：肺顺应性　V：潮气量

而在 PAV 时，压力支持会根据吸气压力而改变。

改变公式（1）为：$Pmus = R \times V + 1/c \times V$　（108-2）

若呼吸机能控制患者的气流速度和所需潮气量，则 $Pvent = K1 \times V + K2 \times V$　　　（108-3）

将（108-3）代入（108-2），则为：$Pmus = R \times V + 1/c \times V - K1 \times V - K2 \times V$　（108-4）

根据（4）式，很显然，只要合适的设定常数 K1 和 K2，患者的自主呼吸功可得到最大程度的补偿。在 PAV 中，K1 即为流量辅助，K2 即为容量辅助。

PAV 时呼吸机持续测量和计算患者的流量和潮气量。利用预设的流量辅助和容量辅助，在呼吸周期中的每一点呼吸机均持续计算。

如图 108-9 所示：当患者吸气用力改变后，PSV 时压力支持恒定，而 PAV 时压力支持是成比例的，与患者所做的呼吸功也是成比例的，潮气量、吸气和呼气的持续时间、气体流量等呼吸参数都完全由患者自己控制，患者的吸气努力越大，机器所提供的辅助也越多。因为流量辅助和容量辅助可能相对于实际的气道阻力或肺顺应性被过高设定，因此气道阻力和肺顺应性的测定就非常重要。

PAV 时，V_T 有着更高的可变性。即使患者的通气需求增加，RR 也可保持相对恒定，避免了 PSV 时 RR 变快所致的内源性 PEEP（PEEPi）增加。且吸气时，气道峰压较低，可以经面罩使用而避免气管插管，主观感觉较舒适，不仅可以降低患者总的呼吸功，容量和流量辅助还可选择性地用以降低弹性附加功和阻力附加功；对于脱机困难的 COPD 患者，PAV 除改善通气外，还可减轻呼吸肌负荷，便于呼吸机撤离。

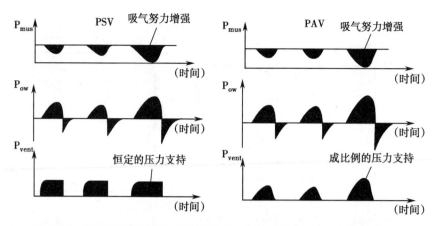

图 108-9　两种通气模式（PAV 和 PSV）在患者呼吸情况发生变化时的区别

（七）自动导管补偿

气管插管患者在自主呼吸时,需克服人工气道阻力而做功。因此,与不插管患者相比,呼吸更加费力。以前所有的辅助通气模式（PSV 等）,由于其本身的设计缺陷,只能进行固定的呼吸补偿。呼吸机参数一经设定,就不会改变,除非再次人工设定。自动导管补偿（automatic tube compensation,ATC）就是对这些通气模式的一种新的补充。它可以对人工气道阻力进行精确的补偿,从而减少患者的呼吸附加功,使患者感觉更加舒适。

气流通过气管导管时在导管两端形成一个压力差（ΔP_{tube}）。自主呼吸时,患者呼吸肌在肺内产生额外负压,用以代偿此压力差。实际上,呼吸机可以通过在导管顶端精确地产生这一ΔP_{tube}来消除患者这一部分额外的附加功（图 108-10）。但由于ΔP_{tube}随着通过导管的气体流量的改变而相应的发生变化,意味着机器产生的补偿压力必须根据气体流量持续地进行调节才能准确地进行补偿。在 PSV 模式下,

当呼吸机检测到患者的吸气努力后,就按照预设的压力水平产生一固定的通气压力（Paw）,可对导管进行补偿,但它不会随着患者自主呼吸情况和气体流量的改变而自动调节。如果患者的吸气努力增强,通过气管导管的流量也大,ΔP_{tube}就会高于预设的压力支撑水平,导致补偿不足。相反,则会发生过度补偿。图 108-11 显示,当气管导管内径 7.5mm 时,PSV5cmH$_2$O 对ΔP_{tube}所提供的补偿仅在气体流量为 45L/min 时最合适。因而,随着患者自主呼吸情况的变化,PSV 的水平必须经常手动调节。而在 ATC 模式下,呼吸机通过持续测量导管内的气体流量,计算ΔP_{tube}并自动调节起到精确的调节作用。ATC 的参数设置仅有两个,即气管导管内径和补偿程度。

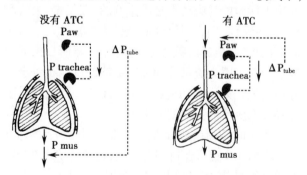

图 108-10　没有 ATC（左）时患者产生 ΔP_{tube}；有 ACT 时呼吸机精确产生 ΔP_{tube},减轻患者额外的附加功

Paw　气道压力（气管导管近端压力）；Ptrachea　气管内压力（导管远端压力）；ΔP_{tube}　导管两端压力差；Pmus　吸气负压

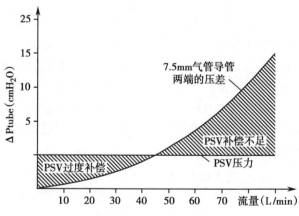

图 108-11　实际需要的进行导管补偿的压力和 PSV 所提供的压力的比较

使用 ATC 可使患者主观感觉舒适,通过导管阻力作足够的补偿,避免了过度补偿或补偿不足的发生或所致的不适,患者呼吸做功减少;也可以用于鉴别急性呼吸功能不全的原因,是由于气管内插管或真正的呼吸力学机制障碍所致。补偿程度的设置（1% ~100%）还可以用来锻炼呼吸肌,为患者的顺

利脱机作准备。ATC 与 PAV 一起应用时,能有选择性地对患者的呼吸进行补偿,如图108-12 所示。

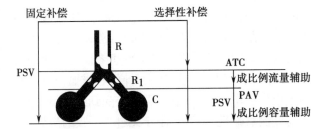

图108-12　ATC 和 PAV 联合应用,可对肺顺应性和各种气道阻力进行选择性补偿;R:气管导管阻力;R1:病理情况下的气道阻力;C:病理情况下的肺顺应性

(八) 气道压力释放通气

气道压力释放通气(airway pressure release ventilation,APRV)于 1987 年由 Stock 和 Downs 介绍,是一种时间切换或患者触发、压力调节的通气模式。采用将气道压力从预置(高)CPAP 压力值瞬变到较低的 CPAP 值的方法来达到让自主呼吸的患者更多的呼气(图108-13)。APRV 允许患者在整个呼吸周期自主呼吸。由于从 CPAP 的较高压力降低到较低压力,也方便了气体交换,且无需患者自主努力。预置的 CPAP 值决不会被任何峰压值超过。APRV 被认为是一种比目前所用大多数通气方法损伤性小的通气模式。

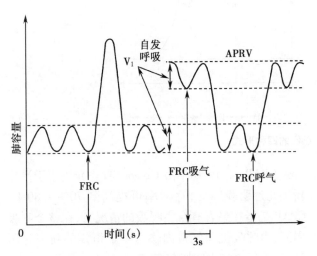

图108-13　气道压力释放通气(APRV)

Downs 采用的方法是:尽可能保留患者的自主呼吸,CPAP 20~25cmH_2O,维持 2~3 秒。压力降低到 0(维持 0.5s),减压时间短使肺泡不会萎陷,使CO_2 容易排出。众多科研机构对 APRV 进行了研究。一组包括 50 例患者的研究表明:使用 APRV 后,均

保持了相似的血气状态、血流动力学状态和分钟通气量,但气道压力较低。气道压力平均降低 $28 \pm 12cmH_2O$。另一个研究报道与传统通气模式相比,使用 APRV 平均气道压降低 25cmH_2O。Rosnanen、Stock 和 Downs 等指出 APRV 能纠正呼吸性酸中毒,但对氧合、静脉回流、心脏指数或组织氧合影响不显著。而传统通气模式会导致血压、每搏输出量降低,组织氧供受损。

(九) 双气道正压通气

双气道正压通气(Bi-phasic positive airway pressure,BiPAP)可看作是一种压力控制型通气,该系统允许在通气周期的任何时间进行不受限制的自主呼吸。也可将它看作是一种对 CPAP 采用时间切换的连续 CPAP 系统。如同在压力控制、时间切换方式中一样,每一相的持续时间(Thigh 和 Tlow),以及相应的压力(Phigh 和 Plow)均可分别进行调整。

按照自主呼吸情况,BiPAP 可分为:

1. 非自主呼吸:CMV-BiPAP(连续指令通气 BiPAP)。

2. 在低压(CPAP)上自主呼吸:SIMV-BiPAP(同步间隙指令通气 BiPAP)。

3. 在高压(CPAP)上自主呼吸:APRV-BiPAP。

4. 在低压和高压两种 CPAP 上自主呼吸:真正的 BiPAP。

由此可见 BiPAP 是一种适合于整个机械通气期的方式。它甚至能使大多数通气状况受到损伤的患者自由地呼吸。APRV 始终是反比通气,BiPAP 对吸呼比的调整不受限制。BiPAP 的气道压力按下述进行调整:Plow 按照容量控制通气时的 PEEP 调整,

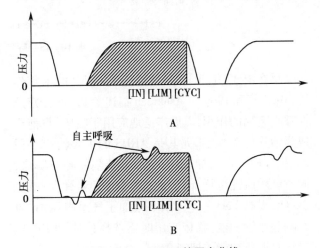

图108-14　BiPAP 的压力曲线
BiPAP:时间启动、压力限定、时间切换方式;A:无自主呼吸;B:出现自主呼吸

Phigh 按先前所用 IPPV 的平台压调节。Thigh 和 Tlow 分别与容量控制通气时的吸气时间和呼气时间相符(图 108-14)。

　　在具体实施时,可发现在相同的 FiO_2 时气体交换无显著差异。在由 CPPV 转换到 BiPAP 后,平均气道压将轻微上升,但无显著差异。若未使用过容量控制通气,建议按下述方法进行:按照所需要的 PEEP 值,调整 Plow,根据所估计的患者肺顺应性,在超出 Plow 之上的 $12 \sim 16cmH_2O$ 之间选择 Phigh。通过提高或降低 Phigh 可增加或减少所获得的潮气量。要改变 BiPAP 的调整值,必须按血气分析进行,并需区分通气欠佳和氧合功能障碍。若通气不当(通气不足或过度通气),提高或降低通气量是必需的。而在氧合障碍时,提高平均气道压力则可增加气体交换面积。

(十) 反比通气

　　反比通气(inverse ratio ventilation, IRV)是延长吸气时间的一种通气方式。常规通气 IPPV 的 I/E 为 1:2 或 1:3,而反比通气 I/E 一般在 1.1:1～1.7:1 之间,最高可达 4:1,并可同时使用 EIP 或低水平 PEEP/CPAP。反比通气的特点是吸气时间延长,气体在肺内停留时间长,产生类似 PEEP 的作用,由于 FRC 增加可防止肺泡萎陷,减少 Qs/Qt 肺顺应性增加和通气阻力降低,因而改变时间常数。常与限压型通气方式同时治疗严重 ARDS 患者。但反比通气也有缺点,可使平均气道压力升高,心排血量减少和肺气压伤机率增多,二氧化碳排出受到影响,使用时还需监测氧输送,一般只限于无自主呼吸的患者。

三、呼气末正压和持续气道正压

(一) 呼气末正压

　　呼气末正压(positive end-expiratory pressure, PEEP)指在控制呼吸呼气末,气道压力不降低到零,而仍保持一定的正压水平。其产生原理是借助 PEEP 阀,在呼气相使气道仍保持一定的正压(图 108-15)。

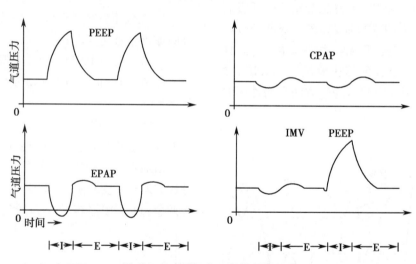

图 108-15　呼气末正压的四种形式

　　早在 1938 年,Barach 就描述了 PEEP 的治疗作用,1967 年和 1969 年 Ashkrech 描述了 PEEP 治疗急性呼吸衰竭的作用,以后广泛地应用于临床,目前已成为治疗低氧血症,尤其是 ARDS 的主要治疗手段之一。PEEP 可增加 FRC,使原来萎陷的肺再膨胀,同时肺顺应性也增加,因此,改善通气和氧合,减少 Qs/Qt,提高 PaO_2。但 PEEP 增加了气道内压力,可影响心血管功能,临床应用时需选择最佳 PEEP,以减轻对循环功能的抑制。

(二) 持续气道正压

　　持续气道正压(continuous positive airway pres-sure, CPAP)于 1970 年由 Gregory 首先介绍用于治疗新生儿透明膜肺病,存活率可提高到 70%～80%。CPAP 是指在患者有自主呼吸的情况下,在整个呼吸周期,由呼吸机向气道内输送一个恒定的新鲜正压气流,正压气流大于吸气气流。

　　呼气活瓣系统对呼出气流给予一定的阻力,使吸气期和呼气期气道压均高于大气压。呼吸机内装有灵敏的气道压测量和调节系统,随时调整正压气流的流速,维持气道压基本恒定在预调的 CPAP 水平。

　　CPAP 时,吸气期由于正压气流大于吸气气流,患者吸气省力,自觉舒服,呼气期气道内正压,起到 PEEP 的作用。CPAP 与 PEEP 的比较见表 108-1。

表 108-1　PEEP 和 CPAP 的区别

PEEP	CPAP
控制呼吸时应用	自主呼吸时应用
呼气末正压	吸气和呼气时加入持续气流产生正压
静态正压	动态正压
FRC 增加较少	FRC 增加较多
对血流动力学影响大	对血流动力学影响小

CPAP 只能用于呼吸中枢功能正常,有自主呼吸的患者。凡是因肺内分流量增加引起的低氧血症都可应用 CPAP。CPAP 可用于插管患者,也可经面罩或鼻塞使用。CPAP 可和 SIMV、PSV 等方式合用。

四、非传统的通气支持

传统的机械控制/辅助通气遵循两个原则:①输送高于无效腔量的潮气量;②在气道开口处施加正压。非传统的通气支持则是应用低于无效腔量的潮气量(高频通气)和使用心肺转流术的体外气体交换器(体外支持),在提供通气支持时无需或很少需要正压。

(一) 高频震荡通气

高频振荡(high frequency occilation,HFO)是一个开放的系统,能维持与大气的交换,并通过一个开放的端口排出气体,提供大流量新鲜气体到回路中,由设备的震荡运动提供小潮气量来维持肺泡通气。

高频振荡通气所产生的潮气量低于解剖无效腔(1~3ml/kg)而频率非常高(3~15Hz)。

高频振荡通气时呼吸道内压较低,不易产生肺气压伤,而且对循环功能的影响较小。肺顺应性较差时,气流速度也不变,气体分布均匀,不与自主呼吸对抗,患者容易耐受,而且减少了镇静药和肌松药的使用,因为呼出气流受限,肺容量增多,功能残气量增加,有类似 PEEP 的作用,如呼吸参数调节适当,通气和氧合效果满意,能维持较高 PaO_2 和正常的 $PaCO_2$。

适应证为:①麻醉和手术中应用:喉镜检查及激光手术、支气管镜检查、气管和支气管重建手术、降主动脉瘤手术、声带手术、颞浅动脉与中脑动脉显微外科吻合术及体外碎石术等;②重危患者治疗:伴有休克的急性呼吸衰竭、急性心室功能不全、支气管胸膜瘘及气管切开或长期气管插管的继发性损害等。

禁忌证为:①慢性阻塞性肺部疾病;②哮喘状态。

(二) 低频通气和体外二氧化碳排除

低频正压通气(low frequency positive ventilation,LFPPV)和体外二氧化碳排除(extracorporal CO_2 removal,ECCOR)主要用于治疗晚期 ARDS 患者。患者经气管插管后,用低频率 LFPV 维持呼吸,同时用膜肺由颈内静脉-股静脉旁路排除 CO_2。LFPPV 的频率为 2~3 次/分钟,通气量仅 0.7~1.5L/分钟,FiO_2 为 1.0,可用于肺顺应性差的患者,能避免 CPPV 引起的并发症,减少肺气压伤,使 PaO_2 升高及 Qs/Qt 降低,CO 增加,肾功能也有改善。但本法为创伤性,价格昂贵,同时全身肝素化可致出血,如动静脉旁路系统局部肝素化,则可能避免出血。应用 LFPPV-ECCOR 治疗严重 ARDS,成活率可提高到 50% 左右。

第3节　机械通气的生理影响

了解机械通气的生理影响,有助于正确实施呼吸支持和选择最佳通气方式,减少机械通气对人体的不良影响,提高疗效,预防和降低并发症的发生。

一、对呼吸生理的影响

(一) 对呼吸动力的影响

自主呼吸吸气时,胸腔内呈负压,使上呼吸道和肺泡间产生压力阶差;而正压通气吸气时,压力阶差增加,跨肺压升高,以克服气道阻力、胸廓及肺的弹性。

1. 降低气道阻力　呼吸道阻力反映气流通过气管到肺泡的摩擦力,正常时 90% 为气流阻力,10% 为组织阻力。阻力与气流的形式有关,层流时阻力与气道半径 4 次方成反比;而湍流时则与气道半径 5 次方成反比,所以气道口径是决定阻力的重要因素。机械通气使支气管和肺泡扩张,气道阻力降低,并易保持呼吸道通畅。

2. 提高肺顺应性　肺泡弹性回缩依靠表面张

力和组织弹性。在肺容量最大时,表面张力也最大,随着肺泡缩小,表面张力也逐渐减小,在50%肺总量时为相对低值。同时,肺泡表面活性物质缺少,可使肺顺应性降低。机械通气使肺泡膨胀,通气增加。呼气末正压(PEEP)时,功能残气量增多,肺充血和水肿减退,肺弹性改善,顺应性提高。

3. 减少呼吸做功　呼吸功能不全时,患者呼吸困难,辅助呼吸肌参与工作,吸气和呼气都要用力,因而呼吸做功增加。使用机械通气后,尤其是呼吸同步合拍者,在阻力降低和顺应性改善的同时,能量消耗和呼吸做功明显减少。

(二) 对气体分布的影响

正常自主呼吸时,吸气流速较慢,肺内气体分布由肺内压的垂直阶差和静止肺弹性决定。由于重力、膈肌和肋间肌使肺膨胀的影响,肺下垂区及边缘肺组织的容量-压力曲线位于中段较陡部分,胸内压阶差较大,气体容量改变较多,其他无关区及支气管周围的肺组织较平坦(图108-16),气体容量改变较少。胸廓形状、呼吸肌活动及局部胸内压垂直阶差,肺部病变和体位等均可影响气体分布。肺顺应性×气道阻力＝时间常数,时间常数较短则气体分布较好。但机械通气时的气体分布与自主呼吸有所不同,仰卧位 IPPV 吸气时膈肌向下移动,但由于腹内容物的重力关系,可产生静水压阶差,对抗其运动,因此无关区的膈肌移动较下垂区大,气体分布相反,即下垂区及边缘肺组织气体分布减少,而无关区则较多。总之,气道阻力小,顺应性好,时间常数短和气流速度逐渐增加和徐降及有吸气平台的正弦呼吸波,气体分布较均匀。吸气时间长,吸气流速快和潮气量大时,虽能加速气体分布,但气流通过小气道或有炎症肿胀及分泌的病变区则阻力增加,并产生湍流,使气体分布不均匀。

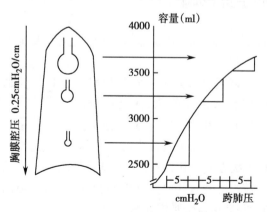

图108-16　肺的压力-容量曲线

(三) 对通气/血流比值的影响

机械通气时,如各项呼吸参数调节适当,则通气量增加,无效腔量减少,尤其是用 PEEP 者,功能残气量增多,可改善通气/血流比值,使氧分压升高,肺内分流减少。但如潮气量太大或跨肺压太高,则肺泡扩张,通气过度,反可压迫肺毛细血管,使血流减少,通气/血流比失调,肺内分流反可增高。

(四) 对气体交换的影响

通气/血流比失调导致气体交换异常。间歇正压通气(IPPV)可影响肺内气体分布和血流灌注,因而有效的气体交换减少。肺血流灌注由肺动脉压和肺泡压决定,肺动脉压降低和肺泡压升高使肺血流减少;使用IPPV,尤其是PEEP,可致肺泡压升高,肺泡无效腔量增多和肺血流灌注减少,由于无重力影响的肺组织的肺动脉压最低,影响较大,气体交换也减少。但是 IPPV 和 PEEP 的许多有益作用,远远超过其不利影响。

(五) 对酸碱平衡的影响

机械通气时,许多因素可影响呼吸机工作,因此改变氧合和通气效果,如通气不足、$PaCO_2$ 升高和发生呼吸性酸中毒;如通气过度,则 $PaCO_2$ 降低,可引起呼吸性碱中毒。

二、对心血管功能的影响

自主呼吸时,随着呼吸周期中吸气相和呼气相的转换,右房压(RAP)、右室压(RVP)和血压也可出现周期性波动,这与吸气时胸内压增加、肺血管扩张、较多血储存在肺内有关。若同步测量肺动脉和主动脉的血流量,可发现左右心室每搏量(SV)变化不同,吸气时右心室 SV 增加,呼气时减少;而左心室的 SV 呈相反变化,这说明吸气期右心室的后负荷降低。

机械通气时,由于肺内压和胸内压的升高,产生跨肺压,传递至肺血管和心腔,可引起复杂而与自主呼吸完全不同的心血管功能变化。当肺部有病变(肺水肿、肺炎等)时,肺顺应性降低,肺不易扩张,而肺泡压升高压力不能传递到肺毛细血管,跨肺压也升高(图108-17),因此,正压通气对心血管功能的影响决定于气道压高低。此外,分析气道压力的波形,可看出作用于气道和肺泡的总压力,它由许多瞬时压力组成,所以气道压力波形面积越大,则对心血管的影响也越大(图108-18)。

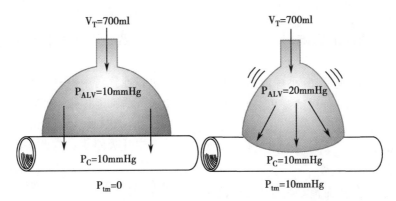

图 108-17　正常肺和病变肺(顺应性低)的肺泡内压力传至肺毛细血管,正常肺泡的跨壁压较低(**Ptm = 0**),而病变肺泡的跨壁压较高(**Ptm = 10mmHg**);V_T = 潮气量,P_{ALV} = 肺泡压,Pc = 肺毛细血管静水压,Ptm = 肺毛细血管跨壁压

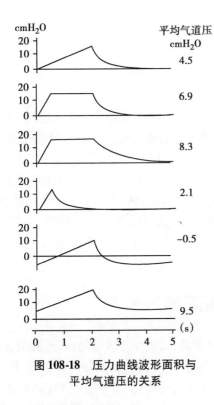

图 108-18　压力曲线波形面积与平均气道压的关系

(一)右心功能的变化

1. **右心室前负荷**　IPPV 和 PEEP 使气道内压升高,胸内压也随之升高,从而使外周血管回流至右心房的血流受阻。平均胸内压增加,将引起回心血量减少。气道内压升高,虽然能使心室内压升高,但事实上右心室容量没有增多,计算心室跨壁压则能说明问题:右心室跨壁压 = 右心室内压 - 胸内压,CPAP 为 12cmH₂O 时,跨壁右室舒张末压实际下降,所以右心室舒张末容量也减少。这提示胸内压升高,可直接压迫心脏,心室顺应性和舒张末容量减少,心排血量(CO)降低。

2. **右心室后负荷**　CPPV 使肺容量增加,肺动脉、静脉的主要分支扩张,血流阻力下降,但因肺泡内毛细血管拉长变窄,使肺血管阻力(PVR)升高。如 ARDS 患者,发生缺氧性肺血管收缩、渗透性增加、肺顺应性降低,则右心室后负荷升高更多。

3. **右心室收缩性**　多数接受 IPPV 和 PEEP 的患者,右心室的收缩力不受影响,但缺血性心脏病患者,可能影响右心室功能。

(二)左心功能的变化

1. **左心室前负荷**　IPPV 和 PEEP 可使左心室前负荷降低,其发生机制可能从三方面解释:①右心室前负荷降低,引起左心室前负荷也降低;②肺血管阻力升高,右心室后负荷增加;③由于右心室后负荷增加,改变了心室舒张期顺应性,左右心室舒张末跨壁压均降低,但左心室充盈压比右心室降低较多,室间隔左移,因而左心室顺应性降低。

2. **左心室后负荷**　一般地讲,机械通气时血压和全身血管阻力不变或轻度下降。胸内压升高,大血管外压力也升高,所以,左心室壁张力减少,左心室后负荷降低。

3. **左心室收缩性**　动物实验和临床均证实,IPPV 和 PEEP 对左心室收缩性无影响。

(三)心率

当静脉回流减少时,心率反射性增快,以补偿 SV 的下降,维持正常 CO。过度通气时,可能发生迷走神经反射,使率减慢。但实验和临床资料证明 IPPV 和 PEEP 时心率无明显影响。

(四)对肺水肿的影响

IPPV 和 PEEP 可增加肺泡和间质的压力,减小静水压阶差,使萎陷肺泡再扩张,但其机制不是减少肺水,主要是增加通气和改善气体交换。

三、对肾功能的影响

IPPV 和 CPAP 可使肾血流量、肾小球滤过率和尿量减少，CPPV 则更严重。但对尿钠排出、游离水和渗透压的影响则不一致。分析机械通气影响肾功能的原因有以下三方面。

（一）肾脏血流动力学的改变

肾脏血流主要决定于全身血流动力学变化，机械通气可使 CO 减少和血压降低，脉压差缩小，肾脏血流灌注也减少。由于静脉压增加，肾静脉压也上升，总肾血流量减少同时伴有肾内血流重新分布，最终肾功能减退。

（二）肾脏神经功能的改变

机械通气可影响肾交感神经活动，肾血管运动张力和肾素释放。肾脏神经是压力反射弧的传出部分，通过主动脉弓和颈动脉窦压力感受器，在 CPPV 期间，参与抗利尿和抗排钠的作用。

（三）激素水平的变化

机械通气时，血浆中抗利尿激素、肾素和醛固酮水平升高，抗利尿激素受渗透压调节，并具有缩血管作用。肾素与肾脏神经刺激和肾灌注压降低有关，血浆醛固酮水平上升是继发于肾素和血管紧张素的释放增加。上述三种激素血浆水平升高，均能减少尿液生成和排出。

四、对中枢神经系统的影响

机械通气对中枢神经系统的影响，首先表现在正压通气后肺泡扩张，刺激了肺的牵张感受器，通过传入神经，抑制吸气。因此，尤其是潮气量较大时，可致自主呼吸停止。与此同时，脑血流（CBF）和颅内压（ICP）也能发生变化。脑血管对 $PaCO_2$ 变化十分敏感，通气不足时 CO_2 潴留，脑血管扩张，CBF 增多；过度通气时 CO_2 排出增加，$PaCO_2$ 降低，脑小动脉收缩，CBF 减少，甚至可出现眩晕和昏厥等缺血性改变。用 PEEP 时，特别是高水平 PEEP（大于 $20cmH_2O$），头部静脉回流受阻，静脉压上升，血液淤积在头部，脑容量增多，ICP 升高。

五、对消化系统的影响

文献报道，应用正压通气治疗超过 3 天，有近 40% 患者出现胃肠道出血。主要原因是机械通气妨碍了下腔静脉的回流，下腔静脉淤血、门脉压升高、胃肠静脉淤血，其结果就可能诱发消化道出血、应激性溃疡等。对原有门脉高压和食管静脉曲张的患者，更应警惕消化道出血的发生。同样，如果机械通气的正压使中心静脉压升高明显，也能加重肝脏的淤血，影响肝脏的功能。

第4节 常规通气的适应证和实施方法

一、适 应 证

凡是通气不足或（和）氧合欠佳，面罩吸氧后 $PaCO_2$ 大于 60mmHg 及 PaO_2 小于 60mmHg 及 PaO_2/FiO_2 小于 300mmHg，呼吸急促（呼吸频率大于 35 次/min），肺活量小于 10～15ml/kg，潮气量小于正常的 1/3，V_D/V_T 大于 0.6 及最大吸气负压绝对值小于 $-25cmH_2O$，则需要应用机械通气。

（一）外科疾病及手术后呼吸支持

1. 严重肺部外伤、多发性肋骨骨折和连枷胸、颅脑、腹部及四肢多发性创伤引起的呼吸功能不全。

2. 术后呼吸功能支持及呼吸衰竭的治疗 ①体外循环心内直视手术后，包括短期呼吸支持，一般术后 6～48 小时，以及长期机械通气，数天或更长，以便改善氧合，减少呼吸做功，降低肺血管阻力，有助于心功能恢复；②全肺切除等胸腔手术及上腹部手术后呼吸功能不全；③休克、急性胰腺炎、大量输血及手术创伤引起的 ARDS；④重症肌无力施行胸腺手术后发生呼吸困难和缺氧等危象。

（二）气体交换障碍

①ARDS；②新生儿肺透明膜病（IHMD）；③心力衰竭、肺水肿、肺动脉高压及右向左分流；④慢性肺部疾病，如哮喘和肺气肿等。

（三）呼吸机械活动障碍

①神经肌肉疾病；②中枢神经功能障碍；③骨骼肌疾病如脊柱和胸部畸形等。

（四）麻醉和术中应用

机械通气不仅代替人工手法呼吸，同时可维持恒定的 PaO_2，保证氧合，并有治疗作用，如用于颅脑手术时使用过度通气以减低脑压,用于心脏手术等既支持呼吸又改善循环功能。

二、实　施　方　法

(一) 建立通畅呼吸道

短期使用机械通气,可选用气管插管或置入喉罩,需要长期治疗者可考虑气管切开。

1. 气管插管　气管插管方法简便、迅速,可使解剖无效腔量减少50%。导管留置期间会影响进食、患者极不舒服,需用较多镇静药,长期插管可损伤咽喉部,使气管黏膜糜烂、感染坏死。经鼻插管有利于导管固定和口腔卫生,但也有引起鼻出血和副鼻窦炎的顾虑。气管插管能保持多久,取决于导管质量和护理工作。目前高容量及低压套囊的塑料气管导管可保留鼻插管2周~1个月,但阻塞率高,一般根据具体情况可按需作气管切开。

2. 喉罩通气　喉罩(LMA)一般由通气导管和通气罩两部分组成。通气导管与普通气管导管相似。用硅胶制成,其一端开口可与麻醉机或呼吸机相连接;另一端为通气罩,罩在喉部形成通气道。喉罩的使用简单易学,经适当培训即可成功地使用,为进行气道管理提供了一项非常好的选择。在呼吸支持中,主要用于下列情况:①对不需要插管的半昏迷患者进行自主呼吸的管理;②避免气管插管引起的不良影响;③不耐受气管插管撤机时;④气管插管失败后作为紧急通气的措施。但是,需要特别注意的是,在高气道压情况下通气会出现漏气而且喉罩不能有效防止胃内容物的反流误吸。

3. 气管切开　气管切开的优点在于分泌物容易清除,呼吸道阻力及无效腔明显减少,可以进食,不必多用镇静药,适于长时间机械通气。其缺点是丧失了呼吸道的保温、保湿功能,增加呼吸道感染机会,长时间易致气管出血、溃疡和狭窄。为严重缺氧和二氧化碳潴留患者作气管切开,有心搏骤停的可能,可先用面罩加压供氧,然后在喉上神经及舌咽神经阻滞下施行气管插管,吸净分泌物,充分供氧,待病情稳定后再按指征作气管切开。

(二) 呼吸参数的设置和调节

1. 通气量　正确估计和调节通气量是保证有效机械通气的根本条件。分钟通气量(V_E)=潮气量(V_T)×呼吸频率(RR),V_E按每公斤体重计算较为方便实用,一般成人为90~100ml/kg,儿童100~120ml/kg,婴儿120~150ml/kg。小儿个体差异较大,可预定V_T和RR,$V_E = V_T(5~7ml/kg) \times RR(30~40$ 次/min)。不管成人或小儿,V_T和RR按具体需要组合,成人用较大潮气量(10~15ml/kg)和较慢频率(10~12 次/min),使患者对呼吸困难的敏感性降低,微弱的自主呼吸容易消失,患者感觉舒适。潮气量较大、呼吸频率变慢,呼气时间延长,有利于二氧化碳排出和降低平均胸内压,以利于静脉回流,对有阻塞性肺疾患的患者,可防止内源性PEEP;同时也降低肺不张的发生率,使吸气流速减慢,慢气流产生层流,气体分布均匀,肺泡容易扩张,气道阻力低,并减少肺气压伤的发生率。但COPD或肺水肿以及ARDS患者,需避免通气压力过高,则用较小潮气量和较快频率(20~25 次/min)为宜,以降低平均气道压。此外,判断预计值的通气效果,可用无创伤呼气末二氧化碳浓度或分压监测,最好以血气分析为校正依据,维持$PaCO_2$在35~45mmHg,但当需要用很高的气道压力才能维持$PaCO_2$在35~45mmHg范围内,一般认为维持较低的气道压力,而保持可以接受的$PaCO_2$在45~55mmHg范围内。通气效果良好,则患者安静,自主呼吸抑制或与呼吸机同步,两肺呼吸音清晰对称及血压和心率平稳。反之,通气不足则表现烦躁不安、发绀和出汗、气急与呼吸机不同步,呼吸音轻或不对称,血压上升和心率增快,严重者甚至发生心律失常。

2. 吸呼比　常规通气的吸呼比(I:E)为1:2或1:2.5。正常吸气时间为1~1.5秒,COPD及高碳酸血症患者的呼气时间宜长,用1:2.5~1:4以利于二氧化碳排出;限制性通气功能障碍及呼吸性碱中毒患者,用1:1,使吸气时间适当延长。吸气末停顿EIP可使潮气量分布均匀,改善低V/Q比值,但也可使气道内压升高。吸气末停顿使呼气期延迟,使原先的容量限定、容量切换方式转变为容量限定、时间切换方式。吸气末停顿(EIP)占吸气时间的5%~15%,或呼吸周期的30%左右。

3. 通气压力　通气压力的高低由胸肺顺应性、气道通畅程度、潮气量多少及吸气流速等因素决定。力求以最低通气压力获得适当潮气量,同时不影响循环功能为原则。气道压力(Paw)成人一般维持在15~20cmH_2O和小儿12~15cmH_2O。下列情况通气压力升高:①胸肺顺应性降低;②呼吸道不通畅,包括导管扭曲或分泌物过多等;③患者自主呼吸与呼吸机对抗,发现上述Paw升高应迅速处理和调节。

4. 吸入氧浓度(FiO_2)　长期机械通气的患者

应使 $FiO_2<0.6$；若 $FiO_2>0.7$，并超过 24h，易致氧中毒。如 FiO_2 已达 0.6，低氧血症仍不改善，不要盲目提高吸入氧浓度，可试用：①PEEP 或 CPAP；②延长吸气时间；③加用 EIP。

5. 吸气流速　吸气流速直接涉及气道阻力、顺应性、V_T 以及气道压力的变化。结合气道峰压与平台压的差（阻力）调节流速，尽可能在适当的流速提供适当 V_T，以适应患者肺脏的病理生理改变，一般流速波形在临床常用恒流（方波）或减速波。

6. 呼吸参数调节　合理调节机械通气各类参数是机械通气治疗的必备条件。否则，非但达不到治疗目的，相反还会引起各种并发症，严重时能直接导致死亡。应依据动脉血气分析指标（表 108-2）、心脏功能和血流动力学状况，对常用呼吸参数进行调节。

（1）动脉血气分析指标：PaO_2 是低氧血症是否被纠正的标准。当 $PaO_2\geq60mmHg$，说明所设置的参数基本合理，如果 FiO_2 水平已经降至 40% ~ 50% 水平，首先考虑降低 PEEP 或 CPAP 水平、缩短延长的吸气时间，待 PaO_2 稳定一段时间后再调整 FiO_2，直至降低至准备脱机前的水平；如果所设置的 FiO_2 水平较高，应优先考虑降低 FiO_2，直至降低至相对安全的水平（$FiO_2$40% ~ 50%）。$PaO_2<60mmHg$ 时，应采用各种纠正低氧血症的方法，如增加 V_T、延长吸气时间、增加吸气平段或吸气屏气的时间、应用PEEP、提高 FiO_2 等，并观察疗效，酌情选择最佳方法。应用机械通气纠正不同病理生理改变造成低氧血症的过程复杂，只有通过大量临床实践才能掌握。

$PaCO_2$ 是判断呼吸性酸、碱中毒的主要指标。呼吸性酸中毒预示通气不足；呼吸性碱中毒预示通气过度。机械通气治疗时，$PaCO_2<35mmHg$，提示过度通气，应降低 V_T、缩短呼气时间；$PaCO_2>50mmHg$，提示通气不足，应保持呼吸道通畅，增加 V_T、MV、呼吸频率和延长呼气时间。

表 108-2　血气分析结果和各项参数调节

血气变化	呼吸参数调节
$PaCO_2$ 过高，PaO_2 变化不大	$V_T\uparrow$，$RR\uparrow$，$Paw\downarrow$
$PaCO_2$ 过低	$V_T\downarrow$，$RR\downarrow$，$Paw\downarrow$
$PaCO_2$ 过高	$V_T\uparrow$，$RR\uparrow$，$PEEP\downarrow$
PaO_2 过低	$FiO_2\uparrow$，$PEEP\uparrow$，吸气时间$\uparrow$，加用 EIP
$PaCO_2$过高+PaO_2过低	$V_T\uparrow$，$RR\uparrow$，$PEEP\uparrow$，吸气时间$\uparrow$，$FiO_2\uparrow$
$PaCO_2$过高+PaO_2正常	$V_T\uparrow$，$RR\uparrow$，$Paw\uparrow$，$PEEP\downarrow$

（2）心功能和血流动力学状况：已存在心功能障碍和血流动力学紊乱，慎用 PEEP、吸气延长、吸气末屏气和反比通气等。

（三）同步与对抗问题

患者微弱的吸气动作在呼吸道造成的轻微负压，如$-1 ~ 0.5kPa(5cmH_2O)$，通过触发装置启动呼吸机，从而使呼吸机与患者呼吸同步，为存在自主呼吸的患者进行辅助呼吸。如呼吸机与患者自主呼吸不合拍时，发生呼吸对抗，当呼吸机送气时，患者屏气或呼气，可导致 Paw 升高及通气效果欠佳。呼吸机对抗的原因有：①不习惯，吸气时负压启动呼吸机，呼气时又有阻力感，均不同于正常呼吸，以致产生自主呼吸与机械呼吸费劲；②呼吸机有轻微漏气或压力调得太高，以致吸气与呼气费劲；③通气量不足；④严重缺氧，神经系统兴奋，患者烦躁不安，难以合作；⑤存在其他引起用力呼吸的疾患，如气胸、呼吸道阻塞、心力衰竭、肺水肿、代谢性酸中毒等。

为争取同步，用压力控制通气（PCV）时，可将压力调低到患者能耐受，而呼气无较大阻力感为度，待适应后再调高压力至确保满意的通气量，可用以下办法处理自主呼吸：①用手法过度通气，使二氧化碳分压降低，自主呼吸变弱，然后接上呼吸机，并保持合适的潮气量；②将呼吸机频率调到正常范围。如果患者呼吸太快，可隔次辅助；③微弱的自主呼吸，不干扰呼吸机的工作，也不影响患者的呼吸或循环功能。如果没有大汗、烦躁等表现，可不予处理。严重的不同步，经上述处理仍不改善者，应注意是否有张力性气胸，大片肺不张，肺感染加重等合并症，应予及时处理；④谨慎应用辅助药物。

三、PEEP/CPAP 的合理应用

（一）PEEP 和 CPAP 的作用

PEEP 和 CPAP 是目前用于治疗低氧血症的主要手段之一，可增加呼气末肺容量和跨肺压，并增加 FRC，肺泡直径增大，使原来萎陷的肺再膨胀，同时肺顺应性也增加，减少呼吸做功。因此，改善了通气和氧合，V/Q 比率适当，提高 PaO_2，降低 FiO_2（小于0.5），有效地预防由于氧中毒带来的肺损害。PEEP 使 Qs/Qt 减少，氧输送增加，是治疗低氧血症的良好方法。但 PEEP 增加了呼吸道内压力，可影响心血管功能，临床上应用时需选择最佳 PEEP，以减轻循环功能的抑制。

CPAP 先用于治疗新生儿透明膜肺病,存活率可提高到 70% ~80% ,CPAP 与 sPEEP 不同,后者在吸气时气道压低于大气压,而 CPAP 在整个呼吸周期均为正压,所以不增加呼吸做功,目前已用于成人,在撤离呼吸机时常用 SIMV/CPAP。

(二) PEEP 和 CPAP 的适应证

1. 急性呼吸窘迫综合征(ARDS)　ARDS 可引起严重的低氧血症和顺应性降低,PEEP 治疗虽可能增加 FRC 和改善氧合,但不能减少肺毛细血管渗出和血管外肺水。目前对 PEEP 有否预防 ARDS 的作用仍有争论。

2. 新生儿透明膜病　早期和近年研究都证明了 CPAP 治疗新生儿透明膜病的优越性,如 FiO_2 为 0.3 ~0.4,PaO_2 小于 50mmHg 时,用 CPAP 可缩短病程和减少发病率。

3. 术后呼吸支持　麻醉和大手术后,FRC 减少,Qs/Qt 增加,可导致低氧血症,用 PEEP 有一定的治疗作用。Gregory 等指出 3 个月以内的婴儿施行心脏手术后,FRC 减少 33% ~35% 。用 CPAP 可使 FRC 恢复至正常,非发绀型心脏病的婴儿用 CPAP 可增加肺血管阻力,应谨慎使用。

4. 预防性应用 PEEP/CPAP　①有自主呼吸而没有气管插管的患者,由于会厌作用,提供呼气滞后,可防止气道完全关闭。预防性应用低水平 PEEP,会引起与自主呼吸相似的生理作用。所以气管插管患者用低水平的 PEEP/CPAP 是有益的。近年有学者提出婴儿或成人在撤离呼吸机前,患者已恢复自主呼吸,CPAP 2 ~5cmH_2O 对减低 FiO_2 和提高 PaO_2 是非常有效的;②应用 PEEP 可以预防肺泡表面活性物质灭活,并使其连续释放,防止在较低肺容量时肺泡萎陷。PEEP 可能防止急性呼吸衰竭的发展,但是否可减少 ARDS 发病率等尚有争议。

5. 左心功能衰竭和肺水肿　PEEP 也常用于治疗心源性或非心源性肺水肿,增加 FRC 和肺顺应性,因而降低 Qs/Qt 和改善氧合,x 线片可显示肺病变明显好转。但近年来研究指出,PEEP 只是一种呼吸支持方式,并不能减少血管外肺水。然而,PEEP 时胸内压升高,左心室前负荷降低,以改善左心功能,可部分解释对肺水肿的治疗作用。

6. 其他疾病的治疗　①肺炎:发生低氧血症时可用 PEEP/CPAP 治疗;②呼吸道烧伤:PEEP/CPAP 可改善气体交换;③哮喘:CPAP 能使肺过度膨胀,PEEP 有利于气体交换,都可用于治疗哮喘;④支气管炎:婴儿支气管炎有 2% ~5% 可并发呼吸衰竭,

通过鼻导管或气管内插管使用 CPAP 5cmH_2O,由于经肺压升高,尤其是痉挛性支气管炎,可明显减少呼吸频率、心率和降低 $PaCO_2$;⑤胎粪误吸综合征:3% ~5% 新生儿在分娩时可能吸入胎粪污染的羊水,导致化学性肺炎和小气道阻塞,可用 PEEP 4 ~7cmH_2O 以利于改善气体交换;⑥早产儿吸呼停止:早产儿体重小于 2500g 呼吸停止的发生率为 25% ,小于 1000g 为 84% ,临床上阻塞性和中枢性呼吸停止经常同时发生,治疗用 CPAP 2 ~4cmH_2O;⑦膈肌麻痹:膈神经麻痹是心胸手术后常见的并发症,也是婴儿呼吸衰竭的原因之一,膈肌反常运动,通气易减少,并引起低氧血症和增加呼吸功。PEEP/CPAP 是增加肺容量和防止反常呼吸的有效方法,减少呼吸做功,使血气分析结果恢复正常;⑧链枷胸和其他胸部严重损伤:CMV 起到气体夹板作用,应用 IMV/PEEP 可改善气体交换;⑨阻塞性睡眠呼吸停止:主要是睡眠引起上呼吸道阻塞,如肥胖-通气综合征(Pickwickian Syndrome)。通过鼻腔用 CPAP 3 ~10cmH_2O,可提高跨肺压,防止气道萎陷;⑩支气管和气管软化:CPAP 也能起到内在夹板作用。

(三) PEEP 和 CPAP 的使用方法

1. 最佳 PEEP/CPAP 的概念　最佳 PEEP/CPAP 是指肺顺应性最好,已萎陷的肺泡膨胀,氧分压达最高,肺内分流降至最低和氧输送最多,而对心排血量影响最小时的 PEEP/CPAP 水平。目前有关最佳 PEEP 的测定方法有多种,包括肺静态压力-容量曲线(P-V 环)法、氧合法、最大顺应性法、CT 法、肺牵张指数(stress index)法等。临床较常用的简便方法为肺静态压力-容量曲线法。采用该方法者多以 P-V 环吸气支的低位转折点作为最佳 PEEP。近年来有研究显示以 P-V 环呼气支的转折点作为最佳 PEEP 应更为合理、有效,但通常此时所选择的 PEEP 值较高,对循环的影响亦可能较大(详见第 108 章)。

2. 高水平 PEEP　1975 年 Kirby 提出,对一般范围的 PEEP 治疗无效的 28 例急性呼吸衰竭患者用高水平 PEEP,取得了良好效果。因为高水平 PEEP 25cmH_2O 可改善氧合和减少 Qs/Qt。如用 IMV/CPAP 方式则对心血管影响较小。PEEP 越高,对血流动力学的影响越大。目前多数学者主张使用低水平 PEEP。

3. CPAP 的使用方法　①气管内插管使用 CPAP:是对危重患者常用的方法,并精确控制吸入氧浓度。但患者需耐受气管导管,同时也可能产生与插管有关的并发症;②鼻导管使用 CPAP,常用于婴幼

儿,将鼻导管插到鼻咽部,CPAP 调节到 10cmH_2O ~ 20cmH_2O,但应注意选择口径适当大小的鼻导管,并经常吸引,注意湿化,以防导管被分泌物堵塞;③面罩使用 CPAP:用于清醒合作的患者。但有些患者不能耐受面罩紧扣在口鼻部,并有面部皮肤压伤的可能,还有托头带引起早产婴儿小脑内出血的报道;④鼻罩使用 CPAP:常用于治疗睡眠时阻塞性呼吸停止,鼻罩较口罩易于耐受和安全,口腔呼吸可影响治疗效果;⑤氧罩使用 CPAP:为治疗婴儿透明膜病而设计,乳胶模拟面部的形状制成,紧密围绕在面部周围,可不用头带,不会引起皮肤损伤等。

(四) 内源性 PEEP

内源性 PEEP(intrinsic PEEP 或 auto-PEEP)与外源性 PEEP(extrinsic PEEP)不同,其产生有两方面因素,其一是由于正压通气过度,据报道分钟通气量大于 10L/min 时,内源性 PEEP 发生率达 39%,在呼吸频率太快时,呼气时间不充分使肺泡过度膨胀,呼气时肺泡由气体不能完全排空而形成呼气末压力升高。其二是决定疾病因素,如哮喘和慢性阻塞性肺部疾病(COPD),在常规通气时可普遍存在,内源性 PEEP 水平可高至 2.5 ~ 15cmH_2O,此外也见于 ARDS 患者。

内源性 PEEP 可使心排血量减少,甚至可发生容量伤(肺泡破裂)和形成气胸。内源性 PEEP 使吸气峰压和平台压升高,这样可低估胸肺顺应性,所以在测定平台压时应减去内源性 PEEP,然后计算胸肺顺应性。此外,内源性 PEEP 时,肺膨胀过度,吸入潮气量也较多,同时膈肌运动幅度增加,以便产生较高胸腔负压,而达到吸入足够潮气量,因此,呼吸功增加。

监测内源性 PEEP 的方法较为困难,高档呼吸机有自动监测内源性 PEEP 的功能。此外,可用两种简便方法:①在呼气结束时,暂时阻断呼吸回路的呼气端,遇下一次机械送气时没有气体流动,呼吸回路内产生的压力为已降低的肺泡压力(PALV)与气道近端压力(Pprox)相等,而且为零,此时如肺泡内仍为正压,即呼吸回路内的压力为内源性 PEEP;②从气流流速波形上测定,有自主呼吸的患者用食管测压,从患者开始用吸气动作,到产生吸气气流为止,这段时间的食管压即为内源性 PEEP。

四、监测和注意事项

(一) 生理功能的监测

在整个机械通气过程中,均需严密监测患者的生理功能,包括生命体征和各主要脏器的功能,尤其是呼吸功能的监测。一般而言,SpO_2 大于 95% 和 PaCO_2 在 35 ~ 45mmHg 之间,表明通气和氧合效果良好,在开始用呼吸机通气或改变呼吸参数设置后 30min 左右都应抽取动脉血作血气分析,以后视病情变化按需进行。

(二) 呼吸力学的监测

比较重要的呼吸力学方面的监测指标包括以下几个方面。

(1) 潮气量(V_T)和分钟通气量(V_E):自主呼吸时 V_T 约为 8ml/kg,V_E 为 5 ~ 7L/min。机械通气时成人 V_T 需 8 ~ 10ml/kg,小儿为 10 ~ 12ml/kg,可根据 P_{ET}CO_2 进行调节。

(2) 胸肺顺应性:是表示胸廓可扩张程度的一个指标。顺应性随肺组织损害加重而逐渐下降,可以反映病变的严重程度;当顺应性增加时,说明治疗效果显著;另外,还可用以判断脱机,顺应性小于 25ml/cmH_2O,不能脱机。

(3) 压力-容量环和流量-容量环形态:有助于全面了解患者呼吸力学情况。

(4) 呼吸道阻力:正常值为 1 ~ 3cmH_2O/(L·sec)。呼吸道阻力增高的最常见原因有呼吸道黏膜水肿、分泌物过多、支气管痉挛、气管导管内径太小等。监测呼吸道阻力可用以了解患者气道功能的变化,观察支气管扩张药的疗效及帮助选择机械通气方式和判断脱机。

(5) 呼吸中枢驱动力(P 0.1):P 0.1 是测定膈肌发生收缩时所需要的神经兴奋强度。P 0.1 的测定不受气道阻力等机械因素干扰,反映呼吸中枢兴奋性和呼吸道驱动力。P 0.1 已成为评估中枢功能的常用方法,也是帮助判断脱机的一个重要参考指标。正常值为 2 ~ 4cmH_2O。P 0.1 大于 6cmH_2O 时不能脱机,P 0.1 过低提示呼吸驱动减退。

(6) 呼吸功(work of breathing,WOB):包括生理功和附加功。生理功为患者自主呼吸时,为克服弹性阻力和气流阻力所做的弹性功和阻力功之和,正常为 0.3J/L ~ 0.6J/L。附加功是患者为克服呼吸设备的气流阻力负荷所做的阻力功,附加功可以大于生理功。呼吸功的监测可以帮助选项最佳通气方式和呼吸参数,以及指导呼吸机的撤离。

(三) 呼吸管理中的注意事项

在呼吸管理中应注意:①保持呼吸道通畅,其中最重要措施是吸除分泌物;②防治感染,所有器械工具均需灭菌,吸痰管应每次更换,气管内套管、呼吸机接头管道和湿化器每天消毒1次,要注意口腔卫生,放气囊前应吸除口腔内分泌物,以免误吸。此外还可用抗生素防治;③加强湿化与雾化治疗,必要时行气道冲洗,一般用生理盐水5~10ml,冲洗后2~3min,再用吸引器吸除,一天可反复数次,清除痰液;④注意监测指标变化及处理报警信号,如气道低压报警时,检查有否接头脱落及漏气,按血气分析结果调整各项呼吸参数;⑤注意患者营养,增强体质,每天用氨基酸1.75~2.0g/kg,有利于呼吸恢复;⑥心功能差的患者停用呼吸机有困难时,应先用强心及利尿改善循环功能;⑦在呼吸机旁应备有简易呼吸囊,以便在呼吸机发生故障或停电、断氧时急用。

第5节　无创通气

传统上治疗急性呼吸衰竭患者时,必须气管内插管并给予机械通气,但气管内插管破坏了气道防感染的保护机制,增加了肺炎发生的危险性。同时,气管内插管是一个创伤性操作,可导致许多并发症,如损伤气道黏膜引起溃疡、炎症或水肿、黏膜下出血,甚至气道狭窄。气管插管的患者常需镇静,这可伴有更多的不良反应。近年来,无创通气(noninvasive ventilation,NIV)已被介绍用于治疗急性呼吸衰竭的患者,是一种可以避免气管内插管同时给予通气支持的有效方法。

一、无创通气的基本问题

(一) 无创通气的作用

NIV 的临床应用是近十余年机械通气领域的重要进步之一,体现在以下几方面:①NIV 由于“无创”的特点使机械通气的“早期应用”成为可能;②NIV 减少了气管插管或气管切开的使用,从而减少人工气道的并发症;③NIV 在单纯氧疗与有创通气之间,提供了“过渡性”的辅助通气选择:在决策是否应用有创通气有困难时,可尝试 NIV 治疗;在撤机过程中,NIV 可以作为一种“桥梁”或“降低强度”的辅助通气方法,有助于成功撤机;④NIV 作为一种短时或间歇的辅助通气方法扩展了机械通气的应用领域,如辅助进行纤维支气管镜检查、长期家庭应用、康复治疗、插管前准备等,随着 NIV 技术的进步和临床研究的进展,形成了有创与无创通气相互密切配合的机械通气新时代,提高了呼吸衰竭救治的成功率。

(二) 无创通气的应用指征

NIV 主要适合于轻中度呼吸衰竭的患者。在急性呼吸衰竭中,其参考的应用指征如下:

1. 疾病的诊断和病情的可逆性评价适合使用 NIV。

2. 有需要辅助通气的指标　①中至重度的呼吸困难,表现为呼吸急促(COPD 患者的呼吸频率>24 次/min,充血性心力衰竭患者的呼吸频率>30 次/min);动用辅助呼吸肌或胸腹矛盾运动;②血气异常(pH 值 < 7.35,$PaCO_2$ > 45mmHg,或氧合指数 < 200mmHg)。

3. 排除有应用 NIV 的禁忌证　NIV 主要应用于呼吸衰竭的早期干预,避免发展为危及生命的呼吸衰竭;也可以用于辅助早期撤机。但对于有明确有创通气指征者,不宜常规应用 NIV 替代气管插管。

(三) 无创通气的禁忌证

由于 NIV 的气道保护能力和通气保障性较低等原因,气管插管进行有创通气仍是治疗严重急性呼吸衰竭的“金标准”。当存在 NIV 应用禁忌证时,其治疗的失败率高或患者死亡的风险增加。无创通气的禁忌症包括:①心血管功能不稳定:低血压、严重心律失常;②精神状态严重受损:昏迷、缺乏咳嗽反射和吞咽反射、呼吸中枢受损、急腹症患者伴有中毒性脑病和腹胀;③脸部畸形;④最近面部和颈部手术史。肺炎或新近的心肌梗死不应认为是 NIV 的禁忌证,但这些患者常需要高水平的正压。无牙的患者或胡须多的患者也不是 NIV 的禁忌证。这些患者首先应考虑使用鼻罩。

(四) 无创通气的常见不良反应

NIV 的常见不良反应的口咽干燥、罩压迫和鼻梁皮肤损伤、恐惧(幽闭症)、胃胀气、误吸、漏气、排痰障碍及睡眠性上气道阻塞等。尽管发生率不高,通常比较轻微,但应注意观察和及时防治,有利于提高 NIV 的临床疗效。

二、无创通气的实施

NIV 治疗的成败,除与疾病和 NIV 技术特点有关外,实施人员、程序和条件对治疗效果有显著影响。接受过规范培训的实施者,依据规范的操作流程操作,对提高依从性及临床疗效,减少不良反应和并发症具有重要的影响。在无创通气的实施操作过程中需要重视下列问题。

(一) 患者的教育

与插管通气不同,NIV 需要患者的合作,强调患者的舒适感,对患者的教育可以消除恐惧,争取配合,提高依从性,也有利于提高患者的应急能力。在紧急情况下(如咳嗽、咳痰或呕吐时)患者能够迅速拆除连接,提高安全性。

(二) 连接方法的选择

由于不同患者的脸型和对连接方法的偏好不一样,应提供不同大小和形状的连接器供患者试用。通常轻症患者可先试用鼻罩、鼻囊管或接口器;比较严重的呼吸衰竭患者多需用口鼻面罩;老年或无牙齿的患者口腔支撑能力较差,主张用口鼻面罩。

(三) 通气参数的初始化和适应性调节

参数的初始化是指刚开始治疗时设置的参数。由于患者从完全的自主呼吸过渡到正压通气,需要有一个适应的过程,因此,通常给予比较低的吸气压力。调节过程是指当患者逐渐适应正压通气后,需要逐渐增加吸气的压力,以保证辅助通气的效果。此程序有利于提高舒适性和依从性以及保证足够的辅助通气效果。具体方法:从 CPAP(4 ~ 5cmH$_2$O)或低压力水平(吸气压:6 ~ 8cmH$_2$O、呼气压:4cmH$_2$O)开始,经过 2 ~ 20 分钟逐渐增加到合适的治疗水平。当然,整个 NIV 治疗过程还需要根据患者病情的变化随时调整通气参数,最终以达到缓解气促、减慢呼吸频率、增加潮气量和改善动脉血气为目标。

(四) 密切监测

密切监测是判断疗效、调节合理的参数以发现不良反应和问题的重要措施,是提高患者耐受性和疗效的重要条件,也是避免因 NIV 治疗无效而延误

气管插管的重要环节。实际监测内容可根据实施 NIV 的场所、导致呼吸衰竭的疾病、是否适合应用 NIV 和是否合并其他并发症等有所不同。常规的监测包括临床监测、通气参数监测和生理学指标的监测。基本的监测应该包括:生命体征、气促程度、呼吸频率、呼吸音、血氧饱和度、心电图、潮气量、通气频率、吸气压力和呼气压力以及定期的动脉血气检测。所有患者在 NIV 治疗 1 ~ 2 小时后应对临床病情及血气分析再次进行评估,后续的监测频率取决于病情的变化情况。

(五) 疗效判断

NIV 属于呼吸支持治疗,而不是病因的治疗,其疗效受到基础疾病是否得到控制等众多因素的影响,因此,判断应该从两个层面进行评估。

1. 起始治疗时的评估 起始治疗后 1 ~ 2 小时可评价 NIV 是否起到辅助通气的作用,是否使呼吸衰竭的临床和生理学指标改善,通过观察临床和动脉血气的变化来判断。判断标准如下:①临床表现:气促改善、辅助呼吸肌运动减轻和反常呼吸消失、呼吸频率减慢、血氧饱和度增加及心率改善等;②血气标准:PaCO$_2$、pH 值和 PaO$_2$ 改善。

2. 最终治疗效果的评估 最终评估指标通常用气管插管率和病死率。

(六) NIV 的治疗时间和撤除

目前尚没有明确的标准,也与基础疾病的性质和严重程度有关。与有创通气不同,即使是在治疗的急性阶段,NIV 也不是强制性或持续性的,患者可以暂时停止 NIV 治疗而接受其他治疗(如雾化吸入)或进食。

关于 NIV 的撤离,目前主要依据患者临床症状及病情是否稳定。撤除的方法有:①逐渐降低压力支持水平;②逐渐减少通气时间(先减少白天通气时间,再减少夜间通气时间);③以上两者联合使用。

第6节 肺保护性通气策略

适当地应用呼吸支持和机械通气治疗,可挽救许多危重患者的生命。但由于机械通气本身是非生理性的,常规应用可能引起患者肺损伤或使原有的肺损伤加重,导致所谓的"呼吸机诱发肺损伤"(ventilator induced lung injury,VILI),并已为大量的动物实验和临床研究所证实。另有研究表明,严重的败血症和多器官功能障碍综合征与机械通气的应用不当有关。

在机械通气患者的肺中有细菌移位发生;不适当的机械通气可引起细胞因子的释放,转移至血中可导致多脏器功能障碍综合征。为此,近年来提出了"肺保护性通气策略"的概念,其内容包括:①限制潮气量和气道压即用小潮气量进行机械通气;②在吸气时加用足够的压力使萎陷的肺泡复张,呼气时用适当的 PEEP 保持肺泡开放,即"肺开放"策略。

一、小潮气量通气

小潮气量通气的方法源自于"允许性高碳酸血症"(permissive hypercapnia,PHC)。PHC 于 1990 年首次作为一种机械通气策略被介绍应用于临床 ARDS 患者。应用小潮气量同时限制吸气压进行机械通气的目的是为了避免大潮气量或高气道压通气引起肺泡过度扩张,从而导致 VILI。

小潮气量通气将引起 $PaCO_2$ 的增高,造成高碳酸血症。高碳酸血症既有有利的一面,也有不利的一面。有利的一面是增加器官的血流量,减少炎症反应,但可引起肺动脉压的升高,影响心肌收缩性,发生心律失常及颅内压升高等诸多不良影响,但如果 $PaCO_2$ 的上升速度较缓慢,许多患者可以耐受 100mmHg 以内的 $PaCO_2$,必须避免引起 $PaCO_2$ 的突然升高或降低,这对患者都是极为有害的。近年来研究发现,高碳酸性酸中毒可对缺血再灌注损伤起到保护作用,而呼吸性碱中毒则可加重损伤。

对于小潮气量通气时所选用潮气量的大小,以及与常规机械通气相比在减少患者 ICU 停留时间、改善患者预后等方面有无差别等关键问题,文献报道中的争议颇大。直至在 1999 年的全美胸科年会上,美国心肺血液研究所公布了关于小潮气量通气的多中心前瞻性随机对照研究结果:ARDS 患者随机分为 2 组,小潮气量组 V_T 为 6.2ml/kg,限制平台压小于 $30cmH_2O$,常规通气组 V_T 为 11.8ml/kg,限制平台压小于 $50cmH_2O$,在 841 例中发现小潮气量组的死亡率为 31%,显著低于常规通气组的 39.8%,同时,小潮气量组的住院时间也较常规通气组明显缩短,为小潮气量通气在临床危重患者中的推广应用提供了强有力的科学依据。

二、"肺开放"策略

"肺开放"策略指在吸气时用吸气压(PIP)使萎陷的肺泡复张,呼气时加以一定水平的 PEEP 维持肺泡开放。它充分利用了健康肺的特性,通过在整个人工通气过程中打开肺泡并使之保持开放,从而保留了肺的表面活性物质,使肺保持干燥,避免感染,它同时也避免了萎陷肺的反复开放和闭合所致的肺泡壁反复牵拉及顺应性不同的组织接合处局部形成的高剪切力,改善了肺的顺应性和肺泡处的气体交换,减少了肺水肿和感染的发生,最终使多器官功能障碍综合征的危险性降低。

物理学上的 Laplace 定律表明了压力(P)和表面张力(T)与半径(R)比值的关系:$P=2T/R$。在肺泡较大张开时,即 R 较大时,P 较小,维持肺泡开放所需的压力也较小;一旦肺泡萎陷,即 R 变小时,P 变大,要使肺泡复张的压力也较大。另外,萎陷肺泡的表面张力 T 增大更加明显,也使得复张萎陷肺泡所需的压力更高。因此,打开一个萎陷的肺泡与维持已复张肺泡保持开放所需的压力是不同的,可根据压力(P)-容量(V)曲线来作为选择合适的 PIP 和 PEEP 的根据。

P-V 曲线又称顺应性曲线,在曲线的初始段和末段分别有一个拐点,称为下拐点和上拐点(或称低位转折点和高位转折点),上拐点处所对应的压力使整个肺完全打开的压力值,当 PIP 高于此值时,可导致肺泡的过度扩张;下拐点处所对应的压力是使肺泡保持开放的临界压力值(图 108-19),如果 PEEP 低于此值,一部分肺泡将再次塌陷。确保 PEEP 被设置在恰好高于此压力值,调节呼吸机可以获得:①尽可能低的气道压力,既避免对血流动力学影响,又保持较高的 PaO_2;②尽可能低的压力变化和合适的吸/呼比及呼吸频率,避免肺泡可能产生的剪切力和确保 CO_2 从肺中有效排出。

"肺开放"策略在实际应用中可分为三步:①寻

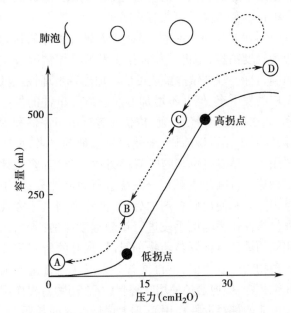

图 108-19　ARDS 患者呼吸系统的压力-容量曲线
理想的通气策略是 B 和 C($15\sim30cmH_2O$)之间通气;在 A-C 之间通气即难以避免肺泡的反复关闭和开放所引起的剪切力损伤;在 B-D 之间通气即会引起肺泡的过度扩张

找使患者肺膨胀和塌陷时的压力;②张开肺;③保持肺开放。目前,"肺开放"策略已被认为是一种符合生理的过程,在世界各地逐渐被接受。且更为重要的是,我们已经了解每个患者的肺需要不同的膨胀压力和不同保持肺开放的压力,两者都随着疾病的不同阶段每个患者的肺在不断地发生改变。如能应用更先进的呼吸机支持呼吸,肺开放策略的临床应用将会更加普遍。

第7节 镇静、镇痛和肌松药在机械通气时使用

清醒患者施行机械通气常感不适和焦虑,有时患者自主呼吸与呼吸机发生对抗,应用镇静药和镇痛药可使患者安静、促进睡眠、患者呼吸易与呼吸机同步。因撤离呼吸机时需患者合作,所以常选用作用时间较短的镇静药。人机对抗十分严重,病变短期不能好转,为保证适当通气,可考虑应用肌松药。

一、镇静、镇痛药

临床上能用于机械通气患者镇静和镇痛的药物有多种,如巴比妥类、苯二氮䓬类、丙泊酚、右美托咪定、氯胺酮、吸入麻醉药以及多种阿片类和NSAIDS等非阿片镇痛药等,用药方法以单次静注或持续静脉输注为宜。根据美国危重病学院(ACCP)和危重病医学会(SCCM)2013年有关成人ICU患者疼痛、躁动和谵妄处理临床实践指南的精神,机械通气患者使用镇静药和镇痛药应遵循以下原则:①成人患者维持轻度镇静可以改善患者的预后,缩短机械通气时间和ICU留治时间,因而成人患者镇静的目标应为轻度镇静,不再推荐根据患者的具体情况设定镇静目标。轻度镇静虽然可能增加患者生理性应激反应的发生率,但并不增加心肌缺血等事件的发生率;②在接受镇静治疗前,应优先进行镇痛评估和治疗;③对于无意识障碍、未使用肌松剂的患者,反对采用听觉诱发电位和脑电双频指数(BIS)等客观评估指标代替临床主观评分系统进行镇静评分;对于意识障碍和使用肌松剂的患者,推荐采用上述客观评价指标作为辅助手段进行镇静程度评估;④当以相同的镇痛目标调整药物剂量时,现有的所有阿片类药物的疗效相似,不再推荐芬太尼作为首选的阿片类药物,但应避免使用哌替啶(存在药物蓄积作用和可能的神经毒性作用);⑤无论镇静时间长短,推荐优先使用非苯二氮䓬类药物(丙泊酚或右美托咪定)进行镇静。这些药物对患者临床预后的改善可能优于咪达唑仑等苯二氮䓬类药物。

有关ICU机械通气患者镇静药和镇痛药的具体使用方法请参见第111章。表108-3列出了临床常用镇静药和镇痛药静脉单次和持续输注的常用剂量。

表108-3 ICU常用镇静药和镇痛药

药物	单次静注	静脉输注
地西泮	0.1~0.2mg/kg	0.1mg/(kg·h)
咪达唑仑	0.05~0.1mg/kg	0.04~0.2mg/(kg·h)
丙泊酚	1.0~2.0mg/kg	0.5~4.0mg/(kg·h)
氯胺酮	1.0~2.0mg/kg	1.0~2.0mg/(kg·h)
吗啡	0.1~0.2mg/kg	10~50μg/(kg·h)
芬太尼	1.0~2.0μg/kg	2.0~4.0μg/(kg·h)
阿芬太尼	8.0~20μg/kg	0.5~1.0μg/(kg·min)
瑞芬太尼	0.5~2.0μg/kg	0.025~0.1μg/(kg·min)
右美托咪定	——	负荷量0.5~1.0μg/kg(10~15min)
		维持量0.5~1.0μg/(kg·h)

二、肌 松 药

ICU中患者需要制动或消除自主呼吸与机械通气对抗,以及治疗全身痉挛性疾病,一般先用镇静药和镇痛药,达不到预期目的时可在有效镇静镇痛基础上应用肌松药。

(一)目的

1. 防治气道压力过高和消除患者自主呼吸与机械通气对抗 在用肌松药同时应注意去除气道压力升高的原因,若有低氧血症、代谢性酸中毒及肺顺应性降低等,在短期内不易纠正者,可使用肌松药。

2. 控制抽搐和胸壁僵直 破伤风、癫痫持续状态等痉挛性疾病,可影响呼吸和加重缺氧;大量芬太尼可使胸壁僵直,也影响通气。应用肌松药可使抽搐停止,保证有效通气。

3. 消除寒战、降低呼吸做功减少氧耗 呼吸急促、用力或寒战,均使呼吸做功和氧耗增加,甚至导致缺氧,应用肌松药可使上述情况改善。

4. **降低颅内压**　应用肌松药有利于颅内血流通畅,同时给予镇静药和镇痛药,减轻疼痛和不良刺激,可使颅内压降低。

5. **由于治疗、诊断或病情需要严格制动**　心脏等大手术后循环功能不稳定,应用肌松药呼吸支持有利于心血管功能的恢复。

（二）剂量和用法

机械通气使用肌松药的剂量,常较手术麻醉时大。根据文献报道和临床经验,首次剂量相当于气管插管剂量,但个体差异较大,部分患者应用 1/2 插管剂量即可,少数患者可超过插管剂量,每小时静脉连续输注的剂量与气管插管剂量相近（表 108-4）。分析 ICU 中患者肌松药用量比手术麻醉时大的原因如下:①镇静药和镇痛药剂量不足,尤其是清醒患者肌松药的用量更大;②ICU 中患者与手术麻醉患者的病情不同,尤其是年轻人,原来无肺部疾患,肺顺应性明显降低,则肌松药的用药剂量较大;③长期用药可产生耐药性。

表 108-4　ICU 中患者常用肌松药的剂量和用法

肌松药	首次剂量（mg/kg）	单次静注（mg/kg）	连续输注［mg/（kg·h）］
泮库溴铵	0.06 ~ 0.1	0.01 ~ 0.05	
哌库溴铵	0.06 ~ 0.1	0.01 ~ 0.05	
维库溴铵	0.06 ~ 0.15	0.01 ~ 0.04	0.075 ~ 0.1
阿曲库铵	0.4 ~ 0.5	0.1 ~ 0.15	3 ~ 0.6

（三）ICU 患者特点和应用肌松药注意事项

1. **特点**　ICU 中应用肌松药与麻醉期间应用肌松药不完全相同,总的来说 ICU 患者有以下特点。

（1）ICU 中患者一般病情较手术时危重,气管切开和行机械通气者多,全身情况差,伴有水、电解质和酸碱平衡紊乱、脏器功能减退,甚或多脏器功能衰竭,这些均影响肌松药药效和药代动力学。

（2）ICU 患者使用肌松药用量较手术时大,用药时间长,其量可达手术期间的数倍乃至数十倍。超过临床安全用药范围,ICU 患者连续使用肌松药可出现耐药性。

（3）患者肌膜和血脑屏障受损时,肌松药在持续应用易进入细胞内,甚至进入中枢神经系统,从而引起骨骼肌损害和中枢神经毒性。

（4）ICU 患者的治疗用药种类繁多,如抗生素、激素等,这些药物有可能与肌松药之间发生药物相互作用,影响药效且产生不良反应。

2. **注意事项**

（1）排除与机械通气对抗的原因:包括呼吸机故障、呼吸参数调节不当、回路漏气及管道被分泌物阻塞等。

（2）重视肌松药的药代动力学变化:ICU 中患者常有多脏器功能损害或减退,长期使用肌松药可产生蓄积作用,应引起注意:①肾衰竭患者应避免使用主要经肾脏排泄的肌松药,否则肌松作用将延长。肾移植后用免疫抑制剂环胞酶素可延长泮库溴铵的作用,对琥珀酰胆碱的作用时效无影响,但血钾浓度可明显升高至危险程度;②肝功能减退患者,合成假性胆碱酯酶减少,琥珀酰胆碱作用时间延长,对阿曲库铵和维库溴铵的影响较小;③阿曲库铵通过 Hoffmann 途径代谢,易在体内自行消除,可用于多脏器功能衰竭患者。

（3）正确选择药物和调节剂量:单次静注可选择中长效的肌松药,如泮库溴铵或哌库溴铵,心动过速者不宜用泮库溴铵,肾功能不全者两药都不适用。剂量按具体情况调节,一般年轻体壮患者用量较大,开始剂量较大,以后逐渐减少,只要能维持良好机械通气即可。

（4）静脉滴注方法:应正确计算浓度和剂量,易保证持续而恒定地输注药物,最好用定量注射泵或输液泵,必要时应用神经肌肉功能监测仪,监测肌松程度,指导用药。

（5）与镇静药和镇痛药配合使用:可减少肌松药的剂量,同时患者也感觉舒适。

（四）ICU 中应用肌松药的不良反应

1. **对循环的影响**　肌松药不良反应包括影响自主神经功能和释放组胺。剂量大时不良反应增加,以致引起心血管功能紊乱。琥珀酰胆碱可致心动过缓;泮库溴铵可阻断去甲肾上腺素再摄取和促进肾上腺素释放,引起血压升高和心动过速;大剂量筒箭毒可引起组胺释放,导致血压下降,大剂量快速使用阿曲库铵也可致心动过速。

2. **对呼吸的影响**　部分或完全箭毒化患者,气道保护性反射削弱,咳嗽反射减弱或被完全抑制,痰液难以排出,易发生肺不张和肺部感染等并发症,患者长期卧床不动也可发生深部静脉栓塞和肺栓塞。

3. 对神经系统的影响　长期应用肌松药,可影响脑中乙酰胆碱受体,干扰血脑屏障功能。非去极化肌松药有中枢神经系统兴奋作用,可发生肌强直、抽搐及自主神经功能改变。

4. 对周围神经和肌肉的影响　长时间应用肌松药在停药后可出现长时间肌无力,其原因可能与肌松药所引起的肌病、运动神经元损害以及长时间的神经肌肉传递阻滞有关。临床资料表明肌松药用药量大、用药时间长则神经疾病发病率高。肝肾功能不全以及哮喘患者应用激素治疗,当合用甾类肌松药时可发生严重软瘫、肌酸激酶升高和肌坏死,以致在停药后需机械通气的发生率增高达 15% ~ 40%。另外,长时间肌肉松弛使患者失去肌紧张性保护作用,易发生低温及褥疮。

第8节　一氧化氮的吸入装置和治疗

1980 年 Fuchgott 和 Zawadzki 发现内皮细胞合成释放内皮松弛因子(EDRF)参与许多生理和病理生理反应,一氧化氮(NO)兼有信使物质与神经递质功能参与许多细胞生理活动,而 NO 产生和作用不足或过剩与许多疾病病理生理有关。吸入低浓度 NO 气体可选择性的作用于肺血管平滑肌,引起肺血管扩张,降低肺血管阻力和肺动脉压力,同时改善氧合。虽然低浓度 NO 气体(小于 80ppm)本身毒性不强,但 NO 气体很不稳定,极易氧化成毒性较强的二氧化氮(NO_2)。

此外,NO 生物半衰期仅数秒钟,且与血红蛋白有极强的亲和力,因此吸收入血的 NO 在到达体循环血管肌层前就已失活。最近有试验证实,即便存在极微量的血红蛋白,也可将吸入 NO 的血管扩张作用局限于肺血管。

一、吸入一氧化氮装置及其安全使用

虽然 NO 气体相对毒性较低,但其氧化产物 NO_2 毒性却很强。美国职业安全和卫生管理部门的标准是,长期接触 NO 允许浓度为 25ppm,每天不超过 8h,NO_2 最高为 5ppm。吸入气中的 NOx 主要来源于将 NO 气体从气瓶中输送到患者途中的氧化。因此安全使用 NO 的关键是,建立合理的 NO 输送及监测系统,以减少 NO 氧化,同时准确监测吸入气中 NO 和 NO_2 浓度。

(一) NO 气体储存

通常以纯氮气为底气,将高浓度(纯度大于 99.0%)NO 气体稀释至 800 ~ 1000ppm,储存在特制抗氧化钢瓶内,钢瓶应置放在阴凉干燥的室温环境。配气时应采取一切措施如吹入纯氮气使钢瓶中氧浓度降至最低,以免 NO 在使用前被氧化。

(二) NO 气体稀释

使用 NO 前需将储存在钢瓶内的高浓度 NO 气体稀释约 10 倍。高浓度 NO 气体的稀释,对预防 NO 氧化减少毒副作用有重要意义。

1. 稀释方法　高浓度 NO 气体稀释方法一般可加用 1 或 2 个空氧混合器稀释 1 ~ 2 次。通常高浓度的 NO 气体经减压后与空氧混合器氧气接口连接,所选用的稀释气体与空气接口连接。使用空氧混合器具有混合均匀、调节简便和性能可靠等优点。NO 气体与氧气混合前浓度越低,两者接触时间越短,NO_2 产生越少,但所需设备越多,气路越复杂,出现故障可能性越大。

2. 稀释气体　纯氮气、空气和纯氧气等常被用于稀释高浓度 NO 气体。Nishimura 等在模拟状态下选用 Servo-900C 和 Puritan-Bennett 7200ae 呼吸机,对以纯氮气或空气稀释高浓度 NO 气体的呼吸机前引入法环路内 NO 氧化进行了对比。Nishimura 认为通气量为 5 ~ 25L/min 纯氮气稀释高浓度 NO 气体时几乎无明显 NO_2 产生。一般成人通气量 4 ~ 6L/min,而通气量对环路内 NO 氧化影响很大,因此其结果临床指导意义有限。纯氮气稀释高浓度 NO 气体虽可预防 NO 气体的氧化,但临床使用中有降低吸入氧浓度的危险,且纯氮气属临床特种气体需临时配备。空气和氧气是临床常规气体,用空气稀释 NO 气体除经济方便外,还减小了吸入氧浓度降低的危险。Kieler-Jensen 和 Stenqvist 等均以空气和氧气来稀释高浓度 NO 气体,吸入低浓度 NO 气体治疗时呼吸环路内 NO_2 浓度低于 5ppm。使用纯氮气稀释对预防 NO 氧化效果最好,纯氧稀释效果最差,空气介于两者之间。

(三) NO 气体输送

在保证供氧、通气和不影响呼吸治疗的前提下,

NO 输送需满足吸入 NO 浓度稳定、与呼吸周期同步、浓度调节方便以及尽量减少 NO 氧化等要求。经呼吸机吸入 NO 的方法一般可归纳为两种，即呼吸机后和呼吸机前引入 NO。

1. 呼吸机后引入 NO　呼吸机后引入 NO 是指 NO 气体通过 T 管直接引入呼吸环路的吸气端，该法简便易行。Didier、Miller 和 Jess 等均成功的将呼吸机后引入 NO 法用于临床吸入低浓度 NO 气体治疗。由于气体在呼吸环路吸气端内混合，通常只能通过控制 NO 气体流量来调节吸入气 NO 浓度。因此，NO 气体混合不匀、NO 浓度及氧浓度不稳定、高浓度 NO 气体直接与氧接触、NO 气体引入与呼吸周期不同步且受呼吸参数改变的影响较大等为其主要缺陷。使用电磁阀可使 NO 气体在吸气期进入吸气端，从而使 NO 气体的吸入与呼吸周期同步。

2. 呼吸机前引入 NO　呼吸机前引入 NO 是指将 NO 气体经呼吸机空气或氧气入口引入。Putensen 和 Kieler-Jensen 等均在临床采用该法吸入 NO 气体治疗。NO 气体稀释后可经呼吸机低压或高压气入口引入呼吸机。Nishimura 等报告将一定浓度氧和 NO 混合气体通过流量计控制后经呼吸机低压气体入口引入，总流量等于设定的分钟通气量，这样可减少呼吸机内部残留混合气体量，有助于减少呼吸环路中的 NO_2 浓度。稀释的 NO 气体也可经呼吸机自身空氧混合器空气入口引入，在呼吸机内与氧气二次混合后进入呼吸环路，Nishimura、Putensen 和 Wessel 等均采用该法。呼吸机前引入 NO 气体具有混合均匀、浓度稳定、NO 和氧气浓度调节方便、不受呼吸参数改变影响且性能可靠等优点。其缺点是 NO 气体与氧气接触时间较长不利于预防 NO 的氧化，且使用纯氮气稀释高浓度 NO 气体时有使吸入氧浓度降为零的潜在危险，所需设备也较多。

（四）吸入 NO 气体治疗中的监测

由于 NO 气体输送系统不成熟，气流不稳定，为防止发生意外情况除常规监测呼吸、循环外，NO 治疗中持续监测吸入气体 O_2、NO 和 NO_2 浓度非常必要。如空气氧气混合器发生故障，则有可能导致患者缺氧和吸入高浓度 NO。由于 NO 气体的不稳定性以及吸气端中 NO 与 O_2 混合存在，因此监测气体浓度的采样点应尽可能靠近患者即靠近 Y 形接头处，以测定患者吸入气体的确切浓度。如果经吸气端直接引入高浓度 NO，监测采样点应距引入点至少 20～40cm。另外，还应注意监测高铁血红蛋白浓度。

1. NO/NO_2 的监测　氮氧化物的监测按工作原理分为三种即化学发光法、电化学法和红外线等其他方法。连续显示 NO/NO_2 吸入浓度，在严密监测下，可避免因吸入 NO/NO_2 浓度过高而发生中毒，监测仪器应校零，并保证监测浓度正确性。

2. 高铁血红蛋白的测定　高铁血红蛋白的测定除了可以在乙纤薄膜电泳法检测血清结合珠蛋白时显示出特有的区带外，还可以用生化法测定。当高铁血红蛋白浓度高于 5% 时，首先应停止 NO 的吸入，可根据情况静脉输入 Vit C 或补充新鲜血液等。

二、适应证和临床应用

（一）外源性 NO 气体

继发于各种疾病的肺动脉高压一直是临床工作者感到棘手的问题。吸入 NO 气体具有低毒性、选择性作用于肺血管、操作简便及价格低廉的优点，为肺动脉高压的治疗带来了生机。

1. 新生儿持续性肺动脉高压（PPHN）　在 PPHN 的患儿由于肺血管阻力增加，通过动脉导管或卵圆孔可引起右向左的分流导致低氧血症，缺氧又加重肺血管的收缩。Kinsella 等在一组 PPHN 患者吸入 10～20ppm 的 NO，PaO_2 从 41.2mmHg 增加到达 102mmHg，而全身血压无变化，吸入 20ppm 共 4h，氧合进行性改善。

2. 原发性肺动脉高压　Pepke-Zaba 等报道，在一组原发性肺动脉高压患者吸入 40ppm 的 NO，肺血管阻力可降低约 30% 而全身血管阻力不变。同时观察到停止 NO 吸入后 5min 内肺血管阻力恢复到原先水平，再次吸入 NO 仍有效。

3. 急性呼吸窘迫综合征（ARDS）　肺动脉高压和低氧血症是 ARDS 患者的两个显著特征。一系列的研究结果表明，ARDS 患者吸入 NO 可降低肺血管压力同时改善氧合。NO 随着吸入气体到达通气较好的肺泡，引起血管扩张血流增加，而通气较差的肺泡血管仍处于缺氧性收缩状态，从而改善通气/血流比例而促进氧合，肺循环阻力也得到降低。另有报道，吸入 NO 还可逆转支气管收缩。

4. 继发于多种心脏病的肺动脉高压　在合并肺动脉高压的先心病患儿，吸入低浓度 NO 术前可用于肺动脉高压性质的鉴别（动力性还是器质性），术中有助于脱离体外循环机，术后可用于降低右心后负荷改善心功及预防和治疗肺动脉高压危象。

在左向右分流性先心病、风湿性二尖瓣狭窄和冠心病合并肺动脉高压患者,大量的文献报道围手术期吸入低浓度 NO 可选择性的降低肺血管阻力。Roberts 报道吸入低浓度 NO 与体外膜肺支持疗法(ECMO)联合使用,有助于患儿脱离 ECMO 后的稳定。

5. 严重肺炎　Blomqvist 等报道吸入 15 ~ 40ppm NO 气体后,气体交换得到改善,肺血管阻力和吸气峰压均降低。NO 吸入治疗共 7 天,在前 5d 双侧肺内渗出物迅速完全消失,患者康复。

6. 内毒素休克　内毒素休克的发生发展涉及 NO 合成释放过量。使用 NO 合成抑制剂可改善低血压和对血管活性药物的低反应性,但同时可引起肺血管阻力的增加。NO 合成抑制剂和低浓度 NO 吸入联合使用有可能解决这一难题。

7. 术中单肺通气　Rich 等对术中单肺通气时吸入低浓度的 NO 气体的效果进行了观察。发现在中度肺动脉高压的患者,吸入 20ppm 的 NO 气体,肺动脉压力从 30mmHg 降到 27mmHg,肺血管阻力从 266dyn/(s·cm)降到 205dyn/(s·cm)。而在肺动脉压力正常的患者,肺动脉压和肺血管阻力无明显改变。

(二) NO 气体治疗的不良反应

1. 体内的生化反应　NO 是一种结构简单、不稳定且有潜在毒性可自由扩散入细胞膜的气态自由基,半衰期很短仅为 3 ~ 50 秒。根据氧化还原形式的不同,NO 有三种形式即中性一氧化氮(NO)、亚硝酰基阳离子(NO^+)和亚硝酰基阴离子(NO^-)。在气相和液相中,NO 与氧自由基(O_2^-)均反应很快($K = 10^{-9}M^{-2}S^{-1}$),形成过氧化亚硝基阴离子($OONO^-$),这是一种可自由扩散的强氧化剂,电离($pKa = 6.8$)和分解后形成的 NO_2 和 OH 基团可加速脂质过氧化而引起组织损伤。亚硝酰基阳离子(NO^+)可与亲核物质如富含电子的集团和芳香族化合物反应,生成铁-亚硝酰基化合物参与生理反应(如血管扩张)和病理改变(如致癌作用)。

NO 也可与血红素铁蛋白如血红蛋白结合,与电子转移链中的酶和乌头酸酶反应产生细胞毒性效应。但人体代谢高铁血红蛋白的能力很强,绝大部分 NO 的代谢产物在 48h 以内排出体外,因此完全可以耐受 80ppm 治疗浓度的 NO。

2. 对机体的毒性　在使用氧化亚氮的早期发现 NO 污染氧化亚氮瓶后高浓度的 NO 可引起急性肺水肿和高铁血红蛋白血症。最近发现在生理 pH 和有氧条件下,NO 可使沙门菌属突变。1973 年 Von Nieding 等人在 191 例健康成年自愿者研究了吸入 NO 的肺部反应,发现吸入 15 ~ 20ppm 的 NO 气体 15 分钟后动脉血氧分压平均降低 7mmHg,超过 20ppm 时气道阻力增加,高铁血红蛋白低于 1%。

吸入 NO 治疗中的肺毒性主要来源于毒性氧化产物 NO_2。目前尚无肺泡损伤的报道,但有报道吸入 0.3ppm NO_2 即可损伤肺功能。比较严重的是高浓度 NO_2 与呼吸道中的水分作用生成硝酸和亚硝酸,对肺组织产生强烈的刺激及腐蚀作用,增加毛细血管及肺泡壁的通透性,引起肺水肿;硝酸和亚硝酸被吸收入血后形成硝酸盐和亚硝酸盐,可导致血管扩张、血压下降及高铁血红蛋白形成,引起组织缺氧、发绀、呼吸困难及中枢神经损害。患者吸入 NO 气体治疗期可长达几天至几周,因此控制 NO 氧化避免 NO_2 的毒副作用十分重要。

总之,在正常人长期大量接触 NO 可能会有不良影响,在患者短暂吸入低浓度 NO 治疗中尚未发现明显的不良反应,但其氧化产物的毒性却不容忽视,特别是在吸入高浓度氧时。因此,监测吸入气中 NO 和 NO_2 的浓度是临床应用 NO 治疗必要的安全保障;在保证氧供的前提下通过降低吸入氧浓度可减少 NO 的氧化,吸入氧浓度的监测也是必不可少的。

3. 工作环境的污染　在吸入 NO 治疗中为了减少 NO 与氧接触时间和防止 NO_2 在回路中潴留,大部分采用开放式回路,这样排出的呼出气可能污染工作环境。吸入 25ppm 的 NO_2 可引起肺组织改变,在动物试验吸入 5000ppm 可引起肺水肿、出血和死亡。

第9节　脱机和拔管

呼吸和循环功能不全应用呼吸机支持呼吸的患者,其脱机往往需另一个过程,当患者原发疾病和全身情况好转,就应考虑逐渐停用机械通气。

一、脱机指征

患者安静,无出汗,末梢红润,循环功能稳定,$FiO_2 < 0.4 \sim 0.5$,$CPAP < 5cmH_2O$,$PaO_2 > 70 \sim 90mmHg$,吸空气或 40% 氧气时 $PaCO_2 < 45mmHg$ 和 pH>7.35 时,其他呼吸功能参数达到以下要求(表108-5),即可考虑逐渐停机。

表 108-5　脱机的呼吸参数

呼吸参数	脱机标准	正常值
氧合指数(PaO_2/FiO_2)	>200	>400
潮气量(V_T)	>5~6ml/kg	5~8ml/kg
呼吸频率(RR)	<25 次/min	14~18 次/min
呼吸频率/潮气量(RR/V_T)	<100 次/(min·L)	<50 次/(min·L)
肺活量(Vc)	>15ml/kg	65~75ml/kg
最大吸气负压(P_{Imax})	>-25cmH$_2$O	>-90cmH$_2$O(女)
		>-120cmH$_2$O(男)

其中用力吸气负压十分重要,据报道 $P_{Imax} > 25cmH_2O$,有 60% 患者脱机可以成功,而<20cmH$_2$O,则几乎 100% 脱机失败。此外,$V_E < 10L/min$,脱机成功率为 50%,$RR/V_T < 105/(min·L)$,脱机成功率可达 78%。

二、脱机方法

(一)T 形管脱机法

用 T 形管呼吸囊作辅助呼吸,氧气气流相对较高,防止空气吸入或重复呼吸,可保持较高吸气氧浓度,一般用于短期机械通气患者而较快速脱机。也可以间断使用,如用 T 形管呼吸囊 4 小时和机械通气 4 小时,以后逐渐减少呼吸机支持时间,逐渐脱机。

(二)SIMV 脱机

设定 SIMV 从 12 次/min 开始,逐渐减少至 2~4 次/min,如符合上述脱机指标,则可停用机械通气。在应用 SIMV 时,可与 PSV 合用,如 V_T 逐渐增大,呼吸频率减慢,则更易脱机。同时存在低氧血症患者,最后可单独用 CPAP,维持一段时间,待 PaO_2 上升后,再脱机,脱机后继续吸氧。

(三)BiPAP 脱机

BiPAP 的脱机程序为:①减少 FiO_2 小于 0.5;②减少 Thigh 至 I∶E 小于1∶1;③逐步调整 Plow 和 Phigh,使平均气道压力降低;④调整 Phigh 和 Plow,使△P 降至 8~12cmH$_2$O;⑤调节呼吸次数至 8~9 次/min,进一步降低 Phigh 和 Plow 至平均气道压,即 CPAP 模式,再降低 CPAP 至理想水平。

BiPAP 具有很多优点:①所设定的吸气压(Phigh)不会被超出,甚至不会被患者强力作出的呼气所超出;②在整个通气周期,均可进行不受限制的自主呼吸,不需要用极度的镇静和肌松药来抑制自主呼吸;③吸气和呼气促发灵敏,压力上升时间和流量触发灵敏度可调,使得患者呼吸较舒适。

三、脱机困难的原因和注意事项

脱机困难的原因包括:①患者因素:严重肺部疾病,呼吸肌疲劳及胸壁功能紊乱,循环功能不全,营养不良及全身情况衰弱等;②呼吸机调节不当:通气不足和缺氧,呼吸做功增加;③气道因素:气管导管口径较细,分泌物阻塞和导管过深等。

一般而言患者长期应用呼吸机或营养不良,以及脱机方法都不是脱机困难的主要原因,最重要的是原发疾病,尤其是肺功能的恢复,其他因素如休克、低心排血量和低磷、低镁和低钾血症也应引起重视。应根据临床体征及呼吸参数正确估价,确定脱机时机,才能取得成功。

脱机时应注意:①应在上午人手较多时进行;②镇静镇痛和肌松药的作用已消失;③呼吸和循环功能指标符合脱机要求;④在严密观察和监测下脱机;⑤脱离呼吸机时继续吸氧。

四、拔　　管

患者脱机成功以后,尚未完全清醒或分泌物较多而排除困难,则可暂时留管,待好转后再拔管。如果对患者呼吸功能估计不足,拔除气管导管后,有可能再插管。因拔管后不会减少呼吸功,同时拔管后 90% 以上患者存在喉水肿,但上呼吸道阻塞发生率不到 2%。如有严重的上呼吸道阻塞征象,则应立即再插管。

第10节　机械通气并发症的防治

由于施行机械通气的患者意识丧失或不能说话,很难主诉病情变化,而且有些患者本已处于重危状态,若进一步受到并发症的威胁,则有造成死亡的危险。应及早发现和加以防治。按照并发症发生的原因,可分为三类。

一、气管插管和气管切开套管产生的并发症

气管切开的并发症约为 5%,死亡率可高达 2%,而气管插管的死亡率仅为 1:5000。

(一) 导管进入支气管

导管插入过深或外固定不确实而移动位置,可进入支气管,因右侧支气管与总支气管所成角度较小,导管易进入右侧支气管,使对侧肺不张而导致缺氧。临床特征为左侧呼吸音减低,而在不完全阻塞或管尖端在隆突处或隆突下,呼吸音可能正常,但此时不能从左侧吸出分泌物。预防方法为每次插管后注意两侧呼吸音,必要时可摄胸片,以肯定导管位置已正确无误,才能用胶布沿门齿与口塞和面颊部牢固固定,以免移动。

(二) 导管或套管阻塞

分泌物多而稠厚是引起导管或套管阻塞的常见原因,分泌物常积聚和粘附在导管的尖端,发生阻塞而引起窒息,出现呼吸困难和发绀。为此,在机械通气期间应定期和及时吸引清除分泌物,如不能彻底清除,气管内套管可清洗,气管导管在必要时重新更换。此外,还应注意雾化器湿化气体的效果,同时适当补液,防止分泌物浓缩黏稠。

套囊过度充盈而疝出至导管末端是堵塞呼吸道的另一原因,诊断的线索为用定容型呼吸机时呼吸道压力峰值骤增,用限压型呼吸机时则为潮气量降低,手控呼吸时感呼吸道阻力增加,吸引管不能通过气管导管,听诊于吸气时有异常的管性呼吸音。因此,当患者发生呼吸道阻塞时应立即将套囊放气,或减少套囊充气,如还不能改善,必须紧急调换气管导管。

(三) 气管黏膜坏死、出血

由于套囊长期过度充盈,压力太大,压迫气管壁,气管黏膜缺血坏死,糜烂而形成溃疡,也可损伤血管而出血,甚至有报道发生气管、食管瘘和无名动脉破裂而造成死亡。故遇有导管明显搏动,提示导管尖端或套囊位于动脉附近,应引起注意。长期施行机械通气时,尽量采用低压高容量套囊,避免充气过多,用带有双套囊的导管,每小时交替使用。

(四) 导管脱出或自动拔管

可造成急性呼吸衰竭,患者不宜多用镇静药,若劝告或其他使患者安静的措施无效,则为防止骚动和昏迷患者的自动拔管,应给予镇静和催眠药物。

(五) 气管狭窄

狭窄常发生在气管切开部位而不是气囊充气部位,常发生在气管切开套管拔除后数天或数周以后。

二、呼吸机故障引起的并发症

常见的呼吸机故障包括漏气、接头脱开,管道接错,气源或电源中断及警报系统失灵等,虽然各型呼吸机的结构不同,但通气功能的原理相似,发生问题时应依次检查下述原因:

(一) 漏气

因潮气量不足,可观察到胸部活动幅度减少,呼吸机压力指标表上呼吸道峰值降低,低容量报警器发生警报。发现漏气时,应先排除套囊充气不足或破裂,接着寻找常见的呼吸机漏气的原因,如雾化器贮水瓶是否旋紧,吸气等管道系统的接头是否松脱等。若一时仍找不出原因,则应用手控呼吸或更换呼吸机,然后进行彻底检查。呼气潮气量测定是一重要指标,一方面提示有否漏气,另一方面如潮气量低而未发现漏气,则可能是产生潮气量的机械装置失效。

(二) 误吸

即使气囊充气良好,但不能完全防止误吸,唾液分泌每天可达 1000ml,如不常规吸引,部分可能误吸至呼吸道,进食进水时也可发生。

(三) 接管脱落

呼吸机与气管导管的接头及本身的管道完全脱开或扭曲,可使机械通气完全停止或呼吸道阻塞,气源或电源中断也会有致命危险。

(四) 管道接错

如把吸气端和呼气端管道倒接,就没有气体输

出,患者可能发生呼吸困难或窒息,应暂停使用呼吸机,按说明书图纸详细检查重装。

（五）报警装置失灵

患者通气良好时,报警器可发出声音,这是假报警,而有时患者通气不足而报警器又不响,所以使用呼吸机时也不能完全依赖报警装置。

三、长期机械通气的并发症

（一）通气不足

通气不足的原因分两方面:①机械性问题包括漏气和阻塞。限压呼吸机轻度漏气时,仍能释放相同数量的气体,但严重漏气使限压型呼吸机停止工作,而在阻塞时产生通气不足。定容型呼吸机漏气时将减少通气量;②慢性肺部疾患,肺功能障碍,肺弹性和总顺应性降低及呼吸道分泌物增多,需要较大潮气量,才能避免通气不足;③呼吸机参数调节不当,通气不足时,如供氧充分则低氧血症不明显,但表现二氧化碳潴留征象,$PaCO_2$升高。所以经常测定呼气潮气量和进行血气分析,观察患者临床症状,及时发现和排除机械故障,调整潮气量,保证有效通气。

（二）通气过度

呼吸频率过快或潮气量太大,可引起过度通气,发生呼吸性碱中毒。低碳酸血症常伴有心排血量和心肌供血减少,脑血流降低和加重脑缺氧,孕妇子宫血管收缩,胎盘血供减少而致胎儿缺氧,肺顺应性和功能残气量减少,通气/血流比值不当,右向左分流增加,氧消耗及氧与血红蛋白的亲和力也增强,氧离曲线左移。此外,还有细胞外液中钾降低。严重酸中毒,可出现兴奋、谵忘、抽搐和肌痉挛,甚至低血压、昏迷。有报道急性呼吸衰竭使用间歇正压通气,有因严重碱中毒(pH值7.54)而引起死亡的病例。预防方法为:①适当调节通气频率和潮气量;②应用适量镇静药,提高呼吸停止的PaO_2阈值;③应用IMV。

（三）低血压

机械通气需要用正压,PEEP和CPAP也加入正压,跨肺压和胸内压升高,阻碍静脉回流,继发心排血量降低,因而发生低血压。低血压的程度与正压高低和持续时间长短呈正比。为防止低血压,可采取以下具体措施。

1. 选用最佳PEEP　其指标为全身氧输送和肺静态顺应性最大,肺泡无效腔量和肺内分流最低,同时无明显心血管抑制。一般限制PEEP在$0.5 \sim 1kPa(5 \sim 10cmH_2O)$以内,对循环扰乱较少,如大于$10cmH_2O$,则发生低血压的可能较大。尤其是心功能差和休克患者,应限制使用较高正压。

2. 补充血容量　如前所述,机械呼吸时,胸内压升高,静脉回流减少是影响血流动力学变化的主要原因。因此,适当补充血容量,使静脉回流增加,CO可恢复正常,至于在治疗ARDS时,输注何种液体以提高前负荷尚有争议。理论上,胶体溶液可增加血管内渗透压,从而使水分均潴留在血管内。然而ARDS患者的肺毛细血管通透性增加,蛋白质和水分均可能透过血管壁,白蛋白积聚在肺间质内,并吸收水分。因此,毛细血管通透性增加而血红蛋白正常的患者,以选用晶体优于胶体液。贫血患者应输注红细胞,血红蛋白能改善氧合,又能留在血管内。

3. 应用增强心肌收缩药　在CPPV期间,患者的CO也常用肾上腺能兴奋药加以维持,多巴胺使轻度低血容量患者的SVR上升,而不必再补充过多的液体。多巴酚丁胺为β受体兴奋药,可增强心肌收缩,CO增多,用于改善心功能。

（四）肺气压伤

机械通气时,由于气道内压过高或潮气量太大,或患者肺顺应性差,或原有肺气肿、肺大疱、哮喘和肺脓肿等慢性肺部病变,易致肺泡破裂,空气进入肺间质中,并沿血管周围鞘膜达到纵隔,或在纵隔破裂后气体通过大血管胸膜反折处,接近心包腔,进一步沿胸膜间隙扩散进入颈部皮下组织,甚至扩大到头、胸、腹及躯干其他部位(图108-20)。如空气进入破裂血管可引起气栓。所以肺气压伤的程度有轻重不等,其中以张力性气胸、心包腔气肿和动静脉空气栓塞最危险,后者可能立即死亡。张力性气胸发生后,使静脉回流明显减少,血压下降,心排血量降低。临床上早期症状有烦躁不安、发绀、心动过速等,还可出现皮下气肿。

进一步诊断由X线摄片证实。机械通气时气胸的发生率为10%～20%,婴儿可高达3%,用PEEP时容易发生胸内压升高,而IMV和HFPPV等气道内峰压较低,气胸发生率也减少。预防方法包括:①正确调节呼吸机各项参数,避免气道内压过高,尤其是有慢性肺部病变者;②加强生命体征监测,经常听呼吸音;③病情危急时可先用粗针插入锁骨中线第二肋间外侧紧急放气,然后放置胸腔导管闭式引

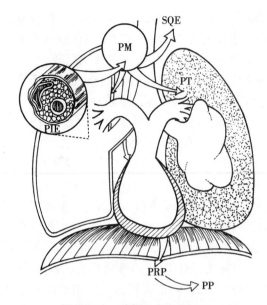

图 108-20　肺气压伤发生机制

肺泡破裂后(肺实质气肿,PIE),肺泡气沿血管鞘进入纵隔,发展为纵隔气肿(PM),还可形成皮下气肿(SQE)、气胸(PT)、后腹膜气肿(PRP)、气腹(PP)及心包周围气肿(P)

流可继续进行机械通气。

（五）呼吸道感染

由于气管插管和气管切开,使上呼吸道滤过器失去作用,气管和支气管的纤毛活动减退或消失,破坏了肺免受感染的保护机制,再加上分泌物排除困难,患者原有某些疾病,抵抗力减弱,故呼吸道极易感染。但感染的来源不在呼吸机,除非有大量的病原菌的纯种进入呼吸机,一般不致引起感染,所以呼吸机管道及呼吸活瓣用水冲洗已能满足再用时的安全,呼吸机不是交叉感染的媒介,而消毒是为了小心预防。尽管如此,雾化器、呼吸囊的污染而致感染蔓延仍有报道,所以在机械通气的有效消毒,每 24 小时更换呼吸管和贮水瓶,将剩余的水倒空,再加消毒蒸馏水,全身应用抗生素。近来文献报道与呼吸机相关的肺炎是急性呼吸衰竭时机械通气治疗中医源性感染的常见原因。经过研究发现,呼吸机相关的肺炎与呼吸机治疗时间有关,长期应用机械通气在感染发生之前就存在抗生素耐药细菌,因此,呼吸机相关肺炎死亡率增加。而机械通气治疗小于 96 小时,感染细菌对抗生素敏感,所以缩短呼吸机使用时间,早期正确使用抗生素,预防和治疗呼吸机相关肺炎,不会增加其医院内死亡率。

（六）缺氧与氧中毒

机械性意外、分泌物潴留及气管内吸引时间过长等可引起急性严重缺氧,但原有肺部疾患及

ARDS 患者的低氧血症,则用 PEEP 可得到改善。

在长期机械通气中,吸入氧浓度过高是极其有害的,大量氧气从肺泡中排出,易发生肺不张。动物实验证明吸入 70% 氧后,肺毛细血管充血,并发展至肺水肿,3～7 天后死亡。长期机械通气的患者,吸入氧浓度过高,可发生氧中毒,主要病变为肺部损害,有白细胞增多,多核白细胞释放有毒的氧自由基可引起Ⅱ型肺泡细胞增生、变形、线粒体氧化酶活动减退,肺泡表面物质减少,肺间质水肿。这些病理变化导致严重肺功能损害。据文献报道,长期机械通气吸氧治疗后 70 例死亡病例中,发现应用呼吸机时间超过 10 天,氧浓度在 90%～100% 者,上述肺严重病变出现的百分率较高。为此,认为吸入氧浓度应维持在 60% 以下,除非患者有严重贫血和心力衰竭,PaO_2 可维持 10.7～12kPa（80～90mmHg）。如必须用 100% 的氧,不可超过 24 小时,若氧浓度必须高于 60%,应采取措施,加用 PEEP 在短期内吸入尽可能低的氧浓度。

（七）胃肠道并发症

①胃肠道充气膨胀:胃扩张较多发生于经鼻插管者,偶尔也见于气管切开,但较少发生在经口插管者。其发生原因为套囊充气不足,空气漏出至口咽部,尤其在鼻插管者,一侧鼻腔置导管,对侧鼻腔受压迫,若口腔关闭,气体压力会克服贲门括约肌的阻力而进入胃内,严重时可造成胃破裂。而口腔插管用口塞使口张开,虽然患者难以吞咽,但气体可从口腔排出。HF-PPV 时用喷射通气,如喷气导管移位至食管开口,氧气可吹入胃肠道而致胀气,所以必须在直视下将吸入管尖端安放在正确位置;②胃肠道出血常见原因是应激性溃疡,有时可大量出血而不易发现,应提高警惕;③胃十二指肠溃疡穿孔:易发现在长期应用激素的患者,腹痛和体征很少,必须仔细鉴别。

（八）少尿

近年来报道,长期机械通气患者可以影响肾功能,常引起少尿和钠与水潴留。类似肾前性肾炎,极易发展为急性肾功能不全,预防和治疗方法包括:①维持适当的血容量及正常血压,以保护肾脏功能;②选择对循环功能抑制最轻的通气方式;③静滴小剂量多巴胺 0.5～2.0μg/(kg·min),可扩张肾血管,增加肾血流量,改善肾脏功能,而对心血管系统几乎无影响,肾功能损害严重者,同时用速尿,与多巴胺有协同作用。

（九）其他

偶尔会发生肺水肿、肺栓塞及精神情绪改变等。

还报告心血管的罕见反应,即高血压和心动过速,但发生原因很难用已知的 PEEP 对心血管系统的影响来解释,实质上可能是脑压增高的反应,并与儿茶酚胺的释放有关。早期还发现鼓膜破裂的病例。

机械通气时发生的并发症,大多表现为呼吸困难及其引起的烦躁不安、发绀和意识障碍等。所以在出现上述症状时,如不能立即解决,应暂停用呼吸机,改用高浓度氧气手控呼吸,再分析原因,根据患者体检发现,结合动脉血气分析和血流动力学变化,作出综合判断,争取早期诊断和及时处理,才能避免发生危险。

(王祥瑞 赵延华 杭燕南)

参 考 文 献

1. Miller RD. Aneshesia. 5th ed. Philadelphia:Churchiu Livington,2000,2403-2442.

2. 朱蕾,钮善福. 机械通气. 上海:上海科学技术出版社,2001,116-138.

3. Young D,Lamb S,Shah S,et al. High-frequency oscillation for acute respiratory distress syndrome. N Engl J Med,2013,368:806-813.

4. Ornico SR,Lobo SM,Sanches HS,et al. Noninvasive ventilation immediately after extubation improves weaning outcome after acute respiratory failure:a randomized controlled trial. Crit Care,2013,17(2):R39.

5. Grasso S,Puntillo F,Mascia L,et al. Compensation for increase in respiratory workload during mechanical ventilation:pressure-support versus proportional-assist ventilation. Am J Respir Crit Care Med,2000,161 (3 pt 1):819.

6. Shapiro BA,Peruzzi W. Respiratory Care. In:Miller RD. Anesthesia. 5th ed. Philadelphia:Churchiu Livington, 2000,2403.

7. Mehta S,Hill NS. Noninvasive ventilation. Am J Respire Crit Care Med,2001,163:540.

8. American Thoracic Society. International consensus conferences in intensive care medicine:noninvasive positive pressure ventilation in acute respiratory failure. Am J Respire Crit Care Med,2001,163:283.

9. Mclntyre Jr Rc,Pulido EJ,Bensard DD,et al. Thirty years of clinical trials in acute respiratory distress syndrane. Crit Care med,2000,28:3314.

10. The Acute Respiratory Distress Syndrome Network. Ventilation with lower tidal volumes as compared with traditional tidal volumes for acute lung injury and the acute respiratory distress syndrome. N Engl J Med,2000,342:1301.

11. 皋源,何征宇,王祥瑞. 重症肌无力胸腺切除术后呼吸道管理与并发症的防治. 上海交通大学学报(医学版),

2006,8:926-928.

12. Bregen F,Ciais V,Carret V,et al. Is ventilator-assoaiated pneumonia an independent risk factor for death? Anesthesiology,2001,94:554.

13. Briel M,Meade M,Mercat A,et al. Higher vs lower positive end-expiratory pressure in patients with acute lung injury and acute respiratory distress syndrome:systematic review and meta-analysis. JAMA,2010,303(9):865-873.

14. Lachmann B. The concept of open lung mangemnet. Inter J Of Intensive Care,2000,7:215.

15. Dasenbrook EC,Needham DM,Brower RG,et al. Higher PEEP in patients with acute lung injury:a systematic review and meta-analysis. Respir Care,2011,56:568-575.

16. Villar J,Kacmarek RM,Perez-Mendez L,et al. A high positive end-expiratory pressure, low tidal volume ventilatory strategy improves outcome in persistent acute respiratory distress syndrome:A randomized,controlled trial. Crit Care Med,2006,34:1311-1318.

17. Meade MO,Cook DJ,Guyatt GH,et al. Ventilation strategy using low tidal volumes, recruitment maneuvers, and high positive end-expiratory pressure for acute lung injury and acute respiratory distress syndrome:A randomized controlled trial. JAMA,2008,299:637-645.

18. 应隽,孙瑷,王祥瑞,等. 肝移植患者围手术期呼吸力学参数监测. 中华器官移植杂志. 2005,26.

19. Mercat A,Richard JC,Vielle B,et al. Positive end-expiratory pressure setting in adults with acute lung injury and acute respiratory distress syndrome:A randomized controlled trial. JAMA,2008,299:646-655.

20. Ryu J,Haddad G,Carlo WA. Clinical effectiveness and safety of permissive hypercapnia,2012,39(3):603-612.

21. Beitler JR,Hubmayr RD,Malhotra A. CrossTalk opposing view:There is not added benefit to providing permissive hypercapnia in the treatment of ARDS. J Physiol,2013,591(Pt 11):2767-2769.

22. Fan E,Villar J,Slutsky AS. Novel approaches to minimize ventilator-induced lung injury. BMC Med,2013;11:85.

23. Curley GF,Laffey JG,Kavanagh BP. CrossTalk proposal:There is added benefit to providing permissive hypercapnia in the treatment of ARDS. J Physiol, 2013, 591(Pt 11):2763-5.

24. Winck JC,Azevedo LF,Costa-Pereira A,et al. Efficacy and safety of non-invasive ventilation in the treatment of acute cardiogenic pulmonary edema-a systematic review and meta-analysis. Crit Care,2006,10:R69.

25. Peter JV,Moran JL,Phillips-Hughes J,et al. Effect of non-invasive positive pressure ventilation(NIPPV)on mortality in patients with acute cardiogenic pulmonary oedema:A me-

ta-analysis. Lancet,2006,1155-1163.

26. Carrillo A, Ferrer M, Gonzalez-Diaz G, et al. Noninvasive ventilation in acute hypercapnic respiratory failure caused by obesity hypoventilation syndrome and chronic obstructive pulmonary disease. Am J Respir Crit Care Med,2012,186 (12):1279-1285.

27. Piesiak P,Brzecka A,Kosacka M,et al. Efficacy of noninvasive mechanical ventilation in obese patients with chronic respiratory failure. Adv Exp Med Biol,2013,788:167-173.

第109章 循环功能支持技术

通常,循环功能的维持包括容量治疗、血管活性药的应用和利用一些特殊的技术手段对循环功能进行加强、分担、辅助的方法。本章重点介绍心脏电复律、人工心脏起搏术、辅助循环技术、主动脉内球囊反搏(IABP)和体外膜肺支持技术(ECMO)等。根据患者循环功能障碍的具体情况选择应用,目的是:①恢复心脏的正常心率与心律;②改善泵功能;③减轻心脏负荷,改善心肌氧供,为损伤的心肌修复创造条件。最终使全身各组织器官获得良好的血液和氧供给。

第1节 心脏电复律

广义的心脏电复律(cardioversion)包括电除颤(electric defibrillation)和电复律两部分,指以高能电脉冲经胸壁或直接作用于心脏,使心室颤动及其他多种快速心律失常转变为窦性心律的方法,具有作用快、疗效高、简便和比较安全的特点。

一、心脏电复律的原理

强电流(目前都用直流电)瞬间刺激心脏可使大部分(75%以上)心脏自律细胞同时除极化,并能使心脏内所有可能的折返通道全部失活,使得心脏起搏系统中具有最高自律性的窦房结恢复主导地位控制心脏搏动,心律因此恢复为窦性心律。

心搏骤停、心室颤动或心室扑动时 R 波不能分辨,不用同步触发装置,电除颤可在任何时间进行,因而又称非同步电复律。快速心律失常(除室颤、室扑以外)时电复律必须避开心室易损期(即 T 波顶峰前 20~30ms 附近,在此期间内心肌纤维不应期恢复不一致,受到刺激易诱发恶性室性心律失常),因而复律脉冲的发放多感应心电图 R 波,与之同步触发,使电刺激在 R 波降支或 R 波起始后 30ms 左右发放,因而称同步电复律。

电复律的效果与复律脉冲的能量、窦房结功能、异位起搏点的兴奋性高低及房室间传导束功能有关。

二、心脏电复律的装置

心脏电复律的仪器称为电复律器或电除颤器,是一种能量蓄放式装置,由电源、高压充电回路、放电回路和电极组成。目前临床使用的复律器有可供选择的 R 波同步装置,根据不同需要可分别实施电除颤与电复律。电复律的能量输出由充电电压和回路电容决定,在电复律器上可直接选择电复律的能量输出值。电复律器一般还配有心电监护和记录功能。电复律有体内和体外两种形式,前者称为植入式心脏复律除颤器(implantable cardioverter defibrillator,ICD),能通过置于心内膜的电极感知快速心律失常,然后通过除颤、低能量同步电转复即抗心动过速起搏等分层处理终止心律失常。体外电复律仍是目前应用最多的电复律形式。

三、除 颤 技 术

电除颤用于各种原因导致的心跳骤停、心室颤动和心室扑动。心电图确认室颤室扑后应立即准备电除颤，室颤发生到电除颤的时间间隔越短，电除颤的成功率越高，一般发生 1 分钟以内的室颤室扑均能成功除颤，而超过 2 分钟成功率仅为 1/3，因此电除颤应争分夺秒。室颤后患者意识消失，一般不需麻醉。如果是室上性快速心律失常应根据情况选择除颤剂量，心房纤颤电复律治疗建议给予双相波能量首剂量为 120J 至 200J。心房纤颤电复律治疗的单相波首剂量是 200J。成人心房扑动和其他室上性心律的电复律治疗通常需要较低能量；使用单相波或双相波装置时，一般采用 50J 至 100J 的首剂量即可。如果首次电复律电击失败，应逐渐提高剂量，必要时可使用胺碘酮、普鲁卡因酰胺、利多卡因等药物后再次电除颤。心室颤动后立即纯氧控制呼吸、持续心脏按压保证心肌氧供是电除颤成功的必要条件。另外，心电图显示细震颤波时电除颤效果不好，可静脉注射肾上腺素 1mg，使细震颤波转变为粗震颤波，除颤成功率增加。若经上述治疗反复电除颤无效或室颤反复发作，表明可能有缺氧、电解质紊乱及酸碱失衡等情况，应予以对症处理。

电除颤成功后应使用血管活性药物及抗心律失常药物维持治疗，严密监测循环功能及电解质、酸碱平衡，以防止室颤再次发生。

四、同步电复律

同步电复律一般用于快速型心律失常的矫正，包括心房颤动、心房扑动、室性心动过速、室上性心动过速及其他难治性异位心动过速。但洋地黄中毒导致的心律失常、心动过速伴病态窦房结综合征、室上性心律失常伴完全性房室传导阻滞、阵发性心动过速频繁发作及近期有动脉栓塞或经超声心动图检查发现心房内有血栓而未接受抗凝治疗等情况下禁忌电复律。

与电除颤不同，大部分电复律的患者需要一定程度的镇静甚至麻醉。目前使用的短效静脉麻醉药丙泊酚是一种理想的选择，其他镇静药如地西泮、咪达唑仑也可应用。

同步电复律最常用于心房颤动的复律治疗。心房颤动出现下列情况应考虑电复律：①心室率快，对药物治疗无效；②房颤病史不满一年且房颤前窦房结功能正常；③洋地黄治疗后仍存在严重心力衰竭；④甲状腺功能亢进症药物控制后的房颤；⑤预激综合征合并快速房颤；⑥二尖瓣病变手术矫治 6 周以上仍有房颤；⑦心脏/左房扩大不明显（心胸比例<60%，左房直径<55mm）。房颤首次电复律的能量双相波一般为 120～200J，单相波为 200J。拟行心脏瓣膜手术、甲状腺功能亢进症未使用药物治疗、低钾血症、心力衰竭未纠正及心脏明显增大的房颤一般暂不施行电复律。

为了提高电复律的成功率，电复律前应进行适当准备，包括使用抗心律失常药、实施抗凝等措施。

心房颤动患者应在复律前一天服用奎尼丁 0.2g，每日四次。服用奎尼丁能够提高电复律的成功率、减少电复律时的心律失常与预防心律失常复发。使用奎尼丁后如出现心肌应激性增高的表现应立即停药，并取消电复律计划。对奎尼丁高敏的患者可使用其他抗心律失常药。患者心功能状况也是影响电复律成功率的重要因素。房颤患者多使用洋地黄改善心功能。由于接受洋地黄治疗后心肌应激性增高，电复律时发生室颤的危险增加，所以以前期经洋地黄治疗的患者复律前应停药 1～2 天。在需要紧急复律的情况下可静脉注射利多卡因等药物预防严重心律失常的发生。

心房扑动伴心室率快，严重影响血流动力学时应及时复律。慢性心房扑动对药物治疗反应差，电复律一般为首选治疗方法。心房扑动时一般选择 50～100J（单相波或双相波）的低能量同步电复律。

室性心动过速对药物治疗反应差，出现休克或心力衰竭时应尽早采用电复律。急性心肌梗死中出现的室性心动过速也应及时施行电复律。室性心动过速电复律一般选择 100J（单相波或双相波）的能量。

室上性心动过速经刺激迷走神经，使用维拉帕米（异搏定）、洋地黄、升压药物治疗无效后而伴有血流动力学障碍时应考虑采用电复律。室上性心动过速电复律多选择 50～100J 的能量。

性质难以判断的异位心动过速药物治疗无效时也可考虑电复律。

电复律后应立即观察心电图，了解电复律的效果。若反复电击 3 次或复律能量已经达到 300J，应停止电复律。复律成功后应使用药物继续治疗防止心律失常再次出现。

五、电复律的并发症

电复律通常是高效、安全的，常见的并发症有心律失常、急性肺水肿、心肌损伤、低血压、血栓栓塞与皮肤灼伤等。

1. 心律失常　电刺激使心肌细胞快速除极的同时使心脏自主神经系统兴奋，因而电复律后可能短暂出现各种心律失常，这种心律失常多为一过性的，一般无需处理。高能量复律或洋地黄治疗的患者复律后可能出现频发室性早搏或短阵室性心动过速，应静脉注射利多卡因纠正。洋地黄中毒、低钾血症或对奎尼丁治疗敏感的患者电复律后可能出现持续室性心动过速、心室扑动或心室纤颤等严重心律失常，应及时采用非同步电除颤治疗。为避免复律后严重心律失常的产生，应尽量采用低能量复律，必要时静脉滴注利多卡因预防。

2. 急性肺水肿　心房颤动患者，特别是伴有二尖瓣或主动脉瓣病变的患者，复律后左心功能恢复一般明显迟于右心，从而可出现左心衰竭，引发肺水肿。肺水肿多发于复律后 1 ~ 3 小时，应给予强心、利尿及扩血管等治疗。

3. 心肌损伤及低血压　高能量电刺激可损伤心肌细胞，表现为血清心肌酶的升高，局部 ST 段改变，心脏传导束功能抑制等，复律后低血压可能与心肌损害相关。为减少心肌损伤，应避免采用不必要的高能量复律，使用较大接触面的电极，避免两电极距离过近。复律后暂时性低血压，如患者情况良好，可不处理，可自行恢复。

4. 血栓栓塞　血栓栓塞多见于房颤持续时间长、左心房明显增大又未接受抗凝治疗的患者。血栓栓塞多发生于复律后 24 ~ 48 小时内，由于心脏复律后收缩功能延迟恢复，也可能更晚些发生。所以择期电复律的患者应在 2 周前开始采用抗凝治疗预防血栓栓塞，持续至复律后 2 ~ 4 周。抗凝常用华法林，应调整用药剂量，使凝血酶原时间维持在正常值的 2 倍左右。

5. 皮肤灼伤　电复律接触电极部位的皮肤常出现灼伤，与操作时按压不紧，导电膏过少有关。一般无需处理。

六、心脏复律除颤器植入术（ICD）及围手术期处理

ICD 主要用于用于室性心动过速或者心室颤动的患者，能够明显减低病死率，并且疗效优于抗心律失常药物治疗，ICD 能够检测每个心动周期的 R-R

间期，并将心率分为正常、过快（R-R 间期短）和过慢（R-R 间期长），当在设定的一定时间内检测到足够短的 R-R 间期时，ICD 就会启动其抗快速心律失常的功能。此时 ICD 内部计算机将根据心电表现及程序设置选用抗快速心律失常起搏（antitachycardia pacing，ATP）或者电除颤。

（一）ICD 安装指征

ICD 首先用于治疗室性心动过速或者心室颤动。现在，任何具有明显心功能障碍症状（EF ≤35%）的患者都是 ICD 的植入指征，具体如下：

（1）室性心动过速；

（2）心室颤动；

（3）心肌梗死后 EF<30% 时预防性应用；

（4）任何病因所致心肌病且 EF≤35%；

（5）肥厚性心肌病；

（6）心脏移植等待；

（7）长 Q-T 间期综合征；

（8）心律失常性右心室发育不良；

（9）Brugada 综合征（右束支传导阻滞，V1-V3 导联 S-T 段抬高）。

（二）麻醉前评估和 ICD 程序重新设定

ICD 患者可能有明显的心肌病，根据 ACC/AHA 指南的建议，绝大部分心肌病患者需使用 β 受体阻滞剂和降低后负荷的药物治疗，可考虑将手术推迟到药物治疗开始 1 ~ 2 周后进行。

除了要评估和调整合并症以外，每位接受 ICD 治疗的患者术前都需要针对 ICD 进行相关检查，如果术中可能使用单极 Bovie 电刀或者有电极问题，需关闭 ICD 其抗快速心律失常治疗功能。

（三）术中管理及麻醉后评价

安装 ICD 的患者不需要特殊的监护或者麻醉处理，但在 ICD 功能关闭期间必须持续心电图监测，备好体外心电转复或除颤装置。如需紧急复律或除颤，尽量避免电极安放在皮下起搏器埋藏位置。在穿刺中心静脉以前，需要确认 ICD 所有功能已关闭，以防止意外除颤和 ICD 失灵。

麻醉后必须重新开启并检查 ICD，检查参数并重新设定参数。

七、电复律的麻醉

随着电复律术设备、器械的发展，心血管专家技术的熟练掌握，一般情况下无需麻醉专科医师的参

与。在电复律实施术中应该使 ICD 患者达到无痛、舒适、安全的状态。另外,根据 ACC/AHA 指南的建议,复杂高危患者也将成为 ICD 的对象,麻醉科专家需要对这些患者进行监测和管理。

（一）术前评估与术前准备

多数需要安装起搏器或 ICD 的患者都伴有严重的心脏疾病,一旦决定放置 ICD 就要对患者进行全面评估,包括电生理检查以确定室性心功过速的可诱导性和电生理指导的药物治疗。服用胺碘酮前应该评价药物的毒性作用,包括对肺的损害及肺功能检查。

评估内容应包括心电图、胸片、血红蛋白和电解质。

（二）监测性麻醉

当植入 ICD 时,患者应在充分镇痛镇静下进行,使患者消除恐惧,最大限度减少各种伤害性刺激对机体的影响。咪达唑仑和芬太尼是常用的药物,但应在监护下使用。监护包括:脉搏氧饱和度、五导联心电图和无创血压。

（三）全身麻醉

若植入 ICD 的患者合并有室性心动过速、射血分数小于 30% 的充血性心力衰竭、冠心病、肺动脉高压、慢性肾功能障碍或瓣膜性心脏病等疾病,这些患者可能无法长时间平卧。另外,当测试装置时可能要关闭血流动力学监测,这类患者可考虑全身麻醉。

当应用全麻时,除了标准监测外,还应建立有创血压,准备好体外心脏复律装置以备意外,同时还应重视可能存在的并发症,如心肌梗死、脑卒中、心脏损伤、心包压塞、出血、气胸等。

第2节　人工心脏起搏术

人工心脏起搏指利用心脏起搏器以特定频率的脉冲电流刺激心脏,替代心脏本身的起搏点引起心脏搏动的技术。通常用于治疗缓慢型心律失常,也用于治疗快速型心律失常。

一、人工心脏起搏的原理

心肌可对微电流刺激产生收缩反应是人工心脏起搏的生理基础。起搏器发放电刺激促使心肌收缩。对于缓慢型心律失常,起搏器发放的电刺激可有效提高心肌收缩频率,从而达到治疗目的。而对于快速型心律失常,起搏器发放频率较高的电刺激,该刺激夺获心脏后使原来快速心律失常的兴奋灶受抑制(超速抑制),从而使心率减慢;起搏器也可发放与原来心动周期匹配的期前电脉冲,打断原来快速心律的折返途径,从而消除快速型心律失常。

必须明确的是心肌仅对一定强度的电刺激有收缩反应。能引起心肌收缩的最低起搏强度称起搏阈值。影响起搏阈值的因素有心肌氧合状况、水电解质平衡、药物、起搏电极的电流强度与刺激频率等。

二、起搏器的构造

人工心脏起搏器由脉冲发生器、电池和电极导线构成。脉冲发生器提供脉冲刺激;电池为脉冲发生器提供能源;电极导线将起搏脉冲从脉冲发生器传至心脏(起搏),又将心脏电信号传至脉冲发生器(感知)。

根据起搏器放置的位置可将起搏器分为埋藏式起搏器与体外起搏器:埋藏式起搏器埋置于患者体内,用于永久性起搏;体外起搏器放置于患者体外,起临时起搏作用。根据起搏电极的数量,又可将起搏器分为单腔起搏器和双腔起搏器两大类。

（一）起搏器的选择

一旦决定给患者埋藏永久性心脏起搏器,临床医师必须选择合适的脉冲发生器和电极导管。可供选择的脉冲发生器性能包括:起搏模式和调控范围(如单、双腔,单、双极,频率应变,参数调控档级等)以及体积大小、使用预期寿命、费用等。电极导管选择包括:电极数目、种类、固定方式及有无激素、尺寸、费用等。

起搏器埋藏后临床医师还应酌情进行必要的程控。高档的单腔起搏器具有较多的可程控参数,包括起搏方式、频率、脉宽和振幅、感知及不应期等。双腔起搏器具有与上述同样的程控性能,还可以进行最大跟踪频率、房室(AV)间期及其他参数的调控。频率应变性起搏器应具备调整感知输出与起搏频率关系的功能,并能限制感知器驱动的最大起搏频率。

起搏器类型的选择可参照表 109-1。

表 109-1　起搏器类型选择的参照指南

起搏器类型	病窦综合征	AVB	心脏抑制型血管迷走性晕厥
单腔心房起搏器	• 无可疑房室传导异常和不存在发生 AVB 的危险 • 起搏时需维持房室同步 • 需要时有频率应变性	不适合	不适合(除非排除 AVB)
单腔心室起搏器	• 起搏时不需维持房室同步 • 需要时有频率应变性	• 伴慢性心房颤动或其他房性快速心律失常,起搏时不需或不能房室同步 • 需要时有频率应变性	• 晕厥发作时伴 AVB • 需要时有频率应变性
双腔起搏器	• 起搏时需要房室同步 • 可疑房室传导异常或发生 AVB 的危险增加 • 需要时有频率应变性	• 起搏时需要房室同步 • 需要心房起搏 • 需要时有频率应变性	• 窦性心律抑制伴 AVB • 需要时有频率应变性
心房同步心室抑制型起搏器	不适合	• 窦房结功能正常且不需心房起搏 • 希望减少起搏器的电极导管	不适合

1. 单腔起搏器　单腔起搏器按起搏功能不同,包括固定频率起搏器(AOO 与 VOO)、心室同步型起搏器(VVT 与 VVI)和心房同步型起搏器(AAT 与 AAI)。

(1) 固定频率起搏器:固定频率起搏器起搏冲动的发放与心脏自身的电活动无关,按照固定频率发放冲动刺激心房(AOO)或心室(VOO)。所以在心脏自主心率快的情况下可出现竞争,并且在 VOO 中起搏脉冲可能落在心室易损期导致严重的心律失常,现使用较少。

(2) 心室同步起搏器:心室同步起搏器包括 R 波触型发心室起搏器(VVT)与 R 波抑制型心室起搏器(VVI)。VVT 在自主心率低于起搏频率时,起搏脉冲维持心脏搏动。但脉冲发生器感知自主心率高于起搏频率后起搏器立即提前发放下一脉冲落在自主心搏的 QRS 波群,成为无效脉冲。在自主心率快时 VVT 耗电量大,现使用较少。VVI 在自主心率低于起搏频率时起搏脉冲维持心搏,但脉冲发生器感知自主心率高于起搏频率后会自动延迟下一冲动的发放,重新安排起搏周期,因而可避免竞争心律。

(3) 心房同步起搏器:心房同步起搏器原理与心室同步起搏器相同,可分为 P 波触发型心房起搏器(AAT)与 P 波抑制型心房起搏器(AAI)。AAI 刺激心搏的过程与自主心搏的过程相似,因而可保持良好的血流动力学特点。多用于病态窦房结综合征而房室传导正常的患者。

2. 双腔起搏器　双腔起搏器具有保持心房心室同步的优点,起搏可维持良好的血流动力。根据起搏功能的不同又分为心房同步心室起搏器(VAT)、心房同步心室抑制型起搏器(VDD)、心室抑制型房室顺序起搏器(DVI)与房室全能型起搏器(DDD)。

(1) 心房同步心室起搏器(VAT):VAT 将两电极分别置于心房与心室,心房电极只有感知功能,心室电极只有起搏功能。心房电极感知心房活动后脉冲发生器延迟 0.12~0.20 秒经心室电极发放刺激。由于 VAT 不能感知 R 波,心室率增加或出现室性早搏时可能引起心室竞争,现使用较少。

(2) 心房同步心室抑制型起搏器(VDD):VDD 在 VAT 基础上增加了 R 波感知并抑制脉冲发放的功能,因而不会引起心室竞争。但心房心室感知功能同时存在可能会引起起搏器诱发的环路性心动过速。

(3) 心室抑制型房室顺序起搏器(DVI):DVI 的心房电极只有起搏功能,心室电极兼有感知与起搏功能。房室起搏受 R 波感知功能控制,房室逸搏间期不同保证房室顺序起搏。由于心房电极无感知功能,因而可避免心室到心房逆行传导诱发的起搏环路心动过速,但易发生心房竞争,可诱发室上性心动过速与房颤。DVI 用于病态窦房结综合征伴房室传导阻滞的患者。

(4) 房室全能型起搏器(DDD):DDD 具有房室双重感知、房室顺序起搏与触发抑制双重反应的特点。根据自主心律的不同,DDD 可自动转换四种工作方式。①自主心房率>心房起搏频率时,房室传导正常的情况下房室起搏均受抑制;②自主心房率>心房起搏频率,但房室传导功能障碍时,采用 VDD 起搏;③自主心房率<心房起搏频率时,房室传导正常的情况下采用 AAI 起搏;④自主心房率<心房起搏频率,但房室传导功能障碍的情况下采用 DVI 起搏。所以,DDD 起搏时无心房竞争与心室竞争,房室顺序起搏。由于心房感知的存在,DDD 同样可引起起搏环路性心动过速。DDD 用于窦性心动过缓、病态窦房结综合征、房室传导阻滞。禁用于房颤房扑患者。

3. 程序控制起搏器　为消除起搏治疗中起搏参数不合引起的不适症状,患者病情变化后起搏参数也需要相应改变。程序控制起搏器就是一种工作参数可修改的起搏器,可修改的工作参数包括起搏频率、输出强度、起搏类型、感知灵敏度等。程序控制起搏器的这一优点使之应用广泛。

4. 频率应答起搏器　频率应答起搏器应用不同的生理生化指标的改变作为起搏频率变化的感知参数,因而可根据机体代谢情况改变起搏频率。频率应答起搏器可感知的指标有呼吸频率、分钟通气量、中心静脉血温等。因此,频率应答起搏器是一种更符合生理的程控起搏器。

5. 抗心动过速起搏器　由于阵发性心动过速多因折返所致,所以给予单个或多个适时的期前刺激可终止心动过速。抗心动过速起搏器可在折返环行回路中的可兴奋期进行电刺激,造成环行回路中断。由于对心室不适当的刺激可能导致室颤,抗心动过速起搏器多用于室上性心动过速的治疗。

6. 自动电除颤起搏器　自动电除颤起搏器兼有心脏起搏、终止心动过速与除颤的功能。两电极分别安放在上腔静脉与心尖外膜处,发生室性心动过速与室颤后电极自动放电复律。这种起搏器价格昂贵,使用寿命短,且体积较大。多用于药物难处理的室性心动过速、室颤复苏后易猝死的患者。

（二）电源

起搏器使用的电源一般为化学能电池。体外起搏器对电池要求不高,埋藏式起搏器要求电池小巧且经久耐用。目前使用的电池以锂电池为主,使用寿命约 7 ~ 10 年。

（三）电极与导线

起搏导线多为不锈钢材料,外裹硅胶或聚氨酯绝缘层。起搏电极材料要求较高,现多采用铂-铱合金或热解碳。起搏电极按安放方式位置的不同,可分为单电极、双电极、心内膜电极、心外膜电极、心肌电极和心房电极。

三、人工心脏起搏的指征

人工心脏起搏分为临时性起搏和永久性起搏两种,适应证有所不同。

1. 临时性起搏　主要用于:①心脏起搏传导功能不全的患者拟行大手术、心血管造影或电复律时预防保护;②需要安置永久起搏器前或更换永久起搏器间的过渡保护;③阿-斯综合征发作;④心脏手术引起的房室传导阻滞;⑤药物治疗无效的由心动过缓诱发的尖端扭转型和(或)持续性室性心动过速;⑥急性心肌梗死、急性心肌炎、电解质紊乱、药物中毒时的缓慢型心律失常;⑦房室传导阻滞、窦房结功能衰竭等各种原因引起的心脏停搏;⑧一些临床诊断与电生理检查的辅助措施,如判断窦房结功能、预激综合征的类型及抗心律失常药的效果等。

2. 永久性起搏　主要用于:①获得性完全房室传导阻滞;②先天性完全房室传导阻滞伴严重心动过缓;③一度房室传导阻滞有晕厥或 H-V 间期大于100ms,二度 I 型房室传导阻滞有症状或伴房室束以下阻滞,二度 II 型房室传导阻滞;④三束支传导阻滞;⑤双束支阻滞伴有晕厥或头晕的症状,有高度房室传导阻滞或 H-V 间期延长的情况;⑥心动过缓-心动过速综合征;⑦病态窦房结综合征伴有症状或伴有长间歇(大于 3 秒);⑧心动过缓伴心功能障碍、室性心律失常、房颤等情况需要使用洋地黄与其他抗心律失常药治疗但会加重心动过缓的患者;⑨预防阵发性房性快速心律失常;⑩充血性心力衰竭;⑪肥厚型梗阻性心肌病;⑫特发性长 QT 间期综合征;⑬血管迷走性眩晕。

四、起搏器的安装

紧急临时起搏器的安装途径包括经胸壁体外安置电极、经胸壁穿刺安置电极、开胸直接安置心外膜电极、经食管安置电极与经静脉安置心内膜电极。①胸壁体外起搏同时进行心房与心室起搏,阴极位于心电图胸导联 V3 部位,阳极位于左侧肩胛下区。体外起搏一般使用 40～120mA、20～40ms 的刺激。由于并发症少,体外起搏已经成为紧急起搏的首选方式;②胸壁穿刺安置起搏电极采用心腔穿刺针,通过穿刺针将细软的起搏电极与心室肌接触,接一皮下注射针做无关电极即可起搏。这两种起搏装置稳定性差,经紧急处理心搏稳定后应尽快改经静脉安置起搏器;③开胸手术或已经实施开胸心脏按压的患者可将起搏电极直接缝在心肌表面起搏。条件允许的情况下用漂浮起搏导管或在心腔内心电图监测下放置心内膜电极;④由于食管与心脏解剖位置接近,近年食管起搏的应用逐渐增多。食管起搏电极可达到左心房 1.5cm 范围内,因此可对心房进行有效起搏。经食管起搏一般使用 15～25mA 的起搏电流,起搏电流超过 30mA 患者会有明显的食管烧灼感。食管起搏电极的位置可在心电图监视下确定。一般,门齿下 35cm 即可达到成人心房起搏需要的深度。由于心室与食管间距大,经食管心室起搏较困难,食管心室起搏时电极深度较心房起搏多 2～4cm,相应的起搏电流应增加。

择期临时心脏起搏与永久心脏起搏一般采用经静脉双极心内膜起搏。起搏导线的放置方法与心导管技术相同。常用的静脉有大隐静脉、股静脉、贵要静脉、头静脉、颈外静脉、颈内静脉与锁骨下静脉。为避免上肢活动造成电极移位,临时起搏选择下肢静脉更可靠。永久起搏者多选择头静脉或锁骨下静脉。

电极安置一般在 X 线透视下进行,单腔起搏多选头静脉,双腔起搏多选锁骨下静脉,局部麻醉切开静脉后将电极顶端送入右心室心尖部,双腔起搏时将另一电极顶端送入心房。电极位置确定后心腔心电图呈 rS 形,ST 段呈弓背向上抬高。然后用起搏分析仪测试起搏阈值与感知灵敏度,心室电极理想的测定值要求 R 波振幅≥5mV,起搏阈值≤1mV,斜率≥0.75V/s,阻抗 500～1000 Ω。心房电极的理想测定值应为 P 波振幅≥2mV,阈值电压≤1.2mV,斜率≥0.5V/s,阻抗 500～1000 Ω。腔内心电图 P 波高大,R 波很小,PR 段抬高。

电极位置正确后在导管远端静脉入口处将导管结扎固定。在电极导线同侧胸壁皮下剥离一皮下囊袋,将电极导线尾端经皮下隧道送入胸壁皮下囊袋,连接起搏器后将起搏器缝入皮下囊袋即可。

五、人工心脏起搏的并发症与处理

人工心脏起搏的并发症包括植入手术有关的并发症与植入后的并发症。

(一) 植入手术有关的并发症

1. 心律失常 心内膜电极进入心脏后对心脏的机械刺激常引起心律失常,一旦电极导线固定或将电极后退,心律失常会很快消失,一般无需特别处理。给患者一定程度的镇静也能减少心律失常的发生。

2. 静脉穿刺并发症 ①气胸:多发生在锁骨下静脉穿刺时,少量气胸无需干预,肺组织压缩>30%时常需抽气或置管引流;②空气栓塞:可发生在颈内静脉切开和锁骨下静脉穿刺手术取头低脚高位时;静脉切开患者应避免深呼吸动作,防止胸腔负压骤增;咳嗽或打喷嚏时应暂时闭合静脉切口等,以预防空气栓塞的发生。

3. 心脏穿孔 电极导管较硬时粗暴操作可导致急性心脏穿孔。X 线检查发现电极导线未经正常途径进入心包或肺野,应小心将电极导线退至心腔,严密观察患者循环情况。一旦出现心包压塞的表现,应行心包引流或心脏修补。选用软的电极导线谨慎操作能有效预防心脏穿孔。

(二) 植入后并发症

起搏器安置后的并发症多与起搏器本身有关,包括起搏阈值升高、电极移位、膈肌刺激、胸大肌刺激、皮肤压迫性坏死、局部感染、感知障碍、起搏器机械故障、起搏器综合征及起搏器介导的心动过速等。

1. 阈值升高 安置起搏器后 2 周内起搏阈值的升高多为接触电极的心内膜或心肌水肿所致,4～6 周后起搏阈值可降低至稳定值。6 周后起搏阈值不下降应改变电极位置。晚期起搏阈值的升高为接触电极部位的心肌纤维化的结果。起搏阈值升高导致起搏失效的应重新调整或更换电极。

2. 电极移位 电极固定不良会导致电极移位,心内膜电极移位后可导致间歇起搏或起搏失效,此时通常需要重新手术以调整电极位置。为防止电极移位,应选择易定位的心内膜电极,电极安放后应测试心腔心电图与起搏阈值以确定电极位置,嘱患者深吸气、咳嗽后起搏参数不变表明电极位置稳定。

3. 膈肌刺激及胸大肌刺激　电极插入过深或电极靠近膈神经易引起膈肌刺激导致顽固性呃逆。出现膈肌刺激后应调低输出强度或改变电极位置。安置起搏器调试时以最大起搏强度测试,如未见膈肌刺激则一般不会出现膈肌刺激。胸大肌刺激系起搏器无关电极刺激胸大肌所致,出现胸大肌刺激后应调低起搏强度或改用双极起搏。埋置起搏器时将无关电极靠近皮肤可避免胸大肌刺激。

4. 皮肤坏死及感染　皮肤压迫坏死多由于埋置过浅所致,出现坏死应及时切除坏死区。起搏器应埋置于深筋膜下,剥离的皮下囊袋不宜太小。感染系埋置起搏器时无菌操作不严格所致,出现感染应及时使用抗生素,感染严重时应取出起搏器重新安置。起搏器感知障碍包括感知不良与感知过度。

5. 起搏器感知不良　感知不良系起搏器灵敏度低或触发起搏的 P 波与 QRS 波波幅低所致,由于感知不良,起搏会导致竞争心律。出现感知不良后应调高感知灵敏度或改变电极位置寻找 P 波与 QRS 波波幅高的部位。起搏器感知灵敏度过高或外界信号干扰可导致起搏器感知过度,造成起搏频率减慢,应调低感知灵敏度或使用双极心内膜电极。

6. 起搏器机械故障　起搏器机械故障包括导线折断与插件松脱,可导致起搏间歇或完全无效,应更换起搏器。起搏器电源故障与脉冲发生器故障也较严重,应更换起搏器。

7. 起搏器综合征(pacemaker syndrome, PMS)　使用 VVI 起搏器的某些患者心室起搏正常,但出现心悸、头晕、易疲劳、活动耐量下降的情况称起搏器综合征。起搏器综合征系心室起搏后房室不同步收缩导致心室充盈量降低、心排血量降低所致,改用心房起搏、房室顺序起搏、心房同步起搏可防止起搏器综合征。

8. 起搏器介导的心动过速(pacemaker-mediated tachycardia, PMT)　是双腔起搏器主动参与引起的心动过速。为心房电极感知到逆传的 P 波,启动房室延迟(atrioventricular delay, AVD)并在 AVD 末发放心室脉冲,后者激动心室后再次逆传至心室,形成环形运动性心动过速。室性期前收缩、心房起搏不良是诱发 PMT 的最常见原因。可通过程控为更长的心室后心房不应期(postventricular atrial refractory period, PVARP)、适当降低心房感知灵敏度、延迟感知房室间期或启动起搏器对 PMT 的自动预防程序等来预防。终止方法有起搏器上防止磁铁、延长 PVARP、程控起搏方式为心房无感知(DVI、VVI、DOO)或非跟踪方式(DDI)或启用起搏器具有的终止 PMT 的自动识别和终止程序。

六、人工心脏起搏患者的围手术期处理

(一)术前评估及处理

1. 术前确认人工心脏起搏器的生产厂商和型号。

2. 术前请心内科起搏器专家评价起搏器工作情况,保证起搏器能够正常工作。

3. 需进行大型手术或者术野距起搏装置 25cm 内、脉冲发生器已接近设计期限者,需要更换新的起搏装置。

4. 确定患者的基础心率和节律以决定起搏器的应急频率。

5. 如需应用磁性设置,则需明确其磁性工作频率和节律。

6. 关闭每分呼吸频率响应功能。

7. 关闭所有心率增加功能。

8. 对于大多数患者,应考虑提高起搏心率以利于组织氧供。

(二)术中处理

1. 运用脉搏氧饱和度监测或动脉波形监测心律及外周动脉搏动。

2. 关闭心电监测设置中的"杂波滤过"功能。

3. 避免使用单极电刀,尽可能使用双极电刀。如没有条件,则应考虑使用单极电刀的单纯电切功能(单纯电切对起搏器的影响比电凝或者助凝小)。

4. 调整电刀电极板的位置以避免其电路回路与起搏器-心脏环路放生交叉,即应确保电刀电流回

路不通过起搏器。如行头颈部手术,推荐将电极放于肩部,而在行胸腋部操作时电极板可放于远端前臂,导线须用无菌敷料包好。

5. 如果发生电刀导致心室超敏、起搏器停止工作,则应尽量缩短心脏停跳的时间。

6. 根据患者基础生理状态及手术操作需要,选择合适的麻醉药物　如使用抑制房室结或者窦房结功能的药物(如阿片类药物、右美托咪定)能够除掉所有基础节律,以使患者真正依赖于起搏器;使用某些吸入麻醉药物(如异氟烷、七氟烷、地氟烷)可能会使长 Q-T 间期综合征恶化,应避免使用。

(三) 麻醉后起搏器评估

术前设置程序的起搏器应在术后恢复原设置,如果术中应用过电刀的患者,建议检查起搏器功能状态和电池剩余寿命。

第 3 节　辅助循环技术

心脏泵功能障碍不能维持机体血液循环需求时,采用的分担和加强心脏泵功能的人工手段称为辅助循环。辅助循环能减轻心脏做功负荷,改善心肌血液供应,使心肌能量代谢呈正平衡,为受损伤的心肌功能恢复创造条件。

临床上辅助循环主要用于大面积心肌梗死引起的心源性休克、心脏手术后严重的低心排血量综合征以及心脏移植前的过渡。

一、辅助循环的指征

临床上辅助循环的使用指征为药物治疗无效的严重的心脏泵功能障碍,具体指标包括心指数 $< 1.8L/(m^2 \cdot min)$、平均动脉压 $<50mmHg$、左房压 $>20mmHg$ 或右房压 $>25mmHg$、尿量 $<0.5ml/(kg \cdot h)$。但是这些指标不能反映个体差异,且对病情进展缺乏预见性,临床意义小。阜外心血管医院总结的评分法较适于临床使用。该方法的评分标准为:

术前心功能差,心肌肥厚或扩张严重　　1~2 分
术中心脏阻断缺血超过 120 分钟　　　　1 分
先心病术终左房压大于 20mmHg　　　　1 分
瓣膜病术终左房压大于 25mmHg　　　　1 分
术终右房压大于 25mmHg　　　　　　　1 分
恶性室性心律失常　　　　　　　　　　2 分
术终不能脱机　　　　　　　　　　　　3~5 分

评分 5 分以上的情况应立即建立辅助循环。该评分系统临床使用效果良好,值得参考。

二、辅助循环的装置

辅助循环大致分机械型辅助循环与生物型辅助循环两种。常用的辅助循环装置包括主动脉内球囊反搏、滚压泵、离心泵、电动泵与生物辅助泵。

(一) 主动脉内球囊反搏(详见第 4 节)

(二) 滚压泵

滚压泵有一泵管放入泵槽内,通过滚压轴不断挤压将血液注入体内。滚压泵的流量和滚压轴的转速有固定关系,易发生意外进气与微栓,闭合不严可出现血液倒流,机器笨重不易移动等特点。这种泵对血液成分破坏明显,不适宜长时间辅助循环。

(三) 离心泵

离心泵提供一个高速旋转的流场,血液进入流场中高速离心后经离心力泵入体内。离心泵的流量与转速压力成正比。其优点是对血液破坏少,在高流量运转时可不用或少用肝素,压力缓冲大,安全性高,结构简便,易操作。目前市场上有三种离心泵:Biomedicus,Sarn 3M,S. J. M。这三种泵在后负荷增大时可自行降低排量。但泵头易被高速旋转的部件磨损,一般 24~48 小时即需要更换泵头。不适于长时间辅助循环。

Hemopump 是一种新的轴流型泵,属于离心泵。这种泵根据阿基米得螺旋原理驱动血液流动。经股动脉逆行放置于左室发挥辅助循环作用。这种泵的缺点为流量受导管口径限制、不能长时间运转、泵体在心室内易诱发心律失常。

(四) 电动泵

电动泵主要通过植入心室的活塞式推板移动辅助循环,推板一般用人工机械瓣膜或生物瓣膜减少对血液成分的破坏。心室外的电动泵一般置于皮下或腹膜前胸壁,引流管道插入左心室,流出管道插入降主动脉。驱动电源一般留置于皮下或体外。使用中要反复充电或更换电源是电动泵的一大缺点,长期使用还可造成心脏瓣膜的损坏。

（五）生物辅助泵

异位心脏移植也属于辅助循环,优点包括供心大小不限,供心与自体心并行搏动,心律可不同,也可经起搏同步。缺点有占据胸腔空间大,自体心血流少易形成心腔内血栓,移植心易被排斥。

动力性骨骼肌辅助循环也属于生物辅助循环方式,方式包括心脏骨骼肌成形术、骨骼肌心室构成术与降主动脉骨骼肌成形术。但动力性骨骼肌辅助循环的效果并不可靠。

三、辅助循环方式的选择

目前常采用药物治疗循环功能衰竭,以改善心脏收缩舒张功能、调整心率与心律、减轻心脏前后负荷、提高心排血量。对于药物治疗无效的循环功能障碍常采用 IABP 进行循环功能支持,但 IABP 在主动脉瓣关闭不全与主动脉瘤患者不能使用,IABP 对心脏射血能力差、伴严重心律失常的患者支持效果差,婴幼儿无合适的导管可用,况且 IABP 对改善右心衰竭的作用有限。在药物治疗与 IABP 不适用的情况下应考虑其他的辅助循环方式。辅助循环多针对左心衰竭,在右心衰竭或全心衰竭的情况下可使用体外膜肺支持疗法(ECMO)进行循环功能支持。ECMO 可进行右心辅助、左心辅助与全心辅助。

辅助循环方式的选择应考虑泵功能衰竭的病理生理特点、患者年龄、预计的辅助循环时间以及灌注方式。

术后左心衰竭在使用大量血管活性药物治疗与试用 IABP 无效后应立即施行左心辅助循环

(LVAD)。术后右心衰竭使用药物治疗无效后应考虑立即试用肺动脉内球囊反搏或右心室辅助。全心衰竭应采用双心室辅助或 ECMO。成人一般选用心室辅助,小儿多采用 ECMO。左心室辅助可减轻肺血管负荷,但肺内病变明显时应使用全心辅助。估计心脏功能可短期内恢复者应采用离心泵辅助,泵衰竭严重或存在多脏器功能障碍时应考虑心室辅助或全人工心脏。泵功能损伤轻而肺内病变严重者应采用 ECMO。

四、辅助循环中的注意事项

目前的辅助循环方式不能随机体需要自动调节,因此,辅助循环管理的地位更加突出。

左房插管引流的效果不如左室引流,左房引流量大才能有效减轻左室负荷。辅助循环开始时应采用高转流量,以夺获自主循环,并利于维持良好的周围组织灌注。待循环稳定,组织灌注良好,血气指标正常后酌情减低流量。采用非搏动灌注会增加组织间隙水分,应使用适量利尿剂。辅助中使用血管扩张药降低血管阻力,改善组织灌注。心功能恢复准备脱机时应缓慢减低流量,辅助循环不能骤停。为保证心肌充分恢复,建立辅助循环后应维持一段时间,切忌急于脱机。

停止辅助循环总的原则是应间断短时间停机测定心脏功能恢复情况,酌情递减流量终至脱机。停机前流量较低,应补充肝素以防止血栓形成。瓣膜置换的患者在辅助循环中应间断短时间停机,使人工瓣膜活动以防止血栓形成。

第4节　主动脉内球囊反搏

主动脉内球囊反搏(intra-aortic balloon pump, IABP)是机械辅助循环的一种方法,指在动脉系统植入一根带气囊的导管到左锁骨下动脉开口远端和肾动脉开口上方的降主动脉内,在心脏舒张期球囊充气,在心脏收缩前球囊放气,从而起到辅助循环的作用。IABP 对功能衰竭的心脏可起到有力的支持作用,是解决重症心力衰竭的有效手段。对心脏手术后低心排血量综合征,IABP 也能起到有效的辅助作用。

一、主动脉内球囊反搏的原理

心脏舒张期,主动脉关闭,球囊迅速充气,推动血液上下运动:血液向上运动,造成主动脉舒张压升高,从而增加冠状动脉血流量,使心肌氧供增加;血液向下运动,增加肾动脉的血流量及压力,使原尿生成增加,对肾功能的保护有重要作用。心脏收缩前(R 波出现前)球囊迅速放气,主动脉压力下降,产生吸引作用,从而使心脏后负荷下降,心脏射血阻力下降,降低心肌耗氧量。

一般情况下,在循环功能障碍时先使用药物支持循环。常用的儿茶酚胺类药物在发挥正性变力、变时效应时增加心肌收缩力,使血压升高,心肌供血增加,但由于血管收缩,同时带来心脏后负荷增加、心肌耗氧增加的效应,且大剂量的儿茶酚胺类药物的使用不利于肾功能的保护。而血管扩张药与β受体阻滞药在降低心脏后负荷、减少心肌氧供的同时会造成血压下降,心肌血供氧供减少。IABP 同时具有这些药物的优点,既能增加心肌氧供,又能使心肌氧耗减少,所以一般认为 IABP 疗效优于目前使用的任何一种药物。但不意味着 IABP 可以替代常规治疗,因为在 IABP 的治疗过程中,可能出现水电解质紊乱、酸碱失衡及心律失常等问题,需及时纠正。

二、适应证与禁忌证

(一) 适应证
1. 心脏手术后脱机困难。
2. 心脏手术后低心排综合征。
3. 高危心脏患者手术中预防性应用　如搭桥手术前射血分数低于 30% 的患者。
4. 急性心肌梗死、缺血性心脏病并发心源性休克;顽固的恶性心律失常;顽固心绞痛;冠状动脉造影;经皮冠状动脉扩张;冠状动脉溶栓;外科手术前后的辅助;难治性左心衰竭或弥漫性冠状动脉病变不能做搭桥患者。
5. 体外循环中需要搏动性血流。
6. 心脏移植前后的循环支持。

(二) 应用指征
1. 平均动脉压<50mmHg。
2. 心脏指数<2L/(m² · min)。
3. 左房压>20mmHg。
4. 中心静脉压>15cmH₂O。
5. 尿量<0.5ml/(kg · h)。
6. 多巴胺用量大或同时使用两种以上升压药血压仍下降。
7. 末梢循环差,手足发凉。
8. 组织供氧不足,动脉或静脉血氧饱和度低。

上述情况经积极治疗,正性肌力药及血管活性药调整心脏负荷、纠正代谢紊乱后血流动力学仍不稳定患者,宜尽早用 IABP 辅助,避免病情进一步恶化。

(三) 禁忌证
1. 绝对禁忌证　包括较重的主动脉瓣关闭不全、主动脉窦瘤破裂、主动脉夹层动脉瘤以及脑出血。心内畸形矫正不良、不可逆的脑损伤、有可转移的肿瘤等情况下一般不用 IABP。
2. 相对禁忌证　不可逆的脑损伤、心搏骤停、室颤及终末期心肌病、畸形矫正不满意、周围血管疾患难以放置气囊管以及恶性肿瘤远处转移等。

三、IABP 的具体实施

(一) 反搏装置
球囊反搏导管与漂浮导管结构相似,导管末端有一可充气的球囊,导管有单腔与双腔两种。单腔导管只有气体进出的通道,双腔导管除反搏气体进出的通道外还有一通道可以置入导丝、监测动脉血压、采取动脉血样、注入造影剂。球囊也有单囊与双囊两种,临床上多使用单囊导管。球囊充气容积固定,有 2.5ml、5ml、7ml、9ml、12ml、20ml、25ml、34ml、40ml、50ml 不同规格。反搏在气体压缩机与真空泵压缩与抽吸下对球囊进行充气与放气,球囊内注入的气体多为氦气或二氧化碳。机器的调控部分负责反搏的触发。触发一般根据监测的心电图信号进行,保证反搏与心脏搏动同步。

(二) 导管的选择
IABP 辅助循环的效果受导管球囊容积影响明显,因此选择球囊大小适宜的导管非常重要。球囊过小时不能发挥循环辅助作用。球囊过大时扩张受限,不仅不能均匀扩张且易导致球囊破裂,还可造成血液有形成分的破坏与血管管壁的损伤。一般应选择充气后能阻塞主动脉管腔 90% ~95% 的球囊,球囊容积超过每搏量的 50%。目前临床上主要根据患者身高选择球囊反搏导管。身高大于 180cm 的患者选用 50ml 的球囊反搏导管,身高 165~180cm 的患者选用 40ml 的球囊反搏导管,身高小于 165cm 的患者选用 34ml 的球囊反搏导管。小儿根据体重选择导管。

(三) 球囊反搏导管的置入与撤除
反搏球囊反搏导管的置入途径一般为股动脉,心脏手术中也可选择经升主动脉置管。

临床上常采用 Seldinger 技术经皮穿刺股动脉置管,对小儿或股动脉较细的患者可切开股动脉置管。

选择搏动明显的一侧股动脉穿刺。置管前先检查球囊充气情况,检查球囊有无漏气。确认球囊充气良好后用注射器将球囊内气体抽空,使球囊膜均匀贴附在导管表面。将球囊浸泡在生理盐水中待用。

1. 经皮穿刺股动脉置管与拔管 腹股沟区消毒铺巾,局部麻醉后以穿刺针刺入股动脉,回抽血液顺利后通过针芯将引导钢丝送入股动脉,保留引导钢丝并退出穿刺针,用手术刀片在导丝旁皮肤切一小口,沿导丝送入扩张器,股动脉扩张后退出扩张器,经导丝置入动脉内鞘管,回抽血液顺利后将导丝退出。测量股动脉切口至胸骨切迹的距离为导管置入长度,在导管上栓线标记。为防止球囊反搏导管未越过鞘管的情况,经动脉内鞘管置入球囊反搏导管至预定长度后将鞘管向体外撤出,一般动脉内保留鞘管12cm即可。固定鞘管与导管。导管与反搏机器连接即可反搏。拔除球囊反搏导管时先将球囊内气体全部抽出,将球囊部分退至鞘管内,压迫穿刺点的同时将球囊反搏导管与鞘管一同拔出,局部压迫30min后加压包扎。

2. 股动脉切开置管与拔管 腹股沟区消毒铺巾,局部麻醉后从腹股沟韧带下缘沿股动脉走行方向做10cm左右切口,游离股动脉与其分支,将分支血管阻断结扎,纵行切开股动脉约1~1.5cm,将内径1cm的人工血管端侧吻合在股动脉切口上,人工血管体外保留4~5cm。检查无血管吻合口漏血后经人工血管置入球囊反搏导管,结扎人工血管无漏血。连接球囊反搏导管与反搏机器即可施行反搏。拔除球囊反搏导管时先拆开人工血管结扎线,球囊放气至残留少量气体后拔出,夹闭人工血管根部,将人工血管剪短后对端缝合,冲洗切口后缝合皮肤。

3. 升主动脉置管 心脏手术中根据患者病情需要可经升主动脉置管反搏。用主动脉侧壁钳钳夹升主动脉侧壁,将内径1cm,长20cm的人工血管端侧吻合在升主动脉侧壁,经人工血管置入球囊反搏导管,人工血管远端结扎后固定于胸壁皮下。反搏导管接反搏机器即可反搏。不需要球囊反搏时拆开皮肤缝线,球囊放气至残留少量气体后从人工血管中拔出,结扎人工血管远端,埋于皮下。

(四) 反搏机器的操作

反搏机种类不同,操作规程也不同,但反搏机的操作一般包括以下几方面。

1. 监测动脉压与波形 使用单腔球囊反搏导管时应行桡动脉置管测压,使用双腔球囊反搏导管时接测压管即可监测动脉血压与波形。根据动脉压力波形调整反搏时相。

2. 监测心电图 反搏的触发一般通过心电图,应选择T波低平,R波明显的导联触发反搏。反搏中监测心电图还可观察心脏节律的变化。

3. 调整反搏时相 准确的反搏时相是辅助循环成功的关键。通过心电图触发反搏应使球囊在T波顶部时充气,于QRS波前即刻放气。通过动脉压力波触发反搏时应在主动脉瓣关闭出现重搏切迹时球囊充气,主动脉瓣开放前即刻放气。球囊充气过早,主动脉瓣尚未关闭,充气的球囊阻碍心脏的排空,使心脏后负荷增加,心肌氧耗增加。球囊充气延迟,舒张压升高不明显,冠脉血流增加不明显,反而使辅助循环的效果降低。球囊放气过早的情形与充气延迟相似,球囊放气延迟的情形与充气过早相似。调节反搏时相应控制球囊在心脏舒张期充气,在心脏收缩前放气。

(五) 辅助有效的表现

与对照血压比较,舒张压的明显升高是反搏有效的直接表现。大部分情况下舒张压高于收缩压。辅助有效的其他表现为患者循环功能提高后的病情改善,包括心排血量增加、血压回升、心律失常缓解、心率恢复正常、尿量增加、血管活性药物用量减少、末梢循环改善。

(六) 促进反搏效果的措施

IABP只有在一定循环功能的基础上才能发挥辅助作用,因此,应用IABP除机体本身具备一定条件外,应尽可能创造有利反搏的条件。反搏压的提高需要一定的血管张力,正性肌力药等血管活性药的使用必不可少。循环功能障碍造成组织灌注不良,易导致代谢性酸中毒,而酸中毒降低心肌收缩力,因此实施反搏应纠正酸中毒。正常的循环血容量是维持循环功能稳定的前提,血容量不足易引起低血压、心率增快,液体过多会加重心脏负担,因此反搏中应维持血容量正常。纠正心脏节律紊乱对提高反搏效果也非常重要,应根据心律失常类型选择不同药物纠正心律失常。

(七) 停止反搏的指征

经IABP辅助患者循环功能改善后可逐渐降低反搏频率。根据经验,有下列指征可考虑停止反搏:

1. 心脏指数>2.5L/(m²·min)。

2. 平均动脉压>80mmHg。

3. 尿量>1ml/(kg·h)。

4. 多巴胺用量<5μg/(kg·min),药量减小后血流动力学指标波动不明显。

5. 末梢循环好,意识清醒。

6. 撤除呼吸支持后血气指标正常。

7. 降低反搏频率后能维持上述指征,病情无恶化。

患者病情稳定,满足停止反搏的指征后可撤除反搏,停止反搏后应尽早拔除反搏导管,以防止血栓形成及感染。

（八）反搏失败的原因

IABP 临床应用中虽然反搏有效,但患者病情改善不明显,出现这种情况的原因可能有以下几方面:

1. 患者病情重,心肌收缩力明显降低,IABP 辅助仍不能满足机体脏器的血液供应,此时应改用或合用其他循环辅助方式。IABP 在心脏具有一定收缩功能,能维持一定血压水平的情况下才有效。

2. 手术后低心排血量综合征患者应用 IABP 效果不好时应考虑手术因素,即搭桥术后有无主要桥梗阻、先天性心脏病畸形矫正是否满意。确认手术因素所致,应尽早再次手术解决。

3. IABP 应用无效的另一个原因是患者病情重,组织灌注差造成组织器官发生不可逆损伤。

四、IABP 的并发症

IABP 的并发症发生率很高,系导管放置操作与导管留置所致,严重程度不一,严重者可导致患者死亡。常见的并发症有出血、血肿形成、下肢缺血、导管位置不正确、导管插入困难、球囊破裂、动脉穿孔与感染。

（一）出血、血肿形成

经皮穿刺放置球囊反搏导管时血管壁撕裂,导管拔除后压迫不好可造成局部出血与血肿。股动脉切开放置导管时血管缝扎不严、股动脉分支损伤未处理均可形成局部出血与血肿。所以经皮穿刺置管时操作应轻柔。动脉切开置管时应严格止血,严密缝合。导管拔除后腹股沟应加压包扎或沙袋压迫止血。

（二）下肢缺血

动脉细或球囊反搏导管粗、导管周围血栓形成阻塞股动脉、动脉痉挛、血栓脱落形成下肢动脉栓塞均可导致下肢缺血。反搏应持续进行,若反搏间断,球囊表面易形成血栓,再次反搏后血栓脱落易造成下肢血栓栓塞。针对下肢缺血的原因,预防下肢缺血应使用较细的球囊反搏导管,选择搏动明显的一

侧股动脉置管,球囊反搏应持续进行。下肢缺血的表现有肢体苍白、疼痛,肌肉痉挛,足背动脉搏动减弱或消失。血栓栓塞引起的下肢缺血应手术取栓。出现下肢缺血的表现后应拔除导管,但患者需要继续循环支持的情况下可以考虑实施股-股动脉旁路移植术缓解肢体缺血,或选用其他途径置管。

（三）导管位置不正确

导管位置不正确的原因包括血管条件欠佳与粗暴操作。股动脉内膜不平或粥样斑块造成狭窄等情况,容易造成导管送入动脉夹层。放置导管时粗暴用力也容易导致导管进入动脉夹层。球囊进入动脉夹层后若夹层不限制球囊扩张,反搏效果不受影响。若夹层限制球囊扩张则导致球囊扩张不良,反搏效果因此下降。血液进入夹层后形成夹层动脉瘤,严重威胁患者的生命安全。切开放置导管时应看到光滑的动脉内膜后方可置管。经皮穿刺置管时应保持回抽血液通畅,以保证导管进入血管腔。置管时动作宜轻柔,遇到阻力后可轻微旋转导管前进,若仍不顺利应放弃,重新置管或改用升主动脉置管。怀疑球囊反搏导管进入动脉夹层应及时通过血管造影明确导管位置,一经证实应立即拔除导管。形成夹层动脉瘤应手术修复。

导管进入动脉夹层可直接导致动脉壁破裂,导管在夹层内充气也可导致动脉穿孔。置管后出现不可解释的低血容量、低血压,患者诉腰背部疼痛,结合置管操作不顺利应考虑动脉穿孔。动脉穿孔应快速补充血容量,维持血压并急诊手术修补。

（四）导管置入困难

导管置入困难的原因很多,除操作者技术因素外,股动脉细、动脉痉挛、动脉腔内狭窄或动脉扭曲也易造成置管困难。选较粗的动脉置管或换较细的导管后常可成功。使用钢丝引导置管也易成功。

（五）球囊破裂

球囊壁薄、接触尖锐物或与粗糙表面摩擦极易导致球囊破裂。球囊通过动脉内膜粥样斑块或动脉腔狭窄部位易损伤球囊。反搏中反搏波消失,导管内有血液进入提示球囊破裂。球囊破裂后反搏作用消失,血液进入破裂的球囊凝固后会造成球囊拔除困难,所以球囊破裂后应及时拔除球囊反搏导管。置管前应仔细检查球囊充气情况,置管过程中防止球囊接触尖锐物,置管动作应轻柔。

（六）感染

置管引起感染多系无菌操作不严格所致,因此不论经皮穿刺置管或动脉切开置管均应严格无菌操

作,预防性使用抗生素。

（七）血小板减少及溶血

球囊反复扩张造成的机械损伤可能会引起血小板及红细胞破坏,而置管过程中造成的血管壁损伤部位及球囊均可附着大量血小板而造成血小板的减少,且使用肝素抗凝也是引起血小板减少的原因之一。实施 IABP 患者应定期监测血常规,必要时输注血小板。

第5节 体外膜肺技术疗法

体外膜肺氧合(extracorporeal memberane oxygenation,ECMO)是以体外循环系统为其基本设备,采用体外循环技术进行操作和管理的一种辅助治疗手段。ECMO 是将静脉血从体内引流到体外,经膜式氧合器氧合后再用驱动泵将血液灌入体内,临床上主要用于呼吸功能障碍和心脏功能障碍的支持。ECMO 能使心脏和肺得到充分休息,有效地改善低氧血症,避免了长期高氧吸入所致的氧中毒,避免了机械通气所致的气道损伤,心脏功能得到暂时的辅助支持,增加心排血量,改善全身循环灌注,保证了循环的稳定,为心肺功能的恢复赢得了时间。

一、体外膜肺氧合的原理

ECMO 的实施包括静脉血引流,经过氧合器氧合并排除二氧化碳变成动脉血,最终进入人体静脉或者动脉系统。

（一）静脉动脉(VA)模式

对患者的心脏和肺部都有支持作用,在主动脉内机械灌注血流和左心室射出的血液混合,所以患者动脉血的氧含量和二氧化碳含量是两种来源的血流混合的结果。体循环灌注血流等于机械泵灌注血流量与左心射出血流量之和。

（二）静脉静脉(VV)模式

仅患者的肺有支持作用,经氧合器氧合后的动脉血泵入患者静脉系统,与体循环回流的静脉血混合,提高右心房血液的氧分压降低二氧化碳分压。有一部分混合后的血液又进入体外循环管路,称之为再循环,另一部分进入右心室经过肺,进入体循环。因为静脉回流的血流量与进入静脉系统的血流量相等,故对中心静脉压、左右心室充盈度和血流动力学没有影响。患者动脉血的氧含量和二氧化碳含量是右心室血液经过可能存在一部分功能的肺气体交换后的综合结果。体循环灌注血流是心脏自身的排出量,与体外循环的血流没关系。

（三）动脉静脉(AV)模式

多用于透析或血滤,不用于心肺支持。呼吸支持时,除非患者可以耐受较大的动静脉分流和心排血量的增加,AV 模式是血流经过氧合器可以增加二氧化碳排出,降低机械通气条件。

二、ECMO 的装置

ECMO 的装置大部分来自于体外循环的观念,其组成包括替代循环系统动力部分的动力装置(血液泵),替代呼吸系统功能的气体交换装置(一般被误称为氧合器),替代循环系统回路的动静脉导管及管路,气体与氧气混合调节器、加热器,各种血液参数监测器,各种安全监测器与其他附加装置。

三、ECMO 的适应证与禁忌证

ECMO 适应证选择的关键在于循环和(或)呼吸功能障碍的情况下,是否存在功能恢复的可能性。另外也需要充分考虑其他重要脏器的功能(如神经系统)是否发生严重损害。

（一）ECMO 的适应证

1. 心肌炎 暴发性心肌炎常常表现为起病急骤,病情发展迅速,通常为病毒感染所致,一般伴有严重心律失常、心脏扩大、心功能低下等临床体征,一般单纯依靠内科药物治疗并不能缓解临床症状。在患者出现严重的心功能障碍且药物治疗无效的情况下,首选采用 ECMO 支持治疗。ECMO 可为此类患者提供有效的循环呼吸支持,等待进一步病因诊断和有效治疗,同时避免了其他重要脏器在全身感染的打击下合并能量氧供不足的双重打击。

2. 器官移植前后心肺功能的替代治疗 心脏移植患者通常会由于受体肺动脉高压而使供体心脏右心无法承受过度增高的肺动脉压,这种情况通常需要 3~7 天的供心辅助,ECMO 以其价廉和有效的呼吸循环共同支持而成为供心辅助的首选。肺移植患者为了更好地保护对侧肺功能及术后有效的辅助供肺功能,以呼吸功能为主的 ECMO 支持具有明显的优势。

3. 急性呼吸窘迫综合征(ARDS)　ARDS 是一种婴幼儿、成人均好发的严重呼吸功能障碍综合征。早产新生儿呼吸窘迫综合征一般提示肺不成熟和肺泡表面活性物质缺乏,虽然肺泡表面活性物质替代治疗可以增加肺顺应性,缓解部分新生儿呼吸窘迫,但对于肺损伤更严重的的婴幼儿,ECMO 治疗是不可或缺的。成人应用 ECMO 治疗 ARDS 的比例明显少于婴幼儿,但对于急性、潜在可恢复的、威胁到生命、对传统治疗无效的呼吸功能障碍,仍可选择 ECMO 支持治疗。

4. 心脏手术后功能支持　随着心脏手术复杂程度的增加,手术难度越来越高,手术时间也越来越长,许多重症病患的术后心肺功能的恢复需要 ECMO 支持治疗。

5. 终末期生命支持　用于特殊情况下的生命支持,以达到获得患者隐私,或为脑死亡患者所提供的供体器官进行有效的保护。

(二) ECMO 的禁忌证

由于 ECMO 支持的前提条件是心肺功能的可恢复性,但临床上由于各种因素的影响,这种可恢复性的判断受到一定制约,因此有时难以判定 ECMO 是否适合于某例患者,但是某些明确不利于 ECMO 患者恢复的病症被列为 ECMO 的明确禁忌证。随着相关医疗技术的不断发展,这些明确禁忌证也可能被打破。

1. 心肺功能无恢复可能性。

2. 重症脓毒症。

3. 恶性肿瘤。

4. 神经系统功能障碍。

5. 呼吸机带管时间过长。

四、ECMO 的撤除

经过一段时间的 ECMO 支持后,患者各项指标符合下列情况:

1. 心电图恢复正常。

2. 动脉和混合静脉氧饱和度恢复正常。

3. 血流动力学参数恢复正常。

4. 气道峰压下降,肺顺应性改善。

5. 胸部 X 线片改善。

6. 血气和水电解质正常。

如满足以上情况,可考虑实行撤除 ECMO。如 ECMO 支持 1 周后出现不可逆的脑或肺的损伤、其他重要器官功能的衰竭或顽固性出血,也应终止 ECMO。

五、ECMO 的并发症

ECMO 是一种长时间的人工呼吸或(和)循环支持措施,其过程中可能出现各种并发症。ECMO 过程中可能出现的并发症分为 ECMO 系统机械性相关并发症及患者相关并发症两个方面。

(一) ECMO 系统机械性相关并发症

1. 血栓形成　血栓形成是 ECMO 支持过程中最常见的机械性并发症之一。大量血栓形成一方面可导致 ECMO 系统失去功能,另一方面可能引起患者凝血因子的大量消耗,导致凝血功能的严重异常或者血栓进入患者循环系统,导致体循环或者肺循环栓塞。引起血栓形成的原因可能有以下几个:①抗凝不充分及 ECMO 非生物表面;②全血活化凝血时间(ACT)监测不及时;③血流过缓。针对以上原因,可以采用以下方法预防:①完善抗凝治疗方案;②定期监测;③维持 ECMO 系统一定的血液流量;④更换局部或整套 ECMO 装置;⑤使用肝素涂层的 ECMO 系统。

2. 插管问题　由于 ECMO 选择方式不同,血管插管难度也有所不同,在插管时及插管后辅助过程中,可因操作或患者的原因发生意外情况。

3. 氧合器功能异常　在长时间的 ECMO 支持过程中,氧合器功能异常是不可避免的并发症之一。通常采用以下方法预防和处理:①密切观察氧合器的工作状态;②及时更换氧合器;③选用安全工作时限长的氧合器。

4. 空气栓塞　ECMO 作为密闭的系统,ECMO 系统的空气栓塞不仅可能中断 ECMO 的正常运转,更可能导致患者体循环或者肺循环的空气栓塞。操作或控制不当、导管系统破损及氧合器交换膜破损是空气栓塞的主要原因。避免空气栓塞的方法主要在于预防和尽早发现问题:①控制动脉血氧分压水平;②避免静脉端过度负压;③及时驱除可能进入的气体;④氧合器气道压力监测;⑤避免空气进入体内和减轻空气栓塞损伤。

除以上 ECMO 系统机械性常见并发症以外,在

ECMO 心肺支持过程中,ECMO 系统的各种机械和人工装置及其连接均可能发生各种意外,主要包括:血泵故障、热交换器故障、血液浓缩器功能障碍、泵管破裂、连接脱开、插管弯折等。

(二) 患者相关并发症

1. 出血　出血不仅是 ECMO 过程中最常见的并发症之一,也是对 ECMO 患者最具威胁和最难处理的并发症之一。出血的主要原因是局部操作后止血困难和全身肝素化及患者凝血功能障碍。为了避免出血引起的严重后果,对于 ECMO 患者,应避免不必要的穿刺操作,并加强外科止血,定期监测凝血功能,必要时采用药物干预,维持合适的凝血功能。

2. 肾功能障碍　肾功能障碍是 ECMO 过程中除出血外最常见的并发症,主要表现为血浆肌酐水平上升、尿量减少及电解质与酸碱平衡紊乱等。肾脏血供或氧供不足及毒性代谢产物的堆积是产生肾功能障碍的主要原因。在 ECMO 过程中,应尽量去除以上病因,必要时采用肾脏替代疗法(CRRT),以维持机体内环境的相对稳定及等待和帮助肾脏功能恢复。

3. 感染　尽管 ECMO 过程中常规使用抗生素,但是感染仍是其常见并发症之一。ECMO 过程中严重感染与患者预后密切相关,因此,为了避免严重感染的发生,应当坚持:①严格无菌操作;②加强肺部护理,定期吸痰;③全身性预防性抗生素治疗;④改善患者营养状态;⑤缩短 ECMO 时间。

4. 中枢神经系统并发症　中枢神经系统损伤是导致 ECMO 失败的重要原因之一,主要包括脑水肿、脑缺氧、脑梗死和颅内出血等。主要预防和处理措施:①安全的血管插管;②维持循环及气体交换稳定;③维持凝血功能稳定;④中枢神经系统损伤的治疗;⑤适时终止 ECMO。

5. 溶血　ECMO 支持过程中由于机械破坏等原因,不可避免地导致不同程度的红细胞完整性破坏,血红蛋白溢出而引起溶血。为了避免严重溶血及血红蛋白尿对于肾脏负担的加重,应采取以下方式预防和处理:①控制辅助流量和血细胞比容;②控制静脉引流负压;③碱化尿液及维持尿量;④适时更换 ECMO 装置;⑤缩短 ECMO 时间。

6. 高胆红素血症　ECMO 过程中,由于红细胞破坏及肝功能受损,可能出现高胆红素血症,而 ECMO 过程中的高胆红素血症常导致或伴随多器官功能障碍。为此,除了上述方法减少血红蛋白破坏以外,还应加强肝功能的保护。

7. 循环系统并发症　由于患者术前心功能障碍,人工循环的介入可能导致循环系统的并发症,主要表现为动脉血压不稳定、心排血量降低、心肌顿抑、心腔内血栓形成、心律失常和心搏骤停等。为此,应尽早采取措施避免和减轻以上严重并发症的出现:①合理控制 ECMO 辅助流量;②控制正性肌力药物的使用;③及时处理心脏压塞和张力性血胸与气胸;④纠正电解质紊乱;⑤适时采用 IABP 及人工心脏。

8. 肺部并发症　ECMO 过程中肺部相关并发症包括胸腔出血、气胸、肺水肿、肺出血、肺不张及肺部感染等。预防和处理措施包括:①控制血容量;②减少失血;③积极处理张力性血胸与气胸;④加强机械通气及呼吸道管理;⑤减轻炎性反应;⑥必要时开胸探查。

9. 末端肢体缺血　由于插管引起局部血栓形成等原因可导致远端肢体缺血,严重时可导致肢体缺血性坏死。因此,应采取适当的预防与治疗措施:①适当的抗凝;②采用正确的插管技术,选择合适的外周血管插管;③密切观察插管肢体的末梢循环;④如发生远端肢体缺血或坏死,应及时切开减压或截肢。

六、ECMO 期间的麻醉

ECMO 期间的麻醉管理主要包括三个主要阶段:ECMO 的建立阶段、ECMO 的维持阶段及 ECMO 的撤离阶段。

(一) ECMO 建立阶段的麻醉

对于实施 ECMO 辅助支持的清醒患者,应根据具体情况静脉给予小剂量阿片类镇痛药物如吗啡、芬太尼、舒芬太尼等,镇静药物可选用咪达唑仑等,插管局部注射利多卡因浸润麻醉,以达到最佳的镇痛、镇静效果,避免患者因紧张或疼痛所致的不良影响。所有麻醉及镇静药物给药应遵循小剂量、多次的原则,避免因麻醉药物给药速度过快、剂量过大所致的呼吸、循环系统急性衰竭、加重重要脏器功能损害。

(二) ECMO 维持阶段的麻醉

为了降低 ECMO 期间机体的应激反应、缓解疼痛、减少焦虑,让心肺得到充分的休息,有必要给患者充分的镇静。此时,在没有过强的疼痛刺激的情况下不宜强调镇痛。一般情况下,镇静药通常可选择咪达唑仑,根据具体情况,给予 10~50μg/(kg·h);镇痛可选用芬太尼或者吗啡,芬太尼维持剂量为 5~20μg/(kg·h)。对于 ECMO 辅助时间很长的患者,多数只需要小剂量的吗啡。对于 ECMO 长期循环支持治疗的患者,如无气管插管,多数可保持白天清醒。

(三) ECMO 撤离阶段的麻醉

对于无气管插管的 ECMO 患者,在撤离 ECMO 前应适当禁食数小时,因 ECMO 拔管时需适当的镇痛、镇静,防止胃内容物反流误吸。拔管时应用局部麻醉药,可减少因疼痛、紧张等不良反应引起体内儿茶酚胺大量分泌。

(古妙宁 姜妤)

参 考 文 献

1. 陈灏珠.实用内科学.第 13 版.北京:人民卫生出版社,2010.
2. 屈正.现代机械辅助循环治疗心力衰竭.北京:科学技术文献出版社,2008.
3. 龙村.ECOM—体外膜肺氧合.北京:人民卫生出版社,2010.
4. 龙村.体外循环灌注技术.北京:人民卫生出版社,2009.
5. 郭继鸿,胡大一.中国心律学 2012.北京:人民卫生出版社,2012.
6. 华伟.临床实用心脏起搏技术.北京:人民卫生出版社,2012.
7. 马长生.介入心脏病学.第 2 版.北京:人民卫生出版社,2012.
8. John A. Youngberg. cardiac, vascular, and thoracic anesthesia. Churchill Livingstone,2000,436-463,754-777.
9. Mary FH. 2010 AHA Guidelines for CPR & ECC. American Heart Association,2010.
10. Epstein A E, DiMarco J P, Ellenbogen K A, et al. ACC/AHA/HRS 2008 Guidelines for deviced-based therapy of cardiac rhythm abnormalities:a report of the American College of Cardiology/American Heart Association Task Force on practice guidelines (writing committee to revise the ACC/AHA/NASPE 2002 Guideline update for implantation of cardiac pacemaker and antiarrhythmia device):developed in collaboration with the American Association for Thoracic Surgery and Society of Throacic Surgeons,Circulation,2008,117(21):e350-408.

第110章　危重病患者的营养代谢支持

临床营养经过 30 多年的研究和实践,其在理论认识以及临床应用方面均得到了较好的发展,在营养支持的方式与途径、合理的能量补充、药理营养素对疾病进程的影响、营养支持相关并发症的处理等方面均有了深入的认识,并逐渐应用于临床各学科的治疗中。在一些疾病或疾病的某一阶段,成为治疗的辅助乃至主要的治疗手段。特别是在重症患者营养代谢支持方面,得到了更深入的发展。循证医学研究表明,代谢与营养状态是直接影响重症患者转归的重要因素,其目的亦由"供给细胞代谢所需要的能量与营养底物,维持组织器官结构与功能"拓展到调控严重应激状态下的炎症、免疫与内分泌状态,影响病理生理变化等。某些特殊营养素已作为"药物",能够影响疾病的发展与转归。所以当今营养支持已成为重症患者综合治疗策略中一个重要组成部分,而非单纯的补充营养,故又称为营养治疗。但是,由于严重应激后发生的代谢紊乱与内稳态失衡,使重症患者营养治疗有效实施的难度与风险亦明显增加。

第1节　基本概念

一、营养支持

营养是机体生长、组织修复、增强抵抗力、维持正常生理功能的物质基础,是人体正常生命活动的能量来源,是患者得以康复不可缺少的条件。

现代重症医学与临床营养支持理论和技术的发展几乎是同步的,经历了约半个世纪的历史。数十年来大量强有力的证据表明,住院患者中普遍存在着营养不良。而这种营养不良(特别是低蛋白性营养不良)不仅增加了住院患者的病死率,并且显著增加了平均住院时间和医疗费用。而早期适当的营养支持治疗,则可显著减少平均住院时间及医疗费用。近年来,虽然医学科学有了长足的进步,但住院重症患者营养不良的发生率却未见下降。其原因包括:社会人口老龄化,医学水平的提高使得重症患者生命延长、病情更加复杂迁延,应激时的乏氧代谢使得各种营养底物难以利用,严重的病理生理损害(意识、体力、消化器官功能)妨碍重症患者进食,部分慢性患者往往有长期的基础疾病消耗,病理性肥胖患者的增多,特别是许多患者在入院时忽视了营养状态的评估。因此,应将临床营养支持作为危重病患者综合治疗的重要组成部分。

重症医学是对住院患者发生的、危及器官功能和生命的、急性病理生理变化进行全方位支持和综合治疗的学科。在重症医学的综合治疗中,关键是保护和改善全身与各器官的氧输送并使之与氧消耗相适应,即灌注与氧合。灌注与氧合的目的是维持与改善全身与各器官组织的新陈代谢,而代谢的底物以及部分代谢过程的调理中,营养支持是重要的手段。

早期的临床营养支持多侧重于对热量和多种基本营养素的补充。随着对机体代谢过程认识的加深以及对各种营养底物代谢途径的了解,人们发现,各种营养底物在疾病的不同阶段通过不同的代谢途径与给予方式,对疾病的预后有着显著不同的影响。例如,不同蛋白质(氨基酸)对于细胞生长与修复、多种酶系统活性、核酸代谢、细胞因子产生、免疫系统功能影响各异;而不同脂质的代谢则对于细胞膜的功能和稳定,各种甾体激素与性激素水平,以及众多炎性介质和凝血过程有着不同的作用。碳水化合物在不同疾病状态和时期的代谢也不同。而一些维生素与微量元素除了起到多种辅酶的作用外,还具有清除氧自由基的功能。因此,现代临床营养支持已经超越了以往提供热量、恢复"正氮平衡"的范畴,而通过代谢调理和免疫功能调节,从结构支持向功能支持发展,发挥着"药理学营养"的重要作用,成为现代危重病病治疗的重要组成部分。

二、危重病患者的营养

(一) 危重病患者的营养代谢特点

应激后的代谢改变是神经内分泌与免疫反应共同作用的结果,是由神经内分泌激素、细胞因子以及脂质介质所介导的,使机体代谢率增高,出现能量和蛋白质的消耗与需求增加。研究证实,尽管在应激状态下,体内的分解代谢与合成代谢也仍然是共存的,只是打破了既往生理状态下的平衡,使分解代谢明显高于合成代谢,出现了伴有胰岛素抵抗的应激性高血糖、脂肪的动员与分解加速、骨骼肌与内脏蛋白质的迅速消耗、每日氮丢失可高达 15～30g,相当于蛋白质约 90～180g/d,这些改变导致严重的能量与营养的负平衡,进一步导致重症患者营养状况的迅速下降,出现不同程度的营养不良,体内瘦体重(lean body mass,LBM)迅速丢失,生理功能受损。这一代谢与营养的改变在严重烧伤、创伤、全身性严重感染及颅脑损伤等重症患者更为突出。研究表明,营养状态直接影响着重症患者的预后。

应激反应导致的葡萄糖的主要代谢变化是机体从将葡萄糖以糖原形式储存的合成代谢状态转变为分解代谢状态,能量消耗显著增加。为满足能量消耗的增加,机体的营养储备被动员以提供底物。在应激开始的 24 小时内,机体的糖原储备被迅速耗尽,此后脂肪和蛋白质储备被作为供能物质。尽管甘油三酯储备也被动员并被氧化供能,但它们并不抑制蛋白的分解代谢。与饥饿状态类似,高分解代谢也会导致非脂肪体重的下降。与高代谢反应相关的碳水化合物代谢改变大体上包括:高血糖症,外周

葡萄糖的摄取和利用增多,高乳酸血症,经糖异生和糖原分解,葡萄糖生成增加,糖原合成受抑制,葡萄糖耐受下降,胰岛素抵抗:胰岛素水平升高但高血糖症仍持续存在。

应激时的神经内分泌和代谢反应对蛋白质代谢的影响是,肌肉蛋白分解增加、肝脏尿素生成增多,脂肪动员增加,损伤和脓毒症患者均表现为全身蛋白质分解增加,同时伴有蛋白合成的轻度升高,这导致负氮平衡。急性损伤发生后,瘦体重首先被动员并丢失,其主要储备库是骨骼肌,机体的防御系统受损,同时致使重症患者的发病率和病死率升高。肌肉自由谷氨酰胺下降50%并伴负氮平衡,肝脏中大部分游离氨基酸的浓度下降,其中支链氨基酸减少约35%。

重症患者对脂类和其他营养素的摄取能力下降,而机体对能量的需求却在增加。应激时分解代谢性激素的释放导致脂肪分解增多,但血浆对游离脂肪酸的清除率升高,故血浆中游离脂肪酸的浓度并不一定增高。各种组织如肌肉对脂肪的氧化利用也相应增加,而对胰岛素产生抵抗。应激时肝脏胆固醇产生增多,但血浆胆固醇水平却下降。

上述代谢紊乱的发生与导致应激的因素和程度以及个体的反应力等密切相关,也并不能简单地通过补充外源性营养底物逆转。但有效的营养支持可以降低体内储存的能量与蛋白质、LBM 的丧失。而需要指出的是,不适当的营养支持亦可增加感染性并发症、器官功能衰竭的发生率,延长机械通气时间,增加 ICU 滞留时间和住院时间,最终增加病死率与医疗花费。

(二) 危重病患者营养支持的目的

供给细胞代谢所需要的能量与营养底物,维持组织器官结构与功能;通过营养素的药理作用调理代谢紊乱,调节免疫功能,增强机体抗病能力,从而影响疾病的发展与转归,这是实现重症患者营养支持的总目标。应该指出,营养支持并不能完全阻止和逆转重症患者严重应激的分解代谢状态和人体组成改变。患者对于补充蛋白质的保存能力很差,但合理的营养支持,可减少净蛋白的分解及增加合成,改善潜在和已发生的营养不良状态,防治其并发症。

(三) 危重病患者营养支持原则

1. 营养时机　营养状况迅速下降及发生营养

不良是危重病患者普遍存在的临床现象，并成为一项独立因素影响重症患者的预后。临床调查显示，住院患者营养不良发生率为 15%～60%，这在年龄大于 75 岁的高龄患者更为明显，其发生率可高达 65%。尽管目前尚无用于 ICU 患者营养状态评估的方法和大样本的 ICU 患者营养不良调查结果，但当今认同危重病患者营养不良发生率在 40% 左右，甚至更高。临床研究表明，营养摄入不足和蛋白质、能量负平衡与营养不良发生及血源性感染显著相关，延长呼吸机依赖时间，并导致 ICU 滞留时间和住院时间延长，增加医疗费用。及时、合理的营养支持有助于降低重症营养不良的发生及改善预后；相反，延迟的营养支持将加重累积能量负平衡及长时间的营养不良，并难以为后期的营养支持所纠正。

危重病患者营养支持时机选择的原则：在经过早期有效复苏（特别是容量复苏）与血流动力学基本稳定，水、电解质与酸碱严重失衡得到初步纠正后及早开始营养支持，一般在有效的复苏与初期治疗 24～48 小时后可考虑开始。

危重病患者存在以下情况时，不宜开始营养支持：复苏早期，血流动力学尚未稳定，特别是容量复苏尚不充分时；存在严重的代谢紊乱（应激性高血糖尚未得到有效控制、存在严重酸中毒等）；存在严重肝功能障碍、肝性脑病、严重氮质血症未予肾脏替代治疗等。以上情况下，营养支持很难有效实施，不当应用将使器官功能障碍加重甚至衰竭。

应该指出，营养支持治疗仅是重症综合治疗的一部分，重症救治的效果也是综合治疗及原发病症的处理共同作用的结果。在生命体征与内稳态失衡得到一定的控制后，应及早开始营养支持。以维持细胞组织的代谢和需要，维护肠道屏障与免疫功能，支持骨骼肌与呼吸肌功能，从而获得更好的预后效果。

2. 营养途径　根据营养供给方式分为经胃肠道提供营养的肠内营养支持（enteral nutrition, EN）和经静脉途径提供营养的肠外营养支持（parenteral nutrition, PN）。

随着临床营养研究与认识的深入以及临床供给与应用技术上的改进，特别是关于胃肠道在重症发生发展中作用的了解，营养支持方式已由 PN 为主要的营养支持方式，转变为通过鼻胃/鼻空肠导管或胃/肠造口等途径为主的 EN。来自于危重病患者临床研究的荟萃分析结果显示：与 PN 的效果相比，接受 EN 的危重病患者发生感染的风险明显降低（RR0.66, 95% CI 0.56～0.79），部分研究显示，有病死率下降的趋势。除了营养供给外，EN 在保护肠黏膜的完整性，防止肠道细菌易位，降低肠源性感染，支持肠道免疫系统及维护肠道原籍菌方面具有独特作用，这也是 PN 所无法替代的。总之，经胃肠道途径供给营养可获得与 PN 相似的营养支持效果，并且在维持肠屏障功能、降低感染性并发症发生及费用方面较全肠外营养（total parenteral nutrition, TPN）具有明显的优势。加拿大机械通气危重病患者营养支持循证指南中，根据 1 项 1 级和 12 项 2 级临床研究的结果，强烈推荐危重病患者营养支持的方式首先考虑选择 EN。

但是，并非所有危重病患者均能获得同样效果，国外有关危重病患者营养途径的循证研究显示，仅 50%～80% 危重病患者能够早期耐受全肠内营养（total enteral nutrition, TEN），达到目标喂养量。来自于外科危重病患者营养支持方式循证医学研究表明，80% 的患者可以耐受 TEN，另外 10% 可接受 PN 和 EN 混合形式营养支持，剩余的 10% 不能使用胃肠道，是选择 TPN 的绝对适应证。亦有回顾性调查显示，仅有 50% 左右接受 EN 的危重病患者早期可达到目标喂养量 25kcal/（kg·d）。无论如何，与普通患者相比，危重病患者 EN 不耐受的发生率明显增高。并由此导致营养摄入不足、营养不良与低蛋白血症、增加肺炎的发生及延长 ICU 住院时间，最终影响疾病的预后。有研究表明，如果 EN 喂养量低于目标喂养的 25%，血源性感染的发生率将明显增加。因此，在存在肠功能障碍，特别是存在未解决的腹部问题（出血、感染）等情况时，PN 应成为主要的营养供给方式，以保证提供必需的营养物质与能量。

总之，危重病患者营养支持方式选择的原则是：只要胃肠道功能存在或部分存在，但不能经口正常摄食的危重病患者，应优先、尽早考虑给予 EN，只有 EN 不可实施时才考虑 PN。

3. 能量供给　严重应激状态后机体代谢率明显增高，出现一系列代谢紊乱，体重丢失平均 0.5～1.0kg/d，机体营养状况迅速下降及发生营养不良（体重丢失 ≥10%）是重症患者普遍存在的现象，并成为独立因素影响危重病症患者的预后。临床研究表明，延迟的营养支持将导致重症患者迅速出现营养不良,并难以纠正。此外,营养摄入不足和蛋白质能量负平衡与发生营养不良及血源性感染相关,并直接影响 ICU 患者的预后。对危重病患者来说,维持机体水、电解质平衡为第一需要。在复苏早期、血流动力学尚未稳定或存在严重的代谢性酸中毒阶段,均不是行营养支持的安全时机。此外,还须考虑不同原发疾病、不同阶段的代谢改变与器官功能的特点。存在严重肝功能障碍、肝性脑病、严重氮质血症、严重高血糖未得到有效控制等情况下,很难有效实施营养支持。应激性高糖血症是 ICU 患者普遍存在的问题。近年的临床研究表明,任何形式的营养支持,应配合应用胰岛素控制血糖。严格控制血糖水平(≤6.1 ~ 8.3mmol/L)可明显改善重症患者的预后,使机械通气时间、ICU 治疗时间、多器官功能障碍综合征(MODS)的发生率及病死率明显下降。

总之,危重病患者常合并代谢紊乱与营养不良,需要尽早开始营养支持,并应充分考虑到受损器官的耐受能力。

合理的热量供给是实现重症患者有效营养支持的保障。有关应激后能量消耗测定的临床研究表明:合并全身感染的患者,能量消耗(REE/MEE)第1 周为 25kcal/(kg·d),第 2 周可增加至 40kcal/(kg·d)。创伤患者第 1 周为 30kcal/(kg·d),第 2周可高达 50kcal/(kg·d)。大手术后能量消耗为基础能量需要(BMR)的 1.25 ~ 1.46 倍。但这并非是急性应激状态的重症患者的能量供给目标。不同疾病状态、时期以及不同个体,其能量需求亦是不同的。应激早期,合并有全身炎症反应的急性重症患者,能量供给在 15 ~ 20kcal/(kg·d),蛋白质 1.2 ~1.5g/(kg·d)[氨基酸 0.2 ~ 0.25g/(kg·d)]被认为是大多数重症患者能够接受并可实现的能量供给目标,即所谓"允许性低热量"喂养。其目的是在保证维持生命的细胞代谢需要的同时,避免超负荷能量供给对应激早期代谢紊乱与受损器官功能的不良影响,避免营养支持相关的并发症,如高血糖、高脂血症、高碳酸血症、淤胆与脂肪沉积及肝肾功能损害等。值得注意的是,对危重病患者来说,营养供给时应考虑到危重机体的器官功能、代谢状态及其对补充营养底物的代谢、利用能力。在肝肾功能受损情况下,营养底物的代谢与排泄均受到限制,供给量超过机体代谢负荷,将加重代谢紊乱与脏器功能损害。

肥胖的重症患者应根据其理想体重计算所需能量。对于病程较长、合并感染和创伤的危重病患者,病情稳定后的能量补充需要适当增加,目标喂养可达30 ~ 35kcal/(kg·d),否则长时间的低热卡营养将难以纠正患者的低蛋白血症和营养不良。由于危重病患者 EN 不耐受的发生率增高,常影响 EN 的有效实施而导致喂养不足(underfeeding),并使获得性血源性感染的发生率增高。近年来多中心研究证明,根据营养治疗管理方案,有助于使更多的患者达到能量供给目标,提高 EN 的比例及保证其有效实施。

总之,重症患者急性应激期营养支持应掌握"允许性低热量"原则 15 ~ 20kcal/(kg·d),在应激与代谢状态稳定后,能量供给量需要适当的增加至 30 ~35kcal/(kg·d),蛋白质 1.2 ~ 1.5g/(kg·d),各营养物质占总热量的比例为:蛋白质 15% ~ 20%,脂肪 20% ~ 40%,碳水化合物 40% ~ 50%,同时补充维生素和微量元素。需要注意的是,对于肥胖患者,即 BMI > 30 者,热量供给为 11 ~ 14kcal/(实际体重·d),蛋白质摄入量 2 ~ 2.5g/(理想体重·d)。

4. 危重病患者营养状态的评估 在 ICU,临床治疗的首要目标就是最大限度地改善患者的代谢情况。在此阶段,负责营养支持的医师需要评估患者既往的营养状况。作为一个特殊的群体,多数 ICU患者在接受短期的 ICU 治疗后均能恢复完全经口进食;其他受严重创伤、出现手术并发症或严重感染的患者可能需要接受肠内或肠外营养支持。明确营养风险的程度可帮助我们确定哪些患者能够自主进食,哪些可能需要早期的或长期的有计划的营养支持。营养风险即患者现存的或潜在的营养状况对不良临床结局的影响。营养风险的筛查多采用 NRS-2002 工具,是 2003 年由欧洲肠内肠外营养协会(ESPEN)发表,适用于住院患者。

NRS-2002 营养风险筛查包括三个步骤:

(1)判断患者是否已存在营养不良。营养状态的诊断标准见表 110-1。

(2)初步评定患者是否存在营养风险。营养筛选初筛表见表 110-2。

(3)营养状态评分。营养筛选复筛表见表110-3。

总评分≥3 分,表明患者有营养风险,应设定营养支持计划;总评分<3 分,每周复查营养状态评分。

表 110-1　营养状态的诊断标准

参　　数	正常范围	营养不良		
		轻度	中度	重度
体重(理想正常值的%)	>90	80~90	60~79	<60
体重指数	18.5~23	17~18.4	16~16.9	<16
三头肌皮褶厚度(正常值的%)	>90	80~90	60~80	<60
上臂肌围(正常值的%)	>90	80~90	60~79	<60
肌酐身高指数(正常值的%)	>95	85~94	70~84	<70
白蛋白(g/L)	>30	30~25	24.9~20	<20
转铁蛋白(g/L)	2.0~4.0	1.5~2.0	1.0~1.5	<1.0
前白蛋白(g/L)	>2	1.6~2.0	1.2~1.5	<1.2
总淋巴细胞计数(×10^9/L)	>1500	1200~1500	800~1200	<800
氮平衡(g/L)	±1	−5~−10	−10~−15	<−15

表 110-2　营养筛选初筛表

问　　题	是	否
1. 体质指数(BMI)<20.5? 体重_____kg,身高_____m,BMI=_____kg/m²		
2. 最近 3 个月内患者的体重减少了吗?		
3. 最近一个星期内患者的膳食摄入有减少吗?		
4. 是否患有严重疾病? (如在重症监护中)		

　　如果任何一个问题的答案为"是",则进行复筛。否:如果所有的问题答案为"否",每隔一周要重新进行筛查。如果患者被安排大手术,则要考虑预防性的营养治疗计划,以避免大手术伴随的风险。

表 110-3　营养筛选复筛表

营养受损状况		疾病严重程度评分	
目前评分	营养状态(请勾出)	评分	患者营养需要(请勾出)
没有(0 分)	正常营养状态	没有(0 分)	正常营养需要量
轻度(1 分)	□ 3 个月体重丢失>5% □ 在之前的一周中摄入量为正常的 50%~75%	轻度(1 分)	□ 臀部骨折 □ 慢性疾病伴随着急性的并发症 □ 肝硬化 □ COPD □ 长期血透 □ 糖尿病 □ 肿瘤
中度(2 分)	□ 2 个月体重丢失>5% □ BMI 18.5~20.5 及一般状况差 □ 在之前的一周中摄入量为正常的 25%~50%	中度(2 分)	□ 大的腹部手术 □ 中风应激状况 □ 血液系统的恶性肿瘤
重度(3 分)	□ 1 个月体重丢失>5%(3 个月体重丢失>15%) □ BMI<18.5 及一般状况差 □ 血清白蛋白<35g/L □ 在之前的一周摄入量为 0 或为正常的 25%	重度(3 分)	□ 头部损伤 □ 骨髓移植 □ ICU 患者

年龄:如果≥70 岁者,加 1 分

营养评分+疾病评分+年龄评分= 总分

第2节　肠内营养

一、肠内营养的适应证和禁忌证

（一）EN 的适应证

胃肠道功能存在或部分存在,应优先考虑给予EN,只有 EN 不可实施时才考虑 PN。多项临床研究表明,PN 能增加感染并发症,PN 无论是在支持效果、费用、安全性还是可行性上都要明显优于 PN。多项 2 级临床研究表明,与延迟 EN 比较,早期 EN 能明显降低病死率和感染率,改善营养摄取,降低住院费用。同时尚有研究表明,通过优化的 EN 管理措施,如空肠营养、促胃肠动力药等,早期 EN 是可行的。因此,在条件允许情况下,重症患者应尽早使用 EN。通常早期 EN 是指"进入 ICU 24～48 小时内",并且血流动力学稳定、无 EN 禁忌证的情况下开始肠道喂养。

总之,危重病患者在条件允许时应尽早开始肠内营养。

（二）EN 的禁忌证

1. 当血流动力学尚不稳定,水电解质酸碱失衡未予纠正者,应先处理全身情况,待内环境稳定后再酌情考虑 EN 的时机;

2. 胃肠功能障碍者:腹腔感染未予控制导致肠管运动障碍,出现明显腹胀,肠鸣音消失或腹腔大量炎性积液时,不能耐受 EN;

3. 肠梗阻;

4. 严重消化道出血;

5. 存在未解决的腹部问题:包括腹腔感染较重、后腹膜炎症、出血、不可控制性肠瘘、合并严重腹胀与腹腔内高压等,不宜行 EN;

6. 急性肠道炎症伴有持续的腹胀、腹泻者,吸收等功能较差,不宜给予 EN;

7. 梗阻性内脏血管疾病:如肠系膜血管缺血或栓塞,EN 可引起或加重肠道缺血;

8. 俯卧位:应暂时停用 EN,否则将增加胃内容物反流与误吸的风险;

9. EN 过程中出现严重腹泻、腹胀等,经处理无缓解,应暂停 EN。

二、危重病患者肠内营养时机

研究表明,早期开始安全、有效的经胃或经肠道喂养(24～48 小时)比延迟的 EN 能够使不同种类危重病患者在消化道结构与功能、营养与免疫状态改善以及减少感染性并发症方面受益更大,同时早期 EN 患者其病死率及医疗花费亦有下降的趋势。

三、肠内营养配方的种类和选择

3 项 2 级研究比较了高脂/低糖营养与标准制剂的疗效,高脂低糖 EN 制剂能降低呼吸功能衰竭患者的机械通气时间,并能很好控制重症患者的血糖,但在病死率、感染率或住院时间方面差异无显著性。1 项研究比较了标准 EN 制剂和低脂 EN 制剂对重症患者预后的影响,两者对预后的影响差异均无显著性,但低脂制剂能显著降低重症患者的肺炎发生率。尽管高脂配方有利于血糖控制,但其安全性有待进一步证实。1 项 2 级研究比较了高蛋白营养制剂和低蛋白营养制剂对颅脑外伤患者的疗效,两组病死率差异无显著性,高蛋白营养的患者细菌感染发生率较高,高蛋白组的氮平衡较高,但差异均无显著性。因此,目前尚无证据表明哪一种特殊的肠内营养制剂更适合重症患者。ICU 常用肠内营养制剂见表 110-4。不同配方 EN 制剂的特点及其适用患者见表 110-5,重症患者营养制剂的选择见图110-1。

表 110-4　ICU 常用肠内营养制剂

肠内营养剂	主要组成	能量（蛋白质）
百普力	短肽链乳清蛋白水解物,中链甘油三酯,谷氨酰胺,矿物质,维生素及微量元素	500kcal/500ml(20g)
百普素	短肽链乳清蛋白水解物,中链甘油三酯,谷氨酰胺,矿物质,维生素及微量元素	500kcal/125g 或/500ml(20g)

续表

肠内营养剂	主要组成	能量(蛋白质)
能全力	酪蛋白,谷氨酰胺,ω-3 鱼油脂肪酸,植物脂肪,多种膳食纤维,卵磷脂,矿物质,维生素及微量元素	750kcal/500ml(20g)
维沃	氨基酸	300kcal/300ml(15g)
瑞代	蛋白质,脂肪,饱和脂肪酸和必需脂肪酸。专门为糖尿病及应激性高血糖患者特殊设计	450kcal/500ml(20g)

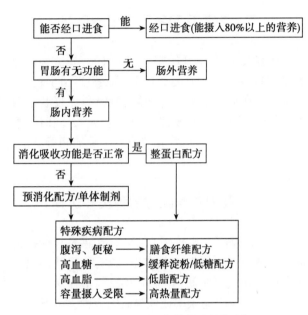

图 110-1　危重病患者营养制剂的选择

四、肠内营养的输入途径和投给方式

(一) EN 途径选择与放置营养管

根据患者情况采用鼻胃管、鼻空肠、经皮内镜下胃造口(percutaneous endoscopic gastrostomy,PEG)、经皮内镜下空肠造口术(percutaneous endoscopic jejunostomy,PEJ)、术中胃/空肠造口或经肠瘘口等途径进行 EN。

1. 经鼻胃管途径 EN　常用于胃肠功能正常,非昏迷以及经短时间管饲即可过渡到口服饮食的患者。优点是简单、易行。缺点是增加反流、误吸、鼻窦炎、上呼吸道感染的发生率。影响危重病患者经胃 EN 不耐受的常见因素除了基础疾病(如糖尿病、肾功能障碍、消化道手术、严重颅脑损伤等)外,高血糖与低血糖、持续镇静、应用儿茶酚胺、阿片类制剂等亦较常见。

2. 经鼻空肠置管 EN　优点在于因导管通过幽门进入十二指肠或空肠,降低反流与误吸的发生率,

增加患者对 EN 的耐受性,有助于较早达到目标营养量。但在喂养的开始阶段,营养液的渗透压不宜过高。

3. 经皮内镜引导下胃造口置管(percutaneous endoscopic gastrostomy,PEG)　PEG 是指在纤维胃镜引导下行经皮胃造口,将营养管置入胃腔。优点是去除了鼻管,减少了鼻咽与上呼吸道的感染并发症,可长期留置营养管。适用于昏迷、食管梗阻等长时间不能进食,但胃排空良好的重症患者。

4. 经皮内镜引导下空肠造口置管(percutaneous endoscopic jejunostomy,PEJ)　PEJ 是指在内镜引导下行经皮胃造口,并在内镜引导下,将营养管置入空肠上段,在空肠营养的同时行胃腔减压,可长期留置。其优点除减少了鼻咽与上呼吸道感染的并发症外,也减少了反流与误吸的风险,并在喂养同时可行胃十二指肠减压。尤其适于有误吸风险、胃动力障碍、十二指肠淤滞等需要行胃肠减压的重症患者。

重症患者往往存在胃肠动力障碍,EN 时容易导致胃潴留、呕吐和误吸。与经胃喂养相比,经空肠喂养能减少上述情况与肺炎的发生、提高重症患者热量和蛋白的摄取量,同时缩短达到目标 EN 量的时间,但留置小肠营养管需要一定的设备和技术条件。因此,有条件的单位可常规经空肠营养;在条件受限的单位,建议对不耐受经胃营养或有反流和误吸风险的重症患者选择经空肠营养,包括胃潴留、连续镇静或肌肉松弛、肠道麻痹、急性重症胰腺炎患者或需要鼻胃引流的患者。

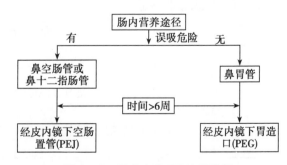

图 110-2　重症患者 EN 途径选择

总之,对不耐受经胃营养或有反流和误吸高风险的重症患者,宜选择经空肠营养途径。重症患者EN途径选择见图110-2。

五、EN的管理与肠道喂养安全性评估

重症患者往往合并胃肠动力障碍,头高位可以减少误吸及相关肺部感染的可能性。研究发现,ICU患者半卧位较平卧位时,呼吸机相关性肺炎的发生率明显下降。经胃营养的患者应严密检查胃腔残留量,避免误吸的危险,通常需要每6h抽吸1次胃腔残留量,如果胃腔残留量≤500ml,可维持原速度,如果胃腔残留量≤100ml可增加输注速度20ml/h,如果残留量>500ml,应暂时停止输注或降低输注速度。

在EN输注过程中,以下措施有助提高患者对EN的耐受性:对EN耐受不良者[胃腔残留量>200ml和(或)呕吐],可应用促胃肠动力药物;EN开始营养液浓度应由低到高;使用动力泵控制速度,输注速度逐渐递增;在喂养管体外端夹加温器,有助于患者对EN的耐受。

总之,危重病患者在接受肠内营养(特别经胃)时应采取半卧位,体位最好达到30°~45°,经胃肠营养的危重病患者应定期监测胃内残留量。

第3节　肠外营养支持在危重病患者的应用

一、肠外营养的适应证和禁忌证

不能耐受EN和具EN禁忌的危重病患者,应选择PN的途径。

此类患者主要包括:

1. 胃肠道功能障碍的重症患者;
2. 由于手术或解剖问题禁止使用胃肠道的重症患者;
3. 存在尚未控制的腹部情况,如腹腔感染、肠梗阻、肠瘘等;
4. 胃肠道可以使用,但仅能承担部分的营养物质补充。

对于胃肠道仅能接受部分营养物质补充的重症患者,可采用部分肠内与部分肠外营养(partial parenteral nutrition,PPN)相结合的联合营养支持方式,目的在于支持肠功能。一旦患者胃肠道可以安全使用时,则逐渐减少乃至停止PN支持,联合肠道喂养或开始经口摄食。

对于有EN禁忌的重症患者,如不及时给予PN,将使其死亡的危险增加3倍。荟萃分析表明,早期PN支持(入ICU或创伤后24小时内)与延迟的EN相比,前者感染性并发症发生率明显降低。近年来,随着对PN的深入了解,特别是对"过度喂养"危害的认识,实施PN的安全有效性大大提高,PN成为因任何原因导致胃肠道不能使用的ICU患者的营养支持方式。

存在以下情况时,不宜给予PN支持:

1. 早期容量复苏、血流动力学尚未稳定阶段或存在严重水电解质与酸碱失衡;
2. 严重肝功能衰竭,肝性脑病;
3. 急性肾衰竭存在严重氮质血症;
4. 尚未控制的严重高血糖。

总之,肠外营养的选择原则是:只要胃肠道解剖与功能允许,并能安全使用,应积极采用EN。任何原因导致胃肠道不能使用或应用不足,应考虑PN,或联合应用EN。一旦患者胃肠道可以安全使用时,则应逐渐向EN或口服饮食过渡。

二、肠外营养的主要营养素及其应用原则

常规的营养素成分包括:碳水化合物、脂肪乳剂、氨基酸/蛋白质、水、电解质、维生素和微量元素。

(一)碳水化合物

碳水化合物(葡萄糖)是非蛋白质热量(non-protein calorie,NPC)的主要部分,临床常用的是葡萄糖。葡萄糖能够在所有组织中代谢,提供所需要的能量,是蛋白质合成代谢所必需的物质,是脑神经系统、红细胞等所必需的能量物质,每天需要量>100g。其他如:果糖、山梨醇、木糖醇等亦可作为能量的来源,其代谢过程不需要胰岛素的参与,但代谢后产生乳酸、尿酸,输注量过大将发生高乳酸(果糖、山梨醇)或高尿酸(木糖醇)血症。

严重应激状态时胰岛素受体与葡萄糖载体

(GLUT4)的作用受到抑制,导致其氧化代谢障碍和利用受限。胰岛素抵抗和糖异生增强导致高血糖是应激后糖代谢紊乱的特点。PN时大量补充葡萄糖加重血糖升高、糖代谢紊乱及脏器功能损害的危险。过多热量与葡萄糖的补充(overfeeding),增加CO_2的产生,增加呼吸肌做功、肝脏代谢负担和淤胆发生等。特别是对合并有呼吸系统损害的重症患者,且葡萄糖供给量对于CO_2产生量的影响大于葡萄糖与脂肪的比例。总之,葡萄糖的供给应参考机体糖代谢状态与肝、肺等脏器功能。

随着人们对严重应激后体内代谢状态的认识,降低非蛋白质热量中的葡萄糖补充,葡萄糖∶脂肪比例保持在60∶40~50∶50,以及联合强化胰岛素治疗控制血糖水平(<150mg/dL),已成为重症患者营养支持的重要策略之一。

总之,葡萄糖是PN中主要的碳水化合物来源,一般占非蛋白质热量的50%~60%,应根据糖代谢状态进行调整。

（二）脂肪乳剂

脂肪乳剂是PN支持的重要营养物质和能量来源,提供必需脂肪酸并携带脂溶性维生素,参与细胞膜磷脂的构成。脂肪可供给较高的非蛋白质热量。其中亚油酸(ω-6 PUFA,必需脂肪酸)和α-亚麻酸(ω-3 FA)提供热量分别占总热量的1.0%~2.0%和0.5%时,即可满足人体的需要。

长链脂肪乳剂(LCT)和中长链混合脂肪乳剂(MCT/LCT)是目前临床上常选择的静脉脂肪乳剂类型(ω-6 PFA),其浓度有10%、20%和30%。LCT提供必需脂肪酸(EFA),由于MCT不依赖肉毒碱转运进入线粒体,有较高氧化利用率,更有助于改善应激与感染状态下的蛋白质合成。由于中链与长链脂肪酸不同的水解代谢速率以及多不饱和脂肪酸的脂质过氧化反应的不良影响,近年来研制的含结构甘油三酯(structured triglycerides,STG)的脂肪乳剂已在欧洲取代了物理混合的剂型,其混合方式是将LCT及MCT在高温和催化剂的作用下共同水解再酯化,在同一甘油分子的3个碳链上随机结合不同的中链脂肪酸(MCFA)、长链脂肪酸(LCFA),同时还可结合ω-9单不饱和脂肪酸以及ω-3脂肪酸,形成结构甘油三酯(STG)。这种脂肪乳剂被认为比物理混合MCT/LCT具有更小的毒性,并改善了脂肪酸的氧化和氮的利用以及不影响单核-巨噬细胞系统功能。其应用效果与安全性均会优于传统物理混合的剂型。

成年危重病患者脂肪乳剂的用量一般可占非蛋白质热量(NPC)的40%~50%,1.0~1.5g/(kg·d),应用时需要监测血脂水平、脂肪廓清以及肝肾功能。高甘油三脂血症患者(>4~5mmol/L)不推荐使用脂肪乳剂;合并脂代谢障碍以及老年患者,应适当降低脂肪的补充量至0.5~1.0g/(kg·d)。用于镇静的丙泊酚是以10%的长链脂肪乳剂作为载体,因此长时间、大量使用可造成外源性脂肪补充的超负荷。有报道脂肪补充超过2.5g/(kg·d)或0.11g/(kg·h)将对甘油三酯水平、凝血机制产生影响。此外,研究表明,脂肪乳剂输注速度>0.12g/(kg·h)时,将导致诱发血管收缩的前列腺素($PGF2_a$,TXA_2)水平增加。关于脂肪乳剂静脉输注要求,美国疾病控制中心(centers for disease control,CDC)推荐指南指出:含脂肪的全营养混合液(total nutrients admixture,TNA)应24小时内匀速输注,如脂肪乳剂单瓶输注时,输注时间应>12小时。

总之,脂肪补充量一般为非蛋白质热量的40%~50%;摄入量可达1.0~1.5g/(kg·d),应根据血脂廓清能力进行调整,脂肪乳剂应匀速缓慢输注。

（三）氨基酸/蛋白质

一般以氨基酸液作为补充PN蛋白质的来源,静脉输注的氨基酸液含有各种必需氨基酸(EAA)及非必需氨基酸(NEAA)。EAA与NEAA的比例为1∶1~1∶3。鉴于疾病的特点,氨基酸的需要(量与种类)也有差异。临床常用剂型有:为一般营养目的应用的配方平衡型氨基酸溶液,它不但含有各种必需氨基酸,也含有各种非必需氨基酸,且各种氨基酸间的比例适当,具有较好的蛋白质合成效应。

有关存在全身严重感染患者的研究显示,尽管施行充分的营养支持,仍然不能阻止蛋白质大量地、持续性地丢失。在发病前10天,丢失的蛋白2/3来自于骨骼肌,以后则更多的来自于内脏。瘦体组织(无脂组织群,LBM)的丢失速度为每天0.5%~1.0%。不同组织器官蛋白质合成与降解的反应是不同的,并在疾病时发生变化。稳定持续的补充蛋白质是营养支持的重要策略。ICU患者人体测量结果提示,蛋白质(氨基酸)的需要量供给至少应达到1.2~1.5g/(kg·d)。高龄及肾功能异常者可参照血尿素氮(BUN)及肌酐(BCr)变化。重症患者营养支持时的热氮比可降至100~150kcal∶1gN。

临床研究表明,BCAA(支链氨基酸)强化的复方氨基酸液有助于肝功能障碍患者调整血浆氨基酸谱和防治肝性脑病。但有关手术创伤患者的研究显示,应用强化 BCAA(36% BCAA)的复方氨基酸液的 TPN 支持,在节氮效应、促进蛋白质合成和影响预后方面,均未显示出较平衡氨基酸有更明显的优势。

总之,危重病患者 PN 时蛋白质供给量一般为 1.2 ~ 1.5g/(kg·d),约相当于氮供给量 0.20 ~ 0.25g/(kg·d);热氮比 100 ~ 150kcal:1g N。

(四) 水和电解质

营养液的容量应根据病情及患者具体需要,综合考虑每日液体平衡与前负荷状态确定,并根据需要予以调整。CRRT(连续性肾脏替代治疗)时水、电解质等丢失量较大,应注意监测水电解质。营养支持时应经常监测每日常规所需的电解质,主要包括钾、钠、氯、钙、镁、磷。

(五) 微量营养素(维生素和微量元素)

维生素、微量元素等体内含量低、需要量少,故又称为微量营养素。但同样有着重要的生理作用,其中有些具有抗氧化作用,影响机体的免疫功能。危重病患者血清抗氧化剂含量降低,PN 和 EN 时可添加维生素 C、维生素 E、β-胡萝卜素与微量元素硒、锌和铜等抗氧化物质。目前只有少数几个关于重症患者维生素与微量元素需要的研究报道。一些动物研究与体外实验显示,大剂量维生素 C 可抑制应激后中性粒细胞释放自由基,保护线粒体功能,维护细胞膜的稳定性,是机体主要的抗氧化屏障。亦有研究显示,大剂量维生素 C(360mg/kg)有助于减轻缺血/再灌注损伤后的肠黏膜损害。腹主动脉瘤术前连续 8d 口服维生素 E600IU(400mg)/d,骨骼肌活检显示可降低缺血再灌注损伤。连续 9 天硒的补充,使合并 SIRS 和感染的重症患者肾衰竭发生率较对照组明显降低,病死率亦有下降趋势。ARDS(急性呼吸窘迫综合征)患者血清维生素 E、维生素 C 和硒的含量低于正常对照组,脂质过氧化物浓度升高。由此提示应增加 ARDS 患者抗氧化物的补充量,以满足恢复其机体抗氧化能力的需要。一项涉及 595 例创伤患者的 RCT 研究显示:补充维生素 E、维生素 C 后肺部并发症发生率有下降趋势(CI = 0.81,0.6 ~ 1.1),MODS 发生率降低(26/595,4%,CI = 0.19 ~ 0.96)。

但目前有关微量营养素在重症患者的需要量、生物利用度及补充后的效果等方面尚无明确的报道。

总之,维生素与微量元素应作为重症患者营养支持的组成成分。创伤、感染及 ARDS 患者应适当增加抗氧化维生素和硒等微量元素的补充量。

三、肠外营养的支持途径与选择原则

PN 支持途径可选择经中心静脉和经外周静脉营养支持,为了提供完整、充分的营养供给,ICU 患者多选择经中心静脉途径。营养液容量不多、浓度不高及接受部分 PN 支持的患者,也可采取经外周静脉途径。

经中心静脉途径包括经锁骨下静脉、经颈内静脉、经股静脉和经外周中心静脉导管(PICC)途径。锁骨下静脉感染及血栓性并发症发生率均低于股静脉和颈内静脉途径,随着穿刺技术的提高,机械性损伤的发生率并不比经股静脉途径高。PICC 并不能减少中心静脉导管相关性感染(CRBI)的发生。对于全身脏器功能状态趋于稳定,但由于疾病难以脱离或完全脱离 PN 的 ICU 患者,可选择此途径行 PN 支持。

荟萃分析表明,与多腔导管相比,单腔导管施行 PN,CRBI 和导管细菌定植的发生率明显降低。2 项 2 级研究均提示:导管连接部位和穿刺部位局部细菌定植是 CRBI 最大的感染源,因此中心静脉插管的无菌要求比外周静脉穿刺更高。敷料潮湿、松动或者污染时应予更换。穿刺局部渗血时,建议使用普通纱布。

在临床行 PN 时,为保证机体组织的合成与营养物质的充分利用,应按一定的操作程序将各种营养物质混合置于一大容器中一并输注,称为"全合一"(all in one)或称为全营养混合液。将全营养混合液按一定输注要求由输液泵控制输注给患者。

四、肠外营养支持的并发症

(一) 代谢性并发症

1. 低血糖症　在输注静脉营养液的过程中,若因某种原因造成输注速度减慢,或在快速输注后突然停止输注,极易发生低血糖。应用外源性胰岛素与葡萄糖混合输注时,中断输液也可发生低血糖。最好在 24 ~ 48 小时期间逐渐减少葡萄糖用量,使胰岛素分泌调节先恢复常态。

2. 高渗性非酮症昏迷　是 PN 时最危险的代谢并发症。接受 PN 的患者若有感染、烧伤、创伤等应激情况,或是在幼儿、老年患者、糖耐量下降患者,常规输注静脉营养液就可能出现高血糖症。最常见的诱因是起始输注葡萄糖速度过快、输液糖浓度过高。高渗性非酮症昏迷的死亡率可高达20%~40%,在应用PN时应注意防治。

3. 其他代谢并发症　必需脂肪酸缺乏、各种电解质代谢紊乱、酸碱失衡及各种微量元素缺乏等。

（二）感染性并发症

接受PN的危重病患者常伴有营养不良、感染或癌瘤、或处于大手术或创伤阶段,接受广谱抗生素、抗癌化疗或免疫抑制药物,使患者易患感染性并发症。最常见和最严重的并发症是脓毒血症,其发病率为2%~33%。最常见的致病原是表皮葡萄球菌。导管及导管-皮肤戳口、营养液的配置和输注过程,是细菌入侵增殖的常见部位和原因。加强导管护理措施可明显降低脓毒血症的发病率。接受PN的患者,若出现寒战高热,即行血细胞检查和血培养,在排除其他部位感染后,应考虑导管相关性感染的可能。此时,应拔除导管,并将其尖端送细菌培养。大多数确实由于导管引起的感染病例在导管拔除后感染即易于控制。

（三）中心静脉导管并发症

大多数并发症与锁骨下静脉导管置入有关,主要并发症发病率约2.4%~3.7%。包括气胸、空气栓塞、导管位置不当和静脉血栓形成等。

（四）其他并发症

包括肝胆系统异常和肠道屏障受损。

第4节　不同危重病症的代谢特点与营养支持原则

一、脓毒症和MODS患者的营养支持

（一）脓毒症和MODS患者的代谢特点

脓毒症患者处于高代谢状态,且代谢途径异常:对外源性营养底物利用率低,主要靠分解自身组织获取能量,其中对蛋白的消耗增幅最大,可在短期内导致蛋白-能量营养不良。对于严重的脓毒症患者,LBM的丢失速度为每天0.5%~1.0%。在前10天,2/3的氨基酸利用来自骨骼肌,以后更多地转向内脏。即使提供充足的营养,也不能完全阻止LBM的分解。

（二）脓毒症和MODS患者的营养支持

脓毒症与MODS患者非蛋白质热量与蛋白质的补充应参照重症患者营养支持的原则。以应激性高血糖为主的代谢紊乱及器官功能障碍,常限制营养素的补充。有研究显示,接受PN的脓毒症患者,静脉补充1.5g/(kg·d)蛋白质可以使蛋白分解代谢减少70%;给予≥2.2g/(kg·d)蛋白质时,蛋白分解代谢却明显增加。还应注意的是,当病情发展到较严重阶段,如发生器官衰竭和感染性休克时,热量消耗反会降低。

严重脓毒症与MODS患者,应密切监测器官功能与营养素的代谢状态,非蛋白质热量:氮比可进一步降低至80~130kcal:1gN。

支链氨基酸有促进蛋白质合成、抑制蛋白质分解的作用,肌肉中合成谷氨酰胺和丙氨酸的氮源主要由支链氨基酸提供,因此补充支链氨基酸有重要的意义。1项多中心、随机、对照的临床研究证实,在脓毒症患者静脉补充强化支链氨基酸的氨基酸液(45% BCAA)1.1~1.5g/(kg·d),较对照组[平衡氨基酸,115g/(kg·d)能够明显降低病死率。另一项前瞻性临床研究还显示,额外补充支链氨基酸可以有助改善氮平衡,减少肌肉蛋白质的分解代谢。有4项研究显示,高支链氨基酸和低支链氨基酸在病死率上差异无显著性,目前尚无充分依据推荐常规给予高支链氨基酸配方。

谷氨酰胺是免疫细胞的营养底物,研究表明,补充外源性谷氨酰胺可以改善脓毒血症患者免疫细胞(单核细胞、巨噬细胞、多形核细胞)功能。谷氨酰胺在增强免疫细胞功能的同时不会增加促炎因子的产生。另外,还能促进肌肉蛋白的合成,改善氮平衡。对ICU患者(其中71%为脓毒症)应用谷氨酰胺的研究发现,使用谷氨酰胺[口服,0.3~0.6g/(kg·d)]大于5d的患者6个月存活率获得显著改善,而对照组患者更多地死于真菌感染和多脏器功能衰竭。

一项前瞻、随机、多中心、双盲临床研究表明,在EN中添加精氨酸、谷氨酰胺、抗氧化剂、ω-3脂肪酸的患者与未添加这些物质的患者比较,其住院时间、住ICU时间、机械通气时间、感染率和病死率等方面均差异无显著性。另一项前瞻、随机、对照的多中心临床研究显示,严重脓毒症患者入ICU后48h内实施免疫增强型EN(添加精氨酸、维生素E、β₂胡萝卜

素、锌和 ω-3 脂肪酸)治疗,其 ICU 内的病死率高于对照组(普通静脉营养)。一项荟萃分析也显示,脓毒症患者应用免疫增强型 EN 使病死率增加。也有临床研究表明,与标准的 EN 相比,添加精氨酸的 EN 使严重感染的重症患者病死率明显增加。因此,严重脓毒症患者应避免应用富含精氨酸的免疫营养制剂。

二、创伤患者的营养支持

严重烧伤时胃肠屏障功能损害十分严重,EN 对维护患者的胃肠黏膜屏障功能具有特殊意义和重要性。回顾性研究显示,EN 较 PN 显著降低烧伤患者肺部感染的发生率。一项对比 TEN 和肠内、肠外联合营养(PN+EN)的随机临床研究证明,PN+EN 组的病死率明显高于 TEN 组患者,TEN 的患者较合并 PN 的患者能从肠内接受更多的热量。

研究表明,烧伤后 6 小时内给予 EN 是安全、有效的,能够更快地达到正氮平衡。一项回顾性研究显示,伤后 15 小时内给予胃内营养的患者在第 72 小时有 82% 的患者达到了目标热量;而延迟到伤后 18 小时再开始给予 EN 组,大部分患者不能达到目标热量。另一项回顾研究显示,伤后 24 小时内给予 EN 的患者较 24 小时后给予 EN 的患者,脓毒症的发生率显著下降。

与其他重症患者相比,烧伤患者有胃肠功能时,宜及早开始肠内营养。

虽然 EN 能更好地维护肠道黏膜屏障的完整性,但由于颅脑创伤患者的胃瘫发生率较高,在这类患者选择营养途径时应考虑到这一问题。一项研究指出,大多数脑外伤患者在 1 周内均有胃排空延迟,半数以上患者在伤后第 2 周内仍有胃排空延迟,直至 16 天后所有患者才能耐受足量 EN。有鉴于此,试图在早期对颅脑创伤患者进行 TEN 有时是困难的,而且应用不当可增加吸入性肺炎的发生。有两项研究证明,对颅脑损伤患者实施 PN 和 EN 在维持血浆白蛋白水平、感染的发生率、氮平衡等方面差异并没有显著性。所以,颅脑创伤患者营养支持的时机比营养支持的途径更重要。

虽然颅脑损伤可以导致胃瘫,但对空肠功能似乎没有太大影响。一项随机、对照的临床研究显示,颅脑损伤患者可以较好地耐受空肠营养,在受伤的第 3 天,空肠内营养的患者可达到目标喂养量的 70% ,第 6 天则患者可达到90% ,而胃内喂养的患者第 3 天仅达到 30% ,第 6 天达到 55% 。因此对重度颅脑创伤患者,宜选择经空肠实施肠内营养。

三、急性肾衰竭患者的营养支持

(一) 急性肾衰竭(ARF)代谢变化

ARF 是指肾脏排泄功能的可逆性的急剧恶化,发展过程中出现多种代谢改变,影响机体容量、电解质、酸碱平衡以及蛋白质与能量的代谢。已经存在的或医院获得性营养不良是导致 ARF 高病死率的一个重要因素。因此,营养支持被认为是其治疗的一个重要部分。以最大限度地减少蛋白分解,减缓 BUN、BCr 升高,有助于肾损伤细胞的修复和再生,提高 ARF 患者的存活率。

由于 ARF 的复杂性和差异性,营养支持的很多重要问题仍然没有取得共识。总的来说,ARF 患者营养支持的基本目标和其他代谢性疾病是一致的,营养支持不应该受到肾功能异常的限制,但对于未接受肾脏替代治疗的 ARF 患者,应注意血清必需氨基酸/非必需氨基酸比例失衡,肾替代治疗对营养支持没有显著的不良影响。

(二) ARF 患者的营养支持

尿毒症本身和由急性疾病引起的应激反应可以引起营养底物利用的明显变化。在营养支持过程中必须考虑蛋白质(氨基酸)、碳水化合物、脂代谢异常以及电解质、液体负荷、酸碱平衡等改变的规律。目前基本认为 ARF 本身对能量代谢没有直接影响,热量需要量更多的取决于基础疾病和患者当前状态。

ARF 患者体内蛋白分解增加,蛋白合成也受到抑制,如何遏制这种状态一直是营养支持的一个重要方面。蛋白的供给量需要考虑分解程度和是否接受肾替代治疗。越来越多的证据表明,给予充分的蛋白摄入对于促进正氮平衡、减少负氮平衡具有重要意义。

ARF 期氨基酸代谢异常,体内氨基酸谱发生改变,但目前没有充分的证据表明单独补充必需氨基酸和特殊配方氨基酸有更多的益处。所以 ARF 时氨基酸的摄入仍然建议应用含非必需氨基酸和必需氨基酸混合配方。

接受肾替代治疗的患者,超滤液中可丢失一部分氨基酸和蛋白质。有研究表明,高流量血滤与透析,高通量滤膜均增加氨基酸的丢失。尽管如此,增加单位时间氨基酸补充量仍可使接受肾替代治疗的患者获得正氮平衡。

ARF 期间常伴有糖耐量下降和胰岛素抵抗,而且糖异生增加并对糖负荷的负反馈作用不敏感。血糖的控制对重症患者非常重要,同时还必须考虑到肾替代治疗过程中含糖透析液导致的额外糖负荷及对其血糖的影响。

ARF 时脂代谢也受到明显影响。主要表现在脂蛋白酯酶活性下降,导致脂肪降解过程及脂肪颗粒的清除受到抑制,但脂肪酸的氧化过程并没有受到影响。

ARF 期,体内微营养素也发生了明显的改变。电解质紊乱是临床常见的并发症,主要包括钾、磷酸盐、钙和酶等浓度改变。在进行肾替代治疗过程中由于丢失增加可以发生低磷血症,多种原因可以导致血钙的波动。1,25-二羟骨化醇的活性下降导致的肠道吸收钙下降和骨骼对甲状旁腺素抵抗等可能是主要原因。制动、透析液钙浓度过高、恶性肿瘤和高甲状旁腺素血症等均可导致高钙血症。高镁血症发生率比较低,一般继发于摄入的增加。低镁血症发生的频率更高些。环孢素 A、顺铂等药物可以导致低镁,另外肾替代治疗可以引起镁的额外丢失,应引起注意。

微营养素的另一个方面是维生素的代谢。水溶性维生素通过肾替代丢失是其体内含量下降的主要影响因素。维生素 B_1 和维生素 B_6 的缺乏可以影响能量代谢并导致乳酸酸中毒。补充水溶性维生素很少导致过量中毒,但维生素 C 过量补充可能导致继发性草酸盐病。在肾替代治疗过程中应维持维生素 C100mg/d。除了维生素 K 以外,脂溶性维生素常常缺乏,尤其是维生素 D 因肾脏羟化作用下降而更为明显。微量元素代谢和补充的数量仍然不是非常清楚。微量元素对免疫调节、抗氧化作用等均起重要作用。有实验证实 CVVH 超滤液中含有铜、铬、锰、硒和锌等。所以在进行肾替代治疗过程中需要适当补充上述微量元素。

接受肾替代治疗的急性肾衰竭患者,应额外补充丢失的营养素。

四、肝功能不全及肝移植围手术期的营养支持

(一) 肝功能不全患者的代谢特点

肝脏是营养物质代谢的中心器官,随着慢性肝病的病情进展,蛋白质能量营养不良逐渐加重,在肝功能代偿期发生率 20%,而在肝病失代偿期发生率达 60%。营养不良使肝病患者腹水、出血、感染及肝性脑病发生率增加,并影响肝脏功能,加速疾病进程。合理的营养干预能减缓患者全身衰竭的进一步发展和改善肝细胞代谢。

肝脏在碳水化合物代谢中的作用为储存糖原及进行糖异生。肝功能不全时肝糖原储存减少,且因胰高血糖素增高及胰岛素抵抗使糖氧化供能障碍,机体对糖耐受下降,易出现血糖紊乱,糖作为能源物质供能减少,脂肪成为主要能源物质,且糖异生增加。

肝脏在脂肪代谢中的作用为脂肪、肉毒碱、酮体合成及脂肪酸氧化,肝功能不全患者胆汁分泌减少,使脂肪吸收障碍,必需脂肪酸(亚油酸和 γ_2 亚麻酸)缺乏,且脂肪氧化供能比例增加,体脂肪消耗,其程度与营养不良的严重程度及肝病严重程度相关。肝脏在蛋白质代谢中的作用为合成蛋白,分解芳香族氨基酸及将氨转化为尿素。肝功能不全患者蛋白质合成减少和分解增加,导致低蛋白血症,使器官功能障碍、免疫力下降和腹水增加,加速肝功能不全的进展,此时积极的蛋白补充与合理的营养支持在一定程度上能改善氮平衡,减缓营养不良的进展。肝功能不全发展至肝性脑病时,氨基酸代谢产物氨在肝脏转化障碍,导致血氨浓度增加,且芳香族氨基酸(苯丙氨酸、酪氨酸、色氨酸)在肝内分解障碍,支链氨基酸(亮氨酸、异亮氨酸、缬氨酸)在肝外分解增加,血中支链氨基酸/芳香族氨基酸比例失衡,促进肝性脑病的发生。

肝功能不全时食欲下降伴消化吸收不良使维生素吸收障碍,胆盐分泌减少使脂溶性维生素的吸收障碍更为明显,易出现维生素 A、维生素 D、维生素 E、维生素 K 的缺乏。

(二) 肝功能不全患者营养支持的原则

1. 营养物质的供给 约有 15% ~20% 的肝硬化患者表现为代谢率增高,25% ~30% 患者表现为代谢率下降,其能量消耗实测值个体差异大。如无条件实测能量消耗量,肝硬化患者代偿期能量供给 25 ~35kcal/(kg·d),合并营养不良时可酌情增加,合并肝性脑病时应降低热量供给。

因为糖利用障碍,脂肪氧化增加,碳水化合物提供热量的比例宜减少,约 60% ~70% 的热量由碳水化合物提供,30% ~40% 的热量由脂肪提供。中链脂肪乳剂不需要肉毒碱参与可直接进入线粒体氧化

代谢,对肝功能及免疫功能影响小,因此,肝功能不全患者宜选用中/长链脂肪乳剂。过多的碳水化合物或脂肪将加重肝脏负担,导致或加重黄疸及转氨酶、血糖增高,血脂廓清障碍以及免疫功能下降。

在早期肝硬化患者,蛋白质分解增加,低蛋白血症加速了肝细胞损害及肝功能不全的进展,此时补充蛋白质(氨基酸)能促进正氮平衡而不导致肝性脑病,可根据肝功能代偿情况给予蛋白质 1.3 ~ 1.5g/(kg·d)。

在肝病终末期,增加蛋白的摄取可能导致血氨增加,加速肝性脑病的发生,蛋白摄入量可减至 0.5~1.0g/(kg·d)。对于儿童,即使肝性脑病,蛋白摄入不必过多限制,原因是分解代谢亢进和生长发育对蛋白的需要,蛋白质摄入量可 2.5 ~ 3.0g/(kg·d)。富含支链氨基酸的氨基酸液能纠正肝衰竭患者血浆支链氨基酸/芳香族氨基酸比例的失衡,有证据表明补充支链氨基酸能改善肝脏蛋白合成,减少分解代谢,减轻肝性脑病。

肝功能不全合并大量腹水时,须限制钠盐摄入及提高摄入热量的密度以减少机体水分储潴留。须特别注意补充脂溶性维生素及微量元素。

2. 营养途径的选择 肝功能不全患者早期能耐受正常饮食,合并中度至重度营养不良时,须通过口服或管饲加强肠内营养,每天进食次数可增加至4~7次以降低营养的不耐受、减少低血糖的发生,但在肝功能不全合并食管静脉曲张出血时,放置肠内营养管时应注意食管黏膜的损伤和诱发消化道出血,但并非绝对禁忌。合并肝硬化腹水患者行开腹胃空肠切开置管可导致腹膜炎及腹水渗漏,故应慎重。

当肝功能障碍患者食欲下降且消化吸收障碍,导致严重营养不良时,可通过肠外营养补充能量与氨基酸、维生素和微量元素。

合并肝功能不全的重症患者,营养支持时应增加支链氨基酸的供给,并降低芳香族氨基酸的比例。合并肝功能不全的重症患者,非蛋白质热量以糖脂双能源供给,其中脂肪补充宜选用中长链脂肪乳剂。

(三)肝移植术后营养代谢特点

尽管肝脏移植解决了肝脏代谢的紊乱,但肝移植患者术前多伴有营养不良,术后又处于严重应激后的高分解状态,积极的营养支持仍非常必要。手术后应激反应及大量皮质激素的使用导致高糖血症更为明显,糖的利用减少。但过多的脂肪供给可导致脂肪廓清障碍,机体免疫抑制及网状内皮系统对

内毒素清除障碍。因此,营养支持时须加强代谢及肝功能等的监测。

肝移植术后早期电解质紊乱较常见,胃液引流、胆汁引流和腹腔引流使电解质丢失增加,大量使用利尿剂使血钾、磷、镁迅速下降,大量血制品输入、激素、环孢霉素和FK506可导致高钾和其他电解质紊乱(如高钠),环孢霉素还可加重镁和磷的丢失,另外移植术后患者食欲改善重新进食使血钾、磷、镁进一步下降,必须严密监测血清电解质的浓度。

(四)肝移植术后营养支持的原则

多数研究表明,积极的营养支持有助于改善肝移植术后氮平衡、减少 ICU 停留时间、减少医院消费、减少移植后感染的发生。对于接受肝移植的儿童,营养支持应更为积极,术后立即营养支持有助于患儿更为容易地脱离呼吸机、减少感染、加快伤口愈合。

肝移植术后代谢率增高,实测静息能量消耗(REE)约是 H-B 公式估算的1.2 ~ 1.3 倍,因移植术后应激状态及正处恢复期肝功能,热量提供可从 20 ~ 25kcal/(kg·d)开始,糖脂比 6:4或 5:5。由于常伴高糖血症及可能出现脂肪廓清障碍,须密切监测血糖及血脂的代谢。且因移植术后限制补液容量,宜适当提高补充营养底物的密度。

肝移植成功后,血浆支链氨基酸/芳香族氨基酸比例在趋于正常,此时如无明显应激、氮质血症或肝性脑病,补充平衡氨基酸液或强化支链氨基酸的复方氨基酸液对病情无明显影响,蛋白质供给量1.0 ~ 1.5g/(kg·d)。此外,必须严密监测血清电解质的浓度,并根据检验结果及时纠正肝移植术后的电解质紊乱。

EN 是肝移植术后的最佳营养途径。很多研究已表明,术后早期 EN 较 PN 使患者获益更大,并有助于降低感染发生率、减轻对应激的代谢反应、减少营养支持相关的并发症、内脏蛋白合成增加并节省费用。因此,对合并营养不良的肝移植患者,推荐术中置入空肠营养管,术后数小时内即可低速泵入等渗的 EN 制剂。能口服摄食时,EN 逐渐减量,至术后 5~7 天,过渡到正常经口摄食。不能接受 EN 的患者,术后立即给予 PN 较未给予营养支持的营养不良患者 ICU 停留时间缩短,氮平衡改善。但比较此类患者应用高支链氨基酸与平衡氨基酸对预后的改善方面并未显示出优势。不伴有营养不良且术后几天内能很快进食者可以不给肠外营养,术后3~4天开始流质饮食,逐渐过渡至普通饮食。

五、急性重症胰腺炎患者的营养支持

（一）急性重症胰腺炎（SAP）的代谢特点

SAP 早期的代谢特点主要表现为，静息能耗（REE）增加（可达 1.5 倍），出现高分解代谢，患者很快出现严重负氮半衡和低蛋白血症。糖代谢方面：糖利用率降低、糖耐量下降、糖原异生的增加，大部分患者出现高血糖。蛋白质代谢方面：蛋白质分解增多、尿氮排出增加，机体处于负氮平衡，每天尿氮排出增加 20～40g，同时由于骨骼肌对支链氨基酸的摄取增加，其血浆浓度下降而芳香族氨基酸相应升高。脂肪代谢方面：高脂血症是 SAP 常见的临床表现，同时机体脂肪分解增加成为重要的能量来源。此外 SAP 患者早期尚存在低钙、低镁等代谢紊乱。

（二）SAP 营养支持要点

为使"胰腺休息"，减少胰腺分泌、禁食是 SAP 早期治疗的基本原则。但禁食可迅速导致营养不良，因此 SAP 患者须早期给予营养支持。尽管 PN 不会刺激胰腺分泌，但高血糖和感染合并症发生率明显增高，EN 不仅能维护肠道结构和肠黏膜屏障的完整性，从而有助于降低感染性并发症发生率，利于高血糖控制，而且价廉。SAP 早期应用 EN 的主要顾虑是营养底物对胰腺外分泌的刺激作用。有研究结果表明，营养底物对胰腺外分泌的刺激作用主要取决于摄食部位，经胃或十二指肠的营养有较大的胰腺外分泌反应，且 SAP 早期经空肠喂养并不明显刺激胰腺外分泌，"让肠道休息"以减少营养素对胰腺刺激的观念必须予以纠正，EN 应作为 SAP 营养支持的首选方式。现已证实，鼻空肠管或空肠造口是安全有效的 EN 途径，要求将空肠营养管置于屈氏韧带以远 30～60cm 处。给予氨基酸和短肽为氮源、低甘油三酯的预消化制剂较为适宜，胰酶不足时可添加外源性胰酶制剂。SAP 的常见并发症如胰性腹水、胰瘘和液体积聚等不是 EN 禁忌证。部分患者因严重肠麻痹或腹部并发症不耐受或部分不耐受 EN 时，可由 PN 替代或补充。大多数患者对葡萄糖及脂肪乳剂的耐受良好。碳水化合物替代脂肪作为主要的热量来源，能抑制糖原异生，减少蛋白的分解，减少高脂血症的危险，但是并且必须监测血糖水平，并应用胰岛素控制血糖。不含脂肪乳剂的 PN 不应超过 2w，否则可能造成必需脂肪酸的缺乏。

SAP 患者输注脂肪乳剂并非禁忌，但应该严密监测血脂水平，通常认为血清甘油三酯>4.4mmol/L 时，应该慎用脂肪乳剂。

尽管静脉输注葡萄糖不刺激胰腺外分泌，但 SAP 患者葡萄糖氧化率降低，输注葡萄糖的最大危险是高血糖。大样本临床试验提示，外科重症患者血糖水平控制在 6.1mmol/L 以下可以降低病死率，证明控制血糖有利于改善预后。

伴全身炎症反应的患者，循环中谷氨酰胺的浓度可降至正常值的 55%，若不给予补充，肠黏膜屏障完整性则难以维持。SAP 是全身炎症反应极其严重的疾病，需要补充谷氨酰胺。已有大量动物实验证实，补充谷氨酰胺能避免肠黏膜细胞的萎缩，保护肠黏膜屏障，减少感染的并发症。2 个小样本量临床研究结果提示，TPN 中添加谷氨酰胺或丙氨酰 2 谷氨酰胺双肽可以减少炎症介质的释放和感染的发生。有关临床用量和补充途径，尚须通过大样本的临床研究予以确定。

总之，重症急性胰腺炎患者，初期复苏后条件允许时可开始营养支持，并优先考虑经空肠营养，并应增加谷氨酰胺补充。

六、急慢性呼吸衰竭患者的营养支持

（一）慢性阻塞性肺疾病（COPD）的代谢特点及营养支持原则

COPD 是一种慢性、进行性阻塞性通气功能障碍。COPD 患者多合并营养不良，发生率可达 20%～60%。其原因可能与患者主动摄食减少，胃肠道吸收功能减退，慢性炎症反应及代谢率增加有关。

1. 代谢特点

（1）COPD 患者的代谢率增高，间接能量测量仪测得此类患者的 REE 比预计值明显增加。

（2）COPD 患者发生营养不良的明显标志就是体重减轻。COPD 患者在病程早期即有脂肪和瘦体组织的消耗，但患者可以保持正常体重；而后期的 COPD 患者与恶性肿瘤的恶病质患者类似，出现明显的体重减轻。体重减轻是 COPD 患者病情急性加重和死亡的一项独立危险因素。

2. 营养支持原则　有研究表明，营养支持可改善 COPD 患者的肺功能、血气指标、呼吸肌力，缩短机械通气时间,但能否改善预后尚无研究证实。过多的热量与碳水化合物的摄入都会导致呼吸商增高,增加患者的呼吸负荷,并可造成撤机困难。有研究应用商品化的营养制剂作为 COPD 患者膳食的一部分(3 种营养素提供热量分别为:蛋白质 16.7%,脂肪 55.1%,碳水化合物 28.2%),可以改善患者的血气指标,并显著改善肺功能(FEV$_1$)。

有研究表明,在 COPD 患者中应用促合成激素,如人重组生长激素[rhGH,0.15U/(kg·d),3 周]可改善患者的人体测量值,但并未增加患者的呼吸肌力和运动能力。而且也有研究指出,在重症患者应激早期应用 rhGH 会增加病死率。因此仅在营养供给充足,但蛋白质合成仍未能改善,或考虑由于呼吸肌力不足而导致撤机困难的呼吸衰竭患者使用 rh-GH 可能获益。

有研究表明,对稳定期 COPD 患者补充 1,6-FDP 纠正低磷,可以提高患者的呼吸肌力量及膈肌功能。因此,COPD 患者应注意补充磷制剂,纠正低磷状态。

总之,慢性阻塞性肺疾病合并呼衰患者应尽早给予营养支持,并首选肠内营养,并应适当降低非蛋白热量中碳水化合物的比例。

(二) 急性呼吸窘迫综合征(ARDS)的代谢特点及营养支持原则

ARDS 是由肺部原发疾病或肺外疾病导致的肺部炎症反应,进一步导致肺泡渗液增加,血氧下降,呼吸窘迫的一种综合征。不同于其他类型的急性呼吸衰竭(如急性肺栓塞,支气管哮喘急性发作),ARDS 存在着明显的全身炎症反应,并伴随着体内各种应激激素及多种细胞因子和炎症介质的释放。

1. ARDS 时的代谢特点

(1) ARDS 患者多存在严重的高分解代谢,短期内即可出现混合型营养不良。

(2) ARDS 患者和其他重症患者(如重症胰腺炎、脓毒血症、创伤等)类似,其 REE 可达到预计值的 115~210 倍。ARDS 的原发病如系 SAP、脓毒症、创伤等疾病时,伴有 REE 不同幅度的明显增加。由于大多数 ARDS 患者需要机械通气治疗,这也可使 REE 增加。

(3) ARDS 患者体内的肌糖原和肝糖原分解加速,脂肪大量氧化,随即瘦体组织大量分解,各种结构及功能蛋白被迅速消耗,并同时伴随着血糖的升高,机体对糖的利用减低,血清白蛋白下降,谷氨酰胺明显减少,血中氨基酸比例的失调。

(4) ARDS 治疗过程中常因限制液体的输入而影响早期的营养支持。大量含磷的能量物质(ATP)被消耗,各种离子消耗的增加、摄入的不足、分布的异常、可使患者出现低钾、低钙、低磷、低镁、低钠、低氯等表现和对某些微量元素的需求增加。

(5) ARDS 患者严重的氧化应激消耗了大量的抗氧化物质。

2. 营养支持原则 尽早实施营养支持可减少机械通气时间,缩短住 ICU 时间,如患者肠道功能允许,应早期给予 EN。并采取充分的措施避免反流和误吸,因为误吸本身就可导致 ARDS 的发生。应避免过度喂养,特别是碳水化合物补充过多将导致的二氧化碳的产生过多,增加呼吸商,加重患者的呼吸负荷。有研究表明,ARDS 患者的营养支持中应用 EN 并联合二十碳五烯酸(EPA),γ$_2$ 亚麻酸(GLA)以及一些抗氧化物质,可以提高体内的抗氧化水平,防止脂质过氧化损害,减少支气管肺泡灌洗液(BALF)中中性粒细胞数量,减低肺泡的通透性,改善气体交换,缩短机械通气时间和 ICU 停留时间,减轻器官功能的进一步损伤。有关急性肺损伤和 ARDS 患者的 2 项 1 级临床研究显示:营养支持中添加鱼油和抗氧化剂,有助于降低肺血管阻力与通透性,改善肺功能,降低病死率,缩短机械通气时间与住 ICU 时间等。

七、心功能不全患者的营养支持

(一) 心功能不全患者的代谢特点

心功能不全系指在有适量静脉血回流的情况下,由于心脏收缩和(或)舒张功能障碍,心排血量不足以维持组织代谢需要的一种病理状态,是一种以心排血量不足,组织的血液灌注减少,以及肺循环或体循环静脉系统淤血为特征的临床综合征。心功能不全常导致不同程度的营养不良,严重者可出现体重下降、消瘦、低蛋白血症等心脏恶病质表现。

其营养代谢改变主要表现为:

1. 胃肠道淤血导致营养摄入和吸收障碍,这是慢性充血性心力衰竭患者营养不良的主要原因。

2. 交感神经系统的代偿性兴奋引起的热量消耗增加,且分解代谢明显大于合成代谢。

3. 肝脏淤血导致白蛋白合成减少,肾脏淤血引起的蛋白尿以及合并感染导致血浆蛋白水平的进一步降低,机体能量储备减少。

4. 慢性缺氧致血管舒缩功能长期失调,组织氧供不足。

5. 肾上腺的慢性淤血导致的继发性肾上腺皮质功能减退。

6. 应用洋地黄、利尿剂以及过分的限制水钠导致的电解质紊乱。

（二） 心功能不全患者的营养支持原则

适量的营养补充对心功能不全患者是重要的。存在心脏恶病质或潜在危险因素的患者,均应进行正规的营养评估并给予营养支持治疗,根据患者的营养状态及代谢状况确定适宜的营养需要量,且营养支持中须监测各项营养指标。

早期 EN 符合正常生理,营养底物从门静脉系统供给,同时满足肠道黏膜的营养需要,并可有效避免 PN 相关的感染和代谢并发症。心力衰竭患者经 EN 可促进肠道运动、消化和吸收,改善肠黏膜细胞营养。EN 不能达到所需摄入热量要求,并且须严格控制液体量的情况下,可选择部分或全部使用 PN。营养支持可选择热量密度较高的营养配方,在进行 PN 过程中须加用抑酸剂,并监测心脏功能及肝脏功能指标。及时调整 PN 的剂量和配方。一旦胃肠道功能恢复,即应逐渐减少或停止 PN,尽早过渡到 EN 或经口摄食。

（三） 营养支持的配方

心功能不全患者往往需要控制液体入量,应综合考虑根据患者应激程度和心功能不全症状调整

PN 底物及非蛋白热量的摄入量,提供的非蛋白热量一般取决于患者的静息能量消耗及其活动情况,可采用高热量密度($4.2 \sim 6.2$kJ/ml)的营养配方,一般提供 $20 \sim 30$kcal/(kg·d)。过高的葡萄糖、胰岛素摄入通常认为能增加心脏葡萄糖供应,糖:脂比例通常选择7:3或6:4;氮 0.16g/(kg·d),热氮比一般为 $100 \sim 150$:1。中长链（MCT/LCT）混合脂肪乳剂、充足的维生素和微量元素通常认为更有益于心功能不全患者。

（四） 特殊并发症及其监测

1. 心功能不全患者的营养支持应兼顾心脏负荷能力和营养状态两者的平衡。避免因限制水钠摄入和过度利尿引起的低钠、低镁、低钾血症等电解质紊乱;应经常监测血清电解质（钠、钾、氯、碳酸氢盐）直至稳定。由于心功能不全时发生肝脏淤血易致肝功能损害。应密切监测肝功能指标,避免因营养底物过多造成肝功能进一步损害,尤其在实施 TPN 时更应重视。合并糖尿病或其他原因导致血糖升高的患者,应减慢输注葡萄糖的速度,同时严密监测血糖、尿糖。

2. 营养支持过程中应严密监测与心功能相关的临床指标,包括心率、血压、中心静脉压、24h 出入液体量等。

总之,心功能不全患者的营养支持宜选择热量较高的营养配方,适当增加碳水化合物比例,并严密监测心脏功能。

第5节　营养支持的相关问题

一、免疫营养的概念和药理作用

在高分解代谢状态下,骨骼肌蛋白质消耗、营养物质贮备消耗、负氮平衡、持续糖异生、机体细胞总体丢失等,使机体出现自噬代谢。其机制是应激反应从机体贮备中产生内源性营养物质,以帮助机体控制和扭转应激性饥饿所产生蛋白-能量型营养不良。但持续高分解代谢状态导致机体营养消耗,临床上呈现出典型的低蛋白血症、水肿、免疫功能下降、易感性增加和组织修复障碍,最终导致机体多器官功能不全或衰竭。20 世纪 90 年代初 Cerra 指出,富含精氨酸的肠内营养支持能提高或改善危重病外科患者的免疫功能,改善宿主的抗感染能力,为日后

抗炎免疫营养的研究提供了有利的理论依据及良好的研究前景。随后不断有报告证明,应用含抗炎及免疫调节作用的营养素能提高机体免疫功能,减轻过度炎症反应,从而降低严重创伤、烧伤及危重病患者感染并发症的发生率。由于其独特的免疫调节作用已超出了单纯提供机体所需蛋白质、热卡的营养支持范畴,因而引入了特殊营养、药理营养、免疫增强营养的概念。随着研究的深入,近年来将其统称为免疫营养或抗炎免疫营养,是指在营养支持治疗中加入具有抗炎及免疫调节作用的特殊营养素,利用药理学作用来达到治疗和调节机体代谢及免疫功能的目的。

免疫营养素对危重病症患者的治疗作用:严重烧伤、创伤及危重病患者早期的全身炎性反应是机

体免疫功能激活的表现,但过度炎症反应对机体是有害的,往往引发炎症介质的"瀑布效应",导致不可逆转的临床后果。免疫功能失调或抑制亦可直接或间接影响危重病患者的预后,众多临床研究证明,应用免疫营养能提高机体免疫反应,改善预后。迄今为止,谷氨酰胺、精氨酸、亚麻酸(ω-3)多不饱和脂肪酸、核糖核酸、支链氨基酸或含硫氨基酸、生长因子等均被认为是具有独特抗炎及免疫调节作用的特殊营养素,在脂肪乳剂中应选择中链甘油三酯(MCT)长链甘油三酯(LCT)混合乳剂;其次,结构脂肪、短链脂肪酸和非结构性多聚糖、寡聚糖类的膳食纤维、微量元素锌、铁、硒及维生素 A、维生素 C、维生素 E 均具有抗炎免疫调节作用。免疫营养给予的途径以肠内营养支持为主,对某些经胃肠道摄入将影响其生物利用度者,则必须通过肠外营养提供。近年来,对危重病患者处理均以多个特殊营养素组合为主,以发挥协同作用,降低严重创伤、烧伤危重病患者及外科术后患者感染并发症及脓毒症的发病率、缩短危重病患者机械通气时间及 ICU 住院时间,减少住院费用。免疫营养素的作用机制有以下4个方面:①保护肠道黏膜屏障功能,防止肠黏膜绒毛萎缩,维护肠黏膜结构和功能的完整性,因而减少肠道细菌和毒素移位;②提高机体细胞及体液免疫功能,增强机体抗感染能力。谷氨酰胺为核苷酸前体的合成提供碳源及氮源,同时又是免疫细胞代谢的主要能源物质,因此它是维持单核细胞、淋巴细胞及中性粒细胞功能所必需的。精氨酸在鸟氨酸的合成中起重要作用,鸟氨酸是脯氨酸及多胺的前体物质,后者是创面愈合及细胞增殖的必需物质,多胺同时调节巨噬细胞功能。精氨酸还可能参与 T 淋巴细胞活性的调节;③调节应激期代谢反应和某些器官的功能,降低局部及全身炎性反应;④避免应激性饥饿,减少氮-能量负平衡和肌肉消耗,维持骨骼肌与呼吸肌功能。

(一) 谷氨酰胺(Gln)在重症患者中的应用

Gln 是机体内含量最多的游离氨基酸,占肌肉中氨基酸量的 60%。是肠黏膜细胞、淋巴细胞、肾小管细胞等快速生长细胞的能量底物,对蛋白质合成及机体免疫功起调节与促进作用。在创伤、感染应激状态下,血浆 Gln 水平降至正常 50% ~ 60%,肌肉 Gln 降至正常 25% ~ 40%,Gln 需要量明显增加,被称为组织特殊营养素。由于谷氨酰胺单体在溶液中不稳定,易分解为谷氨酸及氨,临床上常用甘氨酰-谷氨酰胺(Gly-Gln),或丙氨酰-谷胺酰胺(Ala-Gln)二肽进行补充。肠外途径补充谷氨酰胺的药理剂量为 $\geq 0.3g/(kg \cdot d)$,补充谷氨酰胺双肽 0.7g/($kg \cdot d$),可单独或混合于"全合一"营养液中输注。

有关 Gln 对预后影响的 3 项 1 级和 3 项 2 级的临床研究显示,添加 Gln 的 PN 能够明显降低重症患者的病死率,降低住院费用。另一些临床研究表明,>0.35g/($kg \cdot d$) 的 Gln 摄入可降低感染的发生率。Gln 补充应遵循早期足量(药理剂量)的原则,一般 >5 ~ 7 天。可通过中心静脉或周围静脉输注。

最近的一些随机对照临床研究观察了静脉补充 Gln 对急性胰腺炎、急性腹膜炎和外科大手术后继发感染的影响,与标准的 PN 相比,添加 Gln 的 PN,可使继发感染率明显降低,急性胰腺炎患者从 52% 降至 20%,急性腹膜炎患者从 75% 降至 23%,外科大手术后从 45% 降至 27%。虽然上述 3 组研究的病例数偏少,但值得注意的是,一旦急性胰腺炎、急性腹膜炎和外科大手术患者继发感染,其病死率将明显增加。因此,在条件允许的情况下,急性胰腺炎、急性腹膜炎和外科大手术的患者可考虑静脉补充 Gln。

接受肠外营养的重症患者应早期补充药理剂量的谷氨酰胺,有助于降低急性胰腺炎、多发性创伤、急性腹膜炎和外科大手术后感染性并发症的发生率。

有临床研究显示,与常规的 EN 比较,肠道补充 Gln,并不能明显降低重症患者的病死率,也不能显著降低感染并发症发生率。对于烧伤患者的研究表明,大面积烧伤患者,添加 Gln 的 EN 支持可使创面感染率明显降低,住 ICU 时间与住院时间缩短,住院费用降低。因此,对大面积烧伤患者肠道补充 Gln 可能是有益的。此外,对于某些合并肠屏障功能受损(如肠道炎性疾病)、Gln 体内水平较低或丢失过多的接受 EN 的重症患者,经肠道补充 Gln 也是需要的。与 PN 不同,EN 的蛋白质中含有谷氨酰胺。因此,对于使用整蛋白类 EN 制剂或添加 Gln 的 EN 制剂的患者,无须常规额外经肠道补充谷氨酰胺。

总之,烧伤、创伤及合并肠屏障功能受损的重症患者,经肠道补充谷氨酰胺可使其获益。

(二) 精氨酸在 ICU 重症患者的应用

精氨酸是应激状态下体内不可缺少的氨基酸,影响应激后的蛋白质代谢,参与蛋白质合成。药理剂量的精氨酸能有效地促进细胞免疫功能,通过增强巨噬细胞吞噬能力、增强 NK 细胞的活性等,使机体对感染的抵抗能力提高。此外,精氨酸还可促进生长激素、催乳素、胰岛素、生长抑素等多种内分泌腺分泌,具有促进蛋白及胶原合成的作用。对创伤患者的肠道补充精氨酸的研究显示,EN 中添加精氨酸能够减少其住院时间,并具有减少 ICU 住院时间的趋势。一般认为,静脉补充量可占总氮量的2%～3%,静脉补充量一般 10～20g/d。

有关严重应激状态下重症患者的多项临床研究显示,添加精氨酸的 EN 并不能降低重症患者的病死率,而且也不能降低感染的发生率。也有研究显示,与标准的 EN 比较,添加精氨酸的肠内营养增加严重感染患者的病死率。临床应用中,应考虑到精氨酸作为 NO 合成的底物,在上调机体免疫功能与炎症反应方面具有"双刃剑"的作用。因此,严重感染患者不宜补充精氨酸。

总之,添加精氨酸的肠内营养对创伤和手术后患者有益,严重感染的患者,肠内营养不应添加精氨酸。

(三) ω-3 鱼油脂肪酸(ω-3PUFA)在重症患者中的应用

ω-3PUFAs 通过竞争方式影响传统脂肪乳剂(ω26PUFAs)代谢的中间产物花生四烯酸的代谢,产生 3 系列前列腺素和 5 系列白三烯产物,从而有助于下调过度的炎症反应,促进巨噬细胞的吞噬功能,改善免疫机能。ω26PUFAs 还可影响细胞膜的完整性、稳定性,减少细胞因子的产生与释放,有助于维持危重病疾病状态下血流动力学稳定。鱼油被认为是有效的免疫调理营养素。

5 项 1 级和 2 项 2 级临床研究显示,腹部手术后重症患者补充鱼油脂肪乳剂有助于改善应激后炎症反应及肝脏、胰腺功能,减少术后机械通气的时间、缩短住院天数、降低再入 ICU 的几率以及病死率。

有关急性肺损伤和 ARDS 患者的 2 项 1 级临床研究显示,营养支持中添加鱼油和抗氧化剂有助于降低肺血管阻力与通透性,改善肺功能,降低病死率,缩短机械通气时间与住 ICU 时间等。欧洲最新报告的一项前瞻、多中心研究显示,对接受 TPN 治疗的 661 例腹部大手术、腹腔感染以及包括颅脑外伤在内的多发创伤等重症患者,静脉补充 10% 鱼油脂肪乳剂,结果显示:鱼油组患者住 ICU 时间与住院时间缩短,抗生素用量减少,病死率得到改善。且上述效果呈剂量依赖特性。总之,添加鱼油 0.1～0.2g/(kg·d)的营养支持有助于改善腹部感染与创伤患者的预后。但目前尚无鱼油能够改善全身感染和感染性休克等重症患者预后的有力证据。

总之,对 ARDS、创伤与腹部感染的重症患者,营养支持时可添加药理剂量的鱼油。

二、重症患者的血糖控制与强化胰岛素治疗

应激性高血糖是 ICU 中普遍存在的一种临床现象,并成为一独立因素直接影响各类重症患者的预后。多项前瞻与回顾性临床研究表明,严格血糖控制可有效地降低各类 ICU 重症患者的病死率,特别是外科重症患者,严格血糖控制可使因严重感染导致多器官功能衰竭患者的病死率明显降低,使其他并发症的发生率亦有明显下降,如感染、脓毒症、需要血液净化治疗 ARF 患者的发生率,以及多神经病变等。缩短机械通气时间与住院时间,从而降低总住院费用。近年来,对非手术的内科重症患者的研究显示,不同水平的血糖控制,虽然总的病死率未获得有统计学意义的改善,但在降低医院内获得性肾损害的发生、缩短机械通气时间和 ICU 住院时间等方面,严格血糖控制仍有显著意义的改善。因此,正确处理重症患者的应激性高血糖,对于提高其综合治疗效果,改善存活率具有重要的意义。任何形式的营养支持均应包括强化胰岛素治疗,将血糖控制在理想范围。

但对于目标血糖的最佳范围值目前仍存争议。在 2001 年著名的 Leuven 概念验证(proof-of-concept)研究中,研究组空腹血糖严格控制于 4.4～6.1mmol/L,而对照组仅在血糖超过肾糖阈(12mmol/L)时才开始使用胰岛素,结果显示,强化胰岛素治疗使 ICU 成年外科患者的死亡率从 8.0% 降至 4.6%,使住院患者的死亡率从 10.9% 降至 7.2%。但在另一项大型多中心的 RCT 研究(NICE-SUGAR 研究)中,与常规治疗组(血糖目标 8～10mmol/L)相比,强化治疗组(血糖目标,<6.0mmol/L)的 90d 死亡率从 24.9% 增加到 27.5%,死亡率上升的主要原因是心血管疾病。

目标血糖控制水平对重症患者预后的影响尽管标准不同,综合多项临床研究结果,目标血糖控制在 6.1～8.3mmol/L 范围,可较好地改善危重病症患者的预后,同时可降低低血糖的发生率。

在强化胰岛素治疗中应当注意:

1. 由于应激性高血糖主要表现为以外周胰岛素抵抗为特征血糖升高,并且血糖增高的程度与应激程度成正比。与此同时,常常伴随着病情变化而不稳定,使血糖控制难度增大。因此,在实施强化胰岛素治疗期间,应当密切监测血糖,及时调整胰岛素

用量,防治低血糖。

2. 重症患者的营养支持中,葡萄糖常作为非蛋白质热量的主要组成部分,葡萄糖的摄入量与速度直接影响血糖水平。一般情况下,葡萄糖的输入量应当控制在≤200g/d。

3. 营养液的输入应当注意持续、匀速,避免血糖波动。

总之,任何形式的营养支持,应配合强化胰岛素治疗,严格控制血糖水平≤8.3mmol/L,并应避免低血糖发生。

三、生长激素(growth Homone,GH) 在重症患者的应用

GH 属于合成代谢激素,其主要生理作用是促进机体蛋白质合成,降低蛋白质分解,改善氮平衡。20世纪80年代后基因重组生长激素问世并被广泛应用于临床,在创伤、脓毒症、营养不良和呼吸机依赖等重症患者有许多基础和临床研究。

多项2、3级临床研究和基础研究结果表明,在创伤、大手术等状态下,GH 可促进蛋白质合成,降低蛋白质分解,改善氮平衡。多项临床研究表明,在呼吸依赖的机械通气患者,联合应用营养支持和 GH,可提高呼吸肌力量,缩短机械通气时间;促进创面、伤口、吻合口和瘘口的愈合。尚有研究表明,rhGH 促进重症患者肠黏膜的增生,改善肠屏障功能。

1999 年欧洲的一项多中心、前瞻、随机对照研究表明,严重感染和应激早期的重症患者使用 rhGH 后病死率明显增加,致使该项研究被迫中期停止。此结果表明,重症患者应用生长激素后病死率增加,与患者选择(严重应激)、大剂量生长激素和血糖未良好控制有关。因此,应避免用于严重应激期的重症患者、感染未控制的重症患者和内稳态紊乱的重症患者。对于应激状态趋于稳定、分解代谢与低蛋白血症难以纠正的延迟期重症患者,尤其是 GH 水平较低的老年重症患者,小剂量使用 rhGH,有助于改善患者的代谢状态,纠正负氮平衡与低蛋白血症等。应用 GH 时应注意监测和控制血糖。GH 与恶性肿瘤的关系在体外细胞培养、动物实验以及人体临床研究还存在不同结果和争议,因此 rhGH 用于恶性肿瘤患者的营养支持须持谨慎态度。

总之,创伤和脓毒症患者早期存在严重应激,不推荐应用生长激素;度过急性应激期的创伤、大手术后患者,呼吸机依赖等重症患者,在营养物提供充足的前提下,可使用生长激素。

(袁世荧　漆红)

参 考 文 献

1. Keith R. Miller,Laszlo N. Kiraly,Cynthia C. Lowen,et al. Can we feed? A mnemonic to merge nutrition and intensive care assessment of the critically ill patient. J Parenter Enteral Nutr,2011,35(5):643-659.

2. McClave SA,Martindale RG,Vanek VW,et al;A. S. P. E. N. Board of Directors;American College of Critical Care Medicine;Society of Critical Care Medicine. Guidelines for the Provision and Assessment of Nutrition Support Therapy in the Adult Critically Ill Patient;Society of Critical Care Medicine (SCCM) and American Society for Parenteral and Enteral Nutrition (A. S. P. E. N.). JPEN J Parenter Enteral Nutr,2009,33(3):277-316.

3. 王新颖,黎介寿. ω-多不饱和脂肪酸影响炎症和免疫功能的基础研究. 肠外与肠内营养,2007,14(1):54-58.

4. Stapleton R D,Martin J M,Mayer K. Fish oil in critical illness:mechanisms and clinical applications. Crit Care Clin,2010,26(3):501-514.

5. Abou-Assi S,O'Keefe SJ. Nutrition in acute pancreatitis. J Clin Gastroenterol,2001,32(3):203-209.

6. 许乐. 胃镜下经皮胃造瘘的临床应用. 世界华人消化杂志,2009,17(33):3377-3380.

7. Finfer S,Chittock DR,Su SY,et al. Intensive versus Conventional Glucose Control in Critically Ill Patients. N Engl J Med,2009,360(7):1283-1297.

8. Braunschweig CL,Levy P,Sheean PM,Wang X. Enteral compared with parenteral nutrition:A meta-analysis. Am J Clin Nutr,2001,74(6):534-542.

9. Heyland DK,MacDonald S,Keefe L,Drover JW. Total parenteral nutrition in the critically ill patient:A meta-analysis. JAMA,1998,280(8):2013-2019.

10. 王斯闻,朱杰,周秀华,等. 老年多器官功能障碍综合征患者肠内外营养支持的比较. 中国全科医学,2010,13(17):1863-1865.

11. Dellinger RP,Carlet JM,Masur H,et al. Surviving Sepsis Campaign guidelines for management of severe sepsis and septic shock. Intensive Care Med,2004,30(4):536-555.

12. Wischmeyer PE. Glutamine:role in gut protection in critical ill-ness. Curr Opin Clin Nutr Metab Care,2006,9(5):607-612.

13. Heyland DK,Dhaliwal R,Drover JW,Gramlich L,Dodek P;Canadian Critical Care Clinical Practice Guidelines Committee. Canadian clinical practice guidelines for nutrition support in mechanically ventilated,critically ill adult patients.

JPEN J Parenter Enteral Nutr,2003,27(5):355-373.

14. Doig GS,Heighes PT,Simpson F,Sweetman EA,Davies AR. Early enteral nutrition,provided within 24h of injury or intensive care unit admission,significantly reduces mortality in critically ill patients: a meta-analysis of randomized controlled trials. Intensive Care Med, 2009, 35 (12): 2018-2027.

15. Villet S,Chiolero R,Bollman M,et al. Negative impact of hypoca-loric feeding and energy balance on clinical outcomes in ICU patients. Clinical Nutrition,2005,24(6):502-509.

16. Kao CC,Bandi V,Guntupalli KK,Wu M,Castillo L,Jahoor F. Arginine,citrulline and nitric oxide metabolism in sepsis. Clin Sci(Lond),2009,117(1):23-30.

17. Rayes N,Seehofer D,Theruvath T,et al. Supply of pre-and probi-otics reduces bacterial infection rates after liver transplantation: a randomized, double-blind trial. Am J Transplant,2005,5(2):125-130.

18. Marchesini G,Bianchi G,Merli M,et al; Italian BCAA Study Group. Nutritional supplementation with branched-chain amino acids in advanced cirrhosis: A double-blind, randomized trial. Gastroenterology,2003,124(7):1792-1801.

19. Gatt M,MacFie J. Bedside postpyloric feeding tube placement: A pilot series to validate this novel technique. Crit Care Med,2009,37(2):523-527.

20. Metheny NA,Schallom L,Oliver DA,Clouse RE. Gastric residual volume and aspiration in critically ill patients receiving gastric feedings. Am J Crit Care,2008,17(6):512-519; quiz 520.

21. Van den Berghe G,Wouters P,Weekers F,et al. Intensive insulin therapy in the critically ill patients. N Engl J Med, 2001,345(19):1359-1367.

22. Finfer S,Chittock DR,Su SY,et al. NICE-SUGAR Study Investigators. Intensive versus conventional glucose control in critically ill patients. N Engl J Med,2009,360(13):1283-1297.

第111章　危重患者的镇静与镇痛

镇痛与镇静治疗是特指应用药物手段以消除患者疼痛,减轻患者焦虑和躁动,催眠并诱导顺行性遗忘的治疗。ICU 中的危重患者常有焦虑、紧张、不安、疼痛和不适,少数患者可伴发精神症状和严重躁动,加之机械通气患者气管插管的影响,常需应用镇静、镇痛甚至肌松药,以达到安静、解除忧虑或减轻疼痛,促进睡眠及消除患者与呼吸机对抗等目的。重症医学工作者应该时刻牢记,在抢救生命、治疗疾病的过程中,必须同时注意尽可能减轻患者的痛苦与恐惧感。因此,危重患者的镇静和镇痛已成为 ICU 常规治疗的组成部分之一,是值得关注的重要问题。

第1节　危重患者的镇静

镇静是产生一种放松而平静的状态。轻度镇静是指患者可对语言和指令刺激做出适当的反应。深度镇静是指对语言刺激无反应,但对触摸、疼痛或其他伤害性刺激有反应。在 ICU 通常的镇静水平是既能保持患者镇静而又能被容易唤醒,以维持正常的睡眠苏醒周期。有些患者可能需要深度镇静以便机械通气。理想的镇静水平应在治疗开始时就明确,并且随着患者临床状态的变化随时评估。

一、镇静的目的和适应范围

在 ICU,由于持续噪声,周围灯光和过度的刺激,睡眠被打扰,加之疼痛和恐惧,对自身疾病的担心大大增加了患者的焦虑。ICU 所有年龄段的患者焦虑症状的大于 50%,71% 的患者至少发生过一次躁动。因此,应用镇静的主要目的是增加患者舒适感,消除焦虑、谵妄和躁动,促进睡眠和减少机械通气的对抗。适用范围包括:

(一)焦虑、谵妄、躁动以及急性精神障碍

焦虑是一种强烈的忧虑,不确定或恐惧状态,指不伴有认知功能障碍的、令人不愉快的情绪及情感的改变。其特征包括躯体症状(如心慌、出汗)和紧张感。ICU 患者焦虑的原因包括:①病房环境:包括噪声(仪器报警、人声呼喊和设备运行),灯光刺激,室温过高或过低;②对自己疾病和生命的担忧;③高强度的医源性刺激(频繁的监测和治疗操作、体位更换);④各种疼痛;⑤原发疾病本身的损害;⑥对诊断和治疗措施的不了解与恐惧;⑦对家人和亲朋的思念,等等。减轻焦虑的方法包括保持患者舒适,提供充分镇痛,完善环境和使用镇静药物等。因此,焦虑患者应在充分镇痛和处理可逆性原因基础上实施镇静。镇静后患者仍具有一定的思考和理解能力。

躁动是一种伴有不停动作的易激惹状态,或者说是一种伴随着挣扎动作的极度焦虑状态。在综合 ICU 中,70% 以上的患者发生过躁动。引起焦虑的原因均可以导致躁动。另外,某些药物的副作用、休克、低氧血症,低血糖、酒精及其他药物的戒断反应、机械通气不同步等也是引起躁动的常见原因。研究显示最易使重症患者焦虑、躁动的原因依次为:疼痛、失眠、经鼻或经口腔的各种插管、失去支配自身能力的恐惧感以及身体其他部位的各种管道限制活动。躁动可导致患者与呼吸机对抗,耗氧量增加,意外拔除身上各种装置和导管,甚至危及生命。在充分祛除可逆诱因的前提下,躁动的患者应该尽快接受镇静治疗。

谵妄是多种原因引起的一过性的意识混乱状态。短时间内出现意识障碍和认知功能改变是谵妄的临床特征,意识清晰度下降或觉醒程度降低是诊断的关键。ICU患者因焦虑、麻醉、代谢异常、缺氧、循环不稳定或神经系统病变等原因,可以出现谵妄症状,且长时间置身于陌生而嘈杂的ICU环境会加重谵妄的临床症状。最新研究表明,4项基线危险因素与ICU发生谵妄有显著正相关:已经存在的痴呆、高血压和(或)酗酒病史、入院时病情高度危重、昏迷是ICU患者发生谵妄的独立危险因素。谵妄表现为精神状态突然改变或情绪波动,注意力不集中,思维紊乱和意识状态改变,伴有或不伴有躁动状态;还可以出现整个白天醒觉状态波动,睡眠清醒周期失衡或昼夜睡眠周期颠倒。谵妄也可以表现为情绪过于低沉或过于兴奋或两者兼有。情绪低沉型谵妄往往预后较差,情绪活跃型谵妄比较容易识别。研究表明机械通气患者谵妄发病率可达70%~80%,且老年谵妄患者住院时间明显延长,每日住院费用及病死率均显著增加。不适当的使用镇静镇痛药物可能会加重谵妄症状,有些谵妄患者,接受镇静剂后会变得迟钝或思维混乱,甚至导致躁动。ICU患者一旦出现谵妄,应及时处理。诊断谵妄的金标准仍然是依据临床检查及病史。ICU谵妄诊断的意识状态评估法(CAM-ICU)是一种适用于在ICU床边进行,专门为使用呼吸机患者诊断谵妄的方法。谵妄平均出现时间是入ICU后第2天,持续时间是(4.2±1.7)天。

当患者表现出焦虑和躁动时,首要的任务是确认并处理紊乱的生理状况,如低氧血症、低血糖、低血压、疼痛和酒精及其他药物的戒断反应。

急性精神障碍是一种谵妄或精神活动减少综合征,以兴奋不安、定向障碍、精神错乱、震颤和不愉快的幻觉为特点,有精神运动和自主神经系统功能亢进的症状,甚至发生惊厥。此外,也可表现为精神活动减弱,注意力不集中、反应迟钝和健忘,严重时嗜睡或昏迷。然而有时患者出现兴奋不安和躁动,与谵妄相似。在ICU中急性精神障碍常发生在代谢性脑病及脑缺氧后,后者见于呼吸心搏骤停复苏后或体外循环心内直视术后的并发症,症状轻重与持续时间长短不一,重者可持续1周以上。急性精神障碍患者的治疗以镇静药为宜,常用小剂量苯二氮䓬类镇静药静脉注射,如地西泮、咪达唑仑或劳拉西泮(lorazepam),剂量不可过大,不能立即用大剂量镇静药使患者安静,否则可发生中枢神经系统功能过度抑制,影响呼吸和循环功能。急性呼吸衰竭、急性严

重哮喘、COPD及上呼吸道梗阻的患者不应使用,除非已经施行气管插管或气管切开和机械通气者方考虑用药。

(二)床边检查和治疗

危重患者在进行床边检查和治疗时,常需要不同程度镇静。插胃管、导尿管及动脉或中心静脉穿刺置管时,可静脉注射少量地西泮或咪达唑仑,床边摄片或CT检查也可在同样方法下完成。胃镜或支气管镜检查时要求较高,往往需要静脉麻醉药镇静,如单次静注丙泊酚30~50mg,必要时加用芬太尼。用药剂量不宜固定,应按患者体重和全身情况而定,以免抑制呼吸和循环功能。气管切开或插入颅内压监测装置时,可用小剂量镇静和镇痛药后,在局麻下进行。但对不合作患者,有时必须用全身静脉麻醉药才能完成。

(三)机械通气

清醒患者施行机械通气常感不适和焦虑,有时患者自主呼吸与呼吸机发生对抗,应用镇静药和镇痛药可使患者安静,促进睡眠,患者呼吸易与呼吸机同步。需要时,可单次静注,也可静脉连续输注,后者镇静深度易于调节,对血流动力学影响也较小。因为撤离呼吸机时需要患者合作,所以常选用作用时间较短的镇静药。

(四)生理应激反应

气管插管、气管内吸引、疼痛及其他不良刺激,可致血压升高,心率增快,心肌耗氧和呼吸作功增加,颅内压也可升高。特别是对疼痛或烦躁不安的患者应用吗啡和咪达唑仑可降低颅内压,如静脉连续滴注小剂量硫喷妥钠或丙泊酚,则效果更佳,既可降低颅内压,又可减少脑代谢,有利于患者恢复。新生儿由于疼痛或其他恶性刺激,也可发生应激反应,导致肺高压危险,应用镇静药和镇痛药也是十分必要的。

(五)睡眠障碍

睡眠是人体不可或缺的生理过程。睡眠障碍可能会延缓组织修复、减低细胞免疫功能。睡眠障碍的类型包括:失眠、过度睡眠和睡眠-觉醒节律障碍等。失眠是一种睡眠质量或数量达不到正常需要的主观感觉体验,失眠或睡眠被打扰在ICU极为常见。原因包括:①持续噪声(来自仪器的报警,工作人员和设备);②灯光刺激;③高强度的医源性刺激(频繁的测量生命体征、查体,被迫更换体位);④疾病本身的损害以及患者对自身疾病的担心和不了解。患者在ICU睡眠的特点是短暂睡眠,醒觉和快速动眼

（REM）睡眠交替。患者快动眼睡眠明显减少，非快动眼睡眠期占总睡眠时间的比例增加，睡眠质量下降。使得患者焦虑、抑郁或恐惧，甚至躁动，延缓疾病的恢复。尽管采用各种非药物措施（减少环境刺激、给予音乐和按摩治疗等），在 ICU 内许多患者仍然有睡眠困难，多数患者需要结合镇痛、镇静药物以改善睡眠。

二、镇静和躁动的评估

经常评估镇静深度和躁动程度，结合危重患者临床病情所需的镇静目标，及时调整镇静药物及剂量，从而减少镇静的副作用同时增加镇静的有效性。理想的镇静评分系统应使各参数易于计算和记录，有助于镇静程度的准确判断并能指导治疗。临床常用的镇静评分系统有 Ramsay 评分、Riker 镇静躁动评分（SAS），以及肌肉活动评分法（MAAS）等主观性镇静评分以及脑电双频指数（BIS）等客观性镇静评估方法。但根据 2013 年由美国重症医学会在 CCM（Critical Care Medicine）发表的"成人 ICU 患者疼痛、躁动、谵妄处理临床实践指南"（clinical practice guidelines for the management of pain, agitation, and delirium in adult patients in the intensive care unit，简称 PAD），Richmond 躁动-镇静评分（RASS）与镇静-躁动评分（SAS）是成人 ICU 患者测量镇静质量与深度的最真实与可靠的镇静评估工具（B），而 Ramsay 评分少用。

（一）Ramsay 评分

Ramsay 评分是临床上使用最为广泛的镇静评分标准，简单实用。其分为六级，分别反映三个层次的清醒状态和三个层次的睡眠状态（表 111-1）。Ramsay 评分被认为是可靠的镇静评分标准，但缺乏特征性的指标来区分不同的镇静水平。

表 111-1　Ramsay 评分

分数	描述
1	患者焦虑、躁动不安
2	患者配合，有定向力、安静
3	患者对指令有反应
4	嗜睡，对轻叩眉间或大声听觉刺激反应敏捷
5	嗜睡，对轻叩眉间或大声听觉刺激反应迟钝
6	嗜睡，无任何反应

（二）Riker 镇静躁动评分（sedation-agitation scale，SAS）

SAS 是第一个证明在成年危重病患者中可靠有效的评分系统，根据患者七项不同的行为对其意识和躁动程度进行评分（表 111-2）。

表 111-2　Riker 镇静和躁动评分（SAS）

分值	定义	描述
7	危险躁动	拉拽气管内插管，试图拔除各种导管，翻越床栏，攻击医护人员，在床上辗转挣扎
6	非常躁动	需要保护性束缚并反复语言提示劝阻，咬气管插管
5	躁动	焦虑或身体躁动，经言语提示劝阻可安静
4	安静合作	安静，容易唤醒，服从指令
3	镇静	嗜睡，语言刺激或轻轻摇动可唤醒并能服从简单指令，但又迅即入睡
2	非常镇静	对躯体刺激有反应，不能交流及服从指令，有自主运动
1	不能唤醒	对恶性刺激无或仅有轻微反应，不能交流及服从指令

恶性刺激：指吸痰或用力按压眼眶、胸骨或甲床 5s

（三）Richmond 躁动-镇静评分（Richmond agitation-sedation scale，RASS）

RASS 是根据具有心理测验性质的镇静评分表进行评估躁动与镇静。PAD 得出的结论：RASS 和 SAS 是评价重症患者躁动与镇静的最有效和最可靠的方法（表 111-3）。

表 111-3　RASS 躁动-镇静评分

+4	有攻击性	有暴力行为
+3	非常躁动	试着拔出呼吸管，胃管或静脉点滴
+2	躁动焦虑	身体激烈移动，无法配合呼吸机
+1	不安焦虑	焦虑紧张但身体只有轻微的移动
0	清醒平静	清醒自然状态
−1	昏昏欲睡	没有完全清醒，但可保持清醒超过 10 秒
−2	轻度镇静	无法维持清醒超过 10 秒
−3	中度镇静	对声音有反应
−4	重度镇静	对身体刺激有反应
−5	昏迷	对声音及身体刺激都无反应

（四）肌肉活动评分法（motor activity assessment scale,MAAS）

自SAS演变而来,其通过七项指标来描述患者对刺激的行为反应（表111-4）,对危重病患者也有很好的可靠性和安全性。

（五）谵妄评估

谵妄的诊断主要依据临床检查及病史。目前推荐使用"ICU谵妄诊断的意识状态评估法（The confusion assessment method for the diagnosis of delirium in the ICU,CAM-ICU）"。CAM-ICU主要包含以下几个方面:患者出现突然的意识状态改变或波动;注意力不集中;思维紊乱和意识清晰度下降（表111-5）。CAM-ICU是对ICU患者进行谵妄评估的可靠方法。

表111-4 肌肉运动评分法（MAAS）

分值	定义	描述
7	危险躁动	无外界刺激就有活动,不配合,拉扯气管插管及各种导管,在床上翻来覆去,攻击医务人员,试图翻越床栏,不能按要求安静下来
6	躁动	无外界刺激就有活动,试图坐起或将肢体伸出床沿。不能始终服从指令（如能按要求躺下,但很快又坐起来或将肢体伸出床沿）
5	烦躁但能配合	无外界刺激就有活动,摆弄床单或插管,不能盖好被子,能服从指令
4	安静、配合	无外界刺激就有活动,有目的的整理床单或衣服,能服从指令
3	触摸、叫姓名有反应	可睁眼,抬眉,向刺激方向转头,触摸或大声叫名字时有肢体运动
2	仅对恶性刺激有反应	可睁眼,抬眉,向刺激方向转头,恶性刺激时有肢体运动
1	无反应	恶性刺激时无运动

恶性刺激:指吸痰或用力按压眼眶、胸骨或甲床5秒

表111-5 ICU谵妄诊断的意识状态评估法（CAM-ICU）

临床特征	评价指标
1. 精神状态突然改变或起伏不定	患者是否出现精神状态的突然改变? 过去24h是否有反常行为。如:时有时无或者时而加重时而减轻? 过去24h镇静评分（SAS或MAAS）或昏迷评分（GCS）是否有波动?
2. 注意力散漫	患者是否有注意力集中困难? 患者是否有保持或转移注意力的能力下降? 患者注意力筛查（ASE）得分多少?（如:ASE的视觉测试是对10个画面的回忆准确度;ASE的听觉测试患者对一连串随机字母读音中出现"A"时点头或捏手示意。）
3. 思维无序	若患者已经脱机拔管,需要判断其是否存在思维无序或不连贯。常表现为对话散漫离题、思维逻辑不清或主题变化无常。 若患者在带呼吸机状态下,检查其能否正确回答以下问题: （1）石头会浮在水面上吗? （2）海里有鱼吗? （3）一磅比两磅重吗? （4）你能用锤子砸烂一颗钉子吗? 在整个评估过程中,患者能否跟得上回答问题和执行指令? （1）你是否有一些不太清楚的想法? （2）举这几个手指头（检查者在患者面前举两个手指头） （3）现在换只手做同样的动作（检查者不用再重复动作）
4. 意识程度变化（指清醒以外的任何意识状态,如警醒、嗜睡、木僵或昏迷）	清醒:正常、自主的感知周围环境,反应适度。 警醒:过于兴奋 嗜睡:瞌睡但易于唤醒,对某些事物没有意识,不能自主、适当的交谈,给予轻微刺激就能完全觉醒并应答适当。 昏睡:难以唤醒,对外界部分或完全无感知,对交谈无自主、适当的应答。当予强烈刺激时,有不完全清醒和不适当的应答,强刺激一旦停止,又重新进入无反应状态。 昏迷:不可唤醒,对外界完全无意识,给予强烈刺激也无法进行交流。

* 若患者有特征1和2,或者特征3,或者特征4,就可诊断为谵妄

（六）睡眠评估

患者自己的主诉是睡眠是否充分的最重要的指标，应重视对患者睡眠状态的观察及患者的主诉（主动地询问与观察）。如果患者没有自诉能力，由护理人员观察患者睡眠时间不失为一种有效措施，也可采用图片示意等方式来评估睡眠质量。

（七）镇静的客观评估

1. 过度镇静或当治疗性使用神经肌肉阻滞剂掩盖患者动作行为时，客观测试患者的镇静水平是有帮助的。

2. 客观镇静评估方法可使用心率变化和食管下段收缩性等指标，但是大部分是以脑电图（EEG）变化为基础。脑电图的原始信号通过一系列处理，从而简化床边解读并提高可信度，例如：双频谱指数（BIS）使用从100（完全苏醒）至0（等电位 EEG）的数字评分。

3. 尽管 BIS 可能是一个客观评估镇静或催眠药物效果的有前途的方法，但它在 ICU 环境中却有局限。在相同的主观镇静水平下，会得到不同 BIS 评分，而在轻度镇静时主观评分可能会有更好的可重复性。如果患者没有接受神经肌肉阻滞剂，肌肉的电活动可以干扰性地提高 BIS 评分。

4. 根据 2013PAD，对非昏迷、非肌松的重症患者不推荐客观脑功能检测方法，如脑电双频指数（BIS）等（−1B）。在应用肌松药物的成人 ICU 患者推荐使用客观脑功能监测（如听觉诱发电位［AEPs］，脑电双频指数［BIS］，麻醉趋势指数［NI］，患者状态指数［PSI］，状态熵［SE］）作为补充，因为无法取得这些患者的主观镇静监测（+2B）。推荐脑电图（EEG）监测在已知的或可疑的成人 ICU 癫痫患者用于无抽搐性癫痫活动，或应用于颅内压升高的成人 ICU 患者调整电抑制药物治疗以达到爆发抑制（+1A）。

三、常用镇静药物和镇静治疗

ICU 理想的镇静药应具备下述特征：①对呼吸和循环功能抑制轻微；②不影响其他药物的生物降解；③消除方式不依赖于肝、肾和肺功能；④消除半衰期短，且代谢产物无生物活性；⑤无药物蓄积作用。事实上，目前尚无类似理想的药物。药物选择往往是复杂的。目前 ICU 常用的镇静药物为苯二氮䓬类、丙泊酚和右美托咪定等，其药理学见表111-6。

表 111-6　ICU 常用的镇静药物

药物	静脉使用后起效时间（min）	半衰期（h）	活性代谢产物	负荷剂量	维持剂量	副作用
咪达唑仑	2～5	3～11	有	0.01～0.05mg/kg	0.02～0.1mg/(kg·h)	呼吸抑制，低血压
劳拉西泮	15～20	8～15	无	0.02～0.04mg/kg（≤2mg）	0.02～0.06mg/kg，q2～6h，prn 或 0.01～0.1mg/(kg·h) 或≤10mg/h	呼吸抑制，低血压，酮症酸中毒，肾毒性
地西泮	2～5	20～120	有	5～10mg	0.03～0.1mg/kg，q0.5～6h	呼吸抑制，低血压，静脉炎
丙泊酚	1～2	短期3～12 长期50±18.6	无	5μg/(kg·min)，大于5min	5～50μg/(kg·min)	注射部位疼痛，呼吸抑制，高甘油三酯血症，胰腺炎，过敏，丙泊酚输注综合征，长期使用并发症显著增多
右美托咪定	5～10	1.8～3.1	无	1μg/kg，大于10min	0.2～0.71μg/(kg·h)	心动过缓，负荷量低血压，气道反射消失

（一）常用的镇静药物

1. 苯二氮䓬类药物　苯二氮䓬类药物是脑 GABAa 受体激动剂，具有抗焦虑，遗忘，镇静，催眠和抗惊厥作用。遗忘作用可在镇静作用消失后发生。苯二氮䓬类是较理想的镇静、催眠药物。它通过与中枢神经系统内 γ-氨基丁酸受体的相互作用，

产生剂量相关的催眠、抗焦虑和顺行性遗忘作用；其本身无镇痛作用，但与阿片类镇痛药有协同作用，可减少阿片类药物的用量。这类药物的作用存在较大的个体差异。老年患者、肝肾功能受损者药物清除减慢，肝酶抑制剂亦影响药物的代谢。故用药上须按个体化原则进行调整。苯二氮䓬类药物负荷剂量

可引起血压下降,尤其是血流动力学不稳定的患者。反复或长时间使用苯二氮䓬类药物可导致药物蓄积或诱导耐药的产生;该类药物有可能引起反常的精神作用。用药过程中应经常评估患者的镇静水平,以防镇静延长。ICU 常用的苯二氮䓬类药为咪达唑仑(midazolam)、劳拉西泮(lorazepam)及地西泮(diazepam)。劳拉西泮镇静作用强于咪达唑仑,两者又都强于地西泮。咪达唑仑和地西泮较劳拉西泮易溶于水,因此起效更快,分布更广。

咪达唑仑是苯二氮䓬类中相对水溶性最强的药物。其作用强度是地西泮的 2~3 倍,其血浆清除率高于地西泮和劳拉西泮,故其起效快,持续时间短,清醒相对较快,适用于治疗急性躁动患者。但注射过快或剂量过大时可引起呼吸抑制、血压下降,低血容量患者尤为显著,持续缓慢静脉输注可有效减少其副作用。咪达唑仑长时间用药后会有蓄积和镇静效果的延长,在肾脏衰竭患者尤为明显;部分患者还可产生耐受现象。丙泊酚、西咪替丁、红霉素和其他细胞色素 P450 酶抑制剂可明显减慢咪达唑仑的代谢速率。

劳拉西泮是 ICU 患者长期镇静治疗的首选药物。由于其起效较慢,半衰期长,故不适于治疗急性躁动。劳拉西泮的优点是对血压、心率和外周阻力无明显影响,对呼吸无抑制作用。缺点是易于在体内蓄积,苏醒慢;其溶剂丙二醇长期大剂量输注可能导致急性肾小管坏死、代谢性酸中毒及高渗透压状态。

地西泮具有抗焦虑和抗惊厥作用,作用与剂量相关,依给药途径而异。大剂量可引起一定的呼吸抑制和血压下降。静脉注射可引起注射部位疼痛。地西泮单次给药有起效快,苏醒快的特点,可用于急性躁动患者的治疗。但其代谢产物去甲安定和去甲羟安定均有类似地西泮的药理活性,且半衰期长。因此反复用药可致蓄积而使镇静作用延长。

苯二氮䓬类药物有其相应的特异性竞争性拮抗剂——氟马西尼(flumazenil),但应慎重使用,需注意两者的药效学和药动学差异,以免因拮抗后再度镇静而危及生命。

2. 丙泊酚 丙泊酚与中枢神经系统内能干扰神经传导的多种受体有关,这些受体包括 GABAa、甘氨酸、烟碱和 M_1 毒蕈样受体。丙泊酚有镇静、催眠、抗焦虑、镇痛、止吐和抗惊厥的作用,但是一般认为无镇痛作用。丙泊酚具有较好的脂溶性,能快速透过血脑屏障,所以其镇静作用起效较快。由于其

脂溶性较高,丙泊酚还能快速在外周重新分布。快速肝脏内外代谢双重作用导致丙泊酚能快速起效,效果也能迅速消失。由于其短时间的镇静效应,丙泊酚尤其适用于需要经常被唤醒做神经系统评估的患者。撤药后迅速清醒,且镇静深度呈剂量依赖性,镇静深度容易控制。也适用于日常需要打断的镇静治疗方案。然而,长期应用丙泊酚可导致周围组织的饱和,并延长作用时间。丙泊酚亦可产生遗忘作用和抗惊厥作用。

丙泊酚单次注射时可出现暂时性呼吸抑制和血压下降、心动过缓,对血压的影响与剂量相关,尤其在心脏储备功能差、低血容量的患者。丙泊酚使用时可出现外周静脉注射痛。因此临床多采用持续缓慢静脉输注方式。另外,部分患者长期使用后可能出现诱导耐药。

丙泊酚具有减少脑血流、降低颅内压(ICP)以及降低脑氧代谢率($CMRO_2$)的作用。用于颅脑损伤患者的镇静可减轻 ICP 的升高。而且丙泊酚半衰期短,停药后清醒快,利于进行神经系统评估。此外,丙泊酚还有直接扩张支气管平滑肌的作用。

肝肾功能障碍对丙泊酚的药代动力学参数影响不明显。丙泊酚的溶剂为乳化脂肪,提供热卡 1.1cal/ml,长期或大量应用可能导致高甘油三酯血症;2% 丙泊酚可降低高甘油三酯血症的发生率,因此更适宜于 ICU 患者应用。老年人丙泊酚用量应减少。因乳化脂肪易被污染,故配制和输注时应注意无菌操作,单次药物输注时间不宜超过 12 小时。其他的副作用包括高甘油三酯血症、急性胰腺炎和肌阵挛。丙泊酚若加入脂肪乳剂中使用,会导致某些对鸡蛋或大豆过敏的患者发生超敏反应。一些非常规的丙泊酚处方中包含有防腐剂亚硫酸盐,这也可能会导致一些过敏反应。

3. 中枢 α 受体激动剂——右美托咪定(dexmedetomidine) 右美托咪定是选择性 α_2 受体激动剂,具有镇静、镇痛、少量的阿片样作用和抗交感作用,没有抗惊厥作用。右美托咪定的镇静模式明显不同于其他镇静剂。右美托咪定镇静的患者更容易唤醒和激醒,呼吸抑制较少。右美托咪定在给药 15 分钟内起效,镇静高峰出现在静脉给药后 1 小时内。最初给予静脉的负荷剂量可使镇静作用快速到达高峰,但是这样对于重症患者来说更容易引起血液动力学的不稳定。右美托咪定能快速分布于周围组织并被肝脏代谢。对于肝功能正常的患者来说,清醒半衰期大约为 3 小时。重度肝功能障碍患者的右美

托咪定清除延长,应给予低剂量。虽然右美托咪定在 ICU 患者中 24 小时内使用 $0.7 \sim 1.0 \mu g/(kg \cdot h)$ 的方案只在美国得到批准,但是各种大型临床试验证明了该方案的安全性和真实性,甚至使用 $1.5 \mu g/(kg \cdot h)$,连续使用 28 天也是安全的。

右美托咪定最常见的副作用是低血压和心动过缓。静脉负荷剂量可引起低血压或高血压。由于右美托咪定对呼吸功能没有显著的影响,它的镇静作用只在美国 ICU 中不插管的患者中得到证实,右美托咪定可用于拔管后的序贯镇静。然而,右美托咪定可导致口咽部的肌紧张缺失,这样可能使不插管患者发生气道梗阻,所以应监测这些患者的呼吸功能,以防止低氧血症或通气不足。右美托咪定的阿片样作用可使 ICU 患者对阿片药物的需求减少。右美托咪定的镇痛机制至今尚有争论。虽然脊髓背侧的神经部分存在 α_2 受体,但是一般认为右美托咪定具有非脊髓的镇痛作用。根据 2013PAD,在机械通气的成人 ICU 患者采用非苯二氮䓬类的镇静药物方案(丙泊酚或右美托咪定),可能优于苯二氮䓬类药物(咪达唑仑或劳拉西泮),并可改善临床结局(+2B);对于有风险发生谵妄的成人 ICU 机械通气治疗患者,应用右美托咪定的谵妄发生率可能低于苯二氮䓬类药物(B)。

4. 氯胺酮　氯胺酮是一种水溶性苯环己哌啶衍生物,通过 NMDA 受体拮抗兴奋性神经递质谷氨酸而产生分离麻醉、镇痛和遗忘。由于刺激交感神经造成心动过速、体循环和肺循环高压以及颅内高压,所以其作为镇静药在 ICU 的使用受限。氯胺酮的镇痛作用在处理重度烧伤时能发挥作用,它的支气管扩张作用在处理哮喘持续状态时亦可作为有用的辅助用药。临床观察提示氯胺酮的镇痛作用在亚麻醉剂量($0.25 \sim 0.5 mg/kg$)即可产生且持续时间长于其镇静作用。由于其拟交感效应,因而具备比其他药物较好的心血管稳定性。有报道氯胺酮镇静可发生高血压、心动过速和颅内压升高,单用氯胺酮产生精神紊乱的发生率约 5% ~ 30%。研究表明消除氯胺酮精神效应的最有效药物似是苯二氮䓬类。因此临床上常以小剂量氯胺酮($0.25 \sim 0.75 mg/kg$)联合地西泮或咪达唑仑可用于小儿或血流动力学不稳定患者的 ICU 镇静。

5. 瑞芬太尼和基于镇痛的镇静　瑞芬太尼已作为单一药物为患者提供基于镇痛基础上的镇静。它为纯 μ 受体激动剂,通过血液和组织中非特异性酯酶代谢。其半衰期为环境敏感性,约为 3 ~ 10 分钟,与输注持续时间无关。一项大型随机双盲对照研究发现,大多数患者应用瑞芬太尼而不需丙泊酚即可提供有效和快速的镇静。与基于催眠的传统镇静相比,基于镇痛的镇静可缩短机械通气持续时间最多达 10 天。然而,应用瑞芬太尼伴有戒断症状、停药后镇痛不足等问题。在瑞芬太尼停止输注前应该开始给予长效阿片药,并且待其起效后停药。

6. 神经安定药　氟哌啶醇(haloperidol)是在 ICU 中用于治疗术后精神异常和谵妄的有效药物,其通过多巴胺能、α 肾上腺素能、组胺能、5-羟色胺能和胆碱能受体等起效。神经安定的理想效果包括减少运动活动、抗焦虑、减少攻击性和对外界环境漠不关心。其可作用于不同受体的特性亦会导致广泛副作用,包括锥体外系反应、抗胆碱能反应、心律失常、低血压和抗精神病药恶性综合征等。

不适当的使用镇静镇痛药物可能会加重谵妄症状。有些精神症状或谵妄的患者接受镇静剂时会变得迟钝或思维混乱,导致躁动行为。氟哌利多作用强于氟哌啶醇,但可能导致恶梦,或由于其直接扩张血管和抗肾上腺素能作用而引起低血压。临床使用氟哌啶醇通常是间断静脉注射方式。氟哌啶醇的半衰期很长(18 ~ 54 小时),对于急性发作谵妄的患者需给负荷剂量,以取得快速疗效。有研究采用如下给药方式:首剂负荷 2mg,然后若躁动症状不缓解,每 15 ~ 20 分钟重复一次 4mg。氟哌啶醇的最大量是 400mg/d。一旦谵妄症状受到控制,规律用药(如每 4 ~ 6 小时一次)数天,然后逐渐减量。也有报道用静脉持续泵入 3 ~ 25mg/h 的方法,达到更加恒定的血浆药物浓度。氟哌啶醇的药代动力学可能会受到其他药物的影响。

（二）镇静药物的给药方式

镇静药的给药方式应以持续静脉输注为主,首先应给予负荷剂量以尽快达到镇静目标。间断静脉注射一般用于给予负荷剂量,以及短时间镇静且无需频繁用药的患者。对急性躁动患者可以使用咪达唑仑或丙泊酚,以达到快速的镇静;需要快速苏醒的镇静,可选择丙泊酚;短期的镇静可选用咪达唑仑或丙泊酚。

丙泊酚与咪达唑仑产生短期镇静(≤3 天)的临床效果相似,但是丙泊酚停药后清醒较快,拔管时间明显短于咪达唑仑,然而并不能缩短患者的 ICU 滞留时间。劳拉西泮起效慢,清除时间长,易发生过度镇静。因此,ICU 患者短期镇静宜主要选用丙泊酚与咪达唑仑。

长期(>3 天)镇静,丙泊酚与咪达唑仑相比,丙泊酚苏醒更快、拔管更早。在诱导期,丙泊酚较易出现低血压,而咪达唑仑易发生呼吸抑制;用药期间咪达唑仑可产生更多的遗忘。长期应用劳拉西泮的苏醒时间更有可预测性,且镇静满意率较高。因此劳拉西泮更适用于需要长期镇静的患者。

为避免药物蓄积和药效延长,可在镇静过程中实施每日唤醒计划,即每日定时中断镇静药物输注(宜在白天进行),以评估患者的精神与神经功能状态,该方案可能减少用药量、缩短机械通气时间和 ICU 滞留时间。但患者清醒期须严密监测和护理,以防止患者自行拔除气管插管或其他装置。

大剂量使用镇静药治疗超过 1 周,可产生药物依赖性和戒断症状。苯二氮䓬类药物的戒断症状表现为:躁动、睡眠障碍、肌肉痉挛、肌阵挛、注意力不集中、经常打哈欠、焦虑、躁动、震颤、恶心、呕吐、出汗、流涕、声光敏感性增加、感觉异常、谵妄和癫痫发作。因此,为防止戒断症状,停药不应快速中断,而是有计划地逐渐减量。

(三) 谵妄治疗

对谵妄状态必须及时治疗。一般不宜用苯二氮䓬类镇静药物,以免加重意识障碍。但对于躁动或有其他精神症状的患者则必须给药予以控制,防止意外发生。镇静镇痛药使用不当可能会加重谵妄症状。一般认为氟哌啶醇是治疗谵妄的常用药物,其副作用为锥体外系症状(EPS),还可引起剂量相关的 QT 间期延长,增加室性心律失常的危险。既往有心脏病史的患者更易出现此类不良反应。临床使用氟哌啶醇的方式通常是间断静脉注射。氟哌啶醇半衰期长,对急性发作谵妄的患者需给予负荷剂量,以快速起效。使用氟哌啶醇过程中须严密监测心电图变化。目前根据 2013PAD,推荐成人 ICU 患者早期活动并尽早恢复日常生活规律以减少谵妄的发生率与持续时间(+1B);不推荐在成人 ICU 患者使用预防谵妄的药物治疗方案,因为在此类患者没有明确的依据显示其能减少谵妄的发生率与持续时间(0,C);不建议在成人 ICU 患者使用氟哌啶醇或非典型抗精神病药物来预防谵妄(−2C);在成人 ICU 中与酒精或苯二氮䓬类药物戒断无关的谵妄患者可持续输注右美托咪定镇静,而不是苯二氮䓬类药物进行镇静,以在此类患者缩短谵妄的持续时间(+2B)。

四、镇静的管理和注意事项

在危重患者镇静中,不能评估精神状态是深度镇静的主要缺点。根据流程进行的每日镇静中断提供了一个时间段,在此期间内可根据患者个体化需求来评估和调整镇静深度。这将使存储在脂肪中的药物蓄积效应降至最低,在停止镇静后通过再分布回到循环中。但不是所有的患者都会在中断镇静后适时觉醒。为尽可能避免患者过度应激,导致自己拔除气管导管等突发事件,应中止唤醒尝试。

近来"唤醒和呼吸控制(ABC)"研究发现,将每日自主唤醒试验和每日自主呼吸试验结合的"苏醒和呼吸"流程(图 111-1)对 ICU 中接受机械通气的患者有利。每日中断镇静组拔管时间早、机械通气时间短。既往研究证实,每日中断镇静可减少呼吸机相关性肺炎、静脉血栓栓塞菌血症等危重病并发症的发生率。有趣的是,同组研究者也发现,每日镇静中断组未报道发生创伤后应激功能障碍,而未行

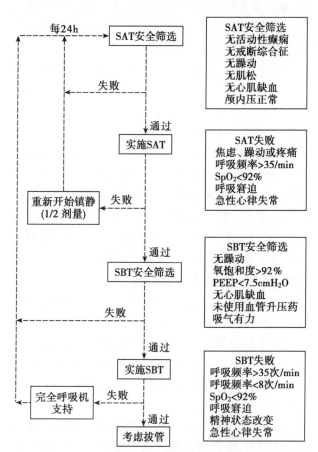

图 111-1　唤醒和呼吸流程:自主唤醒试验(SATs)+自主呼吸试验(SBTs)

每日中断镇静的患者中有三分之一发生。根据 2013PAD,ICU 患者维持轻度镇痛的受益大于风险,对于机械通气的成人 ICU 患者推荐常规实行每日唤醒和较浅目标镇静水平(+1B)。每日镇静唤醒对 ICU 患者具有临床价值,但对酒精依赖或非 ICU 患者的影响还不确定。这项规范对手术、创伤、神经内科和神经外科患者的真实性和安全性还需要更多的研究。避免过度镇静的规范化管理具有临床价值,但是还不确定镇静规范化与每日镇静唤醒相结合是否能产生更多的临床价值。

　　注意事项:①对 ICU 患者的镇静镇痛治疗更加强调"适度"的概念,"过度"与"不足"都可能给患者带来损害。为此,需要对重症患者疼痛与意识状态及镇痛镇静疗效进行准确的评价。过度镇静能导致机械通气时间和 ICU 留滞时间延长,并增加医院内感染的风险;②应对每个患者定期评估所需要的镇静程度,并运用评分系统监测患者镇静水平;③目前尚无理想的镇静药,每种药物均有潜在的副作用,因此都应谨慎使用;④目前"唤醒和呼吸控制(ABC)试验"提示,将"苏醒和呼吸流程"和每日自我清醒和自主呼吸试验相结合应用,可改善 ICU 机械通气患者的治疗结局。

第 2 节　危重患者的镇痛

一、疼痛原因与危害

　　疼痛是因损伤或炎症刺激,或因情感痛苦而产生的一种不适的感觉。ICU 患者疼痛的诱发因素包括:原发疾病、各种监测、治疗手段(显性因素)和长时间卧床制动及气管插管(隐匿因素)等。

　　疼痛导致机体应激,睡眠不足和代谢改变,进而出现疲劳和定向力障碍,导致心动过速、组织耗氧增加、凝血功能异常、免疫抑制和分解代谢增加等。疼痛还可刺激疼痛区周围肌肉的保护性反应,全身肌肉僵直或痉挛等限制胸壁和膈肌运动进而造成呼吸功能障碍。疼痛抑制自然杀伤细胞的活性,同时减少细胞毒性 T 细胞的数量以及降低嗜中性粒细胞的噬菌活性。镇痛是为减轻或消除机体对痛觉刺激的应激及病理生理损伤所采取的药物治疗措施。镇痛药物可减轻重症患者的应激反应。有效的镇痛可消除术后患者的肺部并发症。

二、疼痛评估

　　疼痛评估应包括疼痛的部位、特点、加重及减轻因素和强度,最可靠有效的评估指标是患者的自我描述。使用各种评分方法来评估疼痛程度和治疗反应,应该定期进行、完整记录。根据 2013PAD,对所有 ICU 患者应该定期进行疼痛评估(1B),对能够沟通的 ICU 患者优先使用行为疼痛尺度进行疼痛评估(B),对于 ICU 无法沟通的患者,行为疼痛量表(behavior pain scale,BPS)和重症疼痛观察工具(critical-care pain observation tool,COPT)是最有效和最可靠的行为疼痛评估手段。

　　1. 行为疼痛量表(BPS)　行为疼痛量表是监测内科、外科和外伤(脑外伤除外)的成年 ICU 患者疼痛的最有效和可靠的行为疼痛量表,这些患者不能自述,运动和行为能力完整可见。BPS 包含三个指标:面部表情、上肢运动和呼吸机依从性,每个指标评分范围 1~4 分,1 分:没有疼痛,4 分:极度疼痛。BPS>5 分,有临床意义。

　　2. 重症疼痛观察工具(COPT)　CPOT 包括四个指标:面部表情、身体动作、呼吸机依从性和肌肉紧张度,每个指标评分范围 0~2 分,0 分:没有疼痛,2 分:极度疼痛。CPOT 量表得分大于 2 的敏感性为 86%,特异性为 78%,可以预测术后的 ICU 成年患者暴露在伤害性操作过程时经历的重度疼痛。

　　3. 其他常用评分方法

　　(1) 语言评分法(verbal rating scale,VRS):按从疼痛最轻到最重的顺序以 0 分(不痛)至 10 分(疼痛难忍)的分值来代表不同的疼痛程度,由患者自己选择不同分值来量化疼痛程度。

　　(2) 视觉模拟评分法(visual analogue scale,VAS):用一条 100mm 的水平直线,两端分别定为不痛到最痛。由被测试者在最接近自己疼痛程度的地方画垂线标记,以此量化其疼痛强度。VAS 已被证实是一种评价老年患者急、慢性疼痛的有效和可靠方法(图 111-2)。

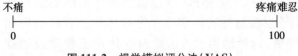

图 111-2　视觉模拟评分法(VAS)

（3）数字评分法（numeric rating scale, NRS）：NRS 是一个从 0～10 的点状标尺，0 代表不疼，10 代表疼痛难忍，由患者从上面选一个数字描述疼痛（图

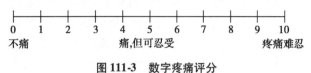

图 111-3　数字疼痛评分

111-3）。其在评价老年患者急、慢性疼痛的有效性及可靠性上已获得证实。

（4）面部表情评分法（faces pain scale, FPS）：FPS 由六种面部表情及 0～10 分（或 0～5 分）构成，程度从不痛到疼痛难忍。由患者选择图像或数字来反映最接近其疼痛的程度（图 111-4）。FPS 与 VAS、NRS 有很好的相关性，可重复性也较好。

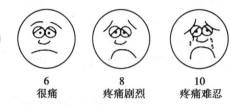

图 111-4　面部表情疼痛评分法

（5）术后疼痛评分法（Prince-Henry 评分法）：该方法主要用于胸腹部手术后疼痛的测量。从 0 分到 4 分共分为 5 级，评分方法见表 111-7。对于术后因气管切开或保留气管导管不能说话的患者，可在术前训练患者用 5 个手指来表达自己从 0～4 的选择。

表 111-7　术后疼痛评分法

分值	描　述
0	咳嗽时无疼痛
1	咳嗽时有疼痛
2	安静时无疼痛，深呼吸时有疼痛
3	安静状态下有较轻疼痛，可以忍受
4	安静状态下有剧烈疼痛，难以忍受

疼痛评估可以采用上述多种方法来进行，但最可靠的方法是患者的主诉。VAS 或 NRS 评分依赖于患者和医护人员之间的交流能力。当患者在较深镇静、麻醉或接受肌松剂情况下，常常不能主观表达疼痛的强度。在此情况下，患者的疼痛相关行为（运动、面部表情和姿势）与生理指标（心率、血压和呼吸频率）的变化也可反映疼痛的程度，需定时仔细观察来判断疼痛的程度及变化。但是，这些非特异性的指标容易被曲解或受观察者的主观影响。2013PAD 不建议在成人 ICU 患者单用生命体征（或包括生命体征的观察疼痛评分）检测疼痛（-2C）。应对 ICU 患者进行疼痛评估，选择恰当的方法定时评估疼痛程度及治疗反应并记录。

三、镇痛药物与镇痛方法

药物镇痛治疗应考虑患者对镇痛药耐受性的个体差异，为每个患者制订治疗计划和镇痛目标；对血流动力学稳定患者，镇痛应首先考虑选择吗啡；对血流动力学不稳定和肾功能障碍患者，可考虑选择芬太尼或瑞芬太尼；急性疼痛患者的短期镇痛可选用芬太尼。瑞芬太尼是新的短效镇痛药，可用于短时间镇痛或持续输注的患者，也可用在肝肾功能障碍患者。持续静脉注射阿片类镇痛药物是 ICU 常用的方法，但应根据镇痛效果的评估不断调整用药剂量，以达到满意镇痛的目的。局麻药物联合阿片类药物经硬膜外镇痛可作为 ICU 术后患者的镇痛方法，但应合理选择药物、适时调整剂量并加强监测。2013PAD 我们建议对危重患者首选静脉注射阿片类药物治疗非神经性疼痛（+1C）。

1. 阿片类镇痛药　理想的阿片类药物应具有以下优点：起效快，易调控，用量少，较少的代谢产物蓄积及费用低廉。临床中应用的阿片类药物多为 μ 受体激动药。所有阿片受体激动药的镇痛作用机制相同，但某些作用，如组织胺释放、用药后峰值效应时间以及持续作用时间等存在较大的差异，所以在临床工作中，应根据患者特点、药理学特性及不良反应考虑选择这类药物。

阿片类药物的不良反应主要是引起呼吸抑制、血压下降和胃肠蠕动减弱，在老年人尤其明显。阿片类药物诱导的意识抑制可干扰对重症患者的病情观察，在一些患者还可引起幻觉、加重烦躁。

治疗剂量的吗啡对血容量正常患者的心血管系

统一般无明显影响,但是对低血容量患者则容易发生低血压,在肝、肾功能障碍时其活性代谢产物可造成延时镇静及不良反应加重。

芬太尼具有强效镇痛效应,其镇痛效价是吗啡的100~180倍,静脉注射后起效快,作用时间短,对循环的抑制较吗啡轻。但重复用药后可导致明显的蓄积和延时效应。快速静脉注射芬太尼可引起胸壁、腹壁肌肉僵硬而影响通气。

瑞芬太尼是新的短效 μ 受体激动剂,在 ICU 可用于短时间镇痛的患者,多采用持续输注。瑞芬太尼代谢途径是被组织和血浆中非特异性酯酶迅速水解。代谢产物经肾排出,清除率不依赖于肝肾功能。在部分肾功能障碍患者的持续输注中,没有发生蓄积作用。对呼吸有抑制作用,但停药后 3~5 分钟恢复自主呼吸。

苏芬太尼的镇痛作用约为芬太尼的 5~10 倍,作用持续时间为芬太尼的 2 倍。一项与瑞芬太尼的比较研究证实,苏芬太尼在持续输注过程中随时间剂量减少,但唤醒时间延长。

哌替啶(度冷丁)镇痛效价约为吗啡的 1/10,大剂量使用时,可导致神经兴奋症状(如欣快、谵妄、震颤、抽搐),肾功能障碍者发生率高,可能与其代谢产物去甲哌替啶大量蓄积有关。哌替啶禁忌与单胺氧化酶抑制剂合用,两药联合使用可出现严重不良反应。所以在 ICU 不推荐重复使用哌替啶。

2. 阿片类镇痛药物的使用 根据 2013PAD,阿片类药物是危重病患者疼痛管理中的基本药物,包括芬太尼、二氢吗啡酮、美沙酮、吗啡和瑞芬太尼(表111-8)。对一例患者使用阿片类药物的最佳选择和剂量取决于很多因素,包括药物的药物代谢动力学和药效动力学特性。对 ICU 患者通常应避免使用哌替啶,因为它有潜在的神经毒性作用。

3. 非阿片类中枢性镇痛药 近年来合成的镇痛药曲马多属于非阿片类中枢性镇痛药。曲马多可与阿片受体结合,但亲和力很弱,对 μ 受体的亲和力相当于吗啡的 1/6000,对 k 和 δ 受体的亲和力则仅为对 μ 受体的 1/25。临床上此药的镇痛强度约为吗啡的 1/10。治疗剂量不抑制呼吸,大剂量则可使呼吸频率减慢,但程度较吗啡轻,可用于老年人。主要用于术后轻度和中度的急性疼痛治疗。

4. 非甾体类抗炎镇痛药(NSAIDs) NSAIDs 的作用机制是通过非选择性、竞争性抑制前列腺素合成过程中的关键酶-环氧合酶(COX)从而达到镇痛效果。代表药物如对乙酰氨基酚等。

对乙酰氨基酚可用于治疗轻度至中度疼痛,它

和阿片类联合使用时有协同作用,可减少阿片类药物的用量。该药可用于缓解长期卧床的轻度疼痛和不适。该药对肝功能衰竭或营养不良造成的谷胱甘肽储备枯竭的患者易产生肝毒性,应警惕。对于那些有明显饮酒史或营养不良的患者使用对乙酰氨基酚剂量应小于 2g/d,其他情况小于 4g/d。

非甾体类抗炎镇痛药用于急性疼痛治疗已有多年历史。虽然有不同的新型 NSAIDs 问世,但其镇痛效果和不良反应并无明显改善。其主要不良反应包括胃肠道出血、血小板抑制后继发出血和肾功能障碍。在低血容量或低灌注患者、老年人和既往有肾功能障碍的患者,更易引发或加重肾功能损害。

5. 局麻药物 局麻药物主要用于术后硬膜外镇痛,其优点是药物剂量小、镇痛时间长及镇痛效果好,目前常用药物为布比卡因和罗哌卡因。

布比卡因的镇痛时间比利多卡因长 2~3 倍,比丁卡因长 25%。但其高浓度会导致肌肉无力、麻痹、从而延迟运动恢复。降低布比卡因的浓度可大大降低这些并发症。

罗哌卡因的心脏和神经系统的安全性比布比卡因高,小剂量对痛觉神经纤维具有选择性,对痛觉神经纤维的阻滞优于运动神经纤维。

大量资料证实,局麻药加阿片类药物用于硬膜外镇痛,不但可降低局麻药的浓度及剂量,镇痛效果也得到增强,同时镇痛时间延长。但应注意吗啡和芬太尼在脑脊液中的长时间停留可能导致延迟性呼吸抑制。除此之外,临床上还应关注硬膜外镇痛带来的恶心、呕吐、皮肤瘙痒、血压下降及可能发生的神经并发症。合理选择药物、适时调整剂量及加强监测是降低并发症的保证。

根据 2013PAD,一些其他类型的止痛剂或疼痛调节药物,如局部麻醉药(如布比卡因),非甾体类抗炎药(酮咯酸,布洛芬),静脉注射对乙酰氨基酚和抗惊厥药可以辅助药物治疗疼痛以减少阿片类药物的需求(表 111-9)。然而,作为危重患者疼痛管理的替代药剂,还没有充分地研究它们的安全性和真实性。从非 ICU 患者研究推测出的药物治疗原则可能并不适用于危重患者的治疗。美国最近已经批准静脉注射对乙酰氨基酚,并且已被证明外科 ICU 患者术后疼痛或者心脏手术后疼痛时与阿片类药物联合应用是安全和有效的。对于神经病理性疼痛患者,单独应用阿片类药物治疗不恰当,具有良好胃肠道吸收功能和胃动力的 ICU 患者可以口服加巴喷丁和卡马西平治疗。

表111-8 阿片类药物的药理学特性

阿片类制剂	等镇痛剂量 (mg)	(IV)	起始时间	清除半衰期	时量相关半衰期	代谢途径	活性代谢产物	间歇给药剂量	静注速率	副作用及其他信息
芬太尼	0.1	N/A	1~2min	2~4h	200min（静滴6h）；300min（静滴12h）a	N-脱烷基化作用,CYP3A4/5作为基质	无	0.35~0.5μg/kg iv,q0.5~1h	0.7~10μg/(kg·h)	和吗啡相比,低血压发生较少。有累积肝损伤
二氢吗啡酮	1.5	7.5	5~15min	2~3h	N/A	葡萄糖苷酸化;糖脂化作用	无	0.2~0.6mg iv,q1~2h	0.5~3mg/h	选择患者耐受的吗啡/芬太尼治疗剂量。有累积肝/肾损伤
吗啡	10	30	5~10min	3~4h	N/A	葡萄糖苷酸化;糖脂化作用	6-3-葡萄糖苷酸代谢物	2~4mg iv,q1~2h b	2~30mg/h	有累积肝/肾损伤。组织胺释放
美沙酮	N/Ac	N/Ac	1~3d	15~60h	N/A	N-脱烷基化作用,CYP3A4/5,2D6,2B6,1A2作为基质	N-去甲基衍生物	iv/po:10~40mg q6~12h; iv:2.5~10mg q8~12h	不建议静注	在阿片类药物需求量加大时,可以减缓药物耐受性的发展。不可预知的药代动力学。对不了解阿片类药物的患者药效动力学不可预知。监测QTc d
瑞芬太尼	N/A	N/A	1~3min	3~10min	3~4min	等离子体酯酶水解作用	无	N/A	iv负荷量:1.5μg/kg IV 维持:0.5~15μg/(kg·h)	没有累积肝/肾衰竭 如果体重>130% IBW,使用IBW

N/A:不适用
a:12h后,在终末器官功能紊乱的情况下,时量相关半衰期会不可预见的增加
b:为延长给药间隔,可以加大剂量;二氢吗啡酮每3h静注0.5mg,或者吗啡每3~4h静注4~8mg
c:等镇痛剂量表可能低估了美沙酮的作用效果。随着吗啡剂量的增加,二氢吗啡或二氢吗啡酮转化成美沙酮的转化率增加(即美沙酮口服镇痛与肠外注射用的相对效价比是2:1,但是置信区间很宽
d:QTc是指心电图描记的Q-T间期(校正后的)

表 111-9 非阿片类药物的药理学特性

非阿片类制剂 （给药方式）	起效 时间	消除 半衰期	新陈代谢 途径	活性 代谢产物	用量与用法	副作用及 其他信息
氯胺酮（IV）	30～40s	2～3h	N-脱甲基作用	去甲基氯胺酮	负荷剂量 0.1～0.5mg/kg，iv；随后 0.05～0.4mg/（kg·h）	减缓阿片类药物急性耐受性的发展。可能引起幻觉或其他心理问题
对乙酰氨基酚（PO） 对乙酰氨基酚（PR）	30～60min 可变的	2～4h	葡萄糖苷酸化，磺化作用	无	325～1000mg/4～6h， 最大剂量不超过 4g/d	严重肝功能障碍患者禁忌使用 同上
对乙酰氨基酚（IV）	5～10min	2h	葡萄糖苷酸化，磺化作用	无	650～1000mg/6h，iv；最大剂量不超过 4g/d	同上
酮咯酸[a]（im/iv）	10min	2.4～8.6h	羟基化，共轭结合/肾脏排泄	无	30mg，im/iv，然后 15～30mg/6h，im/iv，直至 5d 最大剂量=120mg/d×5d	下列情况避免使用非甾体类抗炎药：肾功能障碍；胃肠道出血；血小板异常；伴有血管紧张素转换酶抑制剂治疗；充血性心力衰竭；肝硬化；支气管哮喘。禁忌用于冠状动脉旁路移植手术的围手术期疼痛治疗
布洛芬（IV）	N/A	2.2～2.4h	氧化作用	无	400～800mg/6h，iv，注射时间大于 30min；最大剂量=3.2g/d	下列情况避免使用非甾体类抗炎药：肾功能障碍；胃肠道出血；血小板异常；伴有血管紧张素转换酶抑制剂治疗；充血性心力衰竭；肝硬化；支气管哮喘。禁忌用于冠状动脉旁路移植手术的围手术期疼痛治疗
布洛芬（PO）	25min	1.8～2.5h	氧化作用	无	400mg/4h；最大剂量=2.4g/d	同上
加巴喷丁（PO）	N/A	5～7h	肾脏排泄	无	初始剂量=100mg，po，3 次/d；维持剂量=900～3600mg/d，分 3 次	副作用：（常见）镇静，混乱，头晕，共济失调。出现肾衰竭时调整剂量，突然停药会诱发药物戒断综合征，癫痫发作
卡马西平（PO）	4～5h	开始 25～65h	氧化作用	无	初始剂量=50～100mg，po，2 次/d；维持剂量=100～200mg/4～6h，最大剂量=1200mg/d	副作用：（常见）眼球震颤，眩晕，复视，头晕，昏睡；（少见）再生障碍性贫血，粒细胞缺乏症；史蒂文斯-约翰逊综合征或 HLA-B1502 基因中毒性表皮坏死松解症，肝酶诱导的多种药物的交互作用

po=口服，PR=直肠给药，max=最大值，im=肌内注射，N/A=不适用
a：患者年龄超过 65 岁或体重小于 50kg 时，每 6h 静注/肌注 15mg

6. 非药物镇痛治疗 非药物治疗包括心理治疗、物理治疗等手段。研究证实，疼痛既包括生理因素，又包括心理因素。在疼痛治疗中，应首先尽量设法祛除疼痛诱因，并积极采用非药物治疗；非药物治疗能降低患者疼痛的评分及其所需镇痛药的剂量。

7. 硬膜外镇痛 硬膜外穿刺几乎无部位限制，

镇痛范围广，术后早期短时间镇痛效果好。2013PAD 建议接受腹部主动脉手术的患者术后止痛用胸椎硬膜外麻醉/镇痛（+1B）。不推荐接受腹主动脉瘤手术患者应用阿片类药物腰椎硬膜外术后镇痛，因为在这种患者人群中比较这些给药途径并无优势之处（0，A）。在接受胸腔或腹部非血管手术时均不建议用胸

椎硬膜外麻醉,因为对这类患者这种镇痛药给药方式存在争议,证据亦不充分(0,B)。创伤肋骨骨折的患者可以考虑胸椎硬膜外麻醉/镇痛(+2B)。不推荐对内科 ICU 患者的全身疼痛使用椎管内/局部镇痛,因为这种做法在这种患者人群中缺乏证据(0,无证据)。证据表明术前放置硬膜外导管进行腹部主动脉手术

的患者,胸椎硬膜外麻醉/镇痛可以提供比单独胃肠外静注阿片类药物更好的镇痛效果,胸椎硬膜外麻醉的患者术后并发症很少,包括术后心脏衰竭、感染和呼吸衰竭。对肋骨骨折的患者硬膜外麻醉的方式可改善疼痛的控制管理,尤其在咳嗽或深呼吸时,降低了肺炎的发生率,但是可增加低血压的风险。

第3节 气管插管患者的镇静与镇痛以及肌松药的应用

一、气管插管患者的镇静与镇痛

根据众多评估方法和治疗处理原则,美国危重病学会推荐以下机械通气患者镇静镇痛流程(图111-5)。

二、肌松药的应用

神经肌肉阻滞药并无镇静作用,因此接受神经肌肉阻滞药的患者必须充分镇静,且应定期评估是

否继续需要神经肌肉阻滞。长期使用可出现慢性肌无力和危重症肌病。因此,一般情况,ICU 患者极少应用肌松药。

ICU 中患者需要制动或消除自发呼吸与机械通气对抗,以及治疗全身痉挛性疾病,一般先用镇静药和镇痛药,达不到预期目的时方在有效镇静镇痛基础上应用肌松药。肌松药使骨骼肌松弛但没有镇静镇痛作用。肌松药用以消除患者自发呼吸与机械通气对抗所引起的通气量降低,以及气道内压升高所致的气道气压伤,减少对循环功能扰乱,以及消除抽搐或全身痉挛性疾病对呼吸循环功能的严重影响,降低氧耗和颅内压。

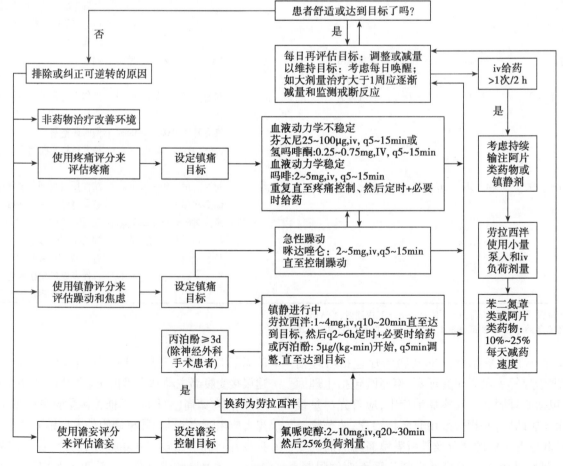

图 111-5 机械通气患者镇痛镇静流程图

（一）目的和使用范围

1. 防治气道压力过高和消除患者自发呼吸与机械通气对抗 较高的气道压力可加重机械通气对心血管功能和器官血流的影响，并易致肺气压伤；ARDS及哮喘持续状态的患者，气道压力升高，常发生患者呼吸与机械呼吸对抗；胸部外伤患者（气管或支气管破裂等）适当减低胸内压也很重要，以免加重对呼吸和循环的影响。但在用肌松药同时应注意去除气道压力升高的原因，若有低氧血症、代谢性酸中毒及肺顺应性降低等，在短期内不易纠正者，可使用肌松药。

2. 控制抽搐和胸壁僵直 破伤风、癫痫持续状态等痉挛性疾病，可影响呼吸和加重缺氧；大量芬太尼可使胸壁僵直，也影响通气。应用肌松药可使抽搐停止，保证有效通气。

3. 消除寒战、降低呼吸作功，减少氧耗 呼吸急促、用力或寒战，均使呼吸作功和氧耗增加，甚至导致缺氧，应用肌松药可使上述情况改善。

4. 降低颅内压 闭合性脑外伤及颅内肿瘤患者颅内压升高，应用肌松药有利于颅内血流通畅，同时给予镇静药和镇痛药，减轻疼痛和不良刺激，可使颅内压降低。

5. 由于治疗、诊断或病情需要严格制动 心脏等大手术后循环功能不稳定，应用肌松药呼吸支持有利于心血管功能的恢复。

（二）剂量和用法

机械通气使用肌松药的剂量常大于手术麻醉时。根据文献报道和临床经验，首次剂量相当于气管插管剂量，但个体差异较大，部分患者应用1/2插管剂量即可，少数患者可超过插管剂量，每小时静脉连续输注的剂量与气管插管剂量相近（表111-10）。

表111-10 ICU患者常用肌松药的剂量和用法

肌松药	首次静注剂量（mg/kg）	单次补充剂量（mg/kg）	静脉持续输注速率 mg/(kg·h)
阿曲库铵	0.4~0.5	0.1~0.15	0.3~0.6
顺阿曲库铵	0.1~0.15	0.05~0.1	0.1~0.15
维库溴铵	0.06~0.15	0.01~0.04	0.06~0.1
罗库溴铵	0.6~1.0	0.15~0.3	0.3~0.6
哌库溴铵	0.06~0.1	0.01~0.05	—

分析ICU中患者肌松药用量大于手术麻醉时的原因如下：①镇静药和镇痛药剂量不足，尤其是清醒患者肌松药的用量更大；②ICU患者的病情不同于手术麻醉患者，尤其是年轻人，原来无肺部疾患，肺顺应性明显降低，则肌松药的用药剂量较大；③长期用药可产生耐药性。

ICU中应用肌松药，希望停药后肌张力迅速恢复，以便停药后能立即撤离呼吸机和评定脑功能，而ICU患者常见肾功能损害，所以以肾脏排泄为主要消除途径的长效肌松药如阿库氯铵、泮库溴铵等不适合用于这类患者，以免时效延长。曾有报告在数日内应用阿库氯铵500mg，5天后神经肌肉接头功能才得以恢复。另有报道1例未知肾功能损害患者4天内应用阿库氯铵1g，结果产生持续肌松，最后需血透治疗。对呼吸功能不全合并肾功能受损患者应用较多的肌松药是阿曲库铵和维库溴铵，因时效短，需持续静滴或静注维持肌松。阿曲库铵用量较手术麻醉时大，甚至高达1.0mg/(kg·h)，且仍需复合应用吗啡和咪达唑仑，但停药后肌张力恢复快而完全。维库溴铵的应用剂量个体差异大，代谢产物有肌松作用，长期用药停药后恢复时间延长，且规律性不好。严重支气管哮喘患者应避免使用甾类肌松药如维库溴铵、泮库溴铵等，以免产生甾类肌松药综合征，合并应用大剂量皮质激素治疗的患者更易发生，甚至停药后长时间肌张力不恢复，产生严重软瘫，血肌酸激酶升高和肌肉坏死，需人工通气维持数月。对脓毒症、肝肾功能衰竭和大剂量应用激素治疗的患者，肌松药不应长期应用，一般维持时间不超过24小时。对哮喘持续状态且用激素治疗者，不宜选用甾类肌松药，更应避免长期用药。对自主呼吸与机械通气对抗的患者，应先针对病因，在应用肌松药前改变或选择合适的通气方式，调整镇静药和镇痛药用量，如无效才考虑应用肌松药。

（三）ICU患者特点和应用肌松药注意事项

1. ICU中患者需用肌松药时，一般病情较手术时危重，气管切开和行机械通气者多，全身情况差，伴有水、电解质和酸碱平衡紊乱、脏器功能减退，甚至多脏器功能障碍。这些均影响肌松药的药效和药代动力学。

2. ICU患者使用肌松药用量较手术时大，用药时间长，其量可达手术期间的数倍乃至数十倍。用量远超过临床安全用药范围，ICU患者连续使用肌松药可出现耐药性。

3. 患者肌膜和血脑屏障受损时，肌松药在持续应用易进入细胞内，甚至进入中枢神经系统，从而引起骨骼肌损害和中枢神经毒性。

4. ICU患者的治疗用药种类繁多，如抗生素、激素等，这些药物可能与肌松药之间发生药物相互作用，影响药效，且可能产生不良反应。

第4节 镇静镇痛治疗对器官功能的影响

镇痛镇静治疗对患者各器官功能的影响是值得重视的问题之一。在实施镇痛镇静治疗过程中应对患者进行严密监测，以达到最好的个体化治疗效果，最小的毒副作用和最佳的效价比。

一、镇痛镇静对呼吸功能的影响及处理

多种镇痛镇静药物都可产生呼吸抑制。阿片类镇痛药引起的呼吸抑制由延髓 μ-2 受体介导产生，通常是呼吸频率减慢，潮气量不变。阿片类镇痛药的组胺释放作用可能使敏感患者发生支气管痉挛，故有支气管哮喘病史的患者宜避免应用阿片类镇痛药。

（一）镇痛镇静对呼吸功能的影响

1. 苯二氮䓬类可产生剂量依赖性呼吸抑制作用，通常表现为潮气量降低，呼吸频率增加，低剂量的苯二氮䓬类即可掩盖机体对缺氧所产生的通气反应，低氧血症未得到纠正，特别是未建立人工气道通路的患者需慎用。

2. 丙泊酚引起的呼吸抑制表现为潮气量降低和呼吸频率增加，负荷剂量可能导致呼吸暂停，通常与速度及剂量直接相关。因此给予负荷剂量时应缓慢静脉推注，并酌情从小剂量开始，逐渐增加剂量达到治疗目的。

3. 硬膜外镇痛最常见的副作用是呼吸抑制，通常与阿片类药物有关。一些阿片类药物如吗啡具有亲水性的特点，其在中枢神经系统特别是脑脊液内的滞留时间延长，可能引起药物向头侧扩散，从而导致延迟性呼吸抑制，该并发症难以预测，可导致二氧化碳潴留并造成严重后果，应加强呼吸功能监测。

4. 深度镇静还可导致患者咳嗽和排痰能力减弱，影响呼吸功能恢复和气道分泌物清除，增加肺部感染机会。不适当的长期过度镇静治疗可导致气管插管拔管延迟，ICU 住院时间延长，患者治疗费用增高。

（二）镇痛镇静治疗期间呼吸功能监测

1. 强调呼吸运动的监测，密切观察患者的呼吸频率、幅度、节律、呼吸周期比和呼吸形式，常规监测脉搏氧饱和度，酌情监测呼气末二氧化碳，定时监测动脉血氧分压和二氧化碳分压，对机械通气患者定期监测自主呼吸潮气量、分钟通气量等。第 0.1 秒口腔闭合压（P0.1）反映患者呼吸中枢的兴奋性，必要时亦应进行监测。

2. 镇痛镇静不足时，患者可能出现呼吸浅促、潮气量减少、氧饱和度降低等；镇痛镇静过深时，患者可能表现为呼吸频率减慢、幅度减小、缺氧和（或）二氧化碳蓄积等，应结合镇痛镇静状态评估，及时调整治疗方案，避免发生不良事件。无创通气患者尤其应该引起注意。

（三）加强护理及呼吸治疗，预防肺部并发症

ICU 患者长期镇痛镇静治疗期间，应尽可能实施每日唤醒计划。观察患者神志，在患者清醒期间鼓励其肢体运动与咯痰。在患者接受镇痛镇静治疗的过程中，应加强护理，缩短翻身、拍背的间隔时间，酌情给予背部叩击治疗和肺部理疗，结合体位引流，促进呼吸道分泌物排出，必要时可应用纤维支气管镜协助治疗。

二、镇痛镇静对循环功能的影响及处理

（一）镇痛镇静治疗对循环功能的影响

镇痛镇静治疗对循环功能的影响主要表现为血压变化。阿片类镇痛药在血流动力学不稳定、低血容量或交感神经张力升高的患者更易引发低血压。在血容量正常的患者中，阿片类药物介导的低血压是由于交感神经受到抑制、迷走神经介导的心动过缓和组胺释放的综合结果。芬太尼对循环的抑制较吗啡轻，血流动力学不稳定、低血容量的患者宜选择芬太尼镇痛。

苯二氮䓬类镇静剂在给予负荷剂量时可发生低血压，血流动力学不稳定尤其是低血容量的患者更易出现，因此，负荷剂量给药速度不宜过快。

丙泊酚所致的低血压与全身血管阻力降低和轻度心肌抑制有关，老年患者以及血容量不足患者表现更为显著，注射速度和药物剂量是导致低血压的重要因素。

α_2 受体激动剂具有抗交感神经作用，可导致心动过缓和（或）低血压。氟哌利多具有 α-肾上腺素

能受体拮抗作用并直接松弛平滑肌,静注后出现与剂量、浓度和给药速度相关的动脉收缩压降低和代偿性心率增快。

氟哌啶醇可引起剂量相关的 QT 间期延长,增加室性心律失常的危险,有心脏病史的患者更易出现。

硬膜外镇痛引起的低血压与交感神经阻滞有关,液体复苏治疗或适量的血管活性药可迅速纠正低血压。

（二）镇痛镇静治疗期间循环功能监测

严密监测血压(有创血压或无创血压)、中心静脉压、心率和心律,尤其给予负荷剂量时,应根据患者的血流动力学变化调整给药速度,并适当进行液体治疗,力求维持血流动力学平稳,必要时应给予血管活性药物。接受氟哌啶醇治疗时定期复查标准导联心电图。

镇痛镇静不足时,患者可表现为血压高、心率快,此时不要盲目给予药物降低血压或减慢心率,应结合临床综合评估,充分镇痛,适当镇静,并酌情采取进一步的治疗措施。切忌未予镇痛镇静基础治疗即直接应用肌松药物。

三、镇痛镇静治疗对神经肌肉功能的影响

阿片类镇痛药可以加强镇静药物的作用,干扰对重症患者的病情观察,并在一些患者中引起幻觉,加重烦躁。芬太尼快速静脉注射可引起胸、腹壁肌肉强直;哌替啶大剂量使用时,可导致神经兴奋症状(如欣快、谵妄、震颤、抽搐)。苯二氮䓬类镇静剂可能引起躁动甚至谵妄等反常兴奋反应。丁酰苯类药物易引起锥体外系反应,此与氟哌啶醇的一种活性代谢产物有关,多见于少年儿童,氟哌啶醇较氟哌利多常见,苯二氮䓬类药物能有效控制这种锥体外系症状。丙泊酚可减少脑血流,降低颅内压(ICP),降低脑氧代谢率(CMRO$_2$);氟哌利多亦能使脑血管收缩,脑血流减少,颅内压降低,但不降低脑代谢率。这两种镇静药有利于颅内压升高的患者,对脑缺血患者需加强监测,慎重应用。长时间镇痛镇静治疗可影响神经功能的观察和评估,应坚持每日唤醒以评估神经肌肉系统功能。

ICU 患者出现骨骼肌无力的原因是多方面的,与神经肌肉阻滞治疗相关的不良反应大概分为两

类:一是神经肌肉阻滞延长,与神经肌肉阻滞剂或其代谢产物的蓄积相关,停药后神经肌肉功能恢复时间可增加 50% ~ 100%。另一类是急性四肢软瘫性肌病综合征(AQMS),表现为急性轻瘫、肌肉坏死致磷酸肌酸激酶升高和肌电图异常三联症;初始是神经功能障碍,数天或数周后发展为肌肉萎缩和坏死。AQMS 与长时间神经肌肉阻滞有关,应强调每日停药观察。其他相关因素中以皮质激素最引人注意,有报道同时接受皮质激素和神经肌肉阻滞治疗的患者 AQMS 发生率高达 30%,因此,对同时接受神经肌肉阻滞和皮质激素治疗的患者,应尽一切努力及早停止使用神经肌肉阻滞剂。长时间制动、长时间神经肌肉阻滞治疗使患者关节和肌肉活动减少,并增加深静脉血栓形成(DVT)的危险,应给予积极的物理治疗预防深静脉血栓形成并保护关节和肌肉的运动功能。

四、镇痛镇静治疗对消化功能的影响

阿片类镇痛药可抑制肠道蠕动导致便秘,并引起恶心、呕吐、肠绞痛及奥狄括约肌痉挛;酌情应用刺激性泻药可减少便秘,止吐剂尤其是氟哌利多能有效预防恶心、呕吐。

肝功能损害可减慢苯二氮䓬类药物及其活性代谢产物的清除,肝酶抑制剂也会改变大多数苯二氮䓬类药物代谢,肝功能障碍或使用肝酶抑制剂的患者应及时调节剂量。

胃肠黏膜损伤是非甾体抗炎药最常见的不良反应,可表现为腹胀、消化不良、恶心、呕吐、腹泻和消化道溃疡,严重者可致穿孔或出血。预防措施包括对有高危因素的患者宜慎用或不用;选择不良反应较小的药物或剂型;预防性使用 H$_2$ 受体拮抗剂和前列腺素 E 制剂。非甾体抗炎药还具有可逆性肝损害作用,特别是对肝功能衰竭或营养不良造成的谷胱甘肽储备枯竭的患者易产生肝毒性。

五、镇痛镇静治疗对代谢功能等其他方面功能的影响

大剂量吗啡可兴奋交感神经中枢,促进儿茶酚胺释放,增加肝糖原分解增加,使血糖升高;应加强

血糖监测和调控。丙泊酚以脂肪乳剂为载体,长时间或大剂量应用时应监测血甘油三酯水平,并根据丙泊酚用量相应减少营养支持中的脂肪乳剂供给量。丙泊酚输注综合征是由于线粒体呼吸链功能衰竭而导致脂肪酸氧化障碍,发生在长时间大剂量应用丙泊酚的患者[>5mg/(kg·h)],表现为进展性心脏衰竭、心动过速、横纹肌溶解、代谢性酸中毒、高钾血症。唯一有效的治疗措施是立即停药并进行血液净化治疗,同时加强对症支持。

　　肾功能方面,吗啡等阿片类镇痛药可引起尿潴留。氯羟安定的溶剂丙二醇具有一定的毒性作用,大剂量长时间输注时可能引起急性肾小管坏死、乳酸酸中毒及渗透性过高状态。非甾体抗炎药可引发肾功能损害,尤其低血容量或低灌注患者、高龄、既往有肾功能障碍的患者用药更应慎重。

　　凝血功能方面,非甾体抗炎药可抑制血小板凝聚导致出血时间延长,大剂量可引起低凝血酶原血症,可考虑补充维生素 K 以防治。

　　免疫功能方面,研究发现,长期使用阿片样物质或阿片样物质依赖成瘾患者中免疫功能普遍低下,疼痛作为应激本身对机体免疫功能有抑制作用。在进行疼痛治疗时,镇痛药物能够缓解疼痛所致的免疫抑制,同时镇痛药物本身可导致免疫抑制,如何调节好疼痛、镇痛药物、免疫三者之间关系尚需深入研究。

(朱科明)

参 考 文 献

1. Barr J, Fraser GL, Puntillo K, et al. Clinical practice guidelines for the management of pain, agitation, and delirium in adult patients in the intensive care unit. Crit Care Med, 2013, 41(1):263-306.

2. Girard TP. Efficacy and safety of a paired sedation and ventilator weaning protocol for mechanically ventilated patients in intensive care (Awakening and Breathing Controlled trial): a randomised controlled trial. The Lancet, 2008, 371(9607):126-134.

3. Guttormson JL, Chlan L, Weinert C, et al. Factors influencing nurse sedation practices with mechanically ventilated patients: a US national survey. Intensive and Critical Care Nursing, 2010, 26(1):44-50.

4. Jacobi J, Fraser GL, Coursin DB, et al. Clinical practice guidelines for the sustained use of sedatives and analgesics in the critically ill adult. Crit Care Med, 2002, 30(1):119-141.

5. Kress JP, Pohlman AS, O'Connor MF, et al. Daily interruption of sedative infusions in critically ill patients undergoing mechanical ventilation. N Engl J Med, 2000, 342(20):1471-1477.

6. Muellejans B, López A, Cross MH, et al. Remifentanil versus fentanyl for analgesia based sedation to provide patient comfort in the intensive care unit: a randomized, double-blind controlled trial. Crit Care, 2004, 8(1):R1-R11.

7. Payen JF, Bosson JL, Chanques G, et al. Pain assessment is associated with decreased duration of mechanical ventilation in the intensive care unit: a post Hoc analysis of the DOLOREA study. Anesthesiology, 2009, 111(6):1308-1316.

8. Rigg JR, Jamrozik K, Myles PS, et al. Epidural anaesthesia and analgesia and outcome of major surgery: a randomised trial. The Lancet, 2002, 359(9314):1276-1282.

9. Chanques G, Jaber S, Barbotte E, et al. Impact of systematic evaluation of pain and agitation in an intensive care unit. Crit Care Med, 2006; 34(6):1691-1699.

10. van Eijk MM, van den Boogaard M, van Marum RJ, et al. Routine use of the confusion assessment method for the intensive care unit: A multicenter study. Am J Respir Crit Care Med, 2011, 184(3):340-344.

11. Hopkins RO, Weaver LK, Collingridge D, et al. Two-year cognitive, emotional, and quality-of-life outcomes in acute respiratory distress syndrome. Am J Respir Crit Care Med, 2005, 171(4):340-347.

12. Erstad BL, Puntillo K, Gilbert HC, et al. Pain management principles in the critically ill. Chest, 2009, 135(4):1075-1086.

13. Ahlers SJ, van der Veen AM, van Dijk M, et al. The use of the Behavioral Pain Scale to assess pain in conscious sedated patients. Anesth Analg, 2010, 110(1):127-133.

14. Gélinas C, Fillion L, Puntillo KA. Item selection and content validity of the Critical-Care Pain Observation Tool for nonverbal adults. J Adv Nurs, 2009, 65(1):203-216.

15. Roberts RJ, Barletta JF, Fong JJ, et al. Incidence of propofol-related infusion syndrome in critically ill adults: A prospective, multicenter study. Crit Care, 2009, 13(5):R169.

16. Spronk PE, Riekerk B, Hofhuis J, et al. Occurrence of delirium is severely underestimated in the ICU during daily care. Intensive Care Med, 2009, 35(7):1276-1280.

17. Agarwal V, O'Neill PJ, Cotton BA, et al. Prevalence and risk factors for development of delirium in burn intensive care unit patients. J Burn Care Res, 2010, 31(5):706-715.

第112章 危重患者感染

感染是导致危重患者死亡的常见原因,死于感染及继发的器官功能衰竭比原发病更加常见。一般而言,患者入院前已存在的感染多为社区获得性感染,而入院后48小时发生的感染多为院内感染。在ICU中,由于患者病情重、医疗操作多、营养不良、ICU环境等多种因素,可使危重患者出现各种感染,甚至多种混合感染。由于危重患者情况各不相同,如高龄、尿毒症、肝病晚期、免疫力低下或接受皮质类固醇治疗等,ICU内危重患者感染存在一定的差异性、表现的不典型,这要求临床医师能尽早评估并做出诊断。并且,危重患者由于体质弱,长期应用抗生素,所以如何控制危重患者的感染是ICU工作人员所面临的一项重大挑战。

第1节 危重患者感染的流行病学

2007年一项全球性观察研究(EPIC Ⅱ),在75个国家1265个ICU中针对感染相关性及预后进行了调查,13 796例危重患者中66%给予抗生素治疗,51%考虑存在感染,但该研究并没有明确区分社区感染与院内感染。这项研究发现,在ICU住院7d以上的危重患者中70%以上发生感染,且其中大多数患者被多种药物耐受微生物(multidrug-resistant organisms,MDROs)感染,并且危重患者的感染与住院死亡率之间存在明显相关性。2010年法国的一项研究将ICU中1725例死亡患者与1723例存活患者进行了比较,结果发现患者存活与否与ICU获得性感染相关。ICU获得性感染导致的死亡率为14.6%(95% CI = 14.4 ~ 14.8),呼吸机相关性肺炎(ventilator-associated pneumonia,VAP)导致的死亡率为6.1%(95% CI = 5.7 ~ 6.5);而另一项研究以VAP作为时间依赖事件进行多模式分析计算出VAP的死亡率为8.1%。近年意大利的一项临床调查结果显示,71家成人ICU中,7.4%的患者发生ICU获得性感染,其中47%为ICU获得性肺炎,37%为ICU获得性血流感染,二者是ICU中最为常见的获得性感染。另有调查结果显示12%的危重患者可发生ICU获得性脓毒症(sepsis)。在一些国家,VAP是心脏大手术后的严重并发症,但其发生率与流行病学因医院而异。欧洲的一项包括8个国家25家医院的调查结果显示,4.4%的患者发生一种以上的院内感染,VAP是最常见的院内感染(2.1%,每机械通气1000天VAP的发生概率为13.9)。

危重患者感染的发生与患者疾病状态、ICU的设置、有创治疗及ICU管理水平等诸多因素有关。一般认为,高龄(>70岁)、长期卧床、休克、化疗、烧伤、颅脑外伤、昏迷、既往长期使用抗生素、机械通气、使用免疫抑制药、留置导管、ICU入住时间长(> 3d)和急性肾功能损伤等是ICU患者感染的易感因素。

一、宿 主 因 素

危重患者基础疾病多且重、病情复杂多变、器官功能及营养状况差、免疫功能低下,机体的解剖屏障和生理屏障破坏后,在机体内定植的正常菌群即可成为条件致病菌造成局部感染或全身性感染,甚至危及生命。高龄患者脏器功能减退、免疫功能降低,对感染的易感性增加。长期接受皮质类固醇治疗的患者,除了对社区获得性感染的易感性增加外,对细胞内病原体的易感性也显著增加,如军团菌属、沙门菌属及结核分枝杆菌等。

多发伤、多处伤和复合伤,如空腔脏器穿孔、破裂、表皮撕脱和开放性骨折等,伤口的直接污染是感染的重要因素。同时这些患者常伴发休克,导致组织和器官低灌注,脏器功能障碍。例如,失血性休克导致消化道缺血,肠道黏膜屏障破坏,出现菌群易位,是内源性感染的重要原因。烧伤面积大于40%时,感染的死亡率会大大增加。

二、病原微生物学因素

危重患者的感染多属于院内感染,即入院48小时后发生的感染。多由致病力强、对抗生素耐药的内源性菌群引起,包括革兰阴性菌、革兰阳性需氧菌和厌氧菌、真菌、病毒和寄生虫等。

致病微生物中90%以上为细菌,其中以革兰阴性菌最为多见,占2/3,包括大肠埃希菌、肺炎克雷伯菌、铜绿假单胞菌和不动杆菌属等。而革兰阳性菌在ICU医院获得性感染的比例也逐渐增加,包括金黄色葡萄球菌、表皮葡萄球菌和肠球菌。随着广谱抗生素的大量应用和长期胃肠外营养支持,危重患者的真菌感染率有上升的趋势,主要是白色念珠菌感染,非白色念珠菌感染的比例也有渐增加趋势。

不同部位的感染,其致病微生物也有所不同。多数尿路感染由大肠埃希杆菌和肠球菌引起,伤口感染则以葡萄球菌和大肠埃希杆菌最为常见,呼吸系统感染多由革兰阴性细菌引起,烧伤创面则以铜绿假单胞菌为主,腹腔感染如阑尾炎、胆囊炎、胰腺炎或腹腔脓肿多混有厌氧菌感染。

近年来由于抗生素的不合理使用,包括无适应证的预防用药、术前用药时间过早、术后停药过晚或大剂量联合用药过多,可引起菌群失调和二重感染。而广谱抗生素的大量应用,增加了耐药菌株的产生,如耐万古霉素的肠球菌(VRE)、耐甲氧西林的金黄色葡萄球菌(MRSA)、糖肽类耐药的金黄色葡萄球菌(GISA)、产超广谱β-内酰胺酶的革兰阴性杆菌(ESBLs)、多重耐药的铜绿假单胞菌(MDR-Pa)及多种抗菌药物天然耐药的鲍曼不动杆菌属等。细菌耐药现象的日益普遍,耐药菌株的大量繁殖,常可导致严重的院内感染,增加ICU危重患者的死亡率。

三、医源性因素

对危重病患者的支持治疗逐渐增多,尤其是有创性检查治疗的增加,如留置各种导管、机械通气、血液净化、器官移植等,它既破坏了机体的天然屏障,又损伤了机体的免疫功能,为病原微生物的入侵创造了条件。

导尿管、鼻胃管、深静脉导管、伤口引流管及气管内导管等外置管道很有可能成为外源性感染的通道,也可导致机体正常定植菌群移位至其他部位引起内源性感染。由于无菌技术的进步和监测治疗方法的改进,外源性感染的发生率逐渐下降,内源性感染成为危重患者主要的感染来源。各种有创操作适应证掌握不严、无菌观念淡漠、技术操作不规范或留置管道时间过长等,都可能增加患者的感染风险。近年来,气管导管套囊上积聚的分泌物(有人称之为"黏液湖")引起的感染备受关注,由此提出了对长期留置气管导管或气管切开导管的患者需定期清理"黏液湖",并应备有套囊上能够吸引分泌物的气管切开导管供临床使用。

危重病患者经常需要使用镇静药和镇痛药。这些药物均可抑制患者的咳嗽反射和呼吸道黏膜的纤毛运动,使呼吸道分泌物在肺部聚集、不能及时排出。而吞咽反射的抑制可导致口咽分泌物不能正常下咽,即使气管导管有密封作用的套囊,也不能有效防止误吸的发生。最近有Meta分析指出,阿片类药物用于危重患者的镇痛,苯二氮䓬类药或丙泊酚等用于患者镇静可使患者发生微量误吸(未发现的少量误吸)、影响胃肠功能、导致微循环障碍等,从而增加ICU获得性感染几率。另外,有动物与临床研究证明镇静镇痛药物本身也可影响机体对外界刺激的免疫调节作用。因此,应用短效镇痛镇静药物、严格执行镇静操作指南、减少长期镇痛镇静可相应减少由此引起的ICU获得性感染。

酸性胃液的保护作用抑制了革兰阴性菌在胃部的过度繁殖及向口咽部的移位。而H_2受体阻滞剂及制酸剂的使用使胃液pH值升高,导致胃内细菌异常增殖,随胃液或胃食管壁反流至口咽部及气道,成为口咽部和气道内致病菌的重要来源。

ICU危重患者的感染率也与ICU规模、科室设置、收治对象、管理水平和感染监测方法等因素有关。ICU内仪器设备密集、医疗操作频繁、人员流动多杂,极易造成环境污染,引起细菌播散。ICU建筑设计与布局的不当,如清洁区、半清洁区、污染区的划分不清;病床间距过小,物品放置过多;缺乏消毒、灭菌和隔离设施及制度;未定期进行 ICU 内细菌培养监测;入住前患者可能已经携带了不同病种的病原微生物并在 ICU 集中诊治;这些因素均易引起条件致病菌在 ICU 内播散并致交叉感染。

第 2 节　危重患者感染的临床表现与诊断

感染可引起全身反应包括体温、心率、呼吸和白细胞计数等非特异性改变,这也是感染造成机体大量炎症介质释放而引起的全身效应。临床上出现下述两项或两项以上表现时,即为全身炎症反应综合征(systemic inflammatory response syndrome, SIRS):①体温>38℃或<36℃;②心率>90 次/分;③呼吸>20 次/分或 $PaCO_2$<32mmHg;④白细胞计数>12×10^9/L 或<4×10^9/L,或未成熟粒细胞>10%。

脓毒症(sepsis)是感染导致全身炎症反应综合征的统称。严重脓毒症(severe sepsis)是指引起器官功能障碍或组织低灌注,包括乳酸酸中毒、少尿、低氧血症或急性意识状态改变等。脓毒症休克(septic shock)定义为经过初期充分液体复苏后仍持续低血压伴组织低灌注或灌注异常,即脓毒症合并收缩压<90mmHg、平均动脉压<70mmHg 或基础血压下降>40mmHg,尽管已进行充分液体复苏,但仍需升压药维持血压。脓毒症、严重脓毒症和脓毒症休克可以认为是患者对感染产生全身炎症反应的程度逐步加重的不同阶段。

危重患者往往由于严重原发病而发生感染,本身病情复杂多变,加之病原微生物呈多样性和多源性,甚至出现罕见致病菌感染,因此临床表现不尽相同。体温升高和白细胞计数增多是最常见的改变,但均缺乏特异性。在外科应激情况下,有时很难区分是感染抑或非感染性全身炎症反应综合征。高龄、小儿和体质差的患者,感染可不伴发热或白细胞升高,甚至可能出现体温不升、白细胞减少;免疫功能低下患者,感染的局部体征有时相当隐蔽,寻找感染灶或许更为困难;肠道菌群移位患者根本就不存在局部病灶,只表现为全身感染。然而明确的感染定位诊断对临床治疗具有非常重要的意义。

危重患者感染的诊断可从以下几点着手:①仔细复习病史,详细了解原发病;②分析感染的易发因素;③根据感染的局部表现:红、肿、热、痛;④根据感染的全身表现,如发热;⑤通过视、触、叩、听仔细查体,利用影像学检查如 X 线、CT、MRI 及穿刺等手段,明确感染部位,尽可能不遗漏多发性潜在的感染灶;⑥实验室检查白细胞计数及其分类、血电解质、肾功能、肝功能等有助于病情判断并发现感染的并发症,如急性肾脏损害或衰竭、肝功能障碍;动脉血气分析、血浆乳酸及凝血功能检查分别可以发现呼吸功能不全、乳酸酸中毒和 DIC;⑦获取培养标本:留取伤口引流液、痰、中段尿、深静脉导管、气管导管、穿刺腹腔、胸腔、蛛网膜下腔和关节腔收集标本,以及抽取血液样本等进行革兰染色、微生物培养和药敏试验,以明确微生物种类;⑧鉴别排除临床情况类似的非感染性全身炎症反应,如肿瘤、药物热、变态反应、下丘脑功能不全、肺栓塞、多发创伤、急性心肌梗死、严重烧伤、代谢异常等。

对 ICU 危重病患者而言,延误诊断及治疗可导致脓毒症病情迅速进展,使发病率和死亡率升高。很多学者致力于寻找更容易测量的生物学指标作为脓毒症患者早期诊断、及时评估和预测死亡的依据,如 C 反应蛋白(CRP)、降钙素原(PCT)、B 型钠尿肽(BNP)等,均对脓毒症的早期诊断、评价严重程度和治疗效果方面有指导意义。尽管 CRP 在感染诊断的准确性上有一定的限制,但仍是全世界应用最广的感染诊断标志物。而血清内毒素测定和血清半乳甘露聚糖试验(GM 试验)分别对早期诊断革兰阴性杆菌和曲霉菌感染有参考意义。

目前常用的微生物检查方法一般都有诊断延迟(如生物学培养)、敏感性低(如血培养)、污染导致的低特异性(如痰培养)等缺点。而其他一些方法因为有创性不能作为常规诊断方法(如肺穿刺活检)。CRP、BNP 和白细胞计数等炎性指标对细菌感染缺乏特异性。PCT 可因内毒素或细菌感染产生的炎性调节物(如 IL-1b、TNF-α、IL-6 等)刺激而广泛产生,与细菌感染范围和严重程度紧密相关。病毒感染产生的 INF-γ 可抑制 PCT 的上调,因此 PCT 对细菌感染更敏感,有助于区别细菌或病毒感染。在机体受细菌感染刺激后 6~12 小时内 PCT 即可立即升高,如果机体给予有效抗生素治疗或免疫系统控制感染后,PCT 水平可每天下降约 50%。PCT 还可用于预测社区获得性肺炎(CAP)和危重脓毒症患者的预后。因此,PCT 已经被认为是感染患者诊断和

抗生素应用选择的生物学指标。但必须指出,和其他任何一种诊断指标一样,PCT 的应用要根据临床

可能的感染类型和临床实际情况。如图 112-1 所示,现有临床研究指出了 PCT 的可应用范围。

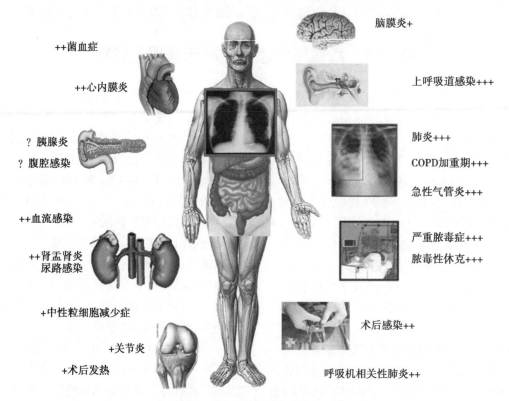

图 112-1 PCT 的临床应用

左侧为临床观察研究,右侧为 PCT 指导临床抗生素应用的干预研究(+表示轻度证据支持 PCT,+++表示高度证据支持 PCT,? 表示 PCT 效果不明确)

第3节 抗生素应用原则

20 世纪抗生素和人工合成抗微生物药物的革命性发展促进了感染性疾病的治疗,大幅度减少了常见感染导致的死亡。公共卫生的改善和疫苗项目的实施使发达国家的患者很少因感染性疾病而过早死亡。

尽管取得了这些进步,但感染仍是世界上最大的杀手,同时也是 ICU 主要问题之一。粗略估计脓毒症患者的死亡率在过去的 10 年中仍然相对稳定地保持在约 40%。微生物体的耐药菌株的出现使多种抗生素几近废弃。新的感染如人类免疫缺陷病毒(HIVs)和严重急性呼吸综合征(SARS)不断出现,并且原来罕见的感染,如难辨梭状芽孢杆菌性腹泻亦因长期应用广谱抗生素而在临床逐渐多见。

危重患者感染来势凶猛,发展迅速,不能按常规采取逐步升级的用药策略,而应根据感染的部位、可能的致病微生物缩窄考虑范围,在留取培养标本后,

经验性给予强效、广谱和足量的抗生素治疗。随后根据治疗效果、病情进展、微生物培养及药敏测定结果来调整用药,针对性选用抗感染药物,否则盲目等待不但延误治疗时机造成全身损害,而且用更强的抗生素疗效也不理想。如果患者现有的临床表现被确诊为非感染因素引起,应迅速停止抗生素治疗,以防止患者被抗生素耐药菌感染或产生与药物相关的副作用。由于危重患者对抗菌治疗的反应迟钝,故常联合两种或两种以上的抗生素。对治疗指数较低的药物(即易引起器官功能损害的药物)应限制使用,以免加重器官功能障碍,增加患者死亡率。

一、抗生素试验原则

培养或鉴定引发感染的微生物是合理应用抗生

素治疗的基础（表 112-1）。没有明确感染微生物种类的患者，较已明确微生物种类并进行针对性抗生素治疗的患者预后要差。

表 112-1　抗生素合理应用的原则

缩小感染灶：外科引流、清创、移除感染器具
选择对致病微生物有抗菌活性的药物
药物可穿透至感染部位
根据药物敏感试验选择窄谱抗生素
合适的疗程
临床/实验室评估治疗效果
避免使用副作用发生率高的药物
基于本院微生物群谱情况经验性应用抗生素
尽量减少治疗费用

一般仅在采集微生物标本后才开始抗生素治疗，急诊情况例外。菌血症通常在发热 30～90 分钟后达到峰值，因此一旦发现体温升高即开始采集血液标本，这非常重要。在急诊情况下，应当根据临床特征和治疗单位微生物流行病学特征"猜测"最可能的细菌种类，予以相应的抗生素治疗。此种情况在加强治疗病房经常发生。

微生物的种类一经确定，应将标本进一步培养行药物敏感性分析，测试治疗效果敏感的抗生素范围。取得药物敏感结果后，应选择能够覆盖此种微生物的窄谱抗生素。此策略有助于减少药物副作用的发生，减少难辨梭状芽孢杆菌性腹泻的可能性，并可预防耐药性微生物的产生。虽然体外的抗菌活性并不代表该药物在体内也一定能发挥出临床作用，但体外试验中无抗菌活性的药物在体内获得良好治疗效果的可能性不大。掌握致病微生物的特点有助于制定合理的抗生素疗程。通常需要静脉内应用抗生素 5～7 天，但对于那些抗生素难以穿透到达区域的感染（如感染性心内膜炎）可考虑延长疗程。与本单位微生物学专业部门保持密切联系对于治疗时程的决定非常重要。

对于某些抗生素（如万古霉素、庆大霉素），需通过测定血浆药物浓度以保证用药剂量维持在最小抑菌或杀菌浓度之上，但低水平的药物浓度也会对机体有毒性作用。

二、肾脏衰竭患者的用药

大多数抗生素经肾脏清除出体外。肾脏衰竭将导致药物或其代谢产物在体内蓄积。这一问题在糖

肽类和氨基糖苷类抗生素使用中应特别注意，因为其毒性水平可产生永久性严重的副作用如耳、肾损害。

β 内酰胺类或喹诺酮类抗生素的蓄积可导致意识障碍或癫痫发作。可通过测定血浆药物浓度或估计肾小球滤过率的方法调整用药剂量，减少蓄积问题。应使用峰值（给药后即刻）和谷值（给药前）监测血浆药物浓度水平，可通过改变药物剂量调整峰值，改变用药间期来调整谷值。

ICU 内的严重感染患者在接受抗感染治疗时，通常也同时接受连续性肾脏替代治疗。接受血液滤过治疗患者的药物清除依赖于多种因素，如蛋白结合、电荷、分布容积、泵压力、滤过膜孔隙以及残余肾功能等。对于特定的患者如何选择剂量方案，有关这方面的研究数据甚少。应考虑向药学部门和临床微生物专科部门寻求建议。

三、抗微生物治疗的其他方面

抗生素后效应（post antibiotic effect，PAE）是指某些抗生素的血浆浓度即使下降至最小抑菌浓度（minimum inhibitory concentration，MIC）以下，仍能够杀灭细菌的效应。这种效应在氨基糖苷类抗生素中尤为突出，而大多数 β 内酰胺类抗生素却不具有该效应。

体外试验显示某些抗生素能够杀灭细菌（杀菌剂），而某些抗生素仅能抑制细菌增殖（抑菌剂）。理论上，对于重度感染或免疫抑制的患者应当优先使用杀菌剂，但临床实践表明两者在疗效上并没有显著差别。抗生素抑制蛋白合成（如克林霉素）可阻止某些微生物释放毒素。

四、多重耐药病原体

微生物对某些抗生素可具有天然耐药性（如假单胞菌属、不动杆菌属），或通过自然选择及其他微生物的质粒转染而获得耐药能力。

对多种抗生素耐药的微生物如耐甲氧西林的金黄色葡萄球菌（MRSA）和耐万古霉素的肠球菌（VRE）等，已在医疗场所中出现，且被许多国家证实难以控制。ICU 通常较普通病房具有更多的耐药菌。一项欧洲的研究表明，60% 新发的金黄色葡萄

球菌感染为 MRSA 所致。耐药菌感染增加发病率、病死率、住院时间和医疗费用。

关于耐药菌在人-人间传播是最重要的传播途径的观点不容置疑,因此如洗手和戴保护性手套等基本卫生措施不应忽视。减少多重耐药微生物的常用策略见表 112-2。

表 112-2　减少多重耐药微生物感染的策略

基本卫生措施预防交叉感染

正确应用消毒剂

避免使用耐药发生率高的抗生素(如第三代头孢菌素类和氟喹诺酮类药物)

在获得专业人员建议之前,限制使用抗生素

在一个病区内,循环使用抗生素

尽可能避免联合用药

五、预防性应用抗生素

预计可能发生菌血症或感染后发病率、死亡率显著增加,此类情况推荐预防性应用抗生素(表 112-3),尤其是在以下情形非常有效:正常定植菌可能大量入血(如肠道大手术)和(或)感染高危患者(如免疫抑制)和(或)存在的植入物可能导致顽固性感染(如心脏机械瓣膜)。

预防性应用抗生素必须针对可能性最大的致病菌。例如,肠道手术用药应覆盖革兰阴性菌和厌氧菌,皮肤破损用药应覆盖革兰阳性菌(通常应用特异性抗葡萄球菌的药物)。预防性抗真菌治疗通常用于严重免疫功能抑制的特殊患者。

表 112-3　普通外科与血管外科预防性应用抗生素

- 预防性应用抗生素应当在手术开始前即刻或手术中给予(A 级)
- 除非失血量>1500ml 或血液稀释达 15ml/kg,否则不需再次预防性应用抗生素(B 级)
- 对于那些应用青霉素后曾出现过敏反应/荨麻疹/皮疹的患者,不应选择 β 内酰胺类抗生素作为预防性药物使用(B 级)
- 上消化道手术
  食管手术(C 级推荐)
  胃十二指肠手术(A 级推荐)
  内镜下胃切除术(A 级推荐)
  小肠手术(C 级推荐)
  开放性胆道手术(A 级推荐)
  腹腔镜下胆囊切除术不推荐(C 级)
  首选:麻醉诱导期给予单次阿莫西林-克拉维酸 1.2g 静脉注射
  青霉素过敏患者:单次庆大霉素 160mg 联合甲硝唑 500mg 静脉注射
- 下消化道手术
  结/直肠手术高度推荐(A 级)
  首选:麻醉诱导期给予单次阿莫西林-克拉维酸 1.2g 静脉注射
  青霉素过敏患者:单次庆大霉素 160mg 联合甲硝唑 500mg 静脉注射
  阑尾切除术推荐(A 级)
  麻醉诱导期单次静注阿莫西林-克拉维酸 1.2g 联合甲硝唑 1g 直肠内灌注
  若有消化道穿孔或腹膜炎迹象,则应继续应用抗生素
  青霉素过敏患者:单次庆大霉素 160mg 联合甲硝唑 500mg 静脉注射
- 疝手术
  常规疝修补手术不需预防性应用抗生素
- 血管手术
  下肢截肢手术推荐(A 级)
  腹部和下肢手术推荐(A 级)
  首选:麻醉诱导期给予单次阿莫西林-克拉维酸 1.2g 静脉注射
  青霉素过敏患者:单次庆大霉素 160mg 联合甲硝唑 500mg 静脉注射
- MRSA 感染患者/再次血管手术
  麻醉诱导期给予替考拉宁 400mg 静脉注射

第4节　常见 ICU 获得性感染

一、呼吸机相关性肺炎(ventilator-associated pneumonia,VAP)

VAP 是最常见的 ICU 获得性感染,根据 2007 年的全球调查结果示,在 ICU 感染患者中有 64% 为 VAP。与未发生 VAP 的危重患者相比,VAP 患者的住院周期、ICU 或住院死亡率均明显升高,住院费用也明显增加。呼吸机相关肺炎定义为机械通气(不包括非创伤性)48 小时后,或停用机械通气拔除人工气道 48 小时内发生的感染性肺实质性炎症,是急性呼吸衰竭患者接受呼吸机治疗后的严重并发症。以其发生时间在机械通气启动后 5 天为界分为早发性和迟发性 VAP。在 ICU 内 VAP 发病率高达 18%~60%、死亡率高达 24%~54%,延长危重病患者 ICU 入住时间,也造成了医疗资源的浪费。VAP 必须与其他医源性肺炎相鉴别,因为其诊断、治疗和预后都有显著不同。

VAP 的临床诊断需满足下述前三条中的任意 2 条+第 4 条:①插管后 48h 发热 T≥38.0℃ 或较基础体温升高;②外周血白细胞>10.0×10^9/L 或<4.0×10^9/L;③脓性气道分泌物,涂片白细胞>25 个/LP,鳞状上皮细胞<10 个/LP,培养出潜在的呼吸道病原菌;④胸片显示新的或进展中的浸润性阴影。上述诊断标准敏感性高,但特异性低。上述 4 条+氧合水平+痰细菌学培养一共 6 条,并采用临床肺部感染记分法进行诊断,其准确性可显著提高。由于气管插管的管道内和上呼吸道内存在定植菌株,所以从上呼吸道所获取的标本是不可靠的。现在又发展了支气管肺泡灌洗和带保护的标本刷等有创的定量培养技术,它们大大提高了临床诊断的特异性和敏感性。但目前尚无循证医学表明确诊治疗的临床预后优于经验性治疗,也未能证明侵入性技术优于传统技术,故临床上并未常规采取侵入性采样的方法。

VAP 的主要致病菌为上呼吸道的定殖菌,如肠杆菌、金黄色葡萄球菌和铜绿假单孢菌等。气管插管破坏了机体的自然防御机制,会厌部正常的生理屏障被破坏后,环绕气管插管气囊处的咽喉部下行的分泌物及细菌进入气管、肺组织,损伤气管纤毛上皮细胞及纤毛运动,降低咳嗽反射及气管、支气管清除细菌及分泌物的能力,从而增加 VAP 的发生。危重患者本身免疫力低下,其发生 VAP 的高危因素还包括:胸腹部手术、胃肠内营养、仰卧体位、留置鼻胃管或鼻空肠管、H₂-受体阻断剂、糖皮质激素、多种抗生素、重复气管插管、留置导管时间延长等。近年来,无创面罩通气广泛应用于慢性阻塞性肺炎、高碳酸血症和心功能衰竭患者,从一定程度上减少了 VAP 的发生。

目前有许多临床研究致力于 VAP 的预防。美国医疗卫生改善协会(the Institute for Health Improvement)提出了"呼吸机应用协议(ventilator bundle)",其包括患者头高位、每日唤醒、预防应激性溃疡、预防深静脉血栓等 4 部分内容,后来又加入了日常口腔洗必泰清洗护理的内容。有些单位甚至称应用这些协议后可完全防止 VAP 的发生。

若气管插管不可避免且将持续数天以上,则上呼吸道的定植菌很有可能通过误吸而进入下呼吸道。目前提出头高位、"黏液湖"清理和导管内银涂层等三种方法预防气管插管患者的误吸。多年以来,机械通气患者都提倡头高半卧位,尽管各单位研究结果并不一致,但至少都认为机械通气患者应当避免完全平卧位,特别是同时进行胃肠营养的患者。目前的研究结果并没有说明头高 10° 是否比头高 30° 更能降低 VAP,但头高 45° 似乎并不现实。上呼吸道与气管导管套囊上常有分泌物积聚(即"黏液湖"),多有定植菌或其他致病菌,临床研究示定期清理"黏液湖"可使 VAP 发生风险降低 42%~75%,但研究结果并没有表明此操作可改善患者预后。提出银涂层气管导管是因为银在体外有广谱抗菌活性,并可减少细菌粘附和生物薄膜的形成。有研究示银涂层气管导管可使 VAP 的相对风险减少 48%,但却没有发现其可改善危重患者的预后。

另一种预防 VAP 的方法是通过给予益生菌、防腐剂或抗生素改变上呼吸道或上消化道的定植菌。有研究显示,经鼻胃管给予乳酸杆菌和口咽部给予乳酸杆菌或使 VAP 发生的相对风险减少 47%,但同样没有能够明显改善危重患者的预后。尽管从一开始就有争议,仍有一些学者建议给予不可吸收抗生素预防 VAP,如多黏菌素、妥布霉素和两性霉素 B 等。Meta 分析示选择性消化道净化(selective decontamination of the digestive tract,SDD)可降低 VAP 死亡率。另临床研究则在患者入 ICU 时即给予 4 天头孢噻肟治疗所有气管插管后的呼吸道感染,从而可明显减少VAP。然而,除了荷兰,经典的抗生素治疗用于预防VAP并不认为是控制VAP的安全有效方法,对其安全性的质疑主要是担心抗生素导致的泛耐药菌产生。

二、中心静脉导管相关性血流感染（central venous catheter related bloodstream infection,CVCRBI）

随着ICU病房的发展,中心静脉导管广泛应用于危重病患者的抢救用药、测定中心静脉压、完全胃肠外营养、抗生素治疗、补充液体和电解质等,同时血管内置导管引起的感染也成为临床严重的并发症,其发生率高,严重影响危重患者的预后。

静脉导管引起的感染主要有4种途径:①最常见的感染途径为皮肤定植的细菌从穿刺部位迁移至导管尖端;②在置管过程中反复调整导丝或导管的位置时,医护人员的无菌操作不正规是导管留置期间感染的重要因素;③输液污染;④其他原发性感染灶血行播散至静脉导管是较为少见的原因。股静脉导管感染的几率远高于颈内静脉与锁骨下静脉,发生感染的时间也明显提前。这可能与腹股沟区皮肤凹凸不平导致穿刺点密封性差、股静脉血流缓慢、血小板和红细胞易聚集形成血栓、腹股沟距离会阴部较近不易护理、受污染机会较多有关。

静脉内导管引起的血源性感染以革兰阳性球菌为主,包括葡萄球菌和肠球菌,其次为大肠埃希菌、铜绿假单胞菌、不动杆菌属,真菌尤其是白色念珠菌近年来显著增多,这与ICU内感染致病菌的变迁规律基本一致。

静脉导管相关性感染的并发症包括:感染性血栓性静脉炎、感染性心内膜炎。相关危险因素包括:高龄、小儿、宿主免疫功能低下、穿刺部位潮湿多汗、更换接头过于频繁、留置导管时间过长、导管以外的部位有感染。但巴西对三家ICU的中心静脉导管相关性血流感染进行分析发现,每天每1000例有留置导管的患者发生血流感染的几率约为10.22,其中

10%发生了临床确诊的脓毒症,患者发生导管相关性血流感染的导管留置时间平均为13天,而未发生的患者的导管留置时间平均为9天。细菌学检查最多见的是鲍曼不动杆菌,其次分别是铜绿假单孢菌、肺炎克雷伯菌、凝固酶阴性葡萄球菌和肠球菌。同时研究发现,多腔中心静脉导管、导管留置时间和ICU留滞时间等均是中心静脉导管相关性血流感染的危险因素,而与年龄、性别、导管位置、手术、是否留置多根导管等无关。

法国一项前瞻性随机研究比较了敷料更换频率(3天VS 7天)和敷料类型(常规型与洗必泰浸泡海棉敷料)对导管相关性血流感染的影响,结果显示洗必泰浸泡海棉敷料可使导管相关性血流感染明显降低,同时并不增加对洗必泰耐受微生物的产生,而每7天更换一次敷料对产生定殖菌的概率并不高于每3天更换一次。美国有研究显示,用洗必泰擦身在一定情况下可降低导管相关性血流感染。有英国的研究显示,洗必泰擦身可减少MRSA在ICU危重患者中的交叉传播。

危重患者留置静脉导管后,需每日检查消毒并更换敷料,如出现深静脉导管相关性感染症状,应在无菌条件下拔除导管,并作导管尖端病原学培养,培养分离出有意义的病原菌,并且临床表现符合下述四条即可诊断为深静脉导管相关性感染:①静脉穿刺部位有脓性分泌物或有弥散性红斑;②沿导管皮下走行部位出现疼痛性、弥散性红斑并除外药物性静脉炎所致;③体温>38℃,穿刺局部有压痛,无其他原因可解释;④拔除静脉导管后,患者体温及白细胞计数恢复正常。

近年来出现的PICC导管经肘窝插入上腔静脉,这种静脉内置导管的机械性并发症少、静脉炎的发生率低、血性感染少,且临床护理简便。应用氯己定、磺胺嘧啶银涂层的中心静脉导管,可以有效的降低导管的细菌定植及血行感染,但这些导管是否会引起抗生素耐药,目前还不得知。有些ICU采用在导丝引导下于同一部位更换中心静脉导管或肺动脉导管,这种操作可以降低机械并发症,但显著增加了导管的细菌定植、导管部位的感染及导管相关菌血症的倾向。

第5节　免疫抑制患者感染的防治

免疫抑制患者主要包括器官移植、血液系统恶性肿瘤、长期服用激素治疗、恶性肿瘤处于药物治疗

阶段、获得性免疫缺陷综合征(AIDS)的患者等,目前尚无特异性治疗方法。免疫抑制患者虽然病情危

重,但可能表现出的症状或体征较轻,因此临床上高度怀疑的患者应结合详细病史对于诊断非常重要。了解免疫抑制的病因可为寻找可能的引起感染的病原菌提供非常有意义的价值,如由于长期皮质激素的应用(>15~20mg/d)可增加宿主对病毒、真菌和寄生虫以及细菌的易感性,因此中性粒细胞减少应怀疑菌血症的可能。

患者感染越重,病情发展越迅速。预防性和治疗性应用广谱抗生素意味着出现耐药病原菌的风险增加,因此进行微生物学诊断和及早咨询微生物学专家对于确保广谱性的覆盖至关重要。当怀疑感染源来自呼吸道时,可实施有创操作如 CT 引导下针刺活检、支气管肺泡灌洗和经支气管活检来获取痰液或组织标本。当怀疑感染时,为使患者能表现出明显的宿主反应,免疫抑制药物的减量与抗生素的使用同样重要,有些患者甚至可以给予免疫增强药物,如胸腺五肽、人免疫球蛋白等。

免疫抑制患者易发生感染的特殊危险因素包括:①中性粒细胞减少症:中性粒细胞绝对计数低于 $0.5×10^9$/L 或中性粒细胞计数迅速减少。②白血病或淋巴瘤。③最近接受过造血干细胞移植和同种异体造血干细胞移植(HSCT)受体伴严重的移植物抗宿主反应疾病(GvsHD)。④新近感染尤其是巨细胞病毒(CMV)或明确真菌或耐药细菌的定殖。⑤外周或中心静脉导管和尿管的应用。

一、呼吸道感染

这类危重患者大多出现呼吸系统感染而进入 ICU 治疗,其多种并发性肺部疾病包括感染性和非感染性均可导致呼吸衰竭。除了常见病原菌外,这些患者机会性感染和迟发性感染的风险均增加,如弓形体病、疱疹病毒感染或结核等。

常见病原菌包括:

1. 细菌 肺炎链球菌、流感嗜血杆菌、支原体、军团杆菌。

2. 病毒 CMV 是移植受体感染最常见的病原体,其与非侵袭性病毒感染常难以鉴别。感染发生率与免疫抑制治疗的强度有关,通常发生于移植后最初数月内。未预防性治疗肺孢子囊虫病的患者易发生 CMV 感染。

3. 真菌 新型隐球菌、曲霉菌(侵袭性曲菌的感染发生率增加,死亡率高)、肺孢子囊虫病(接受激素治疗作为化疗一部分或维持方案的患者较多见)。

肿瘤和恶性血液病患者由于原发性疾病及其治疗的影响,患者容易发生中性粒细胞减少,此类粒细胞缺乏伴发热的患者应给予重视。导致患者易感的因素包括化疗对黏膜屏障的直接影响和潜在的恶性疾病相关的免疫缺陷(表 112-4)。

表 112-4 免疫缺陷患者主要的感染原因

疾病状况	感染的主要原因
癌症	
中性粒细胞减少≤10d	原因不明的发热(PUO)
	革兰阳性菌,革兰阴性菌,呼吸道病毒或疱疹病毒
中性粒细胞减少>10d:此类患者感染谱广泛,长时间粒细胞减少的患者真菌和病毒感染更为常见	PUO
	革兰阳性菌包括凝固酶阴性的葡萄球菌属、链球菌属、A 型链球菌、肠球菌、金黄色葡萄球菌
	革兰阴性菌包括大肠埃希菌、铜绿假单胞菌属
	呼吸道合胞病毒、巨细胞病毒或单纯疱疹病毒;副流感病毒和腺病毒感染可见于粒细胞严重减少的患者
	念珠菌、隐球菌、毛孢子菌、梭霉菌、暗色菌丝体、曲霉芽胞、肺孢子囊虫病或弓形体病
移植	
骨髓:感染模式受移植后时间和方式的影响(即自体或同种异体)	
早期:与癌症高风险患者和接受高剂量化疗患者的病原菌谱范围相同	接受骨髓移植的患者早期发生各种病原体感染的风险高
	革兰阳性或革兰阴性需氧菌或厌氧菌的混合感染
	念珠菌、隐球菌、毛孢子菌、梭霉菌、暗色菌丝体、曲霉芽胞
	肺孢子囊虫病或弓形体病
	呼吸道合胞病毒、副流感病毒、腺病毒和单纯疱疹病毒和 CMV

续表

疾病状况	感染的主要原因
晚期:(移植后时间超过100d)	肺炎链球菌和潜伏的病毒包括单纯疱疹病毒和CMV
实质脏器:感染模式受移植后时间和方式的影响	移植患者终生有感染隐匿菌的风险
	实质脏器官移植患者最重要的单一病原菌是CMV
早期(至移植后1个月)	肾脏:肠球菌(包括耐万古霉素的肠球菌)、铜绿假单胞菌、疱疹病毒、多瘤病毒
	肝脏:肠球菌(包括耐万古霉素的肠球菌)、人疱疹病毒、丙型肝炎病毒、念珠菌
	心/肺:革兰阳性和阴性细菌、乙型和丙型肝炎病毒
晚期(移植后2~6个月)	CMV、EB病毒、念珠菌、曲霉菌、隐球菌
	腺病毒、弓形体病
脾脏切除术	原发包被细菌、肺炎链球菌(最常见病原菌)、脑膜炎奈瑟菌、流感嗜血杆菌、大肠埃希菌
	寄生虫:巴贝虫、疟疾
HIV/ADIS:感染类型较大程度地取决于CD4$^+$的水平,长期免疫抑制的患者易发生病毒和真菌感染	成人发生肺炎链球菌感染的几率增加
	其他包被菌、沙门氏菌、肠菌属、假单胞菌属、分枝杆菌(尤其是鸟分枝杆菌和结核分枝杆菌常见于AIDS早期)
	单纯疱疹病毒、巨细胞病毒、带状疱疹病毒、EB病毒或呼吸道病毒(尤其是呼吸道合胞病毒、腺病毒、副流感病毒、麻疹病毒)
	念珠菌(置入导尿管的患者可具侵袭性)、隐球菌、曲霉菌(不常见)、组织胞浆菌属、环孢子菌属、马尼弗青霉菌(取决于位置)、卡氏肺囊虫、隐孢子属或微孢子目
糖尿病:高血糖症由于影响中性粒细胞的功能可增加感染的几率。局部创伤导致血供不足从而容易感染	口腔和阴道念珠菌感染比较常见
	足部感染最为常见,包括感染性溃疡、蜂窝织炎、骨髓炎和慢性骨性炎合并软组织感染等
糖皮质激素治疗:感染的临床症状可被掩盖,患者通常携带激素治疗卡	水痘可能比较严重
	麻疹亦存在感染的风险
	脓毒血症和结核在其早期阶段尤难检测
	眼内亦存在真菌和病毒感染的可能
风湿性关节炎:疾病本身或治疗均可导致免疫抑制(如甲氨蝶呤、糖皮质激素和抗TNF治疗)	可能会增加肺部感染和脓毒性关节炎的风险

中性粒细胞计数小于$1×10^9$/L存在潜在细菌感染的可能性极大。革兰阴性菌的高死亡率促进了预防性抗生素的应用;革兰性阳性菌在长期留置导管的患者中比较常见。

常用有效的方案包括抗假单胞青霉素类联合氨基糖苷类或者单一药物(如三代头孢菌素或一种碳氢酶烯类)。由于此类药物覆盖革兰阳性菌的能力能弱,因此应考虑使用万古霉素。

治疗5天后,若患者仍有发热,但临床病情稳定且粒细胞缺乏有所改善,可继续最初的抗生素治疗方案。但若提示患者病情发展,则应考虑改变或增加其他抗菌素。治疗至少应持续1周,最好在14天左右,或中性粒细胞计数大于$0.5×10^9$/L。

若患者存在不易识别的感染灶而出现波动性高热时,应怀疑深部真菌感染的可能性。真菌是常见的病原体,真菌血症会增加粒细胞缺乏的时程和严重度,并延长抗菌素应用时间,增加化疗周期的次数。若72小时后仍持续出现高体温,则应考虑加用抗真菌药物。

二、造血干细胞移植后的特殊考虑

造血干细胞移植(HSTC)分为自体移植(来源于患者本身)和同种异体移植(来源于供体)。HSCT虽有进展,但自体移植前必不可少的调节治疗会出现与毒性相关的严重并发症,如免疫抑制和移植物抗宿主病(GvsHD),限制了 HSCT 的成功率。并发症通常发生在 HSCT 后最初的 100 天内。超过一个以上任何器官的衰竭,均会增加此类患者的死亡率。需要机械通气的患者死亡率约为 78% ~ 80%。

接受 HSCT 的患者容易发生独特的肺部并发症:①移植物植入综合征,多发生在移植后 96h 内,可见于自体或异体移植患者中。患者可发热、红疹、腹泻、肾功能损害和多器官衰竭。该综合征可同时伴随中性粒细胞恢复,治疗主要是支持性治疗。②弥漫性肺泡出血,这多由大剂量化疗引起的小血管内皮细胞损伤和血栓性毛细血管疾病所致。症状包括:进行性呼吸困难、咳嗽、发热和低氧。治疗措施仅能给予支持性治疗措施。预后差,大多数患者死于脓毒症和多器官衰竭而非呼吸衰竭。③特发性肺炎综合征是指 HSCT 后发生的无感染原因的弥漫性肺损伤综合征。④梗阻性支气管炎机化性肺炎(BOOP)与 GvsHD 有关,通常激素治疗效果佳。预后好,通常不需要危重治疗。

三、实质器官移植受体的感染和并发症

虽经严格的筛选,供体器官感染性疾病的传播仍然发生。某些供体在移植时可能存在活动性感染。受体可能会出现发热、菌血症甚至在吻合部位发生真菌性动脉瘤。在器官捐献前应确保此类感染已经进行了充分的治疗。其他感染可能不太明显,但也可能患者经过免疫抑制治疗后在受体体内发展迅速。病毒感染,尤其是 CMV 和 EB 病毒(EBV),可对受体带来巨大威胁,可分别见于血清阴性受体和血清阳性供体。潜伏期及晚期感染患者常见肺结核,其可在移植数年后激活。肺移植患者发生肺部感染的风险高于其他实质脏器移植,主要是因为长时间插管会导致下呼吸道细菌的定殖,并且移植期间肺损伤持续存在,移植肺纤毛作用减弱及咳嗽反射下降等机械性因素。

器官移植后并发症可分为三个阶段:

1. 移植后至 6 周　感染源来自供体或受体,另外尚有一般术后感染和医院获得性感染潜在的可能性。除非术前已接受免疫抑制剂治疗,此类患者免疫抑制的影响通常并不明显。

2. 移植后 6 周至 6 个月　虽然围手术期内发生的问题仍可持续存在,但此时间段内,患者最容易发生机会性感染。机会性致病菌的主要感染包括卡氏肺囊虫性肺炎(PCP)、潜伏期感染、病毒性感染和结核。病毒可直接引起临床症状如发热和中性粒细胞减少(CMV)、肺炎(呼吸病毒)、肝炎(乙肝、丙肝),等等。移植物排斥被认为是通过促炎细胞因子介导的,可能需要增加免疫抑制剂的治疗,因而也相应增加了机会性感染的风险。

3. 移植 6 个月后　此时大多数患者接受稳定且逐渐减少的免疫抑制治疗,易发生常见的社会获得性感染。

四、常用免疫抑制药物

1. 激素　限制细胞因子和趋化因子合成,介导凋亡,主要通过减弱 T 细胞作用限制获得性免疫反应。感染的风险呈剂量与时程相关性。当强的松剂量大于 0.5mg/(kg·d)或其他激素等效剂量,或累积总剂量大于 700mg 时风险最大。感染与吞噬功能减弱、杀除细菌和真菌的能力下降有关。长期激素治疗可引起细胞免疫受损,从而引起机会性感染。

2. 细胞减少性药物　此类药物介导快速分裂细胞株呈剂量相关性使细胞减少,并导致中性粒细胞减少和黏膜炎。低剂量使用时可作为免疫调节剂。甲氨蝶呤与机会性感染有关。

3. 亲免疫结合药物　此类药物主要用于移植患者,限制细胞毒性 T 淋巴细胞扩增和移植物排斥反应。主要是通过神经钙调蛋白抑制剂(环孢霉素和他克莫司)抑制淋巴细胞 mRNA 移植和 IL-2 的合成(西罗莫司或雷帕霉素)以减弱 IL-2 生成的信号系统从而达到以上目的。由于它们主要影响 T 细胞,因此细菌和真菌感染的机会很低。

4. 麦考酚酯　它特异性抑制 B 细胞和 T 细胞中嘌呤从头合成途径。与相应的抗原接触后,可特异性抑制淋巴细胞的无性扩增。虽然此药物可使发生脓毒症的风险降低,但药物的应用仍与机会性感染、细胞内病毒感染尤其是 CMV 疾病和 EBV 相关性淋巴增殖性疾病有关。

5. 抗 TNF 药物　抑制宿主对病原微生物的天

然和获得性免疫反应。抗 TNF 治疗（英夫利昔、依那昔普）可用来治疗严重类风湿性关节炎和克隆氏病，与严重弥漫性感染相关。

五、HIV 和 AIDS

随着高效抗反转录病毒治疗药物（HAART）的问世，HIV 和 AIDS 患者的预后得到极大的改善。HIV 患者与 ICU 中病情严重程度相同的患者相比，二者预后未见明显差异。越来越多的医生已不再将 HIV 作为首要原因将患者收治入院而是将其作为并发疾病将患者收入 ICU 进行治疗。

常见的需要 ICU 支持的情况包括：①呼吸衰竭仍然为收治入 ICU 的最常见的原因，包括卡氏肺囊虫病、结核和其他分枝杆菌感染性疾病。需行机械通气患者的死亡率仍很高，接近 100%。②与 HAART、动脉粥样硬化症和代谢性疾病（如胰岛素抵抗和糖尿病）相关，此类患者易出现心脏疾病。行经皮冠状动脉治疗的 HIV 患者发生再狭窄的几率较高。③继发于病毒性肝炎终末期的患者病死率非常高。但此时应继续接受 HIV 和 HBV 治疗，因为一旦停止治疗，乙型肝炎可能会爆发。④肾脏损害是导致患者死亡的常见原因。治疗方法包括肾脏替代疗法。HIV 感染本身可引发 HIV 相关肾病，因此 HAART 可延缓病情的发展。

HAART 治疗可减少病毒载量，改善促炎介质水平，我们将其称为免疫功能重建。与此相关的一些紊乱性疾病统称为免疫重建炎症综合征（IRIS）。如发生此种情况，我们可通过应用糖皮质激素，继续进行 HAART 治疗。如果患者为 HIV 和 HCV 双重感染，则死亡率较高。虽然在 HAART 治疗后，HIV 病情有所改善，但与 HCV 相关的死亡仍较为常见。因为 HIV 可引起细胞免疫功能受损从而加速 HCV 的复制，相反 HCV 亦可加速 HIV 的发展。

HAART 通常包括两种核苷反转录酶抑制剂（NRTIs）、非核苷反转录酶（NNRTI）及一到两种蛋白酶抑制剂（PIs）（表 112-5）。若患者在入 ICU 时未实施治疗但存在 AIDS 相关性疾病，亦考虑启动抗反转录病毒治疗。若患者收入 ICU 时无 AIDS 相关性疾病时，可延迟治疗方案。若患者 CD4 细胞低于 200 个每 mm^3，且 ICU 住院时间较长则应考虑 HAART 治疗，否则会增加机会性感染的风险。

表 112-5　高效抗反转录病毒疗法（HAART）的组分

核苷反转录 酶抑制剂	蛋白酶抑制剂	非核苷反转录 酶抑制剂
齐多夫定	安泼那韦	依法韦化
阿巴卡韦	福沙那韦	奈韦拉平
地达诺新（双脱氧腺苷）	印地那韦	
恩曲他宾	洛匹那韦	
拉米夫定	奈非那韦	
司他夫定	利托那韦	
替诺福韦	沙奎那韦	
扎西他滨		

HAART 虽减少了 AIDS 相关疾病的发生率，但与极少数致命性疾病如 Stevens-Johnson 综合征有关。其他毒副作用包括胰腺炎、脂质营养障碍、胰岛素抵抗和高脂血症。NNRTIs 可引起致命性乳酸性酸中毒，其机制是通过选择性抑制 DNA 多聚酶 γ，破坏线粒体 DNA 复制，可导致肝脏脂肪变性、乳酸性酸中毒和线粒体性肌病，应考虑停止 NNRTIs 治疗。

六、脾切除或功能低下

脾脏巨噬细胞具有重要的筛选和吞噬功能，可清除循环中细菌和寄生虫感染的红细胞。对脾脏切除患者来说，致命性感染是长期存在的主要风险，大多数严重感染是由包被细菌所引起的。

随着疫苗的问世和国家对疫苗预防接种的指导，使得脾切除手术的患者或脾脏功能低下的患者（如镰状细胞症、重型地中海贫血、淋巴增生性障碍和骨髓移植）感染的风险降至最低。

抗肺炎球菌、脑膜炎双球菌和 B 型流感嗜血杆菌疫苗应在择期脾切除手术 2w 或手术后出院前尽早接种，并应在术后一年左右接种流感疫苗。

应为这些患者终生提供抗生素，尤其是脾切除后的前两年。预防性应用抗生素应选择口服苯氧甲基青霉素 250～500mg 每日 2 次，如患者对青霉素过敏应改用红霉素。

第6节 脓毒症、严重脓毒症与脓毒性休克

全球每年有超过1800万严重脓毒症病例,美国每年有75万例脓毒症患者,并且该数字还以每年1.5%~8.0%的速度上升。脓毒症的病情凶险,病死率高,全球每天约14 000人死于其并发症,美国每年约21.5万人死亡,其所致死亡率高于前列腺癌、乳腺癌及艾滋病三种疾病的总和。据国外流行病学调查显示,脓毒症的病死率已经超过心肌梗死,成为加强监护治疗病房内非心脏患者死亡的主要原因。近年来,尽管抗感染治疗和器官功能支持技术取得了长足的进步,但是脓毒症的病死率仍高达30%~70%。脓毒症治疗花费高,医疗资源消耗大,严重影响人类的生活质量,已经对人类健康造成巨大威胁。但是,此种情况并未引起公众及政府人员的足够重视。因此,全球脓毒症联盟(GSA)及其创办成员——世界危重病医学会联盟(WFSICCM)、世界儿科危重病医学会联盟(WFPICCS)、世界重症护理联盟(WFCCN)、国际脓毒症论坛(ISF)和脓毒症联盟(SA)发出了创建世界脓毒症日(WSD)的号召,并将2012年9月13日定为首个WSD。

2001年欧洲重症学会、美国重症学会和国际脓毒症论坛发起"拯救脓毒症运动"(surviving sepsis campaign,SSC)。2002年欧美国家多个组织共同发起并签署"巴塞罗那宣言",并且进一步制定基于对脓毒症研究的循证医学证据并不断更新脓毒症治疗指南即SSC指南,以改进脓毒症的治疗措施,降低脓毒症的死亡率。SSC指南于2003年第一次制定,欧洲危重症医学学会(ESICM)、国际脓毒症基金会(ISF)联合美国重症监护医学学会(SCCM)于2012年在美国休斯敦召开的美国重症监护医学学会上对2008年的《严重脓毒症和脓毒症休克的治疗指南》进行了修订。

一、病 因

脓毒症是指存在感染灶(可能或已经明确)同时合并感染的全身表现。严重脓毒症是指脓毒症同时合并由其导致的脏器功能障碍和组织灌注不足。脓毒性休克是指给予足量的液体复苏后仍伴有脓毒症导致的持续性低血压、高乳酸或少尿。

脓毒症可以由任何部位的感染引起,临床上常见于肺炎、腹膜炎、胆管炎、泌尿系统感染、蜂窝织炎、脑膜炎、脓肿等。其病原微生物包括细菌、真菌、病毒及寄生虫等,但并非所有的脓毒症患者都有引起感染的病原微生物的阳性血培养结果,仅约45%的脓毒性休克患者可获得阳性血培养结果。脓毒症常常发生在严重疾病的患者中,如严重烧伤、多发伤、外科手术后等患者。脓毒症也常见于有慢性疾病的患者如糖尿病、慢性阻塞性支气管、白血病、再生障碍型贫血和尿路结石等。

脓毒症的根本发病机制尚未明了,涉及复杂的全身炎症网络效应、基因多态性、免疫功能障碍、凝血功能异常、组织损伤以及宿主对不同感染病原微生物及其毒素的异常反应等多个方面,与机体多系统、多器官病理生理改变密切相关,脓毒症的发病机制仍需进一步阐明。

1. 细菌内毒素 研究表明,细菌的内毒素可以诱发脓毒症,脓毒症病理生理过程中出现失控的炎性反应、免疫功能紊乱、高代谢状态及多器官功能损害均可由内毒素直接或间接触发。

2. 炎性介质 脓毒症中感染因素激活机体单核巨噬细胞系统及其他炎症反应细胞,产生并释放大量炎性介质。脓毒症时,内源性炎性介质包括血管活性物质、细胞因子、趋化因子、氧自由基、急性期反应物质、生物活性脂质、血浆酶系统产物及血纤维蛋白溶解途径等相互作用形成网络效应并引起全身各系统、器官的广泛损伤。同时某些细胞因子如肿瘤坏死因子(TNF)-α等可能在脓毒症的发生、发展过程中起到重要作用。

3. 免疫功能紊乱 脓毒症免疫功能障碍特征主要为丧失迟发性变态反应、不能清除病原体以及易感医源性感染。脓毒症免疫功能紊乱的机制:一方面是作为免疫系统的重要调节细胞T细胞功能失调,炎性介质向抗炎反应漂移,致炎因子减少,抗炎因子增多;另一方面则表现为免疫麻痹,即细胞凋亡与免疫无反应性,T细胞对特异性抗原刺激不发生反应性增殖或分泌细胞因子。

4. 肠道细菌/内毒素移位 20世纪80年代以来,人们注意到应激发生时导致的机体最大的细菌及内毒素储存库——肠道发生功能失调,进而引起的肠道细菌/内毒素移位所致感染与随后发生的脓毒症及多器官功能障碍密切相关。研究表明,严重

损伤后的应激反应可造成肠黏膜屏障破坏、肠道菌群生态失调及机体免疫功能下降,从而发生肠道细菌/内毒素移位,触发机体过度炎性反应与器官功能损害。

5. 凝血功能紊乱 凝血系统在脓毒症的发病过程中起着重要作用,它与炎性反应相互促进、共同构成脓毒症发生、发展中的关键因素。内毒素和TNF通过诱发巨噬细胞和内皮细胞释放组织因子,可激活外源性凝血途径,被内毒素激活的凝血因子Ⅻ也可进一步激活内源性凝血途径,最终导致弥漫性血管内凝血(DIC)。

6. 基因多态性 临床上发现,同一致病菌感染不同个体的临床表现和预后截然不同,提示基因多态性等遗传因素也是影响人体对应激打击易感性与耐受性、临床表现多样性及药物治疗反应差异性的重要因素。

二、临床表现及诊断

(一) 临床表现

1. SIRS SIRS 是指具有 2 项或 2 项以上的下述临床表现:①体温>38℃ 或<36℃;②心率>90 次/分;③呼吸频率>20 次/分或 $PaCO_2$<32mmHg;④外周血白细胞>12×10^9/L 或<4×10^9/L 或未成熟细胞>10%。

2. 脓毒症患者一般都会有 SIRS 的一种或多种表现。最常见的有发热、心动过速、呼吸急促和外周血白细胞增加。目前认为脓毒症的临床表现包括:①原发感染灶的症状和体征;②SIRS 的表现;③脓毒症进展后出现的休克及进行性多器官功能障碍表现。

(二) 诊断

1. 目前临床上诊断成人脓毒症要求有明确感染或可疑感染加上以下指标:

(1) 全身情况:发热(>38.3℃)或低体温(<36℃);心率增快(>90 次/分)或超过年龄正常值 2 个标准差;呼吸增快(>30 次/分);意识改变;明显水肿或 24h 液体正平衡>20ml/kg;高血糖症(血糖>140mg/dL 或 7.7mmol/L)而无糖尿病史。

(2) 炎性指标:中性粒细胞增多(>12×10^9/L)或减少(<4×10^9/L)或中性粒细胞正常但不成熟细胞>10%;血浆 C 反应蛋白超过正常值 2 个标准差;血浆降钙素原超过正常值 2 个标准差。

(3) 血流动力学指标:低血压(收缩压<90mmHg,平均动脉压<70mmHg 或成人收缩压下降>40mmHg 或低于年龄正常值 2 个标准差);混合静脉血氧饱和度(SvO_2)>70%;心脏指数(CI)>3.5L/(min·m²)。

(4) 器官功能障碍指标:氧合指数(PaO_2/FiO_2)<300;急性少尿[在足够液体复苏时尿量<0.5ml/(kg·h)并持续 2 小时];肌酐增加≥0.5mg/dL 或 44.2μmol/L;凝血功能异常(国际标准化比值>1.5 或活化部分凝血活酶时间>60s);肠麻痹:肠鸣音消失;血小板减少(<100×10^9/L);高胆红素血症(总胆红素>4mg/dl 或 70μmol/L)。

(5) 组织灌注参数:高乳酸血症(>1mmol/L);毛细血管再充盈时间延长或皮肤出现花斑。

需要注意的是:新的诊断标准并未强调必须是在感染的基础上加上标准中几条以上表现才可以诊断为脓毒症,而更强调以异常的指标结合临床专科的具体病情变化来做出更符合临床实际的脓毒症临床诊断。

2. 严重脓毒症 严重脓毒症是指合并出现器官功能障碍表现的脓毒症,包括:①脓毒症所致的高血压;②乳酸值超过实验室检查上限;③充分液体复苏后尿量<0.5ml/(kg·h)并持续 2 小时;④肺炎不是感染源时引起的急性肺损伤,PaO_2/FiO_2<250;⑤肺炎为感染源时引起的急性肺损伤,PaO_2/FiO_2<200;⑥血肌酐>2.0mg/dl 或 176.8μmol/L;⑦总胆红素>2mg/dl 或 34.2μmol/L;⑧血小板计数<100×10^9/L;⑨凝血功能障碍(INR>1.5)。

3. 脓毒性休克 脓毒性休克指脓毒症合并其他原因不可解释的、以低血压为特征的急性循环衰竭状态。包括:

(1) 收缩压<90mmHg 或收缩压较原基础值减少>40mmHg 至少 1 小时,或依赖输液及药物维持血压,平均动脉压<60mmHg;

(2) 毛细血管再充盈时间>2 秒;

(3) 四肢厥冷或皮肤花斑;

(4) 高乳酸血症;

(5) 尿量减少。

三、严重脓毒症与脓毒性
休克的治疗

2012 年 SSC 指南所依据的新 GRADE 分级系统

将推荐等级分为 1（强力推荐：做或不做）、2（弱度推荐：可能做或可能不做）两级，将证据分为 A［高质量随机对照研究（RCT）或荟萃分析研究］、B（中等质量 RCT 或高质量观察性及队列研究）、C（完成良好、设对照的观察性及队列研究）和 D（病例总结或专家意见，低质量研究）。

总体而言，严重脓毒症与脓毒性休克诊断确立的 3 小时及 6 小时内应达到如下的集束化治疗目标：

3 小时内应完成的目标：①测定乳酸水平；②应用抗生素前留取血培养；③应用广谱抗生素；④当出现低血压或乳酸 ≥4mmol/L，应给予晶体液 30ml/kg。

6 小时内应继续完成的目标：①应用升压药物维持平均动脉压（MAP）≥65mmHg（若初始液体复苏治疗无法纠正低血压）；②若经过容量复苏治疗后仍持续低血压（感染性休克）或初始乳酸水平 > 4mmol/L（36mg/dL），则测定中心静脉压（CVP）（目标 ≥8mmHg）以及测定中心静脉血氧饱和度（$S_{cv}O_2$）（目标 ≥70%）；③如果初始乳酸水平升高，应重复测定乳酸（目标达正常）。

SSC 指南具体的内容如下：

（一）早期复苏与感染问题

1. 早期复苏

（1）脓毒症所致休克的定义为组织低灌注，表现为经过最初的液体复苏后持续低血压或血乳酸浓度 ≥3mmol/L。此时应进行早期复苏，并应在确定存在低灌注第一时间、而不是延迟到患者入住 ICU 后实施。

在早期复苏最初 6 小时内的复苏目标包括：①中心静脉压（CVP）8 ~ 12mmHg；②平均动脉压（MAP）≥65mmHg；③尿量 ≥0.5ml/（kg·h）；④中心静脉（上腔静脉）氧饱和度（$S_{cv}O_2$）≥70% 或混合静脉氧饱和度（S_vO_2）≥65%（1C）。

（2）此外，研究人员指出，在严重脓毒症和脓毒性休克早期复苏阶段时缺乏监测中心静脉血氧饱和度情况下，乳酸（组织灌注不足的一个标志）水平升高的患者，应尽快使乳酸水平降至正常（2C）。

2. 脓毒症的筛选与改善预后

（1）对于可能感染严重疾病的患者，常规筛查有无严重脓毒症，以早期发现脓毒症，并早期采取治疗（1C）。

（2）应可能通过改进临床治疗措施以改善严重脓毒症患者的转归（无分级）。

3. 诊断

（1）如果标本送检不会显著延误（>45 分钟）开始抗生素治疗的时间，那么在开始抗生素治疗之前应先获得适当的培养标本（1C）。为了更有效地得到病原体，建议在开始抗生素治疗之前对患者至少采集两处血液标本（需氧瓶和厌氧瓶），一处为经皮穿刺抽取，另一处为经血管内置管处留取血液标本（除非置管时间不足 48 小时）。如果从不同的部位采集血液标本，可同时采集上述血液标本。其他部位标本的培养（条件允许时尽可能留取），包括尿液、脑脊液、伤口、呼吸道分泌物或其他体液也可能为感染源，如果获得上述培养不会显著延迟开始抗生素治疗的时间，在开始抗生素治疗之前，获取上述标本（1C）。

（2）建议利用血浆（1,3）-β-D 葡聚糖检测（2B）、甘露聚糖和抗-甘露聚糖抗体检测，对侵袭性念珠菌感染进行鉴别诊断（2C）。

（3）可通过快速影像学检查确定潜在的感染源。一旦明确存在潜在感染源，立即获取其标本，同时还应考虑到患者转运及进行有创操作的风险（如决定转运患者进行 CT 引导下细针穿刺活检检查，则应充分协调并严密监测）。除了这些检查，床旁超声可以避免患者转运（无分级）。

4. 抗生素治疗

（1）在确认脓毒性休克（1B）或严重脓毒症尚未出现脓毒性休克（1D）时，在 1h 内静脉应用抗生素治疗（1C）。（注：尽管尽早进行抗生素治疗的权重较高，但是临床医师实现该目标的可行性还未经科学地评估。）

（2）建议初次经验性抗感染治疗应包含可对抗所有病原菌［细菌和（或）真菌或病毒］，并可有效渗透至感染部位的单一药物或联合用药（1B）。

每天对抗生素治疗方案进行降阶梯评估，以预防耐药、减少毒性和降低费用（1B）。

（3）对于出现脓毒症但后期无感染证据的患者，临床医师可根据降钙素原水平或其他类似生物标志物判断停止经验性抗生素治疗的指征（2C）。

（4）经验性抗生素治疗应根据患者的现有疾病和局部感染情况针对最可能的病原菌进行选择。对于合并中性粒细胞减少的严重脓毒症患者（2B）以及合并多重耐药菌（如不动杆菌和假单胞菌）感染的难治性患者（2B）进行经验性抗生素联合治疗。对于合并有呼吸衰竭和感染性休克引起的严重感染患者，采用超广谱 β 内酰胺酶与氨基糖苷类抗生素或氟喹诺酮类药物联合治疗铜绿假单胞菌菌血症（2B）。与之类似，对于肺炎链球菌引起的脓毒性休克患者，可采用更复杂的超广谱 β 内酰胺酶和大环内脂类药物联合治疗（2B）。

对于严重脓毒症患者，建议经验性抗生素联合治疗不超过 3～5 天。一旦病原体确定，应尽快将抗生素降阶梯至最恰当的单药治疗（2B）。例外情况包括，通常应避免氨基糖苷类抗生素单药治疗，尤其是对于合并铜绿假单胞菌感染引起的脓毒症患者；对于心内膜炎的部分类型患者，应延长抗生素联合治疗的疗程。

（5）通常对于有指征的抗生素治疗疗程为 7～10 天；对于临床治疗反应慢、感染病灶未完全清除、合并金黄色葡萄球菌感染引起的菌血症、有真菌及病毒感染或包括中性粒细胞减少的免疫缺陷患者，应适当延长治疗时间（2C）。

（6）对于由病毒感染引起的严重脓毒症或感染性休克患者，应尽早开始抗病毒治疗（2C）。

（7）对于被确定由非感染性因素引起的严重炎症患者，不应使用抗生素治疗（无分级）。

5. 感染源控制

（1）如果可行，应在确诊后 12 小时内采取干预措施以控制感染源（1C）。

（2）当确定胰腺周围坏死并可能成为潜在的感染源时，最好延迟至能够明确区分活力组织和坏死组织后再采取干预措施（2B）。

（3）对于合并严重感染性休克的患者，进行感染源控制时，宜采用对生理损伤最小的有效干预措施，如对脓肿进行经皮引流而不是外科引流（无分级）。

（4）如果血管内通路可能是严重脓毒症或脓毒性休克的感染源，应在建立其他通路后立即去除原血管通路（无分级）。

6. 感染的预防

（1）可应用选择性口咽去污（SOD）和选择性消化道去污（SDD）方法降低呼吸机相关肺炎（VAP）的发生率；这些感染控制方法可在医疗保健单位或区域实施，其在这些场所的有效性已被证实（2B）。

（2）对于 ICU 的严重脓毒症患者，可予葡萄糖酸氯己定口服进行口咽部去污，以降低 VAP 的发生危险（2B）。

（二）血流动力学支持与辅助治疗

1. 严重脓毒症的液体疗法

（1）对于严重脓毒症及感染性休克患者，早期复苏应选择晶体液（1B）。

（2）对于严重脓毒症及感染性休克患者，避免采用羟乙基淀粉（HES）进行液体复苏（1B）。

（3）对于严重脓毒症及感染性休克患者，当患者需要大量晶体液进行液体复苏时，可应用白蛋白（2C）。

（4）对于合并脓毒症导致的组织灌注不足且怀疑血容量不足的患者，初始液体冲击疗法应达到以最小 30ml/kg 的剂量输注晶体液（此方法可部分等同于输注白蛋白）。对于部分患者，可能需要以更快的速度输入更大量的液体（1C）。

（5）在液体冲击疗法中，只要动态指标（如脉压、每搏量改变）或静态指标（动脉压、心率）显示血流动力学得到改善，即推荐继续液体治疗（无分级）。

2. 血管升压类药物

（1）应用血管升压药治疗的初始目标为使 MAP 达到 65mmHg（1C）。

（2）去甲肾上腺素为首选血管升压药（1B）。

（3）当需要额外的血管升压药来维持足够血压时，应用肾上腺素（加用或替代去甲肾上腺素）（2B）。

（4）可在去甲肾上腺素基础上加用血管加压素（达 0.03U/min），以达到目标 MAP，或减少去甲肾上腺素剂量（无分级）。

（5）不建议初始应用单一的小剂量血管加压素治疗脓毒症诱导的低血压，剂量高于 0.03～0.04U/min 的血管升压素可作为挽救治疗（应用其他血管升压药未达到足够的 MAP）（无分级）。

（6）仅在高度选择性患者中（快速性心律失常低风险及绝对或相对心动过缓患者），以多巴胺作为替代去甲肾上腺素的血管升压药（2C）。

（7）不建议应用去氧肾上腺素治疗感染性休克，除外下列情况：①应用去甲肾上腺素引起严重心律失常，②心排血量高而血压持续低下，或③当正性肌力药物/血管升压药与小剂量血管升压素联合应用未能达到目标 MAP，应用去氧肾上腺素进行挽救治疗（1C）。

（8）不建议将小剂量多巴胺作为肾脏保护药物（1A）。

（9）对于所有需要应用血管升压药治疗的患者，如果条件允许，尽快置入动脉导管（无分级）。

3. 正性肌力药物治疗

（1）存在下列情况时，可试验性输注或在血管升压药的同时加用多巴酚丁胺[可高达20μg/(kg·min)]:①心脏充盈压升高、心排血量降低提示心肌功能障碍,或②尽管已取得了充足的血容量和足够的MAP,仍有灌注不足表现(1C)。

(2) 反对增加心脏指数至预设的超常水平(1B)。

4. 皮质类固醇

(1) 对于成人感染性休克患者,如果通过充分的液体复苏和血管升压药治疗能够使血流动力学恢复稳定,则不建议静脉给予氢化可的松。如果患者对上述方法不敏感,建议单纯静脉给予氢化可的松200mg/d(2C)。

(2) 不建议采用促肾上腺皮质激素(ACTH)刺激试验来鉴别需要接受氢化可的松治疗的感染性休克成人患者(2B)。

(3) 当不再需要血管升压类药物时,建议逐步停止类固醇治疗(2D)。

(4) 脓毒症未发生休克时,不建议应用皮质类固醇(1D)。

(5) 当应小剂量氢化可的松时,建议采用连续静脉输注,而不是重复推注(2D)。

(三) 严重脓毒症的其他支持治疗

1. 血制品输注

(1) 成人患者一旦组织灌注不足得到纠正,并且无以下不利情况如心肌缺血、严重低氧血症、急性出血或缺血性冠状动脉疾病时,建议仅在血红蛋白水平下降至<70g/L时输注红细胞,目标使血红蛋白水平维持在70~90g/L(1B)。

(2) 不建议将促红细胞生成素作为严重脓毒症所致贫血的特殊治疗(1B)。

(3) 在不存在出血或有创操作计划时,不建议使用新鲜冰冻血浆来纠正实验室凝血异常(2D)。

(4) 不建议应用抗凝血酶治疗严重脓毒症和脓毒性休克(1B)。

(5) 对于严重脓毒症患者,当血小板计数≤10×10⁹/L而无明显出血时,或当血小板计数≤20×10⁹/L但有明显出血风险时,建议预防性输注血小板。对于有活动性出血、需进行手术或有创操作时,建议维持较高的血小板计数水平(≥50×10⁹/L)(2D)。

2. 免疫球蛋白　对于严重脓毒症或感染性休克成人患者,不建议静脉给予免疫球蛋白(2B)。

3. 硒　不建议静脉给予硒治疗严重脓毒症(2C)。

4. 脓毒症诱导急性呼吸窘迫综合征的机械通气

(1) 对于脓毒症导致急性呼吸窘迫综合征(ARDS)患者的机械通气,建议临床医师将潮气量按理想体重设定为6ml/kg(与12ml/kg比较,1A)。

(2) 对于脓毒症诱导ARDS患者,监测平台压,并将被动通气患者的最初平台压上限设置为≤30cmH₂O(1B)。

(3) 应用呼气末正压(PEEP)通气以避免呼气末肺泡萎陷(肺不张损伤)(1B)。

(4) 对于脓毒症导致的中重度ARDS,采用较高水平而非较低水平的PEEP(2C)。

(5) 应用复张手法治疗伴严重难治性低氧血症的脓毒症患者(2C)。

(6) 在有经验的单位,对于氧合指数(PaO₂/FiO₂)≤100的脓毒症诱导ARDS患者,建议采取俯卧位机械通气(2B)。

(7) 对于接受机械通气的脓毒症患者,建议将床头抬高30°~45°,以减少误吸风险,预防VAP的发生(1B)。

(8) 对于少数脓毒症诱导的ARDS患者,若已对无创面罩通气(NIV)进行认真考虑,并且认为NIV的获益超过风险,则建议应用NIV(2B)。

(9) 建议制订一套适当的脱机计划,患有严重脓毒症的机械通气患者应常规进行自主呼吸试验,以评估脱离机械通气的能力,同时患者符合以下标准:①可唤醒;②血流动力学稳定(未应用血管升压药);③无新的潜在严重疾病;④只需要低通气量和低PEEP;⑤只需要吸入低浓度氧,通过面罩或鼻导管给氧即可满足吸氧浓度。如果自主呼吸试验成功,应考虑拔管(1A)。

(10) 对于脓毒症诱导ARDS患者,反对常规置入肺动脉导管(1A)。

(11) 对于无组织灌注不足证据、确诊脓毒症诱导ARDS的患者,采用保守的液体策略(1C)。

(12) 对于脓毒症导致的ARDS患者,若无特殊适应证(如支气管痉挛),反对应用β₂-激动剂进行治疗(1B)。

5. 脓毒症患者的镇静、镇痛和神经肌肉阻滞

(1) 对于接受机械通气脓毒症患者,建议将连续性或间歇性镇静降至最低,达到特定的滴定目标(1B)。

(2) 对于未合并ARDS的脓毒症患者,建议尽可能避免应用神经肌肉阻滞剂(NMBA),因为存在

停药后神经肌肉阻滞持续时间延长的风险。如果必须应用 NMBA，无论采取间断推注还是持续静脉输注，均应使用四个成串刺激（TOF）监测阻滞深度（1C）。

（3）对于 $PaO_2/FiO_2 < 150$ 的早期脓毒症导致 ARDS 患者，建议短疗程应用 NMBA 不超过 48 小时（2C）。

6. 血糖控制

（1）对于严重脓毒症的 ICU 患者，建议采取标准方法进行血糖管理，即当连续 2 次血糖检查结果均>180mg/dl（10mmol/L）时，开始胰岛素治疗。血糖控制的目标上限应为 180mg/dl（10mmol/L），而不是 110mg/dl（6.1mmol/L）（1A）。

（2）每 1~2 小时监测一次血糖水平，直至血糖水平和胰岛素输注速率稳定，此后每 4 小时监测一次血糖水平（1C）。

（3）应谨慎对待床边检测方法获得的末梢血血糖水平，因为该方法测得的血糖水平可能不能准确评估动脉血或血浆血糖水平（UG）。

7. 肾脏替代治疗

（1）对于严重脓毒症合并急性肾脏衰竭患者，连续肾脏替代疗法与间歇性血液透析是等效的，因为上述方法使患者获得了相似的短期存活率（2B）。

（2）对于血流动力学不稳定的脓毒症患者，采用连续肾脏替代治疗有利于液体平衡管理（2D）。

8. 碳酸氢盐治疗　对于灌注不足导致乳酸血症且 pH≥7.15 的患者，反对应用碳酸氢钠来改善血流动力学或减少血管升压药的使用（2B）。

9. 预防深静脉血栓形成

（1）严重脓毒症患者应每日使用药物预防静脉血栓栓塞（VTE）（1B）。建议每日皮下注射低分子量肝素（LMWH）［与普通肝素（UFH）2/日相比，1B；与 UFH 3/日相比，2C］。如果肌酐清除率<30ml/min，建议应用达肝素（1A）或另一种较少通过肾脏代谢的 LMWH（2C）或 UFH（1A）。

（2）如有可能，严重脓毒症患者可采用药物和间歇性充气加压装置联合治疗（2C）。

（3）应用肝素存在禁忌（如血小板减少症、严重凝血病、活动性出血、新近脑出血）的脓毒症患者，不建议预防性药物（1B），而是采取机械性预防措施如逐渐加压袜或间歇压迫器（2C），除非有禁忌证。若危险降低，建议开始应用预防性药物（2C）。

10. 预防应激性溃疡

（1）对于有出血危险因素的严重脓毒症和（或）感染性休克患者，应用 H_2 阻滞剂或质子泵抑制剂预防应激性溃疡（1B）。

（2）就应激性溃疡的预防而言，建议应用质子泵抑制剂，而非 H_2 受体拮抗剂（H_2RA）（2C）。

（3）对于无危险因素的患者，不建议其采取预防应激性溃疡的措施（2B）。

11. 营养

（1）在诊断严重脓毒症和（或）感染性休克后首个 48 小时内，如果患者能够耐受，可采取经口或肠道喂养，而不是令患者完全空腹或仅静脉给予葡萄糖（2C）。

（2）第 1 周内应避免强制性足热量喂养，而是采取低热量喂养（500kcal/d），仅在患者能够耐受时逐步加量（2B）。

（3）在诊断严重脓毒症和（或）感染性休克后前 7 日，建议采用静脉输注葡萄糖和肠内营养，而不是单纯的全胃肠外营养（TPN）或胃肠外营养联合肠内喂养（2B）。

（4）对于严重脓毒症患者，营养支持不需补充特殊免疫调节剂（2C）。

12. 治疗目标

（1）建议与患者及其家属讨论治疗的目标及预后（1B）。

（2）建议将治疗目标融入治疗及生命终期护理规划，适当时机应采用姑息治疗原则（1B）。

（3）建议尽早实现治疗目标，最迟在入住 ICU 72 小时内实现（2C）。

（邓小明）

参 考 文 献

1. Michael C. Reade, Sachin Yende, et al. Differences in immune response may explain lower survival among older men with pneumonia. Crit Care Med,2009,37(5):1655-1662.

2. Kellum JA, Kong L, Fink MP,et al. Understanding the inflammatory cytokine response in pneumonia and sepsis:Results of the Genetic and Inflammatory Markers of Sepsis (GenIMS) Study. Arch Intern Med,2007,167:1655-1663.

3. Naomi PO, Barlett JG. Guidelines for evaluation of new fever in critically ill adult patients. Crit Care Med,2008,36:1330-1349.

4. Dellinger RP. For the International Surviving Sepsis Campaign Guidelines Committee: Surviving Sepsis Campaign: International guidelines for management of severe sepsis and septic shock;2008. Crit Care Med,2008,36:296-327.

5. Sprung CL et al:Hydrocortisone therapy for patients with sep-

tic shock. N Engl J Med,2008,358:111-124.

6. Thomas M. Hooton,Suzanne F. Bradley,et al. Diagnosis,Prevention,and Treatment of Catheter-Associated Urinary Tract Infection in Adults:2009 International Clinical Practice Guidelines from the Infectious Diseases Society of America. Clin Infect Dis,2010,50:625-663.

7. Frasca D. Prevention of central venous catheter-related infection in the intensive care unit. Crit Care 2010,14:212. Avilable at:http://ccforum. com/14/2/212.

8. Kalfon P,de Vaumas C,Samba D. Comparison of silver-impregnated with standard multi-lumen central venous catheters in critically ill patients. Crit Care Med 2007,35:1032-1039.

9. Hockenhull JC,Dwan KM,Smith GW. The clinical eff ectiveness of central venous catheters treated with anti-infective agents in preventing catheter-related bloodstream infections:a systematic review. Crit Care Med,2009,37:702-712.

10. Pronovost P,Needham D,Berenholtz S. An intervention to decrease catheter-related bloodstream infections in the ICU. N Engl J Med 2006,355:2725-2732.

11. Timsit JF. Diagnosis and prevention of catheter-related infections. Curr Opin Crit Care,2007,13:563-571.

12. Pierracci FM,Barie PS:Strategies in the prevention and management of ventilator-associated pneumonia. Am Surg,2007,73:419-432.

13. American Thoracic Society:Executive summary:Guidelines for the management of adults with hospital-acquired,ventilator associated,and healthcare-associated pneumonia. Am J Respir Crit Care Med,2005,171:388-416.

14. Bonten MJ. Healthcare epidemiology:Ventilator-associated pneumonia:preventing the inevitable. Clin Infect Dis,2011,52(1):115-121.

15. Bicudo D,Batista R,Furtado GH,et al. Risk factors for catheter-related blood-stream infection:a prospective multicenter study in Brazilian intensive care units. Braz J Infect Dis,2011,15(4):328-331.

16. Harbarth S,Haustein T. Year in review 2009:Critical Care-infection. Crit Care,2010,14(6):240.

17. Nseir S,Makris D,Mathieu D,et al. Intensive Care Unit-acquired infection as a side effect of sedation. Crit Care,2010,14(2):R30.

18. Schuetz P,Albrich W,Mueller B. Procalcitonin for diagnosis of infection and guide to antibiotic decisions:past,present and future. BMC Med,2011,9:107.

19. Smith FG,Yeung J. Core Topics in Critical Care Medicine. Cambridge University Press,New York,USA. 2010.

20. Martin GS,Mannino DM,Eaton S,et al. The epidemiology of sepsis in the United States from 1979 through 2000. N Engl J Med,2003,348(16):1546-1554.

21. Cheng B,Xie G,Yao S,et al. Epidemiology of severe sepsis in critically ill surgical patients in ten university hospitals in China. Crit Care Med. 2007,35(11):2538-2546.

22. Stearns-Kurosawa DJ,Osuchowski MF,Valentine C,et al. The pathogenesis of sepsis. Annu Rev Pathol,2011,6:19-48.

23. Wiersinga WJ. Current insights in sepsis:from pathogenesis to new treatment targets. Curr Opin Crit Care,2011,17(5):480-486.

24. Zhao H,Heard SO,Mullen MT,et al. An evaluation of the diagnostic accuracy of the 1991 American College of Chest Physicians/Society of Critical Care Medicine and the 2001 Society of Critical Care Medicine/European Society of Intensive Care Medicine/American College of Chest Physicians/American Thoracic Society/Surgical Infection Society sepsis definition. Crit Care Med,2012,40(6):1700-1706.

25. Bone RC,Balk RA,Cerra FB,et al. Definitions for sepsis and organ failure and guidelines for the use of innovative therapies in sepsis. The ACCP/SCCM Consensus Conference Committee. American College of Chest Physicians/Society of Critical Care Medicine 1992. Chest,2009,136(5 Suppl):e28.

26. Levy MM,Fink MP,Marshall JC,et al. 2001 SCCM/ESICM/ACCP/ATS/SIS International Sepsis Definitions Conference. Crit Care Med. 2003,31(4):1250-1256.

27. Dellinger RP,Levy MM,Rhodes A,et al. Surviving Sepsis Campaign:international guidelines for management of severe sepsis and septic shock,2012. Crit Care Med,2013,41(2):580-637.

28. Dellinger RP,Levy MM,Carlet JM,et al. Surviving Sepsis Campaign:international guidelines for management of severe sepsis and septic shock:2008. Crit Care Med,2008,36(1):296-327.

29. Dellinger RP,Carlet JM,Masur H,et al. Surviving Sepsis Campaign guidelines for management of severe sepsis and septic shock. Crit Care Med,2004,32(3):858-873.

30. Levy MM,Artigas A,Phillips GS,et al. Outcomes of the Surviving Sepsis Campaign in intensive care units in the USA and Europe:a prospective cohort study. Lancet Infect Dis,2012,12(12):919-924.

31. Suarez D,Ferrer R,Artigas A,et al. Cost-effectiveness of the Surviving Sepsis Campaign protocol for severe sepsis:a prospective nation-wide study in Spain. Intensive Care Med,2011,37(3):444-452.

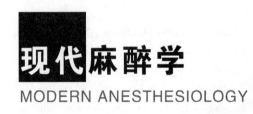

现代麻醉学

MODERN ANESTHESIOLOGY

第七篇 疼痛医学

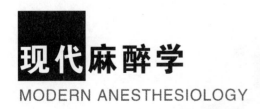

现代麻醉学

MODERN ANESTHESIOLOGY

第113章　疼痛解剖与生理基础

疼痛(pain)是人类最常见的生活和临床现象，任何人的一生，都不可避免地要经历疼痛的困扰。轻微而短暂的疼痛，能为机体提供特殊的警报信号，是生命不可缺少的保护机能之一，有利于机体趋利避害，我们可谓之"好痛"；先天性缺失疼痛同样是有害无益的，此类患者终因不能感知和鉴别疼痛造成遍体鳞伤而危及生命。严重而持久的疼痛将给机体带来明显的伤害，这种伤害几乎是无法估量的。据有关资料报道，在欧美等国家约有35%的成人患有慢性疼痛，90%的男性和95%的女性每天至少发生一次头痛，而我国对比这一数字可能只高不低。国际疼痛研究会欧洲联合会(The European Confederation of Furniture Industry, EFIC)主席哈拉尔·布雷·维克(Halaer Mine Vick)指出，"长期疼痛是当今世界上最被卫生部门低估的问题之一，但它对患者生活质量产生了严重后果，对各国卫生系统造成很大负担"，保守估计每天约有1/10的人群会受到不同程度的疼痛困扰；每3~5例疼痛患者中就有一人受到中等或严重程度的长期折磨，有的甚至无法或很难做到独立生活，特别是癌症晚期患者，多以剧烈难忍的疼痛作为表象，处在疼痛的煎熬之中，更有甚者，疼痛不仅影响个人生活质量，实际上一些患者由于疼痛也严重干扰自己家庭甚至亲友的生活秩序，由此可见饱受疼痛之苦的数量是多么巨大。目前，一些疼痛的发生机制尚不明了，某些疼痛临床上尚缺乏有效的治疗措施，而长期使用或过量使用镇痛剂又可引起药物成瘾与依赖。这些问题对医生、科学家和社会学家都是严峻的挑战。正如前国际疼痛研究会主席R. Melzack所说，"疼痛是一个没有国界的重大难题，解决这个难题需要世界范围的共同努力。"最

近10多年来，国际社会对疼痛给予了更多的关注。2000年，世界卫生组织甚至将慢性疼痛列为有害健康的疾病范畴(chronic pain is a disease which does harm to the health)。美国第106次国会通过一项决议宣布，从2001年1月1日起的十年，为"疼痛控制和研究的十年"(decade of pain control and research)。并对医疗机构控制疼痛能力施行新的评估标准，否则将取消其执业资格。2002年，第十届世界疼痛医学大会已明确将疼痛列为体温、血压、脉搏、呼吸之后的"第五大生命体征"。2004年国际疼痛研究会(IASP)将每年的10月11日定为世界镇痛日(global day against pain)。2006年中国官方宣布，每年10月的第二个星期为中国镇痛周，并提出"免除疼痛是患者的基本权利和医生的神圣职责"。2007年10月15日，国际疼痛研究学会(international association for the study of pain, IASP)宣布2008年为全球女性疼痛防治年(global year against pain in women)。2007年7月16日中国卫生部签发了"关于在《医疗机构诊疗科目名录》中增加'疼痛科'诊疗项目的通知"文件(卫医发【2007】227号)，确定在《医疗机构诊疗科目名录》(卫医发【1994】第27号文附件1)中增加一级诊疗科目"疼痛科"，代码"27"。根据这一文件，我国将在二级以上医院开设独立的"疼痛科"诊疗科目的诊疗服务，从而使疼痛科成为我国医院第27个临床诊疗科目。2011年12月3日，我国疼痛学科相关专家在北京召开了中国疼痛医学大联盟会议，会议的宗旨是充分发挥疼痛各相关学科优势，共同致力于疼痛的研究与诊疗，为消除疼痛做出贡献。这些举措充分体现了我国政府和医学界对消除疼痛工作的高度重视。目前，尽管人们对疼痛概念以及学科分界的认识还存在争议，

但"免除疼痛是患者的基本权利和医生的神圣职 责"无疑是整个医学乃至生命科学界的共识。

第1节 疼痛的概念与分类

尽管疼痛对每个人来说司空见惯,但要用语言来确切描述其性状与特点,却又难以名状,似乎只可意会不可言传。

古往今来,东西方文明差异很大,但对自然科学的认识规律往往又惊人的一致。无论在古代中国,还是在古希腊、古埃及、古印度等,人们早期都认为疼痛是"魔鬼"、是上帝或神灵对人类的惩罚。1664年,Dethkarz 设想:疼痛系统是一条从皮肤到脑的特异的直达通路,"就像某人牵拉绳索的一端,刹那间敲响了挂在另一端的钟。"这种"敲钟机构"是特异学说最古典的描述。古希腊哲学家 Aristoteles 认为疼痛是与愉快相反的情绪(非感觉)。1895 年,Vin Frey 推测在机体外周有包括疼痛在内的各种感受器,而感受器的实质可能就是神经末梢。直至 20 世纪初,英国人 Sherrington 才真正把疼痛概括为感觉和情绪两种成分。可见疼痛逐步被认识与揭示的历史,既是现代医学知识体系的边界和内容不断厘清的历史,也是科学与玄学逐步分野的历史。

近 20 年来,国内外有关疼痛的基础与临床研究发展迅猛,日渐昌盛,已成为生命科学中一个极为热门的研究领域。文章浩如烟海,著作林林总总,新的概念与名词也不断涌现。与此同时,也出现了即使是一些常见的概念和术语在不同的著作、杂志表述不一,中英文翻译混乱的现象,这无疑给疼痛基础研究与临床工作者,带来费解、误解与歧义。因此明确疼痛的概念,对掌握现代疼痛学的基本理论至为重要。

一、疼痛的概念

1. 疼痛(pain) 1994 年国际疼痛研究会(IASP)给出的定义是:疼痛是一种不愉快的感觉和情感体验,起源于实际的或潜在的组织损伤。疼痛是与实际或潜在的组织损伤相关的主诉,但应包括不愉快的感觉和情感体验两个方面。因而在考量研究的发生机制、制定疼痛的治疗方案时必须同时注意感觉与情感两个方面的因素,既要关注感觉系统所涉及的结构与功能变化,也不能忽视情感方面的主观感受。仅有痛觉而无情感反应,或仅有情感反应而没有痛觉,都不是真正意义上的疼痛。2001 年的补充则更进一步强调了,即使不能表达(主诉),并不意味着不存在疼痛。提示在临床上,对无表达能力的婴幼儿和特殊患者不应忽略对其疼痛的治疗。

显而易见,有关疼痛概念的上述描述并不理想,实际上仍不是一个确切科学的释义。

2. 伤害性感受(nociception),中文的释义为伤害性感受或伤害性知觉。在英文中是用来描述有害刺激较为普遍的一个词汇,特别是疼痛的基础研究中常以该词代替 pain。

疼痛的特异之处在于,它不是一种独立的感觉,而是与其他伤害性感觉混杂在一起,并往往伴有自主神经活动、运动反应、心理和情绪反应等。严格地说,孤立的疼痛是无法界定的,甚至是不存在的。即使在科学研究上,人们也几乎无法制作一个独立的、单纯的疼痛刺激模型。更确切的说,人们通常诉说的疼痛或痛刺激,实质上是一种以疼痛为主要成分的伤害性刺激或伤害性感受。由此看来,应用 nociception 远比应用 pain 更确切、更科学、更符合实际。而伤害性感受与疼痛(痛觉)是既有区别又有联系的两个概念。

一般认为,伤害性感受与疼痛感觉的信息传递和调制在皮层以下经历的神经结构是基本一致的。这些结构包括外周感受器、感觉神经元、脊髓背角、脑干、间脑等各级皮层下中枢。它们均可对二者的信息进行传递、加工、处理并作出适当的反应,形成相应的伤害性或痛的时程、强度和范围等认知编码,最终送达皮层。有人认为伤害性感受与疼痛的最终区别在于,伤害性感受与反应可以发生在皮层以下的各级中枢,而明确的疼痛感知与反应则必须到达大脑尤其是皮层才能建立,有人甚至认为痛觉可能为人类所特有,而伤害性感受则是所有生命体普遍存在的生理功能。

二、疼痛的分类

疼痛的分类是人为的。因此所站角度不同分法亦不同。由于疼痛包括许多复杂的因素,不是一种分类方式可以概括的。有关专著对疼痛的分类占有很大的篇幅,这里不予赘述。临床上的分类要结合具体患者,根据患者病因病情的主要特点进行综合的分类。这里仅从解剖学与生理学的角度,对疼痛进行一般意义上的分类,并着重对概念的理解与描述。

(一) 根据疼痛发生的解剖部位

1. 躯体痛(somatalgia) 是指伤害性刺激激活皮肤、骨骼肌、骨膜、关节等躯体性器官的痛感受器而产生的疼痛。又可分为浅表痛和深部痛。

浅表痛是由刺激皮肤引起的,其特点是定位明确,反应较快。

深部痛是由于刺激肌肉、肌腱、骨膜和关节而引起的,其特点是定位模糊,反应迟钝,近似内脏痛的特征。

2. 内脏痛(visceralgia) 是指伤害性刺激激活内脏器官感受器而产生的疼痛。其特点是直接对内脏器官的切割、切断和烧灼常不引起明显的内脏痛,但内脏组织缺血、炎症、平滑肌痉挛及牵拉血管、韧带及系膜等使内脏神经末梢受到弥散性刺激时,则可产生剧烈疼痛。

关于内脏器官是否存在同感觉,一直存在争议。早在本世纪初,根据手术的体验,有的学者认为内脏的损伤并不引起痛觉,即使有痛觉也并不产生于内脏器官的本身;而另一些学者则坚持认为有真正的"内脏痛觉"存在。也有学者将内脏器官感觉特性分为三类:第一类器官,认为没有任何感受特性。这些器官包括肝、肺、肾等实质性器官。虽然它们也具有传入神经分布,但这些神经的功能可能仅限于调节自主活动而并不产生感觉。人们日常感觉到的上述脏器疼痛,多因伤害性刺激累及其表面包膜(胸、腹膜等)所致。第二类器官,通过特定刺激,疼痛是唯一的可以诱发的感觉。这些器官包括心血管、呼吸道、胃、小肠、胆道系统、输尿管和内生殖器等中空性器官。对于这类器官,其传入纤维不仅调控脏器的一般生理功能,而且能感受伤害性刺激从而介导反应;第三类器官,不仅可产生非痛感觉,也可通过特定刺激,产生痛觉,如食管、结肠、直肠和膀胱等。如膀胱和直肠分别通过其尿意感和便意感参与生理性调节反射,也可以感受扩张等伤害性刺激所引起的痛觉。由于第三类器官易于施加刺激和便于实验操作,故成为内脏痛研究的常用靶位。

内脏痛具有以下几个特点:①感觉模糊,定位不明确;②感觉的产生伴随运动和(或)自主性运动反射;③持续性内脏痛可以产生特定部位皮肤及深部组织的牵涉痛或痛觉过敏。

3. 牵涉痛(referred pain) 牵涉痛是内脏病变时的一个非常普遍而重要的现象。当内脏器官损伤或炎症时,患者经常会诉述一些与损伤部位看来似乎毫无关系的躯体体表部位的疼痛,并且常伴有痛觉过敏产生,严重者甚至会发生水肿,血流的变化,皮肤及皮下组织质地、结构的变化等。当内脏器官病变疼痛时,常在邻近或远离该脏器的某些特定体表区产生疼痛或感觉过敏,这一现象即为牵涉痛。发生牵涉痛的体表区,则称为牵涉区 referred area。因 Head(1893)最早记述这一现象,故此人们把牵涉区也称为海德区 Head zone。内脏痛牵涉区的部位是恒定的。牵涉如膀胱病变常引起肛周及耻骨弓部位的躯体痛,内生殖器官的病变会引起会阴及股部的疼痛等。熟知这些牵涉区位点可以在一定程度上辅助诊断脏器病变的位置。

关于牵涉痛发生的机制,从 18 世纪中叶人们就开始对其进行了比较深入的研究。但迄今为止还没有得出明确的结论,概括起来主要有以下四种说法:

(1) 会聚易化学说(convergence-facilitation theory):认为病变器官和出现牵涉痛的皮肤区经相同的脊神经后根纤维传入,并终止于脊髓背角的相同区域。因此,当某个内脏器官病变时,来自该器官的过多冲动不断进入脊髓背角,并形成局部兴奋灶,易化了相同背角处的神经元,使其刺激阈值大为降低。这样来自牵涉区皮肤本属正常、平时不足以引起躯体痛的阈下冲动,也能激活同处背角的神经元,产生兴奋,传至皮层,于是产生牵涉痛或痛觉过敏(图 113-1)。

(2) 会聚投射学说(convergence projection theory):有些内脏器官的传入神经和牵涉区皮肤的传入神经,并不终止在相同的脊髓节段。此种情况发生

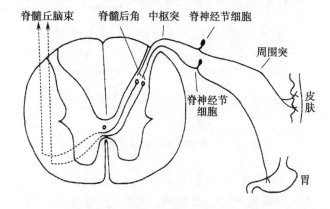

图 113-1 牵涉痛的会聚易化学说示意图

牵涉痛的可能机制是,尽管它们的传入纤维不经相同的背根节,也不终止于相同的脊髓背角,但它们在进入脊髓进一步向更高级中枢传递时,可投射在传导通路的某处(如脑干、丘脑或皮层),会聚终止于共同的神经元。这些神经元在平时主要接受来自皮肤的痛觉冲动,而当内脏痛觉冲动不断经此通路上传时,大脑依据往常的经验将其"理解"为来自皮肤的痛觉(图113-2)。

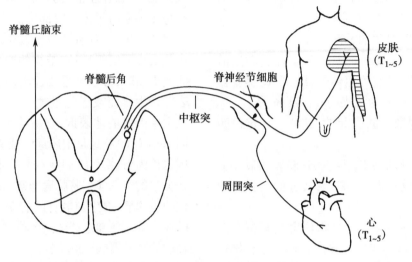

图 113-2　牵涉痛的会聚投射学说示意图

(3) 外周神经分支学说(peripheral nerve braching theory):Dogiel(1897)最先提出脊神经节感觉神经元的中枢突和周围突存在分支的可能。Sinclair等(1948)根据外周麻醉可以消除牵涉痛这一现象提出:人的脊神经背根节细胞周围突可能具有多个分支,分别连于内脏器官和相应部位的皮肤,二者的感觉传入由一个神经元承担,皮层无法明晰内脏器官与相应部位皮肤的痛感觉,并认为这就是牵涉痛产生的形态学基础(图113-3)。

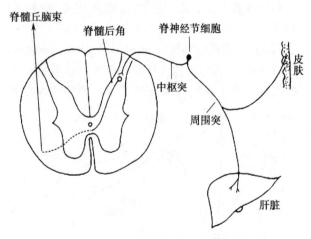

图 113-3　牵涉痛的轴突分支说示意图

100多年来,人们对牵涉痛发生的机制提出了不同的假说,但多止于推测。直到上个世纪70年代荧光标记和神经束路追踪技术的问世,才使得一些学者利用荧光双标技术为上述推测提供形态学证据成为可能。遗憾的是能支持上述假说的同部位神经元或双标神经元数量实在太少,有学者认为数量如此之少的神经元不足以在牵涉痛的发生。因此,有关牵涉痛发生的机制还需要进一步探索。

(4) 伊文思蓝(evans blue)渗漏实验:1997年,Wesselmann将芥子油注入大鼠子宫内制作子宫炎性痛模型,并预先经颈内静脉向动物的循环系统注射伊文思蓝。随着子宫痛的持续,受试动物的特定体表区出现了伊文思蓝渗漏斑。近年来,我们用福尔马林致大鼠胃痛、膀胱痛和兔胆囊痛,用球囊扩张法致大鼠直肠乙状结肠痛,也获得了与Wesselmann类似的结果,即在受试动物的特定体表区恒定出现伊文思蓝渗漏斑。

为什么会发生这种现象?渗漏的部位是否为牵涉区?该区是否有疼痛的感觉?目前从技术层面还无法判定,但局部皮肤染料渗漏与内脏器官-子宫痛相关,这是客观事实。循着这种事实,我们推测这可能是内脏痛引起牵涉区疼痛的又一机制。

近年来,关于交感神经与传入神经末梢或胞体之间在损伤、炎症等不同情况下存在交感-感觉耦联的报道屡见不鲜。能否用于解释上述现象的发生,值得深思。我们推测,这可能是由于子宫与相应部位皮肤同受相同部位脊髓侧角的交感神经传出支配。持续子宫疼痛伤害性传入冲动,激活了与之耦联的支配子宫的交感神经兴奋,子宫收缩,加剧了疼痛;而处于相同脊髓侧角支配相关部位皮肤血管的交感神经则未被耦联而舒张,于是该局部血管扩张,内皮细胞间隙加大,局部组织血管内容物(包括伊文思蓝染料)的渗漏,局部蓝染。其中的伤害性物质激活了局部伤害性感受器,于是产生了相应部位(组织肿胀)的牵涉痛。

能否藉此提出牵涉痛发生的新机制,仍需进一步探讨。迄今为止,关于牵涉痛发生的机制,人们已提出许多假说。这些假说无疑都有其合理性,但都还不能独立阐明牵涉痛发生的机制。或许内脏牵涉痛的发生本就不遵循一种机制,不同内脏器官的牵涉痛也可能遵循不同的机制。因此,试图用一种机制解释所有内脏器官发生的牵涉痛,可能根本就是不客观的,牵涉痛发生机制的多元论可能恰恰反映了它的本来面目。

现将已知的脏器病变引起牵涉痛的部位和相关的脊髓节段列表如下(表113-1)。

表113-1 主要脏器病变的牵涉区及相关的脊髓节段

病变器官	牵涉性痛部位	脊髓节段
心	心前区与左上臂内侧	$T_{1~4}$
食管	胸骨区	$T_{4~5}$
胃	腹上区	$T_{7~8}$
十二指肠	腹壁脐上区	$T_{7~8}$
阑尾	脐区,病变波及壁层腹膜时移向右下腹	$T_{10}~L_1$
肝	右肩、颈	$C_{3~4}$
胆囊	右上腹与右肩胛下区	$T_{6~8}$,$C_{3~4}$
肾盂、输尿管	腰区与腹股沟区	$T_{12}~L_2$
膀胱	耻骨区与耻骨上区	$T_{11~12}$
膈	肩区	$C_{3~5}$

(二)根据对机体功能的影响

1. 生理性疼痛(physiological pain) 生理性疼痛的直接释义为与生理活动相关的疼痛。如青春期、经期前、人工流产后、性生活后等的乳房胀痛等。也可以广义地指疼痛时间短暂,表现为瞬时性、一过性、去除刺激即可消失的疼痛。它是机体发生的防御性反应,不需治疗,可以自动恢复正常的一类疼痛。

2. 病理性疼痛(pathological pain) 病理性疼痛是指由创伤、感染、肿瘤等各种因素引起组织病理性改变而造成的疼痛。主要包括炎性疼痛、神经病理性疼痛和精神源性疼痛等。

(1)炎性疼痛(inflammation pain) 由于创伤、手术、感染等原因导致组织损伤或潜在损伤而产生的疼痛,一般伴有如红、肿、热、胀等炎症表现。在短期内未造成严重损害,未产生自发痛、痛觉过敏等表现。通过抗炎治疗,多可修复损伤,恢复正常。

(2)神经病理性疼痛(neuropathic pain) 也称神经源性疼痛 neurogenic pain。国际疼痛研究学会关于神经病理性疼痛的定义已经有了三次描述。1994年的定义为:外周或中枢神经系统的原发性损伤、功能障碍或短时间的紊乱所导致的疼痛。2001年将神经病理性疼痛的定义简化为"损伤或疾病累及到中枢神经系统或躯体感觉系统所导致的疼痛综合征"。2011年给出的最新定义为,"神经病理性疼痛是由躯体感觉神经系统的损伤和疾病而直接造成的疼痛。"(neuropathic pain is a pain arising as a direct consequence of a lesion or disease affecting the somatosensory system)。

其病因主要包括物理性的机械损伤、代谢或营养性神经改变、病毒感染、药物或放疗的神经毒性、缺血性神经损害、神经递质功能障碍等。依原发性损害或功能障碍累及的部位,可分为周围和中枢两类神经病理性疼痛。

中枢神经病理性疼痛的原发病变多见于脑干、丘脑、皮质损伤或肿瘤等。但几乎有一半的中枢疼痛综合征患者都有丘脑的直接损害。疼痛位置可以位于皮肤表面,也可以表现为深部疼痛。疼痛往往不具有某种特定疼痛的特征。常常涉及不止一根外周神经的控制区域,可波及局部解剖结构的许多方面,一般患者可以明确定位疼痛的位置。

外周神经病理性疼痛类型多样,包括治疗后神经痛(带状疱疹后遗神经痛)、幻肢痛、糖尿病周围神经病变、各种神经卡压综合征、复杂性区域疼痛综合征等。

神经病理性疼痛的最显著特点是产生了自发痛、痛觉过敏和触诱发痛等临床表现,抗炎效果差,治疗困难,其发生机制仍在持续的探讨之中。

(3)精神源性疼痛(psychological pain) 是指在机体未见器质性病理改变时所表现的一类疼痛。如精神妄想或幻想、癔症、抑郁症等精神性疾患所引起的疼痛。

第2节　痛觉的传导

经典痛觉传递的解剖结构则简单明了,实际上只需要三级神经元(初级感觉神经节、脊髓背角和背侧丘脑的腹后核)即可到达大脑皮层。然而痛刺激自外周向中枢传递至大脑皮层,形成明确的痛觉并作出相应反应的过程是极其复杂的,因此其确切的传递与反应路径仍有很大的探寻空间。这里仅对参与痛觉传递的基本解剖结构和已知的传导路径加以介绍。

一、参与痛觉传递的基本
解剖结构

(一) 初级痛感觉神经元

初级痛感觉神经元主要是指位于背根节神经元、三叉神经节等外周感觉神经节内的与传递疼痛信息相关的神经元。与其连属的结构包括感受器、神经元胞体和初级传入纤维。

1. 伤害性感受器(receptor)　100多年前,德国生理学家 von Frey 提出皮肤痛觉源于神经末梢。20世纪初英国生理学家 Sherrington 在刺激皮肤引起脊髓反射的实验中,首次提出了"伤害性感受器"的概念。循着这个概念,科学家们一直在进行寻找和证实的工作。现已明确,身体各个部位的感觉都是由感受器感受的。它是一种特殊的解剖结构,能被外在的环境变化所刺激,并将不同形式的刺激能量转化为神经冲动。因此可以说,感受器是将各种能量转化成为神经冲动的换能装置,实质上是一种无特化的游离神经末梢。其中能感受伤害性刺激的装置称伤害性感受器,能感受痛刺激的装置称痛感受器,实际上也就是能够感受和传递伤害性或痛信号的初级感觉神经元的外周末梢部分。它们广泛分布于皮肤、角膜、牙髓、血管壁及深部组织如肌肉、关节和内脏器官等。当机体受到伤害性刺激时,组织细胞破裂释放的化学物质激活这些伤害性感受器或痛感受器并转化为神经冲动,经神经纤维传至第一级感觉神经元,并进一步传向中枢,从而产生伤害性感受或痛觉。

绝大多数的伤害性信息都是经较细的有髓鞘 A_δ 纤维和无髓鞘的 C 纤维传入的,据此将伤害性感受器也分为两类:A_δ 伤害性感受器和 C 伤害性感受器。一般认为刺痛(锐痛、快痛或第一痛)主要由 A_δ 伤害性感受器介导,而灼痛(钝痛、慢痛或第二痛)主要由 C 伤害性感受器介导。

人体实验表明,一个感受器的单一冲动,甚至低频发放并不引起痛觉,只有同时激活许多 A_δ 和 C 伤害性感受器才产生疼痛。感受器冲动低于 0.3 次/秒,没有疼痛感觉;在 0.4 次/秒的冲动发放水平到达痛阈;当感觉冲动达到 1.5 次/秒,则可产生持久的疼痛。

2. 痛觉传入的第一级神经元的胞体

(1) 躯体痛传入的第一级神经元:①神经元的位置　躯干和四肢痛觉传入的第一级神经元胞体位于 31 对脊神经节内,头面部痛觉传入的第一级神经元胞体主要位于三叉神经节内,另外在舌咽神经上神经节、迷走神经颈静脉神经节、面神经的膝神经节等部也可有痛觉传入的第一级神经元存在。②神经元的形态　同属感觉神经元,多为双极或假单极。由细胞体延伸的茎很快分为两个突起,较粗的一支分布于周围组织,为周围突,末梢连于所分布区域的痛觉感受器;较细的一支连于脊髓和脑,为中枢突,终止于相应节段的脊髓背角或相应的脑神经感觉核。以大鼠背根节细胞为例,根据细胞直径大小,一般将其分为小、中、大三类:小细胞直径 6 ~ 20 μm,中细胞直径 20 ~ 35 μm,大细胞直径>35 μm。目前认为慢痛等伤害性刺激主要由小细胞传递,中细胞主要传导锐痛、快痛。而非伤害性刺激主要由大细胞传递。

(2) 内脏痛传入的第一级神经元　长期以来,内脏有无感觉传入神经支配的问题,一直是人们密切关注却又始终悬而未决的问题。本世纪初,就有人提出内脏觉传入伴随交感或副交感神经行走,但因为形态学上无法证实,故仅止于推测水平。因此,有关内脏痛觉的传入也同样是一个最终悬而未决的问题。长期以来,伴随交感神经的内脏传入一直被认为与痛觉的传入有关,而伴随副交感神经的内脏传入则被认为与内脏除痛以外的其他感觉的调节有关。但近年来的研究表明伴随副交感神经的内脏传入也参与痛觉的产生。例如支配胸腹腔脏器的迷走神经和支配盆腔脏器的盆神经都被证实含有传递伤害性信息的初级传入纤维,这说明大部分脏器接受来自交感和副交感传入的双重支配。但接受不同内脏器官痛的第一级传入神经元胞体究竟位于何处,尚无确切的定论,一般认为内脏感觉神经元的胞体也位于脊神经节或脑神经节内,其中枢突随相应的脊神经或脑神经进入脊髓或脑干。周围突则随脊神经、脑神经、交感神经或副交感神经的分支分布于各脏器。

3. 痛觉传入的初级纤维 痛觉传入初级纤维实际上是痛觉传入神经元(即神经节细胞)的突起,包括周围突和中枢突。这里主要是指中枢突。

(1)分类及特性:由于神经节细胞可分为小、中、大三类,因此传入纤维也据此分为三类:C 纤维,无髓,由小细胞发出;A_δ 纤维,有薄层髓鞘,较细,由中细胞发出;A_β 纤维,有厚厚的髓鞘,纤维较粗,由大细胞发出。一般认为痛觉主要是由细的有髓的 A_δ 纤维和无髓的 C 纤维传入的。其中中细胞发出的 A_β 纤维传导速度快,兴奋阈低,主要传导锐痛、快痛;小细胞发出的 C 纤维兴奋阈较高,传导速度慢,主要传导慢痛。而非伤害性刺激主要由大细胞发出的 A_β 纤维传入。

(2)痛觉传入纤维末梢在脊髓的终止部位

1964 年,Rexed 根据猫脊髓的细胞构筑特征,将脊髓分为 10 个板层。后来证实,其他动物亦有这一类似的细胞构筑特征。各层范围大小依脊髓不同节段而异。Ⅰ 层又叫边缘层,为一覆盖背角尖的薄层细胞;Ⅱ 层,即胶质区,组成背角头的大部,在膨大部尤为发育,其胶状质的形态是由于此部含有大量小细胞和无髓纤维,如用髓鞘染色,在显微镜下,此部略亮而透明,类似双眉,易于看清。其中背侧部(Ⅱo)和腹侧部(Ⅱi)分别以柄细胞和岛细胞居多。前者多为兴奋性神经元,后者大多是抑制性中间神经元,它们是在疼痛传导的闸门控制中起重要作用,这在近年来特别受到研究人员的关注。Ⅲ~Ⅳ 层相当于后角固有核;Ⅴ 层为背角颈,Ⅵ 层仅见于颈、腰膨大;Ⅶ 层相当于前后角之间的中间带;Ⅷ~Ⅸ 层占据腹角,主要为大小不等的运动神经元构成;Ⅹ 层是围绕中央管周围的灰质部分。

应用神经追踪技术,结合电生理机能鉴定,现已明确与痛相关的 C 传入纤维主要终止于 Ⅱ 层,并与此区的中间神经元、投射神经元和脑干下行纤维形成局部神经网络(图 113-4)。

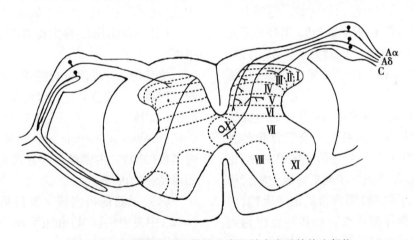

图 113-4 伤害性传入纤维的分类及其在脊髓的终止部位

(3)痛觉传入末梢释放能介导痛的主要物质伤害性感受器接受伤害性刺激,形成可传导的信号,经由初级传入纤维向背角传递。这种信号传导的物质基础是什么呢?随着神经化学解剖学的进展,现已证实在初级感觉神经元中有十几种生物活性物质存在,目前认为兴奋性氨基酸(谷氨酸)和 P 物质较多地符合伤害性信息传递信使的条件。①P 物质(substance P,SP)SP 是速激肽家族的成员之一,由 11 肽组成。有学者应用抗体微电极技术精确地测定到了 SP 在脊髓背角的释放。当给予伤害性刺激或用辣椒素选择性兴奋 C 纤维时,可在 C 纤维末梢

终止的脊髓背角 Ⅱ 层精确地测定到 SP 的释放。超微结构观测显示 C 纤维传入末梢囊泡中含有致密的 P 物质,并与周围的中间神经元和投射神经元存在突触联系。放射免疫测定研究表明,高浓度的 K^+(致痛)可引起人工培养的背根节细胞释放 SP;强电流刺激离体脊髓的背根也引起 SP 在灌流液中的浓度明显增加。这些结果在鼠、猫等整体动物实验中同样得到验证。在一例难得的天生无痛患者的尸检表明,SP 在脊髓背角胶质区(Ⅱ层)缺如;所有这些,为 SP 作为初级传入末梢释放的能介导痛觉的递质或调质提供了有力的佐证。②兴奋性氨基酸(excitatory amino acid, EAA) EAA 作为中枢神经系统重要的神经递质早已公认。但直到 20 世纪 80 年代，随着受体类型和特异拮抗剂研究的不断发现，才促进了兴奋性氨基酸与痛觉关系的研究。实验表明，辣椒素及其类似物灌流脊髓薄片，可引起大量谷氨酸和天门冬氨酸的释放。清醒动物的微透析测定实验中，伤害性刺激或外源施加 SP 可明显增加谷氨酸和天门冬氨酸在脊髓中的释放。许多研究表明，谷氨酸(Glutamate, Glu)及其不同受体亚型(NMDA 和非NMDA 受体)在痛觉信息传递中均发挥重要作用。终止在脊髓初级传入末梢含有大量的 Glu，在无髓的 C 纤维末梢可见与 SP 共存，在脊髓背角的中间神经元也有大量的 Glu。大量实验证据显示，Glu 及其受体参与脊髓水平伤害性的传递和整合。背根神经节中含有大量的 Glu 阳性神经细胞。背角尤其在浅层，密集分布着大量的 Glu 能初级传入终末和 Glu 受体阳性神经元。生理学研究表明，Glu 受体激动剂(如 Glu、NMDA)能激活脊髓背角伤害性反应神经元，并且明显易化外周伤害性刺激诱发的神经元反应，而 Glu 受体拮抗剂则能抑制外周伤害性传入诱发的脊髓背角伤害性反应神经元的活动。免疫电镜观察到 C 和 A_δ 末梢与背角浅层 mGluR5 阳性神经元构成突触关系。这些结果为 Glu 及其受体参与外周向脊髓伤害性信息的传递提供了强有力的形态学证据。

(二) 脊髓背角-痛觉传递中枢的第一级中继站

1. 背角的组构及神经元特性　脊髓背角是外周向中枢传递痛觉的 A_δ 和 C 纤维终止的第一站，也是中枢接受、加工、调制并进一步向更高级中枢传递痛信息的初始部位。了解脊髓背角的细胞组构，对于理解其具备的功能显为重要。就其神经组构而言，它不外乎包括两种神经元和两种神经纤维。

(1) 两种神经元：①投射神经元，胞体位于背角以较长的突起(如脊髓丘脑束等)把信息传递到更高级中枢的一类神经元。②中间神经元，胞体位于背角局部以胞体或较短的突起将信息中继给其他神经元如投射神经元、其他中间神经元和前角运动神经元等。其中兴奋性中间神经元可将从 C 纤维末梢接受到的伤害性信息中继给其他神经元(投射神经元、中间神经元和运动神经元)，其递质主要包括SP、谷氨酸等神经元。而抑制性中间神经元则可抑制性地控制伤害性信息传递。其递质主要包括阿片肽、GABA、甘氨酸、甘丙肽、胆囊收缩素等。

(2) 两种纤维：①以末梢终止于背角的外周传入纤维；②高位中枢至背角的下行纤维。

2. 背角的化学解剖学　脊髓背角有数十种神经递质或调质存在于如上所述的两类纤维和两类背角神经元中。化学解剖学显示：仅背角浅层的轴突末梢和神经元中就集中了许多神经递质或调质及其他们的受体。这些物质包括乙酰胆碱(Ach)、腺苷(ADNS)、蛙皮素(BMBS)、胆囊收缩素(CCK)、降钙素基因相关肽(CGRP)、脑啡肽(ENK)、孤啡肽(orphanin)、神经紧张素(NT)、神经肽 Y(NPY)、甘丙肽(GALN)、γ-氨基丁酸(GABA)、谷氨酸(Glu)、甘氨酸(Gly)、促肾上腺皮质激素释放因子(CRF)、抗氟化磷酸酶(FRAP)、硫胺素单磷酸酯酶(TMP)、甲状腺释放因子(TRF)、一氧化氮(NO)等等。这些物质也不同程度地分布在脊髓背角的其他层。

3. 背角传递痛信息的递质系统　目前已经证实，在脊髓背角至少存在两个密切相关的传递痛觉信息的递质系统，一是短时程反应的兴奋性氨基酸系统，由 NMDA 受体介导；另一是 SP 与兴奋性氨基酸共同参与的长时程反应系统，由 NMDA 受体和 SP 受体(NK-1)共同介导。通过这两个系统的相互作用，触发和传递不同性质不同时程的疼痛。

(三) 背侧丘脑-痛觉传递与整合的皮层下高级中枢

感觉传入冲动通过脊髓背角可直接到中枢—丘脑，进行加工、整合并进一步传至大脑皮层。

1. 内侧丘脑核团主要包括髓板内核、丘脑中央下核(nucleus submedius, Sm)和腹内侧核(VM)和背内侧核(MD)。主要参与介导伤害性感受和痛感觉的情绪-激动成分。

(1) 丘脑髓板内核主要包括丘脑中央外侧核(CL)，中央中核(CM)和束旁核(Pf)或称 CM-Pf 复合体以及其他一些结构。

(2) 丘脑中央下核(Sm)也称胶状核(G)，位于腹内侧丘脑中线两旁，传入轴突来自脊髓背角的 I 层神经元。Sm 核传出主要投射到同侧腹外侧眶皮层。Sm 核可能主要参与痛觉的情绪-激动成分的整合。

(3) 腹内侧核(VM)和背内侧核(MD)主要接受源于脊髓背角的 I 层和三叉神经尾端亚核的脊丘束(STT)神经元传入。VM 和 MD 的传出分别投射到属于前脑边缘系统的岛叶皮层前区和扣带皮层前区，因此，这两个核团可能参与痛觉的情绪情感反应。

内侧丘脑核团神经元的轴突广泛投射到大脑皮

层,包括与情感有关的额皮层,它也接受与边缘系统、下丘脑有密切联系的网状结构的传入。因此,这个与疼痛情绪反应有关的通路统称为旁中央系统。

2. 外侧丘脑核团　包括腹后核群(VP)、丘脑后核群(PO)、丘脑网状核(Rt)和未定带(Zona incerta I,ZI)。主要参与痛觉-鉴别方面。

(1) 腹后核群(VP)也称腹基复合体(VB),由腹后外侧核(VPL)和腹后内侧核(VPM)组成,主要接受脊丘束(STT),脊颈束(SCT)和突触后背柱通路的伤害性传入。许多 VP 神经元被伤害性热或机械躯体刺激所激活,神经元和感受野有相对的拓扑分布。VP 神经元对刺激强度的编码能力,提示 VP 复合体参与痛觉的感觉-鉴别成分。刺激人的 VPL 和 VPM 引起疼痛感觉,一例心绞痛患者的报告指出,刺激 VPL 可诱发心绞痛的发作。VP 神经元传出是投射到大脑皮层感觉区,刺激 SI 皮层可逆向激活 VPL 核伤害感受神经元。

(2) 丘脑后核群(PO)位于丘脑外侧部,包括后腹核内侧部(POm)、外侧部(POl)、后腹核间核(POi)、上膝体和内膝体大细胞核,其中 POm 可能与伤害性感受更重要。POm 接受源于脊丘束、脊颈脑束和突触后背柱通路的传入投射,呈双侧性感受野和躯体与内脏的传入会聚。PO 神经元传出投射到岛皮层(isular cortex)和(次级体感皮层)S Ⅱ 区。

(3) 丘脑网状核(Rt)接受丘脑网状核也接受 STT 和脑干网状结构传入,未定带接受脑干网状结构,背柱核和三叉神经尾端亚核的输入。其传出投射到丘脑核团和体感皮层。

(四) 大脑皮层-痛觉传递与整合的最后驿站

作为人类感觉整合的最高级中枢,接受各种感觉传入信息进行加工,最终上升到意识。虽然长期以来对大脑皮层在痛觉中的作用的研究方兴未艾,但结果并不能令人满意。临床观察表明,刺激患者皮层感觉 Ⅰ 区很少报道有痛感,切除感觉 Ⅰ 和 Ⅱ 区,也未发现疼痛有明显改变,个别患者报告有短时间的疼痛减轻,因此一般认为皮层感觉区在疼痛知觉中作用不大。然而,实验性损伤刺激引起受试者产生疼痛时,在皮层感觉区可记录到长潜伏期的诱发慢波反应,并可被镇痛药抑制。动物体感皮层也可记录到类似的对镇痛药敏感的慢波反应。由于对知觉研究技术上的限制,很难在人体内进行更深入的实验性研究,又没有理想的动物模型,因此,皮层哪些部位接受痛觉传入,如何进行信息整合达到知觉,知之甚少,尚无明确的结论。

近来,随着正电子发射断层扫描(PET)、单光子发射断层扫描(SPET)和功能核磁共振技术(fMNT)的发展及应用,以区域脑血流图(rCBF)变化作为脑区激活的指标,显示脑活动的人体脑成像图,从而直观地观察疼痛发展过程中不同脑区活动的变化,对皮层在痛觉知觉中的作用的了解也日益增多。脑成像的大量研究,对实验性瞬时痛、持续性痛和临床病理性痛条件下脑高级中枢的活动变化,积累了不少有重要价值的资料,加深了对痛觉机制的认识。实验性急性痛激活痛刺激对侧前扣回回(ACC)、脑岛、大脑初级和次级体感区(S I 、S Ⅱ)、前额皮层、丘脑和小脑,提示这些脑区参与急性痛的中枢信息加工。与急性痛有明显的差异,神经病理痛不仅激活的脑区不同,而且常常呈双侧性,如下肢神经损伤患者的持续性神经病理痛引起双侧的前额叶外侧下部、脑岛、后顶叶、后扣带皮层的区域脑血流图(rCBF)增强。这些结果支持早期的临床观察,皮层体感区在临床病理性痛的感知机制中作用不大。值得注意的是,疼痛刺激引起前扣带回皮层活动增强时,丘脑活动反而下降,提示前扣带回的痛觉信号可能不是脊髓丘脑束传导,而是脊髓下丘脑束。已经知道后者的传入纤维终止在介导痛觉情绪成分的边缘系统,病理性痛总是伴随强烈的情绪反应,因此前扣带皮层、前额皮层和岛皮层参与病理性痛传入的整合,是不难理解的。脑成像所显示的是功能整合的总体结果,如疼痛引起感觉中枢激活时,小脑的 rCBF 也有变化,这未必表明小脑在痛觉信息传递中起重要作用,而可能是疼痛继发性引起的小脑运动功能的表现。综合上述,脑成像研究表明,不同的皮层区域参与不同性质痛觉信息加工,生理性痛觉信息主要在丘脑的特异核团和皮层体感区加工整合,而与边缘系统有密切联系的皮层区整合病理性痛传入。

二、躯体痛觉传递的基本路径

各种不适宜的致痛因素只有激活痛感受器,将其转化为痛信号(神经冲动)经背根节细胞的中枢突(初级传入纤维)终止于脊髓背角,由此处的投射神经元形成上行传导通路,经脑干、丘脑等多级中继到达皮层,才能产生痛感觉。

(一) 脊髓丘脑束(脊髓丘系)

主要传递躯干和四肢的痛觉信息。其第一级神经元胞体位于脊神经节内,属中、小型假单极细胞,其周围突连于分布区的疼痛感受器,中枢突经脊神经背根外侧部进入脊髓背外侧束(Lissaue 束),它们的终支和侧支终止于相应节段脊髓背角第Ⅰ～Ⅳ板层(不同的动物种属终止的板层部位可能有不同)。此处的第二级神经元发出的第二级纤维经白质前连合斜越(上升 1～2 个脊髓节段)至对侧形成脊髓丘脑束上行,经延髓下橄榄核的背外侧、脑桥和中脑内侧丘系的外侧终止于背侧丘脑。它又分为传递疼痛感觉成分的"新脊丘束",传入冲动由脊髓到丘脑特异性核团(腹后外侧核、腹后内侧核、丘脑腹后核群)和传递痛觉情感成分的"旧脊丘束"(脊髓到丘脑板内核群)。新脊丘束由此发出的纤维参与组成丘脑皮质束(丘脑上辐射),经内囊后脚投射到中央后回中、上部和中央旁小叶的后部(图 113-5),在此形成定位明确、感觉清晰的痛觉。也就是说,这个由三级神经元组成的痛传入路径主要与传导精确的快痛有关。一般认为,粗略的浅部感觉,特别是痛觉,大概在间脑的水平就能感知,而经至大脑皮层后则能形成定位精确的感受。这一路径若脊髓以上水平受损,则对侧躯干和四肢痛觉等浅部感觉障碍。若损伤脊髓内的脊髓丘脑束,则损伤平面 1～2 节以下对侧身体的痛觉和温度觉等消失。据此,神经外科可用脊髓外侧索切断术以解除断面 1～2 节以下对侧躯体的顽固性疼痛。

(二) 三叉丘脑束(三叉丘系)

三叉丘系主要传递头面部的痛觉信息。其第一级神经元胞体在三叉神经节,周围突经三叉神经分支分布于头面部皮肤、口鼻腔黏膜和眶内结构的相应感受器,中枢突经三叉神经感觉根入脑桥,痛觉纤维和部分温觉纤维入脑桥后下降形成三叉神经脊束,止于三叉神经脊束核(触觉纤维主要终止于三叉神经脑桥核);由此第二级神经元发出的纤维,越至对侧组成三叉丘系,伴随脊髓丘脑束上行,止于背侧丘脑腹后内侧核,由此第三级神经元发出的纤维,入丘脑皮质束,经内囊后脚投射到中央后回的下部(图 113-6),产生定位和性质皆明确的痛感觉。此通路在三叉丘系以上损伤,出现对侧头面部痛觉等浅部感觉障碍,若损伤在三叉神经脊束则感觉障碍则发生在同侧。三叉神经各支的痛觉纤维形成三叉神经脊束,终止于三叉神经脊束核,有一定的局部定位关系:其中来自眼神经的纤维终止于核的尾侧部,来自上颌神经的纤维终止于核的中部,而来自下颌神经的纤维终止于核的颅侧部。在延髓闩平面切断三叉神经脊束可治疗顽固性三叉神经痛,术后三叉神

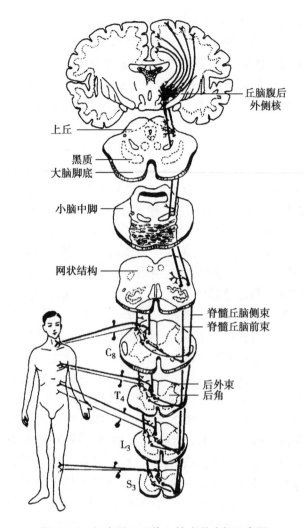

图 113-5　经脊髓丘系传入的痛觉路径示意图

丘脑腹后外侧核
上丘
黑质
大脑脚底
小脑中脚
网状结构
脊髓丘脑侧束
脊髓丘脑前束
C_8
后外束
后角
T_4
L_3
S_3

分布区痛觉消失,触觉与角膜反射不受影响。

(三) 与躯体痛传入相关的其他路径

1. 脊颈丘脑束　是指脊髓背角、外侧颈核到丘脑的传导束。此路径的第一级神经同样位于脊神经节内,中枢突由后根进入脊髓,在后索内上行数节,终止于Ⅳ、Ⅴ板层,由此发出的第二级纤维形成脊颈束,终止于外侧颈核。外侧颈核是一纵行的细胞柱,位于脊髓的第 1 和第 2 颈节的外侧索。由外侧颈核发出的纤维交叉到对侧,随对侧的内侧丘系上行至丘脑,终止于丘脑腹后外侧核。最后投射到达大脑皮层躯体感觉区。人的外侧颈核较小,猫的外侧颈核特别发达,双侧切断猫的脊颈束,动物可丧失痛觉。因此,推测这一传导路径也与痛觉的传导有关。

2. 脊髓中脑束　这一路径也和传递躯干和四肢的痛觉有关,其第一级神经元的胞体同样位于背根神经节,由此发出的中枢突多终止于脊髓背角Ⅰ和Ⅳ～Ⅵ板层。二级纤维上行投射比较复杂,主要终止于中脑导水管周围灰质(PAG)、楔状核、丘间

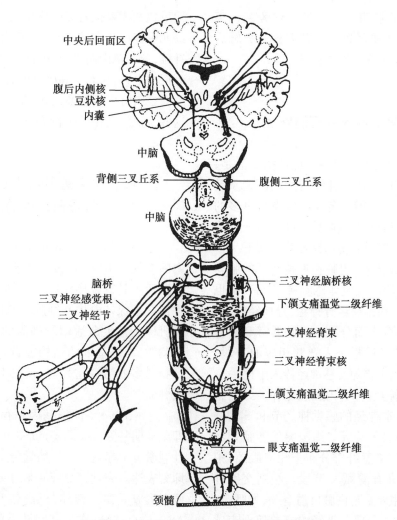

中央后回面区

腹后内侧核
豆状核
内囊

中脑

背侧三叉丘系 —— 腹侧三叉丘系

中脑

脑桥
三叉神经感觉根
三叉神经节

三叉神经脑桥核
下颌支痛温觉二级纤维

三叉神经脊束

三叉神经脊束核

上颌支痛温觉二级纤维

眼支痛温觉二级纤维

颈髓

图113-6　经三叉丘系传入的痛觉路径示意图

核、上丘深层、Darkschewisch 核、顶盖前核前部和后部、红核、Edinger-Westphal 核和 Cajal 间隙核等部位。其确切功能尚待进一步深入研究,目前已知投射到 PAG 的脊髓中脑束可能与激活痛觉的内源性下行抑制系统有关。

3. 脊髓网状束　该束起源于脊髓背角的深层和腹角的Ⅶ和Ⅷ板层,由此发出的二级纤维主要投射到延髓和脑桥网状结构内的有关核团,再进一步发出纤维投射到边缘系统的杏仁核、终纹床核和下丘脑等部。脊网束神经元接受广泛的外周会聚,慢性微电极记录表明,当伤害性刺激引起动物逃避反应时,脊网束神经元有伤害性反应出现;通过记录电极施加微弱电流刺激,动物也出现逃避反应,这说明脊网束与痛觉传递有密切关系。据认为这一途径可能与痛刺激引起的情绪变化以及呼吸、心血管和神经内分泌反应有关。

4. 脊髓下丘脑束　近来有证据表明,在鼠和猴的脊髓有大量的背角神经元直接投射到对侧下丘脑,被称为"脊髓下丘脑束"。它参与介导伤害性刺激引起的自主神经系统运动反应以及内分泌和情绪反应。基于下丘脑在神经内分泌中的特殊作用,以及是边缘系统的一个重要组成部分,因此一般认为脊髓下丘脑束可能在应激状态的疼痛感受和痛觉的情感成分的信息传递中起重要作用。

5. 背柱突触后纤维束　是指在背柱突触后神经元发出的纤维,它们投射到延髓的薄、楔束核,换元后再投射到丘脑。大部分(77%)背柱突触后神经元对轻触、压、伤害性机械和热刺激产生反应,传递非特异性伤害性信息;仅有小部分(6.7%)传递特异性伤害性信息。

6. 脊髓臂旁杏仁束　这是20世纪90年代才逐渐被了解的一个新传导束。神经起源于背角Ⅰ层,少量在Ⅱ层。其轴突经对侧投射到中脑臂旁核,由此发出的突触后纤维再上行终止于杏仁核。该束神经元接受来自皮肤、内脏、肌肉和关节的伤害性传入,参与介导疼痛的情感反应。

7. 脊髓臂旁下丘脑束 它与脊髓臂旁杏仁束同源,功能也相似。主要区别是在臂旁核的突触后二级纤维上行终止于下丘脑腹内侧核。

三、内脏痛觉传入的可能路径

1. 内脏痛觉传递的外周路径 应该指出的是,迄今为止,有关内脏传入初级神经元所在位置及其路径仍无明确结论,要获得肯定的结论尚需更多的工作。兹将目前认识的有关内脏感觉初级传入神经元胞体所在可能的位置及其传递路径简介如下。

(1) 经交感神经传入:内脏感觉神经元的胞体位于胸$_1$~腰$_3$脊神经节,与躯体感觉神经元一样也是假单级神经元。其周围突经脊神经、脊神经前支、交通支、交感干及其分支而分布于内脏器官和心血管等;中枢突经脊神经后根进入脊髓相应的节段。一般脏器的痛觉传入主要随交感神经传入中枢。

(2) 经副交感神经传入:内脏感觉神经元的胞体位于舌咽神经、迷走神经的感觉神经节和$S_{2~4}$脊神经节内,也是假单级神经元。周围突伴随脑神经和盆内脏神经中的副交感纤维分布于相应脏器,中枢突分别进入脑干和脊髓骶$_{2~4}$节段。经副交感神经传入的神经冲动主要是与内脏反射有关,如呼吸、呕吐、压力反射等。也有部分脏器的痛觉随副交感神经传入中枢,如气管、食管的痛觉有部分经迷走神经传入中枢,又如膀胱顶、前列腺、尿道、子宫颈和直肠下段的痛觉则主要经盆内脏神经传入中枢。

(3) 经相应脊神经传入:心包、胆道的感觉传导可经膈神经传入中枢;胸、腹膜壁层的感觉传导可经胸神经、腰神经传入中枢;外生殖器的感觉传导则可循阴部神经传入中枢。它们的假单级神经元的胞体位于相应的脊神经节中。

2. 内脏痛觉传递的中枢路径 关于内脏痛觉的中枢路径的认识同样是极其肤浅的,其看法也不尽一致。一般认为其路径主要有两条,即快痛路径和慢痛路径。快痛路径的一级神经元胞体在脊神经节内,其周围突是比较粗的有髓纤维,随交感神经或骶部副交感神经分布到各脏器;中枢突经背根外侧部进入脊髓的背外侧束止于背角。二级上行纤维在双侧的腹外侧索内与脊髓丘脑束相伴行,止于丘脑腹后外侧核。三级纤维经内囊后脚投射到第Ⅰ躯体感觉区(中央后回)和第Ⅱ躯体感觉区(大脑外侧沟的上壁)。有人认为此路径也可行于脊髓背索,并在

薄束核和楔束核内交换神经元。慢痛路径的一级神经元胞体也在脊神经节内,其周围突为有髓或无髓纤维,分布范围同前,其中枢突进入脊髓后可能在固有束内上行,在脊髓和脑干网状结构内多次中继,而后在丘脑背内侧核换元,主要投射到边缘叶,但上述这些认识仍处在若明若暗之中。

四、原癌基因表达在鉴别痛觉 传导通路中的意义

原癌基因(proto-oncogene)是存在于人类细胞中固有的一类基因,参与细胞生长分化的调节,未被激活不具有致癌作用。在进化上高度保守,在正常情况下保持着控制细胞生长的生物学功能,是维持机体正常生命活动所必需的基因。当受到不恰当刺激,原癌基因的结构或调控区发生变异,基因产物增多或活性增强时,使细胞过度增殖,从而形成肿瘤。

c-fos,*c-jun* 等原癌基因是存在于神经细胞内的即刻早期基因(cellular immediately early gene),伤害性刺激可引起它们在与痛觉传递有关的神经元核内即刻表达。表达产物 Fos 和 Jun 是核内磷酸蛋白,两者形成异源二聚体,以高亲和力与 DNA 链上的 AP-1 位点结合,作为基因转录的调节因子,影响靶基因的转录速率,因此原癌基因可能作为第三信使,将外界刺激引起的第二信使介导的短时程信号在基因表达上转换成长时程信号。1987 年英国的 Hunt 等人首先将原癌细胞基因用于痛觉研究,他们证明伤害性刺激引起大鼠 Fos 免疫阳性反应细胞主要集中在背角的 A_δ 和 C 纤维传入终止的 Ⅰ、Ⅱ 和 Ⅴ 层,而非伤害性传入终末的 Ⅲ、Ⅳ 层很少有标记细胞。这一重要发现已被许多实验室的工作证实,多种伤害性刺激,包括机械性(止血钳重夹皮肤)、化学性(芥子油、福尔马林、乙酸等),均可诱导 c-fos 或 c-jun 在背角、脑干、丘脑乃至整个中枢神经系统的表达,且表达的数量往往和刺激强度呈正相关。这与电生理学研究伤害性感受神经元分布情况完全一致,表明 c-fos 表达产物 Fos 蛋白可作为中枢神经系统伤害性反应神经元活动的一个标志物,因此可以采用 Fos 免疫细胞化学方法作为一种神经功能活动的形态定位。

疼痛刺激引起原癌基因(c-fos,c-jun 等)在与痛觉传递和调制相关的神经元中表达的发现,是疼痛

研究的一个重要进展。不仅在方法学上增加了跨突触多级神经元通路研究的新手段,而且为研究痛觉的分子机制甚至不同程度的定量分析也提供了新途径。

第3节 痛觉的调制与整合

从组织受到伤害性刺激到疼痛在皮层的产生,在神经系统经历了一系列复杂的电学和化学变化。伤害性刺激在外周感受器(神经元)换能,转变成为电信号,经脊髓、脑干、丘脑传递,最后到达大脑皮层产生痛觉。在信号转导、传递的各个环节,神经系统还存在着内在的调节机制(即调制),增益或抑制信号的传导,增强或减弱疼痛的感受。参与痛信号传导、传递、感知的神经结构或回路,也构成了痛信号调制的解剖基础。

一、感受器对痛觉的调制

感受器(receptor),广泛分布于皮肤等外周组织中。目前关于感受器对伤害性刺激的调制机制尚不清楚,但体表轻柔的抚摸、按摩、合适的电刺激、针灸等可以缓解疼痛,反之不适宜的刺激则可加剧疼痛,这些事实说明,感受器的调制功能是客观存在的。

目前已知,各种不适宜的刺激均可造成组织的损害。那么其致痛的因素是什么呢?大量的研究表明,主要是受损伤的细胞所释放的某些化学物质,这些化学物质能激活伤害性感受器使之去极化,产生兴奋性冲动并传导至各级中枢,从而引起伤害性感受或痛觉。在外周组织中,参与激活和调制伤害性传入末梢的化学和细胞因子可分为几大类:①受损细胞溢出的物质:如5-羟色胺(5-HT)、组织胺、乙酰胆碱(ACh)、ATP、H^+、K^+等;②受损细胞溢出的致痛物质合成酶,经血流至相应的靶器官,合成致痛物质,再经血流作用于受损部位的感受器;如缓激肽(BK)、前列腺素((PG)合成酶、白细胞三烯等;③受损感受器释放的物质:如P物质等;④免疫细胞产物、神经营养因子(NGF)和血管因子等,如NO、激肽、胺类,白细胞介素(IL-8)、肿瘤坏死因子α(TNFα)、阿片肽、激肽类等。

上述物质中既可有致痛的,也可有抑痛的。许多实验表明,外源性施加这些物质可使伤害性感受器发放冲动增加或减少,直接注射到皮下可以增强(或减轻)疼痛。

二、背根节细胞对痛觉的调制

背根节细胞(DRG)是痛觉传入的第一级神经元,传统观念认为背根节细胞仅具感觉传入功能。20世纪90年代以来,随分子生物学技术的进展,发现DRG神经元几乎存在所有的离子通道以及与痛相关物质的受体,不仅具有痛觉的传递功能,并能对外周伤害性末梢的兴奋性加以控制。作为感觉信息和换能的起源地,众多的离子通道将对信号起放大和精细的微调作用,这对信号的初步鉴别、分类甚至适当的调制显然是有益的。因此,人们逐步认识到DRG不仅是痛觉传入的第一级神经元,而且也能在痛觉信息的调制中发挥作用。

三、脊髓对痛觉的调制

(一)脊髓对痛觉调制的关键部位

大量研究表明,脊髓胶质区(即第Ⅱ板层)是痛觉初级调制的关键部位。应用神经追踪技术,结合电生理机能鉴定,现已明确了伤害性感觉初级传入在脊髓板层的投射分布(图11-4),它们由背根经背外侧束进入背角,其中$A_δ$纤维终止于第Ⅰ、Ⅴ、Ⅹ板层,C传入纤维主要终止于胶质区(第Ⅱ板层),并与胶质区的中间神经元、投射神经元和脑干下行纤维形成局部神经网络。A和C传入纤维均可激活投射神经元的活动,而对胶质区中间神经元的作用相反,A传入纤维兴奋其活动,C传入纤维则抑制其活动。超微结构的研究已经证明了胶质区神经元与C传入纤维、投射纤维以及其他中间神经元存在明确的突触联系。免疫细胞化学研究表明,胶质区含有丰富的经典递质、神经肽及其受体,是脊髓中神经结构和化学组成最复杂的区域。这些突触联系、递质和受体的存在,成为脊髓胶质区对痛觉调制的形态和物质基础。通过突触前抑制、前馈抑制和对上行投射神经元的突触后抑制,减少或阻碍伤害性信息向中枢的传递,使疼痛得以缓解。脊髓胶质区是伤害性信息传入的第一站,因此,在这一关键部位压抑痛信息显然是最经济有效的。

（二）脊髓对痛觉调制的机制-闸门控制学说

日常生活中人们都有轻揉皮肤可以局部止痛的体验，直到60年代，电生理学的研究才为阐明这种外周传入止痛的脊髓机制提供了依据。刺激低阈值的粗的有髓鞘的初级传入纤维可减弱脊髓背角痛敏神经元的反应；相反，阻断有髓鞘纤维的传导则增强脊髓背角痛敏神经元的反应。粗纤维对背角伤害性信息传递的这种抑制作用主要发生在胶质区（SG，Ⅱ层）。1965年，加拿大Melzack和Wall在此依据的基础上，共同提出了解释脊髓痛觉传递和调制机制的"闸门控制学说"。痛觉闸门控制学说的核心就是脊髓的节段性调制，SG作为脊髓闸门可调制外周传入冲动向脊髓背角神经元的传递（图113-7）。按照这个学说，参与节段性调制的神经网络主要由初级传入A和C纤维、背角投射神经元（T）和胶质区抑制性中间神经元（SG）

组成。A和C纤维均可激活T细胞的活动，而对SG细胞的作用相反，最后是否产生疼痛，取决于A和C初级传入冲动在T细胞上相互作用的最终平衡状态（表113-2）。

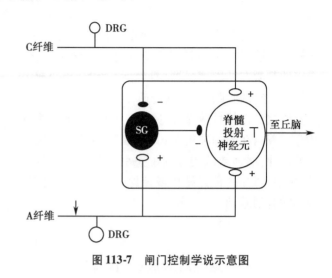

图113-7 闸门控制学说示意图

表113-2 A和C传入的平衡状态

初级传入	对SG细胞作用	对T细胞作用	SG对T细胞作用	T细胞传出
A	兴奋	兴奋	抑制	抵消
C	抑制	兴奋	去抑制	强兴奋
A+C	抵消	兴奋	减弱	弱兴奋

A传入兴奋SG细胞，C传入抑制SG细胞。因此，损伤引起C纤维紧张性活动，压抑抑制性SG细胞的活动，使"闸门"打开，C传入冲动大量进入脊髓背角，从而致痛。当诸如轻揉皮肤等刺激兴奋A纤维传入时，SG细胞兴奋，关闭"闸门"，抑制T细胞活动，减少或阻抑伤害性信息向中枢的传递，从而使疼痛缓解。

该理论的提出受到了人们普遍的关注，并促进了疼痛研究的发展。新的研究结果的不断提出和科学界对闸门学说的持续争论，不断对原来闸门学说所解释的痛觉调制机制提出挑战。据此，闸门学说的创立人Melzack等先后于1968年和80年代初对闸门学说作了两次修改，使之进一步完善。新的闸门学说认为，SG神经元于C传入纤维、A传入纤维、投射神经元（T细胞）以及SG神经元形成多种突触联系。不仅可通过突触前抑制、前馈抑制，也可通过直接对投射神经元的突触后抑制产生节段性调制。原来的学说过多地强调突触前的抑制作用，而新的理论模式不仅注意了突触后抑制在脊髓痛觉信息传

递调制机制中的重要作用，还强调了心理因素、更高级中枢的下行抑制系统对脊髓痛觉信息的调制，新的改动无疑有利于对更多的疼痛现象的解释。但正如这个学说提出者所言："疼痛研究处于动态变化，我们并不认为闸门学说是疼痛机制的最终解释。"纵观疼痛研究的发展，无论如何闸门学说对疼痛研究的影响远远大于假说的本身。循着闸门学说的思路，开辟了痛觉研究的广阔领域。因此，对于疼痛本质的认识来说，与其说闸门学说重要，不如说闸门学说的影响更重要。

（三）参与调制的主要物质

在脊髓背角有大量的神经递质或神经活性物质参与了痛觉的调制，兴奋性递质诸如SP、Glu等已于前述，而γ-氨基丁酸（GABA）和某些阿片肽类递质在痛觉初级调制中的抑制作用也已有了较肯定的认识。

1. γ-氨基丁酸（GABA） 免疫细胞化学和电镜研究证明，在背角胶质区内层的大多数岛细胞均含有GABA，它们的轴突和含囊泡的树突与C纤维末梢形成轴突-轴突型和树突-轴突型突触关系。这些

突触主要为突触前抑制性突触结构。这种突触结构的存在,强烈提示 GABA 能神经元参与了对伤害性信息传递的突触前调制。在脊髓背角胶质区还有大量脑啡肽能和强啡肽能中间神经元及阿片受体存在,并与伤害性传入 C 纤维的分布高峰重叠。

2. 阿片肽 阿片止痛已有悠久的历史,但对其神经机制的认识仅始于 20 世纪。1975 年终于在脑内发现了内源性阿片肽,从此揭开了阿片肽作为痛觉信息加工递质研究的新纪元。特别是 1992 年成功克隆阿片 μ、δ、κ 受体,对其在痛觉信息调制中作用的认识,开始步入到分子水平,相关的研究资料浩如烟海。电镜观察表明,阿片肽能神经元在胶质区内与 I 和 V 板层的脊丘束神经元树突有大量轴-树突触联系,提示阿片肽能神经元参与了背角痛信息的调制。这种调制作用既有突触前机制,也有突触后机制。

3. 甘氨酸(glycine) 脊髓背角有高浓度的甘氨酸,其免疫阳性神经元主要分布在背角深层,在 I、II 和 III 层分别为 9%、14%、46%。有趣的是,在这些层中几乎每一个含甘氨酸的神经元中均有 GABA 与其共存。而含 GABA 又表达甘氨酸神经元在 I 和 III 层分别为 30% 和 64%。电镜研究显示,辣椒素破坏初级传入无髓鞘纤维后,甘氨酸受体的密度并不减少,说明甘氨酸受体存在于突触后神经元。微电泳甘氨酸可抑制谷氨酸诱发的脊髓丘脑束神经元的活动,但可被甘氨酸受体拮抗剂士的宁阻断。

4. 甘丙肽(galanin) 甘丙肽免疫阳性物质主要在背角 II 层和中央管周围灰质(X 和 VII 层)的小神经元中表达,在 I、II 和 X 层有高密度甘丙肽结合位点存在,切断背根或用辣椒素破坏无髓初级传入纤维并不影响结合位点的密度,提示甘丙肽受体分布在突触后背角神经元。此外,在 II 层中有些含甘丙肽的神经元也表达 GABA、脑啡肽和神经肽 Y,在脊髓背角的初级传入末梢中见有甘丙肽与 SP 和 CGRP 共存。

外周神经损伤可引起甘丙肽阳性纤维由背角表层扩散到 III 层和 IV 层,但甘丙肽阳性神经元的数量并无变化。与此相反,外周组织炎症时背角甘丙肽阳性神经元的数量增加,而甘丙肽阳性初级纤维并无变化。实验表明,甘丙肽对伤害性屈反射呈双向影响,鞘内注射高剂量甘丙肽抑制屈反射,而低剂量则产生易化效应。甘丙肽受体拮抗剂可阻断甘丙肽脊髓水平的镇痛作用,增强伤害性屈反射。鞘内注射甘丙肽能明显减弱伤害性热反应,并增强吗啡的镇痛效应。

四、脑干对痛觉的调制

20 世纪 60 年代,在痛与镇痛研究领域,有两个轰动世界的重大发现:我国学者邹刚将微量吗啡注入到家兔第三脑室周围灰质和中脑导水管周围灰质(PAG),Rynolds 用弱电流刺激 PAG,均可产生强大的镇痛效应,并能对清醒大鼠进行腹部手术探查而无疼痛表现。这些研究提示脑内可能存在阿片受体,从此,国际上掀起了寻找脑内"镇痛结构"的热潮,在许多科学家共同工作的基础上,人们逐步认识到在脑干中有一些神经结构参与了痛觉的调制,并对它们的形态学、生理学和分子基础有了比较一致的认识。

(一) 脑干内源性痛觉下行抑制系统

1. 结构基础 通过大量研究证实,在中枢神经系统内有一个以脑干中线结构为中心,由许多脑区参与组成的调制痛觉的神经网络系统,即脑干内源性痛觉下行抑制系统,这是近 40 年来痛觉研究的重大进展。其中了解比较清楚的是脑干对脊髓背角神经元的下行抑制系统。它们主要由中脑 PAG,延髓头端腹内侧核群(中缝大核及邻近的网状结构)和一部分脑桥背外侧网状结构(蓝斑核、臂旁腹外侧核即 KF 核)等组成(图 113-8),它们的轴突经脊髓背外侧束下行对脊髓背角痛信息的传递产生抑制性调制,在脑干阶段也抑制三叉神经脊束核痛敏神经元的活动。

2. 参与下行抑制系统调制的主要物质基础

(1) 5-羟色胺(5-HT)在中缝核群和延髓头端腹内侧区(RVM)的 5-HT 能神经元既有与脊髓丘脑束神经元的单突触联系,也有通过背角脑啡肽能中间神经元介导与脊髓丘脑束神经元的多突触联系,并以突触前抑制的方式直接抑制脊髓丘脑束神经元的活动,从而产生镇痛效应。刺激 RVM 可抑制背角脊丘束神经元的伤害性反应,也可抑制动物的痛行为反应。5-HT 直接作用于脊髓,可抑制脊丘束神经元的伤害性反应,产生镇痛效应。单胺氧化酶抑制剂、5-HT 激动剂、5-HT 前体可加强 5-HT 的效应。此外,刺激 RVM 可在脊丘束神经元上单突触的抑制性突触后电位(IPSP),说明突触后抑制也参与对脊髓背角痛敏神经元的抑制。

(2) 去甲肾上腺素(NA)及其激动剂直接作用

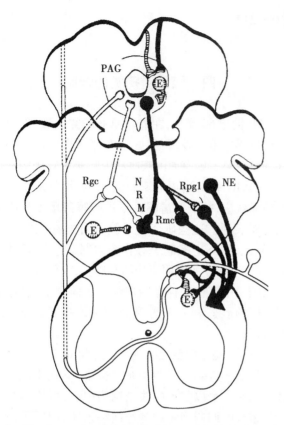

图113-8　脑干内源性下行抑制系统结构模式图

于脊髓,通过 α_2 受体可选择性抑制背角伤害性神经元的反应,并抑制动物的痛行为反射,排空脊髓水平的 NA 可减弱脑干的下行抑制调制作用。临床上小剂量椎管内注射 NA 激动剂可以止痛。同时,许多研究都证实,5-HT 和 NA 对脊髓伤害性信息传递的调制是相互依赖的,5-HT 介导的痛觉传递的抑制有赖于 NA 系统的完整。

(3) 其他物质:在下行调制系统的主要结构中含有多种经典递质和神经肽。给予这些物质及其受体的激动剂,可以产生明显的镇痛作用,而给予受体拮抗剂则减弱镇痛。许多研究证实,参与下行抑制调控的经典递质和神经肽主要是:在中脑导水管周围灰质有 P 物质(SP)、血管活性肠肽(VIP)、脑啡肽(ENK)和 γ-氨基丁酸(GABA)等;在中缝大核内有 ENK、SP 和生长抑素(SOM)以及 5-HT 等;在蓝斑核有去甲肾上腺素(NA)、神经肽 Y(NPY)、甘丙肽等,其中有些可以共存于同一神经元。它们的下行抑制作用机制尚待进一步探讨,目前的研究大多集中在阿片肽和单胺类。

阿片类药物微量注射到 PAG、RVM 和蓝斑核(LC)可强烈抑制背角神经元的伤害性反应,也产生很强的行为镇痛效应,纳洛酮可部分减弱电刺激

PAG 和中缝大核(NRM)的镇痛效应。

(二) 脑干内源性痛觉下行易化系统概念的提出

近年来的研究资料表明,在脑干内还可能存在一个与下行抑制系统作用相反的下行易化系统。这主要是因为人们在研究下行抑制系统时发现,以大小不同的电流量刺激脑干中另外一些核团[延髓网状巨细胞核(Rgc)和其 α 部(Rgcα)]会引起完全相反的作用。虽然与下行抑制系统相比,下行易化系统的解剖结构、传导途径和神经递质等的研究还是初步的,但问题的提出对了解脑的下行调制机制无疑是有益的。

五、间脑在痛觉调制中的作用

形态学上已经证明,传递痛觉的脊髓丘系、三叉丘系的纤维终止于丘脑的不同核团,并存在种属的差异性,例如大鼠、猫和猴的脊丘束在丘脑投射既有相同的核团,也有不同的核团。一般认为,痛觉可分为感觉分辨成分和情绪反应成分两部分。丘脑外侧核群神经元的反应具有躯体定位投射关系,神经元放电的频率和时程与刺激强度变化成正比,所以能定量反映外界刺激。这些神经元将外周刺激的部位、范围、强度和时间等属性编码向皮层传递,司痛觉分辨的功能。而丘脑板内核群神经元对外周刺激缺乏明确的躯体投射关系,感受野大,反应阈值也高。这些神经元的轴突广泛投射大脑皮层,包括与情感有关的额叶皮层,也接受与边缘系统、下丘脑有密切联系的网状结构的传入。因此,它们可能主要行使痛觉情绪反应功能。综上所述,人们有理由认为,丘脑是最主要的痛觉整合中枢。

六、边缘系统、基底神经节 对痛觉的调制

尽管边缘系统(limbic system)一些结构并非痛觉传递通路的主要驿站,但整个系统在形成痛觉反应过程中作用是不可忽视的。目前认为边缘系统除对机体的感觉、运动和内环境稳定等各种生理功能起着调节作用外,还参与中枢调整活动,使机体更易对复杂多变的环境作出正确的、有利于自身生存的反应。其中部分核团对机体痛阈影响显著:

1. 海马区(hippocampus)   是边缘系统中最显著的一个结构。单侧或双侧刺激海马背部,均可提高痛阈,并引起海马 θ 节律(或称节律性慢节律活动,4~7 次/s)增多。在一定范围内,刺激越强,θ 节律活动也显著,同时可强烈抑制丘脑板内核群的单位放电,海马与脑干的上行激活系统相联系,参与维持觉醒状态。

2. 杏仁核(amygdaloid nucleus)   刺激此核可提高痛阈,表现为对刺激内脏大神经所致的丘脑后核放电有抑制作用。

3. 扣带回(cingulum)   扣带回切除术能改变痛觉的情绪和情感成分。刺激扣带回前部能提高痛阈,而刺激扣带回后部有时痛阈下降。一般认为,扣带回是通过其下行控制,影响腹后外侧核水平上的痛觉信息传递的。

4. 新近的研究表明,基底神经节中的尾状核在中枢性痛觉调制中占有重要的地位。该核能接受内外感受器传来的感觉冲动,并与丘脑、脑干网状结构及边缘系统等有着广泛的联系。刺激能抑制大脑皮层的电活动对上行网状激活系统的作用。近期研究证明,刺激尾状核前区可明显提高痛阈,而刺激中心区则降低痛阈。正如临床观察所见,刺激疼痛患者尾状核前区可使疼痛明显缓解,对晚期癌症患者,也可经此法得到满意的效果。

七、皮层对痛觉的调制

知觉是感觉整合的最高级中枢大脑皮层的独有功能,痛觉作为感觉的一种其中之一,其冲动必然要到达大脑皮层进行信息加工,最终上升到意识。神经束路追踪研究证实,接受痛觉传入的丘脑各核团发出的投射纤维终止于不同的皮层区域,其中大脑皮质中央后回和旁中央小叶的后部为接受躯体感觉的主要区域已是公认的。在人的皮层诱发电位实验中,实验性损伤刺激使受试者产生疼痛时,在皮层感觉区可记录到长潜伏期的慢波反应,并可被镇痛药所抑制。近年来,随着正电子发射断层扫描(PET)、单光子发射断层扫描(SPET)和功能核磁共振技术(fMNT),以区域脑血流图(rCBT)变化作为脑区激活的指标显示脑活动的人体脑成像技术的发展和应用,可直观地观察到疼痛发展过程中脑活动的变化,积累了不少有重要价值的资料,加深了皮层对痛觉调制和感知的认识。但由于知觉研究技术上的限制,很难在人体上进行更深入的研究,因此迄今为止人们对大脑皮层(即使是已公认的感觉区)对不同感觉(包括痛觉)的整合和感知机制的认识,尚还处于一知半解的水平,然而这并不影响我们对皮层是痛觉整合、感知的最高级中枢的认识。

第 4 节   疼痛形成与慢化的主要机制

疼痛是人类最常见的感觉和情感体验。人们的生存甚至离不开疼痛,它是生命不可缺少的生理机能之一,知痛与生理性疼痛有利于机体趋利避害。

即使是病理性疼痛,如炎性痛,只要及时处理也多可治愈并恢复正常,只有某些难治性的病理性疼痛,如神经病理性疼痛,才会对人类造成严重伤害。而神

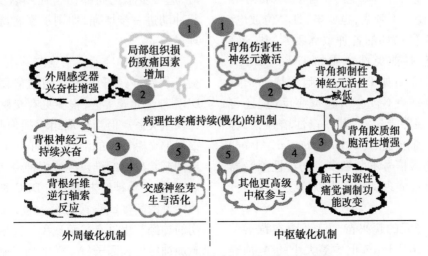

图 113-9   疼痛慢化与持续化的可能机制示意图

经病理性疼痛大多是由一般的疼痛演化而来,其根本原因乃是疼痛发生了慢化与持续。目前认为疼痛慢化与持续化的可能机制与伤害性刺激导致外周与中枢神经敏化有关(图113-9)。

因此探讨疼痛的持续化与慢化的解剖学基础与分子机制,对揭示神经病理性疼痛的发病机制及采取针对性的治疗措施显然具有重要的科学意义和实用价值。本节将从外周、中枢、脑-脑脊液环路三个部分阐述疼痛持续化与慢化的形态学基础及其分子机制。

一、疼痛持续化与慢化的外周解剖学基础及其分子机制

1. 损伤局部致痛物质释放持续增加 外周组织的损伤或潜在损伤,局部致痛物质释放量的增加,是疼痛发生的始动因素。致痛物质的来源复杂,目前认为主要包括:受损细胞破裂释放出的一些物质,如 K^+、H^+、ATP 和 5-HT 等;受损血管的渗出物,如缓激肽(bradykinin,BK)和 PGs 等,以及受损感受器自身释放出的某些致痛物质,如 SP、TRP 家族和降钙素基因相关蛋白(CGRP)等。新近的一些研究表明,及时处理或干预损伤局部致痛物质的释放即可减轻或去除疼痛。也从另一侧面说明损伤局部致痛物质释放量的积累与增加是疼痛持续化与慢化的初始或开启的必要条件。

2. 伤害性感受器的持续兴奋 正常情况下,神经末梢的跨膜离子通道在组成、构架和分布等方面性能稳定,不刺激,不放电。而在组织损伤条件下,离子通道的密度、开放特性、兴奋模式、传导频度等都发生了改变。不刺激,也放电,且异位放电。大量研究证实,损伤局部的各种致痛因素,热、冷、酸、伤害性物质包括前炎性介质如 TNFα、IL-1β、IL-6、IL-8 和炎性介质如 PGs、白细胞三烯、5-HT、HA 等,如不及时处理不仅会引起炎症反应,还可直接作用于伤害性感受器,使其兴奋性增强,其标志是传入纤维的动作电位(action potential,AP)即神经冲动增加,传入信号不断增多。伤害性感受器的持续兴奋,使神经病理性疼痛得以持续化从而日益慢化。

3. 背根节神经元的超兴奋 已证明在背根节神经元中,直径在 $20\sim35\mu m$ 的中等大小的 $A_δ$ 神经元可接受或传导快痛,而直径在 $6\sim20\mu m$ 的小型 C

神经元则接受或传导慢痛。一般认为相邻神经元具有通过非突触作用交互诱发放电的功能。但在正常情况下,由于神经纤维髓鞘完整相互绝缘,故彼此影响很小。而当组织损伤时,不断增加的致痛物质的持续刺激,感受器和传入纤维持续冲动以及因损伤造成的绝缘作用减弱(如脱鞘、神经瘤等)使得去极化电位扩散到邻近静息电位的神经元,进而诱发临近神经元的放电,并形成反复发放的环路。伤害性感受器兴奋性增强,异位放电活动的加强,以及神经元相互非突触影响作用的增强,可以使背根神经元持续超兴奋,即持续产生动作电位。此外背根神经元(DRG)上分布着大量钾、钠、钙等跨膜离子通道,在众多伤害性刺激信号的持续影响下,离子通道的密度、开放特性、兴奋模式等都发生了改变,全细胞钾、钠等电流信号始终处于高频状态,促使整个脊髓背角神经元处于高兴奋状态,这些作用奠定了中枢敏化从而加剧神经病理性疼痛持续化与慢化的解剖与功能基础。

4. 脊神经背根(DRG)逆向轴索反射 研究发现,外周损伤导致的脊髓前结构的持续进行性自发放电增强,可致脊髓伤害性神经元持续兴奋或脊髓其他神经元处于高兴奋状态。这个过程可经脊髓背角中间 GABA 能神经元介导使得初级传入纤维去极化(PAD),引起背根神经逆向轴索反射,使 PAD 冲动逆向传至受损局部及其累及的感受器。一方面导致局部神经肽和兴奋性氨基酸等物质的释放增多,促进血管扩张与渗出,加剧局部组织的神经源性炎症反应。另一方面兴奋性氨基酸,通过作用于外周神经末梢上的 NMDA/非 NMDA 以及 NK 受体进一步敏化感受器。上述两个方面的效应,进一步恶化局部伤害性刺激反应,使神经放电与冲动进一步增强,加剧了疼痛持续化与慢化的病理过程。

5. 交感神经活性增强与芽生 在正常情况下,交感节后神经纤维多攀附血管随其分支分布,在 DRG 神经元簇集区,很少见有交感纤维与背根神经元发生关系。但当外周组织损伤时,不仅可引起受损局部交感神经的活化,还可引起交感神经在 DRG 出现篮状出芽纤维包绕背根神经元的胞体。用电镜观测到,交感神经末梢可与 DRG 神经元之间呈现形似突触的间接或直接对合关系,且在损伤邻近未损伤的神经节也见有长芽现象。在培养的交感神经元施加神经生长因子(NGF)和白细胞抑制因子(LIF),结果发现可诱发交感神经长芽。在正常情况下,交

感神经递质肾上腺素或去甲肾上腺素注入皮下并不引起疼痛,但在受损局部外源性施加交感神经递质肾上腺素或去甲肾上腺素可以致痛。提示在损伤状态下,交感神经可能参与了疼痛的敏化过程。全身或局部应用酚妥拉明,能阻断自发或去甲肾上腺素诱发的放电,并可抑制痛觉过敏。进一步证实交感神经参与疼痛敏化作用主要通过 α2 受体介导。此外与交感神经活动相关的 NPY,花生四烯酸等代谢产物也可能参与此过程。上述研究提示交感神经芽生与活性增强助推受损感觉神经元的兴奋作用。

参与疼痛持续化与慢化的外周解剖学基础主要包括上述五个环节,而参与这一过程的分子信号物质则非常多,但只有少数为直接致痛物质(ATP,H^+,K^+,BK 等),其余均为痛增强物质。这些环节和分子物质的共同作用,使得传入中枢第一站(脊髓背角)的伤害性信息持续增加,进而开启了疼痛在中枢神经系统的持续化与慢化(敏化)过程。

二、疼痛持续化与慢化的中枢解剖学基础及其分子机制

神经病理性疼痛在外周神经结构(特别是躯体感觉神经)的持续化的结果与中枢神经系统的敏化几乎不可割裂甚至是同步的。如不能及时干预或中断外周神经结构各环节的痛信息内传,则必然累及中枢神经系统,从而导致疼痛的中枢敏化(central sensitization)。但涉及中枢的结构及其分子远比外周更加复杂。目前对中枢参与疼痛持续与慢化的认识,比较明确的主要在脊髓背角和脑干,新近对胶质细胞参与疼痛的过程也有较多的研究,而对于更高级中枢对疼痛的调制则了解尚少,多在若明若暗之中。

1. 脊髓背角神经元的广泛激活　背角神经元按其对刺激的接受类型可分三类:即特异性伤害感受型神经元,主要位于 I、II 层,少量在 V 层,专门接受某些特异性的伤害性信息;非特异性伤害感受型神经元(即广动力域,wide dynamic renge,WDR 或多觉神经元)主要分布于背角Ⅳ～Ⅵ层,可接受各类伤害性信息;非伤害感受型神经元,主要接受非伤害性信息,主要见于Ⅲ～Ⅵ层。实际上任何情况下,都不可能有纯而又纯的特异性伤害刺激,往往是多种伤害甚至是非伤害性刺激的广泛复合。脊髓背角伤害性神经元的持续去极化,产生兴奋性突触后电位

(EPSP),也会殃及其他神经元的共同兴奋,并产生敏感化即长时程增强效应。此外,位于Ⅲ～Ⅵ层的非伤害感受型 AB 神经元也会长芽伸至 I～Ⅱ层,并发生突触联系,脊髓背角神经元的广泛激活作用的结果是,降低痛阈,加剧疼痛。

2. 脊髓背角抑制性中间神经元的活性减低　脊髓背角抑制性中间神经元主要是指位于背角 I～Ⅲ层的 GABA 能神经元。形态学研究表明,其轴突和含囊泡的树突与 Cf 末梢形成轴-轴,树-轴突触,位于突触前,(少量突触后)。有研究证实,位于Ⅱ层 C 纤维末梢 GABA-AR 的激活,可使其 Ca 内流减少,K 通透增强,C 纤维末梢冲动幅度降低,递质释放减少。脊髓背角 GABA 能神经元中间神经元以突触前抑制的方式,减少伤害性信息的内传,从而减轻疼痛。这种背角抑制性中间神经元,称之为"黑色"神经元,并证实在外周损伤条件下,该类神经元可出现跨突触的兴奋毒性改变,甚至发生凋亡或死亡,结果活性降低,抑制痛觉内传的功能减弱。减少黑色神经元的失能,可抑制痛觉过敏的形成,也为此提供了证据。因此这类神经元发生可塑性变化,也是疼痛持续与慢化的重要环节。

3. 脊髓背角胶质细胞活性增强　近 20 年来越来越多的研究表明,脊髓胶质细胞参与痛觉传导与调制及其持续与慢化过程。因为在胶质细胞上人们发现具有与神经元一样的辣椒素受体(TRPV1),特异性的 ATP 受体亚型 P2X4,与痛相关的 MAP(ERK)家族;损伤和炎症时,胶质细胞炎症原因子合成释放增加,外源性药物抑制胶质细胞功能活动,可阻止疼痛敏化脊髓 LTP 增强,吗啡镇痛耐受形成时,胶质细胞肥大,胶质纤维酸性蛋白(GFAP)明显上调。胶质细胞被激活后可在脊髓释放大量的炎性因子,如 IL-1β,IL-6,TNFα,以及 NO,PGs,ATP 等。这些化学物质可反过来作用于伤害性神经元使其兴奋性进一步增强,作用于突触前初级纤维的终末,亦可增强递质如 SP 和 EAAs 释放,从而恶化中枢敏化过程。用胶质纤维酸性蛋白(GFAP)标记星型胶质细胞,用 OX-42 标记小胶质细胞的重复实验一再验证,脊髓背角胶质细胞的活性增强在疼痛的持续化与慢化过程中发挥重要作用。

4. 脑干内源性痛觉下行调制系统功能紊乱　脑干内源性痛觉下行抑制系统功能消弱可易化背角神经元的敏化状态,这可能是慢化与持续的另一重要因素。有资料表明,背角下行 5-HT 能传入具有伤害和抗伤害双重作用,如果 5-HT 的伤害性作用增强

即可易化中枢敏化状态。同样背角下行去甲肾上腺素能传入一方面，通过作用于α2A受体而产生抗伤害作用；另外一方面，通过α1受体激活磷脂酶C（PLC）而使背角伤害性神经元兴奋。新近的一些研究继续为此提供依据。

5. 其他更高级痛觉调制中枢的功能紊乱 形态学上已经证明，传递痛觉的脊髓丘系、三叉丘系的纤维终止于丘脑的不同核团，并存在种属的差异性。这些部位神经元的轴突广泛投射大脑皮层，包括与情感有关的额叶皮层，也接受与边缘系统、下丘脑有密切联系的网状结构的传入。因此，丘脑的器质或功能紊乱同样对疼痛的慢化与持续化产生影响。

尽管边缘系统（limbic system）一些结构并非痛觉传递通路的主要驿站，但整个系统在形成痛觉反应过程中作用是不可忽视的。目前认为边缘系统除对机体的感觉、运动和内环境稳定等各种生理功能起着调节作用，还参与中枢调整活动，使机体更易对复杂多变的环境作出正确的、有利于自身生存的反应。其中海马、杏仁核、扣带回、基底神经节中的尾状核等都在疼痛的传导与调制中发挥重要作用。

中枢中任何与痛相关的结构与功能发生异常，都将对神经病理性疼痛的调制作用产生影响，但其确切的结论尚需进一步研究。

综上所述，可见疼痛的持续化与慢化是一个极其复杂的过程。参与这一过程的解剖学基础既有外周结构，也有中枢结构，其机制既有外周敏化也有中枢敏化。尽管这些研究对研究为揭示病理性疼痛的发病机制做出了重要的贡献，并未临床诊疗提供了重要的启示，现行不少镇痛药物的研发也都主要基于既往研究工作所揭示的原理，但实际应用的效果并不十分理想。

不难看出这些结论的解剖学基础主要为神经-神经的对话关系。然而，机体的调控途径是复杂的，其中脑-脑脊液环路也有可能在疼痛的持续化与慢化过程中发挥重要作用。

三、疼痛慢化与持续化的脑-脑脊液环路的解剖学基础及其分子机制

早在1988年，国人朱长庚等基于脑脊液中不仅存在神经细胞、神经纤维，而且含有多种神经递质、神经激素或神经调制物的事实，推测在脑组织与脑脊液之间可能存在信息交流的网络。鉴于该网络与传统的神经-神经调节具有本质的区别，因此第一次提出了脑-脑脊液神经体液调节环路的概念。但他同时指出，对这一领域的研究还刚刚开始，很多问题尚待深入研究。即使是脑-脑脊液环路的结构基础也并不完全清楚，而对其功能意义的研究就更加鲜见。

接触脑脊液神经元，简称触液神经元（CSF-CN），目前认为是脑-脑脊液环路中最为重要的细胞学基础。主要包括两类：近位触液神经元和远位触液神经元。近位触液神经元，胞体邻近脑室壁。各脑室壁数量不等，以第三脑室壁尤为丰富，该部存在着大量的伸长细胞，其长突起伸入脑实质不仅与脑实质的神经元和胶质细胞有突触联系，而且与脑内的脑血管，也有结构上的实际联系。远位触液神经元的胞体位于脑实质中，而以突起伸入脑室系统的脑脊液。在脑实质的许多部位均零星散在，而在中脑与脑桥腹侧交界处的灰质中恒定存在着大量的接触脑脊液神经元，即接触脑脊液神经核，简称触液核。电镜研究表明，触液神经元不仅具有吸收或摄取的亚细胞结构，还具备自脑实质向脑脊液或自脑实质向脑脊液，双向信息传递的突触结构。新近的一些研究表明在炎性痛、神经病理性痛、内脏痛、应激、吗啡戒断与依赖等条件下，触液核中Fos、nNOS、SP、GABA、5-HT1AR、Drebrin、p38MAPK、CREB、TRPC6、ERK1/2、TRPV8等十余种神经活性物质发生规律性的量变，这些研究提示脑-脑脊液环路特别是其枢纽性结构-"触液核"在疼痛的传递、调制以及病理性疼痛的发生与形成过程也同样发挥着重要作用。

事实上参与疼痛慢化外周神经与中枢的脊髓和脑都浸泡在脑脊液中，临床上蛛网膜下隙的"腰麻"镇痛也正是通过脑脊液途径实现的。然而神经解剖学研究表明，脑-脑脊液之间存在着脑脊液-脑屏障，脑与脑脊液是彼此分开的。某些研究也反复证明，一些大分子物质是无法通过屏障直接作用于脑组织的。

这种解剖学上分开而功能学上却相互影响的矛盾现象，恰恰提示了脑-脑脊液环路在其中发挥的重要作用（图113-10）。由于"触液核"（胞体位于脑实质，突起伸在脑脊液）是能突破脑脊液-脑屏障，将脑组织与脑脊液联系起来的枢纽性神经结构，因此在疼痛持续化与慢化过程中一定扮演着不可或缺的重要角色。相关研究才刚刚起步。

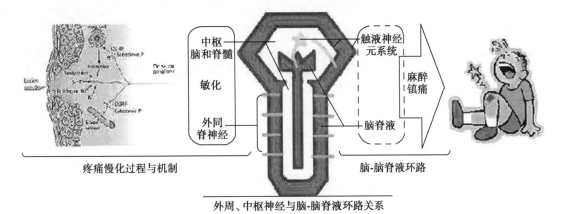

图 113-10　疼痛慢化和持续化与脑-脑脊液环路关系模式图

（张励才）

参考文献

1. 韩济生. 神经科学. 北京:北京大学医学出版社,2009.

2. 张励才. 麻醉与镇痛神经生物学. 上海:第二军医大学出版社,2010.

3. 杨雄里译. 神经生物学-从神经元到脑. 北京:科学出版社,2005.

4. 鞠躬. 神经生物学. 北京:人民卫生出版社,2004.

5. 赵志奇. 疼痛及其脊髓机制. 上海科技教育出版社,2000.

6. 庄心良,曾因明,陈伯銮. 现代麻醉学. 第 3 版. 北京:人民卫生出版社,2003.

7. Nash P, Wiley K, Brown J, Shinaman R, Ludlow D, Sawyer AM, Glover G, Mackey S. Functional magnetic resonance imaging identifies somatotopic organization of nociception in the human spinal cord. Pain,2013,154(6):776.

8. Zhang WG, Zhang LC, Peng ZD, Zeng YM Neurosci Bull. Intrathecal injection of GluR6 antisense oligodeoxynucleotides alleviates acute inflammatory pain of rectum in rats. Neurosci Bull,2009,25(5):319.

9. Wesselmann U, Lai J. Mechanisms of referred visceral pain:uterine inflammation in the adult virgin rat results in neurogenic plasma extravasation in the skin. Pain,1997,73(3):309.

10. Boogaard S, De Vet HC, Faber CG, Zuurmond WW, Perez RS. An overview of predictors for persistent neuropathic pain. Expert Rev Neurother,2013,13(5):505.

11. Lee JW, Erskine MS. Changes in pain threshold and lumbar spinal cord immediate-early gene expression induced by paced and nonpaced mating in female rats,Brain Res,2000,861(1):26.

12. Nashan D, Meiss F, Gralow I. Pain:basics and relevance in dermatology. J. Dtsch Dermatol Ges,2009,7(8):704.

13. Kayser V, Viguier F, Ioannidi M, Bernard JF, Latrémolière A, Michot B, Vela JM, Buschmann H, Hamon M, Bourgoin S. Differential anti-neuropathic pain effects of tetrodotoxin in sciatic nerve-versus infraorbital nerve-ligated rats-behavioral, pharmacological and immunohistochemical investigations. Neuropharmacology,2010,58(2):474.

14. Perret D, Kim DS, Li KW, Luo ZD. Exposure of the dorsal root ganglion to pulsed radiofrequency current in a neuropathic pain model of peripheral nerve injury. Methods Mol Biol,2012,851:275.

15. Bee LA, Bannister K, Rahman W, Dickenson AH. Mu-opioid and noradrenergicα（2）-adrenoceptor contributions to the effects of tapentadol on spinal electrophysiological measures of nociception in nerve-injured rats. Pain,2011,152(1):131.

16. Yang K, Ma H. Blockade of GABA(B) receptors facilitates evoked neurotransmitter release at spinal dorsal horn synapse. Neuroscience,2011,193:411.

17. Kobayashi K, Takahashi E, Miyagawa Y, Yamanaka H, Noguchi K. Induction of the P2X7 receptor in spinal microglia in a neuropathic pain model. Neurosci Lett,2011,504(1):57.

18. Saadé NE, Al Amin H, Tchachaghian S, Jabbur SJ, Atweh SF. Alteration of GABAergic and glycinergic mechanisms by lidocaine injection in the rostral ventromedial medulla of neuropathic rats. Pain,2010,149(1):89.

19. Lu XF, Li YY, Wang CG, Wei JQ, Ye, Y, Zhang LC, Cao JL. Substance P in the cerebrospinal fluid-contacting nucleus contributes to morphine physical dependence in rats. Neuroscience Letters,2011,488(2):188.

20. Zhang LC, Zeng YM, Ting J, Cao JP, Wang MS. The distributions and signaling directions of the cerebrospinal fluid contacting neurons in the parenchyma of a rat brain. Brain Research,2003,989(1):1.

21. Wu TT, Zhao ZJ, Xu C, Zhang LC(corresponding author). Distribution of TRPC6 in the cerebrospinal fluid-contacting nucleus of rat brain parenchyma and its expression in morphine dependence and withdrawal. Neurochem Res,2011,36(12):2316.

第114章　疼痛的临床评估与治疗基础

1994 年,国际疼痛研究会(IASP)给出疼痛的定义是:一种不愉快的感觉和情绪体验,与体内的组织损伤或潜在组织损伤有关。

疼痛是一种症状,是人体患病和受到伤害的警示信号。但是当引起疼痛的组织损伤已经愈合而疼痛仍然持续存在,或者引起慢性疼痛的病因已经无法去除时,疼痛便可如高血压、糖尿病那样,被作为一种慢性疾病去诊断和治疗。

随着基础研究和临床研究的不断深入,急慢性疼痛诊断评估的方法以及治疗药物和治疗技术均日臻完善,使得疼痛再也不是仅被当作是一种疾病或者损伤的伴随症状而被忽略,而是得到更多的关注。

第1节　疼痛的定义和分类

1994 年,为了更全面地描述慢性疼痛,国际疼痛研究协会(international association for study of pain,IASP)又按以下特征对疼痛进行了分类:①疼痛所涉及的躯体部位(如:腹部、下肢);②功能障碍时可能引起疼痛的系统(如:神经系统、胃肠道系统);③疼痛的持续时间和类型;④疼痛发作的强度和发作时间;⑤病因。但是这种补充还是没有得到 Woolf 等人的认同,认为这些补充不能从本质上更好地指导研究和治疗。根据 Woolf 的理论,疼痛分为三类:伤害性疼痛、与组织损伤和炎性细胞浸润有关的炎性疼痛以及由神经系统损伤(神经病理性疼痛)或者机体某些功能障碍(功能失调性疼痛,如纤维肌痛、肠激惹综合征、紧张性头痛等)所导致的病理性疼痛。

一、疼痛理论的历史

(一)疼痛理论的发展历史

在发现神经元及其作用之前的古希腊,已经有很多有关疼痛的理论。Aristotle 认为疼痛是邪恶的灵魂通过外伤进入到体内,Hippocrates 则相信是由于重要的体液失平衡所致。在 11 世纪,Avicenna 提出了一种理论,认为人体有多种感觉,痛觉只是触觉、瘙痒等一般感觉中的一种。在欧洲文艺复兴前,疼痛还没有被完全认识,人们只认为痛主要来自体外,也许是上帝的惩罚。

1644 年,René Descartes 提出了疼痛是一种沿着神经纤维传递到大脑的干扰(disturbance),因此他将疼痛感知由精神的、神秘的体验,发展到物理的、机械的感觉层面。Descartes 和 Avicenna 的工作为 19 世纪"特异性理论"(specificity theory)的形成奠定了基础。特异性理论把疼痛看作是一种与触觉和其他感觉不同的、具有自身特点的"特异性的感觉"。另外一种理论——"强化理论"(intensive theory)在 18、19 世纪非常引人瞩目,该理论没有将疼痛作为一种独特的感觉,而是将其视为一种由较强刺激引起的情绪状态。到了 19 世纪 90 年代中期,"特异性理论"得到了生理学家和临床医师的支持,而"强化理论"主要得到了心理学家的拥护。但是,通过 Henry Head 的一系列临床观察和 Max von Frey 的实验研究,心理学家几乎全部倒向了"特异性理论"。到了 19 世纪末,大部分生理和心理教科书都认为疼痛是事实存在的。

以 1934 年 John Paul Nafe 的假设为基础,1955 年,DC Sinclair 和 G Weddell 研究出了"外周模式理论"(peripheral pattern theory)。该理论认为所有皮肤纤维末梢(除了那些支配毛发细胞的末梢)都是完全相同的,疼痛是由于这些末梢受到剧烈刺激而产生的。另外一个二十世纪最著名的疼痛理论便是 1965 年由 Ronald Melzack 和 Patrick Wall 在 Science 上发表论文提出的"闸门学说",或称"闸门控制学说"(gate control theory)。该学说认为传导痛觉的细纤维和传导触觉、压觉和震动觉的粗纤维从损伤部位传导信息到脊髓背角的两个不同的区域,较粗的纤维主要作用于抑制性细胞,使得痛觉缓解(图 114-1)。"闸门学说"的提出对以后的疼痛学基础研究和临床治疗产生了深远的影响。

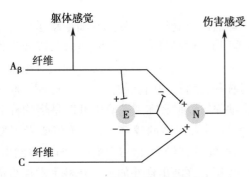

图 114-1　疼痛的"闸门学说"

(二)　疼痛的三维特点

1968 年,Ronald Melzack 和 Kenneth Casey 描述了疼痛的三维特点:感觉识别(sensory-discriminative,包括感知疼痛的强度、位置、性质和持续时间)、情感动机(affective-motivational,不愉快和迫切要脱离这种不愉快)和认知评价(cognitive-evaluative,包括评价、文化价值观、分心和催眠暗示等方面的认知)。该理论提出,疼痛的强度(感觉识别范畴)和不愉快(情感动机范畴)不是简单的由痛刺激强度所决定的。认知活动可能影响感觉和情感体验,或者改变初期的情感动机。所以,在剧烈的竞赛或者战争环境下,人过度激动可以阻断对疼痛的感知。暗示和安慰剂也可能调节情感动机,使得感觉识别相对不受干扰。因此,缓解疼痛不仅可以通过切断感觉的传入、外科手术的介入等治疗措施,也可以通过影响患者的情感动机和认知功能而达到目的。Melzack 和 Casey 对疼痛多方面描绘的理论继续影响着后人对疼痛相关的功能神经解剖以及心理学等多方面的研究。

(三)　当今的疼痛理论

Wilhelm Erb's(1874 年)提出的只要刺激足够强、任何感觉受体都能产生痛觉的"强化理论"已经被彻底否定。有些感觉纤维不能分辨出伤害性和非伤害性刺激,而伤害性受体只对高强度的伤害性刺激有反应。伤害性感受器的外周末端受到超过一定阈值的伤害性刺激后,诱发出的动作电位将信号转换成电流,沿着神经纤维传递到脊髓。伤害性受体的特异性(是否对周围温度、化学或者机械性刺激有反应)是由外周末端所表达的离子通道所决定的。已经研究明确的参与这些过程的有瞬变受体电位、K^+ 通道和配体门控通道,其他确切的机制仍然在研究中。

疼痛信号是从外周通过 Aδ 或者 C 纤维传递到脊髓的,因为 Aδ 纤维比 C 纤维粗,属于细的有髓鞘纤维,传递信号的速度比无髓鞘的 C 纤维快,因此,Aδ 纤维传导的疼痛比较尖锐而且首先被感知。接着感知的是 C 纤维传导的烧灼样的钝痛,这些第一级神经元通过后侧束(Lissauer's tract)进入脊髓。

Aδ 和 C 纤维与脊髓Ⅱ、Ⅲ层的胶状质内第二级神经元进行突触连接,这些第二级神经元发出的二级纤维通过前白联合在脊髓丘脑束上行。到达大脑前,脊髓丘脑束分成新脊丘束侧束和旧脊丘束内侧束。

发出新脊丘束的脊髓二级神经元传递来自 Aδ 纤维的信号,到达丘脑的腹后侧核的第三级神经元(这些神经元也与躯体感觉皮层的树突连接)进行突触连接。从旧脊丘束神经元传入的来自 C 纤维的信号大部分终止于脑干、1/10 终止于丘脑,其余到达脑桥核中脑导水管周围灰质等区域。

专门传递 Aδ 纤维痛觉信号及其他同时传递 Aδ 和 C 纤维痛觉信号至丘脑的脊髓纤维已被发现和证实。其他的脊髓纤维,即所谓的宽动态范围神经元(wide dynamic range neurons),不仅对 Aδ 和 C 纤维信号有反应,也对传递触觉、压觉和震动觉的粗 Aβ 纤维信号有反应。丘脑内疼痛相关的兴奋扩散到岛叶皮层(区分疼痛与其他稳定情感如瘙痒、恶心的具体部位)和前扣带回(除了其他作用外,被认为能体现疼痛的动机成分),定位精确的疼痛也能激活初级和次级躯体感觉皮层。

二、根据持续时间的疼痛分类

疼痛往往是暂时的,一旦伤害性刺激去除、潜在的损伤或者病变愈合,疼痛便会缓解。但是,有些情况下如类风湿性关节炎的外周病变、肿瘤等,病变可能持续存在,疼痛便可能长期存在。

持续很长时间的疼痛称为慢性疼痛,而很快缓解的疼痛为急性疼痛。因此持续时间的长短成为区分急慢性疼痛的重要依据。最常用的区分点是从疼痛发作开始持续 3 个月或 6 个月,其他也有些学者认为应该以 12 个月为界,还有人提出了 30 天内为急性疼痛、超过 6 个月为慢性疼痛,介于其间的为亚急性疼痛。虽然急慢性疼痛区分的时间界限有多种,但目前更被普遍接受的区分方法并不是根据固定的疼痛持续时间划分,而是将慢性疼痛定义为持续时间远远超过了损伤和疾病愈合时间的疼痛。慢性疼痛又可以分为癌性疼痛和良性疼痛。

三、根据病理生理的疼痛分类

(一) 伤害性疼痛

刺激了外周神经纤维的伤害性受体便产生了伤害性疼痛,常见的刺激包括温度如热或冷,机械如按压以及化学刺激等。

伤害性疼痛可以进一步分为内脏痛、深部躯体痛和浅表躯体痛。内脏对于牵拉、缺血和炎症刺激敏感,而对切割刺激不敏感。内脏痛比较弥散、定位困难、经常牵涉到体表部位。可以伴有恶心呕吐,经常被描述为绞痛、钝痛。

深部躯体痛是因为刺激了韧带、肌腱、骨骼、血管、筋膜和肌肉,也是一种定位不太精确的钝痛,扭伤和骨折后更容易出现深部躯体痛。

激活了皮肤和体表组织的伤害性受体产生的是浅表躯体痛,其特点是锐痛、定位确切,如一些伤口和烫伤。

(二) 神经病理性疼痛

神经病理性疼痛是由传导躯体感觉的神经系统中任何部分出现损伤、疾病和功能异常引起的。外周神经病理性疼痛是一种烧灼样、针刺样、电击样或刀割样痛。

幻肢痛是常见的神经病理性疼痛,机体感知到的疼痛部位位于在已经失去了的肢体或者大脑已经不再能接受到感觉传入的区域。幻肢痛在截肢后最常出现。上肢幻肢痛的发病率约为 82%,下肢幻肢痛约为 54%。有研究发现,截肢后 8d,大约 72% 有幻肢痛,6 个月后还有约 65%。有些幻肢痛是持续

性疼痛,只是强度和性质有所变化,另一些表现为发作时间长短不一的间歇性疼痛。疼痛的性质多种多样,如电击样、抽搐样或烧灼样。如果疼痛持续较长时间,身体完好部位的某些局部位置便会出现痛觉敏化,触及这些部位即可能诱发幻肢痛,有时幻肢痛发作时甚至还会伴随排尿和排便反射。

用局麻药阻断支配幻肢残端的神经或者敏化部位有时可能缓解疼痛数天、数周甚至永久缓解疼痛,其作用时间远大于局麻药的作用时间(仅数小时);小剂量高渗盐水注射到椎体之间的软组织内可以产生约 10 分钟的局部疼痛并放射到幻肢,随后可能出现数小时、数星期甚至更长时间的幻肢痛部分或者完全缓解;强烈的震动或者电刺激残肢以及在脊髓部位手术植入电刺激电极也可能缓解部分患者的幻肢痛。

截瘫后因脊髓损伤导致感觉和主动运动功能丧失,可能引起脊髓损伤水平的束带样痛,以及损伤水平以下的肢体剧烈疼痛,5% ~ 10% 的截瘫患者还会出现膀胱和肠道充盈引起的内脏痛。疼痛的肢体感觉完全缺失,这种“幻肢痛”最初可以是烧灼样和刺痛,进而进展为剧烈的绞痛、火烧样痛或者刀割样痛,有的截瘫后神经病理性疼痛在损伤后即刻出现,也有在数年后逐渐出现并加重。外科手术很少能彻底解决这类疼痛。

其他常见的神经病理性疼痛还有带状疱疹后遗神经痛、神经损伤如臂丛神经损伤、各种手术损伤外周神经后疼痛、脑卒中后中枢性神经病理性疼痛。

(三) 心因性疼痛

由心理、情绪或者行为因素引起、加重或者延长的疼痛可以归为心因性疼痛。头痛、背痛、胃痛都有可能是心因性疼痛。这类患者往往会受到别人的指责,因为无论是医务人员还是公众,都倾向于认为心因性疼痛并不是“真正的”疼痛。但是疼痛专家认为,这类疼痛的真实性和危害性并不比其他原因引起的疼痛差。

经历长期疼痛的人通常会有各种心理问题。有研究者认为这是一种神经质,使得急性疼痛转变为慢性疼痛;但是临床证据却显示恰恰相反,是慢性疼痛引起患者的神经质。当长期疼痛得到缓解后,各种心理问题也会趋于正常。

“闸门学说”的倡导者 Ronald Melzack 指出,“心因性”这种命名假设了医学诊断是非常完美的,以至于所有疼痛的器质性诱因都是可以发现的。遗憾的是我们离这种准确无误还差得很远。很多时候,将

疼痛诱因归结为神经质恰恰掩盖了被我们忽略了的疼痛学的很多方面。

（四）暴发痛

暴发痛是突然出现、持续时间很短、常规的疼痛治疗方法都不能缓解的一种疼痛。通常发生在癌痛和带状疱疹神经痛等神经病理性疼痛患者中，这些疼痛患者本身就有一个被药物基本控制的基础疼痛，暴发痛却能阶段性地"突破"药物的控制。暴发性癌痛个体差异很大，和不同的诱因有关。

四、疼痛感知功能缺陷

疼痛感知功能对于人体避免伤害起到很好的保护作用，但在某些特殊的情况下可以出现一过性的痛觉丧失，如激烈的运动比赛或者战争中。还有些人对剧烈的痛刺激并不会产生痛苦的感受，这种痛觉淡漠也可能是与生俱来的，其神经系统并没有明显的结构和功能缺陷。

很多痛觉迟钝（insensitivity to pain）可能和神经系统异常有关，通常是后天神经系统损伤的结果，如脊髓损伤、糖尿病神经病变等，这些患者往往因为不容易感知受到的伤害而招来进一步的组织损伤。

极少数人可以因为神经系统异常而导致生来就痛觉迟钝或缺失，称为先天性痛觉迟钝（congenital insensitivity to pain）或先天性无痛症（congenital analgesia）。这类儿童可能反复伤及他们的舌、眼、关节、皮肤和肌肉，有些人在成年前便死亡，其余的生存期也明显缩短。大部分先天性痛觉迟钝的患者可能还患有其他遗传性感觉和自主神经病变（hereditary sensory and autonomic neuropathies），这些先天性缺陷都可能出现痛觉敏感性减退并伴有神经系统异常，特别是自主神经系统异常。非常罕见的单纯遗传性无痛症和 SCN9A 基因突变有关，该基因编码 Na^+ 通道（$Nav_{1.7}$），而该通道又是痛觉传导的必须通道。

第2节　疼痛性疾病的诊断

和任何一种疾病一样，疼痛性疾病的诊断也包括询问病史、体格检查和特殊检查，特殊检查包括实验室检查、影像学检查和神经系统检查等。

一、病 史 采 集

患者的一般信息可以提供一些重要的诊断线索。某些疼痛性疾病与年龄、性别有关，老年人骨关节退行性改变的发病率高，免疫系统疾病则容易侵犯女性患者，带状疱疹好发于免疫功能低下的人群，如老年人、长期使用免疫抑制剂的人群、肿瘤患者、糖尿病患者可能出现末梢神经痛。这些基本信息，往往给诊断提供了第一印象。

疼痛的起病时间、每天疼痛发作时间、疼痛发作的诱因等也是疼痛病史采集的重要内容。对于初诊的患者，详细的病史还应该包括疼痛发作后做过何种检查。任何疼痛发作前的检查，尤其是阴性结果，均不能作为疼痛诊断的依据，而应该以疼痛发作以后的检查结果为准。对于复诊患者亦应进行病史采集，既可以纠正初诊或前期就诊时可能出现的误诊和漏诊，也可以了解治疗的效果。

此外，一些诸如有无不明原因的生活习惯（如大小便的改变、胃纳的改变等）和体重明显改变等问题也应该是病史采集的内容，以免漏诊。

二、一 般 检 查

任何疼痛患者前来就诊，除了详细询问病史，还应该做全面的体格检查。一般检查包括疼痛部位有无红、肿，局部皮肤有无颜色改变及营养状况、有无疱疹等改变，局部肌肉有无萎缩；局部皮肤有无皮温改变、冷湿、重要部位脉搏是否可扪及搏动；有无局部触痛、压痛和深压痛；有无异常步态和肢体无法着力，有无强迫体位、有无贫血貌等。

三、神经系统检查

疼痛患者的神经系统检查是疼痛性疾病检查、尤其是神经病理性疼痛检查中的重要环节。任何疼痛患者都应检查体表皮肤感觉有无缺失、有无痛觉减退、有无各种痛觉过敏、正常腱反射能否引出、有无病理反射，有无肌力下降和肌张力下降、有无肌肉萎缩。

肌电图是疼痛诊疗中常用的外周神经系统检查,是记录神经和肌肉生物电活动以判断其功能的一种检查方法,可以判断疼痛患者的外周神经有无损伤及其损伤部位。

检查时将电极插入肌肉,通过放大系统将肌肉在静息和收缩状态的生物电流放大,再由阴极射线示波器显示出来。肌肉在正常静息状态下,细胞膜内为负电位,膜外为正电位;肌肉收缩时,细胞膜通透性增加,大量阳离子转移到细胞内,使细胞膜内、外与静息时呈相反的电位状态。于是收缩与未收缩肌纤维间产生电位差,并沿肌纤维扩散,这种扩散的负电位称为动作电位。

一个运动神经元及突触支配的肌纤维为一个运动单位。突触支配的肌纤维数目差异极大,少到3~5条,多达1600条。当电极插入肌肉瞬间,可产生短暂的动作电位的暴发,称为插入电位。其后,肌肉在松弛状态下不产生电位变化,示波器上呈平线状,称为电静息。

当肌肉轻度收缩时,肌电图上出现单个运动单位的动作电位,这是脊髓前角 α 细胞所支配的肌纤维收缩时的综合电位活动,其时限为 2~15ms,振幅 100~2000μV。动作电位波可为单向或多相,4 相以下为正常,5 相波超过 10% 时为异常。在肌肉用力收缩时,参加活动的运动单位增多,此时运动单位的动作电位互相重叠而难以分辨,称为干扰相。

用两根针状电极插入同一肌肉,两者距离大于一个运动单位的横断面直径时,则每个电极记录的动作电位仅 10%~20% 同时出现,这种同时出现的电位称为同步电位。但在一些小肌肉(手的骨间肌、伸指短肌等)电位易于扩散到整个肌肉,同步电位就会超过 20%。

神经损伤后,插入电位的时限明显延长,可达数秒甚或数分钟,且出现连续排放的正相峰形电位。这种情况见于损伤后 8~14 天,也见于神经再生期。肌肉放松时,肌电图上本应表现为电静息,但神经损伤后却出现多种自发电位:

1. 纤颤电位 常是一种无节律的双相棘波,时限为 0.2~3ms,振幅 5~500μV,多在神经损伤 18~21 天后出现。若神经损害不恢复,肌肉变性后纤颤电位也随之消失,称为"病理性电静息"。

2. 正尖波 为一正相关形主峰向下的双相波,仅见于失神经支配的肌肉。时限 5~100ms,振幅 50~4000μV。早于纤颤电位发生,约在伤后 1~2 周即可见到。

3. 束颤电位 是一种时限 2~20ms,振幅100~4000μV 的近似于正常运动单位动作电位的自发电位。只有同纤颤电位同时发生才有病理意义。当脊髓前角细胞病变或慢性周围神经损伤后,未受损害的运动单位的突触代偿性增生,长入病变部份的肌纤维,导致其电位时限和振幅均明显增加,形成巨大的多相电位。

肌电图不单能诊断神经损害的程度、估计预后,还可鉴别肌肉萎缩是神经源性或肌源性,抑或废用性萎缩。后者在用力收缩时,除运动单位动作电位振幅减小、多相电位轻度增多外呈正常肌电图表现。

四、运动系统检查

(一) 脑神经检查
与疼痛性疾病关系密切的脑神经主要有:

1. 动眼神经、滑车神经和外展神经 检查时应注意两侧眼裂大小是否相等,有无眼睑下垂,两侧眼球有无突出、凹陷、斜视、震颤,观察瞳孔大小、形状、两侧是否相等。瞳孔的对光反射、辐辏和调节反射是否正常。

2. 三叉神经 应注意检查触、痛、温度等感觉功能和咀嚼运动,角膜反射。三叉神经有病变时,可在其支配区出现疼痛或感觉障碍。在受损的眼支的眶上孔、上颌支的上颌孔和下颌支的颏孔可有压痛,并可由此诱发相应神经支分布区疼痛。三叉神经痛常突然发生,为一侧面部的剧痛,可无阳性体征。

3. 面神经 观察眼裂、鼻唇沟及口角两侧是否对称。嘱患者皱眉、闭眼、鼓腮、吹口哨等,观察两侧运动功能。判断有无面神经瘫痪并鉴别中枢型和周围型面瘫。

4. 舌咽神经、迷走神经 检查腭垂是否居中,两侧软腭的高度是否对称,声音有无嘶哑,吞咽时有无呛咳,咽反射是否敏感。上述检查发现存在障碍者见于炎症、息肉、肿瘤。

(二) 感觉神经功能检查
检查感觉功能,必须取得患者合作,并充分暴露检查部位。为了避免患者的主观作用或受暗示,应让患者闭眼。要注意左右两侧及上、下对比。感觉功能检查主要包括。

1. 浅感觉检查 包括痛觉、温度觉和触觉。

2. 深感觉检查 包括震动觉、位置觉。

3. 皮层感觉检查 包括皮肤定位觉、实体辨别觉、图形觉和两点辨别觉。

(三) 运动神经功能检查

许多疼痛性疾病与脊柱、关节、肌肉、肌腱及韧带受到损伤或病变有关,所以进行运动系统的检查在疼痛性疾病诊断上十分重要。

1. 检查原则

(1) 望、触、动、量诊的综合检查。

(2) 双侧对比,判断异常。

(3) 由近及远,由局部到全身。

(4) 辨证论证,综合分析。

2. 关节运动的检查

(1) 颈椎关节运动检查:正常人颈部前屈范围为 $35° \sim 45°$,后仰 $35° \sim 50°$,左右侧屈各 $45°$,左右旋转各 $60° \sim 80°$。

(2) 肩关节检查:观察双肩外形是否浑圆、对称;是否肿胀、隆起、凹陷、肌肉萎缩、垂肩及平肩等。并通过触诊着重寻找压痛点。检查时让患者双臂自然下垂贴近胸旁,屈时 $90°$ 伸向前方,测量活动度,正常活动范围为前屈 $70° \sim 90°$,后伸 $45°$,内旋 $70° \sim 90°$,外旋 $40° \sim 90°$,内收 $20° \sim 40°$,外展 $90°$,外展上举 $180°$。

(3) 肘关节检查:应两侧对比观察,注意有无肌肉萎缩、畸形和肿胀。测量肘关节活动度,让患者上臂与前臂成一直线,正常活动范围为伸直 $180°$,屈曲 $135° \sim 150°$,后伸 $0° \sim 10°$,前臂旋前 $80° \sim 90°$,旋后 $80° \sim 90°$。

(4) 腕关节检查:注意观察手的自然位与功能位是否正常,手及腕部有无畸形及包块。让患者手与前臂成一直线,手掌向下,正常活动范围为背伸 $35° \sim 60°$,掌屈 $50° \sim 60°$,桡侧倾斜 $25° \sim 30°$,尺侧倾斜 $30° \sim 40°$。

(5) 胸腰椎关节检查:注意观察患者的姿势、步态,有无驼背,脊柱有无侧弯畸形等。检查其活动度时,让患者直立位,正常前屈 $90°$,后伸 $30°$,侧屈左右各 $20° \sim 30°$。固定骨盆后旋转,两肩与骨盆形成角度,左右旋转 $30°$。

(6) 髋关节检查:从不同角度观察骨盆有无倾斜,两侧髂前上棘是否等高,患者下蹲、起立、坐、行走、跑跳有无异常;注意股骨头与髋关节及股骨颈与相邻组织的关系,是否有压痛感及肿物。活动度测量:让患者平卧,下肢自然伸直,正常活动范围为屈曲 $130° \sim 140°$,俯卧位伸展 $10° \sim 15°$,过伸时达 $15° \sim 20°$,仰卧位外展 $30° \sim 45°$,内收 $20° \sim 30°$,内旋 $40° \sim 50°$,外旋 $30° \sim 40°$。

(7) 膝关节检查:注意患者的步态、下蹲是否正常;有否"X"或"O"形腿畸形,有无囊肿、积液、肌萎缩等。活动测量:让患者大腿与小腿成一直线,正常活动范围为屈曲 $120° \sim 150°$,伸直 $0°$,过伸 $5° \sim 10°$,小腿内旋 $20° \sim 30°$,小腿外旋 $6° \sim 8°$。

(8) 踝关节检查:注意患者的步态,有无跛行。使足纵轴与小腿成 $90°$,正常踝足部关节活动范围为踝背屈 $20° \sim 30°$,踝跖屈 $40° \sim 50°$,踝内翻 $30°$,踝外翻 $30° \sim 35°$,跖趾关节跖屈 $30° \sim 40°$。

3. 特殊检查

(1) 压顶(Jackson)试验:患者端坐,检查者立于其后方,在患者头取中位、后仰位时,分别按压其头顶,若出现患侧上肢串痛、发麻则为阳性。

(2) 臂丛神经牵拉试验(Lasegue sign 或 Eaten 试验):此试验的目的是观察神经根受到牵拉后有无患侧上肢反射性串痛。方法是让患者颈部前屈,检查者一手放于头部患侧,另一手握住患侧腕部,呈反方向牵拉,若患肢出现疼痛、麻木则为阳性。若在牵拉的同时使患肢作内旋动作,称为 Eaten 加强试验。

(3) 引颈试验(颏部拔伸试验):患者端坐,检查者用双手分别托住其下颏及枕部,或检查者站于患者背后而使前胸紧贴于患者枕部,以双手托住其下颌,然后用力向上做颏部牵引,以使椎间孔增大,若患者感觉颈部及上肢疼痛减轻,或耳鸣、眩晕等症状减轻,则为阳性,可作为颈部牵引治疗的指征之一。

(4) 椎间孔挤压(Spurling)试验:患者端坐,头微向患侧弯,检查者站在患者后方,用手按住患者顶部向下压,若患侧上肢串痛、发麻即为阳性。

(5) 直腿抬高试验(Laseque's sign):患者仰卧位,两下肢伸直,检查者一手扶患者膝部使腿伸直,另一手握踝部徐徐上举,正常时可抬高 $70° \sim 90°$;若达不到正常的高度,并出现腰痛和同侧下肢的放射痛,称之为直腿抬高试验阳性。记录阳性抬高时的度数,$<40°$ 为明显阳性,$60°$ 为阳性,$>60°$ 为轻阳性。倘若直腿抬高至 $40°$ 以前出现疼痛,则多与神经根周围的机械压迫因素有关,往往由后侧型椎间盘突出所引起。在直腿抬高到尚未引起疼痛的最大限度时,突然将足背屈,使坐骨神经突然受到牵拉,引起剧烈放射性疼痛,此称为直腿抬高加强试验阳性,亦称背屈踝试验或布瑞嘎(Bragard)附加试验。此试验主要用来区别由于髂胫束、腘绳肌或膝关节囊紧张所造成的直腿抬高受限。

(6) 屈颈试验(Soto-Hall's sign):患者仰卧位,

主动或被动屈颈,直至下颌抵达胸壁,可使脊髓上升1~2cm,同时向上牵拉神经根及硬膜。在腰骶神经有病变时,如腰椎间盘突出症,将因牵拉神经根而产生大腿后放射痛,严重者可引起患侧下肢屈起,此即为阳性。若椎间盘突出症的突出物在神经根内侧,该试验也可为阴性。

(7)床旁试验(Gaenslen sign):也称骶髂关节分离试验、分腿试验。患者仰卧位,患侧骶髂关节与床边相齐,两手紧抱健膝,使髋膝关节尽量屈曲,患侧下肢置于床下,检查者两手分别扶两膝,使其向相反方向分离,若骶髂关节痛为阳性,说明骶髂关节有病变。腰骶关节病变者,此试验为阴性。

(8)"4"字试验(Patrick test):患者仰卧位,健侧下肢伸直,患侧屈膝90°,髋外展,患侧足放在健侧大腿上。检查者一手按压对侧髂骨,另一手下压膝部,若下压受限,髋关节痛为髋关节病变。若骶髂痛,则可能为骶髂关节病变;若耻骨联合部痛,可能为耻骨炎。

(9)浮髌试验:患者取仰卧位,膝关节伸直,股四头肌松弛,检查者一手虎口在髌骨上极挤压髌上囊,并用手指挤压髌骨两侧,使液体流入关节腔,另一手的示指轻轻按压髌骨中央,若感到髌骨撞击股骨前面,即为阳性,表明关节腔内有积液。

(10)骶髂关节压迫试验:患者侧卧,患侧向上,检查者两手重叠压迫大转子和髂骨处,如患者骶髂关节出现疼痛者为阳性,常用于检查骶髂关节的疾病。

五、影像学检查

影像学检查可以为疼痛性疾病提供客观而重要的诊断依据。普通X线检查可以观察患者有无骨关节的退行性改变、有无关节错位、结构序列不稳、脊柱椎体有无楔形改变或者压缩、有无骨质破坏等改变,甚至可以大致判断有无骨质疏松。胸部X线还可以检查有无胸部占位。

CT扫描检查对于骨质破坏等病变更为敏感,可以检查出轻微骨折、早期骨质破坏、骶髂关节炎等。腰椎间盘CT可以判断椎间盘膨隆、突出,但对于有无脱垂则不能直接判断,此外,对于轻度椎间盘退行性改变的诊断不敏感,也不能诊断有无椎管内占位性病变。增强CT扫描可以检查体内某个部位有无占位病变。

MRI可以很好地了解椎间盘病变和程度、观察有无椎管内占位病变和神经根病变。还可以了解颅内缺血性改变和出血性改变、有无占位病变,还能鉴别炎性改变和无菌性炎症。体内有金属植入物、安装起搏器的患者禁止MRI检查,冠状动脉支架置入后的患者应该根据产品说明书,决定是否能够MRI检查。

六、实验室检查

一些疼痛性疾病有一定的年龄和性别差异,因此,如有疑问,必要的实验室检查可以发现一些病因。

骨关节痛往往和退行性骨关节、骨关节感染、类风湿性骨关节炎、痛风性骨关节炎有关。老年人承重的关节如膝关节痛、局部皮温增高、活动受限,初步判断为骨关节退行性改变,一般实验室检查多为阴性结果,偶然可能C反应蛋白升高。

血常规检查可以检查出骨关节感染性炎症,血沉、C反应蛋白、类风湿因子、抗"O"抗体可以检查出累及骨关节的免疫系统疾病。对于突发性关节红肿热痛,尤其中年男性患者,不应该忽略血清尿酸的检查。对于后半夜腰背痛、活动后缓解的年轻患者,需要检查HLA-B27进行脊柱关节炎和强直性脊柱炎的筛查。对于有肿瘤病史、并且疼痛比较剧烈、对于一般治疗效果不明显的患者,血清碱性磷酸酶或者骨源性的碱性磷酸酶的检查也很必要。

第3节 疼痛的评估

疼痛的评估是疼痛诊疗中的重要环节,对于了解患者的疼痛强度、治疗效果有很大的帮助,对于疼痛性质的评估还有助于疼痛病因的诊断。

疼痛本身就是一种对于体内损伤或者潜在损伤的一种主观的不愉快的体验,因此,评估带有很大的主观性,如视觉模拟评分、口述评分、数字评分法等,都是患者根据自己的体验来进行主观的描述和评分。研究表明,长期的慢性疼痛对于人的心理、情感都有很大影响,慢性疼痛的抑郁和焦虑的发病率大大超过50%,因此,心理问题往往影响患者对自身疼痛的主观评估结果。一些客观的但又是间接的疼痛评估方法便被用于疼痛的临床评估，如面部表情评估方法等，可以有助于校正主观评估的偏差。

一、疼痛评估的基本特点

检测对象的自我评估是最可靠的疼痛评估措施，而医学专业人员往往会低估被测者的疼痛程度。1968年Margo McCaffery提出，"任何人说自己疼痛他就有疼痛，说什么时候疼痛就是什么时候疼痛。"其中突显了疼痛评估的主观性。

多维疼痛调查表（multidimensional pain inventory，MPI）是评估慢性疼痛患者心理状态的一种问卷。1988年Truk和Rudy的MPI分析结果发现慢性疼痛患者有以下特点：①功能障碍：这些患者感受着很强疼痛，认为疼痛明显影响其生活、疼痛引起了很严重的心理危机、日常活动明显减少；②苦恼的人际关系：这些人经常感到周围的人对其疼痛很无助。将评估对象MPI的特点与IASP的疼痛类别联系起来，便可以衍生出非常有效的对疼痛整体描述的方案。

当一个人不能用语言来表达疼痛时，研究者的作用就非常重要，一些特异性的行为便可以用作疼痛的指标。行为方面如面部表情和一些防御性的动作都可以提示有疼痛存在，另外呻吟声的增加或者减少、日常活动的变化、心理状态的改变也是疼痛间接的判断指标。这些状况的改变往往是和以往日常基础状况进行比较得出的。对于有语言能力而又不能表达的患者，如老年痴呆患者，攻击性行为增加或者易激动可能是患者不舒服的信号，必须进一步去评估有无疼痛的存在及其程度和性质。婴儿能感觉到疼痛而又缺乏语言描述能力，哭闹是表达各种危机的重要方式。此时，必须要有家长参与在内进行非语言疼痛评估，这样观察到的婴儿情况比单纯医务人员观察到的结果更细致准确。早产儿往往比足月儿对疼痛的敏感性更高。

痛感受有很多文化层面的内涵，人体对痛的体验和反应与个人的社会文化特点密切相关，其中涉及性别、种族、年龄等。年长者对痛的反应和年轻人不同，由于疾病和使用较多的其他药物，使得老年人对疼痛的感知比较迟钝，抑郁也可以使老年人不愿意讲述他们的疼痛。老年人也会因为担心容易造成伤害而很少甚至停止参加运动。关注自我的一些活动明显减少，如关注自身的衣着梳妆、外出散步等活动明显减少，也许是老年人有疼痛的一些细微反应。还有的老年人不愿意述说有疼痛，因为担心会招来手术或者使用止痛药成瘾，他们也可能不愿意周围人感觉他们越来越虚弱，有的老年人担心对周围人讲述自身的疼痛有点不礼貌或者是件惭愧的事，甚至还有人认为遭受疼痛是他们以往罪孽的一种报应性的惩罚。

文化方面的差异也阻碍了有些人向别人去倾诉他们的疼痛，宗教信仰可能阻止有些人去寻求帮助，他们可能会感觉有些疼痛治疗是有悖于他们的宗教信条的。他们可能不愿意诉说他们的疼痛，因为他们认为这是一种死亡在靠近的信号。还有许多人担心治疗可能使其陷入成瘾的窘境而拒绝使用一些强效镇痛药物。还有些民族不愿意对外承认疼痛或需要帮助，担心会因此而失去社会的尊重，他们认为疼痛是应该隐忍的。但有些文化恰恰相反，认为他们感受到疼痛应该马上倾诉并立即想办法缓解。性别也是一个影响疼痛表达的因素，性别上的区别可能是社会、文化经历影响的结果，女性比较情绪化，比较愿意表现她们承受的疼痛，而男人比较坚忍，常常默默地忍受着疼痛。

二、常用的疼痛评估方法

（一）视觉模拟评分法（visual analogue scale，VAS）

VAS是最常用的临床疼痛评估法，也是一些人体研究最常用的疼痛评估方法，具有使用简单、结果便于统计学处理等优点，但是对于认知功能有缺陷、文化水平低而理解能力有一定障碍的人结果可能偏差很大，不太适用。使用VAS时，需要一个10cm长的尺（图114-2），一端代表无痛（VAS 0），另一端代表不能忍受的疼痛（VAS 10），让患者在0和10之间能代表感受到的疼痛强度的位置做一标记，疼痛评估医师测量出标记处到0点之间距离的读数即为该患者的VAS评分。

（二）口述评分法（verbal rating scale，VRS）

被测试者在数个（无痛、轻度疼痛、中度疼痛、重

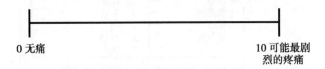

0 无痛　　　　　　　　　　　　　　　　　10 可能最剧烈的疼痛

图114-2　视觉模拟评分（VAS）

度疼痛、极度疼痛)或更多个词中挑选 1 个(图 114-3),来描述他们的疼痛程度。该方法简单,被测试者容易理解,但是不同的患者对形容词的感受不同,因此存在系统误差,因此只用于临床病史记录和随访中,结果较难用于统计学处理。

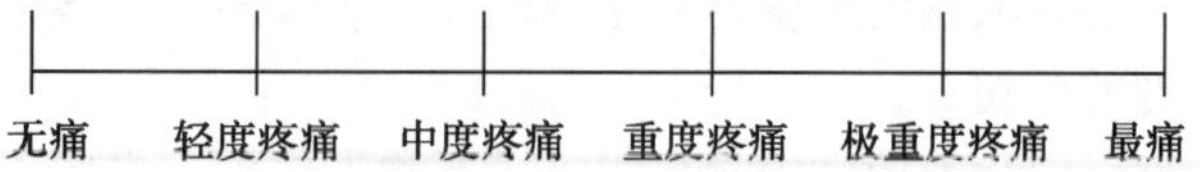

(三) 数字评分法(numerical rating scale,NRS)

被评估者把自己的疼痛强度用 0(无痛)到 10(难以想象的剧烈疼痛)数字来表示(图 114-4),该技术更适用于文化水平和理解能力都不是很高的患者。

无痛	轻度疼痛	中度疼痛	重度疼痛	极重度疼痛	最痛

图 114-3 口述评分法

```
0   1   2   3   4   5   6   7   8   9   10
无痛                                最剧烈的疼痛
```

图 114-4 数字评分法

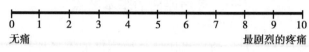

McGILL PAIN QUESTIONNAIRE
RONALD MELZACK

病人姓名 ———— 日期 ———— 时间 ———— 上/下午

PRI: S ——— A ——— E ——— M ——— PRI(T) ——— PPI ———
(1–10)   (11–15)   (16)   (17–20)   (1–20)

1 时发时缓 时剧时轻 搏动性痛 鞭打痛 重击痛	11 疲惫 衰竭
2 一跳而过 闪发性痛 弹射性痛	12 令人作呕的 窒息感
	13 可怕的 惊恐的 恐怖的
3 针刺性痛 钻痛 锥刺痛 戳痛	14 惩罚的 折磨人的 残酷的 狠毒的 置人死地的
4 锐利痛 切割痛 撕裂痛	15 颓丧的 不知所措的
5 拧捏痛 掀压痛 咬样痛 夹痛 压榨痛	16 烦恼的 恼人的 悲伤的 严重的 难忍的
6 索引痛 拉扯痛 扭痛	17 扩散的 放射的 穿透的 刺骨的
7 热辣痛 烧痛 灼烫痛 烧烙痛	18 紧束的 麻木的 抽吸的 挤压的 切割的
8 麻痛 痒痛 针刺痛 蛰痛	19 发凉 发冷 僵冷
9 钝痛 疮疡痛 伤痛 酸痛 猛烈痛	20 使人不宁 令人厌恶 极度痛苦 骇人的 受刑似的
10 触痛 绷紧痛 撩痛 割裂痛	PPI 0 无痛 1 轻微 2 不适 3 痛苦 4 可怕 5 极度

短暂 片刻 瞬间	节律性 周期性 间隙性	持续性 稳定性 经常性

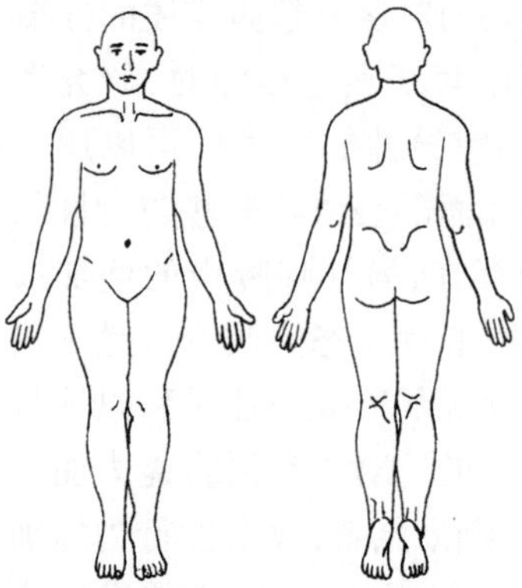

E = 外部
I = 内部

评述

图 114-5 McGill 疼痛问卷

（四）疼痛问卷表

疼痛问卷有很多种,与上述这些评分方法比更为全面,不仅评估了疼痛的强度,而且涉及了疼痛的性质。最经典的是 McGill 疼痛问卷(McGill pain questionnaires)(图 114-5),也是目前为止最为全面的疼痛问卷之一。

McGill 疼痛问卷是 1971 年由 McGill 大学的 Melzack 和 Torgerson 建立的疼痛评估量表,已被翻译成不同的语言,并且还衍生出多种简化的问卷(图 114-6)。该疼痛问卷包含很多描述疼痛的词,这些词被归成四类:感觉、情感、评价和杂项。每类内又进一步分为描述不同疼痛的组。评估时,被测试者从每一组中选一个最合适的词来尽可能贴切地描述他们的痛感受。

尽管有不同的版本,最常见的版本有 20 组的描述词。前十组描述特定的"痛感觉",每组中有若干个描述不同程度疼痛的描述词,病变程度递增排列,且对应一个由"1"向上递增的评分(表 114-1)。

十一至十五组描述的是疼痛的"情感、情绪和结果"。这帮助医师决定疼痛引起的抑郁程度,在某些病例,也决定了疼痛治疗的迫切性。

第三类"评估"只包含一组——第十六组,都是些一般的词,让患者表达疼痛引起的不舒服的程度,不舒服引起的一种很平常的感觉,每个词的程度也逐渐加重。

"杂项"包含了标准 McGill 的最后三组,描述一些如相对冷、紧或者疼痛的急性程度,这些描述有时显得很重要,但有时评估结果和其他类不是很契合。

许多疼痛问卷单纯依赖数字评估疼痛的不同方面,McGill 疼痛问卷大部分依赖描述词,使得患者给出的对疼痛的描述更全面。量表依赖简单的从 1～10 的数字,不能很好地表达意思,因为不同的数字对不同人可能表达不同的意思。有的版本的 McGill 疼痛问卷还补充了数字量表,显示疼痛的部位,进一步添加描述词来解释疼痛的临时性质。

SF-McGill 疼痛问卷

日期　＿＿＿＿＿＿＿＿＿＿

姓名　＿＿＿＿＿＿＿＿＿＿

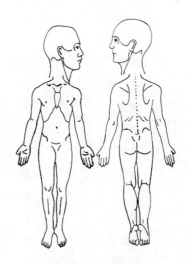

	轻微	中度	重度
1.跳痛	＿＿	＿＿	＿＿
2.放射痛	＿＿	＿＿	＿＿
3.戳痛	＿＿	＿＿	＿＿
4.锐痛	＿＿	＿＿	＿＿
5.夹痛	＿＿	＿＿	＿＿
6.咬痛	＿＿	＿＿	＿＿
7.烧灼痛	＿＿	＿＿	＿＿
8.创伤	＿＿	＿＿	＿＿
9.猛烈痛	＿＿	＿＿	＿＿
10.触痛	＿＿	＿＿	＿＿
11.割裂痛	＿＿	＿＿	＿＿
12.疲劳衰竭	＿＿	＿＿	＿＿
13.不适感	＿＿	＿＿	＿＿
14.恐惧	＿＿	＿＿	＿＿
15.折磨人的	＿＿	＿＿	＿＿

请在上图标出你疼痛的部位

无痛 ＿＿＿＿＿＿＿＿＿＿＿＿ 最痛

S	/33	A	/12	VAS	/10

图 114-6　SF-MPQ

表 114-1　McGill 疼痛问卷描述词和对应评分

组	描述词	评分	组	描述词	评分
1（通俗表述）	忽有忽无的	1		绷紧的	2
	颤抖的	2		刮样的	3
	跳动的	3		裂开的	4
	搏动的	4	11（张力）	累人的	1
	跳动的	5		精疲力尽的	2
	敲击样的	6	12（自主神经）	令人作呕的	1
2（空间描述）	跳跃样的	1		令人窒息的	2
	闪烁样的	2	13（恐惧）	可怕的	1
	射击样的	3		惊人的	2
3（点状压力）	针刺样的	1		惊恐的	3
	令人讨厌的	2	14（惩罚）	惩罚	1
	钻痛	3		严惩	2
	刀刺痛	4		残忍的	3
	戮痛	5		险恶的	4
4（尖锐的压力）	尖锐的	1		诛戮的	5
	刀割样的	2	15（情感-评估-感觉：杂项）	可怜的	1
	撕裂样的	3		迷茫的	2
5（缩窄性压力）	捏痛	1	16（评价）	恼人的	1
	压痛	2		棘手的	2
	咬痛	3		忧愁的	3
	抽搐样痛	4		强烈的	4
	碾压样痛	5		不能忍受的	5
6（牵拉压力）	拽痛	1	17（感觉：杂项）	播散的	1
	拖拉痛	2		放射的	2
	扭痛	3		尖锐的	3
7（热）	热	1		穿透的	4
	烫	2	18（感觉：杂项）	紧的	1
	滚烫	3		麻木的	2
	烙	4		牵拉的	3
8（锐痛）	刺痛的	1		压榨的	4
	发痒的	2		撕扯的	5
	剧烈的	3	19（感觉）	凉	1
	叮咬	4		冷	2
9（钝痛）	平淡的	1		冻	3
	溃疡样痛	2	20（情感-评估-感觉：杂项）	唠叨的	1
	有害的痛	3		作呕的	2
	酸痛	4		烦恼的	3
	胀痛	5		可怕的	4
10（感觉多维性）	温柔的	1		折磨人的	5

除了上述较著名的疼痛问卷,还有一些很实用、简单的疼痛问卷,如疼痛日记、疼痛记录单等。

（五）行为疼痛测定法

由于前述疼痛评估几乎全部为主观评估,而对于不能很好用上述主观表述来评估疼痛程度的患者,如老人、婴幼儿等人群,旁观者可以用一些与疼痛相关的行为改变来判断此时患者所经受的疼痛程度,对疼痛进行间接的评估。

最常用的是面部表情评分法（Wong-Baker faces pain rating scale）。1981年,美国Oklahoma的Hillcrest医学中心的烧伤中心工作的护理顾问Donna Wong和儿童生活专家Connie Morain Baker

在工作中经常发现一些孩子非常疼痛,因为年龄小,又不能很好地表达他们的疼痛,很多时候他们的一些不寻常举动和哭闹被医务人员所误解,他们的疼痛也没被很好地控制。之前曾经有一些不同的儿童疼痛评估方法,如看颜色、数数字、分辨4种不同的脸。但是,他们发现很多孩子对这些评估方法并不能很好地理解和表达。于是他们逐渐发明了6个脸部表情,对应0~5分的疼痛评分。选择了从左到右的评分,左面是0,右面是5,并将疼痛部位在体表做标注。经过多年的完善,建立了目前常用面部疼痛评估量表的模式（图114-7）,并用于成人的疼痛评估。

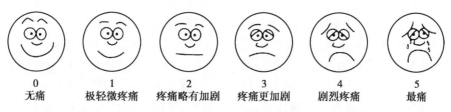

0	1	2	3	4	5
无痛	极轻微疼痛	疼痛略有加剧	疼痛更加剧	剧烈疼痛	最痛

图114-7　面部疼痛评估量表

除了面部表情评估,其他行为学变化的评估还包括疼痛相关的其他行为学变化。包括肢体活动度受限（表114-2）、用药情况、哭闹、疼痛对睡眠时间和睡眠质量的影响。

表114-2　行为观察疼痛量表

项目	评分		
	0	1	2
面部	没有特殊表情,轻松的	偶尔皱眉、逃避动作	经常持续皱眉、咬紧牙关、下巴颤抖
活动	安静地卧床、正常位置、轻松移动	蠕动、前后移动、紧张	拱形、僵硬、晃悠
哭泣	无哭泣（清醒或睡眠时）	呻吟、呜咽、偶尔抱怨	持续哭泣、尖叫或呜咽、经常抱怨
可安慰的方式	满足、放松	偶尔抚摸、拥抱、交谈,分散注意力	很难安慰、使其舒服

每项由0~2分进行评分,最后得到一个0~10的总评分

（六）痛阈或耐痛阈的测定

在疼痛学中,疼痛阈值是通过逐渐增加机械、电流、热等刺激的强度来测得。痛感知阈,即痛阈,是指伤害性刺激刚被感觉到的某个点;痛觉耐受阈,即痛耐受阈,则是被测试者不能再忍受、需要停止痛刺激的点。痛感知和痛耐受阈也受种族、遗传、性别影响。痛阈和耐痛阈的测定可以了解人体生理状态下的基础痛阈和特定情况下（如疾病、用药）的痛阈。

Woolf等于1998年就提出疼痛的诊断和治疗应该以疼痛产生的机制为基础,因此疼痛的评估

工具应该足够敏感和先进,从而为这些机制的研究提供可靠的信息,把临床观察的结果推理到机制。对于不同现象量化评估的工具应该统一,如触觉痛觉过敏、冷痛觉过敏、压痛和肌肉/内脏的牵涉痛。

其实伤害性感受和疼痛还不是一回事,传统意义上的伤害性感受是一些可以被直接测试到的活动,如行为学反应或神经元活性,而疼痛是复杂的多维的个人主观体验,只有人能表达这种感受。动物实验中缩爪实验的潜伏期可以测定阈值,脊髓背角神经元活性的测定可以提示超阈值活性。尽管这些

测试有可能和疼痛以及慢性疼痛患者的痛感受没有直接关系，但是可以为人体内在疼痛传递中发生的一些生理反应提供基本信息。

对人体痛阈的定量测定可以把动物研究中伤害性感受测定方法转化到人体的痛感觉进行测定。这些人体痛阈测定主要用于：①健康人群疼痛的机制研究；②疼痛患者的诊断和治疗效果的临床研究；③研究新药和新化合物的镇痛效果评估。

人体痛阈和耐痛阈常采用各种定量感觉检测（quantitative sensory testing，QST）。QST 技术越来越先进，从中可以提供很多线索，来研究可能的疼痛传导途径、涉及的途径和可能的损伤部位以及涉及部位。

痛阈和耐痛阈测试的方法很多，实验性疼痛研究和 QST 需要各项指标进行标准化，统一测试背景，包括：①伤害性系统和特定机制激活必须统一标准化；②诱发出的反应进行量化评估。以便最终能更好地了解正常情况和病理状态下的疼痛传导、传递和感知的机制。

QST 可用于实验基础研究，如中枢痛觉敏化和一些药物疗效的研究，也可用于临床对于患者感觉缺失和（或）痛觉的评估。其在正常情况下和病理状态下评估疼痛敏感度的基本优点有：①实验性刺激的强度、持续时间、模式是可控的，不会随着时间而变化；②反应可以量化评估，并且随着时间推移进行比较，如跟踪患者对新药和现有的药物的效果，在不同时间都可以进行比较；③可以用实验模型如痛觉过敏模型来模拟临床病理情况，评估作用在某个机制的药物或者治疗的效果。就疼痛评估而言，QST 最近几年发展很快。

和动物痛阈测定一样，人体痛阈测定的方法包括机械痛阈、温度痛阈、化学刺激的痛阈等。

1. 机械刺激法　机械刺激法通常以压力作为刺激，常用弹簧压力计，所施的压力可以通过弹簧压力计上的刻度读数，此法精确度较差。

2. 冷或热刺激试验　用温度作刺激，周围环境温度应恒定，以 20～25℃为宜。在冷刺激试验时，首先嘱患者将一只手浸泡于温水中 2 分钟，然后置于冰水中（1℃左右）。而在热刺激试验时，常用辐射灯照射，分别记录引起疼痛的时间和温度。在应用此方法时应注意避免发生烧伤或冻伤。

3. 电刺激法　电刺激法是以电流作为致痛的刺激，形式有多种。通常应用电子刺激器输出的方波电脉冲。此种方波刺激能够确定脉宽、频率和峰值电压，记录疼痛时的阈值。电刺激测痛的优点包括：重复性强，定量精确，简单易行，且极少损伤组织，因此是目前应用最为广泛的测痛方法，最常用于外周神经和中枢神经系统的刺激。

4. 止血带法　止血带法又称缺血测痛法。其方法是把压力袖带绑在前臂加压，使肢体局部暂时丧失血液供应，嘱受试者以固定的速率松手或握手，从而产生一种潜在的缓慢加重的疼痛，记录出现与临床疼痛相一致的诱发性疼痛所需的时间，然后令患者继续活动手部，观察达到最高疼痛耐受限度所需时间。

5. 化学物刺激法　使用高渗盐水、酸碱性溶液、K^+、H^+、5-羟色胺（5-HT）、缓激肽、组织胺等引起疼痛的测痛方法，由于引起疼痛的剂量不好掌握，目前临床上很少应用于测痛。

6. von Frey Filament　von Frey Filament 是测试皮肤（或者口腔、眼睛等）触觉灵敏度的一套尼龙纤维丝，采用一定的压力使纤维丝弯曲到某一固定的 U 型曲度，持续 5 秒或者 6 秒，使得皮肤某一区域被施以比较精确的压力。von Frey Filament 可以测试正常反应、痛觉减退和痛觉过敏。

（七）生理生化指标测定法

疼痛是一种很强的应激刺激，可以使人体出现一些交感兴奋的表现，血压升高、心率增快，可以使体内儿茶酚胺、皮质醇、内啡肽水平提高，但是，血清儿茶酚胺等递质、激素水平升高只是疼痛引起的一种生理反应的生化指标，并不作为临床诊断和判断疼痛强度的常用依据。

（八）手术后疼痛

美国疼痛协会（American pain society）提出疼痛是第五大生命体征，对于术后患者该提议尤其重要，所以患者的疼痛在术后短时间内必须得到密切的关注和评估。任何评估方法都适用于术后痛的评估，如 VAS、NRS、VRS，但是因为一些情况患者的表达力受到限制，VAS 可能更适合，患者可以用轻微的肢体动作向评估者表达其所感受到的疼痛在 VAS 上的位置。疼痛评估的结果可以及时了解患者疼痛的状况，及时调整镇痛药物配方，并可及时处理不良反应。

术后疼痛的评估方法主要评价疼痛强度，包括静息状况下的疼痛和活动状态，如某个肢体活动、咳嗽、下床时的疼痛强度，方法可以采用 VAS 或者 NRS。同时，对疼痛引起的运动受限也可以进行评估，如睡眠情况、肢体活动情况、咳嗽排痰情况，都是辅助疼痛评估指标。

对于胸腹部手术的患者,Prince-Henry术后疼痛5分评估法更适合,该方法将术后疼痛从0分到4分共分为5级,评分方法如下:①0分:咳嗽时无疼痛;②1分:咳嗽时才有疼痛发生;③2分:深度呼吸时即有疼痛,安静时无疼痛;④3分:静息状态下即有疼痛,但较轻,可忍受;⑤4分:静息状态下即有剧烈疼痛,难以忍受。此方法用于评价开胸手术后疼痛较常用,也很简便,对于那些术后因气管切开或保留气管导管不能说话的患者,应在术前训练,患者用5个手指来表达从0~4的5级疼痛评分。

附录:其他人体疼痛评估方法

Alder Hey Triage Pain Score(Alder Hey Triage疼痛评分)

Behavioral Pain Scale(BPS)(行为疼痛评分)

Brief Pain Inventory(BPI)(简化疼痛项目)

Checklist of Nonverbal Pain Indicators(CNPI)(非语言疼痛指征检查表)

Critical-Care Pain Observation Tool(重症监护疼痛观察工具)

COMFORT scale(舒适量表)

Dallas Pain Questionnaire(达拉斯疼痛问卷)

Dolorimeter Pain Index(DPI)(测痛计疼痛指数)

Faces Pain Scale-Revised(FPS-R)(面部疼痛评分-修订版)

Face Legs Activity Cry Consolability scale(面部、腿部、活动度、哭闹、求安慰量表)

Lequesne algofunctional index:acomposite measure of pain and disability, with separate self-report questionnaires for hip and knee OA(osteoarthritis)(膝关节炎活动功能指数:疼痛和残疾附带单独的髋关节、膝关节疼痛自我报告描述的复合测量)

Original index(1987)(原始索引1987年版、1991年修订版、1997年修订版)

McGill Pain Questionnaire(MPQ)(McGill疼痛问卷)

Descriptor differential scale(DDS)(描述符区分量表)

Neck Pain and Disability Scale-NPAD(颈部疼痛和功能缺陷量表)

Numerical 11 point box(BS-11)(数字11点法)

Numeric Rating Scale(NRS-11)(数字评分量表)

Roland-Morris Back Pain Questionnaire(Roland-Morris背痛问卷)

Wong-Baker FACES Pain Rating Scale(Wong-Baker面部表情疼痛评价量表)

Visual analog scale(VAS)(视觉模拟量表)

第4节　疼痛的治疗

疼痛治疗可以选用的方法很多,各种疼痛治疗前,首先强调病因的诊断和治疗,如果在病因治愈后仍有疼痛,或者病因无法治愈,才进行疼痛治疗。在疼痛急性期,往往因为疼痛比较剧烈而需要使用各种镇痛药物,此时也不应该忽略了病因的进一步检查和治疗。尤其不主张在某些情况下如神经损伤引起的神经病理性疼痛的急性期忽略治疗而单纯镇痛,导致神经损伤错过最佳的正常愈合时机,导致有些疼痛因神经异常愈合而迁延为慢性疼痛。

一、疼痛治疗的组织架构

根据目前国内的疼痛治疗结构,麻醉科、神经内科、神经外科、康复科、骨科、肿瘤科都在从事疼痛治疗工作。其实疼痛治疗是穿插在各个专科的,每个专科都有疼痛患者,这些患者的疼痛在原发病治疗的同时都需要得到关注和缓解。

对于一些顽固性疼痛,如神经病理性疼痛,急性期可以由专科医师、疼痛科医师共同参与治疗原发病和缓解疼痛。一旦出现顽固的慢性神经病理性疼痛,则需要疼痛科医师尽更大的努力,和患者一起去面对长期的疼痛,这便是一项长期而艰巨的工作,有时还需要心理科医师的介入干预。

二、疼痛治疗的任务和范围

临床疼痛治疗的主要任务是采取不同的措施,缓解患者的疼痛。急性期,对于一些神经损伤导致的神经病理性疼痛,疼痛治疗也担当着早期治疗损伤、使损伤的神经尽早正常愈合、预防迁延为慢性疼痛等任务。一旦原发病完全愈合,疼痛依然存在,或者原发病、损伤不能痊愈或者暂时不能愈合,疼痛治疗的任务就是缓解疼痛,提高患者的生活质量。

急性疼痛往往起病急,对机体的生理功能影响比较明显,可能导致内环境急剧变化,因此需要给予足够的重视,采用有效的镇痛措施。临床上常见的急性疼痛中,手术后疼痛可以采用患者自控持续镇痛,分娩痛可以采用硬膜外镇痛或者吸入麻醉气体的方法缓解疼痛。对于急症患者的各种疼痛,为了便于进一步检查,也可在不掩盖进一步诊断和治疗的前提下,给予足够的镇痛药物以缓解剧烈疼痛和由此带来的恐惧等高度应激状态。

对于急性的神经病理性疼痛,如果是炎性因子参与刺激所引起的疼痛,可以全身或者局部使用甾体类或者非甾体类的抗炎药。而一些物理因素、化学因素、微生物因素等导致的神经损伤,可以全身使用足量的神经营养药物、局部使用甾体类消炎药,共同协助神经正常愈合,预防因神经异常愈合而导致的异常病灶出现,而导致慢性神经病理性疼痛的出现。

三、疼痛治疗的方法

疼痛治疗的方法包括无创治疗和有创治疗。

疼痛产生的病因包括组织损伤造成的局部炎性反应刺激感觉神经,也可能因为传导痛觉的外周神经或者中枢神经系统发生重塑性改变引起神经病理性疼痛。因此,针对不同的疼痛治疗方法有所不同。

对于炎性疼痛的治疗目标是通过消除损伤部位的炎性介质、消除炎症反应引起的局部组织变化,达到完全痊愈的目的。对于晚期癌痛,治疗的目标则是提高生活质量。对于慢性良性疼痛患者,治疗的目标是尽量减轻疼痛和改善患者的生活质量。

慢性神经病理性疼痛因神经系统已经出现较难逆转的重塑性改变,很多患者需要接受长期治疗或者反复治疗,治疗的目标是:①降低疼痛发作的频率和强度,最大限度地缓解疼痛;②尽可能选择那些对疼痛有明确治疗效果的方法;③尽可能恢复患者的功能;④舒缓疼痛带来的负面心理影响等。此外对于慢性疼痛的治疗,医患之间良好的沟通亦十分重要,让患者了解产生疼痛的一些基本常识,明白疼痛治疗是一个类似于糖尿病、高血压治疗一

样的长期过程,认识到疼痛可能会带来的一些心理负面影响,鼓励疼痛患者积极地去面对。如果追求疼痛彻底痊愈,一方面不太容易达到目标,而另一方面由此带来的副作用,可能也会给患者带来更多的痛苦。

(一) 疼痛的药物治疗

药物治疗包括非甾体类抗炎药、弱阿片类药物或部分阿片类药物和强阿片类药物,还有一些非镇痛性药物也可用于疼痛治疗,如抗惊厥药、抗抑郁药等。

1. 非甾体类抗炎药(non-steroid anti-inflammatory drugs,NSAIDs)和对乙酰氨基酚 很久以前人们就发现柳树皮具有一定的解热镇痛抗炎作用,但直到 1838 年才在柳树皮中提取出了水杨酸,并在 1860 年人工合成了这种化合物。1875 年,人们发现水杨酸钠具有解热镇痛抗炎作用而将其用于临床。1853 年夏尔·弗雷德里克·热拉尔用水杨酸与醋酸酐合成了乙酰水杨酸,但没能引起人们的重视。1898 年供职于拜耳药厂的德国化学家菲力克斯·霍夫曼(Felix Hoffmann)又进行了合成,并用于风湿性关节炎的治疗,疗效极好。1899 年由德莱塞(Dreser)将乙酰水杨酸应用到临床,并取名为阿司匹林。阿司匹林是目前应用最多的药物之一。

吡唑酮类非甾体抗炎药是对抗疟药奎宁进行结构改造的产物,最早的吡唑酮类非甾体抗炎药是安替比林,于 1884 年用于临床,但由于可能引起白细胞减少和粒细胞缺乏等不良反应而被逐渐淘汰。中国于 1982 年停止使用安替比林,但由安替比林经结构改造开发出的吡唑酮类非甾体抗炎药仍在临床上广泛使用。

1952 年保泰松问世,并开始使用 NSAIDs 名称。1961 年合成出的吲哚美辛抗炎活性特别强。随着包括布洛芬在内的芳基烷酸类 NSAIDs 的合成和应用,各种新型 NSAIDs 不断被开发和临床应用。

环氧合酶(cyclooxygenase,COX)是前列腺素合成的重要酶。前列腺素是体内重要的介质,生理上起着胃黏膜的屏障保护作用,对肝脏和肾小球滤过功能也起着重要的调节作用。但在病理情况下,组织损伤造成大量前列腺素的合成释放,使得外周伤害性神经末梢出现痛觉敏化。因此,前列腺素还是疼痛产生的重要炎性介质,COX 成为镇痛药物作用的关键点。此外还有发现,在出现一些异常疼痛时,中枢神经系统内也会有前列腺素合成增加,可能和中枢的痛觉调整和敏化有关。

COX 分为 COX1 和 COX2,2002 年又发现了 COX3。COX1 又称为结构型环氧合酶,参与上述起生理作用的前列腺素的合成。COX2 在大部分正常组织中不表达,是一种诱生型酶,一旦出现损伤诱发炎症,局部的巨噬细胞和其他细胞大量激活时才大量产生。

COX3 主要存在于中枢神经系统,与疼痛和发热有关。COX1 基因位于人体第九对染色体,可以产生四种略有不同的 mRNA,其中两种分别对应的是 COX1 和 COX3,其他还有 PCOX1 即 PCOX1a 和 PCOX1b。COX3 存在于人类大脑和心脏,在脑部达到 COX1 mRNA 的 5%,与 PCOX1 表达相当。COX3 mRNA 保有 COX1 mRNA 的基因序列,且前端加上 intron-1 以及一信号片段,因此明显改变了蛋白构造与环氧合酶的活性,使其只具有 COX1 1/5 的 PGE2 合成功能。传统的 NSAIDs 只需用抑制 COX1 活性 50% 的药物浓度甚至更低即可抑制 COX3 的活性。COX3 的发现使人们的注意力又回到了 COX1 上,目前针对 COX1 的抗体还无法分辨 COX1 和 COX3,也就是 COX1 抑制剂同时也能影响 COX3,这就增加了 COX3 在研究方面的困难。到目前为之,没有证据显示 COX2 抑制剂对 COX3 有影响。

有研究结果发现,对乙酰氨基酚进入中枢神经系统,抑制 COX3 活性使 PGE2 无法生成,以达到解热镇痛的作用和部分抑制神经病理性疼痛的作用。

NSAIDs 是环氧合酶抑制剂,传统的 NSAIDs 是非选择性的 COX 抑制剂,将炎性因子诱发的和起生理性作用的前列腺素合成全部阻断,因此使用后有很多副作用,使得这些药物在镇痛的同时,还会引起消化道损害、肝脏受损、肾功能损害,因此不建议长期使用。

新型的 COX 抑制剂具有选择性。选择性 COX2 抑制剂是 1991 年被发现的,当时被认为可以大大降低消化道副作用,不会影响胃肠道保护性前列腺素的合成。当人们期盼着选择性 COX2 抑制剂能够解决 NSAIDs 的胃肠道副作用的同时,却带了心血管不良事件发生倾向的增高,使得选择性 COX2 抑制剂在实际应用中存在很大争议,尤其是大剂量、长期使用,一些本身就有心血管疾病的患者中长期使用更应该谨慎。

分析临床数据显示,与安慰剂相比,COX2 抑制剂明显增加了心血管事件的发生率。血管事件指非致命的心肌梗死、非致命的卒中以及心梗和卒中引起的死亡。这些临床观察结果导致 2004 年 9 月默沙东公司的罗非昔布退市,也导致了塞来昔布等 COX2 抑制剂在说明书上打上了心血管风险的警示框。

COX2 抑制剂引起心血管问题的原因也成了研究和关注的重点。到 2012 年,很多研究的结果汇聚到了心血管副作用很可能抑制了血管的 COX2 之上——抑制了血管前列环素的合成,而前列环素可以抑制血小板聚集和血管收缩,所以 COX2 被抑制很可能导致过多血凝块的形成和高血压,进而可能引起各种心血管不良事件。

对乙酰氨基酚的抗炎作用差,有人认为不是 NSAIDs。如前所述,其缓解疼痛作用可能和抑制中枢神经系统内 COX3 有关,降低了这些部位的 PGE 浓度。所以,中枢作用可能是对乙酰氨基酚可以部分缓解神经病理性疼痛的原因。

常用的 NSAIDs 有:①水杨酸类:阿司匹林(乙酰水杨酸)、二氟尼柳;②丙酸衍生物:布洛芬、氟比洛芬萘普生;③乙酸衍生物:双氯酚酸钠、酮洛酸、吲哚美辛;④烯醇酸衍生物:比罗昔康、美洛昔康;⑤吡唑酮:保泰松。

目前国内普遍使用的选择性 COX2 抑制剂有塞来昔布、帕瑞昔布、依托考昔。如前所述,这药物的胃肠道副作用比较小。除了关注这类药物的心血管不良事件发生率比较高以外,还应该注意塞来昔布与磺胺类药物的交叉过敏现象。塞来昔布属于非芳香胺磺胺,结构上有磺胺基团,因此与磺胺类药物有交叉过敏现象。既往有磺胺类过敏的患者禁用塞来昔布。塞来昔布过敏,可以出现全身性瘙痒和斑丘疹,嘴唇和舌肿胀,发热,随后出现意识丧失、低血压,因此用药必须十分谨慎。

2. 阿片类药物 阿片类药物是作用于阿片受体的中枢性镇痛药物,也是一种古老的药物,史前就有被用于镇痛的记载。通过降低痛觉的感知、减弱痛反应从而增加痛耐受力。副作用有镇静、呼吸抑制、便秘、很强的欣快感、药物依赖。短时间使用不会出现心理依赖、药物滥用和成瘾。患者和成瘾者还存在显著的区别(表 114-3)。

表 114-3 普通患者与阿片类药物成瘾者的区别

患者	成瘾者
控制用药	用药失控
用药提高生活质量	用药降低生活质量
出现副作用时减少用量	出现副作用时维持药量

续表

患者	成瘾者
关心治疗	对治疗漠不关心
遵守协议	违反协议
剩余药物	从不剩余药物,经常编造药物丢失等借口

阿片类药物与神经系统和其他组织的特异性阿片受体相结合而发挥镇痛作用。阿片受体主要分三类,μ、κ、δ 受体(表 114-4),目前报道多达 17 种,还包括 ε、ι、ζ 等受体。有人认为 σ 受体不再被认为是阿片受体,因为该受体激活后不能被纳洛酮所拮抗,对经典的阿片类药物没有很高的亲和力,而且对右旋异构体具有立体选择性,其他阿片受体是对左旋异构体具有立体选择性。μ 受体有 3 个亚型,$μ_1$、$μ_2$ 和新发现的 $μ_3$。还有一类受体是阿片样受体(opioid-receptor-like receptor 1, ORL1),涉及到痛反应,在吗啡耐受中起着重要的作用。这些都是 G 蛋白偶联受体,作用在 GABA 能神经传导过程中。

表 114-4　阿片类受体

受体	亚型	位置	作用和影响
δ	$δ_1$, $δ_2$	大脑 杏仁体 嗅球 深大脑皮质	镇痛 抗郁效用 药物依赖性
κ	$κ_1$, $κ_2$, $κ_3$	大脑 下丘脑 中脑导水管周围灰质 屏状体 脊髓	脊髓镇痛 镇静 瞳孔缩小 抗利尿激素释放困难
μ	$μ_1$, $μ_2$, $μ_3$	大脑 大脑皮质 丘脑 中脑导水管周围灰质 脊髓	$μ_1$: 上脊髓镇痛 药物依赖性 $μ_2$: 通气不足 瞳孔缩小 欣快症 药物依赖性

(1) 强阿片类药物

1) 吗啡:吗啡作用在中枢神经系统,有口服、静脉或肌肉等给药途径。口服后起效时间是 20～30 分钟,峰效应在 60～90 分钟,持续时间 3～6 小时。主要代谢部位在肝脏,经葡萄糖醛酸代谢为 M3G 和 M6G,前者无镇痛活性而后者有,可能也能显著参与镇痛作用。

吗啡可以口服、肌内、静脉和皮下给药。口服吗啡有速释和缓释制剂。缓释制剂包括片剂和胶囊。胶囊内含有颗粒已达到控释吗啡的作用。胶囊可以剥开将颗粒拌入食物如酸奶或果酱,但这些颗粒不能咀嚼,以免缓释效应消失。

早期副作用是恶心呕吐、镇静、呼吸抑制,长期使用这些副作用可以出现耐受或者适应。而尿潴留和肠蠕动抑制很难适应,可能最终导致肠梗阻等副作用。

2) 芬太尼:芬太尼是一种高脂溶性的合成 μ 受体激动剂,全人工合成。通过 G 蛋白偶联受体起作用,强度约为吗啡的 100 倍,所有相对吗啡的优点和制剂有关。

芬太尼没有口服制剂,但是有经黏膜和经鼻给药系统。静脉给药起效小于 1 分钟,但是快速再分布到脂肪组织,而不是消除,导致作用时间大致30～45 分钟。但是大剂量反复给药后,清除变成了主要的决定作用时间的环节。芬太尼主要通过肝脏代谢和肾脏分泌排泄。

芬太尼在疼痛治疗中用得最多的是透皮贴剂。20 世纪 90 年代强生制药开发了芬太尼透皮贴剂,该技术在惰性酒精凝胶中灌注一定剂量的芬太尼——储库型,可以达到持续给药48～72小时。改进型的 Fentanyl Transdermal Matrix Patch—骨架型芬太尼透皮贴剂具有与储库型生物等效性,但是剂型更薄,弹性和黏附性更好,只有背膜和含药黏附层两层。该贴剂中芬太尼分散、溶解在聚丙烯酸盐粘连层内,使用时持续释放,且不会向周围渗透,起效时间比储库型快4～8小时,最长可达72小时。

除了贴剂,芬太尼还有各种口味的棒棒糖,起效最快,可以用来治疗暴发痛。

芬太尼的上述制剂适用于姑息治疗的患者,尤其适用于已经使用阿片类药物而不能持续进食且不能耐受皮下给药的患者,中到重度肾功能衰竭患者以及使用口服吗啡类药物或者其他药物引起呕吐使得药物吸收不能得到保证的患者。

3)氢吗啡酮:氢吗啡酮是很强的中枢作用于 μ 受体的镇痛药物,是吗啡的衍生物——吗啡的氢化酮,因此是半合成药物。药理和药代动力学与吗啡很相似,口服生物利用度在40%～60%之间,起效快,作用持续时间4～6小时。皮下、静脉、硬膜外、鞘内给药都有效。和吗啡一样,清除半衰期3～4小时。副作用和强阿片类药物相似,包括剂量依赖性的呼吸抑制甚至循环抑制、头晕、嗜睡、瘙痒、肠蠕动抑制、恶心呕吐等。

4)美沙酮:和吗啡的化学结构不同,是一种混旋体。左旋体作用在 μ 受体,左右旋体还可以使 δ 受体去敏化、拮抗 NMDA 受体。这就使得美沙酮可以缓解神经病理性疼痛。δ 受体的活性对于吗啡耐受和依赖的形成至关重要,因此可以用于戒毒。

美沙酮是脂溶性药物,口服生物利用度高达80%～90%,作用持续时间长达4～24小时。大部分在肝脏内代谢,代谢缓慢,不是依靠肾脏分泌,半衰期4～62小时。反复使用应该注意蓄积引起的呼吸抑制。

5)羟考酮:是半合成阿片类药物,和吗啡有着相似的作用,作用在 μ 受体,但是还有 κ2b-阿片受体激动剂活性,对于神经病理性疼痛具有特殊作用。口服生物利用度50%～60%,起效时间20～30分钟,持续时间4小时。血浆半衰期3.5小时,但肾衰竭时明显增加。

可以作为中重度急性疼痛和慢性疼痛之用,也可以作为阿片类药物轮替的选择用药,副作用和阿片类药物相似。

羟考酮经肝脏细胞色素 P450 代谢成羟氢吗啡酮,因此和其他阿片类药物不同,羟考酮更容易出现药物相互作用,而且肝功能不全的患者需要减量。羟考酮及其代谢产物主要在肾脏、汗腺分泌,肾功能受损的患者容易引起蓄积。

口服给药,羟考酮的作用强度是吗啡的 1.5～2 倍。

羟考酮也有与对乙酰氨基酚制成的复方制剂,用于急性疼痛增强镇痛效果。副作用也因增加了对乙酰氨基酚而明显提高。

阿片类药物没有封顶效应,药物剂量的增加,药理作用增强。有时因为各种药物需要交替使用,可以根据等效剂量进行换算(表 114-5)。

表 114-5　常用阿片类药物的等效剂量

药物	剂量	
	口服(mg)	肌内注射(mg)
吗啡	60	10
哌替啶	200	50
芬太尼	–	0.1
羟考酮	30	15
羟吗啡酮		1.5
可待因	200	130
美沙酮	10	8.8
喷他佐辛(镇痛新)	180	60

(2)阿片受体激动-拮抗剂:虽然作用在阿片受体,但是有封顶效应。这类药物有阿片受体的镇痛作用,又可以避免阿片类药物的一些副作用。

一种阿片受体激动拮抗剂称为混合激动拮抗剂:对两种或更多种阿片受体有亲合力,阻断一种受体的作用,通过另一种受体产生阿片样作用,包括喷他佐辛、布托啡诺、纳布啡、地佐辛。另一种激动-拮抗剂称为部分激动拮抗剂,作用在一种受体上,既可以激活阿片受体,又可以阻断这些受体。根据情况,部分激动剂可以产生激动剂的作用或者拮抗剂的作用,如丁丙诺啡。

喷他佐辛和纳布啡是弱 μ 受体拮抗剂、κ 受体部分激动剂。刺激中枢神经系统神经元的这些受体抑制细胞内腺苷酸环化酶、关闭钙通道、打开膜上的钾通道,这便导致膜电位的超极化,抑制上行痛觉传导通路动作电位。这些激动拮抗剂注射时都是强镇痛药物。喷他佐辛是吗啡作用的 1/3,纳布啡作用较吗啡稍弱,布托啡诺作用较强,作用持续时间和吗啡相似达 3~4 小时。口服喷他佐辛和阿司匹林、对乙酰氨基酚的作用接近，较弱阿片类药物的作用弱。后两者尚没有口服制剂，通常的治疗剂量的纳布啡有和吗啡等效的呼吸抑制效应，布托啡诺抑制持续作用更长。和吗啡不同的是呼吸抑制和镇痛作用都有封顶效应。药物成瘾的风险却较纯阿片受体激动剂低。但是还是有药物滥用的风险。因此喷他佐辛被列入控制药物。

丁丙诺啡（buprenorphine）是一种强 μ 受体部分激动剂，肌内注射强度达到吗啡的 30 倍，在人体和动物实验都显示了封顶效应。但人体的最大剂量目前还没有可靠的数据，舌下含服的封顶剂量约 2μg，但是也有患者可以使用 3~4 倍的剂量。作用持续时间较吗啡长，达 6~9 小时。丁丙诺啡的呼吸抑制作用较吗啡弱，但是也有报道认为等效镇痛剂量的两种药物呼吸抑制效应比较接近。丁丙诺啡透皮贴剂的作用时间是 72 小时，可以用于慢性疼痛患者。

（3）弱阿片类药物：阿片类药物分为强阿片类药物和弱阿片类药物，两类药物药理作用上的区别还不清楚，在受体水平的作用是完全一样的。如果有区别的话，就是弱阿片类药物的剂量不可以无限制地增加来提高效果。这不是由于药理上真正意义上的封顶效应——受体被完全结合、进一步通过受体起作用已经不可能，而是因为副作用而使得增加药物剂量不能耐受。

1）可待因（codeine）：是最常用的弱阿片类药物，是吗啡的衍生物，强度约为吗啡的 1/10，药物的 1/10 被肝脏代谢为吗啡起作用，成人的半衰期和吗啡相似，约 2.5~3.5 小时，口服生物利用度约 65%，起效时间 20 分钟，达峰值 1~2 小时，持续 4~8 小时。也有证据显示可待因具有一些直接的镇痛作用，它的镇痛作用主要来自代谢产物，特别是吗啡和活性衍生物。代谢产物还有可待因-6-葡萄糖醛酸，具有弱的阿片受体结合作用。其他活性代谢物包括少量去甲可待因和吗啡-6-葡萄糖醛酸 M6G、没活性的吗啡-3-葡萄糖醛酸 M3G。

可待因通过细胞色素 P450 的亚型 2D6 进行去甲基产生吗啡，大概有超过 50% 基因变异已经被肯定了。有些变异导致酶不能将可待因转化为吗啡，有报道显示这种变异占人群的 30%。

所有吗啡的副作用可待因都有，最麻烦的是便秘。推荐剂量是 0.5~1mg/kg，最大剂量是 60mg/次。静脉给药并没什么优势，可以引起明显的组胺释放和低血压。

其他弱阿片类药物还有二氢可待因和普洛帕吩（propoxyphene）。二氢可待因是可待因的半合成类似物，生物利用度是 20%，镇痛起效时间约 30 分钟，作用持续时间 3~6 小时，口服低生物利用度表示口服时和可待因是等效的，但是，静脉给药时作用翻倍。普洛帕吩是美沙酮的同类，但是镇痛效果只和对乙酰氨基酚相似。具有活性代谢产物 norpropoxyphene，反复使用可能导致中枢神经系统毒性作用。

2）曲马多：是一种人工合成的弱阿片类药物，作用于阿片受体以及脊髓下行抑制系统的去甲肾上腺素能系统。主要治疗中度到重度疼痛，对于某些类型的神经病理性疼痛，曲马多也是很重要的选择。

曲马多是一种混合消旋体，本身对 μ-阿片受体亲和性极低，约是吗啡的六千分之一。（+）-异构体的-阿片受体亲和性和血清张力素重吸收约为（-）-异构体的 4 倍，但（-）-异构体会产生去甲肾上腺素重吸收效应。经过肝脏细胞色素 P450 的同工酶 CYP2D6 代谢，被 O-和 N-去甲基化产生 5 种代谢产物，其中 O-去甲基曲马多（即 M1 代谢产物）对 μ 受体的亲和力相当于曲马多（+）-异构体的 200 倍。因此，两者协同具有很好的镇痛作用，尤其对于某些神经病理性疼痛更有独到的镇痛作用。

最常见的药物不良反应是呕吐、出汗及便秘，有些人用后可以出现嗜睡，所有阿片类药物的副作用都有，但是没有强阿片类药物那么强烈，而阿片类常见的呼吸抑制副作用却在曲马多使用后不常见。曲马多会降低癫痫的发作阈。当与 SSRI、三环抗抑郁药同时服用，或者癫痫患者用该药时，癫痫的发作阈会大幅降低。一旦发作，可能会引起强直阵挛性发作。

长时间使用曲马多可能造成生理依赖和戒断综合征。曲马多会引发典型和非典型的戒断症状。非典型戒断效应很有可能与曲马多的血清素和去甲肾上腺素重吸收效应有关。其症状包括：焦虑、烦躁、麻痹、发汗和心悸。生理依赖曲马多的患者最好有规律地服药以防止戒断症状发作。需要停服曲马多时，必须逐渐减少剂量，减轻戒断症状。

对曲马多的依赖性仍存在争议。Grünenthal 公司已将曲马多升级为比传统阿片类成瘾性低的弱阿片类药物，宣称临床试验中有极少的药物依赖性，且症状较轻。他们的解释是 M1 代谢物的 μ-阿片受体活性和去甲肾上腺素重吸收效应抑制了药物依赖。尽管如此，此药还是有可能引起依赖效应，只是需要的剂量更大，时间更久。我国目前将该药作为 II 类精神类药物进行管制。

3. 辅助用药 这类药物本身不是镇痛药物,但具有缓解疼痛的作用,尤其针对神经病理性疼痛。

(1) 抗惊厥药:神经病理性疼痛是神经系统的病变或者功能异常引起的,来自神经病理性疼痛病灶的伤害性传入可以汇聚成类似异常的癫痫样兴奋。

1) 卡马西平是 Na^+ 通道阻断剂,可以抑制痛觉兴奋灶,因此常被用于三叉神经痛等神经病理性疼痛。奥卡西平是新一代抗惊厥药,效果更稳定,更安全。

2) 加巴喷丁是一类传统的抗惊厥药,对于患有纤维肌痛和约 1/3 的慢性神经病理性疼痛患者有镇痛作用,同时可以减少一些患者的吗啡用量。对于三叉神经痛,作用不及卡马西平。对于复杂性区域疼痛综合征(CRPS)的镇痛效果不确切。2002 年,加巴喷丁被 FDA 批准用于治疗带状疱疹神经痛和带状疱疹后遗神经痛。

加巴喷丁结构与神经递质 GABA 相关,但不与 GABA 受体产生相互作用,它既不能代谢转化为 GABA 或 GABA 激动剂,也不是 GABA 摄取或降解的抑制剂。加巴喷丁的某些活性是与电压门控钙通道作用有关,加巴喷丁结合在钙通道的 $\alpha_2\delta$ 亚单位 1 和 2,抑制中枢神经系统的钙内流,调节递质囊泡释放。加巴喷丁的副作用是嗜睡、乏力、外周水肿(四肢水肿),这些更多发生在高剂量使用的老年患者。肝脏毒性很小,但是也有报道。肾功能不全的患者应该慎用,以免引起药物蓄积。加巴喷丁起始剂量为 300mg/d,最高可达 1800mg。

3) 普瑞巴林(pregabalin)是美国西北大学医学化学家 Richard Bruce Silverman 发明的,2004 年在欧盟获批准,2004 年 12 月份获得 FDA 批准治疗癫痫、糖尿病神经病理性疼痛和带状疱疹后遗神经痛。

普瑞巴林是加巴喷丁的延续产品,结构上和加巴喷丁有相似,作用在中枢神经系统的 $\alpha_2\delta$ 亚型的电压依赖性钙通道,减少神经递质释放,包括谷氨酸、去甲肾上腺素、P 物质、降钙素基因相关肽(CGRP)、γ-氨基丁酸。可以治疗癫痫、糖尿病神经痛、纤维肌痛、带状疱疹后遗神经痛以及广泛性焦虑。和加巴喷丁相比,普瑞巴林作用更强,起效更快,生物利用度更高。

普瑞巴林的适应证是:①糖尿病末梢神经痛、带状疱疹后遗神经痛,还没有足够证据证明其对所有神经病理性疼痛都有效;②纤维肌痛;③广泛性焦虑症(只在欧盟获得批准);④戒酒。

普瑞巴林的副作用有嗜睡(>10%)、视觉模糊或复视(1% ~ 10%)、幻觉(0.1% ~ 1%)、心动过速、出汗等,还有极少数(<0.1%)使用后可能出现 Ⅰ 度房室传导阻滞、低血压等不良反应。

长期用药突然停用普瑞巴林可能出现撤药综合征,包括失眠、焦虑、烦躁不安。因此应该逐渐减药。

口服普瑞巴林 1 小时后血药浓度达峰值,口服生物利用度超过 90%。普瑞巴林在人体内的代谢是可以被忽略的,大概 98% 的普瑞巴林药物以原型从尿液排出,主要代谢产物是 N-甲基普瑞巴林。普瑞巴林主要通过血液循环,经肾脏分泌原型排泄,肾脏的普瑞巴林清除率是 73ml/min。

(2) 抗抑郁药:三环类抗抑郁药对于神经病理性疼痛具有的镇痛效应,至少有中度的缓解作用,具有抑制 5-羟色胺(5-HT)和去甲肾上腺素(NA)再摄取、提高下行抑制系统的作用,代表药物是阿米替林和丙咪嗪。

选择性 5-HT 和 NA 再摄取抑制药(SNRIs)能同时阻滞 5-HT 和 NA 再摄取,即双重阻滞作用。代表药物有文拉法辛(venlafaxine)和度洛西汀(duloxetine)。文拉法辛的药理机制是抑制神经突触前膜 5-HT 及 NA 再摄取,增强中枢 5-HT 及 NA 神经递质功能,发挥抗抑郁作用。与组胺、胆碱能及肾上腺素能受体几乎无亲和力,不良反应较轻。其缓释口服制剂吸收好,血浆 $t_{1/2}$ 为 15 小时,生物利用度为 96% ~ 105%。临床研究显示,文拉法辛减轻疼痛效果和 TCA 类似,不良反应比 TCA 少,患者不能耐受 TCA 类副作用时可用文拉法辛。度洛西汀通过 5-HT 和 NA 两种神经递质发挥调控情感和疼痛敏感程度方面的作用,提高机体对疼痛的耐受力,它于 2004 年 9 月被 FDA 批准为可用于治疗糖尿病周围神经病变。2010 年英国 NICE 指南推荐度洛西汀为糖尿病性周围神经痛的一线用药。

选择性 5-HT 再摄取抑制剂对神经病理性疼痛最多也就是中度的缓解作用。对于糖尿病末梢神经痛和多发性神经痛镇痛效果不佳。SSRIs 和 SNRIs 对于纤维肌痛都有改善疼痛、提高机体功能以及生活质量的功能。

(二) 疼痛的有创治疗

1. 神经阻滞疗法 神经阻滞疗法是目前常用的局部治疗方法,也是麻醉科医师从事疼痛治疗的核心技术。适用于某个神经受到炎性刺激或者神经损伤引起的疼痛,对于神经病理性疼痛的急性期具有较好的镇痛和治疗作用,有助于神经损伤后的修复。常用配方有局部麻醉药物和糖皮质激素。

(1) 常用药物

1) 局部麻醉药物:具有快速阻断痛觉传导、起到快速镇痛、阻断痛觉不断传入的目的,在神经阻滞疗法中,常常采用感觉运动阻滞分离的局麻药如布比卡因、罗哌卡因等局麻药。常用浓度为 0.1%,尽可能减少运动神经阻滞,减少治疗后因活动不利而导致的不安全因素。在侧间隙或者硬膜外阻滞时,低浓度的局麻药也可以减少低血压的发生,尤其疼痛治疗中,老年人偏多,安全性更高。

2) 糖皮质激素:神经损伤或者组织损伤局部释放大量的神经肽,激活缓激肽、IL-1、5-HT、NA 等炎性因子,使得损伤的组织内产生释放大量磷脂酶 A_2,促进花生四烯酸在环氧合酶作用下,产生大量前列腺素,对伤害性感受器起到敏化的作用。同时,花生四烯酸还可以在脂氧化酶的作用下,产生大量引起疼痛的炎性因子白三烯,导致组织炎性水肿和痛觉过敏。糖皮质激素在疼痛治疗中的消炎作用明显强于 COX 抑制剂,因为直接抑制磷脂酶 A_2 对花生四烯酸的作用,因此具有更强的消炎、消肿和镇痛作用(图 114-8)。

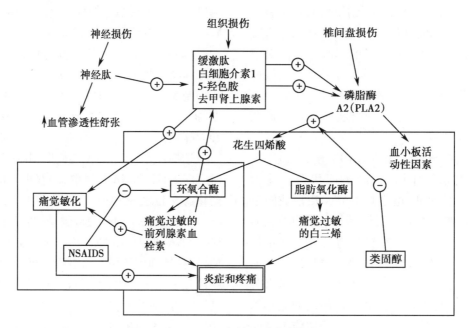

图 114-8　NSAIDs 和糖皮质醇的镇痛机制

无论是全身使用还是局部注射,糖皮质激素在疼痛治疗中都起着重要的作用,其副作用也不容忽视,主要包括:①血压升高、血糖升高,对于有高血压、糖尿病的患者需要控制剂量谨慎使用;②抑制胃黏膜屏障、促进胃酸分泌,对于有消化性溃疡、消化道出血的患者慎用,使用时适当使用一些胃黏膜保护剂;③具有一定的保钠排钾作用,对于有低钾血症的患者慎用;④对于有局部炎症和全身炎症的患者严格禁用;⑤有一定的中枢兴奋作用,失眠的患者慎用;⑥过敏的患者禁用;⑦特发性紫癜患者禁用。

糖皮质激素的使用剂量应该因人而异,根据患者的年龄、有无心血管系统、内分泌系统疾病进行个体化治疗。采用悬液制剂既可以减轻吸收后的全身副作用,又可以延长局部作用时间。可以选择甲泼尼龙悬液 40mg 或者复方倍他米松 7mg,3~4 周 1 次。

神经阻滞疗法除了药物可能引起的一些副作用外,穿刺操作也可能引起不良反应,如感染、血肿、气胸和神经损伤等等。随着可视化技术在麻醉领域的广泛开展,局部神经阻滞疼痛治疗中也逐渐使用超声定位治疗三叉神经痛、颈肩上肢神经痛、坐骨神经痛等外周神经痛。

(2) 常用方法

1) 硬膜外激素注射(epidural steroid injection,ESI):适应证为椎管内神经根受到刺激引起的疼痛,即根性痛,患者有神经根受刺激、受压迫的表现,放射到上肢或下肢。对脊神经后内侧支受刺激引起的背部轴性痛效果不太理想。CT 或者 MRI 显示有椎间盘突出的患者,有些患者也可作诊断性治疗用。脊神经的带状疱疹急性发作期也可以采用硬膜外激素注射。单侧椎间盘突出引起的单侧放射痛,硬膜外侧间隙激素注射效果更好。

2）脊神经后内侧支阻滞（medial branch block，MBB）：脊神经后支是混合神经，内侧支有分布到脊柱关节突关节的关节支。如果有脊柱关节突关节退行性改变，可以刺激脊神经后内侧支的分支，引起颈肩背痛或者腰背牵涉痛，这些疼痛不会放射到上下肢而主要分布在脊柱两侧，也称为轴性痛。行 MBB 可以很好地缓解这些疼痛，而行椎管内注射对轴性痛效果不理想。因此也可以用以鉴别根性痛和关节突关节源性疼痛。

关节突关节源性疼痛和根性痛的区别不仅可以采用诊断性阻滞进行区分，还可以通过年龄或者疼痛的范围（表 114-6）。

表 114-6 根性痛和关节突关节源性痛的区别

	根性疼痛	关节突关节源性痛
发病年龄	中青年	老年人
疼痛范围	肢体放射痛	腰背部、肩背部的疼痛
治疗	ESI	MBB

3）交感神经阻滞：交感神经阻滞可以辅助治疗各种神经病理性疼痛，特别可以辅助治疗缓解复杂性区域疼痛综合征（complex regional pain syndrome，CRPS）。

CRPS 是神经科医师 Silas Weir Mitchell 于 1865 年提出的。曾被称为反射性交感营养不良（reflex sympathetic dystrophy，RSD）。绝大部分 CRPS 发生在四肢，可以分为没有明显神经损伤的 Ⅰ 型 CRPS 和有神经损伤的 Ⅱ 型 CRPS。症状的严重程度有时和创伤严重程度没有必然的联系。

根据 IASP 的报道，除了疼痛和肢体水肿，CRPS 还可以表现出：①感觉、运动、自主神经功能受损；②症状可以扩散超过原发神经损伤的支配区域，或不局限某一根被损伤的神经支配区域，如桡骨骨折症状可以扩散到整个手；③通常关节和神经同时受影响；④有心理功能紊乱。除了有无神经损伤外，Ⅰ型、Ⅱ型 CRPS 临床表现没有明显区别。

交感神经阻滞是 CRPS 常用的辅助治疗之一，其他还包括理疗、药物治疗、神经电刺激等，根据患者情况选择使用。

星状神经节阻滞是在颈 6 水平经气管旁、横突表面注射 10ml 局麻药，出现单侧面部霍纳征，说明阻滞成功。星状神经节阻滞还可以在超声引导下进行，对于颈椎横突定位不清的患者效果更好，而且安全性高。主要治疗上肢的 CRPS。

腰交感神经阻滞可以治疗下肢的 CRPS，该阻滞需在 X 线定位下进行，在 L_2、L_3、L_4 水平或单独在 L_2、L_3 水平进行，穿刺针越过椎体的前缘注射造影剂，明确部位后注射 10ml~15ml 局麻药，成功的腰交感神经阻滞后可以出现阻滞侧下肢发热。如果诊断性腰交感神经阻滞有效，可以采用 50%~100% 酒精进行交感神经破坏。

4）腹腔神经丛阻滞：腹腔神经丛阻滞是另一种治疗疼痛的交感神经阻滞，对胰腺癌或其他上腹部脏器疾病压迫腹腔神经丛引起的背痛有较好的镇痛效果。

腹腔神经丛在三个主要的交感神经丛中最大，被称为腹腔脏器的中枢。它由两个神经节及交叉成网的神经纤维组成。交感神经传出纤维内脏大神经（T_5~T_9）和内脏小神经元（T_{10}~T_{11}）大多数在此与节后纤维换元。部分经椎旁交感神经节（L_1~L_2）换元后的节后纤维，以及主要来自右侧迷走神经的副交感神经纤维均取道腹腔神经丛。腹部内脏的交感神经传入纤维亦途经此处，它们中不包括左半结肠、直肠及盆腔器官的传入神经纤维。

腹腔神经丛位于胃和胰腺后，膈肌角前，腹腔神经节在 L_1 椎体上端水平面与主动脉前壁相邻，居腹腔干两侧。其下方为肠系膜上动脉，左侧腹腔神经节的位置较右侧稍低。腹腔神经节可要变异，位置从 T_{12}~L_1 椎间隙到 L_2 椎体中部平面，直径可为 0.5~4.5cm，数量可为 1~5 个。

腹腔神经丛必须在影像学定位下完成，超声胃镜引导下的腹腔神经丛阻滞和损毁定位更加精确。

诊断性腹腔神经丛阻滞镇痛一旦有效，可以使用 50%~100% 的酒精进行神经丛损毁。这种损毁可能在 3 个月或更长的时间后复发，再次损毁仍然有效。并发症包括注射酒精时血压下降，可以采用小剂量多巴胺纠正一过性的血压下降。还可能引起腹泻，这与自主神经功能紊乱有关。其他并发症还有感染、血肿等。

5）其他：各种局部神经阻滞麻醉技术都可以用于某一外周神经受到炎性刺激引起的疼痛，或者损伤引起的神经病理性疼痛，尤其在神经病理性疼痛的早期。

2. 射频疗法

（1）射频损毁：对于反复发作的慢性疼痛，如果诊断性神经阻滞有效但作用持续时间不长，可以考虑将支配病灶的细小末梢分支进行神经损毁。损毁方式有射频热凝损毁和化学损毁。射频热凝外周神经损毁适用于某一支外周感觉神经的损毁,化学损毁适用于某一神经丛,尤其是无髓鞘的自主神经丛。

实施外周神经射频热凝损毁首先需要对患者做全面的评估,认知功能、心理有缺陷的患者应该避免外周神经损毁治疗。

射频热凝主要损毁感觉神经细小的分支。首先诊断性阻滞必须有效,影像学定位下穿刺到位、损毁前还需要进行高频感觉测试和低频运动测试。感觉测试复制出患者的疼痛,目的是为了确保要损毁的神经是传导痛觉的感觉神经,运动测试目的是避开运动神经,不影响运动功能。高频热凝损毁的温度设定在70℃以上,持续时间60~90秒。可以重复操作。

射频热凝损毁的作用可以持续3个月到3年,复发后也可以重复治疗,基本不影响治疗效果。治疗后可以产生治疗区域皮肤失去正常感觉,有的操作甚至因细小的运动神经受损,运动功能受影响,如腰背部脊神经后内侧支的射频热凝损毁可能引起腰背部直立乏力。因此一方面治疗前应该告知患者可能出现的并发症,操作中也应该尽可能避免伤及运动神经,但是有的操作对运动神经的损伤在所难免,应该权衡利弊。

(2) 射频热凝修复:热凝纤维环治疗技术(thermal annular procedures,TAPs)是采用微创技术,修复治疗撕裂的纤维环、缓解疼痛。目前用于临床的TAPs很多,主要技术包括盘内电热凝治疗术(intradiscal electrothermal therapy,IDET)、射频纤维环成形术(radiofrequency annuloplasty)和盘内双极成形术(and intradiscal biacuplasty,IDB)。2009年的一项大样本综述分析的结果显示,IDET使得1/2盘源性慢性下腰痛的患者改善了50%的功能,而支持IDB的证据最少。

2013年,美国介入疼痛治疗医师协会(American society of interventnional pain physicians,ASIPP)的数十位专家对常用的疼痛介入治疗技术作出全面的综述,提出建议如下:

1) 腰椎:骶管注射、经椎间隙硬膜外注射和经椎间孔硬膜外注射对于椎间盘突出所致的放射痛效果好。关节突关节源性的背部轴性痛骶管注射、经椎间隙硬膜外注射效果一般,经椎间孔硬膜外注射效果不佳。腰椎管狭窄上述三种注射效果都一般。背部手术后综合征骶管注射效果一般,经椎间孔注

射效果很有限。

标准射频治疗关节突关节源性背痛效果好,脉冲射频效果很有限。MBB效果从一般到好,关节腔注射效果有限。骶髂关节的介入治疗中,低温射频神经切断术(cooled radiofrequency neurotomy)效果一般,关节腔和关节周围注射以及标准射频和脉冲射频的效果都不理想。

腰椎经皮粘连松解术治疗慢性下腰痛、继发于手术后或者椎管狭窄的下肢疼痛效果一般。盘内的治疗,IDET和双极成形的效果从有限到一般,disc-TRODE效果有限;经皮椎间盘减压,自动经皮椎间盘切除术(automated percutaneous lumbar discectomy,APLD)、经皮腰椎激光椎间盘减压和旋切(decompressor)效果有限,髓核成形效果有限到一般。

2) 颈椎:经椎间隙硬膜外注射治疗颈椎间盘突出或者根性神经痛效果好,对于轴性疼痛或者盘源性疼痛、椎管狭窄、颈椎手术后综合征效果一般。颈椎关节突关节支配神经的标准射频、治疗效果一般,颈椎关节突关节注射效果不佳。

3) 胸椎:硬膜外注射治疗胸痛效果一般,胸椎关节突关节MBB效果一般,神经射频损毁效果不佳,目前还没有关节突关节内注射的报道。

3. 神经调节疗法

(1) 脉冲射频(pulse radiofrequency,PRF):是一种具有调节神经功能的治疗方法。其损毁神经的功能是其次,主要是脉冲调节受损神经的功能。对于带状疱疹后遗神经痛、幻肢痛、残肢痛等顽固性神经病理性疼痛有一定的缓解作用。

脉冲射频是一种比较传统的疼痛治疗方法,20世纪70年代中期开始使用,具有组织损伤少、后遗症少的缺点,尤其对于神经病理性疼痛的患者,而单纯的标准射频治疗效果往往不理想。

PRF使用的是20mv的电流、高电压冲击(high-voltage bursts),PRF静息期480ms产热,整体使靶组织的温度低于42℃,尽管传统理论认为PRF不会引起组织损伤,还是有证据显示PRF可以产生热冲击,达到组织损伤所需要的温度。动物研究也显示背根神经节使用PRF时的神经损伤比标准射频轻,所以带来的热凝损伤小,更安全。

(2) 脊髓电刺激:1965年Melzack和Wall提出了疼痛的"闸门控制"学说,指出刺激粗的Aβ纤维调节脊髓背角闸门,减少了从外周来的伤害性传入。外周伤害性刺激传入到脊髓背角神经元的活性可以通过刺激脊髓背角而抑制,但是,其他机制的参与可

能在其中起着更加重要的作用。有动物实验提示,脊髓电刺激可以提高 GABA 的作用,鞘内注射 $GABA_B$ 激动剂巴氯芬可以提高脊髓电刺激的抗伤害作用,而 GABA 拮抗剂则消除了脊髓电刺激的抗触摸痛作用。在人体鞘内注射巴氯芬可以提高脊髓电刺激的作用。近年还有研究显示腺苷有可能参与了脊髓电刺激的作用,鞘内给予腺苷 A 受体激动剂具有加强脊髓电刺激的作用,也具有和巴氯芬的协同作用。

脊髓电刺激也能消除外周痛。通过再平衡氧供氧耗比例预防缺血,在刺激的低水平通过 α-肾上腺素能受体抑制交感活性、NO 依赖的降钙素基因相关肽释放可能在诱导血管扩张中起着重要的作用。这也可能解释脊髓电刺激时皮瓣存活状况好的原因。相反,Kemler 等报道却认为脊髓电刺激和外周血流无关。

脊髓电刺激对顽固性心绞痛导致胸痛的患者有很好的镇痛效果,其中有很多解释,最可能的机制包括冠状动脉血流重新分布从正常灌注区域重新分布到缺血部位。另一种解释是调节完整的心脏神经系统可能有效地缓解心绞痛。脊髓电刺激还可抑制心肌神经元的兴奋,可能也与缓解心绞痛患者胸痛有关。

脊髓电刺激的适应证:①背部手术失败综合征(failed backsurgery symdrom,FBSS),是最常见的适应证;②复杂区域疼痛综合征(CRPS);③外周血管疾病、缺血性心脏病、带状疱疹后遗神经痛、糖尿病神经痛。去神经痛、脊髓损伤引起的疼痛镇痛效果还有争议。

禁忌证:严重心理疾病,建议脊髓电刺激测试前所有患者应该行心理评估。感染、药物滥用、凝血功能不全避免使用。对于胸段椎管狭窄的患者操作需谨慎,尤其对双电极植入者。

脊髓电刺激植入前需用测试电极进行效果测试,达到患者要求的效果后再进行永久植入。

脊髓电刺激并发症有植入术引起的出血和感染、电极覆盖不佳、刺激幅度减小等。

同样的刺激电极也可以植入到外周神经,缓解外周神经病理性疼痛。

(3)鞘内药物输注系统:对于一些慢性疼痛或者晚期癌痛患者,如果外周使用阿片类药物有效但是剂量极大或者副作用特别明显,可以选择鞘内持续输注吗啡。鞘内输注巴氯芬可以缓解卒中后中枢神经病理性疼痛。

(4)深部脑刺激(deep brain stimulation,DBS):DBS 是将电极直接植入脑部与疼痛相关的某些核团或者某些部位,刺激后以缓解某些顽固性疼痛。由于产生各种神经病理性疼痛的机制各不相同,很多尚未得到很好的解释,因此从理论上说 DBS 虽然是相当好的技术,但是在刺激部位的选择、刺激参数的选择等方面还存在大量盲区,也就导致 DBS 对很多顽固性疼痛的治疗仍处于摸索阶段。

(杜冬萍)

参 考 文 献

1. Woolf CJ. What is this thing called pain?. Journal of Clinical Investigation,2010,120(11):3742-3744.
2. Turk, DC, Okifuji A. Pain terms and taxonomies of pain.// Loeser D,Butler S H,Chapman JJ,et al. Bonica's management of pain. 3rd. ed. Lippincott Williams & Wilkins,2001:18-25.
3. Treede RD,Jensen TS,Campbell JN,et al. Neuropathic pain:redefinition and a grading system for clinical and research purpose. Neurology,2008,70(18):1630-1635.
4. Woessner JW. Overview of pain:classification and concepts. In:Boswell MK,Cole BE. Weiner's Pain management:a practical guide for clinicians. 7th ed. 2006:35-48.
5. Margie RLS. Culture and pain. In:Boswell MK,Cole BE. Weiner's Pain management:a practical guide for clinicians. 7th ed. 2006:49-60.
6. Urch CE,Suzuki R. Pathophysiology of somatic,visceral,and neuropathic cancer pain. In:Sykes N,Bennett MI,Yuan CS. Clinical pain management:Cancer pain (2nd). London:Hodder Arnold,2008:3-12.
7. Wall PD & Melzack R. Pysiology of pain. In:Wall PD & Melzack R. The challenge of pain. 2nd ed. New York:Penguin Books,2008,79-146.
8. Lipsky BA,Berendt AR,Deery HG,et al. Diagnosis and treatment of diabetic foot infections. Clin. Infect. Dis,2004,39(7):885-910.
9. Nagasako EM,Oaklander AL,Dworkin RH. Congenital insensitivity to pain:an update. Pain,2003,101(3):213-219.
10. Raouf R,Quick K,Wood JN. Pain as a channelopathy. J. Clin. Invest,2010,120(11):3745-3752.
11. Bonica JJ,Loeser JD. History of pain concepts and therapies//Loeser JD,Butler SH,Chapman CR,et al. Bonica's Management of Pain 3rd ed. Lippincott Williams & Wilkins Publishers 2001:49-59.
12. Wolff BB. A brief history of pain from a personal perspective. In:Boswell MK,Cole BE. Weiner's Pain management:a practical guide for clinicians. 7th. ed. 2006:3-10.

13. 胡兴国,曾因明.疼痛的临床评估与治疗基础//庄心良,曾因明,陈伯銮.现代麻醉学.第3版.北京;人民卫生出版社,2003:2540-2571.

14. Stein C, Schäfer M, Machelska H. Attacking pain at its source:new perspectives on opioids. Nature, 2003, 9（8）: 1003-1008.

15. Lee YC, Chen PP. A review of SSRIs and SNRIs in neuropathic pain. Expert Opin Pharmacother, 2010, 11（17）: 2813-2825.

16. Shah A, Kirchner JS. Complex regional pain syndrome. Foot Ankle Clin, 2011, 16（2）:351-366.

17. Smuck M, Crisostomo RA, Trivedi K, et al. Success of initial and repeated medial branch neurotomy for zygapophysial joint pain: a systematic review PM R,. 2012, 4（9）:686-692.

18. van Boxem K, van Eerd M, Brinkhuizen T, et al. Radiofrequency and pulsed radiofrequency treatment of chronic pain syndromes:the available evidence. . Pain Pract, 2008, 8（5）: 385-393.

19. Poree L, Krames E, Pope J, et al. Spinal cord stimulation as treatment for complex regional pain syndrome should be considered earlier than last resort therapy. Neuromodulation, 2013, 16（2）:125-141.

20. Nader A, Kendall MC, Deoliveria GS, et al. Ultrasound-Guided Trigeminal Nerve Block via the Pterygopalatine Fossa: An Effective Treatment for Trigeminal Neuralgia and Atypical Facial Pain. Pain Physician, 2013, 16（5）: E537-545.

第115章 术后疼痛治疗

手术后患者几乎都经历过不同程度的疼痛,也许是某些患者一生中最严重、最难忘的疼痛。长期以来,人们普遍认为手术后疼痛是自然现象,为了治病就必须要默默地忍受!现代医学确立了"以患者为中心"替代传统上"以疾病为中心"的医学模式,强调疾病诊疗过程中的人文关怀。对围手术期镇痛的高度重视正是麻醉学和外科学领域中重要观念转变的体现。临床手术麻醉和术后镇痛是一个不可分割的整体,不仅要保证患者安全舒适地度过手术期,也要认识到完善的术后镇痛是提高他们生活质量的重要环节!然而,调查显示目前许多手术患者的术后疼痛并未得到满意的控制,即便在发达的西方国家也是如此。研究证实:术后疼痛会对患者产生十分不利的影响:如失眠,肺活量和肺泡通气下降,肺炎,心动过速,高血压,高凝倾向和血栓形成,心肌缺血,心肌梗死,伤口愈合延迟和演变为慢性疼痛等。完善的术后疼痛治疗能降低患者全身应激反应,改善组织氧供;使患者能早期活动,减少下肢血栓形成及肺栓塞的发生;促进胃肠功能早期恢复,从而降低围手术期并发症的发病率和死亡率,特别是那些高危(ASA分级Ⅲ~Ⅳ级)、接受大手术和重症监护患者。

当今,疼痛已成为"第五大生命体征","消除疼痛是患者的基本权利",创建"无痛医院"是时代潮流。因此,随着现代科学对疼痛机制的深入认识、镇痛药物、设备及技术的不断发展,使患者在无痛、或轻微可接受的疼痛范围内舒适地度过术后恢复期并尽早康复、重返美好生活是每个医务工作者努力的目标。

第1节 术后急性疼痛治疗的理论基础

一、术后急性疼痛的解剖和病理生理

(一)急性疼痛与传导通路

手术可引起组织损伤,从而导致炎性介质如组胺、肽类(如缓激肽)、脂质(如前列腺素类)、神经递质(如5-羟色胺)以及神经营养因子(如神经生长因子)等的释放。这些炎性介质可激活外周伤害性感受器(细小的感觉神经末梢),将伤害性感受信息转化为电信号,编码后经传入神经传至脊髓背角并在该部位整合。最简单的伤害性感受通路包括三个神经元:①初级传入神经元:细胞体位于脊髓后根,轴突向外周分布于躯体或内脏组织,向中枢投射至脊髓背角。它负责伤害感受信号的转化并将其传入至脊髓背角;②投射神经元:接受初级神经元的传入信号,并将其投射至脊髓及脑桥、中脑、丘脑和下丘脑神经元;③脊髓上神经元:整合脊髓神经元传来的信号,并将其传至大脑皮层及皮层下区域,产生疼痛感受。传递痛觉的感觉神经包括有髓鞘的 A_δ 纤维和无髓鞘的 C 纤维,后者主要参与损伤、寒冷、热或化学方式等刺激信号的传递。调节伤害感受的神经元主要存在于脊髓灰质Ⅰ、Ⅱ和Ⅴ层。Ⅰ层接受 A_δ 和 C 纤维传入的冲动,称之为伤害感受性特异神经元。Ⅱ层有兴奋性及抑制性交互神经元,接受伤害或非伤害冲动,在伤害冲动的调控方面起重要作用。Ⅴ层接受伤害和非伤害性纤维(Aβ)传入的冲动,属动态范围神经元。不论伤害或非伤害感受性纤维,均

可释放兴奋性氨基酸及神经肽(如P物质、神经激肽A、降钙素基因相关肽),与背角神经元膜受体结合。伤害感受信息经过脊髓的复杂调制后,某些冲动传递到脊髓前角和前外侧角产生节段性脊髓反射(如骨骼肌张力增加、膈神经功能抑制、胃肠活动减弱);其他冲动则通过脊髓丘脑束和脊髓网状束传递到更高级的中枢,诱发脊髓上中枢与大脑皮层反应,最终产生疼痛感受和情感表达。

(二) 痛觉敏化

外周炎性介质的不断释放使伤害性感受器敏化:一些炎性介质如缓激肽直接激活痛觉感受器,而前列腺素则使之敏化。刺激痛觉感受器还可以引起P物质、降钙素基因相关蛋白(CGRP)、肠促胰酶肽等在受伤部位的释放。这些肽类物质可使肥大细胞脱颗粒,引起血管扩张、水肿,增强痛觉感受器的激活及敏化效应。同时,交感神经末梢也通过释放去甲肾上腺素和前列腺素参与敏化增强及痛觉感受器的激活。最终,在多种化学因子的协同作用下,高阈值痛觉感受器转化为低阈值痛觉感受器,兴奋性阈值降低,兴奋下放电频率增加以及自发性放电频率增加,对超阈值的反应性增强,即痛觉过敏。

外周伤害感受器的致敏为原发痛觉过敏,脊髓和中枢神经系统的致敏为继发痛觉过敏。中枢敏化可发生于脊髓及其以上中枢神经系统,如前扣带回和前腹侧区,它很大程度上是在外周敏化基础上形成的:正常冲动传入过程中,谷氨酸与AMPA(α-氨基-3-羟基-5-甲基-4-异恶唑)受体结合并使之产生快突触后电位,持续几毫秒,突触间隙的谷氨酸迅速被重摄取,其作用短暂而局限。神经激肽受体激活产生突触慢电位,持续几秒,它可增强AMPA受体激活效应。神经肽还可以向突触间隙外扩散,激活局部区域以外的神经元。传入刺激强烈时,AMPA和神经激肽受体持续激活,导致进行性细胞去极化和NMDA(N-甲基-D-天门冬氨酸)受体的激活,并激发背角神经元G蛋白耦联化学变化。因此,持续外周刺激导致传入神经纤维不断释放谷氨酸和神经肽,激活脊髓背角AMPA及NMDA受体,使其参与激活第二信使系统,引起活性依赖的背角投射神经元对继发伤害性传入的兴奋性增加。上述反应称之为"上发条"(windup),是中枢敏化的触发机制。外周伤害感受器的持续刺激造成投射神经元长时间细胞内变化,使它的感受野扩宽、对非伤害刺激阈值降低。因此,中枢敏化是一种活性依赖性兴奋性增高、感受野扩宽、对伤害或非伤害刺激的反应增强。临床所见的痛觉过敏始于NMDA的激活、上发条和中枢敏化。中枢敏化可以是转录依赖性,也可以为转录非依赖性。转录非依赖性敏化过程是异突触中枢敏化。NMDA上发条和疼痛早期长时程增强效应的激活均为转录非依赖过程,是可逆的。转录依赖性敏化发生于长时伤害性易化,可导致基因激活,mRNA转录、翻译成蛋白。目前认为转录依赖性敏化由炎症、背根神经节和脊髓背角的相关变化以及中枢神经系统不可逆性结构改变介导。NMDA对急性损伤后慢性疼痛的发展可能起到特别重要的作用。

了解伤害性感受的神经生物学对理解急性疼痛向慢性疼痛的转变过程极为重要。研究表明,伤害性刺激能在1小时内引起脊髓背角新基因表达(神经敏化的基础)及行为学改变,且急性术后疼痛强度可以很好地预测慢性术后疼痛的发生。因此,围手术期疼痛的控制和实施方式(如围手术期多模式镇痛)对促进术后患者短期和长期的康复都很重要。

二、术后急性疼痛对机体的影响

术后疼痛是机体受到手术创伤后的一种反应,包括生理、心理和行为上的一系列反应,如未得到有效控制,可能强化伤害性感受向中枢神经系统传入带来的病理生理反应,导致一系列有害的急性与慢性影响,增加患者发病率与死亡率。

(一) 急性影响

伤害性刺激从外周向中枢的传递可引起神经内分泌应激反应,主要涉及下丘脑-垂体-肾上腺皮质系统与交感肾上腺系统的相互作用。疼痛引起交感神经张力增高、儿茶酚胺分泌增加,分解代谢性激素(如皮质激素、促肾上腺皮质激素、抗利尿激素、胰高血糖素、醛固酮、肾素、血管紧张素Ⅱ)分泌增加,而合成代谢性激素分泌减少;导致水钠潴留,血糖、游离脂肪酸、酮体和乳酸水平升高,代谢与氧耗增加,出现高代谢性分解代谢状态。神经内分泌应激反应与手术创伤程度呈正相关,它可以强化机体其他部位有害的生理效应,对各大系统有如下影响:

(1) 兴奋交感神经系统,增加全身氧耗,对缺血脏器不利;

(2) 增快心率,升高血压,收缩血管,降低冠脉血供,增加心脏负荷和心肌耗氧量,增加心肌缺血与心肌梗死的风险;

(3) 脊髓反射性抑制膈神经兴奋性,术后呼吸

功能显著降低,特别是上腹部和胸部手术后。疼痛使呼吸浅快,通气量下降,咳嗽不充分,易发生术后肺部并发症;

（4）交感神经系统兴奋及伤害性感受器激活启动脊髓反射性抑制胃肠道功能,使胃肠蠕动功能恢复延迟;使尿道及膀胱动力减弱,引起尿潴留;

（5）凝血功能增强、纤维蛋白溶解抑制、血小板反应性增强和血浆黏性增强都引发术后高凝状态,导致深静脉血栓形成、血管移植失败和心肌缺血等;

（6）高血糖症可能导致伤口愈合延迟,并加重术后免疫功能抑制;

（7）睡眠障碍及心理情绪波动。

（二）慢性影响

（1）术后急性疼痛控制不佳是发展为慢性疼痛的危险因素:慢性术后疼痛尚未引起广泛重视,但越来越多的证据表明,急性疼痛转化为慢性疼痛非常迅速;术后早期疼痛就得到控制的患者,其术后近期和远期恢复均明显改善。

（2）术后长期疼痛(持续 1 年以上)是行为改变的危险因素。

三、术后急性疼痛治疗的观念与策略变化

（一）术后镇痛观念的改变

从既往的"术后疼痛是不可避免的"到"缓解疼痛是基本人权",对术后镇痛的高度重视是近二十年来麻醉学和外科学领域中一个重要的观念更新。从伦理及人道主义角度而言,应该在治疗疾病的同时进行有效的术后镇痛,减轻患者痛苦并促进康复。当然,目前对积极实施术后镇痛仍然面临着一定障碍,主要来自于医护人员及患者本身的一些偏见:如"反复或长期使用阿片类药物会出现药物成瘾"、"镇痛药会导致术后恢复延迟"等,还有镇痛药物本身带来的副作用如过度镇静、呼吸抑制、胃肠胀气、便秘、尿潴留、瘙痒、消化性溃疡和出血等。另外,对积极术后镇痛的作用仍然存在争议:绝大多数的证据表明积极的术后镇痛会带来显著的益处,能有效缩短术后恢复时间及住院时间;但也有研究认为,即使术后积极镇痛对患者的最终结局也无明显改善。

因此,术后镇痛不仅旨在减轻患者手术后的痛苦,而且在于提高患者自身防止围手术期并发症的能力,应该更加注重患者脏器功能的恢复。积极有效镇痛的关键是针对不同的情况选择正确的方法和药物并正确使用,在镇痛效果、器官功能恢复和最小副作用之间取得最佳的平衡。

（二）现代积极治疗策略

手术创伤所致的中枢敏化与过度兴奋性可引起术后疼痛放大。采取镇痛措施防止中枢敏化有利于减轻患者术后疼痛、加快恢复并防止慢性疼痛的发生。基于预防伤害性刺激向中枢传递及外周和中枢敏化而提出的"超前镇痛(preemptive analgesia)"将术后急性疼痛治疗纳入到围手术期疼痛治疗体系之中,而不仅仅局限于手术后。

超前镇痛是为阻止外周伤害性冲动向中枢传导的一种镇痛治疗方法,并非特指在"切皮前"给予镇痛,而是指在围手术期通过减少有害刺激传入所导致的外周和中枢敏感化,以抑制神经可塑性变化,从而达到既能有效镇痛、又可以减少镇痛药用量及预防出现慢性疼痛的目的。其重点在于如何采取措施预防机体产生痛觉过敏状态,这就要求所用的方法(如神经阻滞)或药物能覆盖受损组织整个炎症反应过程的全部,以至其伤害性刺激降低到足以产生中枢敏化的程度以下。不过,最近认为对"超前镇痛"的概念需重新审视,因为对给药时间(即在手术刺激前还是刺激后给药)的随机试验结果并未发现手术刺激前、刺激后给药有何显著差异。比如,Sun 的研究表明,手术刺激前予环氧化酶(COX-2)抑制剂塞来昔布并未优于术后给药。

处理围手术期疼痛这么复杂的问题,单模式干预措施显然是无力的。只有实施多模式镇痛策略才有可能将多种方法或药物的镇痛优势最大化。多模式镇痛(multimodal analgesia)的策略原则是:通过应用区域阻滞技术和镇痛药联合使用来控制术后疼痛,使患者早期活动、早期恢复肠道营养、早期进行功能锻炼以及减轻围手术期应激反应。研究表明:采用多模式镇痛可降低代谢应激反应,缩短拔管时间,降低疼痛评分,较早恢复肠道功能,较早达到离开加强医疗病房的标准。多模式策略将传统医疗程序改变为术后有效康复途径。该策略可减少围手术期并发症、缩短住院时间、提高患者满意度,但却丝毫未降低其安全性。当然,其广泛和具体实施需要多学科的协作,需要革新传统术后医疗模式,还需要增加医疗投入和扩展急性疼痛服务。特别是随着当今现代外科"快通道手术康复模式(the context of modern fast-track surgery rehabilitation paradigms)"的提出,急需围手术期疼痛相关的多专业、多科室医务工作者(如麻醉医师,手术医师,护士,理疗科医师等)之间的密切合作,目前实施起来尚存较大难度。

第2节 术后急性疼痛治疗的规范化管理

一、急性疼痛的临床治疗原则

任何治疗原则均应考虑急性疼痛的原因、病史,镇痛方案个体化。对急性疼痛的治疗应遵循下列几项原则:①确定伤害性刺激的来源和强度,避免因疼痛治疗掩盖术后并发症的观察;②明确伤害性刺激和其他痛苦(如焦虑,生活质量等)之间的内在联系,并进行相应的处理;③建立有效的镇痛药物血药浓度,保证并维持镇痛效果;④根据患者的个体需要,定时评估和调整镇痛方案;⑤采用多模式镇痛和联合用药,尽量减少麻醉性镇痛药的用量和药物副作用;⑥疼痛治疗用药从最小有效剂量开始,用药剂量个体化。

二、疼痛评估方法

(一)疼痛强度评分法

镇痛治疗前必须对疼痛强度做出评估。临床采用的疼痛强度评分法有视觉模拟评分法(visual analogue scales,VAS),数字等级评定量表法(numerical rating scale,NRS),语言等级评定量表法(verbal rating scale,VRS)以及 Wong-Baker 面部表情量表法(Wong-Baker faces pain rating scale)等。一般简单的数字评分以"0"分为无痛,"10"分为最痛,"1~3"分为轻度疼痛,"4~7"分为中度疼痛,"7"分以上为重度疼痛。通常将几种评分法结合使用。对儿童和不能合作的患者,推荐采用面部表情评分法(facial scale)和精神行为评分法(neurobehavioral scale)。

(二)治疗效果评价

因治疗方案的个体化,必须定期评价镇痛治疗的疗效和副作用并及时调整治疗方案。在治疗初期疼痛尚未得到稳定控制时,应缩短评估间隔(持续给药时),或在每次给药后及时测评(根据不同药物的药代动力学特点及给药途径决定)。对暴发性疼痛应立即评估并做出处理以防止各种并发症的发生。

疼痛治疗中药物的副作用如恶心呕吐、尿潴留、瘙痒等也应清楚记录并做出分级评价。治疗效果的评价还应包括患者对整个疼痛治疗过程的满意度,以及对疼痛服务人员的满意度等。

三、术后急性疼痛治疗的管理和监测

术后疼痛治疗是一个比较繁琐却细致的工作,欲获得患者较高的满意度评分并非易事。应成立专门的疼痛管理机构如急性疼痛服务小组(acute pain service,APS),并制定完善的术后疼痛治疗计划。计划内容包括充分的术前评估,疼痛评分,充分利用现有的各种资源,培训和组织相关专业人员确保多模式镇痛方案的实施,以确保患者早期活动,尽早恢复胃肠营养及主动参与物理运动机能康复治疗(physiokinesitherapy)。APS 一般由具有疼痛治疗经验的专科医师和护士组成,目前国内以麻醉科医师和护士为主,国外的一些 APS 由医院层面建立,还包括急诊科、骨科、理疗科等其他专科医生,其工作范围延伸至包括急性术后疼痛以外的其他急性疼痛、慢性疼痛的急性发作等的治疗,24 小时不间断服务。APS 的成立使术后疼痛治疗有专人负责管理,不仅对病情的观察、对疼痛的治疗具有连续性,更重要的是可以建立一整套完善的随访、治疗和监测体系;增强了和患者的沟通,提高了患者的舒适度和满意度,并更有利于及时发现镇痛治疗过程中存在的安全隐患,减少术后并发症。

APS 一般制订了各种和治疗、用药及随访相关的表格以方便随访和记录镇痛情况。其内容包括:患者一般资料,手术情况和术中用药;镇痛药的配方、镇痛模式和给药记录;术后镇痛用药时的生命体征、疼痛评分、副作用情况及处理等。这些记录可作为日后评估分析镇痛疗效的可靠资料。APS 是目前对急性疼痛治疗成功的运作模式,已在国内外广泛开展并不断完善。

第 3 节 术后急性疼痛治疗临床常用药物

从 1960 年到 2009 年,共有 59 种药物以镇痛药的名义被引入临床,而其中只有喷他佐辛(pentazocine)、舒马普坦(sumatriptan)、塞来昔布(celecoxib)、辣椒碱(capsaicin)和氯胺酮(ketamine)等 7 种药物可认为是真正和疼痛分子作用机制相关的新药。在此期间疼痛相关文献的产出呈指数般递增,和其他镇痛药相比,研究吗啡的文献最多,即便是近年来也未曾改变。吗啡和阿司匹林在镇痛领域闪亮已过百年,尽管科研方面在疼痛机制的探索上已经付出了巨大的努力,但仍未能找到革命性的镇痛新药来取代吗啡和阿司匹林所代表的阿片类镇痛药和非甾体类抗炎药在疼痛治疗中的地位。术后急性疼痛最常用的药物包括对乙酰氨基酚,NSAIDs,弱效和强效阿片类,局麻药及其他镇痛辅助用药。使用这些药物时应严格遵照其药代动力学、药效学和药物遗传学原则。

一、对乙酰氨基酚

对乙酰氨基酚(扑热息痛,醋氨酚,paracetamol,acetaminophen)是常用的解热镇痛药,无抗炎作用。目前认为它可选择性抑制脑和脊髓中的 COX-3 的活性,减少脑内 PGE2 的合成,从而起到解热镇痛的作用,从而发挥抑制 COX-2 的效应;还有抑制下行的 5-羟色胺能通路和抑制中枢 NO 合成的作用。单独应用对轻至中度疼痛有效,与 NSAIDs、曲马多或阿片类联合用药,可发挥相加或协同作用。与吗啡合用时可减少吗啡用量 20% ~ 33%。

在推荐剂量内,对乙酰氨基酚对于成人和幼儿都是安全的。常用剂量每 4 ~ 6 小时口服 500 ~ 1000mg 或 10 ~ 15mg/kg 时无明显副作用。可用于肝功能障碍的患者(同时监测肝功能),肾功能受损不影响其代谢,但最大剂量不超过 100mg/(kg·d)。日口服剂量超过 4g 可能引起严重肝脏损伤和肾小管坏死,联合给药或复方制剂日剂量不超过 2g。因为在数百种非处方药中都有对乙酰氨基酚成分,包括:泰诺、必理通、感冒清、白加黑、酚麻美敏胶囊、双扑伪麻片、复方对乙酰氨基酚片等。故用药时应计算所有服用药品中对乙酰氨基酚的总用量,以避免出现药物中毒。

二、非甾体类抗炎药(NSAIDs)

非甾体类抗炎药(non-steroidal anti-inflammatory drugs,NSAIDs)是一类具有解热、镇痛、抗炎和抗风湿作用的药物,包括阿司匹林和对乙酰氨基酚。NSAIDs 发挥其镇痛作用的主要机制是抑制环氧合酶(cyclooxygenase,COX)和前列腺素类(外周敏化和痛觉过敏的重要介质)合成。对 COX-1(参与血小板凝集、止血和胃黏膜保护)和 COX-2(参与疼痛、炎症和发热)的不同选择性是其发挥不同药理作用和引起不良反应的原因之一。

环氧合酶抑制剂在抑制前列腺素发挥解热、镇痛、抗炎效应的同时也抑制了对生理功能具有重要保护作用的前列腺素,因而可引起许多副作用,包括凝血功能障碍、肾功能障碍、胃肠道出血、诱发支气管痉挛、影响骨骼愈合等。其中阿司匹林是 COX-1 受体抑制剂,可导致血小板功能不可逆地改变,造成术中出血增加。理论上选择性 COX-2 抑制剂具有抗炎、镇痛的疗效而无 COX-1 抑制相关副作用,基本不影响血小板功能,但长期应用可显著增加心血管风险。昔康类禁用于有缺血性心脏病和/或明显的脑血管疾病、充血性心力衰竭和近期冠脉搭桥手术(CABG)的患者。所有 NSAIDs 均影响肾功能,在肾血流灌注不足(脱水、低血压)或肾实质损害的前提下可能导致肾功能衰竭,对正在使用 ACEI 的患者也应谨慎小心。

NSAIDs 可单独用于轻度至中度疼痛的治疗,如术前给药发挥抗炎和超前镇痛作用,或缓解急性术后疼痛、PCA 停用后的残留镇痛。因其作用机制不同于阿片类药物和局麻药(主要作用于外周而非中枢神经系统),可以联合曲马多、阿片类药物应用作为多模式镇痛方案特别是日间手术后多模式镇痛的重要组成部分;可显著减少阿片类药物用量,减轻恶心呕吐等阿片类药物相关副反应。环氧合酶抑制剂均有"封顶"效应,故不应超量给药。缓慢静脉滴注不易达到有效血药浓度,应先给予负荷剂量。

NSAIDs 和昔康类用于大手术后的主要适应证可能是在后期,当患者对镇痛总需求降低时作为阿片类药物的替代。有较充足的证据表明,昔康类用于髋、膝关节置换术后在提供镇痛的同时对出血和假体固定无影响。当小剂量给药用于术后短期镇痛时,NSAIDs作为对骨愈合和骨折修复有潜在影响的一类药物,其相关的主要副作用似乎并不明显,当然用药时需和其他可影响骨愈合的个体化因素综合考虑。另外,越来越多的证据表明昔康类还在肿瘤预防和癌症治疗上有一定益处,这需要进一步的研究才能得出结论。

临床上术后镇痛常用的NSAIDs中,口服药物有布洛芬(ibuprofen),双氯芬酸(diclofenac),美洛昔康(meloxicam),氯诺昔康(lornoxicam),和塞来昔布(celecoxib);注射用药有氯诺昔康,酮洛酸(ketoprofen),氟比诺芬酯(flurbiprofen axetil)和帕瑞昔布(parecoxib)等。药物的剂量和作用时间见表115-1和表115-2。

表115-1 常用的口服NSAIDs类药物

药物	每日最大剂量(mg)	每次剂量(mg)	次/日
缓释布洛芬(ibuprofen)	2400~3600	400~600	1~2
缓释双氯芬酸(diclofenac)	75~150	25~50	1~2
美洛昔康(meloxicam)	7.5~15	7.5~15	1
氯诺昔康(lornoxicam)	24	8	3
塞来昔布(celecoxib)	200~400	100~200	1~2

表115-2 注射用NSAIDs类药物

注射液	剂量范围(mg)	起效时间(min)	维持时间(h)	用法和用量
氯诺昔康(lornoxicam)	8~24	20	3~6	iv:8mg/次,2~3次/日,每天剂量不应超过24mg
酮洛酸(ketoprofen)	30~120	50	4~6	im/iv:开始30mg/次,以后15~30mg/6h,最大量120mg/d,连续用药不超过2天
氟比洛芬酯(flurbiprofenaxetil)	50~200	15	8	iv:50mg/次,3~4次/天;也可50mg首剂,100~150mg/d
帕瑞昔布(parecoxib)	40~80	7~13	12	im/iv:首次剂量40mg,随后40mg/q12h,连续用药不超过3天

三、阿片类镇痛药

又称麻醉性镇痛药,是治疗中重度急、慢性疼痛的最常用药物。根据镇痛强度划分,弱效阿片类药有可待因(codeine)和双氢可待因(dihydrocodeine),主要用于轻、中度急性疼痛口服镇痛。强效阿片类药包括吗啡、芬太尼、哌替啶、苏芬太尼和瑞芬太尼,主要用于手术麻醉及术后重度疼痛的治疗。羟考酮(oxycodone)和氢吗啡酮(hydromorphone)以及激动-拮抗药布托啡诺(butorphanol),部分激动药丁丙诺啡(buprenorphine)则用于术后中至重度疼痛的治疗。

阿片类药物镇痛作用强,无器官毒性,几无封顶效应,但也应遵循能达到最大镇痛和不产生严重副作用的用药原则。阿片类药物的给药途径包括:口服给药,直肠用药,经皮或舌下黏膜用药,皮下注射,肌肉注射,硬膜外腔给药,蛛网膜下腔给药,关节腔内给药,静脉注射或连续输注。其中静脉给药法起效迅速,剂量易于滴定,常用于急性中重度疼痛的初始治疗。

阿片类药物的大多数副作用为剂量依赖性,虽短期内(1~2周)可耐受,但用于术后镇痛时必须同时予以防治。阿片类药物的副作用包括:

(1)恶心呕吐:常用抗呕吐用药及方法有①激素(地塞米松2.5~5mg/12h或甲泼尼龙20mg,q12h);②氟哌利多1.0~1.25mg/12h;③甲氧氯普胺(胃复安,metoclopramide);④小剂量氯丙嗪;⑤5-羟色胺受体拮抗剂:恩丹西酮(ondansetron)、格拉司琼(granisetron)、阿扎司琼(azasetron)、托烷司琼

（tropisetron）等；⑥安定类药物、抗晕动药和抗胆碱药。抗呕吐治疗的原则是对中高危患者联合使用不同类型的止吐药，而不主张盲目加大单一药物的剂量，可采用静脉小剂量氟哌利多、地塞米松或 5-HT₃ 受体拮抗药中的一种或两种药物预防，如预防无效应给予另一种药物治疗。

（2）呼吸抑制：是阿片类药物最严重的副作用。阿片类药物抑制呼吸中枢，使呼吸变深变慢。因此，接受阿片类药物治疗的患者需要严密监测意识状态、呼吸频率、呼吸幅度及模式、皮肤及黏膜颜色。术后早期使用阿片类药物应进行脉搏氧饱和度监测。当呼吸频率≤8 次/分或 $SpO_2 < 90\%$ 应立即停止给予阿片类药物，吸氧，唤醒或疼痛刺激，静脉注射纳洛酮（每次 0.1～0.2mg，维持用量 5～10μg/（kg·h），必要时人工辅助或机械通气。需注意的是，如果纳洛酮注入速度过快可能导致患者极度烦躁，严重时可出现一过性肺水肿。因为纳洛酮的作用时间仅约 20min，故纳洛酮逆转呼吸抑制之后仍需严密监测患者。此外，因为纳洛酮起效十分迅速，因此患者使用后如无明显效果，说明呼吸抑制可能是由其他原因引起的。

（3）耐受和躯体依赖：耐受是指在恒量给药时药物效能减低，常以镇痛药作用时间缩短为首先表现。在阿片类药物的副作用中，便秘几乎为终身不耐受副作用；瞳孔缩小为中度长时间（6 个月以上）不耐受副作用；其他不良反应如恶心、呕吐、瘙痒等都为短时间（3～14 天）可产生耐受作用的副作用。躯体依赖是指规律性给药的患者在停药、或骤然减量后产生的停药反应，表现为焦虑、易激惹、震颤、皮肤潮红、全身关节痛、出汗、卡他症状、发热、恶心呕吐、腹痛腹泻等。逐步减量可避免躯体依赖的发生。对症治疗可选用镇静药和 α_2 肾上腺素能受体激动剂可乐定。

（4）瘙痒：赛庚啶（cyproheptadine）和羟嗪（hydroxyzine）的镇静作用较轻，是首选的抗组胺药。丙泊酚、恩丹西酮和小剂量纳洛酮常用于治疗瘙痒，也有报告使用布托啡诺（butorphanol）或氢吗啡酮（hydromorphone）减轻抗组胺药无效的瘙痒。

（5）肌僵直、肌阵挛和惊厥：肌僵直主要是胸壁和腹壁肌肉僵直，见于快速静脉给予阿片类药物以及长期治疗、尤其是大剂量长期治疗。使用肌松药和阿片受体拮抗药可使之消除。肌阵挛通常为轻度和自限性，在困倦和轻度睡眠状态下更容易发作，偶有持续全身发作呈惊厥状态。阿片受体拮抗药对阿片类药物引起的惊厥有拮抗作用，但对哌替啶所引起的惊厥作用较弱。治疗方法包括使用苯二氮䓬类药物、巴氯芬（baclofen）或丹曲洛林（dantrium，dantrolene）等中枢性肌松剂。

（6）镇静和意识障碍：轻度镇静常可发生。如出现不能唤醒或昏迷应视为过度镇静并警惕呼吸抑制的发生，需停药或减低药物剂量 20%～50%，或换用不同的阿片类药物；也可使用中枢兴奋药物咖啡因 100～200μg/6h 或哌醋甲酯（methylphenidate）5～10μg/6h。长时间大剂量使用阿片类药物有可能导致认知功能减退，偶可出现谵妄，应给予氟哌啶 1mg～1.25mg 治疗。

（7）缩瞳：μ 受体和 κ 受体激动剂兴奋动眼神经副交感核导致瞳孔缩小。长期使用阿片类药物的患者可能发生耐受，但若增加剂量仍可表现为瞳孔缩小。应注意鉴别高碳酸血症和低氧血症也可改变瞳孔大小。

（8）体温下降：阿片类药物可使血管舒张，改变下丘脑体温调节机制而引起降温作用。哌替啶、曲马多或布托啡诺可抑制或减低全身麻醉后寒战。

（9）免疫功能抑制：阿片类药物可造成免疫功能抑制，严重疼痛也导致免疫抑制，疼痛患者使用阿片类药物后的免疫功能变化仍未确定。

（10）便秘、耐受和精神依赖：便秘，耐受和精神依赖是长期使用阿片类药物最突出的副作用，但在手术后镇痛患者难于出现。

应用阿片类药物时，通常联合应用非阿片类药物，以提高镇痛疗效，减少阿片类药物用量，减轻阿片类药物的副作用，使患者尽早活动和恢复肠道功能。

曲马多是一种合成的阿片类药物，具有弱 μ 受体激动剂作用，并可抑制 5-羟色胺和去甲肾上腺素的再摄取。曲马多主要是通过中枢机制发挥其镇痛作用，但它可能具有外周局部麻醉药的特性。曲马多对治疗中度疼痛有效，尤其是曲马多 75mg 和对乙酰氨基酚 650mg 的复合剂优于单独使用曲马多，与 400mg 布洛芬的镇痛效能相当。与对乙酰氨基酚、环氧合酶抑制剂合用效应相加或协同。曲马多用于术后镇痛的优点包括：对呼吸和胃肠蠕动抑制轻，无重要脏器毒性，便秘和躯体依赖的发生率远低于其他阿片类药物，因而滥用可能性低。常见的副作用为恶心、呕吐、眩晕、嗜睡、出汗和口干。应慎用于抽搐或颅内压增高的患者，禁用于服用单胺氧化酶抑制剂的患者。曲马多有片剂、胶囊和缓释剂等口服剂型,也有供肌内、静脉或皮下注射的剂型。曲马多用于术后镇痛的推荐剂量是:手术结束前30分钟静脉注射$2 \sim 3mg/kg$,术后患者自控镇痛每24小时剂量$300 \sim 400mg$,冲击剂量不低于$20 \sim 30mg$,锁定时间$5 \sim 6$分钟。术中给予负荷量的目的是使血药浓度在手术结束时已下降,从而减轻术后恶心、呕吐等并发症。

四、局部麻醉药

局部麻醉药用于术后镇痛治疗主要通过椎管内用药、椎旁阻滞、神经丛/神经干阻滞以及局部浸润等方法。因阿片类药物可作用于脊髓的阿片受体,椎管内术后镇痛常将局麻药与阿片类药物联合应用,既发挥止痛协同作用、延长镇痛时间,又可降低药物副作用。常用于术后镇痛的局部麻醉药有:布比卡因(bupivacaine)、左旋布比卡因(levobupivacaine)、罗哌卡因(ropivacaine)和氯普鲁卡因(chloroprocaine)。布比卡因作用时间长、价格低,但药物过量易导致中枢神经系统和心脏毒性。左旋布比卡因的药理特性与布比卡因类似,但其心脏毒性低于布比卡因。罗哌卡因的显著特点是在有效镇痛的药物浓度($0.062\,5\% \sim 0.15\%$)下只阻滞感觉神经而对运动神经阻滞作用相对较弱,"动感分离"现象较布比卡因更明显,且毒性低于布比卡因和左旋布比卡因,是用于术后镇痛较理想的局部麻醉药。氯普鲁卡因起效迅速,低浓度时有一定的"动感分离"现象是其特点。

五、其他辅助用药

(一) 氯胺酮

氯胺酮因其具有NMDA受体拮抗特性,可能对减轻中枢敏化和阿片类药物耐受具有重要意义,因此小剂量氯胺酮作为辅助药物在术后多模式镇痛中发挥重要作用。研究显示:围手术期使用亚麻醉剂量($0.15 \sim 1mg/kg$)的氯胺酮可减少镇痛药的需求量或者降低疼痛强度,还可减少24小时PCA吗啡的消耗量,减轻术后恶心呕吐。低剂量氯胺酮静脉输注基本不引起幻觉或认知功能损害,而头昏、瘙痒、恶心和呕吐等副作用发生率与阿片类药物相当。推荐氯胺酮的用量约为$1ug/(kg \cdot min)$。因研究发现氯胺酮的外消旋混合物具有神经毒性作用,因此不主张椎管内使用氯胺酮。

(二) 辣椒碱

辣椒碱(capsaicin)(8-methyl-N-vanillyl-6-none-namide,8-甲基-N-香草基-6-壬烯酰胺)是一种作用于外周的非阿片类生物碱,为TRPV-1(瞬时受体电位香草酸亚型1)受体激动剂。TRPV1位于外周无髓鞘C纤维末梢,在炎症条件下显著下调。TRPV受体激活可产生高强度刺激并释放P物质,引起初期烧灼样痛。辣椒碱对$A\delta$和$A\alpha$纤维无显著影响,不影响温觉和触觉传导。

辣椒碱有乳膏,也有注射剂型。它并非FDA批准的产品,但现已进入临床三期试验用于术后疼痛、关节炎、肌肉骨骼痛和慢性神经病理性疼痛的治疗。乳膏通常和阿片类药物或NSAIDs联合用药,以减轻后背痛、关节炎痛、肌肉拉伤和扭伤痛等多种疾病的疼痛。高浓度的辣椒碱软膏还可治疗带状疱疹后神经病理性疼痛。注射剂用于控制术后疼痛,也可用于长期痛如神经瘤、骨性关节炎、手术或创伤后神经病理性疼痛。注射辣椒碱之前预先给予神经阻滞可极大地减轻烧灼样不适。

辣椒碱安全性高,因其能减少阿片类用量,可用于对阿片类药物敏感的老人。唯一的绝对禁忌证为过敏。相对禁忌证包括2岁以内小儿、肝酶升高、服用ACE抑制剂、有脓毒性关节炎和关节感染。

(三) 右美托咪啶

右美托咪啶(dexmedetomidine)是一种高选择性中枢α_2受体激动剂。它在亚麻醉和镇痛剂量下($0.5 \sim 2\mu g/kg$)产生镇静作用,静脉给药可阻断中枢交感反应,机制未明。它还可以减轻阿片类药物引起的肌僵,减轻术后寒战。它对呼吸抑制轻,血流动力学稳定。作为镇痛辅助药,它可通过多种途径给药(如静脉给药)减少术后吗啡用量。最近有研究表明:吗啡静脉PCA给药中辅以右美托咪啶可显著提高镇痛效果,明显减少吗啡用量,而并未引起镇静和血流动力学波动等副作用。

(四) 他喷他多

他喷他多(tapentadol)是中枢性镇痛药,有着独特的双重作用机制:即μ-阿片受体激动剂和去甲肾上腺素重摄取抑制剂,因而既有中效阿片类药的镇痛作用又具有中枢肾上腺素能镇痛效应,可提供和强效阿片药相似的镇痛作用但副作用较轻。在人类,它和μ受体的亲和力是吗啡的18倍,但镇痛效能比吗啡低$2 \sim 3$倍,可能是因为抑制去甲肾上腺素重摄取的原因。他喷他多的镇痛效能介于曲马多和吗啡之间,类似于氢可酮和羟考酮。和传统阿片类药相比,他喷他多的胃肠耐受性好,恶心呕吐发生率低于羟考酮即释剂,对肾功能受损的患者无需调整剂量,尚未见肝毒性的报道。

FDA 于 2008 年批准将他喷他多用于 18 岁以上成人中度至重度疼痛治疗。口服即释剂有 50mg,75mg,和 100mg(Nucynta®),每 4~6 小时给药一次,每日最大剂量 600~700mg。他喷他多禁

用于严重支气管哮喘、麻痹性肠梗阻、及服用单胺氧化酶抑制剂(MAOI)的患者。他喷他多可引起血清素综合征,不能同时和血清素类药物如选择性血清素重摄取抑制剂、选择性去甲肾上腺素重摄取抑制剂、色氨酸或三环类抗抑郁药合用,这些药物均可引起血清素综合征。血清素综合征表现为:精神状态改变如幻觉,昏迷及自主神经系统功能紊乱(如心动过速、高热、及反射亢进、共济失调等神经肌肉功能障碍)。

第4节 给药途径和方法

一、患者自控镇痛

(一)患者自控镇痛的特点

患者自控镇痛(patient controlled analgesia, PCA)是一种由患者根据自身疼痛的剧烈程度而自己控制给予(医师)预设剂量镇痛药液的镇痛方法。与临床传统肌注给药方法相比,PCA 给药的优点有:①给药及时起效快,患者疼痛时无需等待医护人员的处方和药物准备;②用相对较少量的镇痛药(最低有效浓度)而获得较好的止痛效果,血药浓度保持相对稳定,减少了副作用;③有效地减少药代动力学和药效动力学的个体间差异,防止药物过量,也可避免意识不清的患者用药过量;④使患者自主、积极参与到对自己的治疗之中,增强信心和增加依从性,有利于康复。

使用 PCA 镇痛成功的关键首先取决于选择适宜的患者。不适合使用 PCA 镇痛者包括:年龄过大或过小、精神异常、无法控制按钮以及不愿意接受 PCA 的患者。应在术前告知患者 PCA 的使用方法及注意事项。患者应该清楚自己在镇痛治疗中所起的积极作用(包括如实汇报疼痛情况及自主给药),并消除对使用阿片类药物的恐慌及错误概念。需要强调的是,PCA 成功而安全的应用有赖于医护人员和患者及其家属对 PCA 技术的认可和正确而充分的使用。

(二)PCA 的原理及技术参数

PCA 通过一个反馈回路来实现,即在信号输入控制器—信号输出过程中,不断有反馈信息进入信号输入端,如果此信息达足够量,控制器将改变系统的输出。在 PCA 回路中,患者感受的疼痛与其所能忍受的程度比较;当患者认为疼痛时,便可给予镇痛

指令,PCA 仪运转,输注镇痛药,产生镇痛。基于反馈原理的 PCA 系统主要由贮药盒(器),动力泵,输注控制器和连接管路构成。核心部分输注控制器的功能部件包括:自控按键或按钮,输注模式设定(包括输注速度或剂量调节,给药时间间隔锁定,限速控制)和安全报警装置(包括抗反流装置或单向活瓣,空气过滤及报警)。

除按医嘱配置好的药物浓度和总体积外,PCA 的技术参数包括:①负荷剂量(loading dose):旨在迅速达到镇痛所需要的血药浓度,即最低有效镇痛浓度(MEAC),使患者迅速达到无痛状态。②单次给药剂量(bolus dose,demand dose):指患者每次按压 PCA 泵所给的镇痛药剂量,单次给药剂量过大或过小均有可能导致并发症或镇痛效果欠佳。③锁定时间(lockout time):指该时间内 PCA 装置对患者再次给药的指令不作反应。锁定时间可以防止患者在前一次给药完全起效之前再次给药,是 PCA 安全用药的重要环节。④最大给药剂量(maximum dose):是 PCA 装置在单位时间内给药剂量限定参数,是 PCA 装置的另一保护性措施。一般设有 1 小时或 4 小时限制量。其目的在于对超过平均使用量的情况引起注意并加以限制。⑤连续背景输注给药(basal/background infusion,continuous infusion):理论上,连续背景输注给药将减少患者的 PCA 给药次数,降低镇痛药物的血药浓度。但当镇痛需求发生变化时难以及时调整给药量,易导致镇痛给药超过其实际需要,因此对是否设置连续背景输注应视具体情况而定。⑥给药模式:如单纯 PCA,持续给药+PCA,负荷剂量+持续给药+PCA。

(三)PCA 的分类及其主要特征

PCA 是一种给药模式,可用于多种给药途径。据此可分为静脉 PCA(PCIA)、硬膜外 PCA(PCEA)、

皮下 PCA(PCSA)和区域 PCA(PCRA)等,其中区域 PCRA 又包括神经周围的 PCNA、切口周围的 PCRA 等。不同种类 PCA 的特征在于其特定给药途径下所选用药物的不同,以及由不同药物(及剂型)所决定的单次给药量、锁定时间等参数设置有所不同(表 115-3)。

表 115-3 PCA 的分类及其主要特征

不同种类的 PCA	单次给药量	锁定时间	常用药物
静脉 PCA(PCIA)	0.5ml(如吗啡 1mg)	5～8min	阿片类药物,非甾体类抗炎等
硬膜外 PCA(PCEA)	4.0ml(如 0.2% 罗哌卡因)	15min	局麻药和(或)阿片类镇痛药
皮下 PCA(PCSA)	0.5ml(如吗啡 2.5mg)	20min	吗啡等*
区域 PCA(PCRA)			
神经周围 PCRA(PCNA)	5ml～8ml(如 0.2% 罗哌卡因)	30min	长效局麻药,可乐定等
切口 PCRA	10ml(视切口大小)	30min	长效局麻药
鼻内 PCA	25ug 芬太尼	6min	阿片类药

*哌替啶具有组织刺激性,不宜用于 PCSA。

PCIA 为全身给药,适于身体任何部位的镇痛。可供选择的药物较多,操作简便,起效快,效果可靠,维持时间长。但可能出现和药物副作用相关的全身性不良反应,如镇静、呼吸抑制、恶心、呕吐等。PCEA 和 PCRA 是近年来较推崇的方法。二者的用药以长效局麻药(罗哌卡因、左旋布比卡因及布比卡因)为主,PCEA 一般还辅以小剂量阿片类药物,发挥其作用于脊髓阿片受体的协同作用,以增强镇痛效果,减轻不良反应。PCEA 和 PCRA 的镇痛效果及对应激反应的抑制均优于 PCIA,有利于改善肺功能,促进肠道功能恢复,早期进行功能锻炼,缩短住院时间。PCEA 主要用于胸腹部躯干手术的镇痛,而 PCRA 适合于外周四肢手术后的镇痛。

(四)PCA 的管理

PCA 镇痛疗效的满意与否与 PCA 整个运作过程关系密切,其有效性与安全性依赖于良好、科学的管理,这正是急性疼痛服务小组(acute pain service,APS)工作的重要内容。PCA 使用过程中的常见问题包括①源于患者的问题:如对阿片类药心存恐惧,不理解或不会正确使用 PCA 泵,以及错误操作等;②仪器或管路故障;③源于操作者(医护人员)的问题。随着现代 PCA 电子泵智能化程度越来越高,拥有完善报警系统的 PCA 泵因程序或机械故障而导致的风险越来越低,而人为因素成为各种“事故”的主要原因。因此,规范化、制度化的 PCA 管理是开展 PCA 治疗的必备条件。

二、局 部 给 药

(一)局部浸润

方法简单易行,适用于浅表或小切口手术如阑尾切除术、疝修补术、膝关节镜检术等。可以在切皮前行手术切口局麻药浸润作为“超前镇痛”,也可以在缝合切口前行皮下浸润阻滞。关节腔内和腹腔内可采用局麻药滴注法给药。局部浸润一般采用长效局麻药罗哌卡因和左旋布比卡因。具体推荐方案见表 115-4。

表 115-4 局部浸润推荐方案

部位	局麻药	容量(ml)	辅助用药(mg)
关节内滴注			
膝关节镜	0.75% 罗哌卡因	20	吗啡 1～2
肩关节镜	0.75% 罗哌卡因	10～20	吗啡 1～2
腹腔内滴注			
妇科手术	0.75% 罗哌卡因	20	
胆囊手术	0.25% 罗哌卡因	40～60	

部位	局麻药	容量(ml)	辅助用药(mg)
伤口浸润			
腹股沟疝	0.25% ~0.5% 罗哌卡因	30~40	
	0.25% ~0.5% 左旋布比卡因	30~40	
甲状腺手术	0.25% ~0.5% 罗哌卡因	10~20	
	0.25% ~0.5% 左旋布比卡因	10~20	
肛周手术	0.25% ~0.5% 罗哌卡因	30~40	
	0.25% ~0.5% 左旋布比卡因	30~40	

(二) 切口内置管注药

切口缝合前在肌层表面、皮下等处沿切口置管，术后予长效局麻药单次注射给药或 PCA 给药镇痛，适用于胸腹部大手术如开腹肝胆胰手术的术后镇痛。现市场有特制的导管(如德国 PAJUNK 公司的 infiltralong)，管道四周遍布微孔(700mm 长型号：220mm 长的管道上有 88 个微孔；420mm 长型号：40mm 长的管道上有 15 个微孔)以便局麻药扩散，内置抗压金属丝以保证局麻药液即便在缝合后组织压迫下也能顺利到达管端。首次剂量一般在全麻下、手术结束前给药，并且应适当提高局麻药浓度及体积以保证麻醉效果。PCA 给药时单次注射量和背景输注量的设置需根据切口大小及镇痛效果评估而定。本方法效果可靠、便携、可控性好，患者舒适、满意度高。

三、全 身 给 药

(一) 口服给药

口服给药适用于神志清醒患者的非胃肠手术或术后胃肠功能恢复较好患者的术后轻至中度疼痛的治疗；也可用于术后急性疼痛得到缓解，以口服给药作为其他镇痛方法(如静脉给药)的延续；或作为其他给药途径的补充(如预先镇痛)而成为多模式镇痛的一部分。禁用于吞咽功能障碍和肠梗阻患者。无创、使用方便、患者可自行服用等是口服给药的优点。缺点为起效较慢，调整药物剂量时既需考虑血药峰值时间，又要参照血浆蛋白结合率和组织分布容积，且生物利用度受"首过效应"以及有些药物可与胃肠道受体结合的影响。

常用口服镇痛药物包括对乙酰氨基酚，布洛芬，双氯芬酸，美洛昔康，氯诺昔康，塞来昔布，可待因，曲马多，羟考酮，氢吗啡酮，丁丙诺啡，以及对乙酰氨

基酚与曲马多或羟考酮的口服复合制剂或上述药物的控释剂、缓释剂。

(二) 肌肉注射给药

适用于门诊手术和短小手术术后单次给药，连续使用不超过 3~5 天。常用药物有酮洛酸、氯诺昔康、美洛昔康、帕瑞昔布，曲马多，哌替啶和吗啡。肌注给药起效快于口服给药，缺点为有注射痛、单次注射用药量大、血药浓度差异大、副作用明显、重复给药易出现镇痛盲区等。

(三) 单次或间断静脉注射给药

适用于门诊手术和短小手术，但药物血浆浓度峰谷比大，易出现镇痛盲区，对术后持续痛者需按时给药。静脉炎、皮下渗漏为常见并发症。常用药物有氟比洛芬酯、酮洛酸、氯诺昔康、帕瑞昔布、曲马多、哌替啶、吗啡、芬太尼和苏芬太尼。

(四) 持续静脉注射给药

一般先给负荷剂量，迅速达到有效镇痛后再以维持量持续输注维持镇痛作用。但由于术后不同状态下疼痛阈值发生变化，且药物恒量输注半衰期不等，更主张使用患者自控镇痛方法以达到持续镇痛和迅速制止爆发痛。持续静脉输注给药只能用于严密监测下的住院患者，比如接受机械通气的患者。

(五) 患者自控静脉镇痛(PCIA)

静脉内患者自控镇痛(PCA)可优化阿片类镇痛药的给药方式，将不同个体之间药代动力学和药效动力学差异的影响降至最小，因而是目前术后急性中重度疼痛最常用的镇痛方式。大多数 PCA 装置允许在自控给药的基础上设置持续或背景输注。最初认为常规应用背景输注(实为持续静脉给药)有一些优点，包括改善镇痛效果，特别是在睡眠期间。然而随后的临床试验并未能证实背景输注对那些从未使用过阿片类药物的术后患者有何益处。一些研究表明，背景输注只是增加镇痛药的用量和呼吸抑

制等副作用的发生率;夜间背景输注并不能改善术后睡眠模式、镇痛效果或恢复情况。因此,背景输注同样只能用于严密监测下的住院患者。不过,阿片类药物耐受的患者及小儿患者(因其在护士监控下)应用背景输注可能有一定益处。

PCIA 一般以强效阿片类药物为主,辅以非甾体类抗炎药、小剂量氯胺酮、止吐药等以增强疗效,减少阿片类用量,减轻副作用。强阿片类药物之间有相对效价比:度冷丁 100mg ≈ 曲马多 100mg ≈ 吗啡 10mg ≈ 阿芬太尼 1mg ≈ 芬太尼 0.1mg ≈ 苏芬太尼 0.01mg ≈ 布托啡诺 2mg。常用 PCIA 药物的推荐方案(成人)见表 115-5。

表 115-5　PCIA 药物的推荐方案(成人)

药物(浓度)	单次给药量	锁定时间(min)	持续输注
吗啡(1mg/ml)	0.5~2.5mg	5~15	0~2mg/h
芬太尼(10ug/ml)	20~50ug	5~10	0~60μg/h
苏芬太尼(1ug/ml)	1~5ug	5~15	0~5μg/h
阿芬太尼(0.1mg/ml)	0.1~0.2mg	5~8	
氢吗啡酮(1mg/ml)	0.05~0.25mg	5~10	
羟吗啡酮(1mg/ml)	0.2~0.4mg	8~10	
美沙酮(1mg/ml)	0.5~2.5mg	8~20	
曲马多(1mg/ml)	10~30mg	6~10	0~20mg/h
布托啡诺(1mg/ml)	0.2~0.5mg	10~15	0.1~0.2mg/h
丁丙诺啡(0.03mg/ml)	0.03~0.1mg	8~20	
纳布啡(1mg/ml)	1~5mg	5~15	
喷他佐辛(10mg/ml)	5~30mg	5~15	

注意:患者对镇痛药物的需求个体差异很大,老年和危重患者应给予较小剂量。PCA 给药前如需建立初始镇痛作用,应该逐步给予静脉内负荷剂量。对从未用过阿片类药物的患者,不建议开始就应用持续输注。

四、椎管内镇痛

(一)椎管内镇痛用药及其作用机制

1. 局麻药　局麻药在硬膜外腔的确切作用部位尚未明了,可能以椎旁(及背根神经节)阻滞、经根蛛网膜绒毛阻滞脊神经根、以及通过硬膜进入蛛网膜下腔产生"延迟"的脊髓麻醉为主要作用方式。单纯硬膜外输注局部麻醉药用于术后镇痛可避免阿片类药物相关副作用,但通常分离阻滞(differential block)程度有限:运动功能保持良好时镇痛不全,镇痛效果较好时运动障碍和低血压的发生率较高,所以并不及局麻药和阿片类药物的联合应用。

硬膜外镇痛临床常用局麻药以长效局麻药为主,如罗哌卡因,布比卡因和左旋布比卡因。

2. 阿片类药物　与局麻药不同,阿片类药物产生镇痛作用但不影响感觉、运动或交感神经功能。与全身给药相比,椎管内给药仅需小剂量就能产生完全的镇痛作用,减轻了阿片类药物的全身不良反应。阿片类药物注入椎管内后有以下几种分布途径:①进入脊髓直接作用于脊神经根;②在脊髓及硬膜外腔被吸收进入血液循环,作用于中枢神经系统的阿片受体;③扩散到脑脊液,与脊髓背角的阿片受体结合,抑制脊髓突触前神经递质的释放,影响伤害性刺激的传入而发挥镇痛作用;并随脑脊液向头端扩散至脑干及其以上部位的受体,通过下行抑制性通路的激活减少疼痛信号转导;④与硬膜外脂肪结合。椎管内给予阿片类药物主要通过作用于脊髓的阿片受体,或通过脑脊液和血液循环作用于脑干及全身的阿片受体而发挥镇痛作用。具体机制包括:①抑制 P 物质的释放;②通过减少钙离子内流影响细胞的兴奋性,从而抑制动作电位的形成和转导;③直接作用于脊髓背角痛觉转导神经元上的 μ 受体,增加钾离子外流使突触后膜超极化,影响神经元的兴奋性,发挥突触后抑制功能。

阿片类药物椎管内镇痛效果不仅与阿片类药物对其受体的亲和力有关,还与影响阿片类药物通过多层组织屏障,到达脊髓背角阿片受体的过程有关。

阿片类药物完成该过程的速度和弥散程度主要取决于其生化特性,生化特性决定其在脊髓背角的生物利用度。

(1)硬膜外腔给药:硬膜外腔给药后,阿片类药物必须透过硬膜和蛛网膜,弥散至脑脊液,透过软膜,穿过白质,才能与脊髓背角灰质的阿片受体相结合。在此过程中同时与硬膜外脂肪结合或被吸收进入血液循环。研究表明:①脂溶性高的药物如芬太尼、苏芬太尼和阿芬太尼,硬膜外给药后大部分快速与硬膜外脂肪结合或被血管吸收进入全身循环。持续输注给药时因药物浓度梯度低,主要通过吸收入血液循环,再分布作用于中枢阿片受体而起作用;单次给药时因浓度梯度比持续输注大,部分药物可穿过脊膜进入蛛网膜下腔,从而作用于脊髓阿片受体起镇痛作用。②水溶性药物如吗啡不易被硬膜外腔脂肪或血液吸收,单次给药后脑脊液的药物量显著高于其他脂溶性阿片类药物,而在脑脊液中滞留时间相对较长。

(2)蛛网膜下腔给药:和硬膜外腔一样,阿片类药物在蛛网膜下腔的分布也主要取决于其脂溶性。单次注射给药后,亲脂性阿片类药物很快从水性的脑脊液中分离出来进入更亲脂性环境,包括进入脊髓和硬膜外腔脂肪(通过脊膜扩散进入硬膜外腔是阿片类药物鞘内给药后的重要清除途径),同时也被吸收入血循环(硬膜内表面有丰富的毛细血管网)。虽然脂溶性药物可以很快结合于脊髓,具有较高的脊髓分布容积,但其在脊髓中的生物活性却比亲水性药物低。这是因为阿片类药物在脊髓中的分布包括两部分,一部分与脊髓白质组织非特异性结合,无生物学活性;另一部分在脊髓细胞外液中自由弥散,进入脊髓后角中而具有生物学活性。亲脂性药物大部分被脊髓白质吸收而只有少部分可到达脊髓背角的阿片受体。因此,亲脂性阿片类药物鞘内给药后具有很快的起效时间,有限的头向移动,较窄的镇痛节段及相对较短的作用时间。水溶性药物(吗啡)给药后不易通过白质到达背角,亦不易透过脊膜,大量存在于脑脊液中,因而起效慢,作用时间长,并具有广泛的头向移动(引起延迟性呼吸抑制)和较宽的镇痛节段。因此,虽然鞘内给药后所有阿片类药物均可能通过脊髓机制而起镇痛作用,但脂溶性阿片类药物的脊髓生物利用度低,大部分药物很快被清除入血,再分布至脑干,可产生镇静和呼吸抑制。

(3)阿片类药物与局麻药的复合应用:阿片类药物具有一定的"封顶效应"。椎管内联合应用阿片类药物和局麻药不仅可以产生良好的镇痛作用,还可使各自的用量都减小,不良反应减少。目前这种明显的协同增效作用的具体机制尚未明了。电生理研究认为,这种增强作用可能是通过两种药抑制不同的离子通道所致:局麻药抑制钠离子通道,开启钾离子通道,主要阻断高频率的神经刺激;阿片药抑制腺苷酸环化酶,减少环磷酰胺的产生,关闭 N 型电压控制型钙通道,开放钙依赖性内控型钾通道,抑制突触前神经递质的释放,有直接的突触后效应,导致细胞膜超极化和神经元兴奋性下降,主要阻断低频率的神经刺激,从而共同抑制了全部神经元的兴奋性。另有研究发现,布比卡因可使吗啡与相应脊髓阿片受体的结合发生变化,使其与 μ 受体的结合减少而与 κ 及 δ 受体的结合增加,从而增强其在脊髓的抗伤害性感受作用;或诱导脊髓阿片受体构象发生改变增强吗啡的抗伤害感受作用。

3. 其他辅助用药

(1)氯胺酮:椎管内氯胺酮镇痛机理未明。一般认为它可阻断 N-甲基-D 门冬氨酸(NMDA)受体,并与阿片受体相互作用;也可能作用于胺能(5-羟色胺能,去甲肾上腺素能,多巴胺能)系统,还可能依赖于下行疼痛抑制通路以及直接阻断有髓鞘神经纤维的传导。硬膜外给予氯胺酮可减轻中枢敏化,增强硬膜外阿片类药物的镇痛作用,但其安全性和镇痛作用尚需进一步研究。

(2)新斯的明:脊髓背角的毒蕈碱受体(即 M 型受体)与阿片受体一样能够抑制疼痛信号的传导,药物与之结合可产生明显的镇痛作用。椎管内给予新斯的明可通过抑制脊髓背角内源性乙酰胆碱的分解,激活不同的 M 受体亚型产生毒蕈碱样作用;抑制脊髓后根 P 物质释放,诱导脊髓背根区氧化亚氮(NO)合成;抑制腺苷酸环化酶(AC)的活性,提高细胞内环鸟苷酸(cGMP)水平,产生镇痛效应。该镇痛效应具有剂量依赖性,并能增强 α_2 肾上腺素能受体激动药可乐定和阿片类药物的镇痛作用。而且,新斯的明椎管内给药对胃肠道平滑肌和膀胱平滑肌有较强的兴奋作用,可促进胃肠蠕动及排尿,镇痛的同时加快术后胃肠功能的恢复,防止尿潴留的发生。

新斯的明椎管内给药有剂量依赖性副作用,可引起严重心动过缓,出现恶心、呕吐、腹痛、呼吸道分泌物增多等不良反应。东莨菪碱可改善症状。硬膜外腔给药的副作用较蛛网膜下腔为低。新斯的明在硬膜外腔的成人常用剂量为 1mg,蛛网膜下腔为 50ug～100ug。

（3）可乐定：可乐定为 α_2 肾上腺素受体激动剂。其镇痛作用机制是通过 α_2 受体的介导,抑制脊髓后角及背内侧核区 P 物质的释放,影响胆碱能神经元的功能,减弱脊髓痛觉的感受和传导,从而产生镇痛作用。脊髓是肾上腺素受体激动剂产生镇痛作用的主要部位。此外,可乐定的镇痛效应部分通过促进蛛网膜下腔乙酰胆碱的释放起作用。椎管内应用可乐定不影响运动或本体感觉功能,可增强椎管内阿片类药物的镇痛作用,对阿片类药物耐受的患者也同样有效。但它在脊髓主要与 μ 型而非 δ 型受体产生协同镇痛效应,即不能增强所有阿片类药物的镇痛作用。

可乐定与局麻药合用于蛛网膜下腔麻醉时,能促进膀胱尿肌收缩减少尿潴留的发生。硬膜外腔注射可乐定能通过脊髓途径激发脊髓受体效应,阻断或抑制有害刺激的传入,减少皮质醇和内啡肽的分泌,抑制机体应激反应;可延长局麻药对神经阻滞的持续时间,并改善上腹部手术后膈肌功能,减少肺部并发症。镇痛效应与剂量相关,常与局麻药或阿片类药合用以增强镇痛效果并减少不良反应(低血压、心动过缓、镇静、口干等)。可乐定的临床应用受到其副作用的限制。新斯的明与可乐定合用可同时作用于脊髓的毒蕈碱受体和 α_2 肾上腺素受体,使脊髓受体对小剂量药物的敏感性增加,镇痛时间明显延长,同时中和可乐定引起的低血压,不增加副作用。

（4）肾上腺素:硬膜外肾上腺素的镇痛作用机制可能与脊髓背角 α_2 受体的激活有关。它能改善硬膜外镇痛作用,增强感觉阻滞。通常给药浓度为 $2 \sim 5\mu g/ml$。

（5）咪唑安定:咪唑安定鞘内给药的镇痛作用机制可能是通过激活脊髓 α-氨基丁酸(GABA)受体介导的。鞘内咪唑安定与芬太尼合用能明显增强芬太尼的镇痛作用,延长其镇痛时间而对血压和下肢运动无影响。但目前对咪唑安定鞘内给药的安全性尚存争议。

（6）镁盐:镁盐属非竞争性 NMDA 受体拮抗剂,椎管内给予硫酸镁可能通过阻断脊髓背角的 NMDA 谷氨酸通道而增强阿片类镇痛药的作用。临床研究显示:椎管内硫酸镁可减少芬太尼的用量,延长芬太尼的镇痛时间而无任何副作用。

（二）椎管内镇痛用药及方法

1. 椎管内单次给予阿片类药物　鞘内或硬膜外单次注射阿片类药物可有效地作为单一性或辅助性镇痛。如前所述,阿片类药物的脂溶性是决定其

脊髓生物利用度的主要因素。亲水性阿片类药物(如吗啡和氢吗啡酮)不易透过亲脂性的脊膜,在脑脊液中滞留时间长,因而镇痛起效慢(30 ~ 60 分钟),作用时间长(6 小时以上);通过脊髓白质较慢但不易被白质吸收,因而起效慢但生物利用度高;易于向头侧扩散,具有较广的镇痛节段,副作用发生率较高,可产生延迟性呼吸抑制。亲水性阿片类药物无论是硬膜外腔给药还是蛛网膜下腔给药均可获得较高的脊髓生物利用度。而亲脂性阿片类药物(如芬太尼和苏芬太尼)在硬膜外腔给药很快与硬膜外脂肪结合或被吸收入血,鞘内给药很快被清除出脑脊液(硬膜外脂肪吸收、吸收入血及很快与白质结合),因而椎管内给药后起效迅速(5 ~ 10 分钟),作用时间短(2 ~ 4 小时),镇痛节段较窄;恶心、呕吐、瘙痒等副作用发生率低,不抑制呼吸;但是脊髓生物利用度较低,尤其是硬膜外给药。

临床可根据亲脂性与亲水性阿片类药物药代动力学的特点,结合患者的具体情况灵活选择给药部位和剂量,以期达到最好的镇痛效果和最小的副作用。比如,对要求镇痛起效迅速、镇痛持续时间适中(<4 小时)且呼吸抑制风险最小的日间手术患者,采用鞘内单次注射亲脂性阿片类药物可能有利。亲水性阿片类药物如吗啡具有较广的镇痛节段,特别适用于硬膜外置管位置与手术切口部位不一致时(如腰部硬膜外置管用于胸部手术)的术后硬膜外镇痛。需注意的是,老年患者和胸部硬膜外置管的患者对硬膜外吗啡的需要量较低。

缓释型硫酸吗啡 DepoDur 是一种最新被 FDA 批准用于术后硬膜外镇痛的药物。它包裹于脂质体中,硬膜外单次注射后可以提供长达 48h 的镇痛,效果比普通吗啡更好。DepoDur 对于一些不需要、不愿意或不能(抗凝治疗)留置硬膜外导管的病例的术后镇痛具有一定优势。副作用和硬膜外其他阿片类药物类似,如恶心呕吐,发热,低血压,瘙痒,尿潴留等,一般为可耐受的轻中度。应用这种新型硬膜外吗啡制剂时需要注意一些问题:①抽取药物前应将药瓶轻轻倒置,使瓶中药物颗粒重新悬浮,避免剧烈或过度摇晃;②和局部麻醉药伍用可能增高吗啡的峰浓度,建议注射局麻药(包括试验剂量)和脂质缓释吗啡这二者的间隔时间至少为 15 分钟;③因其不含任何抑菌物质,一旦从药瓶抽取后应在 4 小时内使用;④用于一般情况较差、或合并其他疾病的患者及老人时应采用较低剂量。鞘内与硬膜外阿片类药物的常用剂量见表 115-6。

表 115-6　椎管内阿片类药物推荐用量

药物	鞘内单次用量	硬膜外单次用量	硬膜外持续输注量
吗啡	$100 \sim 300\mu g$	$1 \sim 3mg$	$0.1 \sim 0.5mg/h$
芬太尼	$5 \sim 25\mu g$	$50 \sim 100ug$	$50 \sim 100ug/h$
苏芬太尼	$2 \sim 10\mu g$	$10 \sim 50ug$	$10 \sim 20ug/h$
阿芬太尼	—	$0.5 \sim 1mg$	$0.2mg/h$
氢吗啡酮	—	$0.5 \sim 1mg$	$0.1 \sim 0.2mg/h$
美沙酮		$4 \sim 8mg$	$0.3 \sim 0.5mg/h$
缓释吗啡	—	$5 \sim 15mg$	—

2. 硬膜外置管镇痛　通过硬膜外留置导管实施镇痛是一种安全有效的治疗急性术后疼痛的方法,其镇痛效果优于全身应用阿片类药物。多个因素如导管留置部位,镇痛药的选择与用量,实施镇痛的时机与持续时间都可能影响镇痛质量。

(1) 硬膜外导管的位置

硬膜外导管位置必须与切口皮区一致才能使术后硬膜外镇痛效果最佳,用药量最小,副作用最轻。胸部手术如乳腺手术,开胸手术一般以 $T_3 \sim T_8$ 间隙为穿刺点;上腹部手术如胃、食管手术,胆囊、肝手术以 $T_6 \sim T_8$ 间隙为穿刺点;中腹部手术如肾脏手术一般以 $T_7 \sim T_{10}$ 间隙为穿刺点;下腹部手术如结肠手术,竖切口子宫手术以 $T_8 \sim T_{11}$ 间隙为穿刺点;下肢手术如髋关节、膝关节手术以 $L_1 \sim L_4$ 为穿刺点。

(2) 持续输注给药镇痛

许多局部麻醉药可用于硬膜外持续输注,常选用长效的罗哌卡因、布比卡因或左旋布比卡因。这些局部麻醉药在较低浓度下(罗哌卡因≤0.2%,布比卡因或左旋布比卡因≤0.125%)具有对感觉阻滞和运动阻滞相分离的特点,使其对运动功能的影响最小。

阿片类药物可单独用于硬膜外输注。但如前文所述,硬膜外单纯持续输注亲脂性阿片类药物几乎不通过脊髓机制起作用,和系统输注给药相比无任何优势可言,因此不予以推荐。硬膜外持续输注亲水性阿片类药物(如吗啡)的镇痛部位主要在脊髓。与硬膜外间断给予吗啡相比,持续输注的镇痛效果更好,且副作用较少。此法尤其适用于硬膜外置管部位与手术部位不一致或硬膜外使用局麻药产生不能耐受的副作用时(如低血压,运动障碍)。

与硬膜外单独输注局部麻醉药或单独输注阿片类药物相比,联合应用局部麻醉药与阿片类药物的镇痛效果更好:可改善运动性镇痛,减少局部麻醉药的用量,减轻对感觉的阻滞。目前这种明显的协同增效作用的具体机制尚未明了。联合输注时,芬太尼的推荐浓度为 $2 \sim 5\mu g/ml$,苏芬太尼的浓度为 $0.5 \sim 1\mu g/ml$,吗啡的输注速度为 $0.08 \sim 0.3mg/h$。有作者推荐两种最佳硬膜外布比卡因-芬太尼联合给药方案:以 9ml/h 的速度持续输注布比卡因 8mg/h + 芬太尼 $30\mu g/h$ 或布比卡因 13mg/h + 芬太尼 $25\mu g/h$。

(3) 患者自控硬膜外镇痛(PCEA)

PCEA 类似于静脉内 PCA(PCIA),适用于术后中重度疼痛,能满足术后镇痛的个体化需求;其镇痛效果可能优于 PCIA,而且药物用量减少,患者满意程度较高。与 PCIA 相比,PCEA 较常采用持续背景输注加自控需求量模式,并且其镇痛效果可能优于仅应用需求量模式。目前一般联合应用低浓度长效局部麻醉药与阿片类药物以增强镇痛效果,最大程度地减少副作用(如运动阻滞、呼吸抑制等)。除阿片类药物外,其他辅助药物如氯胺酮、可乐定等已开始用于硬膜外镇痛。有研究显示:在布比卡因与吗啡的混合液中加入可乐定用于硬膜外腔镇痛,可改善全膝关节成形术后的镇痛效果,且副作用极少。PCEA 常用配方见表 115-7。

(4) 硬膜外镇痛不完善时的处理

确保硬膜外导管位置正确是硬膜外镇痛效果得以保障的前提,因此硬膜外置管后应立即给予试验剂量判断麻醉平面。因硬膜外腔为潜在腔隙,先给予一定容积的生理盐水可能有助于随后局麻药的扩散。一旦确定导管位置正确,就可以采取多种方法增强镇痛效果,如单次导管内注药,提高滴注速率等。

表 115-7 PCEA 常用药物配方及参数

镇痛配方	背景速度(ml/h)	单次量(ml)	锁定时间(min)
方案(负荷量6ml~10ml)	4~10	4~6	15~30
0.0625%~0.15%布比卡因			
或0.0625%~0.15%左旋布比卡因			
或0.075%~0.2%罗哌卡因			
/+芬太尼2~5μg/ml			
/+苏芬太尼0.3~1μg/ml			
/+吗啡20~40μg/ml			
/+布托啡诺0.04~0.06mg/ml			

施行硬膜外镇痛后应按时随访患者,了解镇痛效果、导管位置及用药情况;同时仔细评估瘙痒、镇静及感觉运动功能阻滞情况。每次都应检查导管有无移位、敷料是否完整、穿刺部位有无炎症以及背部有无肿胀。麻醉医生应该根据患者需要及实际情况随时改变用药方案。治疗结束后应将导管拔出,并检查拔出的导管是否完整。护理硬膜外镇痛患者的护士均应接受相关的教育,包括常用药物的剂量及浓度、各项观察指标、导管置入正常时的状态、输注泵的使用方法、可由护士处理的常见药物副作用及必须由医生处理的副作用等。

如果出现硬膜外镇痛平面不能覆盖手术疼痛区域时,比如切口位置较高,或疼痛位于硬膜外镇痛无法达到的部位(如胸腔引流管和膈肌激惹引起的肩部疼痛),则可以辅用 NSAIDs 类等其他镇痛药物,也可以全身使用阿片类药物(包括 PCA)。但在这种情况下,应该取消硬膜外用药中的阿片类药物,以避免药物过量。

(5)副作用及并发症的防治

术后硬膜外镇痛的常见副作用主要与所使用的药物有关,和阿片类药物相关的有瘙痒、镇静、眩晕和尿潴留;和局麻药相关的有低血压、感觉改变及尿潴留。其中大部分副作用可以通过减慢输注速度、改变药物种类或药物剂量缓解。瘙痒是硬膜外使用阿片类药物时常见的副作用,可以使用抗组胺药物缓解。混合阿片受体激动/拮抗剂环丁甲羟氢吗啡(nubaine,nalbuphine)(5~10mg 静注,4~6次/h)或小剂量纳洛酮静脉输注也可以缓解瘙痒。硬膜外镇痛时较少出现恶心,与使用的阿片类药物剂量较小有关。尿潴留是硬膜外镇痛,特别是腰部硬膜外镇痛的常见问题。因此,接受硬膜外镇痛的患者常需留置导尿管。单侧下肢麻木偶伴无力或运动阻滞是使用局麻药后的副作用,常常由于硬膜外导管尖端移位至神经根处导致,所以将导管稍微向外拔出或减慢输注速率可以有所缓解。

尽管硬膜外镇痛的并发症非常罕见,但一旦发生,后果将十分严重,因此必须注意避免。硬膜穿破后头痛(PDPH)是相对常见的并发症,其发作时间有一个延迟,大约24小时,所以通常在术后第一天才表现出来。PDPH 在坐位、特别是行走时加重,平卧时减轻,所以也常在患者术后第一次起床活动时出现。PDPH 主要表现为枕部和颈部紧缩、牵拉和搏动样疼痛。传统的治疗方法包括卧床休息、静脉输注或口服大量液体及服用抗头痛药物(NSAIDS、对乙酰氨基酚、咖啡因或茶碱)。如果上述方法仍不能解决头痛问题,或者患者对上述方法禁忌,对顽固性重度头痛可以考虑采用"血补丁"疗法:严格无菌条件下抽取患者血液 20ml 注入穿刺部位硬膜外腔。机制尚不清楚,但可能与血块直接压迫硬膜穿破部位或在硬膜穿破位点发生纤维化,阻止脑脊液外流有关。

更严重的并发症为椎管内占位性改变,如血肿和脓肿,前者更常见。如果出现了占位性改变的征象,需要停止硬膜外输注,或者拔出硬膜外导管(特别是发现存在皮肤感染时)。如果发现有凝块流出,则应待凝块溶解后再拔出导管。一旦证实已经发生椎管内占位,应立刻行外科手术减压,以防脊髓受压导致截瘫。脊髓受压的主要征象包括下肢感觉和运动异常(通常为双侧)及背痛。轻微的感觉异常较常见,可能并不一定由脊髓受压引起;但若在停止硬膜外输注后仍长时间存在运动异常或背痛,则需要引起重视。占位发生在骶管时,主要表现为二便功能异常,而疼痛较少见。辅助检查可以借助 MRI,一经证实应行神经外科治疗。其他严重的并发症包括:前脊髓动脉综合征、横断性脊髓炎、脑膜炎,虽有报道却十分罕见。

(三) 蛛网膜下腔镇痛

蛛网膜下腔镇痛(spinal analgesia)技术通常和蛛网膜下腔麻醉(spinal anesthesia)同时或序贯使用用于临床麻醉和镇痛。最早于 1906 年由 Henry P. Dean 报道,是一种非常可靠、有效却最未被充分利用的区域阻滞技术,尤其是蛛网膜下腔持续给药镇痛法。未被临床广泛应用的原因主要包括:①对所给药液要求高,不能含有防腐剂;②对无菌技术要求高,否则一旦感染后果严重;③因有一定的硬膜穿破后头痛(PDPH)发生率,对穿刺针套装要求高。

蛛网膜下腔给药镇痛一般以阿片类药物和局部麻醉药为主。可采用单次注射给药法或放置导管持续给药。单次给药时,根据所给药物的不同可提供数小时(如苏芬太尼等)至 12h 以上更长时间(如吗啡)的镇痛。局麻药一般选用长效的布比卡因及罗哌卡因。阿片类药物以吗啡、芬太尼、苏芬太尼为主。

因长期受限于无合适的穿刺针及导管,连续蛛网膜下腔给药技术一直未能普及。现今市场(德国等欧洲国家多)有新型"管套针"穿刺套装,导管从穿刺针外面置入,拔除穿刺针后导管和硬脊膜"无缝吻合",可有效防止脑脊液外漏,显著降低了 PDPH 发生率。近年来已有学者将苏芬太尼和布比卡因通过 28G 的导管给药,在 300 多个患者的应用中获得满意的疗效。在一些特定的临床情况下,持续蛛网膜下腔给药麻醉及镇痛有其特殊的应用价值。这些优势适应证包括:①既往有脊柱手术史:硬膜外给药可能存在药物扩散不满意;②有严重心脏病:蛛网膜下腔持续给药对血流动力学影响很小,特别是椎管内只给予阿片类药物时,对心血管系统的影响几乎可以忽略不计;③过度肥胖患者:该类人群本身剖宫产几率高,硬膜外穿刺可能有相当的难度,而且研究表明过度肥胖者 PDPH 发病率低;④硬膜外置管困难,包括意外硬膜穿破情况;⑤困难气道患者,连续蛛网膜下腔给药可用于手术麻醉,但对此类患者是否合适尚存争议。

如采用连续蛛网膜下腔置管给药法,需注意以下事项:①保持给药装置系统紧闭,减少感染和错误给药机会;②必须有明显的标记来区分非硬膜外导管,比如有专用蛛网膜下腔泵;③任何操作如连接、断开或注射给药时均应特别重视严格无菌操作以防感染。

蛛网膜下腔给予阿片类药物引起的主要并发症包括呼吸抑制(5% ~7%)、皮肤瘙痒(60%)、恶心呕吐(20% ~30%)以及尿潴留(50%)等,且发生率高于硬膜外腔镇痛,临床上处理的方法以对症治疗为主。阿片类药物在脑脊液(CSF)中的药代动力学特性(即 CSF 中的浓度以及药物沿 CSF 向头侧扩散的倾向)与呼吸抑制的发生率有关。蛛网膜下腔注药后发生呼吸抑制的时间变异很大。吗啡一般在注药后 6 ~10 小时左右呼吸抑制表现明显,注药后 23h 呼吸功能多能恢复正常。发生呼吸抑制的影响因素有:高龄(年龄可能影响 CSF 容量和压力,高龄患者呼吸中枢易于受镇痛药物的抑制);采用的是水溶性镇痛药如吗啡;剂量大小;患者胸腹腔压力的改变(包括术后机械通气);患者对镇痛药物的敏感性;同时经其他途径应用了镇痛药或其他 CNS 抑制性药物;患者既往有呼吸系统疾患;患者体位(坐位和采用高比重的吗啡溶液可以减少蛛网膜下腔镇痛后的呼吸抑制发生率)。纳洛酮可以逆转蛛网膜下腔镇痛期间可能出现的呼吸抑制,但往往需要反复给药。

总之,蛛网膜下腔给药可提供有效的麻醉与镇痛,技术简单,效果可靠。担心 PDPH 是弃用最主要的原因,但事实上 PDPH 是可以治疗的,且无严重后果或后遗症。该技术优点显著,临床实际中可根据患者病情权衡考虑。蛛网膜下腔给药用于分娩镇痛的推荐方案见表 115-8。

表 115-8　蛛网膜下腔给药分娩镇痛推荐方案

给药方式	配　　　方
间断注射给药	布比卡因 1.75 ~2.5mg+芬太尼 15 ~20μg(间隔 1 ~2 小时追加)或苏芬太尼首次 5μg,需要时可追加
持续输注	0.05% ~0.125% 布比卡因+芬太尼2 ~5μg/ml,速度 0.5 ~3ml/h,调节速度使阻滞平面为 T8 ~T10 或苏芬太尼2 ~5μg/h

五、外周神经阻滞用于四肢手术麻醉和术后镇痛

外周神经阻滞(peripheral nerve block,PNB)技

术可为术后患者提供安全有效的镇痛。PNB通常适用于四肢手术的麻醉和术后镇痛,通过阻滞臂丛神经、腰丛神经、股神经、坐骨神经和皮神经等来实施。近年来,随着外周神经定位、穿刺置管及给药设备的飞速发展,单次外周神经阻滞麻醉已自然延续为术后持续镇痛,称之为连续外周神经阻滞(continuous peripheral nerve block,CPNB)。

PNB用于手术麻醉和术后镇痛越来越普及的原因包括:①社会老龄化,高龄患者接受四肢手术的例数逐渐增加;②日间、门诊手术比例增加,医院加快床位周转、适应医疗费用紧缩的需要;③该方法对机体病理生理影响小,患者可保持清醒,无需严密监测,也特别适于老年、接受抗凝治疗的患者和心血管功能代偿不良等危重患者;④可根据需求灵活地提供长时间镇痛,便于患者在有效的术后镇痛下进行早期功能锻炼;⑤减少了严重神经根损伤、尿潴留、以及对凝血机制异常患者麻醉的担忧,避免了椎管内镇痛技术导致脊髓血肿的风险;⑥不仅镇痛效果优于全身应用阿片类药物,还减少了围手术期患者对阿片类药物的需求(减少40%~70%),并降低其相关副作用。

患者自控神经阻滞镇痛(patient-controlled nerve analgesia,PCNA)是PNB较常用的方式,属于PCRA(patient-controlled regional analgesia)的一种,即在神经丛或神经干留置导管,采用持续输注加患者自控给药镇痛方式。PCNA所用局麻药物一般为低浓度长效局部麻醉药如罗哌卡因、布比卡因和左旋布比卡因。其他辅助用药如纯α_2受体激动剂可乐定,无神经毒性,小剂量(1μg/ml)可使局麻药的镇痛时间延长50%~100%,且无明显副作用。外周神经阻滞的穿刺置管方法详见第52章。持续外周神经阻滞常用局麻药见表115-9。

表 115-9 持续外周神经阻滞常用局麻药及用量

导管留置部位	局麻药及浓度	持续输注速度(ml/h)	单次追加量(ml)
肌间沟臂丛	0.1%~0.125%布比卡因	5~9	3~5
锁骨下臂丛	0.1%~0.2%左旋布比卡因	5~9	3~5
腋路臂丛	0.2%罗哌卡因	5~10	3~5
椎旁		5~10	3~5
腰丛		8~15	5~7
股神经		7~10	5~7
坐骨神经		7~10	5~7
腘窝坐骨神经		5~7	3~5

PNB已逐渐成为日间手术麻醉和镇痛的主流,也是多模式术后镇痛的重要组成部分。因连续阻滞时局麻药浓度很低,局麻药毒性反应一般仅见于初次阻滞时,除非导管在留置期间发生血管内移位。导管脱出是最常见的问题,皮下隧道不仅可有效地防止导管移位、脱出,还可以减少感染的发生。导致感染的危险因素包括:无菌技术不严格,未预防性使用抗生素,股窝或腋窝置管,入ICU,留管超过48h及频繁换药等。神经损伤一般源于手术创伤,止血带或体位不当压迫,夹板固定及神经牵拉等。需要注意的是,神经阻滞期间应保护好患肢,避免意外压迫、神经损伤、烫伤和冻伤;同时应保护好患者,如下肢神经阻滞的患者在行走时需要有人协助,防止摔伤。

六、多模式镇痛

多模式镇痛(multimodal analgesia)是指联合应用作用机制不同的镇痛药物或不同的镇痛方法实施镇痛。由于其作用机制不同而互补,镇痛作用可相加或协同;同时每种药物的剂量减小,副作用相应降低,从而达到最大的效应/副作用比。

(一)镇痛药物的联合应用

1. 阿片类药物(包括激动剂或激动-拮抗剂)或曲马多与对乙酰氨基酚联合应用 对乙酰氨基酚的每日量为1.5g~2.0g时,阿片类药物可减少20%~40%。

2. 对乙酰氨基酚和NSAIDs联合 两者各使用

常规剂量的 1/2,可发挥镇痛协同作用。

3. 阿片类或曲马多与 NSAIDs 联合　常规剂量的 NSAIDs 使阿片类药物用量减少 20% ~ 50%,使术后恶心呕吐、镇静发生率降低 20% ~ 40%。术前开始使用在脑脊液中浓度较高的 COX2 抑制剂(如帕瑞昔布),具有抗炎、抑制中枢和外周敏化的作用,并可能降低术后急性疼痛转变成慢性疼痛的发生率。

4. 阿片类与局麻药联合用于 PCEA。

5. 氯胺酮、可乐定等也可与阿片类药物联合应用,偶尔可使用三种作用机制不同的药物实施多靶点镇痛。

(二) 镇痛方法的联合应用

主要指局部麻醉药(切口浸润、区域阻滞或神经干阻滞)与全身性镇痛药(NSAIDs 或曲马多或阿片类)的联合应用。患者镇痛药的需要量明显降低,疼痛评分减低,药物的不良反应发生率低。

(三) 多模式镇痛的实施

在多模式镇痛中,除阿片类药物的相关副作用外,非阿片类镇痛药(如对乙酰氨基酚、非选择性及环氧合酶选择性 NSAIDs、氯胺酮、加巴喷丁类)也有副作用,如肝肾毒性,凝血功能障碍,意识错乱,镇静,头晕等,用于术后多模式镇痛时这些副作用也可能在一定条件下加重。不同的手术有其各自不同的术后疼痛特点和临床结局(如活动受限,麻痹性肠梗阻,尿潴留,肺功能受损)。比如,腹部大手术后,和其他镇痛方法相比,连续硬膜外镇痛对动态疼痛效果好,可减轻肠梗阻,恶心呕吐的发生率。但该方法并不适合用于其他一些腹部手术如腹腔镜结肠切除手术。因此,多模式镇痛的风险-效益比很大程度上与手术类型相关(procedure-specific),如耳鼻喉科手术、髋关节和整形外科手术后用非选择性 NSAIDs 易导致出血,血管手术后用 NSAIDs 易发生肾功能衰竭,结肠手术后用阿片类药物易发生肠梗阻。故临床医生应根据手术特点,优化多模式镇痛,将手术分类镇痛(procedure-specific analgesia)和康复模式紧密结合,把术后镇痛治疗真正纳入到现代外科快通道手术康复模式(the context of modern fast-track surgery rehabilitation paradigms)中去。临床可参考"手术分类术后多模式镇痛方案推荐表"(表 115-10)。

表 115-10　手术分类术后多模式镇痛方案推荐表

	单模式镇痛效果	多模式镇痛方案		说明
		首选方案	补救措施	
腹腔镜胆囊切除术	①,②,③,⑥	①+②+③+⑥	④/⑤	硬膜外镇痛有效,但因风险/效益比低而不推荐
腹股沟疝修补术	①,②,⑥,⑦,⑩	①+②+⑥	④/⑤	持续切口局麻药输注、椎管内给药、椎旁阻滞均有效,但因费用/效益比和风险/效益比低而不推荐
经腹全子宫切除术	①,②,(⑥/⑦)	①+②+⑥	④/⑤	考虑切口局麻药浸润和/或输注,硬膜外镇痛因风险/效益比低而不推荐
经腹结肠切除术	①,②,⑦,⑨	⑨+①+②	④/⑤	考虑加巴喷丁类,如硬膜外持续输注给药不可行则用持续切口局麻药输注
开胸术	②,⑨,⑩	①+②+⑨/⑩	④/⑤	如持续硬膜外或椎旁阻滞不可行,则考虑持续肋间神经阻滞
膝关节置换术	①,②,⑥,⑦,⑧,⑪	①+②+⑦/⑧or⑨	④/⑤	考虑加巴喷丁类,持续切口局麻药输注,或外周神经阻滞,鞘内局麻药加强效阿片类;硬膜外镇痛因风险/效益比低而不推荐

①:对乙酰氨基酚;
②:NSAIDs 和 COX-2 抑制剂;
③:糖皮质激素;
④:强效阿片激动剂,如吗啡,氢吗啡酮,芬太尼,苏芬太尼;
⑤:弱效阿片激动剂,如羟考酮,氢可酮,曲马多;
⑥:局麻药切口浸润;
⑦:局麻药切口持续输注;
⑧:持续外周神经阻滞;
⑨:持续硬膜外镇痛;
⑩:持续椎旁阻滞;
⑪:鞘内予局麻药加强效阿片激动剂。

需要说明的是:应警惕药物之间的相互作用及潜在的副作用,特别是对老年、有伴发疾病的"高危"人群。氯胺酮和 α2 激动剂因较低的效益/副作用比而未推荐常规应用。加巴喷丁类在手术分类镇痛中的效果证据不足。

七、其他镇痛方法

(一) 经皮神经电刺激(TENS)

经皮神经电刺激(transcutaneous electrical nerve stimulation,TENS)TENS 可以辅助用于某些术后患者的镇痛。将电极贴在疼痛部位(可以是切口的任意一边),施以低压电刺激达到镇痛目的。TENS 原理的基础是 Melzack 和 Wall 的疼痛门控理论。研究已经证实,使用 TENS 的患者镇痛效果明显优于未用 TENS 的对照组。近年来将TENS 用于开胸手术(包括心脏手术)后镇痛的研究较多,绝大部分研究均显示:TENS 可有效地提高镇痛效果,减少镇痛药物用量和其相关副作用;增加呼吸肌力,增加肺容积和容量,改善肺通气;减少恢复室停留时间,促进患者恢复。但对TENS 镇痛作用的持续时间,以及是否可减轻活动性疼痛方面尚存争议。

(二) 心理和行为治疗

心理和行为治疗可为患者提供一种疼痛已被控制的感觉。所有患者都应做好面临手术及术后疼痛的准备。简单的方法如全身放松、听音乐、回忆美好事物等都有利于减轻焦虑并减少镇痛用药。

手术后患者可能存在与手术创伤本身无关的伤害,如头痛,手术后胃管、引流管和静脉输液管等产生的不适。此外,患者可能常常存在心理上的"异常",如焦虑,恐惧,失眠等。因此,重视全面改善患者的生活质量包括心理康复,将有效地减轻术后患者的痛苦。研究表明:心理支持疗法(包括与患者及其家属对手术麻醉方案的商讨,术前提供相关的信息等)可有效地减轻患者的焦虑,减少患者术后对阿片类镇痛药的需求,缩短住院时间。医院制定的工作常规通常方便医护人员,而往往忽视了患者的心理需求,甚至导致患者产生"无助"的感觉。因此,改善医院环境,创造一种温馨的就医氛围,适当让患者参与一些力所能及的医护活动,对其心理和生理方面的康复都将十分有益。

(三) 针灸治疗

我国应用针灸治病的历史已超过 3000 年。针刺镇痛(acupunctural analgesia)是当今痛觉调制研究中的重要课题。

研究表明:针刺镇痛在脊髓水平的神经生理学基础是产生突触前和突触后抑制。针刺信号和痛信号的相互作用至少包括三个网络:①发生在同一水平甚至同一核团的直接相互作用,如脊髓背角;②抑制性调制通过局部回路间接作用于痛敏神经元;③针刺激活下行抑制系统,抑制背角痛敏神经元。CNS 内的许多结构都参与了针刺镇痛。针刺镇痛、脑刺激镇痛(brain stimulating analgesia)和阿片类药物镇痛三者所激活的神经结构非常相似,包括脊髓背角、脑干网状结构(中缝核群、中央灰质等)、下丘脑(弓状核、室旁核、视前区等)、边缘系统(扣带回、杏仁核、伏核、隔区等)、尾核头部、丘脑中央中核和大脑前额皮层及体感区等。

中枢神经系统内许多神经介质都参与了针刺镇痛。阿片肽(包括脑啡肽、内啡肽和强啡肽)可能是针刺镇痛中最主要的介质,其可能机制为:①针刺激活下丘脑弓状核的 β 内啡肽系统,通过 PAG 下行冲动抑制脊髓后角痛觉信息的传递;②针刺传入直接激活脊髓后角的脑啡肽和强啡肽能神经元,抑制痛觉敏感神经元的活动;③和其他递质相互作用参与针刺镇痛。5 羟色胺(5-HT)是针刺镇痛中起重要作用的另一神经介质,针刺可增强中缝核内神经元的活动,使 5-HT 的释放增多。其他一些神经介质,如去甲肾上腺素、乙酰胆碱、γ-氨基丁酸、多巴胺、神经降压素等均参与了针刺镇痛。

临床研究表明:针灸对多种疼痛有一定的疗效,如慢性下背部疼痛、慢性颈肩痛、膝关节炎、偏头痛、痛经、分娩痛以及术后急性疼痛。针灸及相关技术是术后疼痛治疗的有效辅助手段,可减轻术后疼痛评分和阿片类药物用量及其副作用。而且针灸的副作用非常小,可自然恢复,这是目前所有镇痛用药包括镇痛辅助用药无法相比的。但是,针灸镇痛的确切机制仍不清楚,术前和术后针灸对疼痛的影响有何差异也未知,针灸操作的适用性和普遍性仍期待解决。

第5节 小儿术后镇痛

小儿术后疼痛的治疗直到近20年来才逐渐被重视,它被忽视的原因主要包括:认为新生儿和小婴儿对疼痛不敏感,小儿痊愈较快,部分镇痛药物在小儿使用受到限制,以及医护人员对在小儿使用镇痛药物特别是阿片类镇痛药心存顾虑等。小儿镇痛与成人镇痛间存在诸多不同,例如:小儿疼痛不易评估、药物在小儿特别是新生儿和婴儿体内的代谢与成人不同、小儿害怕打针、硬膜外穿刺及置管等操作也相对困难。

一、制定术后镇痛计划

术后镇痛计划的制定与整个手术过程是紧密相关的。手术之前,应选择好术中及术后将使用的镇痛药,并且对小儿及其家长做好术前访视和教育工作。应如实告诉患儿及家长可能面临的情况,并让他们相信,所有人都将尽全力照顾好患儿并减少患儿的痛苦和不适。

术前应了解患儿通常对疼痛的反应以及痛觉表达方式。如果患儿既往接受过手术治疗,则需询问以下问题:过去使用过什么药物?效果如何?过去经历过怎样的疼痛?使用过非药物治疗方法吗?何种药物有效?何种方法有效?教会患儿在术前使用合适的疼痛评分方法将有利于术后镇痛治疗。如果使用PCA镇痛,应教会患儿及家长有关PCA的使用方法。

二、婴儿和小儿急性疼痛的评估

正确评估疼痛是有效镇痛的关键。有效的疼痛评估建立在和患儿或患儿照顾者充分交流的基础上。部分小儿尤其是婴幼儿不会主动诉说疼痛,因而疼痛评估较为困难,应注重临床征象的观察。目前尚未有某种量表能适用于所有种类的疼痛或各年龄段的儿童,任何一种方法都不能准确有效地评估所有患儿的所有类型疼痛,故联合使用多种评估方法有助于提高疼痛评估的准确性。疼痛评估需要持续规律地进行,按时进行疼痛评估和记录才能保证疼痛治疗的有效性和安全性。为了避免患儿及家长感到困惑及尽可能获得客观的信息,在某个患儿的疼痛评估过程中应使用同一方法和尺度。在任何治疗后都要及时评估其效果和不良反应。

常用的疼痛评估方法有:

1. 自我评估 患儿根据提供的量表自己描述疼痛的程度,这是评估疼痛程度的金标准,与成人疼痛评估方法相同。有视觉模拟评分法(visual analogue scales, VAS)和数字等级评分法(numerical rating scale, NRS)。如5岁左右的儿童可以采用特殊的视觉模拟评分法。这种VAS标尺外观由一连串的儿童面容组成,标有从绿色到红色的不同颜色,同时结合感觉整合和词汇表达等进行综合分析。

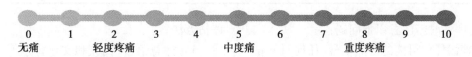

2. 面部表情评估 根据患儿的面部表情,与面部表情图对比后进行疼痛评分。有脸谱疼痛评分法(适用于婴幼儿)和改良面部表情评分法(适用于学龄儿童和青少年)。

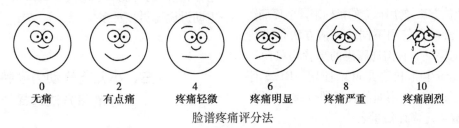

脸谱疼痛评分法

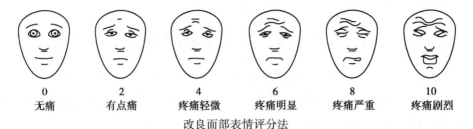

0	2	4	6	8	10
无痛	有点痛	疼痛轻微	疼痛明显	疼痛严重	疼痛剧烈

改良面部表情评分法

3. 行为学(包括生理学)评估 根据疼痛相关行为学表现或患儿照顾者提供疼痛相关行为的叙述进行评估。该方法适用于婴幼儿或有交流困难的患儿,且可避免评估对患儿的打扰。

(1) CRIES(crying, requires O$_2$ saturation, increased vital signs, expression, sleeplessness)评分,见表115-11。

通过哭泣、呼吸、循环、表情和睡眠等进行评估。各项相加后总分从0~10,分数越高,疼痛越严重。

(2) FLACC(face, legs, activity, crying, consolability)评分

常用于2月~7岁患儿术后疼痛的评估。分值0~10,见表115-12。

表 115-11 CRIES 评分表

	0 分	1 分	2 分
哭泣	无	哭声响亮,音调高	不易被安慰
维持血氧饱和度大于95%是否需吸氧?	否	需吸氧浓度<30%	需吸氧浓度>30%
循环体征	血压心率≤术前	血压心率较术前升高<20%	血压心率较术前升高>20%
表情	无特殊	表情痛苦	表情非常痛苦/呻吟
睡眠困难	无	经常清醒	始终清醒

表 115-12 FLACC 评分表

	0 分	1 分	2 分
脸	微笑或无特殊表情	偶尔出现痛苦表情,皱眉,不愿交流	经常或持续出现下颌颤抖或紧咬
腿	放松或平常姿势	紧张不安,维持于不舒服姿势	踢腿或腿部拖动
活动度	安静,正常体位或轻松活动	扭动,翻来覆去,紧张	身体痉挛,成弓形,僵硬
哭闹	不哭(清醒或睡眠中)	呻吟,啜泣,偶尔诉痛	一直哭泣,尖叫,经常诉痛
可安慰性	满足,放松	偶尔抚摸拥抱和言语可以被安慰	难于被安慰

小儿疼痛评估时需注意以下问题:

1) 应该警惕任何可能的疼痛信号,任何时候都应该想到新生儿和儿童可能存在的疼痛;

2) 对于不能自述疼痛的孩子,应选用一种恰当的行为学或复合的方法进行疼痛评估。可疑疼痛存在时,应选用有效的评估方法,勿用孤立的指标来评估疼痛;

3) 不同年龄阶段使用不同的评估方法是进行准确疼痛评估的保证。有沟通障碍的患者均可使用行为学评估法;新生儿和婴儿可以使用 CRIES 评分;3~7岁的儿童可以使用面部表情评分;8岁以上儿童可以使用成人疼痛评估量表;

4) 只要有可能,让孩子自己描述疼痛是最好的评估方法;

5) 注意语言、民族和文化背景等可影响疼痛的表达和评估。一项关于小儿性别对疼痛评估的研究表明:虽然未发现男孩和女孩对疼痛的评估方面有差异,但性别可能影响对疼痛的反应:女孩对疼痛的主动诉说比男孩更多。

三、小儿药代动力学特点与镇痛方法选择

由于小儿在生理及心理上尚未成熟,因而在

镇痛方法的选择、镇痛药物的应用途径及剂量上与成人不同。对小儿进行镇痛治疗时,我们首先必须熟知小儿的药代动力学的特点:①肝结合作用是大部分镇痛药物代谢的主要方式;②新生儿的细胞色素 P450 系统尚未成熟,结合药物较慢;③新生儿在出生后的前几周内肾脏功能较差,通常在满 2 周后肾脏才可以有效地清除药物及其代谢产物。所以,在这之前许多药物的半衰期相对延长,需要相对延长给药间隔时间;④新生儿体内的水分含量较高,因而水溶性药物的分布容积增大;⑤新生儿的血浆结合蛋白较少,故大多数药物以游离形式存在。上述药物动力学特点说明:在对新生儿和婴儿进行镇痛治疗时,需要适当减少每公斤体重的用药量,并适当延长用药间隔时间。不过,小儿的情况复杂,有时由于不同小儿对药物的敏感度及分布不同,反而需要较大剂量的药物。

四、镇痛药物及其应用

(一) 阿片类药物

阿片类药物是治疗中度至重度疼痛的最常用药物,也是唯一一类对重度疼痛有效的镇痛药,其镇痛作用无封顶效应。在适当的监测、剂量及给药方法下,阿片类药物可以安全用于小儿。临床上存在对小儿阿片类药物使用不积极的情况,主要原因有:对小儿疼痛情况不了解,对用药剂量不熟悉以及对药物副作用的担心。

1. 药物动力学　不同年龄小儿阿片类药物的药代动力学不同。新生儿和婴儿使用阿片类药物时应适当减少每公斤体重的药物用量。但由于阿片类药物的分布容积较大,故应在严密监测的情况下,适当加大负荷剂量。

新生儿和未成熟儿对阿片类药物引起的呼吸抑制特别敏感,往往在用药后未达到镇痛效果时就可能出现呼吸抑制。婴儿在快速输注吗啡时也易出现呼吸暂停,与快速输注时脑内药物浓度迅速达到峰值有关。新生儿的吗啡半衰期为 6h ~ 8h,未成熟儿为 10h(成人为 2h),所以在新生儿和未成熟儿使用吗啡时应明显减慢输注速度。不过,在这种患儿,要达到相同的镇痛效果,所需的血浆吗啡浓度却高于成人,可能与吗啡的活性代谢产物吗啡-6-葡萄糖醛酸产生较少有关。

随着年龄增长,吗啡的清除率逐渐接近成人,在青少年甚至高于成人。

2. 常用阿片类药物

(1) 吗啡　吗啡的给药途径包括皮下、经口、硬膜外、鞘内、肌肉内、静脉内或经肛门等。新生儿和 2 岁以内的婴儿,吗啡的蛋白结合率和代谢率降低,半衰期延长,其差别取决于孕龄和出生体重;儿童的代谢与成人相似。口服生物利用度因肝脏和胃肠道的首过效应而较低。吗啡可以引起体内组胺释放,所以对有哮喘的患儿应禁用。但研究发现,大多数哮喘患儿其实可以很好地耐受吗啡。小儿使用吗啡较少引起呕吐。

吗啡的推荐剂量为:

①口服:新生儿,$80\mu g/[kg \cdot (4 \sim 6)h]$;儿童:$200 \sim 500\mu g/(kg \cdot 4h)$

②静脉和皮下:起始剂量,新生儿 $25\mu g/kg$ 开始;儿童 $50\mu g/kg$ 开始,根据患儿反应确定静脉和皮下持续输注速率,$10 \sim 25\mu g/(kg \cdot 4h)$;

③患者自控镇痛(PCA):冲击剂量,$10 \sim 20\mu g/kg$;锁定时间,5 ~ 10 分钟;背景剂量,$0 \sim 4\mu g/(kg \cdot 4h)$;每小时最大量,$0.1 \sim 0.15mg/kg$。

④护士控制镇痛(NCA):冲击剂量,$10\mu g/kg$;锁定时间:20 ~ 30 分钟;背景剂量:$0\mu \sim 20\mu g/(kg \cdot h)$(小于5kg无背景剂量)。

(2) 芬太尼:芬太尼为强效镇痛药,可经皮肤和经黏膜给药。它起效快,作用时间较短,术后镇痛可采用小剂量单次给药法。随着持续输注时间延长,其半衰期也相应延长。推荐剂量为:

①单次静脉注射:$0.5\mu g/kg \sim 1\mu g/kg$,新生儿减量;

②持续静脉输注:$0.3 \sim 0.8\mu g/(kg \cdot h)$;

③PCA:负荷剂量,$0.5 \sim 1\mu g/kg$;背景剂量,$0.15\mu g/(kg \cdot h)$;单次给药量,$0.25\mu g/kg$;锁定时间,20 分钟;最大剂量,$1 \sim 2\mu g/(kg \cdot h)$。

(3) 苏芬太尼:苏芬太尼为强效镇痛药,镇痛强度是芬太尼 7 ~ 10 倍,脂溶性较芬太尼高,易透过血脑屏障,起效迅速。新生儿肝酶系统未成熟,清除率低且受肝血流的影响很大。

①单次静脉注射:$0.05 \sim 0.1\mu g/kg$,新生儿减量;

②持续静脉输注:$0.02 \sim 0.05\mu g/(kg \cdot h)$;

③PCA:负荷剂量,$0.05 \sim 0.1\mu g/kg$;背景剂量,$0.03 \sim 0.04\mu g/(kg \cdot h)$;单次给药量,$0.01\mu g/kg$;锁定时间,15 分钟;最大剂量,0.1 ~

$0.2\mu g/(kg \cdot h)$。

阿片类药物可引起恶心呕吐、瘙痒、尿潴留和呼吸抑制等副作用，术后使用该类药物镇痛的患儿，适当的监护是必要的。

（4）曲马多：曲马多是弱阿片类镇痛药，已被用于缓解所有年龄的儿童轻到中度疼痛。它可以口服、静脉给药，也可以作为 PCA 的组份。常见的副作用为恶心呕吐、呼吸抑制（较强效阿片类药物少）、过度镇静和尿潴留，使用过量可出现癫痫样抽搐。推荐剂量为：$1 \sim 2mg/[kg \cdot (4 \sim 6)h]$，静脉持续输注到 $100 \sim 400\mu g/(kg \cdot h)$。

3. 阿片类药物常用给药方法

（1）小儿自控镇痛（PCA）

PCA 对合作的小儿（通常 ≥5 岁）是安全有效的。小儿自控静脉镇痛（PCIA）推荐方案见表 115-13。

表 115-13　小儿自控静脉镇痛（PCIA）推荐表

药物	负荷剂量（μg/kg）	单次给药量（μg/kg）	锁定时间（min）	背景输注（μg/(kg·h)）
吗啡	50	10 ~ 20	5 ~ 15	0 ~ 4
芬太尼	0.5	0.1 ~ 0.2	5 ~ 10	0.3 ~ 0.8
苏芬太尼	0.05	0.01 ~ 0.02	5 ~ 10	0.02 ~ 0.05
曲马多	0.5	100 ~ 200	5 ~ 10	100 ~ 400

（2）护士控制镇痛（nurse controlled analgesia, NCA）

对年龄小于 5 岁及不能合作的患儿，可采取护士控制镇痛的方法。此方法可能需将 PCA 参数设为较高的背景输注量和较长的锁定时间。NCA 时须更严密观察和监护患儿，防止出现过度镇静和呼吸抑制。当背景输注量下降至较低水平时可只保留 NCA 单次给药；单次给药次数明显减少，且有满意的疼痛评分时可考虑停止使用镇痛泵。停泵后必要时使用非甾体类抗炎药维持镇痛。

除 NCA 外，还有家长控制镇痛（parent-controlled analgesia, PCA）。但最近的研究表明：家长控制镇痛并非成功的镇痛模式，大部分家长因担心药物成瘾或副作用而极少给药，患儿因此疼痛控制不满意。

（二）非甾体类抗炎药（NSAIDs）

NSAIDs 是环氧合酶和前列腺素抑制剂，适用于治疗轻度至中度疼痛，或作为阿片类药物或区域镇痛的辅助治疗。它因为不会引起呼吸抑制，所以在治疗小儿疼痛方面具有优势。NSAIDs 潜在副作用较多，在儿童使用的有效性尤其是安全性还未进行系统验证，因此尚未被批准在儿童使用，但已有大量临床应用的文献报道。

在所有现在使用的 NSAIDs 中，布洛芬是引起副反应最少，使用安全证据最多的药物。它有很多剂型（如口服液和咀嚼片），特别适于小儿使用。酮洛酸在治疗疼痛时既可以全身给药又可以口服给药；如果患儿术后不能口服药物、不能耐受阿片类药物或需要辅助镇痛时，酮洛酸是较好的选择。阿司匹林可能引起雷尔氏综合征（Reye's syndrome）而不用于儿童。

NSAIDs 用于术后镇痛的主要指征是：①中小手术后镇痛；②大手术后与阿片类药物联合镇痛，有显著的阿片节俭作用；③治疗 PCA 停用后残留痛；④术前给药，发挥其抗炎和抑制神经系统痛觉敏化的作用。使用 NSAIDs 可能出现的不良反应和注意事项：

1. NSAIDs 影响血小板凝集，延长出血时间，故禁用于有出血性疾病和接受抗凝治疗的儿童。手术范围较广的大型外科手术后最好不用此类药物；

2. NSAIDs 对在维持肾脏灌注中起支持作用的肾前列腺素的合成具有抑制作用，可能促进肾功能衰竭，特别是在有肾脏疾病和脱水的患儿，因此给药前需纠正脱水或低血容量。NSAIDs 不能与有肾脏毒性的药物合用；

3. NSAIDs 可以使胃激惹和引起胃出血，食道和胃肠道手术患儿不宜应用。对高风险的患儿，联合使用质子泵抑制剂（如奥美拉唑）和 H_2 受体拮抗剂可以降低胃肠道风险；

4. 因为 NSAIDs 可使白三烯增加而可加重哮喘，因此对有哮喘史的儿童，必须确定以前曾安全使用过 NSAIDs 才可使用；患儿有 Fernand-Widal 综合征（包括鼻息肉、哮喘、阿司匹林过敏）或重症哮喘时禁用 NSAIDs；

5. 动物试验证实大剂量 NSAIDs 可影响骨发育,因此不建议小儿长时间大剂量使用此类药物;

6. 对于新生儿,NSAIDs 可能影响脑和肺的血流调节,故不推荐使用。

常用 NSAIDs 的推荐剂量见表115-14。

表 115-14　NSAIDs 小儿应用的推荐剂量

NSAIDs	口服(mg/kg)	间隔时间(h)	日最大剂量(mg/kg·d)	应用年龄
布洛芬(Ibuprofen)	10	6 ~ 8	40	>6 月
双氯芬酸(Diclofenac)	1	8	3	>1 岁
酮洛芬(Ketorolac)	1	6	4	>6 月
塞来昔布(Celexoxib)	1.5 ~ 3	12	6	>1 岁

(三) 对乙酰氨基酚

对乙酰氨基酚也是治疗小儿轻度疼痛时最常用的药物。由于其毒副作用小,可定时用药,几乎可用作各类术后疼痛治疗的基础用药;也可单独用于轻度疼痛的治疗,或与 NSAIDs、可待因等联合应用于中度疼痛,但达到一定剂量后产生封顶效应。对乙酰氨基酚的剂型很多,包括:片剂、胶囊、糖浆、针剂和栓剂等。直肠给药是小儿常用的方法。口服 30 ~ 60 分钟后,直肠给药后 1 ~ 2.5 小时达到最大血药浓度;静脉给药起效快,但需在 15 分钟内缓慢输入。肝脏代谢,新生儿可以安全使用。在营养不良和脱水的患儿,如果剂量过大可能造成药物蓄积。超过最大日用剂量后(150mg/kg)可能产生肝脏毒性。对乙酰氨基酚的各途径给药剂量推荐见表115-15,表115-16。

表 115-15　对乙酰氨基酚口服和直肠给药剂量推荐表

年龄	给药途径	负荷剂量(mg/kg)	维持剂量(mg/kg)	间隔时间(h)	每日最大剂量(mg/kg)
28 ~ 32 周	口服	20	10 ~ 15	8 ~ 12	30
	直肠	20	15	12	30
32 ~ 52 周	口服	20	10 ~ 15	6 ~ 8	60
	直肠	30	20	8	60
>3 月	口服	20	15	4	90
	直肠	40	20	6	90

表 115-16　对乙酰氨基酚静脉给药剂量推荐表

体重(kg)	单次剂量(mg/kg)	间隔时间(h)	每日最大剂量(mg/kg)
<5	7.5	4 ~ 6	30
5 ~ 10	7.5	4 ~ 6	30
>50	15	4 ~ 6	60

(四) 局麻药

1. 常用局麻药　主要有布比卡因和罗哌卡因,患儿常用浓度均为 0.0625% ~ 0.2%。其中罗哌卡因相对运动神经阻滞较轻,作用持续时间较短。二者的单次注射最大剂量在婴儿不超过 2mg/kg,在儿童不超过 2.5mg/kg;用于区域阻滞时持续输注最大剂量在婴儿不超过 0.2mg/(kg·h),在儿童不超过 0.4mg/(kg·h)。

2. 局麻药给药方法

(1) 局部浸润:该方法操作简单、实施方便,适用于各种小、中型手术。可以缝皮前在切口皮下注射长效局麻药,也可以局部切口皮下埋管后持续泵注局麻药。

(2) 外周神经阻滞(PNB):适用于相应神经丛或神经干支配区域的术后镇痛。小儿常使用的周围神经阻滞包括髂腹股沟神经、股神经、阴茎神经、臂丛及腰丛神经阻滞等。操作时辅以神经刺激器和超声引导可提高神经阻滞的成功率。可以单次给予长效局麻药,也可以在定位成功后留置导管持续给药而获得长时间的镇痛效果。由于外周神经阻滞对意识水平、呼吸及循环影响小,特别适于危重患儿。

对小儿实施 PNB 时需要注意:①重视小儿的解剖特点;②选择正确型号的外周神经阻滞针和适当的刺激电流;③应在全麻或基础麻醉后进行,PNB 可完善全麻的效果;④正确选择局麻药物和剂量十分重要。小儿 PNB 常用的局麻药见表 115-17,局麻药推荐用量见表 115-18。

表 115-17 小儿 PNB 常用的局麻药

局麻药	常用浓度（%）	常用剂量（mg/kg）	最大剂量(单用)（mg/kg）*	最大剂量（加肾上腺素）（mg/kg）*	起效时间（min）	作用维持时间（h）
利多卡因	0.5～2	5	7.5	10	5～15	0.75～2
布比卡因	0.25～0.5	2	2.5	3	15～30	2.5～6**
罗哌卡因	0.2～1	3	3.5	不用	5～12	2.5～4**
左旋布比卡因	0.25～0.5	3.5	4.5	4.5	15～30	2.5～6**

* 表中的最大剂量是指单次注射的最大安全剂量
** 作用维持时间可能达 12 小时以上甚至 18 小时,尤其是坐骨神经阻滞

表 115-18 小儿 PNB 局麻药推荐用量

阻滞路径	小儿体重（kg）							
	2～10	15	20	25	30	40	50	≥60
腋路臂丛	0.5ml/kg	7.5ml	10ml	10ml	12.5ml	15ml	17.5ml	20ml
锁骨上臂丛	1.0ml/kg	12.5ml	15ml	17.5ml	20ml	22.5ml	25ml	30ml
腰丛神经	1.0ml/kg	15ml	20ml	20ml	20ml	20ml	20ml	20ml
股神经	0.7ml/kg	8ml	12ml	15ml	15ml	17.5ml	20ml	25ml

五、小儿术后非药物镇痛方法

小儿术后镇痛除了前述药物治疗外,情感支持、精神抚慰、心理干预等非药物疗法可以辅助药物镇痛,缓解患儿的紧张感和不适。这些非药物方法通过调节思想、行为和感受来达到减轻疼痛及其相关应激,其中分散注意力和催眠最有效。分散注意力对任何年龄段均适用,目的是让患儿将注意力转移到其他刺激上。采取的方法必须能刺激患儿的主要感观,如听觉、视觉、触觉和运动觉。不同年龄段所采取的方法不同,对刚学会走路/学龄前的儿童:采用吹泡泡,唱歌、音乐卡带,弹出式图书等方法;对学龄儿童/青少年可以采用耳机听音乐或故事,歌声或节拍节律,交谈等形式。另外,蔗糖溶液可以用于新生儿术后镇痛。婴幼儿可以使用橡皮奶头或轻抚的方法;轻抚和按摩可以缓解疼痛、焦虑和骨骼肌紧张,帮助小儿放松,从身心上减轻疼痛。局部疼痛治疗时还可以采用热或冷刺激法。

第6节 特殊人群的术后镇痛

一、日间手术和门诊手术患者的镇痛

日间手术(daycase surgery)又称非住院手术(ambulatory surgery),指患者从入院、手术、到出院在1个工作日中完成的手术。随着医疗技术的发展,尤其是微创外科的发展和麻醉复苏技术的日益成熟,使过去许多需要较长住院时间的手术得以按日间手术模式进行。日间手术和门诊手术的优点包

括:有效地减少患者手术等候时间,使患者尽早接受手术治疗而不受医院病床限制;减少患者医院内交叉感染的机会;减少医疗费用,减轻经济负担,加快了周转,优化了医疗资源配置。

术后恶心、呕吐和疼痛是麻醉和手术后最常见的并发症,而术后疼痛控制不佳是导致日间(及门诊)手术患者术后留院时间延长或再次入院的首要原因之一。研究表明:日间手术后疼痛可持续 3 天以上,影响生活质量达 7 天以上。即便在麻醉恢复室疼痛已得到控制,出院后中重度疼痛的发生率仍可高达 35%。另外,出院后恶心呕吐控制不佳可能影响患者口服镇痛药物。

由于阿片类药物的相关副作用可能延迟日间手术患者出院,并延缓出院后的恢复,联合应用阿片类药物和非阿片类镇痛药物(包括 NSAIDs、对乙酰氨基酚、局部麻醉药和其他非药物性疗法)的多模式镇痛或"平衡"镇痛方法可能更适合日间(门诊)手术患者。大多数门诊患者出院后主要应用短效镇痛药来控制术后疼痛。推荐将对乙酰氨基酚作为术后常规基础镇痛给药,尤其是在镇痛方案中包括 NSAIDs 时。如无禁忌证可规律应用 NSAIDs,某些手术患者可使用小剂量缓释阿片类药物。

局部麻醉药能减轻患者术后疼痛,可通过外周神经阻滞、组织浸润、伤口缓慢滴注或表面镇痛等方式给药。所用的局麻药主要包括罗哌卡因或布比卡因(通常与一种阿片类药物联合使用)。患者自控区域镇痛(PCRA),即让患者回家时带着神经周围置管、切口置管和关节内置管是日间手术患者术后镇痛的新型方式和发展趋势。通过 PCRA,患者可以向体内注射事先设定的药物剂量进行镇痛。最新的证据表明,如果患者选择合适的镇痛方式及恰当的后续管理,那么这些镇痛技术在家庭环境中是有效、可行且安全的。

二、老年患者术后疼痛治疗

(一) 术后镇痛的必要性

传统观念认为老年人反应迟钝,对痛觉不敏感但对镇痛药物敏感,且一般全身状况差或耐受能力差,不需或不宜予以过多的镇痛药物。实际上老年人对术后疼痛的感知程度个体差异很大,而且对疼痛耐受性下降,下行调节系统功能减退(即 5-羟色胺能和去甲肾上腺素能系统),对较高强度伤害性刺激的反应增强;如果不能因人而异地进行术后急性疼痛治疗,过度的应激反应可能导致重要脏器功能损害,严重影响术后恢复甚至危及生命。因此,当老年患者主诉疼痛时,不应该认为他们的痛苦比年轻患者轻。研究表明:术后镇痛可减少老年患者围手术期不良事件如肺部并发症、心肌缺血、心梗等的发生,促进康复;术后硬膜外镇痛可减少老年患者术后谵妄的发生。因此,有必要重视老年患者的术后镇痛治疗。

(二) 病理生理特点

研究证实,老年人的伤害感受性 A_δ 和 C 纤维功能降低、中枢敏化延迟、疼痛阈值增加以及对低强度伤害性刺激的敏感性下降。因此,老年人对药物的耐受性和需求量均降低,尤其是对中枢性抑制药如全麻药、镇静催眠药及阿片类药物均很敏感。但同时,老年患者术后对镇痛药的需求量存在显著的个体差异。况且,老年患者不愿意主诉疼痛或服用阿片类药物,他们还可能存在交流、情感表达、认知和观念上的障碍,这些都可能影响疼痛的有效管理。

与年轻人相比,老年人一般生理储备能力下降且合并疾病较多,这可能导致术后并发症(如术后谵妄)的增加,特别是在有未控制性的术后重度疼痛情况下。术后谵妄是老年手术患者最严重的并发症之一,与死亡率增高和住院时间延长有关。虽然术后谵妄的原因是多因素的,但是未控制的术后疼痛可能是其发生的重要促发因素。较高的疼痛评分预示精神状态下降和谵妄风险升高。

总之,老年人的生理学、药效学、药代动力学以及伤害性信息处理随着衰老而变化,使得老年患者的术后疼痛处理具有挑战性。

(三) 术后镇痛特点

(1) 除主诉外,面部表情疼痛评分法是评估老年人疼痛强度较好的方法。对于有语言障碍的患者,面部表情、不安定情绪、躁动、敌视、攻击行为、肢体动作、姿势、手势和发声都可能被用来表达他们的疼痛和不愉快体验。对严重认知损害如精神错乱的患者,可用精神行为评分法评估。

(2) 多模式镇痛方法可用于老年患者,但必须谨慎;因为随着所给药物种类的增加,老年患者药物不良反应增多(多于年轻患者)。

(3) 对大手术或急性重度疼痛,阿片类药物仍是不可或缺的。但因为在老年人药效增强且作用时间延长,给药应从小剂量开始(减量 1/3 至 2/3),酌情缓慢增量。PCA 给药方式能弥补个体间的较大差异。

（4）NSAIDs 单用仅对轻至中度疼痛有效,可与小剂量阿片类药物联合应用,以减少药物用量及副作用并加强镇痛效果。和年轻人比,老年服用 NSAIDs 严重胃部并发症风险增加。低血容量和脱水在老年人常见,可恶化导致急性肾衰;特别是伍用 ACEI 时,且具有剂量相关性。

（5）曲马多对中到重度疼痛有效且耐受性较好,不产生呼吸抑制,尤其适合于老年人和心肺功能差的患者。

（6）对乙酰氨基酚安全性较高,老年患者术后联合应用对乙酰氨基酚和弱阿片类药耐受良好。

（7）在老年人,PCEA 比 PCIA 优势明显;因为 PCIA 伴有不同程度的镇静、嗜睡及呼吸抑制,且对肠功能恢复有一定影响。但 PCEA 需注意低血压的防治。

三、阿片类药物耐受
患者的术后镇痛

阿片类药物"耐受"是阿片类药物的药理学特性,即为维持一定镇痛水平所需的药物剂量不断增加。阿片类药物的"生理依赖"是阿片类药物的另一种药理学特性,以突然中止给予阿片类药物或给予拮抗剂时出现戒断综合征为特征。耐受和生理依赖是阿片类药物的药理学特性,它们不同于"成瘾"—成瘾是"心理依赖",存在异常心理状态和行为;特点是强迫性使用而导致使用者出现慢性功能紊乱,产生生理、心理或社会性危害,并且尽管存在这种危害却仍继续使用。阿片类药物耐受一般见于有阿片类药物滥用史、长期使用阿片类药物的癌性疼痛和慢性非癌性疼痛患者。虽然慢性疼痛患者并不等同于阿片类药物耐受患者,但是其中许多患者表现为阿片类药物耐受,同样的一般原则和策略可用于阿片类药物耐受的慢性疼痛患者。

（一）术后疼痛的评估和镇痛方案制定

阿片类药物耐受患者的术后镇痛比较难以处理:他们的痛阈更低,对围手术期镇痛的要求较高;因严重的术后疼痛导致心肺并发症的危险性增高;术后恢复时间、住院时间延长;术后易出现慢性疼痛。阿片类药物耐受患者在术后早期一般需要较高剂量的镇痛药,但部分医务人员因担心成瘾而不给予术后充分镇痛。其实,研究表明对既往无成瘾史的患者采用阿片类药物控制疼痛而出现医源性成瘾

的风险很小。

阿片类药物耐受的患者一般自述的疼痛评分高,因此对疼痛的评估还需结合客观指标如能否深呼吸、咳嗽和行走等来综合决定。最好于早期制定好镇痛方案,包括术后补偿患者的平时用药量或阿片类药物基础需要量;预计术后镇痛药需求量的增加;可以应用哪些其他非阿片类镇痛药;是否采用区域镇痛技术;怎样转为口服药物治疗方案等。

（二）阿片类药物的合理使用

对耐受患者术后应充分给予阿片类药物使镇痛完全并避免出现戒断症状,用量包括每日基础需要量(或维持量)和手术后疼痛刺激的需要量。可用芬太尼激发试验(fentanyl challenge)来评价不同患者对阿片类药物镇痛效应的反应并提供参考药物需要量。在术后早期,因疼痛剧烈一般需加大镇痛药用量,且采用药物吸收快、起效快的给药途径,如经静脉内、透皮、鞘内、口腔黏膜等方式,直至患者能耐受口服镇痛方案。同时可能需要频繁调整患者静脉内 PCA 的需求量或持续输注量。一般将患者阿片类药物基础需求量的 50% ～100% 作为静脉内 PCA 方案的一部分通过持续输注给予,切口爆发痛用单次追加需求量来控制。

患者对不同阿片类药物的反应存在个体差异,当阿片类药物在术后镇痛过程中出现用量很大但效果却不理想时,应考虑更换药物种类或给药方式。不同的阿片类药物可能出现不同的副作用;如果患者不能耐受某种阿片类药物,可合理地改用另外一种阿片类药物。在转变剂型或更换药物时可参考以下的阿片类药物等效镇痛剂量的转换表(表 115-19)。

表 115-19　阿片受体激动剂等效剂量

药物	等效镇痛剂量(mg)	
	非口服	口服
吗啡	10	30
可待因	120	200
芬太尼	0.1	25μg/h 相当于 45mg 吗啡口服
氢吗啡酮	1.5 ～2	6 ～7.5
坐啡诺	2	4
哌替啶	75	300
美沙酮	10	20
羟考酮	15	20 ～30

因患者对阿片类药物的反应存在显著的个体间差异,等效镇痛剂量仅用于估计阿片类药物需求量。实际用量应个体化并逐渐加大用量至起效。

经过术后疼痛最剧烈的阶段后,阿片类药物可向口服剂型转换,其中 1/2 或 2/3 的用量由长效制剂替代以提供基础的药物需求量,剩余部分由短效制剂临时补充来控制突发性疼痛。剂型转化时需同时考虑将阿片类药物转换为适合患者回家后使用的剂型(现多为口服或透皮剂型)。一般调整为:将阿片类药物等效剂量的约 50% ~ 75% 转换为缓释剂或透皮芬太尼贴剂,剩余的转换为短效阿片镇痛(PRN),但是可能必需额外调整。

(三)辅助用药

NSAIDs 应作为常规基础用药(每日足量)以优化镇痛效能,减少阿片类药物用量。区域阻滞镇痛技术复合椎管内阿片类药物可为阿片类药物耐受患者提供优异的镇痛效果,同时防止戒断症状。

氯胺酮的 NMDA 受体拮抗作用和非 μ 受体介导的镇痛作用使它对阿片耐受患者的顽固性疼痛有很好的治疗作用。它与阿片类药物复合使用可减少或逆转阿片类药物所致的药物耐受。

α_2 肾上腺素能受体激动剂(可乐定和右旋美托咪啶)可增强阿片类药物和局部麻醉药的镇痛作用,在阿片耐受患者能明显缩短运动神经阻滞的起效时间,延长运动与感觉神经阻滞的持续时间。

(四)区域阻滞

区域阻滞技术可以减少阿片类药物的用量及副作用。需注意的是,阿片耐受患者的脊髓感觉神经元阿片受体下调,因此阿片类药物的镇痛作用也相应减弱。但局麻药作用机制与机体的阿片耐受无关。通过应用局麻药、阿片类药物和辅助性镇痛药,将不同作用机制的药物联合使用,发挥药物的相加或协同作用。

总之,对阿片类药物耐受患者,麻醉医生应发挥自己的专业特长,合理运用区域阻滞技术,确定合适的阿片类药物用量和尽量使用镇痛辅助药,使其镇痛效果达到最佳。

四、肥胖和 OSAS 患者的术后镇痛

肥胖是阻塞性睡眠呼吸暂停综合征(OSAS)患者最重要的生理特征,约 60% ~ 90% 的 OSAS 患者有肥胖。OSAS 是睡眠呼吸疾患之一,其主要特点为频发睡眠呼吸暂停和低通气,引起血氧饱和度下降,严重者频繁憋醒。因机体长期缺氧导致高血压、冠心病、心律失常、肺动脉高压、肺心病、智力下降、脑卒中、甚至睡眠中猝死。肥胖和 OSAS 患者是发生呼吸骤停的高危人群,镇静剂量的苯二氮䓬类和阿片类药物即可导致严重低氧血症和呼吸暂停。因此,肥胖和 OSAS 患者术后的疼痛管理具有一定的难度和挑战性。

根据美国麻醉医师协会对 OSAS 患者围手术期治疗指南中推荐的术后镇痛方案及近年来的相关文献,对肥胖和 OSAS 患者的术后镇痛特点总结如下:

(1)采用区域阻滞麻醉并尽可能利用它继续做术后镇痛;全麻下手术时也应考虑用区域阻滞方式行术后疼痛治疗。

(2)如果手术中采用了椎管内麻醉,应权衡利(改善镇痛,减少系统阿片类用药)弊(呼吸抑制)后考虑是否椎管内应用阿片类药物镇痛(否则单用局麻药)。

(3)如果采用阿片类药物系统给药如 PCA 方式,必须剂量个体化且严密监护;且对是否应用背景输注(增加缺氧的发生率)应非常小心或直接弃用。

(4)可应用其他镇痛方式如冰镇、经皮电刺激等以减少阿片类药物用量。

(5)非阿片类镇痛药如 NSAIDs 和对乙酰氨基酚、及镇痛辅助药氯胺酮和右旋美托咪啶,均可减少阿片类用量,对呼吸影响小,应予以考虑。

(6)镇痛同时伍用镇静药(苯二氮䓬类,巴比妥类)应十分警惕,这将增加呼吸抑制和气道梗阻的风险。

第 7 节　术后镇痛新进展及发展趋势

一、急性疼痛机制相关治疗进展

在最新动物模型中进行的神经生理学和药理学研究提示,术后疼痛由外科切口和受损组织引起,不同组织对切皮刺激有其独特的反应;缺血性机制也是促进术后疼痛发生的原因之一(切口区域皮肤和肌肉内乳酸盐浓度增加,pH 值降低)。切口疼痛的机制不同于其他炎症或神经病理性疼痛,该区域的

痛觉过敏由 Aδ 纤维与 C 纤维伤害感受器的敏化介导。AMPA（α-氨基-3-羟基-5-甲基-4-异恶唑）受体在切口痛、痛觉过敏及脊髓敏化中起重要作用。中枢神经敏化可能参与术后疼痛和痛觉过敏的形成，但中枢敏化在术后持续疼痛中的作用尚不明确。而且，对现有的疼痛和伤害性刺激模型仍需更精确地评估。

尽管传统观念认为痛觉过敏与慢性疼痛相关，但基础研究与临床数据均显示围手术期阿片类药物可诱发急性痛觉过敏，表现为使用阿片类药物的患者实际上对疼痛刺激更加敏感，称之为阿片类药物诱发的痛觉过敏（opioid induced hyperalgesia，OIH），可能与中枢及外周神经系统中的致伤害性刺激通路上调相关。OIH 可发生于多种用药模式，包括低剂量、高剂量以及维持剂量的阿片类药物。从药理学角度看，OIH 明显不同于阿片类耐受（抗伤害性刺激通路的退敏感化），但这两者在临床上均引起阿片类药物的需求增加，因而难以区分。急性 OIH 的明确机制尚不清楚，目前已有的数据显示谷氨酰胺系统的相互作用以及 NMDA 受体激活可能在其中发挥重要作用。有报道称 α2 受体激动剂、COX-2 抑制剂和 NMDA 受体拮抗剂能够对急性 OIH 起调节作用。

在临床研究领域，将来需要进一步探讨是：为什么在相同程度的外科伤害性刺激下，个体间的疼痛反应存在如此巨大的差异？假如我们能在术前确定患者对疼痛的反应阈值，就有可能为术后疼痛制定好个体化的镇痛方案。对疼痛反应低的患者（疼痛阈值高），术后就可以给予较简单的镇痛方法；而对高反应的患者，可能就需要较复杂的镇痛方案。对疼痛反应低的患者过度使用阿片类镇痛药（如给予背景输注）可能增加术后发病率和死亡率。已有研究在术前采用伤害性温度（热）或电刺激和心理社会学测试方法来尝试测定患者对疼痛的敏感性，说明术前测试患者对疼痛的敏感性是可行的。除个体对疼痛反应性差异外，一些可能对疼痛反应有影响的因素，如代谢因素、老龄化、性别等也将成为急性疼痛相关的研究探讨内容。虽然社会老龄化速度加快，但关于老龄化在术后对阿片类和非阿片类镇痛药的影响少有关注。同样的状况也见于性别方面。

在将来，遗传药理学在改善镇痛疗效方面应该大有作为。比如，μ 受体的遗传变异可能导致个体间在术后疼痛时对阿片类镇痛药的需求差异。从基因学角度就可以做到在术前给临床医师提供患者对疼痛反应性强弱的依据、或可能影响镇痛药物药代动力学的特异基因型。根据 Tan 等最近的报道：阿片 μ 受体基因型在种族间无差异，但种族和个体对疼痛的感知及术后阿片类用量的差异显著相关。遗传上个体间的差异同样影响患者对 NSAIDs 和 COX-2 抑制剂的反应。对这些遗传多态性的鉴别最终将有助于临床医师优化阿片类和非阿片类镇痛药的给药方案。

随着人类基因组学全部 DNA 的测定和伤害性刺激的神经生物学研究，人们期望能够实现基于基因学的个体化疼痛治疗，也就是通过术前测定患者的基因型来决定术后镇痛药及其剂量的选择。目前已有其他药物的基因型定制疗法。此外，有关无痛觉人群的报道及基因突变的确定（电压门控钠离子通道的 α 亚型 Nav1.7，SCN9A）提示临床相关的基因学疼痛治疗将成为现实。

二、急性疼痛治疗药物

如前所述，从 1960 年到 2009 年，共有 59 种药物以镇痛药的名义被引入临床；而且尽管科研方面已经付出了巨大的努力，但仍未能找到革命性的镇痛新药来取代吗啡和阿司匹林所代表的阿片类镇痛药及非甾体类抗炎药在疼痛治疗中的地位。

近年来，术后镇痛研究和发展的目标是找到一种既可以在手术局部起效，又可以维持长时间镇痛疗效的药物。对局麻药来说，除发明新型、超长效药物外，还可以将已有的药物通过新技术（如局麻药微粒体或局麻药高分子封装）给药。由此硬膜外吗啡缓释片（extended-release epidural morphine，EREM，DepoDur）应运而生。EREM 被制成单次剂量，包裹于脂质体中，在腰段水平硬膜外给药，作用时间长达 48h。另一个重要的新药是芬太尼离子电渗透皮给药系统（fentanyl iontophoretic transdermal system，fentanyl ITS）。虽然 PCA 镇痛效果好且患者满意，但通过静脉注射给药仍存在诸多限制，包括程序设置错误的风险，以及由于镇痛泵、输液管所致的活动受限。患者自控芬太尼离子电渗透皮给药系统（fentanyl ITS）的设计就是为了解决以上问题。Fentanyl ITS 通过离子电渗技术和应用低强度电场将芬太尼经皮给药，其有效性和安全性等价于吗啡Ⅳ-PCA。副作用与静脉注射阿片类药物类似，以恶心最常见。它的缺点和所有的经皮给药系统一样，可能出现皮肤过敏、泛红和色素沉着等。当患者有严重肝功能障碍、头部受伤、睡眠呼吸暂停、严重呼吸衰竭和颅内压升高时慎用此给药系统。

在镇痛辅助用药的研究中发现,感觉神经末梢新受体家族(如瞬时受体电位香草酸亚型 1,TRPV1)的结合位点可能成为新型镇痛辅助药的作用靶点。辣椒碱可作用于 TRPV1 的结合位点,对 C 纤维产生长时间的抑制,却不影响温觉和触觉。最近报道它可在术后维持长达 3~4 天的镇痛时间。另外,选择性大麻素受体-1 激动剂也是一类有潜力的镇痛药。

除了上述新药外,对 NSAIDs、昔布类等其他"老药"的研究也有新的发现:NSAIDs 不但可以抑制周围前列腺素的合成,还可以抑制中枢 COX-2 从而发挥调节伤害性感受的作用;围手术期应用普瑞巴林可改善阿片类药物镇痛效果,减轻焦虑,减少术后阿片类用药量及其相关副作用发生率;糖皮质激素如地塞米松、甲泼尼龙,可在围手术期提供长时间的镇痛而无临床意义的副作用。

三、给药方法和途径

除上述硬膜外吗啡缓释片和芬太尼离子电神透皮给药系统(严格意义上它们属于新的给药方法)外,新型患者自控镇痛给药方法不断出现。包括患者自控区域镇痛(patient-controlled regional analgesia,PCRA),患者自控鼻内镇痛(patient-controlled intranasal analgesia,PCINA),患者自控经肺镇痛(patient-controlled transpulmonary analgesia,PCTPA)等。其中,自控区域镇痛(PCRA)又有切口 PCRA(incisional PCRA)、关节内 PCRA(intraarticular,IA PCRA)、神经周围 PCRA(perineural PCRA)等多种形式。

近 20 年来,外科手术发生的最主要的变化就是门诊手术的快速发展。充分的术后镇痛是门诊手术得以顺利进行的先决条件。让患者回家时带着神经周围置管、切口置管和关节内置管,自控给予镇痛药物是术后疼痛治疗和管理的新方式。最新的证据表明,如果患者选择合适的镇痛方式及合适的后续管理,那么这些镇痛技术在家庭环境中是有效、可行且安全的。

鼻内 PCA(PCINA)所用的阿片类药物制剂可以是干粉、液体或盐溶液,通过鼻喷、点滴、或喷雾状吸入。PCINA 给予阿片类药物(尤其是芬太尼)不但可以避免针刺,而且可避免肝脏首过效应;且鼻黏膜血供丰富,给予阿片类药物时吸收快,血浆药物浓度升高快。一项小样本、随机、安慰剂对照试验对这种给药方式的术后镇痛效果进行了评价,结果显示 PCINA 具有安全有效、无创、且易于给药的优点。

患者自控经肺镇痛(PCTPA)所用的 AeroLEF™ 是一种新型含有游离芬太尼脂质体的吸入剂,可为患者提供简单、无创、速效、长效和个体化剂量的镇痛,患者可根据急性疼痛和暴发性疼痛自主调节给药剂量。AeroLEF™ 一般用于治疗中至重度疼痛(包括癌痛),不过它的临床应用可能还需要较长一段时间。

将来,更简单合理的镇痛方法将向外周发展,即镇痛药物或方法作用于手术切口及周围组织。这将是很有前景的急性疼痛治疗方法,因为控制疼痛于其发源地远比疼痛传入到脊髓和大脑中枢后再处理要简单得多。

四、术后急性疼痛治疗观念及管理

尽管迄今我们对急性疼痛病理生理机制的认识有了长足的进步,但仍然未能找到一种理想的、创新性的疼痛治疗药物或治疗方法。由此,多模式镇痛方案成为近十多年来急性术后疼痛治疗的新理念。在具体临床工作中,多模式镇痛主要体现在:①以循证医学为基础,尽可能使用非阿片类镇痛药,即 NSAIDs,COX-2 抑制剂,对乙酰氨基酚,加巴喷丁类,氯胺酮,局部和区域镇痛技术,必要时补充阿片类药物;②合理联合用药,减少阿片类相关不良反应,促进患者尽早恢复,尽快恢复日常生活的正常功能,如活动能力、肠功能、工作能力等。

在多模式镇痛的实践中,人们逐渐认识到:①不同类型的手术有其相应的术后疼痛特点和临床表现(如活动受限,麻痹性肠梗阻,尿潴留,肺功能受损),因而有与之相适应的镇痛药物或方法;②非阿片类镇痛药也有他们各自的副作用,用于术后多模式镇痛时在一定条件下有可能加重病情;③多模式镇痛的风险-效益比很大程度上与手术类型相关(procedure-specific)。比如,耳鼻喉科手术、整形科手术后容易再出血,不宜应用 NSAIDs 镇痛;结肠手术后易发生肠梗阻,不宜选用阿片类特别是吗啡镇痛。临床医师应根据手术特点,优化多模式镇痛,即所谓"手术分类镇痛"(procedure-specific analgesia)

概念的提出。

　　手术分类镇痛是多模式镇痛理念的深化,特别是随着当今现代外科"快通道手术康复模式(the context of modern fast-track surgery rehabilitation paradigms)"的提出,在以"促进患者恢复,缩短住院时间及出院后恢复期,减少医疗和外科并发症"为目标的医疗目标下,有效的术后镇痛是外科快通道的基本保障。必须将手术分类镇痛和快通道手术康复模式紧密结合在一起,才能获得预期的、有临床意义的终点改善,如早期开始进食,早期肠道和膀胱功能恢复,以及早期进行日常活动和恢复工作能力。

　　从急性疼痛服务管理层面上来看,手术分类镇痛和快通道手术康复模式要求传统的急性疼痛服务范围必须合理扩展,而且急需围手术期疼痛相关的多专业、多科室医务工作者(如麻醉医师,手术医师,护士,理疗科医师等)之间的密切合作。

　　将来,在临床研究方面,还需要进一步明确手术分类镇痛,多模式镇痛,非阿片类镇痛药等镇痛方案的要点。研究方向将注重疼痛治疗后的临床最终获益。

(陈绍辉　黄宇光)

参 考 文 献

1. 庄心良,曾因明,陈伯銮. 现代麻醉学. 第 3 版. 北京:人民卫生出版社. 2004.

2. 徐建国,等. 成人手术后疼痛处理专家共识(2009). 中华医学会麻醉学分会. http://www. csaol. cn/list. php? fid = 66.

3. 左云霞,等. 小儿术后镇痛专家共识(2009). 中华医学会麻醉学分会儿科麻醉学组. http://www. csaol. cn/list. php? fid=66.

4. Miller RD. Anesthesia. 7th ed. New York:Churchill Livingstone,2009.

5. Apfelbaum JL,Ashburn MA,Connis RT,et al. Practice guidelines for acute pain management in the perioperative setting: an updated report by the American Society of Anesthesiologists Task Force on Acute Pain Management. Anesthesiology, 2012,116(2):248-273.

6. Vadivelu N,Mitra S,Narayan D. Recent advances in postoperative pain management. Yale J Biol Med,2010,83(1):11-25.

7. Dahl JB,Mathiesen O,Kehlet H. An expert opinion on postoperative pain management,with special reference to new developments. Expert Opin Pharmacother, 2010, 11 (15):2459-2470.

8. Brennan TJ. Pathophysiology of postoperative pain. Pain, 2011,152(3 Suppl):S33-40.

9. Wu CL,Raja SN. Treatment of acute postoperative pain. Lancet,2011,377(9784):2215-2225.

10. Bettelli G. Anaesthesia for the elderly outpatient:preoperative assessment and evaluation, anaesthetic technique and postoperative pain management. Curr Opin Anaesthesiol, 2010,23(6):726-731.

11. Wen YR,Tan PH,Cheng JK,Liu YC,Ji RR. Microglia:a promising target for treating neuropathic and postoperative pain,and morphine tolerance. J Formos Med Assoc,2011, 110(8):487-494.

12. Ummenhofer WC,Arends RH,Shen DD,Bernards CM. Comparative spinal distribution and clearance kinetics of intrathecally administered morphine,fentanyl,alfentanil,and sufentanil. Anesthesiology,2000,92(3):739-753.

13. Wickerts L,Warrén Stomberg M,Brattwall M,Jakobsson J. Coxibs:is there a benefit when compared to traditional non-selective NSAIDs in postoperative pain management? Minerva Anestesiol,2011,77(11):1084-1098.

14. Zhang J,Ho KY,Wang Y. Efficacy of pregabalin in acute postoperative pain:a meta-analysis. Br J Anaesth,2011,106 (4):454-462.

15. Bernards CM,Shen DD,Sterling ES,Adkins JE,Risler L, Phillips B,Ummenhofer W. Epidural,cerebrospinal fluid, and plasma pharmacokinetics of epidural opioids (part 1): differences among opioids. Anesthesiology, 2003, 99 (2): 455-465.

16. Sun Y,Gan TJ,Dubose JW,Habib AS. Acupuncture and related techniques for postoperative pain:a systematic review of randomized controlled trials. Br J Anaesth,2008,101(2): 151-160.

17. Kissin I. The development of new analgesics over the past 50 years:a lack of real breakthrough drugs. Anesth Analg, 2010,110(3):780-789.

18. Gross JB,Bachenberg KL,Benumof JL,et al. Practice guidelines for the perioperative management of patients with obstructive sleep apnea:A report by the American Society of Anesthesiologists Task Force on Perioperative Management of Patients with Obstructive Sleep Apnea. Anesthesiology, 2006,104:1081.

19. Adesanya AO,Lee W,Greilich NB,Joshi GP. Perioperative management of obstructive sleep apnea. Chest, 2010, 138 (6):1489-1498.

20. Dahl JB,Mathiesen O,Kehlet H. An expert opinion on postoperative pain management, with special reference to new developments. Expert Opin Pharmacother, 2010, 11 (15): 2459-2470.

21. Allegri M,De Gregori M,Niebel T,et al. Pharmacogenetics

and postoperative pain: a new approach to improve acute pain management. Minerva Anestesiol, 2010, 76 (11): 937-944.

22. Palmer CM. Continuous spinal anesthesia and analgesia in obstetrics. Anesth Analg, 2010, 111 (6): 1476-1479.

23. Savoia G, Alampi D, Amantea B, et al. SIAARTI Study Group. Postoperative pain treatment SIAARTI Recommendations 2010. Short version. Minerva Anestesiol, 2010, 76 (8): 657-667.

第116章 分娩镇痛

对大多数妇女来说,分娩痛是她们一生中经历的最剧烈的疼痛,分娩镇痛是现代文明发展的标志,产妇分娩是否痛苦,也反映了一个社会的文明程度。分娩镇痛已走过了一个多世纪的历程,各种技术与理念在不断的更新、发展,从最早的乙醚、氯仿,到如今的各种非药物镇痛手段和神经阻滞技术。分娩镇痛涉及交叉学科的内容,需要麻醉医师、产科医师和助产士的默契与配合。目前分娩镇痛在我国并不普及,甚至还存在一定认识上的误区。本章仅从几方面简单介绍目前产科镇痛的相关情况。

第1节 产痛的机制

第一产程和第二产程的产痛性质及痛觉完全不同,与其痛源及神经传递途径有关。第一产程产痛源于子宫体部的收缩和宫颈的扩张,神经冲动来自宫体及宫颈的内脏感觉神经纤维。潜伏期产痛通常是 $T_{11 \sim 12}$ 支配区域,活跃期产痛经 $T_{10} \sim L_1$ 脊髓段传入,引起腰骶部疼痛和下腹部疼痛,其疼痛性质述说不清,疼痛部位游离不定,属于典型的"内脏痛";第二产程的产痛由软产道、外阴部、会阴部被挤压、扩张和撕裂所致,由阴部神经传递到 $S_{2 \sim 4}$ 脊髓段,其疼痛性质明确为刀割样锐痛,部位集中在阴道、直肠、会阴部,属于较典型的"躯体痛"。此阶段因存在强烈的宫缩,有学者认为是"内脏痛+躯体痛"。第三产程的疼痛是由于胎盘娩出时宫颈扩张和子宫收缩所致。产程不同阶段的产痛机制不同决定了镇痛方法的差异性。

第2节 产痛的危害

在医学疼痛指数中,产痛仅次于烧灼伤痛而位居第二。产痛可致产妇情绪紧张、焦虑、进食减少,宫缩乏力致产程延长;也可致产妇过度通气、耗氧量增加,引起胎儿低氧血症和酸中毒;还可致产妇儿茶酚胺释放增加、抑制子宫收缩、产程延长、子宫动脉收缩性胎儿窘迫等。焦虑和疼痛引起的各种应激反应对母婴均不利,因此,从提高围产医学质量而言,分娩镇痛势在必行。

第3节 分娩镇痛的方法

理想的分娩镇痛方式必须具备以下特征:对母婴影响小;易于给药,起效快,作用可靠,满足整个产程镇痛的需要;避免运动阻滞,不影响宫缩和产妇运动;产妇清醒,可参与分娩过程;必要时可满足手术的需要。纵观目前所有的分娩镇痛方式,尚无一种方法可以达到理想的分娩镇痛的要求。所以,近年围绕着分娩镇痛的方法在不断地进行探索。本节就常用的分娩镇痛的方法做一介绍。

分娩镇痛的方法从宏观上分为两大类,即非药物性镇痛和药物性镇痛。

1. 非药物性镇痛包括

（1）精神镇痛法：①自然分娩法；②精神预防性分娩镇痛法；③拉马策法；④导乐（Doula）陪伴分娩等。

（2）针刺镇痛法：①针刺镇痛；②经皮电神经刺激法（TENS）；③韩氏穴位神经刺激仪（HANS 仪）等。

2. 药物性镇痛包括

（1）药物镇痛法：包括氧化亚氮、哌替啶、安定和曲马多等。

（2）麻醉镇痛法：包括持续静脉镇痛和椎管内阻滞镇痛：①连续硬膜外阻滞；②腰-硬联合阻滞；③连续蛛网膜下腔阻滞。

分娩镇痛的方法共有十余种之多，只有椎管内阻滞镇痛法的效果最切实可靠，其余的方法都是在某种程度、某个时间段起到一定的镇痛作用，无法从根本上解决产痛的问题。中国曾经是非药物性分娩镇痛的推广国家，所以产科医师和助产士不容易接受药物性分娩镇痛。国外目前采用的基本上都是硬膜外镇痛。对于轻、中度的产痛可以用任何可行的镇痛措施，对于中、重度产痛应该实施椎管内阻滞镇痛。

一、非药物性分娩镇痛

相对于药物镇痛，非药物镇痛由于其创伤小、无药物副作用而受到青睐，在产科界逐渐成为研究热点。

（一）精神镇痛法

1. 拉玛泽疗法 1951 年由法国医师拉玛泽博士在英国 Dick Read 提出的自然分娩法和前苏联尼古拉耶夫创立的精神预防性分娩镇痛法的基础上提出了拉玛泽疗法。该方法是运用呼吸分散注意力，以减轻产痛，1960 年后开始由美国传到亚洲。它包括神经肌肉控制运动和呼吸技巧训练两方面内容，通过医护人员有计划的教导，使准父母掌握分娩技巧及减轻疼痛的各种方法，达到适度放松肌肉、减轻疼痛、加快产程、让婴儿顺利出生的目的。技巧包括①廓清式呼吸：用鼻子深深吸口气，再缓缓以口呼出，目的是全身放松；②胸式呼吸：由鼻孔缓慢吸气，经口缓慢吐气，潜伏期进行；③浅而慢加速呼吸：随

子宫收缩之增强而加速呼吸，随子宫收缩减慢而减缓呼吸，在宫缩较频繁、宫口扩张 3～8cm 的活跃期进行；④浅呼吸：在宫缩较紧、宫口近全时进行；⑤闭气用力运动：在宫口开全时进行；⑥哈气运动：在胎头娩出 2/3 时进行，避免用力太大，造成会阴撕裂。

2. Doula 陪伴分娩 由美国医师克劳斯倡导的。Doula 是希腊语，意思是由一个有经验的妇女陪伴另一妇女，Doula 陪伴分娩是指由经验丰富的助产士在产前、产中、产后陪伴产妇，给予经验上的交流、心理上的安慰、情感上的支持和生理上的帮助，帮助实现一个舒适的分娩过程；在胎儿分娩时帮助胎儿旋转和下降，营造一个舒适的分娩记忆，使产妇顺利愉快地度过分娩期。导乐人员的工作主要包括密切观察产程，提供信息和建议、生活照顾、情感支持。

1996 年国际卫生组织倡导的爱母分娩行动和 1997 年国际母亲安全技术磋商会提出母亲安全行动的事项要点中都强调产程中的陪伴。为产妇提供生理和心理上的支持、减少不必要的医疗干预有显著的镇痛疗效，使产妇在自然的状态下顺利完成分娩。WHO1996 年 1 月出版了正常分娩监护使用守则鼓励使用陪伴分娩又称导乐陪伴分娩。Campbel 等通过试验研究得出结论：在产程中提供导乐支持，能够帮助产妇在分娩过程中控制焦虑和恐惧心理，同时能降低儿茶酚胺类激素的分泌和增加催产素的分泌。McGrath 进行了一项随机对照实验研究，结果显示导乐组在妊娠末 3 个月到分娩教育学校进行学习，并将其运用到分娩过程中，其剖宫产率明显低于对照组（13.4% vs 25.0%；$P=0.002$），在产后的问卷调查中显示导乐支持组的产妇均认为该方法有积极的作用。

3. 音乐疗法 大多孕妇均认识到分娩是一个生理过程，但对其有不同程度的担心。尤其是初产妇对分娩的恐惧、焦虑心理引起中枢神经系统功能紊乱，导致交感神经兴奋性和机体对外界刺激敏感度增强，使孕妇痛阈及适应性降低，在分娩过程中出现较早而剧烈的疼痛。良好的音乐刺激可经过听觉直接作用于大脑边缘系统、网状结构、下丘脑和大脑皮层产生调节患者精神状态的引导作用，缓解孕妇的忧郁和焦虑；同时音乐信息的刺激可促进身体内腓肽的分泌，内腓肽有镇痛作用；音乐还可引导孕妇进入一个轻松的境地，分散孕妇的注意力，起到镇痛作用。自孕 32 周开始音乐疗法，直至产程结束，可

以明显缓解产程中的疼痛。因此,在待产过程中舒缓、优美的音乐,尤其是轻音乐能使产妇感到心情舒畅,从而消除其紧张情绪,有效减轻产痛。

4. 体位变换 产妇站立位时较其他体位痛苦少,坐位较仰卧位痛苦少;坐位与侧卧位比较,当宫口小于6cm时坐位痛苦较少,而宫口在7~10cm时侧卧位痛苦较少,直立或侧卧位比坐位和仰卧位更能减轻痛苦。Adachi 等研究发现,在宫口开大到6~8cm 时,坐位能明显减轻腰部疼痛。产妇站立位或坐位时,子宫离开脊柱趋向腹壁,胎儿躯体纵轴与产轴相一致,借助胎儿重力的作用,使胎头对宫颈的压力增加,反射性地引起有效宫缩,使宫口扩张、胎先露下降、加快产程进展。体位改变影响静止期宫内压力,当产妇由平卧位改变为坐位,可显著增加子宫静止期宫内压力,较高的静止期宫内压力作用于宫颈,可能加快分娩过程。

5. 水中分娩 1805 年法国的 Embry 首次使用这项技术。2003 年 3 月 1 日,中国首例水中分娩在上海市长宁区妇幼保健院开展。水中分娩具有安全、经济、舒适、医疗干预率低等特点。有研究认为温水通过使产妇放松、镇静而减少儿茶酚胺的分泌、改善子宫血液灌注、促进节律收缩、缓解孕妇宫缩痛并缩短产程。孕妇在水中可以更好地休息和翻身,并可采取不同的分娩姿势。Stark 等通过膝上微型计算机来测量产妇在第一产程的体位和运动。发现水中分娩的产妇比床上的产妇有更大范围的体位变化和运动空间、有更规律的宫缩和更节律的运动,胎儿更容易通过产道。在水中分娩过程中,助产士发挥着重要的作用,也需要一定的设备和空间。在我国一些单位有此设施,但真正用于临床分娩者极少。

6. 产前宣教和心理护理 在产前门诊检查中,医护人员应开展有关健康教育,使产妇了解分娩及减轻分娩疼痛的有关知识以及如何正确评估分娩疼痛,教会产妇使用放松技巧和进行呼吸训练,这有助于解除肌肉的持续紧张状态,减轻分娩疼痛。在麻醉科门诊和孕妇学校由麻醉医师进行的宣教亦很重要。产程中强烈、持续的疼痛和产后抑郁症的发生有关,硬膜外阻滞分娩镇痛使产后皮质醇、内皮素 1 等浓度下降,产后 14 天抑郁症发生率明显降低。而且产程心理创伤与产后抑郁的发生亦有关,产程中的心理护理很重要。与其他疼痛的镇痛不同,分娩镇痛具有许多特殊性,涉及产妇生理、情感、社会和文化等多个方面,护理人员在分娩镇痛的过程中发挥着不可替代的作用。Roberts 等发明了专门针对分娩痛的评估和监测工具,方便护理人员对产痛及镇痛效果进行科学的评估和观察。分娩镇痛的成功实施离不开护理人员的积极参与。

国外学者报道,精神镇痛法的效果从 10% ~20% 至 70% ~80% 不等,说明了其效果的不可靠性和不确定性。综合众多文献,精神镇痛法可以从某种程度和某个时段发挥一定的镇痛作用,可以减轻产痛 20% ~30% 。

(二) 针刺镇痛法

1. 穴位选择 穴位有足三里、三阴交、内关、合谷、太冲穴、中极、关元和十七椎等。中医认为合谷与三阴交二穴相配,有补气下胎之良效;内关属心包经之络穴,宁心安神定惊镇痛;太冲为肝经之原穴,可沉痛疼;中极、关元、十七椎在缓解宫缩痛的同时能使产妇感到舒适。潜伏期以关元穴、合谷穴为中心,用右手掌面顺时针进行按摩,同时用左手拇指按压合谷穴或昆仑穴;活跃期以中极穴为中心,产妇取左侧卧位,针灸师顺时针进行腹部按摩,同时按压合谷穴或三阴交穴,手法轻重缓急以产妇感到舒适为度。通过电针刺激合谷穴发现,该穴位产生的冲动经上行传导,传入脊髓,激活脊髓、中脑导水管周围灰质和下丘脑,并整合双侧苍白球内侧的功能区,进而激活脑内的痛觉调节系统达到镇痛作用。Borup 等将 607 例产妇按照 2∶1∶1 的比例分为三组,314 例(51.7%)为针灸组、144 例(23%)为经皮神经电刺激(transcutaneous electrical nerve stimulatior,TENS)组和 149 例(29.5%)为传统分娩组。针灸组的药物用量和有创性检查的使用率明显低于后两组,各组的比例分别为:针灸组 58.9% ,TENS 组 69.4% ,传统组 83.2%(针灸 vs TENS,$P=0.031$;针灸 vs 传统,$P=0.001$;TENS vs 传统,$P=0.005$)。针灸组疼痛分数明显少于后两组。针灸对产程的进展、分娩方式和新生儿的 Apgar 评分没有影响。大多数的产妇认为该方法是安全有效的,并且能体会整个产程的进展过程,依从性良好。

2. HANS 仪 自韩济生院士发明韩氏穴位神经刺激仪(Han's acupoint nerve stimulaor,HANS)以来,HANS 广泛应用于临床麻醉、镇痛和脱瘾治疗等,临床疗效良好。HANS 由两对 4~9cm 电极片组成,一对对称贴于夹脊穴(对应脊柱 T_{10} ~ L_3 ,旁开

3cm），另一对对称贴于次髎穴（对应脊柱 $S_2 \sim S_4$，旁开 3cm）。徐铭军等通过设置刺激参数为 2/100Hz 疏密波，呈双相对称波型，即 6 秒为周期，2Hz 与 100Hz 刺激各 3 秒交替输出，2Hz 时波宽为 0.6ms，100Hz 时为 0.2ms 刺激强度 15 ~ 25mA。产妇宫口开大 2 ~ 3cm 时，每小时刺激一次，每次 30 分钟，可产生不同类型的内啡肽，降低产痛。

王锋等综述了近十年来针刺分娩镇痛的临床及机制研究进展，针刺分娩镇痛方法有确定的镇痛效果，并可缩短产程、减少产后出血，但因选穴不一、手法不同，镇痛效果评定标准各异而使镇痛效果出现差异，针刺分娩镇痛的机理缺乏系统性研究。

总之，针刺镇痛法比精神镇痛法更有一定的物质基础，对穴位的刺激可以通过各种机理使痛阈升高，综合众多文献，针刺镇痛法可以减轻产痛30% ~ 40%。

二、药物性分娩镇痛

（一）药物镇痛法

分娩时镇痛所用的药物有安定、哌替啶、氧化亚氮等。

哌替啶：适用于第一产程，用量 50 ~ 100mg 肌注，10 ~ 20 分钟出现镇痛作用。1 ~ 1.5 小时达高峰，2 小时后消退，产妇有时会出现头晕、恶心、呕吐、烦躁等副作用。肌注哌替啶与胎儿娩出的时间间隔（DDI）在 1 小时内或 4 小时以上的新生儿无呼吸抑制。约 50% 产妇可获止痛效果。

吸入性镇痛分娩历史上曾用的乙醚、氟烷、恩氟烷、异氟烷等，现今已基本弃用。目前常用的是氧化亚氮（nitrous oxide，N_2O）即氧化亚氮，分子量 44，比重 1.5。1880 年 klikovich 在圣彼得堡首次将之用于产科镇痛。氧化亚氮是毒性最小的吸入性麻醉剂，镇痛可靠、迅速、失效也较快，其最显著特点是镇痛作用强而麻醉作用弱，MAC 为 105。氧化亚氮对胎儿影响轻微，不影响宫缩、产程、血压稳定，对呼吸道无刺激、味甜。临床用 50% 氧化亚氮复合 50% 氧气，混合气体氧浓度较高，能明显改善胎儿氧合。主要缺点有头晕、烦躁不安、不合作、恶心、反流误吸及造成环境污染。由于氧化亚氮吸入体内至产生镇痛作用需 30 ~ 40 秒的潜伏期，故必须抢先在宫缩出现

之前 30 秒开始吸入，这样才能使氧化亚氮镇痛作用的发生与产痛的出现在时相上同步。据统计：如果 N_2O 使用得当，约有 50% 的产妇可取得满意的镇痛效果，17% 疼痛缓解，1/3 无效。

（二）麻醉阻滞法

常用于分娩镇痛的区域阻滞法有：宫颈旁阻滞、阴部神经阻滞、骶管阻滞、硬膜外阻滞和蛛网膜下腔阻滞等。目前公认蛛网膜下腔和硬膜外腔用药的镇痛效果最佳。美国 ACOG 指南认为分娩镇痛腰段硬膜外阻滞最有效。下面主要阐述椎管内阻滞分娩镇痛。

1. 分娩镇痛的时机 传统观点认为椎管内阻滞镇痛应待产妇进入活跃期（宫口开 3cm 至宫口开全）开始，过早实施镇痛会使潜伏期延长甚至停滞或增加剖宫产率等。因此，许多教科书和绝大多数医疗机构将分娩镇痛的时机选择在活跃期。但潜伏期（规律宫缩开始至宫口开大 3cm）可长达 8 小时，占第一产程时间的 2/3，而且许多产妇的疼痛已很明显，随着临床应用的不断拓展，研究工作的不断深入，国外更多新近的研究和文献认为潜伏期镇痛是可行的，国内也有学者研究认为可以在潜伏期实施分娩镇痛。潜伏期分娩镇痛是近年来研究的热点，中外学者就潜伏期镇痛对宫缩、产程、产力及对分娩结局的影响（尤其是对剖宫产率的影响）等方面做了深入的研究，总体认为潜伏期分娩镇痛是安全可行的。2006 年美国妇产科学会（ACOG）和美国麻醉学会（ASA）即达成共识：只要产妇有止痛的要求就可以开始实施分娩镇痛，而硬膜外麻醉通常是优先的选择。2007 年美国产科麻醉临床指南和中国产科麻醉专家共识均肯定了潜伏期分娩镇痛。

2. 椎管内阻滞镇痛对剖宫产率的影响 药物性分娩镇痛几乎与现代麻醉学的发展同步，但硬膜外分娩镇痛只有几十年的历史，1979 年 Revil 在首届欧洲产科会议上，提出并确认硬膜外阻滞是产科镇痛最有效的方法。椎管内阻滞镇痛技术不会增加剖宫产率，国内外众多文献均支持此观点。"突变理论"（catastrophe theory）研究表明，在同一单位突然大量实行硬膜外分娩镇痛，在此前后剖宫产率并没有显著变化。一项关于"突变理论"研究的 meta 分析包括 9 项研究 37 753 例产妇，结果表明突然大量应用硬膜外镇痛并不增加剖宫产率，也不增加初产妇、难产妇的剖宫产率以及阴式分娩的手术侧切率。

相反,分娩镇痛能够降低剖宫产率。因为只要能减轻产痛就可降低一部分剖宫产率,即使应用非药物性镇痛技术,例如:水针阻滞、呼吸镇痛、体位改变以及导乐陪伴均可降低剖宫产率。椎管内阻滞镇痛更是降低剖宫产率的一个有效方法,薛海峰等报道开展镇痛前后剖宫产率为46.05% vs 37.37%,曲元等为41% vs 26.7%,江露等为71.1% vs 26.7%,与陈满桂、刘玉洁等报道相似。但此问题上也有不同的意见,汪萍等报道无论是否进行了产前宣教,孕妇因惧怕分娩疼痛采用剖宫产的比例均高,达到61.4% vs 61.8%。对于日益增长的剖宫产率,Le 等的研究结果认为,硬膜外分娩镇痛并不是影响剖宫产率的主要因素,决定剖宫产率的主要因素似乎取决于产科医师本人的习惯与风格。中国影响剖宫产率有许多社会因素,高学历、城市户口、不考虑费用的产妇倾向于选择分娩镇痛。沈艳辉对3省72个县(市)的1 093 526 例产妇进行影响剖宫产因素的调查,结果表明文化程度、城乡差别和家庭收入同样是影响产妇选择剖宫产的因素。因此,国内产妇的社会人口学特征是影响其选择分娩方式的因素之一。椎管内阻滞镇痛对剖宫产率的影响还需要客观、科学、公正地进行大规模多中心的研究。

3. 椎管内阻滞镇痛对器械助产率的影响 镇痛对阴道器械助产率的影响在中外差异较大,国内的文献几乎均认为椎管内阻滞镇痛不会增加器械助产率,而在国外,镇痛使器械助产率升高是较普遍现象。随机化研究的 meta 分析表明,硬膜外分娩镇痛可使阴道分娩器械助产率成倍增加。Sharma 等研究表明硬膜外分娩镇痛的阴道分娩器械助产率为12%,而用阿片类药物镇痛为3%。目前造成这种差异的原因尚不十分清楚,子宫收缩性和产力减弱可能是其原因。冯丹等研究表明硬膜外分娩镇痛可使宫缩持续时间缩短、间期延长、宫缩时宫腔内压力降低。Arici 等研究表明布比卡因和罗哌卡因可抑制大鼠离体子宫平滑肌的收缩性。另外,椎管内阻滞可能阻断肌梭的传入冲动而抑制腹肌和盆底肌的牵张反射,使腹肌和盆底肌肌力和肌张力减弱,从而使总产力有所减弱。

中外分娩镇痛中器械助产率差异颇大的主要原因是做法不同和观念不同,中国的器械助产率远低于国外尚不能说明中国的分娩镇痛就优于国外。中外分娩镇痛有如下不同:①中国囿于产科的观点,分

娩镇痛一般仅限于第一产程,待宫口开全即停用椎管内镇痛,有的医疗机构甚至怕影响第二产程,宫口开到 7～8cm 时就停用椎管内镇痛了,而国外几乎都是全产程镇痛;②中国分娩镇痛使用药物的浓度和剂量追求最小化,国外使用的浓度和剂量普遍高于国内,即使对亚裔的产妇也是如此;③中国分娩镇痛更多考虑对产程、宫缩、产力等影响,国外首先考虑提供完善的镇痛,产痛是第一位的,其他的内容都可以采取相应的措施去处理;④对待器械助产的观念不同可能直接影响了分娩镇痛的实施,中国产科对器械助产有顾虑和忌讳,而国外产科认为器械助产是分娩过程中很正常的一个手段和方法。因为有了充分的镇痛,才使得产科医师更敢于使用器械助产。在国外,器械助产和镇痛的因果关系为不明确,即无法确定。是产科医师对待器械助产开放性的态度使得麻醉医师更敢于镇痛,还是镇痛导致了助产率的增高。目前一般认为:因为有了充分的镇痛,使得产科医师更敢于使用器械助产。弄清这个问题对于开展分娩镇痛有一定的意义。

4. 椎管内阻滞镇痛对胎儿心率的影响 椎管内阻滞镇痛对胎儿心率的影响仍存在争议。Mardirosoff 等通过搜集多个数据库的医学文献,涉及3513 例产妇,认为蛛网膜下腔注入阿片类药物用于分娩镇痛可增加胎儿心动过缓的危险性,但并不增加剖宫产率。Van de Velde 等研究结果表明,胎儿心动过缓发生可能与蛛网膜下腔注入阿片类药物剂量过大有关。基本可以认定胎儿心率的变化与蛛网膜下腔注入阿片类药物可能有一定的相关性,硬膜外给药无此现象,但该药物导致的一过性胎心率减慢并不影响剖宫产率。而在低血压的产妇中,因为胎儿心率异常可导致剖宫产率升高。

5. 椎管内阻滞镇痛对产妇发热的影响 随机研究表明硬膜外分娩镇痛常与产妇产程中发热(> 38℃)相关。在一项随机研究中 111 例接受硬膜外分娩镇痛的产妇中,有 15% 产妇产程中出现发热,而未接受硬膜外分娩镇痛的产妇中发热者只有4%,其中初产妇的发热率高于经产妇,其机制不清。对于发热的产妇,对照研究并没有发现硬膜外镇痛与胎儿感染相关。因此有学者认为接受硬膜外分娩镇痛的产妇发热可能是由非感染因素引起的。硬膜外分娩镇痛产妇的发热发生机制还需要进一步深入研究。

6. 椎管内阻滞药物的选择 阿片类药与局麻药的镇痛机制不同。研究指出联合应用两药适用于分娩的各产程，可以达到运动可达最轻而镇痛效果最佳，其效果不是两药简单的相加，而是协同增强，推荐的用药方法为芬太尼或苏芬太尼分别与罗哌卡因或布比卡因合用。麻醉性镇痛药：分娩痛经子宫纤维传至脊髓背角，该处密布阿片受体，经硬膜外注入麻醉性镇痛药，直接与背角阿片受体结合，由此产生镇痛作用，同时无任何感觉和运动阻滞，也无低血压、嗜睡、新生儿抑制等。局麻药：布比卡因用其最低浓度即可生效。分娩早期推荐用 0.0625% ~ 0.125% 溶液；第二产程改用 0.125% ~ 0.25% 溶液。布比卡因与血浆蛋白高度结合，胎盘透过量小，今已证实脐静脉血与母体静脉血血药浓度比为 0.3 : 1。

罗哌卡因是继布比卡因之后新开发的长效酰胺类局麻药，其 Pka 为 8.0 与布比卡因相近，而脂溶性小于后者，其血浆蛋白结合率高（94% ~ 95%），对 C 和 A6 神经纤维阻滞比布比卡因更广泛。罗哌卡因的中枢神经及心脏毒性小于布比卡因。虽然罗哌卡因的药效比布比卡因低 40%，但相同剂量下两者的镇痛效果相仿。罗哌卡因还有独特的缩血管作用，能减少局麻药的吸收，并更能产生明显的运动、感觉阻滞分离现象，是目前分娩镇痛较理想的局麻药。

硬膜外镇痛维持使用 0.1% 罗哌卡因复合 0.5μg/ml 苏芬太尼的配伍是较理想的方案。Hodgson 等认为将罗哌卡因浓度降至 0.1% 方可预防运动神经阻滞的发生。Eriksson 等认为苏芬太尼剂量 >0.5μg/ml 时硬膜外镇痛效果不增加，而皮肤瘙痒的发生率随剂量增加而增加。

7. 椎管内阻滞是理想的分娩镇痛方法 1979 年 Revil 提出硬膜外给药分娩镇痛。目前一般认为硬膜外分娩镇痛的优点包括：①使母体儿茶酚胺释放减少，子宫血流和收缩性可明显改善；②可消除产痛期产妇发生的"过度通气—通气不足"不良循环；③根据分娩计划的变更，硬膜外可灵活提供产钳分娩或剖宫产手术的麻醉需要。1998 年 9 月在瑞士日内瓦召开的第 17 届欧洲区域年会上有学者指出硬膜外分娩镇痛待解决的问题：①镇痛起效慢；②由于导管位置的关系，某些阻滞效果欠佳；③硬膜外采用的局麻药可能引起不必要的运动阻滞会影响产程，这迫使人们研究更理想的镇痛方法。

（1）腰硬联合麻醉（combined spinal-epidural anesthesia，CSEA）：蛛网膜下腔阿片类药和局麻药作用时间有限，而硬膜外镇痛效果满意，但起效慢，并可有运动神经阻滞，为使蛛网膜下腔和硬膜外镇痛作用互补，二者结合实施，即 CSEA。分娩时先以快速起效的蛛网膜下腔镇痛，而后用硬膜外维持。用低浓度、小剂量局麻药加阿片类药使 CSEA 可选择性地阻滞感觉神经而减少运动神经阻滞，使产妇可安全活动，此即为可行走的硬膜外镇痛（ambulatory or walking epidural analgesia）。据报道产程中保持直立位可缩短产程，提高自然分娩率，减少催产素、麻醉药用量和胎心异常的发生率。目前虽无充分证据表明走动有益于产妇和胎儿，但公认产程中走动无害。

较理想的 CSEA 蛛网膜下腔用药：苏芬太尼 5 ~ 10μg 或芬太尼 10 ~ 25μg 复合布比卡因 2.0 ~ 2.5mg 或罗哌卡因 2.5 ~ 3.0mg。

（2）患者自控硬膜外腔镇痛（patient controlled epidural analgesia，PCEA）：1988 年 Lysak 和 Gambling 等首先报道小剂量局麻药及阿片类药联合 PCEA 用于分娩镇痛。PCEA 显示安全、持续、有效，优点超过连续输注及单次给药，完全依据患者的自身特点及需求而用药。产妇可自主给药，用药趋于个体化、合理化，可用最小剂量达最佳镇痛，且副作用最少。推荐设置：0.1% 罗哌卡因 + 2μg/ml 芬太尼或 0.5μg/ml 苏芬太尼共 100ml。负荷量（bolus）：2ml，维持量（continous）：5 ~ 6ml/h，每次追加量：5 ~ 6ml/次，锁定时间（lock time）：15 分钟。

（三）静脉分娩镇痛

椎管内阻滞镇痛无论对母婴的影响还是镇痛效果及对分娩过程和结局的影响等诸方面都得到了大家的认可，但有些产妇不适合实施椎管内阻滞镇痛，如拒绝接受穿刺的产妇、腰椎有病变者、发热和对局部麻醉药过敏的产妇等。这类产妇可以给予安全、简便、易行的静脉分娩镇痛。瑞芬太尼因其特殊的药理特性使之成为静脉分娩镇痛研究的热点。瑞芬太尼起效时间为 30 秒，峰效应时间为 1 分钟，作用时间为 5 ~ 10 分钟，血浆时量相关半衰期（context-sensitive half time）为 3 ~ 5 分钟，停药后快速清除，长时间滴注无蓄积顾虑，给药时机不受限制，优于传统的全身用药。产痛呈间歇性，滞后子宫收缩 10 ~ 20 秒出现疼痛，理论上自控镇痛的模式可使瑞芬太尼血药浓度变化与宫缩同步。幼儿和新生儿药物分布容积大,清除速率更快,瑞芬太尼虽容易通过胎盘,但可被胎儿快速代谢,不引起呼吸抑制。瑞芬太尼在孕妇体内也可快速清除,平均清除率 93.1ml/(kg·min),是非孕妇[41.2ml/(kg·min)]的 2 倍,清除加快与妊娠后血容量、心排血量、肾灌流量增加有关。推荐瑞芬太尼单次剂量 0.5μg/kg,锁定时间 3min 或复合 0.05μg/(kg·min)的背景剂量能提供安全有效的镇痛,复合背景剂量可减少按压次数。Balcioglu 等使用瑞芬太尼负荷剂量 20μg、背景剂量 0.15μg/(kg·min)、单次剂量 15μg、锁定时间 5min

取得较好的镇痛效果。考虑到种族的差异,冯善武等使用了负荷剂量 20μg、较小背景剂量 0.1μg/(kg·min),单次剂量 0.25μg/kg 及锁定时间 2 分钟的方法取得了良好的效果。虽然在确保不发生呼吸抑制的情况下,瑞芬太尼静脉分娩镇痛的效果尚不及现使用成熟的椎管内阻滞镇痛技术,但是许多研究者认为其确不失为一种可行的分娩镇痛的方法。Volmanen 等对瑞芬太尼单次 0.5μg/kg 和 50% 一氧化二氮(笑气,氧化亚氮)间断吸入的镇痛效果进行了比较,发现瑞芬太尼镇痛效果明显优于一氧化二氮。

第4节 剖宫产后再孕产妇阴道分娩及镇痛

大多数曾行低位子宫横切剖宫产并且再次妊娠无阴道分娩禁忌证者适合阴道分娩。中国的现状是剖宫产后再孕的产妇,即使此次妊娠完全符合阴道分娩,产科一切条件均理想,再次剖宫产的比率仍很高,基本达到 80%~90%。

为了帮助妇产科医师做出正确临床治疗决策,美国妇产科学会(ACOG)发布了不同情况下进行剖宫产后阴道分娩(VBAC)的临床治疗指南。指南的全文即 ACOG 第 54 号实践通报刊登于 2004 年 7 月的 Obstet Gynecol 上。这份指南是对 1997 年 7 月第 5 号实践通报的更新。指南制定委员会检索了 MEDLINE 数据库、Cochrane 图书馆及 ACOG 内部资料和文件,检出了于 1985 年 1 月至 2004 年 3 月期间用英文发表的相关文章。优先选用的是报告原始研究结果的文章,而没有选用学术会议和专题讨论会报告的研究摘要,重新评价了国立卫生研究院和 ACOG 发表的指南。

曾行剖宫产者行阴道试产是降低总剖宫产率的方法之一。虽然大多数曾行低位横切剖宫产者都适合行 VBAC,但有很多因素可增加阴道试产失败的可能,并导致母婴病残率增加。该指南将评价目前不同情况下行 VBAC 的危险和益处,并提供临床治疗指南。背景是在 1970 年至 1988 年期间,美国的剖宫产率从 5% 显著上升到 25%。剖宫产率快速上升的原因可能是不鼓励医师施行阴道臀位分娩和难产钳夹助产。越来越多地依赖于连续电子监测胎儿心率和宫缩模式,也导致由于推测有胎儿受损或难产而施行剖宫产的增加。但剖宫产的增加是否可使

新生儿转归出现重大改善尚有待于证实。

随着产科治疗的进步,在曾行剖宫产者行阴道试产时,妊娠妇女与胎儿的安全性已越来越高。在美国主导了近 70 年的"一次剖宫产,永远剖宫产"信条在 30 年前已逐渐开始改变。许多大型病例系列研究证实,曾行剖宫产者行阴道试产相对安全。基于此,美国国立卫生研究院和 ACOG 将 VBAC 作为一种降低美国剖宫产率的方法。VBAC 热潮使剖宫产率发生下降。一些医疗保险公司和营业性保健组织强制所有曾行剖宫产者都行阴道试产。许多医师被迫对不适合阴道分娩者或希望再次剖宫产者施行 VBAC。随着 VBAC 率的上升,曾行剖宫产者在阴道试产期间发生子宫破裂和其他并发症的报告数量增加。其结果是许多医师和医院都停止 VBAC。这种情况下,美国的剖宫产率出现回升,在 2002 年 VBAC 率下降了 55%。

当前尚无比较再次剖宫产与 VBAC 的母婴转归的随机临床试验。VBAC 建议都基于大型临床病例系列研究报告的数据。这些研究指出,大多数曾行剖宫产者行 VBAC 的益处超过危险。大多数病例报告来自有全日制产科麻醉的大学附属医院或三级医院的医学中心,只有少数研究报告了较小规模社区医院和医疗资源较有限医疗机构。阴道试产失败的妇女具有发生多种母亲并发症的危险,包括子宫破裂、子宫切除术、输血需要和子宫内膜炎以及围产期并发症和死亡。

关于哪些人适合阴道试产的问题,多数证据表明,曾行低位子宫横切剖宫产并且无阴道分娩禁忌

证者大多适合阴道试产。下列选择标准有助于确定适合行 VBAC 者:曾行 1 次低位横切剖宫产;临床显示骨盆横径足够大;无其他子宫瘢痕或子宫破裂既往史;在整个自然分娩期间,医师可随时到场监护分娩和进行急诊剖宫产;能立即麻醉,急诊剖宫产手术人员可随时到场。

根据多项回顾性研究的结果,有下列其他产科特殊情况的妇女也可以行阴道试产:①曾行 1 次以上剖宫产者:过去一直认为,曾行 1 次低位横切剖宫产者适合行阴道试产。但是,有关此问题的少数几项研究报道,子宫破裂的危险为 1% ~ 3.7%。只有一项研究对其他混淆因素进行了控制,得出结论,曾行 2 次剖宫产者与只有 1 次剖宫产史者相比,前者在阴道分娩期间发生子宫破裂的危险是后者的 5 倍;②巨大胎儿:虽然巨大胎儿(无论孕龄多少,出生体重超过 4kg 或 4.5kg)与成功 VBAC 概率下降相关,但 60% ~ 90% 试产巨大胎儿的妇女获得成功。子宫破裂的发生率似乎只在无阴道分娩史者才出现升高;③妊娠超过 40 周者:等待自然分娩超过妊娠 40 周者的 VBAC 成功概率下降,但子宫破裂的危险没有升高。一项对 1200 多例妊娠 40 周后行阴道试产者的研究显示,只有引产与子宫破裂危险升高相关;④曾行子宫低位纵切者:曾行低位子宫纵切者行 VBAC 的成功率与曾行低位子宫横切者相同,产妇围产期并发症没有增加;⑤子宫瘢痕类型不明者:两项在大型三级医院进行的病例系列研究报道,子宫瘢痕类型不明者的 VBAC 成功率和子宫破裂发生率与其他曾行低位子宫横切者的同时期研究报告的发生率相同。曾行 1 次剖宫产而瘢痕类型不明者,行催产时有瘢痕破裂的病例,而不催产时无瘢痕破裂的病例;⑥双胎妊娠者:双胎妊娠妇女与单胎妊娠妇女行 VBAC 时,VBAC 成功率和子宫破裂发生率没有显著差异。

阴道试产成功率:曾有 1 次剖宫产者行阴道试产时,阴道分娩的成功率是 60% ~ 80%。尚无一种完全可靠的方法来预测哪些产妇可能试产成功。至少 1 次阴道分娩者的试产成功率是未曾进行阴道分娩者的 9 ~ 28 倍。在最近成功进行 VBAC 者中,VBAC 失败的可能性下降 30% ~ 90%。

对 VBAC 成功率有不良影响的因素有:催产和引产、母亲肥胖、孕龄超过 40 周、出生体重超过 4kg 和 2 次分娩间隔少于 19 个月。

无论是择期再次剖宫产还是 VBAC 都有危险。总体上,成功 VBAC 与剖宫产相比:母亲住院时间较短、失血和输血较少、感染较少和血栓栓塞事件较少。但是,阴道试产失败与母亲严重并发症相关,如子宫破裂、子宫切除、手术损伤、母亲感染和输血需要增加。阴道试产失败,新生儿并发症发生率也升高,表现为脐动脉血气 pH 水平低于 7 分钟、5 分钟 Apgar 评分小于 7 和感染的发生率升高。但是,多次剖宫产对母亲也有危险,包括胎盘前置和胎盘植入的危险升高。

VBAC 时的母亲死亡率极低(<1%),但高于择期再次剖宫术。子宫破裂与胎儿死亡及新生儿神经系统损伤相关。曾行剖宫产者于阴道试产期间发生的子宫破裂是一种可危及生命的并发症。子宫破裂的危险主要取决于以前切口的类型和部位。曾行常规切口和 T 形切口手术者的子宫破裂发生率为 4% ~ 9%。

子宫破裂的危险还受产科史的影响。阴道分娩史可显著降低子宫破裂危险。两次分娩间隔时间越长,子宫破裂危险越低。最近一次分娩时间距今相隔小于 24 个月的妇女行 VBAC 时发生子宫破裂的危险比相隔 24 个月以上者高 2 ~ 3 倍。在直接剖宫产的子宫切开术中采用单层缝合者与采用双层缝合者相比,前者在以后阴道试产时发生子宫破裂的危险比后者高 4 倍。自然分娩比引产或催产更可能获得 VBAC 成功。已有大量证据表明,用前列腺素制剂进行扩宫颈可以增加子宫破裂概率。在大多数曾行剖宫产的患者中,不鼓励使用前列腺素进行引产。

VBAC 者的镇痛处理:VBAC 并不是硬膜外阻滞镇痛的禁忌证,充分缓解疼痛可以鼓励更多妊娠妇女选择阴道试产。接受和不接受硬膜外阻滞镇痛者的 VBAC 成功率相似,采用其他缓解疼痛方法者也如此。硬膜外阻滞镇痛应与普通产妇的硬膜外镇痛有所差别,镇痛药的浓度和镇痛强度应略低于正常的分娩镇痛,在整个分娩各阶段均保留一定的宫缩痛,便于产科医师和助产士的监护与判断。恰当的硬膜外镇痛不会掩盖子宫破裂的症状和体征。

建议与总结:下列建议基于一致良好的学术证据(A 级),大多数曾行 1 次低位横切剖宫产者都适合 VBAC,应该进行有关 VBAC 的咨询,并行阴道试产。在 VBAC 时可采用也应该采用硬膜外阻滞镇痛,镇痛药的浓度和强度应略低于正常的分娩镇痛,保留一定的宫缩痛。下列建议基于有限的不一致的学术证据(B 级),纵行切口位于子宫下部并且不延及子宫底的妇女适合行 VBAC。对于曾行剖宫产的大多数妇女,不鼓励使用前列腺素促进子宫颈成熟或引产。下列建议主要基于共识意见和专家观点(C级),由于子宫破裂可能是灾难性的,因此只有那些具备应急措施,医师能立即进行紧急救治的医院才试行 VBAC。产妇和医师只有在进行过全面咨询,权衡每例产妇接受 VBAC 的益处和危险后,才能最终做出试行 VBAC 或接受再次剖宫产的决定。讨论结果必须记录在案。

第5节 分娩镇痛的技术与管理规范

随着我国经济水平和社会现代化水平的不断提高,特别是分娩镇痛社会接受程度快速增长,越来越多的产妇强烈要求在分娩过程中能够享受到镇痛服务。在这种社会背景下,我国很多医院的麻醉科和产科合作,开展了椎管内阻滞分娩镇痛服务,为规范医疗服务标准、提高医疗服务水平、扩大医疗服务范围,应该制订分娩镇痛的技术与管理规范。

第10届世界疼痛医学大会明确将疼痛列为体温、血压、脉搏和呼吸之后的"第五大生命体征"。分娩镇痛为多学科多方法的镇痛治疗,加强规范的分娩镇痛服务可以进一步保障母婴安全;降低当前居高不下的剖宫产率,节约社会医疗资源;扭转传统的生育观念同时创造可观的经济效益,提高我国医疗质量和人文水平。

强烈的宫缩和剧烈的疼痛使产妇的各个系统及应激-内分泌-免疫平衡均发生明显改变,通过分娩镇痛可以减弱甚至消除疼痛及应激反应,改善母体和胎儿的氧供需平衡,以利产程的正常推进。

理想的分娩镇痛要求镇痛显效迅速、能按需延长时效、对运动无影响、分娩无痛苦、保障母婴安全、对宫缩无干扰且不影响产程和产力、产妇清醒并可参与分娩过程及必要时可满足手术的需要。

一、椎管内阻滞分娩镇痛的工作特点

(一) 方法多样

目前椎管内阻滞分娩镇痛主要包括连续硬膜外阻滞、腰-硬联合阻滞、连续蛛网膜下腔阻滞等多种方法,选择适当的镇痛方式满足产妇镇痛及分娩的双重需要、达到理想的镇痛状态依然是目前临床工作的难点之一。

(二) 跨学科性

分娩镇痛是一项多学科的医疗服务,涵盖产科学、麻醉科学、助产科学及危急重症医学等多个学科

的知识内容,要求各相关学科人员通力跨学科合作。

(三) 不确定性

由于分娩过程和时间的不确定,分娩镇痛服务很难像计划手术一样提前预约;由于产痛的个体差异很大,要求临床必需提供个体化的镇痛方案;由于产程的不确定性,分娩镇痛应维持整个产程,并根据需求不断调整。因此,可以说分娩镇痛是一项充满变数的医疗服务,相关医疗人员的工作难度大、工作强度高。

(四) 高风险性

无论是产科还是麻醉科,都是目前临床公认的高风险科室,其中充满各种危急重症的发生可能,分娩镇痛已经发展成为两种学科的边缘科学,要求参与的双方医师不但要精于本学科内容,而且对合作方所涉及的学科范围都要有清醒的认识和充分的准备。

(五) 争议性

由于分娩镇痛对产程中的各种影响目前尚有很多空白,各种新的分娩镇痛方式也层出不穷,而针对不同镇痛方法的不同主张更是百家争鸣,难有定论。因而在进行具体工作时,确定何种方法是最得当的措施,需视具体医疗单位而定。

基于分娩镇痛工作的以上特点,要求相关医务及行政保障人员务必充分了解本工作的重要意义和各种风险,在工作中更加地兢兢业业,认真负责,保证工作的完满进行。

二、椎管内阻滞分娩镇痛操作规范

(一) 分娩镇痛的原则

1. 自愿原则 采用分娩镇痛的技术手段必须取得产妇及其家属的同意,并得到其主动配合。

2. 安全原则 无论采取何种镇痛方式,都应以产妇及胎儿安全为最高原则。

3. 复合原则 采取多模式的方式进行镇痛,从

心理到生理通过多种手段进行镇痛。

4. 渐进原则 由于产痛随着产程进展而逐渐加重,而不同镇痛方式可以满足不同阶段的镇痛要求,在镇痛时也应把握循序渐进的原则。

(二) 椎管内阻滞分娩镇痛操作规范

1. 产妇自愿进行椎管内阻滞分娩镇痛,经产科医师评估,无产科禁忌证后,由麻醉医师进行镇痛前评估,查阅常规检查、了解病历、填写各种登记。

2. 麻醉医师评估后,向产妇及家属交待分娩镇痛的利弊及可能出现的并发症,并签署同意书。

3. 开放上肢静脉输液,连接监护仪,监测心电、无创血压、脉搏、血氧等各项生命体征。

4. 可选择连续硬膜外穿刺、腰-硬联合阻滞穿刺等不同方式。产妇左侧卧位,常规消毒铺巾,于 $L_{2\sim3}$ 或 $L_{3\sim4}$ 间隙穿刺,若是联合阻滞,于蛛网膜下腔注入镇痛药物,置硬膜外导管,妥善固定后嘱产妇平卧。

5. 硬膜外给予试验剂量药液以确认导管位置未进入蛛网膜下腔及血管。

6. 配置硬膜外镇痛装置,指导产妇合理使用镇痛装置。镇痛泵设置:背景量(Basal)5~6ml/h、患者自控镇痛量(PCA)5~6ml、锁定时间(locktime)15分钟、限制(limit)30ml/h。

7. 第一产程仍有明显的疼痛,麻醉医师经硬膜外导管酌情注入少量低浓度局部麻醉药并观察疗效后确定是否继续追加。

8. 宫口开全停止背景输注药物。

9. 产妇离开产房前,拔除硬膜外导管,穿刺点以无菌敷料覆盖。

(三) 椎管内阻滞分娩镇痛用药规范

为保证镇痛效果,减少药物副反应,应将局部麻醉药与麻醉性镇痛药配伍使用。

1. 局部麻醉药

	硬膜外阻滞	蛛网膜下腔阻滞
利多卡因	1.5%作为试验剂量	/
布比卡因	浓度≤0.125%	≤2.5mg
罗哌卡因	浓度≤0.1%	≤3mg

2. 麻醉性镇痛药

	硬膜外阻滞	蛛网膜下腔阻滞
芬太尼	2μg/ml	15~25μg
苏芬太尼	0.5μg/ml	5μg~10μg

三、椎管内阻滞分娩镇痛管理规范

(一) 人员配备

1. 麻醉科医师至少一名

(1) 具有麻醉专业医师执业证书。

(2) 能够独立进行妇产科手术、麻醉意外的抢救。

(3) 经过相关的分娩镇痛专业培训,可以和产科医师配合独立进行分娩镇痛工作。

2. 酌情配备助产士

(二) 麻醉医师的工作职责

1. 进行麻醉前的镇痛评估工作。

2. 向产妇及家属介绍分娩镇痛的相关情况,告知风险,签署知情同意书。

3. 提供产妇满意的镇痛,随时调整镇痛剂量与镇痛模式。

4. 保持镇痛期间产妇循环及呼吸稳定。

5. 完成分娩镇痛的记录、登记等工作,保持病历完整性。

6. 遵守本科室关于分娩镇痛工作的其他相关制度,并完成其规定的工作。

(三) 人员培训

开展椎管内阻滞分娩镇痛的医疗机构需要对麻醉医师进行进一步的培训,以满足分娩镇痛跨学科性的要求。

1. 正常分娩 产程进展的基本知识,对产程进展过程中的相应产科处理有所了解。

2. 产科合并症 了解各种常见产科合并症的病理生理特点。

3. 异常分娩 了解分娩过程中可能出现的产科急重症,比如子宫破裂、出血、羊水栓塞、产科休克等,并具备相关的抢救知识。

4. 分娩镇痛 熟练掌握分娩镇痛,特别是椎管内分娩镇痛的基础知识,不断更新理念,例如不同产程的疼痛特点、分娩镇痛对产程及胎儿可能出现的影响、镇痛深度及镇痛程度、镇痛介入时机、镇痛管理、效果控制和阻滞评估、镇痛泵的正确使用和故障排除等。

5. 麻醉并发症 掌握麻醉并发症的种类、预防及治疗。

6. 医患关系 产时心理、分娩镇痛的推广和科普知识。

7. 新生儿监护及抢救的基本知识。

开展椎管内阻滞分娩镇痛的医疗机构也需要对产科医师、助产士进行麻醉与镇痛的相关知识培训。

（四）工作流程

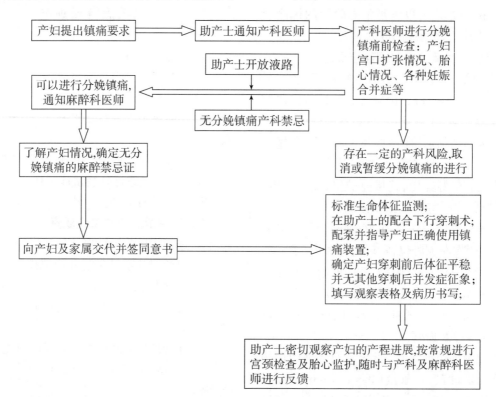

（五）开展分娩镇痛条件

1. 分娩镇痛的场所　接受分娩镇痛的是已经进入产程的产妇，因此分娩镇痛均应在产房进行。产房的位置应该靠近儿科，并很容易到达手术室，在消毒、设备和管理上与手术室相当。穿刺时应严格限制穿刺过程中房间内的参与人数，加强无菌意识。

2. 开展分娩镇痛的场所应具备以下设备

（1）多功能心电监护仪

（2）麻醉机

（3）人工气道（气管导管、口咽通气管、鼻咽通气道、喉罩等）

（4）供氧设备（中心供氧、氧气瓶、面罩）

（5）喉镜

（6）吸痰器、吸痰管、负压吸引器

（7）除颤器

（8）急救药品车

3. 麻醉及抢救药品配备　使用的各种药品均应符合国家食品药品监督管理局的有关规定，配备常用的麻醉及抢救药品。

（六）分娩镇痛工作的各种制度

一旦各院麻醉科开展了分娩镇痛工作，分娩镇痛就成为其日常工作中的一个基本的组成部分，在进行这些工作时，麻醉医师应遵守科室相关的基本制度，比如麻醉药品及处方管理制度、三级查房及会诊制度、知情同意制度、请示报告制度等，只有将这一工作标准化，才能最大程度的降低工作风险，提高工作效率。同时，由于分娩镇痛是一项新业务，需要对一些老制度进行一定的改革或升级。

1. 在行分娩镇痛之前麻醉医师需对产妇进行访视，了解产妇基本个人情况，既往病史，合并症，分娩时产力、产道及胎儿情况，与产科医师进行沟通，对分娩进程有基本预判。

2. 访视后应将分娩镇痛的相关风险及镇痛情况告知产妇及家属，并结合产妇情况做有重点地说明，取得产妇及家属的同意及主动配合，同时对产妇及家属进行分娩镇痛的理念宣传，了解分娩镇痛的人群普及度，主动承担分娩镇痛的推广工作。

3. 应对所有进行了硬膜外分娩镇痛的产妇进行记录，包括分娩镇痛的时间、围镇痛期产妇生理状态、产妇既往病史、穿刺情况、用药情况、镇痛泵的设置、镇痛评估及产妇满意度等，将上述记入病历，以保持病历完整，便于随访追踪和医疗保护。

4. 麻醉医师应对行分娩镇痛后的产妇进行随访，包括产房内随访及病房内随访。应了解产妇全产程的镇痛情况，进行镇痛评估，完成镇痛观察表的填写,以便完善工作;产妇回到病房后应在产后一天对产妇进行回访,了解产后出血情况、母婴产后状态、穿刺后不良反应、对分娩镇痛的满意度及对镇痛工作的建议等。

5. 分娩镇痛所涉及的相关科室均应进行交接班工作。下级医师应就镇痛工作中的特殊病例向上级医师进行汇报,重点患者进行文字记录。

6. 一旦产妇已经进行了硬膜外分娩镇痛,要求值班医师坚守岗位,不得随意脱岗,离开指定工作地点应向当班护士说明去向并留下联系方式。

7. 接班医师应对已实施分娩镇痛的产妇进行访视,了解镇痛效果和产妇用药情况,完成各种病历书写工作。

8. 开展分娩镇痛工作的相关科室应成立统一的医疗急救应急小组,开展医疗急救的跨学科学习,在抢救时指导抢救工作的开展。

9. 抢救设备及药品平时由专人负责维护补充,定期检查,并做登记。

10. 对各种分娩镇痛相关的急重症制定出抢救预案,包括抢救程序、技术措施、所需设备及组织安排等,遵守本科室的抢救制度。

（七）分娩镇痛的质量控制与改进

1. 从事分娩镇痛的医师、护士应严格执行各项操作规范,保证医疗质量,降低医疗风险。

2. 注意保护性医疗原则,严格执行知情同意制度、完善病历书写、提高病历质量。

3. 建立规范化的访视制度,对分娩镇痛的效果进行随访。在产前、产时、产后多水平上了解产妇对分娩镇痛的希望、了解和满意度。研究产妇心理变化,指导完善镇痛效果。

第6节 分娩镇痛的展望

自从50年前局部麻醉用于分娩镇痛以来,很多人对其持怀疑,保留态度,尤以产科医师为主。主要顾虑硬膜外镇痛会延长产程、增加产钳助产率、增加剖宫产率、影响新生儿评分及增加出血量等。目前分娩镇痛临床研究很多,得出相反结果的报道亦不少。究其原因,分娩本身是一个复杂的、有众多干扰因素的特殊生理过程。不同的镇痛方法,不同的给药时间,不同的药物及浓度都是得出不同结果的重要原因。理想的研究方法应该是前瞻性、随机、双盲、对照。目前临床较常用的方法是回顾性研究,但分娩镇痛是为有这种要求的产妇实施的,而非随机的,这就存在选择性偏倚的问题,即入选两组的孕妇本身情况存在差异。研究显示:自愿提出分娩镇痛的孕妇,往往预示有产程延长和非自然分娩增加的趋势,包括初产、镇痛前宫颈扩张较慢,曾用催产素及母胎有其他情况。还有,产痛出现早者产程较慢,产钳和剖宫产率较高,而这些产妇往往要求分娩镇痛。产科医师对产程和分娩方式似无影响,Segecl研究认为产科医师对剖宫产率不造成影响,但中国产科医师对剖宫产率似造成了一定的影响。有人主张为减少因第二产程所致的手术,可将第二产程延长至3h,只要密切观察,不会增加胎儿窘迫、低Apger评分和低脐血pH的发生率。只要方法得当、科学、剂量准确,分娩镇痛是安全的。较理想的镇痛方案是:应用小剂量罗哌卡因加少量芬太尼或舒太尼行CSEA,后续PCEA,再辅以精神慰藉如导乐陪伴分娩。

分娩镇痛方法研究近几年的文献突破不大,基本是重复性研究,麻醉镇痛法有些进展。针刺镇痛联合椎管内阻滞可以强化镇痛效果;硬膜外镇痛配方用局部麻醉药加麻醉性镇痛药是首选,药物浓度趋于降低,瑞芬太尼静脉镇痛是一种可选择的方法,连续蛛网膜下腔阻滞镇痛是新思路。

总之,医学模式的转变和爱母行动的倡导,打破了"分娩必痛"的传统观念,分娩镇痛已越来越为孕妇和家属接受。分娩镇痛是一个多学科交融的课题,应以麻醉医师、产科医师为主,培训产房护士发挥作用,互相配合,应用新药、新技术,分娩镇痛将会有更好的发展前景。

（徐铭军）

参 考 文 献

1. Maternal satisfaction with single-dose spinal analgesia for labor pain in Indonesia:a landmark study. Journal of Anesthesia,2008,22:55-58.

2. G. Edwsrd Morgan, Maged S. Mikhail, Michael J. Murray. 摩根临床麻醉学. 岳云,吴新民,罗爱伦主译. 北京:人民卫生出版社,2009:747.

3. Mcgrath SK,Kennell JH. A randomized controlled trial of continous labor support for middle-class couples effect on cesarean delivery rates. Birth,2008,35(1):92.

4. Adachi K,Shimada M,Usui A. The relationship between the parturient's positions and perceptions of labor pain intensity.

Nursing Research,2003,52(1):47.

5. Ip WY,Tang CS,Goggins WB. An educational intervention to Improve women's ability to copy with child birth. J Clin Nurse,2009,18(15):2125-2135.

6. Roberts L,Gulliver B,Fisher J,et al. The coping with labor algorithm:an alternate pain assessment tool for the laboring woman. Midwifery Women Health,2010,55(2):107-116.

7. 刘红霞,常淑芳,孙江川. 非药物性分娩镇痛方法的研究进展. 中国妇幼保健,2011,26(6):936-938.

8. Borup L,Wurlitzer W,Hedegaard M,et al. Acupuncture as pain relief during delivery:a randomized controlled trial. Birth,2009,36(1):5.

9. 徐铭军,张国刚,陈丽,等. HANS 辅助 PCEA 在分娩镇痛中的作用. 中国疼痛医学杂志,2006,12(5):284.

10. 王锋,谭奇纹,任红艳. 针刺分娩镇痛的现代研究进展. 浙江中医药大学学报,2010,34(4):624-625.

11. FuZhou Wang,XiaoFeng Shen,XiRong Guo,et al. Epidural Analgesia in the Latent Phase of Labor and the Risk of Cesarean Delivery. Anesthesiology,2009,111:871-880.

12. Joy L. Hawkins. Epidural Analgesia for Labor and Delivery. The NewEngl and Journal of Medicine,2010,362(16):1503-1510.

13. Cynthia A. Wong,Robert J. McCarthy,John T. Sullivan,et al. Early Compared With Late Neuraxial Analgesia in Nulliparous Labor Induction. A Randomized Controlled Trial. American Journal of Obstetrics and Gynecology,2009,113(5):1066-1074.

14. 岳剑宁,徐铭军,景晨萌. 产程潜伏期蛛网膜下腔注射苏芬太尼联合罗哌卡因混合苏芬太尼病人自控硬膜外镇痛的效果. 中华麻醉学杂志,2007,27(8):695-698.

15. 罗宝蓉,贺淑君,吴优,等. 产程潜伏期罗哌卡因复合苏芬太尼硬膜外镇痛对母婴的影响. 临床麻醉学杂志,2009,25(7):617-618.

16. Practice guidelines for obstetric anesthesia:an updated Report by the american society of anesthesiologist s task force On obstetric anesthesia. Anesthesiology,2007,106(4)843-863.

17. Segal S,Su M,Gilbert P. The effect of a rapid change in availability of epidural analgesia on the cesarean delivery rate:a meta analysis. Am J Obstet Gynecol,2000,183:974-978.

18. 曲元,吴新民,赵国立,等. 规模化分娩镇痛的可行性. 中华麻醉学杂志,2003,23(4):268-271.

19. 刘玉洁,曲元,张小松,等. 蛛网膜下腔阻滞加硬膜外阻滞对母儿预后及分娩方式的影响. 中华妇产科杂志,2005,40(6):372-375.

20. Le RC,Carayol M,Jaquemin S,et al. Is epidural analgesia a risk factor for occiput posteri or transverse positions during labour. Eur J Obstet Gynecol Reprod Biol,2005,123(1):22-26.

21. 罗宝蓉,吴优,王雷,等. 影响产妇选择硬膜外分娩镇痛的因素分析. 中国妇幼保健,2010,25(4):478-480.

22. Joy L. Hawkins. Epidural Analgesia for Labor and Delivery. The New England Journal of Medicine,2010,362(16):1503-1510.

23. EVRON S,GLEZERMANM,SADANO,et al. Remifentanil a novel systemic analgesic for labor pain. Anesth Analg,2005,100(1):233-238.

24. Volikas I,Butwick A,Wilkinson C,et al. Maternal and neonatal side-effects of remifentanil patient-controlled analgesia in labour. BrJ Anaseth,2005,95(4):504-509.

25. Volikas A,Butwick C,W ilkinson A,et al. Maternal and neonatal side-effects of remifentanil patient-controlled analgesia in labour. BJA,2005,95:504-509.

第117章 慢性疼痛治疗

第1节 前 言

一、慢性疼痛的概念

慢性疼痛主要包括脊柱源性疼痛、神经病理性疼痛、骨关节炎、缺血性疼痛、内脏痛和头痛等。有关慢性疼痛的定义并未统一,目前认为超过急性疾病正常病程或者损伤合理愈合时间的一类临床疼痛综合征,称为慢性疼痛。这类疼痛常常在一定的时间(数月至数年)内反复发作,时轻时重,迁延不愈。急性疼痛往往是一个症状,而慢性疼痛本身则是一种疾病,因为其临床表现复杂多样,常规的治疗方法或药物往往效果不佳,目前甚至认为这类疼痛很可能无法痊愈。与此同时,患者会出现明显的情绪和心理变化,伴有抑郁、焦虑和躯体化疾病,导致社会适应能力、生活或/和工作能力降低,由此严重影响患者的生活质量。急性疼痛与慢性疼痛在病因学、病理解剖学、病理生理学、生物与心理学等方面有着显著的差异,两者的诊断和治疗也存在着明显的区别。所以认识这些差异和区别,不仅有助于取得正确的诊断和良好的疗效,而且可以减少医源性并发症的发生。

二、慢性疼痛的诊治原则

慢性疼痛的诊治原则是:明确诊断,综合治疗,安全有效。

(一) 明确诊断
包括病因诊断、病理解剖学诊断、病理生理学诊断和症状诊断。病因诊断是最理想的临床诊断。一般来说,明确产生疼痛的原因可以进行有针对性地治疗,往往能够收到理想的治疗效果,但临床上并不尽然。如带状疱疹后神经痛,致痛原因明确,但其治疗时间漫长、治疗效果差强人意。病理解剖学诊断的内容包括病变部位、范围、器官和组织以至细胞水平的病变性质。病理形态诊断是最终的诊断,但并不意味着在临床上每个患者皆需进行病理形态学检查,而多数是通过询问病史、体格检查、实验室检查以及特殊检查等间接方法得出临床诊断。

病理生理学诊断是以各系统器官功能的改变以及机体与周围环境相互关系的改变为基础的,功能的改变可以追溯到体内超微量物质的水平,检测手段的完善使许多功能改变获得了进一步的认识。

症状诊断是根据尚未查明原因的症状或体征提出的诊断,如上肢烧灼性痛等。此类诊断只是提供诊断方向,待原因查明时再做修正。因此症状诊断是初步诊断或印象。

(二) 综合治疗
治疗目的是减轻疼痛,改善功能,提高生活质量。

疼痛临床常用的治疗方法有药物疗法、神经阻滞疗法、小针刀疗法、各种微创技术、手法矫治以及物理疗法等。针对不同疾病或同一疾病发展的不同阶段,采用不同的治疗方法或不同方法组合,发挥多种方法的各自优势,以取得最佳疗效和最小不良反应。

(三) 安全有效
疼痛治疗必须由训练有素的专科医师实施,治疗前准备充分,严格规范操作,密切观察患者,注意及防治治疗中可能出现的并发症。在保证治疗效果的前提下,能简单不复杂,能无创不有创,遵循由简至繁,从易到难的原则。

第2节　慢性疼痛的诊断

一、明确诊断的内容

诊断是治疗的前提,治疗效果取决于诊断的正确与否。明确诊断的内容包括:

（一）明确疼痛的原因、病变的性质

明确引起疼痛的原发病是属于肿瘤、损伤、炎症、畸形中的哪一种,肿瘤是良性还是恶性,炎症是感染性的还是无菌性的,损伤是急性外伤还是慢性劳损。

（二）明确病变的组织、器官和病理改变

明确病变是在肌肉、筋膜、韧带、滑囊、关节、骨骼、神经、血管和内脏的哪一处或哪几处。明确疾病的病理改变有助于确定治疗方案,如颈椎病椎体的倾斜偏歪方向和移位程度以及有无神经变性、腰椎间盘突出后的位置、有无钙化等,均为明确或排除某些治疗禁忌证的重要条件。

（三）明确病变的部位、深浅

部位是指病变在皮肤表面的投影区域,深浅是指病变的层次。具体到病变部位应做到"一片之中找一点,一点之中找深浅",只有对病变进行准确地平面定位和立体定位,才能使治疗真正在病变处或病变组织发挥作用,取得预期效果。

（四）明确病程的急缓

病程急缓程度不同,治疗方法各异。急性软组织病变,神经阻滞疗法、局部外用涂擦剂、贴敷剂效果好,但不适于小针刀疗法;慢性软组织病变,尤其是粘连、瘢痕和钙化,是神经阻滞配合小针刀疗法的最佳适应证。

（五）明确患者的体质、生命器官的功能以及是否合并其他影响治疗的疾病

患者的自身条件是决定治疗方案的又一重要因素,治疗时应因人而异。如年老、体弱、合并生命器官功能障碍的患者,对微创治疗的耐受性差,应严格掌握适应证,减少麻醉药用量和治疗剂量,治疗时患者应取卧位,治疗后适当延长观察时间,严密观察各种生命体征变化。

（六）明确患者的精神状态、性格特点

疼痛患者常合并的精神障碍是焦虑和抑郁。慢性疼痛患者的抑郁症发生约为 30% ~ 60% 。急性疼痛常合并焦虑,慢性疼痛则在焦虑的基础上继发抑郁,甚至抑郁成为主要的精神障碍。

（七）明确是否疼痛科治疗的适应证

疼痛科是新建科室,有不同于传统科室的治疗方法,但诊疗体系尚不完善,也不能解决所有的疼痛问题。若不是疼痛科治疗的适应证,应建议患者到相应的科室就诊。

（八）估计治疗效果和预后

良好的效果和预后要告诉患者,树立治疗信心;治疗后可能出现的不良反应也应让患者知道,以免出现疼痛加重等不良反应时患者紧张;对疗效或病情的发展要对患者做出合乎情理的解释,不要让患者失去信心。

二、明确诊断的方法

（一）耐心、全面而有重点地询问病史

采集病史要全面、客观,要有重点地采集与疼痛的发生、发展等有密切联系的内容。临床上部分疼痛病例仅据完整系统的病史资料即可得到明确的诊断。需特别注意的病史主要有以下几项:

1. **性别**　不少疼痛病症与性别有关。如偏头痛、类风湿性关节炎、骨质疏松症等,主要见于女性;强直性脊柱炎、痛风等,多见于男性。同是腰骶部疼痛,女性可由盆腔淤血综合征引起,男性可由前列腺炎引起。女性患者出现的腰、骶、下肢及腹、会阴区的疼痛应了解其是否合并妇科疾病,以及疼痛与月经周期的关系。

2. **年龄**　同一部位的疼痛,不同年龄可由不同原因引起,如腰背痛,老年人多见于脊柱退变性疾病、转移癌;中年人多见于劳损、椎间盘突出症、肌筋膜疼痛综合征;青少年则多见于外伤、畸形、强直性脊柱炎等。

3. **职业**　疼痛与职业关系密切,如颈椎病好发于教师、会计等长期伏案工作者,汽车司机易患腰椎间盘突出症,而工作或生活环境湿度大的人群易患风湿病等。应仔细询问职业、工种,劳动时的体位姿势、用力方式,工作环境的温度、湿度等。

4. 起病的原因或诱因　许多疼痛性疾病有明显的诱发因素,如肩周炎、肌筋膜疼痛综合征,在潮湿、受凉和外伤时易发病,神经血管性疼痛在精神紧张时易发病。许多疼痛的出现和加重也有明显的诱发条件及因素,如咳嗽、大便、憋气时出现肢体放射性疼痛则病变多来自椎管;韧带损伤及炎症所致的疼痛在某一特定的体位时常明显加重,有时则有明显的压痛点或诱发点。应注意发病开始的时间,最初疼痛的情况,如有无外伤、外伤时的体位及受伤的部位等。

5. 疼痛的部位　多数疼痛性疾病,疼痛的部位即为病变所在,还有些部位的疼痛反映的是支配该区的神经病变或该神经走行路上的病变。因此,不仅要分清疼痛部位是在头面、颈项、胸、腹、腰、背、臀,还是在四肢等大体位置外,还要弄清其具体位置。同为头痛,一般头部偏侧性、阵发性剧痛应考虑偏头痛,枕后部的疼痛应考虑枕大神经炎及颈源性头痛。同样,在大腿部,坐骨神经痛的范围在后侧,股外侧皮神经痛的范围在外侧,而闭孔神经病变引起的疼痛在内侧。除此之外,还应考虑到疼痛区域同一脊髓节段支配的内脏病变所引起的牵涉痛。

6. 疼痛的特点　包括疼痛的性质、疼痛的程度、起病急缓、疼痛的演变及影响因素和疼痛伴随症状等,如:注意季节、时间、姿势、活动、呼吸、咳嗽、月经周期等因素与疼痛程度、性质变化的关系。

7. 既往诊断、治疗的过程及结果,对本次就诊诊断的确立或排除具有借鉴意义。

8. 既往史　有恶性肿瘤史的患者出现的慢性疼痛,应考虑到肿瘤转移的可能;糖尿病患者出现的下肢针刺样痛及袜套样改变多因糖尿病末梢神经炎所致;有结核性胸膜炎病史的患者出现的胸背部疼痛应考虑到胸膜粘连引起牵涉痛的可能;而有长期、大量应用激素史的患者,出现髋部疼痛时,应首先考虑股骨头缺血性坏死。了解既往史不但有助于诊断,而且有助于提高治疗的安全性。

9. 家族史　某些疼痛性疾病如强直性脊柱炎等有一定的家族性倾向。

（二）认真、仔细而专业地进行体格检查

全面系统体查的 5 种基本检查方法——视、触、叩、听、嗅,是每个临床医师必须熟练掌握的基本功。结合疼痛临床的特点,应重点突出视、触、叩及测量,强调运动功能与神经功能检查。体检的程序可根据医师习惯和患者情况按部位进行,先进行全身和一般情况检查,再按头面、颈肩、上肢、胸腹、腰背、下肢顺序检查,将有关的神经系统检查置于全身和各部位检查之中,或按体位顺序进行以减少患者体位变动引起的疼痛,且节约体检时间,获得有诊断意义的阳性体征和鉴别意义的阴性体征,为做出正确的临床诊断提供依据。

（三）慎重、合理而准确地选择辅助检查

辅助检查在慢性疼痛性疾病的诊断中占有重要地位,应全面、深入地了解各种常用辅助检查的特点和意义,有选择地运用。

1. 实验室检查　检验项目应从临床的实际需要出发,有目的、有系统地选择。如对怀疑痛风的患者应查血尿酸(UA);怀疑风湿病的患者应查抗溶血性链球菌"O"(ASO)、类风湿因子(RF)、C 反应蛋白(CRP)、血沉(ESR)、抗核抗体(ANA)等;怀疑细菌感染时应查血常规等。

2. 影像学检查　疼痛临床中常用的影像学检查方法有 X 线平片、造影、CT、MRI、ECT、B 超检查等,应全面了解各种检查的特点和优点,在诊断中有目的、有选择地应用。

3. 其他检查　如肌电图、诱发电位等。

第3节　慢性疼痛的治疗

有关慢性疼痛的治疗前准备、常用治疗方法中的全身药物治疗,常用药物等请参考相关章节。

一、常用治疗方法

（一）全身药物治疗

全身用药治疗简易方便,可经口腔、直肠、肌肉或静脉给药,但由于是全身用药,其副作用也较多。

全身用药应根据疼痛的性质及程度选择正确的药物、给药方法和间隔,"按时给药"优于"按需给药",注意正确预防和处理药物的副作用;如出现药物耐受或疗效不佳,可调整药物或追加剂量。

（二）神经阻滞疗法

常用的药物有局部麻醉药、糖皮质激素、维生素和神经破坏药。局麻药具有诊断和治疗作用,注射神经破坏药之前,先给少量局麻药可判断穿刺针的位置是否正确,治疗性神经阻滞则以长时效的布比卡因或罗派卡因为好。糖皮质激素对炎症反应有明显的抑制作用,可改善病变组织的渗出和水肿,从而使疼痛症状减轻。

局麻药中是否加入糖皮质激素的问题,一般认为在有慢性炎症的情况下适量应用有好处,但要注意规范应用,严格注射剂量和疗程,避免严重并发症的发生,尤其对于有糖尿病史的患者更应谨慎。此类药物中,利美达松、得宝松、甲泼尼龙都是较好的选择,局部注射用,每周一次,每疗程不超过 4 次。周围神经炎局部注射常加用维生素 B_6 和(或)B_{12},而维生素 B_1 因其过敏反应和局部刺激不建议局部应用。

神经破坏药多用 80% ~ 100% 酒精和 5% ~ 10% 酚甘油溶液,可使神经产生退行性变,感觉消失有时运动神经也受累,隔一定时间神经再生,疼痛恢复。常用的阻滞方法为:痛点阻滞、周围神经阻滞和交感神经阻滞。

(三) 针刀疗法

针刀疗法具有针刺效应,又具手术效应。如松解粘连组织,切断挛缩肌纤维或筋膜,切碎瘢痕或钙化组织或痛性硬结,切削磨平刺激神经引起疼痛的骨刺。针刀还具有针刺和手术的综合效应,如果在一个患者身上同时存在敏感穴位和病变组织,就需要利用小针刀的针刺效应刺激穴位,并利用其手术效应对病变组织施行手术治疗,使其两种效应综合发挥,收到更好的治疗效果。

其适应证为:软组织炎症、滑膜炎、各种腱鞘炎、韧带炎引起的痛、麻和功能障碍,脊柱的某些病变,四肢关节的退行性或损伤性病变,神经卡压综合征,缺血性骨坏死,某些有体表反应点的内脏疾患,以及其他如肌性斜颈等。

其禁忌证为:发热,施术部位和周围或全身感染,严重内脏疾病发作期,施术部位有难以避开的重要血管、神经或内脏,出血倾向、凝血功能不全,定性、定位诊断不明确者,体质虚弱、高血压、糖尿病、冠心病患者慎用。

(四) 微创疗法

微创疗法是采用微创技术进行慢性疼痛治疗的一类方法。微创技术的应用改变了传统的保守治疗和手术治疗模式,具有疗效确切、创伤小、术后恢复快、并发症少等特色,符合生理规律和人类伦理,得到了医患双方的认可。每种微创技术有其自身的作用原理和特点,因此应用时应掌握病变特异性与微创技术生物学效应的科学匹配原则,既要根据各种不同微创技术的理化特性、生物效应和治疗原理选择最佳适应证,又要根据不同病变及各种病变的不同特点、致痛原理、临床表现选择最适宜技术。诚然,有些微创技术尚在完善发展中,远期疗效还有待观察,但其独具特色的技术核心地位和深入人心的理念已展示了良好的发展前景。

1. 胶原酶溶解术 (collagenase discolysis) 胶原酶溶解术是将胶原酶注入病变的椎间盘内或突出物的周围,依靠胶原酶分解胶原纤维的药理作用来溶解胶原组织,使突出物减小或消失,以缓解或消除其对神经组织的压迫,从而使患者的临床症状得到改善。

适应证:临床症状、体征与影像学表现一致的椎间盘突出症,经保守治疗 3 个月以上无效者。

禁忌证:突出间盘钙化或游离、骨性椎管狭窄、马尾神经综合征、合并感染或重要脏器功能不全、严重过敏史、孕妇和精神疾病患者及 16 岁以下青少年。

并发症:包括疼痛、过敏反应、神经根损伤、椎间感染、尿潴留、腹胀、化学性脑膜炎等。

2. 射频疗法 (radiofrequency, RF) 将频率在 100MHz 以下的高频电磁波应用于人体,电场内的各种离子和带电胶体颗粒发生振动,产生热效应和非热效应以治疗某些疾病的方法,称为 RF。依据射频发生器电流产生方式的不同可分为两类:脉冲射频和连续射频。

适应证:神经病理性疼痛,如三叉神经痛、带状疱疹后神经痛等;脊柱源性疼痛,如颈椎病、腰椎间盘突出症、间盘源性疼痛;其他,如肌筋膜疼痛综合征、脊神经后内侧支卡压综合征等。

禁忌证:活动性肺结核、凝血功能障碍、心力衰竭、急性化脓性炎症、安装有心脏起搏器者。

并发症:半月神经节射频热凝毁损术见诸报道的并发症有咬肌瘫痪、角膜炎、出血、复视、听力减退等,经对症处理后多在 2 周至 1 年内恢复。颈腰椎间盘射频消融术常见的并发症有间盘炎、脊柱炎、椎间隙感染、神经损伤、血管损伤等。

3. 臭氧疗法 (ozone therapy) 臭氧疗法是指将一定浓度的医用臭氧注射到炎性变的软组织或突出的椎间盘等病变部位,通过抗炎镇痛或氧化髓核内蛋白多糖使髓核体积缩小,治疗多种慢性疼痛性疾病的一种治疗方法。

适应证:颈、腰椎间盘突出症;腰椎手术失败综合征;关节及软组织痛等。

禁忌证:臭氧过敏;穿刺部位感染;体温升高;严重心理障碍、月经期、哺乳期患者;颈椎间盘突出压迫脊髓致脊髓水肿变性;游离型腰椎间盘突出;马尾神经综合征。

并发症:过敏反应、神经损伤、感染、出血、头痛、头晕、腹胀、硬膜囊损伤等。

4. 椎间盘减压术(percutaneous disc decompression) 椎间盘减压术是先将穿刺针经皮穿刺达病变椎间盘,再导入光能、电能或机械能等使间盘内压力减低,解除间盘压力增高对周围组织结构(神经、血管)的压迫,从而缓解相应的症状和体征。临床上用于间盘减压较常用的方法是经皮激光间盘减压术(percutaneous laser disc decompression, PLDD)、经皮等离子消融髓核减压术(nucleoplasty, coblation)和经皮旋切间盘减压术(dekompressor)。

适应证:影像学检查示椎间盘膨出或弥漫型突出,且与临床表现相符;保守治疗3个月无效;椎间盘造影可以诱发疼痛,局麻药注入椎间盘有较满意的镇痛效果。

禁忌证:骨性椎管狭窄;症状迅速进展;出现马尾神经症状;有出血、感染征象和精神疾病者。

并发症:间盘炎、椎体炎、神经损伤、头痛、颈背痛、腰椎血肿等。

5. 脊髓刺激术(spinal cord stimulation, SCS) 脊髓刺激术是通过手术植入或经皮穿刺的方法,将电极置入与疼痛部位相对应的脊髓节段的硬膜外腔,进行电刺激治疗,以使疼痛缓解的一种治疗方法。

适应证:脊髓损伤;末梢神经病变;幻肢痛;灼痛;带状疱疹后神经痛;丘脑性疼痛;癌性疼痛;背部手术失败综合征(failed back surgery syndrome, FBSS)等。

禁忌证:装有心脏起搏器;急性传染病、感染性疾病、出血倾向;穿刺部位皮肤感染;癫痫患者及意识不清者;不愿意接受脊髓刺激术治疗的患者;诊断不明确者。

并发症:脑脊液漏、感染、器件失灵或移位、植入部位疼痛及其他与器械操作相关的并发症。

6. 鞘内药物输注系统(intrathecal drug delivery systems, IDDS) 对于慢性顽固性疼痛,特别是癌性疼痛等可以采用鞘内药物输注系统进行长期的疼痛治疗。IDDS系统包括:植入腹壁皮下的储药囊,通过皮下隧道连接储药囊和鞘内间隙的导管,以及皮下注药泵。外部计算机程序遥控皮下注药泵的输入速率,记录药物浓度、容量和剂量。通过皮下的接口定期注入药物补充储药囊内的药量,并可根据病情变化调整药物种类、浓度和输入量,使患者的疼痛至少减轻50%以上,并能够耐受药物副作用。

目前IDDS最常用的药物是无防腐剂的硫酸吗啡。对于疼痛控制不佳或副作用过大而无法继续使用吗啡者,也联合使用可乐定、布比卡因、咪达唑仑、氢吗啡酮和苏芬太尼等。

适应证:主要是顽固性癌痛、神经病理性疼痛等疼痛性疾病和顽固性心绞痛等非疼痛性疾病。

禁忌证:包括输注药物过敏或禁忌、全身状态不良、凝血机制障碍、神经系统病变、穿刺部位病变以及精神异常或不能配合治疗的小儿及精神病患者。

并发症:长期接受IDDS的患者,可以出现药物性副作用和操作及管理引发的并发症。药物副作用包括恶心、呕吐、嗜睡、尿潴留、瘙痒、呼吸抑制、性功能障碍、便秘、痛觉过敏、精神异常。操作及管理引起的并发症包括创口感染、脑膜炎、脑脊液漏、泵位置改变、导管移位和导管堵塞。

7. 硬膜外腔镜(epiduroscopy) 硬膜外腔镜是经硬膜外腔观察椎管内解剖结构和病理变化的一种经皮微创内镜技术。通过硬膜外腔镜既可以直视诊断病变性质,又可以直接向病变部位注药及行粘连松解治疗。

适应证:难治性腰骶部神经放射痛;伴有/不伴有下肢放射痛的腰痛;缺血性神经炎;背部手术失败综合征。另外还可以用于明确诊断、取活检和安装刺激装置。

禁忌证:凝血障碍;感染/肿瘤;病情进展中;青光眼和视网膜病变;尚未控制的高血压;脑血管占位病变/颅内压增高;明显的膀胱功能障碍;骶裂孔狭小或闭锁畸形。此外,妊娠、重要脏器功能衰竭以及不能配合手术者均视为禁忌。

并发症:颅内压升高、一过性感觉障碍、轻瘫、视觉缺失(失明)、腰穿后头痛、局部出血、感染和过敏反应等。

(五) 物理疗法

物理疗法也是在慢性疼痛治疗中常用的一种无创治疗手段。常用的物理疗法有:

1. 电疗法 如经皮电刺激疗法。
2. 光疗法 如超激光疗法、氦光疗法等。
3. 声疗法 如超声疗法、超声药物透入疗法等。

4. 磁疗法　如骨质疏松治疗仪的应用。

5. 其他　如中药汽疗、冷冻治疗、冲击波治疗等。

（六）其他疗法

如手法治疗、器具疗法、心理疗法、中医药治疗等均是慢性疼痛患者综合治疗的重要措施，可根据情况进行选用。

二、治疗后的处理

慢性疼痛患者由于病程漫长，疼痛性质不一，影响程度各异，治疗经过也有很大不同，患者多有不同程度的心理情绪变化。因此疼痛治疗首先要真正关心患者，重视对患者的心理护理，要鼓励他们树立战胜疾病的信心，同时要仔细观察和检查患者的细微变化，及早发现和处理可能发生的并发症和不良反应。

疼痛治疗后常见的不良反应及并发症有：

1. 应用药物可能引起的不良反应　如局麻药的中毒和过敏，NSAIDs 引起的胃肠道反应，皮质类固醇激素长期应用所致肾上腺皮质功能改变等。

2. 治疗操作可能引起的不良反应和并发症如晕针、感染、星状神经节阻滞时引起张力性气胸、神经阻滞或治疗操作引起神经损伤、血管损伤、全脊髓麻醉等。

第4节　慢性术后疼痛

慢性术后疼痛也称为慢性手术后疼痛综合征（chronic postsurgical pain syndrome），继发于术后急性疼痛之后的一种不良的感觉和情感体验。由于临床上很难确定只是手术前疾病的延续还是在手术后发生，因此有关慢性术后疼痛的定义仍然存在争论。1999 年的 IASP 通讯中指出在诊断慢性术后疼痛时应包括以下内容：手术操作后引发的疼痛；持续至少2 个月；排除疼痛的其他诱因如慢性感染或持续的恶性疾病。

一、慢性术后疼痛的
原因及高危因素

（一）术前因素

1. 遗传易感性　儿茶酚胺-O-甲基转移酶（COMT）的功能基因多态性与人们对疼痛的敏感性有关；黑皮质素-1 受体相关基因则被证明与女性特有的阿片受体介导的痛觉缺失有关。

2. 年龄和性别　在腹股沟斜疝修补术后疼痛中，老年患者发生慢性术后持续性疼痛的危险性明显降低，此外，几个研究的结果也显示与男性比较，女性患者的术后疼痛发生率明显增加。

3. 患者的心理因素　术前焦虑、对疼痛的恐惧都会对术后疼痛的发生发展起到负面作用。患者对疼痛的预期、恐惧，过去的记忆，社会环境，工作和体格活动的水平，均可影响对有害性刺激的反应。关于慢性疼痛发生的理论已从生物医学模式向生物心理模式转变。生物心理模式认为疼痛是生物和心理变化相互作用的结果。

（二）术中因素

1. 手术种类　截肢术、胸骨切开术、乳腺切除术、疝成形术术后慢性疼痛发生率最高，剖宫产术、子宫切除术、胆囊手术、髋部手术等也会发生慢性术后疼痛。

2. 手术技术、切口部位和手术时间与慢性术后疼痛也有一定关系。

（三）术后因素

手术部位慢性炎症粘连、瘢痕与神经瘤是引起慢性术后疼痛的重要因素。

（四）围手术期疼痛

围手术期疼痛的正确治疗与慢性术后疼痛发生率低相关，手术后急性疼痛的严重程度可能是发生慢性疼痛的重要预测因子，控制术后疼痛的严重程度可能改善患者的远期结局。

二、慢性术后疼痛的
临床表现与诊断

（一）临床表现

1. 症状

（1）手术部位或手术部位损伤神经的支配范围的自发性疼痛、痛觉过敏、痛觉超敏、感觉异常。

（2）截肢后可能出现幻肢痛，乳腺切除术后可能出现乳房幻痛。

（3）内脏反应：恶心、呕吐。

（4）情绪障碍：焦虑、抑郁、自杀倾向。

（5）自主神经功能障碍以及反射消失。

（6）其他症状：运动功能障碍、躯体反应等。

2. 体征

（1）手术部位或手术部位损伤神经支配范围的痛觉过敏、痛觉超敏或感觉减退。

（2）肌肉发僵、痉挛或挛缩。

（3）自主神经功能障碍：相应部位营养障碍表现。

3. 辅助检查

（1）除腰椎手术后疼痛综合征外，大部分无特殊针对性的辅助检查。必要时可做 X 线、CT、ECT 等检查排除器质性病变。

（2）神经病理性疼痛评估量表进行神经病理性疼痛筛查。

（3）必要时行疼痛区域神经电生理检查、定量感觉检查，确定是否存在神经病理性疼痛。

（二）诊断标准

1. 在手术后发生的疼痛　排除引起术后持续性疼痛的术前疾病。

2. 疼痛至少持续 2 个月以上　具有慢性神经病理性疼痛的特征。

3. 排除疼痛的其他原因　如恶性肿瘤或慢性感染等。

三、慢性术后疼痛的治疗与预防

（一）治疗

多种方法联合治疗，以镇痛及促进神经修复为主，不主张神经破坏。

1. 药物治疗：

（1）非甾体类抗炎药：塞来昔布、洛索洛芬等。

（2）麻醉性镇痛药：羟考酮、吗啡等。

（3）抗惊厥药：加巴喷丁、普瑞巴林等。

（4）三环类抗抑郁药：阿米替林等。

2. 物理治疗　包括电疗法、光疗法、声疗法以及运动疗法、水疗法等。

3. 神经阻滞　包括痛点阻滞、外周神经阻滞、星状神经节阻滞、残端神经瘤注射、硬膜外注射和椎旁神经阻滞等。

4. 微创治疗

（1）射频疗法（radiofrequency，RF）：可根据病变情况选用脉冲射频或连续射频。

（2）针刀疗法（acupotomy）：针刀疗法可松解病变部位紧张挛缩的肌肉、解除病灶压迫、恢复力学的静态和动态平衡、改善局部血液循环、消除无菌性炎症，从而缓解慢性疼痛。

（3）脊髓电刺激疗法（spinal cord stimulation，SCS）：通过手术植入或经皮穿刺的方法，将电极置入与疼痛部位相对应的脊髓节段的椎管内，进行电刺激治疗，使患者获得疼痛缓解。

（4）其他：臭氧疗法（ozone therapy）、硬膜外腔镜（epiduroscopy）、银质针疗法（silver needle therapy）等。

5. 其他　如手法治疗、中医药治疗、心理治疗、推拿疗法、针灸疗法等。

（二）预防

慢性术后疼痛一直是各类手术术后并发症之一，正成为一个日益严重的临床问题，但人们对术后慢性疼痛的认识和有效的预防措施还不尽如人意。术后慢性疼痛通常为神经病理性疼痛，治疗比较困难，因此预防是关键。

1. 改进手术技术，减少术中神经损伤　更精细的操作手法和分离技巧，以及尽可能减少术中神经损伤是减轻或预防术后疼痛的重要手段。神经完全切断比结扎或挤压所引起的疼痛要轻，在截肢时，对神经的处理采用单纯切断神经比结扎更为合适，切断前先进行神经封闭可减轻术后疼痛并减少残肢痛或幻肢痛的发生。对于那些使用体内植入物的手术来说，选用更好的、机体排异更少的低分子材料无疑是有益的。如应用筛孔片行腹股沟斜疝修补术，由于其炎性反应较轻，因而也能降低慢性疼痛发生的危险性。此外，也有研究表明在专业化的外科手术中心，术后持续性疼痛的发生率较低，从而提示了外科手术团队的技能或技巧在降低术后持续性疼痛的发生率方面可能具有重要作用。

2. 术后急性疼痛的多模式治疗　由于术后持续性疼痛的发生发展与疼痛的中枢敏感化密切相关，因此防止中枢敏感化的形成将有助于术后持续性疼痛的预防。超前镇痛（preemptive analgesia）就是一种目的在于防止中枢敏感化形成的镇痛方法。许多研究证实，超前镇痛能减轻术后疼痛，减少术后镇痛药的需求量，降低持续性术后疼痛的发病率。此外，有效的治疗术后急性疼痛，特别是伴有神经病理性特征的疼痛，如烧灼样和麻刺样疼痛，可预防发生慢性疼痛。积极和综合性术后疼痛治疗不容忽视,为了有效预防中枢敏化,可在术前、术中、术后阶段一直使用镇痛药,直至伤口愈合完成。

3. 减少不必要的手术或采用微创术式 在考虑手术之前要将术后慢性疼痛作为手术后的一种重要的并发症来权衡,避免不必要的创伤较大的手术。另一方面可尽可能选用微创术式,如腹腔镜下手术可明显减少开腹术后慢性疼痛的发生率。

第5节 神经病理性疼痛

神经病理性疼痛(neuropathic pain,NP)原指由周围和/或中枢神经系统原发和(或)继发性损害或功能障碍引起的疼痛。2011 年 1 月,国际疼痛研究会(IASP)将神经病理性疼痛的定义更改为"躯体感觉神经系统的损害或疾病引起的疼痛"。

一、神经病理性疼痛的病因

神经病理性疼痛的病因非常复杂,往往是多种因素作用的结果。常见的病因分类见表117-1。

表 117-1 神经病理性疼痛病因分类表

病因	可引起神经病理性疼痛的疾病类型
外伤性机械损伤	受压性神经病变、神经横断性损伤、灼痛、脊髓损伤、术后疼痛、幻肢痛
代谢性或营养性	乙醇性神经病、糙皮病、脚气病
病毒性损伤	带状疱疹遗神经痛、艾滋病疼痛
神经毒性	长春新碱、顺铂、铊、砷、放疗
缺血性疾病	丘脑综合征、脑卒中术后疼痛
神经递质功能障碍	复杂性区域疼痛综合征
综合病因	糖尿病周围神经病变、恶性肿瘤、多发性硬化、三叉神经痛、脉管炎、淀粉样变、先天性疾病

神经病理性疼痛的分类主要根据最初受累部位的不同分为中枢性神经病理性疼痛和周围性神经病理性疼痛。

1. 周围性神经病理性疼痛 周围性神经病理性疼痛包括三叉神经痛、舌咽神经痛、带状疱疹后神经痛(PHN)、急性或慢性炎性脱髓鞘性多发性神经根神经病(AIDP 或 CIDP)、酒精性多发神经病、药物化疗引起的多发神经病、嵌压性神经病(如腕管综合征)、HIV 感觉神经病、慢性术后神经痛(如乳房切除术后疼痛或开胸手术后疼痛)、肿瘤压迫或浸润神经所致神经痛、营养缺陷相关性神经病、放射治疗后神经痛、残肢痛或幻肢痛等。

2. 中枢性神经病理性疼痛 中枢性神经病理性疼痛包括脑卒中后疼痛、多发性硬化相关性疼痛、帕金森病相关性疼痛、脊髓损伤后性疼痛、脊髓空洞症、缺血后脊髓病以及丘脑痛等。

二、神经病理性疼痛的发生机制

神经病理性疼痛的发生机制目前仍不清楚,比较公认的有外周机制和中枢机制。

1. 外周机制

(1)异位放电:外周神经受到损伤后,损伤区域及背根神经节神经元自发性持续性异常放电,引起脊髓敏感化,进而导致神经痛症状的产生。目前,对于产生异位放电的确切机制尚不十分清楚,许多实验证明,损伤部位神经传入纤维异位电流释放增加,这种现象可能与神经元细胞膜上钠离子通道重分布、数量和功能的改变有关;损伤区域及未受损伤的神经纤维钠离子通道的高表达可能是导致动作电位阈值降低而引起异位放电的原因之一。除此之外,外周神经损伤后钙通道表达的改变在 NP 形成中起重要作用,缺乏 N 型电压敏感性钙通道的小鼠,神经痛的程度受到抑制。神经损伤同时还可导致多种受体蛋白质的表达水平上调,如 C 纤维的伤害性热刺激敏感性瞬时感受器电位 V_1(TRPV$_1$)通道上调,可以导致正常体温下产生自发性神经活动。

(2)交感-感觉神经系统的耦合:在正常的情况下,交感神经节后神经元和外周传入感觉神经元之间无联系。然而,当外周神经受到损伤时,交感神经节后纤维在背根神经和损伤神经近侧芽生,芽生的神经元末梢可与脊神经节神经元的胞体形成与突触相似的功能结构,交感神经纤维的增生引起脊神经感觉神经元对机械,冷热刺激的敏感性增强。研究发现,神经病理性疼痛的大鼠模型表现出背根神经节交感神经异常芽生,电镜发现神经受伤部位交感神经纤维增多。

(3) 炎性介质作用:许多研究显示,免疫细胞和分子在神经病理性疼痛过程中发挥着越来越重要的作用。神经损伤后,外周血中的肥大细胞、中性粒细胞、巨噬细胞和 T 细胞等免疫细胞所产生的炎性级联反应,以及中枢神经系统的小胶质细胞和星形胶质细胞的激活,是神经病理性疼痛形成和持续的关键因素,这些免疫细胞通过释放大量炎性介质最终导致疼痛的产生。炎症介质通过活化细胞内蛋白激酶,进而调控细胞膜表面不同离子通道的活性。神经损伤后,P 物质(substance P,SP)大量释放,作用于脊髓背角的 NK1 受体,激活磷酯 C(PLC),PLC 能使细胞内的三磷酸肌醇(IP_3)和二酰甘油(DG)的浓度增加。IP_3 能够动员内质网内的 Ca^{2+},使细胞内 Ca^{2+} 的游离度增加;DG 则与 Ca^{2+} 一起激活 PKC,使 NMDA 受体磷酸化,提高 NMDA 受体的功能,对诱导脊髓背角敏感化有重要作用。

同时神经损伤时,脊髓神经胶质细胞能够释放大量神经调质如炎性趋化因子。最近研究表明,炎性趋化因子 CX_3CL_1 和 CCL_2 通过神经元-神经胶质细胞相互作用调节疼痛过程,CCL_2 还可通过增加脊髓背角神经元 NMDA 受体的活性而诱发中枢致敏。

ATP 门控的离子通道受体(P_2X 受体)广泛分布于伤害性信息传递有关的外周或中枢神经细胞中,它们与伤害性刺激的感受及传递关系密切。外周神经损伤可以调节 P_2X 受体的表达,其变化程度取决于损伤的类型。P_2X 受体阻滞剂苏拉明可以减轻坐骨神经结扎大鼠的触诱发痛,预先给予 P_2X_3 通道的反义核苷酸治疗也可以阻止机械痛敏的发生,而肾上腺素能受体阻滞剂酚妥拉明无此作用。

2. 中枢机制

(1) 脊髓的解剖重构:神经病理性疼痛的重要特征之一即感觉异常,例如,轻触摸即可引起疼痛。因此有人提出,存在于脊髓灰质区第Ⅲ和第Ⅳ板层的低阈值的 β-淀粉样蛋白(Aβ)末梢异常进入背角第Ⅱ板层,并与该板层的神经元建立突触联系,激活原本仅对高阈值 C 纤维传入有反应的神经元,从而改变背角神经元对感觉信息的传递和整合。然而,随后的研究表明,神经损伤诱发的 Aβ 轴突向脊髓第Ⅱ板层芽生是很少量的,另外发现,Aβ 类纤维中存在 P 物质(SP)、降钙素基因相关肽(CGRP)和神经肽 Y(NPY)等神经递质的异常表达。因而提示,可能有多种机制参与了 Aβ 传入纤维致痛的解剖学

和化学基础。

(2) 中枢致敏:中枢致敏可能来源于初级伤害性传入神经纤维释放的兴奋性氨基酸(EAA)和神经肽,它们激活脊髓 N-甲基-D-天冬氨酸(NMDA)受体和 α-氨基-3-羟基-5-甲基-4-异唑丙酸(AMPA)受体,改变电压依赖性离子通道的表达,使原先一些阈下的传入信息变为阈上刺激,从而引起突触活动频率持续增高使自发性和诱发性神经元放电增多和感受野扩大。外周神经损伤不仅引起脊髓部位突触连接发生变化,也引起脊髓以上的高位中枢的功能发生改变。延髓头端腹内侧区是下行易化系统的上位中枢,该部位的神经紧张素可能在激活下行易化系统过程中发挥重要作用;外周神经损伤后,从延髓头端腹内侧区的下行易化系统对脊髓背角神经元的作用增强。

(3) 中枢去抑制:正常情况下,抑制性中间神经元可抑制 C 纤维中枢端释放神经递质和脊髓背角神经元的兴奋性,发挥抑制伤害性信息传递的作用。神经损伤后,抑制作用主要通过脊髓中间神经元和脑干下行通路,以及经典的抑制性神经递质来完成,例如 γ-氨基丁酸(GABA)、甘氨酸、肾上腺素能、5-羟色胺(5-HT)和内源性阿片肽等。脊髓背角第Ⅰ和第Ⅱ板层的抑制性中间神经元呈现跨突触兴奋性毒性改变,引起中枢抑制性中间神经元缺失;而且,蛋白激酶系统被激活,诱发 γ-氨基丁酸受体发生磷酸化,中枢抑制性中间神经元对伤害性信息传递的抑制作用减弱,从而产生痛觉过敏。鞘内注射 GABA 受体激动剂,可拮抗外周神经损伤所引发的痛觉过敏。由此可见,中枢抑制性中间神经元功能下降是引起神经病理性疼痛的重要因素。

三、神经病理性疼痛的临床表现与诊断

神经病理性疼痛包括一大类疾病,临床上既有共同的表现,又因病因不同而呈现不同的特点,其共性表现如下:

1. 自发性疼痛

(1) 疼痛部位:疼痛多发生在感觉障碍或缺失的区域,有时患者说不清楚疼痛的具体位置,少数患者可在无感觉缺失区出现疼痛。

(2) 疼痛时间:可在损伤后即刻出现,亦可延迟至损伤后数日、数周、数月甚至数年后发生。

（3）疼痛程度：疼痛轻重程度不一，重者不能忍受，轻者仅在伤害性刺激时才诱发出难以忍受的疼痛。

（4）疼痛性质：根据刺激形式的不同而各异，自发性疼痛多表现为烧灼样痛，但也可呈间断性刺痛、撕裂样痛、电击样痛，或感觉迟钝、感觉异常。刺激诱发的疼痛常表现为痛觉过敏和触诱发痛。

（5）呈进行性加重：疼痛症状一旦出现，其程度多呈进行性加重，逐渐发展，性质及部位亦可发生变化。

2. 痛觉过敏 痛觉过敏（hyperalgesia）是指组织损伤所引起的痛阈降低，对伤害性刺激反应异常增强和延长的疼痛，多见于丘脑或周围神经病变。临床上，很多周围性和中枢性神经病理性疼痛，如糖尿病性周围神经病变、脑卒中后中枢痛、带状疱疹后神经痛以及脊髓损伤后等疾病的患者均可出现痛觉过敏现象。

3. 触诱发痛 触诱发痛（allodynia）是指由非伤害性刺激引起的疼痛，即生理状态下原本不能引起痛觉的刺激如触摸、震动、中度冷或热等所诱发的疼痛或疼痛加剧。

4. 感觉异常 常表现为感觉过敏、感觉减退、感觉迟钝和异常感觉。

神经病理性疼痛的诊断应包括详细完整的病史采集和分析，尤其要重点询问疼痛的特征，如疼痛的部位、性质、程度及伴随症状，诊疗经过、既往史、个人史、家族史等。在详细询问病史的基础上，应全面认真地对患者进行体格检查，在一般检查的基础上，突出运动和神经功能的检查，包括肌力、肌张力、感觉平面、关节功能、反射等。根据初步获得的临床资料，有针对性地选用影像学技术和实验室检查，必要时进行诊断性阻滞以确定疼痛来源。

神经病理性疼痛的临床诊断标准：

1. 病史 有外周或中枢神经损伤的病史；

2. 疼痛性质 常为烧灼样、闪电样等描述；

3. 感觉异常 包括感觉过敏、感觉减退和触诱发痛等；

4. 疼痛的强度和持续时间与损伤不成比例；

5. 对阿片类药物或非甾体类抗炎药部分敏感。

四、神经病理性疼痛的治疗

（一）早期治疗

积极治疗原发疾病，对创伤面进行完善处理，在疾病早期即应开始充分的镇痛。即把疼痛完善地控制在急性期，阻止其向慢性化方向转变，对防止神经病理性疼痛的发生、发展具有重要意义。

（二）药物治疗

1. 三环类抗抑郁药 应以低剂量开始，继而逐步增加剂量以减轻副作用。常用药物有阿米替林、丙米嗪、去甲替林、西酞普兰、帕罗西汀、度洛西汀和文拉法辛等。

2. 抗惊厥药 常用药物有卡马西平、拉莫三嗪、奥卡西平、托吡酯和丙戊酸钠等。第二代抗惊厥药加巴喷丁以及第三代药物普加巴林对神经病理性疼痛有良好疗效，常作为治疗神经病理性疼痛的第一线药物。

3. 局部用药 5%利多卡因贴片或利多卡因凝胶、辣椒碱等对外周神经病理性疼痛有良好疗效。

4. 阿片类镇痛药 因其副作用多、持续时间长以及可能引起药物耐受、成瘾以及滥用，应选用控缓释剂型从小剂量开始。常见副作用主要包括恶心、呕吐、便秘和镇静嗜睡等。

5. 其他 曲马多、美西律、NMDA受体拮抗剂等。

在神经病理性疼痛的药物治疗中应注意：①目前没有肯定公认一致的治疗药物；②现阶段的治疗更多的是对症治疗，而不是对因治疗；③目前被批准临床使用的药物相当有限，且很多药物都是适应证外应用；④单一药物常常效果不好，需要联合用药；⑤需要个体化用药。

（三）微创介入治疗

1. 神经阻滞 常用的方法有神经末梢阻滞、神经干阻滞、神经丛阻滞、神经节阻滞、交感神经阻滞、硬膜外腔阻滞等。

2. 神经电刺激 临床上使用的神经电刺激方法主要包括脊髓电刺激（SCS）、外周神经刺激（PNS）、经皮电刺激（TENS）、深部脑刺激（DBS）等。大部分学者认为SCS作用的主要理论是闸门学说。另外SCS增加脊髓后角GABA的释放，同时兴奋性氨基酸谷氨酸、天门冬氨酸在脊髓后角的释放减少，从而发挥抑制触觉性痛觉过敏作用。同时SCS还在不同程度上促使内源性镇痛物质的释放，低频率时脑脊液中的脑啡肽、内啡肽增多；高频率时脊髓内强啡肽释放增加，发挥内源性镇痛效应。

3. 神经毁损 主要方法有化学性神经毁损、物理性神经毁损、神经切断和立体定向手术等。化学性神经毁损主要应用乙醇和酚甘油制剂，物理性神经毁损主要应用连续射频和脉冲射频治疗,后者实际上是神经调节而非神经毁损。

（四）中医治疗

主要包括中药治疗和针灸治疗。

第6节　常见慢性疼痛病症的诊治

一、头面部

广义的头面部痛指整个头面部的疼痛,包括额、颞、顶、枕和颜面部,甚至牵涉到颈部,它是临床上最常见的疼痛之一,女性发病率明显高于男性。狭义的头痛指头颅上半部及眉弓以上至枕部以上的疼痛。头面部痛可能是一过性症状,或是其他疾病的伴随症状,但也可能是一种独立的疾病。

头面部痛按其程度分为轻、中、重度,按其病程又分为急性、亚急性、慢性,这种分类对疼痛的诊断和治疗有一定的指导意义。这类疾病中常见的有:

（一）偏头痛

该病是一种发作性疾病,间歇期无任何症状。该病反复发作,多数患者有家族史。疼痛程度、发作频率及持续时间因人而异,疼痛一般为单侧,少数患者为两侧。典型发作有视觉异常及自主神经功能改变,如恶心、呕吐等先兆症状,称为先兆性偏头痛,有人称其为"呕吐性头痛",有些患者则无先兆症状。

1. 病因及病理生理　确切的病因及病理生理尚不清楚,但近年来的观点认为主要是血管和神经两方面的因素。

（1）血管及神经功能异常:Wolf 提出偏头痛的分期与血管功能异常有关。头痛前期为脑血管收缩,头痛期为血管扩张,延迟性头痛如头皮压痛、动脉周围水肿、疼痛性质为持久性钝痛。继此之后的后期头痛为持续性,可能是头颈部肌肉持续性收缩的结果。近来用多普勒观察偏头痛发作期间脑血流的变化和上述结果是一致的,但有人观察到无先兆症状的偏头痛脑血流是正常的。

（2）生化改变:偏头痛发作可引起许多生化方面的改变。发作早期即有去甲肾上腺素（NE）升高和血小板聚集现象。偏头痛发作时 5-HT 释放增加,当耗竭时血管扩张。5-HT 可使动脉收缩,刺激大脑中枢产生某些自主神经功能紊乱,如呕吐、视觉异常等,此外它还可加重血小板聚集。

有人认为内源性阿片样物质的镇痛作用是通过

5-HT 能神经调节的,偏头痛亦与内源性阿片样物质有关。如:偏头痛发作时脑脊液内脑啡肽减少,而缓解期正常。

（3）内分泌因素:偏头痛发病的男女之比为 2∶1。女性患者中约 60% 与月经有关。青春期女性发病率较高,许多于月经初潮时发病可能与体内激素变化有关。

（4）遗传因素:本病与遗传因素有关,偏头痛有家族史者占患者的 91%。

（5）其他:某些过敏因素可诱发偏头痛,某些食物如巧克力、乳酪、鸡蛋、脂肪、茶叶、咖啡、酒等也可诱发。

情绪的变化如焦虑、紧张、抑郁、疲劳、失眠及强光、噪声等均可诱发。

2. 临床表现

（1）先兆症状

1）视觉异常:典型偏头痛患者几乎均有视觉异常。发作时视野中心有发亮光点,其边缘为彩色或锯齿样闪光,甚至出现城堡样光谱,亮点边缘以内视觉消失,严重时出现象限性偏盲、同侧偏盲或管状视野。一般持续 15～30 分钟,然后消退。少数患者有暂时性全盲或永久性视野缺损。

2）躯体感觉异常:属于皮层感觉障碍,一般影响肢体或其他较局限部位,为针刺或麻木感,也可见于口唇、舌及面部,持续约 15～30 分钟。感觉异常发生稍迟于视觉异常,也可单独发生,少数患者有味、听幻觉。

3）运动障碍:肢体发生感觉异常后,可继发有乏力或轻瘫,主要见于上肢,也可发生偏瘫,即家庭偏瘫型偏头痛。眼球运动肌神经麻痹称为眼肌瘫痪性偏头痛。少数患者可表现有暂时性失语或癫痫样抽搐。

4）自主神经系统功能紊乱:患者疼痛发作前、发作中和发作后均可能有该系统的异常,如情绪高涨或低迷、眩晕、出汗、皮肤苍白、恶心呕吐等。心血管系统可表现为心率快、血压高等。

（2）头痛:头痛多为钻刺样疼痛或搏动性疼

痛,首先位于一侧太阳穴,然后扩展到整个一侧头部,低头及体力活动使疼痛加重。一般疼痛经历数小时,严重者可持续数天。虽经治疗,偏头痛仍持续超过 72 小时者为偏头痛持续状态。

3. 诊断　根据临床表现,临床诊断一般具备以下 5 条中的 2 条以上者即可:①一侧性头痛;②恶心、呕吐;③有视觉或其他神经功能障碍;④有偏头痛家族史;⑤有情绪异常或过敏史。但应作脑电图及头颅 CT 检查以排除其他器质性疾病。

4. 治疗

(1) 药物治疗:主要用于发作性偏头痛的止痛。

1) 阿司匹林:是广泛应用的药物,阿司匹林可防止血小板聚集,干扰 5-HT 释放。于头痛早期应用 0.3～0.6g,每日 3 次。

2) 血管收缩剂:①麦角胺:可口服、舌下、肛塞或肌内注射及雾化吸入用药。麦角胺咖啡因在头痛发作早期应用每次半片至一片,30 分钟不缓解可再服一片,每周最大剂量 10 片;②酒石酸麦角胺:每次肌内注射及皮下注射 0.25mg,必要时 1 小时后可重复一次,每次总量不超过 1.5mg,每周总量不超过 4mg。不良反应有恶心、呕吐、指趾麻木、胸骨下压迫感。高血压、冠心病、周围血管疾病及严重肝、肾功能不全患者及孕妇禁用。

3) 如果头痛剧烈,用上述药物不能缓解,可肌肉注射哌替啶 50mg,及地西泮 10mg。胃复安和枢复宁也可选用。目前一种新药英明格,它为 5-HT$_1$D 受体激动剂,是最有效的控制偏头痛发作的药物。该药起效快,有效率高、副作用较轻的优点,但价格昂贵。

(2) 星状神经节阻滞

(二) 紧张型头痛

紧张型头痛系由多种精神因素所致的持久性头部肌肉收缩型头痛,又称肌收缩型头痛、应激型头痛、持发性头痛及心因性头痛。许多流行病学调查结果显示紧张型头痛的发病率高于或近似于偏头痛。紧张性头痛发病无显著性别差异,一般以 30 岁左右发病较多,起病缓慢,患者记不清具体发病时间。

1. 病因与病理生理　慢性紧张型头痛的发生可能与头颈部肌肉收缩引起肌肉疼痛有关,其机制包括:①局部刺激的冲动通过传入大脑,再通过运动神经到达肌肉引起肌肉收缩;②肌肉收缩的冲动上行到达丘脑而感知到疼痛;③丘脑脑

干网状结构的下行冲动激活 γ 传出系统使肌肉持续性收缩;④肌肉收缩的冲动通过单突触直接传至下行运行神经元,使其发放冲动增加,造成肌肉持续性收缩。

精神因素如焦虑、紧张可引起紧张性头痛,是中枢对疼痛感觉的抑制功能减弱的结果。但是精神因素对机体的影响是多方面的,其与头痛的具体关系如何,尚无定论。

2. 临床表现　慢性发病,在早晨发作,下午最重,无明显缓解期。双侧界限不明显的头痛多在额颞部、枕部,严重者整个头部甚至牵涉到颈部及肩背部。疼痛性质为钝痛、涨痛,头部有压迫感或紧缩感。对活动无影响。

有的患者伴有精神紧张、抑郁或焦虑不安。

体格检查一般无阳性体征,患者有时有斜方肌或后颈肌肉压痛。

3. 诊断

(1) 发作性紧张性头痛

1) 以前至少有 10 次头痛发作符合以下 2、3 项标准,头痛发作时间每年少于 180 天,每月少于 15 天。

2) 头痛持续 30 分钟至 7 天。

3) 至少具有下列 2 项疼痛特点:性质为压迫或束缚感(非搏动性);程度为轻、中度(可能影响活动,但不限制活动);双侧头痛;上下楼梯或类似的日常活动不加剧疼痛。

4) 具有下列 2 项:无恶心、呕吐(可能存在厌食);无怕声、怕光或只有其中一项。

5) 通过病史、体检及神经系统检查排除其他疾病。

(2) 慢性紧张型头痛

1) 平均头痛频率在 6 个月中,每月 15 次或每年超过 180 天。

2) 符合发作性紧张性头痛的诊断标准。

紧张性头痛与偏头痛每次均可持续数小时至 72 小时,两者均可为双侧,但偏头痛疼痛剧烈,体力活动可加剧疼痛,发作时伴有恶心、呕吐,对声、光敏感。

4. 治疗

(1) 药物治疗

1) 非甾体类抗炎药:常用药物有阿司匹林、消炎痛栓、散利痛、布洛芬、瑞力芬、奥贝、万络、喜乐宝等,但应避免长期服用。

2) 三环类抗抑郁药:阿米替林,开始每天

25mg,睡前服,每 3 ~ 4 天增加 25mg。多虑平 25 ~ 50mg,每日 3 次。氯哌三唑酮 50 ~ 100mg 睡前服,可增大到 200mg。

3）抗焦虑药:地西泮、利眠宁及巴比妥类药物。

（2）局部阻滞或神经阻滞:对局部压痛点可用局麻药和强的松龙混合液注射,也可行枕大神经、枕小神经及星状神经节阻滞。另外,还可以应用针灸及生物反馈治疗。

（三）丛集性头痛

丛集性头痛在 1962 年以前称为"周期性偏头痛性神经痛"、"组胺性头痛"、"偏头痛性睫状神经痛",认为它是一种偏头痛的变异,是一种血管性偏头痛。其特点是头痛发作有一个短暂的丛集发作期,伴有自主神经症状如结膜充血和流泪。

该病总的发病率为 0.04% ~ 0.08%。男性发病多于女性,男女之比为 5∶1。丛集性头痛可于任何年龄发病但首次发病常在 20 ~ 40 岁。

1. 病因与病理生理 已观察到丛集性头痛在发作期及发作间期有眼内及角膜温度升高,出汗、流泪、唾液分泌和瞳孔改变,无症状侧的程度较有症状侧轻。通过多普勒、血管造影和 MRI 检查发现,在疼痛最严重时其颈内动脉狭窄。认为这是交感神经传出反射活动的结果,头痛发作时有心率变化甚至心律失常,受累侧眼动脉扩张,可能是自主神经中枢功能紊乱所致。此外还发现有褪黑激素（melatonin）、β-内啡肽（β-endorphine）和 β-促脂素（β-lipotropin）24 小时分泌周期的节律性发生紊乱等。

2. 临床表现 丛集性头痛典型的特点是暂时性、呈丛集状发作,一般持续 2 周至 3 个月,间歇期一般为几个月至少 14 天。头痛大多数为单侧,少数可转移到另一侧。疼痛的部位在眼眶周围和颞部,也可扩展到颈部、上颌的牙齿,甚至到肩部。疼痛强度为剧烈的难以忍受的烧灼样、刀割样或针刺样锐性疼痛。患者常于夜间发作,在第一个快速动眼期突然痛醒。发作最短持续时间 15 分钟,一般为 30 ~ 180 分钟。其发作次数大多数为每天 1 ~ 2 次,其范围为每周 1 次至每天 8 次。

头痛伴有明显的自主神经症状,如流泪、结膜充血、鼻塞、鼻溢、前额和面部出汗、瞳孔缩小、上睑下垂和眼睑水肿等,还有神经质的表现,脾气暴躁和有强迫他人的行为。酒、硝酸甘油和组胺可促使头痛发作。

3. 诊断 诊断主要根据典型的临床表现及详细的病史,典型发作 5 次以上,并排除其他器质性疾病即可诊断,鉴别诊断主要与三叉神经痛、颞动脉炎和慢性半边头痛相鉴别。

4. 治疗 丛集性头痛发作时疼痛剧烈,难以迅速止痛,对丛集性头痛的治疗,主要是预防其发作。一般来讲,凡是治疗偏头痛的药物均可应用。

（1）缓解单次发作,面罩吸入纯氧,流量 7 ~ 10L/min,10 ~ 15 分钟可使 60% ~ 70% 患者疼痛缓解。

（2）酒石酸麦角胺或双氢麦角胺吸入对大约一半患者有效。口服或直肠给药由于酒石酸麦角胺起效慢,现已很少应用。

（3）鼻腔内点滴 2% ~ 4% 利多卡因。

（4）英明格皮下注射是最有效的药物。6mg 能使 80% 以上患者在 15 分钟内头痛缓解。

对丛集性头痛的预防性治疗应用的药物有以下几种:

（1）碳酸锂:开始时小剂量 0.125g,每日 3 次,逐渐增加到每日 0.9 ~ 2.0g。其血浆浓度达 0.7 ~ 1mmol/L 即有效。

（2）二甲麦角新碱:每天剂量尽可能小,一般为 3 ~ 4mg/d。

（3）酒石酸角胺:2 ~ 4mg/d 口服。

（4）钙通道阻滞剂:异搏定 40mg/次,每日 4 次,或尼莫地平 20 ~ 40mg/次,每日 3 次,一般连续应用 4 周才能起效。

（5）苯噻啶或消炎痛对部分患者有效。此外还有丙戊酸钠。

（6）皮下注射皮质类固醇激素。

（四）三叉神经痛

三叉神经痛（trigeminal neuralgia）又称痛性痉挛或痛性抽搐（tic douloureux）。是三叉神经一支或多支分布区的典型神经痛。其特点是:发作性疼痛,每次发作持续时间为若干秒或数分钟,间歇期无痛或仅有轻微钝痛,面部可有触发点（trigger point）或触发带（trigger zone）,疼痛局限于一侧三叉神经区,不超过中线;一般无感觉减退或过敏。

三叉神经痛分原发性和继发性两类。原发性三叉神经痛又称特发性三叉神经痛,是指无明显病因的三叉神经痛,但现已知道常常是三叉神经受血管压迫所致,也有三叉神经系统的损害。而继发性三叉神经痛主要由多发性硬化和脑肿瘤所致。

三叉神经痛老年人多见,青年人很少见。本病与遗传、种族关系不大。

1. 临床表现

(1) 疼痛特点:突然发作突然停止,发作前无任何先兆,发作间期无疼痛。疼痛极为尖锐,如电击、刀绞、火烧、撕裂样、针刺样等。患者表情极为痛苦,常以手捂面,每次发作数秒至 1~2 分钟。间歇时间不等,因病情发展,发作次数增加,严重时每分钟发作数次,夜间安静时发作次数减少。

(2) 疼痛部位:疼痛部位仅限于三叉神经分布区内,且不超过正中线,即为单侧三叉神经痛,双侧发病者占患者的 3%,一般一侧发作间隔数年后出现对侧发作,但每一次发作未见双侧性的。除三叉神经分布区外,少数患者疼痛可扩展到面神经、舌咽神经和迷走神经分布区。

第 Ⅱ、Ⅲ 支同时受累最多见,最少见的是 Ⅰ、Ⅲ 支同时受累,病变可位于三叉神经的某一支或二、三支同时受累。第 Ⅱ 支发病超过患者的 44%,第 Ⅲ 支占 35%,第 Ⅰ 支占 19%。总之,三叉神经以第 Ⅱ 支为中心,单独第 Ⅱ 支或第 Ⅱ 支合并其他支占所有病例的 75% 以上。

(3) 触发点或触发带:它并非指整个分支分布区,而是指非伤害性刺激即可诱发三叉神经痛发作的某一点或某一区域。如触摸面部、咀嚼、谈话、刷牙、漱口、面部皮肤受风、受凉等。

触发点位于疼痛的同侧,但可在三叉神经痛的不同支区。极少数触发点在三叉神经分布区外或对侧,也可能在上颈区、头皮等。刺激触发带可诱发疼痛发作,使患者日常生活受到很大影响,如患者不能刷牙洗脸,位于头皮不能梳头洗头,若进食咀嚼诱发疼痛,长时间可影响患者热量的摄入。另外,情绪的变化和应激状态,也可诱发疼痛发作,并使疼痛程度加重。

(4) 间歇发病:多数三叉神经痛为间歇发病,其间隔数月或数年不等,每次复发总是在同一区域,但疼痛范围可能扩大。

(5) 伴随症状:可伴随自主神经功能紊乱,如流泪、流涎、颜面潮红等。

2. 诊断及鉴别诊断 患者发病年龄多在 40~50 岁以上,根据上述三叉神经痛的特点,诊断不难。另外,神经系统检查无异常。要注意与其他疾病相鉴别:

(1) 继发性三叉神经痛:疼痛多为持续性疼痛或阵发性加重,患者可有相应分布区感觉减退、角膜反射及听力减弱等,CT、MRI 有助于检查原发病灶。

(2) 非典型面部痛:头面部疼痛与神经分布无关,呈持续性,位置深且不易定位。多见于年轻女性。

(3) 颞颌关节痛:在颞颌关节咬合运动时发生疼痛,但疼痛可能为持续性,程度较轻,局限在耳前,关节处可有压痛。

(4) 丛集性头痛:为短暂发作性头痛,同时伴有自主神经功能紊乱。但疼痛位于眼眶附近,且疼痛为持续性,每次发作至少半小时以上。

(5) 舌咽神经痛:舌咽神经痛与三叉神经的疼痛特点相似,触发点及诱发因素可混淆不清。并且二者可合并存在,舌咽神经痛合并三叉神经痛者为患者的 11%~32%,二者疼痛可同时发作或前后发作。但两者疼痛部位不同,必要时做地卡因试验可鉴别。

3. 治疗

(1) 治疗原则:治疗有多种方法,但每种方法都有一定局限性且复发率高,应进行选择,做好长期治疗的准备。初发病例及病史短、症状轻的病例或其他方法治疗后还遗留轻度疼痛者,首先考虑药物治疗。神经阻滞方法应从末梢支开始,局麻药效果不佳或病史长、需反复阻滞或分支阻滞无效、症状重的患者需用神经破坏药或射频热凝。外科手术损伤大、副作用严重,复发率也不低,应慎用。

(2) 药物治疗:药物治疗是三叉神经痛的主要治疗手段。

1) 酰胺咪嗪:即卡马西平,此药可使 2/3 患者疼痛缓解。开始每天 100mg,每隔一天增加 100mg,直到 600mg/d,以此剂量维持 1 周,若疼痛不缓解,可增加到 800mg/d,最大剂量 1.2~1.6g/d,再增加剂量效果不再增加。疼痛停止后,调小剂量维持。酰胺咪嗪应至少每 8 小时用药一次,以维持稳定的用药浓度。

酰胺咪嗪的副作用包括胃肠道刺激、共济失调、头晕、嗜睡、骨髓抑制和肝功能异常。约 25% 患者出现不能耐受的副作用。

2) 苯妥英钠:即大仑丁,它是治疗三叉神经痛的二线药物,约 25% 的患者获得满意效果。有效的血药浓度 15~25μg/ml。最初应用每次 200mg,每日 2 次,3 周内逐渐增加到 300~400mg,即可达到有效血药浓度。如果疼痛无缓解应停药。副作用包括:眼球震颤、共济失调、白细胞减少、肝功异常、骨质疏松等。

3) 加巴喷丁:加巴喷丁是一种较新的钙离子通

道调节剂,在给药第 1 天可采用每日 1 次,每次 0.3g;第 2 天为每日 2 次,每次 0.3g,第 3 天为每日 3 次,每次 0.3g,之后维持此剂量服用。据国外研究文献报道,加巴喷丁的用药剂量可增至每日 1.8g,还有部分患者在用药剂量达每日 2.4g 仍能耐受。每天 2.4g 以后剂量的安全性尚不确定。疼痛缓解后应逐渐减量,不能突然停药。

4）普瑞巴林:普瑞巴林是一种较新的钙离子通道调节剂,其不良反应乐瑞卡推荐剂量为每次 75 或 150mg,每日 2 次;或者每次 50mg 或 100mg,每日 3 次。

（3）神经阻滞:根据疼痛所分布的区域,采用相应的神经阻滞:

1）第Ⅰ支:眶上神经阻滞、滑车上神经阻滞。

2）第Ⅱ支:眶下神经阻滞、上颌神经阻滞。

3）第Ⅲ支:颏神经阻滞、下牙槽神经阻滞、下颌神经阻滞。

半月神经节阻滞:如果两支以上同时发病者,首先阻滞症状严重的一支或首先发作的一支,或交替进行,Ⅱ、Ⅲ支并发或 3 支同时发作者可行半月神经节阻滞(见后)。

病史短、症状较轻的患者,可用局麻药反复阻滞。而病史长或症状严重者单用局麻药效果差,应改用神经破坏药。

总之,神经阻滞对缓解三叉神经痛效果确切,有些操作技术难度大,要求注药一定要准确无误,但疼痛复发率也比较高,存在一定的并发症。

（4）射频热凝术:射频热凝术可调节温度以控制破坏的范围和程度,一般 50℃ 可产生较重的感觉减退,70℃痛觉消失,加热至 70～75℃ 后传导痛觉的 Aγ 及 C 纤维变性,而粗纤维可以保留。术后痛觉消失,触觉保持良好,可以避免角膜溃疡等并发症。本法短期疗效达 90% 以上但远期效果不理想,复发率 6%～53%,也可产生角膜炎、角膜反射消失、感觉异常等并发症。除半月神经节外,射频也可用于末梢神经或只损毁三叉神经感觉根。

（5）外科治疗:顽固性三叉神经痛,药物治疗及上述治疗方法无效,或出现了不能耐受的副作用时,可考虑外科治疗。

（五）舌咽神经痛

典型的舌咽神经痛分布在舌咽区,该病常有迷走神经参与,故有人也称其为迷走舌咽神经痛。疼痛特点与三叉神经痛相似,两者偶可并发,但其发病率只有三叉神经痛的 1/702 100。

中老年发病率高,男女发病无差别。左侧发病高于右侧,偶有两侧同时发病者。

1. 病因　绝大多数患者被认为有血管对神经的压迫。颅内外肿瘤、蛛网膜炎及附近组织的炎症,茎突过长均刺激和压迫该神经。神经中枢运动性冲动下行时,在损伤部位形成运动-感觉假突触,所以咽部运动如吞咽、咳嗽、说话可触发疼痛。

舌咽神经经颈静脉孔入颅,其部分传入冲动可通过弧束到达迷走神经背核,有纤维终止于三叉神经脊束核,所以舌咽神经痛可能累及迷走神经和三叉神经。

2. 临床表现　绝大多数患者突然发病,为剧烈疼痛,电击样、针刺样、刀割样、烧灼样,为典型的神经痛。每次发作时间持续数秒至几分钟,轻者每年发作数次,重者每天可发作数十次。

疼痛部位主要位于舌底部、咽部、扁桃体窝,可放射到耳、下颌角和上颈部。

某些非伤害性刺激如吞咽、打哈气、说话、咳嗽可触发疼痛。舌根、软颚、咽部及外耳道可能是触发带。触发带均位于病变的同侧。而触摸面部皮肤不会触发疼痛。

疼痛发作可伴随其他系统的症状。舌咽神经痛对心律和血压有一定的影响,所以某些患者出现晕厥、心律不齐、心动过缓、心脏停搏及癫痫发作。此外还可能出现自主神经功能改变,如低血压,唾液及泪液分泌增多、局部充血、出汗、咳嗽。

3. 诊断　根据典型的疼痛性质、疼痛部位,不难诊断。非典型病例可用丁卡因试验:用 10% 丁卡因溶液喷涂在扁桃体及咽部,疼痛停止并维持 1～2 小时,做正常饮食、吞咽不再触发疼痛为丁卡因试验阳性。舌咽神经痛的患者此试验阳性率高达 90%。

舌咽神经痛的疼痛性质和三叉神经痛一样,可根据其疼痛部位及触发因素不同进行鉴别。但有报道有 11%～32% 的舌咽神经痛患者合并三叉神经痛,两种神经痛可同时发病或先后发病,其间隔可达几年至十余年。两者发病均在同侧,主要合并Ⅱ支或Ⅲ支三叉神经痛。

4. 治疗

（1）药物治疗:舌咽神经痛的治疗药物和三叉神经痛相同,主要是苯妥英钠和酰胺咪嗪而一般镇痛药物无效。药物治疗有效率约为 50%。少数患者疼痛完全缓解,但复发率较高。

（2）神经阻滞:局部神经阻滞主要使用丁卡因或利多卡因咽喉部表面喷洒,可使疼痛停止。舌咽神经阻滞是一种常用的治疗舌咽神经痛的有效方法,适用于舌咽神经痛经口服药物治疗效果不好的患者。伴有严重心肺疾患、高血压、糖尿病患者慎用此方法,局部或全身有感染征象者当属禁忌。神经破坏药在临床上未广泛应用,有损伤周围神经和血管的可能,并可引起心血管及咽部并发症。

（3）射频热凝术:经皮射频热凝术是在 X 线透视下,经颈静脉孔对咽下神经节进行电凝,可能发生声带麻痹。因报道病例较少,其最终效果尚须进一步评定。

（4）外科方法

1）微血管减压术:枕骨下开颅探查舌咽神经,有血管压迫者,使其松解可停止疼痛,无神经功能的丧失。

2）颅内切断舌咽神经及迷走神经分支:为外科治疗应用最多、效果最好的方法,但术后存有不同程度的吞咽困难,甚至有因术后并发症死亡的报道。

二、颈肩部及上肢疼痛

（一）颈椎病

颈椎病是指颈椎骨关节、韧带或颈椎间盘的退行性变,压迫或刺激了邻近的神经根、脊髓、血管及软组织,并因此导致颈、肩及上肢的一系列临床综合征。所以颈椎病是颈椎退行性脊柱病的简称。若颈椎仅有骨质增生和椎间隙变窄,而无神经、椎动脉等软组织受压的症状则不叫颈椎病,仅叫颈椎退行性关节炎或骨性关节炎。颈椎病是年龄较大者的常见病,40 岁以上者占80%。男女之比为3:1。

由于颈椎解剖结构的特殊性,病理改变也有特点:单纯椎间盘突出者较少见,仅占 5% 左右;最常见的改变是骨质增生,尤其是钩椎关节骨赘形成。后者往往是造成颈神经根与椎动脉受压的主要原因。有时椎体后缘骨赘形成并突入椎管可压迫脊髓。此外,某种程度的发育性的椎管狭窄(前后径<12～14mm),对颈椎病的发生也有较大的影响。近年来发现,此种异常并不少见。在此基础上,一旦发生颈椎退行性变,即使程度较轻,也可引起严重的临床症状。

1. 临床表现　根据受压部位、组织及所表现临床症状的不同,可将颈椎病分为以下六种类型:

（1）颈型颈椎病(肌肉韧带关节囊型):本型最常见。

1）症状:颈项部疼痛常常是颈椎病的首发症状,病程较长者可有颈项僵硬及异常响声。由于颈椎退变,使椎间盘纤维环、韧带、关节囊及骨膜等神经末梢受刺激而产生颈部疼痛及反射性颈部肌肉痉挛。疼痛多由于睡眠时头颈部的位置不当、受寒或体力活动时颈部突然扭转而诱发。故疼痛常在清晨睡眠后出现,一般呈持续性酸痛或钻痛,头颈部活动时加重。

2）体征:体检可见头向患侧倾斜,颈生理前凸变直,颈肌紧张及活动受限。患部常有明显的压痛点,如肌腱附着点、筋膜、韧带及颈椎棘突等。一般无神经功能障碍的表现。

3）X 线检查显示轻度或中度颈椎退变。

（2）神经根型颈椎病

1）症状:多在中年以后发病,呈间歇性病程。突出的症状为颈部神经根性钻痛或刀割样疼痛,可由颈神经根部呈电击样向肩、上臂及前臂乃至手部放射,其部位多局限于一侧的单根或少数几根的神经根分布区内。

2）体征:发作期常见患者颈部强直、活动受限、颈椎生理前凸变小,重者头部处于强迫位,最有诊断意义的是椎间孔挤压试验阳性以及相应颈横突尖部有放射性压痛。

3）辅助检查:X 线检查显示颈椎生理前凸变浅、消失甚至反曲,病变椎间隙变窄,钩椎关节骨刺形成,椎间孔变小,偶有椎体滑脱等改变。

（3）脊髓型颈椎病

1）症状:本型较少见,发病常呈慢性经过,但有时也可急性发作。主要症状为缓慢进行性的双下肢或四肢麻木、发冷、疼痛、走路不稳、踩棉感、发抖及肌无力等。病变的好发部位为下颈段脊髓,相当于颈5～6 和颈 6～7 椎间隙水平,约占90%,且主要损害脊髓腹侧的正中偏某一侧。

2）体征:走路不稳,颈椎活动受限,生理反射活跃或亢进,出现病理反射。

3）影像学检查:颈椎平片大多有颈椎病的特征性改变,CT 或 MRI 可清楚显示颈髓受压的程度和部位。

（4）椎动脉型颈椎病:椎动脉型颈椎病又称椎动脉压迫综合征,是椎动脉及椎动脉交感神经丛(椎神经)受损而产生的临床综合征。

1）症状

①头痛:与偏头痛的表现颇为相似,故有颈性偏头痛之称。②眩晕或一过性晕厥:为本综合征的最

典型症状。③耳鸣和听力减退。④视觉症状:常为发作性视力减弱,眼睛暗点、闪光、视野缺损,偶有复视、幻视等。

2)体征:无特殊体征。

3)辅助检查:X 线检查常见颈椎明显增生、尤其是横突孔处;MRA 可见一侧或双侧椎动脉狭窄或变形;CT 常无阳性发现。

(5)交感神经型颈椎病:本型颈椎病是颈椎发生退变而使颈部交感神经受到直接或反射性刺激所致。其症状表现极为复杂,且累及的范围也特别广泛,可包括患侧的上半部躯干、头部及上肢,即交感神经分布的所谓"上象限"区。

1)症状:常见的症状有疼痛和感觉异常、腺体分泌改变和营养障碍,以及内脏功能紊乱等,并且这些症状往往彼此搀杂发作。

2)体征:同颈型颈椎病,但常有心率增加、早搏等循环系统的体征。

3)辅助检查:ECG 检查一般正常。脊柱 X 线检查常示颈椎或上胸椎退行性改变。

(6)混合型颈椎病:上述两型或两型以上症状体征并存者可诊断为混合型颈椎病。

2. 诊断与鉴别诊断　根据症状、体征及辅助检查一般不难诊断,但需要与枕神经痛、美尼尔病、颈肩背部肌筋膜疼痛综合征及肩周炎进行鉴别。

3. 治疗

(1)一般治疗:去除诱因是防止和治疗颈椎病的重要措施,如改变生活工作中的不良姿势和习惯。引颈试验阳性的患者使用颈托可以缓解症状、限制颈部活动以免颈部损伤加重。急性发作期可以选择非甾体类抗炎药治疗,也可选择各种理疗或器具治疗以及手法矫治。

(2)注射治疗:根据颈椎病的不同类型,将镇痛液分别注入病变部位的硬膜外腔、钩椎关节、横突、关节囊、黄韧带、棘间韧带、项韧带以及病变肌肉;对合并自主神经功能紊乱者可加用星状神经节阻滞;对椎间盘突出明显者可行椎间盘微创治疗。

(3)针刀治疗:在注射疗法后局部无痛条件下,用针刀切碎痛性硬结,切割肥厚的黄韧带扩大椎管,切开关节囊行关节腔减压,扩大椎间孔,松解粘连的神经根。应当强调实施操作的医师必须熟悉解剖,对针刀的前端及其周围是何组织和结构必须了如指掌,确保定位准确否则将引起严重后果。

(4)微创介入治疗:由颈椎间盘突出引起的症状体征者应行椎间盘微创治疗。一般来说,椎间盘

膨出或突出不大,纤维环未完全破裂,盘内压力较高者,适合行椎间盘减压治疗,如激光气化减压、等离子消融减压、经皮旋切减压等,这些治疗均经颈前健侧穿刺达病变间盘,治疗后可复合医用臭氧注射以加强疗效;如椎间盘突出较大已突向椎管,可试行靶点射频消融,穿刺到位后先行神经刺激,以避免神经甚至脊髓损伤;如椎间盘多节段突出,可经硬膜外侧间隙置管,行胶原酶盘外溶盘治疗。如有突出间盘钙化、黄韧带骨化等骨性椎管狭窄,或进展迅速的脊髓型颈椎病,或经微创治疗缓解不理想且影响日常生活与工作者,应选择手术治疗。

(5)手术治疗:对脊髓受压明显、伴椎管狭窄(矢状径<10mm)、后纵韧带钙化或黄韧带骨化等病变者,需行开放手术治疗。

(二)肩关节周围炎

肩关节周围炎简称肩周炎,因多发于 50 岁左右的中年人,又称"50 肩"。肩周炎不是独立的疾病,而是由肩关节周围肌肉、肌腱、滑囊和关节囊等软组织的慢性炎症、粘连引起的以肩关节周围疼痛、活动障碍为主要症状的综合征。

1. 病因与病理　本病的发生主要与肩关节退行性病变、肩部的慢性劳损、急性外伤、受凉、感染及活动减少有关。颈椎病所造成的肩部神经营养障碍也可能是一种致病因素。

肩关节系人体活动范围最大的关节,且肱骨头较关节盂大 3 倍,又因关节的韧带相对薄弱,稳定性很小。所以稳定肩关节的周围软组织易受损害。肩关节的关节囊薄而松弛,虽然能够增加关节的灵活性,但易受损伤而发炎。肩关节囊的外侧为肩峰,前方是喙突,喙肩韧带和喙肱韧带形如顶盖罩在关节之上,也易受损伤而发炎,加之退行性病变,导致顶盖变薄、钙化、断裂。在肩峰和三角肌下面的滑液囊有助于肱骨头在肩峰下滑动,使肩关节可以外展至水平面以上。当手臂经常作外展或上举活动时,肱骨大结节则与喙肩韧带不断互相摩擦,因而此处很容易发生劳损。肱二头肌从肱骨结节间沟的骨-纤维隧道穿过,容易发生腱鞘炎,并继发粘连性关节囊炎。

2. 临床表现与诊断　肩周炎多发于 50 岁左右,40 岁以下少见,女性多于男性(为 3:1),左侧多于右侧,也有少数病例双侧同时发病,但在同一关节很少重复发病。其特点起病缓慢,多无明显的外伤、受凉史。病情进展到一定程度后即不再发展,继而疼痛逐渐减轻或消失,关节活动也可逐渐恢复。整

个病程较长,常需数月至数年。但也有少数病例不经治疗则能自愈。

（1）症状

1）疼痛：初为轻度肩痛,逐渐加重。疼痛的性质为钝痛,部位深邃,按压时反而减轻。严重者稍一触碰,即疼痛难忍。平时患者多呈自卫姿态,将患肢紧靠于体侧,并用健肢托扶以保护患肢。夜间疼痛尤甚,或夜不能眠,或半夜疼醒,多不能卧向患侧,疼痛可牵涉到颈部、肩胛部、三角肌、上臂或前臂背侧。

2）活动受限：肩关节活动逐渐受限,外展、上举、外旋和内旋受限,严重者影响日常生活和劳动。

（2）体征

1）压痛：多在喙突、肩峰下、结节间沟、三角肌止点、冈下肌群及其联合腱等处。在冈下窝、肩胛骨外缘、冈上窝处可触及硬性条索,并有明显压痛,冈下窝压痛可放射到上臂内侧及前臂背侧。

2）肌肉萎缩：病程长者可因神经营养障碍及废用性肌肉萎缩,尤以三角肌最明显。

3）肌肉抗阻试验：主要发生病变的肌肉不仅在其起止点、肌腹及腹腱衔接处有明显压痛且抗阻试验阳性。

（3）影像检查：X 线肩部正位片多数可无明显阳性发现,部分患者可显示肌腱钙化影像、骨质疏松或肱骨头上移及增生等。为排除颈椎病变,需摄 X 线颈椎正、侧、斜位片,或行颈椎 CT 或 MRI 检查。

3. 治疗方法

（1）一般治疗：口服消炎镇痛药及活血化淤中草药,外用涂擦剂、贴敷剂及理疗、按摩等。适用于轻型及病程早期病例,或作为其他治疗的辅助方法。

（2）阻滞疗法

1）肩胛上神经阻滞：注射时要求针尖刺入肩胛切迹。此切迹位于肩胛冈中点外上方 1.5 ~2cm,此即皮肤刺入点。

2）腋神经阻滞：腋神经阻滞一般在四边孔处进行。患者正坐位,患肩外展 45°,肩峰的背侧下方约 4cm 处为穿刺点,此处常有压痛,并可摸到一凹陷。在此处进针点垂直快速刺入皮肤,并对着喙突方向进针 4 ~4.5cm 即达四边孔,患者常有异感。

3）压痛点注射：一次可阻滞 3 ~5 个点,每周 1 次,4 次为一疗程。

（3）小针刀疗法：于压痛明显之滑囊、腱鞘、肌肉紧张及肌筋膜粘连等处,施以小针刀治疗,可在痛点阻滞后进行,针刀达病变组织,剥离松解粘连,切

割瘢痕,切碎钙化块等。

（4）手法矫治：对于已发展为冻结肩,功能显著受限者,可采用肌间沟臂丛阻滞或肩胛上神经阻滞或静脉全麻下,应用手法将肩关节周围之软组织粘连松解。手法矫治时,一定要操作轻柔,逐渐用力,切忌粗暴和用力过猛。手法矫治前,一定要拍肩关节正位 X 线片,了解清楚肩部结构和病变以及骨质密度,以免操作中发生骨折等意外。

（5）功能锻炼：坚持正确而合理的锻炼,可以防止粘连和肌肉萎缩。已有肩关节功能受限者,应在神经阻滞后、疼痛减轻后开始进行抗重力锻炼,以恢复盂肱关节的活动。

（三）肱骨外上髁炎

肱骨外上髁炎俗称"网球肘",是肱骨外上髁部伸肌总腱处的慢性损伤性肌筋膜炎。

1. 临床表现和诊断

（1）症状：多数发病缓慢,早期肘关节外侧酸困不适,以后发展为持续性钝痛,有时伴有烧灼感,举臂、持物、伸肘腕关节或旋转前臂,可诱发或加重疼痛,病情严重者疼痛可波及前臂,上臂甚至肩背部。

（2）体征：肱骨外上髁及其前下方有一局限而敏感的压痛点,Mill 征阳性,Cozen 征阳性。

（3）辅助检查：X 线片多属阴性,有时可见肱骨外上髁处骨质密度增高。

2. 治疗方法

（1）一般治疗：早期发现,及时休息,避免患臂的伸腕动作。

（2）注射疗法：屈肘 90° 使桡侧腕伸肌前移,肱骨外上髁显露清楚,左手拇指找准压痛点后固定不动,沿拇指指甲快速进针,直达肱骨外上髁或其前下方,患者感酸胀疼痛明显,并可放射到前臂外侧,注射镇痛液 3 ~5ml。

（3）针刀疗法：保持阻滞时医师拇指的位置,与进针一样进针刀,平行肌纤维,纵行疏通剥离数刀,再横行推移数次,出针刀。阻滞与针刀同时应用,5 ~7 天 1 次,一般 1 ~2 次即愈。

（4）其他：如口服消炎镇痛药、局部外敷膏药、理疗等。

（四）腕管综合征

腕管综合征是由于腕管内压力增高,正中神经在腕部受到压迫而造成大鱼际肌无力和手部正中神经支配区的疼痛、麻木及进行性的鱼际肌萎缩的临床综合征。

1. 临床表现和诊断

（1）症状：以中年女性多见，桡侧三个半手指疼痛或麻木，感觉减退和鱼际肌萎缩三大症状中的一个或一个以上，且夜间痛明显。上述症状只限于腕部以下的正中神经分布区，虽有放射痛，但腕以上感觉的客观检查无阳性发现。

（2）体征：感觉异常的诱发试验包括屈腕试验，Tinel 试验，正中神经加压试验，止血带试验常为阳性，其中以止血带试验最为敏感。

（3）辅助检查：运动神经纤维传导时间延长。肌电图检查异常。腕关节 MRI 检查可了解腕部组织结构情况及进行鉴别诊断。

2. 治疗方法

（1）注射治疗

穿刺点定位：第一进针点选在桡侧腕屈肌腱尺侧缘与远侧腕横纹的相交处，第二进针点选在第一进针点近侧 2.5cm 处。第三、四进针点分别选在指浅屈肌腱尺侧缘与远侧腕横纹的交点及其该点近侧 2.5cm 处。经上述 4 点，直达骨面稍退针，在该部位注药。

（2）针刀疗法：经注射 4 点进针刀，行腕横韧带的切割松解治疗。

3. 注意事项

（1）由于腕管综合征的原因较多，故注射前应明确诊断和选准适应证。

（2）由于腕管容量甚小，因此注药量应根据病情适量注射，以不引起加重长期性压迫为主。

（3）避免损伤神经、血管及引起血肿等现象发生。

（五）屈指肌腱狭窄性腱鞘炎

屈指肌腱狭窄性腱鞘炎，又称"扳机指"或"弹响指"。多见于手工劳动者的右手拇指、中指和无名指。

1. 临床表现和诊断

（1）症状

1）多见于从事包装、缝纫、绘画、家务等职业的手工劳动者。

2）起病缓慢，初期掌指关节掌面酸痛，活动不灵，以后疼痛逐渐加重，产生摩擦音，再发展则出现弹响，严重者指间关节不能伸直，即所谓"绞索征"。

（2）体征

1）掌指关节掌骨水平位局部可触及皮下硬结节，压痛明显，当手指屈伸时可感到该结节随之活动，并有弹响。

2）屈指抗阻试验阳性。

2. 治疗方法

（1）阻滞疗法：在掌侧找出确切压痛点，快速进针，左手抵住手背的患指掌骨干，以作穿刺进针的引导，这样可以直接刺入正中位的腱鞘内，并可直接触及骨面，开始进行少量注射，然后拔出针少许，继续注入药液，使药液完全注入腱鞘内。

（2）针刀疗法：针刀在硬结及压痛明显处，平行肌腱进针，达腱鞘后，纵向剥离，横向推移，再将针刀绕到肌腱后，挑动肌腱数次。

三、胸背部疼痛

（一）肋间神经痛

肋间神经痛是指各种原因引起的沿肋间神经分布区的神经性疼痛。可有一个或多个肋间神经受累，临床上分为原发性和继发性两类。

1. 病因　大多数肋间神经痛为继发性，与下列因素有关：

（1）外伤：胸部软组织损伤、肋骨骨折、胸肋关节错位、胸部手术后以及放射性损伤。

（2）炎症：带状疱疹及其他病毒感染、结核、风湿病及强直性脊柱炎、肋间软组织纤维织炎、脓肿。

（3）代谢性疾病：糖尿病末梢神经炎、骨质疏松、乙醇中毒、肾炎等。

（4）肿瘤或转移癌等。

（5）退行性变：胸椎骨质增生、髓核退行性变。

2. 临床表现　沿肋间神经走行的表浅部位疼痛，自背部胸椎至前胸部呈半环形，可位于一个或多个肋间神经，疼痛沿肋间神经分布，界限较明显。疼痛多为持续性，或阵发性加重，疼痛性质为刀割样、针刺样或烧灼样剧痛。咳嗽、喷嚏、深吸气时疼痛加重，患者有束带感，有时疼痛向肩背部放射。

体检时可于受累部位即沿肋间神经走行出现皮肤过敏、感觉减退并有浅表压痛。

X 线检查相应疾病的表现，也是排除其他疾病的依据。

3. 诊断　根据病史及临床表现即可作出诊断。X 线检查及 CT 检查可发现继发性肋间神经痛的病因。

4. 治疗　继发性肋间神经痛应针对病因进行治疗。一般治疗包括卧床休息，应用非甾体类抗炎药、针灸及经皮电刺激镇痛。

肋间神经阻滞:是治疗肋间神经痛最有效的治疗方法,同时有诊断意义。但操作不当可引起气胸,临床上应特别注意。

(二) 肋软骨炎

肋软骨炎又称胸壁综合征,是前胸部疼痛最常见的原因。由于疼痛部位在前胸部,并可能放射到肩及上肢,故此很容易和心绞痛相混淆。有时使患者产生紧张情绪,患者误以为自己患有冠心病。

1. 病因 确切病因尚不清楚,一般认为与外伤、病毒感染、肋软骨局部营养不良、胸肋关节内炎症以及肌筋膜炎症有关。

2. 临床表现 患者表现为前胸部疼痛,多为酸胀痛,位置比较表浅。起病急剧或缓慢,疼痛时轻时重,为持续性疼痛,病程一般较长,有反复发作的趋势。

疼痛可因翻身、咳嗽、喷嚏、深呼吸及上肢活动加重。睡眠时可因体位改变而疼醒。有时疼痛可向肩及上肢放射。

体格检查可见 2～5 根肋软骨处压痛,可能有梭形肿胀,但局部皮肤无红肿。

3. 诊断 根据临床表现,诊断并无困难,但应和其他疾病相鉴别,主要与冠心病、心绞痛、胸部结核、胸膜炎、肋软骨肿瘤等鉴别。心电图及 X 线检查有助于鉴别其他疾病。

4. 治疗 部分患者恐惧自己患有冠心病、心绞痛,精神高度紧张,所以首先应排除心绞痛,解除患者精神紧张,必要时应用镇静药。

患者应注意休息。特别是避免上肢过度用力。局部热敷、理疗可减轻疼痛。

疼痛剧烈,特别是影响睡眠时可应用非甾体类抗炎药,并用局麻药加皮质类固醇激素行局部注射,一般 1～3 次即可治愈。

(三) 胸背肌筋膜疼痛综合征

胸背肌筋膜疼痛综合征是由于受凉、劳累等原因引起的胸背部对称性疼痛,一般有明显的压痛点,常受天气变化、情绪等的影响。

1. 病因 胸部筋肌膜疼痛综合征是胸部疼痛的常见原因。胸部肌肉的持续性或反复性牵拉、劳损,如某些特定的工作及体育运动、胸肌外伤、长期不良姿势、胸椎的退行性变均可引起肌筋膜疼痛。患者情绪的变化可通过心理性原因导致受累肌肉紧张。另外,精神紧张又引起交感神经兴奋,使肌肉敏感性增加,反射性肌痉挛,后者又成为新的伤害性刺激而形成恶性循环。常见的胸背肌筋膜综合征有胸大肌综合征、胸骨肌综合征、背阔肌综合征、前锯肌综合征、菱形肌综合征、胸椎椎旁肌综合征、肋间肌筋膜综合征等。

这些疼痛综合征的特点是,疼痛较局限、有扳机点、牵涉性疼痛、肌肉痉挛、压痛、僵硬、运动受限,偶尔有自主神经功能障碍。这些综合征的疼痛特别是前胸部疼痛常使患者误认为是心脏疾患,有些症状也常使医师误诊为心脏病。

2. 临床表现 患者主诉胸部相应肌肉疼痛,有时伴有运动障碍。疼痛程度变异很大,从轻度酸痛到重度疼痛,钝痛或锐痛可牵涉到邻近部位。查体可发现相应肌肉触痛痉挛,仔细触诊可发现扳机点,按压扳机点可引起剧烈的疼痛伴有肌肉抽搐反应。

3. 诊断 胸部疼痛应考虑到肌筋膜综合征。应详细了解病史并进行全面的体格检查,对怀疑的肌肉仔细触诊可发现相应的扳机点,还应检查肩部及胸后部肌肉,在肌肉松弛和紧张时分别检查,并和对侧进行对比,扳机点小剂量局麻药注射可显著缓解疼痛有利于该病的确诊。

4. 治疗

(1) 一般治疗:疼痛明显时可以应用非甾体类抗炎镇痛药,局部有压痛者可用外用的软膏或膏药等。

(2) 阻滞治疗:以压痛点最明显处为穿刺进针点。向各痛点分别注药 4～5ml,一次注射治疗总药量不超过 20ml。

(3) 针刀疗法:疼痛时间较长或局部有硬结、条索者可在阻滞后沿肌纤维或韧带走行方向用 4 号针刀剥离松解。

(4) 其他:受累肌肉适当休息,避免肌肉负荷过重的运动,纠正不良姿势,肌肉的适当训练对该病的预防和治疗有重要意义。同时可用针灸、超激光照射、中药汽疗等物理疗法。

四、腰臀部疼痛

(一) 第 3 腰椎横突综合征

第 3 腰椎横突综合征(transverse process syndrome of third lumbar vertebra)是附着在第 3 腰椎横突的肌肉、筋膜、韧带以及跨越其前后的神经发生炎症、粘连或肌疝等而产生的一系列临床征候群。

1. 临床表现

(1) 患者多有急性损伤或长期习惯性姿势不

良及长时间的超负荷劳动史。

（2）症状轻者表现为一侧或两侧腰部酸胀、疼痛、乏力，休息后缓解，劳累及受凉、潮湿时症状加重；症状重者呈持续性疼痛，可向臀部、大腿后侧和内侧放射，腰部前屈和向健侧屈时症状加重。

（3）患侧腰三横突尖部有明显的压痛，疼痛向臀部及大腿后侧放射，一般不过膝关节。有时患侧臀上皮神经投影处也有压痛。

（4）有时可在患侧腰三横突尖部触及痛性硬结。

（5）内收肌痉挛引起髋关节外展受限。

（6）X 线片有时可见第三腰椎横突过长，尖部有钙化影。

2. 诊断　根据病史、症状及体征不难做出诊断。

3. 治疗方法

（1）药物治疗：根据病情急缓，选用非甾体类消炎镇痛药和含有肌松作用的镇痛药。

（2）物理疗法：可行痛点超激光照射，每次 5 ~ 10 分钟。

（3）注射治疗：俯卧位。穿刺点在腰 3 棘突上缘水平，骶棘肌外侧缘压痛明显处。操作步骤：常规消毒皮肤。左手拇指指腹由骶棘肌外侧压向第三腰椎横突尖部，右手持 7 号 8cm 长针距左手拇指尖 0.5cm 处，针尖与皮肤垂直进针，至有韧感及骨质感时，即为横突尖部，退针 0.5mm 后注药 4 ~ 5ml，注药准确，患者可感到疼痛向大腿内侧放射，并分别在横突头、足及顶端注入消炎镇痛液 4 ~ 5ml。

（4）针刀松解疗法：体位、穿刺点同前。操作步骤：常规消毒皮肤。左手拇指指腹由骶棘肌外侧压向第三腰椎横突尖部，右手持 3 号针刀，针刀口线平行骶棘肌刺入。针刀抵达横突骨面后，左手拇、示指捏住针体以免进针过深误入腹腔，右手持针柄在横突尖部及头、足、外侧缘分别切割 2 ~ 3 刀，横行剥离、松解至手下有松动感后出针刀。

4. 注意事项

（1）第 3 腰椎横突综合征急性发病或症状较轻者，可行注射治疗，一般可收到良好的效果。病程长、反复发作者，应在注射的基础上加用针刀治疗。

（2）针刀治疗、切割过程中不能离开骨面，以免误伤其他组织。

（二）腰椎间盘突出症

腰椎间盘突出症是引起腰腿痛的主要原因之一，发病率约占门诊就诊腰腿痛患者的 15%，男性多于女性，约 80% 发生在青壮年期。常见于 $L_{4 ~ 5}$ 突出，$L_5 ~ S_1$、$L_{3 ~ 4}$ 次之。

1. 病因病理　椎间盘突出症的病因病理基础包括髓核的退行性变、纤维断裂、应力改变以及致炎因子的释放等因素的叠加。

2. 分型　腰椎间盘突出症的分型对于选择治疗方案有重要意义。

（1）按突出的程度分类：①纤维环完全断裂，一部分髓核从后纵韧带向后突出，有嵌顿型、固定型、游离型等；②纤维环部分破裂，一部分髓核组织突出，为临床常见的类型；③髓核、纤维环同时退变、萎缩、纤维环弹力减弱，但没有断裂，只有髓核的轻度膨出。

（2）按突出的方向分类：①后侧旁型；②中央型；③椎间孔型；④前方型；⑤休谟结节（schmorl）；⑥椎缘分离。上述各型中以后侧旁型最为多见，中央型及椎间孔型较少见。而其他 3 种类型常因无典型临床症状而很少在临床论及。

3. 临床表现

（1）症状

1）腰痛：主要在下腰部或腰骶部。当纤维环完整时疼痛的性质多为慢性钝痛，当纤维环破裂髓核突出时疼痛的性质多为急性剧痛。发生腰背痛的主要原因为突出的椎间盘刺激了外层纤维环及后纵韧带中的窦椎神经或较大的椎间盘刺激了硬膜囊。

2）下肢疼痛：多见于 $L_{4 ~ 5}$ 及 $L_5 ~ S_1$ 椎间盘后侧旁型突出者。疼痛多呈放射性，由臀部、大腿后外侧、小腿外侧至足背或由臀部、大腿后侧、小腿后侧至足底，极少数病例由下往上放射。这是由于突出的椎间盘压迫或间盘碎裂溢出物质刺激神经根，造成神经根的充血、水肿、渗出等炎症反应和缺血所致。下腹部或大腿前侧痛，多因高位腰椎间盘突出时，突出的间盘压迫 $L_{1 ~ 3}$ 神经根所引起。部分低位腰椎间盘突出也可牵涉至大腿前侧引起疼痛。

3）间歇性跛行：患者行走距离增多时引起腰背痛或不适，同时患肢出现疼痛麻木或原有疼痛麻木症状加重，蹲位或卧位片刻症状逐渐缓解。这是由于行走时椎管内受阻的静脉丛逐渐充血，加重了神经根的充血程度，引起疼痛加重。

4）患肢发凉：也称为冷性坐骨神经痛（cold sciatica）S_1 神经根受累较 L_5 神经根受累更易引起患肢皮温降低，以足趾远端为著。多因突出的椎间盘刺激了椎旁的交感神经纤维，反射性引起下肢血管收缩所致。

（2）体征：可有脊柱偏斜、脊柱运动受限、腰部相应节段的压痛点、坐骨神经走行区压痛、直腿抬高试验（Lasegue 征）、直腿抬高加强试验（Bragard 征）、健腿抬高试验（Fajersztajn 征）、屈颈试验、仰卧挺腹试验以及股神经牵拉等试验阳性。

（3）神经功能损害：①运动：受累神经根所支配的肌肉发生萎缩，肌力减退，极少数发生完全瘫痪；②感觉：受累神经根分布区可出现感觉过敏、减退或消失；③括约肌及性功能障碍：中央型腰椎间盘突出或大块髓核碎片脱入椎管压迫马尾神经可引起大便秘结、尿频、尿急、排尿困难等症状，男性患者可发生阳痿等性功能障碍；④反射：患者常有膝腱反射（L_4 神经根受累）或（和）跟腱反射（S_1 神经根受累）减弱或消失。

（4）辅助检查

1）腰椎 X 线片：可见病变椎间隙变窄，椎体边缘有唇样增生，有时间隙前窄后宽，对临床诊断和定位有一定帮助。

2）CT 检查：表现为椎间盘向后突出压迫硬膜囊或外侧突出压迫神经根，亦可观察到骨性结构及韧带的变化。能清晰地了解腰椎管的容积，关节突退变、侧隐窝狭窄以及黄韧带肥厚与后纵韧带骨化等。

3）MRI 检查：可全面地观察各腰椎间盘是否病变，也可在矢状面上了解髓核突出的程度和位置，并鉴别是否存在椎管内其他占位性病变。

4. 诊断　根据腰腿痛规律，以及间歇发作、咳嗽、打喷嚏加剧，同时结合下肢放射痛、脊柱侧弯、直腿抬高试验阳性、腰椎旁压痛点、伸拇肌力明显减弱、下肢外侧痛觉明显减低、跟腱反射减弱或消失等体征，通过 X 线正、侧位片、CT 检查，一般可确诊。

5. 鉴别诊断

（1）腰椎管狭窄症：本病具有腰腿痛病史，通常以间歇性跛行为主要症状，但查体时阳性体征较少，主要有后伸受限。部分患者在 X 线片上可显示出椎管前后径变窄。必要时应行脊髓造影或 CT 检查确诊。

（2）脊椎滑脱：坐骨神经痛多为双侧。晚期常有马鞍区麻木，下肢无力，腰椎前突增加。腰椎斜位可见椎弓崩裂或脊椎滑脱现象。

（3）腰椎结核：腰痛呈持续性。午后有低热，夜间有盗汗。下腹部常有冷脓肿。X 线片检查显示关节间隙狭窄，且有破坏。腰椎旁偶有冷脓肿阴影。根据症状、体征及影像检查不难鉴别。

（4）骶髂关节炎：活动及翻身困难明显，骶髂关节处多有明显压痛，"4"字试验阳性，骨盆挤压试验也为阳性。X 线片检查显示骶髂关节间隙模糊和狭窄。

（5）梨状肌综合征：梨状肌损伤多因下肢外展、外旋或内旋等动作粗暴所致，其症状与椎间盘突出症很类似，但患者多无腰痛及脊椎偏斜体征，在梨状肌局部，可有明显压痛及放射痛，直腿抬高试验 60°以前疼痛明显，但至 60°以后疼痛反而减轻。梨状肌阻滞治疗可使疼痛消失。

6. 治疗　通常有保守治疗、微创治疗和手术治疗三大类，各种各类治疗方法的作用机制、治疗效果不尽相同，采用任何一种单一的方法治疗，很难达到理想的治疗效果。

（1）保守治疗（非手术治疗）：绝大多数腰椎间盘突出症患者经非手术治疗都可使病情好转或治愈。尤其对年轻、初次发病或病程较短者以及影像学检查髓核无破碎游离脱垂、无椎管狭窄者应作为首选。

①限期绝对卧床；②骨盆牵引；③药物治疗：非甾体类抗炎药、神经营养药物等；④传统中医药治疗；⑤理疗及康复治疗。

（2）微创治疗：在影像介入引导下，以最小的创伤将器具或药物置入到病变的椎间盘内或周围组织，用物理方法、机械方法或化学方法进行治疗，常用的技术包括椎间管针刀松解术、经皮旋切椎间盘减压术、椎间盘等离子消融术、椎间盘激光气化减压术、臭氧注射、脊神经后支射频消融或射频调节术、胶原酶溶盘术以及椎间孔镜技术等（详见有关章节）。应用这些微创技术时，严格掌握适应证、准确穿刺到位、正确使用各种仪器的治疗参数，是取得预期临床效果的关键。为了准确穿刺到位，国内外学者进行了广泛的探索和深入的研究。目前在临床微创治疗广泛应用的穿刺进路，除了传统的安全三角进路外，侧隐窝穿刺进路发挥了独特的作用。侧隐窝穿刺通常有小关节内缘、小关节间隙、椎板外切迹进路 3 种入路，可根据腰椎结构和病变情况选择其中的 1 种或 2 种进路。

1）小关节内缘进路：是指经上、下关节突的内侧缘进入侧隐窝的途径。下位腰椎如 $L_{4 \sim 5}$、$L_5 \sim S_1$ 的小关节内缘间距较大，多可选用该进路。

体位：患者取俯卧位，下腹部垫枕，双踝下垫薄枕使患者感到舒适。

穿刺点定位：可在影像介导下定位，也可通过腰椎 CT 片和 X 线正侧位片的测量进行定位。

操作步骤:常规消毒病区皮肤后,用 7 号 8cm 细针经穿刺点快速进针,穿透皮肤后,稍向外倾斜5°～10°进针,约进针 3.5～5cm 遇到骨质,即为关节突,注射 0.5% 利多卡因 3ml。稍退针后再垂直进针,可触到小关节内缘,针尖斜面紧贴关节内缘继续进针,遇到阻力即为黄韧带。边加压边进针,一旦阻力消失,针尖便进入侧隐窝。可在影像介导下确定针尖的位置。针尖进入侧隐窝后,轻轻回抽,无血、无液,注入 0.5% 利多卡因或生理盐水 5ml,患者可出现神经根刺激现象,进一步验证针尖位置的正确性。若为神经根炎患者,则注射消炎镇痛药 10～15ml。若行胶原酶溶盘或臭氧注射治疗,则先注入 2% 利多卡因 4ml 加地塞米松 5mg 的混合液 1～2ml,作为试验剂量,观察 15～20 分钟,患者出现被阻滞神经根分布区的疼痛消失,感觉减退,但踝关节及足趾尚可运动,进一步证明针尖位置正确,而没有损伤神经根袖或误入蛛网膜下腔,再缓慢注入胶原酶溶液 1200～2400U(用生理盐水稀释成 2～4ml)或 30μg/ml 医用臭氧 5～10ml。

2) 椎板外切迹进路:常用于高位($L_{3/4}$ 及以上)腰椎间盘突出症患者,也是侧隐窝穿刺的常用进路之一。但因位置稍高于间盘水平,不是溶盘术特别是椎间隙内溶盘术的最佳穿刺进路。

体位:同小关节内缘进路。

穿刺点定位:可在影像介导下定位,也可通过腰椎 CT 片和 X 线正侧位片的测量进行定位。

操作步骤:常规消毒病区皮肤后,自穿刺点快速进针,达皮下后,向内倾斜 5° 进针。遇骨质为椎板,注入 0.5% 利多卡因 3ml,稍退针后再垂直进针,找到椎板外切迹,再沿其外缘进针,遇到阻力和韧感为黄韧带,边加压边进针,一旦阻力消失,针尖即达侧隐窝。后续操作同小关节内缘进路。

3) 小关节间隙进路:有的患者小关节内聚,而椎板外切迹又比较高,如果这种患者的小关节间隙呈矢状位或接近矢状位,从正位 X 线片上可清晰辨认,穿刺针可以比较容易地从小关节间隙穿过。患者体位及穿刺点定位同小关节内缘进路。

操作步骤:经穿刺点垂直皮面进针,穿透皮肤后向外倾斜 5° 进针,遇到骨质为上关节突,稍退针后向内倾斜 5° 进针,遇到骨质为下关节突,证明二者之间即为关节间隙。稍退针后垂直进针达原进针深度有韧感,即小关节囊,继续进针进入小关节间隙,稍向内继续进针,遇到韧感为小关节囊前壁和黄韧

带,边加压边进针,一旦阻力消失即进入侧隐窝。后续操作同小关节内缘进路。

微创治疗的注意事项包括:

1) 准确辨认和确定病变棘间隙;

2) 在急性神经根炎期,根袖各层膜渗透性增加,药液可在注药后较长时间(如 0.5 小时)渗入到蛛网膜下腔,故观察时间要延长,抢救药物、用品要准备在手边;

3) 椎间管松解术的风险较大,必须注意:①必须诊断明确,症状确实是由神经根在椎间管处受压引起;②对椎间管的解剖要非常熟悉;③进针刀时和切割松解时,必须依托骨性结构,刀刃不能离开骨面。

(3) 手术治疗:巨大椎间盘突出症、疝出或钙化死骨型椎间盘突出症而引起临床严重症状,如大小便障碍、广泛肌力减弱或瘫痪需要尽快手术治疗。对于保守治疗或微创治疗效果不佳或合并下肢运动神经、马尾神经损伤者应行手术治疗。

(三) 梨状肌综合征

由于梨状肌本身及其与坐骨神经之间位置关系存在解剖变异,所以当受到某些因素的影响时可引起梨状肌水肿、肥厚、变性或挛缩等压迫坐骨神经而产生的一系列症状称为梨状肌综合征(musculi piriformis syndrome)。

1. 病因及病理　由于解剖上的变异,坐骨神经主干可穿过梨状肌或经其上缘出骨盆,有时坐骨神经在骨盆内提前分为腓总神经和胫神经,它们可穿过梨状肌上缘或下缘出骨盆。因而梨状肌的变异和病变对坐骨神经的影响很大。当梨状肌受到外伤或慢性劳损及炎症等不良刺激后发生痉挛、水肿、增生,甚至挛缩、粘连、瘢痕形成时,可导致坐骨神经卡压或牵拉而出现症状。当神经根周围各种原因引起的粘连、瘢痕使神经的移动范围变小,导致神经张力增大时,患者行走使髋关节从伸展到屈曲,造成坐骨神经反复牵拉、刺激,产生一系列临床症状。

2. 临床表现　主要症状为伴有下肢放射痛的臀部疼痛,疼痛向下肢后外侧放射。小腿的后外侧和足底部感觉异常或麻木(腓总神经支配区)。多存在腓总神经支配区的感觉障碍。既往常有臀部外伤史,赛跑等特定运动时疼痛增强。不易较长时间保持坐位,且臀大肌出现萎缩。查体可见梨状肌下孔投影处压痛显著,Freiberg 试验呈阳性,Pace 试验可加重疼痛,直腿抬高试验 60° 以下为阳性,60° 以上多为阴性。

3. 治疗方法

（1）药物治疗：可用非甾体类消炎镇痛药、中枢性镇痛药和神经营养药治疗。

（2）物理疗法：可行梨状肌下孔投影处超激光治疗，如有神经受损，可用 Hans 治疗仪或经皮电刺激治疗。

（3）注射治疗：参照坐骨神经阻滞。

（4）针刀松解治疗：沿神经干走行方向松解周围的软组织粘连。

（四）臀上皮神经痛

臀上皮神经痛（superior cutaneus glutalus neuralgia）多是因用力或姿势不当弯腰等动作时损伤臀上皮神经导致其充血、水肿所致，慢性损伤导致神经轴突和髓鞘的变态反应也可引起臀上皮神经痛。

1. 临床表现　患者多为体力劳动者，男性多于女性。主要症状为臀部突然出现针刺或撕裂样弥漫性疼痛，或为酸痛，疼痛有时向大腿后外侧放射，一般不过膝关节。腰部前屈、旋转时，以及起立、下蹲时均可加重疼痛。在髂嵴中部入臀点有明显的压痛，可向大腿后外侧放射。病程长者可触及梭形硬条索，亦可有压痛放射痛。有时症状累及窦椎神经，引起背痛和坐骨神经痛。

2. 诊断及鉴别诊断　根据患者工作的性质和可能出现的腰肌扭伤史，以及比较典型的症状和体征，即可确定诊断。但仍应与腰椎间盘突出症等相鉴别。后者有腰椎扭伤史，相应节段椎旁有压痛并向下肢放射，直腿抬高试验呈阳性。前者疼痛放射至下肢，最低不过膝后，而后者可放射至足部，且前者无腱反射异常和运动功能障碍。

3. 治疗

（1）理疗或外敷药物

（2）注射治疗：在髂嵴中点下 2～3cm 处有明显压痛点为穿刺进针点，垂直骨面进针，针尖抵达病变部位时，患者可有放射性酸胀感，回抽无血后注入消炎镇痛液 5～10ml。也可加用 30μg/ml 医用臭氧 5～10ml。

（3）针刀松解疗法：沿臀上皮神经走行方向松解周围的软组织粘连。

（五）脊神经后支炎

脊神经后支炎又称为脊神经后支卡压综合征，是脊神经后支及其分出的内、外侧支走行于骨纤维孔、骨纤维管或穿胸腰筋膜裂隙等细小、周围结构坚韧缺乏弹性的孔道时，因腰部活动度大，易被拉伤；或因骨质增生、韧带骨化，使孔道变形变窄而压迫血管神经，而引起的腰腿痛。

1. 临床表现　腰骶部疼痛及不适，相应椎旁及小关节处压痛并向臀及股后侧放射，一般不过膝关节，有部分患者的症状可达小腿，但直腿抬高试验阴性，可与腰椎间盘突出症鉴别。

2. 诊断及鉴别诊断　根据临床表现及体征诊断，但要注意与腰椎间盘突出症相鉴别。

3. 治疗方法

（1）注射疗法

1）体位：患者俯卧位，腹下垫枕。

2）穿刺点定位：依据患者的腰椎 X 平片或 C 形臂 X 线机定位。

3）操作步骤：常规消毒皮肤后，用 7 号 8cm 长针快速垂直刺入皮肤穿刺点，遇到骨质即为横突基底部，稍退针，再稍头端倾斜进针到达原来深度遇不到骨质或有自骨面滑下的感觉，则证明针尖恰好在横突上缘，再稍退针，压低针尾斜向内侧进针，遇到骨质即为上关节突外缘，稍提插穿刺针，并将针尖刺向上关节突与横突交点处，患者有刺痛或电击感时，说明针已经到达腰神经后支出骨纤维孔处，回抽无血、无液后注入消炎镇痛液或 1% 的利多卡因 5ml。

（2）针刀松解疗法

1）体位与穿刺点定位：同前。

2）操作步骤：先按前方法行阻滞，再按原进路刺入 3 号针刀，自横突上缘沿上关节突外缘上、下方向切割剥离 2～3 刀，手下有松动感时出针刀。

（3）射频疗法

1）体位与穿刺点定位：同前。

2）操作步骤：先按前方法行阻滞，然后抽出针芯，换上电极，可行热凝毁损或射频调节治疗。

4. 注意事项

（1）腰神经后支及内、外侧支均有血管伴行，行针刀松解时一定要使刀刃与上关节外缘平行、紧贴，避免损伤血管。

（2）因为腰神经后支有广泛的吻合，松解时同时涉及邻近的 2～3 个神经根才能保证效果。

病史长的患者或经 2 次阻滞效果不能巩固的患者，需采用针刀松解或射频治疗。

五、下 肢 疼 痛

（一）股神经痛

股神经痛（femoral neuralgia）主要以该神经支配

区的放射性疼痛为特点,病因尚不明确,可能因寒、潮、劳累、感染等诱发,也可因外伤而引起,部分患者可继发于腰椎病变或髋部病变。

1. 诊断依据

(1) 临床可见腹股沟区或股前区疼痛,疼痛多向会阴部、股前内侧、小腿内侧甚至足内侧放射。

(2) 查体可见股动脉外侧压痛。

(3) 直腿伸髋试验阳性,屈髋、屈膝无力。

2. 治疗方法 股神经阻滞。

(二) 股外侧皮神经痛

股外侧皮神经痛(lateral femoral cutaneous neuralgia)多发于中年以上男性,男性与女性之比为3:1,原因不清楚,可因受寒、潮、外伤而诱发,也可继发于腰部骨性疾病。

1. 诊断依据 临床以股外侧疼痛和感觉异常为主要特点。

(1) 多为单侧发病,起病可急可缓,病程多缓慢而长久,主要症状有大腿前外侧持续性蚁走及麻木、僵硬、刺痒、烧灼或压迫感等。

(2) 疼痛可有可无,可轻可重,轻者阵发出现,重者因持续性疼痛而影响睡眠,在长期行走或劳累时该区呈现明显的刺痒或烧灼样疼痛。部分患者躺下休息后多能很快减轻或消失。

(3) 在髂前上棘内侧或其下方触及条索状物,压痛明显且向大腿外侧放射。

(4) 该区皮肤常有感觉障碍,如触觉及温觉迟钝或感觉过敏等。

(5) X线检查:为进一步查明原因,应根据具体情况拍腰椎及骨盆X线片。

2. 治疗方法

(1) 局部理疗

(2) 股外侧皮神经阻滞

(3) 针刀松解疗法

(三) 股骨头缺血性坏死

股骨头缺血性坏死(avascular necrosis of femoral head,ANFH)是临床上较常见的疼痛性疾病之一,其确切病因尚不明确。

1. 病因和诱发因素

(1) 创伤:有统计报道创伤后骨坏死的发病率为15%~45%,因髋关节脱位引起的发病率为10%~26%。

(2) 感染:感染使关节腔内渗出液增多,关节腔和骨髓腔内压力增高,股骨头血运障碍,使骨髓中心部软骨细胞坏死。

(3) 嗜酒:据报道长期大量饮酒者占骨坏死患者的10%~39%。

(4) 长期应用糖皮质激素 长期服用糖皮质激素可引起骨质疏松、血液黏稠度增大、血管炎症及高血脂,从而造成微循环障碍,导致骨组织缺血坏死。

(5) 先天缺陷和遗传:股骨头和骨骺的先天缺陷可致缺血坏死,有报道10%~70%的股骨头无菌坏死患者有家族史。

(6) 自身免疫学说 本症患者中有IgG明显增高、血小板聚集异常。

2. 临床表现

(1) 最先出现髋关节或膝关节疼痛,疼痛可为持续性或间歇性,如果是双侧病变可呈交替性疼痛,疼痛重时可有间歇性跛行,髋关节内旋及外展明显受限。

(2) 股骨头投影处压痛,大腿滚动试验、叩跟试验、股骨头研磨试验、4字试验及大转子叩击试验均阳性。

(3) X线检查可有以下表现:

Ⅰ期:股骨头外形及关节间隙正常,但其持重区软骨下骨质密度增高,周围可见点状、斑片状密度减低区阴影及囊性改变。

Ⅱ期:股骨头外形正常,但其持重区软骨下骨的骨质中,可见1cm~2cm宽的弧形透明带,即"新月征"。

Ⅲ期:股骨头变平、塌陷,软骨下骨质密度增高,但关节间隙仍保持正常,Shenton线连续。

Ⅳ期:股骨头持重区严重塌陷,出现扁平髋,Shenton线不连续,关节间隙变窄,髋臼外上缘常有骨刺形成。

(4) CT表现:早期可见股骨头内初级压力骨小梁和初级张力骨小梁的内侧部分相结合形成一个明显的骨密度增强区,在轴位像上呈现为放射状的影像称之为"星状征",晚期可见中间或边缘的局限的环形的密度减低区。

(5) MRI检查:可见股骨头内出现带状、环状或不规则形的信号减低区,最先出现在股骨头的负重部位,是敏感的一种诊断方法。

(6) ECT:对股骨头无菌坏死的早期诊断有很大价值,阳性率可达91%~95%。早期股骨头区无放射性浓聚或仅在周围有一条放射性浓聚带,后期可见股骨头区放射性浓聚。

3. 诊断及鉴别诊断 根据病史和临床表现及

影像学改变不难诊断,但要与髋关节滑膜炎、股骨头骨骺滑脱症和髋关节滑膜结核等疾病相鉴别。

4. 治疗方法 早期治疗包括下肢牵引制动、关节腔内注射治疗和关节腔及骨髓腔减压治疗等。

（1）药物治疗:对疼痛严重者,可给予非甾体类抗炎药,中药治疗,并进行抗骨质疏松治疗等。

（2）物理疗法。

（3）关节腔注射治疗

1）体位:患者仰卧位。

2）穿刺点定位:取腹股沟韧带中点向外下 2 ~ 3.5cm 为进针点。

3）操作步骤:用一手示指触及股动脉搏动并加以保护,另一手持 7 号 8cm 长针,快速垂直刺入皮肤后改为缓慢进针,达到关节腔。如果有关节积液,可先将积液抽出,再注入消炎镇痛液 10 ~ 15ml（如因应用糖皮质激素引起的股骨头无菌性坏死,消炎镇痛液中不用或少用糖皮质激素,或以医用臭氧取代）。注射后被动活动髋关节,以利于药物扩散。

（4）髋关节腔减压术:在关节腔注射治疗后,按原进路用针刀进行关节腔减压,一般 3 ~ 4 刀即可,注意勿伤及重要组织结构。

（5）骨髓腔减压术:局麻下取大转子进路,沿股骨颈方向用克氏针行骨髓腔减压。

（6）手术治疗:对股骨头坏死已进入Ⅳ期,表现为关节间隙明显变窄甚至融合时行全髋置换术或股骨头置换术较为适宜。

（四）骨性膝关节炎

骨性膝关节炎（ostooarthritis）系由于老年或其他原因引起的关节软骨的非炎症性退行性变,并伴有关节边缘骨赘形成的一种疾病。

1. 病因病理 骨性膝关节炎主要是软骨随着年龄增长磨损而发生退化或由于损伤、炎症、遗传、内分泌等疾病所引起的一种病理改变。其病理变化为:①软骨逐渐失去润滑性、发亮如玻璃样的本质,变得干燥、粗糙、不光滑、缺少弹性;②骨质改变:软骨边缘出现骨赘新生物,软骨下骨髓内骨质增生,而关节软骨下骨质内囊肿形成是本病的一大特点;③滑膜的改变:滑膜增生形成多发、重叠等。

2. 临床表现

（1）症状及体症

1）中老年肥胖女性多发;

2）关节疼痛为:①始动痛,由静止变化体位时痛,也称胶滞现象;②负重痛;③无活动痛包括夜间痛、休息痛。如果活动过多、天气变化、情绪影响也使疼痛加重;

3）关节肿胀:可为关节积液,也可为软组织变形增生、骨质增生或三者并存。肿胀分三度,略比健侧肿胀为轻度,肿胀组织与髌骨相平为中度,多于髌骨为重度;

4）压痛点:多见于胫骨内髁、髌下脂肪垫及内侧关节缝等处,有关节积液者,血海穴压痛较著;

5）多见膝内翻畸形;

6）关节活动障碍。

（2）辅助检查

1）实验室检查:三大常规、血沉、粘蛋白、类风湿因子等常无异常发现。

2）X 线检查:X 线片显示该病早期仅有软骨退行性变时,无异常发现,随着关节软骨变薄,关节间隙逐渐变窄,间隙狭窄可呈不均匀改变。在标准 X 线片上,成人膝关节间隙为 4mm,小于 3mm 为狭窄。60 岁以上的正常人,关节间隙为 3mm,小于 2mm 为狭窄。个别人可关节间隙消失。进而软骨下骨板致密、硬化,如象牙质状。负重软骨下骨质内可见囊性改变。

3. 诊断及鉴别诊断 根据临床表现和影像学检查即可诊断。但要注意和风湿性关节炎相鉴别。

4. 治疗

（1）劳逸结合,适当休息,有关节积液者应尽量卧床休息、减少负重。

（2）功能锻炼以主动不负重活动为主。

（3）理疗:可解除疼痛和肌肉痉挛,有助于改善血液循环,减轻肿胀,可用热敷,最好是湿热敷。热透和超激光可用于亚急性期疼痛。热气浴、温泉浴也可奏效。

（4）药物治疗:消炎止痛药是该病的有效药物,尽管不能终止其进展,但能缓解症状、消除疼痛。常用的有消炎痛、芬必得、扶他林等。急性炎症期还应给予抗生素治疗。

（5）注射疗法:①局部痛点注射:可以消除炎症渗出、增生、肿胀,缓解肌肉紧张和痉挛,改善局部血液循环,阻断疼痛的恶性循环。②关节腔内注射:可经髌骨周围的任何一点刺入关节腔,但以外上、内上、髌骨外缘较常用。如有关节腔大量积液,可先抽关节液,再注药。

（6）小针刀疗法:在关节周围痛点,可进行针刀治疗。

（7）关节腔注药疗法:可在关节腔内注射玻璃酸钠（施沛特）,具有促进关节软骨修复的作用,每周一次,5 次为一个疗程。

（8）手术疗法：对症状严重者可行关节镜手术治疗。

（五）跟痛症

跟痛症是指跟骨结节周围慢性劳损所引起的疼痛，常伴有跟骨结节部骨刺。本病发病年龄多在40岁以上。

1. 病因病理　本症与劳损和退化有密切关系，常见的有跟骨骨刺、跟骨脂肪垫炎或萎缩、跖筋膜炎、跟腱滑囊炎，长期站立工作或行走，足跟下受压或摩擦，出现疼痛、肿胀等症状。对跟骨骨刺的形成原因，大多认为是跖长韧带和跖腱膜挛缩引起跟骨附着点处持续牵拉损伤，韧带和腱膜的纤维在跟骨附着点不断钙化和骨化而形成。

2. 临床表现

（1）跟骨骨刺：起病缓慢，40岁以上的中老年人多发，常伴有严重平足畸形，足跟底部疼痛，晨起较重，行走片刻后减轻，但行走过久疼痛又加重。跟骨前方压痛，有时可触及骨性隆起。跟骨侧位片常显示跟骨结节前角骨刺形成。但有骨刺不一定发生疼痛，疼痛也不一定有骨刺。

（2）跟部滑囊炎：多见于女性，常发生于一侧跟腱止点部疼痛，在行走、站立或剧烈运动后疼痛加重，局部轻度肿胀，深在性压痛。

（3）跟下脂肪纤维垫炎：常因跟部被硬物碰伤或长期受压引起。跟下疼痛、肿胀、压痛浅。

（4）跖筋膜炎：常有跟下及足心部疼痛，足底有胀裂感。

3. 诊断依据　根据临床表现，排除痛风性、类风湿性关节炎，跟骨骨髓炎等疾病所致的足跟痛即可诊断。

4. 治疗方法

（1）局部注射：根据疼痛部位、深浅、范围注射消炎镇痛液。每周1次，3次为1疗程。

（2）针刀治疗。

（3）物理疗法：可选用超激光治疗，每日1次，每次5~10分钟，7天为1疗程。冲击波疗法效果良好。

（4）药物疗法：选用骨刺丸、骨仙片、壮骨关节丸等，也可服用非甾体类消抗炎药等。

六、全身性疾病

（一）类风湿性关节炎

类风湿性关节炎是一种病因未明、以关节组织慢性炎症性病变为主要表现的全身性疾病。病变主要累及关节的滑膜，常以手足小关节起病，多呈对称性，关节和关节外的表现广泛且多变，最终导致关节结构破坏，功能丧失。

1. 病因　类风湿性关节炎的病因尚未完全阐明，多认为因多种因素诱发的自身免疫反应而致病。

（1）遗传因素：有关研究发现，类风湿性关节炎的发病有轻微的家族倾向，其发生率主要与HLA-Ⅱ类抗原相关。

（2）感染因素：近年研究发现，类风湿性关节炎患者对某些微生物产生高免疫反应现象。①病毒：EB病毒可刺激B细胞产生类风湿因子的免疫球蛋白。约80%的类风湿关节炎患者血清中可检出高滴度的抗EB病毒抗体。②细菌：主要是结核杆菌和奇异变形杆菌。细菌蛋白与机体组织蛋白具有相似的序列，因而具有交叉免疫原性。

（3）生理因素：绝经期前妇女类风湿性关节炎的发病率显著高于同龄期的男性，为4:1。

2. 临床表现

（1）症状和体征：①一般症状：起病迟缓，在关节症状出现前可有乏力、低热、全身肌肉酸痛、手足发冷等，食欲减退和体重下降也是常见症状。②关节症状：多数患者为对称性的多关节炎，表现为活动受限、关节压痛，以四肢小关节（近侧指、趾间关节），也可累及腕、肘、肩、膝踝等大关节，病程长者，累及的关节出现"梭形变"畸形。③关节外表现：约20%的患者可出现皮下结节，多位于关节隆突部及受压处，也可见于滑囊和腱鞘。5%~10%的患者有脾大，约30%的患者有淋巴结肿大。血管病变可累及肺动脉、肾脏，可伴有心包炎、胸腔积液以及眼巩膜病变。

（2）实验室检查：类风湿因子（RF）在75%的患者中阳性，但正常人也有5%的阳性。血浆蛋白电泳早期 β_2 增加，随病情进展慢性化，γ 球蛋白增高。病情活动期血沉增快，缓解期可降至正常。贫血多为轻、中度，白细胞正常或增高。

（3）X线检查：早期关节周围软组织肿胀，关节间隙变窄，关节面不规则，关节周围骨质疏松。晚期关节滑膜软骨消失，关节附近组织呈磨砂玻璃样改变，关节间隙变窄，关节周围有骨质破坏，骨质破坏呈畸形。

3. 诊断依据　1987年美国风湿协会修订的类风湿性关节炎诊断标准为：

（1）晨僵至少1小时（≥6周）

（2）至少 3 个以上关节肿（≥6 周）

（3）腕、掌指关节或近端指间关节肿（≥6 周）

（4）对称性关节肿（≥6 周）

（5）皮下结节

（6）手 X 线片改变

（7）类风湿因子阳性（滴度>1∶32）

确诊类风湿关节炎需具备 4 条或 4 条以上标准。

4. 鉴别诊断

（1）增生性关节炎：发病年龄多在 55 岁以上，男女发病均等，但关节发病，膝关节多见，上、下楼梯时症状加重，血沉不快，类风湿因子阴性。

（2）风湿性关节炎：起病急骤，发病前有链球菌感染史，游走性关节痛，风湿活动期血沉增快，抗"O"升高，关节极少出现畸形，对阿司匹林疗效显著。

（3）结核性关节炎：午后低热，乏力消瘦等结核中毒症状，抗结核治疗效果好。

5. 治疗方法　治疗的目的主要是为了减轻疼痛，控制病情进展，阻止发生不可逆的骨改变，尽可能地保护关节和肌肉的功能，改善患者的生活质量。

（1）一般治疗：①适当休息，加强营养；②加强锻炼，预防关节畸形；③进行理疗，改善症状。

（2）药物治疗

1）一线药物：包括水杨酸类和其他的非甾体类抗炎药。这类药物对于病情进展没有作用，但可有效地控制炎症，有利于患者的关节功能和生活质量的改善。水杨酸类代表药物是阿司匹林。小剂量（2g/d）时，以止痛为主，加大剂量（4～6g/d）才具有抗炎效果。其他非甾体类抗炎药常用的有布洛芬，0.4g/次，每天 3 次；意施丁 50mg/次，每天 2 次。

2）二线药物：包括改变病情的药物和细胞毒药物。前者有抗疟药、金制剂、青霉胺、柳氮磺胺吡啶和雷公藤等；后者有甲氨蝶呤、环磷酰胺、环孢素 A、硫唑嘌呤等。二线药物的毒副作用较大，但因可阻断骨损害的发生，改善活动性和进程，故提倡早期应用。一旦发生严重副作用，应立即更换药物。

3）三线药物：糖皮质激素。迄今为止，尚未发现比糖皮质激素更强的抗炎药物。糖皮质激素常在二线药物尚未显效时使用，后者一旦起效，即可减少糖皮质激素的剂量并逐渐撤除。目前主张低剂量用药，强的松不超过 10mg，每天 1 次。

（3）注射疗法和小针刀疗法：对于滑膜炎症较重而受累关节不多、影响关节活动的患者，可应用消炎镇痛液进行关节腔内及关节周围痛点注射治疗，以缓解疼痛、肿胀，减轻炎症；并根据病情应用小针刀分离关节周围粘连组织，以改善关节功能，减少强直和畸形产生。

（二）风湿性多肌痛

风湿性多肌痛是以颈、肩胛部和骨盆肌肉的严重疼痛、僵硬为特点的综合征。发病年龄在 50 岁以上，男、女发病之比为 1∶2，病因不清。

1. 诊断依据

（1）临床表现：全身不适，食欲下降，低热，大多数患者肌肉疼痛逐渐发生。肌肉疼痛常发生在晨起和休息后，体重减轻，查体多无阳性发现。

（2）X 线检查：无明显改变。

（3）实验室检查：血沉增快，大多数快至 100mm/h 以上；血红蛋白 80～100g/L；滑膜活检呈淋巴细胞性炎症性改变。

2. 鉴别诊断

（1）多肌炎和皮肌炎：任何年龄均可发病，女性发病是男性的 2 倍，发病早期仅有横纹肌和颈、咽部肌肉痛、硬，伴有全身无力，发病 5 年以上者肌肉出现萎缩，肌无力。儿童预后比成人轻。

（2）巨细胞动脉炎：多发生在 50 岁以上的男人，发病急，头痛以颞、枕动脉区明显，有时可累及咀嚼肌群。

3. 治疗

（1）一般治疗：注意保暖，避免湿寒。急性期患者应卧床休息至血沉、体温正常。

（2）较小剂量的强的松，每天 5～20mg，减轻肌肉疼痛和肌肉僵硬，症状减轻后逐渐减量。

（3）本病延续数年后可自行缓解。

（三）强直性脊柱炎

强直性脊柱炎（ankylosing spondylitis，AS）是一种原因不明的全身性炎性疾病，主要侵犯中轴骨，尤其侵犯骶髂关节，椎旁小关节、肌肉、韧带的附着点。

AS 患者男性占绝对多数（男∶女 = 14∶1），而现在的研究提示，该病男女之比是 2∶1 到 3∶1，只不过女性发病常较缓慢，病情较轻。该病占门诊腰痛病的 5%。本病无特异方法治疗，晚期脊柱强直，关节畸形，致残率较高，为控制病情发展，降低致残率。

1. 病因

（1）病因和发病机制迄今不明，现已证实 AS 的发病和 HLA-B_{27}密切相关。

（2）遗传因素:AS 发病有家族聚集性,可能与遗传因素有关。

（3）感染因素:与患者大便内肺炎克雷白杆菌有关,采用柳氮磺吡啶治疗 AS 有一定疗效。

（4）其他原因:营养条件差,维生素 C、维生素 D 缺乏,饮食习惯,人口集中地区,受潮湿环境影响。

2. 病理　本病的炎性渗出和细胞浸润主要在滑膜,但增殖现象可同时发生在关节囊、韧带和骨皮质,初期发病先是骶髂关节,逐渐向上发展致腰、胸、颈椎。整个脊柱病变主要是发生在椎旁小关节囊、纤维环外层及邻近结缔组织,并沿前、后、侧、纵韧带发展,发病缓慢,病史长,约 10% 的患者心脏受累,少数患有虹膜炎。炎症侵犯到胸肋关节,使呼吸动度受影响,肺活量减少。病变反复发作,脊椎炎性浸润,被新生骨包绕,久而久之形成新生骨骨桥,脊柱呈"莴苣样"变。

3. 临床表现

（1）症状:患者发病为隐匿性,早期乏力,低热,消瘦,厌食,腰骶部不适酸痛,夜间痛影响睡眠,严重时可使患者在睡眠中痛醒,甚至被迫坐起下床活动后重新入睡。腰痛休息后不能缓解,活动后反而能使症状改善。疼痛多受天气变化影响,阴雨寒冷季节腰背部僵硬。晨僵是 AS 常见的早期症状。发病年龄越早,症状越重,髋关节受累比例越高。发病年龄较大者,病变及临床症状不典型。AS 典型患者,自骶髂关节发病,整个脊柱自下而上僵硬、弹性差,常引起后凸畸形。胸部颈部受累,患者活动受限,体态变为头向前俯,胸廓变平,似盔甲。到晚期脊柱各项活动受限,行走时只能看见前方有限一段路面。

（2）体征:患者多数为慢性病容,发育、营养差,部分患者贫血貌。腰椎生理前凸变浅,脊柱弹性差,腰椎活动范围受限,腰骶部压痛,骶髂关节压痛、叩痛,骨盆分离试验、"4"字试验、骶髂关节分离试验均为阳性。

Schober 试验小于 4cm,提示腰椎活动度降低。枕墙距增加,胸廓活动度降低。

（3）实验室检查

1）血常规:急性期白细胞升高,单核粒细胞升高,血红蛋白降低,红细胞减少,血沉快及 C-反应蛋白增高。

2）类风湿因子阳性率占 10% ~20%,免疫球蛋白 IgA 升高,如四肢大关节受累者,IgM 均升高,HLA-B$_{27}$ 阳性率占 96%。

3）关节腔液检查:AS 患者累及大关节时,关节腔液呈黄色混浊有白细胞,以单核粒细胞为主。

4）尿常规检查:偶见白细胞、红细胞。

（4）X 线检查及分级

腰椎正位片示:椎旁小关节模糊,炎症继续发展使椎旁韧带纤维环骨化,并形成骨赘,椎体相对缘骨赘连结吻合形成骨桥,病变晚期呈竹节样或莴苣样变;侧位片示:生理曲度变直,椎体相对缘增生硬化,前、后纵韧带硬化。

骨盆正位片示:95% 以上患者骶髂关节有改变,多数双侧出现,其病理变化分Ⅲ级:

Ⅰ级:髂骨骨质疏松,关节间隙模糊增宽,边缘不清,磨砂玻璃样变或串珠样变。

Ⅱ级:关节间隙狭窄不均,边缘呈轻度锯齿状。

Ⅲ级:关节间隙消失,粗大骨小梁通过软骨下骨致密带消失,骶髂关节硬化。

4. 临床诊断标准

（1）患者下腰痛,晨僵半小时或超过半小时,持续 3 个月以上,休息后不能缓解,而活动后改善。

（2）腰、胸段活动受限。

（3）虹膜炎或合并心、肺并发症。

（4）X 线片示骶髂关节和椎旁小关节病变,继以硬化。

（5）血沉、C-反应蛋白增高,HLA-B$_{27}$ 阳性。

以上五条有四条或第五条再加上 1 条,诊断即能成立。

5. 鉴别诊断

（1）致密性髂骨炎:多发生在女性,髂骨致密硬化,不侵犯骶髂关节。

（2）骶髂关节结核:多为女性,单侧发病多见,关节局部肿胀,X 线片显示,关节内有死骨形成,不易出现强直。

（3）腰椎结核:泛发性特发性骨质增生,复发性软骨炎,椎体肿胀,腰大肌肌沟出现冷脓肿。

（4）银屑病性关节炎:该病合并有关节炎占 3% ~5%,多发生在男性,与皮肤病程呈正相关,好发于指间关节,少数侵犯骶髂关节,发病初期有晨僵,骶部出现不同程度的活动障碍,病情重者出现脊柱强直,X 线片可见关节间隙腐蚀,骨致密及椎旁韧带钙化。

（5）类风湿性关节炎,多发生在 40 岁以上女性,发病多在指趾小关节,RF(+)。

6. 治疗　治疗原则是:解除疼痛,控制炎症;改善功能,防止畸形;合理用药,阻止病情进展。

（1）非手术疗法：包括全身用药，局部痛点阻滞，棘间及椎旁小关节阻滞，小针刀松解及手法纠治，中药等综合治疗。

1）扩张血管：改善微循环，舒筋活血，止痛化瘀。

复方丹参液 20ml 加对半液 250ml，静脉点滴，每日 1 次，7～14 天一疗程。风湿病活动期血沉快，C-反应蛋白高者，可将复方丹参液和 654-2 注射液联合静滴，每日 1 次，7～14 天一疗程。

2）非甾体类消炎镇痛药：此类药物通过抑制环氧化酶作用，使前列腺素生成减少，起到止痛作用。AS 常用吲哚美辛类，治疗 2～4 周，疗效不明显者改用其他药物。同时使用两种或更多的非甾体抗炎药物，不仅不会增加治疗效果，反而会增加药物的不良反应，甚至造成严重不良后果。因此在使用此类药物时可同时服用雷尼替丁、果胶铋等胃黏膜保护剂。如患者对所用的一种抗炎药物有良好疗效，而无明显药物不良反应，则应维持治疗至腰背和关节疼痛、发僵或关节肿胀完全控制，通常疗程在 3 个月左右，以后可减少药物剂量，以最小有效量巩固治疗。如过快停药，不利于达到抗炎效果，也容易引起症状复发。

3）中成药：火把花根 5 片，一日 3 次。正清风痛宁 20～80mg，一日 3 次。

4）糖皮质激素类：少数重症病例，可加用糖皮质类固醇。地塞米松 10mg/d，疼痛症状控制后，逐渐减量，至改为强的松口服（地塞米松 5mg 相当于 30mg 强的松）。

5）抗骨质疏松药物：AS 患者因疼痛致活动量减少，呈废用性骨质疏松，故应给予抗骨质疏松药物治疗。

6）慢作用药物：MTX（甲氨蝶呤）5～10mg，每周 2 次。用药前查血常规，治疗过程中，每半月复查一次。SASP（柳氮磺吡啶）0.25g，一日 3 次，逐渐增量（每周增加 0.25 克）至 1g。症状控制后逐渐减至维持量，疗程 1～2 年。

7）椎旁阻滞、小针刀松解、手法矫治术：

A. 定点：根据患者同等比例胸、腰正位 X 线片，测量椎旁小关节之间的距离，然后在患者体表上定位（棘间、双侧椎旁小关节处）。

B. 穿刺方法：取 5 号球后穿刺针，在定点处垂直进针分别达黄韧带、椎旁小关节囊，回抽无血注射镇痛液每点 5ml。

C. 针刀疗法。

D. 手法矫治。

8）中药熏蒸。

9）自身功能锻炼。

（2）手术治疗：AS 发展到生活不能自理，髋关节畸形，双侧股骨头缺血坏死阶段，可行髋关节置换术。

（四）带状疱疹后神经痛

带状疱疹后神经痛（postherpetic neuralgia，PHN）是指带状疱疹的皮损已完全治愈，但仍有持续性、剧烈的、顽固的和难治性的疼痛。

1. 病因 其发病机制尚不清楚。带状疱疹并不是其发病的全部原因，临床上已证实并非所有患有带状疱疹的病例后果均为带状疱疹后神经痛。但有学者发现，该症可引起受累神经和神经节出现炎症反应，甚至出血、坏死，除神经节和后根外，还可波及脊髓、神经干、神经末梢乃至皮下组织等部位。

2. 临床表现 该症好发于老年人，年轻人发病极少。体质衰弱和患有其他慢性、全身性疾病患者容易发病。凡带状疱疹好发部位，均可演变为带状疱疹后神经痛。好发部位除胸、腰、背部外，还可见于头部、颈部、下肢甚至中枢神经系统等。带状疱疹多沿肋间神经、三叉神经的分布区域而分布。

其疼痛特点为非常剧烈的灼痛和痛觉过敏，可持续数月，数年或数十年不等。疼痛可因局部摩擦或躯体活动而加剧。部分患者情绪低落可使疼痛加重，以至影响日常生活。

3. 诊断 根据病史、临床表现不难做出诊断。

常有急性带状疱疹发病史，病程约 2～3 周，带状疱疹痊愈后仍有持续的灼痛者，应考虑本病的可能。检查可发现带状疱疹遗留的皮损，其周围皮肤色素沉着，呈带状，一般不超过中线，轻触局部皮肤出现刺痛、灼痛、及痛觉过敏等体征。

4. 治疗

（1）药物治疗：一般的镇痛、解痉药物无效。急性期应用阿昔洛韦效果显著。抗癫痫药加巴喷丁和普瑞巴林是带状疱疹后神经痛的一线药物。卡马西平有缓解症状的效果。可辅助应用抗抑郁药、非甾体类抗炎药、维生素 B 族药物，对疼痛顽固、剧烈者可考虑应用强效阿片受体激动剂。

（2）HENS 疗法：经皮电神经刺激可根据皮损部位、疱疹区域寻找支配该区域的神经支、干或根处，进行治疗。

（3）神经阻滞疗法：该疗法是目前比较有效的方法。

1）交感神经阻滞：可根据疼痛的部位分别采用星状神经节及胸、腰段神经节阻滞。因该症多发于胸、背、累及头颈部，故多应用星状神经节阻滞，每日或隔日 1 次，5 次为 1 疗程，连续 4 个疗程。

2）肋间神经阻滞：病变局限者可实施肋间神经阻滞，但缺点是仅在药效时间内有镇痛效果而不能持久。对于病变范围广或疼痛剧烈者，可在硬膜外间隙留置导管，连接 PCA 泵进行治疗。

3）损毁性神经阻滞：三叉神经区或局限性胸壁带状疱疹后神经痛可采用无水酒精或酚甘油阻滞三叉神经或肋间神经，也可采用射频热凝治疗。

（4）脊髓电刺激疗法：对经上述治疗效果不满意，仍疼痛剧烈者，可考虑进行脊髓电刺激治疗。

（傅志俭）

参 考 文 献

1. Hokfel TT, Broberger C, Xu ZQ, et al. Neuropeptides an overview. Neuropharmacology, 2000, 39（8）:1337-1356.

2. Ramer MS, Bisby MA. Rapid sprouting of sympathetic axons in dorsal root ganglia of rat's with a chronic constriction injury. Pain, 1997, 70:237-244.

3. Hughes DI, Scott DT, T odd AJ, et al. Lack of evidence for sprouting of Abet a afferents into the superficial laminas of the spinal cord dorsal horn after nerve section. J Neurosci, 2003, 23（29）:9491-9499.

4. Vanegas H, Schaibl HG. Descending control of persist ent pain: inhibitory or facilitatory. Brain Res Brain Res Rev, 2004, 46（3）:295-309.

5. Pat el S, Naeem S, Kesingland A, et al. The effects of GABA（B）agonists and gabapent in on mechanical hyperalgesia in models of neuropathic and inflammatory pain in the rat. Pain, 2001, 90:217-226.

6. Cruccu G, Sommer C, Anand P, et al. EFNS guidelines on neuropathic pain assessment: revised 2009. Eur J Neurol, 2010, 17:1010-1018.

7. Scherens A, Mater C, Haussleiter IS, et al. Painful or painless lower limb dysesthesias are highly predictive of peripheral neuropathy: comparison of diferent diagnostic modalities. Eur J Pain, 2009, 13:711-718.

8. Williamson J. Goldman J, Marder K S. Genetic aspects of Alzheimer disease. Neurologist, 2009, 15（2）:80-86.

9. Reiman E M. GAB2 alleles modify Alzheimer's risk in APOE epsilon4 carriers. Neuron, 2007, 54（5）:713-720.

10. Schjeide B M. Assessment of Alzheimer's disease case control associations using family-based methods. Neurogenetics, 2009, 10（1）:19-25.

11. Macrae WA, Davies HTO. Chmnic postsurgical pain. In: crombieIK, Linton S, Croft P, von Krff M, LeResche L, editors. Epidemiology of pain. Seattle: IASP Press, 1999, 125-142.

12. 黄宇光 徐建国. 神经病理性疼痛临床诊疗学. 北京:人民卫生出版社, 2010, 274-399.

13. George Shorten, Daniel B. Carr, Dominic Harmon, Margaita M. Puig, John Browne 原著. 邓小明 熊源长, 主译. 术后疼痛管理—循证实践指导. 北京:北京大学医学出版社, 2009, 73-85.

14. Jung BF, Ahrendt GM, Oaklander AL, et al. Neuropathic pain following breast cancer surgery: proposed classification and research up date. Pain, 2003, 104:1-13.

15. Diatchenko L, Slade GD, et al. Genetic basis for individual variations in pain perception and the development of a chronic pain condition. Hum Mol Genelt, 2005, 14:135-143.

16. Jensen TS, Krebs B, Niesen J, et al Immediate and long-term phantom limb pain in amputees: incidence, clinical characteristics and relation ship to pre-amputation limb pain. Pain, 1985, 21:267-278.

17. Aasvang E, Kehlet H. Chronic postoperstive pain: the case of inguinal hemiorihaphy. Br J Anaesth, 2005, 95:69-76.

第118章 癌性疼痛治疗

第1节 概 述

疼痛是癌症患者最常见的症状之一。初诊癌症患者疼痛发生率约为25%;晚期癌症患者的疼痛发生率约60%~80%,其中1/3的患者为重度疼痛。癌症疼痛(以下简称癌痛)是影响患者生活质量的重要因素,疼痛得不到缓解,还可能会引起或加重癌症患者的不适、焦虑、抑郁、乏力、失眠、食欲减退等症状,并将严重影响患者日常活动、自理能力、家庭及社会交往能力和整体生活质量。

对患者而言,疼痛是损伤或疾病的信号,也是影响生活质量的重要因素。疼痛应重视并及早治疗,防止更大或更长久损害。对医生而言,疼痛是疾病的症状,是机体对创伤或损害的反应。患者有陈述疾病、表达疼痛程度、得到治疗、受到尊重、得到心理和精神支持的权利及知情权。

1982年,WHO癌症疼痛治疗专家委员会科学论证及达成共识,认为合理使用药物和相关知识,可以有效地控制大多数癌症患者的疼痛。并在1986年发布《癌症三阶梯止痛治疗原则》,建议在全球范围内推行。1980年我国开始加入,并不断地更新、规范和普及,使越来越多的癌症患者得到了合理的止痛治疗。癌痛治疗的重要性及有效止痛治疗的迫切性,要求医护人员必须熟悉癌痛的发病机制、疼痛评估、止痛治疗相关药理学、麻醉学、神经外科学及行为医学等相关知识,熟练掌握疼痛评估技巧、药物止痛治疗及心理支持治疗等基本技能。

第2节 癌性疼痛的原因与类型

一、癌痛病因

癌症疼痛的发病原因多种多样。其病因大致分为肿瘤相关性疼痛、抗肿瘤治疗相关性疼痛、非肿瘤因素的疼痛。

(一)肿瘤相关性疼痛

常因肿瘤直接侵犯或压迫、牵拉局部神经组织、肿瘤转移累及骨等组织所致。约占癌症患者疼痛的70%~80%。

1. 肿瘤压迫和浸润神经 这是癌症疼痛的主要原因,癌细胞通过神经鞘周围淋巴管或沿神经周围抵抗力较弱的部位浸润,而后再向轴索浸入引起疼痛。此时引起疼痛的原因可能有:①神经鞘内的神经纤维绞窄所致;②某种致痛物质的生成导致疼痛;③神经营养血管被癌细胞所闭塞,神经纤维处于缺血状态而致疼痛。

癌症转移到椎骨或肋骨,压迫神经根或肋间神经;癌浸润到腹膜、胸膜、胸壁时可产生顽固的疼痛。临床上常以神经痛形式表现,疼痛性质为锐痛,患者描述为刀割样、针刺样剧痛,通常向体表神经分布范围放散。当浸润进一步加剧,则产生感觉障碍。如果癌细胞浸润于腹腔神经丛、肠系膜神经丛、骶神经丛,则发生C纤维性疼痛,疼痛性质为钝痛,疼痛部位不明确,有周期性反复的持续性疼痛。相反,也有癌细胞转移到感觉神经末梢处皮肤却不发生疼痛的病例。由此可见,在产生或不产生剧痛之间有如此显著之差,是有待于今后进一步研究的问题。

2. 管腔脏器受癌瘤的浸润 恶性肿瘤患者如果伴有管腔脏器通过障碍时,即可产生疼痛。其特点是无明确的定位,具有周期性和反复发作的疼痛,常伴有恶心、呕吐、冷汗,在管腔平滑肌痛觉神经纤维末梢与平滑肌保持并列的位置,当管腔壁伸展或平滑肌痉挛性收缩时,神经末梢处于伸展状态而致疼痛。当癌症累及腹腔内管腔脏器平滑肌时,不管致痛的脏器在何处,其疼痛表现在腹部正中线的某部位。

胆道、胰腺管狭窄或阻塞可引起剧烈的疼痛,子宫癌压迫输尿管时也会引起疼痛。

3. 脉管系统受癌瘤浸润 癌瘤的直接压迫、闭塞或癌细胞浸润于动脉、静脉、淋巴管时可以引起疼痛。肌肉本身并不对疼痛敏感,但间歇性跛行症时所发生的缺血性疼痛,即属于此类。静脉或淋巴回流障碍致肿胀时,因致痛物质聚积于此处而发生疼痛。当动脉闭塞致局部缺血或坏死时,可引起剧痛,加之如果合并感染,发生炎症时疼痛更加剧。

4. 骨骼受癌细胞浸润 原发性骨肿瘤或转移性肿瘤均产生难忍的疼痛。骨膜内存在与痛觉有关的感觉神经末梢,骨髓和哈佛氏管中也有感觉神经,但骨实质内并不存在。

骨骼痛是因为骨髓内压的变化,骨膜受刺激而产生疼痛,疼痛性质为钝痛,定位不明确,伴有深部压痛。

(二)抗肿瘤治疗或诊断操作引起的相关性疼痛

由于外科手术、创伤性检查操作损伤,放射治疗损伤,以及化疗药物治疗后所致,约占癌痛的10% ~ 20%。

癌症行外科手术后,由于体表神经和自主神经受损伤,以及脏器粘连、瘢痕形成等可导致新的疼痛。

放射疗法后常有周围血管、淋巴管受侵害而致肿胀、炎症,可成为疼痛的原因。

化疗药物神经毒性包括周围神经病变和急性脑部病变或脊髓损伤,易引起周围神经炎的药物有长春碱类,表现为指趾麻木、感觉异样、便秘、麻痹性肠梗阻,大剂量阿糖胞苷可引起脑部病变,如头痛、嗜睡、淡漠、惊厥。

此外,手术疗法、放射疗法、抗癌药物疗法后致食欲不振、全身倦息,也是成为增强疼痛的因素。

(三)非肿瘤因素的疼痛

包括与免疫机制低下相关的带状疱疹后神经痛,合并糖尿病的外周神经痛,痛风,骨关节炎等各种与肿瘤发生不直接或完全不相关的急、慢性疼痛以及心理性因素、社会精神性因素等因素所致的疼痛。患者因丧失本来的生理功能而产生自卑感,又因病丧失工作能力,与家庭和社会间的交往也在消失,因而在心理上产生孤独感,加之产生对死亡的不安、恐惧心理,均为增强疼痛的原因。

晚期癌症患者的疼痛常为多种原因,多种部位的混合性疼痛。

二、癌痛机制与分类

(一)疼痛按病理生理学发病机制主要可分为两种类型:伤害性疼痛及神经病理性疼痛两大类

1. **伤害感受性疼痛** 是因有害刺激作用于由于躯体或脏器组织的伤害感受器而导致的疼痛。伤害感受性疼痛与实际的组织损伤或潜在损伤相关,是机体对损伤所表现出的生理性痛觉神经传导和应答过程。伤害性疼痛包括躯体痛和内脏痛。躯体性疼痛常可以被描述为定位明确的钝痛、锐痛、定位明确或者压迫性疼痛。内脏痛多被描述为定位不够准确的为弥漫性疼痛和绞痛。伤害感受性疼痛对阿片类药物、解除神经损伤等疗法反应较好,尤以躯体性疼痛明显。

2. **神经病理性疼痛** 神经病理性疼痛的最早定义是神经系统损伤、疾病和功能障碍所导致的疼痛,国际疼痛学会(IASP)于2011年在《PAIN》杂志上发布了神经病理性疼痛的新定义:"由躯体感觉系统的损伤或疾病导致的疼痛"。新定义发生了如下重要变化:①用"疾病"一词取代了"功能异常",强调了神经病理性疼痛不是单一的一种疾病,而是由一系列不同疾病和损失引起的综合征,可显示出许多症状和体征;②用"躯体感觉系统"一词取代了"神经系统",使其定位更加明确。神经病理性疼痛的病因多种多样;但其发病机制却有共同之处,即是由外周和中枢神经系统敏化引起的。外周神经损伤后,在中枢神经系统内发生解剖及功能的改变,损伤愈合后这些改变也可长时间持续存在。中枢敏化是神经病理性疼痛的重要发病机制,神经病理性疼痛的维持在于中枢敏化。

神经病理性疼痛可分为自发性和(或)诱发性疼痛。自发性疼痛常被描述为持续的烧灼样疼痛,但也可为间断的刺痛、撕裂样痛、触电样疼痛或表现为感觉迟钝(bradyesthesia)、感觉异常(paresthesia)。诱发性疼痛由机械、温度或化学的刺激所引发。痛觉过敏(hyperalgesia)是指对正常致痛刺激的痛觉反应增强。痛觉超敏是指由正常情况下不能引起疼痛的刺激所引起的疼痛感觉。

神经病理性疼痛的诊断主要依靠详细的病史询问、全面细致的体格检查,特别是感觉系统的检查以及必要的辅助检查。神经病理性疼痛其异常感觉区域应该符合神经解剖的分布,与确定的损伤部位一致。此类疼痛对阿片类药物的治疗效果比伤害感受性疼痛差。

(二)疼痛按发病及病程持续时间分为急性疼痛和慢性疼痛

急性疼痛的特点是近期发作、病史短、有明确的发生时间,并可确认原因。此类疼痛起病急,严重时伴有循环、呼吸、胃肠道、泌尿以及内分泌代谢和免疫改变。慢性疼痛持续3个月以上,可在无明显原因或组织损伤与愈合的情况下持续存在。常伴有睡眠和食欲障碍,可导致抑郁、焦虑、心理和精神改变。急性疼痛可能多次发作,每次发作可认为是一次急性疼痛。突发性疼痛(breakthrough pain)是指疼痛刺激突然增强而导致原镇痛方法的短时失效,或者定义为接受疼痛治疗的患者在镇痛水平上的短暂性疼痛,与活动相关或不相关。据统计癌痛患者近1/3伴有此种疼痛,是慢性疼痛患者病程中的急性发作。

急性疼痛如不能被充分控制,也可能因为外周和中枢神经敏化,甚至中枢可塑性形成而演变为慢性疼痛,伤害性疼痛此时也具备神经病理性疼痛性质。

癌症疼痛大多表现为慢性疼痛。与急性疼痛相比较,慢性疼痛不仅表现为疼痛持续时间长,而且还可能表现为病因不明确,疼痛程度与组织损伤程度呈分离现象,痛觉过敏、异常疼痛、常规止痛治疗疗效不佳等特点。慢性疼痛与急性疼痛的发生机制既有共性也有差异。疼痛神经传导过程可分为四个基本环节:①伤害感受器的痛觉传感;②一级传入纤维、脊髓背角、脊髓-丘脑束等上行束的痛觉传递;③皮层和边缘系统的痛觉整合;④下行控制和神经介质的痛觉调控。一旦组织损伤愈合或疼痛消除,神经传导通路恢复正常。而慢性痛尤其是神经病理性疼痛患者组织损伤愈合、神经传导通路恢复正常以后,还具备外周或中枢敏化的过程表现为伤害感受器过度兴奋、脊髓背角小胶质细胞增生、受损神经异位电活动、痛觉传导离子通道和受体异常表达、中枢神经系统重构等。

(三)癌症疼痛的特点

1. 疼痛强度　评估癌症患者疼痛强度(见下文)对于做出治疗方针和计划,有非常关键性意义。患者向医生反映的疼痛强度,足以影响镇痛药种类的选择、给药途径、用药次数,也可据此解释疼痛机制、存在的综合征。例如,放疗所导致的神经损伤性疼痛,一般不严重,如果已做放疗的部位出现严重疼痛,则提示该部位有未发现的肿瘤。

2. 疼痛性质　疼痛性质可提示其病理生理改变情况。躯体伤害感受性疼痛,则定位准确,是锐痛、跳痛、压迫样疼痛。内脏伤害感受性疼痛,则弥散、空腔脏器所致时为绞痛或痉挛痛,脏器包膜、肠系膜所致时为钝痛、锐痛、跳痛。神经病源性疼痛为灼痛、刺痛、电击样疼痛。

3. 疼痛分布　癌痛一般不仅限于某一局部,在有远处转移患者,痛处数量是决定疼痛对情绪、功能状态给予影响的重要因素,因此在评估疼痛时必须问清楚。有些特定疼痛局部的分布对诊断和治疗颇有帮助。例如,区别局灶性、多发性、广泛性疼痛对治疗方法的选择,如神经阻滞、放疗、外科治疗非常重要。

疼痛分布又对疼痛与器质性损伤之间的关系具有重要意义。"局灶性疼痛"意指一处的疼痛,又指损伤部位的疼痛。"牵涉痛"意指痛处离损伤部较远,其类型可分为伤害感觉性疼痛和神经病源性疼痛,对此必须要区别,以便评估器质性原因。

4. 疼痛时相　癌痛有急性、慢性。急性疼痛发生时间短、呈一过性,发生时间明确,发生原因也易于确定。如化疗后的胃炎、腰穿后的头痛,可能伴或不伴呻吟、痛苦面容等疼痛表现,焦虑,广泛性交感神经亢进症状如出汗、血压升高、心动过速。慢性疼痛是指持续3个月以上的疼痛,时间超过急性病或损伤过程,可间断反复发作,持续几个月、几年,时轻时重,随肿瘤生长而严重,经抗癌治疗肿瘤缩小时转轻。慢性癌痛与情感紊乱(焦虑、抑郁)、自主神经症状也有关系,如厌食、睡眠障碍等。

第3节　癌痛评估与测定

一、一 般 原 则

评估疼痛是合理有效止痛治疗的前提。疼痛评估不及时、不充分,常导致疼痛治疗效果不佳。癌症疼痛评估应该强调:常规、量化、全面、动态评估疼痛。

二、方 　 　 法

(一) 常规评估

癌痛常规评估是指医护人员主动询问癌症患者及患者的自我评估,内容包括有无疼痛,疼痛部位,疼痛强度,并鉴别原因和完成相应的病历记录,应当在患者入院后 8 小时内完成并列入护理常规监测及记录的内容。常规评估疼痛应注意鉴别肿瘤急症相关的疼痛,例如需要立即处理及特殊处理的病理性骨折,脑转移,感染,肠梗阻等急症所致的疼痛。

(二) 疼痛强度评估

癌痛强度量化评估是指使用疼痛程度评估量表等量化标准来评估患者疼痛感受程度。疼痛是患者的主观感受,欲准确评估患者的疼痛及其严重程度,需要患者配合。量化评估疼痛时,应当重点评估最近 24 小时之内患者最严重和最轻的疼痛程度,以及

通常情况下的疼痛程度。量化评估应当在患者入院后 8h 内完成。癌痛程度量化评估常用一下四种方法:视觉模拟评分法;数字等级评定量表;Wong-Baker面部表情量表和语言等级评定量表。

1. 视觉模拟评分法　一条长 100mm 的标尺,一端标示"无痛",另一端标示"最剧烈的疼痛",患者根据疼痛的强度标定相应的位置。

2. 数字等级评定量表　使用《疼痛程度数字评估量表》(图 118-1)对患者疼痛程度进行评估。将疼痛程度用 0～10 个数字依次表示,0 表示无疼痛,10 表示最剧烈的疼痛。交由患者自己选择一个最能代表自身疼痛程度的数字,或由医护人员询问患者:你的疼痛有多严重? 由医护人员根据患者对疼痛的描述选择相应的数字。按照疼痛对应的数字将疼痛程度分为:轻度疼痛(0～3 分),中度疼痛(4～6 分),重度疼痛(7～10 分)。

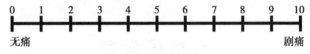

图 118-1　疼痛程度数字评估量表

3. Wong-Baker 面部表情量表　由医护人员根据患者疼痛时的面部表情状态,对照《面部表情疼痛评分量表》(图 118-2)进行疼痛评估,适用于表达困难的患者,如儿童、老年人,以及存在语言或文化差异或其他交流障碍的患者。

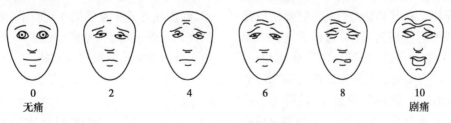

图 118-2　面部表情疼痛评分量表

4. 语言等级评定量表　根据患者对疼痛的主诉,将疼痛程度分为轻度、中度、重度三类。

轻度疼痛(1～3):有疼痛但可忍受,生活正常,睡眠无干扰。

中度疼痛(4～6):疼痛明显,不能忍受,要求服用镇痛药物,睡眠受干扰。

重度疼痛(7～10):疼痛剧烈,不能忍受,需用镇痛药物,睡眠受严重干扰,可伴自主神经紊乱或被动体位。

(三) 全面评估

癌痛全面评估是指对癌症患者疼痛病情及相关病情进行全面评估,包括疼痛病因及类型(躯体性、内脏性或神经病理性),疼痛发病情况(疼痛性质,疼痛加重或减轻的相关因素),止痛治疗情况,重要器官功能状况,心理精神状况,家庭及社会支持状况,既往史(如精神病史,药物滥用史)等。应

当在患者入院后24小时内进行首次全面评估,在治疗过程中,应当在给予止痛治疗3天内或达到稳定缓解状态时进行再次全面评估,原则上不少于2次/月。

多维评估量表,有助于全面评估疼痛及其对患者生活质量的影响。推荐应用《简明疼痛评估量表(BPI)》(附1),评估疼痛及其对情绪、睡眠、活动能力、食欲、日常生活、行走能力、与他人交往等生活质量的影响。应当重视和鼓励患者描述疼痛性质、疼痛病情变化以及对止痛治疗的需求及顾虑,并根据患者病情和意愿,制定患者功能和生活质量最优化目标,进行个体化的疼痛治疗。

(四) 动态评估

癌痛动态评估是指持续、动态评估癌痛患者的疼痛症状变化情况,包括评估疼痛程度变化,疼痛性质变化,暴发性疼痛发作情况,疼痛减轻及加重相关因素,止痛治疗的效果及不良反应等。动态评估对于药物止痛治疗剂量滴定尤为重要。止痛治疗期间,应当记录用药种类及剂量滴定、疼痛程度及病情变化。

第4节　癌　痛　治　疗

癌痛治疗应当采用综合治疗的原则,根据患者的病情和身体情况,有效应用止痛治疗手段,持续、有效地消除疼痛;预防和控制药物的不良反应,将疼痛及治疗带来的心理负担降到最低,以期最大限度地提高生活质量。控制癌症疼痛的治疗方法包括:病因治疗;止痛药物治疗;非药物治疗。

一、病　因　治　疗

针对引起癌痛的病因进行治疗。癌痛的主要病因是癌症本身,并发症等。针对癌症患者给予抗癌治疗,如手术、放射治疗或化学治疗等,可能解除患者疼痛。

(一) 放射治疗

放射治疗简称为放疗,它在癌痛和其他肿瘤患者起很重要的作用。在开始放疗之前,应确信放疗有高的效能和较低副作用的风险,选择适应证。治疗时间应要短、危险性应适中,与其他的疗法相比,放疗更为有利。已有大量的资料和成功的临床经验证实,对骨转移的治疗、硬脑膜肿瘤、脑转移的治疗有良好效果和较高的价值。但其他方面的资料目前尚少,放疗的应用纯属经验性。比如,骶丛病变引起的会阴痛,放疗的治疗效果是很好的。对肝脏的放疗,约有50%~90%患者可很好地耐受,对肝包膜牵张引起的疼痛有效。

(二) 化学疗法

化学疗法也简称为化疗,是一种具有特异性镇痛效果的良法,化疗后的肿瘤缩小与疼痛缓解有相关性。个别报道认为虽然没有明显的肿瘤缩小也有镇痛效果。但对疼痛有效作用的可能性,一般与肿瘤反应的可能性相关。因此,化疗缓解疼痛的期望寄托于对化疗有反应的肿瘤上,例如,淋巴瘤、小细胞肺癌、胚胎细胞瘤及没有治疗过的乳腺癌。通常,仅仅为治疗疼痛而决定化疗是不太妥当的,应重新考虑其适应证,在减轻疼痛与副作用之间的平衡明显有利于患者的前提下采用化疗为宜。

(三) 姑息手术

外科手术能缓解某种疾病引起的疼痛,其中尤其是肠梗阻、不稳定的骨骼结构和神经受压等疾病。但在事前必须正确评价手术有利方面与手术的危险性、住院时间与康复时间以及估计的受益期限。对病理性骨折、肠梗阻、严重腹水等进行手术时,临床经验是很重要的,如果处理得当,可取得较好效果。根治性手术切除术,如果没有转移扩散的病灶,则可获得良好效果,可提高某些患者的生存期。

手术控制癌痛是一种破坏性手段。神经松解术、经皮或开放脊髓前侧柱切断术、体定向中枢神经的烧灼术等,也提供癌痛止痛的一种方法。但必须由有经验的神经外科专家实施。

二、癌痛的药物治疗

(一) 药物止痛治疗

1. 原则　根据世界卫生组织(WHO)癌痛三阶梯止痛治疗原则,癌痛药物治疗有五项基本原则,数十年来该原则得到广泛宣传和应用,为阿片类药物治疗癌痛铺垫了正大光明之路。另一方面,新药物新方法的进展,使这一指南不断丰富了内容。

(1) 口服给药:口服为最常用的给药途径。对不宜口服的患者可采用其他给药途径,尤其是无创途径。包括皮下注射、患者自控镇痛等有创和透皮贴剂等无创给药方法,以最大程度地控制疼痛并使患者舒适度提高。

（2）按阶梯用药:按阶梯用药是指根据疼痛强度选择不同强度的镇痛药物。

轻度疼痛:可选三阶梯的第一阶梯非甾体类抗炎药(NSAIDs);

中度疼痛:可选弱阿片类药,并可合用非甾体类抗炎药;

重度疼痛:首选强阿片类药,并可同时合用非甾体类抗炎药。

由于对非甾体类抗炎药副作用的顾虑,在长期使用的患者必须加强观察与监测或采用与阿片类药物合用的方法,减低使用剂量。弱阿片药可待因需在体内代谢成吗啡起作用,该代谢酶 CYP450-2D6 在不同的种族人群中含量和活性差别较大,故可待因的镇痛效应具有不稳定性,应用在癌痛患者日益减少。阿片药的治疗作用和副作用都是剂量依赖和受体依赖的,减低剂量可减少副作用,而且除便秘以外,几乎所有阿片药的副作用均可在较短时间内耐受,轻度和中度疼痛也可以使用强阿片类药物。

（3）按时用药:按时用药是指按规定时间间隔规律性地给予止痛药物,而不是等患者要求时才给予。按时给药有助于维持稳定、有效的血药浓度,减低药物的峰谷比。随着控缓释药物的临床使用日益广泛,强调以控缓释阿片药物作为基础用药,峰谷比更低,治疗效果更好。在滴定和出现爆发痛时,给予速释阿片类药物对症处理。

（4）个体化给药:指按照患者病情和癌痛缓解药物剂量,制定个体化治疗方案。使用阿片类药物时,由于个体差异,阿片类药物无固定的标准用药剂量,应当根据患者的病情,使疼痛得到有效缓解又无严重不良反应的药物剂量就是正确剂量。同时,还应考虑癌痛是否有神经病理性疼痛的性质,是否需联合给药。

（5）注意具体细节:对使用止痛药的患者要加强监护,注意药物间不良反应。密切观察其疼痛缓解程度和机体反应情况,并及时采取必要措施尽可能减少药物的不良反应,以提高患者的生活质量。

2. 药物选择与用药方法　如何选择最佳镇痛药,取决于患者疼痛的程度、疼痛性质、正在接受的治疗、伴随疾病等情况。合理选择止痛药物及联合辅助药物,个体化调整用药剂量、给药频率、防治不良反应,以尽可能在镇痛疗效和不良反应之间获得平衡。

（1）非甾体类抗炎药:非甾体类抗炎药是癌痛治疗的基本药物。不同非甾体类抗炎药有相似的作用机制,具有止痛和抗炎作用。该类药常用于缓解轻度疼痛,或与阿片类药物联合用于缓解中、重度疼痛。常用于癌痛治疗的非甾体类抗炎药包括:布洛芬,双氯芬酸,吲哚美辛,氯诺昔康,塞来昔布,依托考昔以及对乙酰氨基酚等。

非甾体类抗炎药常见的不良反应:消化道溃疡、消化道出血、血小板功能障碍、肾功能障碍、肝功能障碍。其不良反应的发生,与用药剂量及持续用药时间相关。所有非甾体类抗炎药止痛作用均具有天花板效应,用量达一定剂量水平以上时,增加用药剂量并不能增加止痛效果,但药物毒性反应将明显增加。非甾体类抗炎药的日限制剂量如布洛芬 3200mg/d,双氯芬酸 150mg/d,对乙酰氨基酚 4000mg/d(单用,联合用药时 2000mg/d),塞来昔布 400mg/d。因此,如果需要长期应用非甾体类抗炎药,或每日所用剂量已达最大使用量时,应考虑换用阿片类止痛药,或增加阿片类止痛药用药剂量。同时,非甾体类抗炎药均为高血浆蛋白结合率,故同时使用两种非甾体类药物可能导致与血浆蛋白结合较少的药物在血浆内游离浓度过高,不良反应发生率更高;当一种药物治疗无效时,换用另一种药物仍然可能有效。

（2）阿片类镇痛药:阿片类止痛药是中、重度疼痛治疗的首选药物。目前临床上常用于癌痛治疗的阿片类短效药物是吗啡即释片,常用的阿片类长效药物是的吗啡缓释片、芬太尼透皮贴剂、羟考酮控缓释片、氢吗啡酮片等。对于慢性癌痛治疗,推荐选择阿片受体激动剂类药物。对于未使用过阿片类药物的中重度癌痛患者,推荐初始用药选择短效制剂,个体化滴定用药剂量。当用药剂量调整到理想止痛及安全的剂量水平时,换用等效剂量的长效阿片类止痛药作为背景给药。阿片类止痛药长期用药时,首选口服给药方式,有指征时也可选用透皮贴剂途径给药,必要时可临时用皮下注射和患者自控镇痛给药。

以往阿片药治疗癌痛,从低剂量开始,疼痛控制不足时,根据药代动力学原理,药物在 4～5 个半衰期达稳态浓度再增量25%～50%,完成口服药滴定需数天至一周以上,患者将经受长时间折磨。充分迅速的疼痛控制,是癌痛治疗的目的,重度疼痛应在 24 小时内得到缓解。滴定的目的是确定药物达到治疗窗的负荷和维持剂量,避免过高药物浓度的副作用和过低浓度的无作用。

1)初始剂量滴定:阿片类止痛药的疗效及安全性均存在较大个体差异,因此需要逐渐调整剂量,以获最佳的用药剂量,称为剂量滴定。

未使用过阿片类药物的中重度癌痛患者,推荐短效阿片类药物作为中重度癌痛快速滴定和首选的治疗方案,在此基础上转换为控缓释阿片类药物。

口服速释药物滴定(速释吗啡),首剂5~10mg,最大作用在一小时内达到。如一小时仍不能镇痛,则根据疼痛强度使用第二次剂量。VAS>7分,且较原有疼痛增强,应加量50%~100%;VAS>7分,疼痛与服药前相仿,应加量25%;VAS<7分但>4分,1小时后重复首次剂量。如此反复至VAS<4分后,改为每隔2~3小时评估一次,并酌情重复前次口服阿片剂量,维持VAS<4分,计算12~24小时阿片药物总量,换算成相应的控缓释药物,奥施康定与吗啡的剂量换算为:1:1.5。依法逐日调整剂量,直到疼痛评分稳定在0~3分。

静脉吗啡滴定,初始剂量为2~3mg缓慢静脉推注,10~15分钟达最大作用后评估治疗效果,若VAS>7分,且疼痛较服药前加重,则第二次注药量增加50%~100%;若VAS>7分,疼痛与注药前相仿,应加量25%;VAS<7分,15分钟后重复首次剂量,直至VAS<4分后改为2~3小时评估一次,并使用该剂量使VAS维持<4分。

对疼痛病情相对稳定的患者,可考虑使用阿片类药物控释剂作为背景给药,在此基础上备用短效阿片类药物,用于滴定剂量。

奥施康定滴定:奥施康定兼有速释和控释的特点,起效时间和达到最大作用时间与速释吗啡相似,故应在一小时左右评价治疗效果,而药物的缓释部分又可维持8~12小时的稳态血药浓度,相当于给予了稳定的维持或背景剂量。在此基础上用即释吗啡滴定更简单,实用,迅速。在未用过阿片药物的中重度癌痛患者,首次剂量10mg,1小时后行VAS评分,并根据前述原则补充不同剂量速释吗啡作为制止突发痛或补充基础剂量的不足。计算24小时奥施康定(10mg,2次/天)和速释吗啡剂量,将总剂量换算成所需的控缓释阿片药物。

在密切观察疼痛程度及不良反应的情况下,剂量滴定幅度参考如下:

疼痛强度(NRS)	剂量滴定参考增加幅度
7~10	50%~100%
4~6	25%~50%
2~3	25%

如果出现不可控的不良反应,疼痛强度<4,应该考虑将滴定剂量下调25%,并重新评价病情。已使用过阿片药(阿片耐受)的患者,首次剂量为以往24小时使用量的1/10~1/20。

2)维持用药:当阿片类药物可有效地缓解癌痛,而且24小时用药剂量达稳态时,应该考虑将短效阿片类药物更换为长效阿片类药物,用以控制慢性持续性疼痛。我国常用的长效阿片类药包括:吗啡缓释片,口服用药,每8~12小时1次;芬太尼透皮贴剂,贴皮用药,每48~72小时1次;羟考酮缓释片,口服,每8~12小时1次。

在应用长效阿片类药物期间,应该备用短效阿片类止痛药。当患者因病情变化,长效止痛剂量不足时,或发生爆发性疼痛时,即给予备用短效阿片类药物,用于解救治疗及剂量滴定。解救剂量为前24小时用药总量的10%~20%。每日短效阿片解救用药>3次,应考虑将前24小时解救用药换算成长效阿片类药按时给药。

阿片类药物之间的剂量换算,参照换算系数表,如表118-1。换算系数仅供参考,换用另一种阿片类药时,仍然需要仔细观察病情,并个体化滴定用药剂量。

表 118-1 阿片类药物剂量换算表

药物	非胃肠给药	口服	等效剂量
吗啡	10mg	30mg	非胃肠道:口服=1:3
可待因	130mg	200mg	非胃肠道:口服=1:1.2 吗啡(口服):可待因(口服)=1:6.5
羟考酮	10mg	16mg	吗啡(口服):羟考酮(口服)=1:0.5
芬太尼透皮贴剂	25μg/h(透皮吸收)		芬太尼透皮贴剂 μg/h,q72h 剂量=1/2×口服吗啡 mg/d 剂量

如需减少或停用阿片类药物,则采用逐渐减量法,即先减量30%。两天后再减少25%,直到每天剂量相当于口服30mg吗啡的药量,继续服用两天后即可停药。

3)不良反应防治:阿片类药的不良反应包括:镇静、谵妄、头晕、嗜睡、瘙痒、恶心呕吐、便秘、胆道和输尿管平滑肌痉挛、尿潴留、呼吸抑制、精神依赖和躯体依赖。除便秘外,阿片类药物的不良反应大多是暂时性或可耐受的(耐受是指在持续用药过程中,药物的效应或不良反应减弱),大多仅出现在未用过阿片类药患者的用药最初几天。

恶心呕吐是最常见的和影响患者用药的主要不良反应。预防方法包括:给予胃复安(10~20mg/d),氟哌利多(1~1.5mg/d),恩丹司琼(4~8mg/次,3次/天或阿扎司琼10mg/d等),甲强龙(20~40mg/次,2~3次/天或地塞米松2.5~5mg/d)等止吐药预防恶心呕吐。如无恶心症状,则可停用止吐药。恶心呕吐治疗原则是多种药物联合应用的效果远胜于单一药物增加剂量给药。故对高危患者或预防失败的患者,应采用两种以上药物联合给药。

便秘一般会持续发生于阿片类药止痛治疗全过程,多数患者需要使用缓泻剂或粪便软化剂防治便秘,常用药物有硫酸镁,乳果糖,山梨醇和番泻叶。胃肠道有丰富的阿片受体分布,外周因素是导致便秘的主要原因,鞘内或经皮给予阿片类药物便秘发生较少。口服强阿片类药物加上仅在胃肠道发挥作用的纳络酮或去甲纳曲酮已在临床用于减低强阿片的胃肠道副作用,如羟考酮与纳络酮以5:1比例制成的合剂可明显减低便秘的发生,因为药物不吸收或吸收后经肝脏首过,被完全代谢,不发挥全身作用,即不影响止痛作用的发挥。

呼吸抑制耐受发生最快,其机制为阿片药物抑制呼吸中枢对二氧化碳的反应性。疼痛是呼吸抑制的兴奋剂,强刺激可诱发呼吸。若发生严重呼吸抑制,则给予纳络酮0.1~0.2mg静注,如无效,加倍增加剂量直至2.0mg,6小时需重复一次。必要时行吸氧或人工呼吸。

精神依赖其特征是持续地、不择手段地渴求使用阿片类药物,将觅药作为生命的第一需要,目的不是为了镇痛,而是为了达到"欣快感",这种对药物的渴求行为导致药物的滥用。对精神依赖(成瘾)的过于担心,是导致人们不敢或畏惧使用阿片药物的重要原因。临床研究表明,规范化使用阿片类药物,尤其是使用作用时间长,用药过程中药物的峰浓度和峰作用较不明显的控缓释药物,几乎不导致精神依赖。

躯体依赖是一种生理状态的改变,表现为用药一段时间后,突然停用阿片药后出现的一系列戒断症状,最常见的表现是血压增高,心率增快,呼吸窘迫甚至出现肺水肿,也可表现为呼吸道的卡他症状,全身发冷或骨组织内蚁走感等多种主观感受,通过逐渐减少剂量即可避免戒断症状。

如果发生过度镇静、精神异常、难以控制的任何不良反应,需要考虑减低阿片类药物用药剂量。用药过程中注意排除肾功能不全、高血钙症、代谢异常、合用精神类药物等因素的影响。

(3)辅助用药:辅助镇痛药物包括:抗惊厥药,抗抑郁药,皮质激素,NMDA受体拮抗剂局部麻醉药。辅助镇痛药常用于治疗神经病理性疼痛、骨痛、内脏痛。

抗惊厥类药物,如加巴喷丁、普瑞巴林;抗抑郁药,如阿米替林或文拉法辛、度洛西汀。抗惊厥类药物用于神经病理性疼痛,对广泛焦虑症也有良好作用,患者表现为撕裂痛、放电样疼痛及烧灼痛者,似有更好疗效。常用药物普瑞巴林75mg口服,每日2~3次,一周后增量至300~450mg/d,最大剂量为600mg/d;也可使用加巴喷丁,首剂300mg,睡前服用,2天后加量至300mg,2次/天,如无严重不良反应,再2天后加量至300mg,3次/天,最大剂量3600mg/d。三环类抗抑郁辅助药物选择性用于中枢性或外周神经损伤所致的麻木样痛、灼痛,该类药物也可以改善心情、改善睡眠。常用药物阿米替林12.5~25mg口服,每晚1次,逐步增至最佳治疗剂量,度洛西汀剂量为60mg/d以上,文拉法辛需逐步增加剂量,有效剂量为225mg/d,因有撤药综合征,停药必须逐步减量。骨痛的治疗包括放射治疗(或姑息性放疗)、双磷酸盐类(如唑来膦酸或帕来磷酸)抑制骨破坏以及NSAIDS的应用。在癌痛患者,上述药物与阿片类药物或曲马多合用,可能有增效作用。

药物止痛治疗期间,应该在病历中记录疼痛评分变化及药物的不良反应,以确保患者持续安全有效的缓解疼痛。神经病理性疼痛是迄今为止仍然难以用药物完全控制的疼痛类型,一般认为疼痛强度评分降低50%即为治疗有效。通常使用NNT(number of need treated)来表示药物镇痛有效的患者比例,如NNT2.5即表明治疗2.5个患者,即可使1名疼痛患者疼痛强度减低50%。同样NNH(number needed to harm)是表明在治疗过程中出现必须治疗的严重副作用的患者比例,如NNH20即表明治疗20名患者,就有1名患者出现需要治疗的严重副作用。

三、癌痛的非药物治疗

恰当应用非药物疗法,可能作为药物止痛治疗的有益补充。用于癌痛治疗的非药物治疗方法:物理治疗、认知-行为训练、社会心理支持治疗、介入治疗、针灸等。按摩、理疗等物理方式,催眠疗法、放松训练等认知-行为训练等非药物专科治疗方法,与止痛药物治疗联用,可增加止痛治疗的效果。

心理治疗中,医护人员应该用医学知识和心理学知识有机地结合在一起,用语言和行动来对患者进行松弛训练或注意力分散疗法。

癌痛患者同时还有社会性问题,患者感到与预期或实际分离,或因失去希望和目标而导致痛苦,癌痛患者意识到将要因死亡而和家属离别。因此采取一些措施以避免晚期重症患者与他们的亲友分离是很重要的。允许患者孙儿、子女们探视,有助于缓解家庭的紧张气氛。良好的精神治疗还包括对家属和亲人的生理和精神治疗。

介入治疗是指神经阻滞、神经松解术、神经损毁性手术、神经刺激疗法、射频消融术等干预性治疗措施,在肿瘤患者常采用神经毁损法或蛛网膜下腔微量泵给药方法。介入治疗前应谨慎评估患者的预期生存时限及体能状况、是否存在抗肿瘤治疗指征、介入治疗的潜在获益和风险等。介入治疗等治疗需要由专业人员提供。神经毁损疗法只适用于颅神经或非腰骶段脊神经(避免大小便失禁和下肢运动障碍)。通过埋藏于皮下的置入泵和置入于椎管内的导管,向椎管内注入1mg吗啡,效价等同于硬膜外注射10mg吗啡,或静注100mg吗啡,或口服300mg吗啡,不仅可以降低阿片的使用剂量,还可减轻阿片类药物的外周不良反应,如便秘。专科会诊有助于难治性癌痛患者的专科治疗。根据患者的病情,请疼痛科、麻醉科、神经外科、神经内科、骨科、理疗、心理精神科等专科会诊。

四、患者及家属宣教

癌痛治疗过程中,患者及家属的理解和配合至关重要。需要有针对性的开展止痛知识宣传教育。

癌痛治疗知识宣传教传递的重要信息包括:鼓励患者说出疼痛;止痛治疗是肿瘤综合治疗的重要部分,忍痛有害无益;多数癌痛可通过药物治疗有效控制,止痛治疗时常需按时服药,一种药物无效时,其他药物也可有效;要在医务人员指导下进行止痛治疗,患者不宜自行调整止痛药剂量和止痛方案;吗啡及其同类药物是癌痛治疗的常用药物,在癌痛治疗时罕见成瘾现象,但此类药物属管制药物,应确保安全放置;止痛治疗时要密切观察疗效和药物的不良反应,随时与医务人员沟通,讨论病情,调整治疗目标及治疗措施;定期随访或复诊。

附1 简明疼痛评估量表(BPI)

研究编号: 医院编号:

日期: 时间:

姓名:

1. 大多数人一生中都有过疼痛经历(如轻微头痛、扭伤后痛、牙痛)。除这些常见的疼痛外,现在您是否还感到有别的类型的疼痛?

   (1)是　　　(2)否

2. 请您在下图中标出您的疼痛部位,并在疼痛最剧烈的部位以"X"标出。

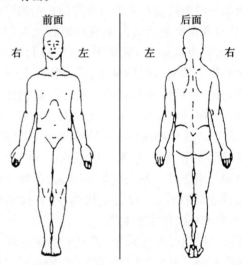

前面　　　　　后面

右　　左　　左　　右

3. 请将下面的数字圈出一个,以表示过去24小时内您疼痛最剧烈的程度。

0　1　2　3　4　5　6　7　8　9　10
不痛　　　　　　　　　　　　最剧烈

4. 请将下面的数字圈出一个,以表示过去24小时内您疼痛最轻微的程度。

0　1　2　3　4　5　6　7　8　9　10
不痛　　　　　　　　　　　　最剧烈

5. 请将下面的数字圈出一个,以表示过去24小时内您疼痛的平均程度。

0　1　2　3　4　5　6　7　8　9　10
不痛　　　　　　　　　　　　最剧烈

6. 请将下面的数字圈出一个,以表示您目前的疼痛程度。

0 1 2 3 4 5 6 7 8 9 10

不痛   最剧烈

7. 您将接受何种药物或治疗控制您的疼痛?

8. 在过去的 24 小时内,由于药物或治疗的作用,您的疼痛缓解了多少?请圈出下列百分数,以表示疼痛缓解的程度。

0% 10% 20% 30% 40% 50% 60% 70% 80% 90% 100%

无缓解   完全缓解

9. 请将下面的数字圈出一个,以表示过去 24 小时内疼痛对您的影响。

A. 日常生活

0 1 2 3 4 5 6 7 8 9 10

无影响   完全影响

B. 情绪

0 1 2 3 4 5 6 7 8 9 10

无影响   完全影响

C. 行走能力

0 1 2 3 4 5 6 7 8 9 10

无影响   完全影响

D. 日常工作(包括外出工作和家务劳动)

0 1 2 3 4 5 6 7 8 9 10

无影响   完全影响

E. 与他人的关系

0 1 2 3 4 5 6 7 8 9 10

无影响   完全影响

F. 睡眠

0 1 2 3 4 5 6 7 8 9 10

无影响   完全影响

G. 对生活的兴趣

0 1 2 3 4 5 6 7 8 9 10

无影响   完全影响

(刘晓宇 徐建国)

参 考 文 献

1. 庄心良.曾因明.陈伯銮.现代麻醉学.北京:人民卫生出版社,2004.

2. 徐建国.疼痛药物治疗学.北京:人民卫生出版社,2007.

3. Portenoy R K. Treatment of cancer pain. Lancet, 2011, 377 (9784):2236-2247.

4. Vissers K C, Besse K, Wagemans M. Pain in patients with cancer. Pain Pract, 2011, 11(5):453-475.

5. Gralow I. Pharmacotherapy in cancer pain management. Anasthesiol Intensivmed Notfallmed Schmerzther, 2010, 45 (1): 34-42.

6. Chan BK, Tam L K, Wat CY. Opioids in chronic non-cancer pain. Expert Opin Pharmacother, 2011, 12(5):705-720.

7. Caraceni A, Zecca E, Martini C. The validity of average 8h pain intensity assessment in cancer patients. Eur J Pain, 2010, 14(4):441-445.

8. Kurita GP, Ulrich A, Jensen TS. How is neuropathic cancer pain assessed in randomised controlled trials? Pain, 2012, 153 (1):13-17.

9. Radbruch L, Trottenberg P, Elsner F. Systematic review of the role of alternative application routes for opioid treatment for moderate to severe cancer pain: an EPCRC opioid guidelines project. Palliat Med, 2011, 25(5):5578-5963.

10. Schmidt BL, Hamamoto DT, Simone DA. Mechanism of cancer pain. Mol Interv, 2010, 10(3):164-178.

11. Vorobeychik Y, Gordin V, Mao J. Combination therapy for neuropathic pain: a review of current evidence. CNS Drugs, 2011, 25(12):1023-1034.

12. Roqué I Figuls M, Martinez-Zapata MJ, Scott-Brown M. Radioisotopes for metastatic bone pain. Cochrane Database Syst Rev, 2011, 6(7):CD003347.

13. Mercadante S, Porzio G, Gebbia V. Spinal analgesia for advanced cancer patients: an update. Crit Rev Oncol Hematol, 2012, 82(2):227-232.

14. Afsharimani B, Cabot P, Parat MO. Morphine and tumor growth and metastasis. Cancer Metastasis Rev, 2011, 30(2): 225-238.

15. Trescot AM. Review of the role of opioids in cancer pain. J Natl Compr Canc Netw, 2010, 8(9):1087-1094.

16. Mercadante S. Intravenous morphine for management of cancer pain. Lancet Oncol, 2010, 11(5):484-489.

17. Haugen DF. Hjermstad MJ, Hagen N. Assessment and classification of cancer breakthrough pain: a systematic literature review. Pain, 2010, 149(3):476-482.

18. McQuay H. Opioids in pain management. Lancet, 1999, 353 (9171):2229-2232.

索 引